临床生殖医学与手术

Clinical Reproductive Medicine and Surgery

注 意

医学在不断进步。虽然有关安全问题的注意事项必须遵守，但是由于新的研究和临床经验对我们知识的不断扩展，在治疗和用药方面做出某些改变也许是必须的或适宜的。建议读者核对所处方每种药品其生产厂家的最新产品信息，确认药物的推荐剂量、服用方法、时间及相关禁忌证。根据自己的经验和患者的病情，决定每一位患者的服药剂量和最佳治疗方法，是经治医师的责任。不论是出版商还是著者，对于因本出版物引起的任何个人或财产的损伤和（或）损失，均不承担任何责任。

出版者

临床生殖医学与手术

Clinical Reproductive Medicine and Surgery

主　编　Tommaso Falcone
　　　　William W. Hurd
主　译　乔 杰

北京大学医学出版社
Peking University Medical Press

图书在版编目（CIP）数据

临床生殖医学与手术/（美）法尔科恩（Falcone, T.），
（美）赫德（Hurd, W. W.）主编；乔杰等译. —北京：北
京大学医学出版社，2009
书名原文：Clinical Reproductive Medicine and Surgery
ISBN 978-7-81116-494-7

Ⅰ. 临… Ⅱ. ①法… ②赫… ③乔… Ⅲ. ①生殖医学 ②泌
尿系统外科手术 Ⅳ R339.2 R699

中国版本图书馆 CIP 数据核字（2009）第 160414 号

北京市版权局著作权合同登记号：图字：01-2008-4166

Clinical Reproductive Medicine and Surgery
Tommaso Falcone, William W. Hurd et al.
ISBN-13: 978-0-323-03309-1
ISBN-10: 0-323-03309-1
Copyright © 2007 by Saunders, an imprint of Elsevier, Inc.

Authorized Simplified Chinese translation from English language edition published by the Proprietor.
978-981-272-069-6
981-272-069-3
Elsevier (Singapore) Pte Ltd.
3 Killiney Road, #08-01 Winsland House I, Singapore 239519
Tel: (65) 6349-0200, Fax: (65) 6733-1817
First Published 2009
2009 年初版

Simplified Chinese translation Copyright © 2009 by Elsevier (Singapore) Pte Ltd and Peking University Medical Press. All rights reserved. Published in China by Peking University Medical Press under special agreement with Elsevier (Singapore) Pte Ltd. This edition is authorized for sale in China only, excluding Hong Kong SAR and Taiwan. Unauthorized export of this edition is a violation of the Copyright Act. Violation of this Law is subject to Civil and Criminal Penalties.

本书简体中文版由北京大学医学出版社与 Elsevier (Singapore) Pte Ltd. 在中国境内（不包括香港特别行政区及台湾）协议出版。本版仅限在中国境内（不包括香港特别行政区及台湾）出版及标价销售。未经许可之出口，是为违反著作权法，将受法律之制裁。

临床生殖医学与手术

主　　编：	乔　杰
出版发行：	北京大学医学出版社（电话：010-82802230）
地　　址：	（100191）北京市海淀区学院路 38 号 北京大学医学部院内
网　　址：	http://www.pumpress.com.cn
E - mail：	booksale@bjmu.edu.cn
印　　刷：	北京佳信达欣艺术印刷有限公司
经　　销：	新华书店
责任编辑：	李海燕　吕晓凤　　责任校对：杜　悦　　责任印制：郭桂兰
开　　本：	889mm×1194mm　1/16　　印张：55.25　　插页：12　　字数：1779 千字
版　　次：	2010 年 1 月第 1 版　2010 年 1 月第 1 次印刷
书　　号：	ISBN 978-7-81116-494-7
定　　价：	285.00 元

版权所有，违者必究
（凡属质量问题请与本社发行部联系退换）

译者名单

主　译：乔　杰　北京大学第三医院生殖中心

参译人员（按姓氏笔画为序）：

马彩虹	王　妍	王　威	王　颖
王丽娜	王晓晔	王海燕	王雅楠
白　泉	卢　珊	江元慧	张　梦
张秋芳	李　蓉	李红真	宋雪凌
杨　艳	杨　硕	杨　蕊	迟洪滨
陈咏健	罗　莉	范燕宏	郭红燕
崔立刚	梁华茂	韩劲松	甄秀梅
颜耀华	熊光武	魏书明	

著者名单

Cynthia Abacan, MD
Fellow
Department of Endocrinology, Diabetes, and Metabolism
Cleveland Clinic
Cleveland, Ohio

Ashok Agarwal, PhD, HCLD
Director
Andrology Laboratory and Reproductive Tissue Bank;
Director
Reproductive Research Center;
Professor
Cleveland Clinic Lerner College of Medicine
Case Western Reserve University;
Glickman Urological Institute and Departments of Obstetrics
 and Gynecology, Anatomic Pathology, and Immunology
Cleveland Clinic
Cleveland, Ohio

Raedah Al-Fadhli, MD
Fellow
Reproductive Endocrinology and Infertility
McGill University
Montreal, Quebec, Canada

Shyam S.R. Allamaneni, MD
Resident
Department of General Surgery
Saint Vincent Catholic Medical Center
Jamaica, New York

Lawrence S. Amesse, MD, PhD
Department of Obstetrics and Gynecology
Wright State University School of Medicine
Dayton, Ohio

Aydin Arici, MD
Professor
Department of Obstetrics and Gynecology
Yale University School of Medicine
New Haven, Connecticut

Francisco Arredondo, MD, MPH
Department of Obstetrics and Gynecology
University Hospitals of Cleveland
Cleveland, Ohio

Khalid Ataya, MD
Professor
Department of Obstetrics and Gynecology
MetroHealth Medical Center
Cleveland, Ohio

Marjan Attaran, MD
Head
Section of Pediatric Gynecology
Department of Obstetrics and Gynecology
Cleveland Clinic
Cleveland, Ohio

Cynthia Austin, MD
Department of Obstetrics and Gynecology
Cleveland Clinic
Cleveland, Ohio

Jaswant S. Bal, MD, FRCOG, FACOG
Assistant Clinical Professor
Department of Obstetrics and Gynecology
SUNY Health Science Center
Syracuse, New York

Sheela Barhan, MD
Department of Obstetrics and Gynecology
Wright State University School of Medicine
Dayton, Ohio

Kurt Barnhart, MD, MSCE
Associate Professor of Obstetrics and Gynecology and
 Epidemiology
Penn Fertility Care
University of Pennsylvania
Philadelphia, Pennsylvania

Kshonija Batchu, MD
Research Assistant
Division of Reproductive Endocrinology and Infertility
Department of Obstetrics and Gynecology
Stanford University School of Medicine
Stanford, California

Mohamed A Bedaiwy, MD
Fellow
Department of Obstetrics and Gynecology
Cleveland Clinic
Cleveland, Ohio

Sarah L. Berga, MD
Professor and Chair
Department of Obstetrics and Gynecology
Emory University School of Medicine
Atlanta, Georgia

Charles V. Biscotti, MD
Department of Anatomic Pathology
Cleveland Clinic
Cleveland, Ohio

Linda D. Bradley, MD
Department of Obstetrics and Gynecology
Cleveland Clinic
Cleveland, Ohio

Ronald T. Burkman, MD
Chairman
Department of Obstetrics and Gynecology
Baystate Medical Center
Springfield, Massachusetts;
Deputy Chair and Professor
Department of Obstetrics and Gynecology
Tufts University School of Medicine
Boston, Massachusetts

John Carey, MD
Department of Rheumatic and Immunologic Disease
Cleveland Clinic
Cleveland, Ohio

Allison M. Case, MD
Department of Obstetrics and Gynecology
Royal University Hospital
Saskatoon, Saskatchewan, Canada

Robert F. Casper, MD
Professor
Toronto Center for A.R.T.
Toronto, Ontario, Canada

SuYnn Chia, MD
Department of Endocrinology
Cleveland Clinic
Cleveland, Ohio

Gregory M. Christman, MD
Associate Professor of Obstetrics and Gynecology
Division of Reproductive Endocrinology and Infertility
University of Michigan Medical School;
Associate Professor
Reproductive Sciences Program
Department of Obstetrics and Gynecology
University of Michigan Health System
Ann Arbor, Michigan

Brian Clark, MD, PhD
Professor
Department of Obstetrics and Gynecology
Magee-Womens Hospital
Center for Medical Genetics
Pittsburgh, Pennsylvania

Damon Davis, MD
Resident
Department of Urology
University of Michigan Medical School
Ann Arbor, Michigan

Miriam Delaney, MD
Department of Rheumatic and Immunologic Disease
Cleveland Clinic
Cleveland, Ohio

Nina Desai, PhD
Assistant Professor
Director
In Vitro Fertilization Laboratories
Department of Obstetrics and Gynecology
Cleveland Clinic
Cleveland, Ohio

Anne S. Devi Wold, MD
Reproductive Research Center
Lexington, Massachusetts

Michael P. Diamond, MD
Associate Chair and Kamran S. Moghissi
　　Professor of Obstetrics and Gynecology
Division of Reproductive Endocrinology and Infertility
Department of Obstetrics and Gynecology
Wayne State University
Detroit, Michigan

Richard L. Drake, PhD
Professor
Department of Education
Cleveland Clinic
Cleveland, Ohio

Janice Duke, MD
Department of Obstetrics and Gynecology
Wright State University School of Medicine
Dayton, Ohio

Kristin A. Englund, MD
Department of Infectious Disease
Cleveland Clinic
Cleveland, Ohio

Navid Esfandiari, DVM, PhD, ELD, HCLD
Director
IVF, Andrology and Research Laboratories
Toronto Center for A.R.T.
Toronto, Ontario, Canada

Charles Faiman, MD
Department of Endocrinology
Cleveland Clinic
Cleveland, Ohio

Tommaso Falcone, MD
Professor and Chairman
Department of Obstetrics and Gynecology
Cleveland Clinic
Cleveland, Ohio

Stephanie Fisher MD, FRCS(C)
Assistant Professor
Department of Obstetrics and Gynecology
University of British Columbia
Vancouver, British Columbia, Canada

Maria Fleseriu, MD
Assistant Professor
Division of Endocrinology, Diabetes, and Clinical Nutrition
Oregon Health and Sciences University
Portland, Oregon

Margo Fluker MD, FRCS(C)
Co-Director
Genesis Fertility Center;
Clinical Professor
Department of Obstetrics and Gynecology
University of British Columbia
Vancouver, British Columbia, Canada

Gita Gidwani, MD
Department of Obstetrics and Gynecology
Cleveland Clinic
Cleveland, Ohio

Jeffrey M. Goldberg, MD
Department of Obstetrics and Gynecology
Cleveland Clinic
Cleveland, Ohio

James Goldfarb, MD, MBA
Clinical Professor
Beachwood Family Health Center
Cleveland Clinic
Beachwood, Ohio

Dorothy Greenfeld, MSW, LCSW
Associate Professor
Department of Obstetrics, Gynecology, and Reproductive Sciences
Yale University Fertility Center
Yale University School of Medicine
New Haven, Connecticut

Manjula K. Gupta, PhD
Department of Clinical Pathology
Cleveland Clinic
Cleveland, Ohio

Robert Hemmings, MD
OVO Clinic
Montreal, Quebec, Canada

Melissa Hiner, BS
Embryologist
Department of Obstetrics and Gynecology
University of Michigan Medical School
Ann Arbor, Michigan

Gary M. Horowitz, MD
Associate Professor
Department of Obstetrics and Gynecology
Southern Illinois School of Medicine
Springfield, Illinois

Elizabeth M. Hurd, RN, BSN
Lactation Consultant
Miami Valley Hospital
Dayton, Ohio

William W. Hurd, MD, MS
Professor of Obstetrics and Gynecology and Community Health
Department of Obstetrics and Gynecology
Wright State University School of Medicine
Dayton, Ohio

Shahryar K. Kavoussi, MD, MPH
Fellow
Division of Reproductive Endocrinology and Infertility
Department of Obstetrics and Gynecology
University of Michigan Health System
Ann Arbor, Michigan

Elizabeth Ann Kennard, MD
Ohio Reproductive Medicine
Columbus, Ohio

Harry J. Khamis, PhD
Director and Professor
Statistical Consulting Center
Wright State University
Dayton, Ohio

Peter N. Kolettis, MD
Division of Urology
University of Alabama at Birmingham
Birmingham, Alabama

Layne Kumetz, MD
House Officer
Department of Obstetrics and Gynecology
Cedars-Sinai Medical Center
Los Angeles, California

William H. Kutteh, MD, PhD, HCLD
Division of Reproductive Endocrinology
University of Tennessee
Memphis, Tennessee

Steven R. Lindheim, MD
Department of Obstetrics and Gynecology
University of Wisconsin
Madison, Wisconsin

Hanna Lisbona, MD
Department of Obstetrics and Gynecology
Cleveland Clinic
Cleveland, Ohio

James H. Liu, MD
Arthur H. Bill Professor and Chair
Department of Obstetrics and Gynecology
University Hospitals/MacDonald Women's Hospital;
Department of Reproductive Biology
Case School of Medicine
Cleveland, Ohio

J. Ricardo Loret de Mola, MD
Department of Obstetrics and Gynecology
University Hospitals of Cleveland
Cleveland, Ohio

Tammy L. Loucks, MPH
Director of Clinical Research
Department of Obstetrics and Gynecology
Emory University School of Medicine
Atlanta, Georgia

Andrea Magen, MD
Department of Radiology
Cleveland Clinic
Cleveland, Ohio

Neal Gregory Mahutte, MD
Assistant Professor
Reproductive Endocrinology and Infertility
Dartmouth Medical School
Lebanon, New Hampshire

Beth A. Malizia, MD
Fellow
Reproductive Endocrinology and Fertility
Beth Israel Deaconess Medical Center
Boston, Massachusetts

Mohamed F. Mitwally, MD
Clinical Assistant Professor
Department of Obstetrics and Gynecology
Wayne State University
Detroit, Michigan

Dana A. Ohl, MD
Professor of Urology
Department of Urology
Head
Division of Andrology and Microsurgery
University of Michigan
Ann Arbor, Michigan

Sophia Ouhilal, MD
Assistant Professor
Reproductive Endocrinology and Infertility
Dartmouth Medical School
Lebanon, New Hampshire

Kelly Pagidas, MD
Department of Reproductive Medicine
Women and Infants Hospital
Providence, Rhode Island

John K. Park, MD
Division of Reproductive Endocrinology and Fertility
Department of Obstetrics and Gynecology
Emory University School of Medicine
Atlanta, Georgia

Pasquale Patrizio, MD, MBe
Yale Fertility Center
Yale University
New Haven, Connecticut

Teresa Pfaff-Amesse, MD
Assistant Professor,
Departments of Pathology and Neuroscience,
   Cell Biology, and Physiology
Wright State University School of Medicine
Dayton, Ohio

Barry Peskin, MD
Department of Obstetrics and Gynecology
Cleveland Clinic
Cleveland, Ohio

Susanne A. Quallich, NP
Nurse Practitioner
Division of Andrology and Microsurgery
Department of Urology
University of Michigan
Ann Arbor, Michigan

S. Sethu K. Reddy, MD
Department of Endocrinology, Diabetes, and Metabolism
Cleveland Clinic
Cleveland, Ohio

Robert L. Reid, MD
Department of Obstetrics and Gynecology
Queen's University
Kingston General Hospital
Kingston, Ontario, Canada

Ellen S. Rome, MD
Department of Pediatric and Adolescent Medicine
Cleveland Clinic
Cleveland, Ohio

Jonathan Ross, MD
Glickman Urological Institute
Cleveland Clinic
Cleveland, Ohio

Joseph S. Sanfilippo, MD, MBA
Professor, Obstetrics-Gynecology and Reproductive Sciences
University of Pittsburgh School of Medicine;
Vice Chairman, Reproductive Sciences
Division Director, Reproductive Endocrinology
Residency Program Director
Magee-Womens Hospital
Pittsburgh, Pennsylvania

Erin J. Saunders, MD
Clinical Professor
Department of Obstetrics and Gynecology
Vanderbilt University
Nashville, Tennessee

Timothy G. Schuster, MD
Assistant Professor
Department of Urology
Division of Andrology and Microsurgery
University of Michigan
Ann Arbor, Michigan

Beata Seeber, MD
Department of Obstetrics and Gynecology
University of Pennsylvania
Philadelphia, Pennsylvania;
Department of Gynecologic Endocrinology and Reproductive Medicine
Medical University of Innsbruck
Innsbruck, Austria

Rakesh K. Sharma, PhD
Center for Advanced Research in Human Reproduction, Infertility, and Sexual Function
Glickman Urological Institute
Department of Obstetrics and Gynecology
Cleveland Clinic
Cleveland, Ohio

Howard T. Sharp, MD
Department of Obstetrics and Gynecology
University of Utah Medical Center
Salt Lake City, Utah

Cristine Silva, BS
Embryologist
Department of Obstetrics and Gynecology
University of Michigan Medical School
Ann Arbor, Michigan

Gary D. Smith, MD
Department of Obstetrics and Gynecology
University of Michigan Medical School
Ann Arbor, Michigan

Jonathon M. Solnik, MD
Director
Minimally Invasive Gynecologic Surgery
Department of Obstetrics and Gynecology
Cedars-Sinai Medical Center;
Assistant Professor
Department of Obstetrics and Gynecology
The David Geffen School of Medicine at UCLA
Los Angeles, California

Michael P. Steinkampf, MD
Director
Alabama Fertility Specialists
Birmingham, Alabama

Thomas G. Stovall, MD
Women's Health Specialists
Germantown, Tennessee

Holly L. Thacker, MD, FACP
Director
Women's Health Center
Departments of Internal Medicine and Obstetrics and Gynecology
Cleveland Clinic
Cleveland, Ohio

Geoffrey D. Towers, MD
Assistant Professor
Department of Obstetrics and Gynecology
Wright State University
Dayton, Ohio

Togas Tulandi, MD, MHCM
Professor and Chief of Obstetrics and Gynecology, JGH
Department of Obstetrics and Gynecology
Milton Leong Chair in Reproductive Medicine
McGill University
Montreal, Quebec, Canada

Meike L. Uhler, MD
Clinical Associate Professor
Department of Obstetrics and Gynecology
Loyola University School of Medicine
Maywood, Illinois;
Fertility Centers of Illinois
Chicago, Illinois

Joseph C. Veniero, MD
Department of Radiology
Cleveland Clinic
Cleveland, Ohio

Gary Ventolini, MD
Associate Professor
Department of Obstetrics and Gynecology
Wright State University
Dayton, Ohio

James L. Whiteside, MD
Department of Obstetrics and Gynecology
Dartmouth-Hitchcock Medical Center
Lebanon, New Hampshire

Mylene W. M. Yao, MD
Assistant Professor
Division of Reproductive Endocrinology and Infertility
Department of Obstetrics and Gynecology
Stanford University School of Medicine
Stanford, California

译者前言

生殖是人类繁衍的重要过程，精、卵的正常发生、成熟、运行以及受精卵的形成、种植，是人类生殖的基本步骤，任何一个环节的异常都会导致生育力的下降。近年来，由于环境污染和精神压力等诸多因素的影响，不孕夫妇的人数急剧上升。不孕症虽然不是致命性的疾病，但却是一种特殊的生殖健康缺陷，不同于其他临床疾病，由于其生理、心理因素并存，可造成个人身心痛苦、夫妻感情破裂、家庭不和等社会问题，其与心血管疾病及肿瘤并列为当今影响人类生活和健康的三大主要疾病。传统治疗方法已不能满足患者对生育的需求，由此也促使了人类生殖医学的产生和发展。

三十余年来，随着试管婴儿技术的诞生、腹腔镜等微创技术的临床应用，广大生殖医学家及妇产科医生不断改进生殖医学药物和手术治疗的方法，使生殖医学成为近年来发展最迅猛的学科之一。

本书针对生殖医学药物和手术的最新观念和技术进行了详尽的阐述，全面回顾了临床生殖医学药物治疗和手术治疗的各个方面，同时收集和组织了本领域许多专家的信息，编写连贯、通俗易懂。手术的可视化学习可以增强读者对理论知识的理解和应用，对于临床生殖医师至关重要，请读者根据每本书提供的防伪码登录北京大医学出版社网站（http：//pumpress.bjmu.edu.cn）下载本书的指导性视频演示。

我们历经两年翻译、校对此书，希望这本书可以成为接受生殖医学培训和低年资妇产科医师和男科医师的工具书。

乔 杰

北京大学第三医院生殖中心

2009年8月

著者前言

生殖医学的药物治疗和手术治疗二者已共同发展、逐步演化成当代妇科学中的一个独特领域。这一领域的焦点是对人类生殖系统所罹患的医学疾病和解剖学异常进行甄别和恢复。替代治疗和更大范围的手术仅在必要时才使用,因为即使最佳的辅助生殖技术,其有效性和安全性也远不如自然生殖功能。

自20世纪下半叶以来,生殖医学知识取得了令人瞩目的增长,出版了许多百科全书式的书卷。然而,这些著作主要涉及生殖医学的药物治疗,而很少论及生殖医学的手术治疗。本书独到之处就在于包括了药物治疗和手术治疗两方面内容,我们坚信后者能更好地反映生殖医学临床实践。

本书的编著侧重两个目的。首先,全面回顾临床生殖医学药物治疗和手术治疗的所有方面。包括基础科学和病理生理学、临床诊断和影像学以及药物和手术治疗方法。其次,更有挑战性的目的是,本书以更适于读者阅读的方式编排,而不是设计成供查找用的参考书。最后,我们将诸多专家提供的信息进行了精心组织,以易于理解和前后连贯为原则,编写成53个章节。我们希望,本书能够为正在接受培训的和低年资的医务人员,尤其是计划参加有关这方面信息综合考试的人员,提供简明的基础知识。

有基于此,我们将该书分成七大部分。第一部分为基础科学部分,覆盖神经生理学、配子发生、受精和遗传学、解剖学、组织学、统计学和生物伦理学。临床医学篇幅包括三个部分,涵盖儿科、青少年和成人临床生殖医学以及男性不育和女性不孕。另有独立篇幅介绍女性避孕和影像学的广泛领域。最后,重点介绍保留生育功能的生殖医学手术。

本书将基础医学、临床医学以及外科手术学要点揉合在了一起,我们希望通过这种卓有成效的阐述方式,在扩展对基础科学理解的基础上,有利于临床医师为患者提供更全面的治疗方法。

Tommaso Falcone
Bill Hurd

目 录

第一部分　基础科学

第1章　下丘脑-垂体-卵巢轴以及月经周期的调控 …… 1

第2章　卵巢激素：结构、生物合成、功能、作用机制及实验室诊断 …… 19

第3章　卵母细胞发生 …… 57

第4章　雄性配子发生生理学 …… 81

第5章　生殖遗传学 …… 93

第6章　正常受精和植入 …… 111

第7章　腹腔及盆腔解剖 …… 125

第8章　生殖内分泌系统疾病的病理学 …… 135

第9章　临床统计学 …… 147

第10章　生殖伦理学 …… 157

第二部分　儿童期与青春期疾患

第11章　正常青春期与青春期疾患 …… 167

第12章　女性生殖道先天性异常 …… 181

第13章　儿科妇科学 …… 203

第14章　青春期生殖疾患 …… 213

第三部分　成人生殖内分泌学

第15章　多囊卵巢综合征 …… 231

第16章　闭经 …… 247

第17章　泌乳和溢乳 …… 269

第18章　多毛症 …… 279

第19章　无排卵及排卵功能障碍 …… 293

第20章　卵巢早衰 …… 305

第21章　异常子宫出血 …… 317

第22章　垂体、肾上腺和甲状腺疾病的治疗 …… 333

第23章　经前期综合征和月经相关性病症 …… 359

第24章　绝经 …… 379

第25章　骨质疏松症 …… 401

第四部分　避孕

第26章　激素避孕 …… 419

第27章　宫内节育器新理念 …… 439

第28章　绝育手术 …… 453

第五部分　生殖影像

第29章　子宫输卵管造影 …… 465

第30章　盆腔超声及超声子宫造影 …… 477

第31章　磁共振成像 …… 497

第六部分　不孕与反复性流产

第32章　癌症患者生育力的保护 …… 521

第33章　感染与不孕 …… 535

第34章　女性不孕 …… 547

第35章　男性不育的评估 …… 567

第36章　人工授精 …… 583

第37章　诱发排卵 …… 595

第38章　辅助生殖技术：临床部分 …… 613

第39章　辅助生育技术：实验室方面 …… 629

第40章　辅助生殖技术的并发症 …… 647

第41章　反复妊娠丢失 …… 659

第七部分　生殖医学手术

第42章　诊断性和手术宫腔镜：息肉切除、子宫肌瘤切除和子宫内膜消融 …… 677

第43章　宫腔粘连与子宫纵隔的宫腔镜治疗 …… 695

第44章　妇科腹腔镜 …… 715

第45章　腹腔镜与宫腔镜手术的并发症 …… 723

第46章　子宫平滑肌瘤 …… 739

第47章　输卵管疾病 …… 753

第48章　异位妊娠 …… 767

第49章　子宫内膜异位症 …… 785

第50章　附件肿物的腹腔镜治疗 …… 805

第51章　苗勒管和外生殖道畸形的手术治疗 …… 817

第52章　粘连的预防 …… 839

第53章　男性不育的外科治疗 …… 853

彩色插图

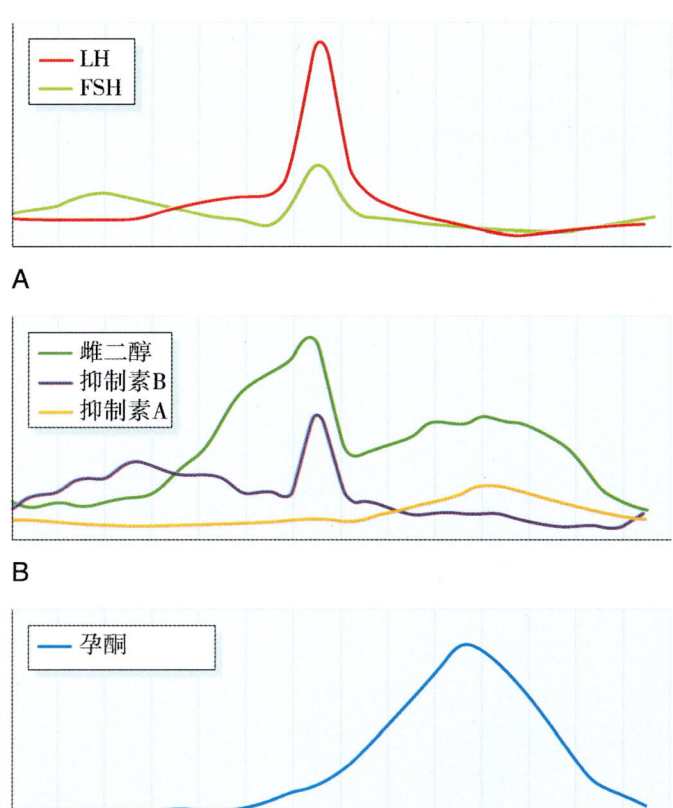

彩图1-6　性激素水平的周期性变化。A. 月经周期中FSH与LH的周期性变化。B. 雌二醇与抑制素的平均水平。C. 月经周期中孕酮的平均水平。

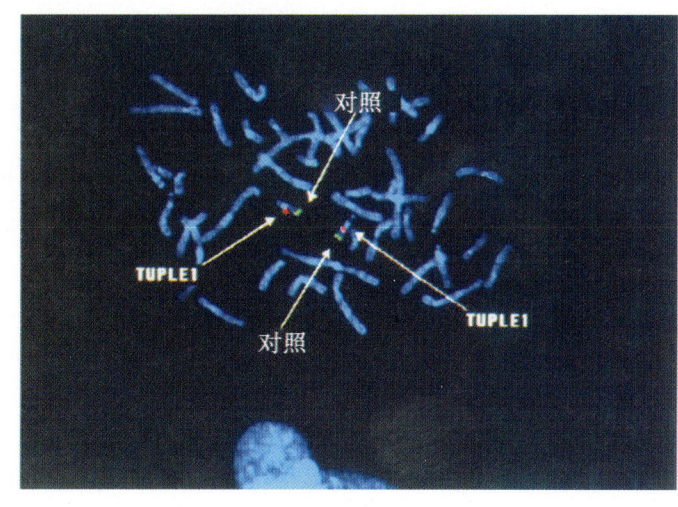

彩图5-8　DiGeorge探针。图示为患者外周血样本做DiGeorge征检测。Tuple 1组探针与22号染色体如同对照的两个拷贝结合。该儿童无引起DiGeorge综合征的缺失。

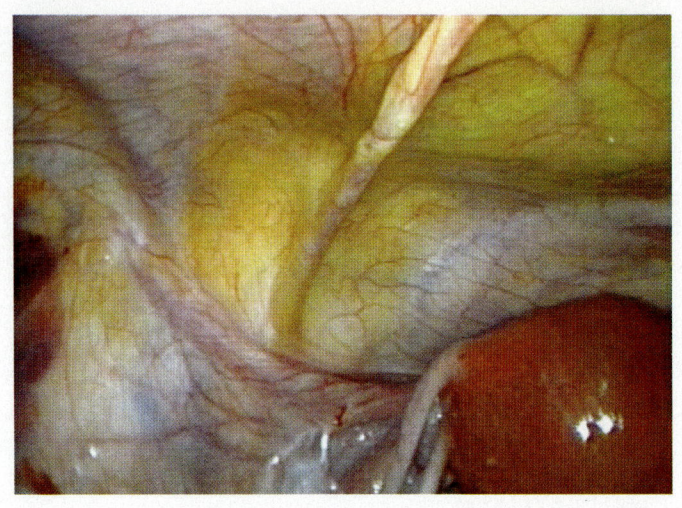

彩图7-3 腹腔镜下的腹膜标志及腹壁下血管。左侧圆韧带进入腹股沟深环。腹股沟深环处圆韧带内侧为腹壁下血管。腹膜襞即脐外侧襞。血管内侧的腹膜襞由脐动脉闭锁形成，即指脐内侧襞。

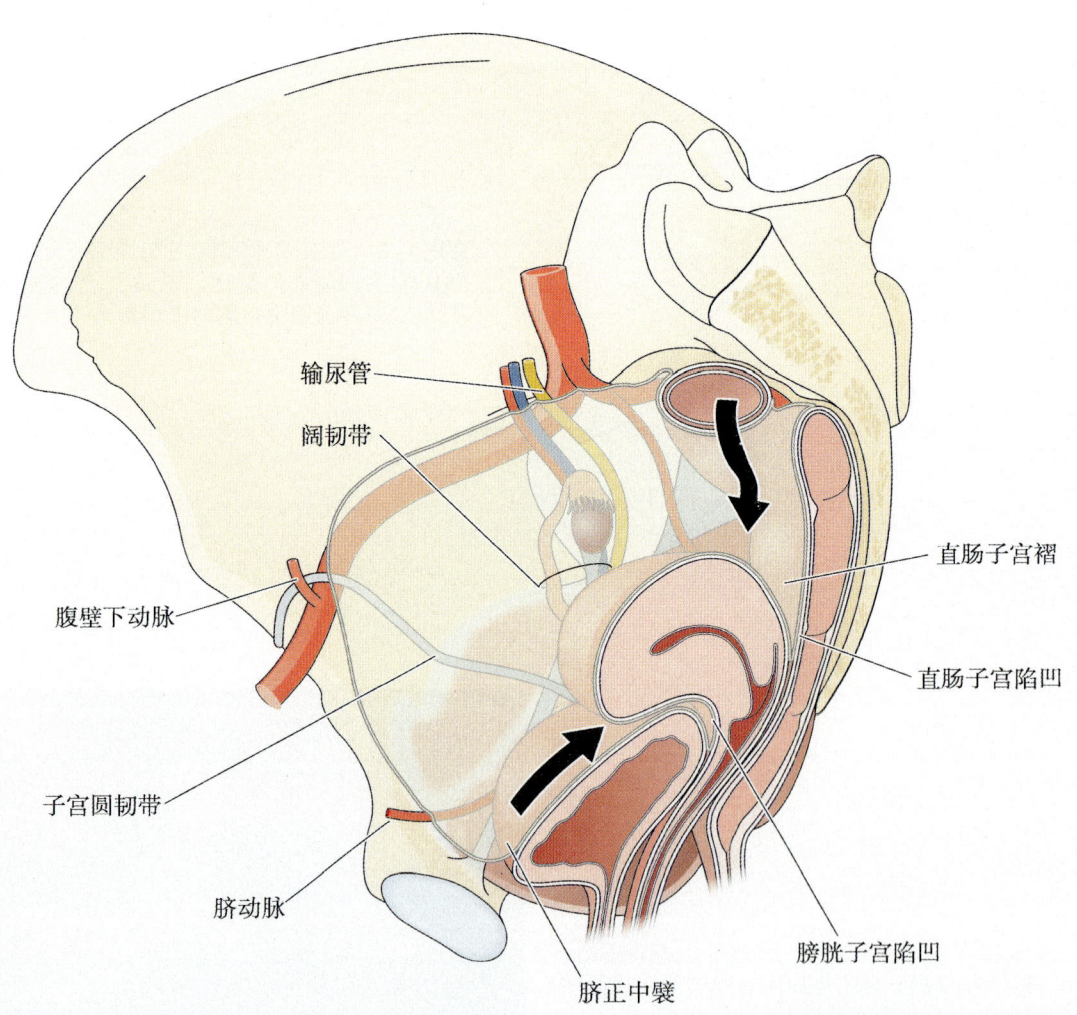

彩图7-4 脐尿管（脐正中韧带）、脐动脉（脐内侧韧带）与腹壁下血管（脐外侧襞）的腹膜指示点。盆腔脏器间可见两个重要的腹膜陷窝。（From Drake RL, Vogl W, Mitchell AWM: Gray.s Anatomy for Students. Philadelphia, Elsevier, 2005, p 416, Fig.5-58A.）

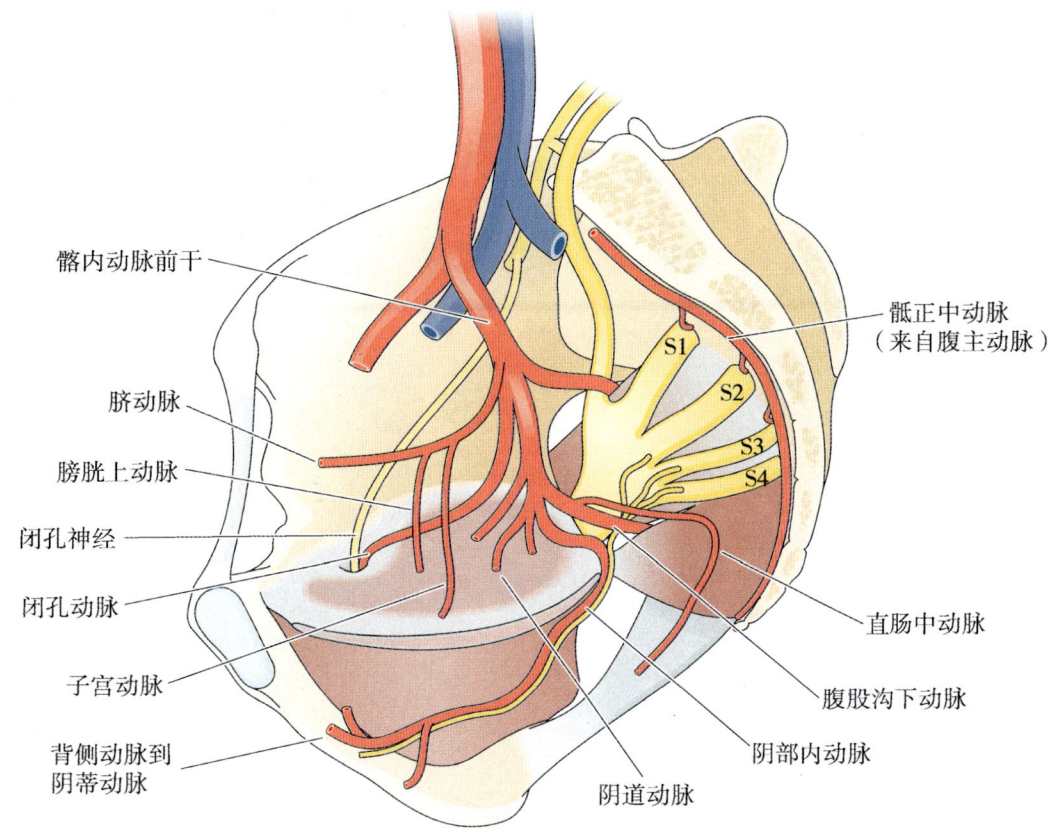

彩图7-5 闭孔神经于闭孔内肌与髂内动脉及其分支处钻出骨盆缘。髂内动脉前支分出许多分支：主干分为脐动脉、子宫动脉、闭孔动脉、阴部内动脉、阴道动脉及直肠中动脉。前干终支为臀部下动脉。脐动脉又分出膀胱上动脉。（From Drake RL, Vogl W, Mitchell AWM: Gray.s Anatomy for Students. Philadelphia Elsevier, 2005, p 428, Fig.5-64.）

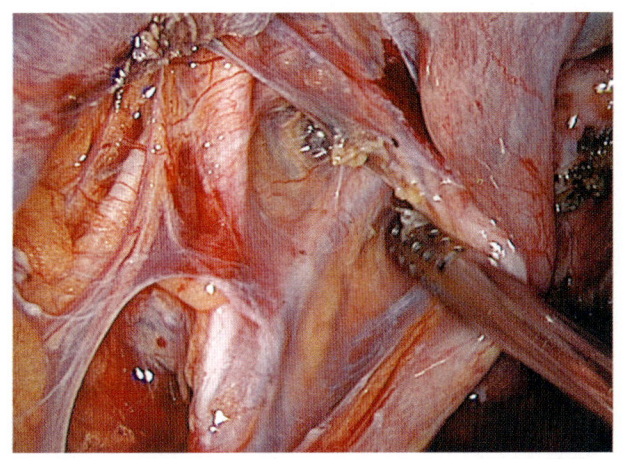

彩图7-6 腹腔镜下所见。左侧髂内动脉前干的两个分支，子宫动脉与脐动脉，二者中间为左闭孔神经。神经走行于闭孔内肌上，可见血管与子宫的关系（器械所指）。

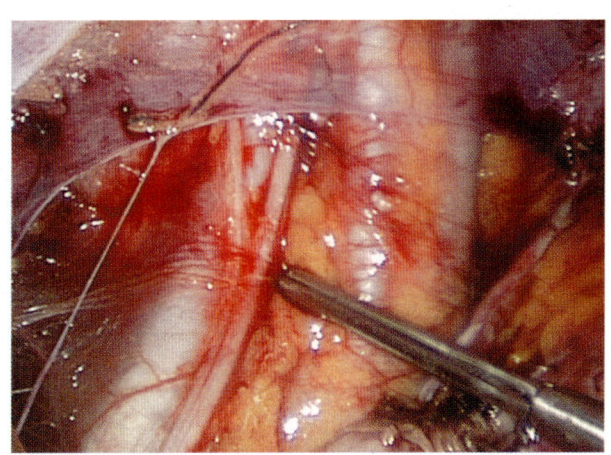

彩图7-7 左髂外动脉与腰大肌上的腹膜已被去除。器械置于左髂外动脉上，指向分为两支的左生殖股神经。神经侧方为左腰小肌腱。

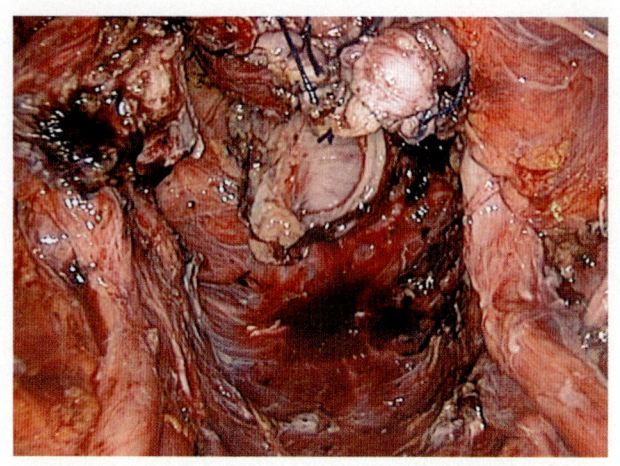

彩图7-9　腹腔镜下所见肛提肌。直肠横断面。子宫全切，并可见阴道缝合。骨盆内侧可见输尿管。所见大部分肛提肌为髂尾肌。肌纤维起于骶骨，止于尾骨及对侧肌，形成正中嵴。

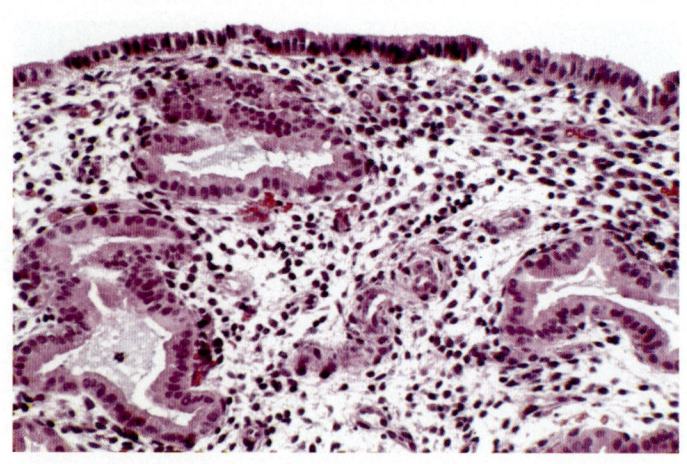

彩图8-1　黄体中期子宫内膜基质水肿中早期螺旋动脉形成。内膜腺扭曲伴基底核、有丝分裂活性缺失及腔内分泌。

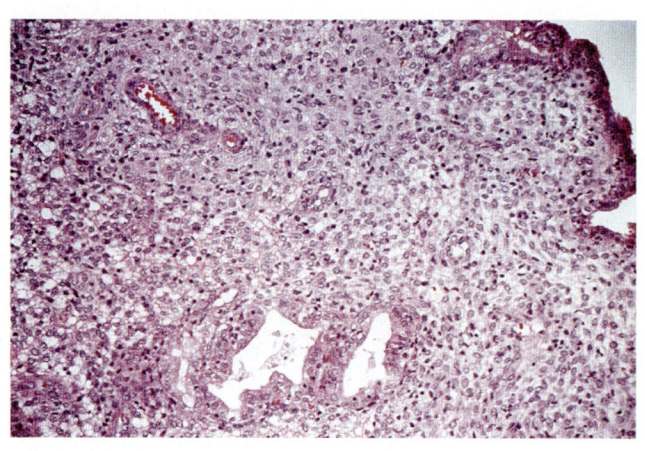

彩图8-2　黄体晚期子宫内膜可见大片联合的前蜕膜、明显的淋巴细胞浸润及基质腺体背靠背现象。

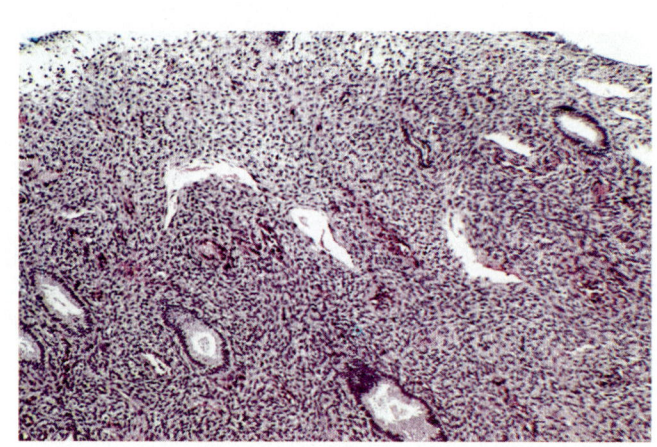

彩图8-3　口服避孕药时，孕激素剂量依赖的子宫内膜的镜下所见。典型表现为基质在孕激素作用下表现为简单、整齐、广泛、无活性的内膜腺体。

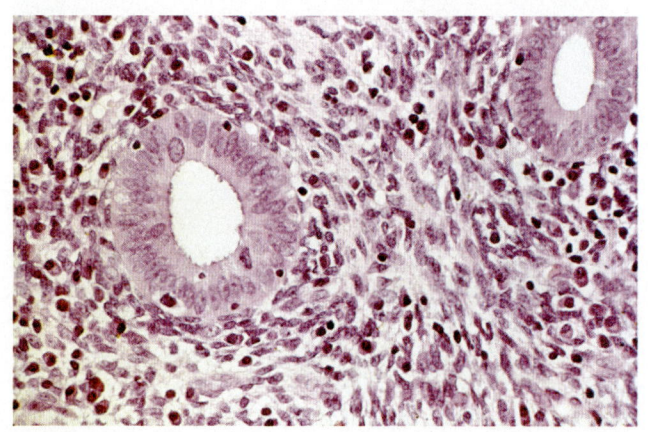

彩图8-4　浆细胞的出现提示慢性子宫内膜炎。增殖期内膜为其典型表现，基质细胞呈纺锤形。

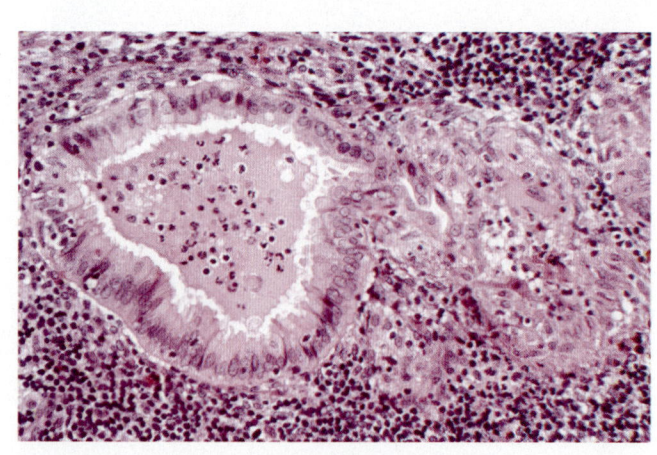

彩图8-5　结核性子宫内膜炎所致腺体炎症。生育年龄女性的肉芽肿多为细胞型，而非坏死型。图中可见非坏死型肉芽肿（右侧）邻近一内膜腺体。绝经后患者中，结核性子宫内膜炎可导致显著的坏死性肉芽肿性炎。

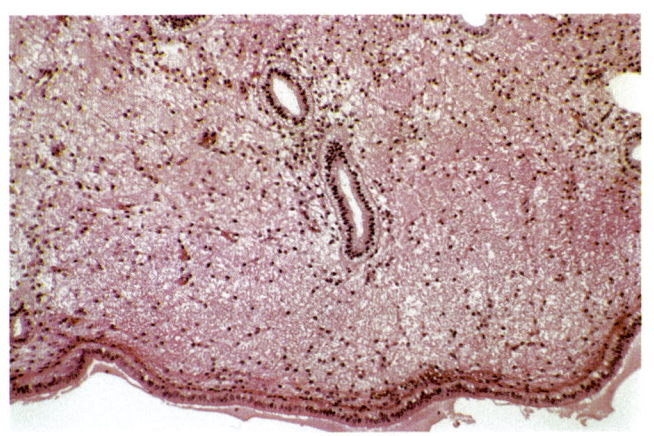

彩图8-6 子宫内膜活检标本说明腺体-基质不同步。内膜腺体呈一致性，可见大量核下空泡，多出现于排卵后3天（周期第17天）。反之，内膜基质明显水肿出现于排卵后8天（周期第22天）。腺体与基质表现不协调为最常见的分泌期形态异常。

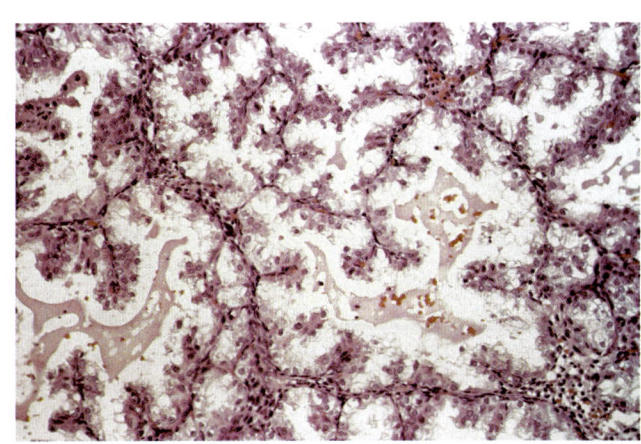

彩图8-7 过度分泌的子宫内膜特征：拥挤的子宫内膜腺体，具有显著的腺体内分支征（羊齿），伴有分泌空泡产生的持续性腺体分泌。内膜分泌过度标志着早期妊娠，但这一改变并非妊娠所特有。

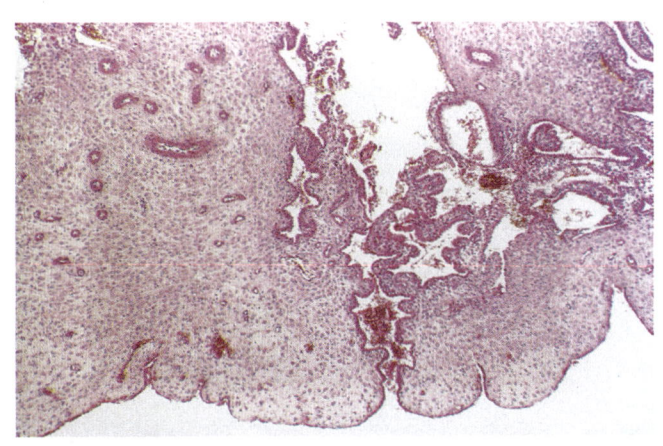

彩图8-8 早孕期末，过度分泌的腺体分解。之后，大部分妊娠期子宫内膜腺体结构简单且分布广泛，并由于孕激素效应与基质分离（真蜕膜反应），如图所示。

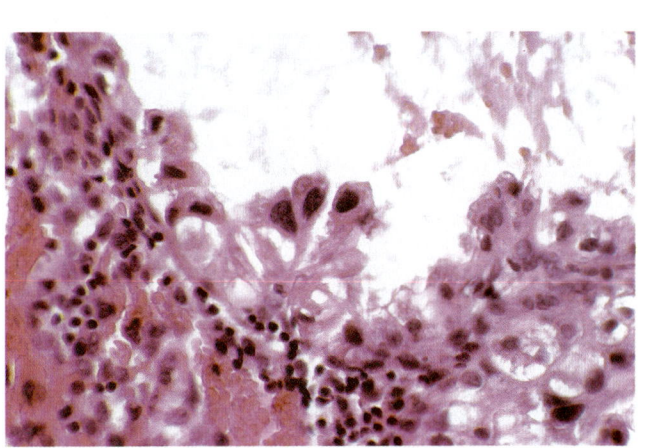

彩图8-9 显微照片所示为Arias-Stella反应，为细胞及细胞核变化，特征性表现为核增大以及多倍体所致的浓染，常见于子宫内膜表层腺体细胞中。增大的细胞核可能提示恶性，但Arias-Stella反应，与腺癌不同，典型趋势为细胞散在分布于内膜腺体内，且无有丝分裂或不常见。

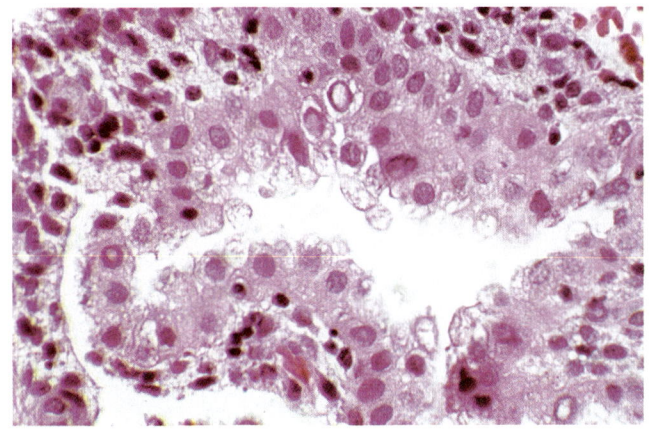

彩图8-10 妊娠期的子宫内膜腺中存在肉眼可见的细胞核。

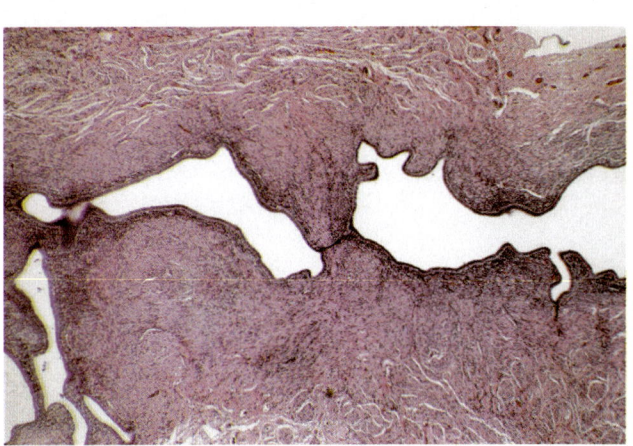

彩图8-11 如图所示，子宫内膜异位症以分化良好的内膜腺体与基质为特征，侵及子宫输卵管肌层。

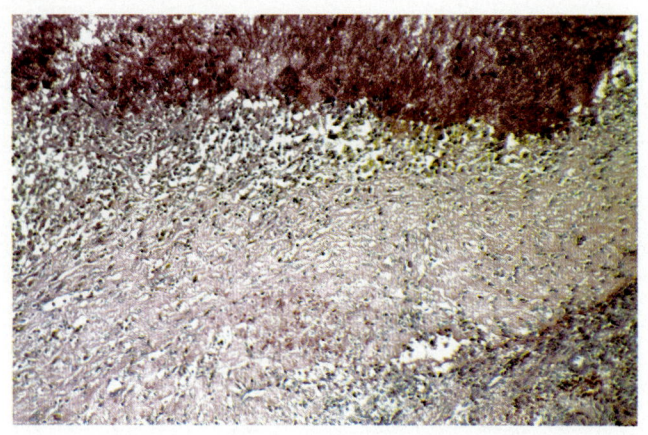

彩图8-12 随着时间延长,出现以重复出血及纤维化为主的继发性改变。如图所示,致密的纤维组织出现于近期出血的周围(顶端)。

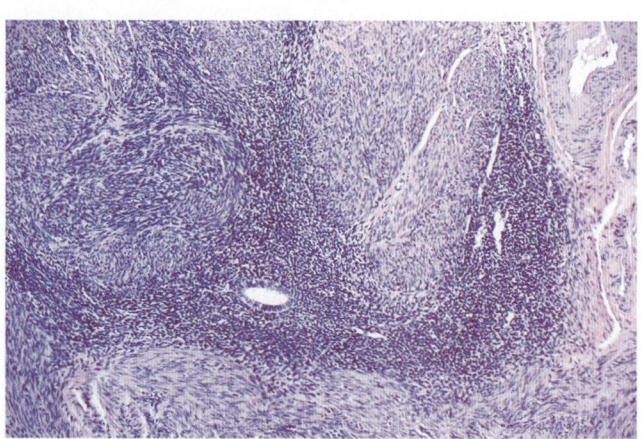

彩图8-13 良性的内膜腺体及基质深入子宫肌层为腺肌症的特征。这些病灶常伴平滑肌增生。

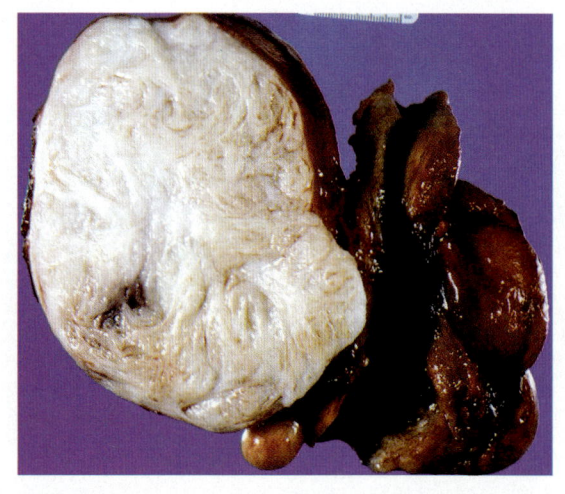

彩图8-14 子宫平滑肌瘤的大体观,以轮廓清晰与切面灰色均匀为特点。

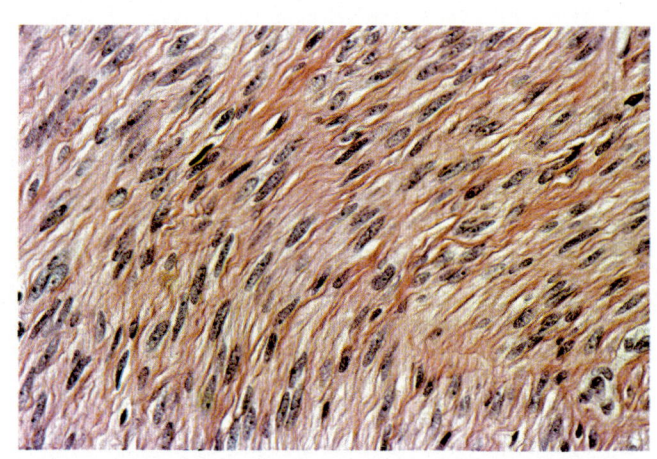

彩图8-15 子宫肌瘤镜下表现为长梭形细胞以及钝圆的终核。多形核少见。重要的是无坏死表现,除梗死型坏死外,有丝分裂少见。

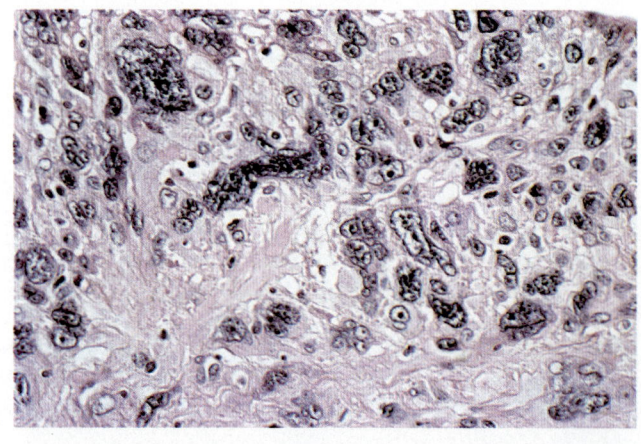

彩图8-16 显著增大、多形及深染的细胞核为奇异核型(共同)肌瘤的标志。胞核改变与恶性行为无关。

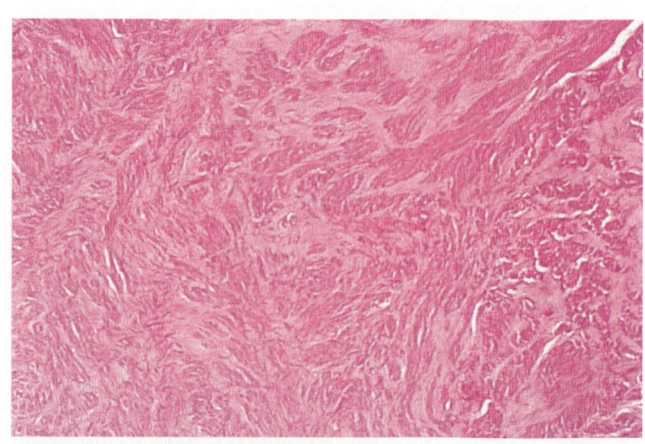

彩图8-17 凝固性坏死提示梗死型肌瘤,其特征为胞核减少以及胞浆嗜酸粒细胞增多。

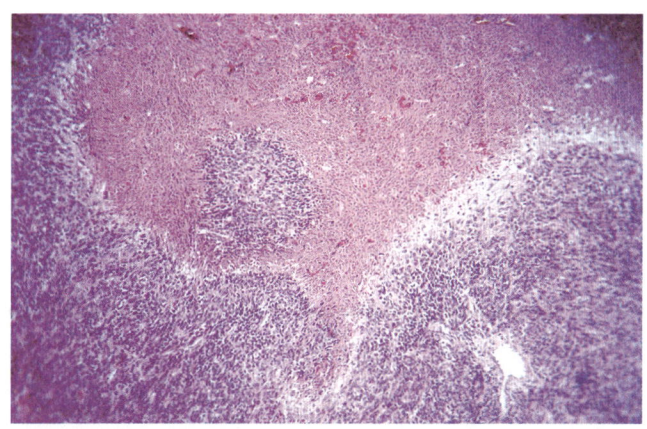

彩图8-18 肿瘤细胞坏死明显的子宫平滑肌肉瘤。肿瘤细胞坏死（如本图所示）为子宫肉瘤的重要诊断依据，其特征为边界清晰的坏死灶，周围缺乏一条恢复带。

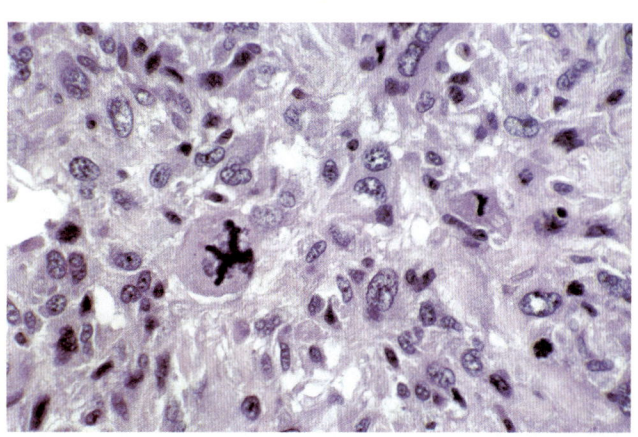

彩图8-19 子宫平滑肌肉瘤具有明显的核异型性及有丝分裂象，可见非典型分裂象（中间偏左）。

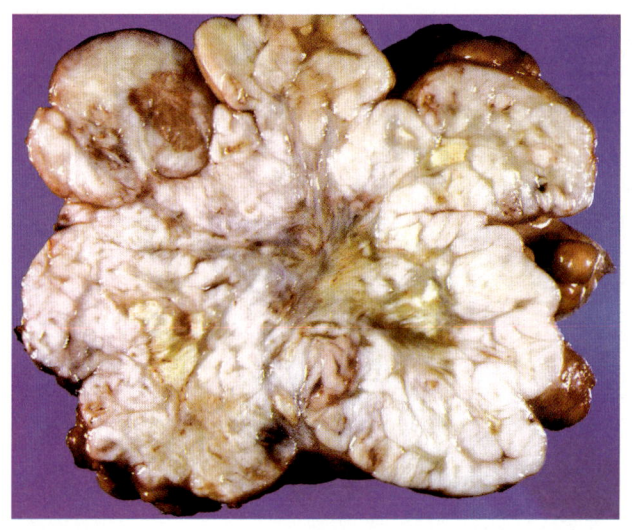

彩图8-20 大体上看，子宫平滑肌肉瘤较良性肌瘤颜色更为丰富。本图大量浅黄色空泡提示肿瘤细胞坏死。

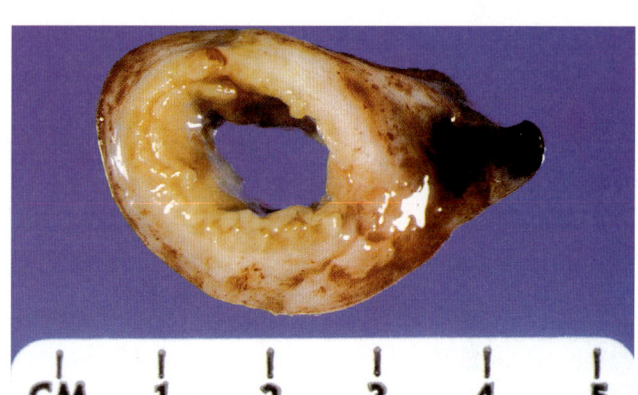

彩图8-21 慢性输卵管炎大体表现为管壁增厚并呈灰白色。图示与水肿有关。

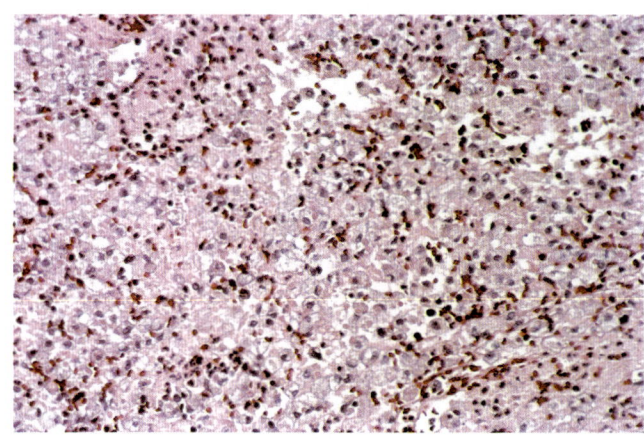

彩图8-22 肉芽肿性输卵管炎为慢性混合型泡膜组织细胞炎症浸润，可导致导致组织坏死和闭塞。炎症表现与软化斑一致，但无软化斑中的Michaelis-Gutmann体。

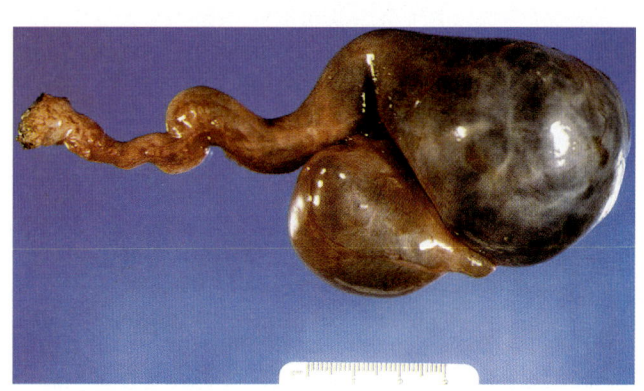

彩图8-23 输卵管积水的病理改变主要为输卵管及伞部扩张，管壁变薄。

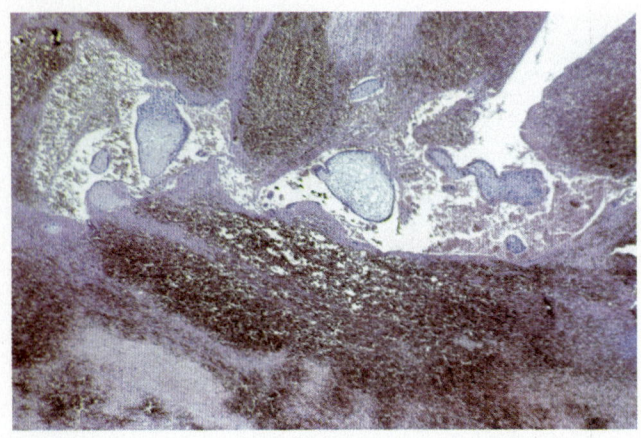

彩图8-24 输卵管积血是输卵管妊娠大体与镜下最为一致的表现。如图所示，输卵管管腔内（中心）出现绒毛膜绒毛。

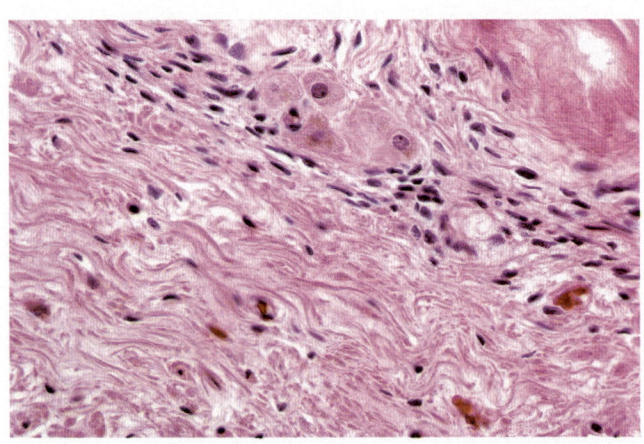

彩图8-25 条索状性腺的镜下表现。最初可见的紊乱的性腺细胞、性索细胞和基质，让位于非特异性纤维基质。如图所示，取自成人的条索状性腺可见中心的黄体细胞被非特异性纤维细胞围绕。

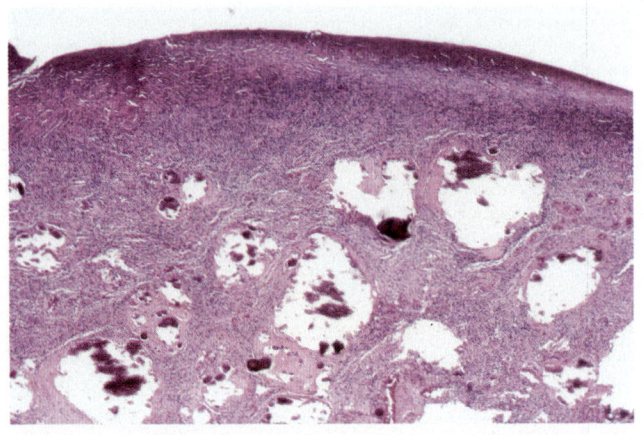

彩图8-26 成性腺细胞瘤可见纤维化以及大片营养缺乏性钙化。性腺细胞及性索细胞不明显，且前者于后者中巢状分布。钙化为主要特征。成性腺细胞瘤常见于异常发育的性腺中，多与Y染色体异常的核型有关。可导致浸润性恶性生殖细胞肿瘤，一般为无性细胞瘤。

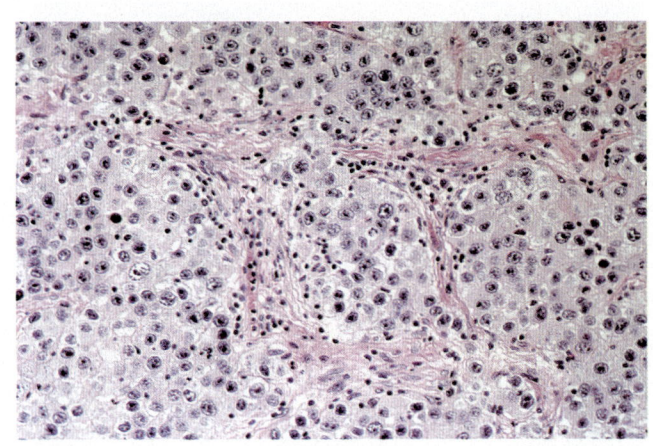

彩图8-27 内含淋巴细胞的微小纤维分隔生殖细胞巢，为卵巢无性细胞瘤的特征性表现。

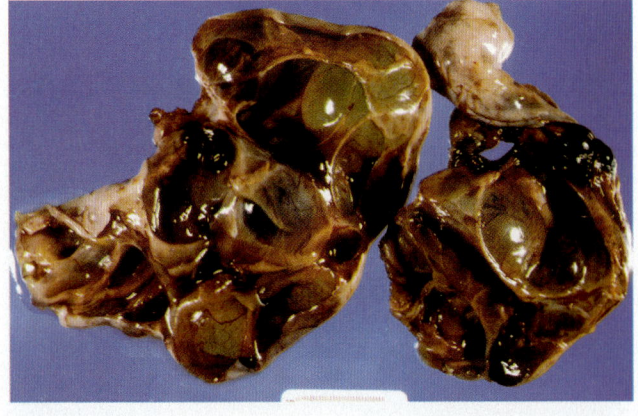

彩图8-28 闭锁卵泡黄素化为黄素化囊肿的特征。巨大黄素化囊肿导致卵巢增大，与hCG水平异常升高有关。因此，黄素化囊肿主要于葡萄胎（1/3～1/2的病例中）及绒癌患者中发现，但也见于其他妊娠，包括正常单胎妊娠。

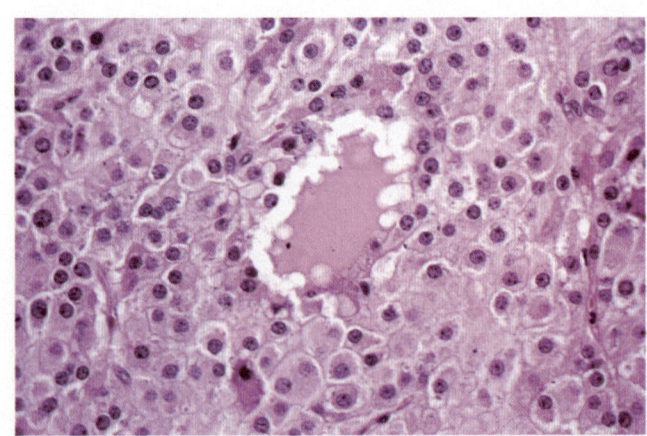

彩图8-29 如图所示，妊娠黄体包含大量黄体细胞，可见丰富的嗜酸性胞浆围绕明显的细胞核。可分辨出卵泡区（中间）。

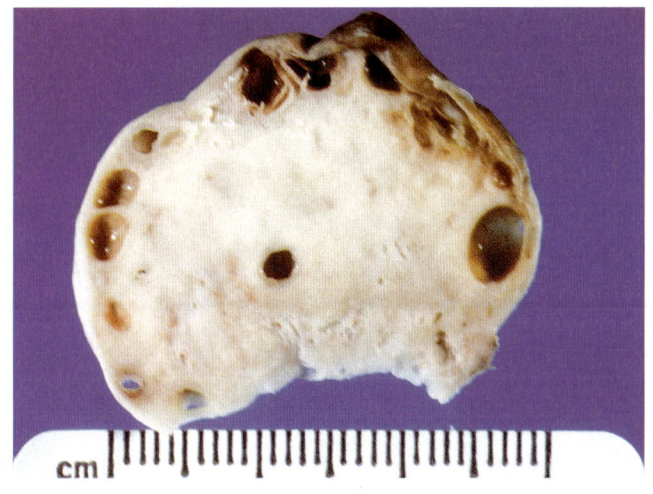

彩图8-30 硬化囊性卵巢缘于慢性无排卵。表面基质纤维化使下方的多发囊性卵泡增厚。注意排卵前红斑缺乏，例如退化的黄体。

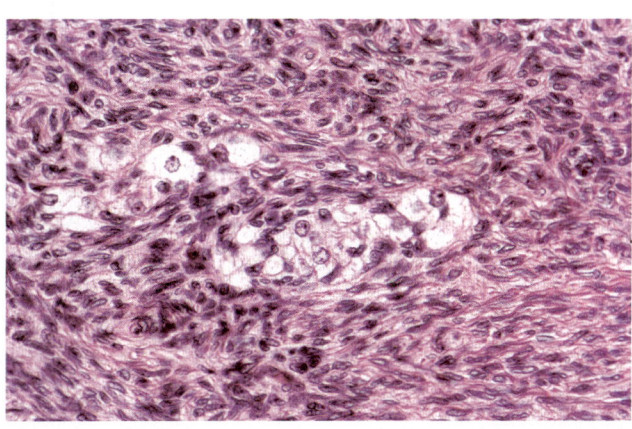

彩图8-31 卵巢基质内存在黄素化细胞称为卵泡膜细胞增殖症。黄素化基质细胞含有较多胞浆，可见嗜酸性染色或空泡形成。本病常见于绝经后女性和妊娠患者，也可引起较年轻的非妊娠患者出现男性化综合征。

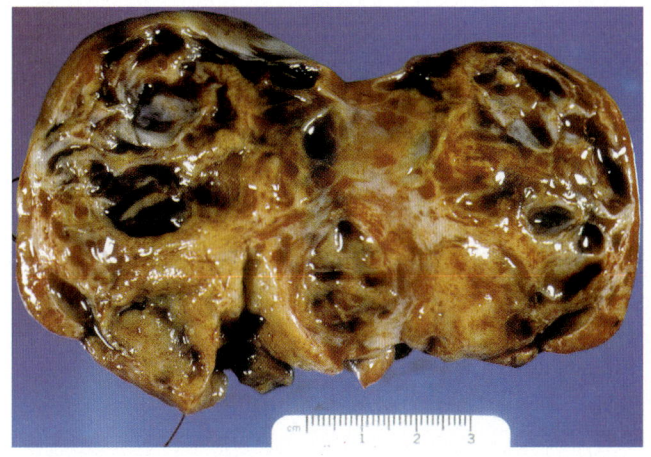

彩图8-32 成人型颗粒细胞瘤的特征为出血性囊性变及结节状外观。

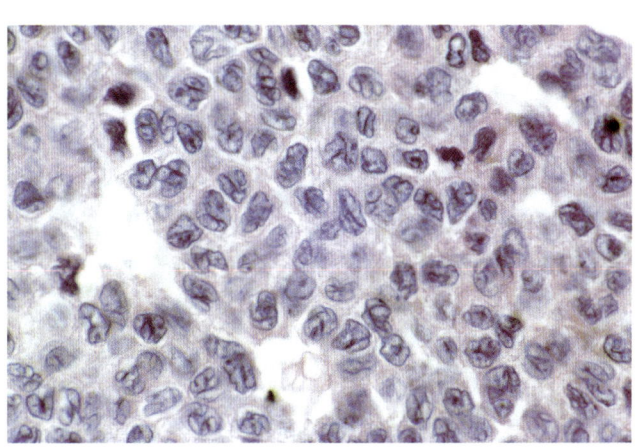

彩图8-33 成人型颗粒细胞瘤中苍白的成角核为诊断的关键。

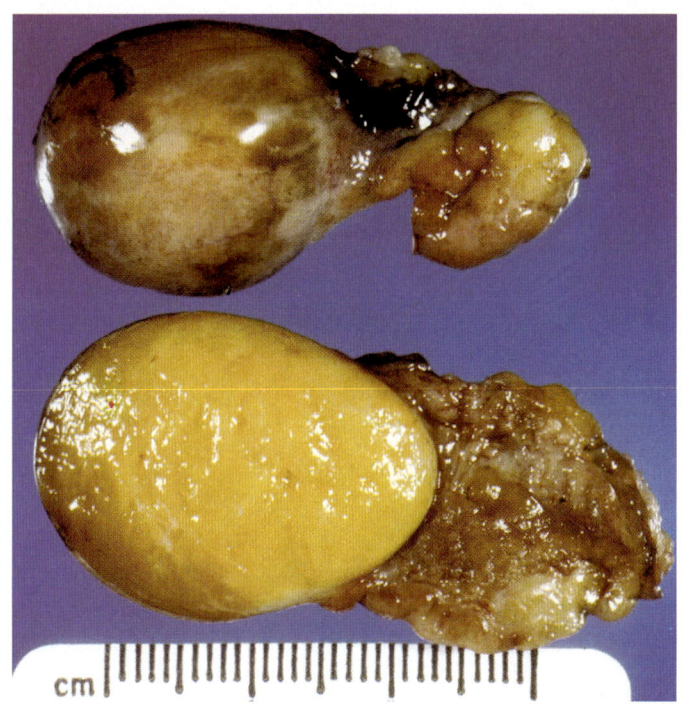

彩图8-34 大体上，卵巢卵泡膜细胞瘤多具有特征性颜色，即微黄色，如图所示。同时应注意其外观均一，且边界明显。

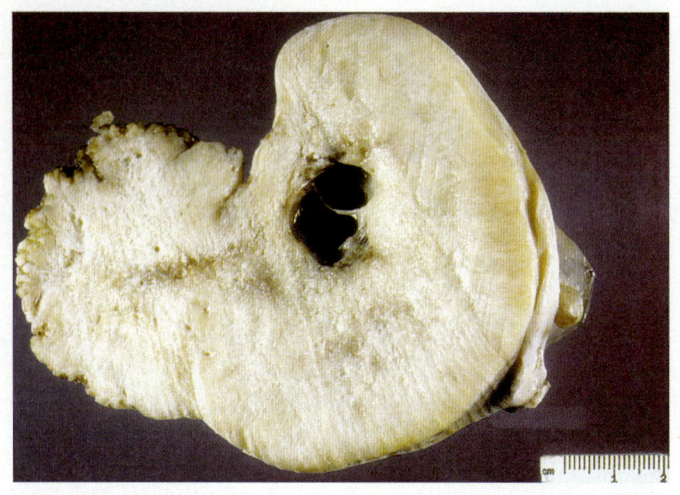

彩图8-35 与泡膜细胞瘤的典型表现相反,卵巢纤维瘤大体呈苍白外观。

彩图8-36 Sertoli-Leydig细胞瘤镜下所见Sertoli管及非特异性细胞基质。如图所示致密蜂窝组织中的Sertoli小管。

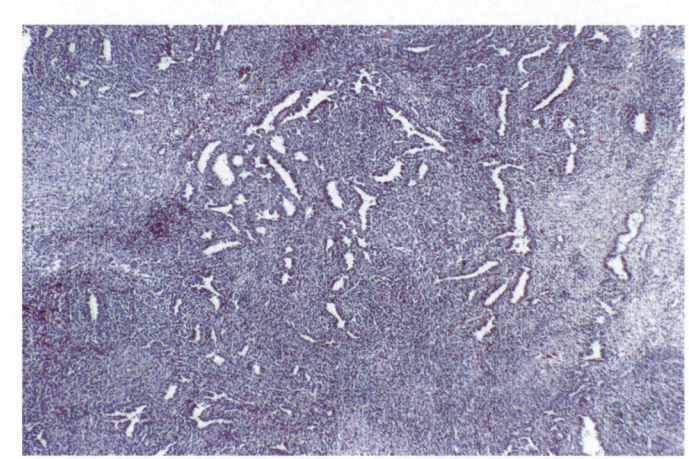

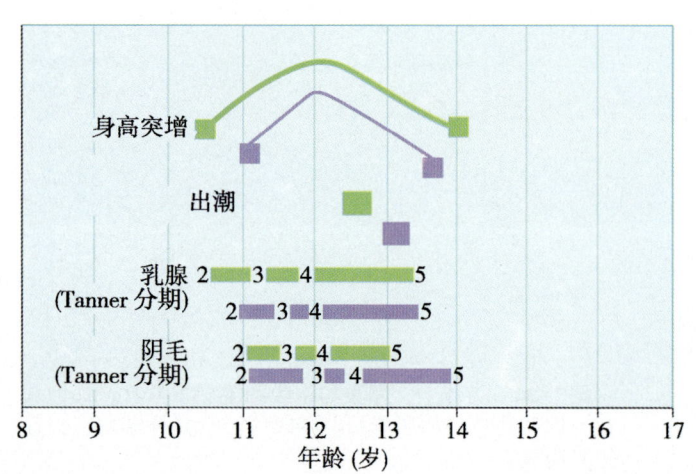

彩图11-3 青春期事件。1969年英国学校儿童研究数据(紫色)。1997年美国学校儿童研究数据(绿色)。(From Marshall WA, Tanner JM. Variations in pattern of pubertal changes in girls. Arch Dis Child 44:291-303, 1969; and Pediatrics in Review, Vol 8, no 2. Columbus, Ohio: Ross Laboratories, 1986.)

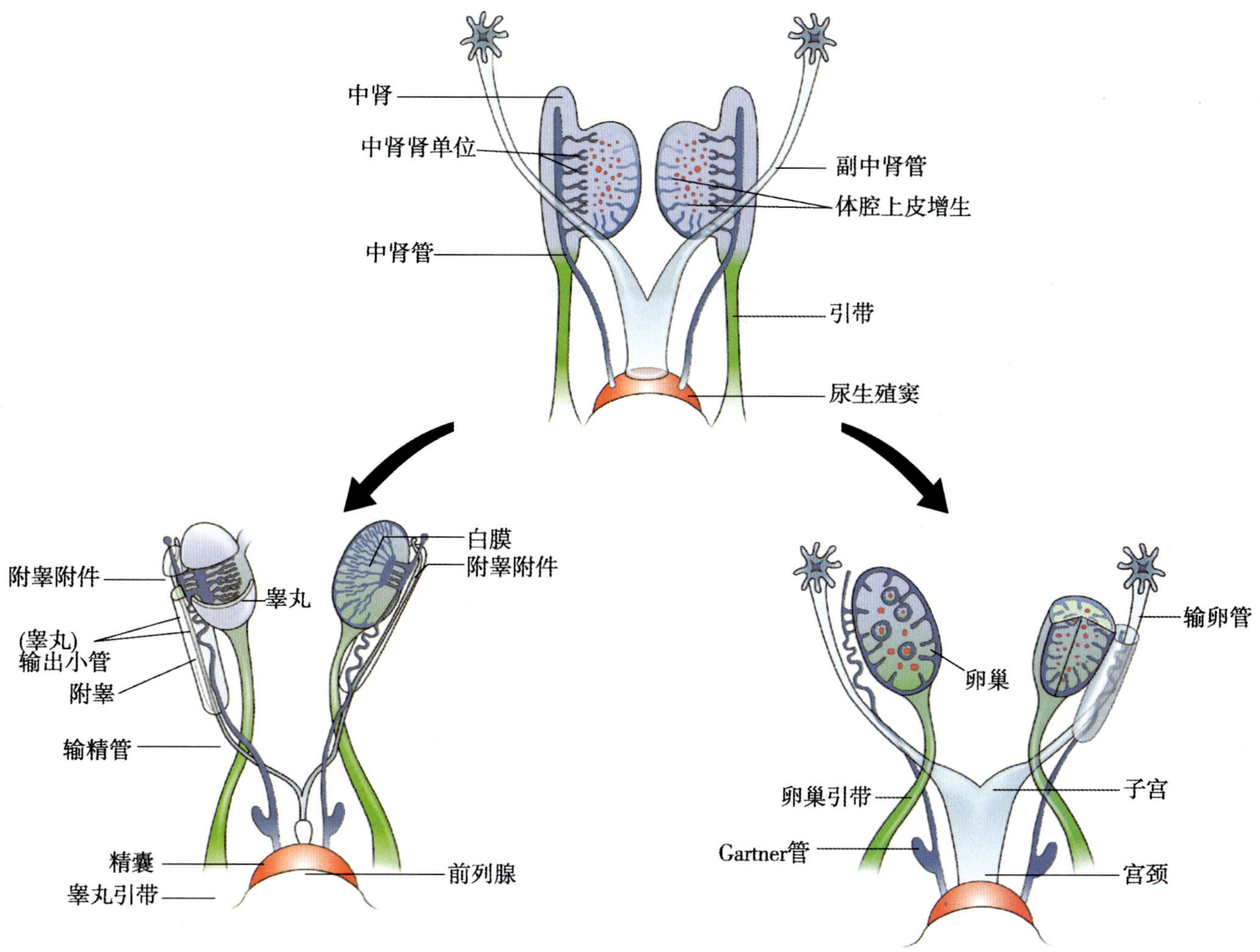

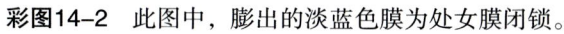

彩图12-1 男性和女性生殖道的胎儿期发育。

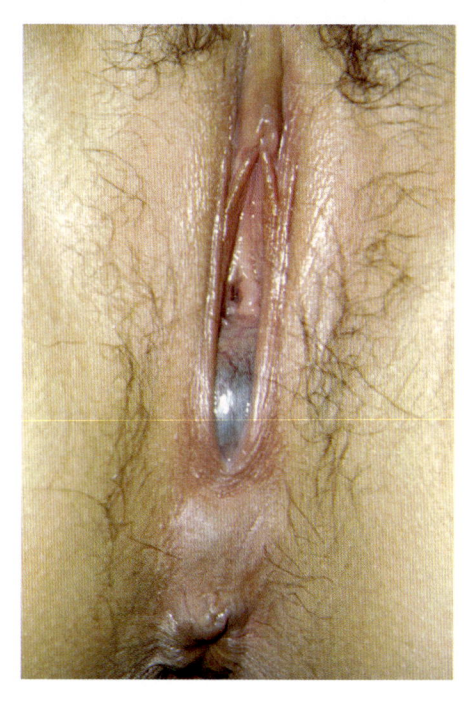

彩图14-2 此图中,膨出的淡蓝色膜为处女膜闭锁。

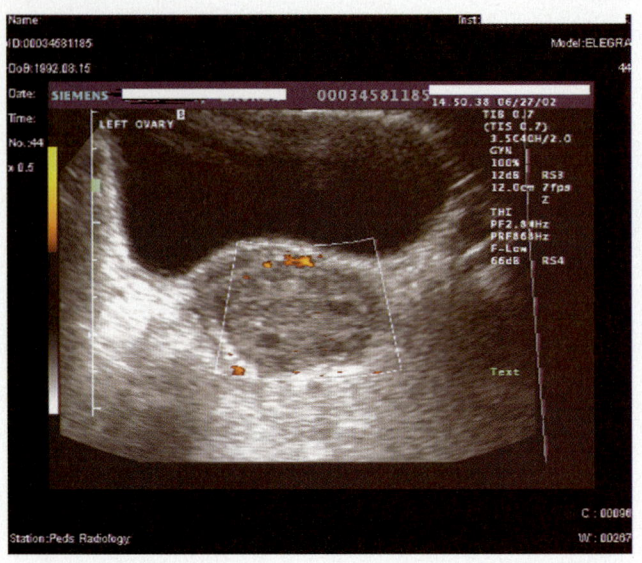

彩图14-3 经腹部超声，横切面见卵巢内血流信号稀少，提示卵巢扭转。

彩图14-5 腹腔镜下见附件扭转。卵巢扭转后切除是必要的。

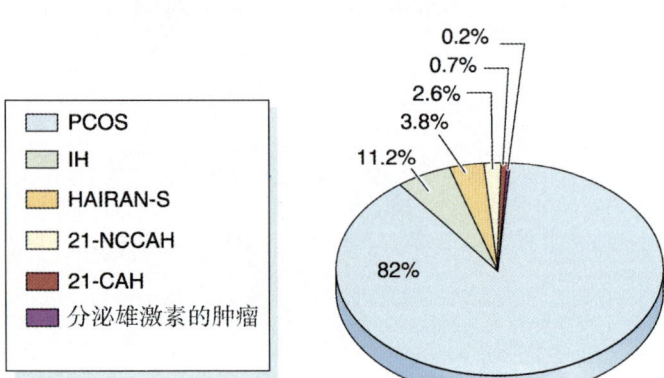

彩图18-2 雄激素过多的病因。PCOS，多囊卵巢综合征；IH，原发性多毛症（包括正常或无雄激素过多病因的患者）；HAIRAN，高雄激素胰岛素抵抗黑棘皮症；21-NCCAH，21-羟化酶缺乏性非典型性肾上腺皮质增生；21-CAH，21-羟化酶缺乏性典型性肾上腺皮质增生。（Data from Azziz R, et al: Androgen excess in women: Experience with over 1000 consecutive patients. JCEM 89:453-462, 2004.）

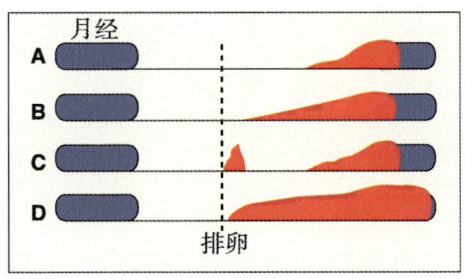

彩图23-2 PMS症状学中的与月经周期相关的4种常见症状。注意每例患者均在排卵后才开始出现症状。（From Reid RL: Premenstrual syndrome. In DeGroot L(ed). Endotext. com. Available at www.endotext.org. Accessed 20 December 2004.）

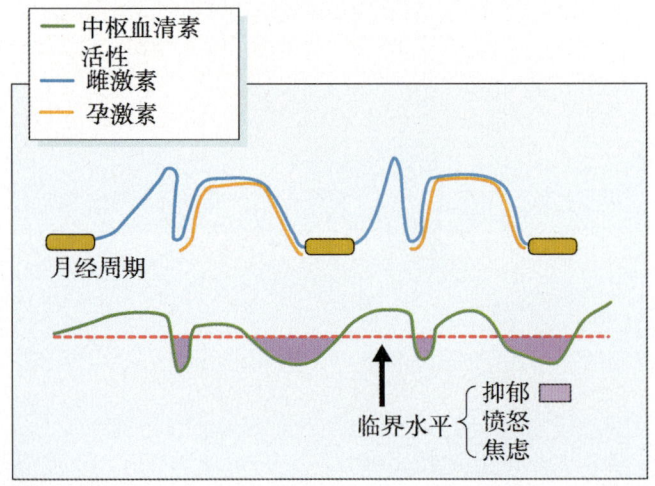

彩图23-5 用性腺甾体激素波动与中枢血清素活性改变相关性假说解释PMS症状出现时间。当血清素水平或活性减低，低于任意水平（arbitrary level）时（受应激、遗传或其他因素影响），易怒、焦虑或抑郁症状出现。[From Reid RL: Premenstrual syndrome. In DeGroot. L(ed). Endotext.com. Available at www.endotext.org. Accessed 20 December 2004.]

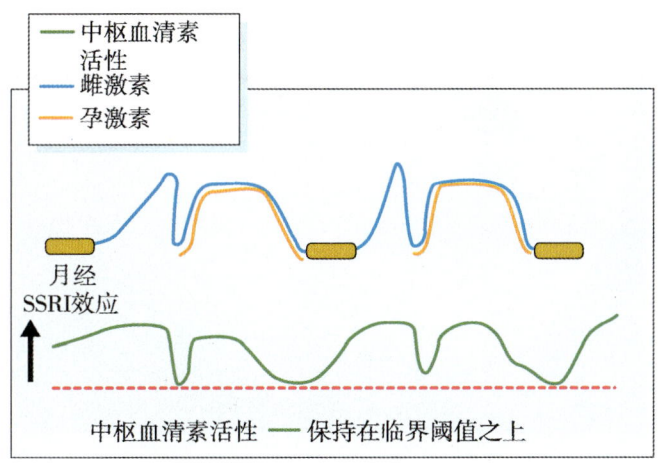

彩图23-6 增加血清素活性的药物可以缓解PMS的假说示意图。[From Reid RL: Premenstrual syndrome. In DeGroot L(ed). Endotext.com. Available at www.endotext.org. Accessed 1 January 2005.]

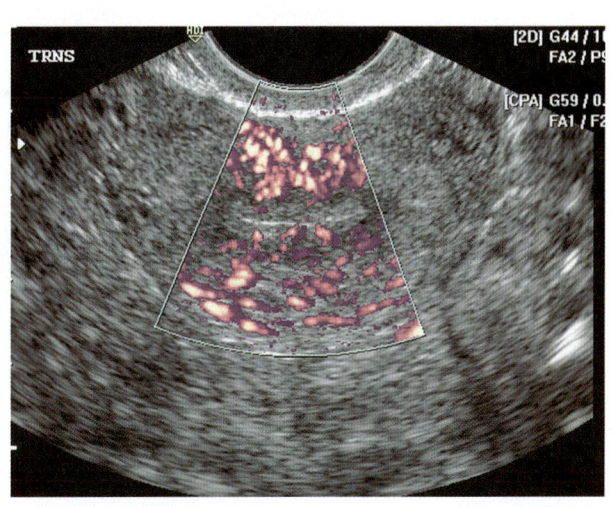

彩图30-1 彩色多普勒超声显示子宫肌壁中层内典型的弓形动脉。

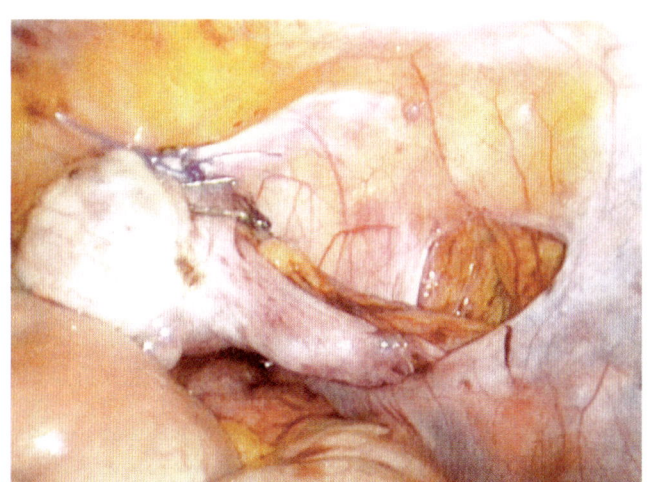

彩图32-1 左侧卵巢输卵管移位。在腹膜桥下可见供应输卵管卵巢的血管蒂。将卵巢固定在腹壁上。应用夹子，以在计算放疗范围时看到卵巢。

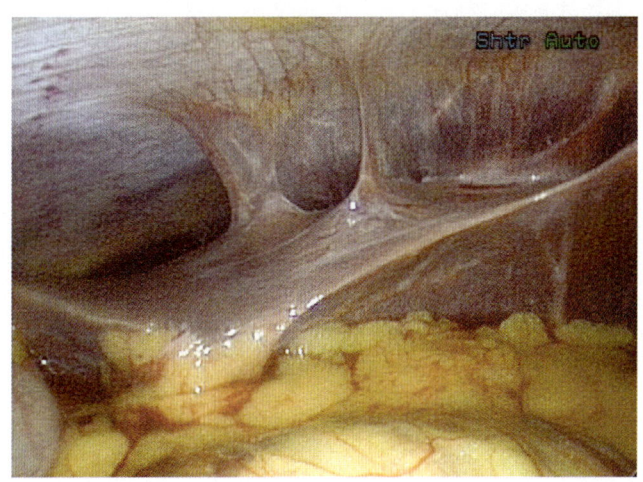

彩图33-1 由性传播性疾病（如淋病）所致的盆腔粘连（Fitz-Hugh-Curtis综合征）的腹腔镜下所见。

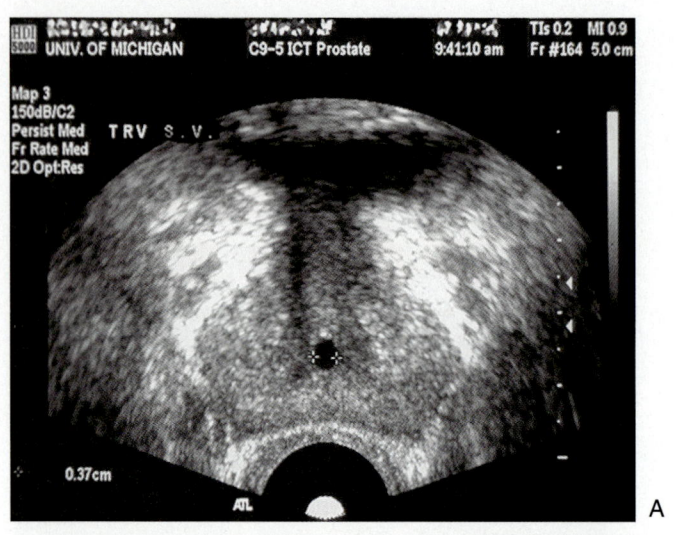 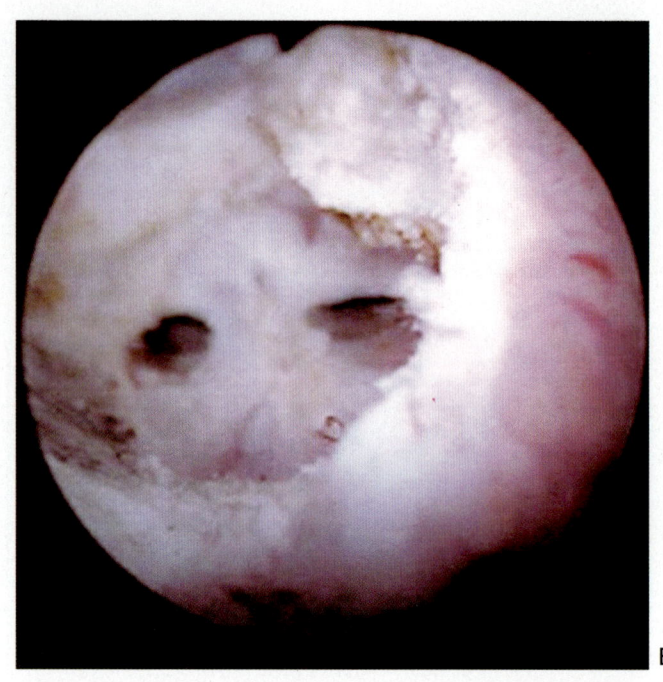

彩图35-6　A.经直肠超声显示导致射精管梗阻的中线囊肿；B.经尿道切开囊肿开口，通过射精管可见囊肿内部。

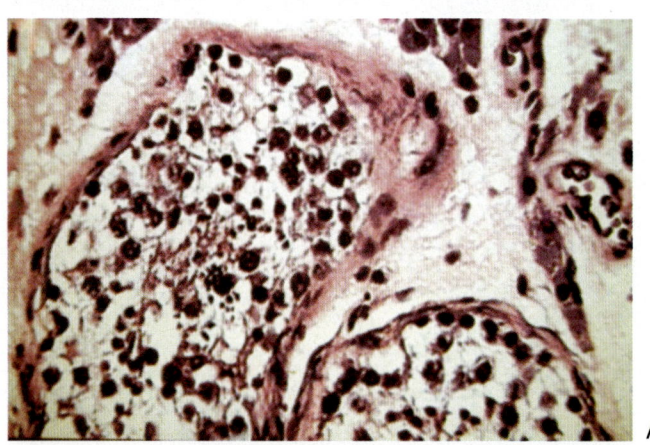 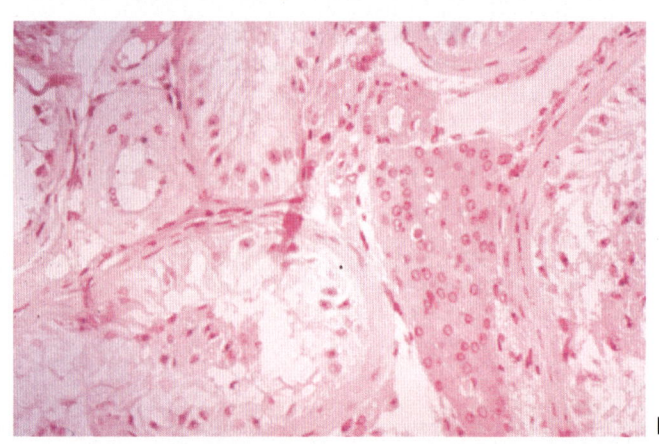

彩图35-7　A.正常睾丸病理；B.克氏征患者睾丸病理，显示生精细胞完全缺失，间质细胞增生。

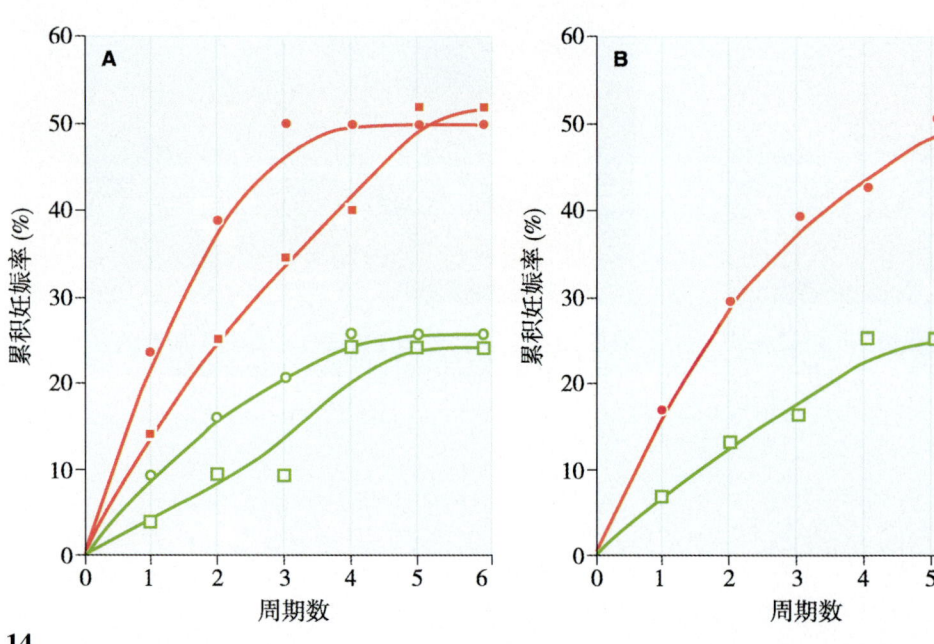

彩图37-2　用枸橼酸氯米芬和宫腔内人工授精治疗排卵和无排卵性不孕。通过Kaplan-Meier表分析累积妊娠率。A，实心圆点，年龄≤30岁；实心方框，年龄31~35岁；空心圆点，年龄36~40岁；空心方框，年龄≥41岁。B，分为两组：实心圆点，年龄≤35岁；空心方框，年龄>35岁。（From Agarwal SK, Buyalos RP: Clomiphene citrate with intrauterine insemination: Is it effective therapy above the age of 35 years? Fertil Steril 65:759-763, 1996.）

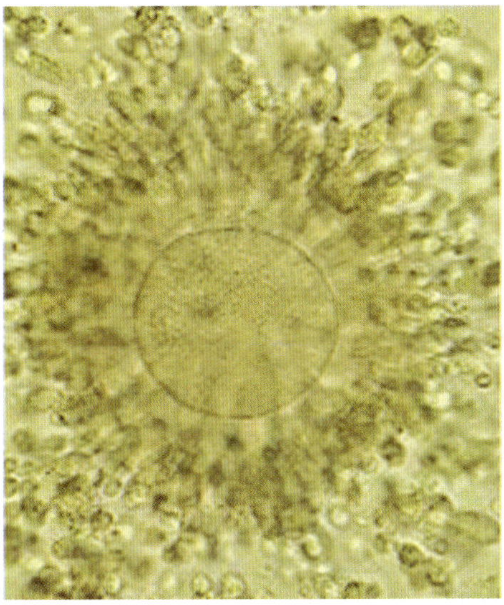

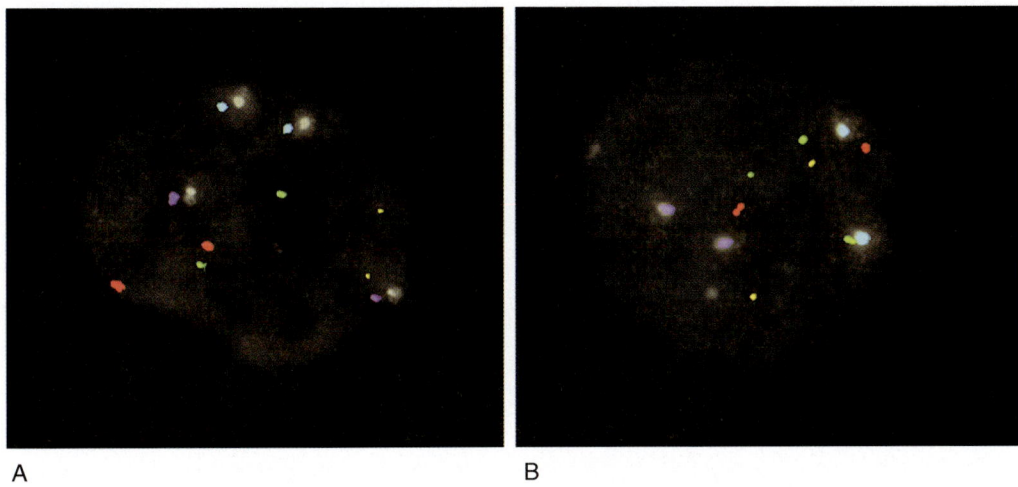

彩图39-3 中期Ⅱ（成熟）卵母细胞。A．卵冠丘复合物；B．去卵丘后可见到第一极体。（Courtesy of Kathleen A. Miller, Reproductive Medicine Associations of New Jersey, Morriston, N.J.）

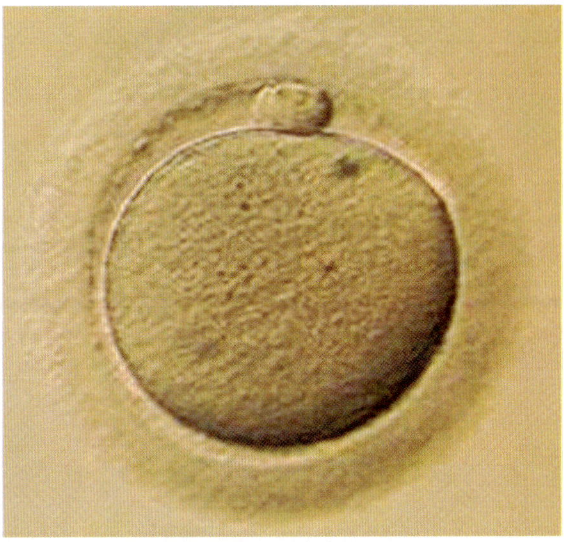

彩图39-7 FISH分析示范。A．正常女性；B．21三体（绿色）。（Courtesy of Kathleen A. Miller, Reproductive Medicine Associates, New Jersey, Morriston, N.J.）

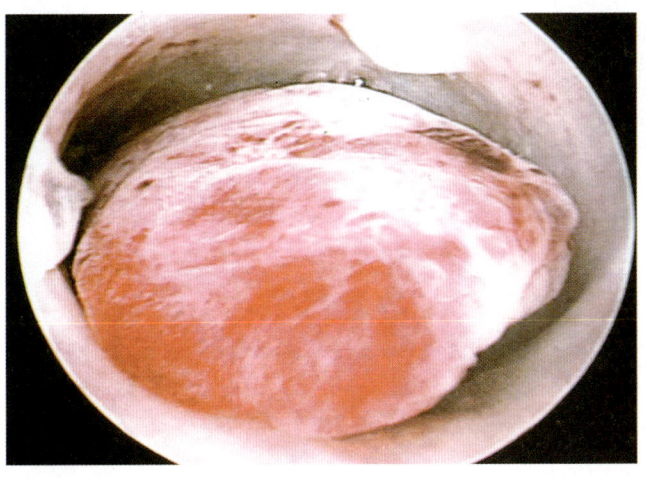

彩图42-1 0型子宫肌瘤的宫腔镜下所见，肌瘤是有蒂的且100%在宫腔内。

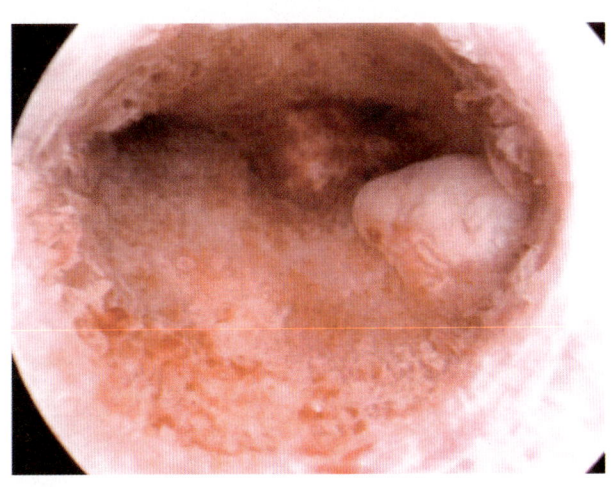

彩图42-2 1型子宫肌瘤的宫腔镜下所见，在子宫肌层内的部分小于50%。

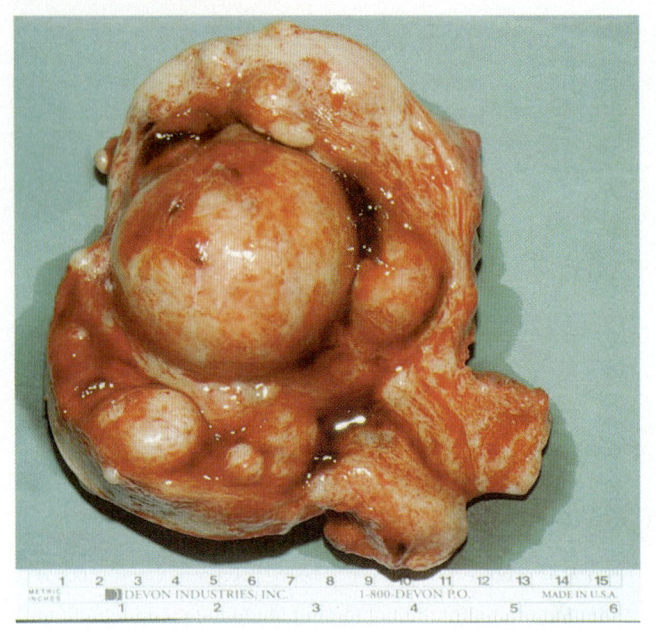

彩图42-3 子宫切除标本,内有一个大的宫腔内肌瘤(6cm)及多个肌壁间黏膜下肌瘤。

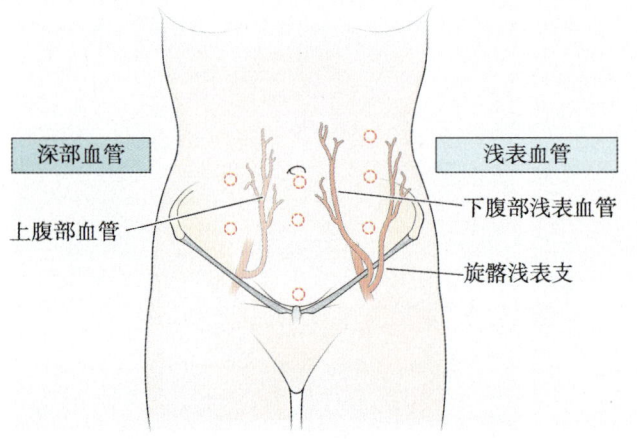

彩图44-2 相对前腹壁浅深血管的理想穿刺部位。

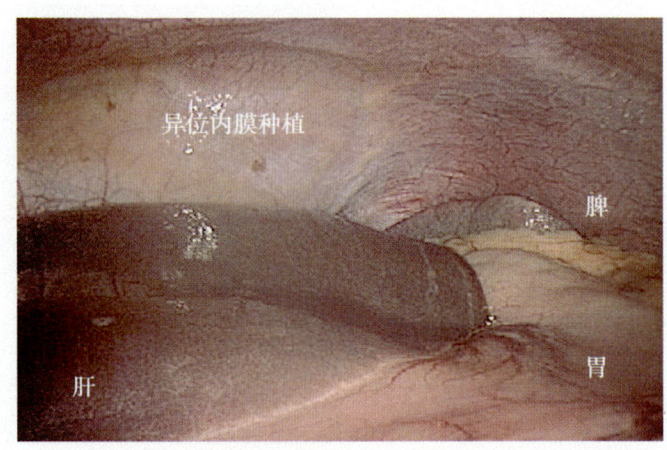

彩图44-3 腹部左上象限的解剖。

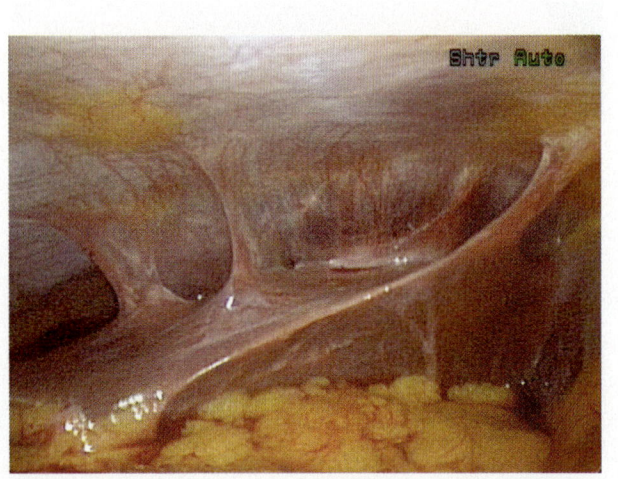

彩图44-4 Fitz-Hugh-Curtis综合征的横膈粘连。Curtis和Fitz-Hugh于1934年描述了淋球菌感染与粘连的关系。

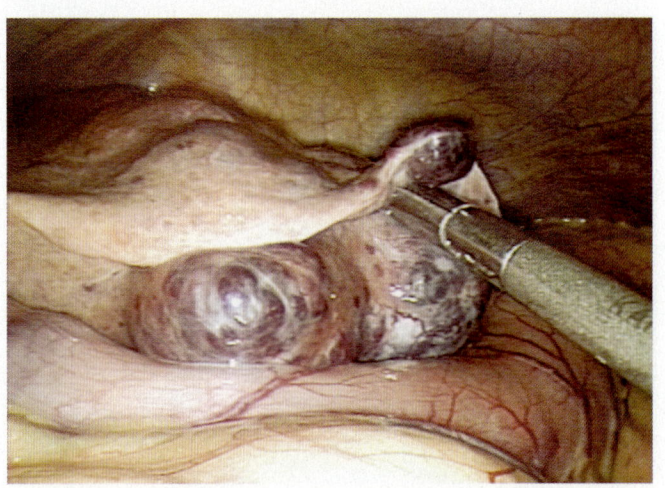

彩图44-5 肝血管瘤。

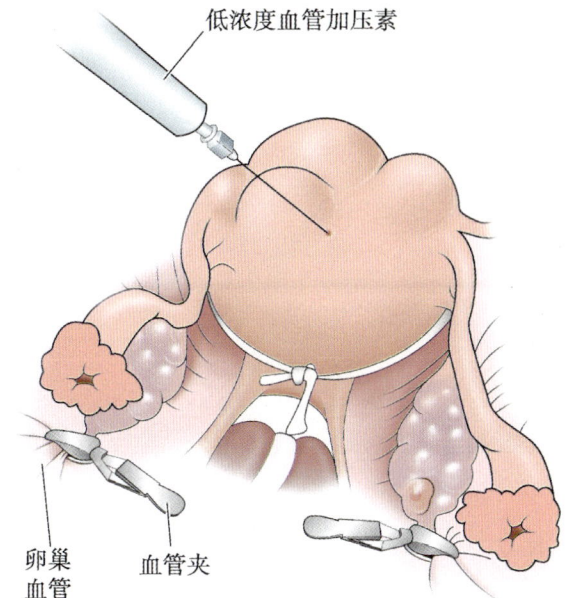

彩图46-4 打开腹腔，止血带（例如一根红色的橡胶导管）系于子宫下段。卵巢血管可上血管夹。低浓度加压素注入肌瘤床。

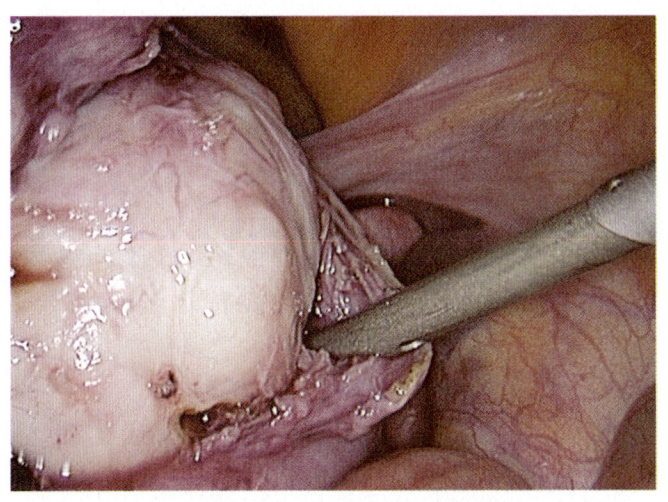

彩图46-5 在开腹手术中，通常钝性剥离肌瘤。（Courtesy of Dr. T. Falcone.）

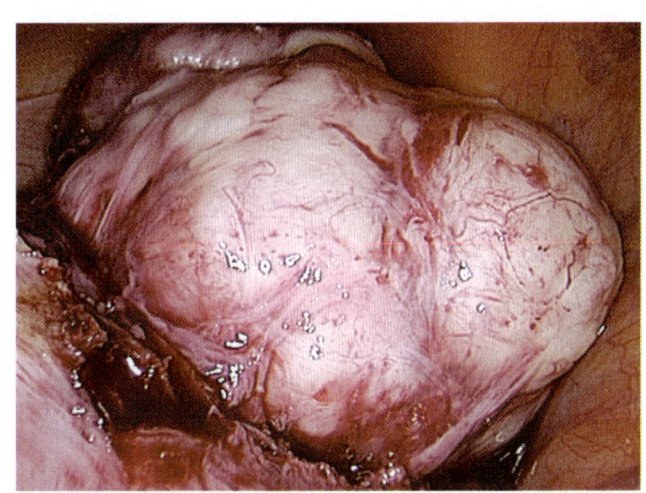

彩图46-6 肌瘤几乎已完全剔除。肌瘤底部的血管需被烧灼。（Courtesy of Dr. T. Falcone.）

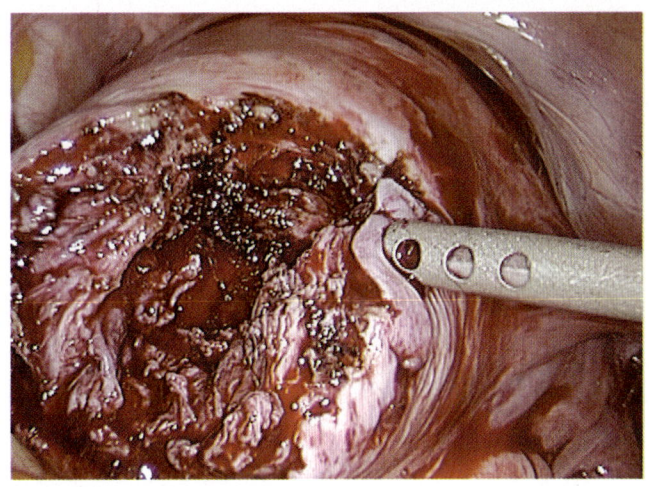

彩图46-7 肌瘤剔除后遗留大块肌层缺损。需用延迟吸收线紧密缝合2~3层。（Courtesy of Dr. T. Falcone.）

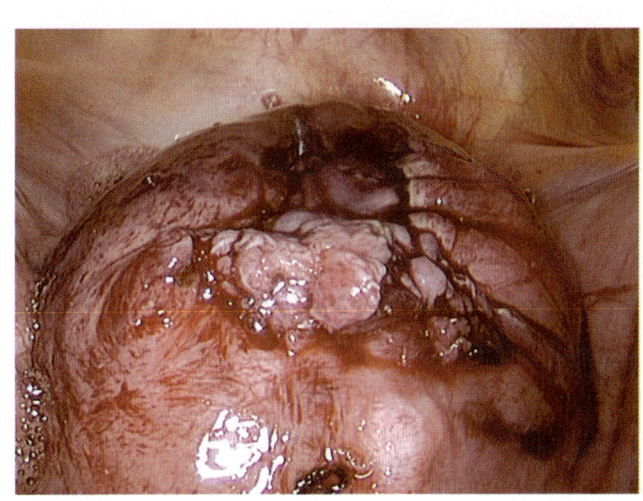

彩图46-8 肌层缺损被紧密缝合。（Courtesy of Dr. T. Falcone.）

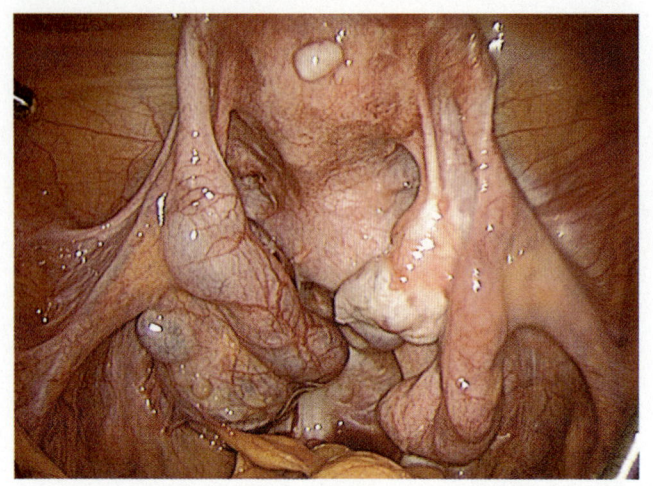
A

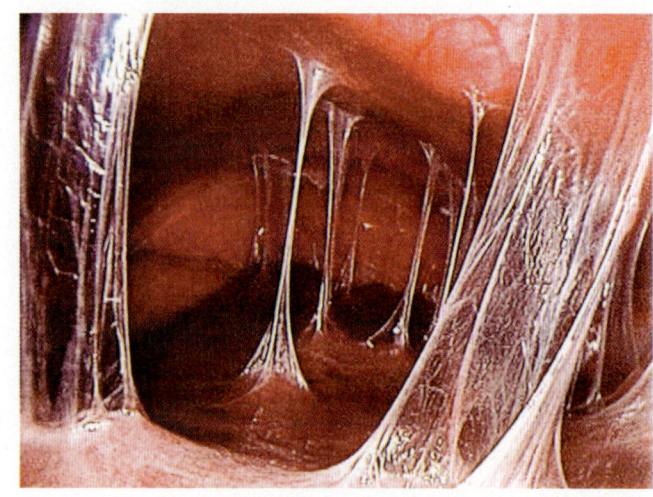
B

彩图47-1　（A）有慢性盆腔炎和（B）肝周粘连（Fitz-Hugh-Curtis综合征）通常与患者既往淋病和衣原体感染有关。

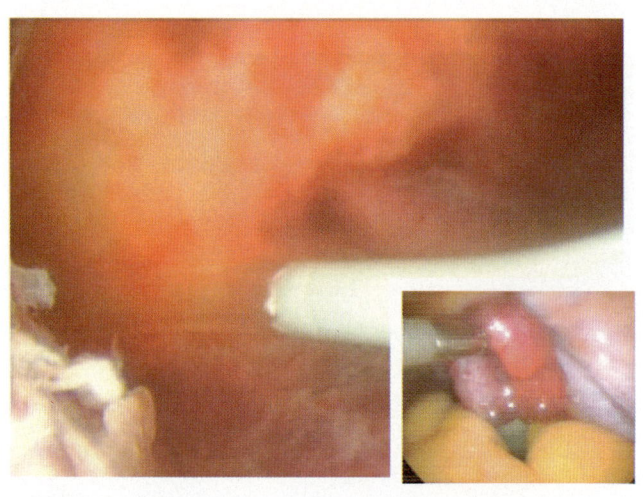

彩图47-4　宫腔镜下见主导管硬管弯向输卵管口。

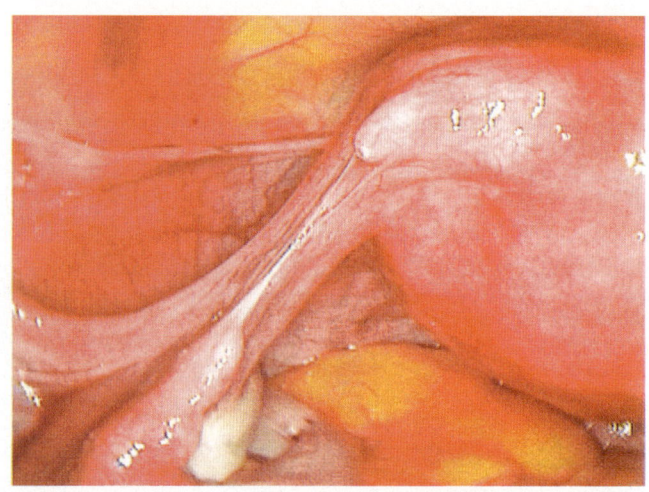

彩图47-5　中间部分的输卵管而由于输卵管结扎术缺如。

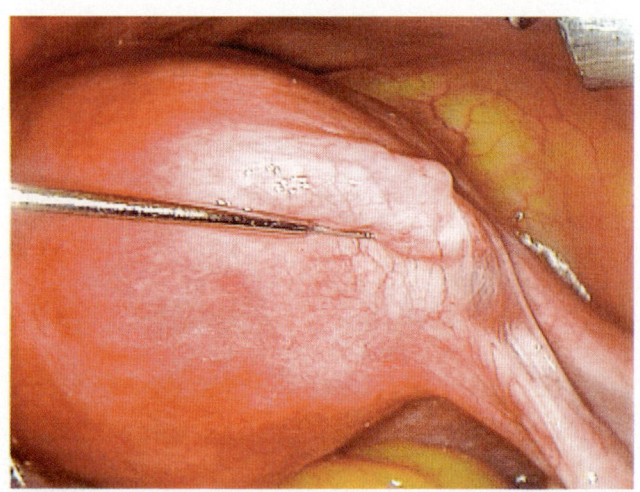

彩图47-6　将稀释的血管加压素0.2 u/ml注射到阻塞部位邻近的输卵管系膜。

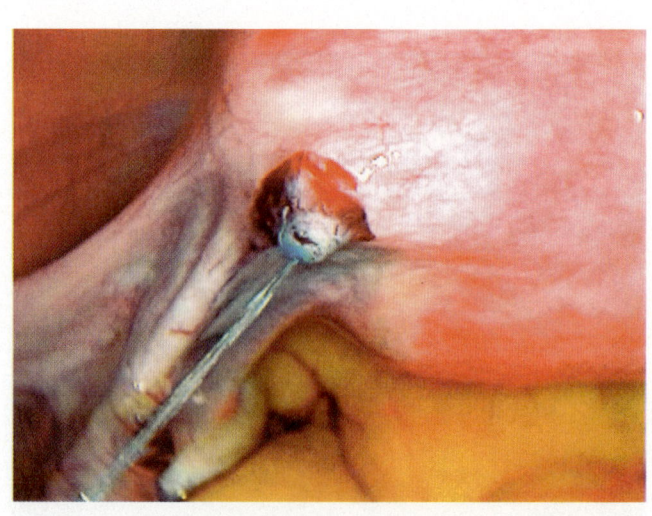

彩图47-7　输卵管近端环状切入。美蓝染色提示近段通畅。

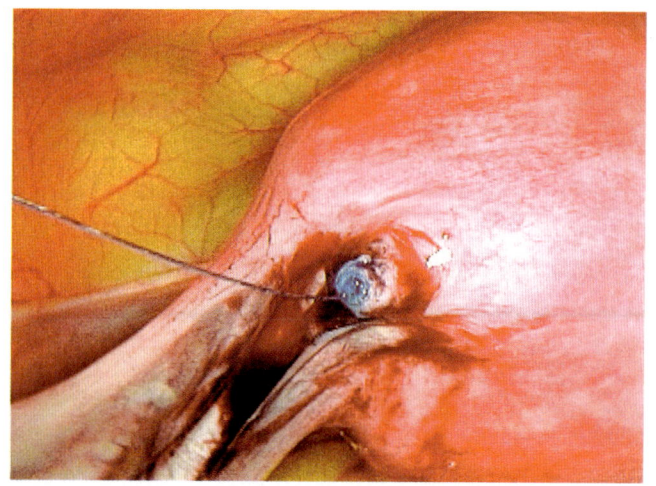

彩图47-8　缝合输卵管的黏膜层和肌层。

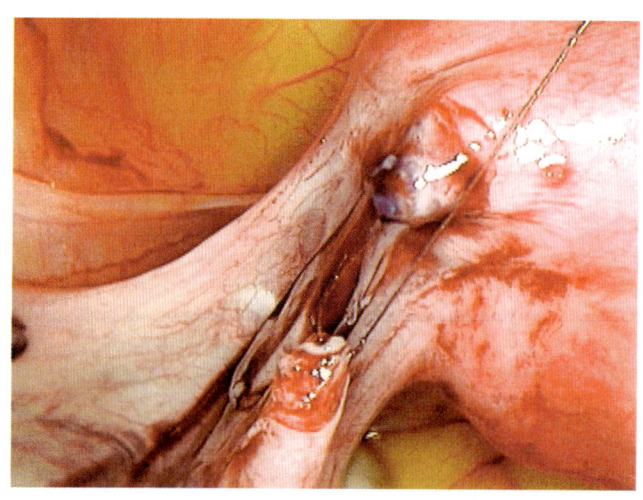

彩图47-9　显示缝合处的输卵管部分。

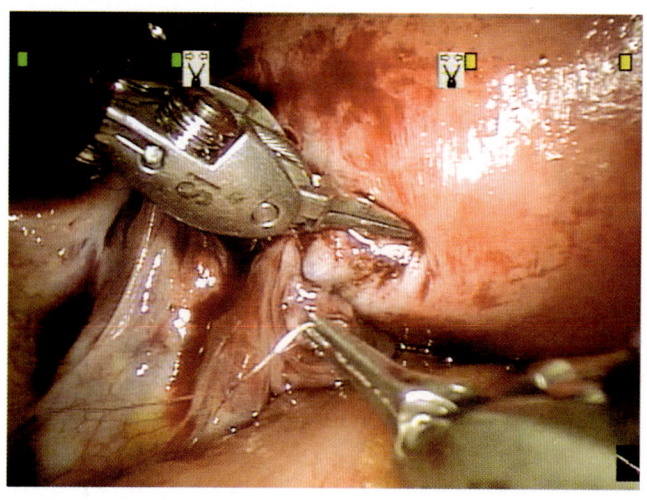

A　　　　　　　　　　　　　　　　　　　　　　B

彩图47-10　峡部的端-端吻合术。A. 右侧微型持针器夹持缝线（8.0 Vicryl），左侧的机器人手臂抓持近端的复通部位。B. 于6点部位针进入峡部的输卵管管腔。(Pictures courtesy of Dr. T. Falcone.)。

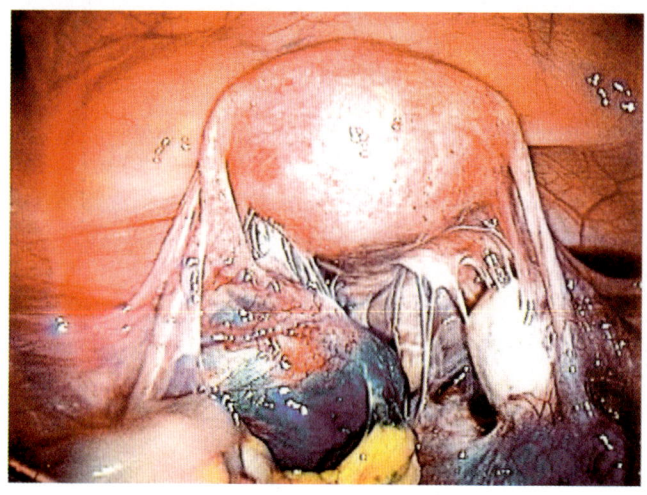

彩图47-13　输卵管卵巢周围的致密粘连。聚集的色素提示双侧输卵管梗阻。

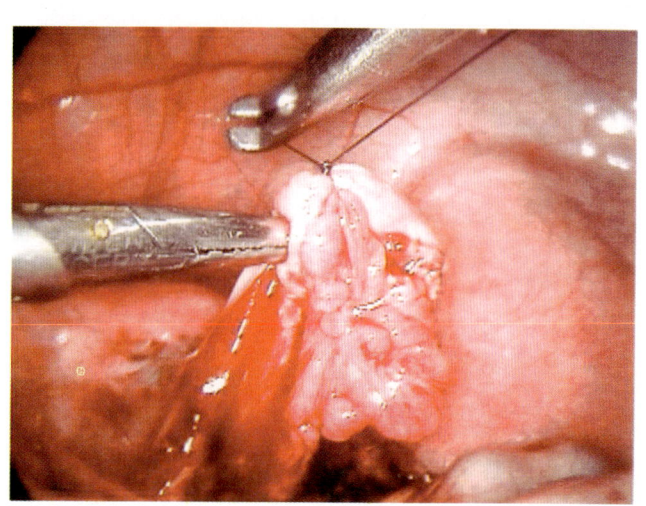

彩图47-16　缝合反转输卵管伞部黏膜行造口术。

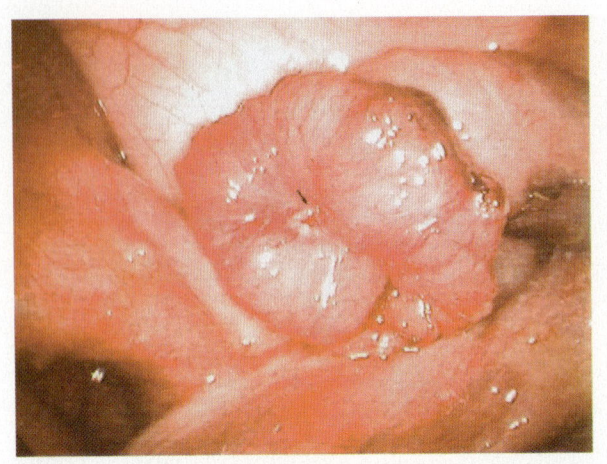

彩图47-17 输卵管造口术完成。

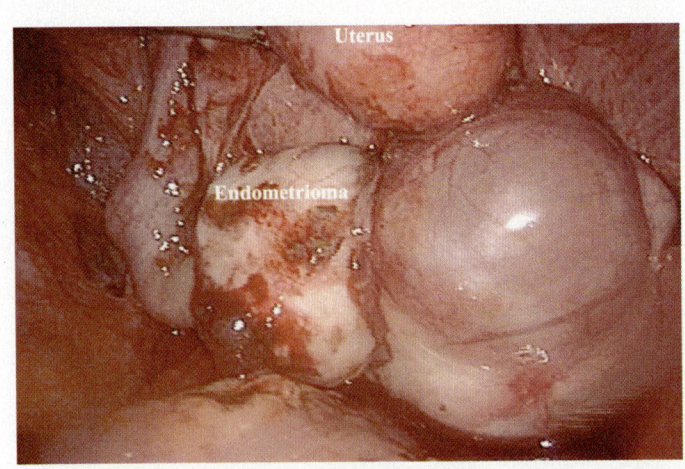

彩图49-6 子宫内膜异位症Ⅳ期：双侧卵巢子宫内膜异位囊肿。

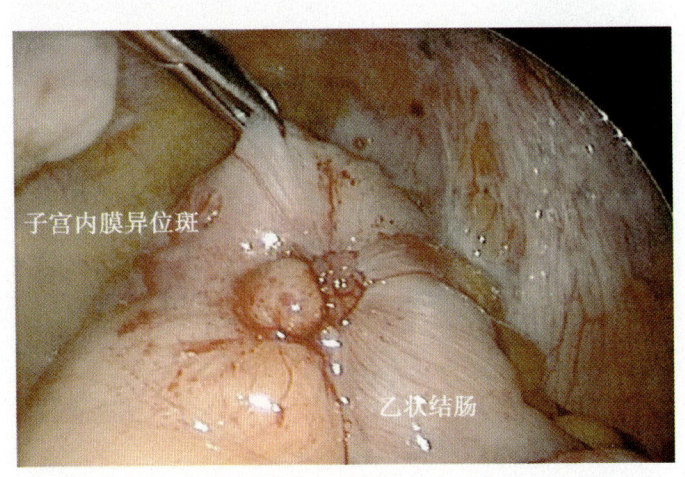

彩图49-7 乙状结肠子宫内膜异位症。

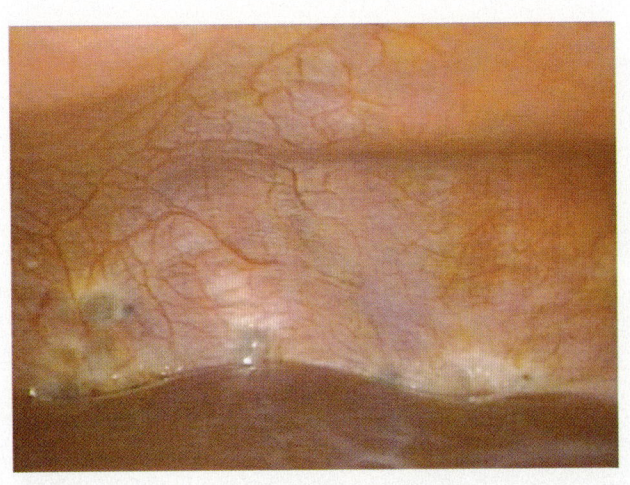

彩图49-8 A. 右侧横膈纤维化型子宫内膜异位病灶。病灶在肝的上方。大多数会被肝遮挡。B. 右侧横膈出血型子宫内膜异位病灶。

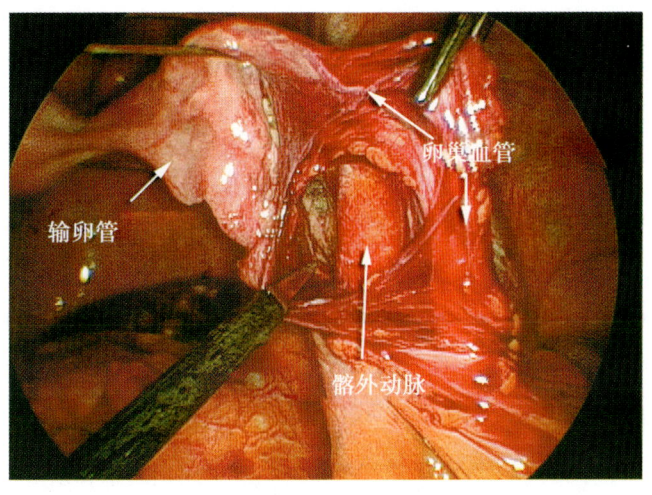 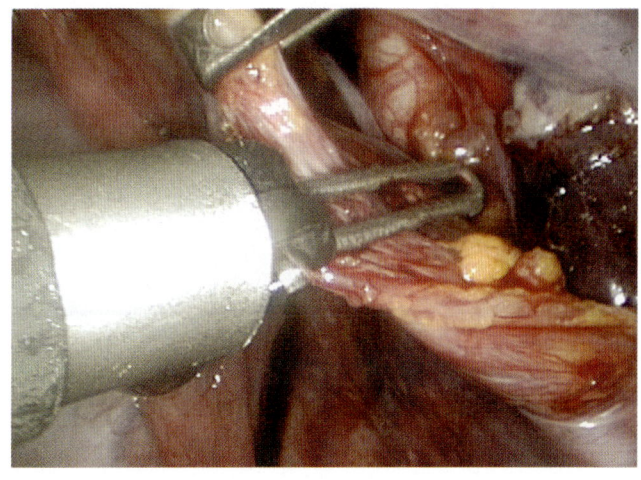

彩图50-2　A. 打开后腹膜间隙，双侧卵巢血管均向侧方收缩。输尿管在腹膜切口的中叶。B. 自周围结构中游离卵巢血管后，即可安全地应用双极设备。

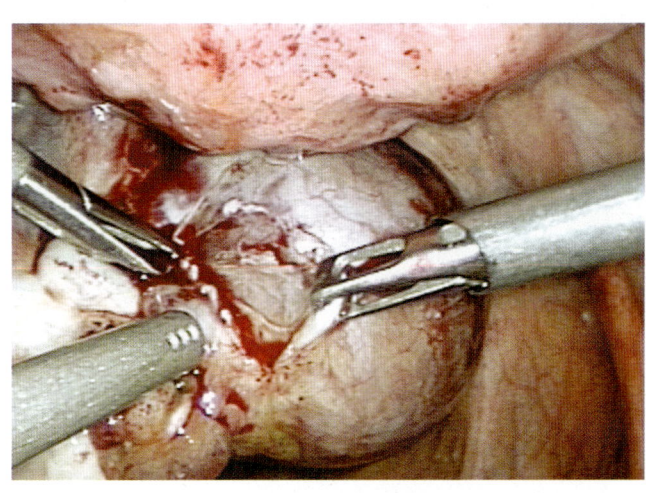 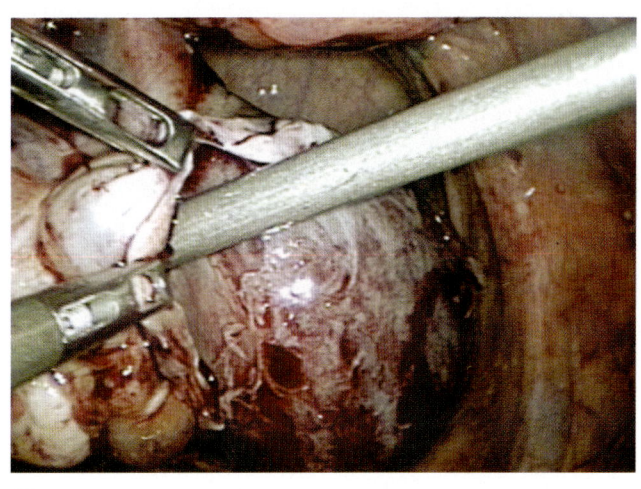

彩图50-3　A. 将卵巢皮质切开以辨别其下的囊肿。B. 将皮质自囊肿剥除，并完整地游离囊肿。

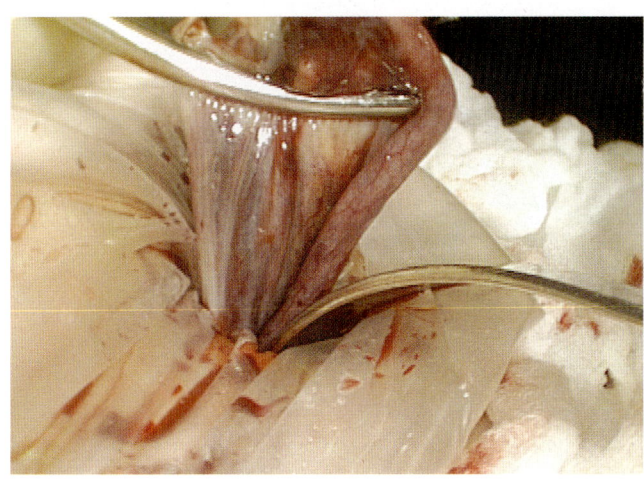 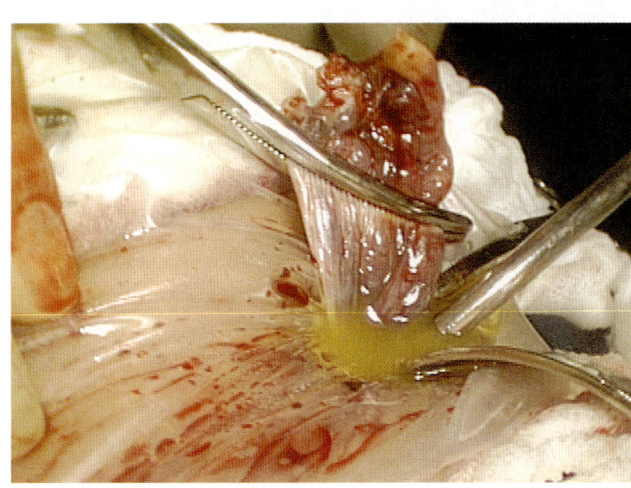

彩图50-4　在回收袋内刺破囊肿并将其分碎而不漏入腹腔中。

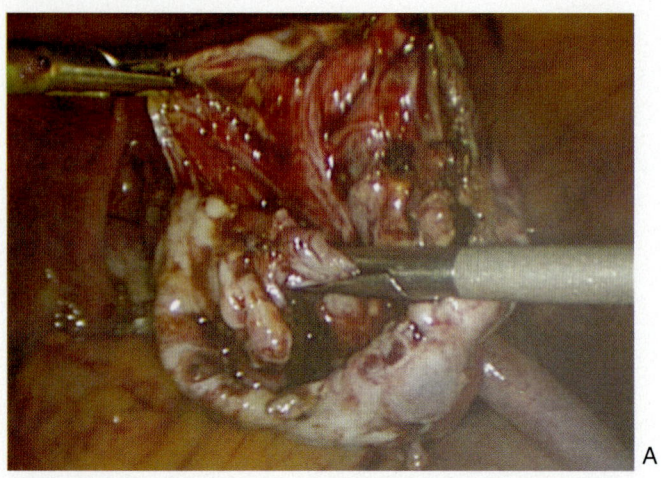
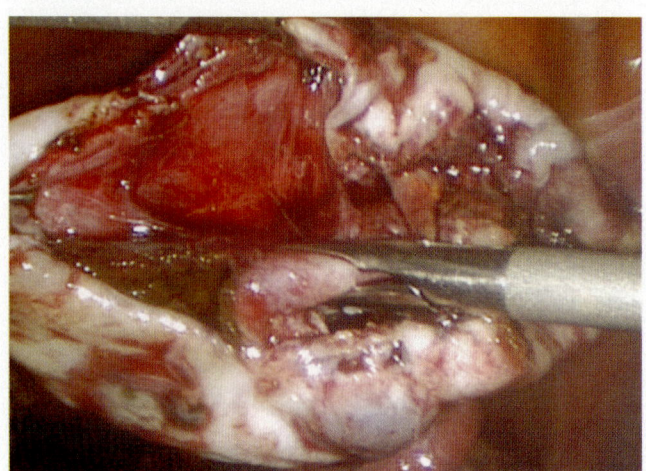
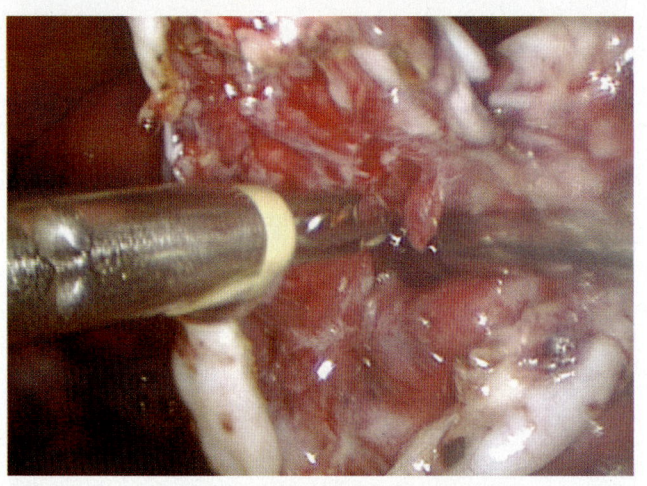
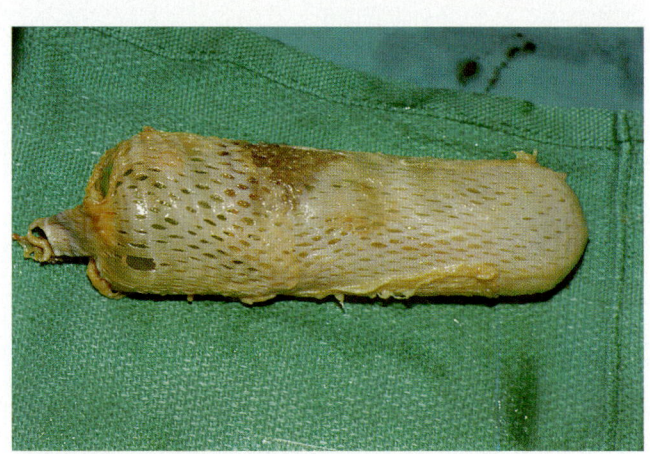

彩图50-5　A、B. 正在将子宫内膜异位囊肿囊壁自卵巢剥除。注意大多数皮质被完整保留。C. 可以用双极电凝进行止血，并破坏未能切除的囊肿组织。

彩图51-3　模型周围皮瓣缝合。

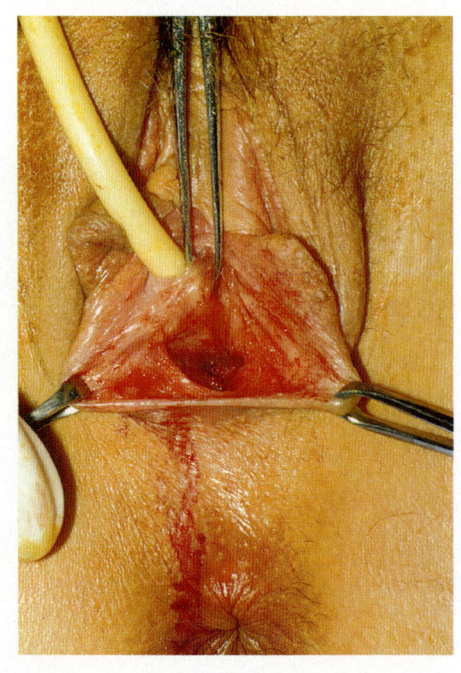
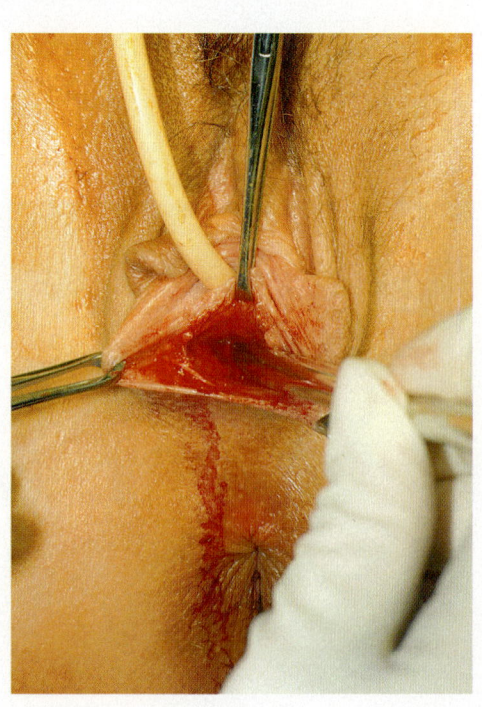

彩图51-4　纤维组织横断和原始空间形成。

彩图51-5　Hagar扩张器代替移植物。Hagar扩张器方向向后。

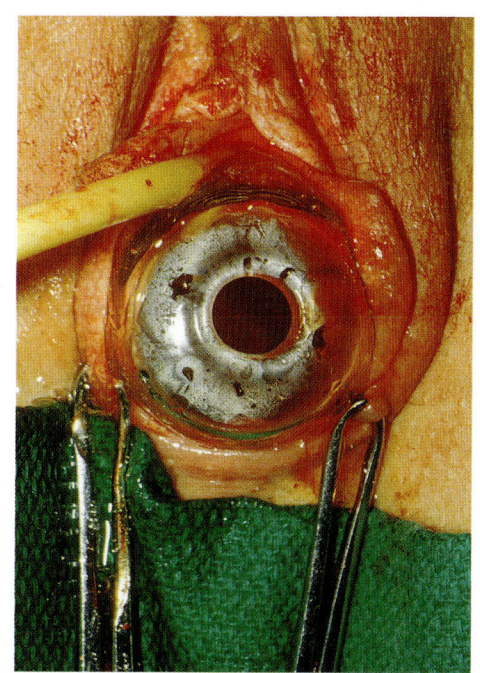

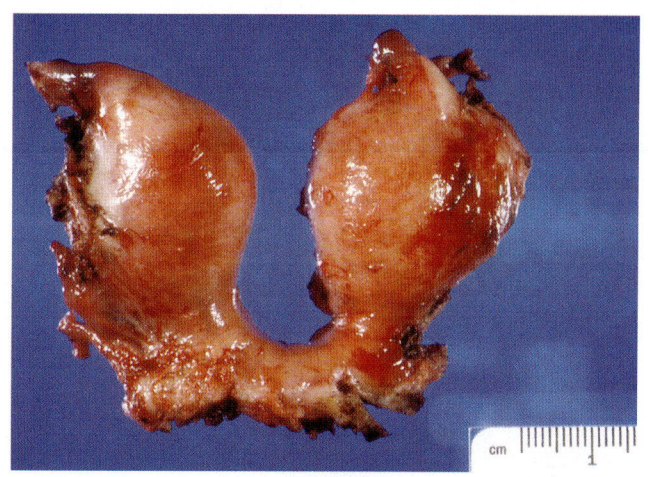

彩图51-6 移植物模型放置于穴道内。注意调节模型适应穴道的大小。

彩图51-10 残角子宫切除标本。

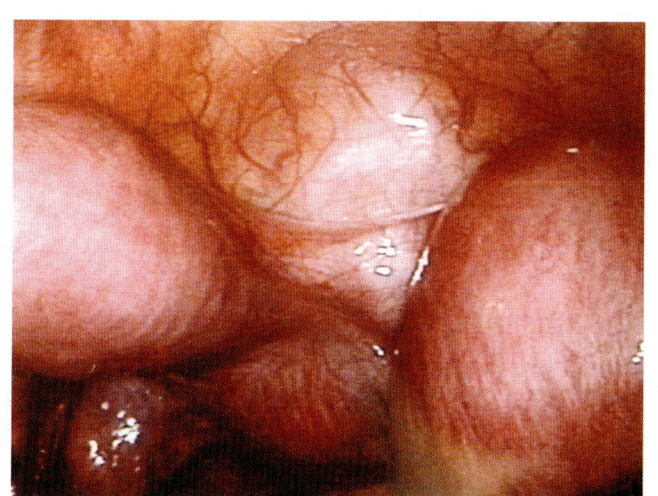

彩图51-14 腹腔镜下无交通的子宫角。

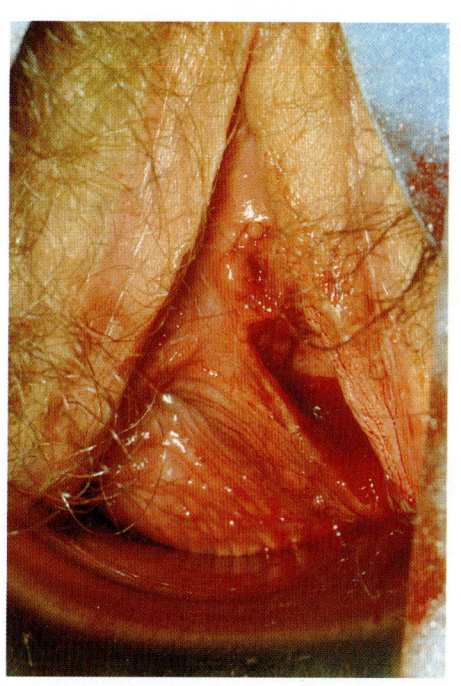

彩图51-16 梗阻性阴道纵隔多见阴道膨出。

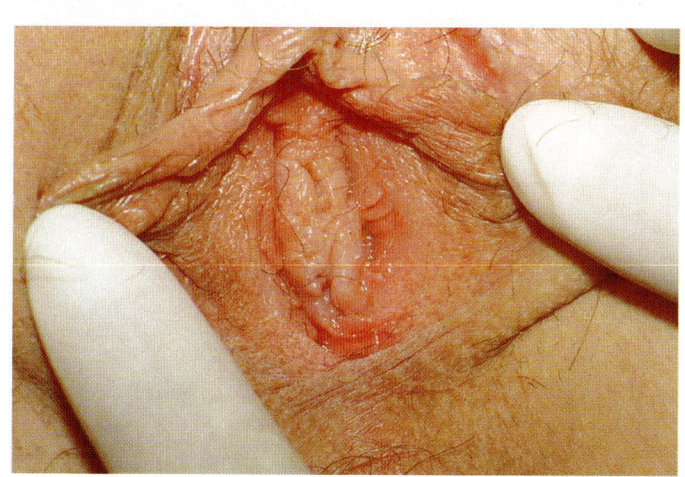

彩图51-15 非梗阻性阴道纵隔。

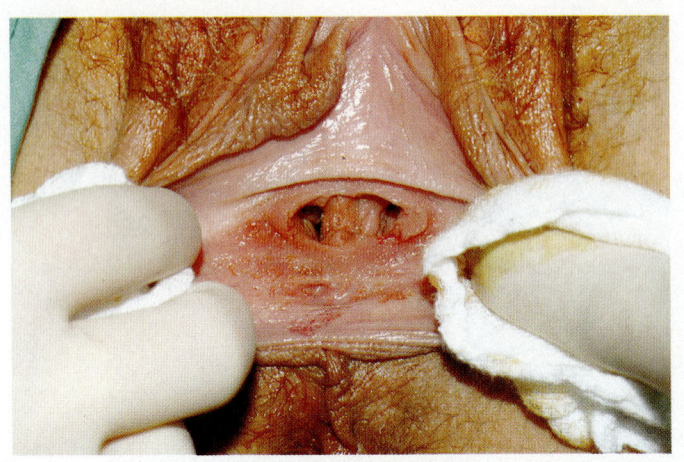

彩图51-20 完全性横膈。注意Valsalva术中，无孔处女膜没有膨出。

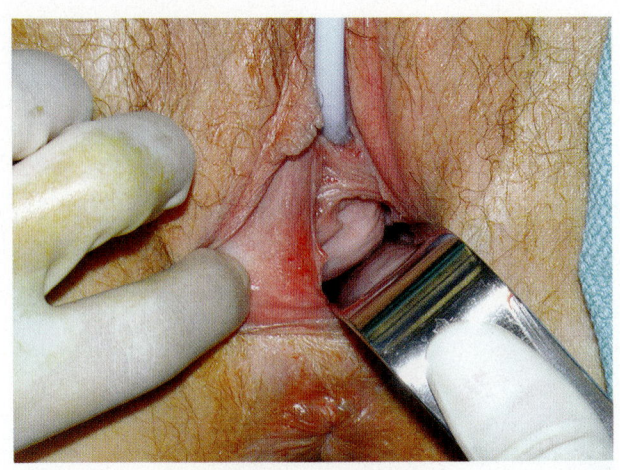

彩图51-22 部分性横膈。

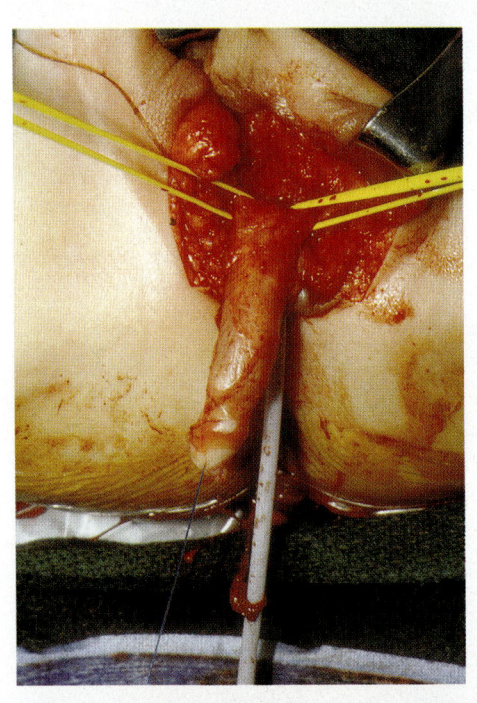

彩图51-24 环切后，阴茎可以完全进入。尿道和膀胱内放置Foley尿管。

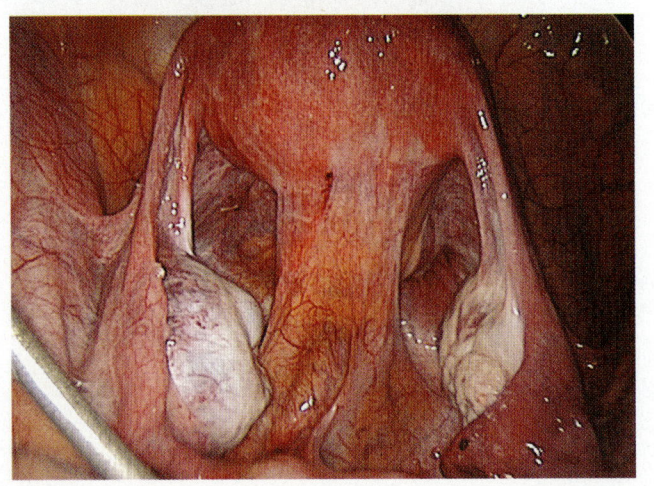

彩图52-1 盆腔粘连累及子宫和肠管，该患者既往曾行肌瘤剔除术。

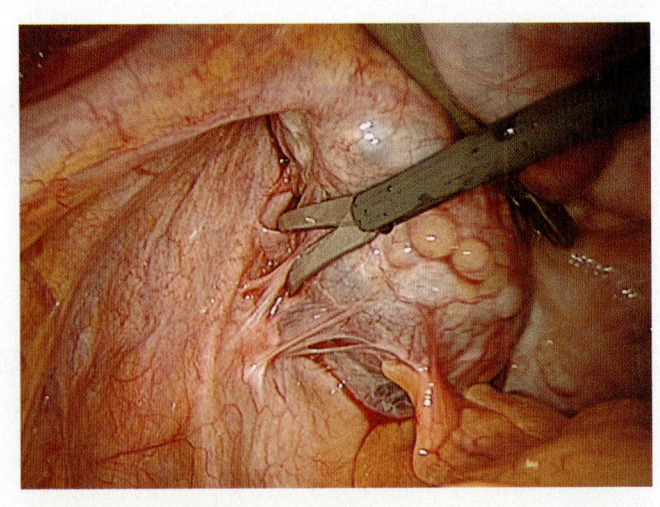

彩图52-3 锐性分离输卵管与盆壁的致密粘连。

第一部分　基础科学

1　下丘脑-垂体-卵巢轴以及月经周期的调控

Neal Gregory Mahutte and Sophia Ouhilal

引言

下丘脑及垂体构成一个整体，对包括性腺在内的大部分内分泌器官进行调节。本节主要阐述在中枢神经系统、其他内分泌系统及环境因素的综合作用下，下丘脑-垂体-卵巢轴以及月经周期的调控。下丘脑-垂体-卵巢轴的主要激素包括促性腺激素释放激素（GnRH）、卵泡刺激素（FSH）、黄体生成素（LH）、雌二醇及孕酮（表1-1）。抑制素、激活素、卵泡抑素及内啡肽也起到辅助调节作用。

下丘脑

下丘脑构成了第三脑室的底部及侧壁下部，重量约为10g，并被明确地分为8个特异性神经核群（包括数组神经元）以及3个区（神经核群较少，不容易区分的神经元），详见图1-1。其中，对于生殖最重要的是弓状核与室前核，为产生GnRH神经元的主要部位[1]。弓状核位于下丘脑基底部中部，是所有下丘脑核团中与视交叉及垂体柄最接近的神经核团，也是抑制催乳素分泌的多巴胺神经元及分泌生长激素释放激素神经元的位置所在。

包括GnRH在内的下丘脑神经内分泌细胞的产物自正中隆突即第三脑室基底部垂体柄的突出部位，释放至门脉系统。门脉系统作为一条主要通道联系下丘脑与腺垂体。反之，垂体柄（漏斗部）直接联系下丘脑内的神经细胞体及神经垂体。而垂体柄正好位于视交叉后方。

表1-1
下丘脑-垂体-卵巢轴的主要激素

激素	结构	基因位点	产物的主要部位	半衰期	血清浓度
GnRH	10肽	8p21-8p11.2	下丘脑弓状核	2～4 min	N/A
FSH	含α和β亚单位的糖蛋白	α：6q12.2 β：11p13	腺垂体的促性腺激素	1.5～4 h	5～25 mIU/ml
LH	含α和β亚单位的糖蛋白	α：6q12.21 β：19q12.32	腺垂体的促性腺激素	20～30 min	5～25 mIU/ml
雌二醇	18碳甾体激素	N/A	颗粒细胞	2～3 h	20～400 pg/ml
孕酮	21碳甾体激素	N/A	黄体膜细胞	5 min	0.1～30 ng/ml
抑制素	含α和β亚单位的肽 抑制素 A=α+βA 抑制素 B=α+βB	α：2q33 βA：2q13 βB：7p15	颗粒细胞	30～60 min	A：10～60 pg/ml B：10～150 pg/ml

GnRH，促性腺激素释放激素；FSH，卵泡刺激素；LH，黄体生成素；N/A，未见

第一部分 基础科学

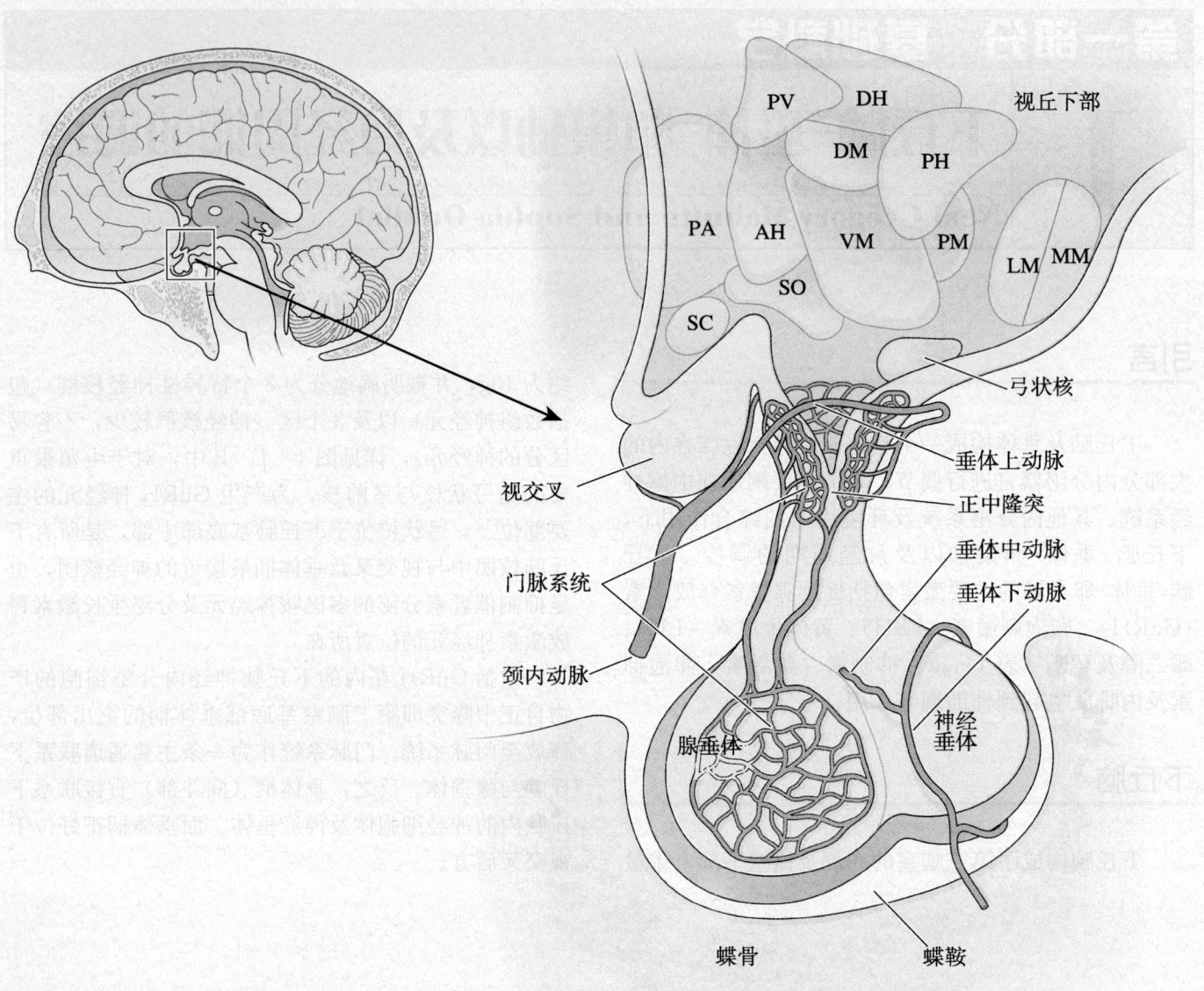

图1-1 下丘脑、垂体、鞍区及门脉系统。初级神经元位于弓状核内，分泌促性腺激素释放激素（GnRH）。GnRH刺激门脉系统的正中隆突。垂体血供来自颈内动脉。除了弓状核，其他下丘脑神经核分别为视上核（SO）、视交叉上核（SC）、室旁核（PV）、背内侧核（DM）、腹内侧核（VM）、下丘脑后核（PH）、前乳突核（PM）、侧乳突核（LM）及正中乳突核（MM）。视前区（PA）、下丘脑前区（AH）及下丘脑背侧区（DH）即三个下丘脑区。

GnRH

GnRH是下丘脑分泌的调节垂体生殖功能的最主要的物质。现已确定人类GnRH有两种形式（GnRH-I和GnRH-II）[2,3]。二者均为10肽，有不同的基因编码。在鱼类、两栖类生物中，证实有至少20种其他类型的GnRH，但在人类中尚未发现[4,5]。

GnRH-I是由Andrew Schally及Roger Guillemin于1971年首次定性并合成的，两位学者为此获得了诺贝尔奖[6-9]。GnRH-I在所有哺乳动物中广泛存在，体内作用无明显性别差异（图1-2），由包含92个氨基酸的肽前体合成，后者含有GnRH相关肽[10]。随后，GnRH-I沿着结节漏斗部的神经轴突前

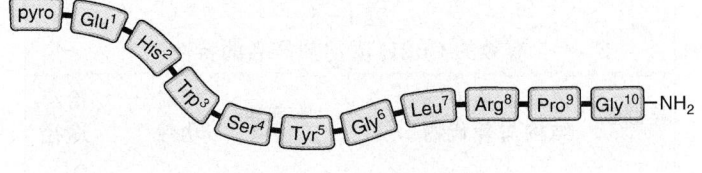

图1-2 GnRH-I结构。

行至下丘脑的正中隆突，并以脉冲式分泌的方式释放至门脉循环。GnRH-I的半衰期很短（2～4分钟），因其会快速地于第5-6位、6-7位和9-10位裂解。由于半衰期很短并且迅速被周围循环所稀释，故血清中难以测定GnRH-I，并无法与垂体功能相关联。

GnRH-I对腺垂体促性腺激素有三种基本作用：（1）合成和储存促性腺激素，（2）将促性腺激素从储备池中动员至容易释放的位点，以及（3）直接释放促性腺激素。GnRH-I脉冲释放响应弓状核中GnRH神经元本身的内在节律活动而产生。GnRH-I从正中隆突脉冲式释放，产生决定促性腺激素正常脉冲式分泌的频率和幅度[11,12]。而GnRH-I持续性非脉冲式释放则可导致FSH和LH分泌以及促性腺激素基因转录受抑制[13,14]。

若性腺反馈作用消失，GnRH脉冲频率则可达到每小时1次[15]。月经周期中，GnRH的频率与幅度可随下丘脑反馈而变化（见表1-2）[16]。一般来说，卵泡期脉冲的特点为高频率、低幅度，而黄体期则为低频率、高幅度[17,18]，但这种变化因人而异[19]。人类GnRH脉冲的频率和幅度基本可通过测量LH脉冲的频率和幅度获得。

与GnRH-I不同，GnRH-II主要表达于脑外器官，包括肾脏、骨髓及前列腺。尽管GnRH-II可促使FSH及LH释放，但其作用在脑外更广泛，包括调节细胞的增殖、调控卵巢及胎盘的激素分泌[20]。

在20世纪90年代中期，科学家在GnRH神经元上确定雌激素受体的最初尝试并未成功[21,22]。随后，通过更为复杂的技术，人们确定了弓状核上存在雌激素受体α和β[23-26]。在体内，两种受体均可介导雌激素作用于GnRH神经元[27,28]。GnRH基因包含了对雌激素-雌激素受体复合物作用的激素反应元件[29]。GnRH-I、GnRH-II基因的转录在不同程度上受雌激素调节[30]。雌激素对GnRH的调节作用相当复杂，可抑制GnRH的基因表达与生物合成，但对GnRH分泌的影响并不确定，可能增加、降低或是无作用[31,32]。

下丘脑活性受到上层大脑中枢神经刺激的进一步调控。GnRH神经元与其他神经元有许多联系。调控GnRH分泌的神经递质见表1-3。这些神经递质的功能和作用能够解释生理及临床疾病影响月经的发生机制（表1-4）。

产生GnRH的细胞起源于胚胎时期的嗅板[33]。GnRH神经元像鼻腔中的嗅觉上皮细胞一样有纤毛[34]。在胚胎发生时期，GnRH神经元自嗅板中央迁至下丘脑的弓状核[35]。而Kallmann综合征可从侧面证实GnRH神经元与嗅神经元的共同起源，该综合征表现为GnRH缺乏伴嗅觉丧失。目前认为该病为多种基因缺陷导致神经元细胞迁移受阻所致[36]。

表1-2
月经周期中LH脉冲释放频率与幅度的变化

周期时段	平均频率（/分）	平均幅度（mIU/ml）
卵泡早期	90	6.5
卵泡中期	50	5
卵泡晚期	60～70	7
黄体早期	100	15
黄体中期	150	12
黄体晚期	200	8

表1-3
影响GnRH释放的神经递质

神经递质	作用
多巴胺	抑制GnRH释放
内啡肽	抑制GnRH释放
血清素	抑制GnRH释放
去甲肾上腺素，肾上腺素	刺激GnRH释放

表1-4
临床中不同情况下月经稀发/闭经的发病机制

高催乳素血症	多巴胺增加，抑制GnRH
甲状腺功能低下	增加TRH致催乳素升高，而后导致多巴胺升高而抑制GnRH
应激	增加促肾上腺皮质激素（ACTH），导致内啡肽升高（二者具有相同的肽前体），内啡肽抑制GnRH
运动	增加内啡肽，抑制GnRH

TRH，促甲状腺激素释放激素；GnRH，促性腺激素释放激素

GnRH神经元和嗅神经元的共同起源学说也暗示了信息素与月经周期有关。信息素是一种经空气传播的小分子化学物质，由某个个体释放之后，又被另一同种个体接收，导致性行为或社会行为。众所周知，一起工作或生活的女性月经周期经常同步[37]。同时发现，处于经期的妇女腋下释放出的无味混合物可改变接收者月经周期的特点[38]。因此推测，这些改变通过嗅觉GnRH介导机制来完成。

GnRH受体

GnRH-I受体为一种G蛋白受体，可通过三磷酸肌醇及甘油二酯作为第二信使，来刺激蛋白激酶，释放钙离子和激活环磷酸腺苷（cAMP）。该受体由14号染色体长臂21.1的基因编码并表达于许多脑外组织中，包括卵泡和胎盘。人类的GnRH-II信号传导似乎通过GnRH-I受体进行[5]。尽管GnRH-II受体存在于许多哺乳动物中，但其功能受限于移码和终止密码。GnRH受体受许多因素影响，包括GnRH本身、抑制素、激活素、雌激素及孕激素。

改变GnRH的氨基酸序列可使其半衰期延长至几小时或几天，并可改变生物活性，由激动剂变为拮抗剂。目前所有用于临床的GnRH激动剂均为替换了天然GnRH第6位或第10位氨基酸而使其半衰期延长的（见表1-5）。由于受体磷酸化及构象改变、G蛋白解偶联和细胞吞噬作用使受体内陷以及受体合成下降等因素，均可使GnRH受体在持续激活时导致脱敏[39,40]。应用任何GnRH激动剂均可导致促性腺激素释放增加（上升作用）。然而，7~14天后，GnRH受体脱敏，垂体受到抑制。

反之，GnRH拮抗剂可直接抑制促性腺激素的分泌。在结构上，GnRH拮抗剂的特点是天然10肽GnRH中多个氨基酸被取代。GnRH拮抗剂西曲瑞克及加尼瑞克为天然GnRH1号位置上加入大片段氨基酸。GnRH拮抗剂竞争性占据垂体GnRH受体，阻断内源性GnRH-GnRH受体的结合。与GnRH激动剂不同，GnRH拮抗剂无促性腺激素上升的作用。由于受体数量未减少，因此持续给予拮抗剂保证所有GnRH受体被持续占据是必需的。故GnRH拮抗剂的治疗剂量单位明显大于激动剂（mg对μg）。

表1-5 有效的GnRH激动剂产品的特性

类似物	位点6及10的结构与替代物	半衰期	相对功效	给药途径
GnRH	内源性10肽	2~4 min	1	IV, SC
那非瑞林	10肽 6：Nal替换Gly	3~4 h	200	鼻内
曲普瑞林	10肽 6：Trp替换Gly	3~4 h	36~144	SC, IM库
亮丙瑞林	9肽 6：Leu替换Gly 10：NHEt替换Gly	1.5 h	50~80	SC, IM库
布舍瑞林	9肽 6：Ser(O'Bu)替换Gly 10：NHEt替换Gly	1.5 h	20~40	SC, 鼻内
戈舍瑞林	10肽 6：Ser(O'Bu)替换Gly 10：AzaGly替换Gly	4.5 h	50~100	SC 植入
组氨瑞林	10肽 6：DHis替换Gly 10：AzaGly替换Gly	50 min	100	SC

垂体

垂体大小约15mm×10mm×6mm，重500~900mg。位于第三脑室正下方，恰好处于蝶窦上方蝶鞍（Turkish saddle）的骨腔里。其由腺垂体和神经垂体构成，二者有着不同的胚胎起源、功能及调控机制（见图1-3）。

垂体激素的分泌主要受下丘脑调控。但下丘脑及垂体的活性受更高级神经中枢的神经冲动与循环中的激素水平影响。下丘脑和腺垂体之间无直接神经联系，二者借助下丘脑-垂体门脉系统进行交流。

垂体的动脉血液供应源自颈内动脉的分支。所有哺乳动物腺垂体的血供均很丰富，来自垂体上动脉，形成下丘脑正中隆突的毛细血管网，并重组形成垂体柄与腺垂体间长长的门静脉，然后再分成另一个毛细血管网。神经垂体的血液供应则来自垂体中动脉和下动脉。来自这些动脉的静脉汇总至筛窦，最终汇聚至岩静脉窦，然后抵达颈静脉。

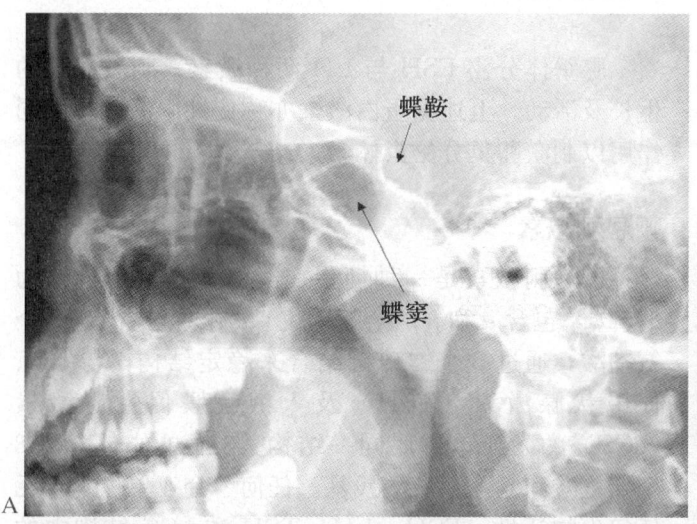
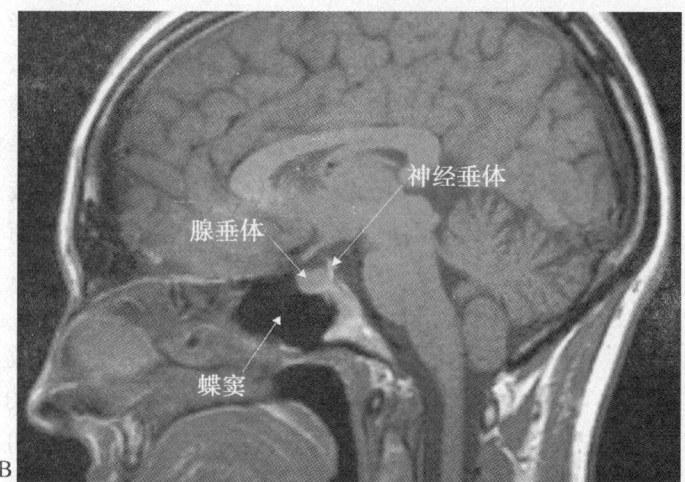
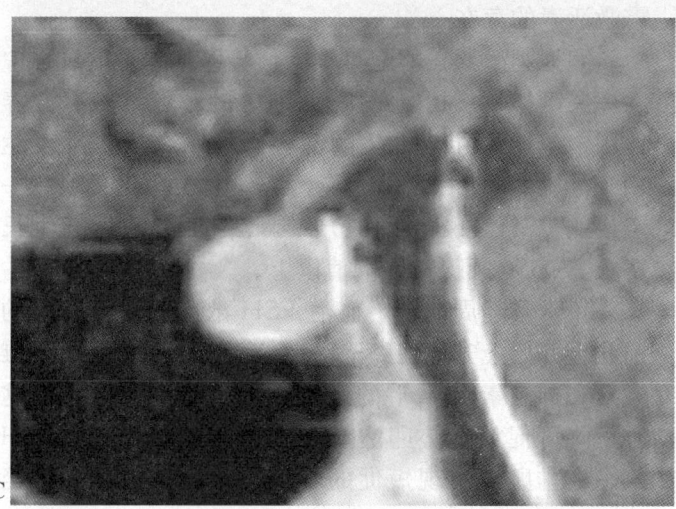
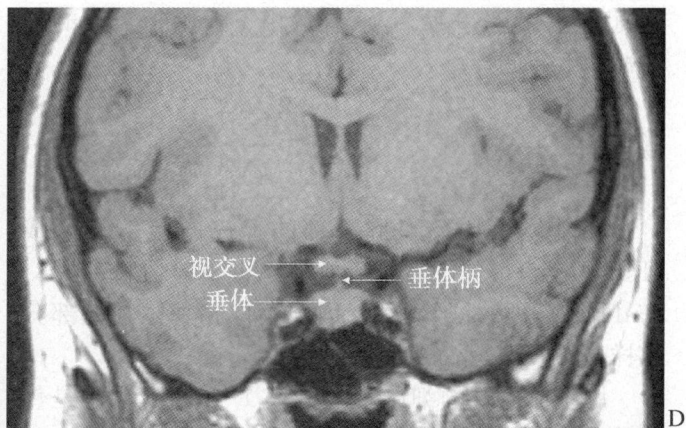
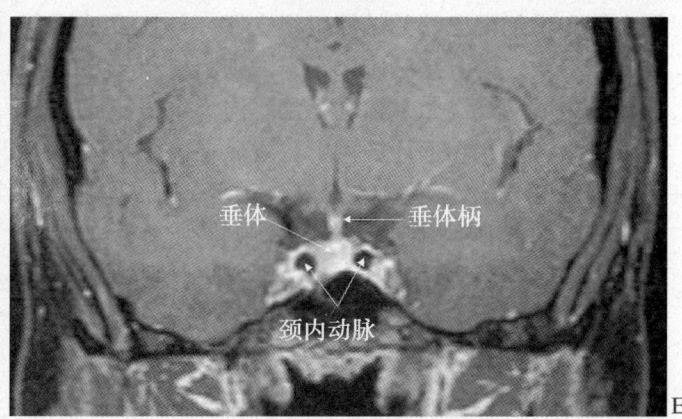

图1-3 垂体X线平片及MRI T1加权像。A. 颅骨侧位片所示蝶窦及蝶鞍。B. MRI显示矢状位上蝶窦与垂体的关系，可见正常神经垂体较腺垂体信号强。C. 钆对比增强MRI矢状位。由于垂体位于血脑屏障外，故其前后叶对比均增强。D. 冠状位显示垂体与视交叉和垂体柄的关系。E. 钆对比增强MRI冠状位显示垂体紧邻颈内动脉。

由于神经垂体是下丘脑经垂体柄直接向下生长的神经组织，故将其作为下丘脑的延续是最好的理解方法。神经垂体包括神经胶质和轴突末梢，分泌催产素及精氨酸血管加压素（AVP，即所谓的抗利尿激素）。前者合成于下丘脑的室旁核，AVP则在弓状核的正上方视上核内合成。催产素与AVP沿着长的垂体柄下行，存储于神经垂体轴突末梢。二者均包含9个氨基酸残基（9肽），其释放由下丘脑神经元的神经冲动下传调控。

腺垂体

腺垂体由原始口腔顶部的上皮向上生长形成（Rathke窝），包围着神经垂体，占垂体体积的2/3。Rathke窝紧贴神经垂体，因此不像腺垂体其他部分那样分布广泛，故被称为中间部。

腺垂体主要的细胞种类见表1-6。腺垂体是传统的内分泌腺，包括上皮来源的分泌细胞，由富含毛细血管和毛细淋巴管的结缔组织支撑。与其活跃的合成功能一致，内分泌细胞以突出的细胞核及丰富的线粒体、内质网、高尔基体和分泌小泡为主要特征。促性腺激素合成于粗面内质网上，之后在高尔基体内包装并储存于分泌颗粒中。最后，在GnRH作用下，分泌颗粒自细胞膜溢出。内皮细胞排列于毛细血窦内，之间存在缝隙，以利于垂体激素进入血窦。

表1-6 腺垂体的主要细胞类型

细胞类型	低倍镜下	细胞比例	激素产物
生长激素细胞	嗜酸性	50%	生长激素
泌乳细胞	嗜酸性	20%	催乳素
促肾上腺皮质激素细胞	嗜碱性	20%	促肾上腺皮质激素
促甲状腺激素细胞	嗜碱性	5%	促甲状腺激素（TSH）和游离α亚单位
促性腺激素细胞	嗜碱性	5%	卵泡刺激素（FSH）、黄体生成素（LH）和游离α亚单位

促性腺激素

腺垂体分泌FSH与LH两种激素，刺激性腺的生长及活动。上述糖蛋白激素亦称促性腺激素，共同作用以刺激卵巢分泌甾体激素。

卵泡刺激素

卵泡刺激素是一种糖蛋白类激素，分子量约为29kDa，包含α和β两个亚单位。α亚单位含有92个氨基酸，通过5个二硫键结合来稳定结构，与LH、促甲状腺激素（TSH）及人绒毛膜促性腺激素（hCG）的α亚单位属同一结构。β亚单位包含118个氨基酸和5个唾液酸残基。任何一个亚单位本身无任何生物活性。FSH、LH、TSH和hCG结构中的唾液酸含量不同，很大程度上决定了上述糖蛋白的半衰期的长短。由于肝是清除促性腺激素的主要部位，而唾液酸可阻碍肝的清除作用，因此唾液酸含量越高，半衰期越长[41]。hCG含20个唾液酸残基，故半衰期最长（约24小时），而LH（仅有1~2个唾液酸残基）的半衰期则最短（20~30分钟）。尿源性商品化的促性腺激素（如HMG）加入了唾液酸残基，以延长其半衰期（30小时）。

在腺垂体的促性腺激素中，GnRH信号可导致FSH和LH的α和β亚单位转录。而依赖GnRH的β亚单位是合成促性腺激素的限速步骤。尽管FSH和LH均需GnRH刺激，但FSH中β亚单位的合成亦需激活素的存在[42,43]。

卵泡刺激素在卵泡募集与优势卵泡选择的过程中发挥关键作用。FSH对窦卵泡中的颗粒细胞有滋养作用，包括诱导芳香化酶活性、抑制合成以及表达LH受体。对于特定的卵泡，诱导上述变化必须有一定量的FSH（FSH阈值），因此保证卵泡继续生长要求FSH必须保持在阈值以上。

正常月经周期中，血清FSH浓度于月经发生的前几天开始上升，在卵泡中期处于高水平，并由于雌激素和抑制素B水平的升高在卵泡晚期下降，而这种下降可促使优势卵泡从卵泡群中选择出来。FSH水平在排卵期出现短促的峰值，然后于黄体期降至最低。

黄体生成素

黄体生成素（LH）也是一种糖蛋白类激素，分子量约为29kDa，与FSH、TSH及hCG一样，包含α和β两种亚单位。α亚单位与FSH、TSH及hCG的α亚单位相同。而β亚单位则包含121个氨基酸和2个唾液酸残基。

LH由腺垂体的促性腺细胞合成。较之FSH，其所含唾液酸残基少，因此循环中的LH很快被肝和肾清除。由于快速的生物合成，LH峰远高于FSH峰。普遍认为，垂体中的LH每天更换1～2次。

血清LH水平于月经开始前几天开始上升，卵泡期内继续上升。与FSH不同，血清LH值在卵泡晚期升高，于月经第9～10天超过FSH，并于月经中期达到峰值之后，在黄体中期持续降低至最低水平。

FSH和LH受体

FSH和LH的作用是由细胞膜上的G蛋白受体介导的。LH受体为卵巢的卵泡膜细胞所特有。增加卵泡膜细胞上的细胞色素P450c17酶的活性（17-羟化酶及17,20-裂解酶）可以刺激上述受体，导致腺苷酸环化酶和cAMP依赖性蛋白激酶活化，使雄烯二酮和睾酮生成增加。

而FSH受体仅存于卵巢的颗粒细胞上。FSH与窦卵泡期颗粒细胞膜上的受体结合后，与LH一样，其作用通过cAMP依赖性蛋白激酶途径实现[44]。在FSH作用下，由于LH刺激而产生的雄激素在颗粒细胞中经芳香化而转化为雌激素。

垂体激素的阿片调节

阿片类（即内源性鸦片类）是大脑产生的天然催眠镇静剂，其结构和功能与鸦片相似。包括脑啡肽、内啡肽以及强啡肽；作用于下丘脑，对垂体产生的各种激素进行调节。其中一个很重要的作用是通过抑制GnRH的释放来抑制促性腺激素的分泌[45]。

阿片肽的强度是月经周期重要的调节因子[46-49]。内啡肽在卵泡早期（月经期）处于最低水平，然后逐渐升高，在黄体期达峰值，并使雌激素和孕激素达峰值。人们认为阿片介导了卵巢激素对促性腺激素释放的负反馈，特别是在黄体期[50]。

内源性阿片类对于下丘脑性闭经起着核心作用。该病患者应用阿片类受体拮抗剂（如纳屈酮）可恢复排卵型月经，有些人甚至可以妊娠[51,52]。而精神压力所致闭经已证实其下丘脑促肾上腺皮质激素释放激素以及垂体促性腺激素水平增加，表现为皮质醇增多症[53]。促皮质素的前体肽——前阿片黑素细胞皮质激素（pro-opiomelanocortin），亦为内啡肽合成的前体。有一种假设是压力性闭经缘于继发性GnRH抑制，导致内源性阿片类产生增加。运动（过度长跑）时阿片类物质水平可增加，可能为运动员产生下丘脑性闭经的原因[54,55]。

卵巢肽类激素对促性腺激素分泌的反馈作用

卵巢分泌两种肽类激素，抑制或刺激腺垂体分泌FSH。抑制素和激活素作为相互拮抗的非甾体性腺激素，调节垂体合成与分泌FSH。卵巢具旁分泌作用，以调节卵泡的生长和甾体激素的合成。卵泡抑素是一种结合蛋白，调控激活素而非抑制素的作用。

抑制素和激活素

抑制素和激活素是TGF-β配体超家族的成员，包括苗勒管抑制因子（MIS，参见第2章）。与促性腺激素类似，抑制素和激活素含两个亚单位。前者包括α和β亚单位，现已分离出包含两种不同形式β亚单位的抑制素，即抑制素A和抑制素B。激活素也包含两种与抑制素相同的β亚单位。

抑制素是颗粒细胞在FSH的作用下分泌的[56]。但垂体的促性腺激素细胞中亦发现了抑制素的mRNA。抑制素选择性抑制FSH，而不抑制LH[57]。由此形成FSH刺激抑制素产生，抑制素反过来抑制FSH的负反馈环。

抑制素B主要产生于月经周期的卵泡期，而抑制素A则主要产生于黄体期[58]。前者的峰值水平在50～100pg/ml，后者于黄体期峰值在40～60pg/ml。

激活素同样也由颗粒细胞分泌，可提高垂体GnRH受体的合成，进而增加FSH分泌。激活素亦为FSH的β-亚单位合成所必需。

激活素在卵巢内通过旁分泌作用增强FSH的作用，并刺激卵泡抑素的生成。同时，由于增加了GnRH的刺激，激活素愈发被FSH拮抗，并被卵泡抑素结合。

卵泡抑素

卵泡抑素是激活素的结合蛋白,可使激活素活性消失。二者分泌器官相同,包括垂体,可调节局部激活素的自分泌和旁分泌作用。循环中,卵泡抑素结合大部分的激活素,进而抑制 FSH 分泌。这支持了自然状态下激活素主要是以旁分泌方式发挥作用的观点。卵泡抑素不与抑制素结合,使后者除了局部卵巢作用外,可像传统的内分泌激素一样作用于卵巢和垂体。

月经周期中卵巢甾体激素的合成

月经周期中的卵巢甾体激素在卵巢的颗粒细胞和卵泡膜细胞中合成(见表 1-7 和图 1-4)。排卵前,同一个卵泡中的卵泡膜细胞和颗粒细胞被基膜分离。此时,卵泡中的颗粒细胞无血液供应。但当 LH 分泌达峰值时,排卵前卵泡发生黄素化,基膜消失,毛细血管侵入颗粒细胞。然后,卵泡膜细胞转变为卵泡膜黄体细胞,颗粒细胞转化为黄体颗粒细胞。

若未妊娠,黄体的寿命大约固定在 14 天。12~14 天黄体开始溶解并出现凋亡。此后黄体消退,月经来潮。新一批卵泡及其颗粒细胞与卵泡膜细胞中开始合成卵巢甾体激素。

两种细胞理论

卵巢甾体激素合成的两种细胞-两种促性腺激素理论认为,卵泡合成雌激素和雄激素并不同步[59]。卵巢的卵泡膜细胞在 LH 的作用下产生雄激素,而这些雄激素则在由适当 FSH 作用的颗粒细胞中通过芳香化过程合成雌激素。FSH 受体仅存在于颗粒细胞中,早期卵泡 LH 受体仅存在于卵泡膜细胞[60]。P450c17 酶(17-水解酶及 17,20-裂解酶)仅存在于卵泡膜细胞。故只有卵泡膜细胞有能力使 21 碳激素转化为 19 碳激素。此外,芳香化酶仅存在于颗粒细胞中。这样,卵巢中仅有颗粒细胞可使雄激素芳香化为雌激素(见表 1-8 和图 1-5)。促性腺激素分泌不足的性腺功能不全妇女经重组 FSH 刺激可出现卵泡发育,但除非在治疗方案中加入 LH,否则雄激素和雌激素水平无明显升高,上述现象从一方面支持两种细胞理论[61]。

表 1-7 卵巢主要甾体激素的合成部位

细胞类型	主要甾体激素产物
卵泡膜细胞	雄激素(雄烯二酮、DHEA、睾酮)*
颗粒细胞	雌激素(雌二醇、雌酮)
泡膜黄体细胞	孕激素(孕酮、17-羟孕酮)**
黄体颗粒细胞	雌激素(雌二醇、雌酮)

* 主要经 Δ^5 路径
** 经 Δ^4 路径

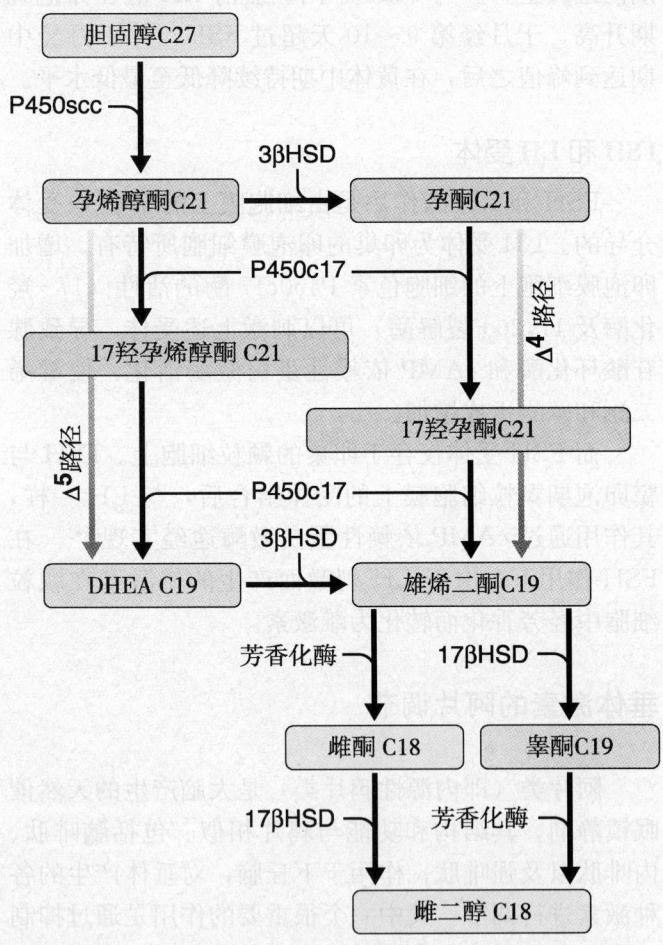

图 1-4 Δ^5 和 Δ^4 路径。胆固醇通过侧链裂解酶(P450scc)转化为孕烯醇酮的过程为甾体激素合成的限速步骤。在卵泡期,孕烯醇酮通过 Δ^5 路径中的 17-羟孕烯醇酮及脱氢表雄酮(DHEA)转化为雄烯二酮。反之,在黄体期,孕烯醇酮优先经 Δ^4 路径中的 3β-羟甾脱氢酶(3β-HSD)转化为孕酮。

表 1-8 P450c17 和芳香化酶的局部特异性		
酶	部位	功能
P450c17	仅卵泡膜细胞	将21碳甾体（孕酮/孕烯醇酮）转化为19碳甾体（雄烯二酮、DHEA）
芳香化酶	仅颗粒细胞	将19碳甾体（雄烯二酮/睾酮）转化为18碳甾体（雌酮、雌二醇）

雌激素

雌激素为一种 18 碳激素，包括雌二醇（如 17β-雌二醇）、雌酮及雌三醇。作用最强的雌激素为雌二醇，主要由卵巢分泌。而雌酮，效价仅为雌二醇的 1/12，同样也由卵巢分泌，但其主要来自雄烯二酮在周围组织内的转化。雌三醇，效价为雌二醇的 1/80，为妊娠期胎盘分泌的主要雌激素，同样也由雌二醇和雌酮在肝中代谢形成，是尿中含量最丰富的雌激素。

血清中的雌激素大部分与蛋白结合。约 60% 的雌二醇与白蛋白结合，38% 与性激素结合球蛋白（SHBG）结合，2%～3% 为游离状态。以前认为仅游离激素具有活性并可进入细胞中，但现在有证据显示激素的转运及起效机制可能更为复杂[62]。

雌激素受体

已知存在两种雌激素受体 ERα 和 ERβ。二者基因序列中均包含激素结合部位、DNA 结合部位、保守区及转录活性功能区。雌二醇对 FSH 的负反馈是由雌激素与受体结合后抑制 FSH 的 β 亚单位转录而产生的直接作用[63]。上述过程同样受到雌激素相关的垂体激活素表达下降的调控[64]。

雌激素可进入任何细胞，但只对具有雌激素受体的细胞起作用。雌激素进入敏感细胞，结合至细胞核中的受体并将其活化。然后，雌激素-受体复合物的 DNA 结合部位结合到特异的启动子序列（DNA 反应元件），激活基因转录。

雌激素的代谢

卵泡早期雌二醇的血清浓度小于 50pg/ml，然后随卵泡发育逐渐升高，特别是在排卵前达到峰值200～300pg/ml。排卵时雌二醇水平下降，然后再次上升，于黄体中期黄体分泌雌激素时达到第二个高峰。

雌激素在肝中转化为葡糖醛酸苷类和硫酸盐，约 80% 的代谢产物随尿液排出，20% 通过胆汁排出。循环中的雌二醇可在肝内经 17β-羟甾脱氢酶的作用，迅速转变为雌酮。后者在肝内继续代谢成为16α-羟雌酮，然后转化为雌三醇。最后，雌三醇转变为 3-硫酸-16-葡糖苷酸雌三醇，并经肾排泄。

部分 16α-羟雌酮也可以转变为儿茶酚雌激素（即 2-羟或 4-羟雌酮）。随后，有生物活性的儿茶酚

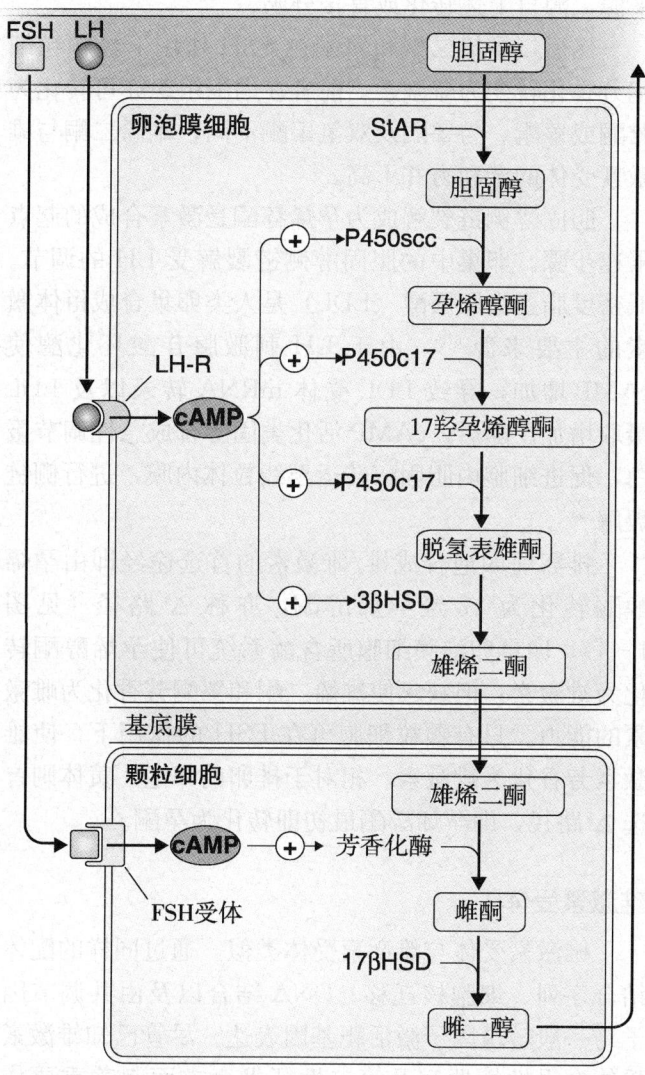

图 1-5 两种细胞理论及卵泡期甾体合成。黄体生成素（LH）与卵巢卵泡膜细胞上的 LH 受体结合，刺激胆固醇转化为雄烯二酮。卵泡刺激素（FSH）与颗粒细胞 FSH 受体结合，通过芳香化作用使雄激素转化为雌激素。StAR，甾体合成急性调节蛋白；scc，侧链裂解酶；HSD，羟甾脱氢酶。

雌激素转变为 2-甲基和 4-甲基混合物。儿茶酚雌激素由于与癌症发生关系密切而得到重视，其代谢后可产生氧自由基。

孕激素

孕酮，一种 21 碳甾体激素，是黄体分泌的最主要甾体激素。主要作用为将雌激素作用后的子宫内膜转变为分泌状态以适应着床。如果发生植入，则需要持续不断合成孕酮来维持妊娠。

FSH 和 LH 的分泌需要持续的 GnRH 脉冲式释放，同时控制着卵泡生长、排卵以及黄体维持。二者分泌均受到雌激素和孕激素的正反馈和负反馈影响。雌、孕激素刺激或抑制促性腺激素的释放均取决于暴露在激素环境中的浓度和时间。

高浓度孕酮通过对下丘脑和垂体的负反馈作用抑制 FSH 和 LH 的分泌[65]。同时，减慢 GnRH 脉冲的产生，导致黄体期 GnRH 脉冲频率下降。然而，当孕酮浓度较低时，只有在雌激素作用的基础上，才可刺激 LH 的释放[66]。

孕激素受体

孕激素受体与雌激素受体结构相似，含有甾体激素结合区、DNA 结合区、保守区及转录活化功能区。包括两种孕激素受体，A 和 B。B 受体是孕激素应答基因的正向调节剂。孕激素与孕激素受体 A 的结合抑制受体 B 的活性。孕酮可导致雌激素受体的耗竭，此即孕激素保护子宫内膜免于增生的机制。

孕激素的代谢

孕激素的浓度在整个卵泡期均低于 1ng/ml。这些孕酮中的大部分被认为是肾上腺产生的孕烯醇酮在合成类固醇和醛固酮时的副产品，即孕酮。孕酮水平于卵泡晚期开始上升，因为此时卵巢开始产生孕酮。而孕酮的产生在排卵后明显增加，黄体中期孕酮的浓度可达 10~20ng/ml。若未妊娠，孕酮水平将于卵泡晚期下降，在月经前降至 1ng/ml 以下。

循环中近 80% 的孕酮与白蛋白结合，18% 与类固醇激素结合蛋白结合，约 2.5% 处于游离状态，仅 0.5% 与性激素结合球蛋白结合。

孕激素在循环中可迅速被肝清除。孕酮在肝内转变为孕二醇，后者与葡糖醛酸结合，然后以葡糖苷酸孕二醇的形式自肾排出。测量尿液中的葡糖苷酸孕二醇浓度即可作为评估孕酮生成的指标。

雄激素

卵巢卵泡膜细胞产生多种雄激素（即 19-碳甾体激素），包括雄烯二酮、睾酮及脱氢表雄酮（DHEA），并以雄烯二酮为主。卵泡膜细胞同样具有 17β-羟甾脱氢酶系统，可将雄烯二酮转化为睾酮。在绝经前妇女体内，循环中至少 60% 的睾酮为卵巢来源，源自上述转化或直接分泌。

然后，雄烯二酮和睾酮在 FSH 作用下经颗粒细胞芳香化转变为雌激素。前者在周围组织亦可转化为雌酮或睾酮。与睾酮及双氢睾酮不同，雄烯二酮与雄激素受体的亲和力并不高。

胆固醇侧链裂解成为孕烯醇酮是激素合成的起点限速步骤。卵巢中的胆固醇侧链裂解受 LH 的调节。低密度脂蛋白胆固醇（LDL）是人类卵巢合成甾体激素的主要来源[67]。由于 LH 刺激腺苷酸环化酶使 cAMP 增加，导致 LDL 受体 mRNA 转录以及 LDL 摄取增加。随后，cAMP 活化类固醇合成急性调节蛋白，促进细胞内胆固醇转运至线粒体内膜，进行侧链裂解[68]。

排卵前卵泡合成雄/雌激素的首选途经即由孕烯醇酮转化为 17 羟孕烯醇酮，亦称 Δ^5 路径（见图 1-4）。卵巢卵泡膜细胞所含酶系统可使孕烯醇酮转化为雄激素，但缺乏使雄烯二酮和睾酮芳香化为雌激素的能力。只有颗粒细胞可在 FSH 的作用下，使雄激素芳香化为雌激素。相对于排卵前卵泡，黄体则首选 Δ^4 路径，即孕烯醇酮最初即转化为孕酮。

雄激素受体

雄激素受体与雌激素受体类似，通过同样的配体结合序列、细胞核迁移、DNA 结合以及由共调节因子与一般转录因子激活靶基因表达。尽管已知雄激素受体在男性性器官及第二性征发育方面起着重要作用，但其在女性生殖方面的生理作用尚未明确。最近在雄激素缺乏的动物模型实验中发现雄激素受体对颗粒细胞发育起着很重要的作用[69]。这些动物表现为生育力降低，无卵泡生长，黄体生成减少及子宫对促性腺激素反应下降。

雄激素的代谢

卵巢和肾上腺分泌的雄烯二酮量相同，其血清浓度可反映雌激素水平，范围为0.5～3ng/ml。雄烯二酮水平在卵泡期的中晚期增加，LH峰值前达到最高水平。排卵时下降，黄体中期达到第二峰值，在月经期处于最低水平。反之，血清睾酮水平在整个月经期内变化不大，排卵前短暂升高。睾酮的浓度在1.5～60ng/dl之间。

月经周期的调控

正常月经周期，又叫正常月经，正常周期为24～35天，月经出血持续3～7天。平均失血量约为30ml[70]。月经量多、持续时间长或者月经不规律被认为是异常子宫出血（见第21章）。

正常月经周期是由下丘脑、垂体和卵巢间精确的相互作用产生的。在垂体促性腺激素的影响下，卵巢发生周期性变化，促进卵泡发育并释放成熟的卵子，同时产生卵巢激素以利于孕卵着床至子宫内膜。LH刺激卵泡膜细胞产生雄激素；FSH促进卵泡发育并在颗粒细胞中将雄激素芳香化为雌激素（图1-5）。然后，雌激素诱导子宫内膜增殖，使子宫内膜中的雌激素及孕激素受体增加[71]。

为了更好地理解月经周期，可将其分为以下4个时期：卵泡期、排卵期、黄体期及黄体-卵泡移行期。我们特别关注垂体与卵巢的变化以及相关激素对下丘脑、垂体及卵巢的影响。

卵泡期

卵泡期的目的是发育一个成熟卵泡，并于排卵期排出成熟的卵子。足够量的FSH也可诱导排卵前卵泡中成熟颗粒细胞表达LH受体。因此，即使在FSH缺乏的情况下，LH在卵泡晚期也能维持卵泡的内分泌功能[72]。卵泡期持续时间因人而异，但其他三期的时间相对固定，平均为14±2天。

GnRH

卵泡期的大部分时间，GnRH的脉冲频率约60～90分钟。仅于LH峰值前，GnRH的脉冲频率和幅度增加。

促性腺激素

在卵泡早期，由于缺乏雌激素和抑制素的负反馈抑制，FSH水平升高（图1-6）。FSH刺激卵泡生长和雌激素产生[73]。FSH通过与受体结合，使生长卵泡中的颗粒细胞获得了将雄烯二酮芳香化成雌酮以及将睾酮芳香化成雌二醇的能力。直至排卵前，颗粒细胞中才可检测到FSH受体，这一点很重要[74]。此外，体内、体外试验均证实，FSH刺激颗粒细胞，可导致其FSH受体上调或下调[75]。卵泡生长过程中缺乏FSH作用，就无法产生雌激素[76]。

在卵泡中期，FSH水平开始持续下降，导致除优势卵泡外其他的所有卵泡闭锁。优势卵泡继续依赖FSH生长，并且在FSH水平降低的情况下完成整个发育过程。这是由于优势卵泡含大量颗粒细胞，因此

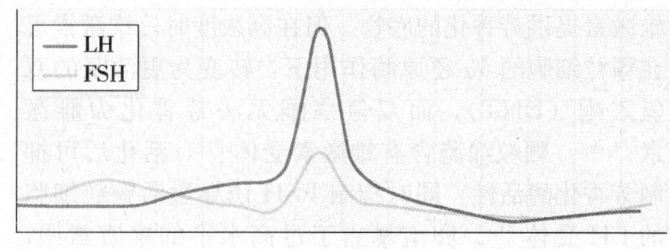

A

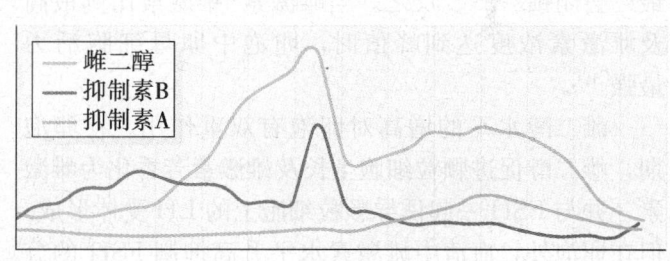

B

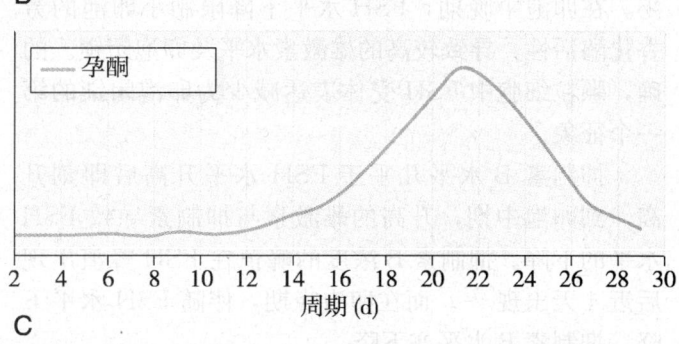

C

图1-6 （也见彩图1-6）性激素水平的周期性变化。A. 月经周期中FSH与LH的周期性变化。B. 雌二醇与抑制素的平均水平。C. 月经周期中孕酮的平均水平。

具有较多 FSH 受体，使得即使在 FSH 不足的情况下，小卵泡仍有能力继续生长。

LH 水平在卵泡前半期较稳定，但在后半期可由于雌激素升高的正反馈而升高。

卵巢激素

雌激素水平在优势卵泡出现时开始升高。FSH 与雌激素共同作用，促进颗粒细胞的有丝分裂并刺激其增殖。而这些变化同时增加了卵泡中 FSH 受体的含量，提高了卵泡对 FSH 的反应能力以及产生雌激素的能力。但令人不解的是，并非所有颗粒细胞均表达 FSH 受体或对促性腺激素有反应。颗粒细胞间的缝隙连接保证具有 FSH 受体的细胞间传递蛋白激酶的活性[77]。

当卵泡直径超过 8mm 时，FSH、雌二醇和孕激素的浓度均相当高。较小的窦卵泡卵泡液中含有雄激素前体。卵泡中的雄激素为剂量依赖性，低浓度时，雄激素提供芳香化的底物。但在高浓度时，雄激素可在颗粒细胞的 5α 还原酶作用下，转变为更活跃的双氢睾酮（DHT），而双氢睾酮无法芳香化为雌激素[78,79]。颗粒细胞含有雄激素受体[80]，活化后可抑制芳香化酶活性，同时抑制 FSH 诱导激活颗粒细胞的 LH 受体[81]。卵泡暴露于过高水平的雄激素中，最终会闭锁[82,83]。反之，当雌激素-雄激素比例最高及雌激素浓度达到峰值时，卵泡中卵母细胞活力最强[84]。

雌二醇水平的增高对卵泡有双重作用。在卵泡期，雌二醇促进颗粒细胞生长及雄激素芳香化为雌激素，并与 FSH 一起诱导颗粒细胞上的 LH 受体形成。但在卵泡外，血清中雌激素水平升高抑制 FSH 的分泌。在卵泡中晚期，FSH 水平下降限制小卵泡的芳香化酶活性，导致较高的雄激素水平及卵泡闭锁。的确，颗粒细胞中 FSH 受体表达减少为卵泡闭锁的第一个征象。

抑制素 B 水平几乎于 FSH 水平升高后即刻升高。到卵泡中期，升高的雌激素与抑制素导致 FSH 水平的下降。抑制素 B 浓度的峰值在 FSH 峰值出现后近 4 天出现[47]。而在卵泡晚期，伴随 FSH 水平下降，抑制素 B 水平亦下降。

孕激素和抑制素 A 水平在卵泡期的大部分时间内均很低，但二者于排卵前几天均开始升高。卵泡晚期的这种升高反映了 LH 水平升高。

排卵期

排卵期开始于月经中期的 LH 峰，由于破坏了壁层颗粒细胞与卵丘（围绕卵母细胞的特殊颗粒细胞）之间的连接，导致卵母细胞自卵泡壁脱落。LH 峰浓度导致卵母细胞的有丝分裂重新启动，释放卵母细胞-卵丘复合物（排卵）。

GnRH

GnRH 在月经中期对促性腺激素峰值分泌起到支持作用，但并不诱发其出现[85]。月经中期促性腺激素峰值分泌时，GnRH 脉冲的频率并未改变[86]。而更可能的是，卵巢甾体激素反馈至腺垂体诱发 LH 峰值分泌[87]。尽管雌激素抑制垂体促性腺激素的分泌，但可促进 GnRH 的合成与贮存，也可增加 GnRH 受体的表达[88,89]。因此在卵泡中晚期，GnRH 的每一个脉冲分泌均可导致 GnRH 很大的反应[90,91]。当循环中的雌二醇浓度达到临界水平并持续足够长的时间时，雌激素对 LH 分泌的抑制作用将转变为刺激作用。LH 峰值常伴随门静脉与周围血液中 GnRH 的峰值[92]。然而，正如在应用 GnRH 脉冲泵治疗的促性腺性性腺功能不全患者中证实的一样，在 GnRH 脉冲幅度及频率不足时，仍可排卵和妊娠[93]。此外，GnRH 信号下降时，LH 峰结束[94]。

促性腺激素

FSH 和 LH 的峰值分泌均发生在排卵前。促性腺激素峰值的开始依赖于血清中雌激素水平达到 200pg/ml 以上，并且至少持续 2 天[95]。而在自然周期中，仅于优势卵泡平均直径达 15mm 时，雌激素才能达到这个水平[96]。

促性腺激素峰值分泌时，血清 LH 水平于 2～3 天内增加 10 倍，而 FSH 增加 4 倍。优势卵泡中的 LH 峰值导致卵-丘复合物自卵泡壁脱落，同时重新启动有丝分裂，并释放出第一极体。

LH 峰值分泌亦导致排卵前卵泡黄素化。黄素化使卵泡膜-颗粒细胞复合体出现黄色色素沉着，故称黄体，发生功能和形态上的变化。FSH 峰值分泌的功能尚未明确，但人们认为是为了确保颗粒细胞层上有足够数目的 LH 受体，并增加血浆纤溶酶原激活物的产生，随之增加血浆纤维蛋白水解酶的浓度。

典型的排卵发生在成熟卵泡在LH峰出现后34~36小时[97]。LH和FSH峰发生在排卵前10~12小时[98]。前者通常持续48~50小时，且必须保持14小时才可保证卵细胞完全成熟[99]。LH值消失机制不明，可能仅反映垂体LH含量的耗竭。

卵巢激素

卵泡仅于排卵前开始血管化[100]。血管生成因子受到LH及其他多种因子介导，包括血管内皮生长因子[101-103]。前列腺素浓度在卵泡液中达到高峰[104]。蛋白水解酶消化卵泡壁的胶原成分，导致排卵前卵泡壁膨胀和变薄[105]。卵泡液中的孕酮水平升高。FSH、LH和孕酮共同作用，增加蛋白水解酶的活性。卵泡液体积快速增加，但由于弹性随之增加，卵泡内的压力变化不大。最后，卵泡壁突出一个小突起（乳头），并于该部位排卵。

有趣的是，在无LH时，将颗粒细胞自卵泡中移出并于体外培养可发生自然黄素化。同样，在LH峰出现前把卵丘（包括卵细胞）从生长卵泡中取出，亦可恢复有丝分裂[106,107]。上述发现促使大家推测，卵母细胞成熟抑制物或黄体素化抑制物必定存在于每一卵泡中。卵丘细胞中缺乏LH受体的事实更进一步支持这一假设。

雌二醇水平于LH峰值出现时开始下降。而排卵时，孕酮及抑制素A水平持续上升，同时抑制素B出现峰值。卵泡开始黄素化。

黄体期

卵巢开始分泌孕酮即意味着黄体期开始，导致子宫内膜容受胚胎着床。颗粒细胞中的LH受体引起黄素化，促使排卵后卵泡转变成黄体。颗粒细胞转变成黄体颗粒细胞，具有独立血供，并开始分泌雌激素及孕激素。后者自黄体中大量释放，使子宫内膜发生分泌期改变，最终改善子宫内膜容受性。

GnRH和促性腺激素

在黄体期，GnRH的脉冲频率下降，但脉冲幅度增加。GnRH脉冲频率的变化与暴露于孕酮的时间相关；而脉冲幅度的变化则与孕酮水平相关[17]。

黄体生成素和FSH水平在黄体期由于雌激素、孕激素和抑制素A浓度升高而反应性降至最低点。然而，黄体功能依赖于整个黄体期持续低水平的垂体促性腺激素分泌[108]。LH脉冲刺激黄体中的孕酮脉冲分泌[17,109]。此外，在黄体期应用GnRH激动剂减少LH脉冲频率及幅度可缩短黄体期本身[110]。

卵巢激素

排卵后，优势卵泡中的颗粒细胞与卵泡膜细胞发生黄素化，包括化学及形态上的改变。颗粒细胞和卵泡膜细胞增生，甾体激素合成增加。此外，之前分隔颗粒细胞和卵泡膜细胞的基底膜破裂，导致毛细血管侵入并环绕黄体颗粒细胞。

黄体颗粒细胞通过LDL侧链裂解与3β-羟甾脱氢酶途径，直接转变为孕酮。侧链裂解及3β-羟甾脱氢酶的mRNA水平在排卵期和黄体早期达到最高[111]。颗粒细胞中，LDL受体的表达诱导发生于LH峰时，并为黄素化的早期特点[112]。孕酮的分泌与LH受体的数目和腺苷酸环化酶的活性相关[113]。孕酮水平在黄体中期达到峰值。

因为缺乏P450c17酶，黄体颗粒细胞无法直接将胆固醇合成雌激素。然而，黄体颗粒细胞持续将卵泡膜黄体细胞产生的雄激素芳香化成雌激素，故雌激素在黄体期内大部分时间处于高水平。

黄体颗粒细胞内的抑制素可促使抑制素B向抑制素A转化。因此，抑制素B水平在黄体期降至最低点，同时抑制素A水平达到峰值。黄体颗粒细胞分泌的抑制素A受LH的控制[114]。与抑制素B相同，抑制素A亦可抑制FSH水平[115]。

黄体-卵泡的转变

随着黄体期的延续，孕酮通过对腺垂体的负反馈环路抑制LH释放。在黄体-卵泡转变期间，随着LH水平的下降，导致黄体恢复原状，除非黄体被植入后的胚胎产生的hCG所活化。

黄体复原导致雌激素与孕激素生成减少。子宫内膜无法维持而形成月经。雌激素水平下降使FSH分泌恢复，开始新的周期，伴随雌激素的产生及子宫内膜重新增殖。

GnRH

GnRH脉冲频率于黄体-卵泡转变期渐进性快速增加。可用LH脉冲频率进行估计，24小时内由3

次（黄体中期）增至 14 次[18]。

促性腺激素

由于雌激素及抑制素负反馈作用的降低以及激活素含量的升高，FSH 和 LH 的水平自最低点开始增加[116]。FSH 升高，为下一个月经周期募集对 FSH 有反应的卵泡。而窦卵泡的募集实际上在月经出血发生前两天就已经开始了。事实上，FSH 生物活性的增加在黄体中期即可测出[117]。在黄体-卵泡转变期，抑制素 A 和 B 均处于最低水平[118]。反之，激活素于黄体晚期开始增加，至月经期达峰[119]。激活素作用十分重要，因为促性腺激素对 GnRH 反应需要其存在[43]。

卵巢激素

若未妊娠，黄体功能于排卵后 10 天左右开始下降。黄体溶解包括凋亡及基质金属蛋白酶的表达[120,121]，但其原因未明。也可能由一氧化氮介导[122]，因后者可诱导人类黄体的凋亡[123]。卵巢产生前列腺素 $F_{2\alpha}$，抑制黄体激素的产生，为黄体溶解的最后征象。因此，除非黄体被妊娠后产生的 hCG 活化，否则雌激素、孕激素及抑制素水平均在卵泡-黄体转变期下降。

要 点

- 分泌 GnRH 的神经元是下丘脑弓形核的主要成分。GnRH 以脉冲的形式释放至正中隆突的门静脉，并结合到腺垂体细胞膜受体上。
- 月经周期中，GnRH 的脉冲频率和幅度是变化的。在卵泡期以高频率（每 60～90 分钟 1 次）、低幅度脉冲为主；而在黄体期则以低频率（每 2～4 小时 1 次）、大幅度脉冲为主。
- GnRH 释放神经元的活性受不同因素的调节，包括神经介质、糖蛋白激素和甾体激素。
- GnRH 半衰期极短（2～4 分钟）。GnRH 激动剂和拮抗剂是通过改变天然 GnRH 的 10 肽结构从而延长其半衰期的。
- 垂体位于蝶鞍窝中，与下丘脑以垂体柄相连。垂体的血供源于颈内动脉。腺垂体（性垂体）的特异细胞在 GnRH 刺激下分泌 FSH 和 LH。整个腺垂体细胞中仅 5% 的细胞含有促性腺激素。
- FSH 和 LH 是糖蛋白激素，具有共同的 α 亚单位。LH 的半衰期（20～30 分钟）相当短，FSH 则为 1～4 小时，LH 脉冲的频率及幅度与 GnRH 脉冲的频率及幅度密切相关。
- FSH 和 LH 与细胞膜受体结合，活化腺苷酸环化酶，增加细胞内的环磷酸腺苷。FSH 在卵泡形成中起着关键作用，包括促使雄激素芳香化成雌激素。而 LH 在排卵及激素生成方面十分重要。
- 特定的激素生成酶为特定的卵巢细胞所特有。仅卵泡膜细胞表达 P450c17，这种酶可使孕激素（21 碳甾体）转化成雄激素（19 碳甾体）。而只有颗粒细胞在 FSH 刺激下有能力使雄激素芳香化成雌激素（18 碳甾体）。
- 颗粒细胞在排卵前无直接的血液供应；经基底膜与卵泡膜细胞分开。与之相反，排卵后毛细血管几乎立即侵入颗粒细胞层。
- 排卵前的卵泡膜细胞在孕烯醇酮合成雄激素时首先转化为 17 羟孕烯醇酮（Δ^5 路径）。
- 黄体期孕烯醇酮首先转化为孕酮（Δ^4 路径）。孕酮、17-羟孕酮及抑制素 A 水平均在黄体期达到高峰。
- 黄体寿命约 14 天。若未被 hCG 活化，即开始溶解及凋亡。

（王 颖译 乔 杰校）

参考文献

1. Rance NE, Young WS 3rd, McMullen NT: Topography of neurons expressing luteinizing hormone-releasing hormone gene transcripts in the human hypothalamus and basal forebrain. J Comp Neurol 339:573–586, 1994.
2. White RB, Eisen JA, Kasten TL, Fernald RD: Second gene for gonadotropin-releasing hormone in humans. Proc Natl Acad Sci USA 95:305–309, 1998.
3. Cheng CK, Leung PCK: Molecular biology of gonadotropin-releasing hormone (GnRH)-I, GnRH-II and their receptors in humans. Endocr Rev 26:283–306, 2005.
4. Morgan K, Millar RP: Evolution of GnRH ligand precursors and GnRH receptors in protochordate and vertebrate species. Gen Comp Endocrinol 139:191–197, 2004.
5. Millar RP, Lu ZL, Pawson AJ, et al: Gonadotropin-releasing hormone receptors. Endocr Rev 25:235–275, 2004.
6. Schally AV, Arimura A, Baba Y, et al: Isolation and properties of the FSH and LH-releasing hormone. Biochem Biophys Res Commun 43:393–399, 1971.
7. Schally AV, Arimura A, Kastin AJ, et al: Gonadotropin-releasing hormone: One polypeptide regulates secretion of luteinizing and follicle-stimulating hormones. Science 173:1036–1038, 1971.
8. Arimura A, Matsuo H, Baba Y, Schally AV: Ovulation induced by synthetic luteinizing hormone-releasing hormone in the hamster. Science 174:511–512, 1971.
9. Amoss M, Burgus R, Blackwell R, et al: Purification, amino acid composition and N-terminus of the hypothalamic luteinizing hormone releasing factor (LRF) of ovine origin. Biochem Biophys Res Commun 44:205–210, 1971.
10. Nikolics K, Mason AJ, Szonyi E, et al: A prolactin-inhibiting factor within the precursor for human gonadotropin-releasing hormone. Nature 316:511–517, 1985.
11. Knobil E: The neuroendocrine control of the menstrual cycle. Recent Prog Horm Res 36:53–88, 1980.
12. Mais V, Kazer RR, Cetel NS, et al: The dependency of folliculogenesis and corpus luteum function on pulsatile gonadotropin secretion in cycling women using a gonadotropin-releasing hormone antagonist as a probe. J Clin Endocrinol Metab 62:1250–1255, 1986.
13. Belchetz PE, Plant TM, Nakai Y, et al: Hypophysial responses to continuous and intermittent delivery of hypothalamic gonadotropin-releasing hormone. Science 202:631–633, 1978.
14. Haisenleder DJ, Dalkin AC, Ortolano GA, et al: A pulsatile gonadotropin-releasing hormone stimulus is required to increase transcription of the gonadotropin subunit genes: Evidence for differential regulation of transcription by pulse frequency in vivo. Endocrinology 128:509–517, 1991.
15. Marshall JC, Dalkin AC, Haisenleder DJ, et al: Gonadotropin-releasing hormone pulses: regulators of gonadotropin synthesis and ovulatory cycles. Recent Prog Horm Res 47:155–189, 1991.
16. Reame N, Sauder SE, Kelch RP, Marshall JC: Pulsatile gonadotropin secretion during the human menstrual cycle: Evidence for altered frequency of gonadotropin-releasing hormone secretion. J Clin Endocrinol Metab 59:328–337, 1984.
17. Filicori M, Santoro N, Merriam GR, Crowley WF Jr: Characterization of the physiological pattern of episodic gonadotropin secretion throughout the human menstrual cycle. J Clin Endocrinol Metab 62:1136–1144, 1986.
18. Hall JE, Schoenfeld DA, Martin KA, Crowley WF Jr: Hypothalamic gonadotropin-releasing hormone secretion and follicle-stimulating hormone dynamics during the luteal-follicular transition. J Clin Endocrinol Metab 74:600–607, 1992.
19. Veldhuis JD, Evans WS, Johnson ML, et al: Physiological properties of the luteinizing hormone pulse signal: Impact of intensive and extended venous sampling paradigms on its characterization in healthy men and women. J Clin Endocrinol Metab 62:881–891, 1986.
20. Kauffman AS: Emerging functions of gonadotropin-releasing hormone II in mammalian physiology and behaviour. J Neuroendocrinol 16:794–806, 2004.
21. Sullivan KA, Witkin JW, Ferin M, Silverman AJ: Gonadotropin-releasing hormone neurons in the rhesus macaque are not immunoreactive for the estrogen receptor. Brain Res 685:198–200, 1995.
22. Herbison AE, Horvath TL, Naftolin F, Leranth C: Distribution of estrogen receptor-immunoreactive cells in monkey hypothalamus: Relationship to neurones containing luteinizing hormone-releasing hormone and tyrosine hydroxylase. Neuroendocrinology 61:1–10, 1995.
23. Kallo I, Butler JA, Barkovics-Kallo M, et al: Oestrogen receptor beta-immunoreactivity in gonadotropin releasing hormone-expressing neurones: Regulation by oestrogen. J Neuroendocrinol 13:741–748, 2001.
24. Hrabovszky E, Steinhauser A, Barabas K, et al: Estrogen receptor-beta immunoreactivity in luteinizing hormone-releasing hormone neurons of the rat brain. Endocrinology 142:3261–3264, 2001.
25. Hrabovszky E, Shughrue PJ, Merchenthaler I, et al: Detection of estrogen receptor-beta messenger ribonucleic acid and ^{125}I-estrogen binding sites in luteinizing hormone-releasing hormone neurons of the rat brain. Endocrinology 141:3506–3509, 2000.
26. Skynner MJ, Sim JA, Herbison AE: Detection of estrogen receptor alpha and beta messenger ribonucleic acids in adult gonadotropin-releasing hormone neurons. Endocrinology 140:5195–5201, 1999.
27. Abraham IM, Han SK, Todman MG, et al: Estrogen receptor beta mediates rapid estrogen actions on gonadotropin-releasing hormone neurons in vivo. J Neurosci 23:5771–5777, 2003.
28. Dorling AA, Todman MG, Korach KS, Herbison AE: Critical role for estrogen receptor alpha in negative feedback regulation of gonadotropin-releasing hormone mRNA expression in the female mouse. Neuroendocrinology 78:204–209, 2003.
29. Radovick S, Ticknor CM, Nakayama Y, et al: Evidence for direct estrogen regulation of the human gonadotropin-releasing hormone gene. J Clin Invest 88:1649–1655, 1991.
30. Chen A, Zi K, Laskar-Levy O, Koch Y: The transcription of the hGnRH-I and hGnRH-II genes in human neuronal cells is differentially regulated by estrogen. J Mol Neurosci 18:67–76, 2002.
31. Matagne V, Lebrethon MC, Gerard A, Bourguignon JP: In vitro paradigms for the study of GnRH neuron function and estrogen effects. Ann NY Acad Sci 1007:129–142, 2003.
32. Krajewski SJ, Abel TW, Voytko ML, Rance NE: Ovarian steroids differentially modulate the gene expression of gonadotropin-releasing hormone neuronal subtypes in the ovariectomized cynomolgus monkey. J Clin Endocrinol Metab 88:655–662, 2003.
33. Schwanzel-Fukuda M, Pfaff DW: Origin of luteinizing hormone-releasing hormone neurons. Nature 338:161–164, 1989.
34. Jennes L, Stumpf WE, Sheedy ME: Ultrastructural characterization of gonadotropin-releasing hormone (GnRH)-producing neurons. J Comp Neurol 232:534–547, 1985.
35. Silverman AJ, Jhamandas J, Renaud LP: Localization of luteinizing hormone-releasing hormone (LHRH) neurons that project to the median eminence. J Neurosci 7:2312–2319, 1987.
36. Waldstreicher J, Seminara SB, Jameson JL, et al: The genetic and clinical heterogeneity of gonadotropin-releasing hormone deficiency in the human. J Clin Endocrinol Metab 81:4388–4395, 1996.
37. McClintock MK: Menstrual synchrony and suppression. Nature 229:244–245, 1971.

38. Stern K, McClintock MK: Regulation of ovulation by human pheromones. Nature 392:177–179, 1998.
39. Suarez-Quian CA, Wynn PC, Catt KJ: Receptor-mediated endocytosis of GnRH analogs: Differential processing of gold-labeled agonist and antagonist derivatives. J Steroid Biochem 24:183–192, 1986.
40. Schvartz I, Hazum E: Internalization and recycling of receptor-bound gonadotropin-releasing hormone agonist in pituitary gonadotropes. J Biol Chem 262:17046–17050, 1987.
41. Morell AG, Gregoriadis G, Scheinberg IH, et al: The role of sialic acid in determining the survival of glycoproteins in the circulation. J Biol Chem 246:1461–1467, 1971.
42. Weiss J, Guendner MJ, Halvorson LM, Jameson JL: Transcriptional activation of the follicle-stimulating hormone beta-subunit gene by activin. Endocrinology 136:1885–1891, 1995.
43. Besecke LM, Guendner MJ, Schneyer AL, et al: Gonadotropin-releasing hormone regulates follicle-stimulating hormone-beta gene expression through an activin/follistatin autocrine or paracrine loop. Endocrinology 137:3667–3673, 1996.
44. Richards JS, Hedin L: Molecular aspects of hormone action in ovarian follicular development, ovulation, and luteinization. Annu Rev Physiol 50:441–463, 1988.
45. Goodman RL, Parfitt DB, Evans NP, et al: Endogenous opioid peptides control the amplitude and shape of gonadotropin-releasing hormone pulses in the ewe. Endocrinology 136:2412–2420, 1995.
46. Genazzani AR, Genazzani AD, Volpogni C, et al: Opioid control of gonadotrophin secretion in humans. Hum Reprod 8(Suppl 2):151–153, 1993.
47. Whisnant SC, Havern RL, Goodman RL: Endogenous opioid suppression of luteinizing hormone pulse frequency and amplitude in the ewe: Hypothalamic sites of action. Neuroendocrinology 54:587–593, 1991.
48. Genazzani AR, Petraglia F: Opioid control of luteinizing hormone secretion in humans. J Steroid Biochem 33:751–755, 1989.
49. Ferin M: The role of endogenous opioid peptides in the regulation of the menstrual cycle. J Steroid Biochem 33(4B):683–685, 1989.
50. Maruncic M, Casper RF: The effect of luteal phase estrogen antagonism on luteinizing hormone pulsatility and luteal function in women. J Clin Endocrinol Metab 64:148–152, 1987.
51. Wildt L, Sir-Petermann T, Leyendecker G, et al: Opiate antagonist treatment of ovarian failure. Hum Reprod 8(Suppl 2):168–174, 1993.
52. Wildt L, Leyendecker G, Sir-Petermann T, Waibel-Treber S: Treatment with naltrexone in hypothalamic ovarian failure: Induction of ovulation and pregnancy. Hum Reprod 8:350–358, 1993.
53. Suh BY, Liu JH, Berga SL, et al: Hypercortisolism in patients with functional hypothalamic-amenorrhea. J Clin Endocrinol Metab 66:733–739, 1988.
54. De Cree C: Endogenous opioid peptides in the control of the normal menstrual cycle and their possible role in athletic menstrual irregularities. Obstet Gynecol Surv 44:720–732, 1989.
55. Harber VJ, Sutton JR: Endorphins and exercise. Sports Med 1:154–171, 1984.
56. Bicsak TA, Tucker EM, Cappel S, et al: Hormonal regulation of granulosa cell inhibin biosynthesis. Endocrinology 119:2711–2719, 1986.
57. Rivier C, Rivier J, Vale W: Inhibin-mediated feedback control of follicle-stimulating hormone secretion in the female rat. Science 234:205–208, 1986.
58. Groome NP, Illingworth PJ, O'Brien M, et al: Measurement of dimeric inhibin B throughout the human menstrual cycle. J Clin Endocrinol Metab 81:1401–1405, 1996.
59. McNatty KP, Smith DM, Makris A, et al: The intraovarian sites of androgen and estrogen formation in women with normal and hyperandrogenic ovaries as judged by in vitro experiments. J Clin Endocrinol Metab 50:755–763, 1980.
60. Kobayashi M, Nakano R, Ooshima A: Immunohistochemical localization of pituitary gonadotrophins and gonadal steroids confirms the "two-cell, two-gonadotrophin" hypothesis of steroidogenesis in the human ovary. J Endocrinol 126:483–488, 1990.
61. Schoot DC, Coelingh Bennink HJ, Mannaerts BM, et al: Human recombinant follicle-stimulating hormone induces growth of pre-estrogen biosynthesis in a woman with isolated gonadotropin deficiency. J Clin Endocrinol Metab 74:1471–1473, 1992.
62. Mendel CM: The free hormone hypothesis. Distinction from the free hormone transport hypothesis. J Androl 13:107–116, 1992.
63. Miller CD, Miller WL: Transcriptional repression of the ovine follicle-stimulating hormone-beta gene by 17 beta-estradiol. Endocrinology 137:3437–3446, 1996.
64. Baratta M, West LA, Turzillo AM, Nett TM: Activin modulates differential effects of estradiol on synthesis and secretion of follicle-stimulating hormone in ovine pituitary cells. Biol Reprod 64:714–719, 2001.
65. Wildt L, Hutchison JS, Marshall G, et al: On the site of action of progesterone in the blockade of the estradiol-induced gonadotropin discharge in the rhesus monkey. Endocrinology 109:1293–1294, 1981.
66. Liu JH, Yen SS: Induction of midcycle gonadotropin surge by ovarian steroids in women: A critical evaluation. J Clin Endocrinol Metab 57:797–802, 1983.
67. Carr BR, MacDonald PC, Simpson ER: The role of lipoproteins in the regulation of progesterone secretion by the human corpus luteum. Fertil Steril 38:303–311, 1982.
68. Clark BJ, Soo SC, Caron KM, et al: Hormonal and developmental regulation of the steroidogenic acute regulatory protein. Mol Endocrinol 9:1346–1355, 1995.
69. Hu YC, Wang PH, Yeh S, et al: Subfertility and defective folliculogenesis in female mice lacking androgen receptor. Proc Natl Acad Sci USA 101:11209–11214, 2004.
70. Hallberg L, Hogdahl AM, Nilsson L, Rybo G: Menstrual blood loss—a population study. Variation at different ages and attempts to define normality. Acta Obstet Gynecol Scand 45:320–351, 1966.
71. Lessey BA, Killam AP, Metzger DA, et al: Immunohistochemical analysis of human uterine estrogen and progesterone receptors throughout the menstrual cycle. J Clin Endocrinol Metab 67:334–340, 1988.
72. Sullivan MW, Stewart-Akers A, Krasnow JS, et al: Ovarian responses in women to recombinant follicle-stimulating hormone and luteinizing hormone (LH): A role for LH in the final stages of follicular maturation. J Clin Endocrinol Metab 84:228–232, 1999.
73. Yong EL, Baird DT, Hillier SG: Mediation of gonadotrophin-stimulated growth and differentiation of human granulosa cells by adenosine-3′,5′-monophosphate: One molecule, two messages. Clin Endocrinol (Oxf) 37:51–58, 1992.
74. Oktay K, Briggs D, Gosden RG: Ontogeny of follicle-stimulating hormone receptor gene expression in isolated human ovarian follicles. J Clin Endocrinol Metab 82:3748–3751, 1997.
75. LaPolt PS, Tilly JL, Aihara T, et al: Gonadotropin-induced up- and down-regulation of ovarian follicle-stimulating hormone (FSH) receptor gene expression in immature rats: Effects of pregnant mare's serum gonadotropin, human chorionic gonadotropin, and recombinant FSH. Endocrinology 130:1289–1295, 1992.
76. Matthews CH, Borgato S, Beck-Peccoz P, et al: Primary amenorrhoea and infertility due to a mutation in the beta-subunit of follicle-stimulating hormone. Nat Genet 5:83–86, 1993.
77. Fletcher WH, Greenan JR: Receptor mediated action without receptor occupancy. Endocrinology 116:1660–1662, 1985.
78. McNatty KP, Makris A, Reinhold VN, et al: Metabolism of androstenedione by human ovarian tissues in vitro with particular reference to reductase and aromatase activity. Steroids 34:429–443, 1979.
79. Hillier SG, van den Boogaard AM, Reichert LE Jr, van Hall EV: Intraovarian sex steroid hormone interactions and the regulation of follicular maturation: Aromatization of androgens by human granulosa cells in vitro. J Clin Endocrinol Metab 50:640–647, 1980.
80. Hild-Petito S, West NB, Brenner RM, Stouffer RL: Localization of androgen receptor in the follicle and corpus luteum of the primate ovary during the menstrual cycle. Biol Reprod 44:561–568, 1991.
81. Jia XC, Kessel B, Welsh TH Jr, Hsueh AJ: Androgen inhibition of follicle-stimulating hormone-stimulated luteinizing hormone receptor formation in cultured rat granulosa cells. Endocrinology 117:13–22, 1985.
82. Erickson GF, Magoffin DA, Dyer CA, Hofeditz C: The ovarian androgen producing cells: A review of structure/function relationships. Endocr Rev 6:371–399, 1985.

83. Chabab A, Hedon B, Arnal F, et al: Follicular steroids in relation to oocyte development and human ovarian stimulation protocols. Hum Reprod 1:449–454, 1986.
84. Andersen CY: Characteristics of human follicular fluid associated with successful conception after in vitro fertilization. J Clin Endocrinol Metab 77:1227–1234, 1993.
85. Knobil E, Plant TM, Wildt L, et al: Control of the rhesus monkey menstrual cycle: Permissive role of hypothalamic gonadotropin-releasing hormone. Science 207:1371–1373, 1980.
86. Adams JM, Taylor AE, Schoenfeld DA, et al: The midcycle gonadotropin surge in normal women occurs in the face of an unchanging gonadotropin-releasing hormone pulse frequency. J Clin Endocrinol Metab 79:858–864, 1994.
87. Nakai Y, Plant TM, Hess DL, et al: On the sites of the negative and positive feedback actions of estradiol in the control of gonadotropin secretion in the rhesus monkey. Endocrinology 102:1008–1014, 1978.
88. Gregg DW, Nett TM: Direct effects of estradiol-17β on the number of gonadotropin-releasing hormone receptors in the ovine pituitary. Biol Reprod 40:288–293, 1989.
89. Bauer-Dantoin AC, Weiss J, Jameson JL: Roles of estrogen, progesterone, and gonadotropin-releasing hormone (GnRH) in the control of pituitary GnRH receptor gene expression at the time of the preovulatory gonadotropin surges. Endocrinology 136:1014–1019, 1995.
90. Adams TE, Norman RL, Spies HG: Gonadotropin-releasing hormone receptor binding and pituitary responsiveness in estradiol-primed monkeys. Science 213:1388–1390, 1981.
91. Menon M, Peegel H, Katta V: Estradiol potentiation of gonadotropin-releasing hormone responsiveness in the anterior pituitary is mediated by an increase in gonadotropin-releasing hormone receptors. Am J Obstet Gynecol 151:534–540, 1985.
92. Xia L, Van Vugt D, Alston EJ, et al: A surge of gonadotropin-releasing hormone accompanies the estradiol-induced gonadotropin surge in the rhesus monkey. Endocrinology 131:2812–2820, 1992.
93. Leyendecker G, Wildt L, Hansmann M: Pregnancies following chronic intermittent (pulsatile) administration of Gn-RH by means of a portable pump ("Zyklomat")—a new approach to the treatment of infertility in hypothalamic amenorrhea. J Clin Endocrinol Metab 51:1214–1216, 1980.
94. Caraty A, Antoine C, Delaleu B, et al: Nature and bioactivity of gonadotropin-releasing hormone (GnRH) secreted during the GnRH surge. Endocrinology 136:3452–3460, 1995.
95. Young JR, Jaffe RB: Strength-duration characteristics of estrogen effects on gonadotropin response to gonadotropin-releasing hormone in women. II. Effects of varying concentrations of estradiol. J Clin Endocrinol Metab 42:432–442, 1976.
96. Cahill DJ, Wardle PG, Harlow CR, Hull MG: Onset of the preovulatory luteinizing hormone surge: Diurnal timing and critical follicular prerequisites. Fertil Steril 70:56–59, 1998.
97. Hoff JD, Quigley ME, Yen SS: Hormonal dynamics at midcycle: A reevaluation. J Clin Endocrinol Metab 57:792–796, 1983.
98. Pauerstein CJ, Eddy CA, Croxatto HD, et al: Temporal relationships of estrogen, progesterone, and luteinizing hormone levels to ovulation in women and infrahuman primates. Am J Obstet Gynecol 130:876–886, 1978.
99. Zelinski-Wooten MB, Hutchison JS, Chandrasekher YA, et al: Administration of human luteinizing hormone (hLH) to macaques after follicular development: Further titration of LH surge requirements for ovulatory changes in primate follicles. J Clin Endocrinol Metab 75:502–507, 1992.
100. McClure N, Macpherson AM, Healy DL, et al: An immunohistochemical study of the vascularization of the human graafian follicle. Hum Reprod 9:1401–1405, 1994.
101. Wulff C, Wilson H, Wiegand SJ, et al: Prevention of thecal angiogenesis, antral follicular growth, and ovulation in the primate by treatment with vascular endothelial growth factor Trap R1R2. Endocrinology 143:2797–2807, 2002.
102. Wulff C, Wilson H, Largue P, et al: Angiogenesis in the human corpus luteum: Localization and changes in angiopoietins, tie-2, and vascular endothelial growth factor messenger ribonucleic acid. J Clin Endocrinol Metab 85:4302–4309, 2000.
103. Dickson SE, Fraser HM: Inhibition of early luteal angiogenesis by gonadotropin-releasing hormone antagonist treatment in the primate. J Clin Endocrinol Metab 85:2339–2344, 2000.
104. Lumsden MA, Kelly RW, Templeton AA, et al: Changes in the concentration of prostaglandins in preovulatory human follicles after administration of hCG. J Reprod Fertil 77:119–124, 1986.
105. Yoshimura Y, Santulli R, Atlas SJ, et al: The effects of proteolytic enzymes on in vitro ovulation in the rabbit. Am J Obstet Gynecol 157:468–475, 1987.
106. Edwards RG: Maturation in vitro of human ovarian oocytes. Lancet 2(7419):926–929, 1965.
107. Edwards RG: Maturation in vitro of mouse, sheep, cow, pig, rhesus monkey and human ovarian oocytes. Nature 208:349–351, 1965.
108. Hutchison JS, Zeleznik AJ: The rhesus monkey corpus luteum is dependent on pituitary gonadotropin secretion throughout the luteal phase of the menstrual cycle. Endocrinology 115:1780–1786, 1984.
109. Filicori M, Butler JP, Crowley WF Jr: Neuroendocrine regulation of the corpus luteum in the human. Evidence for pulsatile progesterone secretion. J Clin Invest 73:1638–1647, 1984.
110. Sheehan KL, Casper RF, Yen SS: Luteal phase defects induced by an agonist of luteinizing hormone-releasing factor: A model for fertility control. Science 215:170–172, 1982.
111. Bassett SG, Little-Ihrig LL, Mason JI, Zeleznik AJ: Expression of messenger ribonucleic acids that encode for 3β-hydroxysteroid dehydrogenase and cholesterol side-chain cleavage enzyme throughout the luteal phase of the macaque menstrual cycle. J Clin Endocrinol Metab 72:362–326, 1991.
112. Brannian JD, Shiigi SM, Stouffer RL: Gonadotropin surge increases fluorescent-tagged low-density lipoprotein uptake by macaque granulosa cells from preovulatory follicles. Biol Reprod 47:355–360, 1992.
113. Rojas FJ, Moretti-Rojas I, Balmaceda JP, Asch RH: Regulation of gonadotropin-stimulable adenylyl cyclase of the primate corpus luteum. J Steroid Biochem 32:175–182, 1989.
114. McLachlan RI, Cohen NL, Vale WW, et al: The importance of luteinizing hormone in the control of inhibin and progesterone secretion by the human corpus luteum. J Clin Endocrinol Metab 68:1078–1085, 1989.
115. Molskness TA, Woodruff TK, Hess DL, et al: Recombinant human inhibin-A administered early in the menstrual cycle alters concurrent pituitary and follicular, plus subsequent luteal, function in rhesus monkeys. J Clin Endocrinol Metab 81:4002–4006, 1996.
116. le Nestour E, Marraoui J, Lahlou N, et al: Role of estradiol in the rise in follicle-stimulating hormone levels during the luteal-follicular transition. J Clin Endocrinol Metab 77:439–442, 1993.
117. Christin-Maitre S, Taylor AE, Khoury RH, et al: Homologous in vitro bioassay for follicle-stimulating hormone (FSH) reveals increased FSH biological signal during the mid- to late luteal phase of the human menstrual cycle. J Clin Endocrinol Metab 81:2080–2088, 1996.
118. Roseff SJ, Bangah ML, Kettel LM, et al: Dynamic changes in circulating inhibin levels during the luteal-follicular transition of the human menstrual cycle. J Clin Endocrinol Metab 69:1033–1039, 1989.
119. Muttukrishna S, Fowler PA, George L, et al: Changes in peripheral serum levels of total activin A during the human menstrual cycle and pregnancy. J Clin Endocrinol Metab 81:3328–3334, 1996.
120. Shikone T, Yamoto M, Kokawa K, et al: Apoptosis of human corpora lutea during cyclic luteal regression and early pregnancy. J Clin Endocrinol Metab 81:2376–2380, 1996.
121. Young KA, Hennebold JD, Stouffer RL: Dynamic expression of mRNAs and proteins for matrix metalloproteinases and their tissue inhibitors in the primate corpus luteum during the menstrual cycle. Mol Hum Reprod 8:833–840, 2002.
122. Friden BE, Runesson E, Hahlin M, Brannstrom M: Evidence for nitric oxide acting as a luteolytic factor in the human corpus luteum. Mol Hum Reprod 6:397–403, 2000.
123. Vega M, Urrutia L, Iniguez G, et al: Nitric oxide induces apoptosis in the human corpus luteum in vitro. Mol Hum Reprod 6:681–687, 2000.

第一部分 基础科学

2 卵巢激素：结构、生物合成、功能、作用机制及实验室诊断

Manjula K. Gupta and SuYnn Chia

引言

卵巢主要功能——促进卵母细胞成熟并释放卵子——是通过产生几种甾体激素和非甾体激素完成的，这些激素对一系列复杂过程进行局部调节。在外周，它们作用于各种靶器官，包括子宫、阴道、输卵管、乳腺、脂肪组织、骨骼、肾以及肝，从而产生女性性征。

卵巢激素的分泌通过下丘脑-垂体轴进行精确调节。总之，下丘脑、垂体与卵巢激素复杂的相互作用及调控，使女性产生可预测的规律排卵性月经周期，并可受孕。

卵巢——内分泌器官

单个卵泡被认为是卵巢的基本内分泌/生殖单位，由一个生殖细胞及其周围的一群内分泌细胞组成，后者被基底膜分成两层。内层为颗粒细胞，外层为卵泡膜细胞。这两种细胞为卵巢激素的产生提供了最基本基质，并经不同的促性腺激素［即黄体生成素（LH）和卵泡刺激素（FSH）］调节，产生完全不同的甾体激素。

"两种细胞"理论描述了发生于卵泡生长及甾体激素生成过程中事件的顺序。依此理论，LH 主要刺激卵泡膜细胞产生睾酮及雄烯二酮，均为 19 碳的甾体激素。与此不同，FSH 主要刺激颗粒细胞将这些19 碳甾体激素芳香化为雌激素[1,2]。

卵巢甾体激素的产生同时由卵巢内的旁分泌（细胞间）和自分泌（细胞内）机制以及垂体分泌的 FSH 进行内分泌调节。几种非甾体激素与卵巢产生的因子是这种调控的中心[3]。本章内容主要阐述卵巢的这些方面，并讨论卵巢甾体及肽类激素的生物化学、生物合成、调节及作用。

卵巢甾体激素合成及甾体激素

卵巢包括几种独特的甾体激素生成细胞，包括间质细胞、卵泡膜细胞、颗粒细胞和黄素颗粒细胞。每种细胞均含有合成雄激素、雌激素及孕激素所需的全部酶系统。然而，所合成激素的类型随细胞类型与生成甾体激素所需酶的表达情况不同而变化。其他影响细胞合成甾体激素类型的因素还包括促性腺激素水平和表达情况以及低密度脂蛋白（low-density lipoprotein，LDL）的利用率［如下述讨论，甾体激素的合成通过以下两个途径之一实现：$\triangle^5$（3β-羟基甾体）途径或 $\triangle^4$（3 酮）途径］。

甾体激素合成

如肾上腺一样，卵巢利用胆固醇合成所有 3 种类型的甾体激素——雌激素、孕激素和雄激素。而与前者不同的是，卵巢无法合成糖皮质激素和盐皮质激素，因其缺乏 21-羟化酶及 11β-羟化酶。

除肝及肠黏膜外，内分泌腺中的甾体激素合成均遵循同一基本途径，即主要依赖于外源性（或血浆中）的胆固醇，通过乙酰辅酶 A 合成内源性胆固醇。卵巢合成甾体激素的主要来源为摄取血浆中的 LDL[4]。甾体激素合成的限速步骤为胆固醇由胞质转运至线粒体内膜的过程[5]。该过程被一种 LH 诱导的线粒体酶即甾体激素合成急性调节（steroidogenic acute regulatory，StAR）蛋白介导[6]。StAR 基因位于常染色体 8p11.2 上，编码一个 285 个氨基酸的前体蛋白，其中 25 个氨基酸于转运至线粒体后裂解[7,8]。导致终止密码提前出现的 StAR 基因无义突变，已被认为是先天性类脂性肾上腺增生的病因，这种疾病的主要特点是出现细胞内脂质沉积，破坏甾体

激素的合成[7]。

卵巢间质细胞和卵泡细胞均可合成甾体激素。胆固醇的基本结构是由以一个侧链相连的3个6碳环与1个5碳环组成（图2-1）。两个重要的甲基团位于18位与19位碳上。侧链部分断裂（即碳链裂解酶反应）形成孕酮和皮质激素（21-碳孕烷甾体激素）；去除整条侧链形成雄激素（19碳甾体雄烷）；而雌激素（18碳甾体雌烷）则是通过3个6碳环之一的19位甲基缺失后芳香化成酚结构所形成。

甾体激素合成的第一步为胆固醇经20及22位碳羟基化转化为孕烯醇酮，随后侧链裂解（图2-2）。从孕烯醇酮开始，甾体激素通过两种常规途径之一进行合成[5]。孕烯醇酮△^{5}路径生成雄激素与雌激素［孕烯醇酮→17-羟孕烯醇酮→脱氢表雄酮（DHEA）→睾酮→雌激素］。孕酮△^{4}路径生成雄激素与雌激素（孕烯醇酮→孕酮→17-羟孕酮→雄激素→雌激素）。肾上腺中，△^{4}路径生成糖皮质激素和盐皮质激素。

参与细胞内甾体激素合成的酶包括5种羟化酶、2种脱氢酶、1种还原酶及1种芳香化酶。羟化酶与芳香化酶属于细胞色素P450（CYP）基因超家族（表2-1）。这些酶同时存在于线粒体和内质网中。

表2-1 酶反应和甾体合成酶的细胞定位		
酶反应	基因（酶）	细胞定位/组织定位
胆固醇侧链裂解	CYP11A（P450scc）	线粒体（泡膜细胞；颗粒细胞）
17α-羟化酶	CYP17（P450c17）	ER（卵泡膜细胞）
17,20-羟化酶（裂解酶）	CYP17（P450c17）	ER（卵泡膜细胞）
芳香化酶	CYP19（P450芳香化酶）	ER（颗粒细胞）
3β-羟甾脱氢酶	3βHSD	ER（卵泡膜细胞、颗粒细胞）
17β-羟基甾体脱氢酶	17βHSD	ER（颗粒细胞）
21-羟化酶	CYP21（P450c21）	ER（肾上腺）
11β-羟化酶	CYP11Bl（P450c11）	线粒体（肾上腺）
ER，内质网		

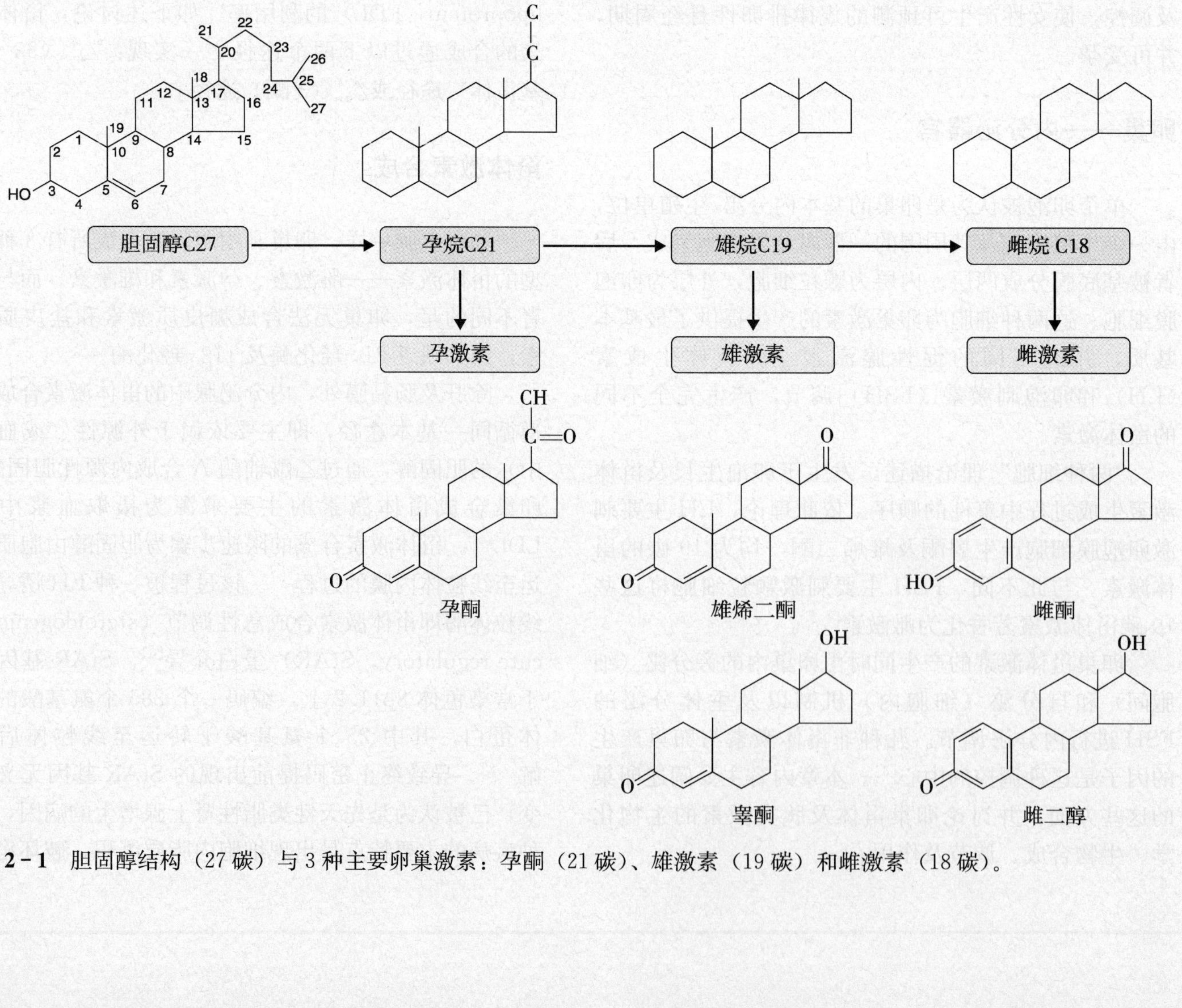

图2-1　胆固醇结构（27碳）与3种主要卵巢激素：孕酮（21碳）、雄激素（19碳）和雌激素（18碳）。

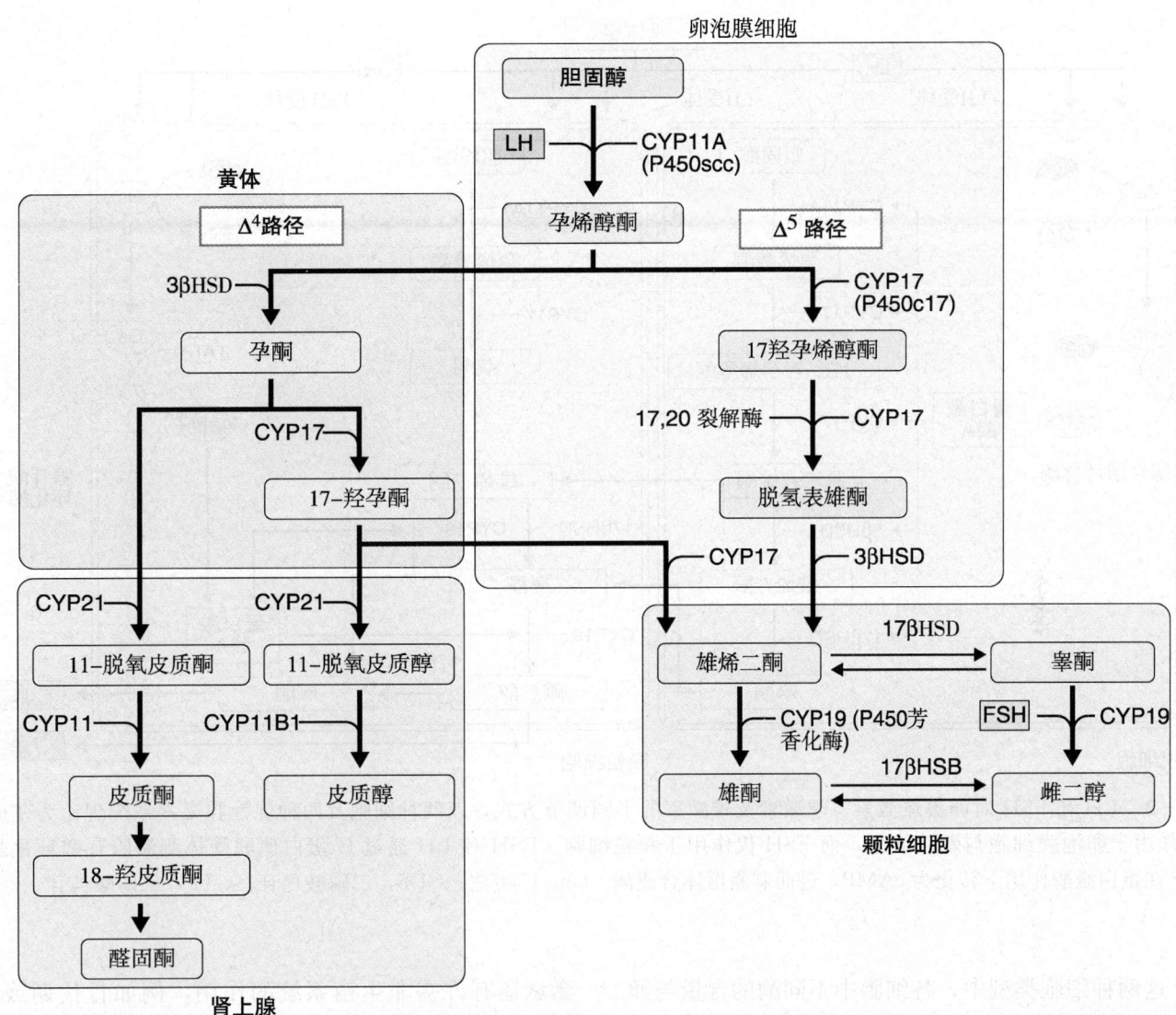

图 2-2 卵巢甾体激素生物合成路径。Δ^4 路径使孕烯醇酮转化为孕酮，为黄体期的主要途径。Δ^5 路径则将孕烯醇酮转化为雄激素，继而合成雌激素，为泡膜细胞的主要途径。图中还显示了 17-羟孕酮向雄烯二酮的转化以及皮质醇为 CYP21 与 CYP11 的合成产物，而二者仅存于肾上腺中。单向为不可逆反应，双向为可逆反应。HSD，羟甾脱氢酶。

表中的 9 个酶中，有 4 个为调节甾体激素合成主要步骤的关键酶（图 2-2）：CYP11A（P450scc），一种催化胆固醇向孕烯醇酮转化的侧链裂解酶；3β-羟甾脱氢酶（3βhydroxysteroid dehydrogenase, 3β-HSD），可将孕烯醇酮转化为孕酮；CYP17（P450c17），一种将孕烯醇酮转化为雄激素的羟化酶；而 CYP19（P450 芳香化酶），则是一种将雄激素转化为雌激素的芳香化酶。大部分反应不可逆（单箭头反应，见图 2-2）。极少数为可逆反应（双箭头表示），依赖于可利用的辅助因子（如 NADP/NADPH 比率）。

一种激素的产生依赖于细胞的性质及组织中是否存在内源性甾体激素生成酶。由于肾上腺皮质缺乏 17β-HSD，因此，其雄激素产物只限于 DHEA 和雄烯二酮。睾丸中，LH 控制 17β-HSD 的活性及睾酮的产生。卵巢产生甾体激素的细胞（颗粒细胞、卵泡膜细胞及黄体细胞）含有甾体激素合成所需的所有酶底物。卵泡膜细胞中，LH 也调控 17β-HSD 的活性及雄烯二酮的产生，而颗粒细胞中 CYP19（芳香化 P450）的活性则受 FSH 及产生的雌二醇控制。上述关系为两种细胞与两种促性腺激素系统中的基础（图 2-3）。芳香化发生于内质网。

第一部分 基础科学

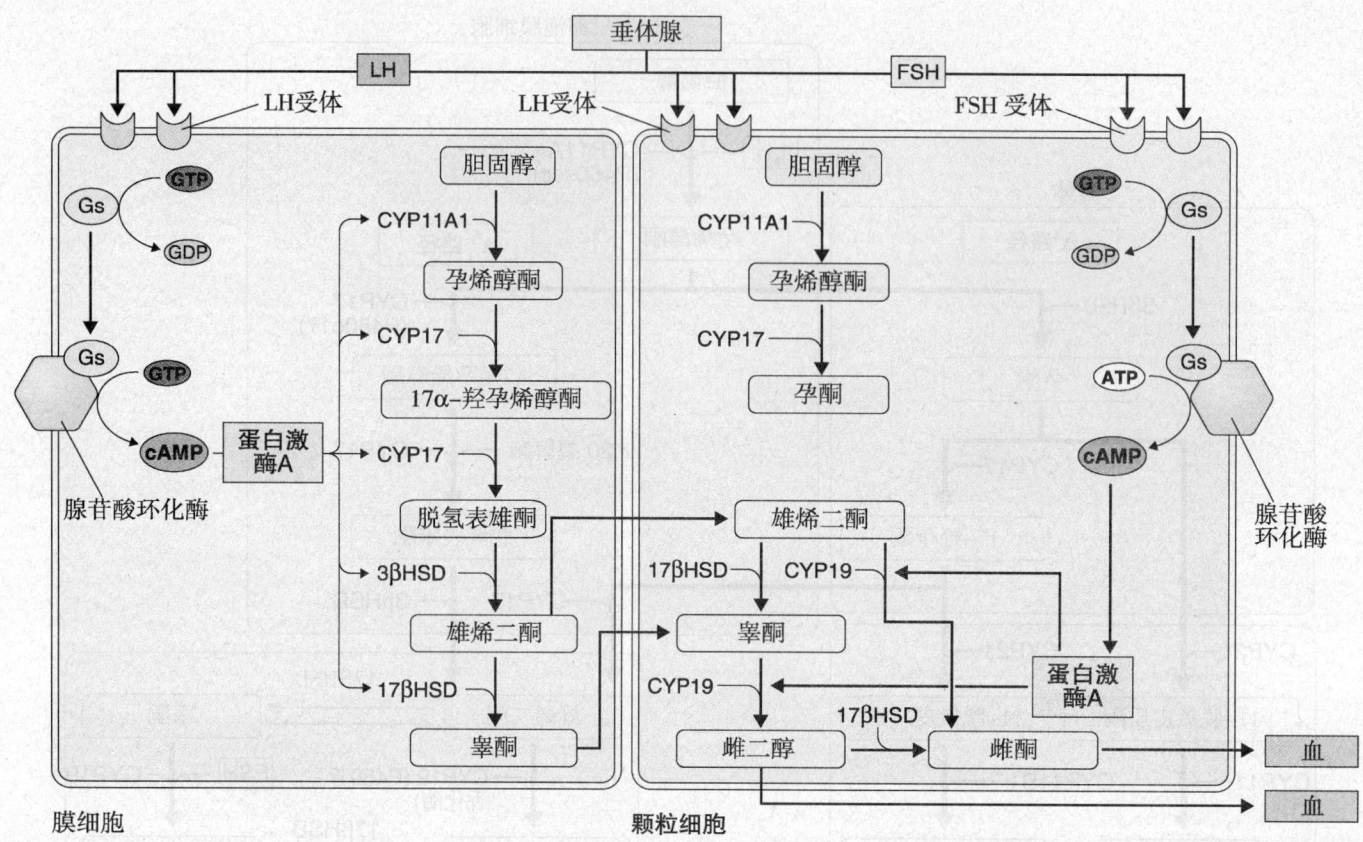

图2-3 LH和FSH对卵巢雌激素、孕激素及雄激素的不同调节方式,以两种细胞及两种促性腺激素系统理论为基础。LH作用于卵泡膜细胞与颗粒细胞,而FSH仅作用于颗粒细胞。FSH和LH通过G蛋白偶联受体刺激腺苷酸环化酶。ATP在蛋白激酶作用下转化为cAMP,进而刺激甾体合成酶。Gs,G蛋白;GDP,二磷酸鸟苷;GTP,三磷酸鸟苷。

这两种细胞类型中,各细胞中不同酶的含量与卵泡发育的所处阶段有关。窦卵泡与排卵前卵泡以及黄体中,颗粒黄体细胞及卵泡膜黄体细胞均表达CYP11A(P450scc)和3β-HSD。相反,CYP17(P450c17)仅表达于窦卵泡、排卵前卵泡及黄体的卵泡膜细胞(见图2-3)。

卵巢甾体激素

依据化学结构及生物功能可将卵巢合成和分泌的主要甾体激素分为3种类型:雌激素、孕激素和雄激素。

雌激素

生理作用

雌激素对于发育及维持女性性征、生殖细胞成熟和妊娠起着必不可少的作用。除了对生殖的影响,雌激素还有许多非生殖系统的作用,例如骨代谢或重塑、神经系统成熟及内皮反应[9]。

青春期,雌激素刺激乳房发育、增大以及子宫、卵巢和阴道的成熟[10,11]。雌激素与生长因子和胰岛素样生长因子(IGF-1)协同作用导致一个快速生长期,刺激软骨细胞与成骨细胞成熟,后者最终引起骨骺融合[12,13]。青春期中期后,雌激素开始对促性腺激素释放激素(GnRH)的分泌产生一个正反馈作用,使FSH和LH的分泌进行性增加,最终产生LH峰、排卵,并开始进入月经周期。

雌激素在维持成年女性月经周期中发挥关键作用[14]。有关雌激素、孕激素和垂体激素的周期性变化详见图2-4。月经周期的卵泡早期,FSH刺激颗粒细胞的芳香化酶活性,导致卵泡中雌激素浓度增加。增加的雌激素水平进一步通过增加颗粒细胞雌激素受体的数量,增加卵泡对FSH和雌激素的敏感性,同时促进卵泡生长和窦卵泡形成。这样就建立了一个正反馈周期，最终形成一个产生成指数增长雌激素的优势卵泡。这些可对 FSH 产生负反馈作用，使其水平下降，导致其他非优势卵泡闭锁。优势卵泡分泌大量雌激素：LH 释放的正反馈出现前，雌二醇水平必须超过 200pg/ml，并持续约 50 个小时[13,15]。一旦 LH 峰启动，即发生颗粒细胞黄素化并生成孕激素。妊娠期时，尽管雌激素本身并非维持妊娠所必需，但可导致子宫供血增加[16]。

在中枢神经系统，绝经期雌激素的撤退被认为与性欲减退、情绪变化与认知障碍有关。这些影响归因于雌激素对许多神经肽和神经递质的合成、释放与代谢的调节作用[17]。雌激素还作为 5-羟色胺激动剂，增加大脑中 5-羟色胺的合成，后者对情绪有积极的影响[18]。尽管对绝经女性的前瞻性观测性研究提示，雌激素替代治疗可能预防其发生认知衰退[19]并延缓痴呆的发展[20]，但于 Alzheimer 病雌激素治疗的随机试验中并未发现有效的证据[21-24]。

在骨骼系统，雌激素通过直接抑制破骨细胞功能，拮抗甲状旁腺激素的作用，使破骨减少并降低骨质再吸收的速率，减少骨量丢失。绝经后期雌/孕激素干预试验（PEPI）是前瞻性安慰剂对照试验，用以研究绝经后女性进行激素替代治疗对其骨密度的影响。结果显示，经过 12 个月的雌激素治疗，受试者髋部的骨密度增加了 1.8%，而脊柱的骨密度增加了 3%～5%[25]。女性健康行动（Women's Health Initiative，WHI）表明，雌激素可将髋骨骨折与脊柱骨折的风险降低 30%～39%[26]。

对于心血管系统，已有有力的证据证明，雌激素具有天然的血管保护作用。在细胞水平上，冠状动脉平滑肌细胞[27]及许多部位的内皮细胞[28]中均发现雌激素受体。雌激素可通过增加内皮细胞中一氧化氮及前列环素的释放导致短期的扩血管作用[29]。几个较大型观察性研究，包括 Framingham 研究与护理健康研究，均证实绝经前女性心血管发病率较绝经后低[30]。女性绝经年龄越早，患心血管疾病的风险越高，二者存在显著的联系[31]。上述研究均得出明确结论，即雌激素替代治疗可防止动脉粥样硬化及冠心病的发生。然而，WHI 研究和心脏及雌/孕激素替代研究（HERS），这两个专门设计解决该问题的随机前瞻性试验，均未证实雌激素对心血管疾病有一级和二级预防作用[26,32]。

生物合成与代谢

雌激素是胆固醇衍生的 18 碳甾体激素（见图 2-1）。天然存在的雌激素有 3 种形式，包括雌酮、17β-雌二醇及雌三醇。非孕女性中，雌酮和雌二醇是卵巢分泌的具有生物活性的主要雌激素。后者的生物活性约为前者的 2～5 倍[33]。未绝经女性中，循环中雌二醇水平为雌酮的 2～4 倍。绝经后女性体内的雌二醇浓度为绝经前女性的 1/10，而雌酮浓度则与绝经状态无关。因此，随着时间推移，绝经前的雌二醇/雌酮比值将倒置[34]。相反，雌三醇并非卵巢所分

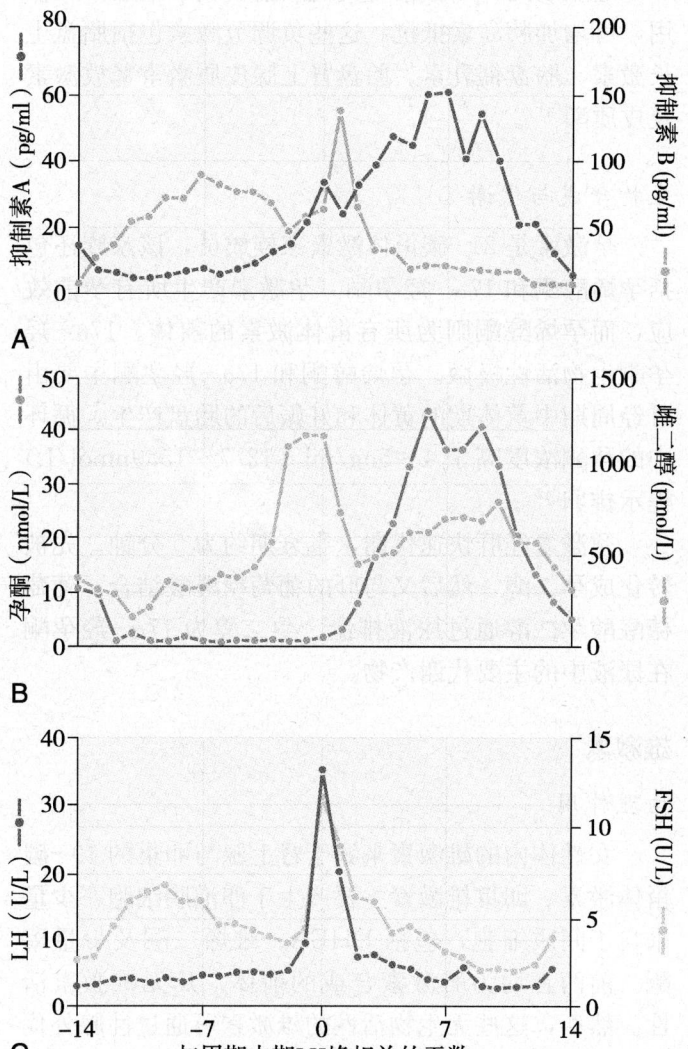

图 2-4 女性月经周期中的血浆激素浓度（均数±标准误）。A. 抑制素；B. 孕酮和雌二醇；C. LH 和 FSH。（Data from Groome NP, et al: Measurement of dimeric inhibin B throughout the human menstrual cycle. J Clin Endocrinol Metab 81: 1401-1405, 1996.）

泌，而是雌酮与雌二醇的外周代谢产物。

绝经前女性的雌激素主要为雌二醇，由卵巢颗粒细胞产生。雄烯二酮经 17β-HSD 转化为睾酮，后者于 19 位碳快速去甲基化，并通过芳香化作用形成雌二醇。部分雌二醇为雄烯二酮通过雌酮生成。雌酮也是一种卵巢的分泌产物，构成循环中剩余的雌激素（40%），且主要由肾上腺雄烯二酮的性腺外外周芳香化作用转化而来[35]。外周雄激素转化为雌激素的过程主要发生于皮肤、肌肉、脂肪组织及子宫内膜[36]。

正常成年女性的雌二醇产生量随月经周期的不同阶段而变化。例如，在黄体中期，每日的雌二醇产生量约为 100~270μg。与之对比，雄烯二酮的产生速率约为每日 3mg，雌酮外周转化比率约为 1.5%，粗略计算由其产生的雌酮占每日雌酮产量的 10%~30%。雌酮产生增加的另一种情况发生于多囊卵巢或卵巢肿瘤患者，其雄激素分泌增加。对于这些患者，雌激素增加阻断了正常的月经周期。而绝经后女性的卵巢功能萎缩，此时由肾上腺雄烯二酮产生的雌酮成为循环中雌激素的主要来源[37]。

妊娠期女性胎盘成为雌激素的主要来源，并以雌三醇的形式存在。胎盘无法从头合成甾体激素，而依赖于循环中胎儿和母亲甾体激素的前体物质。大部分胎盘合成的雌激素来自于胎儿肾上腺产生的雄激素（如硫酸 DHEA）[38]。胎儿硫酸 DHEA 可通过胎盘硫酸脂酶转化为游离 DHEA，进而形成雄烯二酮和睾酮，然后芳香化为雌酮和雌二醇。最后，羟基化为雌三醇。

雌二醇于肝内通过 17β-HSD 迅速转化为雌酮。后者进一步通过三条途径代谢。第一，其可羟基化为 16α-羟雌酮，后者又转化为雌三醇。雌三醇进一步通过硫酸化和糖脂化作用进行代谢，其产物经胆汁或尿液排泄。第二，雌酮结合形成硫酸雌酮，该过程主要发生于肝。硫酸雌酮无生物活性，浓度较雌酮或雌二醇高 10~20 倍[39]，于许多组织中被硫酸酯酶水解为雌酮，作为雌激素无活性的储存形式。硫酸雌酮对于女性性欲评估方面可能存在比较重要的作用，尿液及血清中均可检测到[40]。第三，雌酮还可通过羟基化作用代谢形成 2-羟雌酮与 4-羟雌酮，二者即所谓的儿茶酚雌激素，可通过儿茶酚甲基转移酶转化为 2-甲氧基和 4-甲氧基化合物。

孕激素

生理学作用

孕激素在生殖中发挥重要作用，可抑制雌激素介导的子宫内膜进一步增殖，并使其转化为分泌状态，为植入生殖胚泡做好准备，并可维持妊娠状态。孕激素还可抑制子宫收缩、增加宫颈黏液黏度以及抑制催乳素的活性，故泌乳发生于分娩之后。此外，孕激素可增加基础体温约 0.5℃（0.9F），还可增加呼吸中枢对二氧化碳（CO_2）的敏感性，导致过度通气。

妊娠期间，孕激素与其他胎盘负调节激素协调作用，可增加胰岛素抵抗。这些负调节激素包括胎盘生长激素、胎盘催乳素、胎盘肾上腺皮质激素释放激素及皮质醇[41]。

生物合成与代谢

孕激素是 21-碳甾体激素家族成员，该家族还包括孕烯醇酮和 17α-羟孕酮。孕激素产生所有孕前效应，而孕烯醇酮则为所有甾体激素的前体。17α-羟孕酮生物活性极微。孕烯醇酮和 17α-羟孕酮主要由月经周期中黄体期的黄体和妊娠后的胎盘产生。循环中的孕酮浓度高于 4~5ng/ml（12.7~15.9nmol/L）提示排卵[42]。

孕激素经肝快速代谢，半衰期约为 5 分钟。先被转化成孕二醇，然后又与肝的葡萄糖醛酸结合。葡萄糖醛酸孕二醇通过尿液排泄。孕二醇为 17α-羟孕酮在尿液中的主要代谢产物。

雄激素

生理作用

女性体内的雄激素来源于肾上腺与卵巢的 19-碳甾体激素。卵巢雄激素主要产生于卵泡膜细胞，少量来自于间质细胞，包括 DHEA、雄烯二酮及少量睾酮。前两者均为雌激素合成的前体，几无雄激素活性。然而，这些无生物活性的雄激素可通过性腺外代谢转化为具生物活性的雄激素，如睾酮及双氢睾酮（dihydrotestosterone，DHT）。正常情况下，女性体内具生物活性的雄激素水平很低，无显著生理作用。卵巢与肾上腺雄激素合成过多被认为是女性多毛症与男性化的病因[43]。相反，对于男性，雄激素最重要，尤其是睾酮和 DHT 最为关键。

生物合成与代谢

雄激素是胆固醇衍生的 19 碳甾体激素。其合成限速步骤为胆固醇向孕烯醇酮的转化过程，由 LH 对卵巢及睾丸的作用而产生。正常排卵女性的卵巢分泌约 1～2mg 的雄烯二酮、1mg 的 DHEA 以及约 0.1mg 的睾酮。大部分循环中的睾酮（≈0.2mg）来自雄烯二酮和 DEHA 的外周代谢产物。总之，女性睾酮的每日产生量约为 0.3mg，约有 50% 来自外周的转化，而剩下的 50% 则由卵巢和肾上腺各分泌一半[44]。

在男性，循环中超过 95% 的睾酮为睾丸 Leydig 细胞所分泌。睾丸也分泌少量 DHT 及弱雄激素 DHEA 及雄烯二酮。在大多数雄激素的靶细胞中，睾酮通过 5α 还原酶转化成更具生物活性的 DHT。在女性，雄激素或来自于肾上腺皮质，以 DHEA 及雄烯二酮的形式存在，或来自这些雄激素的前体于外周的转化，以睾酮和 DHT 的形式存在。

循环中的大部分睾酮在肝代谢为雄酮及表雄酮，并与葡糖醛酸或硫酸结合，以 17-酮甾类的形式自尿液排出。值得注意的是，仅 20%～30% 的尿 17-酮甾类为睾酮的代谢产物，其余均为肾上腺甾体激素的代谢产物。

卵巢甾体激素在血浆中的转运

甾体激素为非水溶性，需要载体蛋白将其转运至靶组织。分别为普通载体蛋白，如白蛋白及转甲状腺素蛋白，以及特异性载体蛋白，如甲状腺素结合球蛋白、性激素结合球蛋白（sex hormone-binding globulin, SHBG）及皮质激素运载蛋白。两种类型的载体蛋白均产生于肝。循环中，游离的卵巢甾体激素低于 2%，其余均与性激素结合球蛋白及白蛋白结合[45,46]。

SHBG 为 95 kDa 的 β-球蛋白，合成于肝。其编码基因位于 17 号染色体的短臂（p12-13）[47]。为两条多肽链组成的同源二聚体，具有雄激素和雌激素的单一结合位点。二聚作用是结合过程中必需的步骤[48]。激素结合与游离的成分处于稳定的平衡。而游离的量取决于甾体激素浓度、载体蛋白水平及结合亲和力。

所有甾体激素中，DHT 对 SHBG 的亲和力最高。循环中约 98% 的睾酮呈结合状态，其中大部分（≈65%）与 SHBG 结合，约 33% 与白蛋白结合。雌二醇主要与白蛋白结合（≈60%），但也有部分（≈38%）与 SHBG 结合，约 2% 在循环中呈游离状态[49]。与此相反，孕酮主要与白蛋白结合（≈80%），也有部分（18%）与皮质激素运载蛋白结合。仅 0.6% 的孕酮与 SHBG 结合，约 2% 以游离形式存在。

甾体激素的代谢清除与其与 SHBG 的亲和力呈负相关。因此，一些影响 SHBG 结合水平的因素，如妊娠及口服避孕药，都可直接影响游离激素的水平。由于雌激素可增加 SHBG 的合成，而雄激素则减少其合成，故女性的 SHBG 水平为男性的 2 倍。已知以下几种激素与情况亦可影响 SHBG 结合的水平。甲状腺激素可增加肝内 SHBG 的合成与释放[46]。已有研究显示，胰岛素、胰岛素样生长因子及催乳素可抑制 SHBG 产生[50,51]。此外，血浆中 SHBG 的浓度可于一些疾病时增加，包括甲状腺功能亢进及肝硬化。部分特定的药物，如雌激素、他莫昔芬及苯妥英，也可增加血浆 SHBG 的浓度。而甲状腺功能减退、肥胖、肢端肥大症以及给予外源性雄激素、糖皮质激素和生长激素均可降低其浓度。

许多年来，人们认为只有游离睾酮才具生物活性。然而，研究者指出，甾体激素通常与其特异性载体蛋白亲和力高，而与白蛋白的亲和力则低得多。此外，对活检组织的研究表明，与白蛋白结合的睾酮可于毛细血管床迅速发生分离，故其活性较平衡状态下体外测定的游离睾酮高[52]。所以，可认为与白蛋白非共价结合的甾体激素是游离的，并具有生物学活性[53,54]。

如上所述，SHBG 水平受许多疾病状态影响。因此，SHBG 浓度的变化可导致游离激素与结合激素的比例发生很大变化。所以，临床上对 SHBG 的评估非常关注，因其可使游离激素的测定更准确。可通过一种饱和分析技术测定 SHBG，该技术可检测到与 ^{3}H 标记特异结合的睾酮[55,56]。其改良方法还可检测到非 SHBG 结合部分（具生物活性的）[57]。最近，专门针对 SHBG 的特异性非同位素双位点免疫测定方法已广泛应用于许多临床实验室。

循环中甾体激素的测定

可通过竞争性抑制剂免疫测定法或放射免疫测定

法（RIA）精确测定各种低浓度甾体激素与代谢产物，上述技术于1960年由Yalow和Berson首次描述[58]。然而，甾体激素免疫测定法的发展中出现了几个严重问题。第一，甾体激素均为非免疫原性，都含有一个相似的结构——同一环戊烷半抗原核，仅有微小结构变异——这样就难以产生特异性的抗体。甾体激素可通过与一种称为半抗原的载体蛋白进行化学偶联而产生免疫原性，再经免疫半抗原而产生抗体[59]。然而，甾体激素与蛋白共价结合的位点对于最终产生抗体的特异性具有重要影响[59]。与牛血清白蛋白在19位结合所产生的抗体比在3或17位偶联所产生的抗体特异性高[60]。为获得更准确的临床应用，明确每个被选做测定的抗体交叉反应数据非常重要。市场上许多测定试剂盒的厂家提供交叉反应资料，但有时并不可靠，因此临床实验室测定时必须重新评估[61]。

第二，血浆中高亲和力结合蛋白如SHBG可与抗体竞争，干扰甾体分子的放射免疫测定。导致直接测定十分困难，必须有一个经有机溶剂预先抽提的程序，通常为一种甾体激素的色谱分离。也可使用某种化学物质，如8-对氨基萘苯磺酸可抑制甾体激素与载体蛋白结合，这样无需抽提步骤即可直接测定甾体激素。直接测定迅速并可实现自动化。市场上已出现测定雌二醇、孕酮及睾酮的自动化平台，并已于许多临床实验室中使用了。但这些测定方法敏感性低，在测定低浓度激素时可靠性很差[62]。因此，临床上要求测定低浓度的激素水平时，如成年男性及儿童体内雌二醇的测定（浓度<100pg/ml）[63]、儿童和女性的睾酮测定（<1.5ng/ml）[64]、卵巢刺激中孕酮的测定（<1 ng/ml）[65]，该测定方法可能并非最佳选择。针对这一问题，先用己烷-乙酸乙酯（按3∶2的体积配比）分离血浆并干燥，于无甾体激素的血浆中重构，然后即可在自动化平台上测定[66]。

气相色谱分析质谱联用仪可弥补许多免疫测定法的缺点，被认为比免疫测定法更可靠、更准确。然而，这种技术需要很多步骤，包括仪器分析前的溶剂抽提、色谱分离和化学修饰等，而且较免疫测定法敏感性低，现已被液相色谱分析质谱联用仪技术所取代了。这种新技术具有更高的敏感性，处理量较气相质谱联用仪高，为公认的标准方法[67,68]。已被用来同时测定人血浆中的雌二醇和雌酮，且无交叉反应[69]。已被认为是标准方法，可用于校准及验证免疫测定结果[69]，可使临床应用更为简便及迅速。

雌激素

雌二醇测定对于评估女性生殖功能十分重要。可辅助不孕症及月经稀发的诊断以及确定绝经状态（表2-2）。除此之外，雌二醇测定已广泛用于监测诱导排卵及体外受精方案[70,71]。雌酮水平对于非妊娠女性的临床价值有限，因其与雌二醇水平平行，但在绝经期女性中，雌酮为循环中雌激素的主要形式。硫酸雌酮的特异性放射免疫测定方法如上所述，而且已经商品化了。因为存在一个大的硫酸雌酮循环池，故其可作为动情能力的标志，特别是雌激素替代治疗的女性，对她们来说，由于雌二醇测定中有各种结合雌激素的交叉反应，所以雌二醇测定的价值有限[72,73]。妊娠女性体内，雌三醇为雌激素产生的主要形式，雌激素的分泌量数量级自微克增加至毫克。

孕激素

尽管气相色谱分析质谱联用仪被认为是测定孕激素的标准方法[74]，但利用甾体激素特异性抗体的免疫测定法仍为许多临床实验室首选的检查手段[75,76]。孕激素的放射免疫测定及非同位素免疫测定现均已商品化了。孕激素测定成为监测排卵及黄体期缺陷的常规方法（详见表2-2）[77]。卵泡期，孕激素水平非常

表2-2 卵巢甾体激素的测量方法及临床应用

激素	测量方法	临床应用
雌二醇	放射免疫测定 非同位素免疫测定	卵巢功能评估 绝经状态评估 监测诱导排卵及体外受精周期
硫酸雌酮	放射免疫测定	女性激素替代治疗中的动情标志
孕酮	放射免疫测定 非同位素免疫测定	排卵标志 黄体功能不全的检测 早孕期先兆流产的标志
总睾酮	放射免疫测定 非同位素免疫测定	多毛患者的评估 男性不育
游离睾酮	平衡透析 渗透法	多毛患者的评估 多囊卵巢综合征

低（＜5nmol/L 或 1.5ng/ml）；而黄体期则波动于 9～79nmol/L 间（3～25ng/ml）。如上所述，孕激素为维持妊娠的必需激素，于妊娠早期测定孕酮对于诊断黄体缺陷或先兆流产非常重要[78]。

雄激素

雄激素的测定，包括雄烯二酮、总睾酮或 DHT，均可通过免疫测定法实现[79,81]。其主要缺点之一是与其他甾体激素存在交叉反应。雄烯二酮的测定过程中，可应用特异性睾酮抗体中和血浆中的睾酮，以阻断交叉反应的干扰[81]。无需分离即可直接测定雄烯二酮和睾酮的新试剂盒目前已经面市。然而，试剂盒的测定值表现出很高的变异性，特别是女性标本的变异性最大[82]。多毛女性总睾酮水平与正常女性具显著的重叠性，而游离睾酮水平与疾病的相关性更好[83]。现可通过平衡透析法测定游离睾酮，但对于许多临床实验室来说，该方法既费时，技术难度又大。可以一种使用膜血浆分离器的离心胶体过滤设备的超滤技术替代，并与平衡透析法及气相色谱分析质谱联用仪的一致性很好[83,84,85]。实际上，利用 ^{125}I 标记的睾酮类似物进行的非分离一步免疫测定法也已商品化，应用于许多实验室。但这种直接测定法的准确性及有效性曾受质疑[86,87]。还可选择测定游离睾酮的一个间接参数——FAI——可用于计算睾酮与 SHBG 的比值[88]。较之总睾酮及 SHBG 水平，FAI 是多毛症更好的鉴别指标[87-89]。睾酮与白蛋白和皮质激素运载蛋白的分离速度比与 SHBG 的快。睾酮这种松散的结合状态可于毛细血管中转运时分离，可能具有生物学活性。Cumming 与 Wall 提供了上述假说的证据，提示与非性激素结合球蛋白结合的睾酮为高雄激素血症的一种标志[57,90]。

唾液测定

唾液中 SHBG 含量极少，通常无法检测。所以，这种生物体液可能反映血浆甾体激素的游离部分。唾液甾体激素的测定引起了广泛关注[91-93]。非侵入性收集方法加之检测的简易性使唾液测定法成为一种可替代血浆甾体激素测定的有前景和吸引力的方法。将来，唾液测定法可能成为上述血浆测定法的辅助方法[94-97]。

卵巢肽类激素及卵巢内生长因子

现已明确，促性腺激素和性腺激素在卵泡发生过程中发挥重要作用。然而，卵巢内存在的另外一些现象提示，很多其他卵巢因子可能上调促性腺激素和性腺激素的作用。例如，减数分裂的起始与停止以及卵泡生长的不同速率导致优势卵泡选择，提示卵巢内调控系统的存在。脑垂体水平具内分泌作用的性腺因子的概念可追溯到 70 年前 Mottram 和 Cramer 的文章[98]。抑制素最先被发现，并因其对脑垂体的抑制作用而命名[99]。此后，就产生了有关卵巢内各种潜在的卵巢内调节因子的信息爆炸，包括其生理作用、生化、生物合成及其受体的发现。其中一些成为研究热点，包括肽类激素/生长因子、细胞因子类和神经肽类。这些因子可能以内分泌、自分泌或旁分泌的形式起作用。

卵巢肽类激素：抑制素、激活素与卵泡抑素

第一种水溶性的肽类激素于 1932 年描述，存在于睾丸提取液中，在脑垂体水平表现出选择性抑制活性，因此被命名为抑制素[99]。直至 1985 年（大约 50 年后），抑制素才被分离与定义[100,101]。随后，又定义了另外两种相关肽类激素（即激活素及卵泡抑素）[102,103]。随着抑制素 α 及 β 亚单位基因克隆的成功，大家公认，抑制素与激活素属于生长分化因子中的转化生长因子 β 超家族。二者引起临床上的广泛关注，近几年已被反复讨论过[3,105,106]，于正常细胞和肿瘤细胞中可表现出多种调节功能。卵泡抑制素，一种结构特殊但功能与抑制素及激活素密切相关的糖蛋白，亦在此进行讨论。临床上对上述肽类激素的关注点详见表 2-3。

抑制素

抑制素主要由卵巢颗粒细胞和睾丸 Sertoli 细胞产生。部分来源于妊娠期的胎儿、胎盘、蜕膜和胎膜。其主要作用为通过脑垂体选择性抑制 FSH 功能[107,108]。主要经两种机制调节 FSH 的生物合成：一是减少脑垂体促性腺激素中稳态 FSH mRNA 的合成[109]；二是降低 FSH mRNA 的稳态[110]。

表2-3 抑制素与激活素对生殖的作用			
激素	合成部位	循环水平	关注/应用
抑制素			
抑制素A	颗粒细胞 窦前/优势卵泡	↑黄体期 ↑妊娠 ↑卵巢肿瘤	反映优势卵泡的生长 Down综合征的产前诊断 某些卵巢肿瘤的标志
抑制素B	颗粒细胞 发育中的小卵泡	↑卵泡期 ↑卵巢肿瘤 ↓围绝经期	反映生长卵泡的总分泌量 监测促排卵/IVF反应 某些卵巢肿瘤的标志 绝经开始的标志
激活素	颗粒细胞 垂体/大脑 肾上腺皮质	↑黄体期 ↑自发性临产	通过黄体抑制孕酮合成 防止过早黄素化 可预测早产 与卵泡发育缺乏相关
卵泡抑制素	颗粒细胞 窦卵泡	↓PCOS ↑PCOS	与卵泡发育缺乏相关

PCOS，多囊卵巢综合征

抑制素是由α和β亚单位通过二硫键构成的32kDa的异二聚体糖蛋白[111]。有一个共同的α亚单位及2种不同的β亚单位：β_A或β_B。抑制素的两种亚型被称为抑制素A和抑制素B。如图2-5示，每种亚单位均来自于一个独立的前体分子，称前抑制素α（364个氨基酸残基）、前抑制素β_A（424个氨基酸残基）及前抑制素β_B（407个氨基酸残基）。这些亚单位通过蛋白水解作用转化为成熟形式[104]。除完全成熟的形式（αβ二聚体，Mr~32 000）外，卵泡液中还发现二聚体抑制素氨基末端延长的α或β亚单位的更大结构，并同样具有抑制FSH的生物活性[112,113]。此外，α或β亚单位的单体以及于亚单位生成过程中产生的某一片段（αN和前αN-αC），均具有不同于典型抑制素样生物活性的内在生物活性[114,115]。

循环中存在多种分子形式的抑制素，故很难通过传统的放射免疫测定法准确测定抑制素水平。由于使用的抗体可与抑制素单体及各种片段发生交叉反应，因此检测抑制素二聚体缺乏特异性[112,116,117]。而因为卵泡抑制素与激活素对FSH的调节作用，所以基于检测体外培养的垂体细胞抑制或释放FSH进行抑制素生物测定的传统方法亦缺乏特异性。除此之外，生物测定法尚缺乏测定循环中抑制素所需的敏感性。αβ二聚体特异性抗体双位点免疫测定法的发展克服了上述问题，并可特异性测定两种形式的抑制素二聚体（A和B）[118]。应用这种新的双位点测定法可测定正常月经周期中的抑制素水平[119]。

在月经周期的不同阶段，两种抑制素亚型的合成不同（见图2-4）。抑制素B水平于黄体-卵泡转换期及卵泡早期最高，有关卵泡液和基础颗粒细胞分泌液中存在的抑制素B的研究显示其由发育中的小窦卵泡所分泌[120]。相反，早中卵泡期的抑制素A水平即反映了所有窦卵泡期由FSH和LH刺激分泌的抑制素A的水平。而晚卵泡期抑制素A水平主要代表优势卵泡的分泌。所以，抑制素A和B水平可用于标记卵泡发育阶段，已作为进行辅助生育技术女性预后的标志被研究。特别是于FSH刺激诱导排卵的早期阶段，测定抑制素B水平可预知获卵数，可能有助于辅助生殖技术中的排卵监测。然而，由于正常与亚正常卵巢反映的抑制素B水平存在明显交叉，因

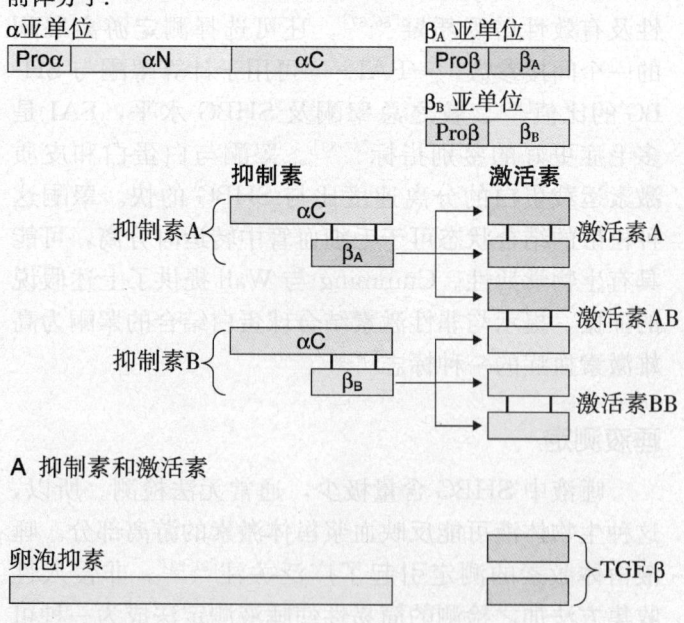

图2-5 激活素、抑制素、卵泡抑制素和TGFβ。包含3种基本亚单位α、β_A和β_B的不同二聚体蛋白示意图。抑制素为α和β亚单位的异二聚体（α-β_A及α-β_B）；激活素则为β亚单位的同二聚体（$\beta_A\beta_A$、$\beta_A\beta_B$及$\beta_B\beta_B$）；以二硫键连接。

此测定第3天的FSH或进行氯米芬激发试验可能有效[121,122]。围绝经期早期的女性体内抑制素B水平明显下降（而抑制素A和雌二醇水平无显著变化），围绝经期抑制素B的降低先于抑制素A，提示抑制素B可能是发生绝经的一个敏感指标[123]。一些有关PCOS中抑制素B生理作用的研究得出两种相反的结论。部分研究显示早卵泡期抑制素B水平明显升高，而其他研究则相反[124,125]——需要进一步研究以证实其在PCOS中的真实作用。

在妊娠期，抑制素A主要由胎儿胎盘组织产生，而抑制素B于整个妊娠过程中均处于低水平[126]。由于怀有Down综合征胎儿女性的第2个妊娠3个月期间，循环中抑制素A水平增加2倍，因此抑制素A测定具有重要临床意义[127]。抑制素A测定结果结合胎儿球蛋白、母亲年龄及β-hCG水平，即可使Down综合征的检出率从53%增至75%[128]。

抑制素A近年来被用作卵巢性索肿瘤的肿瘤标志物。这种异质性肿瘤占所有原发性卵巢恶性肿瘤的7%，由颗粒细胞、卵泡膜细胞、Sertoli细胞、Leydig细胞和其他非特异性间质细胞构成。将这组肿瘤区分于癌及肉瘤非常重要，因为前者为预后较好的低度恶性肿瘤。已经发现，抑制素A及其亚单位是许多卵巢性索间质肿瘤最敏感的免疫组织化学标志物[129]。抑制素B却被发现于性索间质肿瘤及上皮肿瘤中均有升高，因此对于区别两者价值有限。除此之外，最新报道显示，上皮肿瘤囊液中抑制素A水平低与预后不佳相关[130]。

在男性，抑制素B是被发现的主要抑制素，由睾丸的Sertoli细胞分泌。对垂体的FSH有负反馈作用，其生成量受精子发生的调控。抑制素B与精子数及睾丸体积相一致[131-133]，但其无法用于区分精子细胞闭锁与梗阻性无精——一种精子计数正常的情况[134]。所以，抑制素B测定在评估男性生育力方面无法代替睾丸活检。

激活素

激活素是由抑制素β亚单位组成的二聚体（$\beta_A\beta_A$、$\beta_A\beta_B$ 或 $\beta_B\beta_B$），分子量约为25kDa[135]。主要由卵巢颗粒细胞产生。现已检测出性腺外来源的激活素/抑制素 mRNA 及蛋白，其存在部位包括胎盘滋养层、蜕膜、睾丸、肾上腺皮质、大脑、脊髓和腺垂体。提示激活素的多种生理作用并不限于生殖系统。

激活素单独或与FSH协同以自分泌方式作用于颗粒细胞，促进和维持颗粒细胞分化。同时，促进FSH受体于未分化的小细胞中表达[136]，增强其对FSH和LH的反应性，由此增加芳香化酶活性及雌激素合成[137]。可解释小的窦前卵泡如何从不依赖促性腺激素阶段发育至依赖促性腺激素阶段。当颗粒细胞获得FSH受体后，进一步生长与分化至排卵前阶段的过程需要激活素与FSH的协同作用。激活素可抑制自然的以及LH/hCG诱导的人类卵泡孕激素的产生，提示其对于延长黄素化发生中起一定的作用。

激活素通过抑制卵泡膜细胞产生雄激素而对卵泡膜细胞甾体激素合成具有旁分泌作用。已有人提出，卵泡发育的早期阶段所需雄激素量很低，由于激活素相对于抑制素和卵泡抑制素的水平高，故使卵泡膜细胞的雄激素合成受到抑制。然而，在处于优势卵泡排卵前状态时，颗粒细胞表达抑制素及卵泡抑制素增加，上调雄激素合成，保证颗粒细胞获得足够量的芳香化酶底物以转化为雌激素。激活素刺激垂体雌激素的合成，功能上与抑制素相拮抗（图2-6）[102]。并通过增加FSH mRNA的合成以及提高所产生 mRNA 的稳定性实现此功能。激活素活性由垂体内卵泡抑制素的浓度进行精密调节，二者结合后可限制激活素的生物利用度。

以卵泡抑制素作为结合蛋白，通过竞争性蛋白结合测定法可对游离激活素水平进行测定。月经周期中的激活素水平几乎无变化[138]。然而，较之年轻女性，年老女性的激活素水平于月经周期中升高，提示其于生殖老化中对维持FSH升高起到内分泌作用[139]。现已发现PCOS患者体内激活素水平降低，同时抑制素及卵泡抑制素水平升高，提示上述激素的失衡可能导致异常的LH/FSH值[125,140]。

卵泡抑制素

卵巢中的卵泡抑制素在FSH正调节下，由窦卵泡的颗粒细胞及黄素化的颗粒细胞产生。其可调节颗粒细胞的功能，并通过中和激活素的作用，支持黄素化及闭锁，还可通过颗粒细胞直接调节孕激素的代谢[141]。

卵泡抑制素是一条单链多肽（315个氨基酸），为激活素的结合蛋白，由此可中和激活素功能。其大部分生物学作用是通过对激活素的拮抗作用显示的。卵泡抑制素以两种形式存在，循环中全长的卵泡抑制

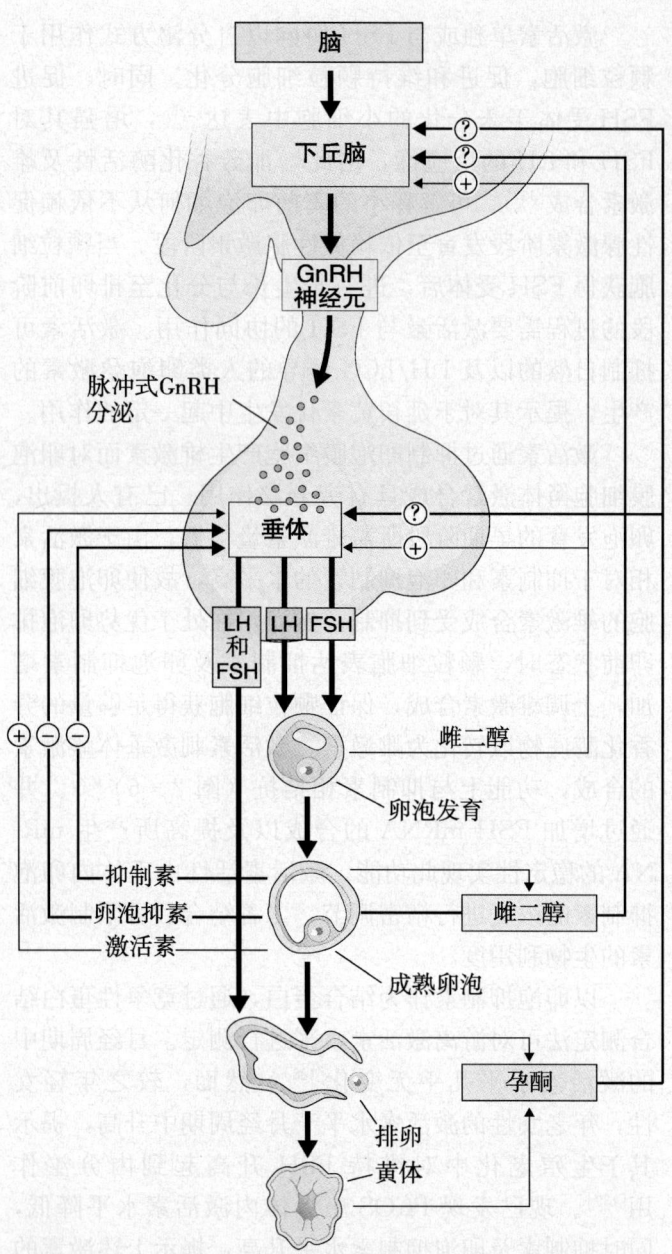

图 2-6 下丘脑-垂体-卵巢轴示意图。发育卵泡分泌甾体激素（雌二醇及孕酮）及肽类激素（抑制素、激活素及卵泡抑制素）；全部由下丘脑进行调控。雌二醇与孕酮存在浓度依赖性，受正反馈或负反馈调节，可改变下丘脑及垂体脉冲式释放的频率和（或）幅度。

素（FS 315）以及卵泡液和垂体中已加工的卵泡抑制素（FS 288）[142]。此为垂体内负反馈环中的一部分，该环中激活素促进 FSH 的生物合成，增加的卵泡抑制素通过结合靶细胞膜上的激活素受体限制 FSH 的生物利用度。研究显示，较之 FS 315，FS 288 亚型与细胞表面类肝素硫酸盐聚合糖蛋白的亲和力更高[143]。由于糖蛋白锚定于细胞膜表面，限制卵泡抑制素自释放点扩散，而导致局部高浓度。膜锚定的卵泡抑制素可与激活素受体竞争相邻细胞，从而调节激活素的生物活性。一旦与激活素结合，卵泡抑制素即可通过垂体细胞，加速细胞内吞作用以及溶酶体对激活素的降解作用[144]。

通过敏感性、特异性均高的双位点免疫测定法进行测定，发现 PCOS 女性患者卵泡抑制素水平高于对照。这些患者高水平的卵泡抑制素及低水平的激活素提示其于排卵前卵泡发育及 FSH 抑制缺乏方面的作用[125]。

生长因子/细胞因子：卵巢内调节因子

某些生长因子在卵巢内的细胞通讯系统表达，包括胰岛素样生长因子（insulin-like growth factor，IGF）IGF-I 和 IGF-II、表皮生长因子（epidermal growth factor，EGF）、转化生长因子-α（transforming growth factor-α，TGF-α）、基础成纤维细胞生长因子（basic fibroblast growth factor，bFGF）、细胞因子如白细胞介素（interleukins）IL-1 和 IL-6 以及肿瘤坏死因子（tumor necrosis factor）TNF-α。卵巢内重要的调节因子如表 2-4 所示。

表 2-4
自分泌和旁分泌生长因子及卵巢细胞-细胞信号转导

因子/激素	合成部位	活性部位（作用类型）	功能
TGF-α 和 EGF	泡膜细胞	膜（自分泌）颗粒细胞（旁分泌）	促进生长
IL-1	颗粒细胞	颗粒细胞（自分泌）	细胞分化
IL-6	颗粒细胞	膜、颗粒细胞	
IL-8	泡膜细胞	膜、颗粒细胞（自/旁分泌）	
TGFβ	泡膜细胞 颗粒细胞	膜、颗粒细胞（自/旁分泌）	抑制生长 细胞分化
IGF-I IGF-II	颗粒细胞 泡膜细胞	颗粒细胞、卵巢和膜（自/旁分泌）	抑制生长 细胞分化
骨成形素蛋白（BMP）	泡膜细胞	颗粒细胞（自分泌）	细胞分化
抑制素	颗粒细胞	卵巢、膜及颗粒细胞（自/旁分泌）	细胞分化
激活素	颗粒细胞	颗粒细胞（自分泌）	细胞分化

IGF

IGF-I 与 IGF-II 可于许多系统中促进细胞的有丝分裂及分化，在以自分泌及旁分泌方式调节卵泡发育方面起重要作用[145-147]。IGF 包括两个单链多肽生长因子，其结构和功能均与胰岛素前体相似。胰岛素自分泌/旁分泌系统包括 IGF、其靶细胞的特异性受体和调节其生物活性的 IGF 结合蛋白类超家族成员。IGF-I 与 IGF-II 均于卵巢中产生，增强促性腺激素的作用，不过人类卵泡中主要的生长因子为 IGF-II[148]。在小的窦卵泡中，IGF-I 及 IGF-II 均有表达，但仅限于卵泡膜细胞。然而，IGF-I 受体 mRNA 仅可于颗粒细胞中检测[146]。IGF 为卵泡膜细胞自分泌调节因子，而对于颗粒细胞则起到旁分泌调节作用。但优势卵泡的卵泡膜细胞及颗粒细胞中均检测不到 IGF-I mRNA，且 IGF-II 仅表达于颗粒细胞中。不同于 IGF-II 受体在两种细胞中均有表达，IGF-I 受体仅见于颗粒细胞中[146]。因此，对于优势卵泡，IGF-I 主要作为旁分泌调节因子[149,150]而 IGF-II 则作为自分泌调节因子。这提示，IGF-II 对卵巢内不同发育阶段的卵泡起重要的调节作用。

EGF、TGFα 及 bFGF

现已发现其他一些调节卵泡发育与甾体激素合成的肽类激素生长因子（见表 2-4）[151]，包括 EGF、TGFα 及 bFGF。EGF 是一条由 53 个氨基酸通过 3 个二硫键组成的单链多肽，对于很多内胚层及中胚层组织具促进有丝分裂的作用。TGFα 是一条由 50 个氨基酸组成的多肽，与 EGF 有 30%～40% 的同源性。EGF 受体是一个具酪氨酸活性的 170kDa 糖蛋白，TGFα 与 EGF 受体结合的亲和性与 EGF 相同。

现已证实 EGF、TGFα、bFGF 及其受体蛋白与 mRNA 均于卵巢中表达。排卵前卵泡[152]及黄体[153,154]中亦发现存在具有免疫活性的 EGF 及其受体。进一步研究证实，TGFα[156]及 bFGF[155]的 RNA 存在于泡膜细胞中，且体内 TGFα 的信号可经 FSH 作用上调。FSH 与 TGFα 或 FSH 与 EGF 的协同作用可导致体外培养的颗粒细胞中孕激素与 20α-羟孕酮水平显著升高[157]。体外培养的颗粒细胞中存在 TGFα 信号，并通过与 EGF 受体结合调解其活性，以上均提示其对于颗粒细胞分化、卵泡发育和选择中发挥自分泌作用。人们已经在胎儿卵巢及颗粒细胞中检测出 bFGF 及其受体 mRNA 的表达[158,159]。目前认为 bFGF 可促进颗粒细胞的有丝分裂，对颗粒细胞分化及卵泡膜细胞甾体激素合成有抑制作用[160,161]。此外，bFGF 还具有潜在的血管生成活性[162]。

细胞因子

细胞因子最初由白细胞产生，可调节各种细胞的功能。卵巢中的细胞因子是由卵巢基质循环中募集的免疫细胞以及卵泡膜细胞、颗粒细胞产生的。许多细胞因子均与卵巢功能的调节有关，包括 IL-1、IL-6 及肿瘤坏死因子。现已发现卵泡液中存在大量 IL-1 和 IL-6[163,164]。对其进行免疫染色，显示绝大部分存在于颗粒细胞中，提示这些细胞因子是由颗粒细胞产生的[164,165]，并可影响颗粒细胞功能[166]。在卵泡增长阶段，IL-1 可促进增殖、抑制分化。而在排卵过程中，IL-1 通过增加化学因子、糖皮质激素及血管活性底物的产生促进排卵[167]。IL-6 可抑制 FSH 刺激的颗粒细胞分泌雌二醇及孕酮[168]。生殖器感染时，IL-6 水平的升高可能与生殖功能障碍有关。经免疫组织化学已检测出人类窦卵泡和闭锁卵泡的颗粒细胞中表达 TNFα[169]。而且，TNFα 体外治疗可增加健康及闭锁卵泡中甾体激素的合成[170]，提示 TNFα 具有旁分泌和/或自分泌的作用。然而，上述现象的生理学意义尚未明确，有待进一步研究。

神经肽

一些研究显示人类存在一个独立的卵巢-中枢神经轴[171,172]。对切除垂体及肾上腺的小鼠进行下丘脑电刺激，可导致卵巢甾体激素合成的变化，且不依赖于卵巢血流的变化[173]。此外，小鼠卵泡膜细胞可在肾上腺素的刺激作用下产生雄激素[174]。卵巢的肾上腺素能神经主要通过 β_2 受体作用于膜-间质细胞，与促性腺激素协同作用，促进卵巢雄激素的生成[174]。这反过来调节颗粒细胞的雌激素合成，由此影响卵泡的募集及选择。

卵巢激素调节

下丘脑-垂体轴在卵巢激素合成过程中起着关键作用。下丘脑与垂体通过一个血管门脉系统相连，该系统允许下丘脑释放的因子自大脑转运至下丘脑（见图2-6）。下丘脑为调节中枢，通过释放促性腺激素释放激素至促性腺细胞，提供精确的信号，使促性腺细胞分泌LH及FSH。任何对于相关环节的干扰均可导致低促性腺激素水平，最终引起卵巢激素分泌异常。

下丘脑调节

促性腺激素释放激素

20世纪50年代晚期，初次发现下丘脑提取液具有促性腺激素释放活性。1971年，约15年后，促性腺激素释放激素被首次分离，并被认为来自下丘脑提取液。随后对其合成及临床意义进行了深入研究。然而，早期临床研究结果令人失望，直至发现促性腺激素释放激素脉冲式分泌的特性。在经典的恒河猴试验中，Knobil及其同事发现，正常的FSH及LH释放依赖于GnRH每隔1小时左右的脉冲注入。而且，脉冲频率改变（增加或减少）或持续性注入可导致LH及FSH分泌与释放的异常（图2-7）[176]。上述结果在人类亦得到证实。脉冲式注入GnRH以重建恰当的激素变化形式，可使下丘脑性闭经女性重新排卵和受精。

GnRH的生理学作用

GnRH是由下丘脑前部的视前区及中间基底部弓状核的分泌神经元产生的。现已证实，神经元末端分布于靠近垂体柄的中央隆突外层的侧面部分[177]。GnRH有其固有的脉冲分泌形式，受下丘脑弓状核的脉冲发生器调控[178,179]。GnRH脉冲式分泌的频率与振幅对于调节促性腺激素分泌以及性腺活动起到关键作用[180,181]。生理频率（约为每小时的脉冲数）倾向于上调GnRH受体，增强垂体对之后GnRH刺激的反应性，继而导致"自身启动"效应，使LH的分泌随GnRH的持续分泌表现为进行性增高。频率过长可引起无排卵及闭经，而频率过短或持续暴露于

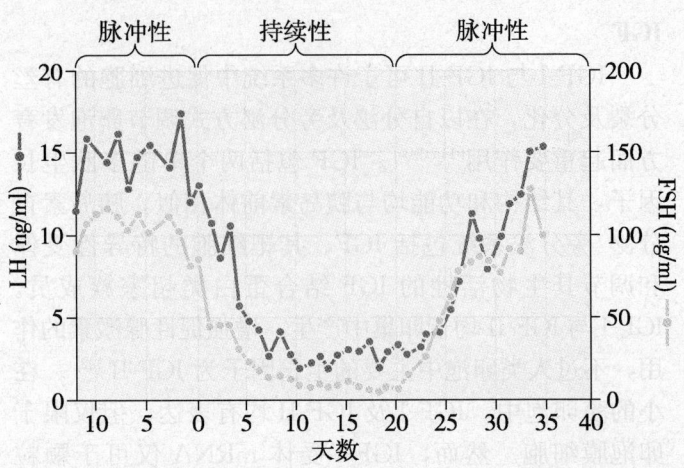

图2-7 按照GnRH给予模型建立的GnRH缺陷猴体内LH及FSH水平的变化。LH及FSH水平持续降低，并可于静脉泵入GnRH后恢复正常。（Data from Belchetz PE, et al: Hypophysial responses to continuous and intermittent delivery of hypopthalamic gonadotropinreleasing hormone. Science 202：631-633，1978.）

GnRH中则可下调GnRH受体，诱导产生对促性腺激素的耐受反应[176,182-184]。

"脉冲发生器"主要通过两种输入信号进行调节：（1）激素介导信号及（2）神经中枢信号。激素信号包括性腺甾体激素（如雌激素和孕激素）及蛋白激素的正负反馈。神经信号来源广泛，由神经递质介导，包括乙酰胆碱、儿茶酚胺、5-羟色胺、阿片类及γ-氨基丁酸[185]。目前认为去甲肾上腺素可刺激GnRH释放，而阿片类则对其产生抑制效应。多巴胺依生理状态不同可产生GnRH的抑制或兴奋反应[186]。

生物化学及生物合成

GnRH是一个线性10肽链，来自于一个大的前体分子prepro-GnRH的翻译后加工过程。prepro-GnRH分子包括92个氨基酸（图2-8）。开始于由23个氨基酸构成的信号肽，其后为10肽链，再后为需要蛋白酶水解的甘氨酸-赖氨酸-精氨酸序列及GnRH碳末端酰胺化。最后的56个氨基酸残基均被认为是GnRH相关肽（GnRH-associated peptide，GAP），可能具有催乳素抑制活性[187,188]。对GnRH结构认识的深入促进了许多临床上重要的长效GnRH激动剂的发展，包括布舍瑞林、亮丙瑞林及nafareline（见图2-8）。

促性腺激素释放激素是由8号染色体短臂p21-p11的一个单基因编码的。人类基因中包括4个外显子，其中外显子2编码前体GnRH，外显子3及部分外显子2及4编码GAP蛋白，而外显子4则编码一个长的3'非翻译区。分子加工主要发生于体细胞的细胞核。转录后，mRNA被转运至胞浆进行翻译，然后转化为10肽GnRH及其裂解产物GAP及pro-GnRH，之后被转运至神经末梢，并在此先后分泌至门脉循环中[187,189,190]。

测定

GnRH在下丘脑及垂体经肽酶降解，半衰期很短，约2～4分钟。肽酶主要裂解GnRH分子的甘氨酸-亮氨酸肽键，位于第10位。由于强大的稀释作用，GnRH的脉冲分泌特性使其在外周血中水平很低，以致在人体内难以有效测定。然而，其他种属中，同时测定下丘脑-门脉系统与外周血标本的LH循环水平的试验显示LH与GnRH的释放紧密相关[191,192]。因此，测定LH脉冲频率可被用作体现GnRH分泌形式的准确指标。FSH亦与GnRH的分泌相关，但因其半衰期较长，故无明显临床价值。

垂体激素的调节

如上所述，GnRH对促性腺细胞的刺激作用导致促性腺激素脉冲式的产生和释放。除此之外，垂体释放LH及FSH同时受雌、孕激素及卵巢分泌的蛋白激素的正负反馈作用影响（见图2-6）。雌激素的正反馈效应和孕激素的负反馈效应依赖于甾体激素水平以及暴露于促性腺激素的时间。另一方面，卵巢雌激素的合成同时需要LH和FSH，而雌激素的合成与水平则依赖于促性腺激素的暴露时间及其水平[193,194]。然而，垂体信号的紊乱可能导致排卵稀发及无排卵。

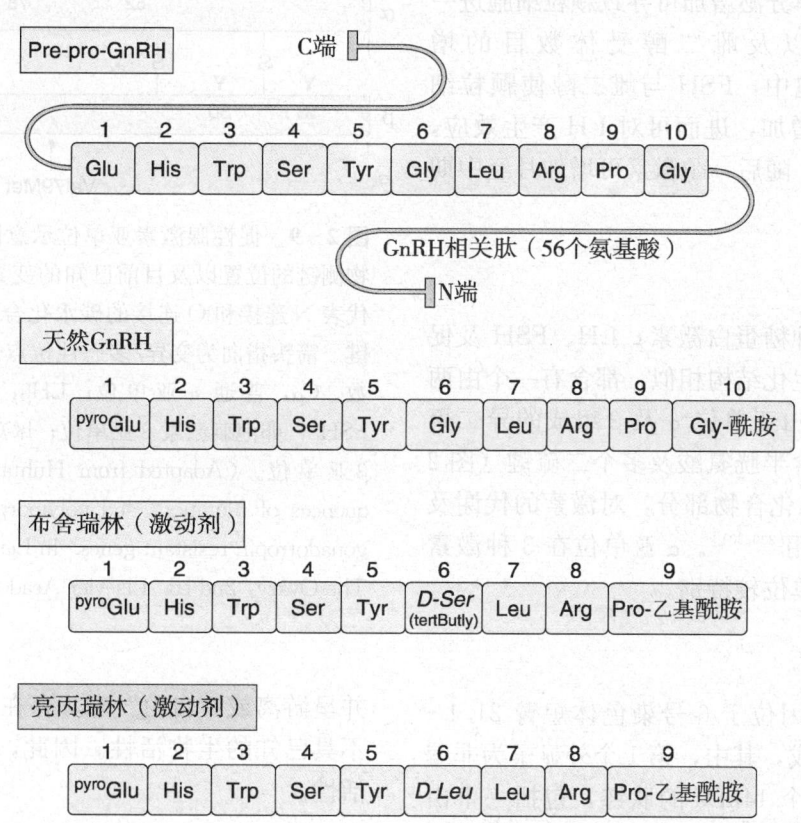

图2-8 当前临床使用的天然GnRH及其类似物的结构。

LH 和 FSH 的调节

生理作用

如上所述，LH 可调节卵巢甾体激素的合成。月经中期的 LH 峰对于诱导排卵非常重要。LH 峰的出现是由于排卵前卵泡产生的大量雌激素对 LH 所致的正反馈作用。月经中期 LH 峰刺激有丝分裂的恢复、卵母细胞减数分裂的完成及第一极体的释放。在 LH 作用下，蛋白水解酶及前列腺素水平增加，导致卵巢中卵母细胞的释放[195]。最后，排卵后 LH 的持续分泌使残存于卵巢中的卵泡转变为黄体，同时通过增强胆固醇向孕烯醇酮的转变，刺激黄体产生孕激素。

FSH 通过与颗粒细胞表面的 FSH 受体结合调节卵巢雌激素的合成，并为卵泡成熟及生长所必需[196,197]。这导致 cAMP 水平升高及芳香化作用，后者可使邻近卵泡膜细胞产生的雄烯二酮转化为雌酮。FSH 亦可诱导 1 型 17βHSD 的表达，后者可使雌酮转化为雌二醇。雌二醇分泌增加可导致颗粒细胞进一步增殖、卵泡生长以及雌二醇受体数目的增加[196,198,199]。成熟卵泡中，FSH 与雌二醇使颗粒细胞上的 LH 受体表达增加，进而可对 LH 产生效应，以增加孕激素的分泌。随后，孕激素可增加月经中期 FSH 的释放。

生物化学和生物合成

腺垂体可产生 3 种糖蛋白激素：LH、FSH 及促甲状腺激素，三者的生化结构相似，都含有一个由两个非共价键连接的蛋白亚单位 α 及 β 组成的异二聚体。每个亚单位均富含半胱氨酸及多个二硫键（图 2-9），亦含有多个碳水化合物部分，对激素的代谢及生物活性起着重要作用[200,201]。α 亚单位在 3 种激素中普遍存在，而 β 亚单位较特别。

α 亚单位

人类 α 亚单位基因位于 6 号染色体短臂 21.1-23，由 4 个外显子组成，其中，第 1 个外显子为非编码的，该基因编码一个 14kDa 的肽链，包括一个由 24 个氨基酸组成的信号肽以及由 92 个氨基酸组成的成熟的 α 亚单位，后者包括 10 个半胱氨酸残基和两个与 N 末端连接的寡糖组[202]。半胱氨酸残基参与亚单位内部二硫键的形成。α 亚单位远多于 β 亚单位，

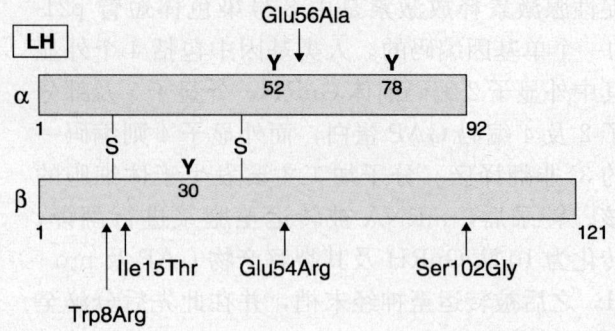

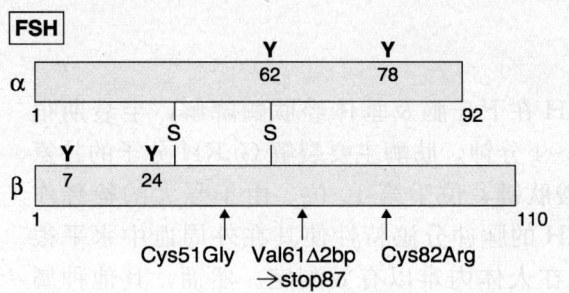

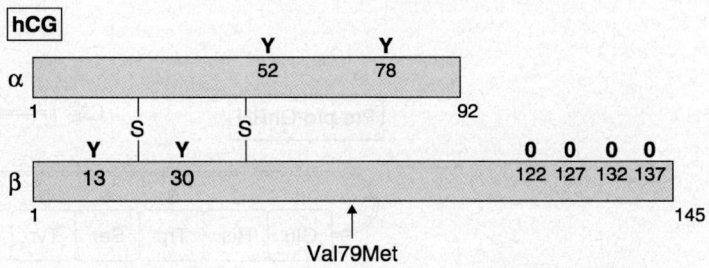

图 2-9 促性腺激素亚单位示意图，显示大小、碳水化合物侧链的位置以及目前已知的变异和多态性。Y 和 O 分别代表 N 连接和 O 连接的碳水化合物侧链位置。S 代表二硫键。箭头指向为变异/多态性位点。右下脚的数字为氨基酸数。Cα，普通 α 亚单位；LHβ，黄体生成素 β 亚单位；FSHβ，卵泡刺激素 β 亚单位；hCGβ，人绒毛膜促性腺激素 β 亚单位。（Adapted from Huhtaniemi l: Functional consequences of mutations and polymorphisms in gonadotropin and gonadotropin resistant genes. In Leung PCK, Adashi E (eds): The Ovary, 2nd ed. Llsevier Academic Press, 2004, p 56.）

并呈游离或"自由"态，存在于血浆及垂体中，几乎不具已知的生物活性。因此，仅 αβ 异二聚体有生物活性。

β 亚单位

LH 及 FSH 的 β 亚单位是由独立的基因编码的，位于不同的染色体上。LH 亚单位的编码基因包括 3

个外显子，为存在于人类 19 号染色体长臂 13.3 区带的一个复杂基因簇[203]。这些基因簇包括 6 个 hCGβ 基因，可能由前体 LHβ 基因通过基因复制衍生而来[204]。LHβ 和 CGβ 蛋白具有相似的结构及功能，其氨基酸序列约具有 80% 的同源性。二者前体均含有由 20 个氨基酸组成的信号序列。组成成熟 LHβ 与 CGβ 亚单位的氨基酸数分别为 121 及 145 个。LHβ 与 CGβ 蛋白的主要区别为后者中存在由 24 个氨基酸组成的 C 末端糖基化肽链，并含 4 个 O 连接的碳水化合物侧链（图 2-10）。

FSHβ 亚单位的编码基因位于 11 号染色体短臂 13 带，与 LH 的编码基因一样，包括 3 个外显子[205]。FSH 的分子量为 33kDa，包括由 18 个氨基酸组成的信号肽以及由 111 个氨基酸组成的成熟 FSHβ 蛋白。如同 α 亚单位，LHβ 和 CGβ 亚单位均包括二硫键形成所需的 10 个半胱氨酸。但与 FSH 和 CGβ 亚单位不同，LH 的碳水化合物侧链不含末端唾液酸，这使 LH 与 FSH 和 hCGβ 亚单位相比，其代谢清除时间更短。hCGβ 含高浓度的唾液酸，半衰期最长[206,207]。促性腺激素去糖基化不会影响受体结合，但可中止信号转导[208]。

促性腺激素基因的突变

尽管很少见，但有文献报道促性腺激素基因突变亦可导致临床疾病。实际上，相关课题近期已被广泛讨论[201,209]。现有几篇关于等位基因作用多形性的文章，但至今尚无有关 α 亚单位基因发生活化突变的报道[209]。

LHβ 亚单位的突变包括一种发生于 54 位密码子[210]的单氨基酸置换（谷氨酸-精氨酸），与纯合子男性性功能减退及杂合子男性不育的高发生率有关。此外，另两种点突变——8 位密码子的色氨酸-精氨酸置换及 15 位密码子的异亮氨酸-苏氨酸置换于 5 名存在免疫异常的女性中描述过，但其 LH 是具生物活性的[211]。然而，尚未明确上述突变与某种具体的发病机制存在直接联系。已证实其他类型 LHβ（多形性）如外显子 3 的 102 位密码子发生丝氨酸-甘氨酸置换具有种族特异性，见于新加坡 4% 的月经紊乱女性。

现已发现 FSHβ 亚单位基因的几种非活化突变（图 2-9）。位于 61 位密码子（缬氨酸）的纯合子 2bp 缺失为首次报道的突变，发生于青春期延迟、闭经及不孕的女性[212]。该突变为无义突变，导致位于 60 位密码子后的氨基酸序列改变，使 87 位残基出现终止密码子。突变后蛋白发生改变，无法与 α 亚单位联系，而使 FSH 丧失功能。这种患者经外源性 FSH 治疗后，可出现卵泡成熟及妊娠。另一项报道发现的 FSH 突变为两个相似表型的杂合突变：第 1 个是位于 61 位密码子的无义突变，第 2 个则是位于 51 位密码子的半胱氨酸-甘氨酸置换。半胱氨酸残基缺失可能为构象改变及导致功能丧失表型的原因[213]。此外，一个导致 82 位密码子发生半胱氨酸-精氨酸置换的钝性突变曾于一名不育男性中描述[214]。

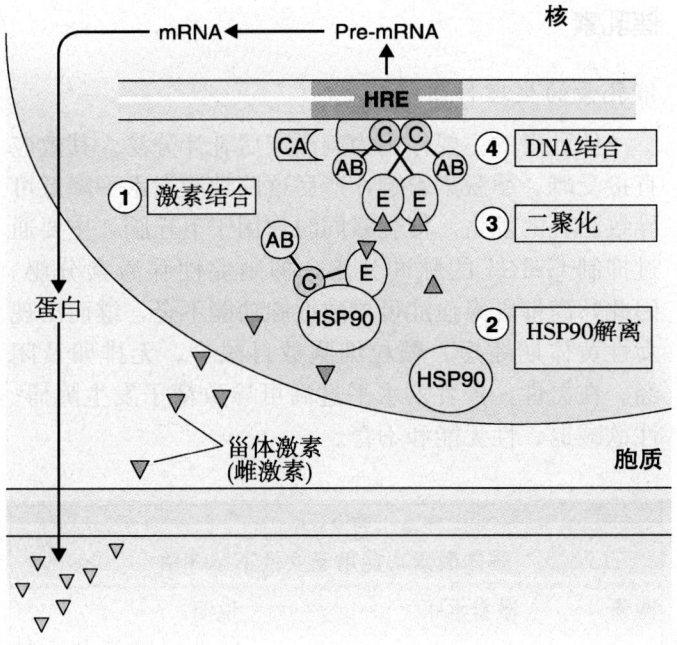

图 2-10 细胞质/核内甾体激素受体的基本结构及综合作用机制。A. 甾体激素受体的基本结构。B. 本文所述的 1~6 步作用机制。HSP90，热休克蛋白；HRE，激素反应元件；CA，共同催化剂。

LH 及 FSH 测定

虽然存在区分游离 α 亚单位与完整激素的需要，但由于糖蛋白激素具高度同源性，因此很难研发一种高度特异性的免疫测定法。α 亚单位的交叉反应导致利用多克隆抗体的放射免疫测定法难以准确测定 LH 和 FSH[215-217]。此外，因糖基化程度不同，垂体与循环中的促性腺激素存在微异质性。寡糖浓度以及结构变化亦可引起微异质性，可通过电聚焦形成 6.5～10 的 pH 梯度而分离成血清亚型[218]。尽管尚未明确循环中亚型微异质性的临床意义，但其可因影响多种抗体的免疫活性，进而导致不同免疫测定方法结果各异。微异质性亦可影响生物活性，这可能是免疫测定及生物测定结果产生差异的主要原因。

另一个问题为尚缺乏同时适于免疫测定及生物测定的评估标准。WHO 已建立了纯化人绝经期促性腺激素（2nd IRP-hMG）的国际标准制剂（international reference preparation, IRP），广泛用于大多数免疫测定及生物测定。IRP 的单位量由生物测定所决定，并成为所有后续纯化垂体制剂的基础，如 WHO 国际标准（2nd IS）。大多数测定试剂盒均按 2nd IS 标明刻度。尽管生物活性评估为 IRP 及 IS 给定的，但由于存在抗体特异性，故不同免疫测定方法的免疫反应各异。

近几年，基于两种单克隆抗体的双位点放射免疫测定法（immunoradiometric, IRMA）或免疫化学荧光分析法（immunochemiluminometric, ICMA）得到很大发展。它们弥补了传统放射免疫测定法的很多不足[219]。这些测定为自动化的，并表现为 0.1mIU/ml 的敏感性。同时，不受游离 α 亚单位的影响，且与生物测定的相关性更好。其高敏感性可用于测定青春期早期低浓度的激素水平。

LH 生物测定是利用自然小鼠或田鼠的 Leydig 细胞或人工培养的 Leydig 细胞肿瘤细胞系（MA-10）进行的[220,221]，并可测定体外睾酮的生成。该方法可用于生理条件下测定循环 LH 的生物活性。这点非常重要，因为 LH 的生物活性可随糖基化及分子三级结构改变而变化。生物测定与放射免疫测定相结合可计算生物活性/免疫活性率，以提供 LH 分子质变的有效指标[219,222]。尽管于生理变化期间测定的 LH 生物活性与免疫活性相关性很好，但在一些病理状态下可出现较大差异。例如，LHβ 基因的非活化突变可导致 LH 免疫活性升高，但其生物活性却显著下降。在体外利用小鼠颗粒细胞或 Sertoli 细胞测定 FSH 活性的生物测定法可测定 cAMP 的生成量或对 FSH 反应的芳香化酶活性。该测定法的敏感性约为 2.5mIU/ml。尽管体外生物测定法对于解释生理现象很有价值，但仍然由于繁琐费时而无法常规用于临床。

LH 和 FSH 的测定对于诊断性腺功能紊乱非常重要（表 2-5）。FSH 升高通常提示卵巢衰竭，但也可能出现于少数卵巢卵泡功能正常的患者中[223]。尽管少见，但高促性腺激素水平与分泌促性腺激素的垂体肿瘤或生成促性腺激素的肿瘤相关。一名闭经患者，如 LH 水平升高而 FSH 水平正常，且 LH/FSH 的比值大于 2，则提示 PCOS。而 LH 与 FSH 水平降低合并血浆低雌二醇水平，应考虑垂体或下丘脑功能失调。为进一步评估垂体储备功能，需行 GnRH 刺激试验。分别测定静脉注射 100μg GnRH 后 20 分钟及 60 分钟时 LH 和 FSH 的变化。若无反应，提示诊断可能为下丘脑分泌促性腺激素不足所致性腺功能减退，但对于服用外源性性激素的患者，其敏感性及特异性均很低[224]。

催乳素

催乳素的生理作用

催乳素的主要作用为刺激产后乳汁分泌。其效应直接受雌、孕激素影响，产后这两种激素水平降低可导致泌乳的发生。催乳素同时作用于下丘脑，主要通过抑制 GnRH 的脉冲分泌，抑制促性腺激素分泌。因此，高催乳素血症可导致性腺功能不全，继而出现女性黄体期缩短、颗粒细胞数目减少、无排卵及闭经。在男性，催乳素水平过高可导致精子发生障碍、性欲减退、性无能和不育。

表 2-5 垂体激素功能用于女性不孕评估

激素	激素水平	说明
催乳素	↑催乳素	除外甲状腺功能低下、妊娠、高催乳素血症后，诊断催乳素瘤
LH 和 FSH	↓LH，↓FSH	下丘脑或垂体疾病
	↑LH，↑FSH	卵巢早衰
	↑LH，↓或正常 FSH	PCOS

生物化学和生物合成

催乳素为一分子量为 22kDa 的单链多肽，包括 198 个氨基酸，经二硫键连接成球形。与人类生长激素及人胎盘催乳素具有很强的同源性。现已证实催乳素基因位于 6 号染色体上，可能来源于一个共同的 hGH-hPRL-hPL 前体。

催乳素由垂体的泌乳细胞生成，后者约占垂体细胞总数的 50%。其产物由结节漏斗细胞分泌的多巴胺和下丘脑结节垂体多巴胺能系统进行紧张性抑制调控。催乳素极为不均质，以四种不同的形式存在[225-227]：(1) 小分子量（MW 23 kDa）催乳素，非糖基化单体激素，受体结合力高，生物活性强；(2) G-PRL，或称糖基化催乳素（MW 25 kDa），免疫反应性降低；(3) 大分子量（MW 50 kDa）催乳素，由糖基化催乳素的二聚物和三聚物的混合物组成；(4) 极大分子量（MW 100 kDa）催乳素，由糖基化催乳素与免疫球蛋白共价偶联组成，亦称巨催乳素。大分子量和极大分子量催乳素与受体结合的亲和力较低，但可通过减少二硫键而被逆转成小分子量催乳素。因此，临床测得的催乳素水平与临床效应之间常存在一定差异。

测定

催乳素水平可通过 IRMA 及 ICMA 测定。上述方法具有很好的重复性、敏感性及有效性。然而，二者对于无生物学活性的巨催乳素瘤的反应能力不同。因此，测定的血浆催乳素水平并非一定与预期的临床效应相关。聚乙烯乙二醇沉淀法可用于检测巨催乳素瘤[228]。此外，值得注意的是，样本测定通常于单一稀释浓度下进行。这样的话，过高的催乳素水平（≈1000ng/ml），如巨催乳素瘤，可能结合所有捕捉的和集中的抗体，导致有些一步"三明治"免疫测定法出现测定值偏低的误差，即所谓钩状效应。因此，巨催乳素瘤患者测定时如有发生钩状效应的倾向，需以 1:100 连续稀释。

激素作用机制

卵巢及垂体激素在细胞外液的循环浓度很低，通常为 10~15mmol/L 及 9~10mmol/L 之间。其靶细胞生物效应需经特异性识别机制实现。靶细胞可通过细胞相关识别分子（即受体），区分不同的低浓度激素。

激素通过与高亲和力受体的相互作用发挥其生物活性，激活细胞内一个或更多的反应系统。高亲和性、特异性及受体表达水平共同决定激素生物反应的性质和程度。所有受体至少含有两个功能域，即识别域及信号产生域。前者与激素结合，后者产生一个激素偶联信号，识别部分细胞内功能。激素与所结合信号转导的偶联或感受器-效应器偶联，提供了扩大激素反应的第一步，并使靶细胞受体区分于血浆载体蛋白，后者亦可与激素结合，但无法产生信号。

基于受体所在部位（即细胞内/核内或细胞表面），可将激素作用机制分成两类。这些机制因信号转导途径或第二信使对介导激素的反应不同而被进一步分类(表 2-6)。核受体包括亲脂性的甾体激素，其跨过细胞膜，与胞浆或核内的受体相互作用，可反过来影响细胞核的基因转录。多肽类激素（即 LH、FSH、hCG、抑制素及激活素）及亲水性生长因子可与位于浆膜的细胞表面受体相互作用。它们激活胞膜和胞浆区域的众多信号活动，并对核区的转录结构产生相应的作用。细胞表面受体可根据第二信使的不同分为 4 个亚型，如表 2-6 所示。

甾体激素作用

核受体超家族

甾体激素核受体（雌激素受体、孕激素受体及雄激素受体）为配体诱导转录因子，调节生殖及代谢过程中靶基因的表达。其属于核激素受体超家族，拥有许多共同的结构及功能特性[229]。这个超家族的其他成员还包括糖皮质激素、盐皮质激素、甲状腺素、1,25-二羟维生素 D_3、维 A 酸以及一群数目不断增长的孤儿受体，后者表现为结构的相似性，但其配体尚未明确。

这个核受体超家族中，可按照功能及识别特性不同分为 3 组[230]。一型为类固醇受体亚类，二型为甲状腺素/维 A 酸/维生素 D_3 受体亚类，三型为孤儿受体亚类。

表 2-6 甾体激素及肽类激素受体的分类	
与细胞内/核受体结合的激素	与细胞表面受体结合的激素
1 型受体，标准甾体激素受体	7-跨膜区受体
活化需要与配体结合	第二信使为 cAMP
同源二聚体模式	LH
雌激素受体	FSH
孕激素受体	第二信使为钙离子和/或
雄激素受体	磷脂酰肌醇类
糖皮质激素受体	GnRH
盐皮质激素受体	TRH
	第二信使为 cGMP
	一氧化氮
	心钠素
2 型受体	单跨膜区受体
可于配体缺乏时与 DNA	内激酶活性
结合，发挥抑制效应	第二信使为酪氨酸激酶
异源二聚体模式	IGF
甲状腺素	胰岛素
维 A 酸受体	EGF
维生素 D 受体	第二信使为丝氨酸激酶
维 A 酸 X 受体	激活素
	TGFβ
孤儿受体	通过转导蛋白相互作用而
A. 配体不详	产生获得性激酶活性
	生长激素
	催乳素

一型（类固醇或经典）受体亚家族

这类受体包括雌激素受体、孕激素受体、雄激素受体、糖皮质激素受体及盐皮质激素受体。上述受体必须在与配体结合后才可与 DNA 结合，因此处于无功能状态。以胞质/胞核多聚体复合物的形式存在，与热休克蛋白（如 HSP90、HSP70 及 HSP56）结合。受体激活需与配体结合并与热休克蛋白分离。

二型受体亚家族

这类受体包括甲状腺素、维生素 D_3、维 A 酸以及维 A 酸 X 受体。可于配体缺乏的情况下与 DNA 结合，产生抑制效应或使其各自的启动区保持沉默状态。与甾体激素受体不同，二型受体可组成性结合反应元素，并可与维 A 酸 X 受体形成异二聚体。这种相互作用可调节受体对配体转录反应的幅度。

早期有关甾体激素作用机制的大多数认识来源于体外与体内结合试验，这些试验利用放射标记的雌二醇作为配体[231]。在过去的 4 年中，雌激素受体，即 20 世纪 60 年代早期发现的第 1 个甾体激素受体，对于调节乳腺癌生长的作用已被广泛研究。这导致后来有关甾体激素的常规作用途径被进一步阐明。通常，核受体分享一个共同的蛋白质结构域，其中包括 5 个功能域，如图 2-10A 所示[232]。

氨基末端转录激活域（A/B 区）

该区域为核受体家族中序列及长度变化最大的区域。其大小介于由 20 个氨基酸组成的维生素 D3 受体和由 600 个氨基酸组成的盐皮质激素受体之间。通常具有转录活化功能区域（TAF-1），可与其他核心转录因子（如共活化子）相互作用，激活靶基因转录。

中央 DNA 结合域（C 区）

该区域为转录活化所必需的。编码两个锌指结构，在所有类型的核受体中具很高同源性。激素与受体结合以诱导该区域发生特异性构象改变，允许受体结合于激素反应元件（hormone-responsive element, HRE）。第一和第二锌指结构间的氨基酸序列（即识别螺旋）负责与 DNA 建立特异性结合。第二锌指结构可稳定 DNA 与受体的结合并增加受体与 DNA 的亲和力。

铰链区（D 区）

正如铰链的定义，该区域为一个可旋转的位点，可使蛋白质与配体结合后发生构象改变。该区域可提供定位信号，后者对于无配体情况下受体向核靠近起重要作用，包括一个核定位域（糖皮质受体及孕激素受体）和/或一个转录激活域（甲状腺激素及糖皮质激素受体）。

羧基末端配体结合域（E 区）

该区域负责相关配体结合、受体二聚化作用及异二聚体形成。包含热休克蛋白结合位点及一个转录活化功能区域（TAF-2），后者可启动转录活性。但与 TAF-1 不同，TAF-2 转录活性依赖于与激素结合。结合配体结合后发生的构象改变对共活化子或共抑制子的相互作用非常重要。

甾体激素作用的细胞机制

目前认为甾体激素核受体为配体依赖性转录因子，与配体结合是其发挥转录调节作用的必要步骤。而无配体结合的受体可能位于胞质（如糖皮质激素受体）或细胞核（如雌激素受体、孕激素受体及甲状腺素受体）。大部分甾体激素无配体结合的受体以大分子量低聚物的形式存在于细胞核内（≈300K，沉降率为7～10S）[233]，可从于低渗介质中断裂的细胞或组织溶液中以片段形式分离。这些低聚物由单体受体蛋白及热休克蛋白二聚体（HSP90、HSP70或HSP56）以非共价键结合而形成[234]。

上述激素作用机制的一般特性如图2-10B所示。自由弥散透过细胞膜表面的甾体激素与细胞核特异性受体结合，进而启动受体转化，或称受体活化过程。该过程中，受体发生构象改变，主要由其与热休克蛋白解离所致，使DNA结合位点暴露；然后，活化受体发生核转位及二聚体化。许多证据表明，该过程为热力学上不可逆的。之后，激素受体二聚体化并结合于DNA特定区域——位于基因上游的HRE。第一个被发现的HRE为糖皮质受体HRE。此后发现的孕激素、雄激素、雌激素及盐皮质HRE均与其相似[235,237]。靶基因的甾体HRE为一个由15个碱基对构成的回文（逆向重复）DNA序列（表2-7）。这种相互作用可导致大量辅助因子即共调节因子（即共活化子或共抑制子）的募集，于启动子区创造一个促进或抑制转录的环境并与其他普通转录因子及RNA聚合酶Ⅱ相互联系。共调节因子于信号转导通路中起衔接作用，其结合可调节最终的转录（如特异性基因的活化及抑制）。例如，激素抑制剂可诱导TAF-2产生不同的构象，从而隐藏共活化子位点，并募集共抑制子取代，最终抑制基因的表达。这些共调节因子于不同组织中的可利用性对于决定甾体激素激动剂及拮抗剂的生物效应均起重要作用[238]。

一种激素的生物活性取决于与上述激素受体结构密切相关的4个因素。首先，是激素与受体的激素-结合区域的亲和力。其次，为靶组织中受体亚型表达的差异，改变了对同一种激素的反应。再次，为配体-受体复合物空间构象及其对二聚化与接头蛋白的调节。最后，是靶组织接头蛋白及磷酸化的差异表达。

靶组织共活化子或共抑制子浓度增高可影响该组织对同一配体的细胞反应。受体经蛋白激酶磷酸化可使转录活性增加。

雌激素受体

结构及功能

雌激素受体（现命名为ERα）的结构于1986年报道[239]。包括5个组分或结构域，被分成6个区，编码为A-F（图2-11），取代了大多数甾体受体中所见的5个区。F区为一个由42个氨基酸组成的C末端片段，影响雌激素/雌激素抑制剂结合后的构象改变。从而很可能通过影响共调节蛋白的相互作用来调节转录活性水平。雌激素受体的分子量为66 000，含595个氨基酸。雌激素受体mRNA由6,800个碱基组成，含有来自于6号染色体长臂基因的8个外显子。最近另一种形式的ER被发现，并命名为ERβ，由位于14号染色体的基因编码，与Alzheimer病相关基因相邻[241]。

上述两种受体的DNA结合区（97%）与配体结合区（59%）显示高度的同源性，但铰链区（30%）、调节区（17%）及F区（17.9）则甚少[241,242]（见图2-11）。

因此，尽管由于ERβ中TAF-1很少或无，导致二者通过调节域TAF-1启动基因转录的能力存在

表2-7 甾体激素受体的DNA识别元件序列		
甾体激素受体	元件	DNA识别序列
雌激素受体	ERE	AGGTCAsssTGACCT
孕激素受体	HRE	AGAACAsssTGTTCT
雄激素受体		
糖皮质激素受体		
盐皮质激素受体		

应按箭头所指5'-3'的方向读取序列。S表示间隔区核苷酸（A、G、C或T）。

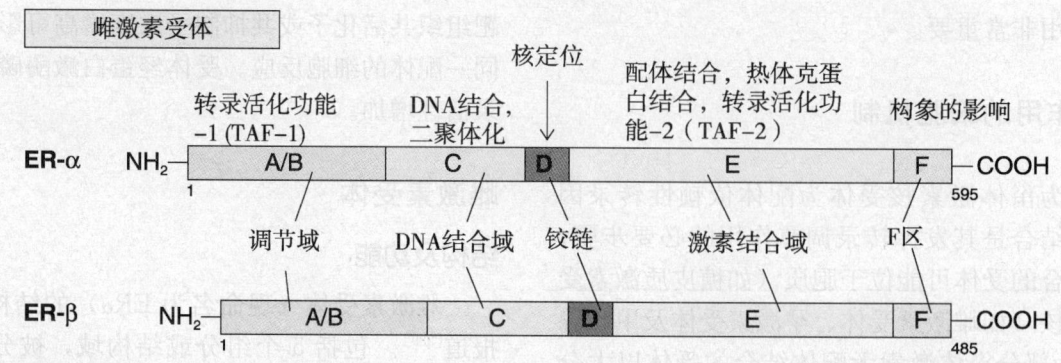

图 2-11 两种雌激素受体（ER）亚型示意图。不同区域（A-F）及其对应功能说明。ER-α，雌激素受体α；ER-β，雌激素受体β。

很大差异，但其结合特性相似。例如小鼠特异性受体敲除研究所示，ERα及ERβ为正常卵巢功能所必需[16]。ERα为雌激素对其他组织产生效应的根本原因，包括子宫。

17β-雌二醇与雌激素受体结合的亲和力远远高于雌酮及雌三醇。此外，雌二醇与其受体结合及后续活化可增强协同作用，即雌二醇与一个位点的结合可增加其与另一个位点结合的亲和力，使受体能够对激素浓度的微小变化作出反应。雌激素持续作用较长，部分也因为其受体获得高亲和力状态。另一方面，氯米芬通过负协同效应拮抗雌激素的作用，进而抑制雌激素受体自低亲和状态转变至高亲和状态。

两种受体（ERα和ERβ）在不同组织中的表达不同，使之对同一种激素亚型的反应亦不同[243,244]。α受体主要表达于乳腺癌组织、卵巢间质及子宫内膜。而ERβ受体却表达于几种非典型的靶组织，包括肾、肠黏膜、肺脏、骨骼、内皮细胞及前列腺。17β-雌二醇及雌酮对α受体具高度亲和力，因此主要作用于表达α受体的靶组织。相反，植物雌激素如三羟基异黄酮和香豆雌酚，则主要结合于β受体[245]，并被认为作用于表达该受体的靶组织。

α及β雌激素受体的配体结合区域构象变化各异，取决于受体所结合配体[244]。独特的构象变化为受体与共活化子或共抑制子相互作用能力的主要决定因素。例如，雌二醇与ERα结合可激活转录，而与ERβ结合则抑制转录。另一方面，雷洛昔芬及他莫昔芬与ERα形成复合物时抑制转录，而与ERβ结合则激活转录。

靶组织衔接蛋白及磷酸化的表达差异亦可影响基因转录。靶组织高浓度的共活化子或共抑制子可影响该组织对相同配体的细胞反应。受体通过蛋白激酶磷酸化增加受体的转录活性。例如生长因子如表皮生长因子及胰岛素样生长因子，可刺激蛋白激酶磷酸化，激活雌激素受体——甚至于缺乏雌激素的情况下。

现已有关于体细胞ERα突变的描述，可能与特定的疾病状态有关。ERα的一种无义突变（提前出现终止密码子）曾于一患者中介绍过，他出现骨密度降低、骨转化增强及骨骺未完全闭合的表现，提示ERα对于骨生长及稳态方面的作用[246]。乳腺癌患者体内也已检测到ER突变，包括配体结合域外显子5的缺失，导致受体持续活化以及外显子7的缺失，显示显性抑制活性以及对ER功能的抑制[247]。

雌激素拮抗剂及雌激素受体

抗雌激素活性的复合物可分为两种类型：一种具有纯抗雌激素活性，另一种则具有拮抗和激动雌激素的双重活性。他莫昔芬——一种雌激素拮抗剂，既可用作预防乳腺癌的化学制剂，亦可用作该病的激素治疗药物——抑制雌激素受体活动[248]。

令人费解的是，他莫昔芬在子宫组织中发挥着雌激素的作用，这种组织特异性的雌激素作用导致长期进行他莫昔芬治疗可增加子宫内膜癌发病几率[249]。雷洛昔芬，一种相关苯并噻吩类似物，在乳腺及子宫组织中保留雌激素拮抗作用。而他莫昔芬与雷洛昔芬在非生殖组织，如骨骼、心脏及肺脏中均有雌激素样作用[250]。

他莫昔芬通过与雌激素竞争受体起作用。由于雌激素与受体结合的亲和力比他莫昔芬高几个数量级，所以后者浓度需高于前者数倍才可抑制雌激素的活性。他莫昔芬发挥激活或抑制作用是由存在于特定细胞中的不同启动子元件所决定的[251]。雌激素与受体结合可激活 TAF-1 及 TAF-2 两种转录结构域。他莫昔芬的活化活性表现为对 TAF-1 的活化，而其抑制活性则体现于抑制了雌激素依赖的 TAF-2 活化。雌激素与雌激素拮抗剂的配体结合位点不同，他莫昔芬结合受体后可诱导构象改变，导致雌激素相关蛋白的相互作用发生变化，并调节转录活性[251,252]。他莫昔芬亦可激活 ER 介导的对启动子的诱导，由 TAF-1 位点调节，即可解释其对于子宫内膜具雌激素作用的原因——子宫内膜具很强的 TAF-1 转录功能。在其他细胞类型，如乳腺，TAF-1 的转录活性较弱。因此，雌激素拮抗剂对 TAF-1 介导的转录无作用[253]。相反，雷洛昔芬可能通过一种不同于 HRE 的反应元件激活雌激素效应基因[254]。

纯的雌激素拮抗剂为雌激素衍生物，于雌激素 7 位上存在一条长的疏水侧链，包括 ICI 164、384 和 ICI 182、780（氟维司群）。纯的雌激素拮抗剂结合后可能于空间上抑制二聚化过程，因此抑制 DNA 结合。而且，这些复合物可增加受体降解的速率，亦可通过优先结合共抑制子抑制 ER 介导的转录，由此发挥其雌激素拮抗活性[255,256]。

孕激素受体

结构和功能

与雌激素受体相似，孕激素受体有两种主要形式——PR-A 及 PR-B——两者来自于相同的基因。除 PR-B 的 N 末端包括另外一组 164 个氨基酸的序列外，PR-A 与 PR-B 其他的结构相同。上述氨基酸序列被称为 B 上游片段（B-upstream segment, BUS）（图 2-12）。PR-A 的分子量为 94kDa，包括 768 个氨基酸，PR-B 的分子量为 114kDa，包括 933 个氨基酸。这两种形式来源于两种不同的雌激素调节启动子[257]。孕激素受体的转录功能域 TAF-1 为位于调节区的 91 个氨基酸片段，TAF-2 则位于激素结合区。PR-B 中，BUS 含有第三个激活域 TAF-3，可综合其他 TAF 作用或自动激活转录[258]。TAF-3 募集并使共活化子结合于 PR-B，但对 PR-A 的影响不大。因此，PR-A 与 PR-B 表现出不同的转录活性，均为细胞特异性及靶基因启动子特异性的[259]。PR-A 及 PR-B 细胞定位不同，在配体缺乏的情况下，PR-A 主要分布于细胞核，而 PR-B 则主要分布于细胞质[260]。

孕激素受体亚型所起作用尚未被完全阐明。去除 PR-A 表达的小鼠可出现严重的卵巢及子宫功能异常，进而导致不孕，但并不影响乳腺及胸腺对孕激素的反应[261]。相反，去除 PR-B 对卵巢、子宫及胸腺对孕激素的反应无影响，而显示为乳腺导管生成的减少。因此，PR-A 为女性怀孕所必需，缺乏 PR-A 的情况下，PR-B 可以组织特异性的方式发挥作用，介导一些孕激素受体在乳腺中发挥作用[261]。然而，携带 PR-A 基因额外拷贝的转基因小鼠出现乳腺发育异常，提示 PR-A 的过表达可能存在重要的生理学意义。

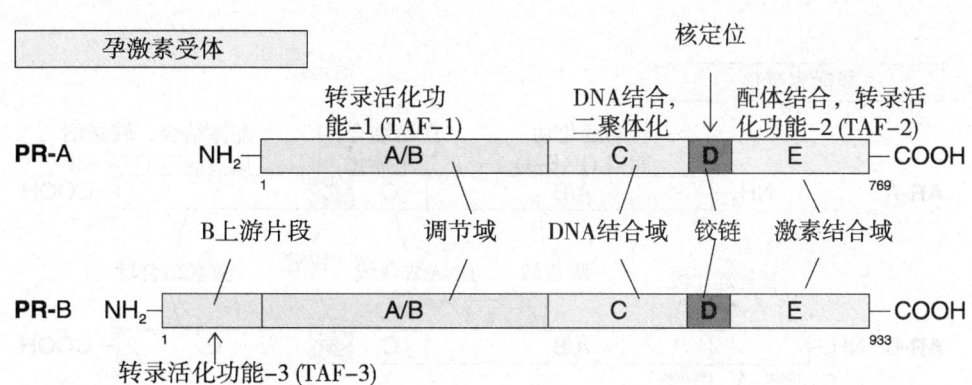

图 2-12 孕激素受体示意图。不同区域（A-E）及其对应功能说明。PR-A，孕激素受体-A；PR-B，孕激素受体-B。

月经周期中，两种亚型的相对水平不同[262]。在子宫，孕激素活动可下调细胞周期阻遏蛋白，上调生长因子及其受体和其他调节因子[263]，对于妊娠的启动与维持也非常重要。孕激素拮抗剂 RU-486（米非司酮）最初是作为糖皮质激素受体拮抗剂合成的[264]，但后来发现其具有显著的抗孕激素活性[265]。米非司酮与糖皮质激素受体的亲和力为地塞米松的3倍，而其与孕激素受体的亲和力则为天然孕激素的5倍[266]。不同于孕激素，米非司酮与孕激素受体形成的复合物因于 TAF-2 区存在一个轻微的构象改变，故可抑制转录[267]。如果发生植入，其可下调孕激素诱导基因，导致蜕膜坏死及孕囊分离[251,266]。

雄激素受体

结构和功能

雄激素受体于1988年被克隆，定位于人类 X 染色体着丝粒与长臂 q13 之间[268]。与孕激素受体一样，雄激素受体亦存在两种形式：全长 B 型及短 A 型（分子量分别约为 110kDa 及 87kDa），二者由相同基因编码[269]。87kDa 亚型（AR-B）包含一个完整的 C 末端，但缺少 110kDa 亚型（AR-B）N 末端由 188 个氨基酸构成的残基（图 2-13）。来自于健康个体生殖器上皮成纤维细胞的 AR-A 与 AR-B 二者之比为 10∶1。目前尚未明确两种亚型间是否存在功能差异[269]。雄激素受体的 DNA 结合域或 TAF-2 与其他甾体激素受体（孕激素、雌激素、糖皮质激素及盐皮质激素受体）的相似，但与孕激素受体最为接近[270]。孕激素可与雄激素受体发生交叉反应，但仅于药理学剂量下才出现临床相关表现。

大部分组织中，睾酮通过 5α 还原酶的作用被转化为 DHT。DHT 与雄激素受体的亲和力高于睾酮，并可增加受体稳定性，使其更有效地传递信号，以扩大雄激素的作用。因此，局部睾酮转化为 DHT 的效率为雄激素反应的一个很重要的细胞内步骤。

现已发现并描述了大量可改变受体功能的雄激素受体突变[271,272]。例如，雄激素受体激素结合域的点突变可产生导致雄激素受体部分至全部失去敏感性的各种亚型。689 位残基的点突变以组胺酸取代脯氨酸，可能改变配体结合域的构象，导致雄激素受体与 DHT 的亲和力降低，使之失去激素效应元件转活的能力[273]。而 865 位残基上以脯氨酸取代丝氨酸后可使受体丧失雄激素结合及转活的能力，亦可引起完全的雄激素失敏感[274]。807 位残基上以苏氨酸取代甲硫氨酸则通过减少而非清除雄激素与受体的结合导致雄激素的部分不敏感。然而，同一位点的氨基酸若被缬氨酸或精氨酸取代可使其完全失去与雄激素结合的能力，导致完全的雄激素不敏感综合征[275]。

甾体激素的非基因组作用

一些甾体激素的作用独立于其经典的基因组作用（通过核受体所介导），被称为非基因组作用[276]。这些作用很迅速，几秒钟之内即可发生，不受基因转录抑制剂（如更生霉素 D）与蛋白合成抑制剂（如放射菌酮）的影响。这些快速作用包括对钠、钙离子转运及一些神经与心血管系统的影响[277]。信使及效应器系统随甾体激素与细胞类型的变化而变化。进一步的

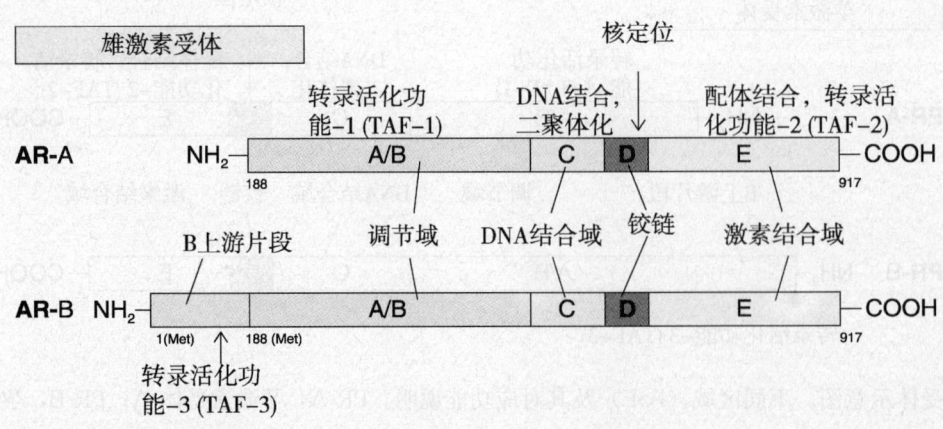

图 2-13　雄激素受体示意图。雄激素受体与孕激素受体相似，包括短 A 型及全长 B 型。

研究显示，特异性结合位点或受体存在于细胞膜上，甾体激素结合后可快速激发电解质系统的变化。例如，现已证实雌激素可通过诱导 Ca^{2+} 内流发挥心血管调节效应并舒张冠状动脉[278]。此外，甾体激素可激活第二信使通路，产生可改变基因转录的第二信使，并独立于经典的受体介导基因转录[279,280]。因此，甾体激素既有基因组作用，亦有非基因组作用，通过经典的甾体激素受体介导途径和第二信使途径实现。

促激素作用

促激素（即促性腺激素及促性腺激素释放激素）主要为亲水性激素，依靠与细胞表面浆膜上散在受体的相互作用而发挥作用。基于受体结构的同源性及信号通路激活所需细胞内信使的类型可将其分为 4 类（见表 2-6）。

G 蛋白偶联受体

促性腺激素及促性腺激素释放激素受体属于 7 次跨膜受体超家族，每个受体均含有 3 个结构域：后接 7 个疏水氨基酸的 N 末端细胞外结构域；可跨越双层膜结构的跨膜域；以及存在于胞质区域的亲水性 C 末端结构域。由于需依赖 G 蛋白换能器产生生物效应，故称之为 G 蛋白偶联受体（G protein-coupled receptor，GPCR）。G 蛋白为结合于这些受体的异三聚体蛋白，并因其与二磷酸鸟苷（guanosine diphosphate，GDP）及三磷酸鸟苷（guanosine triphosphate，GTP）结合而得名。每个 G 蛋白均包括 3 个亚单位：α、β 及 γ。其为一异质性家族，目前已经发现至少 16 个 α 亚单位基因、6 个 β 亚单位基因及 12 个 γ 亚单位基因。这些基因的各种组合提供了大量可能的 αβγ 复合物。G 蛋白个体的特点决定于 α 亚单位的性质。由此，基于 G 蛋白结构的同源性可将其分为 4 个亚家族（Gs、Gi、Gq 及 Gi2）。它们发挥换能器作用，连接受体以及可使细胞功能发生变化的效应蛋白。G 蛋白的多样性可使靶细胞反应灵活多样，并依赖于其表达的水平。

细胞存在多种类型的可能效应器分子，包括腺苷酸环化酶、钙通道、钾通道、cGMP 及磷脂酶。每个效应器分子反过来可产生大量的第二信使，如 cAMP、Ca^{2+} 及磷脂酰肌醇类，进而激活更大数量的下游分子。此为内分泌系统对低浓度的循环配体仍很敏感以及配体仅需占据很少数量的细胞膜受体即可产生反应的重要原因。

属于这个家族的配体及其受体还包括促 TSH 受体及 ACTH 受体。LH 受体和 FSH 受体的结构相似，并表现出与 TSH 受体有很高的同源性。一项对 LH 受体和 FSH 受体进行的比较显示，二者在跨膜区具 70% 的同源性，而在外功能及内功能区则分别只有 42% 和 48%。

促性腺激素受体

促性腺激素受体主要表达于性腺，体现决定细胞特异功能的独特表型。LH 受体存在于卵泡膜细胞、黄体细胞及睾丸间质细胞。FSH 受体则存在于卵巢颗粒细胞及睾丸支持细胞。此外，FSH 可诱导成熟卵泡颗粒细胞表达 LH 受体。这些受体在调节促性腺激素对于甾体合成及性腺生长分化方面的作用是必不可少的。其结构、功能、调节机制与分子生物学机制已于最新的综述中被广泛揭示[281,282]。

结构和功能

LH 受体和 FSH 受体的基因均定位于 2p21。前者基因长约 70kb，包含 11 个外显子及 10 个插入内含子[281]。后者基因长约 54kb，包含 10 个外显子及 9 个插入内含子[282]。如图 2-14 所示，除 LH 受体具有附加外显子外，二者结构存在明显的相似性。LH 受体的长外显子 11 和 FSH 受体的外显子 10 编码 7 次跨膜结构域、细胞内尾端及外功能铰链区 C 末端。LH 受体其余的 10 个外显子以及 FSH 受体余下的 9 个外显子则编码整个外功能区。两种受体存在多个剪接位点，导致多种剪接变体 mRNA 的转录以及卵巢与睾丸的多样性表达。

LH 受体蛋白包含一个 24-氨基酸信号肽（FSH 受体为 17-氨基酸信号肽），其成熟蛋白包含 675 个氨基酸残基（FSH 受体为 678 个氨基酸残基）（见图 2-14）。糖基化的 LH 受体及 FSH 受体的分子量约为 85~90kDa。这些受体的外功能区由几个包含 24 个氨基酸残基的富含亮氨酸的重复单位组成（FSH 受体有 10 个，LH 受体有 9 个），形成半环形结构，为促性腺激素结合所必需。外功能区通过具有保守序列的铰链区与跨膜区相连。后者包含 7 个螺旋结构及细胞内 C 末端尾部，二者对细胞内蛋白的相互作用

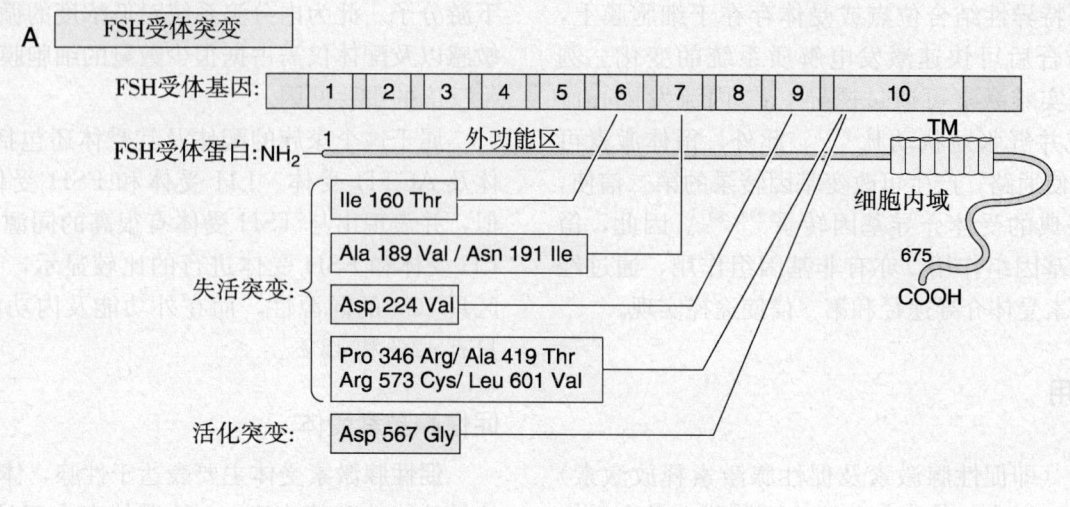

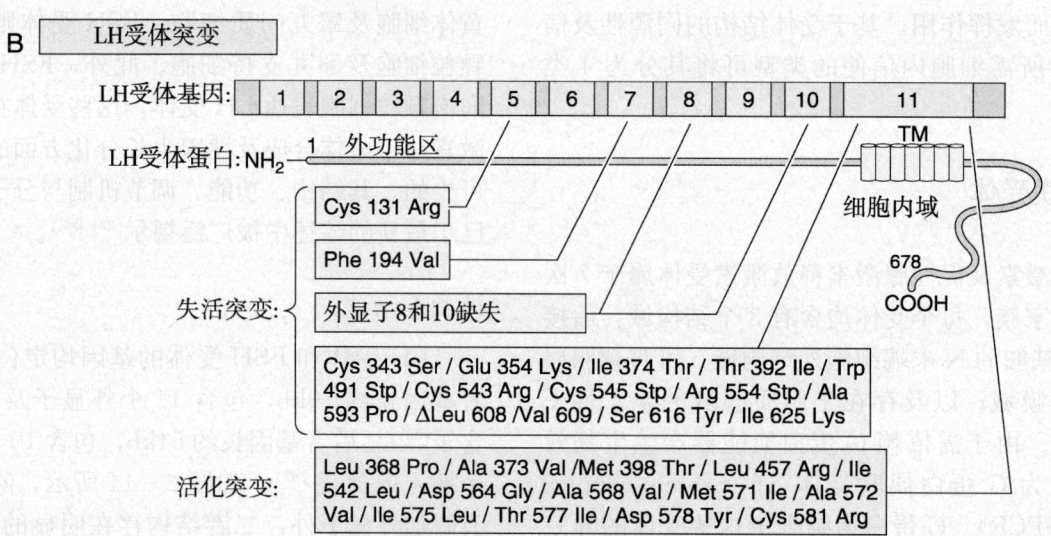

图2-14 FSH（A）/LH（B）受体基因和突变位点示意图。FSH/LH受体蛋白结构如下所述，蛋白细胞外部分为一直链，连接7次跨膜结构域和细胞内域。FSH受体基因外显子10，LH受体基因外显子11，编码7次跨膜信号转导区。

非常重要。FSH和LH与各自受体结合可激活受体及其下游的信号转导。

作用机制

LH和FSH的细胞内信使为cAMP，由ATP经腺苷酸环化酶催化作用而得。有关促性腺激素受体介导活动的基本步骤如图2-15所示。GTP依赖的调节性G蛋白介导腺苷酸环化酶的调节，每个G蛋白由3个亚单位αβγ组成，未活化时与受体以GDP结合形式相连。促性腺激素与其受体结合促使受体构象变化及G蛋白复合物活化，导致GDP释放和α亚单位与GTP结合[283]。使α亚单位以与GTP结合的形式从受体解离，即与稳定的β/γ二聚体解离，进而激活腺苷酸环化酶。后者可使细胞内cAMP浓度升高，cAMP通过与PKA抑制性亚单位结合，导致其从复合体上解离并活化。活化的PKA可使多种细胞内底物磷酸化，包括一些核内转录因子［例如cAMP应答结合蛋白（cAMP response binding protein，CREB)］。CREB与cAMP应答元件结合可激活许多基因。但PKA的活化无法解释所有促性腺激素的功能，LH可刺激甾体激素合成而无需cAMP的明显变化，说明可能存在另外一条激活途径。有证据表明，

LH受体[284]及FSH受体[285]亦可激活IP3途径，虽然尚未明确IP3途径是否可于靶细胞中引起相同或不同的效应。第三条信号通路MAPK亦可被LH受体激活[286]（见图2-15）。

持续刺激受体可导致反应下降，即表达下调现象。例如，LH脉冲式分泌维持性腺内LH受体和甾体激素的合成。然而，内源性LH或hCG水平的持续升高可导致LH受体下调及对激素信号脱敏[287]。该过程涉及受体磷酸化，即由于受体与G蛋白解离而终止反应。LH或hCG受体C末端胞质尾区磷酸化，可使其对LH或hCG脱敏[288]。另一种下调机制为腺苷酸环化酶调节亚单位与催化亚单位的解偶联。例如，LH通过结合腺苷酸环化酶的催化亚单位及调节亚单位促进甾体激素的合成。另一方面，前列腺素$F_2\alpha$可通过抑制调节亚单位及催化亚单位的解偶联，进而抑制LH的功能。

促性腺激素受体突变

有关LH及FSH受体的活化基因及失活基因突变均已被描述，并成为目前综述的主题[209]。有趣的是，LH受体基因的活化突变可改变睾酮产物，并发现这些突变仅对男性的表型有影响，然而失活突变可

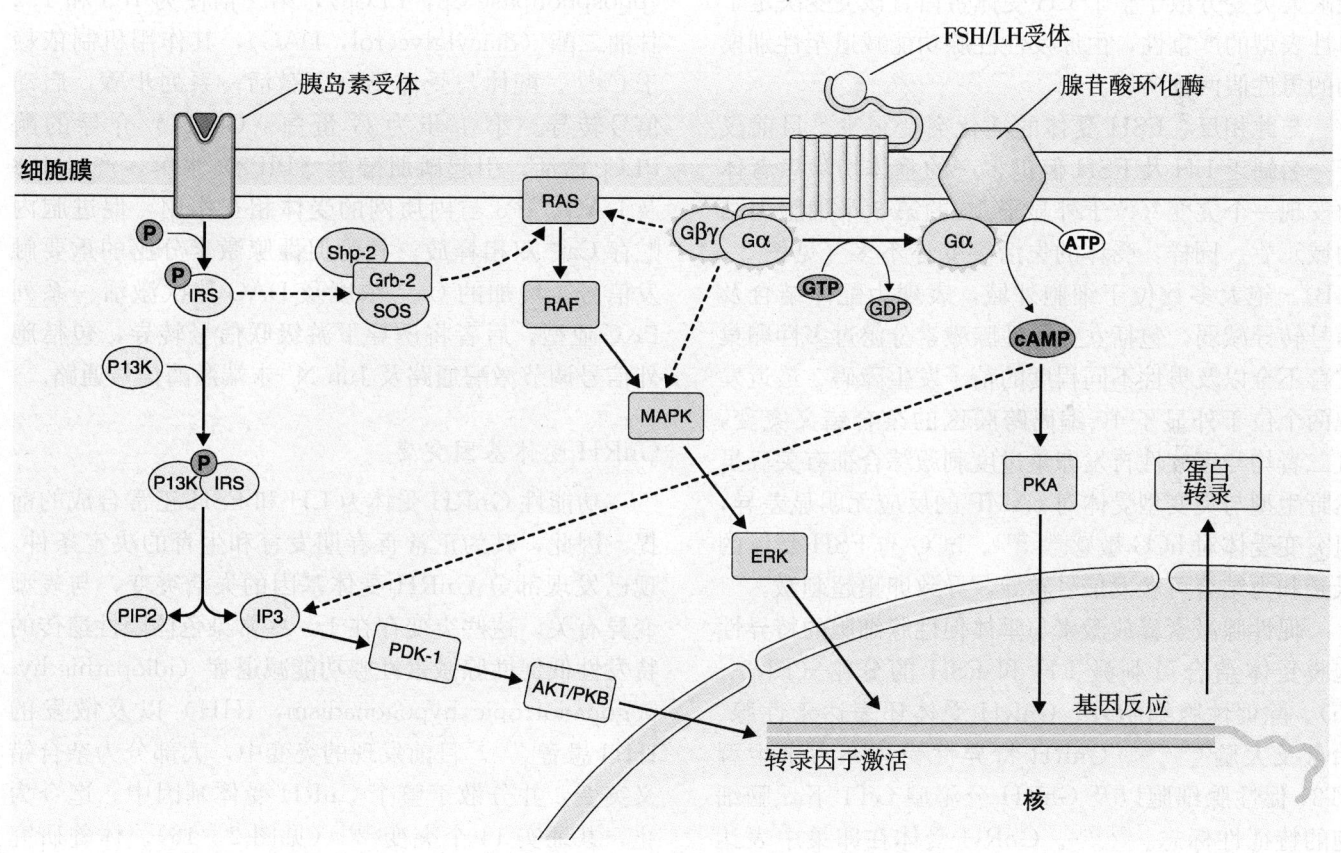

图2-15 卵巢细胞内FSH/LH的GPCR与胰岛素/IGF-I受体酪氨酸激酶信号传导通路示意图。经激素结合活化的GPCR刺激Gα亚单位与GTP（而非GDP）结合，导致其与β/γ亚单位分离，激活下游信号因子，如可生成第二信使cAMP的腺苷酸环化酶。结合cAMP进而激活PKA，导致与DNA的结合及下游细胞反应。本图还描述了IGF-I受体传导通路。IGF-I/胰岛素与受体结合，启动胰岛素受体底物（insulin receptor substrate，IRS）的自磷酸化及酪氨酸磷酸化，激活PI3K并促进PIP2向IP3生成，IP3可激活PI依赖性蛋白激酶-1（PI-dependent protein kinase-1，PDK-1）。PDK-1再激活Akt/PKB，引发生物效应。IRS活化亦可导致对接及含SH-2区的小连接分子活化［如生长因子受体结合蛋白-2（growth factor receptor binding protein-2，Grb-2）及Shp2］。激活的Grb-2补充SOS-1，后者可激活RAS旁路和基因转录（粗线所示为主要通路，虚线所示为内在信号传导通路）。SOS-1，son-of-sevenless；ERK，细胞外信号调节激酶；FSH，卵泡刺激素；LH，黄体生成素。

同时影响男性及女性的性分化及生育能力。

迄今为止，共发现 15 个 LH 受体失活基因突变，全部位于跨膜区或胞内区（见图 2-14A）。目前公认第 6 跨膜区和第 3 胞内环为突变热点，14 个突变中有 10 个定位于此。功能放大突变导致以 Leydig 细胞增生为特征的男性青春期早熟，精子发生最早可见于 3 岁男孩[289,290]。这些患者在青春期血睾酮水平正常，伴 LH 低水平或检测不出。现已发现与 Leydig 细胞瘤及非家族性性早熟相关的一个异常 LH 受体突变[291]。

目前证实，LH 受体存在同等数量的可引起受体完全失活的失活突变[209]。LH 受体的失活突变可导致男性 Leydig 细胞发育不全及女性闭经。相反，功能缺失突变分散于整个 LH 受体蛋白。该突变决定了男性表型的严重性，由原发性性腺功能减退至性别模糊的男性假两性畸形。

与此相反，FSH 受体的活化突变很少。目前仅于一名缺乏 LH 及 FSH 但仍多产的垂体切除患者体内发现一个突变（位于外显子 10 的第 3 个细胞内结构域）[292]。同样，受体的失活突变亦不多（见图 2-14B）。绝大多数位于细胞外域，表现为配体结合及信号转导减弱，包括女性促性腺激素分泌过多性卵巢发育不全以及男性不同程度的精子发生障碍。最近发现两个位于外显子 10 编码跨膜区的杂合错义突变，且二者均与家族性自发卵巢过度刺激综合征有关。虽然野生型与突变型受体对 cAMP 的反应无明显差异，但突变受体对 hCG 敏感[293,294]。hCG 与 FSH 受体的低亲和力结合可触发信号转导，导致卵巢超刺激。

促性腺激素释放激素与垂体促性腺细胞的特异性胞膜受体结合可刺激 LH 和 FSH 的分泌（图 2-16）。除促性腺细胞外，GnRH 受体还表达于性腺、胎盘及大脑[295-297]。GnRH 特异性受体亦为永生型 αT31 促性腺细胞以及 GnRH 分泌型 GT1 下丘脑细胞的特征性标志[296,298]。GnRH 受体在卵巢中表达于颗粒细胞及黄体细胞，在睾丸则仅表达于 Leydig 细胞，而不表达于 Sertoli 细胞[299]。体外培养的卵巢颗粒细胞中，受体活化可刺激孕酮及前列腺素合成、卵母细胞成熟和排卵[300,301]，但抑制 FSH 诱导的甾体激素合成、卵泡发育成熟及抑制素分泌[302-304]。此外，还可抑制黄体细胞中 LH 受体的表达及 LH 的功能[305]。

近年来，有关 GnRH 的结构、功能及胞内信号通路已被广泛报道[306-308]。GnRH 受体基因位于染色体 4q21.2，包含 3 个外显子[309]，编码分子量约为 50～60kDa 由 327 个氨基酸组成的蛋白质。该受体属于 GPCR（图 2-17）。包含一个 N 末端结构域及由 3 个胞内环与胞外环连接而成的 7 次跨膜区。不同于其他 GPCR 的是，GnRH 受体缺乏特征性 C 末端胞质区。GnRH 与跨膜区及胞外环的发夹结构结合，要求其 C-末端及 N-末端需结合于受体跨膜核心部分[310]。

GnRH 受体细胞内信号传导机制最初的研究是于促性腺细胞衍生的 αT3-1 细胞株上进行的（见图 2-18）。GnRH 受体的效应系统为磷脂酶 Cβ（phospholipase Cβ，PLCβ），第二信使为 IP3 和 1,2 甘油二酯（diacylglycerol，DAG），其作用机制依赖于 Ca^{2+}。配体与受体结合可激活一系列步骤，启动信号转导。第 1 步为 G 蛋白（Gq/11）介导的酶 PLCβ 激活，引起磷肌醇类（PIP2）水解，产生 IP3 及 DAG。IP3 与内质网的受体相互作用，促进胞内贮存 Ca^{2+} 双相释放，其为促性腺激素分泌的重要触发信号。增加的 Ca^{2+} 浓度及 DAG 依次激活一系列 PKC 亚型。后者将诱导下游级联信号转导，包括胞外信号调节激酶通路及 Jun N-末端激酶信号通路。

GnRH 受体基因突变

功能性 GnRH 受体为 LH 和 FSH 正常合成的前提。因此，其为正常青春期发育和生育的决定条件。现已发现部分 GnRH 受体基因的失活突变，与表型变异有关。这些突变存在于一些常染色体隐性遗传的特发性低促性腺激素性腺功能减退症（idiopathic hypogonadotropic hypogonadism，IHH）以及散发的 IHH 患者[311]。目前发现的突变中，大部分为杂合错义突变，并分散于整个 GnRH 受体基因中。迄今为止，共证实 14 个突变[308]（见图 2-16）。体外研究表明，一些突变可使受体完全失效；另一些则可引发对 GnRH 的反应。

肽类激素/生长因子作用

垂体促性腺激素信号对于卵泡生长、排卵及黄体化起重要作用。然而，人们越来越多地认识到，这些区常具有很高的同源性。它们通过构象变化及自磷酸化对配体结合产生反应。IGF-I受体结构与胰岛素受体结构惊人的相似,均存在两个二硫键相连的跨膜区,由两个亚单位α及β形成[312]。IGF-I受体编码基因位于15号染色体长臂25～26带,包括21个外显子[313]。

最近几年,IGF-I/胰岛素信号通路中的各个步骤已被广泛综述[314,315],并如图2-15所示。配体(如胰岛素)与受体胞外区结合,激活受体二聚体化。这导致受体及非受体底物均发生酪氨酸残基磷酸化。受体酪氨酸残基磷酸化出现于特定区域,可引起这些位点与各种具独立信号能力的附属蛋白发生联系,包括磷脂酶Cγ、PI3激酶(PI3K)、GAP及生长因子结合蛋白-2(growth factor receptor-bound protein-2, GRB2)。这种反应由存在于每个附属分子中的2型保守同源结构域(type 2 src homology domains, SH2)

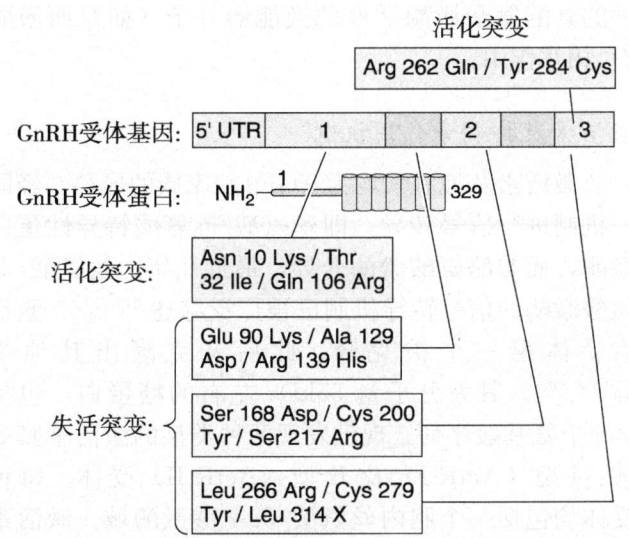

图2-16 GnRH受体基因及局部突变示意图。GnRH受体蛋白的组成结构。蛋白短的细胞外区为直链,其后为7个跨膜区。GnRH受体缺乏C末端的胞质内尾部。外显子1编码跨膜区1～3,外显子2编码跨膜区4～5,外显子3编码跨膜区6～7。5'UTR,5'非翻译区。

功能亦依赖于其与肽类/生长因子相互作用的信号通路,包括IGF、EGF及TGFβ家族成员(见图2-15)。了解这些通路可更深入地掌握上述因子如何相互作用,并辅助FSH/LH途径调控卵泡生长。

具酪氨酸激酶活性的受体超家族

胰岛素、IGF及EGF受体同属一个独特的受体组,其结构及功能均有别于GPCR。不同于GPCR,它们仅跨膜1次,并可通过酪氨酸激酶活化,获得信号转导能力,该能力是这些受体分子个体所固有的。因此,通常认为它们是酪氨酸激酶受体。其主要配体包括激素(如胰岛素及IGF)以及旁分泌和自分泌调节因子,如血小板源性生长因子(platelet-derived growth factor, PDGF)、bFGF及EGF。所以,经酪氨酸磷酸化,即可开始受体介导的大量生理过程,如细胞增殖、细胞迁移、细胞分化及凋亡。同时,这也解释了这组受体成为许多癌症研究靶点的原因。

所有酪氨酸激酶受体均包含一个相似的结构:配体结合的细胞外区域、单次跨膜区及一个胞内区。配体特异性由组成胞外区域的独特氨基酸序列决定,后者决定了受体的三维结构。跨膜区为异质性,而胞内

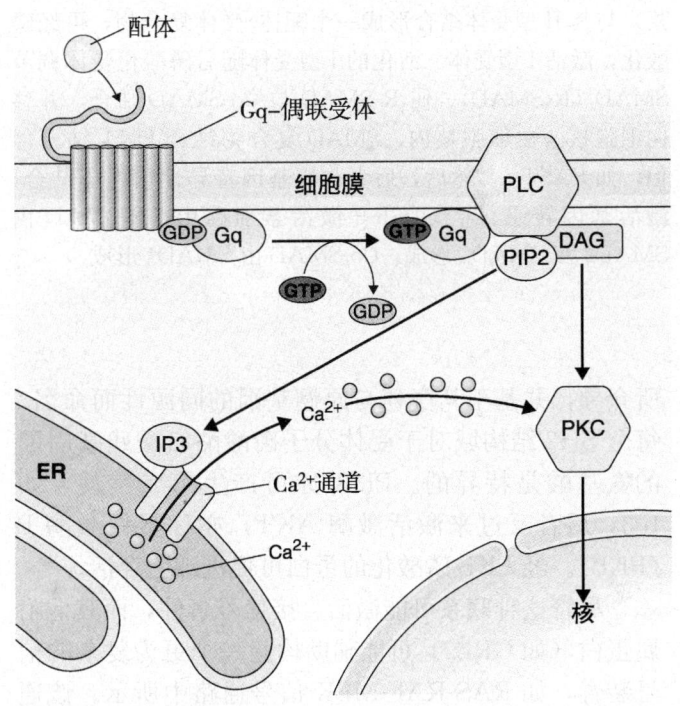

图2-17 GnRH信号经GPCR传导的示意图。GnRH与其受体结合可作用于Gq蛋白,活化的Gq结合ATP,激活下游靶位磷脂酶C(PLC)及羟化酶PIP2,合成IP3与甘油二酯(DAG)。IP3渗入细胞质,到达内质网(ER),激活钙通道,释放钙离子。钙与DAG进而激活蛋白激酶C(PKC),引起细胞反应。

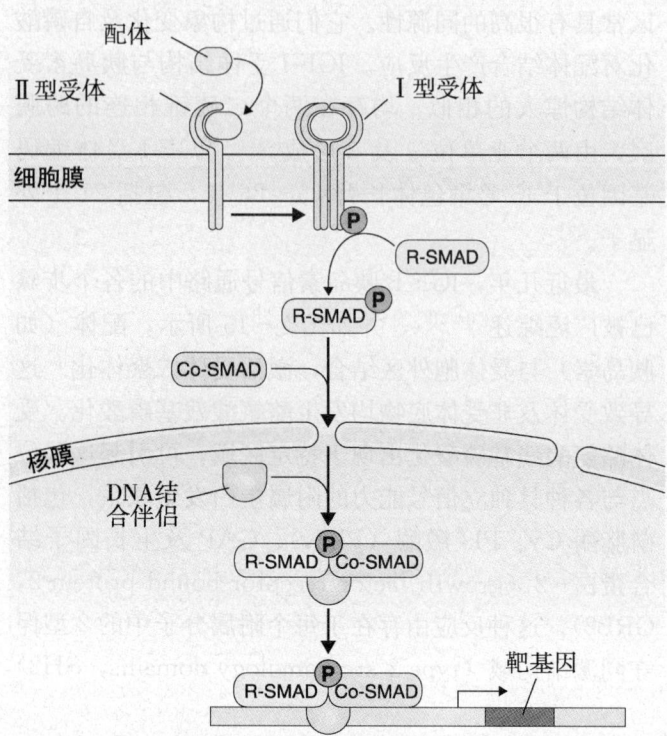

图 2-18　TGF-β/激活素信号通路。TGF-β 家族（如激活素）与其 II 型受体结合形成一个配体-受体复合物，再经磷酸化，激活 I 型受体。活化的 I 型受体随后磷酸化受体调节 SMAD (R-SMAD)。使 R-SMAD 与 Co-SMAD 结合，并移向细胞核。在细胞核内，SMAD 复合物结合 DNA 结合伴侣，如 FAST-1。然后，后者与靶基因特异性增强子结合，激活基因转录。（TGF-β/激活素通路中，R-SMAD 由 SMAD2 及 SMAD3 形成，Co-SMAD 由 SMAD4 形成。）

所介导，并基于其序列与原癌基因的同源性而命名。每个 SH2 结构域对于受体分子磷酸酪氨酸残基周围的氨基酸是特异的。PI3K 亦可产生第二信使，如 IP3，后者反过来激活激酶 AKT，亦称蛋白激酶 B (PKB)。经 PKB 磷酸化的蛋白可促进细胞存活。

尽管这种联系可能激活直接信号事件，而其他附属蛋白（如 GRB2）可能辅助构建一个更为复杂的信号装置，如 RAS-RAF-MEK 信号通路中所示。该通路募集许多其他蛋白质，导致核转录和蛋白合成的激活（见图 2-15）。

生长激素及催乳素同属含单次跨膜片段和一短胞质尾部的另一组受体。然而，不同于 IGF-I/胰岛素受体，它们不具内在的酪氨酸活性，但可与其他可溶性的具酪氨酸激酶活性的换能器分子（如双面激酶 2）相互作用。

激活素及抑制素作用机制

激活素及抑制素均为 TGFβ 超家族的成员，经同一机制进行信号转导，即丝氨酸/苏氨酸特异性蛋白激酶，而非酪氨酸激酶介导。最近几年，丝氨酸/苏氨酸激酶的信号转导机制已被广泛综述[316,317]。激活素受体第一个被克隆，此后又克隆出其他受体[318,319]。其为分子量 55kDa 左右的糖蛋白，包括 500 个氨基酸序列。现已发现两种类型的激活素膜受体：I 型 (ActR-I) 及 II 型 (ActR-II) 受体。每种受体均包括一个胞内丝氨酸/苏氨酸激酶域。激活素作用机制中所涉及的各个步骤如图 2-18 中所示。单独表达或与 ActR-I 一起表达时，激活素直接与 ActR-II 相对较短的胞外部分相互作用或与其结合。亦可与骨成形蛋白 (bone morphogenic protein, BMP) I 型受体一起结合于其他 TGFβ 超家族成员（如 BMP2、4 及 7），提示受体存在交叉作用的能力。激活素可结合 2 个 II 型受体和 2 个 I 型受体，形成受体复合物。一个受体激酶磷酸化激活另一受体，后者又反过来磷酸化其底物——SMAD 蛋白 (SMAD 得名于两个基因名称的联合：线虫基因 Sma 及果蝇基因 Mad)。SMAD 是一个信号转导物新家族，可分为 3 组，均包括受体调节 SMAD (R-SMAD) 及一共同的单一 SMAD (C-SMAD 或 SMAD4)。第 3 组包括抑制信号转导的异质性 SMAD。在激活素/TGFβ 信号转导中，活化的 I 型受体磷酸化配体特异性的 R-SMAD (SMAD2 及 SMAD3)，使后者与 SMAD4 相连。然后，此复合物作为一个转录辅助因子转位于细胞核。最终，SMAD 复合物于细胞核内在靶 DNA 启动子的多种转录因子调节下活化，并使基因得以转录。

抑制素为抑制素 α 链与激活素 β 链形成的异二聚体，其生物活性与激活素相反。尚未发现抑制素的独立受体。抑制素拮抗激活素的作用机制亦未明确。已有研究表明，抑制素可与激活素竞争激活素受体，但无法激活信号转导[320]。这可能为抑制素拮抗激活素的机制之一。抑制素的其他作用可能由未识别的抑制素受体所介导。

小结

卵巢为一动态内分泌器官。卵泡细胞以很高的整合形式交互作用，产生几种甾体激素及肽类激素。甾体激素合成需在甾体生成酶作用下进行一系列有效的类固醇传递、摄取和使用。实际上，甾体激素生物合成需要 LH 和 FSH 的作用，并受几种卵巢内肽类激素、生长因子、细胞因子和神经肽类的自分泌和旁分泌作用影响。近几年，研究显示这些生长因子以不同的方式影响各种细胞过程，如细胞分化、有丝分裂及凋亡，并通过复杂的细胞内信号网络与 LH 及 FSH 协同作用以介导其活动。

一个功能正常的下丘脑-垂体轴对于卵巢激素合成非常重要。GnRH 同步化的脉冲分泌方式在 LH/FSH 分泌调控中起着重要作用，最新观点将其作为不孕症治疗的主要药物靶点。GnRH 与促性腺激素的作用均通过多重信号机制，经 G 蛋白偶联受体传递给靶细胞。二者的基因及受体中已经发现了几种突变和多肽性。这些突变对生殖存在有害影响。尽管很少见，但该研究已很好地解释了受体结构与功能的关系，有助于了解与促性腺激素分泌及作用改变相关疾病的分子学发病机制。

甾体激素在生殖系统中发挥中心的作用。它的生理学作用是通过其核受体介导的，后者属于配体依赖的转录因子超家族。雌激素受体与孕激素受体的两个亚型在不同组织中表达不同，导致组织特异性反应。此外，基因的不同表达依赖于蛋白辅助因子、共激活因子及共抑制因子的相互作用。进一步理解细胞环境中核受体及其共调节因子的效应，促进了对雌激素拮抗剂与选择性受体调节因子作用机制的发现及理解。

要点

- 很多甾体生成酶均有特定的细胞定位。
- 性甾体激素可通过两条途径合成：Δ^5（3β 羟基甾体途径）或 Δ^4（3 酮途径）。
- 羟化酶和芳香化酶属于细胞色素 P450 家族。
- 两细胞理论可用于解释卵巢甾体激素的生成。
- 卵泡膜细胞对 LH 有反应，颗粒细胞对 LH 和 FSH 均发生反应。
- 卵泡膜细胞产生雄激素，后者可被颗粒细胞芳香化为雌激素。
- 雌二醇是绝经前女性的主要雌激素。
- 孕激素与 17 羟孕酮主要由黄体期的黄体产生。
- 睾酮主要为 DHEA 及雄烯二酮外周代谢产物。
- 循环中几乎不存在游离卵巢甾体激素，均为与蛋白结合的状态。
- 抑制素 A 和 B 是由颗粒细胞产生的异二聚体。抑制素 B 水平于黄体-卵泡过渡期及早卵泡期最高，而抑制素 A 水平则于黄体期升高。
- 抑制素 A 主要由妊娠期胎儿胎盘组织产生。
- 激活素为抑制素 β 亚单位的二聚体，主要由颗粒细胞产生。
- 卵泡抑制素由颗粒细胞产生，多数发挥激活素拮抗剂的作用。
- 甾体激素结合于胞质或细胞核的细胞内受体。
- 肽类激素和生长因子与位于浆膜的细胞表面受体相互作用。

（王　颖译　乔　杰校）

参考文献

1. McNatty KP, et al: The production of progesterone, androgens and oestrogens by human granulosa cells in vitro and in vivo. J Steroid Biochem 11:775–779, 1979.
2. Hsueh AJ, et al: Hormonal regulation of the differentiation of cultured ovarian granulosa cells. Endocr Rev 5:76–127, 1984.
3. Knight PG. Roles of inhibins, activins, and follistatin in the female reproductive system. Front Neuroendocrinol 17:476–509, 1996.
4. Gwynne JT, Strauss 3rd JF: The role of lipoproteins in steroidogenesis and cholesterol metabolism in steroidogenic glands. Endocr Rev 3:299–329, 1982.
5. O'Malley BW: Steroid hormones: Metabolism and mechanism of action. In Yen SSC, Jaffe RB, Barbieri RL (eds). Reproductive Endocrinology. Philadelphia, WB Saunders, 1999, pp 125–130.
6. Clark BJ, et al: The purification, cloning, and expression of a novel luteinizing hormone-induced mitochondrial protein in MA-10 mouse Leydig tumor cells. Characterization of the steroidogenic acute regulatory protein (StAR). J Biol Chem 269:28314–28322, 1994.
7. Lin D, et al: Role of steroidogenic acute regulatory protein in adrenal and gonadal steroidogenesis. Science 267:1828–1831, 1995.
8. Sugawara T, et al: Human steroidogenic acute regulatory protein: Functional activity in COS-1 cells, tissue-specific expression, and mapping of the structural gene to 8p11.2 and a pseudogene to chromosome 13. Proc Natl Acad Sci USA 92:4778–4782, 1995.
9. Yasui T, et al: Biological effects of hormone replacement therapy in relation to serum estradiol levels. Horm Res 56:38–44, 2001.
10. Winter JS, et al: Gonadotrophins and steroid hormones in the blood and urine of prepubertal girls and other primates. Clin Endocrinol Metab 7:513–530, 1978.
11. Marshall WA, Tanner JM: Variations in pattern of pubertal changes in girls. Arch Dis Child 44:291–303, 1969.
12. Mansfield, M.J., et al: Changes in growth and serum growth hormone and plasma somatomedin-C levels during suppression of gonadal sex steroid secretion in girls with central precocious puberty. J Clin Endocrinol Metab 66:3–9, 1988.
13. Boepple PA, et al: Impact of sex steroids and their suppression on skeletal growth and maturation. Am J Physiol 255:E559–E566, 1988.
14. Drummond AE, Findlay JK: The role of estrogen in folliculogenesis. Mol Cell Endocrinol 151:57–64, 1999.
15. Young JR, Jaffe RB: Strength–duration characteristics of estrogen effects on gonadotropin response to gonadotropin-releasing hormone in women. II. Effects of varying concentrations of estradiol. J Clin Endocrinol Metab 42:432–442, 1976.
16. Couse JF, Korach KS: Estrogen receptor null mice: What have we learned and where will they lead us? Endocr Rev 20:358–417, 1999.
17. Panay N, Studd JWW: Oestrogen and behaviour. In Genazzani AR, Purdy RH (eds). The Brain: Source and Target for Sex Steroid Hormones. UK, The Parthenon Publishing Group, 1996, pp 257–276.
18. Joffe H, Cohen LS: Estrogen, serotonin, and mood disturbance: Where is the therapeutic bridge? Biol Psychiatry 44:798–811, 1998.
19. Carlson MC, et al: Hormone replacement therapy and reduced cognitive decline in older women: the Cache County Study. Neurology 57:2210–2216, 2001.
20. Tang MX, et al: Effect of oestrogen during menopause on risk and age at onset of Alzheimer's disease. Lancet 348:429–432, 1996.
21. Henderson VW, et al: Estrogen for Alzheimer's disease in women: Randomized, double-blind, placebo-controlled trial. Neurology 54:295–301, 2000.
22. Shumaker SA, et al: The Women's Health Initiative Memory Study (WHIMS): A trial of the effect of estrogen therapy in preventing and slowing the progression of dementia. Control Clin Trials 19:604–621, 1998.
23. Mulnard RA, et al, for the Alzheimer's Disease Cooperative Study. Estrogen replacement therapy for treatment of mild to moderate Alzheimer disease: A randomized controlled trial. JAMA 283: 1007–1015, 2000.
24. Shumaker SA, et al, for the Women's Health Initiative Memory Study. Conjugated equine estrogens and incidence of probable dementia and mild cognitive impairment in postmenopausal women. JAMA 291:2947–2958, 2004.
25. The Writing Group for the PEPI: Effects of hormone therapy on bone mineral density: Results from the postmenopausal estrogen/progestin interventions (PEPI) trial. JAMA 276:1389–1396, 1996.
26. Anderson G.L., et al: Effects of conjugated equine estrogen in postmenopausal women with hysterectomy: The Women's Health Initiative randomized controlled trial. JAMA 291:1701–1712; 2004.
27. Karas RH, Patterson BL, Mendelsohn ME: Human vascular smooth muscle cells contain functional estrogen receptor. Circulation 89:1943–1950, 1994.
28. Venkov CD, Rankin AB, Vaughan DE: Identification of authentic estrogen receptor in cultured endothelial cells. A potential mechanism for steroid hormone regulation of endothelial function. Circulation 94:727–733, 1996.
29. Kim HP, et al: Nongenomic stimulation of nitric oxide release by estrogen is mediated by estrogen receptor α localized in caveolae. Biochem Biophys Res Commun 263:257–262, 1999.
30. Kannel WB, et al: Menopause and risk of cardiovascular disease: The Framingham study. Ann Intern Med 85:447–452, 1976.
31. Hu FB, et al: Age at natural menopause and risk of cardiovascular disease. Arch Intern Med 159:1061–1066, 1999.
32. Hulley S, et al for the Heart and Estrogen/progestin Replacement Study (HERS) Research Group: Randomized trial of estrogen plus progestin for secondary prevention of coronary heart disease in postmenopausal women. JAMA 280:605–613, 1998.
33. Le Guevel R, Pakdel F: Assessment of oestrogenic potency of chemicals used as growth promoter by in vitro methods. Hum Reprod 16:1030–1036, 2001.
34. O'Connell MB: Pharmacokinetic and pharmacologic variation between different estrogen products. J Clin Pharmacol 35(9 Suppl):18S–24S, 1995.
35. Thompson EA, Siiteri PK: Studies on the aromatization of C-19 androgens. Ann NY Acad Sci 212:378–391, 1973.
36. Kirschner MA, et al: Androgen–estrogen metabolism in women with upper body versus lower body obesity. J Clin Endocrinol Metab 70:473–479, 1990.
37. Grodin JM, Siiteri PK, MacDonald PC: Source of estrogen production in postmenopausal women. J Clin Endocrinol Metab 36:207–214, 1973.
38. Siiteri PK, MacDonald PC: Placental estrogen biosynthesis during human pregnancy. J Clin Endocrinol Metab 26:751–761, 1966.
39. Ruder HJ, Loriaux L, Lipsett MB: Estrone sulfate: Production rate and metabolism in man. J Clin Invest 51:1020–1033, 1972.
40. Loriaux DL, et al: Estrone sulfate, estrone, estradiol and estriol plasma levels in human pregnancy. J Clin Endocrinol Metab 35:887–891, 1972.
41. Barbieri R: Endocrine disorders in pregnancy. In Yen SC, Jaffe RB, Barbieri RL (eds): Reproductive Endocrinology. Philadelphia, WB Saunders, 1999, pp 785–811.
42. Goldfien A. Ovaries: In Greenspan FS (ed): Basic and Clinical Endocrinology. Philadelphia, McGraw-Hill, 2001, pp 453–508.
43. Franks S: Polycystic ovary syndrome. NEJM 333:853–861, 1995.
44. Abraham GE: Ovarian and adrenal contribution to peripheral androgens during the menstrual cycle. J Clin Endocrinol Metab 39:340–346, 1974.

45. Anderson DC: Sex-hormone-binding globulin. Clin Endocrinol (Oxf) 3:69–96, 1974.
46. Rosner W, Smith R: Isolation of human testosterone-estradiol-binding globulin. Methods Enzymol 36:109–120, 1975.
47. Berube D, et al: Localization of the human sex hormone-binding globulin gene (SHBG) to the short arm of chromosome 17 (17p12-p13). Cytogenet Cell Genet 54:65–67, 1990.
48. Hammond GL, Bocchinfuso WP: Sex hormone-binding globulin: Gene organization and structure/function analyses. Horm Res 45:197–201, 1996.
49. Dunn, JF, Nisula BC, Rodbard D: Transport of steroid hormones: Binding of 21 endogenous steroids to both testosterone-binding globulin and corticosteroid-binding globulin in human plasma. J Clin Endocrinol Metab 53:58–68, 1981.
50. Plymate SR, et al: Inhibition of sex hormone-binding globulin production in the human hepatoma (Hep G2) cell line by insulin and prolactin. J Clin Endocrinol Metab 67:460–464, 1988.
51. Plymate SR, et al: Regulation of sex hormone binding globulin (SHBG) production in Hep G2 cells by insulin. Steroids 52:339–340, 1988.
52. Pardridge WM: Serum bioavailability of sex steroid hormones. Clin Endocrinol Metab 15:259–278, 1986.
53. Manni A, et al: Bioavailability of albumin-bound testosterone. J Clin Endocrinol Metab 61:705–710, 1985.
54. Englebienne P: The serum steroid transport proteins: Biochemistry and clinical significance. Mol Aspects Med 7:313–396, 1984.
55. Rosenfield RL: Plasma testosterone binding globulin and indexes of the concentration of unbound plasma androgens in normal and hirsute subjects. J Clin Endocrinol Metab 32:717–728, 1971.
56. Rudd BT, Duignan NM, London DR: A rapid method for the measurement of sex hormone-binding globulin capacity of sera. Clin Chim Acta 55:165–178, 1974.
57. Cumming DC, Wall SR: Non-sex hormone-binding globulin-bound testosterone as a marker for hyperandrogenism. J Clin Endocrinol Metab 61:873–876, 1985.
58. Yalow RS, Berson SA: Immunoassay of endogenous plasma insulin in man. J Clin Invest 39:1157–1175, 1960.
59. Niswender GD: Hapten-radioimmunoassay for steroid hormones. In Peron PG (ed): Immunologic Methods in Steroid Determination. New York, Appelton-Century-Crofts, 1970, pp 149–173.
60. Rao PN, et al: Synthesis of new steroid haptens for radioimmunoassay—part V. 19-O-carboxymethyl ether derivative of testosterone. A highly specific antiserum for immunoassay of testosterone from both male and female plasma without chromatography. J Steroid Biochem 9:539–545, 1978.
61. Gupta MK: Interference by luteal phase progesterone in a commercial kit for measurement of 17-α hydroxyprogesterone. Clin Chem 31:1246–1247, 1985.
62. Taieb J, et al: Limitations of steroid determination by direct immunoassay. Clin Chem 48:583–585, 2002.
63. Diver MJ, Nisbet JA: Warning on plasma oestradiol measurement. Lancet 2:1097, 1987.
64. Fuqua JS, et al: Assay of plasma testosterone during the first six months of life: Importance of chromatographic purification of steroids. Clin Chem 41:1146–1149, 1995.
65. Fanchin R, et al: Physiopathology of premature progesterone elevation. Fertil Steril 64:796–801, 1995.
66. Dighe AS, Sluss PM: Improved detection of serum estradiol after sample extraction procedure. Clin Chem 50:764–766, 2004.
67. Marquet P: Progress of liquid chromatography-mass spectrometry in clinical and forensic toxicology. Ther Drug Monit 24:255–276, 2002.
68. Griffiths WJ, et al: Electrospray and tandem mass spectrometry in biochemistry. Biochem J 355:545–561, 2001.
69. Nelson RE, et al: Liquid chromatography-tandem mass spectrometry assay for simultaneous measurement of estradiol and estrone in human plasma. Clin Chem 50:373–384, 2004.
70. Valbuena D, et al: Ovarian stimulation and endometrial receptivity. Hum Reprod 14(Suppl 2):107–111, 1999.
71. Kligman I, Rosenwaks Z: Differentiating clinical profiles: Predicting good responders, poor responders, and hyperresponders. Fertil Steril 76:1185–1190, 2001.
72. Wright K, et al: A specific radioimmunoassay for estrone sulfate in plasma and urine without hydrolysis. J Clin Endocrinol Metab 47:1092–1098, 1978.
73. Ranadive GN, et al: Rapid, convenient radioimmunoassay of estrone sulfate. Clin Chem 44:244–249, 1998.
74. Gaskell SJ, Brownsey BG, Groom GV: Analyses for progesterone in serum by gas chromatography/mass spectrometry: Target data for external quality assessment of routine assays. Clin Chem 30:1696–1700, 1984.
75. Kubasik NP, Hallauer GD, Brodows RG: Evaluation of a direct solid-phase radioimmunoassay for progesterone, useful for monitoring luteal function. Clin Chem 30:284–286, 1984.
76. De Boever J, et al: Solid-phase chemiluminescence immunoassay for progesterone in unextracted serum. Clin Chem 30:1637–1641, 1984.
77. Radwanska E, Hammond J, Smith P: Single midluteal progesterone assay in the management of ovulatory infertility. J Reprod Med 26:85–89, 1981.
78. Radwanska E, Frankenberg J, Allen EI: Plasma progesterone levels in normal and abnormal early human pregnancy. Fertil Steril 30:398–402, 1978.
79. Baxendale PM, Jacobs HS, James VH: Plasma and salivary androstenedione and dihydrotestosterone in women with hyperandrogenism. Clin Endocrinol (Oxf) 18:447–457, 1983.
80. Hummer L, Nielsen MD, Christiansen C: An easy and reliable radioimmunoassay of serum androstenedione: Age-related normal values in 252 females aged 2 to 70 years. Scand J Clin Lab Invest 43:301–306, 1983.
81. Putz Z, et al: A selective radioimmunoassay of androstenedione in plasma and saliva. J Clin Chem Clin Biochem 20:761–764, 1982.
82. Boots LR, et al: Measurement of total serum testosterone levels using commercially available kits: High degree of between-kit variability. Fertil Steril 69:286–292, 1998.
83. Vlahos I, et al: An improved ultrafiltration method for determining free testosterone in serum. Clin Chem 28:2286–2291, 1982.
84. Gupta MK: Androgen assessment in hirsutism and alopecia. Cleve Clin J Med 57:292–297, 1990.
85. Van Uytfanghe K, et al: Evaluation of a candidate reference measurement procedure for serum free testosterone based on ultrafiltration and isotope dilution-gas chromatography-mass spectrometry. Clin Chem 50:2101–2110, 2004.
86. Winters SJ, Kelley DE, Goodpaster B: The analog free testosterone assay: Are the results in men clinically useful? Clin Chem 44:2178–2182, 1998.
87. Vermeulen A, Verdonck L, Kaufman JM: A critical evaluation of simple methods for the estimation of free testosterone in serum. J Clin Endocrinol Metab 84:3666–3672, 1999.
88. Mathur RS, et al: Plasma androgens and sex hormone-binding globulin in the evaluation of hirsute females. Fertil Steril 35:29–35, 1981.
89. Carter GD, et al: Investigation of hirsutism: Testosterone is not enough. Ann Clin Biochem 20:262–263, 1983.
90. Davies R, et al: Indirect measurement of bioavailable testosterone with the Bayer Immuno 1 system. Clin Chem 48:388–390, 2002.
91. Riad-Fahmy D, et al: Steroids in saliva for assessing endocrine function. Endocr Rev 3:367–395, 1982.
92. Vining RF, McGinley RA, Symons RG: Hormones in saliva: Mode of entry and consequent implications for clinical interpretation. Clin Chem 29:1752–1756, 1983.
93. Lequin RM, et al: Progesterone in saliva: Pitfalls and consequent implications for accuracy of the determination. Clin Chem 32:831–834, 1986.
94. Vining, RF, McGinley R, Rice BV. Saliva estriol measurements: An alternative to the assay of serum unconjugated estriol in assessing fetoplacental function. J Clin Endocrinol Metab 56:454–460, 1983.
95. Sufi SB, et al: Multicenter evaluation of assays for estradiol and progesterone in saliva. Clin Chem 31:101–103, 1985.

96. Tallon DF, et al: Direct solid-phase enzyme immunoassay of progesterone in saliva. Clin Chem 30:1507–1511, 1984.
97. Tamate K, et al: Direct colorimetric monoclonal antibody enzyme immunoassay for estradiol-17β in saliva. Clin Chem 43:1159–1164, 1997.
98. Mottram JC: On the general effects of exposure to radium on metabolism and tumour growth in the rat and the special effects on the testis and pituitary. Q J Exp Physiol Cogn Med Sci 12:209–229, 1923.
99. McCullagh D: Dual endocrine activity of testes. Science 76:19, 1932.
100. Rivier J, et al: Purification and partial characterization of inhibin from porcine follicular fluid. Biochem Biophys Res Commun 133:120–127, 1985.
101. Robertson DM, et al: Isolation of a 31 kDa form of inhibin from bovine follicular fluid. Mol Cell Endocrinol 44:271–277, 1986.
102. Ling N, et al: Pituitary FSH is released by a heterodimer of the β-subunits from the two forms of inhibin. Nature 321:779–782, 1986.
103. Ueno N, et al: Isolation and partial characterization of follistatin: A single-chain Mr 35,000 monomeric protein that inhibits the release of follicle-stimulating hormone. Proc Natl Acad Sci USA 84:8282–8286, 1987.
104. Mason AJ, Niall HD, Seeburg PH: Structure of two human ovarian inhibins. Biochem Biophys Res Commun 135:957–964, 1986.
105. Lockwood GM, et al: Circulating inhibins and activin A during GnRH-analogue down-regulation and ovarian hyperstimulation with recombinant FSH for in vitro fertilization-embryo transfer. Clin Endocrinol (Oxf) 45:741–748, 1996.
106. Welt C, et al: Activins, inhibins, and follistatins: From endocrinology to signaling. A paradigm for the new millennium. Exp Biol Med (Maywood) 227:724–752, 2002.
107. Burger HG: Evidence for a negative feedback role of inhibin in follicle stimulating hormone regulation in women. Hum Reprod 8(Suppl 2):129–132, 1993.
108. de Jong FH, et al: Effects of factors from ovarian follicular fluid and Sertoli cell culture medium on in vivo and in vitro release of pituitary gonadotrophins in the rat: An evaluation of systems for the assay of inhibin. J Reprod Fertil Suppl 26:47–59, 1979.
109. Attardi B, et al: Rapid and profound suppression of messenger ribonucleic acid encoding follicle-stimulating hormone β by inhibin from primate Sertoli cells. Mol Endocrinol 3:280–287, 1989.
110. Attardi B, Winters SJ: Decay of follicle-stimulating hormone-β messenger RNA in the presence of transcriptional inhibitors and/or inhibin, activin, or follistatin. Mol Endocrinol 7:668–680, 1993.
111. Burger HG, et al: Aspects of current and future inhibin research. Reprod Fertil Dev 7:997–1002, 1995.
112. Ireland JL, et al: Alterations in amounts of different forms of inhibin during follicular atresia. Biol Reprod 50:1265–1276, 1994.
113. Sugino K, et al: Purification and characterization of high molecular weight forms of inhibin from bovine follicular fluid. Endocrinology 130:789–796, 1992.
114. Robertson DM, et al: Isolation of inhibin α-subunit precursor proteins from bovine follicular fluid. Endocrinology 125:2141–2149, 1989.
115. Sugino K, et al: Inhibin α-subunit monomer is present in bovine follicular fluid. Biochem Biophys Res Commun 159:1323–1329, 1989.
116. Robertson DM, et al: Inhibin forms in human plasma. J Endocrinol 144:261–269, 1995.
117. Schneyer AL, et al: Immunoreactive inhibin α-subunit in human serum: Implications for radioimmunoassay. J Clin Endocrinol Metab 70:1208–1212, 1990.
118. McConnell DS, et al: Development of a two-site solid-phase immuno-chemiluminescent assay for measurement of dimeric inhibin-A in human serum and other biological fluids. Clin Chem 42:1159–1167, 1996.
119. Groome NP, et al: Measurement of dimeric inhibin B throughout the human menstrual cycle. J Clin Endocrinol Metab 81:1401–1405, 1996.
120. Welt CK, et al: Differential regulation of inhibin A and inhibin B by luteinizing hormone, follicle-stimulating hormone, and stage of follicle development. J Clin Endocrinol Metab 86:2531–2537, 2001.
121. Corson SL, et al: Inhibin-B as a test of ovarian reserve for infertile women. Hum Reprod 14:2818–2821, 1999.
122. Eldar-Geva T, et al: Relationship between serum inhibin A and B and ovarian follicle development after a daily fixed dose administration of recombinant follicle-stimulating hormone. J Clin Endocrinol Metab 85:607–613, 2000.
123. Burger HG, et al: Serum inhibins A and B fall differentially as FSH rises in perimenopausal women. Clin Endocrinol (Oxf) 48:809–813, 1998.
124. Lockwood GM, et al: Mid-follicular phase pulses of inhibin B are absent in polycystic ovarian syndrome and are initiated by successful laparoscopic ovarian diathermy: A possible mechanism regulating emergence of the dominant follicle. J Clin Endocrinol Metab 83:1730–1735, 1998.
125. Norman RJ, et al: Circulating follistatin concentrations are higher and activin concentrations are lower in polycystic ovarian syndrome. Hum Reprod 16:668–672, 2001.
126. Illingworth PJ, et al: Measurement of circulating inhibin forms during the establishment of pregnancy. J Clin Endocrinol Metab 81:1471–1475, 1996.
127. Lambert-Messerlian GM, et al: Second trimester levels of maternal serum inhibin A, total inhibin, α inhibin precursor, and activin in Down's syndrome pregnancy. J Med Screen 3:58–62, 1996.
128. Aitken DA, et al: Dimeric inhibin A as a marker for Down's syndrome in early pregnancy. NEJM 334:1231–1236, 1996.
129. Ciris M, et al: Inhibin α and β expression in ovarian stromal tumors and their histological equivalences. Acta Obstet Gynecol Scand 83:491–496, 2004.
130. Chudecka-Glaz A, Rzepka-Gorska I, Kosmowska B: Inhibin A levels in cyst fluid from epithelial ovarian tumors. Acta Obstet Gynecol Scand 83:501–503, 2004.
131. Anderson RA, et al: Inhibin B in seminal plasma: Testicular origin and relationship to spermatogenesis. Hum Reprod 13:920–926, 1998.
132. Nachtigall LB, et al: Inhibin B secretion in males with gonadotropin-releasing hormone (GnRH) deficiency before and during long-term GnRH replacement: Relationship to spontaneous puberty, testicular volume, and prior treatment—a clinical research center study. J Clin Endocrinol Metab 81:3520–3525, 1996.
133. Jensen TK, et al: Inhibin B as a serum marker of spermatogenesis: Correlation to differences in sperm concentration and follicle-stimulating hormone levels. A study of 349 Danish men. J Clin Endocrinol Metab 82:4059–4063, 1997.
134. von Eckardstein S, et al: Serum inhibin B in combination with serum follicle-stimulating hormone (FSH) is a more sensitive marker than serum FSH alone for impaired spermatogenesis in men, but cannot predict the presence of sperm in testicular tissue samples. J Clin Endocrinol Metab 84:2496–2501, 1999.
135. Peng C, et al: Activin and follistatin as local regulators in the human ovary. Biol Signals 5:81–89, 1996.
136. Hasegawa Y, et al: Induction of follicle stimulating hormone receptor by erythroid differentiation factor on rat granulosa cell. Biochem Biophys Res Commun 156:668–674, 1988.
137. Miro F, Smyth CD, Hillier SG: Development-related effects of recombinant activin on steroid synthesis in rat granulosa cells. Endocrinology 129:3388–3894, 1991.
138. Demura R, et al: Human plasma free activin and inhibin levels during the menstrual cycle. J Clin Endocrinol Metab 76:1080–1082, 1993.
139. Santoro N, Adel T, Skurnick JH: Decreased inhibin tone and increased activin A secretion characterize reproductive aging in women. Fertil Steril 71:658–662, 1999.
140. Lockwood GM: The role of inhibin in polycystic ovary syndrome. Hum Fertil (Camb) 3:86–92, 2000.
141. Hillier SG, Miro F: Inhibin, activin, and follistatin. Potential roles in ovarian physiology. Ann NY Acad Sci 687:29–38, 1993.
142. Schneyer AL, et al: Follistatin–activin complexes in human serum and follicular fluid differ immunologically and biochemically. Endocrinology 137:240–247, 1996.
143. Sugino H, et al: Follistatin and its role as an activin-binding protein. J Med Invest 44:1–14, 1997.

144. Hashimoto O, et al: A novel role of follistatin, an activin-binding protein, in the inhibition of activin action in rat pituitary cells. Endocytotic degradation of activin and its acceleration by follistatin associated with cell-surface heparan sulfate. J Biol Chem 272:13835–13842, 1997.
145. Adashi EY, et al: Insulin-like growth factors: The ovarian connection. Hum Reprod 6:1213–1219, 1991.
146. Giudice LC: Insulin-like growth factors and ovarian follicular development. Endocr Rev 13:641–669, 1992.
147. Monget P, Bondy C. Importance of the IGF system in early folliculogenesis. Mol Cell Endocrinol 163:89–93, 2000.
148. Geisthovel F, et al: Expression of insulin-like growth factor-II (IGF-II) messenger ribonucleic acid (mRNA), but not IGF-I mRNA, in human preovulatory granulosa cells. Hum Reprod 4:899–902, 1989.
149. el-Roeiy A, et al: Expression of insulin-like growth factor-I (IGF-I) and IGF-II and the IGF-I, IGF-II, and insulin receptor genes and localization of the gene products in the human ovary. J Clin Endocrinol Metab 77:1411–1418, 1993.
150. el-Roeiy A, et al: Expression of the genes encoding the insulin-like growth factors (IGF-I and II), the IGF and insulin receptors, and IGF-binding proteins-1-6 and the localization of their gene products in normal and polycystic ovary syndrome ovaries. J Clin Endocrinol Metab 78:1488–1496, 1994.
151. Carson RS, et al: Growth factors in ovarian function. J Reprod Fertil 85:735–746, 1989.
152. Westergaard LG, Andersen CY: Epidermal growth factor (EGF) in human preovulatory follicles. Hum Reprod 4:257–260, 1989.
153. Khan-Dawood FS: Human corpus luteum: Immunocytochemical localization of epidermal growth factor. Fertil Steril 47:916–919, 1987.
154. Ayyagari RR, Khan-Dawood FS: Human corpus luteum: Presence of epidermal growth factor receptors and binding characteristics. Am J Obstet Gynecol 156:942–946, 1987.
155. Kudlow JE, et al: Ovarian transforming growth factor-α gene expression: Immunohistochemical localization to the theca-interstitial cells. Endocrinology 121:1577–1579, 1987.
156. Lobb DK, et al: Transforming growth factor-alpha in the adult bovine ovary: identification in growing ovarian follicles. Biol Reprod 40(5):1087–1093, 1989.
157. Yeh J, Lee GY, Anderson E: Presence of transforming growth factor-α messenger ribonucleic acid (mRNA) and absence of epidermal growth factor mRNA in rat ovarian granulosa cells, and the effects of these factors on steroidogenesis in vitro. Biol Reprod 48:1071–1081, 1993.
158. Yeh J, Osathanondh R: Expression of messenger ribonucleic acids encoding for basic fibroblast growth factor (FGF) and alternatively spliced FGF receptor in human fetal ovary and uterus. J Clin Endocrinol Metab 77:1367–1371, 1993.
159. Di Blasio AM, et al: Expression of the genes encoding basic fibroblast growth factor and its receptor in human granulosa cells. Mol Cell Endocrinol 96:R7–R11, 1993.
160. McAllister JM, Byrd W, Simpson ER: The effects of growth factors and phorbol esters on steroid biosynthesis in isolated human theca interna and granulosa-lutein cells in long term culture. J Clin Endocrinol Metab 79:106–112, 1994.
161. Adashi EY, et al: Basic fibroblast growth factor as a regulator of ovarian granulosa cell differentiation: A novel nonmitogenic role. Mol Cell Endocrinol 55:7–14, 1988.
162. Koos R. Ovarian angiogenesis, in Adashi EY (ed). The Ovary. New York, Raven Press, 1993, pp 433–453.
163. Khan SA, et al: Human testis cytosol and ovarian follicular fluid contain high amounts of interleukin-1-like factor(s). Mol Cell Endocrinol 58:221–230, 1988.
164. Machelon V, et al: Interleukin-6 biosynthesis in human preovulatory follicles: Some of its potential roles at ovulation. J Clin Endocrinol Metab 79:633–642, 1994.
165. Piquette GN, et al: Gene regulation of interleukin-1 beta, interleukin-1 receptor type I, and plasminogen activator inhibitor-1 and -2 in human granulosa-luteal cells. Fertil Steril 62:760–770, 1994.
166. Buscher U, et al: Cytokines in the follicular fluid of stimulated and nonstimulated human ovaries: Is ovulation a suppressed inflammatory reaction? Hum Reprod 14:162–166, 1999.
167. Brannstrom M: Potential role of cytokines in ovarian physiology: The case of interleukin-1. In: Leung PCK (ed). The Ovary, 2nd ed. London, Elsevier, 2004, pp 261–271.
168. Salmassi A, et al: Interaction of interleukin-6 on human granulosa cell steroid secretion. J Endocrinol 170:471–478, 2001.
169. Roby KF, et al: Immunological evidence for a human ovarian tumor necrosis factor-α. J Clin Endocrinol Metab 71:1096–1102, 1990.
170. Roby KF, Terranova PF: Effects of tumor necrosis factor-α in vitro on steroidogenesis of healthy and atretic follicles of the rat: Theca as a target. Endocrinology 126:2711–2718, 1990.
171. Marshall JM: Adrenergic innervation of the female reproductive tract: Anatomy, physiology and pharmacology. Ergeb Physiol 62:6–67, 1970.
172. Stefenson A, et al: Comparative study of the autonomic innervation of the mammalian ovary, with particular regard to the follicular system. Cell Tissue Res 215:47–62, 1981.
173. Kawakami M, et al: Involvement of ovarian innervation in steroid secretion. Endocrinology 109:136–145, 1981.
174. Dyer CA, Erickson GF: Norepinephrine amplifies human chorionic gonadotropin-stimulated androgen biosynthesis by ovarian theca-interstitial cells. Endocrinology 116:1645–1652, 1985.
175. Knobil E, et al: Control of the rhesus monkey menstrual cycle: Permissive role of hypothalamic gonadotropin-releasing hormone. Science 207:1371–1373, 1980.
176. Belchetz PE, et al: Hypophysial responses to continuous and intermittent delivery of hypopthalamic gonadotropin-releasing hormone. Science 202:631–633, 1978.
177. Silverman AJ, Jhamandas J, Renaud LP: Localization of luteinizing hormone-releasing hormone (LHRH) neurons that project to the median eminence. J Neurosci 7:2312–2319, 1987.
178. Wetsel WC, et al: Intrinsic pulsatile secretory activity of immortalized luteinizing hormone-releasing hormone-secreting neurons. Proc Natl Acad Sci USA 89:4149–4153, 1992.
179. Rasmussen DD, et al: Pulsatile gonadotropin-releasing hormone release from the human mediobasal hypothalamus in vitro: Opiate receptor-mediated suppression. Neuroendocrinology 49:150–156, 1989.
180. Haisenleder DJ, et al: Influence of gonadotropin-releasing hormone pulse amplitude, frequency, and treatment duration on the regulation of luteinizing hormone (LH) subunit messenger ribonucleic acids and LH secretion. Mol Endocrinol 2:338–343, 1988.
181. Katt JA, et al: The frequency of gonadotropin-releasing hormone stimulation determines the number of pituitary gonadotropin-releasing hormone receptors. Endocrinology 116:2113–2115, 1985.
182. Clayton RN, Catt KJ: Gonadotropin-releasing hormone receptors: Characterization, physiological regulation, and relationship to reproductive function. Endocr Rev 2:186–209, 1981.
183. Yasin M, et al: Gonadotropin-releasing hormone (GnRH) pulse pattern regulates GnRH receptor gene expression: Augmentation by estradiol. Endocrinology 136:1559–1564, 1995.
184. Weiss J, et al: Divergent responses of gonadotropin subunit messenger RNAs to continuous versus pulsatile gonadotropin-releasing hormone in vitro. Mol Endocrinol 4:557–564, 1990.
185. Nazian SJ, et al: Opioid inhibition of adrenergic and dopaminergic but not serotonergic stimulation of luteinizing hormone releasing hormone release from immortalized hypothalamic neurons. Mol Cell Neurosci 5:642–648, 1994.
186. Yen SS, et al: Neuroendocrinology of opioid peptides and their role in the control of gonadotropin and prolactin secretion. Am J Obstet Gynecol 152:485–493, 1985.
187. Seeburg PH, et al: The mammalian GnRH gene and its pivotal role in reproduction. Recent Prog Horm Res 43:69–98, 1987.
188. Seeburg PH, Adelman JP: Characterization of cDNA for precursor of human luteinizing hormone releasing hormone. Nature 311:666–668, 1984.
189. Ronnekleiv OK, et al: Combined immunohistochemistry for gonadotropin-releasing hormone (GnRH) and pro-GnRH, and in situ hybridization for GnRH messenger ribonucleic acid in rat brain. Mol Endocrinol 3:363–371, 1989.
190. Ackland JF, et al: Molecular forms of gonadotropin-releasing hormone associated peptide (GAP): Changes within the rat hypothalamus and

release from hypothalamic cells in vitro. Neuroendocrinology 48:376–386, 1988.
191. Levine JE, Ramirez VD: Luteinizing hormone-releasing hormone release during the rat estrous cycle and after ovariectomy, as estimated with push-pull cannulae. Endocrinology 111:1439–1448, 1982.
192. Neill JD, et al: Luteinizing hormone releasing hormone (LHRH) in pituitary stalk blood of rhesus monkeys: Relationship to level of LH release. Endocrinology 101:430–434, 1977.
193. Reiter EO, et al: A role for endogenous estrogen in normal ovarian development in the neonatal rat. Endocrinology 91:1537–1539, 1972.
194. Goldenberg RL, et al: Interaction of FSH and hCG on follicle development in the ovarian augmentation reaction. Endocrinology 91:533–536, 1972.
195. Espey LH: Ovulation. In Knobil E, Neill JD (eds): The Physiology of Reproduction. New York, Raven Press, 1994, p 725.
196. Hseuh AJW, Jones PBC, et al: Hormonal regulation of the differentiation of cultured granulosa cells. Endocr Rev 5:127, 1984.
197. Hsueh, AJ, et al: Granulosa cells as hormone targets: the role of biologically active follicle-stimulating hormone in reproduction. Recent Prog Horm Res 45:209–277, 1989.
198. Tilly JL, LaPolt PS, Hsueh AJ: Hormonal regulation of follicle-stimulating hormone receptor messenger ribonucleic acid levels in cultured rat granulosa cells. Endocrinology 130:1296–1302, 1992.
199. LaPolt PS, et al: Gonadotropin-induced up- and down-regulation of ovarian follicle-stimulating hormone (FSH) receptor gene expression in immature rats: Effects of pregnant mare's serum gonadotropin, human chorionic gonadotropin, and recombinant FSH. Endocrinology 130:1289–1295, 1992.
200. Pierce JG, Parsons TF: Glycoprotein hormones: Structure and function. Annu Rev Biochem 50:465–495, 1981.
201. Huhtaniemi I: Functional consequences of mutations and polymorphisms in gonadotropin and gonadotropin receptor genes. In Leung PCK (ed): The Ovary, 2nd ed. London, Elselvier Academic Press, 2004, pp 55–78.
202. Fiddes JC, Goodman HM: The gene encoding the common α subunit of the four human glycoprotein hormones. J Mol Appl Genet 1:3–18, 1981.
203. Naylor SL, et al: Chromosome assignment of genes encoding the α and β subunits of glycoprotein hormones in man and mouse. Somatic Cell Genet 9:757–770, 1983.
204. Policastro PF, et al: A map of the hCG β-LH β gene cluster. J Biol Chem 261:5907–5916, 1986.
205. Watkins PC, et al: DNA sequence and regional assignment of the human follicle-stimulating hormone β-subunit gene to the short arm of human chromosome 11. DNA 6:205–212, 1987.
206. Ryan RJ, et al: Structure–function relationships of gonadotropins. Recent Prog Horm Res 43:383–429, 1987.
207. Ryan RJ, et al: The glycoprotein hormones: Recent studies of structure–function relationships. Faseb J 2:2661–2669, 1988.
208. Chen HC, et al: Characterization and biological properties of chemically deglycosylated human chorionic gonadotropin. Role of carbohydrate moieties in adenylate cyclase activation. J Biol Chem 257:14446–14452, 1982.
209. Themmen APN, Huhtaniemi IT: Mutations of gonadotropins and gonadotropin receptors: Elucidating the physiology and pathophysiology of pituitary-gonadal function. Endocr Rev 21:551–583, 2000.
210. Weiss J, et al: Hypogonadism caused by a single amino acid substitution in the β subunit of luteinizing hormone. NEJM 326:179–183, 1992.
211. Suganuma N, et al: Effects of the mutations (Trp8→Arg and Ile15→Thr) in human luteinizing hormone (LH) β-subunit on LH bioactivity in vitro and in vivo. Endocrinology 137:831–838, 1996.
212. Matthews CH, et al: Primary amenorrhoea and infertility due to a mutation in the β-subunit of follicle-stimulating hormone. Nat Genet 5:83–86, 1993.
213. Layman LC, et al: Delayed puberty and hypogonadism caused by mutations in the follicle-stimulating hormone beta-subunit gene. NEJM 337:607–611, 1997.
214. Lindstedt G, et al: Follitropin (FSH) deficiency in an infertile male due to FSHβ gene mutation. A syndrome of normal puberty and virilization but underdeveloped testicles with azoospermia, low FSH but high lutropin and normal serum testosterone concentrations. Clin Chem Lab Med 36:663–665, 1998.
215. Midgley AR Jr: Radioimmunoassay: A method for human chorionic gonadotropin and human luteinizing hormone. Endocrinology 79:10–18, 1966.
216. Faiman C, Ryan RJ: Radioimmunoassay for human follicle stimulating hormone. J Clin Endocrinol Metab 27:444–447, 1967.
217. Faiman C, Ryan RJ: Radioimmunoassay for human luteinizing hormone. Proc Soc Exp Biol Med 125:1130–1133, 1967.
218. Halvorson LM: Gonadotropic hormones: Biosynthesis, secretion, receptors and action. In Yen SSC, Barberi RL (eds): Reproductive Endocrinology. Philadelphia, WB Saunders, 1999, p 89.
219. Jaakkola T, et al: The ratios of serum bioactive/immunoreactive luteinizing hormone and follicle-stimulating hormone in various clinical conditions with increased and decreased gonadotropin secretion: Reevaluation by a highly sensitive immunometric assay. J Clin Endocrinol Metab 70:1496–1505, 1990.
220. Van Damme MP, Robertson DM, Diczfalusy E: An improved in vitro bioassay method for measuring luteinizing hormone (LH) activity using mouse Leydig cell preparations. Acta Endocrinol (Copenh) 77:655–671, 1974.
221. Wang C: Bioassays of follicle stimulating hormone. Endocr Rev 9:374–377, 1988.
222. Chappel S: Biological to immunological ratios: Reevaluation of a concept. J Clin Endocrinol Metab 70:1494–1495, 1990.
223. Rebar RW, Connolly HV: Clinical features of young women with hypergonadotropic amenorrhea. Fertil Steril 53:804–810, 1990.
224. Yen SS, et al: Hypothalamic amenorrhea and hypogonadotropinism: Responses to synthetic LRF. J Clin Endocrinol Metab 36:811–816, 1973.
225. Heffner LJ, Gramates LS, Yuan RW: A glycosylated prolactin species is covalently bound to immunoglobulin in human amniotic fluid. Biochem Biophys Res Commun 165:299–305, 1989.
226. Farkouh NH, Packer MG, Frantz AG: Large molecular size prolactin with reduced receptor activity in human serum: High proportion in basal state and reduction after thyrotropin-releasing hormone. J Clin Endocrinol Metab 48:1026–1032, 1979.
227. Markoff E, et al: Glycosylation selectively alters the biological activity of prolactin. Endocrinology 123:1303–1306, 1988.
228. Vieira JG, et al: Extensive experience and validation of polyethylene glycol precipitation as a screening method for macroprolactinemia. Clin Chem 44:1758–1789, 1998.
229. Evans RM: The steroid and thyroid hormone receptor superfamily. Science 240:889–895, 1988.
230. McKenna NJ, Lanz RB, O'Malley BW: Nuclear receptor coregulators: Cellular and molecular biology. Endocr Rev 20:321–344, 1999.
231. Jensen EV, et al: Receptors reconsidered: A 20-year perspective. Recent Prog Horm Res 38:1–40, 1982.
232. Tsai MJ, O'Malley BW: Molecular mechanisms of action of steroid/thyroid receptor superfamily members. Annu Rev Biochem 63:451–486, 1994.
233. King WJ, Greene GL: Monoclonal antibodies localize oestrogen receptor in the nuclei of target cells. Nature 307:745–747, 1984.
234. Bresnick EH, et al: Evidence that the 90-kDa heat shock protein is necessary for the steroid binding conformation of the L cell glucocorticoid receptor. J Biol Chem 264:4992–4997, 1989.
235. Strahle U, Klock G, Schutz G: A DNA sequence of 15 base pairs is sufficient to mediate both glucocorticoid and progesterone induction of gene expression. Proc Natl Acad Sci USA 84:7871–7855, 1987.
236. Klock G, Strahle U, Schutz G: Oestrogen and glucocorticoid responsive elements are closely related but distinct. Nature 329:734–736, 1987.
237. Arriza JL, et al: Cloning of human mineralocorticoid receptor complementary DNA: Structural and functional kinship with the glucocorticoid receptor. Science 237:268–275, 1987.
238. Edwards DP: The role of coactivators and corepressors in the biology and mechanism of action of steroid hormone receptors. J Mammary Gland Biol Neoplasia 5:307–324, 2000.

239. Green S, et al: Cloning of the human oestrogen receptor cDNA. J Steroid Biochem 24:77–83, 1986.
240. Kuiper GG, et al: Cloning of a novel receptor expressed in rat prostate and ovary. Proc Natl Acad Sci USA 93:5925–5930, 1996.
241. Enmark E, et al: Human estrogen receptor β—gene structure, chromosomal localization, and expression pattern. J Clin Endocrinol Metab 82:4258–4265, 1997.
242. Mosselman S, Polman J, Dijkema R: ER β: Identification and characterization of a novel human estrogen receptor. FEBS Lett 392:49–53, 1996.
243. Brzozowski AM, et al: Molecular basis of agonism and antagonism in the oestrogen receptor. Nature 389:753–758, 1997.
244. Pike AC, et al: Structure of the ligand-binding domain of oestrogen receptor β in the presence of a partial agonist and a full antagonist. Embo J 18:4608–4618, 1999.
245. Kuiper GG, et al: Comparison of the ligand binding specificity and transcript tissue distribution of estrogen receptors α and β. Endocrinology 138: 863–870, 1997.
246. Smith EP, et al: Estrogen resistance caused by a mutation in the estrogen-receptor gene in a man. NEJM 331:1056–1061, 1994.
247. Fuqua SA, et al: Variant human breast tumor estrogen receptor with constitutive transcriptional activity. Cancer Res 51:105–109, 1991.
248. Grainger DJ, Metcalfe JC: Tamoxifen: Teaching an old drug new tricks? Nat Med 2:381–385, 1996.
249. Kedar RP, et al: Effects of tamoxifen on uterus and ovaries of postmenopausal women in a randomised breast cancer prevention trial. Lancet 343:1318–1321, 1994.
250. Yang NN, et al: Estrogen and raloxifene stimulate transforming growth factor-β 3 gene expression in rat bone: A potential mechanism for estrogen- or raloxifene-mediated bone maintenance. Endocrinology 137:2075–2084, 1996.
251. Berry M, Metzger D, Chambon P: Role of the two activating domains of the oestrogen receptor in the cell-type and promoter-context dependent agonistic activity of the anti-oestrogen 4-hydroxytamoxifen. Embo J 9:2811–2818, 1990.
252. Landel CC, Kushner PJ, Greene GL: The interaction of human estrogen receptor with DNA is modulated by receptor-associated proteins. Mol Endocrinol 8:1407–1419, 1994.
253. Webb P, et al: Tamoxifen activation of the estrogen receptor/AP-1 pathway: Potential origin for the cell-specific estrogen-like effects of antiestrogens. Mol Endocrinol 9:443–456, 1995.
254. Yang NN, et al: Identification of an estrogen response element activated by metabolites of 17β-estradiol and raloxifene. Science 273:1222–1225, 1996.
255. Osborne CK, et al: Double-blind, randomized trial comparing the efficacy and tolerability of fulvestrant versus anastrozole in postmenopausal women with advanced breast cancer progressing on prior endocrine therapy: Results of a North American trial. J Clin Oncol 20:3386–3395, 2002.
256. Bundred N, Howell A: Fulvestrant (Faslodex): Current status in the therapy of breast cancer. Expert Rev Anticancer Ther 2:151–160, 2002.
257. Kastner P, et al: Two distinct estrogen-regulated promoters generate transcripts encoding the two functionally different human progesterone receptor forms A and B. Embo J 9:1603–1614, 1990.
258. Sartorius CA, et al: A third transactivation function (AF3) of human progesterone receptors located in the unique N-terminal segment of the B-isoform. Mol Endocrinol 8:1347–1360, 1994.
259. Giangrande PH, et al: The opposing transcriptional activities of the two isoforms of the human progesterone receptor are due to differential cofactor binding. Mol Cell Biol 20:3102–3115, 2000.
260. Lim CS, et al: Differential localization and activity of the A- and B-forms of the human progesterone receptor using green fluorescent protein chimeras. Mol Endocrinol 13:366–375, 1999.
261. Conneely OM, et al: Reproductive functions of progesterone receptors. Recent Prog Horm Res 57:339–355, 2002.
262. Feil PD, Clarke CL, Satyaswaroop PG: Progestin-mediated changes in progesterone receptor forms in the normal human endometrium. Endocrinology 123:2506–2513, 1988.
263. Ogle TF: Progesterone action in the decidual mesometrium of pregnancy. Steroids 67:1–14, 2002.
264. Moguilewsky M, Philibert D: RU 38486: Potent antiglucocorticoid activity correlated with strong binding to the cytosolic glucocorticoid receptor followed by an impaired activation. J Steroid Biochem 20:271–276, 1984.
265. Baulieu EE: Contragestion and other clinical applications of RU 486, an antiprogesterone at the receptor. Science 245:1351–1357, 1989.
266. Spitz IM, Bardin CW: Mifepristone (RU 486)—a modulator of progestin and glucocorticoid action. NEJM 329:404–412, 1993.
267. Gronemeyer H, et al: Mechanisms of antihormone action. J Steroid Biochem Mol Biol 41:217–221, 1992.
268. Lubahn DB, et al: Cloning of human androgen receptor complementary DNA and localization to the X chromosome. Science 240:327–330, 1988.
269. Wilson CM, McPhaul MJ: A and B forms of the androgen receptor are present in human genital skin fibroblasts. Proc Natl Acad Sci USA 91:1234–1238, 1994.
270. Jenster G, et al: Functional domains of the human androgen receptor. J Steroid Biochem Mol Biol 41:671–675, 1992.
271. Brinkmann AO: Molecular basis of androgen insensitivity. Mol Cell Endocrinol 179:105–109, 2001.
272. Chavez B, et al: Eight novel mutations of the androgen receptor gene in patients with androgen insensitivity syndrome. J Hum Genet 46:560–565, 2001.
273. Rosa S, et al: Complete androgen insensitivity syndrome caused by a novel mutation in the ligand-binding domain of the androgen receptor: Functional characterization. J Clin Endocrinol Metab 87:4378–4382, 2002.
274. Mongan NP, et al: Two de novo mutations in the AR gene cause the complete androgen insensitivity syndrome in a pair of monozygotic twins. J Clin Endocrinol Metab 87:1057–1061, 2002.
275. Ong YC, Kolatkar PR, Yong EL: Androgen receptor mutations causing human androgen insensitivity syndromes show a key role of residue M807 in Helix 8–Helix 10 interactions and in receptor ligand-binding domain stability. Mol Hum Reprod 8:101–108, 2002.
276. Revelli A, Massobrio M, Tesarik J: Nongenomic actions of steroid hormones in reproductive tissues. Endocr Rev 19:3–17, 1998.
277. Revelli A, Tesarik J, Massobrio M: Nongenomic effects of neurosteroids. Gynecol Endocrinol 12:61–67, 1998.
278. Chester AH, et al: Oestrogen relaxes human epicardial coronary arteries through nonendothelium-dependent mechanisms. Coron Artery Dis 6:417–422, 1995.
279. Aronica SM, Kraus WL, Katzenellenbogen BS: Estrogen action via the cAMP signaling pathway: Stimulation of adenylate cyclase and cAMP-regulated gene transcription. Proc Natl Acad Sci USA 91:8517–8521, 1994.
280. Pedram A, et al: Integration of the non-genomic and genomic actions of estrogen. Membrane-initiated signaling by steroid to transcription and cell biology. J Biol Chem 277:50768–50775, 2002.
281. Ascoli M, Fanelli F, Segaloff DL: The lutropin/choriogonadotropin receptor, a 2002 perspective. Endocr Rev 23:141–174, 2002.
282. Simoni M, Gromoll J, Nieschlag E: The follicle-stimulating hormone receptor: Biochemistry, molecular biology, physiology, and pathophysiology. Endocr Rev 18:739–773, 1997.
283. Bourne HR, Sanders DA, McCormick F: The GTPase superfamily: Conserved structure and molecular mechanism. Nature 349:117–127, 1991.
284. Hirsch B, et al: The C-terminal third of the human luteinizing hormone (LH) receptor is important for inositol phosphate release: Analysis using chimeric human LH/follicle-stimulating hormone receptors. Mol Endocrinol 10:1127–1137, 1996.
285. Monaco L, Adamo S, Conti M: Follicle-stimulating hormone modulation of phosphoinositide turnover in the immature rat Sertoli cell in culture. Endocrinology 123:2032–2039, 1988.
286. Hirakawa T, Galet C, Ascoli M: MA-10 cells transfected with the human lutropin/choriogonadotropin receptor (hLHR): A novel experimental paradigm to study the functional properties of the hLHR. Endocrinology 143:1026–1035, 2002.

287. Dufau ML: Endocrine regulation and communicating functions of the Leydig cell. Annu Rev Physiol 50:483–508, 1988.
288. Hipkin RW, Wang Z, Ascoli M: Human chorionic gonadotropin (CG)- and phorbol ester-stimulated phosphorylation of the luteinizing hormone/CG receptor maps to serines 635, 639, 649, and 652 in the C-terminal cytoplasmic tail. Mol Endocrinol 9:151–158, 1995.
289. Laue L, et al: Genetic heterogeneity of constitutively activating mutations of the human luteinizing hormone receptor in familial male-limited precocious puberty. Proc Natl Acad Sci USA 92:1906–1910, 1995.
290. Shenker A, et al: A constitutively activating mutation of the luteinizing hormone receptor in familial male precocious puberty. Nature 365:652–654, 1993.
291. Liu G, et al: Leydig-cell tumors caused by an activating mutation of the gene encoding the luteinizing hormone receptor. NEJM 341:1731–1736, 1999.
292. Gromoll J, Simoni M, Nieschlag E: An activating mutation of the follicle-stimulating hormone receptor autonomously sustains spermatogenesis in a hypophysectomized man. J Clin Endocrinol Metab 81:1367–1370, 1996.
293. Vasseur C, et al: A chorionic gonadotropin-sensitive mutation in the follicle-stimulating hormone receptor as a cause of familial gestational spontaneous ovarian hyperstimulation syndrome. NEJM 349:753–759, 2003.
294. Smits G, et al: Ovarian hyperstimulation syndrome due to a mutation in the follicle-stimulating hormone receptor. NEJM 349:760–766, 2003.
295. Naor Z, Childs GV: Binding and activation of gonadotropin-releasing hormone receptors in pituitary and gonadal cells. Int Rev Cytol 103:147–187, 1986.
296. Krsmanovic LZ, et al: Expression of gonadotropin-releasing hormone receptors and autocrine regulation of neuropeptide release in immortalized hypothalamic neurons. Proc Natl Acad Sci USA 90:3908–3912, 1993.
297. Currie AJ, Fraser HM, Sharpe RM: Human placental receptors for luteinizing hormone releasing hormone. Biochem Biophys Res Commun 99:332–338, 1981.
298. Horn F, et al: Intracellular responses to gonadotropin-releasing hormone in a clonal cell line of the gonadotrope lineage. Mol Endocrinol 5:347–355, 1991.
299. Stojilkovic SS, Reinhart J, Catt KJ: Gonadotropin-releasing hormone receptors: Structure and signal transduction pathways. Endocr Rev 15:462–499, 1994.
300. Clark MR: Stimulation of progesterone and prostaglandin E accumulation by luteinizing hormone-releasing hormone (LHRH) and LHRH analogs in rat granulosa cells. Endocrinology 110:146–152, 1982.
301. Ekholm C, Hillensjo T, Isaksson O: Gonadotropin-releasing hormone agonists stimulate oocyte meiosis and ovulation in hypophysectomized rats. Endocrinology 108:2022–2024, 1981.
302. Hsueh AJ, Erickson GF: Extrapituitary action of gonadotropin-releasing hormone: Direct inhibition ovarian steroidogenesis. Science 204:854–855, 1979.
303. Piquette GN, et al: Regulation of luteinizing hormone receptor messenger ribonucleic acid levels by gonadotropins, growth factors, and gonadotropin-releasing hormone in cultured rat granulosa cells. Endocrinology 128:2449–2456, 1991.
304. LaPolt PS, et al: Regulation of inhibin subunit messenger ribonucleic acid levels by gonadotropins, growth factors, and gonadotropin-releasing hormone in cultured rat granulosa cells. Endocrinology 127:823–831, 1990.
305. Harwood JP, Clayton RN, Catt KJ: Ovarian gonadotropin-releasing hormone receptors. I. Properties and inhibition of luteal cell function. Endocrinology 107:407–413, 1980.
306. Kraus S, Naor Z, Seger R: Intracellular signaling pathways mediated by the gonadotropin-releasing hormone (GnRH) receptor. Arch Med Res 32:499–509, 2001.
307. Poulin B, et al: GnRH signalling pathways and GnRH-induced homologous desensitization in a gonadotrope cell line (αT3-1). Mol Cell Endocrinol 142:99–117, 1998.
308. Millar RP, et al: Gonadotropin-releasing hormone receptors. Endocr Rev 25:235–275, 2004.
309. Chi L, et al: Cloning and characterization of the human GnRH receptor. Mol Cell Endocrinol 91:R1–R6, 1993.
310. Sealfon SC, Weinstein H, Millar RP: Molecular mechanisms of ligand interaction with the gonadotropin-releasing hormone receptor. Endocr Rev 18:180–205, 1997.
311. Karges B, Karges W, de Roux N: Clinical and molecular genetics of the human GnRH receptor. Hum Reprod Update 9:523–530, 2003.
312. Ullrich A, et al: Insulin-like growth factor I receptor primary structure: Comparison with insulin receptor suggests structural determinants that define functional specificity. Embo J 5:2503–2512, 1986.
313. Abbott AM, et al: Insulin-like growth factor I receptor gene structure. J Biol Chem 267:10759–10763, 1992.
314. Richards JS, et al: Novel signaling pathways that control ovarian follicular development, ovulation, and luteinization. Recent Prog Horm Res 57:195–220, 2002.
315. LeRoith D, et al: Molecular and cellular aspects of the insulin-like growth factor I receptor. Endocr Rev 16:143–163, 1995.
316. Massague J: TGF-β signal transduction. Annu Rev Biochem 67:753–791, 1998.
317. Lin SY, et al: Regulation of ovarian function by the TGF-β superfamily and follistatin. Reproduction 126:133–148, 2003.
318. Mathews LS, Vale WW: Expression cloning of an activin receptor, a predicted transmembrane serine kinase. Cell 65:973–982, 1991.
319. ten Dijke P, et al: Activin receptor-like kinases: A novel subclass of cell-surface receptors with predicted serine/threonine kinase activity. Oncogene 8: 2879–2887, 1993.
320. Lebrun JJ, Vale WW: Activin and inhibin have antagonistic effects on ligand-dependent heteromerization of the type I and type II activin receptors and human erythroid differentiation. Mol Cell Biol 17:1682–1691, 1997.

第一部分 基础科学

3 卵母细胞发生

Mylene W. M. Yao and Kshonija Batchu

引言

卵母细胞发生不仅在医学领域，同时在生物学、经济学、社会学以及公共策略等领域也早已备受关注。约4个世纪前，英国内科医师William Harvey（1578—1657年）写到"exovo omnia"——"一切生命皆来自于卵"。卵母细胞发生揭示了许多基本的生物学过程，如有丝分裂、减数分裂以及细胞内与细胞间的信号传导。卵母细胞发生过程最早起始于原始生殖细胞（primordial germ cell, PGC）的迁移，终止于排卵，排出的卵母细胞内含遗传物质、蛋白质、mRNA转录产物以及对早期胚胎发育至关重要的细胞器。

尽管在过去的数十年中我们对这一基本生理机制已了解得更为深入，但在治疗由于"卵母细胞质量差"所致的女性不孕症或明确哪些女性处于患病风险，从而使更多患者实现其家庭生育计划时，我们仍然感到力不从心。卵母细胞质量差目前涵盖比较宽泛的临床状况，包括对外源性促性腺激素反应差、复发性流产或由于非整倍体、卵母细胞发育异常、异常受精以及体外受精时可发现的早期胚胎发育异常所致先天畸形。由于上述现象常见于高龄女性，因此也常常给这些有生育要求的女性及其配偶带来严重的社会影响。

卵母细胞发生与减数分裂的许多环节通过物种两性繁殖被很好地保存下来。在对秀丽隐杆线虫、黑腹果蝇、光滑爪蟾以及啤酒酵母、非洲酒酵母的分裂与芽殖的实验研究中，我们均可清晰地观察到上述过程。然而，哺乳动物与非哺乳动物在卵母细胞发生方面却有着重要的差别。而在卵母细胞发育的许多环节上，小鼠与人之间却有着惊人的相似。因此，构建小鼠体内靶基因和体外卵母细胞成熟模型，可为我们了解哺乳动物的卵母细胞发生过程提供最有效的相关信息。

产生具有准确的遗传互补性的健康卵母细胞并可形成有发育潜力的胚胎，要求卵母细胞发育与成熟过程必须受到严密调控。为详细描述我们目前对上述过程背后的基本生理机制的认识，本章将讨论通过小鼠模型观察到的哺乳动物卵母细胞发生机制（图3-1），以提高对卵母细胞生成异常相关临床现象的认识。

卵母细胞发生概述

卵母细胞发生早在早期胚胎时期的PGC中就开始了，PGC从卵黄囊迁移至泌尿生殖嵴建立生殖系（germline）。随着性别分化，PGC变为卵原细胞，后者通过有丝分裂最终发育成为女性性腺。当卵原细胞进入第1次减数分裂时，就变成了卵母细胞。

卵母细胞于第1次减数分裂前期开始DNA复制、同源染色体配对、合成及重组，但此后便停滞在第1次减数分裂前期的双线期，直至性成熟。卵母细胞减数分裂过程停滞时，它仍然与卵泡同步增长。减数分裂继续进行前，发育良好的卵母细胞出现生发泡（GV），后者相当于体细胞核被膜的减数分裂复本。

促性腺激素依赖性卵泡发育后，卵母细胞成熟，标志着卵母细胞重新开始并完成第1次减数分裂。对于小鼠，上述过程发生于每次发情期交配时，而人类则发生于青春期开始后的每个月经周期。小鼠发情交配时，LH及卵丘-卵母细胞复合体的信号传导使这群卵母细胞中cAMP生成减少。卵泡继续开始下一次减数分裂并出现生发泡破裂（GVBD）现象。同源染色体凝集后，在分裂中期开始集中，并于分裂后期彼此分离，释放第一极体标志着第1次减数分裂的完成和第2次减数分裂的开始。第2次减数分裂将停滞于分裂中期，直至受精。

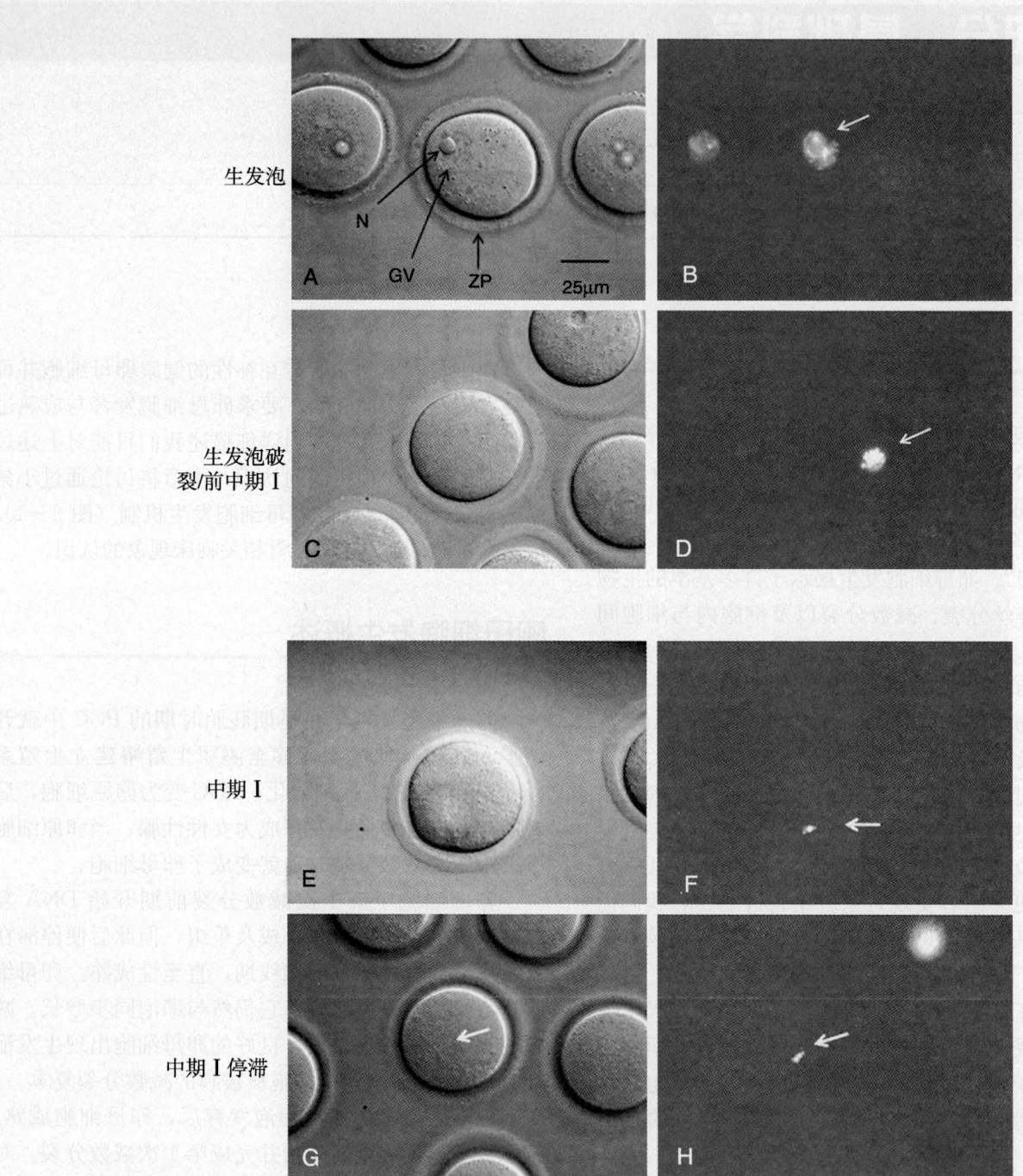

图 3-1 卵母细胞成熟的各个阶段。分别用微分干涉差（DIC）显微镜及 4,6-二氨基-2-苯吲哚（DAPI）染色方法观察到的卵母细胞［A、C、E、G、I、K］及其染色体［B、D、F、H、J、L］在发育成熟不同阶段的形态。DAPI 染色剂可与双螺旋结构的 DNA 结合，从而于活细胞中观察染色体。A. 生发泡（germinal vesicle，GV）期的卵母细胞（中间）。GV，生发泡；N，核仁；ZP，透明带。B. 同一卵母细胞于 UV 灯下照射数毫秒后观察到的经 DAPI 染色的染色体结构，染色体（箭头所指）位于核仁周边，这种包绕核仁的结构可能预示着细胞具有减数分裂能力（详见正文）。C、D. 第 1 次减数分裂前期生发泡破裂后的卵母细胞，在 DIC 显微镜下可见生发泡及核仁均消失，出现凝集的二价染色体（箭头所指）。E、F. 第 1 次减数分裂中期的卵母细胞，染色体（箭头所指）整齐排列于赤道板，无法区别每对二价染色体。G、H. 在含有蛋白酶体抑制剂 MG132（2.5μm）的染色体培养液中培养 24 小时后的卵母细胞。蛋白酶体的抑制导致卵母细胞停滞于第 1 次减数分裂中期，所有染色体均保持于赤道板的位置（箭头所指）。

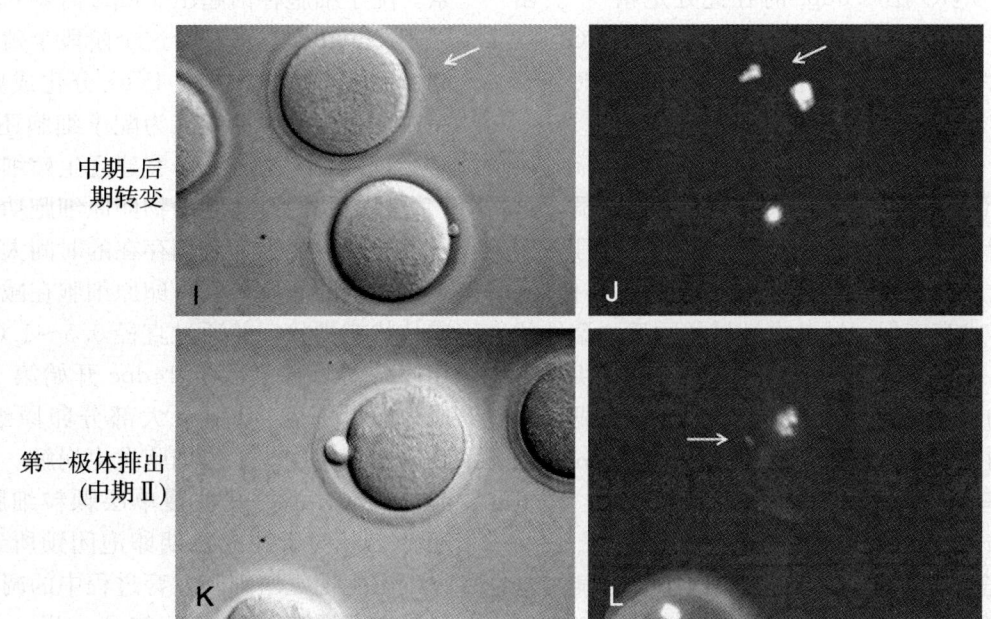

图 3-1（续） I、J. 由分裂中期向分裂后期转变的卵母细胞（顶部），显示染色体分离的过程。底部的卵母细胞已经释放出第一极体，其染色体高度凝聚（一个点）（该平面非卵母细胞染色体的最佳观察角度）。K、L. 停滞于分裂中期的染色体（中央），其标志为排出第一极体。注意一个很弱的荧光点，所示为紧邻第一极体的高度凝集的染色体。停滞于第 2 次减数分裂中期的卵母细胞染色体于赤道板排列，显示弱的荧光信号，且因其凝集平面略有不同，故无法找到最佳的观察平面〔由于卵母细胞比较厚（约 80～100μm），若染色体凝集平面不同，则无法找到一个能同时观察到每对染色体的最佳平面〕。

第 2 次减数分裂于受精后完成，胚胎细胞形成。人类月经周期中尽管有一群卵泡被募集并继续进行第 1 次减数分裂，但通常只有一个优势卵泡发育，因而最终只有一个卵泡完成第 1 次减数分裂，并于内分泌及旁分泌的作用下排出。

原始生殖细胞（primordial germ cell，PGC）

PGC 是配子的前身。许多物种中，包括果蝇、斑马鱼及线虫 C，生殖细胞均来自生殖嵴，后者则来自含有生殖细胞决定物质的胞质。与此相反，哺乳动物的 PGC 被认为是由上皮钙黏素及周围组织的信号传导参与的细胞间相互作用诱导产生的[1,2]。

PGC 自尿囊底部迁移至生殖嵴的过程可由碱性磷酸酶染色标记；最近发现，通过一个顶端剪切的 Oct-4 启动子（GFP:Oct-4）控制表达的绿色荧光蛋白（green fluorescent protein，GFP）特异性作用于 PGC，可于体内观察到 PGC 的迁移过程[3,4]。PGC 来源于卵黄囊内胚层性腺外，部分发生于原条后部的尿囊。

PGC 于性交后 7.5 天（dpc，性交后天数，一种计算胚龄的方法）原肠胚形成时期可通过检测碱性磷酸酶或 GFP:Oct-4 的高度表达清晰地鉴定出来。7.5dpc 时，PGC 位于尿囊顶部，并由此沿内胚层通过被动运输机制迁移，于 8dpc 时到达后肠上皮层，然后依赖长长的伪足获得自行活动的能力，在 9dpc 时穿过后肠壁[3]。

9.5～11.5dpc 时，PGC 在体腔顶部沿背面的系膜向着生殖嵴方向迁移。12.5dpc 之前，PGC 未发生性分化，此时它们开始与性腺中体细胞来源的中胚层接合形成卵巢或睾丸。迁移中，PGC 大约每 18 小时完成 1 次有丝分裂增殖，因此它们由最初不到 100 个细胞于 11.5dpc 时增至大约 3000 个细胞，而 13.5dpc 时其细胞数可增至大约 25 000 个。

PGC 迁移的特异性基因表达

小鼠胚胎中已经发现几个 PGC 命运决定、迁移及存活所必需的基因。骨形成蛋白-4（BMP4）及骨形成蛋白-8b（BMP8b）于邻近外胚叶的胚外外胚层表达最多,而PGC在6.5dpc时在此处定植[5,6]。由于变异型纯合子裸鼠模型中上述两个蛋白在PGC均无表达,因此被认为在PGC前体分化成PGC时起着非常重要的作用[7,8]。

骨形成蛋白是生长因子中转化生长因子(transforming growth factor,TGF)β超家族的成员,这个家族还包括TGF-β家族及激活素。这些信号分子对胚胎发育及成人组织动态平衡发挥多种重要作用。其信号通过形成高度保留羧基末端域的同质二聚体或异质二聚体,表现为6或7个半胱氨酸残基,决定这些蛋白的结构、稳定性和功能。TGF超家族成员结合细胞膜上的丝氨酸/苏氨酸激酶受体,使Smad家族(由线虫基因sma和果蝇基因Mad命名,详见Shi与Massague的综述[8])的蛋白发生磷酸化。

Smad复合物可结合DNA并介导基因转录激活或抑制。目前认为Smad 1与Smad 5位于骨形成蛋白信号通路的下游,其缺失可导致PGC群变小,由此说明其对于PGC的发育起着重要的作用[9-11]。

有学者认为PGC穿过后肠并沿系膜前行的迁移过程是由c-kit(表达于PGC上的酪氨酸激酶受体)与其配体[即干细胞因子(stem cell factor,Scf)]结合所介导的。Scf于体细胞上表达,并沿PGC迁移路径形成表达梯度,直接反映PGC的迁移轨迹。显性白斑基因(W)和Steel基因位点(分别编码c-Kit与Scf)的变异可导致配子形成异常。此时虽已形成PGC,但它们不增殖,并出现异常迁移及过早聚集,结果造成生殖嵴缺少生殖细胞,进而引起动物不孕[12,13]。

有趣的是,发生上述基因变异的小鼠模型也表现出黑素生成以及造血功能障碍,因为这些基因也是黑素细胞和肥大细胞迁移的关键[14]。PGC还表达黏合素亚单位,于性腺形成时与生殖嵴细胞产生的层粘连蛋白及纤维连结蛋白相互作用。例如黏合素1是性腺PGC克隆所必需的,因此黏合素β_1基因变异的裸鼠模型中,PGC的迁移终止于原肠内胚层[15]。

卵原细胞及其发生减数分裂形成卵母细胞

12~13dpc时,生殖嵴上出现PGC的克隆,同时伴随卵巢形成。迁移来的PGC与源于体腔上皮细胞及间叶细胞的机体上皮细胞一起形成卵巢皮质性索。配子细胞存活超出13dpc需要C2H2型锌指转录因子Zpfl48,它可激活这个阶段生殖细胞中的肿瘤抑制蛋白p53[16]。同时,PGC分化成卵原细胞,后者完成性别分化并最终成为配子细胞还需于13~17dpc时经过最后1次减数分裂建立生殖细胞群[17]。

目前我们对哺乳动物卵原细胞功能了解的非常有限,这也可能因为它们存在的时间太短。由于同时发生不完全的胞质分裂,卵原细胞在减数分裂后可能形成丛状或囊状,并通过直径0.5~1.0μm的细胞间桥相连[17]。卵原细胞于14dpc开始第1次减数分裂时成为卵母细胞,17dpc大部分卵原细胞变成卵母细胞。围生期这些生殖细胞发生崩解,最终只有1/3的卵母细胞存活,并被覆单层颗粒细胞,形成原始卵泡[17]。相对于性成熟期卵泡闭锁所致的卵母细胞丢失,围生期生殖细胞发育过程中的凋亡现象通过不同机制进行调节。Pepling与Stradling指出,胞囊形成及之后发生的崩解有助于死亡卵母细胞的线粒体并入存活的卵母细胞中[17]。

卵母细胞的发育

雌性生殖细胞进入第1次减数分裂前期时即成为卵母细胞。促使生殖细胞进入减数分裂阶段的信号尚未明确。此外,这种减数分裂是依靠细胞自身还是有赖于邻近体细胞的信号传导完成仍有待阐明。然而我们知道,所有卵原细胞均于17dpc前进入减数分裂前期,变成卵母细胞。DNA复制、染色体配对及重组在减数分裂前期就开始了,保证所有配子中只含有DNA单倍体,即有性生殖的特征。

第1次减数分裂前期

第1次减数分裂前期分4个时期:细线期、偶线期、粗线期及双线期。DNA复制于细线期早期完成,该时期中姐妹染色体搜寻其同源染色体。此时开始形成的重组结节将有利于同源染色体间的相互作用。

在偶线期,同源染色体配对并开始进行染色体联会。染色体联会期间由许多蛋白亚单位形成的联会复合体始终存在,这些蛋白亚单位包括轴向型元素中的联会复合体蛋白3(Scp3)、中心型元素中的Scp1以及Scp2[18]。染色体联会过程于粗线期完成,并一直维持至双线期,此时同源染色体主要于交叉部位重合。在粗线期,染色体交叉与重组时间超过4天,然后形成卵泡。

许多蛋白质，包括具有修正错配 DNA 功能的蛋白、重组蛋白以及 DNA 损伤检查蛋白，在第 1 次减数分裂早期均发挥着重要的作用。缺乏上述蛋白靶基因的雌性小鼠模型表现出减数分裂的不同表型，包括围生期卵母细胞所致卵巢早衰以及直至卵母细胞成熟晚期才明显表现的卵母细胞异常。这些蛋白在精子形成过程中也同样发挥作用，由此证明两性第 1 次减数分裂机制相同，但雌性配子表现的更突出且发生的时间也更早一些。我们重点讨论这些蛋白质在卵母细胞形成过程中的必要性。

MutL 和 MutS 家族蛋白

从酵母菌到人类均存在着具有 DNA 错配识别及修复功能的 MutL 和 MutS 家族蛋白。目前认为 MutL 和 MutS 家族的异源二聚体蛋白复合物可互相作用以激活 DNA 错配修复过程。虽然通常认为 MutL 和 MutS 家族蛋白对脊椎动物同源染色体（分别相当于 Mlh 及 Msh 蛋白）具有保持基因稳定性、阻止肿瘤形成的作用，但靶基因小鼠仍然显示，Mlh1、Mlh3、Msh4 和 Msh5 对于雌雄两性配子的减数分裂亦发挥着重要作用[20-24]。

雌性 Mlh1 和 Mlh3 突变纯合子均出现相似的不孕表现。这些个体的新生卵巢形成正常，且具有不同发育阶段数量正常的卵泡，但其中可完成 2 次减数分裂并发育成双细胞胚胎的卵母细胞数量明显减少[21,23]。粗线期 Mlh1 和 Mlh3 共同定位于染色体上，对于减数分裂的染色体重组具有重要影响，这些突变动物的染色体交叉减少也证实了这一点[21,23,25]。

虽然卵母细胞好像进入并停滞于双线期，但此时染色体尚未配对，也不能稳定地附于细胞两极的纺锤体上，这可能导致第 1 次减数分裂中纺锤体形成异常，引起第 1 次减数分裂异常或无法完成，以及受精失败[25]。此外，人和小鼠卵母细胞的粗线期，MLH1 与 MLH3 蛋白作为重组结节的分子标记，是双线期染色体交叉结构中所必需的物质[26]。

同样，Msh4 和 Msh5 在第一次减数分裂的粗线期也发挥了重要作用，且表达得更为明显[20,22,24]。雌性裸鼠的 Msh4 和 Msh5 突变个体于出生后 2～4 天，即减数分裂双线期前出现明显的卵母细胞丢失。其卵母细胞能够进入细线期，形成联会复合体，但却无法完成偶线期的染色体配对，亦不能进入双线期，最终

凋亡，并导致卵泡闭锁、卵泡结构消失及卵巢早衰。Msh4 和 Msh5 均定位于染色体，可于体外形成异源二聚体，由此认为其对染色体联会的同一时间点起作用[22]。Msh4 和 Msh5 在人类睾丸及卵巢中的表达是证明小鼠模型中的这些发现与人类生殖相关的另一个证据[27]。

我们仍未明确 Mlh 及 Msh 蛋白作用于染色体的具体机制，也不知道它们如何与染色体结合。卵母细胞凋亡是由于染色体无法配对或不发生联会所致。然而，最近通过对 Spo11/Msh 或 Spo11/Mlh 双基因无义突变动物个体的研究发现，卵母细胞凋亡是染色体无法修复双线期 DNA 断裂所致[28]。Spo11 启动 DNA 双链结构，后者是染色体重组所必需的。而当 Spo11 缺失时，Mlh1 和 Msh5 表达随之明显减少。同样，与染色体重组相关的另一蛋白 Dmc1 以及 Atm（ataxia-telengiectasia mutated）蛋白（另一种 DNA 损伤检测蛋白），也是双线期染色体断裂修复中必不可少的；这些蛋白的缺失打破了持续的双链结构，进而导致卵母细胞凋亡[28]。

一种蛋白的功能机制常通过识别其同类蛋白及其之间相互作用的特性而阐释。Mlh1 与 Scp3、细胞周期素依赖激酶 2（cyclin-dependent kinase，Cdk2）的共区域化，提示这几种蛋白间可能存在相互作用或功能相关，尤其是 Scp3 与 Cdk2 亦为减数分裂的必需蛋白[29,30]。Scp3 是联会复合体中的一个关键蛋白亚基，可使同源染色体配对，便于染色体联会。Scp3 基因缺失的雌性小鼠生育能力下降，因其许多卵母细胞中含有单价染色体（未配对染色体）或发生染色体分离异常，导致可存活的胚胎数量减少。有趣的是，这种小鼠的繁殖能力随年龄，增长而下降，因此认为该动物模型对于研究年龄相关性不孕以及非整倍染色体疾病潜力无限，而这些均为人类生殖方面的重要疾病[30]。

Cdk 蛋白家族

细胞周期素依赖激酶 2（Cdk2）属于 Cdk 蛋白家族，被认为是掌握细胞周期的调节因子[31]。然而，令人意外的是 Cdk2 基因缺失的突变动物能够存活，由此说明 Cdk2 并非体内细胞减数分裂所必需，但其对于卵母细胞减数分裂前期却是必不可少的。卵母细胞丢失及卵巢早衰的发生开始于出生后的头几天。虽然具体的分子水平异常不同，但 Dmc1、Msh4、Msh5 与 Atm 基因缺失的突变动物却有着相似的临

床表现,大概是因为相关卵母细胞均无法进入或完成粗线期,却由于存在异常进入共同的凋亡程序。与之相反,所有野生型小鼠的卵母细胞均于出生后第5天逐渐进入双线期并停滞于此,直至性成熟期的排卵前后,这些卵母细胞才继续并完成减数分裂。

卵母细胞发育及卵泡形成的早期阶段

从粗线期过渡至双线期标志着卵泡形成的开始,而卵泡形成与后来的卵母细胞发育密切相关。然,而卵泡中并未发现粗线期的卵母细胞,而在原始或进一步发育的卵泡中却可发现大约80%的双线期卵母胞[32]。原始卵泡形成时,停滞于双线期的卵母细胞被覆一层扁平的颗粒细胞。在之后形成的初级卵泡中,颗粒细胞仍为单层,但呈立方形。

转录因子

通过揭示两种必需转录因子的作用,我们对原始卵泡及初级卵泡的发育过程越加清楚(图3-2)。Figα,一种β环螺旋环状转录因子,是卵母细胞存活并进入原始卵泡期所必需的物质[33]。基于目前已知的其对卵母细胞特异性基因透明带1(zp1)、zp2和zp3的作用,推测其于原始卵泡形成过程中发挥转录其他卵母细胞特异性转录因子的作用[33]。

另一转录因子,Nobox,是一种卵母细胞特异性同源框蛋白,在原始卵泡向初级卵泡过渡中发挥重要作用[34]。Nobox基因缺失的小鼠模型中,卵巢中卵泡停滞于原始卵泡期,无法继续发育,导致出生后早期大量卵母细胞丢失[34]。若今后发现Figα与Nobox新的下游靶基因,将有助于进一步研究卵泡形成的早期阶段。

透明带

发育中的卵母细胞合成透明带糖蛋白,后者约占细胞蛋白总量的17%。透明带蛋白zp1、zp2和zp3由不同的基因编码,于卵母细胞发育过程中在Figα蛋白的控制下协调地表达[33]。可形成透明带或透明基质,包绕于发育中的卵母细胞周围,但每种蛋白均对正常卵母细胞以及胚胎发育发挥重要作用。zp1,唯一一个可形成分子间二硫键的透明带蛋白,构成透明带5%～10%的部分,被认为具有保持透明带完整性的作用。zp3为精子结合及之后顶体反应的受体,而zp2则为次级受体,共同介导受精过程中的精卵结合并保持物种的专一性。

这3种糖蛋白对于卵母细胞受精及早期胚胎成活非常重要。Zp3基因缺失的小鼠由于无法形成透明带基质而丧失繁殖能力[35],而敲除zp1基因的小鼠因其早期胚胎过早地从透明带基质结构的薄弱部位孵出而导致繁殖力下降[36]。此外,透明带与卵膜之间可见异位的颗粒细胞,可能增大排卵前卵母细胞周围的间隙[36]。值得注意,人类可能表达4种透明带基因(zp1、zp2、zp3及zPB)。有趣的是,人类体外受精过程中可见透明带异常和缺乏的卵母细胞;但尚未明确人类生殖过程中这种缺陷的原因及意义。

卵母细胞成形素对卵泡形成过程的调节

虽然具有减数分裂能力的发育中卵母细胞与卵泡间的相互交流必不可少,但其通过分泌多种生长因子调节发育中的卵泡并由此自主地控制自身命运更为重要[37,38]。卵母细胞建立的成形素梯度通过颗粒细胞中基因表达与功能的不同对卵泡发育进行调节。当成形素缺乏时,FSH诱导所有可直接附于卵母细胞并具独特作用的卵丘细胞,分化成为颗粒细胞。最近研究发现几种TGF-β超家族成员是大家熟知的候选卵母细胞成形素。

转化生长因子β

哺乳动物的卵母细胞至少表达3种TGF-β超家族成员:生长分化因子9(growth differentiation factor 9,GDF9)、骨形成蛋白15(BMP15)及骨形成蛋白6(BMP6)[38]。尽管GDF9于整个生殖道及骨髓中均由表达[39],但其于卵母细胞中的表达仅限于初级卵泡(3a型)、窦前卵泡或更高一级卵泡[39,40]。卵母细胞受精后GDF9的转录减少,至胚胎植入前降至无法检测[41]。

GDF9是一种重要的卵泡发育调节剂。GDF9基因缺失的雌性小鼠体内虽可出现正常的原始卵泡及初级卵泡,但无法发育成为3a型以上的卵泡,从而导致小鼠丧失繁殖力[42]。此外,GDF9基因缺失时,卵泡周

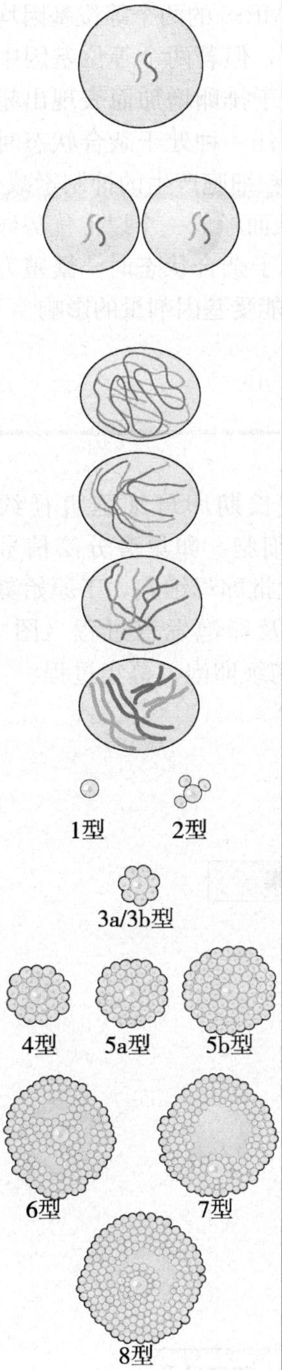

时期	发育阶段	关键调控因子
6.5~7.5 dpc	生发泡细胞： • 形成	Bmp4, Bmp8b, Smad1, Smad5
7.5~13.5 dpc	• 迁移和增殖	c-kit, Scf
	• 性腺形成的克隆化	黏合素β1
13dpc以后	• 迁移后的存活	Zpf148
12~13 dpc	卵原细胞： • 通过有丝分裂增殖	
14~17 dpc	卵细胞减数分裂前期Ⅰ： • 细线前期-DNA的复制 • 细线期： 寻找同源染色体 • 偶线期： 同源染色体 配对和联合 • 粗线期： 交叉、重组及DNA 错配的修复	Scp1, Scp2, Scp3 Mlh1, Mlh3, Msh4, Msh5 Spo11, Dmc1, Atm
18 dpc	• 双线期： 减轻分裂停滞	
dpp 1	卵母细胞（双线期后期）	Fig α
dpp5 及以后	原始卵泡： • 双线期停滞卵母细胞 • 平层颗粒细胞层	Nobox
	初级卵泡： • 双线期停滞卵母细胞 • 立方形颗粒细胞层	连接蛋白37,43
	窦前次级卵泡： • 晚期卵泡发生 • 颗粒细胞增生 • 前体卵泡膜形成	Gdf9, Bmp15
	窦前卵泡： • 窦腔形成 • 卵子聚集的时刻及速率 • 排卵前卵泡及黄体形成 • 颗粒细胞增生	FSH/FSH受体 LH/LH受体 ERα, ERβ受体, 细胞周期蛋白 D2
	卵丘扩张： • 表皮生长因子（EGF）家族蛋白 双调节因子，表皮调节素，β细胞素	LH信号肽
	排卵	PGE2, Cox2, ERα ERβ
	卵子成熟和受精	

图3-2 小鼠模型中卵母细胞发生及卵泡发育的示意图。图中显示并关联了卵母细胞及卵泡发育的各个阶段，并突出显示各期的重要调节剂。由 Pedersen 及 Peters[191] 描述的"1～8型"定义进行了进一步的解释说明。PGC，生发泡细胞；dpc，性交后天数；dpp，产后天数。

围无卵泡膜细胞的前体，初级卵泡颗粒细胞中 kit 配体与抑制素的表达下调[43]。研究认为，Kit 配体表达增多可通过其与卵母细胞上的 c-kit 酪氨酸激酶受体间的相互作用，诱导更多卵母细胞发育，导致卵母细胞异常增大，最终死亡[43]。有趣的是，GDF9 缺乏时亦可引起颗粒细胞增殖障碍或死亡，可能导致后者异常分化成黄体中的类固醇合成细胞团[43]。因此，卵母细胞可通过其自身分泌的 GDF9 调节早期卵泡的形成。

卵母细胞表达 GDF9 的方式与 BMP15 相同，BMP15 由 X 连锁的基因编码[44,45]。BMP15 基因缺失的纯合突变雌性动物出现繁殖力下降是由于排卵率及早期胚胎存活率下降所致。$GDF9^{+/-}BMP15^{-/-}$ 小鼠中还发现了基因的量效关系，这种小鼠的繁殖能力下降程度比 $BMP15^{-/-}$ 小鼠更甚[46]。此外，体外的卵丘重建与 RNA 干扰实验证实，这两种蛋白均可调节卵丘扩展。因此，GDF9 与 BMP15 对于调节卵泡形成具协同作用。

有趣的是，国内一种绵羊种系中普遍发生自然的 GDF9 与 BMP15 基因突变，可能为育种实践的结果。虽然绵羊携带的 GDF9 或 BMP15 的两个等位基因均发生突变导致其丧失繁殖能力，但若两个等位基因中只有一个发生突变时，即可由于排卵增加而表现出超常的繁殖能力。这两种基因中任一种处于杂合状态时出现超排卵，被认为是由于颗粒细胞产生的抑制素减少，导致垂体分泌 FSH 增多，从而形成一个以上优势卵泡所致。而当一个等位基因处于杂合状态时，繁殖力增加的情况说明卵巢的卵泡功能受基因剂量的影响[45]。

卵泡募集

小鼠原始卵泡中非生长期卵母细胞直径约为 $12\mu m$，包括休眠池的卵母细胞。卵巢旁分泌信号持续不断地诱导休眠池的一批批卵母细胞，于原始募集阶段经历协调的卵母细胞及卵泡发育过程（图 3-3[47]）。被募集的卵泡称为初级卵泡，募集过程

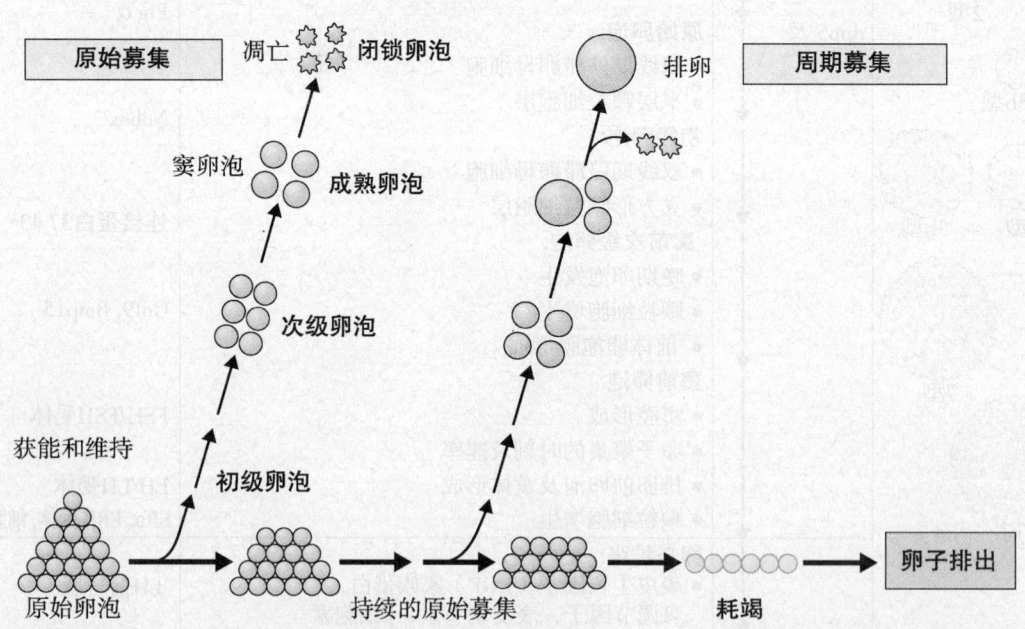

图 3-3 卵泡的生命历程：形成、休眠、原始募集、成熟、闭锁或周期募集、排卵直至耗竭。生命早期，性腺中含有相当数量的原始卵泡，且绝大多数保持静息状态。育龄期前及整个育龄期，这些休眠卵泡中的一部分开始生长（原始募集）。卵泡于形成窦腔前经历原始卵泡、初级卵泡及次级卵泡阶段。窦卵泡阶段许多卵泡发生闭锁，但青春期后，一些卵泡在促性腺激素的适当刺激下，进入周期募集，并发育成为排卵前卵泡。此后，休眠卵泡池逐渐减少，导致卵泡耗竭以及衰老。(From McGee EA, Hsueh AJW: Initial and cyclic recruitment of ovarian follicles. Endocrine Reviews 21: 200-214, 2000; with permission. Copyright 2000, The Endocrine Society.[47])

持续时间很长,使得人们难以区分原始卵泡和初级卵泡。随后,卵泡进一步发育成次级卵泡与窦卵泡。(人类及啮齿类动物卵泡发育不同阶段的时限见图3-4和3-5)[47]。

在性成熟小鼠体内,当卵母细胞直径由约12μm增至80μm时,即完成了窦卵泡形成前的过程。窦卵泡一般通过颗粒细胞启动的凋亡程序发生闭锁,除非于小鼠发情期或人类月经周期中出现FSH水平升高,使周期中的窦卵泡继续发育成卵泡,但人类月经周期中往往只有一个优势卵泡可发育至围排卵期[47]。虽然人类青春期后会出现周期性的卵泡募集,但大部分窦卵泡终将闭锁并导致卵细胞死亡。

未被募集的原始卵泡保持休眠状态,直至最终被募集。因此,维持非生长的卵母细胞池对维持正常育龄期是必需的。众所周知,苗勒管抑制素或称抗苗勒管激素,一种TGFβ超家族成员,在性别分化过程中发挥调节作用,一旦进入围生期,这种蛋白即于生长期卵泡的颗粒细胞中表达[48],并于卵泡形成过程中,通过降低颗粒细胞对FSH的反应抑制原始卵泡募集。

目前认为,抗苗勒管激素是评价卵巢储备功能的重要临床标志。

促性腺激素对卵泡形成的调节

窦前卵泡的发育包括卵母细胞生长及有限的颗粒细胞增殖,主要受旁分泌与自分泌调节。在体内,虽然促性腺激素并非早期卵泡发育阶段所必需的,但在体外,这些卵泡只有接受FSH刺激后才可发育[47]。相反,促性腺激素为窦腔形成及颗粒细胞快速增殖以形成Graaf卵泡或窦卵泡的过程中不可或缺的因素。

小鼠的卵泡从初级卵泡发育至次级卵泡最终成为窦卵泡需要几周时间,而许多大型哺乳动物,包括人类中,上述过程则需历时数月。Graaf卵泡直径超过600μm,内含50 000多个颗粒细胞。后者分为卵丘颗粒细胞与卵泡壁颗粒细胞两种不同的类型,表现出不同的形态特征及功能。卵泡壁颗粒细胞位于卵泡窦腔周围,细胞表面表达FSH受体(FSHR),对FSH的刺激产生效应。

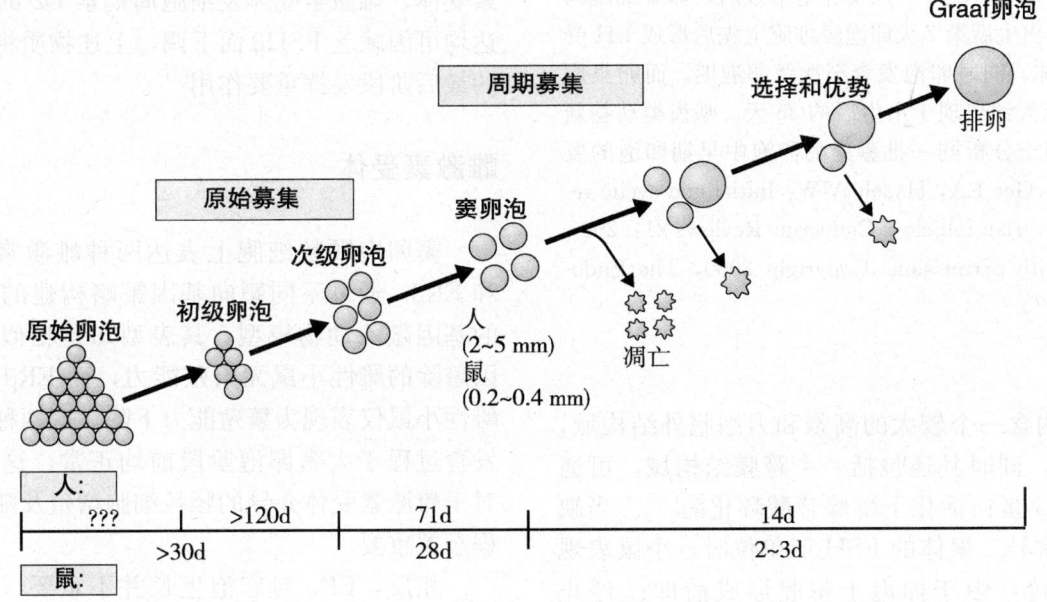

图3-4 人类和大鼠卵巢中卵泡募集及选择的时间。原始卵泡通过原始募集进入初级卵泡生长池。由于历时较长,因此尚未明确此阶段必需的持续时间。人类卵巢中初级卵泡发育成次级卵泡至少需要120d,而次级卵泡发育成早期窦卵泡则需要71d。周期募集时,随着FSH水平增高,一批窦卵泡(直径2~5mm)可逃避细胞凋亡而被募集。这些卵泡中会出现一个优势卵泡,可分泌大量雌激素及抑制素以抑制垂体释放FSH,最终导致其他卵泡死亡。同时,局部生长因子及血管床增多有利于优势卵泡的选择,从而保证其最终发育成熟并排出。周期募集之后,由窦卵泡发育成优势卵泡(Graaf卵泡)大约需要2周。大鼠卵泡发育所需时间比人类短一些,其原始卵泡的原始募集至发育成次级卵泡需30多天,而次级卵泡发育成早期窦卵泡则需要大约28天。一旦进入窦卵泡期(直径0.2~0.4mm),卵泡就开始周期募集,只需2~3天即可发育成排卵前卵泡。(From McGee EA, Hsueh AJW: Initial and cyclic recruitment of ovarian follicles. Endocrine Reviews 21:200-214, 2000; with permission. Copyright 2000, The Endocrine Society.[47])

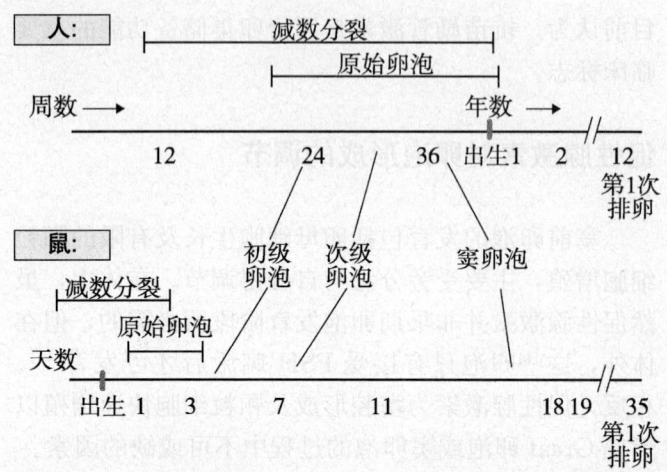

图 3-5 人类及啮齿类动物胚胎及新生儿期卵泡发育的标志。人类胚胎中原始卵泡约于妊娠 20 周出现,而初级卵泡则于妊娠 24 周出现。26 周时一些卵泡发育成为次级卵泡。窦卵泡出现于晚期妊娠或出生后,此时 FSH 水平开始升高。进入青春期后,血清中促性腺激素周期性升高,刺激窦卵泡在每个月经周期中发育成排卵前卵泡。大鼠的原始卵泡于出生后 3 天形成,同时第一批卵泡开始发育。随着血清促性腺激素的升高,这些卵泡于出生后第 3 天进一步发育成早期窦卵泡。早期窦卵泡形成后,卵巢细胞凋亡开始增加。出生后第 7 天卵泡膜细胞上先后形成 LH 受体及 FSH 受体,同时卵泡发育至次级卵泡期。而卵巢周期性排卵功能大约出现于出生后的 35 天。啮齿类动物新生仔模型可用于分析同一批募集的卵泡中早期卵泡的发育。(From McGee EA, Hsueh AJW: Initial and cyclic recruitment of ovarian follicles. Endocrine Reviews 21: 200-214, 2000; with permission. Copyright 2000, The Endocrine Society.[47])

FSHR 内含一个较大的高亲和力细胞外结构域,以结合 FSH,同时其还包括一个跨膜结构域,可通过异三聚体 G 蛋白活化下游腺苷酸环化酶[50]。当缺乏可形成正常异二聚体的 FSH 亚单位时,小鼠表现出生育力下降,由于卵泡于窦腔形成前即已停止发育[51]。

促卵泡素受体敲除(follitropin receptor knockout, FORKO)小鼠亦表现为丧失繁殖能力,与 FSH 通过其受体发挥重要作用的研究结果相吻合[52]。出生后的头两天,只有少量非生长期卵泡,大部分为生长期卵泡,但出生后第 24 天,这两种卵泡数量均已减少。随即,于出生后呈现一个由非生长期卵泡经募集成为生长期卵泡的骤然加速阶段,而这些卵泡将在下一次卵泡募集过程中停止发育。

此外,这些小鼠体内未发现窦卵泡。虽然该模型证实了 FSH 信号为卵泡发育至窦卵泡过程所必需,但 FORKO 小鼠的表现也提示 FSHR 信号于卵泡募集时机与速度的调节方面发挥着重要作用[52]。与之相反,黄体生成素受体基因敲除(luteinizing hormone receptor knockout, LuRko)的雌性小鼠丧失繁殖能力可能由于以后几个阶段的卵泡发育期缺陷所致,因为这些小鼠体内发现存在早期窦卵泡,但其无法发育成为排卵前卵泡,亦无法形成黄体[53]。

FSH 与 FSHR 介导的下游细胞内信号导致基因和蛋白的表达,证实了颗粒细胞的功能。例如作为原始卵泡募集标志的抗苗勒管激素于 FORKO 小鼠中出现异常表达[52]。尽管卵泡膜细胞的募集及其 LH 受体基因与 P450 芳香化酶基因的表达无需 FSH 信号,但这些基因于颗粒细胞的表达却有赖于 FSH 信号[54]。抑制素和活化素亚基的同二聚体及异二聚体为卵泡旁分泌和自分泌的重要介质,FSH 基因敲除小鼠的颗粒细胞上二者表达均减少[54]。其他如雄激素受体、雌激素受体及细胞周期素 D2 的编码基因表达均可因缺乏 FSHβ 而下调,上述物质将于卵泡发育的最后阶段发挥重要作用[54]。

雌激素受体

窦卵泡颗粒细胞上表达两种雌激素受体,ERα 和 ERβ。通过不同靶向基因策略构建的这两种受体的基因敲除动物模型,其表型却是相似的。ERα 基因敲除的雌性小鼠无繁殖能力,而 ERβ 基因敲除的雌性小鼠仅表现为繁殖能力下降。这两种小鼠的卵泡发育过程于大窦卵泡阶段前均正常,这个阶段 ERβ 对于雌激素受体介导的颗粒细胞增殖及随后的排卵过程至关重要。

相反,ERα 对卵泡生长并不重要,但却明显影响排卵。当两种雌激素受体缺失时,窦卵泡仅由一层颗粒细胞和卵泡膜细胞、多个小窦液囊以及已脱离卵丘的卵母细胞构成,由此 ERαβ 基因敲除的雌性小鼠模型阐明了两种雌激素受体间的功能冗余问题[55]。

D 型细胞周期素

卵泡发育晚期,颗粒细胞的增殖还需要细胞周期素 D2，后者属于细胞周期调节因子中的 D 型细胞周期素家族，这种细胞调节因子通过与 cdk4 或 cdk6 结合，促进细胞由 G_1 期进入 S 期[56]。细胞周期素 D2 缺乏的雌性动物表现出 FSH 介导的颗粒细胞增殖减少，导致窦卵泡周围的颗粒细胞层数明显减少，同时使卵泡在受到 LH 刺激后无法排卵。但卵泡数量并未减少，并可随着卵泡膜细胞的黄素化变成黄体。

通过细胞周期素 D2 基因缺失的变异动物模型，我们了解到，虽然卵泡发育的最后阶段以及排卵过程需要经 FSH 受体介导激活的细胞周期素 D2，尤其是蛋白激酶 A（PKA）的作用，但卵母细胞发育本身并不需要这最后一轮的颗粒细胞增殖。实际上，这些卵母细胞不仅能正常生长，并且能够继续进行减数分裂并受精，最终形成胚胎[56]。因此，虽然卵母细胞及卵泡的发育过程彼此密切相关，但前者发育在某种程度上来说是细胞的自主行为，尤其于发育的最后阶段以及排卵前后。

卵母细胞发生中卵丘的作用

卵丘细胞又称放射冠，是由直接围绕卵母细胞的数层颗粒细胞分化而来。卵丘细胞除对卵母细胞胞质成熟过程起到支持作用外，对于卵母细胞的发育也有着重要的功能，包括保持减数分裂停滞状态以及诱导排卵。此时，排卵主要定义为一个包括卵泡黄素化、卵泡破裂以及卵母细胞减数分裂的过程。

卵丘细胞介导的卵丘扩张是 LH 诱导的排卵过程中一个非常重要的步骤。卵泡壁颗粒细胞表达 LH 受体，使得这些细胞可对 LH 产生反应，分泌表皮生长因子家族蛋白——双调蛋白、表皮调节素及 β 细胞素，上述蛋白被认为是最终导致卵丘扩张的旁分泌信号[57]。此过程中，卵丘细胞分散于细胞质胞外基质中，后者内含透明质酸、肿瘤坏死因子刺激基因 6（tumor necrosis factor-stimulated gene 6，TSG6）以及血清源内 α-抑制剂，所有这些物质对于卵泡破裂均非常重要[58]。

卵丘扩张时卵丘细胞表达 TSG6 和其他几种蛋白，并由前列腺素 E_2（prostaglandin E_2，PGE_2）通过其受体 EP_2 进行调节[58]。小鼠同时缺乏 EP_2 与 PGE_2 的限速酶环氧合酶 2（cycloxygenase-2，Cox-2）时，可因无法排卵而表现为不孕，与我们发现的 PGE_2 在卵丘扩张及排卵中起重要作用的结论相吻合[58-60]。

连接蛋白与缝隙连接

卵丘细胞通过细胞间的缝隙连接相互沟通或与卵膜之间进行物质交换以执行重要功能。连接蛋白家族的蛋白形成细胞间缝隙连接的通道，以利于糖、氨基酸、脂质前体、核苷酸、代谢产物以及信号分子的弥散。连接蛋白家族成员拥有相同的蛋白结构域，包括 4 个跨膜蛋白、2 个胞外环、1 个胞内环、胞质 N 端及 C 端的末端结构[61]。小鼠中至少发现 17 种连接蛋白（connexin，Cx），这些蛋白的胞内环及 C 末端的氨基酸序列及长度各异，亦存在不同的异源二聚体及同源二聚体，保证了蛋白功能的多样性。

小鼠 Cx32、37、43、45 和 57 表达于卵丘复合物，位于卵丘细胞之间，将卵丘细胞固定于透明带内的连接复合体、卵母细胞微绒毛或胞膜上[61]。

Cx37 缺失的小鼠无繁殖能力，证实了卵母细胞发育过程中缝隙连接的重要作用。卵母细胞与颗粒细胞均可产生 Cx37，但可能仅为卵母细胞产生的卵丘复合物缝隙连接蛋白的成员[61]。Cx37 缺失导致窦前卵泡变成窦卵泡时卵泡无法正常发育，使得许多卵泡停滞于初级卵泡时期，仅有一小部分形成窦卵泡。此外，尽管存在许多黄体，但实际上并未发生排卵[62]。

与此相似，体外实验证实颗粒细胞亦表达 Cx43，而卵泡由初级卵泡阶段进一步发育的过程需要 Cx43 参与[63]。更重要的是，这两种基因变异的小鼠模型中，卵母细胞均未完成减数分裂，提示减数分裂过程中卵丘细胞与周围细胞的物质交换需要 Cx43 发挥作用。

上述 Cx 缺失动物模型研究显示卵泡发育过程中缝隙连接发挥了重要作用，但无法解释卵丘细胞在调控卵母细胞减数分裂停滞与恢复中的作用。大量动物模型和假说试图解释卵丘细胞如何以及在多大程度上保持卵母细胞内 cAMP 高水平，而高水平 cAMP 对维持卵母细胞减数分裂停滞（即使卵母细胞已具有分裂能力）是必不可少的[64]。尽管整个事件尚未明确，但仍阐明了一些关键环节。

减数分裂停滞的维持

卵母细胞通过特殊机制在发育过程中停滞于减数分裂的某个时期。卵母细胞成熟后才获得减数分裂的能力，目前认为卵丘细胞在维持减数分裂停滞中至少发挥部分的作用。

众所周知，成熟的卵母细胞将脱离周围的卵丘细胞在单一LH信号作用下自发地继续完成减数分裂过程。尽管卵丘细胞调节减数分裂停滞的信号机制尚未明确，但现已发现部分卵母细胞级连反应信号。

GTP 结合蛋白

异源二聚体刺激物GTP结合蛋白（Gs）连接受体3（GPR3）表达于卵母细胞的胞膜上，被认为参与卵丘细胞对减数分裂停滞的调控。但GPR3亦可单独激活LH或卵丘细胞。在GPR3$^{-/-}$的青春期前女性的卵巢组织中，卵母细胞已完成第1次减数分裂前期阶段，而整个早期窦卵泡中均未出现LH信号与卵丘扩张现象，证实了GPR3的作用[65]。

同样，显微镜下向一个完整卵泡的卵母细胞内注入Gs的靶向特异性抗体导致Gs失活后，即使卵丘细胞仍然粘附于卵母细胞表面，后者亦可继续完成减数分裂[65]。GPR3通过刺激腺苷酸环化酶产生高水平的cAMP以维持Gs的活性，继而维持PKA的活性[65]。腺苷酸环化酶异构体3在卵母细胞上的表达对于卵母细胞产生足够的cAMP尤其重要[66]。在GPR3→Gs→cAMP→PKA信号级连下游，PKA依赖性底物蛋白的磷酸化可能通过目前尚未明确的机制抑制减数分裂恢复，包括抑制细胞M期促进因子（M-phase promoting factor，MPF）的活性，将有待于进一步研究[64]。

恢复减数分裂

虽然LH通过卵丘细胞触发排卵，并释放处于减数分裂停滞状态的卵母细胞，但实际上减数分裂的恢复及完成很大程度上是由完全成熟的卵母细胞自身进行调节的。恢复减数分裂需要细胞内cAMP水平下降以及MPF活化[64]。卵母细胞内cAMP产生减少以及降解增多是恢复减数分裂的重要因素之一。

抑制性G蛋白介导了cAMP生成的减少，这种蛋白可被一种表达于卵母细胞上的富亮氨酸重复序列G蛋白偶联受体8（leucine-rich repeat-containing G protein-coupled receptor 8，LGR8）活化[67]。LGR8介导的cAMP表达减少证实LH在减数分裂恢复中的作用，由于LH可刺激卵泡膜细胞表达及分泌的胰岛素样生长因子3对LGR8产生作用[67]。

磷酸二酯酶（phosphodiesterase，PDE）

另一方面，卵母细胞中cAMP的降解与失活是由卵母细胞表达的环核苷酸磷酸二酯酶家族成员PDE3A介导的。PDE3A$^{-/-}$的小鼠体内，GV期卵母细胞无法恢复减数分裂，甚至到排卵后，依然停滞于GV期。此外，体外培养证实即使从卵丘细胞中分离出的完全成熟的卵母细胞中，亦存在减数分裂未恢复的现象[68]。对GPR3和PDE3A基因敲除的小鼠模型研究发现，GPR3和PDE3A在减数分裂的停滞及恢复中分别发挥着重要但却相反的作用。更重要的是，该动物模型亦证实尽管排卵通常与减数分裂同步发生，但二者仍为各自独立的两个过程，受不同因素的调节。

减数分裂完成和卵母细胞成熟

减数分裂过程需要MPF的活化，后者包括细胞周期素B及其蛋白激酶Cdk1（亦称p34^{cdc2}）[69]。细胞由G期到M期的转变过程中，有丝分裂和减数分裂对MPF的需求跨越物种，呈高度保守。许多细胞周期调节因子的活化与失活经由磷酸化介导，形成一种由特异性残基修饰的翻译后蛋白。双磷酸酯酶Cdc25b对p34^{cdc2}的14、15残基的磷酸化非常重要，该反应可活化p34^{cdc2}。Cdc25b$^{-/-}$的小鼠卵母细胞无法恢复减数分裂，而一直停滞于分裂前期，除非通过向卵母细胞内显微注入Cdc25b的mRNA进行补救[70]。p34^{cdc2}经一自动扩增循环迅速增多。因此，细胞素B的合成与积累为MPF活化的限速步骤。卵母细胞发育过程中，活化MPF增多并逐渐达到可使卵母细胞完成减数分裂的阈值，即MPF恢复减数分裂的能力。

一般来说，卵母细胞完成减数分裂的能力与其大小有关，可能由于卵母细胞胞质的体积间接反映包括细胞素 B、p34^{cdc2} 及 Cdc25b 在内的多种蛋白的合成与积累，而这些对减数分裂非常重要[71]。卵母细胞直径小于 70~80μm 时，不具备完全成熟的能力，且多无法完成减数分裂，然而当其直径接近 100μm 时，则被认为具有完全成熟能力，并可完成减数分裂。另一种预测减数分裂完成能力的方法是观察是否存在环核仁（surround nucleolar，SN）染色体现象，该现象可见于含有 Hoescht 染料的培养基中培养的存活卵母细胞中[72,73]。

生发泡破裂（Germinal Vesicle Breakdown，GVBD）

GVBD 为恢复减数分裂后第一个可观测到的形态改变，其特征为生发泡与核仁依序消失，该现象常与核仁从中心向异位的生发泡迁移过程同时发生。GVBD 后，二价染色体在分裂前中期开始变得有序，随后于第 1 次减数分裂中期排列于赤道板上。

染色体于中期-晚期过渡阶段开始分离，同时可于晚期观察到细胞质出现一个明显的突起。卵母细胞从 GV 期、GVBD 期逐渐过渡至分裂中期时，MPF 的活性增加，但于随后的第 1 次减数分裂中期和第 2 次减数分裂中期又很快降低[74,75]。但是，若无法满足分子水平的条件，有些卵母细胞就可能停滞于第 1 次减数分裂中期。

分裂中晚期染色体的迁移

可通过减少 MPF 的活性、抑制蛋白激酶 C（PKC）和许多其他蛋白的活性，调节分裂中晚期染色体的迁移[77-79]。细胞周期素 B 被蛋白酶降解可减少 MPF 的活性，而 MPF 活性的降低对第二极体的排出（第 1 次减数分裂中期至第 2 次减数分裂中期）以及受精时第二极体的排出（第 2 次减数分裂中期）非常重要[80-83]。如其他有丝分裂与减数分裂的细胞周期调节因子一样，细胞周期素 B 的蛋白水解过程需泛素及晚期促进复合物（APC）的参与，这些物质被很好地保存，并影响各物种的多种蛋白水解。

晚期促进复合物是一种 E3 泛素连接酶，可将泛素"标记"从 E_2 泛素结合酶传导至底物，例如细胞周期素 B，从而通过 26S 蛋白酶体标记进行识别及蛋白水解[82]。在含蛋白酶化学抑制剂的培养基中培养的小鼠及大鼠卵母细胞中，均可观察到卵母细胞停滞于第 1 次减数分裂前期，进一步证明了蛋白酶在减数分裂中的重要作用[84,85]。

减数分裂纺锤体

完成第 1 次减数分裂中期有赖于形成一个完整的纺锤体，上述过程需要细胞周期调节物质，细胞分裂周期 6（cell division cycle-6，Cdc6）同系物。通过使用 RNA 干扰技术抑制 Cdc6 在卵母细胞上的表达可深入观察这一过程[86]。虽然这些卵母细胞发生 GVBD，但由于未形成减数分裂纺锤体，仍不能进入第 1 次减数分裂中期。缺少纺锤体，凝集的染色体无法形成二价体或排列形成赤道板。而是以晕样结构取而代之，第 1 次减数分裂停滞，不进行细胞分裂或极体排出[86]。

若存在正常的纺锤体，卵母细胞即可进入第 1 次减数分裂中期，并进一步向中晚期进展，该过程非常重要，如果此时染色体出现异常分离，可能导致非整倍体卵母细胞和胚胎的产生。

有丝分裂过程中，姐妹染色单体的着丝粒聚集，直至分裂后期，其粘附部位在分离酶作用下分离[87-89]。分裂后期前，固定素可抑制分离酶的活性，而进入分裂后期后，APC 可将其降解，从而使分离酶恢复活性，这对于保证染色体正常分离非常重要[90,91]。卵母细胞减数分裂中期至后期的转变过程中，APC、固定素及分离酶的级联反应在保证纺锤体功能以及同源染色体分离方面也起着非常重要的作用[92,93]。

纺锤体组装检控点（spindle assembly checkpoint，SAC）

卵母细胞有丝分裂过程中保证染色体可准确无误分离的另一个共同机制是通过 SAC 实现的。SAC 蛋白可检控染色体是否准确地排列以及动粒是否粘附于纺锤体上，通过与未整齐排列染色体的动粒以及 Cdc20 间的相互作用控制细胞进入分裂后期 I，其中 Cdc20 是一种介导 APC/C 蛋白水解的蛋白。（动粒是染色体着丝粒粘附于纺锤体微管的部位，同源染色体通过动粒纺锤体的拉力被分别拉向细胞的两极。）如果染色体队列尚未完成，SAC 蛋白将抑制 APC/C 以阻止染色单体分离过早出现，避免形成非整倍体的卵母细胞及胚胎。

有丝分裂 SAC 蛋白在小鼠卵母细胞成熟的过程中也发挥着纺锤体检控点的重要作用，包括 Mad2、BubR1 和 Bub1 蛋白。这些蛋白的功能受到干扰时，将导致减数分裂加速完成，可能由于细胞过早进入分裂后期所致[94]。此外，Mad2 蛋白表达缺失时，将增加非整倍染色体的发生几率，而过度表达则抑制同源染色体的分离[95]。因此，这些细胞周期调节因子的表达与功能在年龄相关人类非整倍体卵母细胞发生中的可能作用有待于进一步研究。

第 1 次减数分裂后期结束时，第一极体释放，随后细胞周期素 B 重新累积并升高。MPF 的重新激活需要合成 c-mos，后者可活化 MPF 酶及 MAP 酶[96-100]。这种 c-mos 介导的 MAP 酶激活过程对于卵母细胞停滞于第 2 次减数分裂中期非常重要，c-mos$^{-/-}$ 的小鼠动物模型证实了这一点。c-mos$^{-/-}$ 小鼠中未受精的卵母细胞无法停滞于第 2 次减数分裂中期，并于未受精状态下释放出第二极体，发生孤雌激活[101,102]。

卵母细胞发育过程中细胞核与胞质的变化

卵母细胞发育过程经历了胞核与胞质的改变，包括核仁组织、表观遗传、转录、翻译、超微结构形态学及细胞器功能等方面的变化。这些变化有时也指细胞核或胞质的成熟，广义地说，其与卵母细胞的成熟、受精及胚胎发育均相关。目前已对许多卵母细胞在细胞水平及超微结构方面的改变进行了细致描述[103]。此外，细胞周期调节因子的表达、翻译后修饰及其功能亦被认为是胞质成熟指数，此内容将于本章的"减数分裂能力及卵母细胞成熟"部分中讨论。本节中，我们重点讨论卵母细胞成熟前后的生化特点。

转录的调节

发育中的卵母细胞有着高水平的转录活性，卵母细胞中总 RNA 含量从一个小卵母细胞时的大约 0.2ng，增加到卵母细胞长大时的约 0.6ng[104]。在发育的卵母细胞中，促性腺激素对卵泡的刺激使未激活的卵母细胞转录增加，故而颗粒细胞被认为在调节卵母细胞的转录活性中发挥重要作用[105]。完全长大的卵母细胞经历整个细胞转录后的基因沉默阶段，这是恢复减数分裂、卵母细胞成熟及胚胎发育所必需的阶段[106]。因此，在卵母细胞成熟及早期胚胎时期，卵母细胞合成的 mRNA 不仅用于蛋白的翻译，而且储存了卵母细胞完全长大时合成的蛋白。因此，精确的调控翻译过程对卵母细胞和胚胎的功能及其最终的发育潜力至关重要。

翻译的调节

翻译需要对 mRNA 转录进行修饰，如在 3' 端加上多聚腺苷酸（即加上一个 poly-A 尾巴）并在 5' 端结合一个帽子结构。此修饰由顺式元件及反式元件调控。例如，可通过细胞周期素 B1mRNA 转录的 3' 端非编码区（3'untranslated region，3'UTR）多聚腺苷酸化和顺式调节机制对细胞周期素 B1 的翻译和积累进行调节[107]。

3'UTR 中的顺式元件包含一个富含 U 的高度保守序列（CPE），与 6 碱基重复的胞质多聚腺苷酸化元件 AAUAAA 相连。顺式元件通过结合磷酸化的 CPE 结合蛋白（CPEB）参与多聚腺苷酸化作用，而 CPEB 为卵母细胞的特异性反式作用因子，其对于卵母细胞的重要作用可通过 CPEB 基因敲除小鼠模型证实[108]。缺乏 CPEB 可导致卵母细胞发育停滞于 16.5dpc 的粗线期，可能由于 SCP1 及 SCP3 未进行翻译，引起卵母细胞的死亡及吸收[108,109]。可以肯定的是，卵母细胞发育晚期无需 CPEB 的这种功能。

其他翻译调节机制还涉及某些可通过抑制翻译过程干扰卵母细胞成熟的蛋白。例如一些 mRNA 能以核糖核蛋白颗粒（RNP）的形式储存，无法进行翻译，也不能阻止蛋白表达的某些错误[110]。

含量相对丰富、占完全成熟的卵母细胞总蛋白 2% 的 Y 基因盒蛋白家族成员 Msy-2，对于介导 RNA 所致无翻译有着重要作用，证实了上述机制的重要性[111,112]。此外，减数分裂恢复时，poly-A 特异性核糖核酸酶（PARN）广泛参与去腺苷酸反应，降解多种编码蛋白的 mRNA，包括透明带蛋白、肌动蛋白、α 微管蛋白及 Cx43[110]。与此相反，卵母细胞成熟过程中所需的某种细胞周期蛋白（如细胞周期素 B1）的多聚腺苷酸化可加速减数分裂的恢复[113]。

表观遗传的调节

除了转录及翻译水平的调节外，卵母细胞、精子及早期胚胎中，通过基因印迹及整体分子程序甲基化及染色质结构重建的整体变化，对表观遗传进行调节也影响特异性基因的表达。卵母细胞发育和成熟的过程中，染色质结构的重建与核结构的明显变化相关。

在含 Hoescht 染色剂的培养基中，可观察到活体小鼠卵母细胞中的染色体。Hoescht 是一种能够结合于 DNA 小沟槽中的化学物质，可释放能被 UV 灯吸收的蓝色荧光。在原始卵泡及初级卵泡中，着丝粒及着丝粒周围的同源染色体最初位于细胞核周边[106]，并于卵泡发育过程中逐渐散布于细胞核中。这种核周的同源染色体圈，或叫核球，表现为细胞核周围出现的明亮的轮辐状结构，亦称 SN 结构[73,114]。

虽然 SN 结构与转录抑制相关，并预示细胞具有高度的减数分裂及胚胎发育潜能，但我们仍未明确染色质重建及转录的抑制是否是通过不同机制调控的两种截然不同的过程[106]。如同体细胞中一样，组蛋白去乙酰化酶在完全发育的卵母细胞中对大规模的染色质重建同样非常重要，因为抑制该过程将导致 SN 结构破坏及减数分裂中染色体与纺锤丝的异常组合[106]。

另一重要的表观遗传机制为分别通过去甲基化及甲基化调控转录的活化和抑制。但是，体细胞前体的基因于 6.5dpc 原肠胚形成期时即发生了再次甲基化。PGC 前体的基因在 12.5dpc 保持去甲基化状态。随后于 15.5dpc 发生部分甲基化，而在 18.5dpc 则完成甲基化过程[32]。小鼠胚胎基因在 2 细胞期（即人类 8 细胞期）前一直处于失活状态，此后由于完全甲基化胚胎而活化。

这种全面的甲基化不同于 X 染色体失活及基因印迹。简而言之，X 染色体失活是一个复杂与随机的过程，即 XX 雌性哺乳动物的一条 X 染色体发生失活，从而保证与 XY 雄性哺乳动物有同等量的 X 连锁基因[115]。上述过程的启动受位于 Xq13 上的 X 染色体失活点（Xic）控制。该点上包含 X 染色体失活特异性转录基因（Xist），可编码一个非编码的 mRNA，后者可结合于 X 染色体的顺式结构，从而启动 X 染色体的失活[115]（见第 5 章）。

基因印迹

表观遗传最常见的调节机制是基因印迹，介导母源及父源等位基因发生不同的基因沉默[116]。配子形成时期，常染色体上的某个基因在亲代来源的基因基础上，发生超甲基化或保持沉默，一旦完成，即认为这些印迹基因即可避免发生去甲基化。

不同基因的印迹可能发生于卵母细胞、精子以及胚胎形成的不同阶段。在未发生基因印迹的同源染色体中，杂合突变可使亲代来源的同源染色体无法确定基因产生沉默还是无效突变，最终导致遗传综合征或恶性肿瘤。疾病的发生机制及遗传综合征将于第 5 章另行讨论。

基因印迹机制是生殖内分泌学及不孕症治疗中大家均不愿提及的研究领域，因为有报道指出辅助生殖技术可能增加基因印迹缺陷的风险[117]。此外，小鼠模型中还证实，卵母细胞的体外成熟以及胚胎的体外培养可能干扰基因印迹[118,119]。但由于人群中及辅助生殖技术诞生的孩子很少发生印迹基因缺陷，因此难以确定上述研究的相关发现是否具有统计学意义。它们之间是否存在相关性或因果关系尚需进一步研究。

如果辅助生殖技术确与基因印迹缺陷有关，研究者应对所有可能的原因进行检测，包括控制性超排卵、临床胚胎学以及不孕症本身的原因，因为不孕症可能为基因印迹缺陷所致，而通过辅助生殖技术进行治疗使得基因印迹缺陷于后代中凸现出来。因此，进一步研究辅助生殖技术是否影响基因印迹及其具体机制将决定其未来的发展方向。

卵母细胞到胚胎的转变

除了母源基因外，卵母细胞还含有一些合子基因激活前早期胚胎发育所必需的特殊基因产物。小鼠模型中，合子基因激活发生于 2 细胞期，而人类则发生于 4 细胞至 8 细胞期。

母体效应基因

由于 2 细胞期前，卵母细胞恢复减数分裂后，无法合成新的基因转录产物，胚胎基因亦处于未激活状态，因此在卵母细胞向胚胎转化的过程中，必须储存足够的转录产物和蛋白质。那些编码存于卵母细胞中、在早期胚胎形成时期持续存在并发挥重要作用的蛋白的基因被称为母体效应基因。

因此，母体效应基因编码的几种蛋白，包括卵母细胞特异性连接组蛋白 H1 (oocyte-specific linker histone H1, H1FOO)、核质蛋白 2 (nucleoplasmin 2, Npm2) 及 DNA 甲基转移酶 1 卵母细胞异构体 (DNA methyltransferase 1 oocyte isoform, Dnmt1o)，均与表观遗传基因调节有关这点也不足为奇了。该过程于卵母细胞中启动，但一直持续至早期胚胎发育时期[120-124]。除胚胎基因所起作用外，上述所有母体效应基因及尚未发现的潜在基因，也作为阐释除胚胎本身基因组外，未受精的卵母细胞如何影响之后的胚胎发育的重要环节。

H1FOO 是一种卵母细胞特异性 H1 连接组蛋白，与 GV 期及卵母细胞成熟期的染色质有关，这种关联一直持续至 2 细胞期到 4 细胞期，而最终逐渐被体细胞 H1 所替代。因为体细胞 H1 连接组蛋白在染色质功能的调节方面有着重要作用，而卵母细胞及早期胚胎特异性地表达 H1FOO，说明 H1FOO 可能对卵母细胞向胚胎转变时染色质的重建具有重要作用[120,121]。

与之相反，Npm2，出现于卵母细胞核中以及着床期胚胎外周的一种蛋白，被证明对于染色质结构具有重要功能。Npm2 基因缺失的纯合突变雌性小鼠的胚胎缺乏 Npm2 蛋白，而 Npm2 蛋白是维持正常细胞核仁结构所必需的，因此这些胚胎在着床前即发生死亡。特别的是，异染色质及脱乙酰基的组蛋白 H3，常位于卵母细胞和早期胚胎核仁周边，亦于这些胚胎中消失了[122]。因此，这些小鼠模型同时证实了早期胚胎发育中染色质调节及细胞核结构的重要性。

另一种影响表观遗传的重要母体效应基因是 Dnmt1。作为卵母细胞变异的产物，Dnmt1o 是 Dnmt1 蛋白的一种异构体，在卵母细胞特异性启动子的作用下，仅表达于发育中的卵母细胞及早期胚胎。Dnmt1o 缺乏的卵母细胞形成的胚胎同样缺乏 Dnmt1o，最终发育成的胎儿将于妊娠过程死亡[123]。某个基因位点错误的甲基化及同源染色体特异性基因表达的缺乏提示这些胚胎缺乏印迹基因。目前认为 Dnmt1o 的这一重要功能发生于 8 细胞期，此时，这种蛋白从通常所在的细胞质中迅速转移至细胞核中[123]。Zar1 缺失的突变雌性小鼠可发生正常的卵母细胞发育和受精，但两个原核一直处于分离状态，而使胚胎停滞于单细胞期[125]。此外，一小部分存活至 2 细胞期的 Zar1 基因缺失的胚胎中，其转录必需复合物中的这种蛋白质表达减少，提示存在胚胎基因激活的缺陷。Zar1 对于 2 细胞期非常重要，而 Mater，另一种由母体效应基因编码的蛋白，表达于卵母细胞及围着床期的胚胎中，在 2 细胞期以后的胚胎中发挥着重要作用[126]。对上述蛋白功能的研究将有助于我们理解调控父源及母源基因结合、胚胎基因激活和早期胚胎发育的机制。

极体及细胞质的重组

不同于其他动物模型（例如果蝇），哺乳动物的卵母细胞及胚胎中细胞极性的确定与建立以及胞质物质的不对称分布尚未明确。其中难以解释的一点是，虽然一些哺乳动物（例如人类、恒河猴、牛和猪等）的卵母细胞中可观察到偏离中心的 GV 形成，但从小鼠和大鼠卵泡中分离出的 GV 期卵母细胞中并未发现这种细胞极性，也可能由于细胞在体外培养所致[127]。

发育中的卵母细胞中有一个主导的微管发生中心 (microtubule organizing center, MTOC)。MTOC 内含中心体，中心体具有可形成星状结构的微管。在有丝分裂的细胞中，中心体由一对包含 9 组微管的圆柱状中心粒组成，这些微管形成的星状结构是细胞分裂时所必需的。但卵母细胞的中心体无中心粒，故称之为 MTOC。完全成熟的具有减数分裂能力的卵母细胞有多个 MTOC，在卵母细胞成熟过程中参与了 GV 从细胞中心向偏心，再到皮层的迁移。GV 所处的偏心位置被认为可能为减数分裂纺锤体的位置或与此相关，而纺锤体的位置即为后来极体排出的部位[127]。

减数分裂纺锤体的偏心位置确定了动物植物轴，轴的动物极包括纺锤体相关的皮质，而植物极则表现为内质网聚集。胞质这种不对称结构的重要性在于确保卵母细胞在 2 次减数分裂中排出极体，而并非分裂为两个同样大小的子细胞。这种卵母细胞传代过程中的不对称性在物种中被很好地保留下来，并被认为是卵母细胞进一步发育成胚胎过程中一种最大限度保存遗传资源的方式。

有关卵母细胞第 2 次减数分裂中是否受精卵的结合位置、第 1 次有丝分裂纺锤体的位置，及第 1 次有丝分裂时的细胞空间结构，仍存在争议[128]。

节第2次减数分裂停滞的 mos/MAP 激酶，也是减数分裂纺锤体在细胞有丝分裂时自皮层向细胞中心迁移过程中必不可少的[129]。因此，卵母细胞极性的决定因素可能对胚胎发育及存活具有目前我们尚未了解的影响。的确，胞质经过重大重组，使细胞由不对称的卵母细胞和卵子，最终变成可对称分裂的胚胎细胞。

凋亡：多数卵母细胞的最终命运

卵母细胞可能是人类生殖中最有限的资源，因为一名女性整个育龄期只能排出大约300～400个卵子。换句话说，99.9%以上的卵母细胞未曾经历发育成熟、排卵以及受精的过程，即发生程序性细胞凋亡。

小鼠模型中，第1批卵母细胞凋亡发生于包含卵原细胞的生殖囊泡崩解时，而人类则大约发生在女性的胎儿时期。人类卵母细胞的数量于孕中期达顶峰，大约为7 000 000个[38,130-133]。随后，一些未包被颗粒细胞的卵母细胞发生凋亡，而另一些发育中的卵母细胞亦会于窦卵泡期前发生闭锁，由此，胎儿出生时大约只有300 000～400 000个卵泡，而青春期则只剩下约200 000个。

虽然细胞普遍存在凋亡现象，但卵母细胞发育的不同时期，凋亡发生的启动因素和机制均不相同。例如，目前认为发生于原始卵泡形成之前的初级卵母细胞凋亡是卵母细胞自发产生的，而窦前卵泡及窦卵泡闭锁所致卵母细胞死亡则与颗粒细胞凋亡有关。

为解释卵母细胞的这种高消耗率，人们提出了很多假说，其中有人认为，该现象有利于物种消除那些存在染色体或其他方面异常的配子细胞。然而，目前尚无一种假说被严密证实，均有待进一步研究。

环境因素

除了正常的凋亡现象外，环境因素及基因易感性也加剧了卵母细胞池的消耗，临床上表现为卵巢早衰及过早绝经。具有卵母细胞毒性的环境因素，包括农药及工业生产中产生的有机氯类化学物质[136]、烟草或燃料燃烧时产生的多环芳烃[137,138]以及一些化疗药物（如阿霉素），后者可通过鞘磷脂酶产生的神经酰胺激活细胞凋亡通路[139]。神经酰胺的代谢产物和拮抗剂神经鞘氨醇可阻止卵母细胞在化疗时发生凋亡，这点也证实了神经酰胺的毒性作用[140,141]。

遗传因素

由于卵巢中卵泡的先天性闭锁，遗传性卵母细胞凋亡的小鼠模型可表现出不同程度的繁殖能力下降（即产仔数减少或几乎不产仔）、卵巢早衰或不育。总之，遗传缺陷主要包括染色体结构和数目的异常、X染色体失活、卵母细胞和卵泡发育及性腺形成过程中起重要作用的单基因变异以及影响卵巢中细胞凋亡程序的单基因缺陷。最后一点将于本节重点阐释，而其他遗传异常将在本书其他章节讨论。更重要的是，凋亡可能被视为卵母细胞发生障碍之后最常见的结局。

体细胞中，凋亡前蛋白及抗凋亡蛋白的适度表达使体细胞保持一个"正常"比例的衰亡。Bcl-2 和 Bcl-x 是表达于卵母细胞及颗粒细胞上的两种抗凋亡蛋白。虽然 Bcl-2 缺失的小鼠可保持正常的产仔数量，但其原始卵泡数量减少，同时异常的原始卵泡数增多，包括空卵泡或卵泡中卵母细胞正趋于死亡[142]。同样，Bcl-x 亚结构变异的小鼠其原始卵泡数及初级卵母细胞数明显减少，但它们表现为更严重地不孕[143]。因此，这两种基因对于维持卵母细胞数量及卵泡结构方面非常重要。反之，颗粒细胞中过度表达 Bcl-2 将促进卵泡的生成和增大，增加同一年龄段生殖细胞肿瘤的发生率[144]。

Bax 基因缺陷的雌性小鼠可生育，其原始卵泡的数量明显多于野生型小鼠，甚至更成熟的野生型小鼠。此外，即使在较为年长时，这些小鼠亦可对外源性促性腺激素有反应，而发生超排卵，且排出的卵母细胞均可受精并发育成存活的胚胎[145]。凋亡前蛋白半胱氨酸蛋白酶-2基因缺失的小鼠可表现出类似结果，并由于缺乏半胱氨酸酶-2，即使在使用化疗药物阿霉素后，卵母细胞亦不表现出药物性凋亡。

上述证据将有助于有关理解和延长女性生殖寿命的研究。进一步掌握哺乳动物卵母细胞凋亡调节机制，对于化疗或其他药物治疗中保持卵母细胞或卵泡正常发育方面的研究非常重要。

临床相关性及未来趋势

目前许多临床生殖医学领域的重要挑战与人类卵

母细胞及卵泡的可利用度及其功能有关。但我们对于因卵母细胞特异性原因导致的不明原因性不孕症所占比例知之甚少，更不清楚有多少卵母细胞特异性治疗的方法[147,148]。在卵母细胞相关性不孕症的治疗方面获得重大进展，有赖于我们对母亲年龄、环境因素、特异性基因敏感性等因素对卵母细胞功能的影响机制方面进行深入研究。

人类基因变异及卵母细胞表型

人类和遗传性卵母细胞凋亡的小鼠模型均可因卵巢中卵泡的先天性闭锁表现为不同程度的繁殖能力下降、卵巢早衰或不孕。虽然这些表现与临床实际有所不同，但其遗传学基础却非常相似。总之，遗传缺陷主要是X染色体结构及数目的异常（如Tuner综合征）、X染色体失活以及单基因变异和表观遗传缺陷，而这些因素对于卵母细胞生成、卵泡发育及性腺发育方面至关重要。尤其是可能影响不同时期卵母细胞发育的家族性变异或新发的单基因变异，其在理论上可导致先天性卵巢发育不良、卵巢早衰以及经COH或IVF明确的"卵子质量差"等不同程度的生殖能力下降表现。

实验小鼠模型中的基因靶向技术对我们理解卵母细胞的生成具有重要作用，我们还应将其更进一步用于人类生殖内分泌疾病及不孕症治疗方面的研究，如"卵巢反应差"以及卵母细胞和胚胎发育异常，从而进一步理解卵母细胞生成的调节机制。

卵巢早衰

在所有与卵母细胞及卵泡相关的研究中，人们对由于人类基因突变导致的家族性卵巢早衰关注甚多。利用细胞遗传学和荧光原位杂交技术，对与染色体平衡易位有关的家族性卵巢早衰病例进行研究，从而鉴定出在染色体易位断裂点受到破坏的候选基因。例如FOXL2，一种只在颗粒细胞和眼睑细胞中表达的转录因子，其多种常染色体显性基因突变已被证实为以卵巢早衰及眼睑畸形为表现的睑裂狭小、倒转型内眦赘皮和上睑下垂综合征的病因。

另一种人类家族性高促性腺激素性性腺功能减退疾病的基因突变，已被定位于X染色体上的BMP15基因[45,154]。此外，有人指出X染色体长臂上的一个"重要区域"（Xq13-Xq26）含有在卵母细胞形成和卵巢发育过程中发挥重要作用的一些基因。一个卵巢早衰的家族病例被发现与位于DIA这个重要区域内的一个基因有关，且果蝇的DIA中含有对果蝇卵母细胞形成发挥重要作用的人同源透明基因[155]。由于小鼠的FOXL2、BMP15及果蝇透明基因的同源基因在其卵母细胞及卵泡的发育过程中亦发挥着重要的功能，上述实例提醒我们将于动物模型中得出的结论与临床相结合的重要性。

家族性高促性腺激素性卵巢发育不全已被证实为一种常染色体隐性遗传病，基因突变位于FSHR基因上[156-158]，该突变抑制了卵泡对FSH的反应，导致卵泡闭锁和卵巢早衰。此外，还有一些不同报道发现FSHR基因突变可增加FSHR对FSH、hCG以及TSH的敏感性，导致卵巢自发性过度刺激及超排卵[159-165]。

上述人类基因突变可被视为自发性基因突变的模型，显示这些基因在人类体内生殖过程中的作用。此外，对这些基因编码的蛋白在生物化学方面的研究有助于发现超排卵中卵巢反应差、卵巢早衰及卵巢过度刺激等疾病的发病机制及治疗方法。

将来（也可能是不久以后），可以想象，更多的导致卵巢功能障碍的人类基因突变被明确，利用基因筛选再结合正确的临床咨询可用以预测发生卵巢早衰的风险，从而帮助育龄期女性制订生育计划。同样，我们还可以预测接受宫腔内人工授精或体外受精治疗时进行超排卵的患者发生卵巢反应差或卵巢过度刺激的风险。建立这种可行的预测方法不仅能改善助孕技术的结局，同时也将于不孕症夫妇咨询有关治疗方法的选择及助孕治疗中发生多胎妊娠和卵巢过度刺激综合征的风险时，体现较高价值。

非整倍体

细胞减数分裂中发生染色体分离异常可导致非整倍体形成，人类这种现象的发生率随母亲年龄的增加而升高。非整倍体，这种被视为是"人类生殖中最重大的问题"，影响人类大约25%～50%的卵母细胞，而与至少35%的自然流产和4%的死胎有关，且为先天性智力低下和发育不良的遗传原因[166-172]。

人类发生母源性非整倍体的高危因素是母亲年龄以及减数分裂中染色体重组的模式，如重组位置靠近中心粒还是端粒（见 Lamb 等人的综述[173]）。较之小鼠模型，人类卵母细胞染色体重组结节位点具有极端的变异性[26]，这也许能够解释为什么人类卵母细胞及胚胎有着较高的非整倍体发生率。虽然染色体重组结节的敏感位置被认为是年轻女性发生非整倍体的主要危险因素，但仍无法解释非整倍体发生率随母亲年龄增加而升高的现象[173]。实际上，随着年龄的增长，染色体重组模式与非整倍体发生的相关性降低。因此，目前提出，一些至今尚未明确的染色体重组非依赖因素是年长女性发生非整倍体的危险因素[173]。

体外受精

体外受精使我们可观察从 GV 期的卵母细胞、GVBD、第 2 次减数分裂停滞、具有两个核仁前体的单细胞胚胎形成，直至囊胚发育的所有阶段。虽然在 IVF 治疗中，我们总能看到一些异常卵母细胞或胚胎，但当这些总发生于同一对夫妇，尤其是他们存在不明原因不孕时，应想到这可能就是导致其不孕的潜在原因。

利用分子学诊断及相应的非经验性治疗可能对这些患者有所帮助，因此当其反复发生体外受精失败时，我们可采用其他方法来明确他们不孕的原因。例如，反复或家族性透明带异常[174]、卵母细胞成熟障碍[175-179]、孤雌激活[180]、三倍体[181]、异常受精[182]、第 2 次减数分裂时的异常细胞分裂[183]以及空卵泡综合征[184,185]等病例均有报道。针对这类患者的分子学诊断及治疗的发展的确是生殖医学领域的重大挑战。

未来趋势

有基于此，系统展示 IVF 治疗时人类卵母细胞及胚胎的表型，对那些致力于研究不孕症夫妇的现状和相关因素的医师和科学家有着重要的指导作用。此外，虽然对哺乳动物卵母细胞的传统生物学研究建立于候选基因方法的基础上，但通过偏差更小的补充性实验策略以及先进的基因方法（如筛选不孕症表型之后，建立小鼠基因组的随机化学诱变方法），已经发现于卵母细胞形成中发挥重要作用的新基因[186]。最近明确的对于卵母细胞生成具有潜在重要作用的新基因将通过多种基因靶向技术进行深入研究。

另一种先进的基因研究方法是筛选诸如卵母细胞成熟及卵泡发育过程的高通量小分子库的化学遗传学方法。功能性实验后的小分子库筛选方法已用于药物研制中的先导化合物鉴定及其他研究领域中的新蛋白鉴定[187-189]。虽然卵母细胞或卵泡高通量研究中的一些技术问题仍难以解决，但其并非真的不可逾越。我们可以超出医学及生物学领域，将生物工程学方法与建立在微流体学及微系统学基础上的技术相结合，帮助我们在卵母细胞生物学及不孕症研究领域获得更大进展[190]。这种跨学科的研究方式，将在技术上提高我们治疗及预防卵母细胞相关性生殖问题的能力，也对保留卵母细胞和生育功能的药物治疗以及明确引起卵母细胞相关性不孕问题的环境诱发因素方面提供便利，有助于我们制定保护人类生殖健康的预防策略。

人类卵巢基因的新功能及新突变可于以下数据库中查询，包括卵巢（http://ovary.stanford.edu/）和 OnlineMendelian Inheritance in Man （OMIM）(http://www.ncbi.nlm.nih.gov/entrez/query.fcgi?db=OMIM)[191]以及 Johns Hopkins 大学的 OMIM 和 Online Mendelian Inheritance in Man。

要 点

- 第 1 次减数分裂时，卵母细胞经历了 DNA 复制、同源染色体配对、联会及重组过程，随后即停滞于第 1 次减数分裂的双线期，直至卵母细胞成熟。
- PGC 来源于性腺外的卵黄囊内胚层，自尿囊基板，迁移至生殖嵴。
- TGF 超家族成员为 PGC 迁移和存活过程中的重要信号分子。
- PGC 分化成为卵原细胞，为性别分化后的生殖细胞。
- 卵原细胞进入第 1 次减数分裂前期时即成为卵母细胞。
- 原始卵泡为停滞于双线期的卵母细胞，此时卵母细胞周围包绕着一层扁平的颗粒细胞。
- 初级卵泡的特点是周围包绕着一层立方形颗粒细胞。
- 第 1 次减数分裂前期分为 4 个阶段：细线期、偶线期、粗线期及双线期。

- 由粗线期向双线期转变标志着卵泡形成开始。
- 卵母细胞减数分裂停滞于双线期，此时同源染色体发生交叉。
- 卵母细胞周围包绕着透明带，人类透明带由4种蛋白（ZP）组成。
- ZP2及ZP3参与精卵结合。
- TGF蛋白家族成员对于卵泡发育起重要调节作用。
- 被募集的发育中卵泡为初级卵泡。
- 未接受FSH刺激的窦卵泡将发生闭锁。
- 发育中的卵泡颗粒细胞上表达抗苗勒管激素。
- 窦前卵泡发育主要依靠旁分泌及自分泌信号调节。
- 窦腔形成需要促性腺激素参与。
- 由初级卵泡和次级卵泡发育为窦卵泡需历经数月。
- 卵丘细胞是一种特殊的颗粒细胞，包绕卵母细胞，并在卵母细胞发育过程中发挥重要作用，包括维持减数分裂停滞及诱导排卵。
- LH通过卵丘细胞启动排卵并恢复卵母细胞的减数分裂过程。
- 减数分裂恢复可观察到的第一个现象是生发泡破裂。
- 第1次减数分裂的完成及减数分裂由中期到后期的转变有赖于完整纺锤体的形成。
- 基因印迹可介导父源性及母源性同源染色体发生预先设计的差异性基因沉默。
- 全部卵母细胞中，99%以上发生程序性细胞死亡（凋亡）。

（颜耀华译　王海燕校）

参考文献

1. Tam PP, Zhou SX: The allocation of epiblast cells to ectodermal and germ-line lineages is influenced by the position of the cells in the gastrulating mouse embryo. Dev Biol 178:124–132, 1996.
2. Matsui Y, Okamura D: Mechanisms of germ-cell specification in mouse embryos. Bioessays 27:136–143, 2005.
3. Molyneaux K, Wylie C: Primordial germ cell migration. Int J Dev Biol 48:537–544, 2004.
4. Yoshimizu T, Sugiyama N, De Felice M, et al: Germline-specific expression of the Oct-4/green fluorescent protein (GFP) transgene in mice. Dev Growth Differ 41:675–684, 1999.
5. Lawson KA, Dunn NR, Bernard AJ, et al: Bmp4 is required for the generation of primordial germ cells in the mouse embryo. Genes Dev 13:424–436, 1999.
6. Ying Y, Liu X, Marble A, et al: Requirement of Bmp8b for the generation of primordial germ cells in the mouse. Mol Endocrinol 14:1053–1063, 2000.
7. Fujiwara T, Dunn NR, Hogan BL: Bone morphogenetic protein 4 in the extraembryonic mesoderm is required for allantois development and the localization and survival of primordial germ cells in the mouse. Proc Natl Acad Sci USA 98:13739–13744, 2001.
8. Shi Y, Massague J: Mechanisms of TGF-β signaling from cell membrane to the nucleus. Cell 113:685–700, 2003.
9. Massague J, Chen YG: Controlling TGF-β signaling. Genes Dev 14:627–644, 2000.
10. Chang H, Matzuk MM: Smad5 is required for mouse primordial germ cell development. Mech Dev 104:61–67, 2001.
11. Tremblay KD, Dunn NR, Robertson EJ: Mouse embryos lacking Smad1 signals display defects in extra-embryonic tissues and germ cell formation. Development 128:3609–3621, 2001.
12. Cairns LA, Moroni E, Levantini E, et al: Kit regulatory elements required for expression in developing hematopoietic and germ cell lineages. Blood 102:3954–3962, 2003.
13. Godin I, Deed R, Cooke J, et al: Effects of the steel gene product on mouse primordial germ cells in culture. Nature 352:807–809, 1991.
14. Poole TW, Silvers WK: Capacity of adult steel (Sl/Sld) and dominant spotting (W/Wv) mouse skin to support melanogenesis. Dev Biol 72:398–400, 1979.
15. Anderson R, Fassler R, Georges-Labouesse E, et al: Mouse primordial germ cells lacking β1 integrins enter the germline but fail to migrate normally to the gonads. Development 126:1655–1664, 1999.
16. Takeuchi A, Mishina Y, Miyaishi O, et al: Heterozygosity with respect to Zfp148 causes complete loss of fetal germ cells during mouse embryogenesis. Nat Genet 33:172–176, 2003.
17. Pepling ME, Spradling AC: Mouse ovarian germ cell cysts undergo programmed breakdown to form primordial follicles. Dev Biol 234:339–351, 2001.
18. Page SL, Hawley RS: The genetics and molecular biology of the synaptonemal complex. Annu Rev Cell Dev Biol 20:525–558, 2004.
19. Wei K, Kucherlapati R, Edelmann W: Mouse models for human DNA mismatch-repair gene defects. Trends Mol Med 8:346–353, 2002.
20. de Vries SS, Baart E, Dekker M, et al: Mouse MutS-like protein Msh5 is required for proper chromosome synapsis in male and female meiosis. Genes Dev 13:523–531, 1999.
21. Edelmann W, Cohen P, Kane M, et al: Meiotic pachytene arrest in MLH1-deficient mice. Cell 85:1125–1134, 1996.
22. Kneitz B, Cohen P, Avdievichet E, et al: MutS homolog 4 localization to meiotic chromosomes is required for chromosome pairing during meiosis in male and female mice. Genes Dev 14:1085–1097, 2000.
23. Lipkin SM, Moens PB, Wang V, et al: Meiotic arrest and aneuploidy in MLH3-deficient mice. Nat Genet 31:385–390, 2002.
24. Edelmann W, Cohen PE, Kneitz B, et al: Mammalian MutS homologue 5 is required for chromosome pairing in meiosis. Nat Genet 21:123–127, 1999.
25. Woods LM, Hodges C, Baart E, et al: Chromosomal influence on meiotic spindle assembly: Abnormal meiosis I in female Mlh1 mutant mice. J Cell Biol 145:1395–1406, 1999.
26. Lenzi ML, Smith J, Snowden T, et al: Extreme heterogeneity in the molecular events leading to the establishment of chiasmata during meiosis i in human oocytes. Am J Hum Genet 76:112–127, 2005.
27. Paquis-Flucklinger V, Santucci-Darmanin S, Paul R, et al: Cloning and expression analysis of a meiosis-specific MutS homolog: The human MSH4 gene. Genomics 44:188–194, 1997.
28. Di Giacomo M, Barchi M, Baudatet F, et al: Distinct DNA-damage-dependent and -independent responses drive the loss of oocytes in recombination-defective mouse mutants. Proc Natl Acad Sci USA 102:737–742, 2005.
29. Ortega S, Prieto I, Odajima J, et al: Cyclin-dependent kinase 2 is essential for meiosis but not for mitotic cell division in mice. Nat Genet 35:25–31, 2003.

30. Yuan L, Liu J, Hoja M, et al: Female germ cell aneuploidy and embryo death in mice lacking the meiosis-specific protein SCP3. Science 296:1115–1118, 2002.
31. Morgan DO: Cyclin-dependent kinases: Engines, clocks, and microprocessors. Annu Rev Cell Dev Biol 13:261–291, 1997.
32. Matova N, Cooley L: Comparative aspects of animal oogenesis. Dev Biol 2:291–320, 2001.
33. Soyal SM, Amleh A, Dean J: FIGα, a germ cell-specific transcription factor required for ovarian follicle formation. Development 127:4645–4654, 2000.
34. Rajkovic A, Pangas S, Ballow D, et al: NOBOX deficiency disrupts early folliculogenesis and oocyte-specific gene expression. Science 305:1157–1159, 2004.
35. Rankin T, Soyal S, Dean J: The mouse zona pellucida: Folliculogenesis, fertility and pre-implantation development. Mol Cell Endocrinol 163:21–25, 2000.
36. Rankin T, Talbot P, Lee E, Dean J: Abnormal zonae pellucidae in mice lacking ZP1 result in early embryonic loss. Development 126:3847–3855, 1999.
37. Mazerbourg S, Hsueh AJ: Growth differentiation factor-9 signaling in the ovary. Mol Cell Endocrinol 202:31–36, 2003.
38. Lin SY, Morrison JR, Phillips DJ, den Kretser DM: Regulation of ovarian function by the TGF-β superfamily and follistatin. Reproduction 126:133–148, 2003.
39. Fitzpatrick SL, Sindoni DM, Shugyrue, PJ, et al: Expression of growth differentiation factor-9 messenger ribonucleic acid in ovarian and nonovarian rodent and human tissues. Endocrinology 139:2571–2578, 1998.
40. Elvin JA, Yan C, Matzuk MM: Oocyte-expressed TGF-β superfamily members in female fertility. Mol Cell Endocrinol 159:1–5, 2000.
41. McGrath SA, Esquela AF, Lee SJ: Oocyte-specific expression of growth/differentiation factor-9. Mol Endocrinol 9:131–136, 1995.
42. Dong J, Albertini D, Nishimori K, et al: Growth differentiation factor-9 is required during early ovarian folliculogenesis. Nature 383:531–535, 1996.
43. Elvin JA, Yan C, Wang P, et al: Molecular characterization of the follicle defects in the growth differentiation factor 9-deficient ovary. Mol Endocrinol 13:1018–1034, 1999.
44. Yan C, Wang P, DeMayo J, et al: Synergistic roles of bone morphogenetic protein 15 and growth differentiation factor 9 in ovarian function. Mol Endocrinol 15:854–866, 2001.
45. Galloway SM, Gregan SM, Wilson T, et al: Bmp15 mutations and ovarian function. Mol Cell Endocrinol 191:15–18, 2002.
46. Su YQ, Wu X, O'Brien M, et al: Synergistic roles of BMP15 and GDF9 in the development and function of the oocyte–cumulus cell complex in mice: Genetic evidence for an oocyte–granulosa cell regulatory loop. Dev Biol 276:64–73, 2004.
47. McGee EA, Hsueh AJ: Initial and cyclic recruitment of ovarian follicles. Endocr Rev 21:200–214, 2000.
48. Rey R, Lukas-Croisier C, Lasala C, Bedecarrás P: AMH/MIS: What we know already about the gene, the protein and its regulation. Mol Cell Endocrinol 211:21–31, 2003.
49. Durlinger AL, Visser JA, Themmen AP: Regulation of ovarian function: The role of anti-Müllerian hormone. Reproduction 124:601–609, 2002.
50. Simoni M, Nieschlag E, Gromoll J: Isoforms and single nucleotide polymorphisms of the FSH receptor gene: Implications for human reproduction. Hum Reprod Update 8:413–421, 2002.
51. Kumar TR, Wang Y, Lu N, Matzuk M: Follicle stimulating hormone is required for ovarian follicle maturation but not male fertility. Nat Genet 15:201–204, 1997.
52. Balla A, Danilovich N, Yang Y, Sairam MR: Dynamics of ovarian development in the FORKO immature mouse: Structural and functional implications for ovarian reserve. Biol Reprod 69:1281–1293, 2003.
53. Lei ZM, Mishra S, Zou W, et al: Targeted disruption of luteinizing hormone/human chorionic gonadotropin receptor gene. Mol Endocrinol 15:184–200, 2001.
54. Burns KH, Yan C, Kumar TR, Matzuk M: Analysis of ovarian gene expression in follicle-stimulating hormone β knockout mice. Endocrinology 142:2742–2751, 2001.
55. Dupont S, Krust A, Gansmuller A, et al: Effect of single and compound knockouts of estrogen receptors α (ERα) and β (ERβ) on mouse reproductive phenotypes. Development 127:4277–4291, 2000.
56. Sicinski P, Donaher JL, Geng Y, et al: Cyclin D2 is an FSH-responsive gene involved in gonadal cell proliferation and oncogenesis. Nature 384:470–474, 1996.
57. Park JY, Su YQ, Ariga M, et al: EGF-like growth factors as mediators of LH action in the ovulatory follicle. Science 303:682–684, 2004.
58. Richards JS, Russell D, Ochsner S, Espey L: Ovulation: New dimensions and new regulators of the inflammatory-like response. Annu Rev Physiol 64:69–92, 2002.
59. Davis BJ, Lennard D, Lee C et al: Anovulation in cyclooxygenase-2-deficient mice is restored by prostaglandin E2 and interleukin-1β. Endocrinology 140:2685–2695, 1999.
60. Hizaki H, Segi E, Sugimoto Y, et al: Abortive expansion of the cumulus and impaired fertility in mice lacking the prostaglandin E receptor subtype EP_2. Proc Natl Acad Sci USA 96:10501–10506, 1999.
61. Kidder GM, Mhawi AA: Gap junctions and ovarian folliculogenesis. Reproduction 123:613–620, 2002.
62. Simon AM, Goodenough D, Li E, Paul D: Female infertility in mice lacking connexin 37. Nature 385:525–529, 1997.
63. Juneja SC, Barr K, Enders G, Kidder G: Defects in the germ line and gonads of mice lacking connexin43. Biol Reprod 60:1263–1270, 1999.
64. Conti M, Andersen C, Richard F, et al: Role of cyclic nucleotide signaling in oocyte maturation. Mol Cell Endocrinol 187:153–159, 2002.
65. Mehlmann LM, Saeki Y, Tanaka S, et al: The Gs-linked receptor GPR3 maintains meiotic arrest in mammalian oocytes. Science 306:1947–1950, 2004.
66. Horner K, Livera G, Hinckley M, et al: Rodent oocytes express an active adenylyl cyclase required for meiotic arrest. Dev Biol 258:385–396, 2003.
67. Kawamura K, Kumagai J, Sudo S, et al: Paracrine regulation of mammalian oocyte maturation and male germ cell survival. Proc Natl Acad Sci USA 101:7323–7328, 2004.
68. Masciarelli S, Horner K, Liu C, et al: Cyclic nucleotide phosphodiesterase 3A-deficient mice as a model of female infertility. J Clin Invest 114:196–205, 2004.
69. Gautier J, Minshull J, Lohka M, et al: Cyclin is a component of maturation-promoting factor from Xenopus. Cell 60:487–494, 1990. Available at http://www.cell.com/content/article/abstract?uid=PII009286749090599A - aff4#aff4
70. Lincoln AJ, Wickramasinghe D, Stein P, et al: Cdc25b phosphatase is required for resumption of meiosis during oocyte maturation. Nat Genet 30:446–449, 2002.
71. Mitra J, Schultz RM: Regulation of the acquisition of meiotic competence in the mouse: Changes in the subcellular localization of cdc2, cyclin B1, cdc25C and wee1, and in the concentration of these proteins and their transcripts. J Cell Sci 109:2407–2415, 1996.
72. Bouniol-Baly C, Hamraoui L, Guibert J, et al: Differential transcriptional activity associated with chromatin configuration in fully grown mouse germinal vesicle oocytes. Biol Reprod 60:580–587, 1999.
73. Mattson BA, Albertini DF: Oogenesis: Chromatin and microtubule dynamics during meiotic prophase. Mol Reprod Dev 25:374–383, 1990.
74. Verlhac MH, Kubiak JZ, Clarke HJ, Maro B: Microtubule and chromatin behavior follow MAP kinase activity but not MPF activity during meiosis in mouse oocytes. Development 120:1017–1025, 1994.
75. Choi T, Aoki F, Mori M, et al: Activation of p34cdc2 protein kinase activity in meiotic and mitotic cell cycles in mouse oocytes and embryos. Development 113:789–795, 1991.
76. Hampl A, Eppig JJ: Analysis of the mechanism(s) of metaphase I arrest in maturing mouse oocytes. Development 121:925–933, 1995.
77. Viveiros MM, Hirao Y, Eppig JJ: Evidence that protein kinase C (PKC) participates in the meiosis I to meiosis II transition in mouse oocytes. Dev Biol 235:330–342, 2001.
78. Viveiros MM, O'Brien M, Eppig JJ: Protein kinase C activity regulates the onset of anaphase I in mouse oocytes. Biol Reprod 71:1525–1532, 2004.

79. Spruck CH, de Miguel M, Smith A, et al: Requirement of Cks2 for the first metaphase/anaphase transition of mammalian meiosis. Science 300:647–650, 2003.
80. Holloway SL, Glotzer M, King RW, Murray AW: Anaphase is initiated by proteolysis rather than by the inactivation of maturation-promoting factor. Cell 73:1393–1402, 1993.
81. Ledan E, Polanski Z, Terret ME, Maro B: Meiotic maturation of the mouse oocyte requires an equilibrium between cyclin B synthesis and degradation. Dev Biol 232:400–413, 2001.
82. Peters JM: The anaphase-promoting complex: Proteolysis in mitosis and beyond. Mol Cell 9:931–943, 2002.
83. Winston NJ: Stability of cyclin B protein during meiotic maturation and the first mitotic cell division in mouse oocytes. Biol Cell 89:211–219, 1997.
84. Josefsberg LB-Y, Galiani D, Dantes A, et al: The proteasome is involved in the first metaphase-to-anaphase transition of meiosis in rat oocytes. Biol Reprod 62:1270–1277, 2000.
85. Mailhes JB, Hilliard C, Lowery M, London SN: MG-132, an inhibitor of proteasomes and calpains, induced inhibition of oocyte maturation and aneuploidy in mouse oocytes. Cell Chromosome 1:2, 2002.
86. Anger M, Stein P, Schultz RM: CDC6 requirement for spindle formation during maturation of mouse oocytes. Biol Reprod 72:188–194, 2005.
87. Michaelis C, Ciosk R, Nasmyth K: Cohesins: Chromosomal proteins that prevent premature separation of sister chromatids. Cell 91:35–45, 1997.
88. Sumara I, Vorlaufer E, Gieffers C, et al: Characterization of vetebrate cohesion complexes and their regulation in prophase. J. Cell Biol 151:749–762, 2002.
89. Waizenegger IC, Giminez-Abian JF, Wemic D, Peters JM: Regulation of human separase by securin binding and autocleavage. Curr Biol 12:1368–1378, 2000.
90. Ciosk R, Zachariae W, Michaelis C, et al: An ESP1/PDS1 complex regulates loss of sister chromatid cohesion at the metaphase to anaphase transition in yeast. Cell 93:1067–1076, 1998.
91. Nasmyth K: Disseminating the genome: Joining, resolving, and separating sister chromatids during mitosis and meiosis. Annu Rev Genet 35:673–745, 2001.
92. Terret ME, Wassmann K, Waizenegger I, et al: The meiosis I-to-meiosis II transition in mouse oocytes requires separase activity. Curr Biol 13:1797–1802, 2003.
93. Herbert M, Levasseur M, Homer H, et al: Homologue disjunction in mouse oocytes requires proteolysis of securin and cyclin B1. Nat Cell Biol 5:1023–1025, 2003.
94. Tsurumi C, Hoffman S, Geley S, et al: The spindle assembly checkpoint is not essential for CSF arrest of mouse oocytes. J Cell Biol 167:1037–1050, 2004.
95. Homer HA, McDougall A, Levasseur M, et al: Mad2 prevents aneuploidy and premature proteolysis of cyclin B and securin during meiosis I in mouse oocytes. Genes Dev 19:202–207, 2005.
96. Ledan E, Polanski Z, Terret ME, Maro B: Meiotic maturation of the mouse oocyte requires an equilibrium between cyclin B synthesis and degradation. Dev Biol 232:400–413, 2001.
97. Hampl A, Eppig, JJ: Analysis of the mechanisms of metaphase I arrest in maturing mouse oocytes. Development 121:925–933, 1995.
98. Winston N: Stability of cyclin B protein during meiotic maturation and the first meiotic cell cycle division in mouse oocyte. Biol Cell 89:211–219, 1997.
99. Gebauer F, Xu W, Cooper GM, Richter JD: Translational control by cytoplasmic polyadynenylation of c-mos mRNA is necessary for oocyte maturation in the mouse. Embo J 13:5712, 1994.
100. Verlhac M-H, Lefebvre C, Kubiak JZ, et al: Mos activates MAP kinase in mouse oocytes through two opposite pathways. Embo J 19:6065–6074, 2000.
101. Colledge WH, Carlton MBL, Udy GB, Evans MJ: Disruption of c-mos causes parthenogenetic development of unfertilized mouse eggs. Nature 370:65–67, 1994.
102. Hashimoto N, Watanabe M, Furuta Y, et al: Parthenogenetic activation of oocytes in c-mos-deficient mice. Nature 370:68–71, 1994.
103. Wassarman PM: Oogenesis. In Adashi EY, Rosenwaks Z (eds): Reproductive Endocrinology, Surgery, and Technology. Philadelphia, Lippincott-Raven, 1996, pp 342–357.
104. Wassarman PM, Letourneau GE: RNA synthesis in fully-grown mouse oocytes. Nature 261:73–74, 1976.
105. De La Fuente R, Eppig JJ: Transcriptional activity of the mouse oocyte genome: Companion granulosa cells modulate transcription and chromatin remodeling. Dev Biol 229:224–236, 2001.
106. De La Fuente R, Viveiros M, Burns K, et al: Major chromatin remodeling in the germinal vesicle (GV) of mammalian oocytes is dispensable for global transcriptional silencing but required for centromeric heterochromatin function. Dev Biol 275:447–458, 2004.
107. Tay J, Hodgman R, Richter JD: The control of cyclin B1 mRNA translation during mouse oocyte maturation. Dev Biol 221:1–9, 2000.
108. Tay J, Richter JD: Germ cell differentiation and synaptonemal complex formation are disrupted in CPEB knockout mice. Dev Cell 1:201–213, 2001.
109. Tay J, Hodgman R, Sarkissian M, Richter J: Regulated CPEB phosphorylation during meiotic progression suggests a mechanism for temporal control of maternal mRNA translation. Genes Dev 17:1457–1462, 2003.
110. Eichenlaub-Ritter U, Peschke M: Expression in in-vivo and in-vitro growing and maturing oocytes: Focus on regulation of expression at the translational level. Hum Reprod Update 8:21–41, 2002.
111. Yu J, Deng M, Medvedev S, et al: Transgenic RNAi-mediated reduction of MSY2 in mouse oocytes results in reduced fertility. Dev Biol 268:195–206, 2004.
112. Yu J, Hecht NB, Schultz RM: Requirement for RNA-binding activity of MSY2 for cytoplasmic localization and retention in mouse oocytes. Dev Biol 255:249–262, 2003.
113. Tay J, Hodgman R, Richter JD: The control of cyclin B1 mRNA translation during mouse oocyte maturation. Dev Biol 221:1–9, 2000.
114. Longo F, Garagna S, Merico V, et al: Nuclear localization of NORs and centromeres in mouse oocytes during folliculogenesis. Mol Reprod Dev 66:279–290, 2003.
115. Heard E: Recent advances in X-chromosome inactivation. Curr Opin Cell Biol 16:247–255, 2004.
116. Bestor TH: Cytosine methylation and the unequal developmental potentials of the oocyte and sperm genomes. Am J Hum Genet 62:1269–1273, 1998.
117. Niemitz EL, Feinberg AP: Epigenetics and assisted reproductive technology: A call for investigation. Am J Hum Genet 74:599–609, 2004.
118. Doherty AS, Mann M, Tremblay K, et al: Differential effects of culture on imprinted H19 expression in the preimplantation mouse embryo. Biol Reprod 62(6):1526–1535, 2000.
119. Fedoriw AM, Stein P, Svoboda P, et al: Transgenic RNAi reveals essential function for CTCF in H19 gene imprinting. Science 303:238–240, 2004.
120. Gao S, Young G, Parseghian M, et al: Rapid H1 linker histone transitions following fertilization or somatic cell nuclear transfer: Evidence for a uniform developmental program in mice. Dev Biol 266:62–75, 2004.
121. Tanaka M, Kihara M, Meczekalski B, et al: H100: A pre-embryonic H1 linker histone in search of a function. Mol Cell Endocrinol 202:5–9, 2003.
122. Burns KH, Viveiros M, Ren Y, et al: Roles of NPM2 in chromatin and nucleolar organization in oocytes and embryos. Science 300:633–636, 2003.
123. Howell CY, Bestor T, Feng D, et al: Genomic imprinting disrupted by a maternal effect mutation in the *Dnmt1* gene. Cell 104:829–838, 2001.
124. Mertineit C, Yoder J, Taketo T, et al: Sex-specific exons control DNA methyltransferase in mammalian germ cells. Development 125:889–897, 1998.
125. Wu X, Viveiros M, Eppid J, et al: Zygote arrest 1 (*Zar1*) is a novel maternal-effect gene critical for the oocyte-to-embryo transition. Nat Genet 33:187–191, 2003.

126. Tong ZB, Gold L, Pfeifer K, et al: *Mater*, a maternal effect gene required for early embryonic development in mice. Nat Genet 26:267–268, 2000.
127. Albertini DF, Barrett SL: The developmental origins of mammalian oocyte polarity. Semin Cell Dev Biol 15:599–606, 2004.
128. Vogel G: Embryologists polarized over early cell fate determination. Science 308:782–783, 2005.
129. Fan HY, Sun QY: Involvement of mitogen-activated protein kinase cascade during oocyte maturation and fertilization in mammals. Biol Reprod 70:535–547, 2004.
130. Tilly JL: Commuting the death sentence: How oocytes strive to survive. Nat Rev Mol Cell Biol 2:838–848, 2001.
131. Tilly JL, Kolesnick RN: Sphingolipids, apoptosis, cancer treatments and the ovary: Investigating a crime against female fertility. Biochim Biophys Acta 1585:135–138, 2002.
132. Forabosco A, Sforza C, De Pol A, et al: Morphometric study of the human neonatal ovary. Anat Rec 231:201–208, 1991.
133. Faddy MJ, Gosden RG, Gougeon A, et al: Accelerated disappearance of ovarian follicles in mid-life: Implications for forecasting menopause. Hum Reprod 7:1342–1346, 1992.
134. Block E: Quantitative morphological investigations of the follicular system in women; Variations at different ages. Acta Anat (Basel) 14:108–123, 1952.
135. Block E: A quantitative morphological investigation of the follicular system in newborn female infants. Acta Anat (Basel) 17:201–206, 1953.
136. Pocar P, Brevini T, Fischer B, Gandolfi F: The impact of endocrine disruptors on oocyte competence. Reproduction 125:313–325, 2003.
137. Matikainen T, Perez, G, Jurisicova A, et al: Aromatic hydrocarbon receptor-driven *Bax* gene expression is required for premature ovarian failure caused by biohazardous environmental chemicals. Nat Genet 28:355–360, 2001.
138. Matikainen TM, Moriyama T, Morita Y, et al: Ligand activation of the aromatic hydrocarbon receptor transcription factor drives Bax-dependent apoptosis in developing fetal ovarian germ cells. Endocrinology 143:615–620, 2002.
139. Perez GI, Knudson M, Leykin L, et al: Apoptosis-associated signaling pathways are required for chemotherapy-mediated female germ cell destruction. Nat Med 3:1228-1232, 1997.
140. Morita Y, Perez G, Paris F, et al: Oocyte apoptosis is suppressed by disruption of the acid sphingomyelinase gene or by sphingosine-1-phosphate therapy. Nat Med 6:1109–1114, 2000.
141. Paris F, Perez G, Fuks Z, et al: Sphingosine 1-phosphate preserves fertility in irradiated female mice without propagating genomic damage in offspring. Nat Med 8:901–902, 2002.
142. Ratts VS, Flaws J, Kolp R, et al: Ablation of *bcl-2* gene expression decreases the numbers of oocytes and primordial follicles established in the post-natal female mouse gonad. Endocrinology 136:3665–3668, 1995.
143. Rucker EB 3rd, Dierisseau P, Wagner KU, et al: *Bcl-x* and *Bax* regulate mouse primordial germ cell survival and apoptosis during embryogenesis. Mol Endocrinol 14:1038–1052, 2000.
144. Hsu SY, Lai R, Finegold M, Hsueh A: Targeted overexpression of Bcl-2 in ovaries of transgenic mice leads to decreased follicle apoptosis, enhanced folliculogenesis, and increased germ cell tumorigenesis. Endocrinology 137:4837–4843, 1996.
145. Perez GI, Robles R, Knudson CM, et al: Prolongation of ovarian lifespan into advanced chronological age by Bax-deficiency. Nat Genet 21:200–203, 1999.
146. Morita Y, Maravei D, Bergeron L, et al: Caspase-2 deficiency prevents programmed germ cell death resulting from cytokine insufficiency but not meiotic defects caused by loss of ataxia telangiectasia-mutated (*Atm*) gene function. Cell Death Differ 8:614–620, 2001.
147. Krey LC, Grifo JA: Poor embryo quality: The answer lies (mostly) in the egg. Fertil Steril 75:466–468, 2001.
148. Ezra Y, Simon A, Laufer N: Defective oocytes: A new subgroup of unexplained infertility. Fertil Steril 58:24–27, 1992.
149. Beysen D, Vandesompele J, Messiaen L, et al: The human *FOXL2* mutation database. Hum Mutat 24:189–193, 2004.
150. Crisponi L, Deiana A, Loi A, et al: The putative forkhead transcription factor *FOXL2* is mutated in blepharophimosis/ptosis/epicanthus inversus syndrome. Nat Genet 27:159–166, 2001.
151. De Baere E, Beysen E, Oley C, et al: *FOXL2* and BPES: Mutational hotspots, phenotypic variability, and revision of the genotype–phenotype correlation. Am J Hum Genet 72:478–487, 2003.
152. Schmidt D, Ovitt C, Anlag K, et al: The murine winged-helix transcription factor Foxl2 is required for granulosa cell differentiation and ovary maintenance. Development 131:933–942, 2004.
153. Udar N, Yellore V, Chalukya M, et al: Comparative analysis of the *FOXL2* gene and characterization of mutations in BPES patients. Hum Mutat 22:222–228, 2003.
154. Di Pasquale E, Beck-Peccoz P, Persani L: Hypergonadotropic ovarian failure associated with an inherited mutation of human bone morphogenetic protein-15 (*BMP15*) gene. Am J Hum Genet 75:106–111, 2004.
155. Bione S, Sala C, Manzini C, et al: A human homologue of the *Drosophila melanogaster diaphanous* gene is disrupted in a patient with premature ovarian failure: Evidence for conserved function in oogenesis and implications for human sterility. Am J Hum Genet 62:533–541, 1998.
156. Aittomaki K, Herva R, Stenman U, et al: Clinical features of primary ovarian failure caused by a point mutation in the follicle-stimulating hormone receptor gene. J Clin Endocrinol Metab 81:3722–3726, 1996.
157. Aittomaki K, Dieguez Lucena JL, Pakarinen P, et al: Mutation in the follicle-stimulating hormone receptor gene causes hereditary hypergonadotropic ovarian failure. Cell 82:959–968, 1995.
158. Doherty E, Pakarinen P, Tiitinen A, et al: A novel mutation in the FSH receptor inhibiting signal transduction and causing primary ovarian failure. J Clin Endocrinol Metab 87:1151–1155, 2002.
159. Delbaere A, Smits G, Olatunbosun O, et al: New insights into the pathophysiology of ovarian hyperstimulation syndrome. What makes the difference between spontaneous and iatrogenic syndrome? Hum Reprod 19:486–489, 2004.
160. Olatunbosun OA, Gilliland B, Brydon LA, Chizen DR: Spontaneous ovarian hyperstimulation syndrome in four consecutive pregnancies. Clin Exp Obstet Gynecol 23:127–132, 1996.
161. Smits G, Olatunbosun O, Delbaere A, et al: Ovarian hyperstimulation syndrome due to a mutation in the follicle-stimulating hormone receptor. NEJM 349:760–766, 2003.
162. Vasseur C, Rodien P, Beau I, et al: A chorionic gonadotropin-sensitive mutation in the follicle-stimulating hormone receptor as a cause of familial gestational spontaneous ovarian hyperstimulation syndrome. NEJM 349:753–759, 2003.
163. Al-Hendy A, Moshynska O, Saxena A, Feyles V: Association between mutations of the follicle-stimulating-hormone receptor and repeated twinning. Lancet 356:914, 2000.
164. Gromoll J, Simoni M: Follicle-stimulating-hormone receptor and twinning. Lancet 357:230–232, 2001.
165. Montgomery GW, Duffy D, Hall J, et al: Mutations in the follicle-stimulating hormone receptor and familial dizygotic twinning. Lancet 357:773–774, 2001.
166. Hassold TJ, Hunt PA: To err (meiotically) is human: The genesis of human aneuploidy. Nat Gen 2:280–291, 2001.
167. Hodges CA, LeMaire-Adkins R, Hunt PA: Coordinating the segregation of sister chromatids during the first meiotic division: Evidence for sexual dimorphism. J C Sci 114:2417–2426, 2001.
168. Hunt PA, Hassold TJ: Sex matters in meiosis. Science 296:2181–2183, 2002.
169. LeMaire-Adkins R, Radke K, Hunt PA: Lack of checkpoint control at the metaphase/anaphase transition: A mechanism of meiotic nondisjunction in mammalian females. J Cell Biol 139:1611–1619, 1997.
170. Hassold T, Chiu D: Maternal age-specific rates of numerical chromosome abnormalities with special reference to trisomy. Hum Genet 70:11–17, 1985.
171. Risch N, Stein Z, Kline J, Warburton D: The relationship between maternal age and chromosome size in autosomal trisomy. Am J Hum Genet 39:68–78, 1986.

172. Morton NE, Jacobs PA, Hassold T, Wu D: Maternal age in trisomy. Ann Hum Genet 52:227–235, 1988.
173. Lamb NE, Yu K, Shaffer J, et al: Association between maternal age and meiotic recombination for trisomy 21. Am J Hum Genet 76:91–99, 2005.
174. Alikani M, Noyes N, Cohen J, Rosenwaks Z: Monozygotic twinning in the human is associated with the zona pellucida architecture. Hum Reprod 9:1318–1321, 1994.
175. Bergere M, Lombroso R, Gombault M, et al: An idiopathic infertility with oocytes metaphase I maturation block: Case report. Hum Reprod 16:2136–2138, 2001.
176. Combelles CM, Albertini DF, Racowsky C: Distinct microtubule and chromatin characteristics of human oocytes after failed in-vivo and in-vitro meiotic maturation. Hum Reprod 18:2124–2130, 2003.
177. Levran D, Farhi J, Nahum H, et al: Maturation arrest of human oocytes as a cause of infertility: Case report. Hum Reprod 17:1604–1609, 2002.
178. Neal MS, Cowan L, Louis JP, et al: Cytogenetic evaluation of human oocytes that failed to complete meiotic maturation in vitro. Fertil Steril 77:844–845, 2002.
179. Schmiady H, Neitzel H: Arrest of human oocytes during meiosis I in two sisters of consanguineous parents: First evidence for an autosomal recessive trait in human infertility: Case report. Hum Reprod 17:2556–2559, 2002.
180. Oliveira FG, Dozortsev D, Diamond M, et al: Evidence of parthenogenetic origin of ovarian teratoma: Case report. Hum Reprod 19:1867–1870, 2004.
181. Pal L, Toth TL, Leykin L, Isaacson KB: High incidence of triploidy in in-vitro fertilized oocytes from a patient with a previous history of recurrent gestational trophoblastic disease. Hum Reprod 11:1529–1532, 1996.
182. van der Westerlaken L, Helmerhorst F, Verburg H, Naaktgeboren N: Successful intracytoplasmic sperm injection after failed in vitro fertilization due to multipronuclear oocytes. Fertil Steril 80:639–640, 2003.
183. Hardarson T, Lundin K, Hanson C: A human oocyte with two sets of MII/PB-structures. Hum Reprod 17:1892–1894, 2002.
184. La Sala GB, Ghirardini G, Cantarelli M, et al: Recurrent empty follicle syndrome. Hum Reprod 6:651–652, 1991.
185. Onalan G, Pabuçcu R, Önalan R, et al: Empty follicle syndrome in two sisters with three cycles: Case report. Hum Reprod 18:1864–1867, 2003.
186. Handel MA, Lessard C, Reinholdt L, et al: Mutagenesis as an unbiased approach to identify contraceptive targets. Mol Cell Endocrinol 250:201–205, 2006.
187. Yarrow JC, Feng Y, Perlman ZE, et al: Phenotypic screening of small molecule libraries by high throughput cell imaging. Comb Chem High Throughput Screen 6:279–286, 2003.
188. Ding S, Wu T, Brinker A, et al: Synthetic small molecules that control stem cell fate. Proc Natl Acad Sci USA 100:7632–7637, 2003.
189. Cheung A, Dantzig JA, Hollingworth S, et al: A small-molecule inhibitor of skeletal muscle myosin II. Nat Cell Biol 4:83–88, 2002.
190. Walker GM, Zeringue HC, Beebe DJ: Microenvironment design considerations for cellular scale studies. Lab Chip 4:91–97, 2004.
191. Pederson T, Peters H: Proposal for a classification of oocytes and follicles in the mouse ovary. J Reprod Fertil 17:555–557, 1968.

第一部分 基础科学

4 雄性配子发生生理学

Rakesh K. Sharma

引言

雄性对于生殖的生物学作用在于产生一个遗传学完整的精子，用于与卵子受精。成熟精子是雄性配子发生的最终产物，其产生目的只有一个，即向胚胎传递雄性来源的遗传信息。与雌性配子相比，雄性配子发生在生物学上明显不同。雌性配子发生为卵巢内分泌功能的重要部分，若无配子发生，激素生成水平即急剧降低。卵子衰竭预示卵巢来源的重要激素衰竭。而在雄性情况就不同，即使睾丸中无精子，雄激素生成也将正常进行。

本章回顾了一些睾丸组织的基础形态结构以及成熟精子发育的过程。

睾丸组织

睾丸为椭圆体，2.5cm×4cm，外裹一层坚厚的结缔组织被膜（白膜）[1]。睾丸后缘与附睾连接，后者上行至尾部，形成输精管[2]。睾丸有两个主要功能：一是分泌激素，尤其是睾酮；二是生成雄性配子——精子。睾丸被不完全地分成许多小叶，其组织大部分由曲细精管构成。这些管腔弯曲或末端盲端，包裹于纤维纵隔形成的结缔组织中（图4-1）。纤维纵隔将睾丸实质分为约370个圆锥形小叶，每个小叶由曲细精管与管间组织构成。前者被成团的间质细胞、血管、淋巴组织及神经分隔开，是精子生成的部位（见图4-1）。曲细精管管壁由具一定收缩能力的肌样细胞和纤维组织构成，每个曲细精管的直径约180μm，高约80μm，管间组织厚度约8μm[3]。生精上皮的组成细胞包括嵌附于支持细胞中不同发育阶段的生殖细胞，即精原细胞，还有初级和次级精母细胞以及精子细胞。每个曲细精管的末端均开口于睾丸网[4]（见图4-1）。曲细精管分泌液被收集于睾丸网内，并进一步运输至附睾管中。

支持细胞

睾丸支持细胞是指细胞发生发育过程中参与成熟精子生成过程的部分细胞。然而，这些细胞对精子生成非常重要，不可缺少。其中两种最重要的支持细胞分别为Leydig细胞及Sertoli细胞。

Leydig细胞

Leydig间质细胞形态不规则，含颗粒状胞浆，于结缔组织内单个或成团地存在[5,6]。该细胞为间质细胞，是雄性激素——睾酮的主要来源[7-9]。垂体分泌的LH作用于Leydig间质细胞，促进其生成睾酮。这种作用通过对垂体的负反馈作用，抑制或调控LH进一步的LH分泌[8]。与外周血相比，睾丸内的睾酮水平要高出数倍，尤其是曲细精管的基底膜附近。

Sertoli细胞

曲细精管的基底膜上成排排列着高度特异的Sertoli细胞，其胞浆以复杂的树状结构一直延伸至管腔（图4-2）。精子发生从青春期开始，但不被免疫系统所识别，而后者系出生后即开始发育的。曲细精管被坚固的细胞间连接复合物紧密连接，分为基底部（基底膜）与管腔部（管腔）。这种解剖学结构，加之围绕曲细精管的肌样细胞的紧密排列，构成了血睾屏障。该屏障为精子发生提供必要的微环境，以逃脱免疫系统的攻击。Sertoli细胞类似于精子发生的"守护"

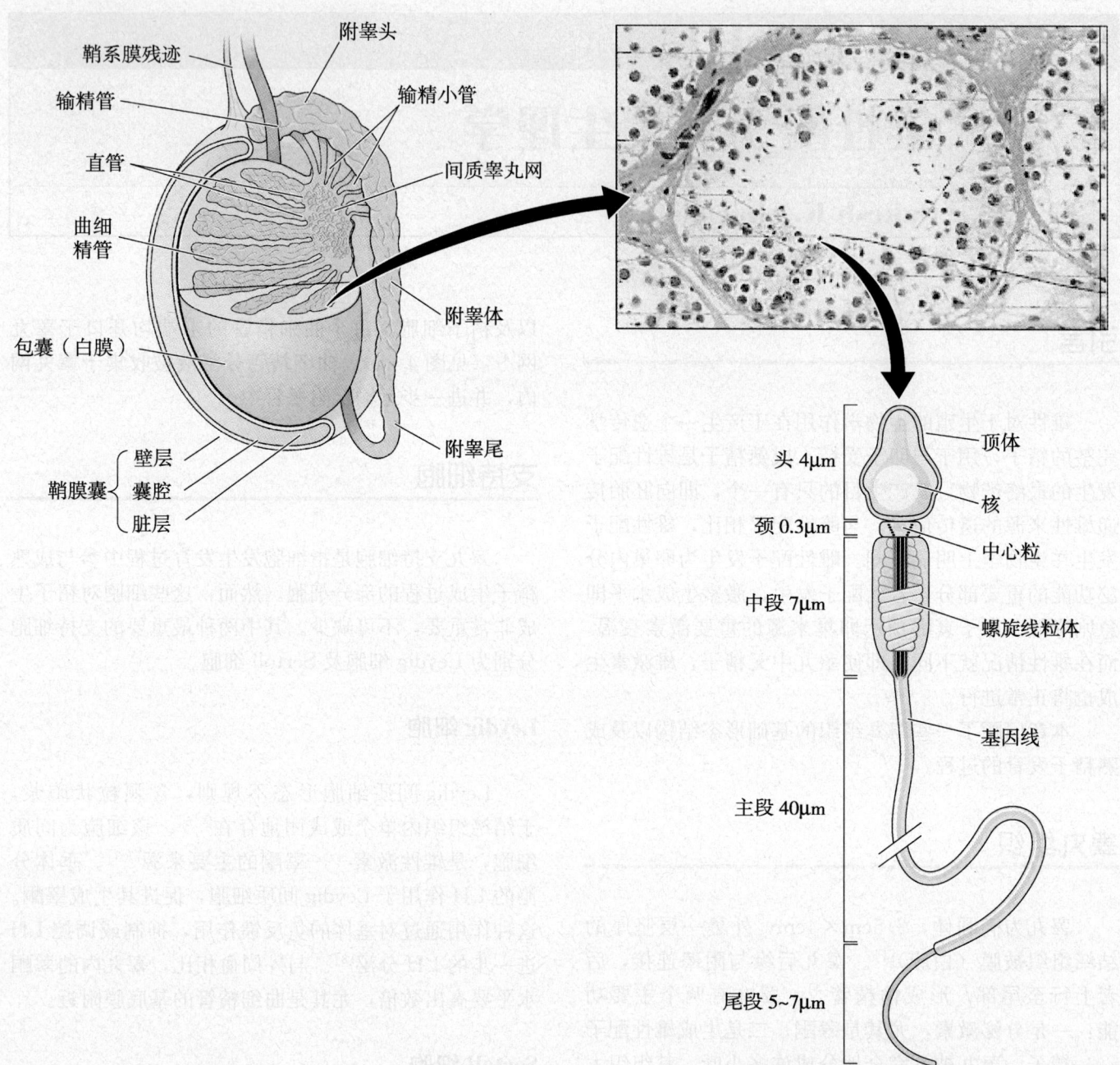

图4-1 睾丸组织的横断面显示了旋绕的曲细精管及间质组织。前者上皮中包含不同发育阶段的精子（嵌入）及支持细胞。成熟但未激活的精子被释放入曲精小管腔中。成熟精子的放大图中显示人类精子，包括顶体、细胞核、核膜、尾部中段线粒体鞘、主段及尾段。

细胞，为其提供细胞发生发育过程所需的营养，也参与生殖细胞的吞噬作用。Sertoli细胞与发育中的生殖细胞有多处连接，以维持精子发生所需的激素微环境。FSH与Sertoli细胞上高亲和力的FSH受体结合，传导雄激素结合蛋白分泌信号。曲细精管中同样为一高雄激素环境。

Sertoli支持细胞分泌两种极为重要的激素——抗苗勒激素及抑制素。抗苗勒激素是胚胎发育的一个关键成分，参与苗勒管的退化；而抑制素则是调控垂体FSH分泌的核心大分子。Sertoli支持细胞的生理功能主要包括：(1) 维持曲细精管结构的完整性；(2) 对曲细精管进行区室分界作用；(3) 分泌管腔液，促进管腔中精子的运输；(4) 参与精子释放；(5) 参与细胞浆的吞噬及消除；(6) 向生殖细胞提供

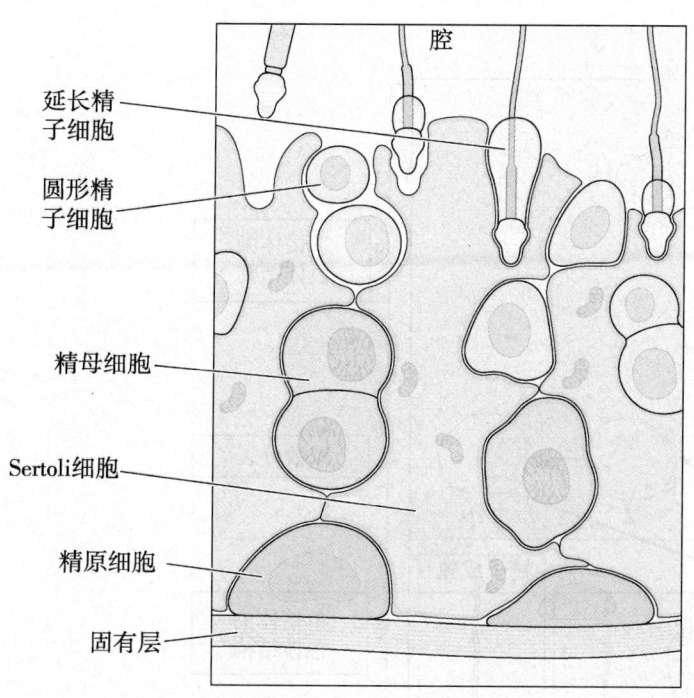

图4-2 生精小管的生精上皮切片。薄片图示×900。Sertoli细胞将生精上皮分为基底面与腔面两个部分。(Adapted from Holstein A-F, Schulze W, Davidoff M: Understanding spermatogenesis is a prerequisite for treatment. Reproductive Biology and Endocrinology. BioMed Central Ltd., 2003).

营养;(7) 糖皮质激素生成及代谢;(8) 上皮内细胞的运动;(9) 分泌抑制素及雄激素结合蛋白;(10) 精子发生周期的调控;(11) 提供 LH、FSH 的作用靶点。Sertoli 支持细胞中还有睾酮受体的表达。

精子发生

精原细胞分化成精子细胞的过程即精子发生[4],这是一个复杂而具时间性的事件,该过程中原始的全能干细胞完成分裂,或更新自己,或生成子细胞;子细胞再经过几周变成特异的睾丸精子。精子发生包括有丝分裂、减数分裂以及细胞结构的重建。被人为分成三个阶段:(1) 精原细胞的增殖和分化;(2) 减数分裂;(3) 精子形成,是一个复杂的形态发生过程,自减数分裂至最后形成的圆形精子细胞,即蜕变成结构复杂的精子。在人类,精子发生开始于青春期,并持续一生。上述过程在曲细精管中完成。实际上,90%的睾丸体积由曲细精管及其中不同阶段发育的生殖细胞所决定。一旦胎儿的生殖母细胞已经分化成精原细胞,胚胎发育阶段即开始活跃的有丝分裂复制过程。该过程可能受 FSH 调控,并与睾丸组织中前体细胞的基础数量有关。

精原细胞的增殖与分化

曲细精管中,从基底膜至管腔,生殖细胞高度有序地排列(见图 4-2)。精原细胞直接定位于基底膜,其后依次是初级精母细胞、次级精母细胞及精子细胞,朝向管腔。紧密连接的屏障作为支架,逐一支撑着基底部的精原细胞与早期精母细胞,以及管腔部发育后期的生殖细胞。

精原细胞的种类

精原细胞经过有丝分裂不仅产生更新的干细胞,还产生将继续进行减数分裂的精原细胞。生殖细胞按照形态分型:包括暗色型(A_{dark})、苍白型(A_{pale})、B 型精原细胞、初级精母细胞(前细线期、细线期、偶线期和粗线期)、次级精母细胞及精子细胞(Sa、Sb、Sc、Sd1 和 Sd2)(图 4-3)。其他增殖的精原细胞包括来源于孤立型精原细胞(A_{is}型)的成对型精原细胞(A_{pr}型),随后分裂形成链状精原细胞(A_{al}型)。分化的精原细胞包括 A1、A2、A3、A4 型、过渡型及 B 型,每一型均为前一型细胞分裂的产物。现已发现 4 种人类精原细胞,包括孤立型、A_{dark}型、A_{pale}型及 B 型[10-12]。目前认为小鼠的 A_{is} 型为干细胞[14]。然而,尚未明确何种人类精原细胞为干细胞。有些研究认为,A_{dark}型精原细胞为不增殖的储备精原细胞,能进一步分化为 A_{pale}型精原细胞[11,15,16]。精原细胞减数分裂后并非完全分离,而是通过细胞间桥保持连接,这种细胞间桥的存在被认为是利于相互间的生物化学作用,使生殖细胞的发育同步化[17]。

目前认为,与过渡型及 A 型精原细胞相比,B 型精原细胞的核膜内染色质更丰富。B 型精原细胞可进一步分化,并进入减数分裂过程,最终形成初级精母细胞[11],为前细线期精原细胞的分化前体细胞。由于持续的有丝分裂可有效地维持干细胞池,因此该过程得以周而复始。

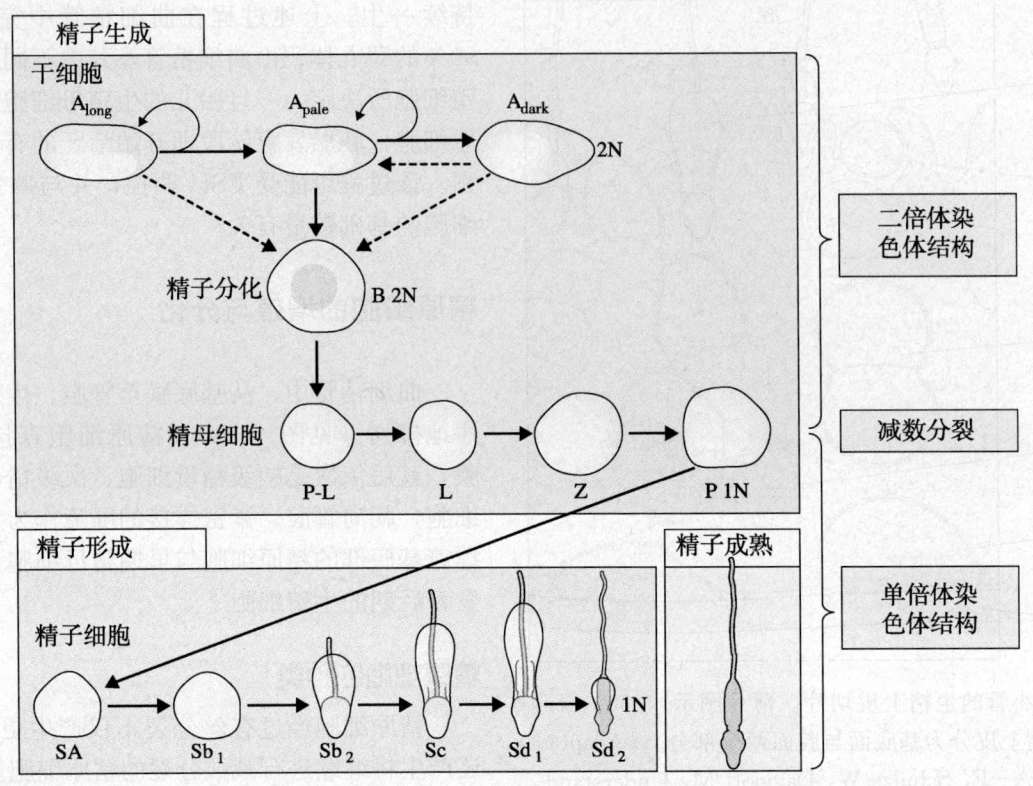

图4-3 精子发生、精子形成及精子释放的图解，显示生殖细胞经过有丝分裂、减数分裂至染色质含量减少的发育过程。(Adapted from Huckins C: Adult spermatogenesis. Characteristics, kinetics, and control. In Lipshultz LI, Howards SS (eds): Infertility in the Male. New York, Churchill Linvingstone, 1975, p 108.)

精母细胞发生

精子发生经过有丝分裂与减数分裂产生遗传物质，以保证物种的延续。精母细胞发生于生精上皮的基底部完成，初级精母细胞经过第一次减数分裂形成次级精母细胞。第一次减数分裂前期持续时间长，因而初级精母细胞的存活时间长；次级精母细胞经过第二次减数分裂生成精子细胞，其存在时间短（1.1～1.7天）。

减数分裂阶段包括初级精母细胞至精子细胞生成，此过程中将完成染色体配对、交换及遗传信息的交换，以形成新的基因组。随后进行的减数分裂后期包括精子细胞发育成精子的过程，最终形成特异细胞。精子细胞形成精子大约需要数周时间，是哺乳动物细胞最为复杂、精细的分化过程之一。该过程需要合成数百种新蛋白质并组装特异的细胞器。在Sertoli细胞的参与下，精子细胞形成精子的过程中将发生一系列事件。

有丝分裂

有丝分裂涉及精原细胞的增殖与维持，是一个精确且高度协调的有序事件，包括遗传物质（染色体）的复制、核膜破裂、染色体及细胞质在两个子细胞中的平均分配[18,19]。在细胞复制过程中，DNA在特殊调控蛋白的相互作用下，形成环状域的空间结构[19-24]。有丝分裂阶段的细胞包括精原细胞（A型及B型）和初级精母细胞（I型精母细胞）。发育中的生殖细胞通过细胞间桥相互连接，经过一系列有丝分裂形成初级精母细胞。青春期后，一旦精原细胞的基本数目确定，细胞将继续进行有丝分裂，不断储备前体细胞，并继续分化和成熟。

减数分裂

减数分裂是一个复杂过程，具有自身的调控机制[25]。当B型精原细胞与基底膜分离，形成前线期初级精母细胞时，即开始减数分裂过程。然而理论上，每一个初级精母细胞均可形成4个精子细胞，而实际上只有少数细胞如此，因为许多生殖细胞由于复杂的减数分裂过程而被丢失。初级精母细胞是生殖上皮中体积最大的生殖细胞。减数分裂包括前期、中期、后期及末期。两倍体的初级精母细胞经过两次成功的减数分裂形成4个单倍体精子细胞，其结果为每个子细胞均携带父源细胞的一半染色体内容物。通过第一次减数分裂（成熟分裂），子细胞含有配对同源染色体中的一条，被称为次级精母细胞。这些细胞快速进入第二次减数分裂（等数分裂），染色单体于着丝粒的位置分离，形成单倍体的早期圆形精子细胞。减数分裂保证了遗传的多样性，涉及初级精母细胞和次级精母细胞，最后生成精子细胞。

精子形成

精子形成是一个形态改变的过程，发生于精子细胞分化形成精子的阶段。减数分裂一旦结束即标志着精子形成开始。人类精子细胞成熟的过程被分为六个不同阶段：S_{a-1}、S_{a-2}、S_{b-1}、S_{b-2}、S_{c-1}及S_{c-2}（见图4-3），每一阶段均通过形态特征进行区别。在S_{a-1}期，高尔基复合体与线粒体高度发育及分化，出现顶体泡，染色单体极性分布于顶体泡对面，并出现近段中心粒及轴丝。而在S_{b-1}及S_{b-2}期，可见顶体结构形成、中心体生成及尾部发育。并于Sc期完成整个过程。减数分裂后期，细胞核继续凝缩，同时基因组失活，组蛋白被改建成过渡型蛋白，最终由鱼精蛋白形成高度发达的二硫键。

精子释放

成熟的精子细胞从Sertoli细胞中游离出来，进入曲细精管的管腔，此过程即精子释放。来源于同一个精原细胞的精子细胞通过细胞桥保持联系，以利于细胞质等物质的运输。Sertoli细胞也积极参与精子释放。上述过程包括实际的细胞运动，如精子细胞向曲细精管管腔的前进运动[26]。成熟的精子细胞关闭其间的胞内细胞桥，与生精上皮分离，成为游离细胞，即精子。Sertoli细胞的部分细胞质，即所谓的胞浆滴，于精子释放的过程中仍为精子的组成部分。精液中不成熟精子内可见这种形态特征[27]。

生精上皮的周期或波

一个精子发生周期包括原始精原干细胞通过减数分裂生成各时相的生殖细胞。与完整的精子发生过程相比，A型精原细胞分裂仅发生于很短时间。因此，在任何时间，生精上皮中均同时存在精子发生的不同周期。人类精母细胞成熟大约需要25.3天，精子形成过程则约为21.6天，整个精子发生估计需要74天。而精子的发生并非无序地贯穿于整个生精上皮，生殖细胞所处的位置与其发育阶段相一致，亦说明了生殖细胞发育过程的连续性[28-31]。在啮齿类动物，曲细精管的截面仅可见精子发生的某一个时相。

各个时相的细胞通过顶体发育、减数分裂、细胞核形状以及精子释放进入曲细精管管腔进行区别，并以罗马数字命名。同一时相中不同类型的细胞在其发育过程中具有形态上的整体特异性。而每一时相都具有精子细胞发育的某一独特形态表型，称为1级，以阿拉伯数字表示。多级细胞共同存在，形成一个时相，多个时相为不成熟干细胞生成成熟精子所必需的。在任一曲细精管的截面上，可见4～5层生殖细胞。每层细胞组成一代，即一群发育几乎同步的细胞，这些细胞具有相似的形态及功能。第Ⅰ~Ⅲ时相包括4代细胞，即1代A型精原细胞、2代精母细胞及1代不成熟的精子细胞。而第Ⅳ~Ⅷ时相则有5代细胞：A型精原细胞、1代初级精母细胞、1代次级精母细胞及1代精子细胞。

同一物种精子发生的周期可能一致，但每个周期的长短各异[11]。精子发生的时相沿曲细精管有序排列。这种精子发生时相的排列特征形成曲细精管的"精子发生波"。这种波为空间性的，而周期为时间性的[31]。一段曲细精管中，仅有部分截面内可见精子释放。小鼠的精子发生包括所有时相，但仅于第Ⅶ-Ⅷ时相发生精子释放。

尽管人类曲细精管中似乎缺乏这种特殊的空间结构，但是数学模型显示这些时相以复杂的螺旋样形式紧密地组合在一起[32]。"级"是曲细精管内空间上的组织结构,而"时相"则代表时间上的顺序[31]。在曲细精管内,某一位置上的第Ⅰ时相细胞可被第Ⅱ时相细胞所取代,随后又变成第Ⅲ时相细胞,直至下一周期,并周而复始。在人类,一个周期约为16天,而从精原细胞发育至精子大约需要70天或4个半周期。在精子发生过程中,处于同一发育阶段的生殖细胞由细胞质间桥相连接,并共同完成发育过程。曲细精管截面通过组织学染色可见处于不同发育阶段的细胞组,而部分生殖细胞散在分布。因此,人类的生精上皮中有6种不同的时相。此外,更为复杂的是,曲细精管内精子发生周期的不同阶段显示特定的结构形式,即"精子发生波"。在人类,这种"波"似乎以一种螺旋状的细胞排列形式,随着精子发生的进程而沿曲细精管向前推进。大概正是这种空间排布的存在保证了精子的产生是以连续而非脉冲的方式进行。

精子发生效率

不同种属之间精子发生效率明显不同,但人类表现相对稳定。从精原细胞分化形成成熟精子大约需要70±4天[33]。与动物相比,人类精子发生的效率很差。每克睾丸组织每天产生约3 000 000~4 000 000个精子[34]。WHO认为射出的精液中精子含量更多,超过20 000 000/ml[35]。大多数精子细胞(约75%)由于退化及凋亡而丢失。幸存的半数以上是异常的。因此,大约只有12%的精子储备可用于生殖[36]。在人类,每日精子产生量随年龄增长而下降,这与睾丸中Sertoli细胞的丢失有关。可能是由于减数分裂前期生殖细胞的退化增加,或由于初级精母细胞丢失所致。同时,也出现Leydig细胞、非Leydig间质细胞、肌样细胞及Sertoli细胞的减少。

精子的释放过程以及精子从睾丸内的输精小管输送至等待射精的位置,大约还需10~14天。这是一个漫长的过程,因此精子生成数量的变化需要经过一段时间才能于精液样本中有所体现。染色质浓缩时,细胞核逐渐延长,精子头呈现出扁平而尖的特征性"桨状样",且因物种而各异。该过程包括高尔基期、帽期、顶体期及成熟期。

高尔基期

高尔基复合物形成帽样结构,称为顶体。中心粒自细胞质迁移至细胞核的基底部,近侧中心粒变为植入装置,用以将鞭毛锚定于细胞核上,而远侧中心粒则变为鞭毛轴丝。

帽期

顶体形成独特的帽状结构,位于细胞核前端。顶体由高尔基复合物形成。当高尔基复合物远离细胞核时,中心粒即形成一个鞭毛样结构。

顶体期

顶体形成开始于高尔基复合物来源的串联颗粒的凝结,并迁移至与核膜接触,此帽样结构覆盖约30%~50%的核膜表面[37]。顶体覆盖细胞核,内含受精必需的水解酶。精子微管轴形成,嵌入Sertoli细胞中。

成熟期

线粒体向生长中的精子尾部迁移,形成线粒体鞘。外部致密的纤维以及纤维鞘形成,完成精子尾部的组装。最后,精子细胞质的大多数被作为残余颗粒丢弃。此时的精子细胞即精子。精子形成过程中,精子细胞逐渐向曲细精管的管腔移动。随着精子细胞延伸的完成,Sertoli细胞于发育的精子周围收缩,剥离其多余的胞质,并将其"挤压塑形"后移入管腔中。成熟精子挤压后所残留的胞质很少。成熟的精子是"精心制作"的高度分化的细胞,且产量极大,每克睾丸组织每秒内可产生300个精子。

精子

精子是高度特异及浓缩的细胞,不再生长与分裂。精子由精子头与精子尾组成,前者含有父源物质(DNA),后者则为精子运动提供动力(见图4-1)。精子含有巨大的细胞核,并缺乏大多数体细胞含有大量细胞质的特点。人类精液形态学呈现特异的多样性[38-40]。

精子头

较之精液中的原始状态,染色后精子的头部明显变小[41]。正常的精子头部为椭圆形,长4.0~5.5μm,宽2.5~3.5μm。正常情况下其长、宽比例为 1.50～1.70[41]。光镜下，最常见的畸形为头部形态/大小的缺陷，包括大、小、尖、不规则、空泡（>20%的头部为空泡状结构）、双头或为上述缺陷的混合[42]。

顶体

顶体即高尔基复合物，覆盖精子头部前端约 2/3[39,40,42]。不具备其他物种可见的尖端增厚。然而，顶体于接近"赤道"的部分呈现均匀的厚薄，并覆盖精子头部的 40%～70%。在电子显微镜的透视下，可见精子头部被一条环绕沟（即顶体与顶体后的区域）不等分地划分。精子头的赤道段，即顶体后区域，于电子显微镜下扫描不清。而顶体后区域是精子可见的最厚、最宽的部位。

电子显微镜下，精子头为扁椭圆体，主要由细胞核组成。顶体是一种帽状结构，覆盖 2/3 的精子头，来源于精子细胞分化过程中的高尔基复合体。顶体包含多种水解酶，如透明质酸酶及顶体酶，为受精所必需[38]。

卵子受精过程中，发生顶体反应时，顶体膜外侧与卵子质膜多处融合，并释放出顶体酶。精子头部的前半部分缺乏胞浆及外侧顶体膜，仅覆盖内侧顶体膜[43]；精子头部后侧仅被覆单层膜，即核后帽。顶体与核后帽的重叠形成赤道段，该部位不参与顶体反应。细胞核由 DNA 及其结合蛋白组成，并构成精子头 65% 的部分。染色质被紧密包裹，无法见到分离的染色体。遗传信息，包括决定性别的 X 或 Y 染色体，被编码并储藏于 DNA 上[38]。

颈段

颈段为精子头部及尾部之间的一个连接，非常脆弱。断尾精子是一种常见畸形。

尾部

精子尾部出现于精子细胞阶段。精子发生过程中，中心粒分化成 3 个部位：中段、主段及尾段。线粒体围绕着中段重新组装。轴丝由外周 9 组同心双纤维管及两根中央纤维管构成，这种"9+2"结构一直贯通至精子尾部。此外，外部环由 9 条粗纤维组成。主段则由外周的 9 组粗纤维组成，厚度逐渐减少，最后内部仅余由 11 个同心纤维围绕的纤维鞘。中段线粒体鞘相当短，但长于头部与颈部[38]。

末段

精子尾部末段缺乏尾部鞘及同心纤维，无法通过光学显微镜观察。尾部包含所有动力装置，长 40～50μm，来自精子细胞的中心粒。尾部通过摆动进行推进，摆动产生于精子颈部并像鞭绳一样向远侧传递。光镜下，常见颈部及中段畸形，包括缺失、折尾、扩张或中段不规则/弯曲、异常纤细（缺乏线粒体鞘）以及上述异常的混合[42]。尾部畸形，包括过短、多尾、分叉、断尾、宽度异常、滴状末端的卷尾带或上述异常的混合表现[42]。如果胞质滴超过正常精子头部的 1/3 即为异常。正常情况下，这些小滴位于精子颈部与尾部的中段交界区域，但不成熟精子的细胞质滴能定位于尾部的其他部位[40,42]。

扫描电镜下，尾部可再分成 3 个不同的部分：中段、主段及末段。在中段可见线粒体螺旋结构，并突然中止于中段的起点。主段至末段逐渐变窄。由于缺少外部纤维，沿横轴的纵向可见短小的末段非常纤细[38]。透射电子显微镜下显示中段含有细胞质及脂质丰富的线粒体鞘，由几个螺旋状线粒体组成，并被螺旋状纤维轴包围。中段为精子运动提供重要的能量。其外部由 9 条粗纤维形成纤维鞘，包绕着中间的由 11 条纤维组成的轴心。单个线粒体被这些纤维以螺旋状方式包裹，形成线粒体鞘，提供精子有氧代谢所需的酶。中段线粒体鞘比较短，但略长于头部与颈部的总长[38]。

主段为尾部最长的部位，大多数推进装置安装于此。外环的 9 条粗纤维逐渐变薄，直至消失，最后大部分主段由仅剩的轴心纤维构成[44]。主段的纤维被尾部纤维鞘包绕，该纤维鞘由分支及网状分布的半圆形纤维丝构成，通过附着于背侧及腹侧的两条主纤维带结合在一起[38]。精子尾于末段结束，长 4～10μm，直径小于 1μm。由于缺乏外周纤维鞘以及远侧微管的逐渐退化，使得末段直径较小。

精子发生的调控

精子发生的过程受不同内源性及外源性因素影响。

内源性调控

Leydig细胞分泌激素（睾酮）、神经递质（神经内分泌物质）及生长因子，影响邻近Leydig细胞、血管、曲细精管的固有层及Sertoli细胞[5,36,45]。它们有助于维持Sertoli细胞以及管周组织细胞的营养，影响肌纤维的收缩，并以此调节曲细精管的蠕动及精子的运输。Leydig细胞同时有助于调节曲细精管之间微脉管系统的血流[1]。此外，Sertoli细胞以及参与复杂细胞功能调控及发育过程的不同生殖细胞亦分泌多种生长因子。所有这些因子对睾丸内精子发生均具有独立调控作用。

外源性调控

睾丸局部的精子发生受下丘脑与脑垂体的调节。下丘脑脉冲式分泌促性腺激素释放激素诱导脑垂体分泌LH；刺激Leydig细胞产生睾酮。睾酮不仅可影响精子发生，也分布至全身，并为脑垂体提供反馈信息，以调控Leydig细胞的分泌功能。FSH刺激Sertoli细胞，对于生殖细胞的成熟非常重要。完全高质量的精子发生需要FSH及LH。内分泌和旁分泌机制之间的相互作用决定了睾丸内的功能[46-48]。Sertoli细胞分泌的抑制素通过反馈作用机制直接作用于脑垂体。这些外源性调控是睾丸内功能调节的必要因素。因此，睾丸内生殖细胞的生长与分化过程涉及体细胞与生殖细胞之间一系列复杂的相互作用。

睾丸免疫状态

精子、粗线期晚期精母细胞及精子细胞均表达特异性抗原。这些抗原直至青春期才开始形成，因此，免疫耐受还未建立。当这些自身抗原生成时，血-睾屏障形成。睾丸被认为是一个免疫"特赦"部位（移植外源性组织可存活一段时间，而不产生免疫排斥）。在睾丸和附睾中存在免疫监视，体现有效的免疫调控，以防止发生自身免疫性疾病[51,52]。

精子发生障碍

生殖细胞的增殖与分化以及睾丸内、外精子发生的调控机制均可发生紊乱。这可能是环境影响的结果，也可能是由于一些疾病直接或间接影响精子发生[53,54]。此外，营养品、药物、激素及其代谢产物、阴囊温度升高、有毒物质或X线等均可减弱或破坏精子发生。上述所有不利因素均可减弱精子的发生。

附睾中精子的运输

附睾附着于每侧睾丸的背外侧缘，由睾网发出的输出小管及附睾管组成（见图4-1）。附睾连接于输精管，后者经过腹股沟管进入腹膜腔，开口于尿道的前列腺段。附睾的主要功能是于精子从睾丸生成后进入输精管的这段过程中，完成精子的成熟及储存。附睾上皮为雄激素依赖性，具有吸收及分泌功能。

附睾分为3个功能不同的区域：附睾头、附睾体及附睾尾。其功能简单地描述为增加浓度、精子成熟及储存精子。大量睾丸液从曲细精管内将精子运出后，于附睾头再吸收，使精子浓度增加10~100倍。附睾上皮分泌附睾液，使精子悬浮其中。新发育的精子途经这些区域时会发生很多变化，包括表面电荷、膜蛋白成分、免疫反应性、磷脂及脂肪酸含量以及腺苷酸环化酶的活性变化等。目前认为，上述变化可提高精子膜结构的完整性，也可增加精子的受精能力。一般认为，附睾中蛋白质的分泌及储存能力对温度及生殖激素水平尤其敏感，包括雌激素。附睾液成分复杂，其组成沿附睾走行发生变化，而精子途经一系列复杂的微环境以调控自身成熟。

附睾中精子的储存

睾丸中释放的精子中大约一半于附睾中死亡或碎裂，随后被附睾上皮重吸收。剩余的精子被储存于附睾尾部，大约占生殖道所有精子的70%。附睾尾储存精子用于射精。这种储存有功能精子的能力为反复射精提供了基础。精子输出管道储存精子的能力由近及远逐渐降低，输精管中精子的动力仅可维持几天。实验动物附睾尾的环境适于精子储存，而在人类，却并非最佳储存器官，其内的精子不一定存活。性活动间歇期增长时，附睾尾部的精子首先失去受精能力，接着失去活动力和生命力，最后碎裂。如果生成较久、衰弱的精子无法规律地定期从男性生殖道中排出，其在下一次（或几次）射出的精液中所占比例将相对增加，因此精液质量将下降，即使这种精液中精子的密度较高。输精管并非精子储存的生理学位置，仅含生殖道中所有精子的2%。在人类，精子在细微附睾管中运输的时间为10~15天。

附睾在精子成熟中的作用

首先，圆形精子细胞的细胞核是球形的，位于细胞中央。随后，由于染色体浓缩，细胞核的形状由球形变为不对称。理论上讲，许多细胞内物质均参与了细胞结构的重建过程，包括染色体结构、相关染色体的蛋白质、核周细胞支架的膜层结构、细胞核微管的微管轴、顶体肌动蛋白及Sertoli细胞的相互作用等。

附睾管中的管腔液来源于睾丸网，通过管腔上皮细胞的分泌与重吸收进行调控，精子在通过附睾时被充分暴露于这种动态变化的微环境中。有证据显示，非人类哺乳动物的附睾上皮细胞亦具有提高精子成熟所需要的关键影响因素[55-58]。在人类，大多数数据来源于病例治疗过程，而非可正常生育的男性。精子成熟发生于睾丸外。睾丸中的精子活力差或无活力，不具备使卵受精的能力。精子在附睾中的成熟及获能是受精前所必需的准备。后者为精子获得受精能力所必需的最后一步，可能是附睾尾中非活性精子储存系统发育进化的结果。存储期间，精子功能的保存需要适当的睾酮环境，即外周循环中的睾酮水平。

附睾仅发挥存储作用，因为于先天性输精管缺乏患者曲细精管中获得的精子，未经过附睾仍可使卵细胞完成体外受精、妊娠并顺利分娩（用睾丸活检后获得的精子行卵细胞浆内单精子注射）。而对附睾梗阻患者所进行的输精管附睾吻合术的结果是另一个直接证据。然而，相关结论并不一致。另一方面有文献报导，较之输精管与管道更远端吻合，在吻合于管道近段10mm处时生育力明显下降[59]。其他研究者也报道，输精管与曲细精管吻合后妊娠[60]或先天性输精管缺如的男性患者曲细精管或附睾尾部近段中获得的精子可成功地完成体外受精[60]。更多直接说明附睾功能的证据来源于实验，于成熟男性体内获得的附睾中未成熟的精子在人类上皮细胞培养体系中进行培养[61]，可提高其活力，其体外的透明带附着能力明显增加。

精子进入宫颈黏液

在射精的瞬间，附睾尾射出的精子与多种附属腺体的分泌物按特定的顺序混合，并储存于宫颈外口的阴道后穹窿部。射出的第一波精子的活力及生存力最高。射精后15~20分钟大多数精子贯穿宫颈黏液[62,63]。这种横穿精液-宫颈黏液界面的迁移能力高度依赖于精子的特殊运动方式[64]。精子穿透进入宫颈黏液时，由于正常精子与异常精子之间活力不同，可进一步对其进行筛选。一旦精子先锋进入宫颈黏液后，这种筛选将更加增强[65]。宫颈黏液对精子穿透的容受性呈周期性变化，于排卵前4天增强，并于排卵后迅速降低。容受性最强的时间是LH峰值出现的前一天及当天[66]。精子依靠自身运动从宫颈内口进入子宫腔[67]，进而到达受精位置，即输卵管壶腹部。

获能和顶体反应

对小鼠及家兔的动物实验研究显示，贮存于雌性生殖道中的精子无法穿透卵子，而需于雌性生殖道中花费时间以获取这种能力。获能为一系列的细胞内或生理学改变，是精子受精所必需的过程[68,69]，其特征表现包括进行顶体反应的能力、与透明带结合以及获得更强的运动能力。获能可能是附睾尾中无活性精子的储存体系发育进化的结果。

获能过程无任何形态上的变化，甚至在超微结构水平发生。而是完整的精子质膜分子结构改变，使得精子于接受刺激诱导后可发生顶体反应。包括移除精子外膜的精浆、改变表面电荷、修饰精子外膜即胆固醇脂质以及糖蛋白与顶体下紧靠的顶体外膜。该过程还包括细胞内游离钙的增加[70,71]。而精子新陈代谢的改变、3',5'-环状单磷酸的增加以及顶体酶活性的增加被认为是获能的主要部分。精子获能在其于女性体内穿透宫颈黏液的迁移过程中可能已经开始[72]。随后精子的活力明显增加，表现为精子运动速度加快与鞭毛摆动幅度增加，这是避免精子附着于输卵管上皮以及穿透卵冠丘及透明带所必需的。

通过向培养液中添加适当的能量作用底物、蛋白质以及生物液体（如血清或输卵管液等），精子亦可于体外获能。通常精子体外获能大约需要 2 小时。而获能后的精子靠近卵子时可发生进一步的修饰。

顶体反应使精子获得了穿透透明带的能力，亦在与卵膜的相互作用下使其覆盖无反应赤道部的质膜融合。顶体膜外侧与质膜之间有不同的融合点，而融合首先开始于赤道前端，该部位总不参加反应。这种变化即顶体反应，为精子与卵膜融合做好准备。而精子膜表面胆固醇的分离则为顶体反应的基础[73,74]。此外，D-甘露糖结合外源性凝集素亦与人类精子与卵子透明带结合有关[75,76]。

因此，一系列变化是干细胞转换成完全成熟的、有功能的、能够用于卵子受精的精子所必需的。

要 点

- 睾丸是一个免疫特许场所。其血睾屏障为精子发生提供了一个特殊的微环境。曲细精管为精子发生的场所。
- 精子发生是指精原细胞发育成精子细胞的过程。该过程包括有丝分裂与减数分裂以及细胞的结构重建。
- 在人类，精子发生开始于青春期，并持续终生。
- 精子发生所产生的遗传物质对物种的复制起重要作用。减数分裂确保了遗传多样性。
- 生殖上皮中同时存在精子发生的多个周期。
- 沿曲细精管，可能仅有某一截面可见有精子排放。
- 精子生成是一个连续而非波动的过程。
- 精子是一种高度特异的细胞，不再生长及分裂。
- 精子发生过程是由不同的内在及外在因素共同维护的结果。
- 精子需经历一系列细胞内或生理学改变，例如获能、顶体反应等，才能受精。
- 在人类，未经过附睾的精子也可使卵子发生体外受精，因此附睾仅具储存精子的功能。
- 保健品、药物、激素及其代谢产物、阴囊局部温度升高、毒性物质或 X 线均可减少或破坏精子发生。

（白 泉译 乔 杰校）

参考文献

1. Middendorff R, Muller D, Mewe M, et al: The tunica albuginea of the human testis is characterized by complex contraction and relaxation activities regulated by cyclic GMP. J Clin Endocrinol Metab 87:3486–3499, 2002.
2. de Kretser DM, Temple-Smith PD, Kerr JB: Anatomical and functional aspects of the male reproductive organs. In Bandhauer K, Fricks J (eds): Handbook of Urology. Berlin, Springer-Verlag, 1982, pp 1–131.
3. Davidoff MS, Breucker H, Holstein AF, Seidel K: Cellular architecture of the lamina propria of human tubules. Cell Tissue Res 262:253–261, 1990.
4. Roosen-Runge EC, Holstein A: The human rete testis. Cell Tissue Res 189:409–433, 1978.
5. de Kretser DM, Kerr JB: The cytology of the testis. In Knobill E, Neil JD (eds). The Physiology of Reproduction. New York, Raven Press, 1994, pp 1177–1290.
6. Christensen AK: Leydig cells. In Hamilton DW, Greep RO (eds): Handbook of Physiology. Baltimore, Williams and Wilkins, 1975, pp 57–94.
7. Payne AH, Downing JR, Wong K-L: Lutenizing hormone receptors and testosterone synthesis in two distinct populations of Leydig cells. Endocrinol 106:1424–1429, 1980.
8. Ewing LL, Keeney DS: Leydig cells: Structure and function. In Desjardins C, Ewin LL (eds): Cell and Molecular Biology of the Testis. New York, Oxford University Press 1993, pp 137–165.
9. Glover TD, Barratt CLR, JJP Tyler (eds): Human Male Fertility. London and San Diego, Academic Press, p 247.
10. Clermont Y: The cycle of the seminiferous epithelium in man. Am J Anat 112: 35–51, 1963.
11. Clermont Y: Kinetics of spermatogenesis in mammals: Seminiferous epithelium cycle and spermatogonial renewal. Physiol Rev 52:198–236, 1972.

12. Schulze C: Morphological characteristics of the spermatogonial stem cells in man. Cell Tissue Res 198:191–199, 1974.
13. Clermont Y, Bustos-Obregon E: Re-examination of spermatogonial renewal in the rat by means of seminiferous tubules mounted "in toto." Am J Anat 122:237–247, 1968.
14. Huckins C: The spermatogonial stem cell population in adult rats. I. Their morphology, proliferation and maturation. Anat Rec 169:533–557, 1971.
15. Clermont Y: Two classes of spermatogonial stem cells in the monkey (Cercopithecus aethiops). Am J Anat 126:57–71, 1969.
16. van Alphen MM, van de Kant HJ, de Rooij DG: Depletion of the spermatogonia from the seminiferous epithelium of the rhesus monkey after X irradiation. Radiat Res 113:473–486, 1988.
17. Dym M, Fawcett DW: Further observations on the numbers of spermatogonia, spermatocytes, and spermatids connected by intercellular bridges in the mammalian testis. Biol Reprod 4:195–215, 1971.
18. Berezney R, Coffey DS: Nuclear matrix. Isolation and characterization of a framework structure from rat liver nuclei. J Cell Biol 73:616–637, 1977.
19. Paulson JR, Laemmli UK: The structure of histone-depleted metaphase chromosomes. Cell 12:817–828, 1977.
20. Mirkovitch J, Mirault ME, Laemmli UK: Organization of the higher-order chromatin loop: Specific DNA attachment sites on nuclear scaffold. Cell 39:223–232, 1984.
21. Gasse S: Studies on scaffold attachment sites and their relation to genome function. Int Rev Cytol 119:57, 1989.
22. Izaurralde E, Kas E, Laemmli UK: Highly preferential nucleation of histone H1 assembly on scaffold-associated regions. J Mol Biol 210:573–585, 1989.
23. Adachi Y, Kas E, Laemmli UK: Preferential cooperative binding of DNA topoisomerase II to scaffold-associated regions. Embo J 13:3997, 1989.
24. Dickinson LA, Joh T, Kohwi Y, Kohwi-Shigematsu T: A tissue-specific MAR/SAR DNA-binding protein with unusual binding site recognition. Cell 70:631–645, 1992.
25. Giroux CN: Meiosis: Components and process in nuclear differentiation. Dev Genet 13:387–391, 1992.
26. Russell LD, Griswold MD (eds): The Sertoli Cell. Clearwater, Fla., Cache Press, 1993.
27. Breucker H, Schafer E, Holstein AF: Morphogenesis and fate of the residual body in human spermiogenesis. Cell Tissue Res 240:303–309, 1985.
28. Leblond CP, Clermont Y: Spermiogenesis of rat, mouse, hamster and guinea pig as revealed by the periodic acid-fuchsin sulfurous acid technique. Am J Anat 90:167–215, 1952.
29. Leblond CP, Clermont Y: Definition of the stages of the cycle of the seminiferous epithelium in the rat. Ann NY Acad Sci 55:548–573, 1952.
30. Clermont Y, Perey B: The stages of the cycle of the seminiferous epithelium of the rat: Practical definitions in PA-Schiff-hematoxylin and hematoxylin-eosin stained sections. Rev Can Biol 16:451–462, 1957.
31. Perey B, Clermont Y, LeBlonde CP: The wave of seminiferous epithelium in the rat. Am J Anat 108:47–77, 1961.
32. Schulze W, Rehder U: Organization and morphogenesis of the human seminiferous epithelium. Cell Tissue Res 237:395–407, 1984.
33. Heller CH, Clermont Y: Kinetics of the germinal epithelium in man. Recent Prog Horm Res 20:545–575, 1964.
34. Sculze W, Salzbrunn A: Spatial and quantitative aspects of spermatogenetic tissue in primates. In Neischlag E, Habenicht U (eds): Spermatogenesis-Fertilization-Contraception. Berlin, Heidelberg, New York, Springer, 1992, pp 267–283.
35. Rowe PJ, Comhaire F, Hargreave TB, Mellows HJ (eds): WHO Manual for the Standardized Investigation and Diagnosis of the Infertile Couple. Cambridge, Cambridge University Press, 1993.
36. Sharpe RM: Regulation of spermatogenesis. In Knobill E, Neil JD (eds): The Physiology of Reproduction. New York, Raven Press, 1994, pp 1363–1434.
37. De Kretser DM: Ultrastructural features of human spermiogenesis. Z Zellforsch Mikrosk Anat 98:477–505, 1969.
38. Hafez ESE (ed): Human Semen and Fertility. St. Louis, Mosby, 1976.
39. Kruger TF, Menkveld R, Stander FS, et al: Sperm morphologic features as a prognostic factor in in vitro fertilization. Fertil Steril 46:1118–1123, 1986.
40. Menkveld R, Stander FS, Kotze TJ, et al: The evaluation of morphological characteristics of human spermatozoa according to stricter criteria. Hum Reprod 5:586–592, 1990.
41. Katz DF, Overstreet JW, Samuels SJ, et al: Morphometric analysis of spermatozoa in the assessment of human male fertility. J Androl 7:203–210, 1986.
42. World Health Organization: Laboratory Manual for the Examination of Human Semen and Sperm–Cervical Mucus Interaction. 4th ed. New York, Cambridge University Press, 1999.
43. Barros C, Franklin B: Behaviour of the gamete membranes during sperm entry into the mammalian egg. J Cell Biol 37:13, 1968.
44. White IG: Mammalian sperm. In Hafez ESE (ed): Reproduction of Farm Animals. 3rd ed. Philadelphia, Lea & Febiger, 1974.
45. Jegou B: The Sertoli cell. Baillieres Clin Endocrinol Metab 6:273–311, 1992.
46. de Kretser DM, Sun Y, Drummond AE, et al, (eds): Serono Symposia. USA, pp 19–30.
47. Bellve AR, Zheng W: Growth factors as autocrine and paracrine modulators of male gonadal functions. J Reprod Fertil 85:771–793, 1989.
48. Skinner MK: Cell–cell interactions in the testis. Endocr Rev 12:45–77, 1991.
49. Sharpe T: Intratesticular control of steroidogenesis. Clin Endocrinol 33:787–807, 1990.
50. Sharpe RM: Monitoring of spermatogenesis in man—measurement of Sertoli cell- or germ cell-secreted proteins in semen or blood. Int J Androl 15:201–210, 1992.
51. Mahi-Brown CA, Yule TD, Tung KS: Evidence for active immunological regulation in prevention of testicular autoimmune disease independent of the blood–testis barrier. Am J Reprod Immunol Microbiol 16:165–170, 1988.
52. Barratt CL, Bolton AE, Cooke ID: Functional significance of white blood cells in the male and female reproductive tract. Hum Reprod 5:639–648, 1990.
53. Holstein AF, Schulze W, Breucker H: Histopathology of human testicular and epididymal tissue. In Hargreave TB (ed): Male Infertility. London, Berlin, Heidelberg, New York, Springer, 1994, pp 105–148.
54. Nieschlag E, Behre H (eds): Andrology: Male Reproductive Health and Dysfunction. Berlin, Heidelberg, New York, Springer, 2001.
55. Bedford JM: Effect of duct ligation on the fertilizing capacity of spermatozoa in the epididymis. J Exp Zool 166:271–281, 1967.
56. Orgebin-Crist M: Maturation of spermatozoa in the rabbit epididymis: Fertilizing ability and embryonic mortality in does inseminated with epididymal spermatozoa. Ann Biol Anim Biochem Biophy 7:373–379, 1967.
57. Moore HD, Hartman TD: In vitro development of the fertilizing ability of hamster epididymal spermatozoa after co-culture with epithelium from the proximal cauda epididymis. J Reprod Fertil 78:347–352, 1986.
58. Temple-Smith PD, Southwich GJ, Herrera Casteneda E, et al: Surgical manipulation of the epididymis: An experimental approach to sperm maturation. In Serio M (ed): Perspectives in Andrology. New York, Raven Press, 1989, p 281.
59. Schoysman RJ, Bedford JM: The role of the human epididymis in sperm maturation and sperm storage as reflected in the consequences of epididymovasostomy. Fertil Steril 46:293–299, 1986.
60. Silber SJ, Balmaceda J, Borrero C, et al: Pregnancy with sperm aspiration from the proximal head of the epididymis: A new treatment for congenital absence of the vas deferens. Fertil Steril 50:525–528, 1988.
61. Moore HD, Curry MR, Penfold LM, Pryor JP: The culture of human epididymal epithelium and in vitro maturation of epididymal spermatozoa. Fertil Steril 58:776–783, 1992.
62. Tredway DR, Settlage DS, Nakamura RM, et al: Significance of timing for the postcoital evaluation of cervical mucus. Am J Obstet Gynecol 121:387–393, 1975.
63. Tredway DR, Buchanan GC, Drake TS: Comparison of the fractional postcoital test and semen analysis. Am J Obstet Gynecol 130:647–652, 1978.
64. Mortimer D: Objective analysis of sperm motility and kinematics. In Keel BA, Webster BW (ed): Handbook of Laboratory Diagnosis and Treatment of Infertility. Boca Raton, CRC Press, 1990, pp 97–133.

65. Katz DF, Drobnis E, Overstreet JW: Factors regulating mammalian sperm migration through the female reproductive tract and oocyte vestments. Gamet Res 22:443–469, 1989.
66. Mortimer D: Sperm transport in the human female reproductive tract. In Finn CA (ed): Oxford Reviews of Reproductive Biology. Oxford, Oxford University Press, 1983, pp 30–61.
67. Settlage DSF, Motoshima M, Tredway DR: Sperm transport from the external cervical os to the fallopian tubes in women: A time and quantitation study. In Hafez ESE, Thibault CG (ed): Sperm Transport, Survival and Fertilizing Ability in Vertebrates. Paris, INSERM, 1974, pp 201–217.
68. Eddy EM, O'Brien DA: The spermatozoon. In Knobill EO, O'Neill JD (eds): The Physiology of Reproduction. 2nd ed. New York, Raven Press 1988, 135–185.
69. Yanagamachi R: Mammalian fertilization. In Knobill E, O'Brien NJ (eds): The Physiology of Reproduction. New York, Raven Press, 1994.
70. Thomas P, Meizel S: Phosphatidylinositol 4,5-bisphosphate hydrolysis in human sperm stimulated with follicular fluid or progesterone is dependent upon Ca^{2+} influx. Biochem J 264:539–546, 1989.
71. Mahanes MS, Ochs DL, Eng LA: Cell calcium of ejaculated rabbit spermatozoa before and following in vitro capacitation. Biochem Biophys Res Commun 134:664–670, 1986.
72. Overstreet JW, Katz DF, Yudin AI: Cervical mucus and sperm transport in reproduction. Semin Perinatol 15:149–155, 1991.
73. Parks JE, Ehrenwalt E: Cholesterol efflux from mammalian sperm and its potential role in capacitation. In Bavister BD, Cummins J, Raldon E (eds): Fertilization in Mammals. Norwell, Mass., Serono Symposia, 1990.
74. Ravnik SE, Zarutskie PW, Muller CH: Purification and characterization of a human follicular fluid lipid transfer protein that stimulates human sperm capacitation. Biol Reprod 47:1126–1133, 1992.
75. Benoff S, Cooper GW, Hurley I, et al: Antisperm antibody binding to human sperm inhibits capacitation induced changes in the levels of plasma membrane sterols. Am J Reprod Immunol 30:113–130, 1993.
76. Benoff S, Hurley I, Cooper GW, et al: Fertilization potential in vitro is correlated with head-specific mannose-ligand receptor expression, acrosome status and membrane cholesterol content. Hum Reprod 8:2155–2166, 1993.

第一部分 基础科学

5 生殖遗传学

Brian A. Clark

引言

我们很快认识到生命个体间存在差异，有许多不同点，例如眼睛或头发颜色。而另一方面的差异则意义深远，表现为一种严重的出生缺陷或综合征。总之，这些差异累积可导致明显的发病率及病死率。一项加拿大的研究发现，近12%的个体从出生到成年早期遭受了遗传相关的健康问题困扰[1]。遗传学旨在研究个体特征及遗传差异，根据孟德尔（Gregor Mendel）的理论，我们可于不知道或不理解DNA及其基因组结构的情况下认识遗传法则。传统的医学研究及遗传学法则是逐渐进化的，在这个基因治疗的科技变革中，我们发现仍需进一步理解遗传学及遗传法则。

临床医学遗传学的概念于过去15年中发生了明显的转变。从某种涉及产前诊断、染色体畸形及形态异常的不可思议的专业变为一种挑战，并将曾作为边缘学科的基因治疗引领至广阔的临床领域。2001年，人类基因组计划宣布一个粗略的人类基因组序列已经完成[2,3]。为其诞生，人类基因组计划尝试测序并确定30亿对碱基对的序列，并通过此序列绘制个体基因编码图。遗传学的研究对象为我们完整的基因序列，以了解其功能及其与周围环境之间的相互作用、导致疾病风险的遗传变异和对相应治疗的反应（如药理遗传学）。该序列与图谱效应是功能性遗传学的基础，用以识别基因功能、调控与基因相互作用。

通过上述努力获得的知识与科技已经或将会对生殖医学或其他领域产生深远影响。产科和妇科医师不仅需理解遗传学以及遗传法则，他们亦应掌握基因学及其相关知识以及其如何影响临床疾病的风险、诊断与治疗。在诊断及治疗典型疾病的同时，应于临床症状出现前意识到患者患遗传性疾病的风险并进行治疗。并必须对于处理由此变革引起的伦理、法律及社会的纠纷做好准备。尽管基因治疗的时代将带来处理个体化疾病风险的新手段，强调预防及治疗疾病，但简单的基础病史以及了解家族史仍是这个新领域的基础[4]。

人类基因组

人类基因组计划已经产生一些令人惊奇的发现[2,3,5]。小于2%的人类基因组具有可编码蛋白基因。这是个意外发现，由于人类基因组可反映人类进化的复杂性，且估计其所含基因数多达120 000个。第一次人类基因组计划报告人类基因组大概仅含30 000~35 000个基因。现已证实果蝇幼虫含有14 000个基因，而芥菜植物拟南芥含有26 000个基因[6,7]。但仅靠目前发现的新基因尚无法解释人类生长、发育的复杂性以及其与疾病的关系。过去认为，一个基因编码产生一个蛋白质的理论已被选择性剪接理论所替代，后者指一个基因外显子或其编码区域产生的相关蛋白质可表现为多种形式（图5-1）。

外显子是一段可以转录为蛋白质的基因序列，内含子则不编码蛋白质。基因mRNA进行转录时将剪接外显子。现已发现外显子仅包含人类基因组的1%，而内含子则包含25%。特别是一个基因中超过25倍的DNA含量与蛋白质结构及功能无关。明确揭示了DNA检测以及对实验敏感性与特异性的说明。可将染色体的基因区域描述为富含基因的绿洲，区别于罕见基因的沙漠。

超过10%的基因组由重复的DNA序列组成，与染色体结构相关。可见长的与短的散在分布的重复序列，包括Alu重复序列。Alu重复序列存在于富含基因的区域，可能影响遗传重组。

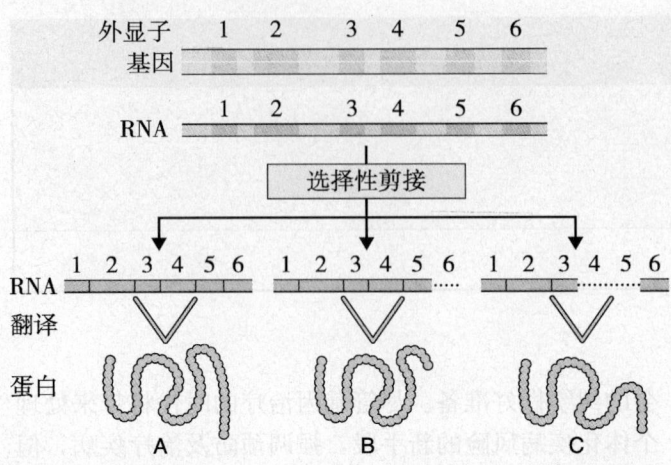

图5-1 选择性剪接。单基因有多个外显子,可通过不同的剪接方式合成多种蛋白质(亚型)。A. 所有6个外显子均被翻译。B. 最后一个外显子未翻译,形成切去顶端的蛋白质。C. 外显子4和5未翻译,改变了蛋白质的基本结构。

基因变异

人类基因组包括超过30亿个碱基对,且所有个体的序列中99.9%的部分一致。令人惊奇的是人类遗传变异性可能仅由人类基因组序列中0.1%的差异产生。一个单核苷多态性,即称为SNP,为基因组中最常见的DNA变异,大约一千万个。SNP是单个碱基取代物,平均1250个核苷中有1个出现SNP。呈多态性,一个碱基发生替代并不引起表型改变,可见于超过1%的人群中。由于其普遍存在于人类基因组,通过传统研究及人群相关研究,SNP对于明确序列改变与疾病风险相关性的价值非常重要。尽管认为它无法改变蛋白质编码,但SNP仍可通过调整控制基因区域及内含子而与某些疾病有关。SNP可能同时决定疾病对治疗的反应,如血管紧张素-Ⅱ的Ⅰ型受体多态性与充血性心衰有关[8]。

基因

随着人类基因组计划最新进展以及相关发现在临床医学中的迅速应用,掌握人类基因组的结构将为临床医师所必需。一个基因平均含有3000个左右碱基对。1号染色体为核型最大的染色体,约含2968个基因;Y染色体最小,含231个基因。基因随机分布于染色体的不同区域,一些染色体富含基因,另一些则很少。17、19及22号染色体为基因密集型,而8、13、18及Y染色体为基因稀少型。由于13、18及21染色体所含基因极少,因此常出现3体畸形并可存活至出生并不奇怪。

基因可通过许多机制被改变,并导致人类疾病。点突变即DNA序列中的单个碱基发生变化,可对基因功能产生多种效应。错义突变则为DNA序列中的单个碱基被取代,造成蛋白质序列中一个不同的氨基酸。如果替换的氨基酸与原先的氨基酸相似,上述突变可能不会对蛋白质功能产生太大影响;但若二者存在显著差异,则可导致蛋白质结构及功能发生明显改变。沉默突变是指DNA序列中的单个碱基被取代,且不改变序列中的特异氨基酸。无义突变则是指序列中的单个DNA碱基的替换导致蛋白质合成提前终止或缩短的蛋白质。除点突变外,移码突变亦可引起蛋白质改变或缩短。该突变为DNA碱基数非3倍数的缺失或增加。这些改变导致在读码区下游发生变化,通常切短蛋白质。总之,这些突变的结果为一些功能蛋白质的丢失以及由于蛋白质活动性降低导致的表型改变。

遗传的染色体基础

自从孟德尔通过研究豌豆发现了遗传规律,遗传学就集中于单基因缺陷。遗传形式已被识别为上千种情况并于人类孟德尔遗传在线纲要(http://www.ncbi.nlm.gov/omim/)上分类。

妇科及产科医师主要将面对临床上两种特殊的染色体异常。一种出现于妊娠时,与母亲高龄有关,另一种则涉及流产,近一半以上的早期(妊娠前3个月)流产与染色体遗传有关。妇产科医师也会面对反复流产或有不孕史的染色体异常患者。

正常核型

我们的细胞包括23对染色体,其中22对为男性及女性共有的常染色体,另一对则为性染色体,XX和XY。染色体规则排列即核型。常规染色体分析包括采血及刺激淋巴细胞快速分裂。于中期终止细胞分裂并将染色体固定在玻片上,然后对染色体染色及拍照以进行分析。

染色体异常

染色体异常分为两种类型：数目及结构异常。数目异常即染色体总数并非正常的46条，而结构异常则为染色体结构发生重排。

染色体结构

染色体包括短臂p与长臂q，含有一个初级缢痕或着丝点，后者可见微管附着，以备细胞分裂。端粒为染色体的末端，由TTAGGG重复序列组成，其对保持染色体的完整性具有重要意义。着丝点的相对位置进一步确定了染色体的结构。人类近端着丝粒的染色体13、14、15及22，具有柄和随体，该处为核糖体RNA基因所在（图5-2）。

染色体数目异常

染色体数目异常为临床最常见的染色体异常。染色体结构异常可导致出生缺陷、不孕及反复流产，而数目异常则通常由于细胞分裂时的错误所致，出现子细胞染色体获得和/或丢失，或不分离。不分离可发生于减数分裂或有丝分裂时，由此产生的细胞为非整倍体，因为染色体数目非单倍体23的倍数。不分离可发生于减数分裂Ⅰ或减数分裂Ⅱ，均可导致非整倍体受精（图5-3）。不分离或后期迟延亦可发生于有丝分裂，导致镶嵌现象，使一个个体出现两种或更多种细胞系。镶嵌现象常见于性染色体异常，如Turner综合征，一半以上的患者发生9号染色体镶嵌现象。常见的染色体数目异常如表5-1所示。23染色体的单倍体数亦可出现多个染色体数的异常。三倍体，即有69条染色体，常由单卵两次受孕产生。三倍体妊娠见于约15%的染色体异常流产，但偶可足月存活。四倍体共有92条染色体，见于少部分自然流产。

染色体结构异常

染色体结构重排发生于染色体断裂以及未恢复原始结构的情况下。若仍维持二倍体基因状态，染色体重排是平衡的。当重排不平衡时，将导致一个或更多染色体片段呈非整倍体状态。上述结构重排可能导致基因分离，即家族性的，或可能为首次发生或新事件。大多数平衡的家族性染色体重排病例是真正的平衡，很少表现为出生缺陷或神经发育迟缓。新生的染色体重排于平衡携带者在分子水平可出现较小的非整倍体风险，约5%为出生缺陷及生长发育迟缓。

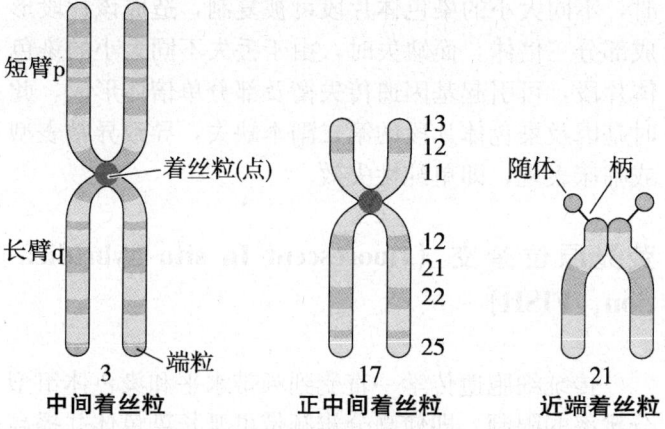

图5-2 人类染色体。这些染色体表现为G显带或Giemsa染色的图像。显示不同类型染色体及染色体结构。17号染色体显带编号。

表5-1 染色体异常	
染色体	临床表现
13三体	严重CNS异常、前脑无裂畸形、小眼畸形、眼组织缺损、唇裂、腭裂、耳廓畸形、多指（趾）、心脏缺陷
18三体	CNS畸形、枕部突出、小颌畸形、小嘴、耳朵低位、指甲发育不全、并指、心脏缺陷
21三体	小头畸形、枕部扁平、Brushfield斑、内眦赘皮、猿线、心脏室间隔缺损、肌张力低
XXX	正常女性表型、身材高、可能存在一定学习及发育异常、可正常生育
45,X Turner	身材矮小、性腺缺乏、缺乏第二性征、蹼颈、发际低、主动脉狭窄、马蹄形肾、可能存在一定立体学习能力异常
XXY Klinefelter	可能较高、不孕、小睾丸、学习能力异常、女性型乳房

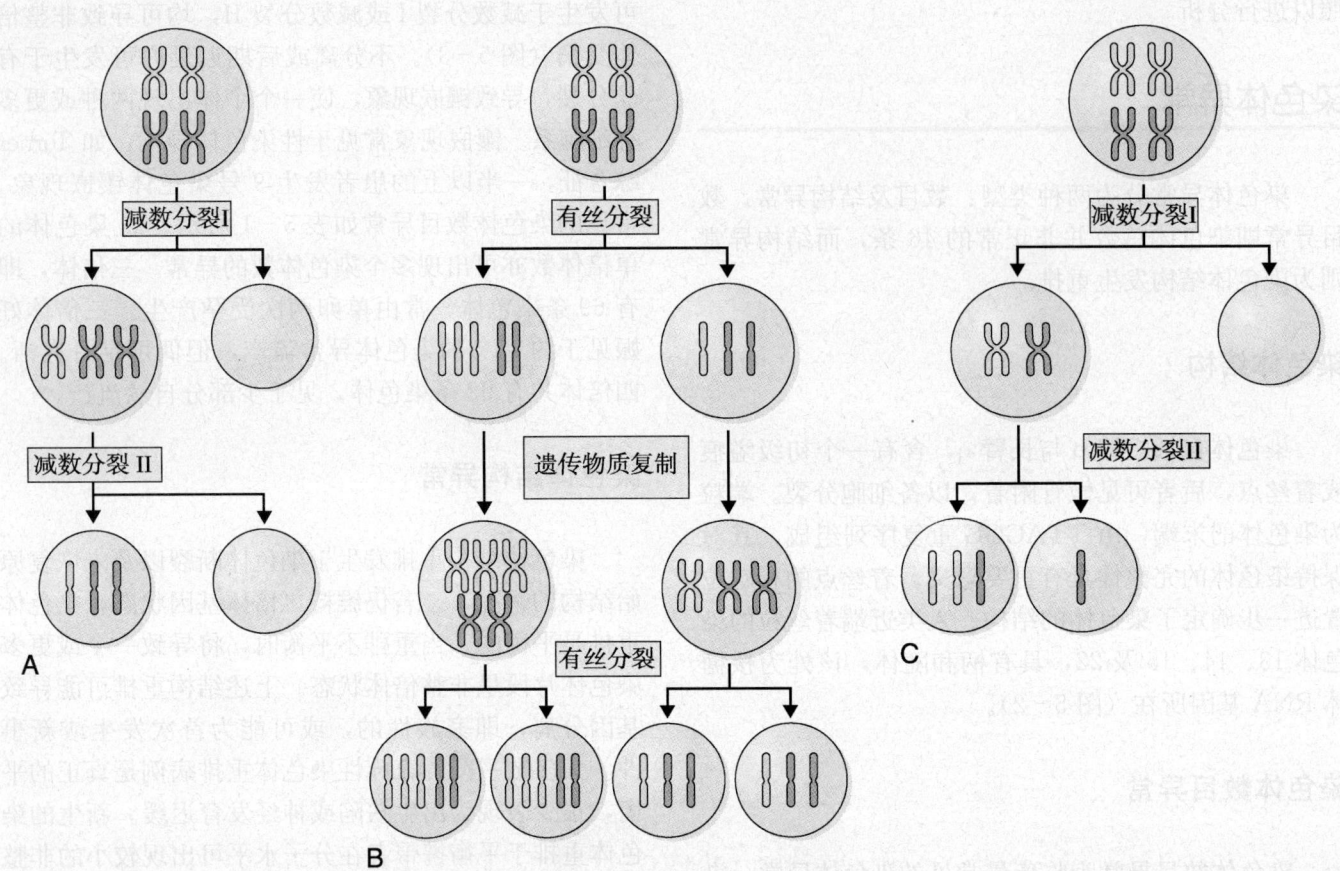

图 5-3 染色体不分离。A. 减数分裂 I 发生染色体不分离，形成非整倍体配子和三倍体胚胎。极体是空泡。B. 可出现合子后或有丝分裂染色体不分离，造成体细胞嵌合体现象。Turner 综合征中多见。C. 减数分裂 II 的染色体不分离可产生正常的配子，同时存在 22 和 24 条染色体。

易位指两个不同染色体之间交换染色体臂。相互易位发生于两个染色体臂断裂且其远端部分互换，形成了一个衍生染色体（图 5-4）。大部分平衡易位携带者表型正常，但在配子形成时，存在产生不平衡配子的风险。一个平衡易位携带者的染色体分离类型复杂，产生一个正常分离模式、一个平衡易位模式及一个可形成染色体相关的部分三体和部分单体的不平衡模式（见图 5-4）。

当两个具近端着丝点的染色体的短臂发生易位时，长臂可于着丝点处相互融合形成一条染色体，而失去短臂的近端着丝点染色体产生罗氏易位。因为近端着丝点染色体的短臂包含多余的核糖体遗传物质，故丢失并未导致表型异常。发生平衡易位时，减数分裂产物可能为平衡或不平衡（图 5-5）。

其他结构异常可导致妊娠丢失及出生缺陷。当两个断裂点发生于一条染色体内部并导致中间部分翻转 180°，即产生倒置。若发生于染色体两条臂上，即臂间倒置。而如果只有一条染色体臂发生倒置，则称为臂内倒位（图 5-6）。上述各种情况对于配子形成及妊娠丢失具有独特及不同的作用。发生染色体重复时，不同大小的染色体片段可被复制，造成该片段形成部分三倍体。而缺失时，由于丢失不同大小的染色体片段，可引起基因遗传失衡及部分单倍体形成。此时基因及染色体片段的第二副本缺失，导致异常表型或临床表现，即单纯性失效。

荧光原位杂交（fluorescent In situ hybridization，FISH）

传统细胞遗传学一直受到频带水平和染色体组型分辨率的限制。即使高分辨频带可延长染色体并提高每个染色体所增加频带的分辨率，但从未明确分子水平上染色体的完整性。随着 DNA 技术与细胞遗传学的发展，目前使用 FISH 技术在分子水平上分析染色

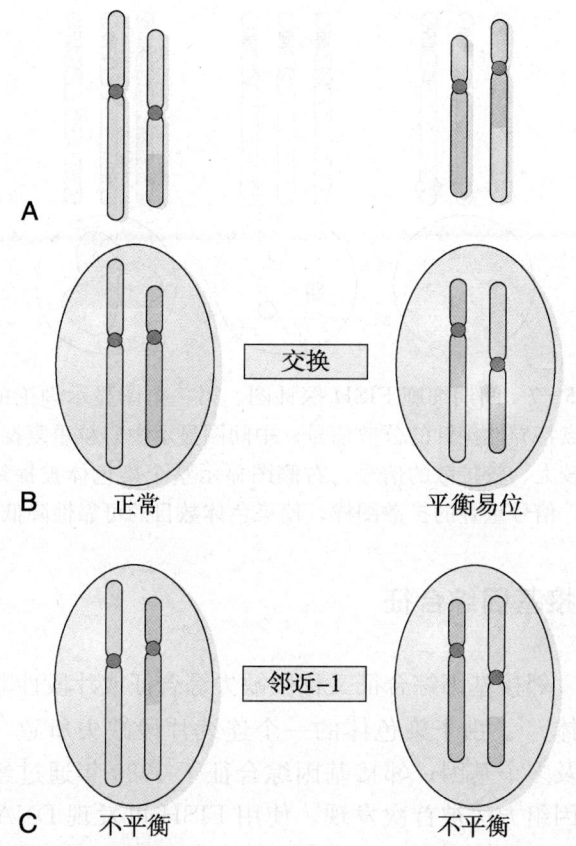

图 5-4 非同源染色体交互易位。A. 平衡易位携带者生殖细胞的染色体。B. 两种不同分离产生正常染色体配子及平衡易位配子。C. 邻近-1 分离产生不平衡配子，形成部分单体及部分三体的胚胎。

体 DNA 变化已成为可能。分子细胞遗传学通过以下手段使细胞遗传学发生革命，（1）可分析下至 10～100kb 的染色体 DNA 结构；（2）诊断分析非分裂期细胞，对产前诊断和胚胎植入前基因诊断产生深刻的影响[10]。

FISH 技术使用能与染色体内特殊的 DNA 序列结合或退火的 DNA 探针。变性探针与变性或单链状态的天然 DNA 一起孵育。这种探针以生物素-dUTP 或地高辛配基-UTP 取代胸腺嘧啶。在探针与天然 DNA 退火后，探针-DNA 复合体可用荧光素标记的能与生物素结合的卵白素或荧光素标记的地高辛检测出来。这些信号可通过加入抗生物素蛋白抗体被继续放大，并于荧光显微镜下见到复合体。使用多种荧光染料标记不同的 DNA 探针，可因颜色各异同时显示一个细胞内不同的染色体或染色体片段。这种识别特异性基因片段存在或缺失的能力，使于 DNA 水平诊断常出现在一个细胞内的邻接基因综合

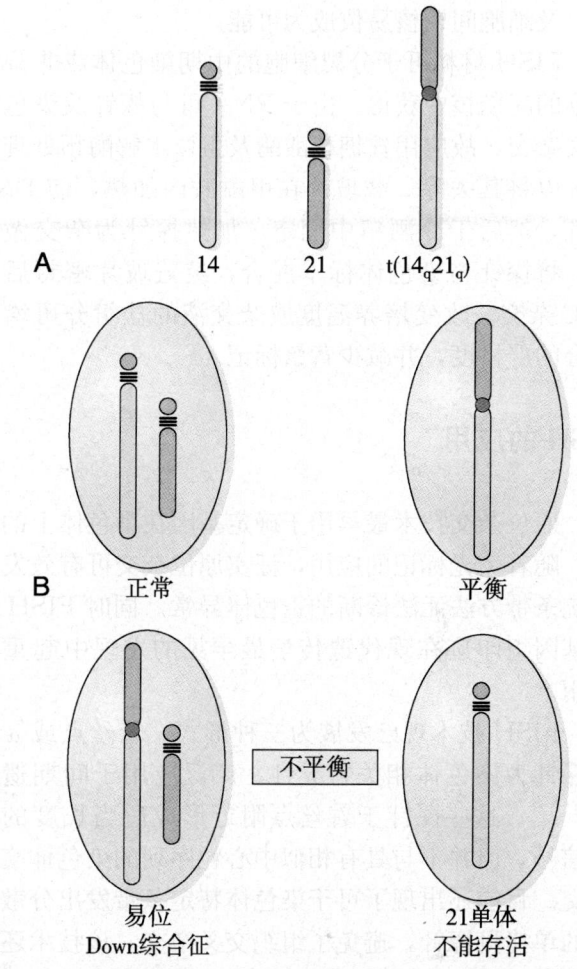

图 5-5 罗宾逊易位。两条近端着丝点染色体发生易位。A. 正常或平衡分离可有遗传平衡的后代。B. 不平衡分离产生易位的 Down 综合征及无法存活的 21 单倍体。

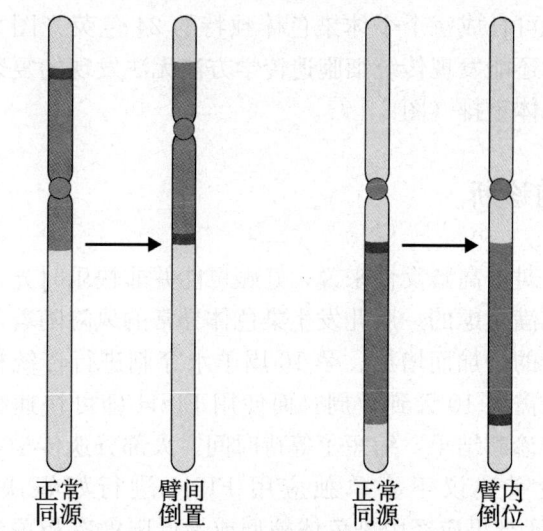

图 5-6 左侧倒置为臂间倒置，涉及着丝粒。右侧倒置为臂内倒位，仅涉及一条染色体臂。

征以及细胞间期核易位成为可能。

FISH 材料可于分裂细胞的中期染色体或非分裂细胞的间期核中获得。由于 RNA 可与探针及染色质交叉杂交，故应用核糖核酸酶及蛋白水解酶预处理载玻片以将其去除。载玻片在甲酰胺内加热，使 DNA 变性，然后于冷酒精中固定。加热探针为杂交做准备。将探针与染色体标本混合，经盖玻片密封后在 37℃ 杂交。改变培养温度或杂交液的盐组分可增加结合的严格度，并减少背景标记。

FISH 的应用

原位杂交技术最早用于确定基因在染色体上的位置。随着荧光标记的应用，证实原位杂交可有效发现传统条带方法无法诊断的染色体异常。同时 FISH 通过基因组印迹在现代遗传学最罕见的发现中起重要作用。

FISH 技术现已发展为三种形式。着丝点或 α 卫星探针为染色体相关特异性，广泛应用于间期遗传学[11,12]。这些探针于着丝点附近形成适当长度的分散信号，但并不与具有相似中心粒序列的染色体交叉杂交。目前还出现了可于染色体特定条带发出分散信号的单拷贝探针，避免了组织交叉杂交。该技术还能用于识别临床综合征相关的拷贝数目及特定染色体片段。染色体 13、18、21、X 及 Y 的单拷贝探针和着丝点探针已用于产前诊断。利用 FISH 亦可"描绘"整个染色体。使用结合荧光染料的光谱核型分析技术，可合成每个个体染色体独特的 24 色荧光图。该技术还能发现传统细胞遗传学方法无法发现的复杂的染色体重排（图 5-7）。

产前诊断

对于高龄女性来说，妊娠可能并非快乐时光，而是充满焦虑的。胎儿发生染色体异常的风险随着母亲年龄的增加而增加。孕 16 周羊水穿刺进行传统核型分析需要 10 天到 2 周，而使用 FISH 即可快速得到初步诊断结果，缩短了等待时间。大部分遗传学家与实验室建议不要单独应用 FISH 进行妊娠决策。FISH 结果应经由染色体核型或最低限度有相关异常超声发现或母体血清筛查指标异常进行最后的确认。

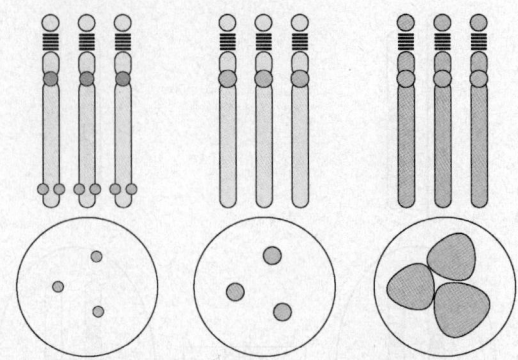

图 5-7 间期细胞 FISH 探针图。第一个图显示理论的上位点特异性探针的分散信号。中间图显示中心粒重复探针，为较大、较扩散的信号。右侧图显示整个染色体被探针染色，信号重叠的扩散图样，使染色体数目的可靠性降低。

邻接基因综合征

邻接基因综合征又称微缺失综合征或片段性非整倍体[10]。由于染色体的一个连续片段缺失所致，常涉及多个基因。邻接基因综合征于 1986 年通过经典基因组方法被首次发现。使用 FISH 可发现 DNA 水平的亚显微缺失；可描述与综合征一致的最小缺失区域，即临界区域。通过识别综合征临界区域常可发现特定基因，其缺失与综合征发生有关（图 5-8）。近期的缺失综合征纲要报道了 14 条染色体上的 18 种缺失及微缺失综合征[13]。一些比较常见的缺失与微缺失综合征及其临床表现见表 5-2。

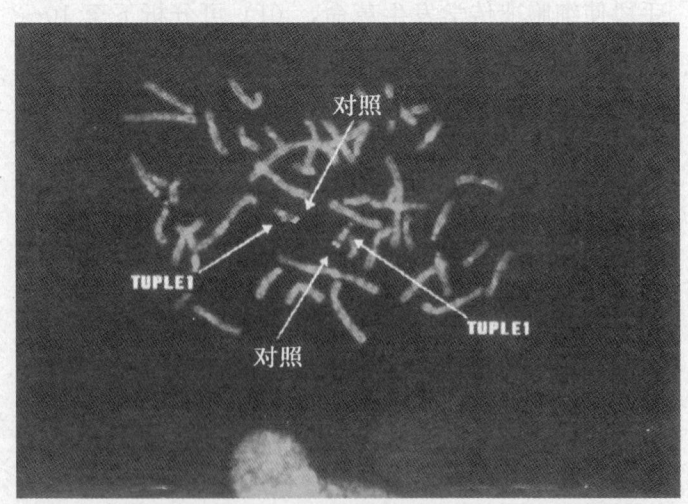

图 5-8 （也见彩图 5-8）DiGeorge 探针。图示为患者外周血样本做 DiGeorge 综合征检测。Tuple 1 组探针与 22 号染色体如同对照的两个拷贝结合。该儿童无引起 DiGeorge 综合征的缺失。

表 5-2 缺失和邻接基因综合征		
缺失	综合征	临床描述
4p-	Wolf-Hirschhorn	小头、眼间距宽、额部突出、唇裂和腭裂、"希腊钢盔"脸、智力障碍、肌张力低、心脏异常
5p-	Cri du chat	小头、猫叫样哭泣、肌张力低、智力障碍
7q11.23	Williams	圆脸、唇部完整、星状虹膜、主动脉瓣上狭窄、智力低下、"鸡尾酒个性"
11p13	WAGR	Wilm肿瘤、虹膜缺失、生殖道畸形、智力障碍
15q11-13	Angelman	金发、下颌前突、癫痫发作、共济失调、大笑、肌张力低、智力障碍
15q11-13	Prader-Willi	出生肌张力低、饮食过多、肥胖、身材矮小、性腺功能减退、智力障碍
16p13	Rubinstein-Taybi	特异性脸、鹰钩鼻、小头畸形、智力障碍
17p11	Smith-Magenis	短头畸形、下巴突出、身材矮小、智力障碍、行为性表现型
17p13	Miller-Dieker	小头畸形、无脑回、生长障碍、癫痫发作、智力障碍
20p12	Alagille	胆汁郁积、心脏缺陷、视觉发现、骨骼缺陷
22q11	DiGeorge/CATCH 22	胸腺与甲状旁腺发育不全、血钙异常、室间隔缺损、身材矮小、行为及学习障碍

端粒

端粒为覆盖于染色体长臂和短臂顶部的结构。由重复的TTAGGG序列组成，可有效预防染色体顶端融合。端粒探针可发现传统细胞遗传学手段无法发现的复杂易位。此外，人类基因组计划的发现之一即染色体接近端粒的部位富含基因。现已证实相当多的遗传性疾病由亚微观下亚端粒大部缺失所致[14]。

孟德尔遗传学的一般原则

单基因遗传病

人类染色体均为二倍体，相关或同源染色体的基因配对，除性染色体在男性为X和Y成对。单基因遗传病建立于基因型中成对或等位基因相互作用的基础上，且该相互作用以此表达为结果或表型。等位基因不相同的基因型为杂合子，而等位基因相同者则为纯合子。孟德尔发现单基因遗传病多数可以识别，并以可预测的比例分散于家族中；这就是孟德尔特征[15]。如果单基因遗传病表现为杂合子状态，将呈显性遗传；但若其只有在全部等位基因受累或改变时才发病则为隐性遗传。此外，单基因遗传病还可进一步分为常染色体性或性染色体性。

常染色体显性遗传

常染色体显性遗传的特征如下：

1. 大部分情况下患者的父亲或母亲有一个患病。
2. 发病者中男女比例相同。
3. 患病者有50：50的机会遗传给下一代。未发病者通常不遗传。
4. 家族成员中一半患病，一半正常。
5. 家谱显示垂直遗传，每代均有发病者。

常染色体显性遗传家谱如图5-9所示。临床医师必须注意常染色体显性遗传的其他特征。家族中并非所有显性遗传者的影响程度及受累器官均一致，这种特征被称为可变表达。这是临床遗传学家开始评估先证者或涉及患者时要检查家族其他成员的原因之一。只有对所有继承单基因突变的个体都表现其特征方可认为完全的显示。许多常染色体显性遗传的外显率会减小，并非所有继承显性基因者均表现为显性。遗传BRCA1或BRCA2基因突变的女性一生发生乳腺癌的几率为85%。因此，一些分离BRCA1及BRCA2突变的家族可能表现为"隔代遗传"，但事实上带有突变基因的个体可能终生未罹患乳腺癌。

常染色体显性遗传还有其他特征。常染色体显性遗传很少为纯合子，且几乎总导致胚胎死亡。最后，

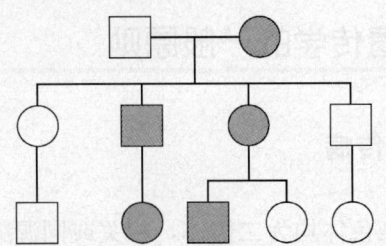

图 5-9　家谱：常染色体显性遗传。填满的图标代表发病者，遗传给儿子及女儿。

常染色体显性遗传可于既往无家族史的家庭中出现。临床医师必须注意，这并非意味着家族成员无血缘关系。例如 25% 的马方综合征患者与 80% 的软骨发育不良患者为新发突变[16]。患儿父母生育另一患儿的风险并未提高，但患儿遗传给下一代的危险性为 50%。遗传学家均面临下述临床可能，即无家族史的家庭中出现显性零星发病。传统遗传咨询认为重现率极低。但大部分遗传学家发现疾病会重现，且经验证实重现率高达 3%～5%。这个现象通常归因于生殖细胞嵌合体，后者是由于染色体同源基因未分离或突变未分离所致。假定父母之一携带小部分突变的生殖细胞，重现危险必然因此增高。

常染色体隐性遗传

常染色体隐性遗传的特征有别于常染色体显性遗传，如下所示：

1. 父母一般不发病，且发病者没有患病的父母。
2. 男女发病率相同。
3. 一般出现于兄弟姐妹中，在一代中为水平遗传模式。
4. 在随后的妊娠，重现的危险率为 25%。
5. 隐性遗传家谱中常发现血亲或亲缘关系。

常染色体隐性遗传家谱如图 5-10 所示。常染色体隐性遗传要求发病者为纯合子，因此发病频率比显性遗传低。一些情况下，如囊性纤维化，现已明确许多致病的突变，可通过 DNA 检测发现携带者。了解基因产物的情况下，正常酶水平约 50% 即可帮助确定携带者。

X 染色体连锁遗传

Y 染色体上的基因非常少，因此性连锁遗传主要

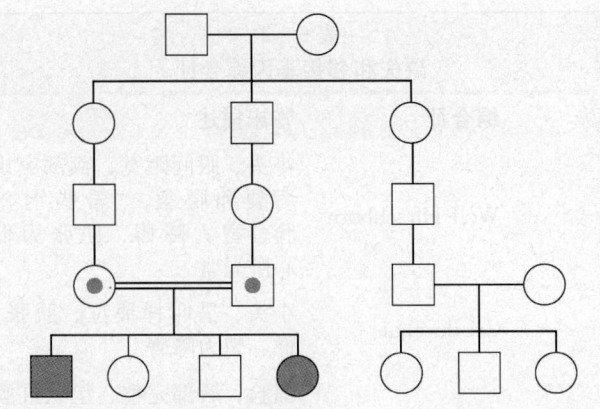

图 5-10　家谱：常染色体隐性遗传。中间有点的图标代表携带者。填满的图标代表发病者。

为 X 染色体连锁病。因为男性只有一条 X 染色体，所以是 X 连锁基因的半合子，故 X 染色体上出现任何突变通常导致发病。由于男性患者这种差别表现，X 染色体连锁疾病（如血友病）为最早公认的人类遗传性疾病。X 染色体连锁遗传特征如下：

1. 无男到男的遗传。
2. 男性发病率比女性高。女性发病可以 X 失活解释。
3. 男性患者的女儿必为携带者。
4. 男性患者的母亲必为携带者，儿子一半发病，女儿一半是携带者。

X 染色体连锁隐性遗传家谱如图 5-11 所示。完全雄激素不敏感综合征（睾丸女性化）是 X 染色体连锁隐性遗传病，表现为原发闭经。患者的染色体为 46XY，其中 X 染色体长臂上的雄激素受体基因（Xq11-12）发生突变。该突变还可引起部分雄激素不敏感，表现为生殖道男性化及轻度精子生成异常。

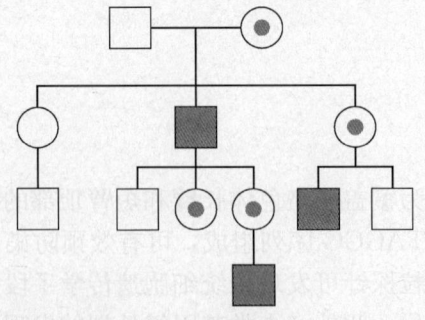

图 5-11　家谱：X 染色体连锁隐性遗传。中间有点的图标代表携带者。男性患者的女儿均为携带者。无男到男的遗传。填满的图标代表发病者。

患者表现为正常女性表型，但阴毛及腋毛稀疏，阴道短，无苗勒管衍生物，且睾丸正常。睾丸可存在于腹腔内或腹股沟。自然青春期结束后可切除睾丸。血清雄激素水平在男性正常范围内。

X染色体连锁显性遗传较X染色体连锁隐性遗传少见，维生素D抵抗性佝偻病为前者代表。其遗传特征如下：

1. 男性患者的女儿发病，但儿子不发病。
2. 该突变在一些情况下可使男性致命。
3. 家族中女性患者是男性的2倍。
4. 女性患者将该病平均遗传给一半女儿及一半儿子。

X染色体连锁显性遗传家谱如图5-12所示。

X染色体失活

一些女性可能由于X染色体失活而发生X染色体连锁疾病。女性体细胞只有一个X连锁基因及一条X染色体有活性。所有常染色体基因均含两个拷贝，男女体细胞的基因量及转录活性相同。为平衡男性与女性的X染色体转录活性及基因量，男性X染色体应具有两倍活性或者女性X染色体中的一条失活。为维持转录等量，女性体细胞一条X染色体大部分但并非所有基因失活。可逆性甲基化导致X染色体失活。

对于X连锁疾病杂合子的女性，每个细胞只有一个基因有活性；其细胞镶嵌地表达正常或异常基因产物。如果大部分细胞随机X染色体失活倾向发生于正常基因，女性可能出现X染色体连锁疾病的征象。这种情况可见于女性血友病基因携带者，其患病儿子有出血倾向。X染色体基因表达变化还有另一种明显的临床影响。X染色体失活倾向于正常基因产物可引起女性携带者与非携带者基因产物水平的重叠。

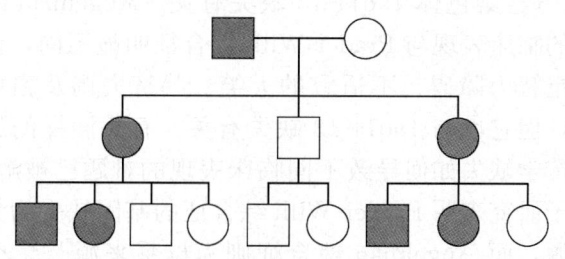

图5-12 家谱：X染色体连锁显性遗传。女性发病率较男性高。填满的图标代表发病者。

不仅导致二者难以区分，同时可能无法区分遗传与新发突变。

非传统性遗传

孟德尔于1865年建立了现代遗传学，对显性及隐性遗传进行描述。一些情况下，遗传性疾病被认为是这种经典遗传法则下单基因突变的结果。现在，随着遗传新技术及人类基因组计划的实现，我们知道并非所有遗传性疾病均遵守传统遗传法则。现已发现一些新的非传统遗传形式。

多因素遗传病

许多存在出生缺陷的遗传性疾病，如先天性心脏病和脊柱裂，以及成年发病的遗传性疾病，无法通过单基因及传统遗传学理论解释。然而，这些疾病亦为家族遗传性。上述情况被认为是由于遗传及环境因素共同参与，在发育或成年时触发了疾病表达的阈值。多因素遗传疾病的患病风险与多种基因和环境刺激有关。多基因特征是指这些疾病是一些基因累加的作用。通常这两个词组是可以互换使用的。

多因素或家族遗传病的证据产生了一个遗传倾向的阈值模型。该模型假设人群中遗传风险是呈连续正态分布的，为哑铃样曲线。发病者位于遗传倾向曲线的极右侧。而发病者的一级亲属（同胞、父母及子女）也位于曲线右侧，但并非极右。若亲属级别降低，遗传倾向即回归一般人群[15]。多因素遗传疾病的证据如下：

1. 一些疾病多见于特定种族或民族，例如爱尔兰人的神经管疾病。
2. 发病者亲属中出生缺陷发病率较整个人群高。随着亲属级别降低出生缺陷的发病率降低。例如唇裂（有或无腭裂），患者一级亲属的发病率为4%，二级亲属为0.8%，而三级亲属则为0.3%。
3. 单基因病于单卵双胞胎中100%同时发病。而多因素遗传病于单卵双胞胎中同时发病率低于100%，但比双卵双胞胎高。同时患唇裂/腭裂的几率于单卵双胞胎时为40%，而于双卵双胞胎时则降至4%。

多因素遗传病还有特殊的重现风险。不同于孟德尔式疾病，多因素遗传病重现风险是凭经验估计的。

1. 凭经验估计重现率，家族间可能存在差异。随着亲缘程度降低，重现率降低。
2. 在一家族中，重现风险随受累家族成员的增多而增加。兄弟姐妹患病的风险随每个患病同胞而增加。
3. 畸形越严重，重现风险越大。患者病情越重，其兄弟姐妹患病的风险就越大。
4. 若疾病存在性别倾向，则发病少的性别的子代重现风险更大。大概发病少的性别具有高度遗传易感性以及大量患病基因，因此其后代重现率高。

线粒体遗传

细胞核染色体上的基因显示孟德尔遗传模式。但于细胞质线粒体内存在核外 DNA。线粒体是细胞所需能量三磷酸腺苷（ATP）的主要来源。通过电子传递链合成大量 NADH，ATP 则通过氧化磷酸化过程产生。线粒体有其特有的 DNA，即 mtDNA，为 16 596 个碱基对构成的环形染色体。该染色体包含氧化磷酸化系统的 13 个多肽、22 个 tRNA 以及 2 个 rRNA 的基因。但大部分线粒体内的蛋白质由细胞核内基因编码，于胞质内转录，并通过分子载体转移至线粒体内。每个细胞含有数千个线粒体，每个线粒体含 2~20 个 mtDNA。

不同于胞核基因，mtDNA 为母系遗传。每个卵子含 200 000~300 000 个 mtDNA 分子。而精子仅于精子尾部含有极少的线粒体，受精时进入胚胎的可以忽略不计。线粒体或母系遗传模式如图 5-13 所示。男女均可遗传，但只有女性患者的后代会遗传。由于突变本身以及基因在线粒体中的分布情况不同，线粒体遗传性疾病的表型差异很大。受精时卵子含有数千个线粒体（突变的及正常的）。细胞分裂时，每个女儿细胞中突变的及正常的线粒体的比例各不相同。此外，随着胚胎发育，逐渐累加新的 mtDNA 突变。因此，任何细胞及器官均按比例含有少量或许多突变线粒体。线粒体遗传的这些特征称为异质性。同一线粒体疾病于家族内的不同患者表现各异，且每个患者的表现亦随时间发生改变。因为预测的是氧化磷酸化系统疾病，所以能量需求最高的器官受累。线粒体遗传性疾病包括遗传性 Leber 视神经病、肌阵挛癫痫合并

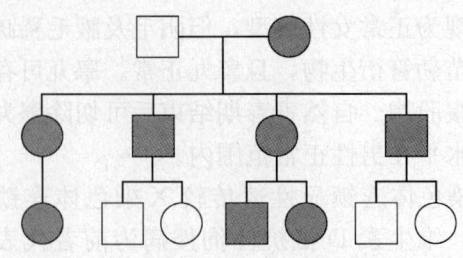

图 5-13 家谱：线粒体遗传。男女均可发病，但只有母亲患病才发生遗传。

破碎红纤维以及线粒体性肌病、脑病、乳酸酸中毒及卒中样发作。

印迹

小鼠的原核移植研究发现，父母性别对胚胎产生可逆影响。小鼠可通过来源于父系或母系的单倍体基因组繁殖。小鼠父系来源基因的受精卵可出现胚胎发育不良，但接近正常胎盘发育。而母系来源基因的受精卵可发育为胚胎，但胎盘发育不良。很明显，特定基因为不同的标记或印迹，配子形成依赖母系或父系来源。这个过程称为基因组印迹。举一个已被产科医师/妇科医师所熟知的疾病，即葡萄胎。该病为缺乏胚胎组织的胎盘肿瘤，染色体来源于两组父系单倍体。而卵巢畸胎瘤为无胎盘组织的胚胎肿瘤，染色体来源于两组母系单倍体。三倍体也是基因组印迹的证明。男性胚胎若具有两组父系染色体与单组母系染色体，可导致部分性葡萄胎。而女性胚胎若具有两组母系染色体与一组父系染色体，则出现胎儿发育受限及异常胎盘。印迹通过可逆的甲基化过程完成。

细胞遗传矛盾学说显示了印迹在人类遗传综合征中所起的作用。Prader-Willi 综合征表现为出生时肌张力降低、中度发育迟缓、低促性腺激素性性腺功能减退、小手、小脚、食欲亢进及肥胖。大部分情况下与 15 号染色体 15q11-13 缺失有关。Angelman 综合征的临床表现与 Prader-Willi 综合征明显不同，包括严重智力障碍、不适宜的大笑、共济失调及癫痫发作，但它也与 15q11-13 缺失有关。有关同样的细胞遗传学缺失如何导致不同临床表现的难题已被解决。分子研究表明 Prader-Willi 综合征的基因缺失为父系来源，而 Angelman 综合征则为母系来源[17]。个体遗传父源性的 15q11-13 缺失后发生 prader-will 综合征，原因是其母亲生殖细胞在减数分裂过程中母源性

染色体上一个正常发育所必需的关键片断失活或发生印迹；而在父源性染色体上相对应的区域发生缺失，而这些缺失在正常发育中必须保持活性。Angelman综合征的婴儿是母系来源的缺失，即正常发育所需的父系染色体上关键片段失活或发生印迹，而母系来源的相应部位又发生了缺失。

单亲二倍体

Prader-Willi 综合征和 Angelman 综合征患者无法检测到细胞遗传学缺失，也不能通过 FISH 检测亚显微缺失。但分子学研究发现，染色体的两个拷贝来源于同一亲代。Prader-Willi 综合征并不存在缺失，但 15 号染色体的两个拷贝均为母系来源[18]。其母系来源关键片段发生印迹，但无父系来源片段，因此不具备该父系基因关键片段的功能。单亲遗传同一亲代一条染色体的两个拷贝称为单亲二倍体，可造成遗传疾病及特殊综合征。

已经报道部分染色体存在基因印迹和单亲二倍体，包括染色体 6、7、14、15 和 16。单亲二倍体最常见发病机制为三染色体拯救（如三倍体胎儿丢失一条染色体而重组为 46 条染色体的二倍体）。一般来说，2/3 的情况是丢失提供多余染色体的亲代染色体。但另 1/3 的情况是丢失另一个亲代的染色体，造成单亲遗传综合征。这也是许多常见遗传性疾病的病因。如果一个亲代为隐性遗传性疾病的携带者，其子代即单亲二倍体，婴儿由于继承了一个亲代染色体的两个拷贝，成为隐性遗传性疾病的携带者。有报道部分 7 号染色体的单亲二倍体患者患有囊性纤维病[19]。

三核苷酸重复序列病

脆性 X 综合征是一种最常见的遗传性智力障碍综合征，男性发生率为 1∶12 000，在女性为 1∶2500。脆性 X 综合征的男性患者还可能存在行为问题及特征面容，包括长脸、凸颌、大耳朵及巨睾丸，常被诊断为自闭症。而女性患者具有相似的临床表现，但程度较轻，很少出现发育延缓[20]。脆性 X 综合征最初是由于在无叶酸的细胞培养基中发现 X 染色体 Xq27.3 部位存在脆弱点而被确认。

脆性 X 综合征为三核苷酸重复序列病的一种，由于三核苷酸重复扩展所致。人类基因组中发现很多重复 DNA 的类型。基因组编码处及非编码处均可发现三核苷酸序列前后重复。三核苷酸重复序列复制时既可扩增，亦可缩减，若扩增超过一定复制数，则导致基因功能降低。现在认为，三核苷酸复制扩增可导致严重疾病，这也可作为遗传早现现象的机制。近年发现一些遗传病可于连续几代中逐渐加重。遗传早现一直被认为是确认偏差，因为患病家族成员筛查的严格程度逐代增加。目前考虑三核苷酸重复扩增所致的遗传早现为严重的遗传现象。三核苷酸重复序列病还具有另一个非孟德尔遗传的特征，即动态遗传。传统的单基因遗传病的突变被认为是不变的，且逐代固定遗传。而现在我们知道突变更为动态，并可于逐代遗传中发生变化，其表现亦不固定。

脆性 X 综合征是由于在 *FMR-1* 基因启动子区 CGG 片段数目扩增所致。遗传过程及结果非常复杂，见表 5-3。正常 X 染色体有 6～54 个重复 CGG 片段。个体中有 40～54 个重复片段位于灰色地带，有扩增可能。具有 55～230 个重复片段的男性及女性携带者前突变，其中男性被称为传递男性，因其可将前突变遗传给女儿，导致其女儿的后代存在等位基因扩增的危险。一般情况下，男性仅将前突变传给女儿。而正常的 CGG 重复数目改变到完全突变很可能需要多个步骤，经历数代。现有文献证据表明，前突变对于男性携带者并非无害。报道认为，其可发展为小脑及帕金森病特征及认知减退的神经系统综合征[21]。虽然携带脆性 X 前突变的女性未发现认知损害，但其长期功能现在也受到关注。前突变携带者表现出细微的心理及认知功能变化。女性前突变携带者可能出现卵巢早衰，其发病风险在 30 岁时为 4%，40 岁则为 25%[22]。相关作者还报道了与卵巢功能衰竭相关的父系前突变对卵巢早衰的印迹作用。

CGG 重复扩增时，两种机制导致脆性 X 综合征表型。重复序列位于基因的 5' 非翻译区域，当该区域的 CGG 扩增超过 230 个拷贝时，即发生超甲基化，

表 5-3 脆性 X 综合征和三核苷酸重复序列			
CGG（个数）	基因型	男	女
6～39	正常	正常	正常
40～54	不确定	正常	正常
55～200	前突变	正常？	正常？
>200	完全突变	脆性 X	不同表型

导致扩增的 FMR-1 等位基因失活[23]。并非所有易损的 X 染色体均发生甲基化。还有人认为，CGG 扩增片段的转录物不稳定，使 mRNA 未发生转录，导致基因产物缺失。

其他三核苷酸重复序列病与脆性 X 综合征的遗传方式相似。其中包括强直性肌营养不良，本病表现为肌强直、白内障、肌营养不良及心律失常。疾病的严重程度与 CTG 重复数目直接相关；如果遗传自母亲，则表现为严重的婴儿期发病。亨廷顿病是严重的神经退化性病变，由亨廷顿基因中的 CAG 重复所致。患者常有 38 个以上的重复片段。正常人只有 11～14 个拷贝，而前突变携带者的拷贝数达 34～37 个。该病以显性方式遗传，表现为进行性痴呆、舞蹈病、人格改变及精神异常。一般于 40 岁左右发病，完全发病可能需要 15 年。对于家庭来说，这通常是一个悲剧，因为大部分患者发病时已经成家并有了孙辈。

体细胞嵌合体

Turner 综合征相关不孕症及产前诊断时，得到嵌合体检测结果并非很少见。嵌合体的定义为个体具有两个或多个细胞核型。染色体嵌合体由受精后染色体不分离或染色体分裂后期延迟所致。因为是受精后事件，疾病重现风险不比随机人群高。个体或胎儿嵌合体程度依赖于染色体不分离的发生时间。低水平嵌合体的个体可能无法确诊。缺少蹼颈及女性第二性征的年轻女性可能具有大部分 46,XX 细胞及少量 45,X 细胞。

产前检查样本中嵌合体并不少见。在培养的情况下嵌合体可能人为增加，称为假嵌合体。或者由于胚胎外绒毛膜或羊水而增多，即真嵌合体。如果嵌合体只出现于胎盘及胚胎外组织而胚胎为正常二倍体，称为限制性胎盘嵌合体；大部分于绒毛膜取样时出现，可形成正常胎儿。相关数学模型已经建立并应用于实验室技术中以区分真假性嵌合体。

生殖细胞嵌合体

产前咨询时医师可能面对下述情况。一对有一个明显显性遗传疾病患儿但自身未发病的夫妇想要知道重现率。大部分病例是散发的，重现率很低，与正常人群相同。但也有报道第二个孩子亦患病，无法以罕见的两次突变解释。这些病例很可能是生殖细胞嵌合体。被认为由于性腺早期生殖细胞发育中出现自发突变所致。成骨发育不良即此类疾病之一。经验认为重现率达 3%。

性别决定和性别分化遗传学

随着分子方法学与人类基因组计划的发展，现已明确性别决定和性别分化的分子学机制。通过下述分子学机制可识别异常的特异性临床疾病。性别确定是一个连续的过程。性染色体决定胎儿及性腺的性别。随后性腺性别决定性别分化及第二性征。性别确定和性别分化通路中的任何一处均可发生突变。

原始生殖细胞自外胚层转移至泌尿生殖嵴，进行早期性腺发育。遗传性别于受精时决定。若存在 Y 染色体，原始性腺即发育成睾丸。若有两条 X 染色体，原始性腺则发育成卵巢。性别分化于性腺发育中决定。双潜能性腺包括沃夫管及苗勒管。双潜能及中性性腺在有 Y 染色体与睾丸确定基因 SRY 时发育成睾丸支持细胞及间质细胞。若核型为 XX，中性性腺则发育成卵巢卵泡及卵泡膜细胞。

上述发育是在共同的未分化的生殖道基础上发生的。未分化原始生殖器包括成对性腺、成对内部管道、一个生殖窦、阴唇阴囊褶及一个生殖结节。不具备性腺及生殖道原型的是女性。Y 染色体和 SRY 表达缺失时原始性腺发育成卵巢。目前所知的卵巢发育潜在分子机制较之睾丸为少。性别确定及性别分化异常大部分由于男性性别确定在女性原型基础上发生突变所致。

睾丸在 SRY 基因、苗勒管抑制物质（müllerian inhibiting substance，MIS）和胰岛素样生长因子的影响下分化[24]。雄激素诱发沃夫管分化成为男性生殖道的输精管、附睾及精囊。MIS 则抑制苗勒管分化。缺乏 SRY 基因及男性激素时出现女性性腺，苗勒管留存分化成输卵管、子宫、宫颈和阴道上端。当 SRY 决定的睾丸分泌男性激素时，未分化外生殖器发育成阴茎和阴囊，表现男性第二性征。而缺乏 SRY 基因并存在卵巢分泌女性激素时，未分化外生殖器则发育成阴道下端、外阴及阴蒂，表现女性第二性征。该过程如图 5-14 所述。

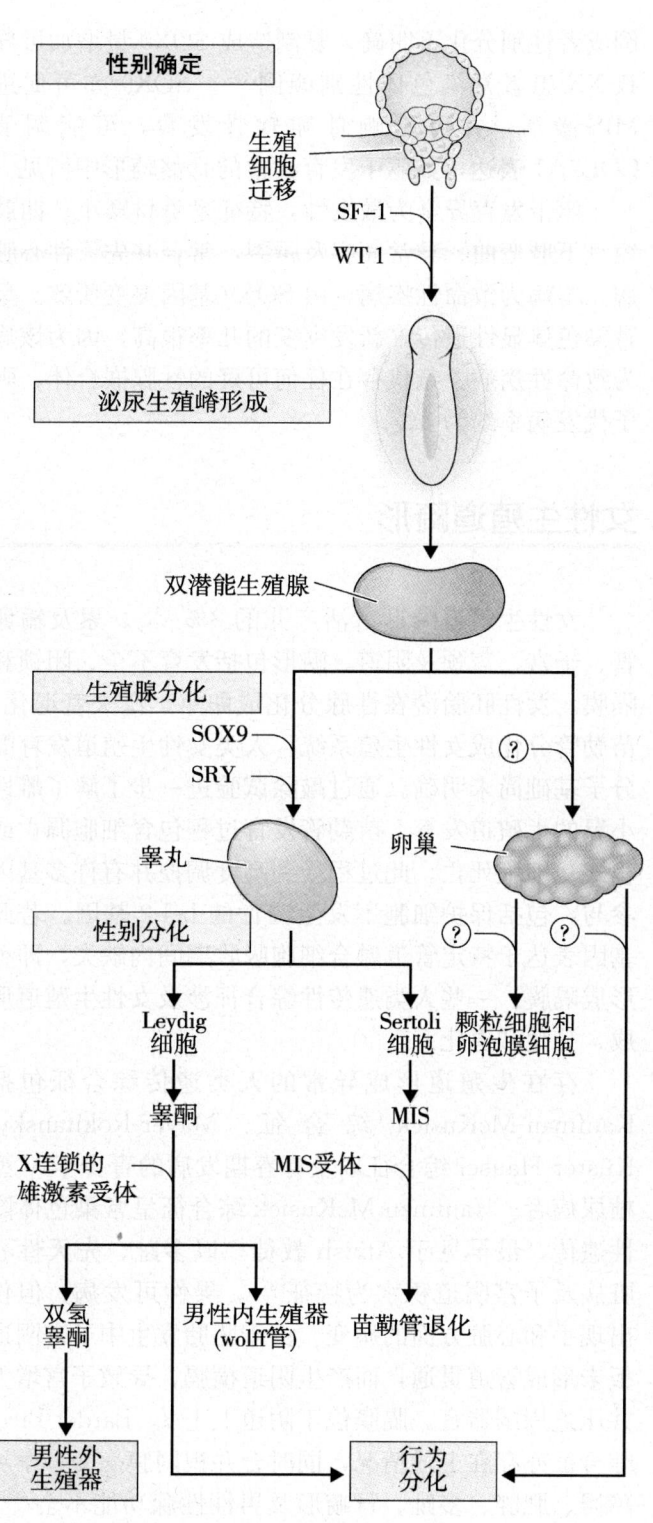

图 5-14 性别确定过程。

基因异常造成性腺发育异常

SRY

随着证实克氏综合征男性患者染色体为 47,XXY，而 Turner 综合征女性患者染色体为 45,X，发现是 Y 染色体存在而非 X 染色体数目决定哺乳动物胚胎的男性分化。Y 染色体上负责男性性别确定的基因为睾丸确定因子（testis-determining factor，TDF），但很难被检测。因为 X 及 Y 染色体配对，以类似常染色体减数分裂方式进行分裂，推断 X 及 Y 染色体臂远端具有常染色体样区域，或称假性常染色体区域，使减数分裂时得以配对和分离。Magenis 及其同事于 1982 年报道了一名染色体核型为 46,XX 的男性，其 Yp 区域与 Xp 区域易位，显示了一种原发性性别颠倒的机制[25]。Yp 假性常染色体在更接近着丝点的区域发生联合和交换，导致 TDF 转移至 X 染色体，造成 Y 染色体结构缺失，使 SRY 被当作 TDF 识别[26,27]。发现上述 XX 单纯性腺发育不全中的 SRY 基因突变，证实了 SRY 正是 TDF 的候选基因[28,29]。

WT1、Frasier 和 Denys-Drash 综合征

早期性腺发育的控制基因更难确定。这些基因还参与肾发育，并有许多潜在调节通路参与其中。WT1，即 Wilms 肿瘤基因，是一种复杂基因，表达于早期中胚层形成时期泌尿生殖器官发育前，突变可引起肾与性腺畸形。性腺退化、肾畸形及肾病综合征为 Frasier 综合征的特征，由 WT1 基因突变所致。基因为 DNA 结合转录因子编码，因为剪接不同而形成 24 个亚型。外显子 9 末端供体部位不同的剪接导致 3 个氨基酸——赖氨酸、苏氨酸及丝氨酸（KTS）——在转录因子第 3 和第 4 锌指之间的插入（+）或缺失（-）。Frasier 综合征 XY 核型的患者丢失+KTS 的 WT1 亚型，造成泌尿生殖嵴合成 SRY 蛋白减少，XY 性别颠倒。表现为女性性腺发育不全合并条状性腺、苗勒管结构及肾病。

WT1 基因还与 WAGR 综合征及 Denys-Drash 综合征相关。前者由 Wilms 肿瘤、虹膜缺失、泌尿生殖道畸形（如隐睾及尿道下裂）和智力障碍组成。由于 11p13 区域缺失及 WT1 基因半合子所致。

Denys-Drash 综合征患者核型为 46,XY，合成少量睾丸激素及 MIS。发生苗勒管退化及部分睾丸发育。其表型是男性，但存在尿道下裂、隐睾及男性假两性畸形。患者为+KTS，并发生与性腺后期发育相关的 KTS 区域外突变，引起轻微临床表现[30]。这些患者有发生 Wilms 肿瘤及肾病的危险，可导致终末期肾病。

SF1

SF1，一种类固醇生成因子，为锌指 DNA 结合转录因子，参与类固醇的生物合成。其于肾上腺、性腺及垂体发育时表达，对于中性性腺生长及维持起作用。现已报道 SF1 突变存在 XX 性别颠倒及出生后迅速发生肾上腺功能不全[31]。

DAX1 基因突变和复制

DAX1 是一个 X 染色体连锁基因，于胚胎发育过程中表达，特别是下丘脑、垂体、肾上腺及性腺发育时[32]。DAX1 基因表达的变化与性别颠倒及先天性肾上腺发育不全相关。其为由剂量敏感性性别颠倒及先天性肾上腺发育不全而命名的核受体蛋白，位于 X 染色体上的关键区域及第 1 基因表现为对抗男性发育的经典基因的一部分。该基因突变或丢失可导致先天性肾上腺发育不全，而基因复制则引起性别颠倒，出现 XY 核型的女性。DAX1 突变造成先天性肾上腺发育不全、肾上腺功能不足以及垂体发育异常所致的低促性腺激素性性腺功能减退。

XY 性别颠倒

DAX1 区域的复制造成 XY 性别颠倒，睾丸无法发育或性腺发育不全。无精子或卵子的性腺称为退化性腺。性腺部分发育不全见于睾丸部分组织维持功能时；外生殖器不明显。性别颠倒男性还缺乏 MIS，但苗勒管结构持续存在，与雄激素抵抗的 XY 女性不同，后者无残留苗勒管。XY 单纯性腺发育不全患者患成性腺细胞瘤的风险增加，发生率为 10%~30%。大部分单纯性腺发育不全的病因为 SRY 突变。相关检查应包括寻找 X 染色体缺失的染色体核型检查、SRY 突变分析以及 DAX1 复制的分子或 FISH 检测。对于青春期延迟者可给予雌激素替代治疗。

Campomelic 发育不良与 SOX9

SOX9 于 1994 年发现，被认为是男性性别分化的下游调节基因，还影响骨骼发育[33,34]。SOX9 基因位于染色体 17q 上，与 SRY 基因部分同源，因此命名为 SOX（Sex-related-box），即性别相关盒子。其功能为转录因子，表达于人类睾丸、肾、软骨细胞、肝及脑组织。SOX9 对于男性性别分化起明显的剂量依赖作用，表现为 SOX9 的单纯性失效可造成性别颠倒或者性别分化不明确。复制造成 SOX9 量增加可导致 XX 患者常染色体性别颠倒[35]。SOX9 亦可促进 MIS 激活，并可影响骨和软骨发育，可能调节 COL2A1 表达，如躯干发育异常的骨骼畸形中所见。

躯干发育异常为散发性，特征是身材矮小、四肢短且下肢弯曲、异常面容及腭裂，常合并先天性心脏病。本病为致命性疾病，由 SOX9 基因突变所致。呈常染色体显性遗传，新发突变的几率很高，因为该病为致命性疾病。亲代存在任何可疑的性腺嵌合体，则子代发病率约为 3%。

女性生殖道畸形

女性生殖道畸形占活产儿的 3%[36]。累及输卵管、子宫、宫颈及阴道。畸形包括发育不全、闭锁和隔膜。女性胚胎潜在性腺分化成卵巢，沃夫管退化，苗勒管分化成女性生殖系统。人类女性生殖道发育的分子基础尚未明确。通过敲除试验进一步了解了雌性小鼠的生殖道发育。苗勒管发育过程包含细胞凋亡或程式化细胞死亡。此过程受到高度调控并有许多基因参与，包括保护细胞不发生凋亡的 bcl-2 基因。若此基因表达于特定管道融合细胞吸收期间内缺失，即可形成隔膜。一些人类遗传性综合征涉及女性生殖道形成、分化和退化。

存在生殖道形成异常的人类遗传综合征包括 Kaufman-McKusick 综合征、Mayer-Rokitansky-Küster-Hauser 综合征以及青春期发病的青少年 V 型糖尿病者。Kaufman-McKusick 综合征呈常染色体隐性遗传，最早见于 Amish 教徒，以多趾、先天性心脏病及子宫阴道积水为特征[37]。男性可发病，但仅出现手和心脏方面的病变。由于胚胎发生中子宫阴道板未形成管道贯通，而产生阴道横膈，导致子宫增大并压迫周围器官。膈膜位于阴道上 1/3。Bardet-Biedl 综合征亦存在上述情况，同时合并视网膜病变、学习障碍、肥胖、多趾、肾畸形及男性性腺功能不全[38]。MKKS 基因编码产生一种伴侣蛋白，为一组帮助核糖体合成的蛋白质进行折叠的蛋白质[39]。尚未明确何种 MKKS 基因突变导致 Kaufman-McKusick 综合征以及更严重的 Bardet-Biedl 综合征。

Mayer-Rokitansky-Küster-Hauser 综合征又名 Rokitansky-Küster-Hauser 综合征。其表现为苗勒管

不发育，患者无子宫、宫颈和阴道上端。大部分病例的染色体核型为 46，XX，具有卵巢及正常的外生殖器。该综合征同时合并肾畸形，偶见骨骼畸形。其呈常染色体隐性遗传，但尚未发现疾病相关基因。可通过扩张器建造新阴道进行治疗。而 MURCS 表现为苗勒管不发育、肾不发育、脊柱畸形、Klippel-Feil 异常及身材矮小。其为散发性，且未发现遗传学异常。Fraser 综合征及 Meckel-Gruber 综合征亦与苗勒管不发育相关。青春期发病的青少年 V 型糖尿病是一种常染色体显性遗传病，由肝核因子 1β（HNF1β）突变引起，与肾畸形及苗勒管不发育相关。该基因突变导致苗勒管不发育，但不发生青少年糖尿病。

MIS 亦称抗苗勒管激素（AMH），是转化生长因子 β（TGFβ）家族的一员，在性别决定后由性腺合成，苗勒管退化是最早的男性分化标记。现已发现两种永久性苗勒管综合征，I 型和 II 型。I 型是由于 19 号染色体上的 AMH 基因突变所致，占永久性苗勒管综合征患者的 47%。而 II 型是 AMH 的 II 型受体基因突变引起，占永久性苗勒管综合征的 38%。后者 AMH 水平正常，亦为常染色体隐性遗传病。临床上这些患者的染色体核型为 46，XY，有正常的男性外生殖器。可能存在腹股沟隐睾，多于术中发现。

手足生殖畸形综合征是一种常染色体显性遗传病，特征为拇指短、踇趾短、第五指弯曲、肾畸形及苗勒管融合不完全，后者表现为有或无双宫颈及阴道纵隔。男性可表现为尿道下裂。本病由 HOXA13 基因突变所致，以常染色体显性方式遗传[40]。任何 HOXA13 基因突变合成单纯性失效均可导致手-足-生殖畸形综合征。HOXA13 为肢体远端及苗勒管表达的 HOX 转录因子家族的一员，尚未明确其在苗勒管融合及分化过程的确切作用。Fryns 综合征是一种多畸形综合征，包括唇腭裂、CNS 畸形、泌尿道畸形、心脏缺陷及苗勒管融合异常。一般为致命性，表现为常染色体隐性遗传。

已发现的生殖道畸形相关遗传性疾病中，大部分病因为常染色体隐性遗传的肾上腺及睾丸关键酶缺乏或雄激素受体缺乏。肾上腺酶，如 21 羟化酶缺乏，造成女性假两性畸形（染色体核型 XX）。而缺乏雄激素合成酶或雄激素受体缺失亦可导致男性假两性畸形（染色体核型 XY）。

男性不育遗传学

少精症（密度低于每毫升 5 百万）及无精症可由染色体异常所致，约占 3%～13%[41]。染色体异常包括性染色体异常，如 47，XXY 核型、47，XYY 核型、性染色嵌合体及 Y 染色体结构异常。而常染色体异常包括交互易位、罗氏易位、倒位及其他结构异常。非梗阻性无精症最常见的染色体异常为 47，XXY，即克氏综合征。先天性梗阻性无精症最常见的基因异常则为囊肿性纤维化跨膜电导调节基因突变。

克氏综合征

克氏综合征是男性高促性腺激素性腺功能减退的最主要原因（高 FSH、低雄激素）。虽然大部分染色体核型为 47，XXY，也有部分嵌合体。该综合征的特征为生殖细胞增加、类固醇细胞缺失及性腺纤维化。患者一般表现为青春期表型异常，例如比预计身高更高、外生殖器小和体毛稀疏。常开始雄激素治疗。虽然这些患者大部分为无精子，但极少数情况下仍可于睾丸内发现未成熟或成熟的精子。为进行 IVF 而收集的成熟精子中大部分有正常的单倍体核型，可产生具有正常核型的子代。

无精因子（azoospermic factor，AZF）微缺失

睾丸决定基因 SRY 位于 Y 染色体短臂假常染色体区域近端。有 3 种 AZF 区域位于 Y 染色体长臂。AZFa、AZFb 和 AZFc 在 Y 染色体长臂近端，还有 DAZ 基因。Yq 的无精因子微缺失占无精症患者的 10%～20%，严重弱精症患者的 3%～10%。AZFa 及 AZFb 缺失较 AZFc 缺失更严重，而以后者最常见。部分 Yq 缺失的男性可生育。此时可通过 IVF 及胞浆内单精子注射（ICSI）治疗，但 Yq 缺失者的男性子代也可能不育（如出现相同微缺失）。

植入前遗传学诊断（preimplantation genetic diagnosis，PGD）

对于有先天遗传性疾病患儿死亡史或终止患病胚

胎妊娠的夫妇,产前诊断及妊娠终止毫无吸引力。这些夫妇希望有别于传统产前检查及终止妊娠的方法。PGD为妊娠前产前诊断,将常规IVF与胚胎活检相结合,于胚胎植入前发现患病胚胎。PGD已于临床应用了15年。现用于预防和治疗3组遗传性疾病。

首先,PGD被用于预防父母为携带者的单基因隐性遗传病,该病的重现率为25%。最早通过PGD发现这种情况的是囊性纤维化[42]。常染色体显性遗传的重现率为50%,可经PGD诊断的疾病包括马方综合征及亨廷顿病。由于PGD需要分析一个细胞的染色体,故聚合酶链反应(PCR)为主要研究方法。大部分分析使用套式多重及荧光多重PCR。

植入前诊断还用于亲代一方为交互易位及罗氏易位携带者时的诊断及复发性流产的预防。处理携带者使用两种技术。女方为易位携带者时,取卵后受精前立即活检第一极体,可对整个染色体进行FISH评估。由于此方法仅可用于女性携带者,因此胚胎活检仍为最常用的技术。存在罗氏易位者需要两个探针,分别标记有关染色体的两端着丝点。交互易位时则需要三个不同的荧光染色探针,其中两个探针必须标记各染色体的中心粒,另一个探针用于标记一条染色体着丝点的末端,可区别染色体失衡的胚胎与正常或携带者的染色体平衡胚胎。很不幸,研究发现易位携带者胚胎染色体异常的发生率相当高,因此这些夫妇的妊娠率很低[43,44]。

早已发现母亲的年龄与染色体异常相关,且60%的流产胎儿存在染色体异常。因此,对形成非整倍体胎儿的危险性较高的高龄女性同时进行PGD与常规IVF并不奇怪。35~40岁的女性进行PGD及非整倍体筛查可提高IVF成功率[45]。后者为目前PGD最常见的适应证。

常规IVF方案包括促排卵及取卵。卵母细胞于体外受精或ICSI,胚胎发育至6细胞或8细胞阶段。然后,用吸管将胚胎移入培养液,通过酸溶解或激光打开透明带,使用活检吸管自胚胎内吸出一个或两个细胞进行遗传学分析。胚胎活检的益处为可活检和分析一个以上的细胞,其备选方案是携带者卵子极体活检。芝加哥的一个小组发明了这项技术,并被证实为发现单基因疾病的有效手段[46]。

估计不孕率为1/10,西方国家每年分娩的婴儿中通过辅助生育技术(ART)出生的占3%[47]。虽然ART被认为是安全的,但仍应对孩子进行登记监测。最近报道,ART可能与Beckwith-Wiedemann综合征有关,目前全世界上已登记了3例[48]。Beckwith-Wiedemann综合征的病因为染色体11p15缺陷,临床特征是器官肥大、巨舌症及腹壁缺失。相关研究报道,ART婴儿患Beckwith-Wiedemann综合征的危险性增加4倍。这些综合征均与邻接基因簇印迹有关。大约10%的Angelman综合征散发病例及大约50%的Beckwith-Weidemann综合征散发病例因印迹的表型遗传学缺陷所致。报道的所有Angelman综合征病例和19例Beckwith-Weidemann综合征中有13例患者存在基因母系等位基因甲基化缺乏。推测植入前期印迹基因甲基化丢失的危险性增大,可能由于ART所致,与ICSI或体外培养有关。上述报道提出,应对ART的孩子进行纵向研究,并长期评估其生长发育。

要点

- 随着人类基因组计划的发展,现已可以对一些遗传疾病进行诊断及发病前治疗。
- 人类基因组计划已发现了基因结构及表达的新的复杂性。
- 印迹、单亲二倍体、线粒体遗传及三核苷酸重复序列病已被确认为导致人类疾病的非传统遗传形式。
- SRY、SOX9、SF1、WT1和DAX被认为是性腺分化的决定性基因。
- 表达正常男性表型的重要基因可以再生,包括X染色体长臂上的雄激素受体基因、Y染色体短臂上决定睾丸发育的SRY基因以及与精子生成相关的AZF基因。
- 克氏综合征(XXY)为非梗阻性无精症最常见的遗传性病因。
- AZF微缺失占无精症的10%~20%,以及严重少精症的3%~10%。可遗传给所有男性后代。
- 植入前遗传诊断可于妊娠前诊断单基因缺陷及染色体异常,但需注意PGD可能提高印迹相关的先天性疾病的发病率。

(迟洪滨译 乔 杰校)

# 参考文献

1. Baird P: Genetic disorders in children and young adults: A population study. Am J Hum Genet 42:677, 1988.
2. Lander E, et al: Initial sequencing and analysis of the human genome. Nature 409:860–921, 2001.
3. Venter J, et al: The sequence of the human genome. Science 291:1304–1351, 2001.
4. Guttmacher AE, Collins FS, Carmona R: The family history—more important than ever. NEJM 351:2333–2336, 2004.
5. Subramanian G, et al: Implications of the human genome for understanding human biology and medicine. JAMA 286:2296–2307, 2001.
6. Liang F, et al: Gene index analysis of the human genome estimates approximately 120,000 genes. Nat Genet 25:239–240, 2000.
7. Dickson D: Gene estimate rises as US and UK discuss freedom of access. Nature 401:311, 1999.
8. Andersson B, Blange I, Sylven C: Angiotensin-II type 1 receptor gene polymorphism and long-term survival in patients with idiopathic congestive heart failure. Eur J Heart Fail 1:363–369, 1999.
9. Sybert VP, McCauley E: Turner's syndrome. NEJM 351:1227–1238, 2004.
10. Clark BA, Schwartz S: Molecular cytogenetics. In Reed G, Claireaus AE, Cockburn F (eds): Diseases of the Fetus and Newborn, 2nd ed. Vol. II. London, Chapman and Hall, 1995, pp 1121–1129.
11. Maluelidis L: Individual interphase chromosome domains revealed by in situ hybridization. Hum Genet 71:288–293, 1985.
12. Pinkel D, Straume T, Gray J: Cytogenetic analysis using quantitative, high-sensitivity, fluorescence hybridization. Proc Natl Acad Sci USA 85:2934–2938, 1986.
13. Gardner R, Sutherland G: Chromosome abnormalities and genetic counseling. In Motulsky A, et al (eds):Oxford Monographs on Medical Genetics, 3rd ed. Oxford, Oxford University Press, 2004, p 577.
14. Knight S, Flint J: Perfect endings: A review of subtelomeric probes and their use in clinical diagnosis. J Med Genet 37:401–409, 2000.
15. Dickerman L, Park V, Clark BA: Genetic aspects of perinatal disease and prenatal diagnosis. In Fanaroff A, Martin R (eds): Neonatal-Perinatal Medicine: Diseases of the Fetus and Infant, 6th ed. New York, Mosby Year Book, 1997, p 26.
16. Harper P: Practical Genetic Counseling, 5th ed. Oxford, Butterworth Heinemann, 1988.
17. Knoll J, et al: Angelman and Prader-Willi syndromes share a common chromosome 15 deletion but differ in parental origin of deletion. Am J Med Genet 32:285, 1989.
18. Nicholls R, et al: Genetic imprinting suggested by maternal heterodisomy in nondeletion Prader-Willi syndrome. Nature 342:281–285, 1989.
19. Spence J, et al: Uniparental disomy as a mechasnism for human genetic disease. Am J Hum Genet 42:217–226, 1988.
20. Hagerman R, et al: Fragile X Syndrome: Diagnosis, Treatment, and Research. Baltimore, Johns Hopkins University Press, 1991.
21. Leehey M, et al: The fragile X premutation presenting as essential tremor. Arch Neurol 60:117–121, 2003.
22. Hundscheid R, et al: Imprinting effect in premature ovarian failure confined to paternally inherited fragile X premutations. Am J Hum Genet 66:413–418, 2000.
23. Verkerk A, et al: Identification of a gene (FMR-1) containing a CGG repeat coincident with a breakpoint cluster region exhibiting length variation in fragile X syndrome. Cell 1991. 65: p. 905–914.
24. Nef S, Parada L: Hormones in male sexual development. Genes Dev 14:3075–3086, 2000.
25. Magenis R, et al: Translocation (X;Y)(p22.33;p11.2) in XX males: Etiology of male phenotype. Hum Genet 62:271–276, 1982.
26. Vergnaud G, et al: A deletion map of the Y chromosome based on DNA hybridization. Am J Hum Genet 38:109–124, 1986.
27. Sinclair A, et al: A gene from the human sex-determining region encodes a protein with homology to a conserved DNA-binding motif. Nature 346:240–244, 1990.
28. Berta P, et al: Genetic evidence equating SRY and the testis-determining factor. Nature 348:448–450, 1990.
29. Jager R, et al: A human XY female with a frame shift mutation in the candidate testis-determining gene SRY. Nature 348:452–454, 1990.
30. Little M, et al: DNA binding capacity of the WT1 protein is abolished by Denys-Drash syndrome WT1 point mutations. Hum Mol Genet 4:351–358, 1995.
31. Achermann J, et al: A mutation in the gene encoding steroidogenic factor-1 causes XY sex reversal and adrenal failure in humans. Nat Genet 22:125–126, 1999.
32. McCabe E: Adrenal hypoplasias and aplasias. In Scriver CR, Beaudet AL, Sly WS, Valle D (eds): The Metabolic and Molecular Bases of Inherited Diseases, 8th ed. New York, McGraw-Hill, 2001, pp 4263–4274.
33. Foster J, et al: Campomelic dysplasia and autosomal sex reversal caused by mutations in an SRY-related gene. Nature 372:525–530, 1994.
34. Wagner T, et al: Autosomal sex reversal and campomelic dysplasia are caused by mutations in and around the SRY-related gene SOX9. Cell 79:1111–1120, 1994.
35. Huang B, et al: Autosomal XX sex reversal caused by duplication of SOX9. Am J Med Genet 87:349–353, 1999.
36. Gidwani G, Falcone T: Congenital Malformations of the Female Genital Tract: Diagnosis and Management. Philadelphia, Lippincott Williams & Wilkins, 1999.
37. Kaufman R, Hartmann A, McAlister W: Family studies in congenital heart disease, II: A syndrome of hydrometrocolpos, postaxial polydactyly, and congenital heart disease. Birth Defects Orig Artic Ser 8:85–87, 1972.
38. Beals P, et al: New criteria for improved diagnosis of Bardet-Biedl syndrome: Results of a population survey. J Med Genet 36:4237–4246, 1999.
39. Stone D, et al: Genetic and physical mapping of the McKusick-Kaufman syndrome. Hum Mol Genet 7:475–481, 1998.
40. Mortlock D, Innis J: Mutation of HOXA13 in hand-foot-genital syndrome. Nat Genet 15:179–180, 1997.
41. Dohle G, et al: Genetic risk factors in infertile men with severe oligospermia and azoospermia. Hum Reprod 17:13–16, 2002.
42. Handyside A, et al: Birth of a normal girl after in vitro fertilization and preimplantation diagnositic testing for cystic fibrosis. NEJM 327:905–909, 1992.
43. Committee of the E.P.C.S.: ESHRE Preimplantation Genetic Diagnosis Consortium: Data collection III. Hum Reprod 17:233–246, 2002.
44. Iwarsson E, et al: Highly abnormal cleavage divisions in preimplantation embryos from translocation carriers. Prenat Diagn 20:1038–1047, 2000.
45. Wilton L: Preimplantation genetic diagnosis for aneuploidy screening in early human embryos: A review. Prenat Diagn 22:312–318, 2002.
46. Rechitsky S, et al: Accuracy of preimplantation diagnosis of single-gene disorders by polar body analysis of oocytes. J Assist Reprod Genet 16:192–198, 1999.
47. Evers J: Female subfertility. Lancet 360:151–159, 2002.
48. Gosden R, et al: Rare congenital disorders, imprinted genes, and assisted reproductive technology. Lancet 361:1975–1977, 2003.

第一部分 基础科学

6 正常受精和植入

Navid Esfandiari

引言

受精是一个复杂过程，即精子与卵子结合创造一个新生命。哺乳动物的两个配子开始在男性及女性生殖道移动，直至它们在女性生殖道相遇，二者相互融合形成合子需要以下几个步骤：包括（1）精子与卵子外层附着；（2）卵子激活；（3）形成雌雄原核；（4）激活细胞分裂和早期发育。

过去 20 年中，人们花费很多精力去识别配子相互作用时涉及的分子及通道，两个完全外源性的细胞相互作用会受到众多生化、生理及基因因素影响。我们目前掌握的有关知识最多的是配子相互作用依动物的种类不同而异，且大部分是通过鼠科动物模型获得的。尽管许多受精过程涉及的分子于鼠科动物中识别并在人体中讨论，但是否可以将相关信息推论至人类受精过程仍然值得商榷。研究精卵相互作用的细胞及分子机制的主要实验方法即体外受精技术（IVF）。随着 IVF 在实验动物和人类中逐渐成为一种常规方法，越来越多的重要焦点问题更应予以重视。

本章总结了关于受精的分子与细胞机制最前沿的知识，并集中于对基础细胞生物学及分子水平植入过程以及临床生殖医学相关技术的理解。

历史与展望

于现代生殖及 17 世纪才开始发展的生物学理论提出之前，由 Clazomenae 的 Anaxagoras 和 Akragas 的 Empedocles（公元前 5 世纪）领导的 Pythagorean 学校多元潮流提出的"种子"理论是是最受推崇的[1]。多元性在人类生殖领域是指一个胎儿由来自父母的两个种子融合而成。希波格拉底（公元前 460~370 年）认为，"种子"可以产生于人体的所有组织，每个人都含有雄素和雌素，并在妊娠时传递给后代，使后代具有与亲代相似的部分。一个世纪以后，亚里士多德（公元前 384—322 年）反驳了希波格拉底的理论，他认为仅男性种子与胎儿形成有关，而女性在生殖中扮演的角色只与月经有关。他注意到较之父母，后代与祖父母的相似性更强。当时很难理解组织及血里的种子是如何在父母体内保留但不被察觉，且最后于孩子体内体现的，而亚里士多德认为这是由于男性精子是一种混合成分，而混合不充分可导致前一代的遗传物质未被遗传。他的大多数观点都体现在论文《动物生殖》里，这是较早被完整书写记录下来的胚胎学著作。而且，亚里士多德也是第一个在论文中通过举例进行观点说明的人，这对于阐述文章有很大帮助。

盖仑（公元 130~201 年），被认为是继希波格拉底后最伟大的希腊医师以及经验性生理学的奠基人。他支持希波格拉底的理论，即男性及女性的种子均对生殖有贡献，但是每个人都遵循一个原则[1]。在 17 世纪，几个著名的发现启动了现代生殖生物学科技的新发展。William Harvey（1578—1657 年）是第一个认为人类和其他哺乳动物的生殖是通过精卵受精完成的人。然而，许多作者认为 Regnier de Graaf（1641—1673 年）才是现代生殖生物学的奠基人[2]。他是第一个发现（1672 年）女性卵子来源即卵巢的人。5 年后，一名叫 John Ham 的医学生首次发现了精子，他告诉 Anton van Leeuwenhoek，人类的精液腐败后产生一种微生物，被 John Ham 定义为"微生物"的东西即为精子。而 Leeuwenhoek（1632—1723 年）第一个详细而精确地指出精子是精液的正常组成成分[3]。他认为受精发生于精子进入到卵子时，但由于显微镜质量的限制导致这一过程在 100 年后才得以证实。

1779 年，意大利神父与生理学家 Lazaro Spallanzani 的另一发现成为革命性的科技思想，直至今日，我们对生殖的理解仍然基于植物生长的知识。人们相信胚胎是"男性种子的产物，并在女性的土壤中得到营养"。Spallanzani 的实验首次证实精子和卵子发生直接接触是发育成胚胎的前提条件，他成功地使青蛙、鱼和狗受精。而第一次成功的人工授精仅晚于 Spallanzani 实验 11 年出现。1790 年，著名的苏格兰解剖学家与外科医师 John Hunter 报道了应用亚麻布上的丈夫精液可使妻子成功受精，这一发现导致现代生殖技术的出现。Edwards 和 Steptoe 医师经过不懈努力终于使世界首例试管婴儿于 1978 年 7 月 25 日午夜前诞生。

精子在男性生殖道的运输

精子发生是指睾丸曲细精管的精系干细胞转化成精子的复杂过程，期间通过垂体及支持细胞分泌激素的相互作用进行调节，该内分泌系统即下丘脑-垂体-性腺轴包括一系列信号传导机制。两种激素对支持细胞功能进行控制，其中促卵泡刺激素（FSH）由垂体分泌，而雄激素（睾酮）则由睾丸里的 Leydig 细胞产生。静息状态的精子一旦于曲细精管内形成，即被释放至腔隙中，然后运送到附睾，在那里获得能量，可以移动并与卵子受精[4]。睾丸内的精子被运输至睾丸网，一个开放的曲细精管的分支储藏器。通过睾丸网，精子经输出小管运送到附睾[5]。哺乳动物的精子通过附睾的时间通常为 10~13 天，而人类大约需要 2~6 天。大部分精子在附睾中形成精子尾部并获得完全受精的能力。精子通过这一区域后获得运动的能力，标志其具有了受精能力。在体外结合到去除透明带的仓鼠卵子上的精子获能较其在附近区域的获能要高得多[7]。

精子在附睾管里经历了许多成熟演变的过程才获得对卵子受精的能力[4]。例如包括胞质膜脂质、蛋白及糖基化改变；顶体外膜的转化；某些物种的顶体大体形态亦会发生改变；细胞核的鱼精蛋白与外部密集的纤维及纤维髓鞘蛋白交叉相连。附睾尾部（附近的输精管）是射精之前储存精子的部位[7]。射精时，储存的精子及其周围的液体与附性腺的碱性分泌物相混合，然后射入女性阴道内。

精子在女性生殖道的运输

精子通过阴道、宫颈、子宫腔及输卵管到达输卵管壶腹部，并在此受精。在人类阴道中，精子于宫颈外口开口处射出，由于乳酸导致此处呈高酸性环境，对精子不利[8]。碱性精液可以保护精子[9]，但这种保护是暂时性的，大部分精子在阴道中只能维持几个小时的活动性。所以，人类的阴道并非精子的储存库，而仅为精子的运输通道。相当多的精子在阴道中失活，体内进入宫颈黏液的精子比例尚不清楚。女性性高潮引起的阴道压力改变以及精子的活力促使精子进入宫颈，该过程还依赖于精子的浓度、活力及形态，并受宫颈黏液生化特征的调节。运输中精子、黏液和精子活力之间的关系相当重要；不孕的一个原因就是精子活动与宫颈黏液不相配[9]。月经中期宫颈黏液组成的改变也影响精子的运输[10]。排卵期，精子通过有效而直接的方式前进并穿透黏液。由于此时黏液中分子的排列是纵向的，引导精子进入宫腔并储存于宫颈隐窝[11]。

目前尚未明确人类女性生殖道是否如其他哺乳动物那样具有精子仓库的作用。但是，已经发现宫颈隐窝可于数天内储存并释放精子[4]。小部分女性的宫颈黏液中不含精子，但其宫腔内可以发现活动的精子[12]。子宫被看作精子的传输通道。而精子自宫颈输送至子宫输卵管连接部是由肌层收缩、内膜上皮表层纤毛运动与精子前向运动而实现的，不过后者并非必需的[4]。人类子宫内膜在排卵期向宫腔内分泌一种特殊的液体。这种液体的蛋白、离子组成及数量与月经周期其他阶段的分泌物不同[13]。输送过程中的精子悬浮于上述液体中，存活并脱去表层而获能。这种液体还含有巨噬细胞，可吞噬死亡的精子，对于鼠类动物，这是宫腔处理精子的最重要生理机制[14]。精子从子宫运输至输卵管明显受到子宫输卵管连接部的调节，该结构可阻止不活动的精子通过，为一选择屏障。而输卵管峡部的功能则是存储精子，只有少数精子能沿输卵管到达受精部位[11]，即输卵管壶腹部。在性交后 85 小时内可于此处发现活动精子。精子在输卵管内运输借助于精子活动、液体流动与输卵管壁收缩的共同作用[8]。

精子获能

精子刚进入女性外生殖道时不能主动运输，并无法使卵子受精。其于女性生殖道的运输过程中发生生理变化——获能。获能最早在1952年被描述（由美国的Chang与澳大利亚的Austin分别提出），随后发现这是受精的必需过程。精子获能在宫颈开始并完成[4,9]。去除精子胞浆膜上的胆固醇为发动精子获能的分子事件，导致膜的流动性增加，离子流动改变膜电压，使精子膜去极化，酪氨酸磷酸化增加，并引起腺苷酸环化酶-cAMP系统、细胞核及顶体的变化[4,15]。人类的精子获能过程可于体外，在根据输卵管液的电解质浓度配置的特定培养液中模拟进行。大部分情况下，这种培养液包含活性底物，如丙酮酸盐、乳酸及葡萄糖；一种胆固醇受体（例如血浆白蛋白）；$NaHCO_3$、钙、钾和生理浓度的钠。

精子过动现象和顶体反应

获能这一分子水平事件同时发生于精子头部（例如顶体反应）与尾部（例如精子活动变化，即过动现象）。精子过动现象发生在顶体反应之前[4]。过动现象中的精子活力增强，由其生理变化引起。与精液中的精子相比，获能精子在速度、频率、鞭毛运动频率或速度以及平均宽度（头部两侧摆动范围）方面均有增加。精子的这些变化使其可在黏稠的输卵管液中游动并且通过卵子的三层外衣——卵丘、放射冠及透明带[16,17]。精子过动现象是试管受精（IVF）结局的预测指标，低水平与男性不育有关，并减少了精子与卵子透明带的黏附。

顶体反应是获能的最后一步，于精子与卵子在壶腹部接触时出现。发生在细胞外，使精子能够穿过透明带与卵子胞浆膜融合。许多人工刺激可触发顶体反应，包括让细胞外Ca^{2+}进入精子细胞（Ca^{2+}离子载体）或激发细胞内第二信使，从而发生顶体反应。精子头部前端被顶体包裹，内含许多水解酶，包括蛋白酶、磷酸酶、芳基硫酸酯酶和磷脂酶类。其中有关透明质酸酶和顶体蛋白的研究最多。精子核周围的膜由细胞核膜、内部顶体膜、外部顶体膜及胞浆膜构成。顶体反应时胞浆膜与外部顶体膜融合，释放对于受精非常重要的顶体内物质[4]。顶体反应促进识别、黏附和与卵子融合的作用至少包括以下三种不同机制：配体蛋白外表化（例如在内顶体膜上的CD46）；蛋白通过液态膜移动至结合处（如PH-20）；或已经存在的膜蛋白发生构象改变[18]。

有关获能过程自精子进入女性生殖道开始，直至最后穿透进入卵子结束的知识，广泛应用于人类生育的临床研究。输卵管中的精子一旦获能将缩短其可受精的时间，这一发现有助于提高生育力。在体外通过于合适温度与二氧化碳浓度培养箱内培养除去精液的精子使其获能，即可准确控制受精的时间，从而治疗某些不孕症。以下几种方法可以评估人类精子的顶体状态：（1）使用透射电子显微镜检查顶体的超微结构；（2）使用光学显微镜检查经特殊荧光植物血凝素或其他物质染色的精子；（3）使用荧光激发细胞分检器和荧光单克隆抗体或植物血凝素。

卵子运输

卵子从卵巢运输至植入部位的过程早已被认为是女性生殖的基础步骤[19]。输卵管是将卵子自卵巢运输至子宫的途径和手段；卵子运输时间指从排卵到到达正常植入部位所需的时间[20]。月经中期，即28天月经周期的第14天左右，垂体黄体生成素（LH）峰的出现引起卵子成熟及减数分裂开始，并完成第一次减数分裂。卵细胞核或胚核发生一系列变化引起胚核破裂。随后卵子进入第二次减数分裂，停止于第二中期或第一极体阶段。只有受精才能使减数分裂继续进行。减数分裂成熟对于排卵非常重要，因为它是正常受精所必需的。在减数分裂成熟过程中，卵丘颗粒细胞发生黏液化后膨胀[21]。排卵前期FSH峰导致卵丘膨胀。黏液化开始的标记是黏多糖迅速分泌至细胞外空间，造成卵丘细胞分散及卵子-卵丘复合物明显扩张。

排卵及卵泡液排除后，卵子-卵丘复合物由透明带、卵子分泌的糖蛋白非细胞多孔层及颗粒细胞（卵丘）包围，从卵泡内排入腹腔，随后被输卵管伞捡起[8]。输卵管伞是输卵管一部分，为一非常特殊的漏斗样结构（直径达10mm），其内具有纤长的手指样黏膜（例如菌毛），可以扫过卵巢表面；卵子-卵丘复合体沿纤毛表面进入输卵管开口。输卵管伞外的纤毛向伞口运动，对于卵子-卵丘复合物向输卵管内移动非常重要。拾卵不依赖肌肉收缩引起的吸引力，故结扎兔子输卵管伞近端对拾卵毫无影响[22]。输卵管黏膜为单层柱状上皮，随月经周期激素的变化呈周期性改变。输卵管上皮包括两种不同类型——纤毛与无纤毛分泌上皮——两者比例随卵巢激素变化而波动。峡部的纤毛上皮细胞比壶腹部少，而纤毛主要分布于输卵管伞端。纤毛活动的主要作用包括输卵管伞口拾卵、促进卵子进入输卵管以及调节输卵管内的液体分布，后者支持配子成熟、受精和配子胚胎的运输。卵泡期在雌激素作用下，峡部的纤毛向卵巢摆动，同时输卵管伞及壶腹部近伞端的纤毛向子宫方向摆动，因此排出的卵子可停留于壶腹部。此时，若精子进入宫腔，将直接进入输卵管，并接近在此等待的卵子。

壶腹部为受精部位，而人类卵子大约90%的时间位于壶腹部。解除输卵管结扎的手术切除大部分壶腹部，妊娠率高并中度增加异位妊娠的比例。而切除整个壶腹部和输卵管伞后，仍可妊娠，但妊娠率低。排卵后孕激素水平增加，纤毛与输卵管肌层均从卵巢向子宫运动[23]。大部分生物的受精卵在输卵管内运输大约需要3天[19]。输卵管液富含黏蛋白、电解质及酶。液体在月经中期存在配子与胚胎时量多，可能对受精及早期胚胎分裂起重要作用，被认为由血液选择性渗出和上皮细胞主动分泌而形成。

成功受精的步骤

受精是一系列步骤，需要卵子和精子这两个参与者之间密切协作和交流。每个配子在最后融合发生前必须经历一系列变换（图6-1和6-2）。

精子黏附卵子

精子穿透卵丘

卵丘是一层特殊的颗粒细胞，围绕在哺乳动物被排出的卵子外。卵子成熟时，大量卵丘细胞发生膨胀及黏液化，形成良好扩张的团块，并通过细胞外基质结合在一起。卵丘细胞可能参与一些生殖过程，包括输卵管拾取卵子-卵丘复合物以及增加遇到少数到达壶腹部的精子的机会[24]。细胞外基质富含各种糖蛋白与蛋白多糖，透明质酸也是其中的一个主要成分。

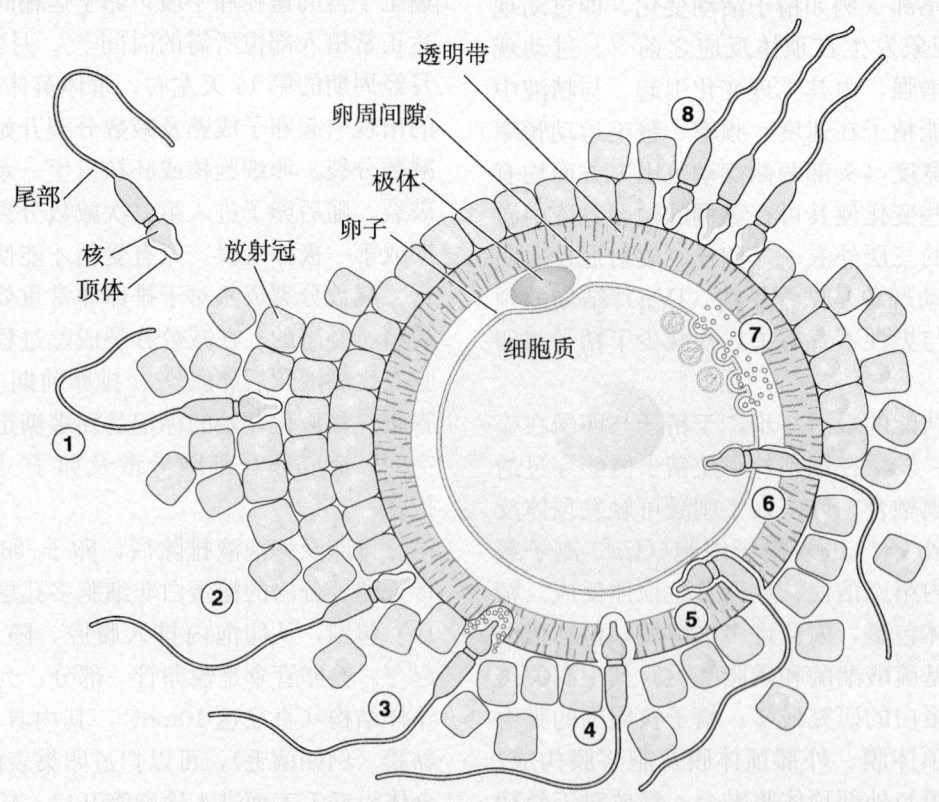

图6-1 受精过程。(1) 精子穿过卵丘细胞，(2) 黏附于透明带，(3) 顶体内容物排出细胞外，(4) 穿透透明带，(5) 进入卵周间隙，(6) 与卵子细胞膜结合及融合，(7) 皮质反应，(8) 阻断多精受精。

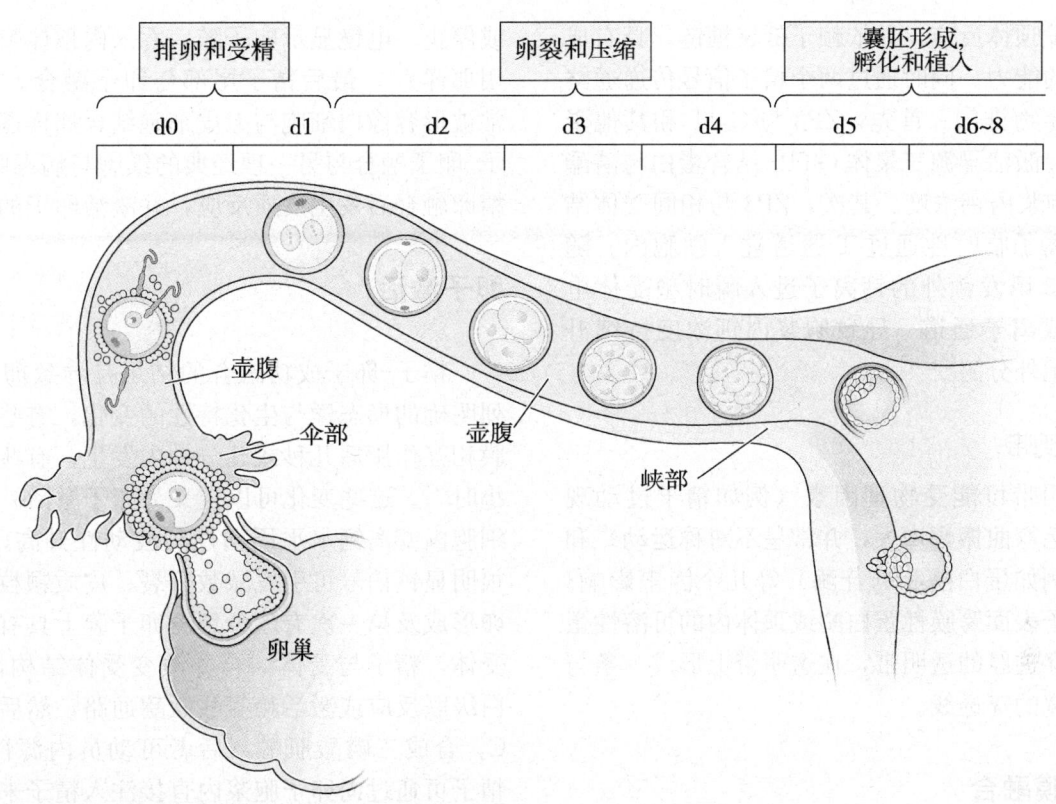

图 6-2 人类自排卵到胚胎植入第 1 周的主要事件示意图。

精子穿透卵丘的主要机制包括机械和化学手段，精子过动与膜结合透明质酸是必需的，可于细胞外基质上形成一条通路。对于透明质酸在精子穿透卵丘过程中所起的作用仍然存在争论，因为在体外精子穿透卵丘时顶体还是完整的；没有透明质酸的精子亦可穿透卵丘到达透明带[25]。卵丘在受精中的作用尚未明确，但是有证据表明卵丘有益于人类受精，部分原因为其可刺激顶体酶原转化为顶体酶，激发顶体反应。但是去除卵丘无法阻断精子穿透和受精。

精子与透明带的相互作用

经过长途运输并穿透卵丘后，精子到达透明带，即卵子特殊的细胞外基质或外衣，目前发现该结构具有物种特异性配子识别功能。哺乳动物卵子的透明带由三个高度保存的基因家族 ZPA、ZPB 和 ZPC 的转录基因合成。根据合成蛋白及基因产物分为 ZP1、ZP2 和 ZP3。在卵子发生时合成，是卵子的产物，因为翻译后修饰如糖基化而表现为不同成分[26]。在人类难于区分每个 ZP 蛋白的功能，由于很少获得天然的人类 ZP，因而许多有关透明带及精子识别透明带的研究是在小鼠模型系统上进行的。小鼠的 ZP3 蛋白作为精子受体分子，调节精子与完整的透明带结合。目前公认的模型是 ZP3 的 O-连接低聚糖链作为精子的抗原决定部位。ZP3 是精子主要的配基，小鼠 ZP2 作为精子的第二受体与已发生顶体反应的精子结合，而 ZP1 则被认为是支架样蛋白，与 ZP2 及 ZP3 蛋白交叉结合[27]。精子膜结构的复杂性以及难以孤立与纯化，导致识别与卵子表面物质结合的精子配对物成为一项困难的工作。

精子蛋白通过一系列方法参与透明带结合，包括抑制单克隆抗体。一些精子蛋白作为 ZP3 精子受体的特殊成分，另一些则作为透明带的黏附蛋白。迄今发现，导致精子蛋白与 ZP3 低聚糖特异性结合的主要物质包括精子表面酶 β1、4-半乳糖基转移酶-Ⅰ (GalT) 及两种精子膜蛋白 sp56 和 sp95；GalT 满足所有的 ZP3 受体标准[25,28]，它可识别并与 ZP3（一种酶底物）的 N-乙酰氨基葡萄糖残基特异性结合，引起酶-底物反应。GalT 位于精子头部的背侧膜上，由于顶体反应时膜上的 GalT 丢失，故可间接证实已发生顶体反应精子无法与透明带结合的现象[29]。ZP3 与精子结合激发细胞内信号级联反应，并于胞浆膜和外层顶体膜融合时（即顶体反应）达到顶点[30]。ZP3

靠多肽链诱发顶体反应，并依赖于低聚糖链，具有成为精子受体的能力。同时通过两个精子信号传递通路诱导顶体内容物排出。首先，ZP3 与 GalT 和其他蛋白受体结合，激活异源三聚体 GTP-结合蛋白与磷脂酶 C，提高胞浆内钙浓度。其次，ZP3 与相同受体结合，引起钙离子临时性通过 T 通道进入细胞内。随后，初级 ZP3 诱发额外的钙离子进入瞬时型受体电压蛋白，形成离子通道，导致胞浆内钙浓度持续升高，引起细胞外分泌[24,31]。

精子穿过透明带

穿透透明带可能受物理因素（例如精子过动现象，导致鞭毛弯曲振幅增大，并常呈不对称运动）和化学因素（例如蛋白酶和糖苷酶）等几个因素影响。蛋白酶为精子表面跨膜性蛋白酶或顶体内的可溶性蛋白酶。精子穿透厚的透明带，在透明带上形成一条与精子头部同宽的穿透线。

精子-卵子膜融合

精子与透明带结合发生顶体反应，然后穿透透明带，进入透明带与卵子胞浆膜之间的卵周间隙，发生受精最后的黏附过程（即精子胞浆膜与卵子胞浆膜黏附）。精子进入卵周间隙与卵子表面形成介于垂直与水平之间的角度。哺乳动物的卵子受精前呈圆形，表面覆盖微绒毛。精子头部扁平，最厚处（约 0.2μm）比卵子微绒毛间隙窄[32]。所以，精子可进入微绒毛间，头部的赤道部位与卵子表面接触。最近研究发现，精子表面在这一过程作为细胞黏附分子的蛋白主要包括富含半胱氨酸分泌蛋白 1（Crisp1）和金属肽酶域的 ADAM 家族成员[受精素 α（ADAM1）、受精素 β（ADAM2）和精子膜蛋白（ADAM3）]。ADAM 家族分子包括黏附模型及去整合素结构域，后者直接引发有关卵子胞浆膜具有合适的黏合伙伴（即整合素）的观点[33]。建立对受精素 β、精子胰蛋白酶或两者无作用（双敲除）的敲除小鼠，以进一步评估结合（及融合）时所需的特殊 ADAM 家族成员。这些小鼠的精子与无透明带卵子的结合明显降低（90%）[34,35]。因为敲除小鼠可能丢失其他精子蛋白，而精子结合减少也可能由一种尚未明确的蛋白丢失所致。精子与卵子膜结合开始时可逆，需要精子的活动。而在与卵子融合后几秒内，精子尾部活动即减少或停止。电镜显示卵子随后吞入内顶体膜，像噬菌作用那样[33]。最后精子尾部与卵子融合。精卵黏附经常被形容像白细胞与上皮细胞结合那样逐步进行；精子-卵子融合与另一项经典的细胞与病毒膜融合相似。精卵融合后发生皮质反应，并激活卵子的新陈代谢。

卵子激活

精子-卵子成功融合的结果是导致卵子经历一系列明确的形态学与生化特性的变化，有些于精卵胞浆膜相互作用后几秒或几分钟内发生，有些则需要几个小时[4]。这些变化可以定义为卵子激活。其第一步为细胞内游离钙水平周期性与波动性升高，即钙信号。很明显钙信号可引发减数分裂、皮质颗粒排放、受精卵形成及第一次有丝分裂。卵子膜上具有精子糖蛋白受体，精子与受体结合并改变受体结构，激发 G 蛋白级联反应或激活赖氨酸激酶通路，然后激活磷脂酶 C，合成三磷酸肌醇，后者可动员内源性钙。此外，精子可通过向卵子胞浆内直接注入精子来源蛋白或物质即振荡蛋白——临界钙振荡的信号，激活卵子。该理论有助于解释单精子穿刺（ICSI）的临床成功，此时将精子直接注入卵子胞浆，通过与受体结合旁路激活卵子[36]。不管调节机制为何，其结果是恢复并完成第二次减数分裂，最终形成女性原核。

皮质反应与阻断多精受精

只有一个精子进入卵子是基本原则，所以，阻断多精受精是卵子激活的重要目的之一。多个精子进入卵子是病理性的，可导致发育中断。在体内环境中，精卵相互反应部分受到仅有少数精子可到达受精部位的调节。但是，卵子必须具有快速、准确地排除多余精子进入的能力。精卵融合激发钙调节蛋白释放钙离子，引起卵子胞浆膜去极，以防止其与其他精子融合[29]。受精时卵子胞浆膜快速去极可于早期（快速）阻断多精受精，但这是一过性的，几分钟后即恢复正常。皮质反应，即卵子细胞表面下的皮质颗粒向细胞外分泌的过程，于一开始对阻断其他精子穿透透明带进行调节，明显受到钙离子浓度升高激发。皮质颗粒包含各种水解酶，这些酶可使结构蛋白交叉后透明带变硬及精子受体失活[37]。上述过程被称为透明带反应，导致透明带丧失与精子结合的能力。而精子结合力丧失部分由于卵子皮质颗粒释放 β-N-乙酰氨基己糖苷酶破坏 ZP3 上的 GalT 结合部位[38]。

男性原核形成与染色体合并

受精需要中心体调节下的精确的细胞质变化。中心体为细胞微管组织中心[39]，是复杂的细胞器官，由许多不同的蛋白（例如 γ-微管蛋白）组成。精子穿透后不久，母体 γ-微管蛋白即进入精子中心体，帮助星状体形成，后者被发现紧贴于精子核。星状体微管持续延长，贯穿胞浆，使其可与女性原核接触，然后改变位置朝向男性原核，造成原核移位并对合。中心体微管延长功能缺失可造成正常受精失败。星状体形成使精子中心体具有成为有功能的合子中心体的能力，提示人类中心体为父性来源[40]。重建精子染色质成为男性原核受到卵子合成减少性谷胱甘肽及其他重建核被膜与核骨架所需的许多分子的调节。原核移位合并后，中心体复制分裂，成为各有丝分裂纺锤体的支柱。一旦两个原核并列，核被膜即溶解。DNA 复制，每个原核的染色体成双，排列于新形成的纺锤体两侧，可以通过新的细胞周期调节事件级联反应开始第一次有丝分裂。虽然一些精子结构成为受精卵的一部分，但去除其他成分对于胚胎发育初期是至关重要的。精子基因丝的附属结构包括纤维鞘膜、双微管、外层密集纤维及连接的条纹柱，将被依次排出。ICSI 时，跳过自然受精的许多步骤将完整的精子直接注入卵子细胞质内，正常情况下于进入卵子前或进入时去除的精子附属结构继续存在，可能影响胚胎的早期发育，降低辅助生育技术（ART）的成功率，甚至导致严重胚胎畸形[41]。

植入

胚胎黏附于内膜上皮及侵入基质的分子机制受到生殖科学家与医师的长期关注。大部分成功的人类妊娠，孕体植入发生于排卵后 7～10 天。而人类成功妊娠需要可容受的子宫内膜、功能正常的胚囊期胚胎、母体与胚胎组织的互动、内膜形成蜕膜以及最后的胎盘形成。胚囊自透明带中孵化是哺乳动物发育的重要事件。开始时，透明带阻止胚囊与输卵管黏附，以避免输卵管妊娠或异位妊娠。由于胚胎在植入前一直覆盖透明带，因此所有胚胎-母体交流必须通过透明带。胚胎到达子宫后，必须从透明带内孵化，才能与子宫壁黏附，成功妊娠。早胚囊期，滋养外胚层可分泌孵化所需的透明带赖氨酸。胰岛素样蛋白酶，被称为类胰蛋白酶，由滋养外胚层释放，被认为是透明带赖氨酸。此外，子宫容受性不调是植入及 ART 失败的主要原因[42,43]。而植入与滋养层侵入目前被认为是妊娠的主要限制因素。

卵巢激素的作用

对于动物来说，卵巢激素可调节子宫内膜容受性。子宫内膜在为植入做准备时会经历精确的变化过程，于卵泡期雌二醇控制下开始增生期。雌激素激发植入前内膜表达一组特定的基因，然后控制植入。雌激素受体的表达放大了植入期子宫细胞增殖和/或分化所需的雌激素作用。排卵后，子宫内膜在孕激素的作用下形成特别的分泌结构[45]。孕激素通过细胞内的孕激素受体起作用，后者是经过充分研究的基因调节者。推测激素与受体结合后激发子宫内不同细胞类型的特别基因网络的表达，这些基因的产物介导早孕期激素的作用。

胚胎对植入的贡献

除激素外，越来越多的证据表明胚胎也具有明显的调节作用，可通过胚胎-子宫相互作用改变植入的整个过程。植入前，胚胎在发育过程中合成一些因子，告诉母体它的存在。此时，胚胎与母体内膜适当的交流至少部分受旁分泌细胞因子控制[46,47]。不同动物的胚泡、植入前胚胎与人类月经期内膜中均发现 mRNA 水平的细胞因子、生长因子及其相应的受体。我们关于植入的生理学知识来源于动物研究；由于显而易见的伦理学原因，无法详细研究人类的植入过程。但我们仍关注有关人类胚胎植入的生化和分子事件。

定位和黏附

内膜容受性和植入窗

内膜容受性指子宫内膜具有成功进行胚胎植入的能力。人类子宫内膜仅于黄体期有短暂的特定时间可以接受胚胎植入，称为着床或植入窗，即子宫对于胚胚胎植入容受性最大的时期[48]。植入窗内，内膜上皮形态特征发生变化，出现吞饮泡。内膜容受性最高时一般出现在月经第20～24天，其标志为标记子宫容受性生化特性的肽及蛋白的表达[45]。可于ART周期获得其他相关资料，例如通过观察黄体激素（LH）峰后胚胎植入的不同时间，测试子宫内膜容受窗。最近研究发现，较之在排卵后第11天或更长时间后植入，若胚胎于月经第22及24天（排卵后8～10天）植入，其继续妊娠率明显增加。而且，晚期植入者早期妊娠丢失率增加，第9天植入妊娠丢失为13%，第11天植入为52%，11天后植入丢失率则高达82%[49]。

吞饮泡

容受期内，子宫内膜上皮细胞细胞膜的顶端失去纤毛，成为大片平整的突起，即吞饮泡。吞饮泡是孕激素依赖的细胞器官，表现为顶端细胞突出，于自然月经周期的第20和21天可通过光学显微镜观察到[50]。人类吞饮泡的细胞与分子功能尚未明确；但是在大鼠及小鼠身上进行的示踪实验表明，其具有胞饮作用，同时还可能预防纤毛将胚泡扫走，增加子宫液，有利于胚泡黏附在吞饮泡分子上，使子宫与胚胎密切接触[51,52]。下调孕激素受体后，可导致吞饮泡消失[53]。吞饮泡持续时间小于2天，其出现受激素治疗及每位患者对IVF周期反应的影响。其平均于自然月经周期的第20～21天形成，促排卵周期时于第19～20天出现，而激素控制周期则于第21～22天出现。容受窗持续时间短且不连续，势必显著影响ART结果。同一活组织切片检查中可以发现吞饮泡出现、甾体激素受体丢失、$α_v β_3$整合素最大量表达、细胞外基质蛋白和白血病抑制因子（LIF）及其受体，表明吞饮泡出现与其他容受性变化相一致[54]。

黏附分子

整合素

胚胎附着可能涉及胚胎及子宫内膜表面暴露的受体与配体的临时性黏附。黏附及移动过程中，整合素的作用是在胚胎植入及胎盘形成的复杂事件中，激发参与者相互吸引的潜能。整合素是糖蛋白，可与细胞外基质的细胞表面受体结合，连接细胞外细胞黏附蛋白与细胞骨架。一些整合素亚型受子宫内膜周期调节[55]，于植入前期呈现特别的变化，显示$α_4$、$β_3$和$α_v β_3$亚型对于内膜容受性建立起作用。$α_v β_3$缺乏与子宫内膜异位、内膜发育迟缓及不孕密切相关[44,45]。$α_v β_3$整合素识别含3-氨基酸的细胞外基质配体，使胚胎滋养层附着并向外生长，若阻断整合素或其配体结合蛋白，则导致小鼠的植入率下降[56,57]。细胞外基质蛋白为子宫内膜分泌的糖蛋白，被$α_v β_3$整合素识别，出现于腺上皮和腔上皮内以及大约排卵后7天的吞饮泡[45]。

滋养素

滋养素为膜内蛋白，对滋养层细胞黏附起重要作用；bystin和tastin是细胞质蛋白，可能与滋养素一起形成主动黏附[58]。滋养层与子宫内膜上皮均表达滋养素，调节表层细胞通过同源滋养素-滋养素结合进行黏附。这些分子的表达方式提示它们参与了最初的胚泡附着及随后的胎盘发育。

黏液素

黏液素为糖基化分子，广泛存在于多种组织，包括内膜上皮细胞。大分子量黏液素糖蛋白包括MUC1到MUC7以及唾液黏蛋白ASGP均于子宫上皮表面表达，并分泌至腺腔。黏液素可保护黏膜表面不被感染和酶破坏。MUC1是主要组成，可能对上生殖道形成保护屏障，预防感染并调节精子通过，但MUC1对于人类胚胎植入过程的确切作用尚未明确[59]。实验发现，MUC1通过立体阻断配体与受体结合，包括整合素与其受体的结合，来抑制细胞与细胞间的相互作用。黏液素表现为胚胎附着的屏障，在容受期持续存在于子宫腔内。植入窗期内子宫内膜上皮细胞表面形成的吞饮泡可能的功能是将植入部位表面向胚胎方向抬高，减少MUC1的抗黏附作用。人类还可能出现植入部位局限性黏液素缺乏[59,60]。

细胞因子及生长因子

目前大部分物种的子宫内膜已被公认为细胞因子及其受体的合成部位。细胞因子的细胞来源各异，但主要来自子宫腺上皮、宫腔上皮或蜕膜化的基质细胞[61]。细胞因子和生长因子是细胞来源的多肽和蛋白，具有与特异性细胞表面受体结合的能力，可能作为细胞内信号，调节子宫内膜细胞的功能。它们通过自分泌、旁分泌及内分泌机制调节细胞增生、分化与凋亡[62,63]。子宫内膜及胚胎合成的细胞因子可能在母体-胚胎交流过程中起重要作用，通过表达黏附蛋白和抗黏附蛋白而提高子宫内膜的容受性[64]。

白介素

现已证实白介素-1（IL-1）家族对于人类植入过程中的内膜与胚胎交流非常重要[65]。IL-1受体表达于不同物种的子宫内膜内；拮抗IL-1的生物作用可使小鼠植入失败。这已经表明是由于拮抗了子宫内膜的作用，而不是拮抗胚胎。IL-1还可能影响胚胎植入的其他方面，包括侵入及血管生成，提示这种细胞因子，在早期胚胎发育中起重要作用[66]。IL-6家族包括LIF、IL-6、IL-11、心肌营养素、睫状亲神经生长因子、抑瘤素M以及最近发现的心肌营养素样细胞因子即新神经营养因子-1。通过对LIF基因无效突变小鼠的研究，第一次证实了细胞因子IL-6家族在着床中的作用。无LIF的雌性小鼠受孕失败的原因是由于胚泡无法植入。最近发现IL-11信号是子宫内膜蜕膜化时所必需的[67]。

血管内皮生长因子（VEGF）

VEGF作为高度特异性的促细胞分裂剂，已经体外实验证实可提高血管内皮细胞的增生能力。胚胎侵入母体子宫内膜后血管飞速生长，与蜕膜化、血管膜生长及胎盘形成同步[66]。与蛋白-相关蛋白-1（IGFBP-rP1）结合的胰岛素样生长因子于大鼠植入期子宫内高度表达，调节子宫细胞增生，并在围植入期合成环前列腺素（PGI_2）。此外，IGFBP-rP1显著刺激PGI_2合成以及COX-2 mRNA在肌层细胞中表达，两者均为确保成功植入的重要因素[68]。已知猪的输卵管与子宫内膜在发情期及早孕期产生上皮生长因子（EGF）、VEGF和成纤维细胞生长因子的生物作用与细胞分化及血管生成有关。说明上述因子参与了内膜蜕膜化，并进一步促进成功妊娠[69]。

前列腺素

母体或胚胎分泌的前列腺素被认为参与了植入的开始阶段。前列腺素的主要作用可能是引起轻度炎症反应并增加植入期内膜血管的渗透性[70]。环氧合酶（COX）是合成前列腺素的限速因子，有两个亚型因子：COX-1和COX-2。缺乏前者小鼠可以生育；但缺乏后者则可由于无法排卵和植入失败导致不孕[71]。参与上述过程的前列腺素种类及作用机制尚未明确。研究COX-2缺乏的小鼠，证实COX-2来源的环前列腺素为参与植入及蜕膜化的主要成分[72]。免疫染色后发现，COX-1主要位于腺与腔上皮；而COX-2则位于腔上皮与血管周围细胞内。米非司酮治疗可明显降低腺上皮表达COX-1以及腔上皮表达COX-2，同时减少子宫内膜腺体内15-羟基前列腺素去氢酶的免疫染色[73]。

人绒毛膜促性腺激素

最新证据表明，人绒毛膜促性腺激素（hCG）除公认的对黄体的内分泌作用外，还可能为影响妊娠期的生长及分化因素。根据实验结果将其作用分为三个阶段。第一阶段，自胚囊形成到血中出现hCG，此时hCG起促进旁分泌作用。应用hCG可能深刻影响分化和植入的旁分泌。hCG可激活对于血管新生非常重要的VEGF，说明hCG为控制内膜血管化及胎盘形成的重要因子。第二，内分泌，以母体血中出现hCG作为开始的标志。全身hCG水平升高引起血清孕激素迅速升高，间接挽救黄体。固有的促甲状腺素活性以及对于胎儿睾丸、卵巢与肾上腺的调节作用为hCG的其他内分泌功能。第三阶段的特点为滋养层出现全长度的hCG/LH受体。hCG似乎对胚胎-子宫内膜微环境具有许多局部及全身的功能[74]。

HOX基因

HOX基因高度进化保存，并作为胚胎形态发生及分化的调节者。哺乳动物至少拥有39个HOX基因，分为四组，称为HOXA、HOXB、HOXC及HOXD[75]。特异HOXA基因对于苗勒管发育非常重要。HOXA-10与HOXA-11在月经期表达增加，并于黄体中期的植入期时明显增高。最近有关靶向基因变异的研究发现，HOXA-10缺乏的纯合子小鼠表现为植入失败及植入后早期胚胎吸收[76]。性激素对HOX基因的调节可能提供允许不同HOX基因在生殖道中表达的机制。雌激素及孕激素对HOX-10表达均具正调控作用。性激素调节表达的方式与HOX基因一致一定程度上影响植入。HOX基因对于植入非常重要；因其可于每个月经周期激活植入所需的子宫内膜下游目标基因[75]。

侵入和胎盘形成

内膜蜕膜化

保护母体避免侵入的滋养细胞进入子宫螺旋血管，并对卵巢激素作出反应，内膜基质变成密集的细胞层，此过程称为蜕膜[77]。蜕膜化过程中，基质的成纤维细胞样间叶细胞分化成上皮样细胞。人类子宫内膜的这种形态改变开始于黄体期，受雌激素、孕激素及松弛素调节。其他变化包括出现富含特殊淋巴细胞的组织，其特征为CD56表达丰富。在女性及啮齿类动物中定义为自然杀伤细胞（NK）系，及子宫（u）NK细胞[78]。对于女性，亦称蜕膜CD56阳性细胞，是以往用于小鼠颗粒腺细胞的一个术语[79]。这些CD56阳性细胞占植入期白细胞的90%以上。虽然CD56被认为是植入过程与胚胎维持的重要因素，但尚未明确其在蜕膜形成过程中的具体功能[80]。虽然机制不明，但研究发现NK细胞、受体及受体拮抗者HLA-I分子，特别是滋养层的HLA-G，可以保护胚囊不被NK细胞杀死[81]。上述过程失调可能引起植入失败或妊娠丢失。蜕膜细胞因子首先表现在mRNA水平。植入窗时许多基因上调，最明显者包括IL-1、CSF、LIF、EGF及TBF-β[61,64]。性激素及胚囊本身可以调节这些因子。后者表达这些因子的受体，提供母体和胚胎的交流。

蜕膜化相关的生化和分子事件的次序尚未完全明确。对于狒狒来说，该阶段的体内过程是植入部位产生COX-2下调β-平滑肌激动蛋白并表达胰岛素生长因子结合蛋白-1（IGFBP-1）。IGFBP-1是蜕膜化细胞内最主要的蛋白，为蜕膜化的生化指标。此外，IL-1β，一种可能的孕体调节因子，可在孵化3天后于激素中产生，诱导IGFBP-1表达。目前资料显示IL-1β可以激活多条信号通路，正（无外源性）或负（出现外源性）调节IGFBP-1基因表达及体外蜕膜化。IL-1β激活通路10分钟后，引起有丝分裂原诱导蛋白激酶（MAPK，特别是p38 MAPK）磷酸化并激活NF-κB。4~6小时后，COX-2和基质金属蛋白酶-3（MMP-3）基因表达。甾体激素，特别是孕激素，是IGFBP-1表达所必需的，并通过下调MMP-3活性调节IL-1β活性。IL-1β诱导的MMP-3可能通过细胞外间质退化，开始细胞骨架重构，从而上调IGFBP-1[82]。

滋养层侵入

植入的侵入阶段将出现一些事件，包括细胞滋养层与细胞外物质通过细胞黏附分子发生黏附、MMP引起局部细胞外物质蛋白水解、细胞移动以及抑制上述过程[63]。由于很难得到人类早期妊娠的组织，因此许多有关人类侵入过程的研究结论是从猴子的侵入过程中推断的[83]。检查猴子的植入部位发现受精后10天滋养细胞开始进入母体螺旋动脉，14天时胎体下方的大部分螺旋动脉全部闭塞[84]。胚囊的细胞外层分化出细胞滋养层，于早孕时出现不同种类。细胞滋养层细胞将通过以下两种不同通路之一进行分化：绒毛滋养层细胞（vCTB）形成单层极化上皮干细胞，后者增生并融合成合体滋养层，覆盖于整个vCTB表面。细胞滋养层细胞亦可突破特定部位（锚定绒毛）的多核体，形成多层柱状非极化细胞滋养层细胞。这些活动且高度侵入性的绒毛外细胞滋养层细胞（evCTB）存在于细胞角蛋白阳性的蜕膜细胞、子宫螺旋动脉内膜以及接近肌层的第三部分[85]。

滋养层侵入类似肿瘤侵入，缘于蛋白水解酶可消化不同宿主组织的细胞外物质。丝氨酸蛋白酶、组织蛋白酶及金属蛋白酶参与侵入过程[86]。MMP是一组人类锌依赖的内肽酶，至少具有17个成员，有能力裂解细胞外物质所有成分。根据其酶解物的特殊性及结构不同，MMP基因可以分为四个亚组：明胶酶（消化IV型胶原蛋白，主要组成基底膜和变性胶原蛋白）、胶原酶（消化I、II、III、VII及X型胶原蛋白）、基质溶解酶（消化IV、V及VII胶原蛋白酶和层黏连蛋白、纤黏连蛋白、弹性蛋白、蛋白聚糖与凝胶）和膜型MMP。膜型MMP（MMP-14、MMP-15及MMP-16）的基础是前MMP-2，这些酶允许激活侵入细胞表面的前MMP-2[87]。由此即可消化间隙组织的细胞外物质内胶原蛋白。一些酶可激活前基质，最有名的是纤维蛋白溶酶。MMP的细胞外活性可被金属基质蛋白酶组织抑制因子（TIMP）特异性抑制，此作用通过TIMP与活化MMP的高度保守的锌结合部分相结合而发样，FIMP与MMP的结合有摩尔尚量上的对应关系[85]。初期蜕膜与细胞滋养层的TIMP及广谱蛋白酶抑制剂（例如α_2-巨球蛋白）为限制细胞滋养层侵入和子宫内膜基质容受的重要物质[63]。进一步穿透及存活依赖于那些可抑制母体对父性抗原免疫的因子。植入时，被绒毛外滋养层细胞侵入的蜕膜表达少见的 HLA I 型分子 HLA-C、HLA-E 及 HLA-G。植入部位基底部的 NK 细胞渗入蜕膜，与侵入的绒毛外滋养细胞接触。目前认为，这些 NK 细胞与绒毛外滋养细胞相互交流，确保对植入影响的控制。另一方面，NK 细胞活性增加与复发性流产危险性增高相关。看来子宫内膜来源的具有免疫抑制作用的免疫抑制糖蛋白妊娠相关子宫内膜蛋白-A (glycodelin-A) 可以局部抑制 NK 细胞活性，并保护胚胎半同种异源性。妊娠相关子宫内膜蛋白-A 受孕激素调节，是由分泌/蜕膜化的内膜腺体分泌而进入宫腔的主要糖蛋白[88]。

血管生成

胚胎侵入母体子宫内膜后，发育的特征是血管迅速生长与蜕膜化、血管膜生长以及胎盘形成一致。这个动态过程包括血管形成、血管从已存在的内皮细胞上以芽生方式生长及血管发生，从成血管细胞发育为初级血管[89]。人类胎盘富含血管生成物质，对调节胎盘成血管形成及改变妊娠期母体血管起重要作用。绒毛膜与绒毛基质内的胎儿巨噬细胞均表达 VEGF。VEGF 作为这种细胞类型的高度特异性促有丝分裂剂，可提高体外血管内皮细胞增生的能力，诱导血管生成并增加血管的通透性[90]。

另一 VEGF 家族成员，胎盘生长因子，可于绒毛膜及大血管中层发现[91]。成纤维细胞生长因子可在绒毛滋养层上表达，还可于离体绒毛组织条件培养基中发现[92]。增殖蛋白和增殖蛋白相关蛋白，滋养层巨细胞表达的两种催乳素相关多肽，被认为是鼠类胎盘血管生成的强力调节因子，但尚未在人类进行相关研究[93]。另一个最近发现的血管生成因子——瘦素，出现于妊娠期胎盘及血清中，可能与孕期血管发育有关[94]。

临床相关问题

临床证据指出人类子宫内膜的容受窗很短，于黄体中期出现。同时，子宫内膜上皮细胞顶膜出现吞饮泡。发现吞饮泡对于评估多次植入失败女性的子宫内膜容受性非常有用[95]。还应注意，正常妊娠的女性于排卵后 6～8 天出现吞饮泡，而超促排卵女性的吞饮泡则提早 1～2 天出现。除了不同女性的吞饮泡出现时间不同，其数量也各异，有的吞饮泡很多，有的却几乎没有。更有趣的是，吞饮泡数量与下一周期胚胎移植成功率相关[54]。

IVF 治疗中刺激卵巢导致卵泡期及黄体期甾体激素超过生理浓度。性激素直接或间接促使内膜成熟，影响植入。大部分促排卵方案均可改变子宫内膜的发育[96]。一系列研究表明，给予 hCG 当日的高浓度雌激素对子宫内膜容受性有害[97]。IVF 周期内黄体功能明显异常，黄体支持被广泛应用。自从促性腺激素释放激素类似物应用于临床后，人们发现黄体支持可以明显提高妊娠率[98]。子宫内膜发育到具有接受胚囊的功能是一个非常复杂的过程，暴露于性激素中的时期、持续时间及数量不适当均可使其发生改变[99]。

IVF 的临床应用中胚胎移植至今仍未受到关注。许多因素如宫颈细菌污染移植管顶端、操作过程中对子宫收缩的刺激、移植管类型、移植中超声引导以及胚胎放入宫腔的位置均可影响植入率。简单而无创的移植对于成功植入非常重要；应将胚胎放置于子宫腔中央，远离宫底。在得出明确的宫颈胚胎移植标准前，需要进行大规模的随机试验[100]。

已经证明成功率随年龄增加而下降，主要因为妊娠或胚胎植入后妊娠终止的危险增加。而高龄患者可通过接受年轻女性卵子成功妊娠，说明她们主要由于卵子质量差，而非缺乏胚胎容受性。尽管一些显而易见的原因可能导致年龄相关的子宫内膜容受性下降，但仍需对很多容受性相关的内膜因素，特别是高龄女性，进行进一步研究[101]。

要点：受精

- 体内自然受精过程尚未完全明确；但最近辅助生育技术的发展为了解正常受精提供了新的方法。
- 哺乳动物的配子通过雄性和雌性生殖道最后到达输卵管壶腹部。两个配子的相互作用需要经过一些步骤，最终形成受精卵，包括精子与卵子外层结合并穿透卵子外层、卵子激活、形成男性和女性原核以及细胞开始早期分化发育。
- IVF 和 ICSI 的细胞及分子变化与体内过程有多步不同。即使如此，正常 IVF 和 ICSI 胚胎在移植后仍可分娩出许多健康的孩子。

- 受精完全失败为 IVF 周期中非常令人失望的经历。尚未明确 IVF 和 ICSI 后受精失败的原理，但可分为精子获能或顶体反应失调；黏附、结合或穿透透明带失败；以及信号传达、卵子激活、原核形成与合并失败或胚胎停留在第一次有丝分裂中期。

=== 要点：植入 ===

- 排卵后胚胎在输卵管壶腹部停留大约 80 小时，通过峡部大约需要 10 小时，然后以 8 细胞或 10 细胞（桑葚胚）的形态进入宫腔。
- 植入以桑葚胚进入宫腔 2～3 天从透明带中孵化作为开始。

- 子宫内膜在一段短暂与精确的时间段内接受胚胎；是性激素特别是孕激素复杂作用的结果；胚胎调节机制即诱导胚胎-子宫相互作用；并激活许多细胞因子和生长因子。
- 一旦与子宫内膜接触，胚囊表面即包裹合体滋养层，为多核团块，无明显细胞分界，内层是含独立细胞的细胞滋养层。合体滋养层侵蚀子宫内膜，然后胚囊植入。上述过程受细胞因子及黏附分子特别是整合素的调节。
- 胚胎无法植入子宫是体外与体内受精妊娠失败的主要原因。

（迟洪滨译 乔 杰校）

参考文献

1. Alexandre H: A history of mammalian embryological research. Int J Dev Biol 45:457–467, 2001.
2. Setchell BP: The contributions of Regnier de Graaf to reproductive biology. Eur J Obstet Gynecol Reprod Biol 4:1–13, 1974.
3. Tan SY: Anton van Leeuwenhoek (1632–1723) father of microscopes. Singapore Med J 44:557–558, 2003.
4. Yanagimachi R: Mammalian fertilization. In Knobil E, Neill J (eds). The Physiology of Reproduction. New York, Raven Press, 1994, pp 189–317.
5. Saitoh K, Terada T, Hatakeyama S: A morphological study of the efferent ducts of the human epididymis. Int J Androl 13:369–376, 1990.
6. Amann RP, Howards SS: Daily spermatozoal production and epididymal spermatozoal reserves of the human male. J Urol 124:211–215, 1980.
7. Turner TT: On the epididymis and its role in the development of the fertile ejaculate. J Androl 16:292–298, 1995.
8. Harper JK: Gamete and zygote transport. In Knobil E, Neill J (eds): The Physiology of Reproduction. New York, Raven Press, 1994, pp 123–185.
9. Speroff L, Glass RH, Kase NG: Clinical and Gynecologic Endocrinology and Infertility. Baltimore, Williams & Wilkins, 1994, pp 231–250.
10. Barratt CLR, Cooke ID: Sperm transport in the human female reproductive tract—a dynamic interaction. Int J Androl 14:394–411, 1991.
11. Mastroianni JR, Zausner-Guelman B, Go KJ: Sperm transport in the female reproductive tract. In Behrman SJ, Kistner RW, Patton GW (eds): Progress in Infertility. Boston/Toronto, Little-Brown, 1988, pp 663–672.
12. Grant A: Cervical hostility; incidence, diagnosis, and prognosis. Fertil Steril 9:321–333, 1958.
13. Casslén B, Nilsson B: Human uterine fluid, examined in undiluted samples for osmolarity and the concentrations of inorganic ions, albumin, glucose, and urea. Am J Obstet Gynecol 150:877–881, 1984.
14. Austin CR: Anomalies of fertilization leading to triploidy. J Cell Comp Physiol 56(Suppl 1):1–15, 1960.
15. Fraser LR: Cellular biology of capacitation and the acrosome reaction. Hum Reprod 10 (Suppl):22–30, 1995
16. Stauss CR, Votta TJ, Suarez SS: Sperm motility hyperactivation facilitates penetration of the hamster zona pellucida. Biol Reprod 53:1280–1285, 1995.
17. Suarez SS: Hyperactivated motility of sperm. J Androl 17:331–335, 1996.
18. Fenichel P, Durand-Clement M: Role of integrins during fertilization in mammals. Hum Reprod 13(Suppl 4):31–46, 1998.
19. Croxatto HB, Ortiz ME: Egg transport in the fallopian tube. Gynecol Invest 6:215–225, 1975.
20. Croxatto HB, Ortiz ME, Diaz S, et al: Studies on the duration of egg transport by the human oviduct. II. Ovum location at various intervals following luteinizing hormone peak. Am J Obstet Gynecol 132:629–634, 1978.
21. Vanderhyden BC, Caron PJ, Buccione R, Eppig JJ: Developmental pattern of the secretion of cumulus expansion-enabling factor by mouse oocytes and the role of oocytes in promoting granulosa cell differentiation. Dev Biol 140:307–317, 1990.
22. Clewe TH, Mastroianni L: Mechanisms of ovum pickup. I. Functional capacity of rabbit oviducts ligated near the fimbria. Fertil Steril 9:13–17, 1958.
23. Vernon MW: Female reproductive physiology. In Andrology and Embryology review course. St. Louis, American Association of Bioanalysis, 2003, p 132.
24. Talbot P, Shur BD, Myles DG: Cell adhesion and fertilization: Steps in oocyte transport, sperm–zona pellucida interactions, and sperm–egg fusion. Biol Reprod 68:1–9, 2003.
25. Talbot P, DiCarlantonio G, Zao P, et al: Motile cells lacking hyaluronidase can penetrate the hamster oocyte–cumulus complex. Dev Biol 108:387–398, 1985.
26. Prasad SV, Skinner SM, Carino C, et al: Structure and function of the proteins of the mammalian zona pellucida. Cells Tissues Organs 166:148–164, 2000.
27. Prasad SV, Dunbar BS: Human sperm–oocyte recognition and infertility. Semin Reprod Med 18:141–149, 2000.
28. Rosati F, Capone A, Giovampaola CD, et al: Sperm–egg interaction at fertilization: Glycans as recognition signals. Int J Dev Biol 44:609–618, 2000.
29. Dietl JA, Rauth G: Molecular aspects of mammalian fertilization. Hum Reprod 4:869–875, 1989.
30. Bleil, JD, Wassarman PM: Sperm–egg interactions in the mouse: Sequence of events and induction of the acrosome reaction by a zona pellucida glycoprotein. Dev Biol 95:317–324, 1983.
31. Jungnickel MK, Marrero H, Birnbaumer L, et al: Trp2 regulates entry of Ca^{2+} into mouse sperm triggered by egg ZP3. Nat Cell Biol 3:499–502, 2001.

32. Green DP: Mammalian fertilization as a biological machine: A working model for adhesion and fusion of sperm and oocyte. Hum Reprod 8:91–96, 1993.
33. Evans JP: Fertilin β and other ADAMs as integrin ligands: Insights into cell adhesion and fertilization. Bioessays 23:628–639, 2001.
34. Cho C, Bunch DO, Faure JE, et al: Fertilization defects in sperm from mice lacking fertilin β. Science 281:1857–1859, 1998.
35. Nishimura H, Cho C, Branciforte DR, et al: Analysis of loss of adhesive function in sperm lacking cyritestin or fertilin β. Dev Biol 233:204–213, 2001.
36. Hewitson L, Simerly C, Schatten G: Fertilization. In Fauser BCJM (ed): Reproductive Medicine. New York, Parthenon Publishing, 2003, pp 401–419.
37. Horvath PM, Kellom T, Caulfield J, Boldt J: Mechanistic studies of the plasma membrane block to polyspermy in mouse eggs. Mol Reprod Dev 34:65–72, 1993.
38. Miller DJ, Gong X, Decker G, Shur BD: Egg cortical granule N-acetylglucosaminidase is required for the mouse zona block to polyspermy. J Cell Biol 123:1431–1440, 1993.
39. Hewitson L, Simerly C, Dominko T, Schatten G: Cellular and molecular events after in vitro fertilization and intracytoplasmic sperm injection. Theriogenology 53:95–104, 2000.
40. Simerly C, Wu GJ, Zoran S, et al: The paternal inheritance of the centrosome, the cell's microtubule-organizing center, in humans, and the implications for infertility. Nat Med 1:47–52, 1995.
41. Sutovsky P, Schatten G: Paternal contributions to the mammalian zygote: Fertilization after sperm–egg fusion. Int Rev Cytol 195:1–65, 2000.
42. Edwards RG: Human uterine endocrinology, and the implantation window. Ann NY Acad Sci 541:445–454, 1988.
43. Edwards RG: Clinical approaches to increasing uterine receptivity during human implantation. Hum Reprod 10(Suppl 2):60–66, 1995.
44. Herrler A, Von Rango U, Beier HM: Embryo–maternal signalling: How the embryo starts talking to its mother to accomplish implantation. Reprod Biomed Online 6:244–256, 2003.
45. Lessey BA: The role of the endometrium during embryo implantation. Hum Reprod 15(Suppl 6):39–50, 2000.
46. Giudice LC: Endometrial growth factors and proteins. Semin Reprod Endocrinol 13: 93–101, 1995.
47. Kauma SW: Cytokines in implantation. J Reprod Fertil Suppl 55:31–42, 2000.
48. Duc-Goiran P, Mignot TM, Bourgeois C, Ferré F: Embryo–maternal interactions at the implantation site: A delicate equilibrium. Eur J Obstet Gynecol Reprod Biol 83:85–100, 1999.
49. Wilcox AJ, Baird DD, Weinberg CR: Time of implantation of the conceptus and loss of pregnancy. NEJM 340:1796–1799, 1999.
50. Nikas G, Drakakis P, Loutradis D, et al: Uterine pinopodes as markers of "nidation window" in cycling women receiving exogenous oestradiol and progesterone. Hum Reprod 10:1208–1213, 1995.
51. Psychoyos A, Nikas G: Uterine pinopodes as markers of uterine receptivity. Assist Reprod Rev 4:26–32, 1994.
52. Stavréus-Evers A, Masironi B, Landgren BM, et al: Immunohistochemical localization of glutaredoxin and thioredoxin in human endometrium: A possible association with pinopodes. Mol Hum Reprod 8:546–551, 2002.
53. Stavreus-Evers A, Nikas G, Sahlin L, et al: Formation of pinopodes in human endometrium is associated with the concentrations of progesterone and progesterone receptors. Fertil Steril 7:782–791, 2001.
54. Nikas G, Aghajanova L: Endometrial pinopodes: Some more understanding on human implantation? Reprod Biomed Online 4(Suppl 3):18–23, 2002.
55. Lessey BA, Damjanovich L, Coutifaris C, et al: Integrin adhesion molecules in the human endometrium. Correlation with the normal and abnormal menstrual cycle. J Clin Invest 90:188–195, 1992.
56. Illera MJ, Cullinan E, Gui Y, et al: Blockade of the $\alpha_v\beta_3$ integrin adversely affects implantation in the mouse. Biol Reprod 62:1285–1290, 2000.
57. Yelian FD, Yang Y, Hirata JD, et al: Molecular interactions between fibronectin and integrins during mouse blastocyst outgrowth. Mol Reprod Dev 414:435–448, 1995.
58. Fukuda MN, Nozawa S: Trophinin, tastin, and bystin: A complex mediating unique attachment between trophoblastic and endometrial epithelial cells at their respective apical cell membranes. Semin Reprod Endocrinol 17:229–234, 1999.
59. Aplin JD: MUC-1 glycosylation in endometrium: Possible roles of the apical glycocalyx at implantation. Hum Reprod 14(Suppl 2):17–25, 1999.
60. Carson DD, DeSouza MM, Regisford EG: Mucin and proteoglycan functions in embryo implantation. Bioessays 20:577–583, 1998.
61. Salamonsen LA, Dimitriadis E, Robb L: Cytokines in implantation. Semin Reprod Med 18:299–310, 2000.
62. Beier HM, Beier-Hellwig K: Molecular and cellular aspects of endometrial receptivity. Hum Reprod Update 4:448–458, 1998.
63. Giudice LC: Potential biochemical markers of uterine receptivity. Hum Reprod 14(Suppl 2):3–16, 1999.
64. Simón C, Martin JC, Pellicer A: Paracrine regulators of implantation. Baillieres Best Pract Res Clin Obstet Gynaecol 14:815–826, 2000.
65. Simón C, Mercader A, Gimeno MJ, Pellicer A: The interleukin-1 system and human implantation. Am J Reprod Immunol 37:64–72, 1997.
66. Krussel JS, Bielfeld P, Polan ML, Simon C: Regulation of embryonic implantation. Eur J Obstet Gynecol Reprod Biol 110(Suppl 1):S2–S9, 2003.
67. Robb L, Dimitriadis E, Li R, Salamonsen LA: Leukemia inhibitory factor and interleukin-11: Cytokines with key roles in implantation. J Reprod Immunol 57:129–141, 2002.
68. Dominguez F, Avila S, Cervero A, et al: A combined approach for gene discovery identifies insulin-like growth factor-binding protein-related protein 1 as a new gene implicated in human endometrial receptivity. J Clin Endocrinol Metab 88:1849–1857, 2003.
69. Wollenhaupt K, Welter H, Einspanier R, et al: Expression of epidermal growth factor receptor (EGF-R), vascular endothelial growth factor receptor (VEGF-R) and fibroblast growth factor receptor (FGF-R) systems in porcine oviduct and endometrium during the time of implantation. J Reprod Dev 50:269–278, 2004.
70. Chakraborty I, Das SK, Wang J, Dey SK: Developmental expression of the cyclo-oxygenase-1 and cyclo-oxygenase-2 genes in the peri-implantation mouse uterus and their differential regulation by the blastocyst and ovarian steroids. J Mol Endocrinol 16:107–122, 1996.
71. Lim H, Paria BC, Das SK, et al: Multiple female reproductive failures in cyclooxygenase 2-deficient mice. Cell 91:197–208, 1997.
72. Lim H, Gupta RA, Ma WG, et al: Cyclo-oxygenase-2-derived prostacyclin mediates embryo implantation in the mouse via PPARδ. Genes Dev 13:1561–1574, 1999.
73. Cameron ST, Critchley HO, Buckley CH, et al: Effect of two antiprogestins (mifepristone and onapristone) on endometrial factors of potential importance for implantation. Fertil Steril 67:1046–1053, 1997.
74. Licht P, Russu V, Wildt L: On the role of human chorionic gonadotropin (hCG) in the embryo-endometrial microenvironment: Implications for differentiation and implantation. Semin Reprod Med 19:37–47, 2001.
75. Taylor HS: The role of HOX genes in human implantation. Hum Reprod Update 6:75–79, 2000.
76. Benson GV, Lim H, Paria BC, et al: Mechanisms of reduced fertility in Hoxa-10 mutant mice: Uterine homeosis and loss of maternal Hoxa-10 expression. Development 122:2687–2696, 1996.
77. Kearns M, Lala PK: Life history of decidual cells: A review. Am J Reprod Immunol 3:78–82, 1983.
78. King A: Uterine leukocytes and decidualization. Hum Reprod Update 6:28–36, 2000.
79. Peel S: Granulated metrial gland cells. Adv Anat Embryol Cell Biol 115:1–115, 1989.
80. Loke YW, King A: Decidual natural killer cell interaction with trophoblast: Cytolysis or cytokine production? Biochem Soc Trans 28:196–198, 2000.
81. LeBouteiller P, Blaschitz A: The functionality of ALA-G is emerging. Immunol Rev 167:233–244, 1999.
82. Strakova Z, Srisuparp S, Fazleabas AT: IL-1β during in vitro decidualization in primate. J Reprod Immunol 55:35–47, 2002.

83. Enders AC, Welsh AO: Structural interactions of trophoblast and uterus during hemochorial placenta formation. J Exp Zool 266:578–587, 1993.
84. Enders AC, King BF: Early stages of trophoblastic invasion of the maternal vascular system during implantation in the macaque and baboon. Am J Anat 192:329–346, 1991.
85. Bischof P, Meisser A, Campana A: Biochemistry and molecular biology of trophoblast invasion. Ann NY Acad Sci 943:157–162, 2001.
86. Westermarck J, Kähäri VM: Regulation of matrix metalloproteinase expression in tumour invasion. FASEB J 13:781–792, 1999.
87. Nagase H: Activation mechanisms of matrix metalloproteinases. Biol Chem 378:51–160, 1997.
88. Seppala M, Taylor RN, Koistinen H, et al: Glycodelin: A major lipocalin protein of the reproductive axis with diverse actions in cell recognition and differentiation. Endocr Rev 23:401–430, 2002.
89. Coffin JD, Poole TJ: Embryonic vascular development. Development 102:735–744, 1988.
90. Millauer B, Wizigmann-Voos S, Schnurch H, et al: High affinity VEGF binding and developmental expression suggest *FLK-1* as a major regulator of vasculogenesis and angiogenesis. Cell 72:835–846, 1993.
91. Vuorela P, Hatva E, Lymboussaki A, et al: Expression of vascular endothelial growth factor and placenta growth factor in human placenta. Biol Reprod 56:489–494, 1997.
92. Hamai Y, Fujii T, Yamashita T, et al: Evidence for basic fibroblast growth factor as a crucial angiogenic growth factor, released from human trophoblasts during early gestation. Placenta 19:149–155, 1998.
93. Yamaguchi M, Imai T, Maeda T, et al: Cyclic adenosine 3′, 5′-monophosphate stimulation of placental proliferin and proliferin-related protein secretion. Endocrinology 136:2040–2046, 1995.
94. Lepercq J, Guerre-Millo M, Andre J, et al: Leptin: A potential marker of placental insufficiency. Gynecol Obstet Invest 55:151–155, 2003.
95. Pantos K, Nikas G, Makrakis E, et al: Clinical value of endometrial pinopodes detection in artificial donation cycles. Reprod Biomed Online 9:86–90, 2004.
96. Sterzik K, Dallenbach C, Schneider V, et al: In vitro fertilization: The degree of endometrial insufficiency varies with the type of ovarian stimulation. Fertil Steril 50:457–462, 1988.
97. Valbuena D, Jasper M, Remohi J, et al: Ovarian stimulation and endometrial receptivity. Hum Reprod 14(Suppl 2):107–111, 1999.
98. Smith EM, Anthony FW, Gadd SC, Masson G: Trial of support treatment with human chorionic gonadotrophin in the luteal phase after treatment with buserelin and human menopausal gonadotrophin in women taking part in an in vitro fertilisation programme. BMJ 298:1483–1486, 1989.
99. Van Der Gaast MH, Beckers NG, Beier-Hellwig K, et al: Ovarian stimulation for IVF and endometrial receptivity—the missing link. Reprod Biomed Online 5:36–43, 2002.
100. Levi Setti PE, Albani E, Cavagna M, et al: The impact of embryo transfer on implantation—a review. Placenta 24(Suppl B):S20–S26, 2003.
101. Ubaldi F, Rienzi L, Baroni E, et al: Implantation in patients over 40 and raising FSH levels—a review. Placenta 24(Suppl B):S34–S38, 2003.

第一部分　基础科学

7　腹腔及盆腔解剖

Tommaso Falcone, Richard L. Drake, and William W. Hurd

引言

生殖系统手术治疗的目的是通过手术方法及技巧治疗疾病，至少保障生育功能，即尽可能恢复正常的解剖结构。为达到上述目标并将手术并发症降至最低，每位生殖外科医师均须具备扎实的盆腔解剖知识。腹壁解剖知识对于腹腔镜手术中确定腹壁第一及第二穿刺点的位置非常重要。本章节将回顾腹壁及盆腔的实际外科解剖，这对于采用任何术式的妇科医师均十分重要。

前腹壁

前腹壁皮肤之下由4层组织结构组成：(1) 皮下组织及浅表筋膜层，(2) 肌肉及腹横筋膜，(3) 腹直肌后鞘及腹膜外筋膜，(4) 壁层腹膜 (图7-1)。这些组织之中包括重要的血管和神经走行。

皮下组织

被绝大部分外科医师当作皮下组织的这一层由浅筋膜 (Camper筋膜) 及深筋膜 (Scarpa筋膜) 组成。这层疏松且富含脂肪的组织内含表浅腹壁血管，为术后伤口感染最主要的部位。

肌层和腹横筋膜

腹壁由5对肌肉组成。腹正中线上，腹直肌贯穿整个前腹，起源于剑突及第5～7肋软骨前面，终止于耻骨嵴及耻骨联合。这个宽叶状的肌肉前鞘被3条纤维分成4段，后鞘则未分段。这种结构使得上腹深部血管可无阻碍地穿行至腹直肌后鞘。

锥状肌是三角形的小肌肉，位于腹直肌下部前面，包含于前鞘内。锥状肌起自耻骨联合前面及双侧耻骨韧带中间，并在脐至耻骨联合之间融合进腹白线。这块肌肉通常出现一侧或双侧缺如。

侧方的肌肉有3块。最外侧为起自第8肋的腹外斜肌。肌束向前下方走行，最前面的部分延展成腱膜。腱膜为一层扁平的纤维膜鞘，包裹肌肉组织并分隔各个肌肉及骨骼。腹内斜肌起源于腹外斜肌下方的腰横筋膜、髂嵴及腹股沟韧带外侧2/3，向内上方走行并移行为筋膜。最内侧为腹横肌，起自腹股沟韧带外侧1/3、髂嵴前3/4及第6～8肋软骨内侧。腰横筋膜与膈肌的肌束相交错，最终止于宽阔的腱膜。腹横肌深面是一层连续的特殊筋膜，向上延伸至腹腔，向下构成盆腔筋膜，即腹横筋膜。

腹直肌鞘深筋膜及腹膜外筋膜

腹直肌前后均被筋膜包绕，称之为腹直肌鞘。腹直肌鞘由全部3层侧腹肌的筋膜融合构成。上述筋膜于腹直肌外侧融合形成半月线，并在正中线形成自剑突延至耻骨联合的白线。弓状线横贯脐与耻骨联合之间，在这条线上，侧肌群筋膜包绕腹直肌前后，而在这条线下方，筋膜仅覆盖腹直肌前面。此外，腹外斜肌腱膜附着于髂前上棘与耻骨结节之间，形成腹股沟韧带。

腹股沟管长约4cm，平行于腹股沟韧带走行。其前壁由腹外斜肌腱膜构成，下壁为腹股沟韧带，上壁由腹内斜肌与腹横肌筋膜游离缘组成，后壁为腹横肌筋膜。腹横肌筋膜的裂隙，或更精确地称之为管口状外褶，构成腹股沟深环，位于髂前上棘与耻骨联合连线中点，圆韧带通过深环进入腹股沟管。腹股沟深环中间为下腹壁血管。而腹外斜肌腱膜附于耻骨结节的部分形成裂隙，构成腹股沟浅环。圆韧带、髂腹股沟神经皮质支及生殖股神经生殖支均由此穿出腹股沟管 (见图7-1)。

第一部分 基础科学

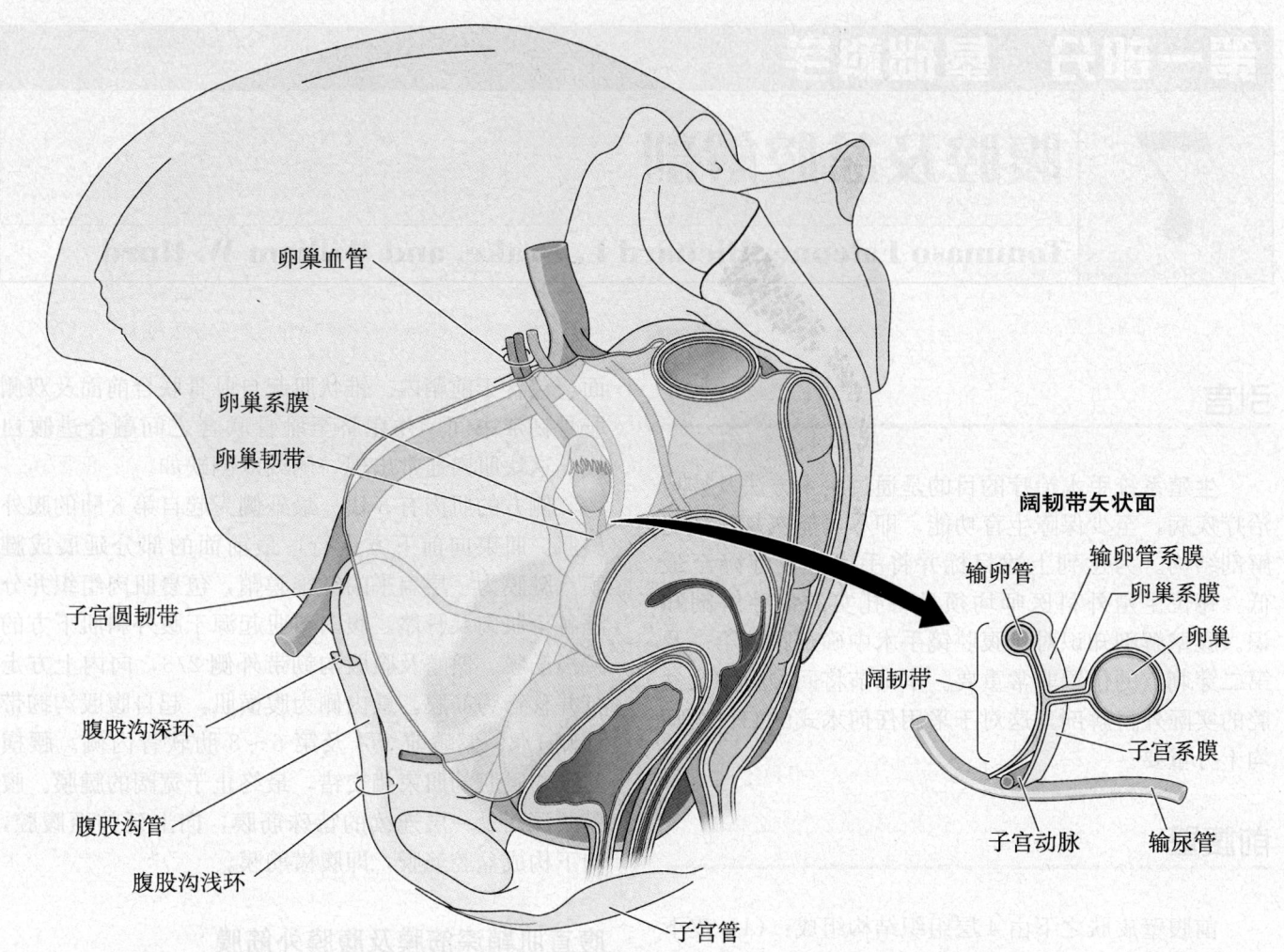

图 7-1 圆韧带经腹股沟深环进入腹股沟管，自腹股沟浅环穿出。子宫靠近卵巢血管。腹腔镜下，子宫位于内髂前方，距离很近。（From Drake RL, Vogl W, Mitchell AWM: Gray's Anatomy for Students. Philadelphia, Elsevier, 2005, p 410, Fig. 5-50.）

腹横筋膜及腹直肌内侧是一层分隔腹横筋膜与腹膜的结缔组织，即腹膜外筋膜。该筋膜各区域包含不等量的脂肪，连接腹腔并继续向下延伸成为盆腔筋膜。腹膜外筋膜包绕的脏器即腹膜后脏器。

壁层腹膜

壁层腹膜为一层由单层细胞构成的衬于腹腔内侧的膜，于一些特定区域反折成双层腹膜及系膜。

神经

分布于前腹壁的神经共 4 种，每种神经束均包含运动神经及感觉神经。发自 T7-T11 的胸腹神经，向前下穿过腹内斜肌与腹横肌，支配区域如下：

- T7-T9：脐平面以上
- T10：脐平面
- T11：脐平面以下

肋下神经发自 T12，并穿过腹内斜肌及腹横肌，支配脐平面以下腹壁。

髂腹下神经及髂腹股沟神经均起源于 L1，与胸腹神经及肋下神经一样，这些神经走行于腹内斜肌和腹横肌之间。并在髂前上棘穿过腹内斜肌后于其中外侧行进，髂腹下神经支配区域为脐前外侧腹壁。髂腹股沟神经进入腹股沟管，并从浅环穿出，支配大阴唇、大腿内侧及腹股沟区的感觉。

上述神经在下腹部手术中容易受到损伤，瘢痕组织或缝线反应诱发的神经组织重建常为导致下腹壁疼痛的重要原因[1]。基于此，了解前腹壁中髂腹下神经及髂腹股沟神经的解剖知识，可避免剖腹手术及腹腔镜手术中损伤。尸体研究数据显示，腹腔镜手术可通过在平行或高于髂前上棘水平安置套管针以及横向切口将上述神经损伤降至最低[2]。而在一些由于神经损伤导致慢性疼痛的病例中，于髂前上棘内侧3cm处注射局部麻醉药可缓解疼痛。

血管

前腹壁的主要血管可分为深部血管及浅表血管（图7-2）[3]。浅表血管包括腹壁浅表血管及环髂浅表血管。均为股动脉及股静脉的分支。在腹壁皮下组织中双向走行，朝向或背离患者头侧。

为避免损伤血管，在腹腔镜手术第二穿刺点定位前常通过腹腔内光源透照法显示浅表血管[3]。套管针穿刺时若损伤这些血管可导致明显的皮下血肿，并可于CT上发现其位于筋膜前方[4]。一些特殊病例，血肿可延伸至大阴唇。

深层血管包括双侧腹壁下动、静脉，起自髂外动、静脉，走行于腹膜中，至耻骨联合与脐连线的中点进入腹直肌后方。腹壁下血管构成腹股沟三角的外

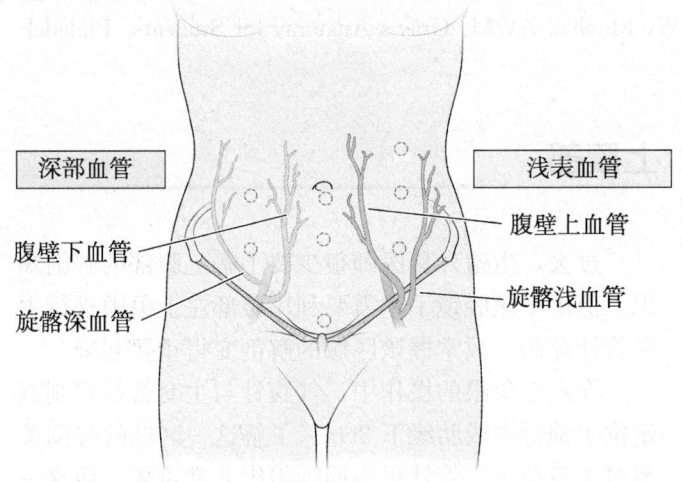

图7-2 前腹壁血管。（Modified from Hurd WW, Bude RO, DeLancey JOL, Newman JS: The location of abdominal wall blood vessels in relationship to abdominal landmarks apparent at laparoscopy. Am J Obstet Gynecol 171: 642-646, 1994.）

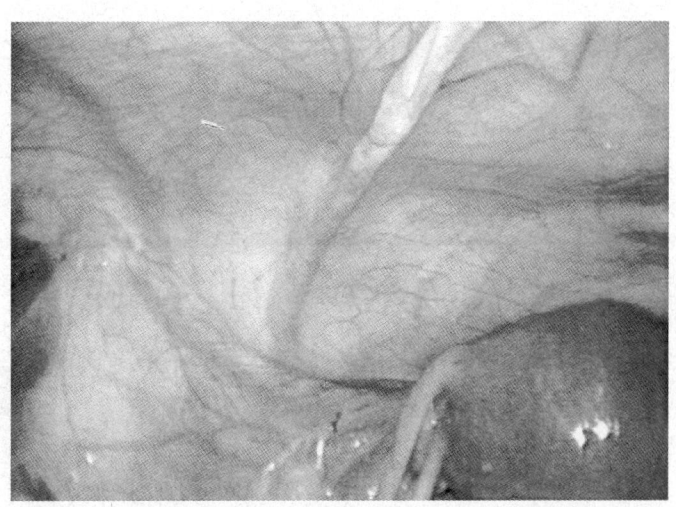

图7-3 （也见彩图7-3）腹腔镜下的腹膜标志及腹壁下血管。左侧圆韧带进入腹股沟深环。腹股沟深环处圆韧带内侧为腹壁下血管。腹膜襞即脐外侧襞。血管内侧的腹膜襞由脐动脉闭锁形成，即指脐内侧襞。

侧缘，即Hesselbach三角（直疝三角）。此三角区域中间为腹直肌，下方为腹股沟韧带所包围。

由于弓状线下腹直肌后鞘缺失，使得腹腔镜下可直接观察到腹壁下动脉的走行，其为脐外侧襞（图7-3）[5]。损伤该血管可导致致命的血肿，必须迅速电凝止血或进行精确的缝合止血。

如果无法观察到这些血管（常由于皮下组织过厚），套管针穿刺点应位于中线旁8cm，耻骨联合上8cm。在右腹壁，该点恰好为McBurney点，即右侧髂前上棘与脐连线的外中1/3处。有时左侧对应点即Hurd点。

腹膜标记

腹膜襞

一些有用的腹膜标记可作为腹腔镜手术的指引，以避免损伤重要的腹膜后器官。前腹壁的两条中线及两层腹膜常可通过腹腔镜观察（图7-4）。镰状韧带为腹侧肠系膜的残余部分，其游离缘是闭锁的脐静脉，可见于脐上中线并延至肝。脐正中韧带位于脐与膀胱尖之间，内含闭锁的脐尿管。尽管出生前脐尿管已经闭锁，但第二套管针穿刺时仍应避免损伤，不仅由于其难以穿透，还因为少数病例其可能仍与膀胱相通。

脐尿管的另一侧为脐内侧襞，包含闭锁的脐动脉，由脐根部延至髂内动脉前分支。82%的患者于其外侧可见脐外侧襞[5]。由于上述结构可指示腹壁下血

第一部分 基础科学

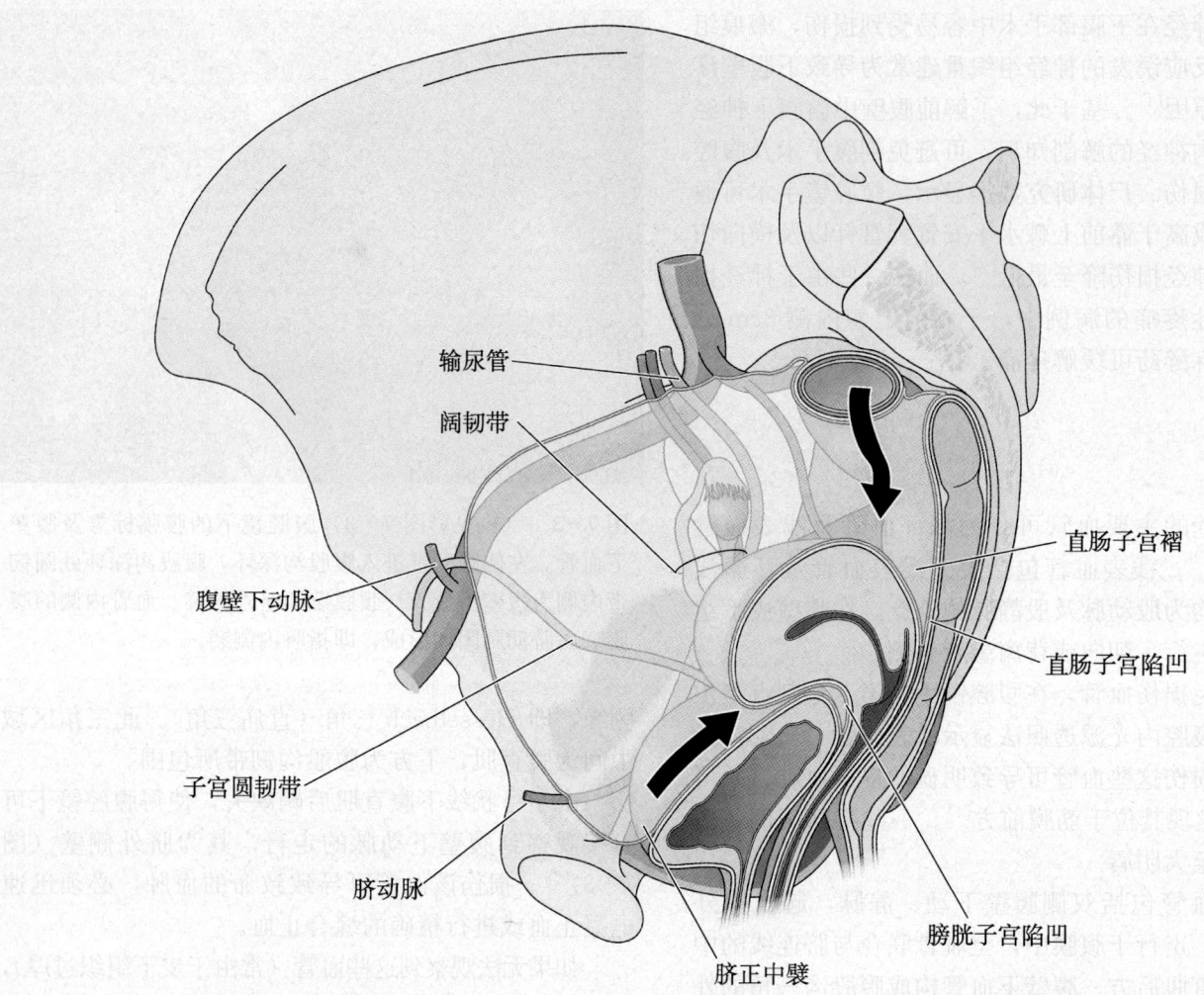

图 7-4 （也见彩图 7-4）脐尿管（脐正中韧带）、脐动脉（脐内侧韧带）与腹壁下血管（脐外侧襞）的腹膜指示点。盆腔脏器间可见两个重要的腹膜陷窝。（From Drake RL, Vogl W, Mitchell AWM: Gray's Anatomy for Students. Philadelphia, Elsevier, 2005, p 416, Fig. 5-58A.）

管的位置，因此对于腹腔镜手术非常重要，掌握其位置可避免于腹腔镜手术第二位点穿刺时损伤大血管。

腹膜陷窝通常存在于盆腔脏器中（图7-4）。膀胱子宫陷窝位于子宫与膀胱之间前方。约一半的患者在前腹壁后可以见到膀胱的腹膜外侧缘，这一点对于套管针的第二穿刺位点选择非常重要，尤其是有腹腔手术史的患者[5]。膀胱反折常见于子宫前方，作为子宫切除术分离膀胱的重要腹膜标记。

直肠子宫陷窝即 Douglas 窝位于直肠前方，以及子宫、宫颈与阴道后方。子宫内膜异位症常累及该处，一些重症病例中甚至完全封闭。直肠子宫陷窝下方为腹膜外筋膜层，称为直肠阴道隔，延至会阴体。其位于阴道后方与直肠前方，子宫内膜异位症累及此处时，可于盆腔检查中触及痛性结节。

上腹部

过去，生殖外科医师很少要了解上腹部的解剖知识。但由于腹腔镜手术需要利用腹部左上象限进行主套管针穿刺，故掌握该区域的解剖变得重要起来。

在左上象限的操作中，气腹针与主套管针穿刺点定位于锁骨中线肋缘下2cm。了解这一区域的解剖关系对于避免主套管针损伤周围组织非常重要。而这一区域易受损伤的组织由后到前依次为脾、结肠脾曲、胃及肝左叶。尽管有关左上象限穿刺损伤组织的报道相对较少，但这种方法损伤结肠的风险较大[6]。表7-1所列为左上象限穿刺点距离正常身体组织的CT测量值[7]。

表 7-1
左上象限穿刺点与正常组织的距离

结构	No.	最小（cm）	中等（cm）	最大（cm）
主动脉	49	7.40	11.50	21.50
腔静脉	49	9.30	12.80	20.30
脾	47	5.20	12.00	17.60
胃	49	1.50	4.40	13.10
胰	49	4.50	8.00	15.60
肝	49	1.60	4.00	17.00
左肾	48	10.00	13.15	22.70

From Tulikangas et al. Anatomy of the left upper quadrant for cannula insertion. J Am Assoc Gynecol Laparosc 7: 211-214, 2000.

后腹壁及盆腔侧壁

脊柱前方的后腹壁组织及盆腔侧壁对于生殖外科医师来讲非常重要。首先，一些妇科手术需要在这一区域进行腹膜后清除，例如深部子宫内膜异位症的治疗以及切除与盆腔肿瘤粘连的腹膜。其次，对腹膜后神经的了解有助于提醒外科医师进行剖腹手术时小心放置自动牵拉器，以避免由于对上述组织产生过长时间的压力而造成永久性神经损伤。最后，腹腔镜手术中闭合式主套管针穿刺可能损伤腹膜后组织，因此了解这一区域的解剖对于进行有效且恰当的治疗十分重要。

同前腹壁一样，后腹壁和盆腔侧壁也由多种精确命名的肌肉组成。其他重要组织包括一些神经、血管及输尿管。

肌肉

骨盆入口旁可见一些重要的后腹壁脊柱旁肌肉。横膈组成腹腔顶壁并延伸下来，形成后腹壁的上表面。腰大肌自高位腰椎横突，纵向延至股骨小转子，并组成大部分后腹壁和内侧壁。解剖邻近髂外血管时，腰大肌前方可见小腰肌的肌腱。腰方肌于腰大肌侧方及后方走行，起于腰椎横突及髂嵴。髂肌跨越髂窝。最后，起于骶骨上表面的梨状肌，穿过坐孔大肌，止于股骨大转子，紧临髂内血管的下方。

神经

多条神经进入或穿过骨盆壁。骨盆深部的神经，如臀上及臀下神经，支配一些骨盆肌肉，但无法于生殖系统手术中观察。闭孔神经同样穿过骨盆。发自脊髓 L2-L4 水平，沿腰大肌下降至骨盆平面，最后走行于闭孔内肌上，侧方为髂内动脉及其分支（图 7-5 与 7-6）。并向下走行至闭孔内肌，进入闭膜管后于大腿穿出，支配大腿内侧的感觉及大腿中间肌肉的运动（内收肌）。患子宫内膜异位症或清扫淋巴结时，可能见于骨盆侧壁间。

生殖股神经（发自脊髓 L1 及 L2 水平）位于腰肌前表面（图 7-7）。分为两支，即股支与生殖支。前者自腹股沟韧带下方进入大腿，后者则进入腹股沟管。生殖股神经支配大腿前表面皮肤的感觉。阑尾切除术或切开乙状结肠至腰肌的腹膜皱褶时，可能损伤此神经。

盆腔手术中不常暴露股神经（脊髓 L2-L4 水平），但其可能于开腹手术中牵拉损伤。股神经为腰丛的分支，沿腰大肌外侧缘向下走行。延至腰肌和髂肌并穿过腹股沟韧带后方，支配大腿前面的皮肤感觉及许多肌肉运动。长时间牵拉腰肌可能造成股神经一过性或者永久性损伤。有鉴于此，生殖外科医师使用肌肉牵引器时必须非常小心，确保器械侧边未对骨盆侧壁产生压力。

骶神经与尾神经丛位于梨状肌前方，髂内动脉分支下方。该区域的重要神经为坐骨神经及会阴神经。坐骨神经（发自脊髓 L4-S3 水平）位于梨状肌前方，自坐骨大孔穿出盆腔，并向下走行支配肌肉，其前方是许多髂内动脉的分支。会阴神经（发自脊髓 S2-S4 水平）也于梨状肌前方穿出骨盆腔，并在梨状肌下方穿过坐骨大孔。然后经骶棘韧带与坐骨棘，穿过坐骨小孔，到达会阴部。子宫内膜异位症可能于此水平累及坐骨神经而导致疼痛综合征。

血管

大血管为骨盆中最重要的结构（图 7-5）。成功的骨盆手术要求术者准确掌握其解剖位置。主动脉于 L4 水平分为左、右髂总动脉。后者向侧面走行，于髂总静脉前方至骨盆缘。在 L5 下缘，髂总动脉分为髂内、外分支。髂外动脉仅有腹壁下动脉与旋髂深动脉 2 个分支，其于腹股沟韧带下方穿过后延续为股动脉，后者提供下肢的主要血供。

髂内动脉为盆腔内所有脏器供血，并发出分支穿

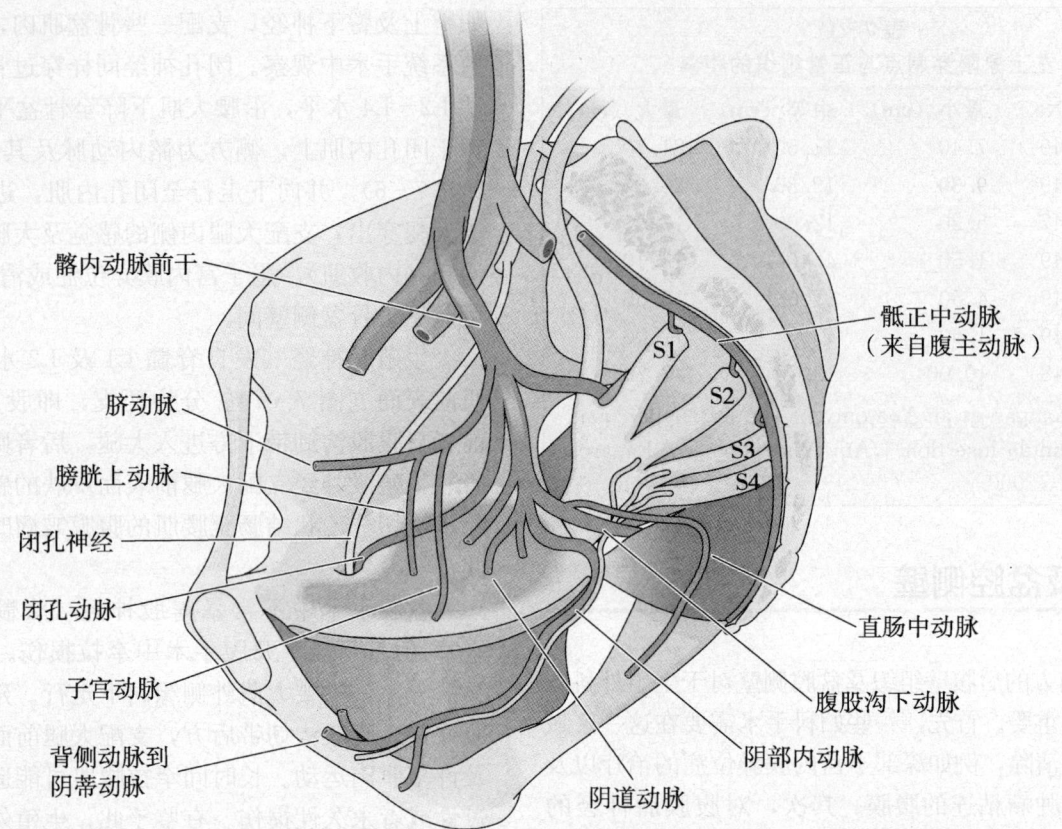

图7-5 （也见彩图7-5）闭孔神经于闭孔内肌与髂内动脉及其分支处钻出骨盆缘。髂内动脉前支分出许多分支：主干分为脐动脉、子宫动脉、闭孔动脉、阴部内动脉、阴道动脉及直肠中动脉。前干终支为臀部下动脉。脐动脉又分出膀胱上动脉。(From Drake RL, Vogl W, Mitchell AWM: Gray's Anatomy for Students. Philadelphia Elsevier, 2005, p 428, Fig. 5-64.)

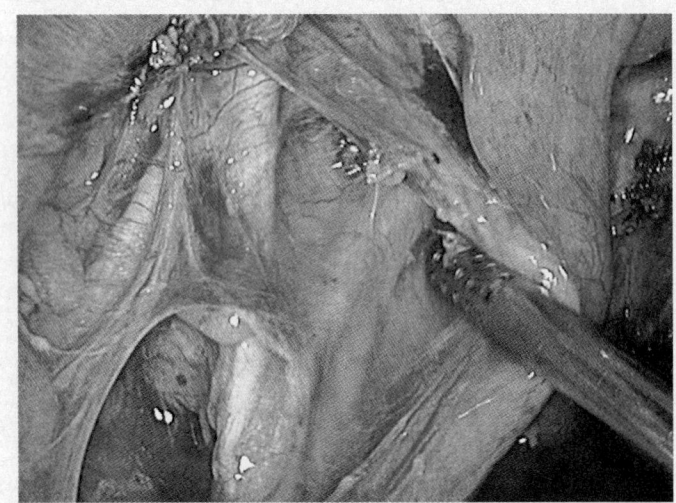

图7-6 （也见彩图7-6）腹腔镜下所见。左侧髂内动脉前干的两个分支，子宫动脉与脐动脉，二者中间为左闭孔神经。神经走行于闭孔内肌上，可见血管与子宫的关系（器械所指）。

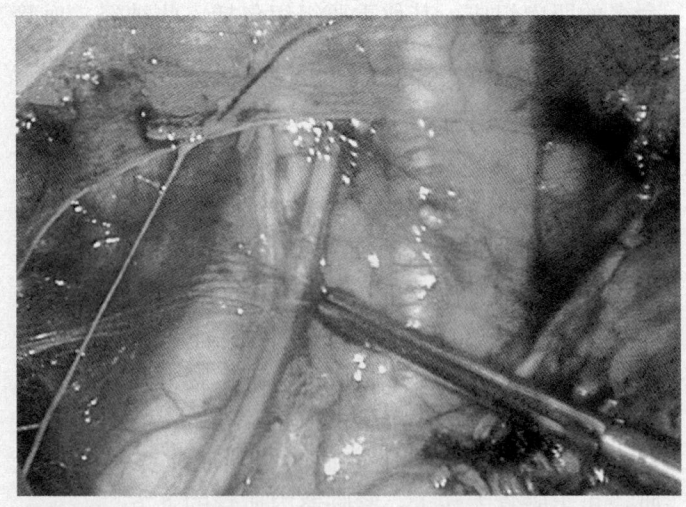

图7-7 （也见彩图7-7）左髂外动脉与腰大肌上的腹膜已被去除。器械置于左髂外动脉上，指向分为两支的左生殖股神经。神经侧方为左腰小肌腱。

过坐骨大孔，提供臀肌的血供。同时，有一分支穿过坐骨大孔，进入坐骨小孔，提供会阴区的血供。通过骨盆缘后，髂内动脉分为前干及后干。后干由3个分支组成：髂腰动脉、骶外侧动脉与臀上动脉。上述血管与梨状肌上的神经丛密切相关。臀上动脉为髂内动脉的最大分支，提供臀部皮肤与肌肉的血供。子宫肌瘤栓塞术时，意外栓塞此动脉可导致臀部组织的坏死。

髂内动脉前干有许多分支，为腹腔镜手术中所常见。闭塞性脐动脉是一条纤维带，见于前腹壁，称脐内侧襞，可追溯至其与髂内动脉连接处。因此，子宫动脉必定由髂内动脉的内面发出。膀胱上动脉亦于此处附近发出，并从内下侧经过，为膀胱上表面与输尿管远段供血。

子宫动脉对于生殖外科特别重要。髂内动脉前干发出脐动脉后，与子宫动脉并行，并于宫颈水平阔韧带底部跨过输尿管。

阴道动脉一般发自子宫动脉，但也可由髂内动脉独立发出。子宫动脉、阴道动脉及卵巢动脉借由会阴内动脉的分支及其相对应的对侧动脉相互吻合。

髂内动脉前干的重要分支还包括闭孔动脉，后者横向走行，向前跨过闭膜管、直肠中动脉、阴部内动脉及臀下动脉。而臀下动脉为前干的最大分支。

输尿管

输尿管自肾至膀胱，长25～30cm，在其全程或部分行程中，一侧或两侧偶会有副管。其腹段位于壁层腹膜后方，腰大肌内侧，并于骨盆缘水平即分叉处，跨越髂总血管。

骨盆段输尿管沿骨盆腔侧壁，向下走行，其上界为坐骨大孔切迹，紧贴壁层腹膜下。此段输尿管起自卵巢窝后界，之后于两层阔韧带之间穿行。期间与子宫动脉并行约2.5cm，然后向下跨过动脉并于宫颈及阴道上部附近上升而达到膀胱。

输尿管与宫颈的平均距离超过2cm[8]。但是，生殖外科医师应记住约10%的妇女可能小于0.5cm，这可能解释部分子宫切除术中相关输尿管损伤的原因（图7-8）。

到达膀胱底部后，输尿管斜向穿过膀胱壁约2cm，最终开口于三角区的裂孔。膀胱镜检时，膀胱充盈，两个裂孔间大约相距5cm。而当膀胱排空时，此距离减少50%。

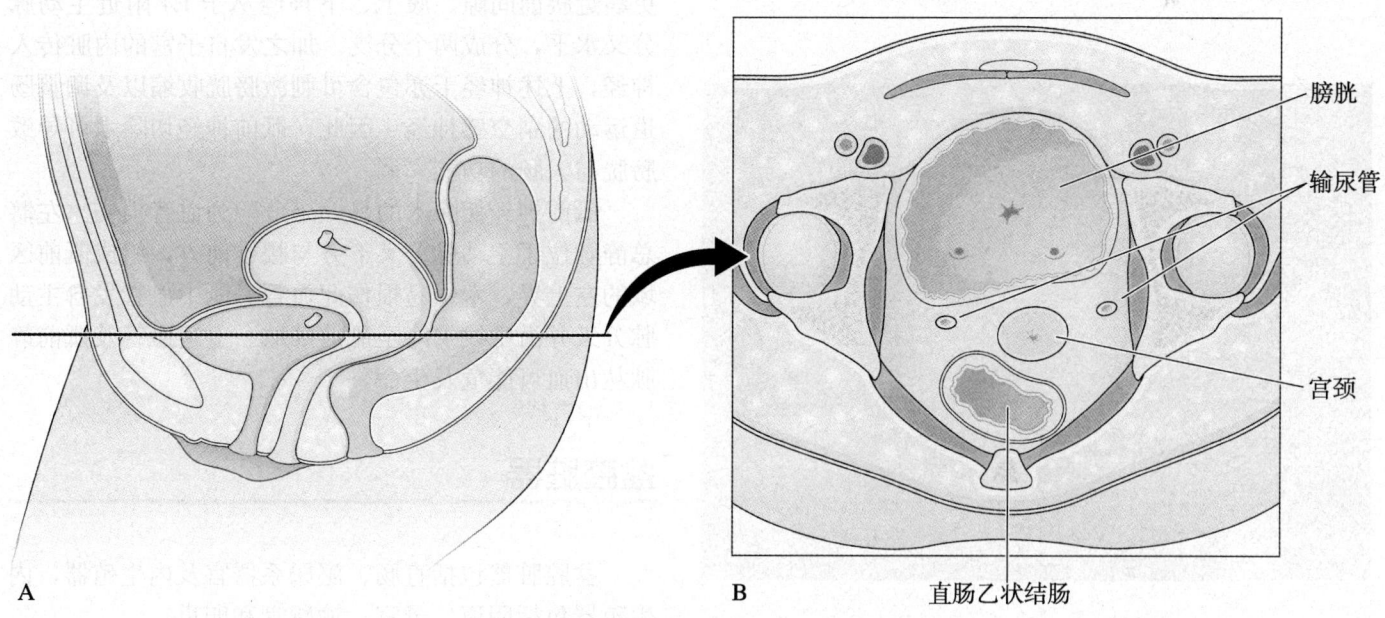

图7-8 宫颈至子宫近段的缩略图示。A. 骨盆器官矢状位。B. 宫颈水平骨盆器官横断面。（From Hurd WW, Chee SS, Gallagher KL, et al: Location of the ureters in relation to the uterine cervix by computed tomography. Am J Obstet Gynecol 184: 336-339, 2001.）

盆底肌肉

盆底由两层密切相关的肌肉组成：盆膈及会阴深隙。阴道分娩时常会损伤这些肌肉或其支配神经。对子宫脱垂或尿失禁进行手术治疗时，必须准确掌握相关解剖结构。

盆膈

盆膈构成骨盆的肌肉层，由附于小骨盆内面的肛提肌与尾骨肌群组成（图7-9）[9]。肛提肌包括3块肌肉。深处的耻骨直肠肌附于耻骨联合，并包围直肠。内侧较厚的耻尾肌起于耻骨联合，止于尾骨，其侧面借由被称做腱弓的厚层结缔组织与闭孔内肌相连。上述两块肌肉联合的中线为提肌板，构成其余盆腔器官的支撑。人在站立位时，提肌板对直肠及阴道上2/3以上结构起水平支持。而外侧稍薄的是髂尾肌，起于腱弓与坐骨棘，止于尾骨。盆膈后外侧缘为尾骨肌，自坐骨棘延伸至尾骨及下端骶骨。

盆膈部分薄弱或损伤可使直肠肛门后的吊索松弛并导致肛提板下垂。患脱垂的妇女进行临床检查时可见泌尿生殖裂孔增大[10]。

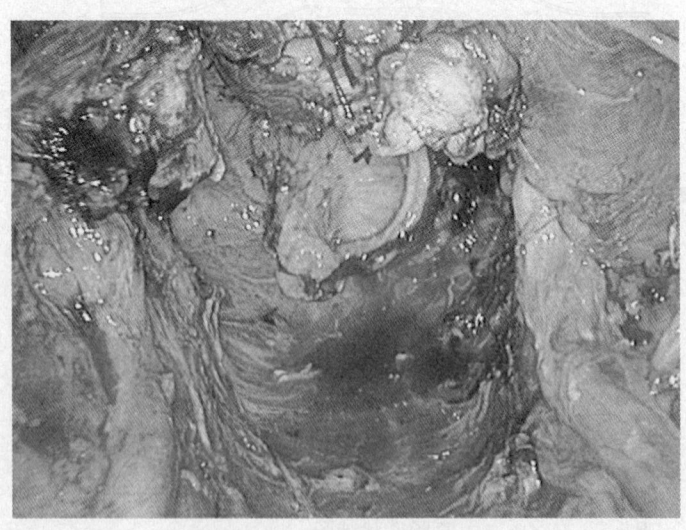

图7-9　（也见彩图7-9）腹腔镜下所见肛提肌。直肠横断面。子宫全切，并可见阴道缝合。骨盆内侧可见输尿管。所见大部分肛提肌为髂尾肌。肌纤维起于骶骨，止于尾骨及对侧肌，形成正中嵴。

会阴膜及深、浅会阴隙

深会阴隙跨越下耻骨支与会阴体之间的裂孔。位于泌尿生殖裂孔附近，对远端阴道起到一个类似括约肌的作用，并对远段尿道提供结构支持。由于其与尿道周围横纹肌相连，故可提供一个限制作用。雄激素不敏感综合征患者进行阴道再造手术治疗或两性生殖器矫正手术时，需彻底了解该区域的解剖。

会阴膜与深会阴隙是位于盆膈下上骨盆出口的肌筋膜结构。会阴膜是与坐骨耻骨支相连的筋膜层，上有尿道及阴道的开口。深会阴隙位于会阴膜之上并包含许多横纹肌：尿道膜部括约肌、尿道括约肌、尿道外括约肌及会阴深横肌。

浅会阴隙亦包含许多肌肉，如坐骨海绵体肌、球海绵体肌、会阴浅横肌及前庭大腺（Bartholin腺）。

骶前间隙

生殖器官行骶前神经切除术以控制慢性骨盆疼痛时，可能需要切开骶前间隙。该间隙内同时包含交感神经及副交感神经的下腹上神经丛。其实这些神经丛更靠近腰前间隙。腹上、下神经丛于L4附近主动脉分叉水平，分成两个分支。加之发自子宫的内脏传入神经，上述神经干亦包含可刺激膀胱收缩以及调整肠道运动的副交感神经。因此，骶前神经切除术可导致膀胱与大肠的功能失调。

骶前神经切除术的另一个危险为血管损伤。左髂总静脉位于主动脉分叉下方与腰椎前方，组成骶前区域的左上界，术中易损伤此血管。骶中血管发自主动脉分叉并沿中线下降至骶前区域。上述血管及骶前静脉丛出血可能危及生命。

盆腔脏器

盆腔脏器包括直肠、泌尿系器官及内生殖器，内生殖器包括阴道、子宫、输卵管和卵巢。

直肠

成人直肠长12～15cm。起于S3前直肠乙状结肠接合处，止于尾骨尖水平的肛门直肠接合处。与结肠不同，直肠缺少结肠带、袋及肠脂垂等结构。

直肠上 1/3 横向并向前凸进腹腔。直肠前腹膜于直肠中点延伸至阴道穹窿处，形成直肠子宫陷窝。而直肠后 1/3 则为完全的后腹膜结构。

直肠血供包括肠系膜下动脉分支（直肠上动脉）、髂内动脉分支（直肠中动脉）及阴道内动脉分支（直肠下动脉）。其神经支配是来自下腹下神经丛的交感神经，而副交感神经作为骨盆内脏神经离开骶髓（S2-S4），并经过直肠前，进入下腹下神经丛，直肠的感觉神经也汇入下腹下神经丛。

阴道

阴道是一长 7~9cm 的肌性膜性的鞘，自宫颈至前庭向前下延伸。由于宫颈进入阴道前壁，故后壁比前壁长 1cm。前壁与后壁在宫颈处形成穹窿。腹膜内，阴道和直肠通过直肠子宫陷窝分隔，并与膀胱通过膀胱子宫陷窝分隔（图 7-4）。

阴道由系膜网发出的子宫、阴道及直肠下动脉供血。而其神经支配则来自于下腹下神经丛和骨盆内脏神经。

子宫

子宫为纤维肌性器官，其大小及重量可随生命不同阶段和经产情况而改变。子宫分为宫体和宫颈，宫体输卵管以上的部分叫基底部。未经产女性子宫自子宫外口至基底部长 8cm，基底部宽 5cm，前后径为 2~3cm。子宫重 40~100g。

子宫腔呈倒三角形，前后壁大致相同。由于子宫腔是一个潜在腔隙，故当子宫内充满液体时，超声下才显现为一个腔。

不同生命阶段的宫腔长度不同，部分是由于激素对子宫大小的影响。初潮前期女性的子宫外口至基底部的距离为 1~3cm。青春期前宫颈占子宫长度的 2/3，而初潮后只占 1/3。在生育期，宫腔长度为 6~7cm，进行子宫内膜活检、子宫镜检及胚胎移植向子宫腔内放置器械时，记住这一点非常重要。绝经后女性的子宫长度减至 3~5cm。

子宫壁由 3 层结构组成：黏膜层、肌层及浆膜层。生育期内，子宫内膜受激素影响，其厚度在一个月经周期内可于 5~15mm 间改变。而绝经后，超声测量子宫厚度小于 5mm。

子宫肌层由 3~4 层难以区分的平滑肌组成，在生育期厚 1~1.25cm。子宫体中部最厚，而输卵管开口处最薄。最外层为纵形纤维。中间层由环形及斜形纤维组成，还包括许多血管和疏松结缔组织。最内层则由与输卵管相连续的纵形纤维以及子宫周围的韧带组成。

子宫血供来自子宫动脉，为髂内动脉的一个分支。沿子宫侧缘走行，与卵巢及阴道动脉广泛吻合。大约 6~10 根来自子宫动脉的血管穿过子宫，形成前后壁的弓形动脉环。血管于中线位置吻合，但该处无大血管。多普勒检查发现弓形动脉位于子宫外周，其放射状分支可穿过肌层，深入黏膜层。这些放射状的分支动脉末端为黏膜的螺旋动脉。

子宫肌瘤切除术中行子宫切口时应考虑子宫的解剖结构。于中线处做垂直切口不易损伤子宫侧方的大血管，但可导致一些螺旋动脉横断。

输卵管

输卵管由最上界的阔韧带包裹，长 10~12cm（图 7-1）。每条输卵管分为几段不同的解剖结构：壁内部（或间质部）、峡部、壶腹部及漏斗部。输卵管内径范围自壁内部的小于 1mm 至漏斗部的 10mm。

壁内部输卵管通常长 1.5cm，且多弯曲。宫腔镜检查时，于宫腔两侧宫角处可见输卵管开口。

由于峡部通常是输卵管结扎处，因此也是吻合的部位。其腔径大约 0.5mm。尽管进行输卵管吻合术时需要放大，但此处的后续怀孕率是最高的。

壶腹部占据输卵管长度的 2/3，含 4~5 个纵嵴。是受精部位，因此也是异位妊娠最常见的部位。尽管输卵管腔较大，但吻合术后的怀孕率较低。

漏斗部为输卵管的远段。不与腹膜相连，而是游离于腹腔。其柔软的触手样突起称为输卵管伞。

输卵管壁由 3 层结构组成：黏膜层、肌层及浆膜层。肌层为外纵内环的平滑肌。壁内部无括约肌，但有时于子宫镜下观察输卵管为关闭状态。其血供来源于输卵管系膜中子宫动脉与卵巢动脉的分支。

卵巢

卵巢是经由卵巢系膜悬于阔韧带后方的卵形结构

（图7-1）。该腹膜皱襞是包含许多血管的复合结构。漏斗骨盆韧带（卵巢悬韧带）沿卵巢后极进入，包含卵巢血管、淋巴管及神经。这些血管邻近骨盆缘的输尿管（图7-1）。卵巢韧带位于卵巢下极，后者通过卵巢系膜与阔韧带相连。而卵巢系膜具有丰富的血供。子宫和卵巢血管的吻合处形成一些弓形血管，因其结构高度弯曲，故称螺旋血管，可穿过卵巢系膜进入髓质，并通过卵巢系膜内静脉丛回流髓质静脉血。输卵管粘连松解术或囊肿切除术时，需于附近切开，应十分小心，避免出血。

卵巢容积取决于个体生命阶段及生殖细胞的生殖能力。在生育期，除去功能性卵泡，卵巢重20～35g，体积约为4cm×2cm×1cm。而初潮前与停经后，卵巢则会稍小。

骨盆筋膜和韧带

盆腔脏器通过腹膜皱襞、骨盆筋膜及残余的胚胎结构与骨盆侧壁相连。过去认为，这些结构可支持子宫并避免生殖器官脱垂，因此大部分结构被叫做韧带。但现已明确，当盆底缺损时，上述结构均无法支持盆腔脏器。

腹膜皱襞

阔韧带是双层腹膜的横行皱襞，围绕子宫及输卵管，并向下延伸至骨盆侧壁与骨盆底（图7-1与7-4），由子宫旁围绕血管与子宫的系膜组成。卵巢系膜自后方连接卵巢与阔韧带，而输卵管系膜则将输卵管连接于卵巢系膜底部。

卵巢悬韧带，常被称为漏斗骨盆韧带，是阔韧带在侧方的延续。其越过输卵管将卵巢固定于骨盆缘，并包含卵巢动静脉。卵巢动静脉自子宫上方经过，于该韧带处进入骨盆侧壁附近。

筋膜韧带

主韧带由宫颈旁的结缔组织缩合而成，其前方及后方以阔韧带的叶分界，而下方以骨盆底分界，由宫颈旁组织连接。后者为围绕宫颈下段与阴道上段的厚纤维鞘，从侧方与骨盆壁相连。通常包绕子宫血管的主要分支。

宫骶韧带为一起自宫颈侧后方，延至骶骨与直肠的结缔组织带。

引带韧带

卵巢韧带在阔韧带中走行并连接卵巢中极至子宫侧后方，位于输卵管下。圆韧带则为卵巢韧带子宫附着体向前的延续。该纤维结构穿过腹股沟深环，成为一些终止于大阴唇结缔组织上的纤维丝。

（宋雪凌译　范燕宏校）

参考文献

1. Noyes RW, Herrig AW, Rock J: Dating the endometrial biopsy. Fertil Steril 1:3–25, 1950.
2. Murray AJ, Meyer WR, Zaino RJ, et al: A critical analysis of the accuracy, reproducibility and clinical utility of histologic endometrial dating in fertile women. Fertil Steril 81:1333–1343, 2004.
3. Mostoufizadeh M, Scully RE: Malignant tumors arising in endometriosis. Obstet Gynecol 23:951–963, 1980.
4. Heaps JM, Neiberg RK, Berek JS: Malignant neoplasms arising in endometriosis. Obstet Gynecol 75:1023, 1990.
5. Jelovsek JE, Brainard J, Winans C, Falcone T: Endometriosis of the liver containing Müllerian adenosarcoma. Am J Obstet Gynecol 191:1725–1777, 2004.
6. Norris HJ, Taylor HB: Nodular theca-lutein hyperplasia of pregnancy (so-called "pregnancy luteoma"). Am J Clin Pathol 47:557–566, 1966.
7. Stenwig JT, Hazekamp JT, Beecham JB: Granulosa cell tumors of the ovary: A clinicopathological study of 118 cases with long-term follow-up. Gynecol Onco 17:136–152, 1979.
8. Young RH, Dickersin GR, Scullyl RF: Juvenile granulosa cell tumors of the ovary: A clinicopathologic analysis of 125 cases. Am J Surg Pathol 8:575–596, 1984.
9. Biscotti DV, Hart WF: Juvenile granulosa cell tumors of the ovary. Arch Pathol Lab Med 113:40–46, 1989.
10. Young RH, Scully RE: Ovarian Sertoli-Leydig cell tumors: A clinicopathologic analysis of 207 cases. Am J Surg Pathol 9:543–569, 1985.

第一部分 基础科学

8 生殖内分泌系统疾病的病理学

Charles V. Biscotti and Tommaso Falcone

引言

正确评价其形态及功能对于理解女性生殖系统来说非常重要。医师只有掌握正常排卵周期及生殖系统疾病相关的组织学变化,才能更好地理解其病理生理过程并决定下一步处理。

本章开篇部分讲述了有关正常排卵周期子宫内膜组织学变化的检查。其后,通过一项调查对最易导致生殖系统手术的普通妇科疾病进行总结。

子宫

子宫内膜

子宫内膜可按照功能不同分为两层:基底层及功能层。每层均由基质及腺体组成。基质的组成部分包括基质细胞、血管与白细胞——通常为淋巴细胞或巨噬细胞。子宫内膜的腺体和基质均随分泌环境变化而发生周期性变化。

子宫内膜检测

子宫内膜检测用于确定子宫内膜的组织学特性与希望的月经周期相应天数相符的程度。过去,该方法常作为明确不孕及妊娠流产病因的标准检查方法之一,然而其准确性逐渐遭到质疑,原因是观察到周期中的异常结果时,实际上仍可能发展为可存活的妊娠。

子宫内膜检测可于排卵前或排卵后进行。排卵前期(增殖期)内膜被描述为月经期、早滤泡期、中滤泡期及晚滤泡期,但并不准确。排卵后期(分泌期)内膜检测已经标准化,通常在2天内出报告,但对此方法的准确性仍存争议。

对于分泌期的子宫内膜检测,排卵常被作为基本的指示点。起初认为排卵发生于月经第14天,故排卵后计时常从此处开始。一些病理学医师将排卵日标记为"第0天",然后依次计数排卵后日期。

多数临床医师选择于黄体中期即将要发生着床的时间进行子宫内膜活检,但最初报道推荐进行分泌期子宫内膜活检时间为月经前3天。组织学标准被用于判断内膜反应是否与排卵相一致(表8-1,图8-1和8-2)。

除了假设排卵日为月经周期第14天外,最初子宫内膜测定还作出其他假设,这些假设使得用此种方法推断子宫内膜是否与月经同期相等的准确性不足。例如,设想黄体期为14天[1]。实际上,黄体期持续时间存在几天的波动是正常的。此外,最初的描述在内膜活检后将排卵时间与月经同期的起始时间相一致。目前通过各种方法,如检测月经中期黄体生成素高峰或用超声探查卵泡的破裂,可更准确地界定排卵发生的时间。前者的准确率约为85%;后者则为95%。此外,子宫内膜测定准确性不高还归因于观察者之间的主观差异。这个差异通常为2天。出于上述原因,组织学推断与实际排卵时间之间相差2天以内被认为是正常的。

表8-1 组织学的定时标准
腺有丝分裂
核假复层改变
亚核空泡
水肿
基质有丝分裂
基质蜕膜样变
白细胞浸润
分泌

第一部分 基础科学

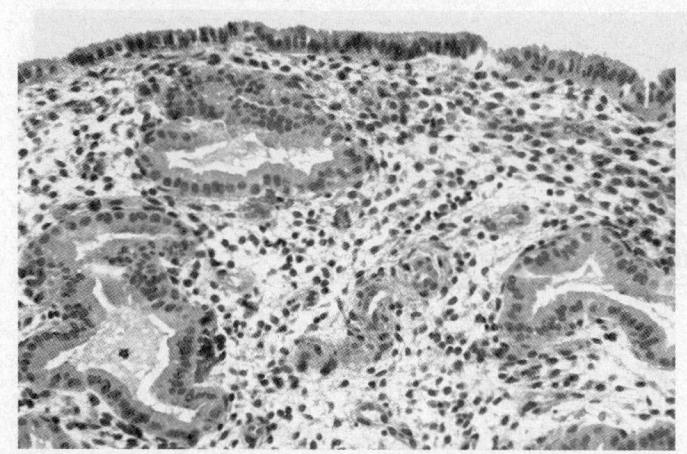

图 8-1 （也见彩图 8-1）黄体中期子宫内膜基质水肿中早期螺旋动脉形成。内膜腺扭曲伴基底核、有丝分裂活性缺失及腔内分泌。

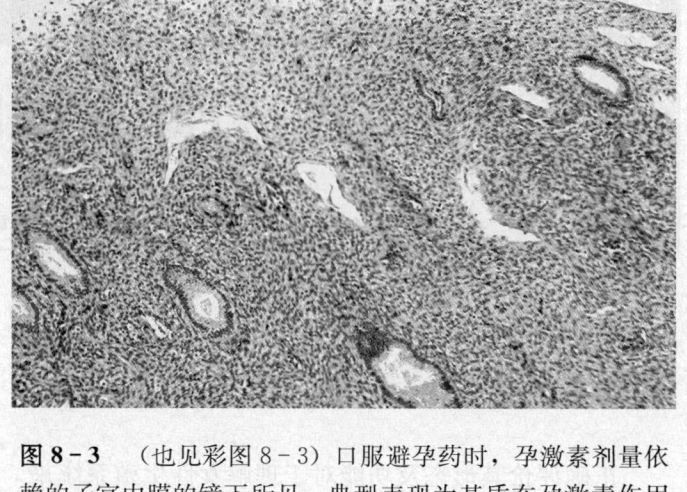

图 8-3 （也见彩图 8-3）口服避孕药时，孕激素剂量依赖的子宫内膜的镜下所见。典型表现为基质在孕激素作用下表现为简单、整齐、广泛、无活性的内膜腺体。

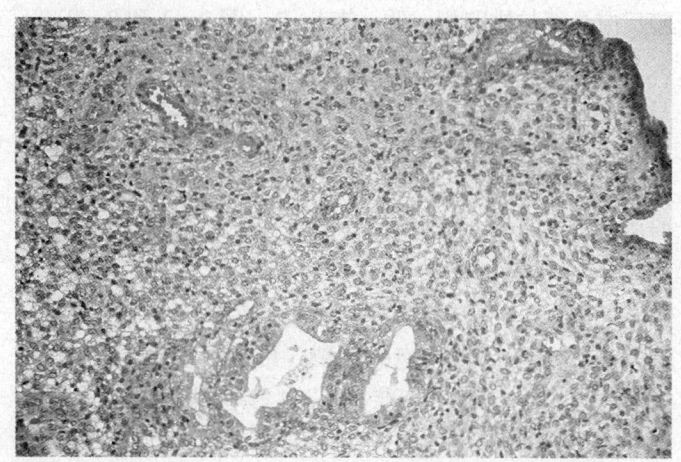

图 8-2 （也见彩图 8-2）黄体晚期子宫内膜可见大片联合的前蜕膜、明显的淋巴细胞浸润及基质腺体背靠背现象。

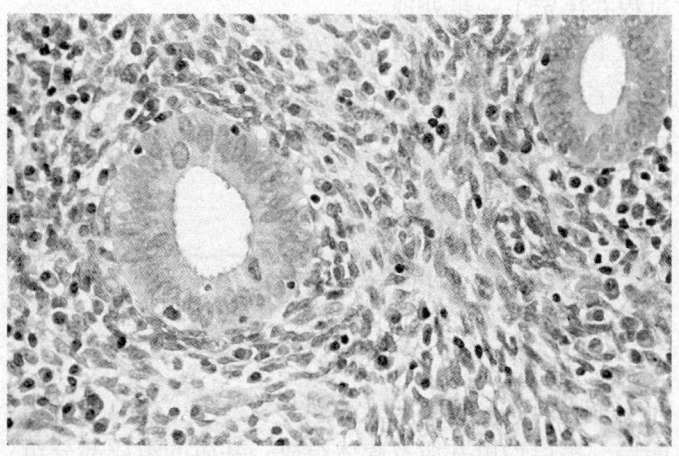

图 8-4 （也见彩图 8-4）浆细胞的出现提示慢性子宫内膜炎。增殖期内膜为其典型表现，基质细胞呈纺锤形。

最近一项对子宫内膜测定的详细分析表明，组织学标准不如最初设想的那样明确，存在无法准确测定黄体期的缺陷。一项研究发现，近 20% 的怀孕夫妇出现 2 天以上的延迟。若于排卵后第 6~13 天进行子宫内膜活检，可发现 30%~60% 的患者存在超过 2 天的周期变化。

子宫内膜对外源性激素的反应

子宫内膜对外源性激素的反应具有特定的形态学变化。对于服用避孕药者，孕激素的效应占主要地位，原因是孕激素可下调雌激素受体。因此，子宫内膜腺体可随时间延长而发生萎缩。子宫内膜基质反应的情况与孕激素的剂量有关。典型表现为子宫内膜发生弱的假复层反应（图 8-3）。

仅暴露于孕激素（如醋酸甲羟孕酮）下可表现出相似的腺体变化类型，但高剂量孕激素通常可导致更明显的假性蜕膜变化。选择性雌激素受体调节剂他莫昔芬在某些部位表现为抗雌激素作用，但在子宫内膜则表现为弱雌激素作用。子宫内膜常为萎缩状态，但也有不同程度的增生，且由于弱雌激素激动作用，可致极少数子宫内膜发生腺癌。

子宫内膜炎

慢性子宫内膜炎有时可于不孕症或复发性流产患者的子宫内膜活检中发现。本病以浆细胞浸润为特征（图 8-4）。慢性盆腔炎、宫内节育器及流产后并发症均与慢性子宫内膜炎有关。在美国，子宫内膜结核的发生率很低，但可出现于部分不孕症患者子宫内膜活检中，其特征是肉芽肿形成（图8-5）。

异常子宫出血

发生功能失调性子宫出血的女性进行病理检查可发现系列子宫内膜异常（图8-6）。生育年龄女性可为组织病变，如息肉、平滑肌瘤或正常子宫内膜。在此年龄段，还可出现妊娠相关的子宫内膜变化、癌前病变或恶性改变。

成年人或围绝经期患者，无排卵性月经周期是子宫异常出血最常见的原因之一。在无排卵性月经周期中，子宫内膜呈增殖期变化，也可有撤退反应，常出现窦状血管血栓形成。无排卵周期制造了一个无孕激素对抗的雌激素环境，因此造成子宫内膜增生与癌变。

妊娠相关的子宫内膜变化

早期妊娠，不论宫内孕或宫外孕，子宫内膜均可出现特征性的高度分泌变化（图8-7）。然而，高度分泌的子宫内膜变化并非妊娠特异性的。类似变化还可于持续性黄体囊肿、双侧黄体或极少数药物反应下出现。妊娠早期末，子宫内膜腺体退化，基质表现为显著的蜕膜反应（图8-8）。其他妊娠相关的组织学变化包括Arias-Stella反应（图8-9）和镜下典型的明亮核（图8-10）。

Arias-Stella反应指细胞核的变化，包括大细胞核、核空泡形成、周围胞质扩大、核质浓染以及核单体大量扩增为多倍体。几乎只于妊娠的子宫内膜或妊娠滋养细胞疾病时出现；但极少数情况下，可发生于孕激素缺乏的患者进行激素治疗的过程中。显微镜下观察妊娠相关的明亮核类似疱疹病毒包涵体。

子宫内膜异位症

子宫内膜异位症定义为子宫内膜的腺体与基质存

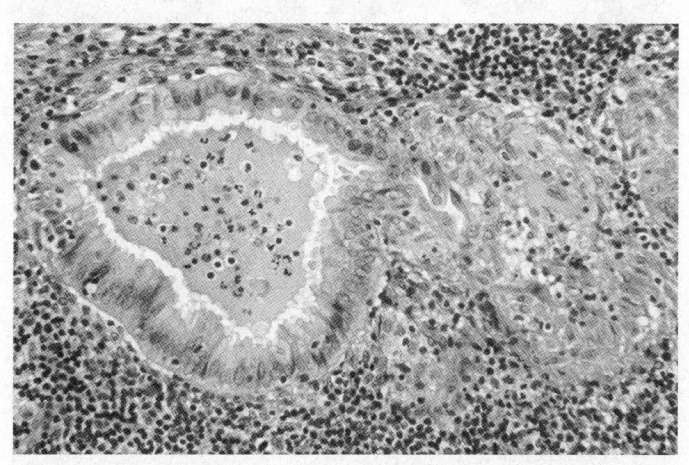

图8-5 （也见彩图8-5）结核性子宫内膜炎所致腺体炎症。生育年龄女性的肉芽肿多为细胞型，而非坏死型。图中可见非坏死型肉芽肿（右侧）邻近一内膜腺体。绝经后患者中，结核性子宫内膜炎可导致显著的坏死性肉芽肿性炎。

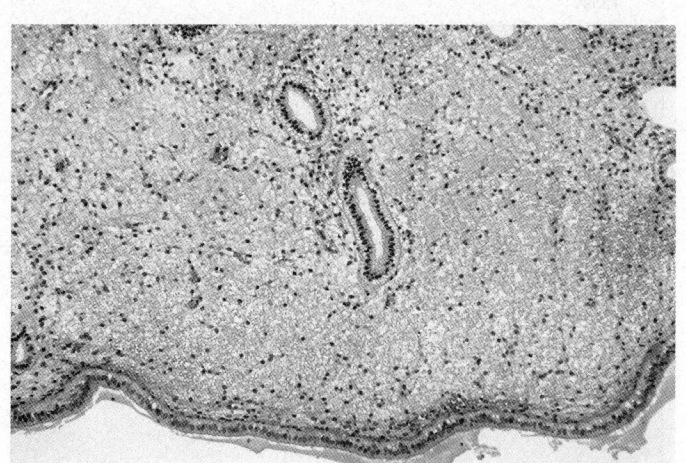

图8-6 （也见彩图8-6）子宫内膜活检标本说明腺体-基质不同步。内膜腺体呈一致性，可见大量核下空泡，多出现于排卵后3天（周期第17天）。反之，内膜基质明显水肿出现于排卵后8天（周期第22天）。腺体与基质表现不协调为最常见的分泌期形态异常。

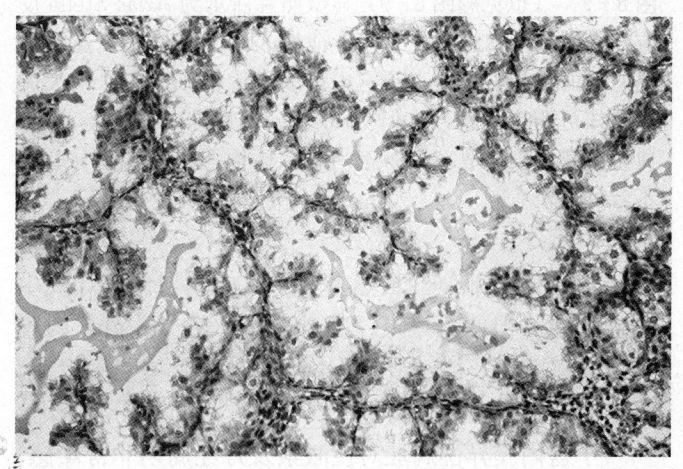

图8-7 （也见彩图8-7）过度分泌的子宫内膜特征：拥挤的子宫内膜腺体，具有显著的腺体内分支征（羊齿），伴有分泌空泡产生的持续性腺体分泌。内膜分泌过度标志着早期妊娠，但这一改变并非妊娠所特有。

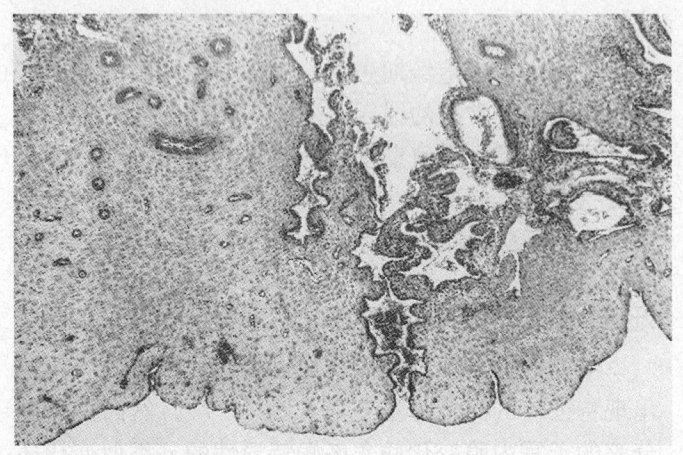

图 8-8 （也见彩图 8-8）早孕期末，过度分泌的腺体分解。之后，大部分妊娠期子宫内膜腺体结构简单且分布广泛，并由于孕激素效应与基质分离（真蜕膜反应），如图所示。

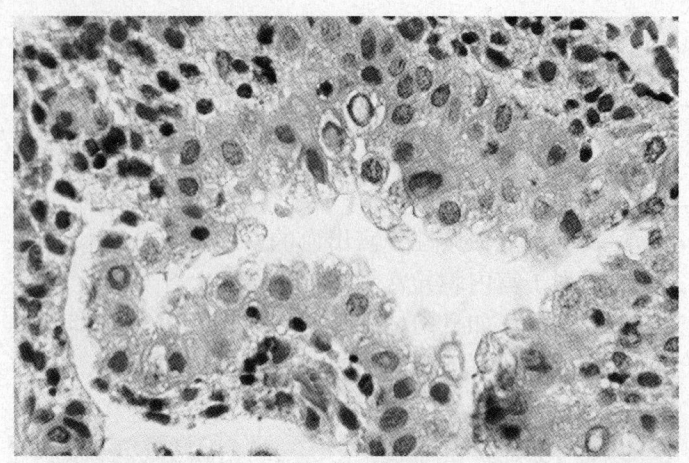

图 8-10 （也见彩图 8-10）妊娠期的子宫内膜腺中存在肉眼可见的细胞核。

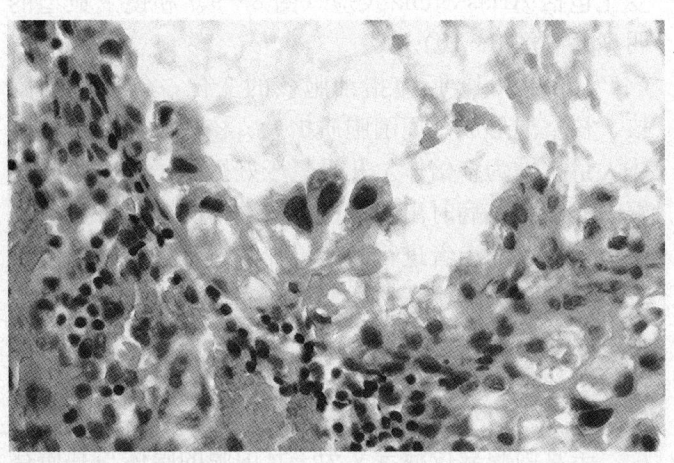

图 8-9 （也见彩图 8-9）显微照片所示为 Arias-Stella 反应，为细胞及细胞核变化，特征性表现为核增大以及多倍体所致的浓染，常见于子宫内膜表层腺体细胞中。增大的细胞核可能提示恶性，但 Arias-Stella 反应，与腺癌不同，典型趋势为细胞散在分布于内膜腺体内，且无有丝分裂或不常见。

在于子宫外的部位。虽然多数子宫内膜异位病灶发生于盆腔内，但亦可累及盆腔外部位（表 8-2）。内膜异位损害可侵及神经组织。基质部分可化生为平滑肌。平滑肌增生，尤其在肠道组织，为本病的特征性变化。

子宫内膜异位病灶对性激素及月经周期非常敏感。腹腔镜或开腹手术中，可清楚看到子宫内膜异位病灶，表现为蓝色结节或红色、白色病损。镜下表现多样，取决于纤维组织及出血情况（图 8-11 和 8-12），应与输卵管子宫内膜异位的良性浆液性小管相区别。

表 8-2 子宫内膜异位症的种植部位
盆腔部位 　卵巢、子宫韧带、阴道、宫颈 　盆腔腹膜 　直肠阴道膈
泌尿系统 　膀胱 　输尿管
胃肠道 　直肠 　直肠乙状结肠
神经 　坐骨神经
淋巴结
盆腔外部位 　胃肠道，包括结肠、阑尾及小肠 　腹股沟疝囊 　脐部和腹股沟皮肤 　手术切口，特别是剖宫产术后 　肺及胸膜 　肾 　肝

重要的是，子宫内膜异位症亦需与分化良好的腺癌相鉴别。后者缺乏子宫内膜基质并具有恶性细胞学特征。然而，极少数子宫内膜异位症也可发生恶变。

根据卵巢子宫内膜异位症外科手术的结果分析，

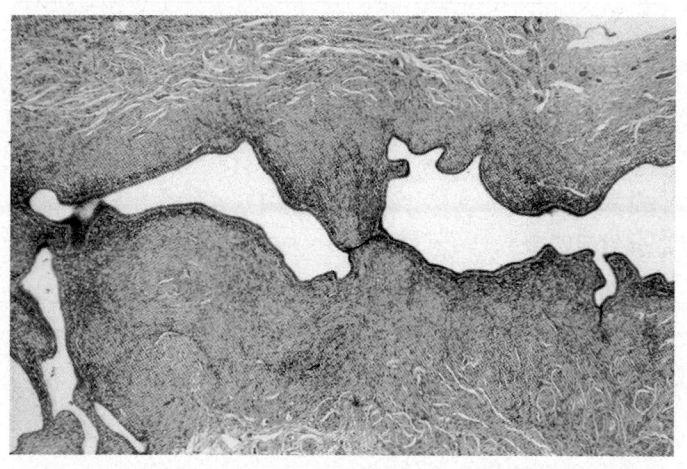

图8-11 （也见彩图8-11）如图所示，子宫内膜异位症以分化良好的内膜腺体与基质为特征，侵及子宫输卵管肌层。

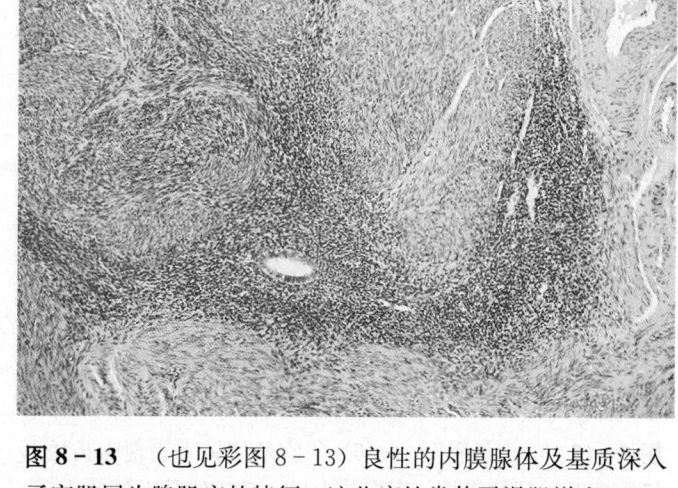

图8-13 （也见彩图8-13）良性的内膜腺体及基质深入子宫肌层为腺肌症的特征。这些病灶常伴平滑肌增生。

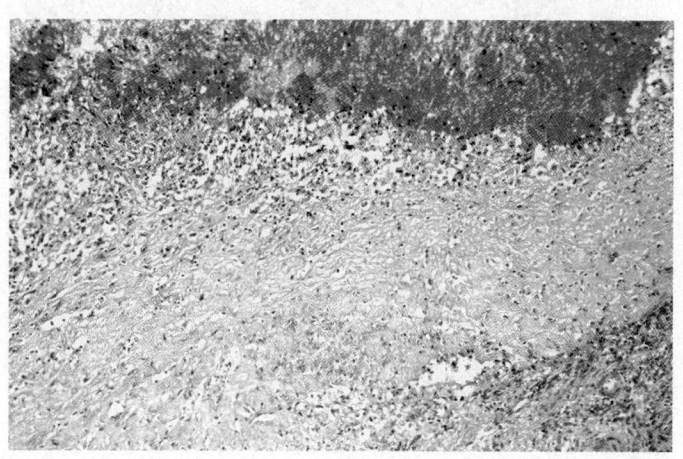

图8-12 （也见彩图8-12）随着时间延长，出现以重复出血及纤维化为主的继发性改变。如图所示，致密的纤维组织出现于近期出血的周围（顶端）。

本病的恶变率为0.3%~0.8%[3]。一项研究表明，近80%的子宫内膜异位症恶变发生于卵巢[4]。恶变类型通常为腺癌，大多是子宫内膜样或透明细胞型。肉瘤，如子宫内膜基质肉瘤或苗勒腺肉瘤，极少出现[5]。

子宫腺肌症

子宫腺肌症即子宫内膜腺体及基质深植于子宫肌层所致的疾病。病因及发病机制不详。本病常有平滑肌细胞的增生及肥大。很多病例合并子宫肌瘤，难以确定何种病因导致症状的出现。组织学表现为增粗的子宫平滑肌纤维包裹着良性的子宫内膜腺体及基质（图8-13）。

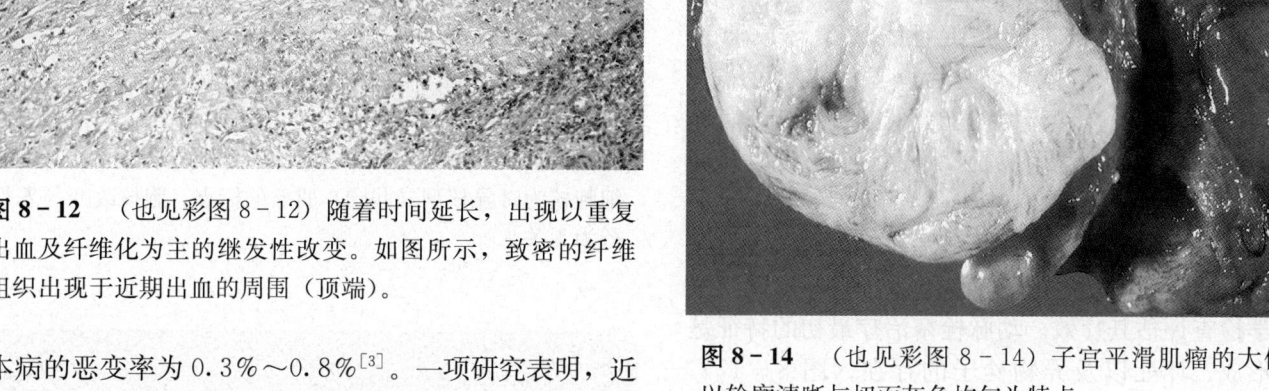

图8-14 （也见彩图8-14）子宫平滑肌瘤的大体观，以轮廓清晰与切面灰色均匀为特点。

平滑肌瘤

平滑肌瘤为子宫平滑肌良性单细胞来源肿瘤。通常存在细胞遗传异常，例如6p的基因重排或7q的缺失，可见于40%的子宫平滑肌瘤。而邻近肌瘤组织的正常肌层组织细胞遗传正常。

总之，子宫肌瘤表现为局限性、漩涡状、橡胶样、膨出的淡黄色包块（图8-14）。镜下所见为特征性的梭形平滑肌细胞成束状排列。有丝分裂细胞图形不常见，细胞核均匀一致（图8-15）。

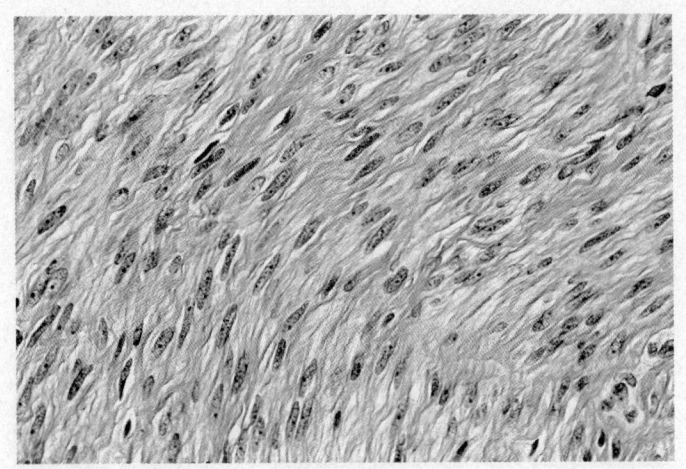

图8-15 （也见彩图8-15）子宫肌瘤镜下表现为长梭形细胞以及钝圆的终核。多形核少见。重要的是无坏死表现，除梗死型坏死外，有丝分裂少见。

表8-3
子宫平滑肌瘤变性
富细胞型
卒中型
奇异型
分裂活跃型
玻璃样变
囊性变
黏液样变
梗死型

子宫肌瘤的变异（表8-3）包括富细胞型、"卒中"型、奇异型（图8-16）、分裂活跃型、玻璃样变、囊性变、黏液样变及梗死型。上述所有变异类型均可发生于良性子宫平滑肌瘤中。但对于有些类型，尤其是黏液样变、分裂活跃型及奇异型，均应立即进行彻底检查以除外恶性。

子宫肌瘤常用的药物是促性腺激素释放激素（GnRH）激动剂。治疗3个月后，子宫体积可缩小50%，但停药即反弹。药物在子宫平滑肌瘤组织病理学上的作用尚未明确。用药后，子宫肌瘤可发生玻璃样变性，而且出现脉管腔变窄。

子宫平滑肌瘤的另一种治疗方法为子宫动脉栓塞。可根据治疗后切除的子宫肌瘤或子宫标本的组织病理学检查评估其疗效。动脉栓塞治疗最初的特征是血栓形成、坏死以及异物栓子的存在（图8-17）。急性期特征为凝固性坏死与急性炎症反应，而慢性期特征则为玻璃样坏死和营养不良性钙化。

平滑肌肉瘤

于拟诊子宫平滑肌瘤的治疗中发现平滑肌肉瘤的几率为0.1%。肿瘤细胞坏死为本病的典型特征（图8-18），可见许多核分裂象[几乎通常>4个核分裂象/10高倍视野（hpf），且大多≥10个/10 hpf]，以及非典型核分裂象（图8-19）。上述组织学特征形成软的、色彩斑驳并伴有坏死的肿瘤大体形态（图8-20）。表8-4总结了恶性肿瘤的主要预测指标。

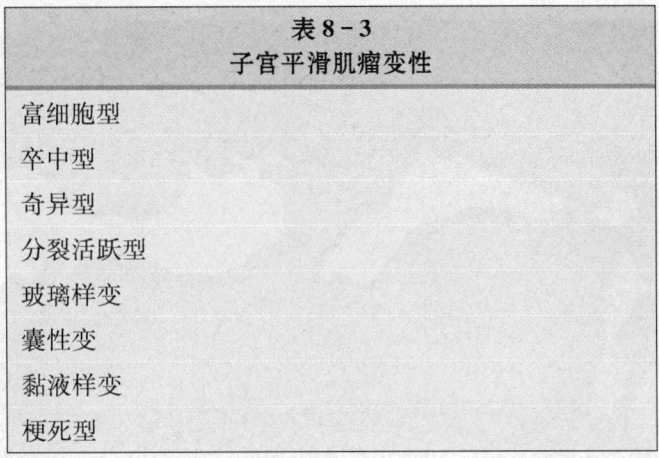

图8-16 （也见彩图8-16）显著增大、多形及深染的细胞核为奇异核型（共同）肌瘤的标志。胞核改变与恶性行为无关。

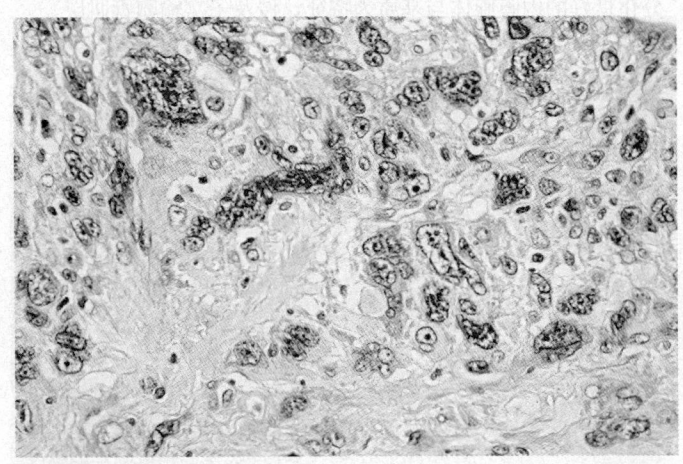

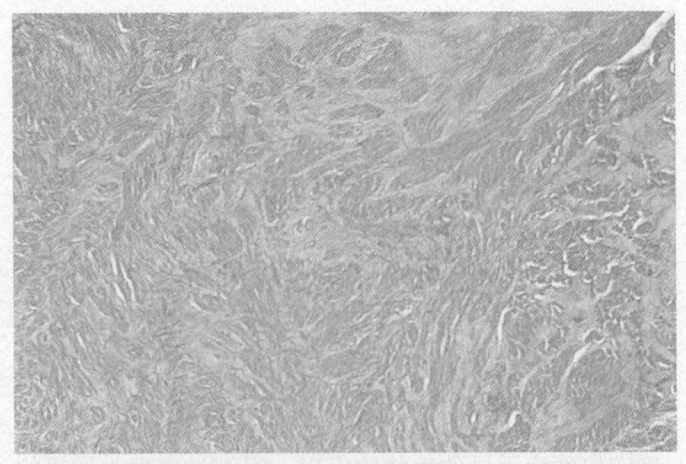

图8-17 （也见彩图8-17）凝固性坏死提示梗死型肌瘤，其特征为胞核减少以及胞浆嗜酸粒细胞增多。

表 8-4
恶性肿瘤的组织学预测指标
肿瘤细胞坏死
核分裂能力
核异型性（多形性及核染色）

输卵管

急性输卵管炎

输卵管黏膜呈纵向排列，其分支折叠形成皱褶，称为褶。黏膜上皮包括三种不同的细胞类型：分泌细胞、纤毛细胞及"支柱"细胞（插入两者之间）。输卵管上皮损伤与不孕症及宫外孕有关。

急性输卵管炎通常由与性传播疾病有关的上行感染所致。输卵管管腔因包含脓液（输卵管积脓）而变得膨大。慢性输卵管炎可出现明显的输卵管管壁纤维化，且常合并管腔膨胀与输卵管-卵巢粘连（图8-21）。黄色肉芽肿性输卵管炎为慢性输卵管炎的特殊类型，缘于坏死及堵塞（图8-22）。

一般认为输卵管积水是输卵管炎的最终结果。大体表现为输卵管扩大，壁薄（图8-23）。管腔充满具有胚胎毒性的浆液性渗出物。镜下可见输卵管壁薄而纤维化。上皮细胞扁平，有时可见小梁形成。但有时输卵管亦可呈正常表现，可见黏膜皱褶。

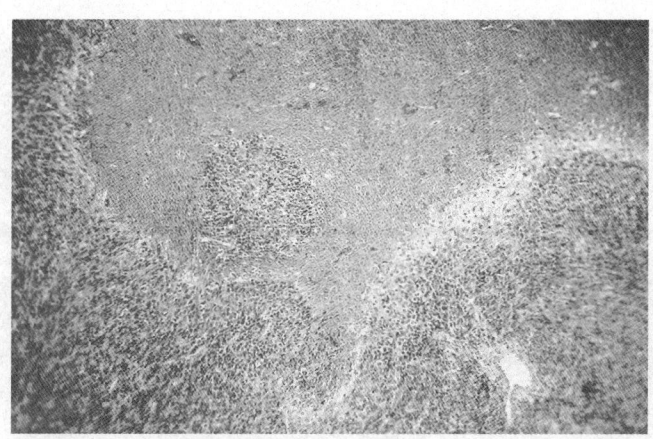

图 8-18 （也见彩图 8-18）肿瘤细胞坏死明显的子宫平滑肌肉瘤。肿瘤细胞坏死（如本图所示）为子宫肉瘤的重要诊断依据，其特征为边界清晰的坏死灶，周围缺乏一条恢复带。

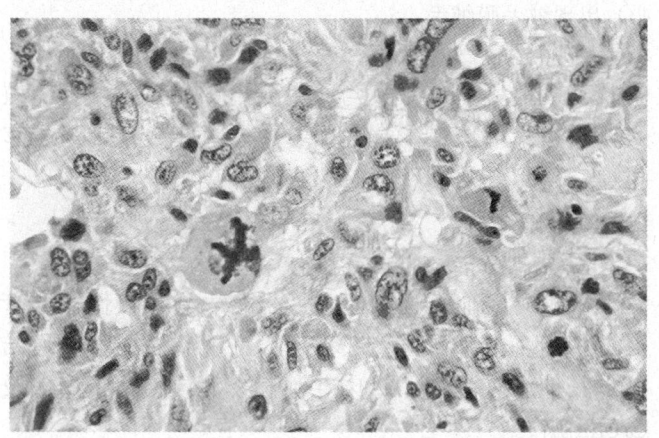

图 8-19 （也见彩图 8-19）子宫平滑肌肉瘤具有明显的核异型性及有丝分裂象，可见非典型分裂象（中间偏左）。

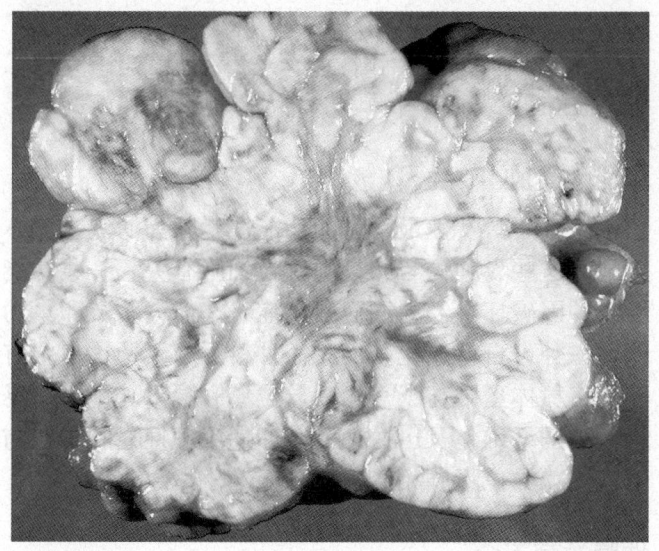

图 8-20 （也见彩图 8-20）大体上看，子宫平滑肌肉瘤较良性肌瘤颜色更为丰富。本图大量浅黄色空泡提示肿瘤细胞坏死。

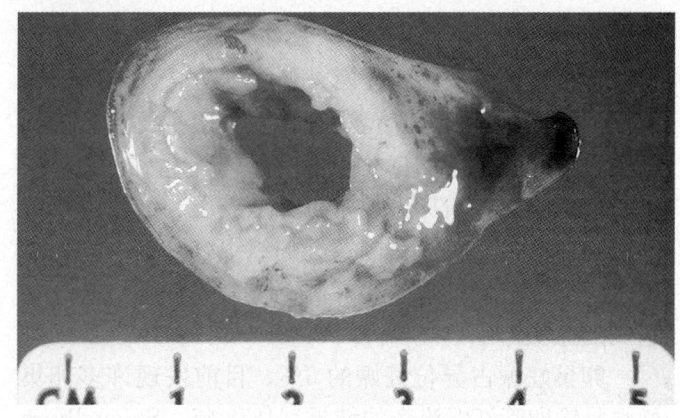

图 8-21 （也见彩图 8-21）慢性输卵管炎大体表现为管壁增厚并呈灰白色。图示与水肿有关。

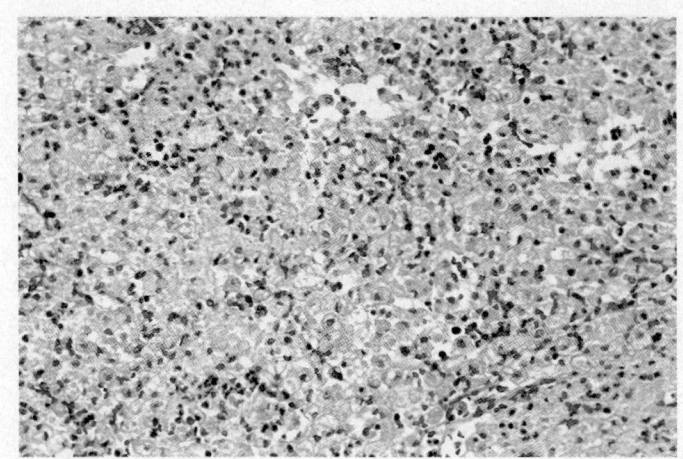

图 8-22 （也见彩图 8-22）肉芽肿性输卵管炎为慢性混合型泡膜组织细胞炎症浸润，可导致导致组织坏死和闭塞。炎症表现与软化斑一致，但无软化斑中的 Michaelis-Gutmann 体。

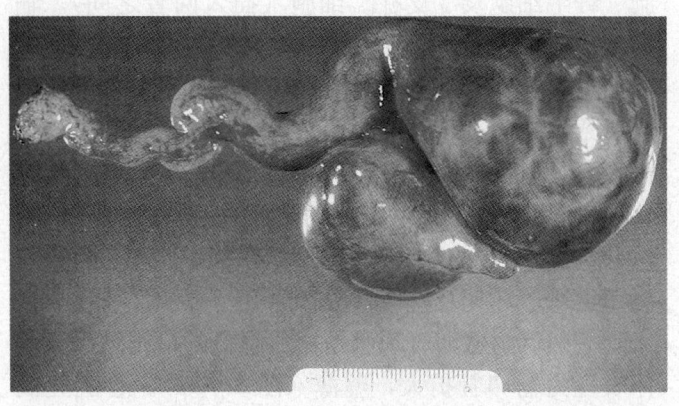

图 8-23 （也见彩图 8-23）输卵管积水的病理改变主要为输卵管及伞部扩张，管壁变薄。

异位妊娠

异位妊娠可发生于子宫外任意部位，以输卵管最常见。输卵管积血为典型表现。滋养层主要侵犯输卵管腔或输卵管壁（图 8-24）。

形态学上，着床部位常可见滋养层、绒毛膜及绒毛结构。然而，具有诊断意义的组织（受精产物）可包裹于输卵管内的血块中。因此，需要仔细检查这些病例的血块。

卵巢妊娠占异位妊娠的 3%。目前发现许多卵巢妊娠是输卵管妊娠流产的结果。1878 年，Spiegelburg 提出四项诊断标准，可将原发性卵巢妊娠与继发于输卵管末端妊娠后的卵巢妊娠相区别，包括（1）输卵

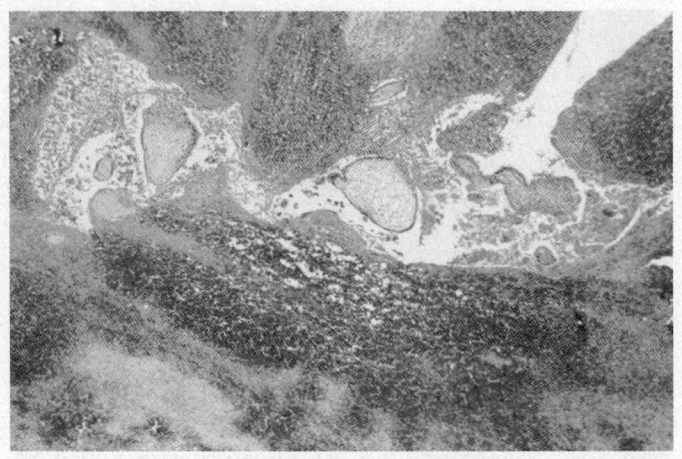

图 8-24 （也见彩图 8-24）输卵管积血是输卵管妊娠大体与镜下最为一致的表现。如图所示，输卵管管腔内（中心）出现绒毛膜绒毛。

管及其伞端应完整，且与卵巢分离；（2）妊娠囊应植入卵巢正常部位；（3）妊娠囊应通过卵巢韧带与子宫相连；（4）妊娠囊壁上必须存在卵巢组织。

结核性输卵管炎

结核可经血行播散至盆腔器官，导致慢性输卵管炎。相当多的输卵管结核患者往往合并子宫内膜结核。其他少见的输卵管肉芽肿性炎症包括肉状瘤病及 Crohn 病。

卵巢

卵巢囊肿

功能性囊肿

生育年龄女性最常见的功能性囊肿为滤泡或黄体囊肿。这些囊肿均与卵巢的颗粒细胞有关。一些功能性囊肿因破坏月经周期而引起症状。但大多数卵巢功能性囊肿可自行退化，而无需外科手术干预。术中有时易将黄体囊肿与子宫内膜异位囊肿混淆。镜下可见囊肿周围纤维化及出血坏死，亦使生理性囊肿难以与子宫内膜异位囊肿相鉴别。

性腺发育不全

性腺发育不全患者的性腺常呈条索状（图 8-25）。

而发育不全的性腺（即性腺发育异常）可隐匿成性腺细胞瘤（图8-26）。成性腺细胞瘤为生殖细胞与性索基质两种成分混合性的肿瘤，其特征是于生殖细胞周围存在不成熟性索细胞团。成性腺细胞瘤常影响包含Y染色体核型的患者的性腺发育。重要的是，成性腺细胞瘤可引起侵袭性生殖细胞肿瘤，并以无性细胞瘤最常见（图8-27）。基因型含Y染色体的患者有罹患成性腺细胞瘤的风险，应切除性腺。

妊娠相关囊肿

妊娠可引起闭锁卵泡的卵泡膜细胞发生显著的黄素化反应。多个闭锁卵泡与黄素化反应的卵泡膜细胞形成卵泡膜黄素化囊肿，与人绒毛膜促性腺激素（hCG）的高水平或对hCG的敏感性升高有关，曾称为过度黄素化反应。多发性卵泡膜黄素化囊肿常见于葡萄胎与绒毛膜细胞癌，但有时亦出现于其他临床情况下，如正常单胎妊娠时。总之，卵泡膜黄素化囊肿的典型表现为双侧卵巢异常增大及多囊化（图8-28）。妊娠黄体囊肿是发生于妊娠患者的非肿瘤性黄体细胞实性包块（图8-29）[6]。半数患者表现为多

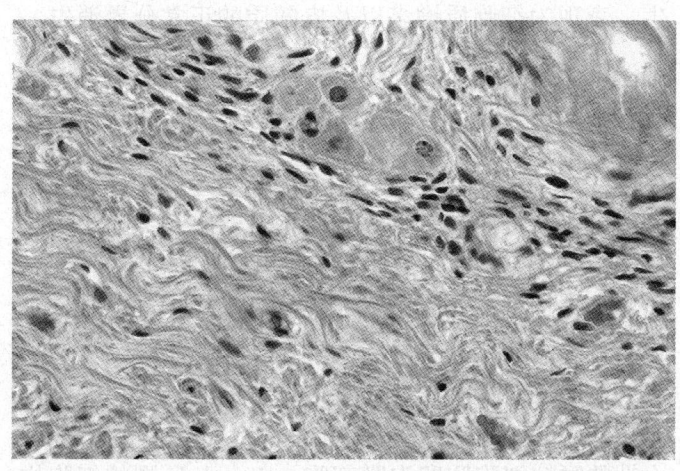

图8-25　（也见彩图8-25）条索状性腺的镜下表现。最初可见的紊乱的性腺细胞、性索细胞和基质，让位于非特异性纤维基质。如图所示，取自成人的条索状性腺可见中心的黄体细胞被非特异性纤维细胞围绕。

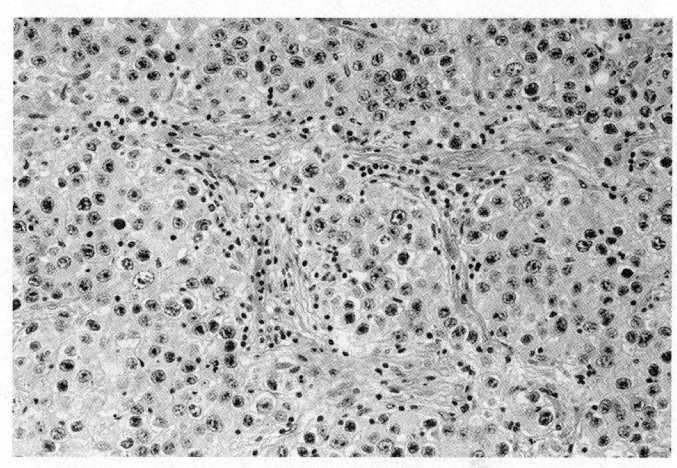

图8-27　（也见彩图8-27）内含淋巴细胞的微小纤维分隔生殖细胞巢，为卵巢无性细胞瘤的特征性表现。

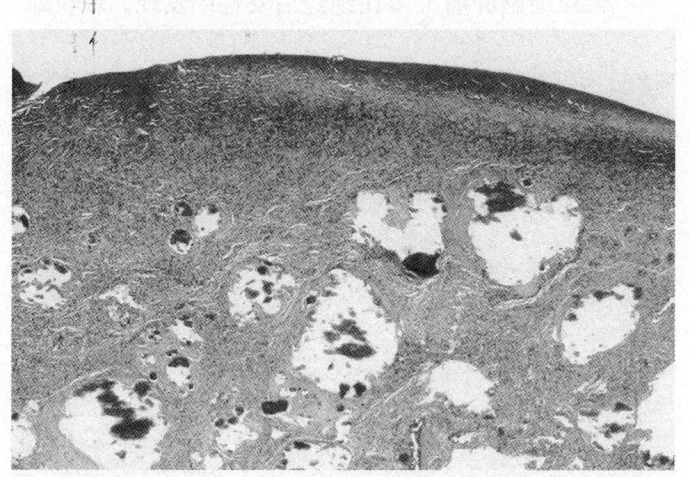

图8-26　（也见彩图8-26）成性腺细胞瘤可见纤维化以及大片营养缺乏性钙化。性腺细胞及性索细胞不明显，且前者于后者中巢状分布。钙化为主要特征。成性腺细胞瘤常见于异常发育的性腺中，多与Y染色体异常的核型有关。可导致浸润性恶性生殖细胞肿瘤，一般为无性细胞瘤。

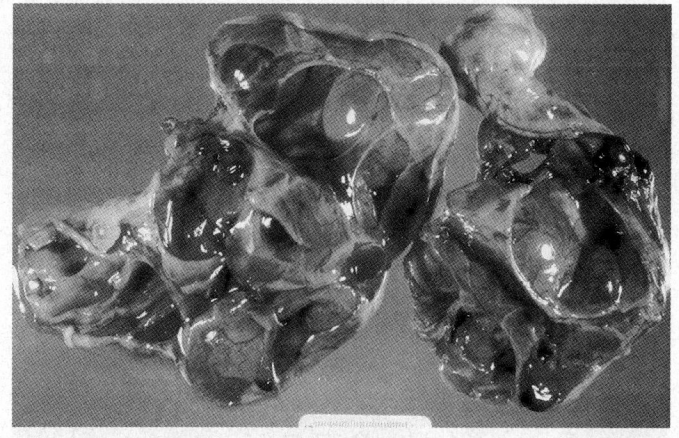

图8-28　（也见彩图8-28）闭锁卵泡黄素化为黄素化囊肿的特征。巨大黄素化囊肿导致卵巢增大，与hCG水平异常升高有关。因此，黄素化囊肿主要于葡萄胎（1/3～1/2的病例中）及绒癌患者中发现，但也见于其他妊娠，包括正常单胎妊娠。

发性结节，其中双侧对称性多发性结节者占 1/3。这些结节可于产后自动退化。妊娠黄体囊肿易与性索肿瘤混淆。

多囊卵巢

多囊卵巢综合征（PCOS）是一种内分泌疾病，而非病理性疾病。其病理表现包括大体特征及镜下改变。总之，为卵巢多囊样改变性疾病（图 8-30）。

多囊样改变的卵巢由于囊肿而增大，其下方为表面增厚及纤维化的基质。之前排卵的痕迹已显示不清或消失。囊肿相对较小，通常为 0.5~1.5cm。组织学上可见黄体滤泡细胞排列于囊肿上。

基质卵泡膜细胞增殖症

基质卵泡膜细胞增殖症的组织学定义为卵巢基质中出现黄素化细胞，可引起高雄激素血症、周围细胞转变以及雌激素过多的临床表现。典型的患者为绝经后女性，亦可发生于妊娠时。双侧卵巢增大，而无明显囊肿表现。镜下可见基质中单个或成堆的黄体细胞（图 8-31）。伴随卵巢基质纺锤形细胞的典型性增生，表现为细胞质增多以及皮髓质的正常分界消失。

性索基质肿瘤

性索基质肿瘤约占卵巢肿瘤的 5%。通常发生于单侧，可见于任何年龄，主要累及绝经后女性。性索基质肿瘤常分泌激素，因此常出现激素相关症状（表 8-5）。Leydig 及卵泡膜细胞均分泌雄激素（表 8-6），被认为是严重雄激素过多症的鉴别疾病。然而，也有许多性索基质肿瘤无内分泌功能。

胚胎性腺基质具有分化为有特殊内分泌功能细胞类型的潜能，包括男性的 Sertoli 和 Leydig 细胞，以及女性的颗粒细胞和卵泡膜细胞。Sertoli 及颗粒细胞均可分泌抑制素，可以其作为该肿瘤个的标志物。抑制素水平升高常早于疾病临床表现几个月或几年出现。

颗粒细胞肿瘤

颗粒细胞肿瘤大多在绝经后女性中发现。颗粒细

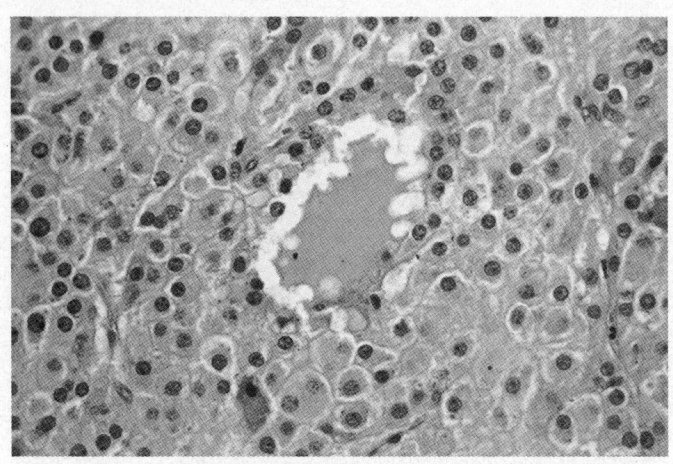

图 8-29 （也见彩图 8-29）如图所示，妊娠黄体包含大量黄体细胞，可见丰富的嗜酸性胞浆围绕明显的细胞核。可分辨出卵泡区（中间）。

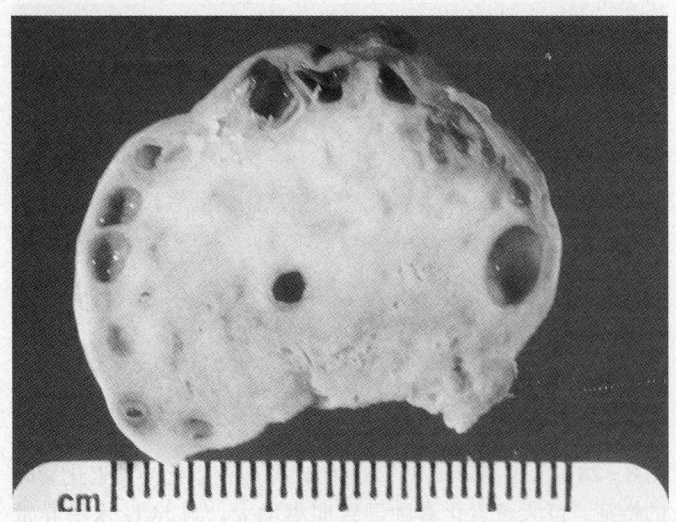

图 8-30 （也见彩图 8-30）硬化囊性卵巢缘于慢性无排卵。表面基质纤维化使下方的多发囊性卵泡增厚。注意排卵前红斑缺乏，例如退化的黄体。

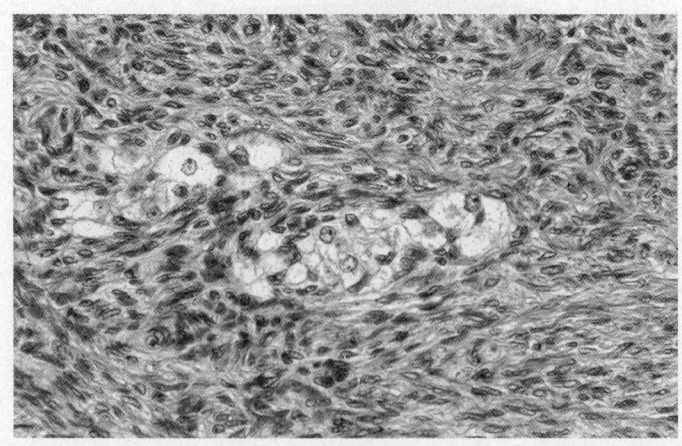

图 8-31 （也见彩图 8-31）卵巢基质内存在黄素化细胞称为卵泡膜细胞增殖症。黄素化基质细胞含有较多胞浆，可见嗜酸性染色或空泡形成。本病常见于绝经后女性和妊娠患者，也可引起较年轻的非妊娠患者出现男性化综合征。

表 8-5 卵巢性索基质肿瘤的类型
颗粒基质细胞肿瘤
颗粒细胞肿瘤
泡膜细胞-纤维瘤类肿瘤
Sertoli-Leydig 细胞瘤：男性母细胞瘤
类固醇细胞瘤
性索瘤伴环状小管
两性胚细胞瘤

表 8-6 性质基质肿瘤的典型临床表现
可发生于任何年龄
可有激素活性
多为单侧
实性或囊实性肿瘤

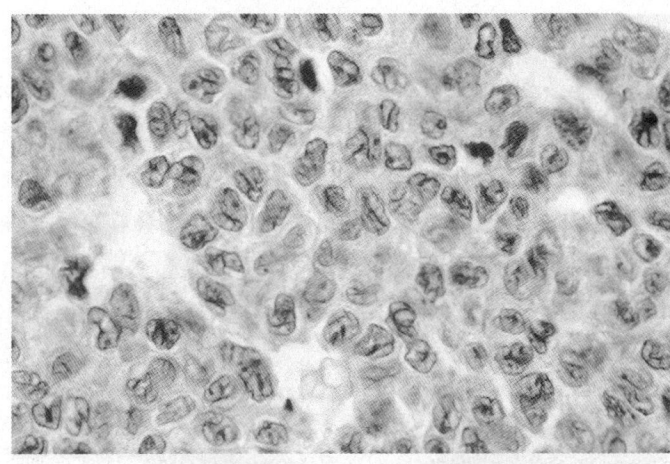

图 8-33 （也见彩图 8-33）成人型颗粒细胞瘤中苍白的成角核为诊断的关键。

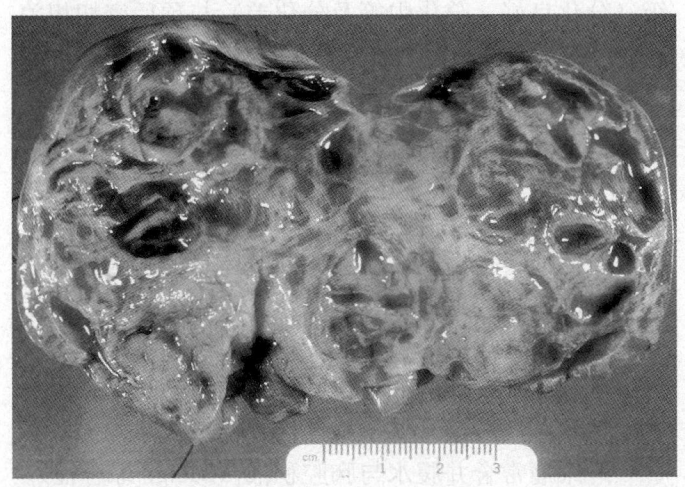

图 8-32 （也见彩图 8-32）成人型颗粒细胞瘤的特征为出血性囊性变及结节状外观。

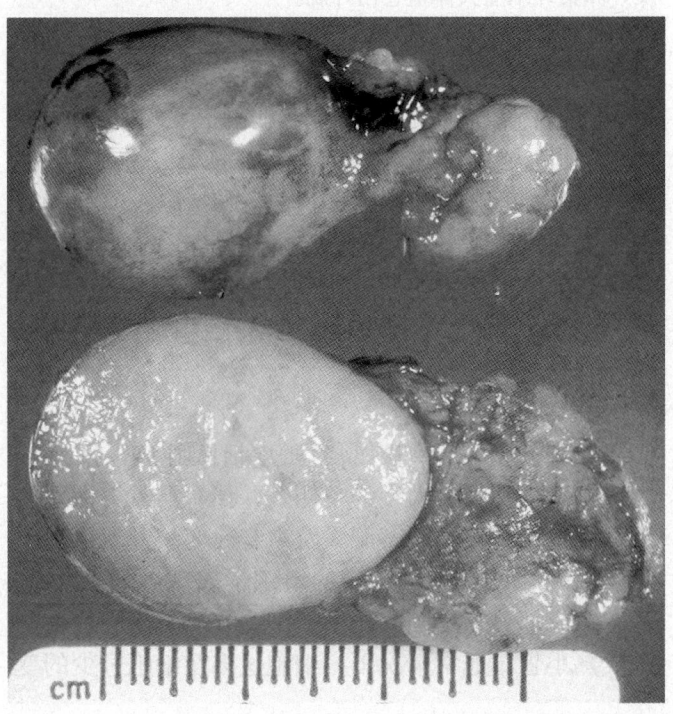

图 8-34 （也见彩图 8-34）大体上，卵巢卵泡膜细胞瘤多具有特征性颜色，即微黄色，如图所示。同时应注意其外观均一，且边界明显。

胞肿瘤的症状与雌激素分泌有关，包括有内膜病变的绝经后女性出血，如子宫内膜增生或癌变。颗粒细胞肿瘤也可发生于青春期前女孩，导致性早熟。在某些病例，发生雄激素分泌导致高雄激素血症的症状。

颗粒细胞肿瘤常为单侧，以同时存在囊肿及实性成分为特征（图 8-32）。肿瘤的组织学结构各异，但细胞多见"咖啡豆"样核，呈苍白、成角的分裂状（图 8-33）[7]。

青春期前和年轻的颗粒细胞肿瘤患者镜下特征不同于成人型，且差异巨大，使其可明显区别于其他肿瘤而成为一种亚型，即青春期颗粒细胞肿瘤[8,9]。

卵泡膜细胞瘤

卵泡膜细胞瘤常为单侧（>90%），其典型病变发生于绝经后女性，是激素活跃的肿瘤。卵泡膜细胞瘤大体形态为黄色、组织均匀一致的实性肿物。其组织学表现为丰满具有液泡的纺锤形细胞占优势（图 8-34）。

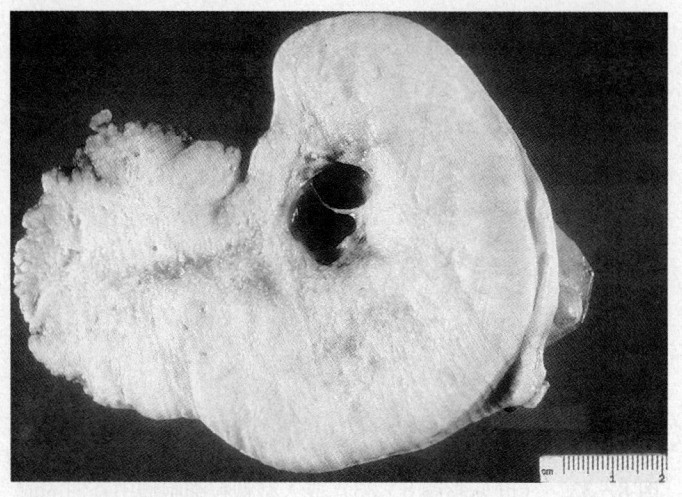

图 8-35 （也见彩图 8-35）与泡膜细胞瘤的典型表现相反，卵巢纤维瘤大体呈苍白外观。

纤维瘤

纤维瘤常为单侧发生。大纤维瘤（>6cm）多伴腹水（40%病例）或胸腔积液（Meigs 综合征）。其他卵巢肿瘤亦可引起上述临床征象（假 Meigs 综合征）。纤维瘤还可伴随基底细胞痣综合征（Gorlin 综合征）。纤维瘤大体形态均匀一致，呈苍白、褐色的实性外观（图 8-35）。镜下结构为良性的纺锤形细胞。

Sertoli-Leydig 细胞瘤

Sertoli-Leydig 细胞瘤为激素活跃肿瘤，发生于生育年龄的女性。大多为单侧。并伴有严重男性化表现，多毛、秃顶、阴蒂肥大及声音改变。

Sertoli-Leydig 细胞瘤的组织学表现各异[10]。其基本组成部分为不同的纺锤形细胞基质与不同程度的未成熟小管。通常情况下，细胞过多及细胞过少的变

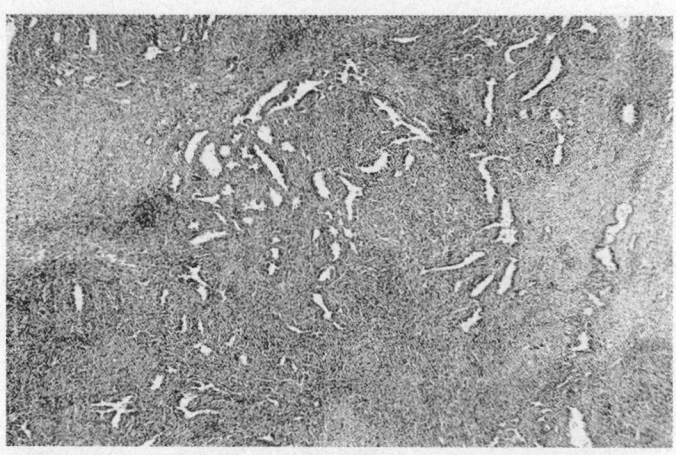

图 8-36 （也见彩图 8-36）Sertoli-Leydig 细胞瘤镜下所见 Sertoli 管及非特异性细胞基质。如图所示致密蜂窝组织中的 Sertoli 小管。

化使 Sertoli-Leydig 细胞瘤具有明显的特征性分层现象。异源性组织的存在导致镜下表现不同。组织学分级（分化良好、分化中等及分化差）与预后密切相关（图 8-36）。另一种激素活跃肿瘤充满脂肪细胞，伴有高雄激素的临床表现，称为甾体细胞瘤。

要 点

- 黄体期子宫内膜活检在诊断黄体功能不全方面缺乏准确性。
- 通过子宫内膜活检可能发现内膜结核。
- 生育年龄女性的卵巢囊肿多为生理性囊肿。
- 性索基质肿瘤常见于绝经后女性。
- 纤维瘤常合并腹水与胸腔积液（Meigs 综合征）。

（江元慧译　范燕宏校）

参考文献

1. Noyes RW, Herrig AW, Rock J: Dating the endometrial biopsy. Fertil Steril 1:3–25, 1950.
2. Murray AJ, Meyer WR, Zaino RJ, et al: A critical analysis of the accuracy, reproducibility and clinical utility of histologic endometrial dating in fertile women. Fertil Steril 81:1333–1343, 2004.
3. Mostoufizadeh M, Scully RE: Malignant tumors arising in endometriosis. Obstet Gynecol 23:951–963, 1980.
4. Heaps JM, Neiberg RK, Berek JS: Malignant neoplasms arising in endometriosis. Obstet Gynecol 75:1023, 1990.
5. Jelovsek JE, Brainard J, Winans C, Falcone T: Endometriosis of the liver containing Müllerian adenosarcoma. Am J Obstet Gynecol 191:1725–1777, 2004.
6. Norris HJ, Taylor HB: Nodular theca-lutein hyperplasia of pregnancy (so-called "pregnancy luteoma"). Am J Clin Pathol 47:557–566, 1966.
7. Stenwig JT, Hazekamp JT, Beecham JB: Granulosa cell tumors of the ovary: A clinicopathological study of 118 cases with long-term follow-up. Gynecol Onco l7:136–152, 1979.
8. Young RH, Dickersin GR, Scullyl RF: Juvenile granulosa cell tumors of the ovary: A clinicopathologic analysis of 125 cases. Am J Surg Pathol 8: 575–596, 1984.
9. Biscotti DV, Hart WF: Juvenile granulosa cell tumors of the ovary. Arch Pathol Lab Med 113:40–46, 1989.
10. Young RH, Scully RE: Ovarian Sertoli-Leydig cell tumors: A clinicopathologic analysis of 207 cases. Am J Surg Pathol 9:543–569, 1985.

第一部分　基础科学

9　临床统计学

Harry J. Khamis

引言

统计学是一门科学，包括（1）实验或研究设计；（2）搜集、组织及整理数据；（3）分析数据；（4）解释和交流分析结果。医学研究数据通常来自对受试人（临床研究）或动物的测量结果。

统计的主要目的是对参数，如平均数、比例、回归系数或相关性，进行判断或推理。参数的真实值由其所估计的总体测量数据决定。但这通常不切实际或根本行不通。因此，我们改取人群的一组亚群，即样本。通过分析样本估计或检验参数值。例如，假设我们想了解单胎妊娠 20 周时胎儿的平均肱骨软组织厚度（humeral soft tissue thickness，HSTT）。显然，无法用超声测量所有上述胎儿的 HSTT，所以我们随机抽样，比如选取 50 例这样的女性。毫无疑问，这 50 例女性胎儿的平均 HSTT（也叫样本均数）不会与测量所有满足条件的女性所得均数（理论均数或整体均数）完全相等，但应很接近。有多么接近？如果我们将随机样本量扩大至 100 例或 500 例，是否更接近？这些就是统计学要解答的问题。

下一节将概括变量的 2 个基本特征。本章其他部分将介绍基本的统计方法，这些方法可以实现上述 4 个统计学目的。

测量标准及变量构成

任何医学研究均包含一组变量，如孕周、出生体重、体重指数（body mass index，BMI）、性别、Bishop 评分、血压、胆固醇水平、疾病严重程度、剂量、治疗类型或手术类型。基于统计学目的，从两个方面表现每个变量的特征非常重要，即测量标准及变量构成。

测量标准

变量的测量标准（或测量尺度）决定于它是连续变量还是离散变量。至少在理论上，连续变量来自一列连续的实数。例如孕周、血压及 BMI。而离散变量数值不连续（并非来自一列连续的实数）。例如性别（男、女）、疾病严重程度（轻、中、重）、手术类型（标准手术、改良手术、腹腔镜手术）。"疾病严重程度"被称为顺序离散变量，因其取值有次序；"手术方式"即名义离散变量，因其取值无次序。

变量构成

因变量（又称结果变量、终末点变量或反应变量）是调查研究的主要变量。该变量的动态最应关注，包括其他变量对它的作用或影响。自变量（又称解释变量、回归变量或预测变量）由于可影响因变量而对其进行研究。调查研究中自变量与因变量的定义决定变量的构成。如何统计处理变量很大程度上取决于测量标准与变量构成[1]。

试验/研究设计

试验设计的三大中心原则为：（1）随机化，（2）复制性及（3）控制或阻断。从研究人群中随机选取受试者或将受试者随机分入各治疗组，可避免试验结果出现偏差。对于选自一个总体样本量为 n 的随机样本，其被选可能性应等同于其他任何样本量为 n 的样本。这样的样本被认为可代表总体。有关如何做到随机化，可参阅任意一本统计课本[2,3]。

复制性是指于同样条件下测量受试者。这对决定该条件下测量值如何变化很重要。因此，接受同样处理的一些受试者的测量值被认为具有复制性。

控制或阻断是在分析时调整其他变量（有时亦称混杂变量或协同变量）的方法。分析过程中将去除与这种变量相关的因变量的变化，以提高关注变量比较的精确度。例如随机化完全分组设计的讨论。

完全随机化设计（Completely Randomized Design，CRD）

CRD 中，受试者被随机分配至各试验组。例如，假使一个研究需将女性患者随机分至 3 个不同的生育组（T1、T2 及 T3），然后用超声测定其子宫内膜厚度。现有 27 例患者，故 9 例被随机分配接受第一种治疗（T1），剩下的 18 例中 9 例被随机分配接受第二种治疗（T2），剩余的 9 例接受第三种治疗（T3）。随机分组数据详见表 9-1。

除随机性外，在 CRD 中，一个重要的假设是样本的独立性（如本例中每位受试者的测量结果——子宫内膜厚度——与其他任何受试者的测量结果毫不相干）。例如不可将 2 个有关联的受试者（如姐妹）同时用于假定的研究中，因为她们存在遗传相关性，其子宫内膜厚度亦可能相似。人群调查应用同样的 CRD 原则，此时受调查者以自然方式形成组别。例如，欲比较早、中、晚期孕妇血胆固醇的平均水平，可于所有妊娠女性中选择一个随机样本，根据样本中每名孕妇所处的自然妊娠期对其进行分组。此例中，每组样本量很可能不同。另一个方法，即于早、中、晚孕期女性中各随机抽取 10 例（分层抽样）。

注意在这些例子中用到随机及可复制性的原则，下面的设计将涉及控制或阻断。

随机化完全区组设计（Randomized Complete Block Design，RCBD）

RCBD 是 CRD 的一种概括，通过在设计中加入次要因素，可在比较各处理组时对其影响进行调整。例如，在对子宫内膜厚度进行的研究中，可能包括 E1、E2 及 E3 三组不同种族的女性。由于不同种族个体间子宫内膜厚度的变化程度可能较单一人种大，故明智的做法是阻断种族因素。故本例中我们将随机选择 9 例来自 E1 种族的受试者，再随机安排 3 例各接受 3 种治疗中的一种，并用同样的方法选择 E2 及 E3 种族组，总共 27 例受试者。其设计详见表 9-2。

拉丁方设计（Latin Square Design，LSD）

要求重复次数与处理次数相等，纵横双向均构成区组，各小区排列成方阵，每种处理于每行或每列仅出现一次，为田间实验中随机区组排列的特殊形式。

可用拉丁方设计控制次要因素。例如子宫内膜厚度研究中，受试者来自 3 个不同年龄组 A1、A2 及 A3，由于同一年龄组个体的子宫内膜厚度可能比不同

表 9-1
完全随机化设计的数据

实验次数	处理		
	T1	T2	T3
1	×*	×	×
2	×	×	×
3	×	×	×
.	.	.	.
.	.	.	.
.	.	.	.
9	×	×	×

* "×" 代表受试者的测量值

表 9-2
随机化完全区组设计的数据

		处理		
		T1	T2	T3
种族集团	E1	×	×	×
		×	×	×
		×	×	×
	E2	×	×	×
		×	×	×
		×	×	×
	E3	×	×	×
		×	×	×
		×	×	×

年龄组间更接近，因此，除种族因素外，还应阻断年龄因素。

重复测量设计

如果 RCBD 中要阻断受试者因素，且需对同一受试者进行多次重复测量，此时应选择重复测量设计。例如，假设 10 例患者于不同时间段接受 3 种不同的药物降压治疗。对每一种降压药，均于用药治疗后 5 天测量血压，并在应用下种药物前 2 周不用药，同时随机决定用药顺序。其数据详见表 9-3。

一般统计学课本中，均有关于实验设计的讨论，会介绍许多更深奥复杂的实验设计方法[4,5]。关于如何评估临床试验结果的正确性、重要性及相关性，可参考美国生殖医学会实践委员会的文章[6]。人群调查的抽样方法也是多种多样的（如单纯随机抽样、分层随机抽样、分群抽样、系统抽样或序贯抽样）[7,8]。

描述性统计方法

在调查、研究或实验结束后，数据已被收集并输入电子数据表格或其他可用的表格。完成数据录入及数据差错校验后，可进行初步的统计学分析；这些通常均为描述性分析，即对样本量据进行组织与概括，可运用许多不同的统计方法。用于连续性变量的描述性统计方法与用于离散变量的不同。

表 9-3 重复测量设计的数据规划			
	治疗		
受试者	T1	T2	T3
1	×	×	×
2	×	×	×
3	×	×	×
.	.	.	.
.	.	.	.
.	.	.	.
10	×	×	×

连续变量

连续变量的主要描述特征包括（1）集中性及（2）变异性（或离散性）。

连续变量集中性的一重要量化值为均数：

$$\bar{x} = \frac{1}{n}\sum_{i=1}^{n} x_i$$

n = 观察目标的数量，x_i = 样本中第 i 个测量结果。

另外，中位数（按从小到大顺序排列的居中的测量结果，或当 n 是偶数时，则为两个中间测量结果的平均数）和态式（出现频率最高的测量值）也可用于描述变量集中的趋势。

连续变量的变异性或离散度的一个简单数值尺度为极差（或全距）：即最大测量值与最小测量值之差。测量数值的变异度越大，极差也越大。描述变量变异性的更常见数值尺度是方差。

$$s^2 = \frac{1}{n-1}\sum_{i=1}^{n}(x_i - \bar{x})^2$$

注意，方差约为每个测量结果与其均值之间的偏差（或间距）的平方的均数，测量结果的离散度越大，s^2 越大。因为 s^2 是实际测量的平方单位，有时首选标准差描述变量的变异性。

$$s = \sqrt{s^2}$$

连续变量的分布（即每个测量值或区间的频率）也是值得关注的。可以多种示意图显示，如根叶示意图、盒图及条形图。通过示意图，可从视觉上识别变量的集中趋势、离散趋势、"罕见"值（低频的）和"常见"值（高频的）[2]。

两个连续变量之间是否存在线性关系经常受到关注。可用 Pearson 相关系数 r 来确定。r 值范围为 $-1 \sim +1$。若 r 接近 -1，表明两个变量之间呈明显负相关［即当一个变量值上升，另一个变量值下降（设想"住院医师的工作年限"与"手术出差错风险"的关系）］。若 r 接近 $+1$，表明两个变量之间呈明显正相关（如胎儿肱骨软组织厚度与孕周）。若 r 接近 0，两个变量之间则呈线性关系。医学研究中 r 值的诠释有一套指导方针：$|r| > 0.5$ 代表强线性相关；$0.3 < |r| \leq 0.5$ 代表中度线性相关；$0.1 < |r| \leq 0.3$ 代表弱线性相关；而 $|r| \leq 0.1$ 则无线性关系[9,10]。

表 9-4 依据受试者治疗及结果设计的经典交叉分类列联表

		结果		
		死亡	存活	总计
治疗	标准	a	b	a+b
	新型	c	d	c+d
总计		a+c	b+d	

离散变量

频率表常被用来概括离散变量：即对每一个离散变量的取值，记录其频度（即它于 n 个观察值的样本中出现的次数）以及相对频数（频数/n）。当然，离散水平的总频数一定是 n，而相对频数一定是 1.0（100%）。

列联表可用于总结两个离散变量的数据。双向列联表是根据两个离散变量中每一个受试者的测量值将受试者交叉分类得到的。表 9-4 是一个列联表的实例。

样本中共有 a+b+c+d 个受试者，a 代表经标准治疗后死亡的患者，b 代表经标准治疗后存活的患者。如果我们想知道两个离散变量是否具有相关性，就必须应用一种可检测二者间关系的方法。而哪种方法更为合适取决于变量的特性：名义变量、顺序变量或混合变量[11,12]。

医学研究中，两个概括双离散变量关系的重要指标为危险比（risk ratio，RR）和比值比（odds ratio，OR）。一个事件的危险度 p，简单地说，即该事件发生的概率或可能性。而一个事件的比值比则定义为 $p/(1-p)$，用于衡量一个事件发生的频率。危险比（亦称相对危险度）和比值比分别代表一个事件于两种不同条件下风险及几率各自的比值。根据列联表 9-4 所示，可定义以下术语。

术语	定义
标准治疗后的死亡风险	a/(a+b)
新型治疗后的死亡风险	c/(c+d)
标准治疗后的死亡率	a/b
新型治疗后的死亡率	c/d
死亡的危险比	a(c+d)/c(a+b)
死亡的比值比	ad/bc

注意 RR=4.0 意味着接受标准治疗患者的死亡危险为接受新型治疗者的 4 倍。而 OR=4.0 则意味着接受标准治疗患者的死亡比值比新型治疗者高 4 倍。

临床工作中使用的另一重要指标为危险差（risk difference，RD），即标准治疗与新型治疗患者死亡危险的绝对差异：

$$RD = \left| \frac{a}{a+b} - \frac{c}{c+d} \right|$$

RD 的倒数为需要治疗的受试者数，即 NNT：

$$NNT = \frac{1}{RD}$$

NNT 用于估计与标准治疗相比需要多少患者接受新型治疗才会引起死亡率增加或减少。

例如在 Marcoux[13] 等的研究中，将 341 例子宫内膜异位症所致生育力降低的患者随机分为两组，腹腔镜剔除组与单纯腹腔镜检查组。观察结局为妊娠超过 20 周。第一组 172 例患者中，50 例妊娠；第二组 169 例患者中，29 例妊娠（a=50，b=122，c=29，d=140）。第一组与第二组发生妊娠的风险分别为 0.291 和 0.172，相应的妊娠比值为 0.410 和 0.207。危险比等于 1.69，比值比等于 1.98。剔除组妊娠的可能性较单纯腹腔镜检查组高 69%；而前者的妊娠比值约为后者的两倍。危险差为：

$$RD = 0.29 - 0.172 = 0.119$$

需接受治疗的受试者数为

$$NNT = \frac{1}{0.119} = 8.4$$

即为增加一例妊娠，约需 9 例患者接受剔除手术。

诊断性实验评估

当一个因素代表一个精确、标准的测试结果（亦称金标准），而另一因素代表一种新型的微创实验性检测方法时，其数据可用表 9-5 所示的特殊列联表表示。

几种不同的措施可用于评估实验性检测方法较之金标准的有效性；其定义和解释如下。

术语	定义	解释
发病率	(a+c)/(a+b+c+d)	样本中真阳性的比例
敏感性	a/(a+c)	真阳性中实验结果阳性的比例
特异性	d/(b+d)	真阴性中实验结果阴性的比例
阳性预测值	a/(a+b)	实验结果阳性者中实际阳性的比例
阴性预测值	d/(c+d)	实验结果阴性者中实际阴性的比例
假阳性	b	受试者中实验结果阳性但实际为阴性的数目
假阴性	c	受试者中实验结果阴性但实际为阳性的数目

应用这些措施有助于判断与金标准相比,新的实验性检测方法的有效性[14-16]。为了选择使敏感性和特异性达到最优的实验性检测方法的剔除点,即阳性"+"或阴性"-"结果,采用受者作用特征(Receiver Operating Characteristic,ROC)曲线[17]。ROC 曲线是敏感性检验(Y 轴)对假阳性率(X 轴)的图形。这种方法用于评估一种检验鉴定某种疾病患者的相符程度。曲线下面积为 1,则为有意义,0.5 则为无意义。

评估

通常可通过以下两个方面对总体进行推论:(1) 人群参数估计;(2)总体参数的假设检验。

从总体中随机抽样计算出的参数点估计是该参数最好的估计值。如果超声检查 50 例孕 20 周胎儿的 HSTT,平均值是 9.7mm,则表示胎儿 HSTT 真实均值(即所有这类胎儿 HSTT 的均值)的点估计为 9.7mm。

表 9-5 诊断性实验评估的列联表

		金标准的结果		
		+	−	总计
实验方法的结果	+	a	b	a+b
	−	c	d	c+d
总计		a+c	b+d	

可信区间

尽管虽然希望点估计是"接近近似"参数值,我们还是常常关注其近似程度。许多研究者更喜欢用可信区间来估计参数。可信区间是指由样本统计计算决定终点的区间;总体参数值出现于该区间的可能性很高(通常被设置为 95%)。大多数应用时,点估计即可信区间的中点。以上述情况为例,如果胎儿 HSTT 均值的 95%可信区间为 [7.2,12.2],那么我们可以说,在 95%的情形下,胎儿真正的 HSTT 在 7.2~12.2 之间,亦可表示为 9.7mm±2.5mm,2.5 叫误差度,代表点估计上下的范围,9.7mm 被看作胎儿真正 HSTT 的"可能"值。而在胎儿 HSTT 点估计 2.5mm 以外的值则被认为是"难以置信的"。这样,区间估计及其误差度可用于检测点估计的可信程度。

我们希望得到窄可信区间(小误差度),因为此时对真实值的估计更为可信,换句话说,真实值位于一个小范围之内。减少可信区间宽度的一种方式是增加样本量。例如,总体均数 95%可信区间的公式是

$$\bar{x} \pm (1.96) \frac{s}{\sqrt{n}}$$

该公式适用于相对较大的样本,比如 n 大于 30。注意误差范围为:

$$(1.96) \frac{s}{\sqrt{n}}$$

随着 n 增加而减低。
可信区间的基本公式为:

点估计±(可信系数)×(标准误)

可信系数为从相应的分布中得到的百分位数,标准误即估计值的标准差。在上面提到的总体均数可信区间的例子中,点估计为样本均数

$$\bar{X}$$

可信系数是标准正态分布的第 97.5 百分位数,标准误是

$$\frac{s}{\sqrt{n}}$$

总体参数区间估计的公式可参考一般的统计学课本(如 McClave 及 Sincich[2])。

假设检验

统计学上，任何研究问题均可由两种假设构成。无效假设，H_0，通常称为"无变化假设"、"无区别假设"或相同状况，用参数的形式表述。备择假设，又称实验假设，H_A，是以"变化"为特征的假设，即 H_0 的互补型。例如研究假设："孕20周胎儿的平均 HSTT 小于 10mm"，其正式写法应为：

$$H_0: \mu \geq 10 \text{ vs } H_A: \mu < 10$$

这里 μ = 平均 HSTT。

P 值

假设检验是一种统计学方法，用于明确数据中是否有足够强效能的证据去支持实验假设——H_A。若 H_A 成立，即表示拒绝 H_0，反之则表示接受 H_0。如何明确呢？是从数据中计算出的 P 值。P 值其实为一个 0～1 之间的概率，P 值低即拒绝 H_0。此时检验结果被认为是"统计显著"。P 值应低于多少，H_0 才被拒绝呢？大多数学者以 0.05 为界（亦称检验显著水准）。就是说当 $P < 0.05$ 时即拒绝 H_0，因此可做出以下结论，在 0.05 显著性水准下，数据中有足够证据支持实验假设，即 H_A。而当 $P > 0.05$ 时即接受 H_0，其结论是数据中无足够证据支持实验假设。大多数科研中，对某个结果仅报告 P 值，让读者自己定义数据支持实验假设的程度。

P 值代表由"只是偶然"观察到的样本获得的概率（即假定 H_0 成立，取得的样本中至少观察到一个反对 H_0 的几率）。所以如果 P 值非常低，意味着若假设 H_0 真的成立，获得这样的样本观察值的几率非常小，并由此得出结论：H_0 并非真实成立的。如果第一个检验中 $P = 0.10$，第二个检验中 $P = 0.01$，则说明后者中否定 H_0 的证据比前者强大 10 倍。也就是说，获得一个至少像所观察到的样本那样与 H_0 相矛盾的样本的几率，前者比后者高 10 位。即 H_0 真实成立时，第一个检验中的样本不会像第二个检验中那样极端。

第一类和第二类误差，统计幂

我们在决定数据中的证据是否足以否定 H_0 时，只有两种可能性：(1) 拒绝 H_0 及 (2) 接受 H_0。决定的过程中可能会出现两种错误：(1) 错误地拒绝 H_0（即拒绝了事实上成立的 H_0）以及 (2) 错误地接受 H_0（即接受了事实上错误的 H_0）。前者被称作第一类误差，其发生几率用 α 表示。后者被称作第二类误差，其发生几率用 β 表示。

实际工作中，我们希望 α 与 β 值均低。统计检验中确定拒绝 H_0 的结论时，要保证 α 值不大于研究者所指定的显著水准（再次强调，0.05 是最常用的显著水准值）。因此，在测试一组假设时，可以肯定的是错误拒绝 H_0 的最大可能性为 0.05。第二类误差，β 值，受几个因素影响，样本量 n 为其中之一。n 越大，β 值越小。

统计幂被定义为 $1 - \beta$，即正确拒绝 H_0 的概率（即拒绝错误的 H_0）。实践中我们期望被认为具有临床意义的研究（如估计 H_A 的参数值）的统计幂应较高（至少 0.8）。如上所述，β 值随样本 n 的增大而减少，故统计幂随样本 n 的增大而增大。

统计程序

均值比较

在比较两个以上（$k > 2$）的总体均数时，可应用单因素方差分析（analysis of variance，ANOVA）法；k 个独立样本为基础，其对应设计为 CRD。检验假设是：

$$H_0: \mu_1 = \mu_2 = \cdots = \mu_k$$

与之相对的 H_A 是：至少有一个均数与其他的不同。

例如，欲比较 4 个不同种族女性（白种人、非洲-美洲人、亚洲人及其他人种）的胎儿平均 HSTT。若拒绝 H_0（即 $P < 0.05$），其结论为 4 个种族女性的胎儿 HSTT 均值不同。而通过多个均数的两两比较可进一步明确 4 个均值相互间的差异。多种方法可供选择，但推荐应用 Tukey HSD（公正地显著差异）post hoc 检验、Bonferroni-Dunn post hoc 检验或 Neuman-Keuls 检验[18]。方差分析中，在 $k = 2$ 的特殊情况下，于独立样本的基础上比较两个总体均值，这种统计检验被称为双样本（或混合样本）t

检验。

若 k 个样本并非独立，而是配对的（即相关联的），则可选择以 RCBD 为基础的方差分析法。在 $k=2$ 的特殊情况中，两个总体均值的比较基于配对的样本，这种统计检验被称为配对样本 t 检验。例如，n 个样本中，每位受试者胎儿的 HSTT 于妊娠 20 周和 30 周时均予以测量，由于所得两个测量值来自同一受试者，因此具有相互关联性。此例中 P 基于两个测量值的成对差异。如果我们想证实受试者胎儿孕 30 周时的 HSTT 均值大于其孕 20 周时的均值，则该假设可写为：

$$H_0: \mu_{30周} \leq \mu_{20周} \quad vs \quad H_A: \mu_{30周} > \mu_{20周}$$

μ 代表胎儿 HSTT 均值。

双样本 t 检验或配对比较 t 检验中，样本量多大才合适呢？如果两个总体的标准差相似，则每组样本量至少需要 $n=(16)(s_c/\delta)^2$ 才能保证显著水准为 0.05 的双样本 t 检验具有 80% 的统计幂，s_c 为双样本共同的标准差的估计值，δ 是具有临床意义的平均差。配对样本 t 检验的样本大小至少为 $n=(8)(s_d/\delta)^2$ 对，方可保证 0.05 显著水准下 80% 的检验统计幂，公式中 s_d 是配对之间差值的标准差[19]。

如果比较不同程度间两种因素的均数，需应用双因素方差分析。若比较 4 个不同种族中两个不同年龄组孕妇的胎儿 HSTT 均值，除年龄及种族两个因素外，还需考虑第三个影响因素——年龄与种族间的统计学相互作用。举例来说，每个种族中年轻与年长孕妇胎儿 HSTT 均值的差异不同，此时两个因素间存在统计学相互作用，如年轻与年长孕妇胎儿 HSTT 均值在黑人中差别很大，而亚裔人种中却相差无几。

通常，包含 n 个因素的实验设计可应用 N 因素方差分析，此时可分析 2 因素间相互作用、3 因素间相互作用……直至 N 因素间相互作用。

关联/预测研究

医学研究中，人们常对研究一系列自变量（X_1, X_2, …, X_k）对一个连续因变量 Y 的作用感兴趣。换言之，即对通过一系列预测变量对 Y 进行预测感兴趣。可应用多元回归分析来完成，即以自变量（或预测变量）的多元线性函数模型研究均值或预测值，Y 值即 E(Y)：

$$E(Y) = \beta_0 + \beta_1 x_1 + \beta_2 x_2 + \cdots + \beta_k x_k$$

多元回归分析的主要结果为估计回归系数值，$\beta_i = 1, 2, \cdots, k$，以及检验每个回归系数的统计学差异。检验假设为：

$$H_0: \beta_i = 0 \quad vs \quad H_A: \beta_i \neq 0$$

$i = 1, 2, \cdots, k$。

回归系数 β_i 被认为是当其他预测变量固定时，X_i 每增加一个单位时，E(Y) 的变化值。假设我们用以下 4 个变量对妊娠女性的体温进行回归分析，(1) 妊娠天数、(2) 年龄、(3) 种族（这里 1 代表白人，0 代表其他种族）以及 (4) BMI。其通式为：

$$E(体温) = \beta_0 + \beta_1(天数) + \beta_2(年龄) + \beta_3(人种) + \beta_4(BMI)$$

任何回归模型中（包括 logistic 回归及 Cox 回归），有关预测变量需注意以下两点：

(1) 任一预测变量应是连续或二元的。若一个离散型预测变量的取值 $k > 2$，则必须于回归方程中建立 $k-1$ 个虚拟或指示变量，以代表离散变量的 k 水平；

(2) 在一个回归模型中，预测变量之间不应为高度相互关联的。例如，任何两个预测变量相关系数的绝对值大于 0.8 或 0.9 时，可导致一个多重共线性的现象，使回归系数估计值严重不稳定。有关上述两点的进一步讨论，请参阅任一回归分析教材[20-23]。

多元回归需要多大的样本量？通常 $n = 10k$ 为最少样本量[22]，其中 k 是模式中预测变量的数量。但这并不确保统计效能。检测一个中等尺度效应并保证 80% 的统计幂，样本量至少应为：$n = 50 + 8k$[24]。

比率的比较

比较两人群比率，

$$H_0: P_1 = P_2 \quad vs \quad H_A: P_1 \neq P_2$$

举例说明，假如我们要比较农村与城市母亲第一胎胎儿生长受限（FGR）的比例。

$$H_0: P_{城市} = P_{农村} \quad vs \quad H_A: P_{城市} \neq P_{农村}$$

假设样本中包含城市与农村初产母亲各100名，其中12名城市母亲与15名农村母亲的新生儿患FGR，通过以上数据我们可计算出上述假设的P值，$P=0.535$，该P值不足以证明两个率间存在差异。

推而广之，可考虑一系列预测变量对一个离散变量的回归。选择logistic回归方程；如果P代表所研究对象的可能性（如FGR发生率），logistic回归方程应列为：

$$\log(p/(1-p)) = \beta_0 + \beta_1 x_1 + \beta_2 x_2 + \cdots + \beta_k x_k$$

$p/(1-p)$为研究对象的比值比（如FGR发生率），方程左边$\log(p/(1-p))$称作研究对象的对数单元。所以，β_i代表x_i每增加一个单位时对，数单元的变化量，e^{β_i}代表比值比（即当x_i增加一个单位时，被研究对象发生比值的比例）。

例如Wright州医学院的妇产科医师对俄亥俄州Daytom市迈阿密Valley医院经阴道分娩的病例进行了一个回顾性分析，以确认已生育两个孩子的女性中再次发生3度及4度产道裂伤的预测因素。其结果变量为再次发生3度及4度产道裂伤（0=无，1=有），预测因素为：X_1=两次生产的时间间隔，X_2=第2次阴道分娩时是否实施会阴侧切术（0=无，1=有），X_3=第2个的出生体重与第1个的差值，X_4=第2次分娩过程中是否接受麻醉药物（0=无，1=有）。Wright州医学院统计咨询中心对数据进行了分析，对1852例被调查女性中3度及4度产道裂伤复发者进行上述4个预测因素的logistic回归分析。其分析模型为：

对数单元（复发）=1.2 + (0.8)×X_1 + (1.3)×X_2 + (0.3)×X_3 − (2.5)×X_4

每个相关系数在0.05水平均有统计学显著差异，分析结果如下：

回归	预测系数	比值比	解释
X_1	0.8	2.2	两次分娩间隔每增加1年，裂伤复发比值增加2.2
X_2	1.3	3.7	若产妇于第二次分娩时接受会阴侧切术，其复发比值增加3.7倍
X_3	0.3	1.3	第2个胎儿出生体重较第1个每增加一个单位，其复发性增加30%
X_4	−2.5	0.88	第2次分娩中接受麻醉剂者复发的可能性较未接受者降低92%。

对于二元的结果变量，logistic回归需要多大的样本量呢？通常情况下，结果变量的两个取值中较少一方的样本值至少为$10k$，k代表logistic回归方程中预测变量的数目[25-27]。要保证一定的统计幂，需使用样本量计算软件或查表[28]。

生存率比较

生存研究中，人们通常对单位时间内某一特定事件（例如死亡）的发生感兴趣。从某一特定时间开始随访受试者直至试验结束，随访时间可为几天、几周……或几年以后。在这段时间里，对每一名研究对象来说可发生以下三种情况中的一种：（1）随访时间结束前发生研究事件；（2）研究对象被淘汰（如患者搬迁、死于与研究无关的原因或者拒绝继续参加试验）；（3）研究对象于整个随访时间内均未发生研究事件。后两种情况，称观察资料被排除（即这些研究对象可利用的信息不全面）。例如对死亡而言，众所周知，研究过程中的幸存者将于随访结束后某个时间死亡。对第一种情况来说，全部信息均可利用（如存活时间及死亡时间均可确定），所以观察资料不被排除。

评估存活资料时有两个重要的量值，即（1）存活函数与（2）危险函数。存活函数$S(t)$是指于时间t之后观察对象发生研究事件的几率，$S(t) = P[X>t]$，X代表直至研究事件发生的时间。$S(t)$的估计值与t值曲线称为Kaplan-Meier曲线[29]。

危险函数，数学上表达为

$$h(t) = -\frac{d(\ln(S(t)))}{dt}$$

实际上它被定义为时间t内被研究事件在一个单位时间内平均发生的次数。以死亡为例，死亡率增加，危险函数也相应增加。危险比为两个危险函数的比例。

分析生存数据的标准统计模式为 COX 相对危险回归分析法[30]。在这个模式中，危险比率根据对一系列变量的回归分析计算得出，

$$h(t)=h_0(t)e^{\beta_0+\beta_1 x_1+\beta_2 x_2+\cdots+\beta_k x_k}$$

这里的 $h_0(t)$ 代表任意设定的研究开始时的危险比率。该模型被用于研究回归变量对危险函数的影响。假设我们随访 1000 名刚生产的母亲，从其孩子出生至孩子首次非预约就诊。该研究长达 2 年，第 1 年纳入刚生产的母亲。危险函数（婴儿首次非预约就诊）即对母亲年龄、BMI 以及是否为剖宫产分娩（编码：1=是，2=否）进行回归分析，其结果及解释如下表所示。假设所有的 β-回归系数均具有统计学差异。

项目	预测系数	风险比	解释
年龄	1.5	4.5	产妇年龄每增加 1 岁，婴儿非预约就诊的危险性增加 4.5 倍
BMI	1.1	3.0	产妇 BMI 每增加一个单位，婴儿非预约就诊的危险性增加 3 倍
剖宫产	−1.4	0.25	自然分娩婴儿非预约就诊的危险性为剖宫产婴儿的 1/4

COX 回归需要多大的样本量？一般来说，样本中研究事件的数量（未被排除的观察结果）至少应为 $10k$，k 代表 COX 回归模型中预测因素的数目[31]。Van Belle[27] 建议每组样本量应为 $n=16/(ln(h))^2$，h 代表具有临床意义的危险比。

结论

任何数据研究工作中，恰当的实验设计与数据分析对于得出证据确凿的正确结论十分关键。医学研究日益复杂并发展为涉及多学科的研究。简单的 t 检验或卡方检验已难以全面解答复杂的多层次现代科研问题。有基于此，统计学家们一直在努力，以应对医学研究中出现越来越多构成复杂及设计晦涩的巨型数据组。

要 点

- 对于特定数据，恰当的分析方法与试验设计类型密不可分，因此试验设计研究阶段应进行深思熟虑。
- 统计学中的显著性并不一定等同于临床或实践中的显著性，若样本量超大，那么即使很小的、毫无意义的影响亦具有统计学差异[10,32,33]。
- 无统计学差异并不一定代表不产生重要影响。对于一个无统计学差异的结果，其他可能的解释是：（1）样本量不足以确保适当的统计幂（如出现 II 类误差），（2）一个或多个研究变量不够可靠或（3）存在试验设计缺陷。
- 每个统计模型均包含一些潜在条件，为保证分析结果有效，其数据必须大致满足这些条件。若数据违反了一个或多个统计模型条件，即可导致错误的结论[34]。判断数据是否违反了统计模式条件十分重要。如果存在明显违反，则应采取补救措施（如对某些变量进行转换或选择另外的分析方法，如非参数统计法）[22,35,36]。
- 从试验设计阶段开始，贯穿整个试验过程中，均应咨询统计或生物统计工作者。研究队伍中包括这样一位统计师将确保研究结论具有明确且强有力的数据支持。

（王丽娜译　李　蓉校）

参考文献

1. Khamis HJ: Deciding on the correct statistical technique. J Diagn Med Sonogr 8:193–198, 1992.
2. McClave JT, Sincich T: Statistics, 8th ed. Upper Saddle River, N.J., Prentice-Hall, 2000.
3. Zar JH: Biostatistical Analysis, 3rd ed. Upper Saddle River, N.J., Prentice-Hall, 1996.
4. Hicks CR: Fundamental Concepts in the Design of Experiments, 4th ed. New York, Saunders College Publishing, 1993.
5. Montgomery DC: Design and Analysis of Experiments, 5th ed. New York, John Wiley & Sons, 2001.
6. The Practice Committee of the American Society for Reproductive Medicine: Interpretation of clinical trial results. Fertil Steril 81:1174–1180, 2004.
7. Thompson S: Sampling, 2nd ed. New York, John Wiley & Sons, 2002.
8. Tryfos P: Sampling Methods for Applied Research. New York, John Wiley & Sons, 1996.
9. Burns N, Grove SK: The Practice of Nursing Research, 4th ed. Philadelphia, W.B. Saunders, 2001.
10. Cohen J: Statistical Power Analysis for the Behavioral Sciences, 2nd ed. Mahwah, N.J., Lawrence Erlbaum Associates, 1988.

11. Goodman LA, Kruskal WH: Measures of Association for Cross Classifications. New York, Springer-Verlag, 1979.
12. Khamis HJ: Measures of association. In Armitage P, Colton T (eds): Encyclopedia of Biostatistics, 2nd ed. New York, John Wiley & Sons, 2004.
13. Marcoux S, Maheux R, Berube S: Laparoscopic surgery in infertile women with minimal or mild endometriosis, Canadian Collaborative Group on Endometriosis. NEJM 337:217–222, 1997.
14. Khamis HJ: Statistics refresher: Tests of hypothesis and diagnostic test evaluation. J Diagn Med Sonogr 3:123–129, 1987.
15. Khamis HJ: An application of Bayes' rule to diagnostic test evaluation. J Diagn Med Sonogr 6:212–218, 1990.
16. Riegelman RK: Studying a Study and Testing a Test: How to Read the Medical Literature. Boston, Little, Brown and Company, 1981.
17. Metz CE: Basic principles of ROC analysis. Semin Nuclear Med 8:283–298, 1978.
18. Hsu JC: Multiple Comparisons, Theory and Methods. New York, Chapman & Hall, 1996.
19. Lehr R: Sixteen s-squared over d-squared: A relation for crude sample size estimates. Statistics Med 11:1099–1102, 1992.
20. Draper NR, Smith H: Applied Regression Analysis, 2nd ed. New York, John Wiley & Sons, 1981.
21. Myers RH: Classical and Modern Regression with Applications, 2nd ed. Boston, PWS-Kent, 1990.
22. Kutner MH, Nachtsheim CJ, Neter J, Li W: Applied Linear Statistical Models, 5th ed. Boston, McGraw-Hill, 2005.
23. Tabachnik BG, Fidell LS: Using Multivariate Statistics, 4th ed. Boston, Allyn and Bacon, 2001.
24. Green SB: How many subjects does it take to do a regression analysis? Multivar Behav Res 26:499–510, 1991.
25. Harrell FE, Lee KL, Matchar DB, Reichert TA: Regression models for prognostic prediction: Advantages, problems, and suggested solutions. Cancer Treat Rep 69:1071–1077, 1985.
26. Peduzzi PN, Concato J, Kemper E, et al: A simulation study of the number of events per variable in logistic regression analysis. J Clin Epidemiol 99:1373–1379, 1996.
27. van Belle G: Statistical Rules of Thumb. New York, John Wiley & Sons, 2002.
28. Hsieh FY: Sample size tables for logistic regression. Statistics Med 8:795–802, 1989.
29. Kaplan EL, Meier P: Nonparametric estimation from incomplete observations. J Am Statistic Assoc 53:457–481, 1958.
30. Cox DR: Regression models and life tables (with discussion). J Roy Statist Soc B 34:187–220, 1972.
31. Harrell FE, Lee KL, Califf RM, et al: Regression modeling strategies for improved prognostic prediction. Statist Med 3:143–152, 1984.
32. Khamis HJ: Statistics refresher II: Choice of sample size. J Diagn Med Sonogr 4:176–184, 1988.
33. Khamis HJ: Statistics and the issue of animal numbers in research. Contemp Topics Lab Animal Sci 36:54–59, 1997.
34. Khamis HJ: Assumptions in statistical analyses of sonography research data. J Diagn Med Sonogr 13:277–281, 1997.
35. Gibbons JD: Nonparametric Statistical Inference, 2nd ed. New York, Marcel Dekker, 1985.
36. Sheskin DJ: Parametric and Nonparametric Statistical Procedures, 3rd ed. New York, Chapman & Hall, 2004.

第一部分 基础科学

10 生殖伦理学

Pasquale Patrizio and Dorothy Greenfeld

引言

近年来，通过生殖医学与辅助生育技术（ART）治疗不孕症得到快速发展。由于上述技术操作直接涉及人类配子及胚胎，因此引发一系列伦理道德问题。此外，随着 ART 的实施，配子体外结合也导致一些社会概念难以区分，科学、宗教信仰、社会利益以及家庭法律法规同生殖个体的权力等因素相互掺杂，使患者与专家处于进退两难的境地。临床实施方案的复杂性要求建立健全的政策制度，并规范当前的志愿者指南，以指导临床治疗中进行合理选择，同时完善 ART 患者治疗方案。为讨论 ART 最常见的伦理问题，有必要首先介绍伦理规范与指南中最基本的医学伦理概念。

一般伦理学概念

由于在组建家庭过程中，人天然的权利与尊严的定义并非亘古不变，因此任何政策或指南均存在一定的灵活性。关于生命起源我们无法作出明确回答，这使得胚胎干细胞研究备受争议，而且，如果我们强调生育是个体天然的权利，那么为何同性夫妻无法拥有这项权力呢？

人的自主生育权和隐私权与保证生命延续的社会责任之间很难达到平衡。最近，芝加哥的一位法官就某夫妇起诉一家不孕症诊所不正当处死非冷冻胚胎一案作出判决，更加剧了有关 ART 的道德争论[1]。

伦理分析中最常用的标准基于原则伦理学、集体伦理学与个体伦理学。

原则伦理学

原则伦理学的道德基础为下述四项原则：自主原则、慈善原则、不伤害原则及公正原则。

自主原则

自主性，或者被尊重，是指个人有权持有本人的观点，有选择权，有权基于自己的价值观与信仰采取行动。知情同意、尊重隐私是基础。在生殖医学领域，这个原则支持个体具有生育权和选择权。例如：在患者已知赠精者，且不愿与其发生任何关系的情况下能否进行 IVF？是否允许未婚妇女使用捐赠胚胎或精子库精子进行 IVF？女同性恋者是否可行已知或未知的赠精 IVF？鳏夫是否可以使用妻子生前孕育的冻存胚胎借腹生子？是否允许男同性恋者接受赠卵或赠胚并借腹生子？

一旦遇到问题，指南制定者应首先考虑个体的决定权，并理解在这些权利与孩子的利益相冲突时，应对生殖权有所限制。

有利原则

有利原则，即促进患者身体健康的责任，代表一项干预措施风险与效益的平衡，以保护患者免受伤害并尽力促进患者身体健康为目标。有利原则有时可能与自主原则发生冲突，例如患者要求剖宫产或一次移植 5 个甚至更多个胚胎时。

不伤害原则

不伤害原则是指不能伤害患者，源于拉丁语"primum non nocere"。因此必然要求综合考虑，并与自主原则平衡。而有利原则与不伤害原则可能存在重叠部分。例如患者拒绝接受急救输血，或者尽管患者有 IVF 失败史，且再次进行成功率仍然很低，而患者坚持要求接受治疗。上述情况下，有利原则与不伤害原则并不冲突。

公正原则

公正原则讲求公平、公正（即指对所有受试者在费用分担、资源分配方面要求公正）。分配公正原则尤其适用于合理公平的配置资源。目前的临床 IVF 试验并不符合公正原则。由于保险行业变更了 IVF 保险范围，反复强调 IVF 不属疾病范畴，致使低收入家庭无法承受治疗所需费用，特别在需要第三方（赠卵和代孕）参与时，不公正现象更为明显。显然，目前只有富裕家庭才能承担 IVF 的高昂费用，接受治疗。

科学研究过程中，公正原则规定先天易损体质的一类患者作为研究对象不会过度代表，以便其他人获益。而这些患者也不会被过分排除，仍然可从研究成果中获益。

集体伦理学

集体伦理学的道德基础强调集体利益大于个人利益。时刻牢记少数人的利益需服从多数人的利益，以此指导寻找解决伦理问题的方法。经典案例是在发现性传播疾病（包括人类免疫缺陷性病毒）时，决定上报。而在 ART 过程中广泛行植入前胚胎遗传学诊断（PGD）对新生儿性别进行选择，持续倾向于选择单一性别，将会影响整个集体的利益。

个体伦理学

个体伦理学的道德基础是针对某些个例采取特殊的解决方法，类似于法学中的判例法。由于主张实践重于理论，因此在解决实际问题时采取的措施可能与基本原则相矛盾，甚至否定基本原则。

因为缺乏可以依赖的唯一的基本方法，故实际操作时常需综合多种原理。总之，道德标准应以集体利益为重，男女平等，并建立于（若有用）前人的优良道德观念之上。

生殖医学临床中有几种常见情况，涉及自我检测与讨论。其中一些情况将于本章之后部分涉及。

高龄孕妇

由于越来越多的高龄妇女希望生育，使辅助生育技术服务的需求不断增加。赠卵为绝经前高龄妇女提供了生育健康孩子的可能，且很多人把握住了这些机会。目前尚无明确的指南对治疗方案中所涉及的正常生育期进行界定。如果绝经不再是生殖的生物学界限，那么究竟多大年龄的妇女才不适合生育？高龄妇女生育所面临的风险与其要求繁衍后代的权利之间孰轻孰重？治疗中如何纳入妇女年龄因素和寿命因素？而对于高龄妇女通过 ART 生育的孩子们的成长经历以及他们与年迈父母之间的关系，我们又了解多少？这些问题都有待解答。

在过去的几十年里，高龄妇女通过赠卵怀孕的比例大大增加。美国 1991—2001 年间，40～44 岁妇女生育率增加了 70%，2003 年 50～54 岁的妇女共生育 263 个孩子[2]。其中仅少数人是自然怀孕，绝大多数为接受赠卵后怀孕的[3]。

为什么高龄妇女要求怀孕呢？动机是多样的，比如结婚年龄拖后、工作繁忙，因而推迟了做母亲的时间。这些妇女中，很多人多次接受不孕治疗失败，最终求助于赠卵助孕。另一些人可能因为离婚、再婚或期望与新一任丈夫生育孩子。还有一些人由于孩子意外夭折，想再生一个孩子[4]。一项调查显示，年龄较大的整容者接受赠卵助孕的比例逐年增加，提示她们怀孕的动机是"渴望年轻"以及希望怀孕带给她们更加年轻的容颜[5]。

多大年龄才算年龄过大？

根据 Sauer 的观点，这个问题并无答案可寻，因为目前尚不明确高龄妇女妊娠后的远期结局。他认为高龄妇女生育能力很低，妊娠可能性最小，但自从赠卵助孕措施出现，该人群的妊娠成功率反而成为接受 ART 治疗中最高的，这种现象出人意料[6]。由于医疗风险存在争议，且指南对年龄限制的界定并不明确，因此年龄问题导致 ART 治疗陷入伦理困境。至此，接受赠卵助孕的患者年龄就由具体治疗计划决定。

高龄妇女（大于 40 岁）的妊娠并发症包括妊娠相关高血压、胎盘早剥、阴道出血及妊娠期糖尿病[3]。一些反对高龄患者接受 ART 治疗的人认为，接受治疗的高龄患者所面对的风险，如心血管疾病，完全不同于年轻患者。且高龄产妇产后出血、围生期死亡、剖宫产及多胎妊娠的发生率均较年轻人高。

支持者则认为，关于高龄妇女的研究对象包括自然怀孕（孕前未作筛查）、经济条件差及孕前身体状况不佳者，其结论并不准确。有人建议 40 岁以上的妇女进入周期接受赠卵助孕治疗前，必须接受严格的筛查[6,7]。而一项研究报道，60~70 岁的妇女仍可安全分娩健康婴儿[6]。

本学科领域内的指南并不统一，甚至不健全，因此尚无指导患者制定治疗计划的公认标准。例如，美国生殖医学协会（ASRM）在其医疗准则中建议 45 岁以上接受赠卵助孕的患者应进行医疗评估，包括心血管系统检测及产前风险咨询。但该指南仍未明确规定年龄限制[8]。而 ASRM 伦理委员会则主张"应阻止"绝经后妇女接受赠卵助孕治疗，且治疗对象的选择与治疗方案的制定需因人而异，综合考虑患者的健康状况、疾病情况、遗传风险以及抚养孩子的能力[9]。

孩子们怎么办？

高龄母亲的孩子所面临的问题可分为以下两种：一是母亲对其生活的期望以及可能于年少时被孤立的担心；二则有关高龄母亲的健康，对其照顾孩子的精力表示担忧。1990 年，在英国颁布的人工授精与胚胎学管理局法案基于保证孩子的最大利益，即早日被抚养成人，规定受卵者的年龄不应超过 45 岁。而一位美国的临床医师亦表明了同样观点——孩子在能够独立生活之前需要成年人的抚养——但仍建议 60 岁以下的妇女才可接受治疗[10]。而支持绝经后妇女接受卵子捐赠的一方则认为：社会已逐渐接受老龄男子与年轻女子结婚并生育的现实，因此不允许高龄妇女接受治疗应视为年龄歧视与性别歧视。在争论的过程中，他们忽视了这样一个事实，许多老龄男子如果愿意的话，他们就具有生育后代的生物学功能，所以关于治疗的争论主要集中在那些需要供精的患者。同时，他们还认为祖父母经常承担养育的角色，并提供"稳定的经济、父母亲的责任及成熟的家庭关系"。有鉴于此，就没有理由认为高龄妇女一定无法养育好她们的子女[9]。

无法证明较之高龄妇女本人，立法者或医师能够更好地判断其身体条件是否适合进行 ART[11,12]。如果将年龄，而非个人条件，作为制定指南的基本依据，则目前尚无足够的数据明确恰当的年龄限制[12]。也许最有效的指南应对要求进行助孕治疗的高龄妇女进行细致的心理评估，明确其身心健康状态，并探询她们是否考虑过中老年抚养孩子可能面临的问题。

有关同性夫妇

对于实施 ART 的生育治疗中心来说，是否接收同性夫妇已经变成日益多见的伦理问题。由于许多诊所都已接收女同性恋者，所以这个问题通常只是针对男同性恋者。然而近几年，男同性恋者同女同性恋者一样，在同性性欲、关系以及决定成为父母等问题上，变得越来越开放[11,12]。目前，对同性恋者的社会认识与同性联盟获得的社会认可已经有了明显提高。另外，大量研究表明，在同性夫妇家庭中长大的孩子并未受到伤害，而且这些孩子成为同性恋的几率也未显著增加[12]。上述因素使得更多的 ART 项目开始思考如何对待同性夫妇的问题。

最近在美国实施的一项新的辅助生育项目表明，尽管对于是否接收同性恋患者尚无统一政策，但较之女同性恋者，男同性恋者更容易被拒绝[13]。目前对该治疗的伦理关注也缺乏一致性意见。而由同性夫妇抚养的孩子的健康与幸福，特别是男同性恋者孩子的问题均在关注范围内。涉及男同性恋父亲的常见问题包括：男人（特别是同性恋者）是否有能力抚养孩子？男同性恋者是否更易存在嗜童癖，而虐待孩子？男同性恋者的孩子成为同性恋的可能性是否增加？一部分人还质疑，ART 中拒绝男同性恋者而接受女同性恋者是否符合伦理。

为什么女性或男性同性恋者希望为人父母？其缘由类似于异性夫妻。事实上，最近一项研究对 100 对女同性恋者和 100 对异性夫妇期望怀孕的程度与动机进行了比较。作者发现前者生育孩子的愿望更为强烈，且态度更为认真[14]。而男同性恋者亦与异性夫妇拥有相同理由，即期望抚养孩子，希望生活中永远有孩子参与，并拥有与孩子共同组建完整家庭的感觉[15,16]。

几项研究阐述了女同性恋者通过 ART 生育的孩

子的健康与幸福问题，提出女同性恋家庭的孩子与异性夫妇家庭的孩子在性别意识、行为发展、心理发育方面并无差异。最近一项首次面向全国范围的研究，以来自于女同性恋家庭的 44 位成人与来自于异性夫妇家庭的 44 位成人为研究对象，发现两组在心理社会适应性、学业状况、浪漫感情史等方面无显著差异[11,17~21]。女同性恋家庭的子女学习同样很优秀[22]。生于异性恋家庭但成长于女同性恋家庭的 17~35 岁年轻人亦维持着健康单纯的人际关系，心理稳定，且同性恋趋向并不比异性恋家庭的年轻人严重[23]。美国大约有 6 百万到一千四百万的孩子同男同性恋或女同性恋父母生活在一起，但是关于这些孩子的研究少之甚少。回顾分析 1978—2000 年间发表的 23 篇关于男女同性恋家庭孩子的研究发现，仅有 3 项涉及男同性恋父亲[24]。通过比较异性恋和同性恋父亲的态度，思考男同性恋者为人父母的动机，后者更多地表示为人父母后"其社会地位高于无子女的同性恋者"。作者同时要求研究对象描述他们与孩子的关系，发现尽管男同性恋父亲表明他们感受到更大的家庭温暖、责任感及很少限制，但较之异性恋家庭，在与孩子的亲密度及影响力上并无差异[15,16]。

3 项研究调查了男同性恋家庭的孩子青春期及成年后的性趋向，发现大多数人倾向于异性恋[25-27]。男同性恋家庭与异性恋家庭的孩子在性别鉴别、性别角色行为与性取向方面并无差异。男同性恋家庭的孩子也并未出现显著的同性恋趋向，或受到同性恋父母的性骚扰[28,29]。决定抚养的男同性恋者必须通过这方面的测试。总之，希望通过 ART 获得孩子的男同性恋人群越来越大。一些男同性恋者通过与某一位女同性恋者合作经人工授精后获得后代，并由双方共同抚养；另一部分则通过代理人或赠卵获得后代，实现为人父之愿[12]。越来越多的同性夫妇，包括男同性恋夫妇，决定尝试父母的角色，很多人希望借助不孕症治疗手段，帮助他们实现这个愿望。如果接收有特殊需要的人群，必须拟定恰当的政策，指导治疗，同时也有必要随访研究男同性恋家庭的治疗结局，以不断提高这项措施的质量。

是否公开配子捐赠者的信息

接受配子捐赠获得妊娠的父母告知孩子捐赠者（卵子或精子）相关信息的情况并不常见[30]。但是最近，很多国家，尤其是欧洲国家，提倡这些父母在孩子达到规定年龄后告知其捐赠者的相关信息，告知原则类似于收养孩子的情况[31]。

然而，在实施强制告知的初期出现了很多问题。出于各种原因，认为配子捐赠与收养孩子的原则有类似之处的观点是错误的。对前者而言，至少一方是生物学意义上的父亲或母亲，另一方则是社会学意义上的父亲或母亲，而后者，双方都是社会学意义上的父母。且配子捐赠助孕时，不管母亲是生物学意义上的，还是社会学意义的，至少在心理上总是认定孩子是在其子宫内孕育长大的。以赠卵助孕为例，如果要求这位母亲（定义为母亲）告诉孩子，从技术角度讲，由于她们在遗传上完全无关，因此她并非孩子的母亲，而是医学技术的结果，这样可能导致孩子与母亲之间的关系面临挑战[32]。

当然，孩子的福利仍是最受关注的问题。但是，告知孩子捐赠者的相关信息是否对其有益，且今后需要对此做出大量的解释工作。而关于收养孩子的福利问题，研究者与政策制定者在确定何为孩子的最大利益时，亦无法达成一致[33,34]。

捐赠者隐私

除了考虑孩子的福利之外，必须注意在此过程中对其他参与者产生的影响，包括捐赠者、夫妻双方以及提供医疗服务的人员。捐赠者需自愿捐献精子或卵子，并且清楚今后他/她面临与孩子相认的可能；夫妻双方应同意将配子来源告知其后代；医务人员仅可对那些签署书面协议，同意公开捐赠者的夫妻，提供生育服务。对配子收集及相关记录没有同意要求，因此公开信息的有效性值得怀疑。从私人诊所或配子库获取此类记录非常困难，故获取信息的可靠性同样值得怀疑。此外，若孩子并非身患重病，法庭及立法机构通常不愿干涉相关人员的家庭关系，包括质问父母如何判断何为子女的最大利益[32]。

强制生育专家参与强制性公开政策的实施亦存在问题。例如默许将公开信息作为资格筛查标准的一部分，由于导致社会因素（相对健康因素而言）介入，促使不希望信息公开的夫妇出于绝望谎称接受。因为关系可因历史背景、人种起源以及男女伙伴的态度而发生极大变化，所以在夫妻双方考虑使用捐赠配子时，医疗服务人员提出应告知后代其真实基因背景并不过分。如果不仅仅是提出问题，并呈现一些公开可自由选择的或非公开的与潜在心理分歧相关的已知数据，那么这将破坏夫妻关系的隐私并影响他们的决定权。使用捐赠配子的治疗项目应准备一些措施，以应对将来孩子们的种种要求。当对方达到18岁时，他们一般选择只公开非识别性信息，或者可能基于捐赠者的特殊意愿公开更多信息[35]。

胚胎植入前基因诊断

如今有许多方法用于检测单基因及染色体异常。此外，新的研究手段也开始投入使用，以发现多基因的相互作用如何导致多因子病。PGD允许对体外受精培养的胚胎进行相关疾病的遗传学筛查以及自然胚胎移植。这种试验再次引发有关"优生学"问题的争论以及企图改良或操纵人类基因组的可能，同时，争论认为这种操作会使得社会对遗传疾病和残疾的接受带来负面信息[36]。相反，另一些人则认为，PGD可以提供信息并且允许夫妻对他们参与的试验进行选择（并非国家对个人的强制），同时体现了人们自主选择最有利于其自身或家庭的权利。

对于反复自然流产的妇女、已知单基因病（如囊性纤维化、Tay-Sachs病）的携带者、平衡性染色体易位患者以及接受体外受精后仍无法怀孕的妇女，均为PGD的适应证，因其可降低整体的生殖风险。事实上，PGD可减少流产的风险（因只允许移植早期胚胎），并可降低人为终止妊娠的需求（通过避免过晚发现异常胎儿）。此外，PGD还可降低多胎妊娠及其并发症的风险（可移植单一优良胚胎），并改进体外受精的整体功效（避免移植非正常状态胚胎）。

而PGD的伦理争议基本均与其非医学适应证的需求有关，如涉及家族平衡（亦称性别选择或偏向性性别选择）以及HLA配型（即所谓特产良种婴儿）。简单地说，是否允许性别选择？若答案是否定的，其伦理基础是什么？创造胚胎，然后仅对HLA相匹配的胚胎进行移植，为其同胞培养出一个完美的组织供体，是否符合伦理道德？

对于预防性别相关遗传性疾病[如血友病（X连锁隐性）、肌营养不良或色素失调症或色素失禁（X连锁显性）]的态度，医学观点明显背离伦理道德。但在无明确医学适应证的情况下——如通过PGD保证家族平衡——否定PGD的伦理依据更为有力。

主要关注点建立于提供所需性别选择的假设，由于很多夫妻可能倾向于某一性别的后代，导致性别自然比率发生改变。因此，在进行性别选择时制定一项指南非常重要。

（1）调节后代性别的巨大不均衡现象（比如，4个男孩，无女孩）。倘若于第4个孩子出生后提供可进行性别选择的PGD，是否影响社区性别比率？为何不在第1或第2个孩子出生后进行？或者为何不在第1个孩子出生后进行？由此引发以下争论，如果持续使用以保证某种性别的存在可能导致歧视，但是至今尚无证实这一观点的依据。

（2）由于个人或父母对某一性别的后代的偏爱。这种要求是歧视吗？是否侵犯人类的尊严与权利？

（3）性别偏爱的文化现象。在特殊种族中，由于普遍偏爱男性，导致性别选择变得不公平，因为这种文化现象将影响人类进化，限制生育的选择权。当今社会中，对女性胎儿明显歧视，侵犯了她们的尊严与权利。

进行HLA匹配及性别选择时，需要阐明非HLA匹配及不受欢迎性别的胚胎的命运。

利用生殖技术及ART去挽救另一个生命的方法已经出现。创造一个孩子（救助者），其自身价值及尊严今后势必因其成为器官供体的行为而受到影响，因此必须对有这种需求的家庭进行全面的心理评估，而且虽然该技术及手段的风险是潜在的，但仍需充分地阐明。

如今，只有少数夫妻看重孩子的性别，甚至几乎无人愿意因为非医学因素使用偏向性性别选择服务[37]。

生育能力保存：对于成年人和孩子的伦理思考

成年人

目前，通过强效化疗及放疗，使癌症患者得到治愈或显著延长生存期,生活质量随之逐渐提高,并涉及思考如何保护生育功能免受治疗毒性侵害。由此,很多保存生育能力的方法被设计出来,其中一些已经比较完善,比如胚胎冷冻(并非可自由选择,比如未婚妇女或低龄怀孕的女孩);其他如卵子冷冻及卵巢冷冻等方法仍处于试验阶段。同样,对于男性来说,在化疗或放疗前可进行精液低温贮存,但并不常用,而自体移植及异种移植前的精原细胞获取及睾丸组织冷冻也处于试验阶段。

从伦理学角度出发,寻求生育能力保护的关键动机是恢复丧失生育能力的群体的个体自主生育能力[38]。然而,因为许多新技术还处于试验阶段,因此难于设计临床观察:如何提供适当许可及尊重自主权?试验中应包括或排除哪些人?如何评价风险系数?若卵巢或睾丸组织的低温贮藏对任何一个由此技术产生的孩子未来可能造成一定风险,那么这种捐赠的伦理原则还能得到广泛支持吗?理想状态下,应以书面草案为指南,由包括医疗肿瘤学家、生殖内分泌专家、病理学医师及心理学家组成的小组,决定生育能力保存的候选人,并与患者共同分享相关指南内容。不应给患者以不真实的希望及备选方案(如无任何干预),均应纳入讨论范围。向患者收取费用以补偿研究经费中未授予的资金是合理的,但同时应免除临床费用。总之,目前包括卵巢及睾丸冷冻等生育能力保存手段应仅限于几个专门的中心,经相关国际评审委员会批准后才可实行。

儿童

儿童接受抗癌治疗会损伤未来的生育能力,对懵懂的他们来说,接受这一概念确实很困难,但事实摆在眼前。不幸的是,儿童未达到性成熟,保存生育能力的方法非常局限,基本处于试验阶段[40]。对男孩而言,精子尚未成熟,可以收集冻存睾丸精原干细胞,以期将来进行自体移植或体外培养成熟,这是非常有发展前途的保存方法之一。对女孩而言,分离冻存卵巢皮质组织/始基卵泡,然后体外培养成熟并受精,不失为可行途径。但要把上述方法安全可行地应用到患者身上,还需进行大量研究[38]。

在患者进行 ART 前,必须接受宗教及伦理方面周密且有效的审查。未成年人生育能力的保存方式亦适用于此原则。不但应确保这种干预手段的目的符合伦理标准,其实施过程亦需符合伦理要求。这样就要求对存在疑问的干预手段进行伦理道德基础上的评估,并应结合有利原则、尊重个体的自主原则及公正原则[39]。也许有人会说,对于儿童生育能力的保存可避免造成他们生育能力与社会心理的不健全,并确保其生育自主性,符合伦理标准[40]。因此,目前伦理问题主要集中在实施生育能力保存的过程及必需的技术上。在我们进一步探讨干预手段对于患者及其后代的潜在危险性、儿童作为研究对象及患者的特殊性以及将来这一技术有可能泛滥时,答案便显而易见[40,41]。

就医学研究而言,儿童是一个独特而又脆弱的群体。他们自主性较差,不能透彻理解所参与研究的利与弊,缺乏对所研究问题的知情同意能力。因此,在研究过程中,应对儿童进行特殊的保护,以防止损害他们的权利[39,42]。出于此种考虑,直至今日,公众的态度仍是不赞成大量儿童参与医学研究[39]。造成上述局面的亦由于历史上儿童作为医学研究对象遭遇的一些违反伦理的事件。

其中,最声名狼藉的是 Willowbrook 肝炎研究,该研究旨在检测传染性肝炎的自然发病过程及丙种球蛋白对于该病的治疗与预防作用。在隶属于纽约州立精神病院的 Willowbrook 州立学校中,所有被研究的儿童均为肝炎患者,他们从 1956 年开始参与该项研究。研究对象被注射纯化的病毒或口服提取自肝炎患者粪便的病毒株。此外,在许可登记进入研究的儿童,可能需要入院治疗[42]。

随着 1979 年 Belmont 报告的发表,保护儿童研究对象的伦理指南已初见轮廓,该报告由国家保护生物医学和行为受试人委员会起草。因为儿童属于弱势群体,应被禁止参与儿科研究,但同时不能剥夺其享受相关研究成果。关于儿童生育能力保存的研究,应取得家长的同意,避免他人出于自身目的从研究中获益。

尽管从单个儿童体内分离配子存在一定的直接风险,但考虑到他或她所患的疾病,这一风险就可以忍受了,尤其是于麻醉下获取生殖腺组织与治疗相结合时更是如此[43]。由于缺乏有效的数据进行分析,生育能力保存相关的附加危险很难评估。例如,自体移植的生殖腺上皮细胞再次转变成恶性细胞的可能,因为目前只有有限的动物实验数据,因此很难预计。而且,对于应用该技术孕育的下一代来说,他们对肿瘤或者其他不可预见风险的遗传易感性是未知的[40]。综上所述，考虑到伦理因素，必须告知患者及其家人潜在的利益以及相关治疗方案。涉及儿童生育能力保存时，必须得到患儿及一名法定代表（即父母或者监护人）的知情同意[39,42]。知情同意——应得到研究对象的有效确认——可以来自于无能力者，必须尽可能包括患儿自身。

配子冷冻保存益处明显，但是，由于有关人类配子经过冷冻-解冻-移植后存活的数据有限，因此这种益处难以估计。直至获得较多有效数据时，我们才可以告知患者配子成活的可能性有多大，受孕的可能性有多大，千万不可误导患者，使他们抱有错误的期待。进行配子冷冻保存应经讨论决定，并给予患者不受干涉的选择权[40]。获得对生育力保存的措施，其知情同意过程中的障碍将逐渐产生。父母可代替子女同意，但这一方案在临床应用及心理情绪上均很复杂。治疗协议可以限定时间，分批以真实自愿的方式由家人知情并同意。有人建议应克服知情同意过程中的实际障碍，并分步进行[44]。

若分两步进行，即将获取或储存生殖腺组织与处理配子作为两个独立的对象于不同时间进行。明确恶性肿瘤诊断时应决定获取生殖腺组织，由父母或者监护人完成知情同意的具体操作。可于患者成年后，再决定如何利用分离的配子。那时，患者已经长大成人，有较强的理解力，能够理解这一干预措施的本质和可行性，也能够更好地对组织的处理发表个人意见。

用于分离干细胞的胚胎研究道德规范

有关通过体外受精创造胚胎的研究课题面临多种多样的伦理及法律问题。争论的焦点即胚胎的道德地位。而这种争论并非21世纪的科学家或生物伦理学者才需面对的，事实上它可以追溯到撰写了特殊时期人类《赋予灵魂》一书的亚里士多德，以及在他之前的古希腊哲学家赫拉克利特。其中，宗教观念在犹太教与基督教以及上溯到最早期穆斯林宗教课本中，即被广泛争论。胚胎道德地位的时代问题则出现于20世纪60—80年代，即美国关于堕胎合法性的争论时期，并且，作为干细胞研究的基础，在对于胚胎研究的讨论中它将继续成为一个核心问题。审视人类胚胎的道德地位，通常采用以下三种形式：

1. 人类胚胎不存在固有的道德地位；而从其他方面获取其价值。
2. 人类胚胎存在固有的道德地位，独立于其他方面对它的评价。
3. 胚胎最初无道德地位或地位极低，随着其自身的发展，地位逐渐提高。

有关胚胎没有道德地位的观点以不同形式引发了各方的争论。因为胎儿完全依靠孕妇才得以成长，所以许多伦理学家认为不能将其看作一个独立的实体。持有这种观点的人特别关注胚胎学研究对出生后婴儿所具有的长期社会意义，特别是那些残障人士。然而，人们并不认为破坏胚胎是固有的道德问题。

而对于胎儿生来具有道德地位的说法以下述观点为基础：人是在一个特定的时刻产生的。在这一时刻创造人的男女双方共同圆满完成一件行为；而且正是从这一时刻起，这个人从个体和法律上开始共同参与社会群体。这种比喻经常被用于描述为这些目的而产生的胎儿的道德状况；公共及私人生活中日益增多的胎儿已经证明了此观点：从怀孕时期即开始被认为是人，与面对一个如此被定义了的人的风险无关，无论这样一个人（如在胚胎冷冻的情况下）与以婴儿、孩子或成年人的身份参与社会日常生活之中的人之间一般有何区别。基于这种妊娠与胚胎的观点，以研究为目的使用胚胎完全等同于在未经许可的情况下研究任何其他脆弱的个体，这些研究不仅具有极大风险，而且在许多情况下毫无疑问可导致个体死亡的严重后果。

围绕胚胎研究的道德问题，导致了对胚胎的激烈争论局面。在美国，由于对胚胎的地位及研究的道德规范缺乏共识，在州和联邦中造成了一些矛盾的或不明确的法律限定，因为定义胚胎状况极其困难且有关问题仍然存在巨大争议，而大多数相关法规试图避开那些触犯争论双方的确定性陈述。

不同国家关于胚胎研究的合法性采取不同规定。在英国及3个澳洲国家，某种情况下以开发干细胞及其他技术为目的的，或是为了一般性研究，胚胎实验是合法的。而胚胎研究在德国和意大利则被完全禁止。在美国，有关胚胎研究的合法性是根据之前国家法庭的观点、联邦机构规则及指令或有关胚胎状况的国家法律而定的。

干细胞研究的伦理学观点不仅取决于生命何时开始以及什么是支撑胎儿道德地位的每一个发育里程碑；而且还依赖于一个根本的观点，即所持有的价值与伦理道德。对结果论而言，结果决定行为的道德状况，好的结果说明对于成就这些结果采取的方法是必要的。胚胎可被用作试验，甚至被毁，因为胚胎研究所获结果价值上超过对其的毁坏，包括将其毁灭。只要明确与遭受可治疗的或有治疗可能的疾病的患者、社会及家庭的痛苦相比，胚胎的痛苦或死亡并非更不道德（对于它自己或是其他事物而言，从多个角度理解）。

无论从宗教还是科学的基础出发，最近围绕人类干细胞而展开的伦理学争论聚焦于人类干细胞是如何产生的，是否应将其看作一个独立个体（像成人那样）予以保护，免遭破坏[45]。出于人类干细胞研究的目的而使用剩余的体外受精胚胎的做法引出了诸多复杂问题，包括胚胎地位、人类生命的价值以及是否应设置涉及人类细胞及组织研究的限制。而且，应在充分告知下允许，同时进行监督及调节。

那些支持人类干细胞研究的人提出：胚胎干细胞，即使从胚胎中提取，但其本身并非胚胎，因此不会继续发展成为胎儿、孩子直至成人。干细胞仅为能够发展成为特殊组织而非独立个体的细胞。进一步的观点认为，处于胚泡阶段的胚胎无法发展任何神经组织，因此提取个体干细胞对于胚胎来说并不困难。而用于干细胞研究的胚胎大部分来自于剩余的体外受精胚胎，这些胚胎若不作此用途，便会被丢弃，所以干细胞研究者认为，相对于丢弃这些胚胎，对谁都没好处，利用此类胚胎进行研究以发现治愈疾病的方法。

解决有关干细胞研究争论的一项尝试包括建议研究人员在不破坏胚胎的情况下从中获取干细胞[46]。同时建议应从4或8细胞用于PGD植入前的胚胎中提取全能性细胞[47]。

用于研究的胚胎

另一个伦理问题为允许制造专门用于研究的胚胎。目前临床常见的胚胎包括两种不同类型：一种是"剩余"胚胎，指体外受精失败后剩余的胚胎，另一种则是以试验为特定目的专门制造的。很多人对此表示关注，然而，支持研究的人可能更多地质疑后者是否符合伦理。

争论的焦点在于使用剩余胚胎是可以接受的，但不能遵照康德的意愿而专门创造胚胎，特别是形成了一个最核心的问题，即认为为了其他目的把胚胎作为一种工具，而不是把胚胎看作他或她本人。那些不支持仅为了增强科研为目的的人们认为，为了科学的目的使用胚胎是不能接受的，因为其理由很清楚，即以人为工具。这些类似的论点同样适用于在任何情况下使用胚胎。

与之相比，在使用剩余胚胎的情况下，许多胚胎的老化或形态上不适合植入，因此没有其他用处。所以认为，这些研究使用几乎毫无疑问。

ART临床诊疗的意义

胚胎产生（或来自仅供研究目的的供卵和/或精子，或者作为生殖保健的副产品）、分析、存储、解冻或毁坏，这些过程已经程序化。这需要技术、临床专家、患者与ART机构的共同参与支持。因此，该领域最大的研究项目包含了上至生殖内分泌专家、生物学家及ART心理学家，下至社会普通劳动者等一批人员是不足为奇的。干细胞研究涉及以下三个关键伦理问题。首要的问题是，患者或研究对象是否或者在何种情况下应被允许参与以干细胞研究为目的的生殖材料捐赠，特别是当该研究包含用于研究目的的胚胎时；第二，为创造核转录衍生干细胞时，对克隆技术的非生殖使用中，是否应包括生殖医学临床医师及技术专家；第三，参与胚胎干细胞相关工作的临床医师是否或者在何时应对在临床试验或干细胞疗法中的失误负责。目前，尽管上述三个问题仍然受到专业社团中伦理委员会的关注，如美国生殖医学学会及生物伦理学家，但均未取得共识。

（魏书明译　李　蓉校）

参考文献

1. The American Fertility Association: Life in a petri dish? Available at *www.theafa.org*. Accessed 10 Feb. 2005.
2. Heffner LJ: Advanced maternal age—How old is too old? NEJM 351:1927–1929, 2004.
3. Tarlatzis BC, Zepiridis L: Perimenopausal conception. Ann NY Acad Sci 997:93–104, 2003.
4. Cohen CB (ed): New Ways of Making Babies: The Case of Egg Donation. Indianapolis, Indiana University Press, 1996.
5. Sauer MV, Paulson RJ: Demographic differences between younger and older recipients seeking egg donation. J Assist Reprod Genet 9:400–402, 1992.
6. Sauer MV. Treating women of advanced reproductive age. In Sauer MV (ed): Principles of Oocyte and Embryo Donation. New York, Springer, 1998.
7. Sauer MV, Paulson RJ, Lobo RA: Pregnancy after age 50: Application of oocyte donation to women after natural menopause. Lancet 341:321–323, 1993.
8. American Society for Reproductive Medicine: Guidelines for oocyte donation. Fertil Steril 77(Suppl):S6–S8, 2002.
9. Ethics Committee of the American Society for Reproductive Medicine: Ethical considerations of assisted reproductive technologies. Fertil Steril 67(Suppl):25–35, 1997.
10. Mori T: Egg donation should be limited to women below 60 years of age. J Assist Reprod Genet 12:229–230, 1995.
11. Patterson CJ: Family relationships of lesbians and gay men. J Marriage Family 62:1052–1069, 2002.
12. Johnson SM, O'Connor E: The Gay Baby Boom: The Psychology of Gay Parenthood. New York, New York University Press, 2002.
13. Gurmankin AD, Caplan AL, Braverman AM: Screening practices and beliefs of assisted reproductive technology programs. Fertil Steril 83:61–67, 2005.
14. Bos HMW, Van Balen F, Van den Boom DC: Planned lesbian families: Their desire and motivation for children. Hum Reprod 18:2216–2224, 2003.
15. Bigner JJ, Jacobsen RB: Parenting behaviors of homosexual and heterosexual fathers. J Homosex 18:163–172, 1989.
16. Bigner JJ: Raising our sons: Gay men as fathers. J Gay Lesbian Soc Serv 10:61–68, 1999.
17. Braeways A, Ponjaert I, Van Hall E, Golombok S: Donor insemination: Child and family development in lesbian-mother families with children of 4 to 8 years old. Hum Reprod 12:1349–1359, 1997.
18. Golombok S, Tasker F, Murray C: Children raised in fatherless families from infancy: Family relationships and the socioemotional development of children of lesbian and single heterosexual mothers. J Child Psychol Psychiat 38:783–791, 1997.
19. Chan R, Raboy B, Patterson CJ: Psychosocial adjustment among children conceived via donor insemination by lesbian and heterosexual mothers. Child Dev 69:443–457, 1998.
20. Golombok S, Perry B, Burston A, et al: Children with lesbian parents: A community study. Dev Psych 39:20–33, 2003.
21. Flaks D, Ficher L, Mastepasqua F, Joseph G: Lesbians choosing motherhood: A comparative study of lesbian and heterosexual parents and their children. Dev Psych 31:105–114, 1995.
22. Wainwright JL, Russell ST, Patterson CJ: Psychosocial adjustment, school outcomes, and romantic relationships of adolescents with same-sex parents. Child Dev 75:1886–1898, 2004.
23. Tasker FL, Golombok S: Growing Up In A Lesbian Family: Effects on Child Development. New York, Guilford, 1997.
24. Anderssen N, Amlie C, Ytteroy EA: Outcomes of children with lesbian or gay parents: A review of studies from 1978 to 2000. Scand J Psychol 43:335–351, 2002.
25. Bozett FW: Gay fathers: How and why they disclose their homosexuality to their children. Fam Relat 29:173–179, 1980.
26. Bailey JM, Bobrow D, Wolfe M, Mikach S: Sexual orientation of adult sons of gay fathers. Dev Psychol 31:124–129, 1995.
27. Miller B: Gay fathers and their children. Fam Coord 28:544–552, 1979.
28. Mallon GP. Gay Men Choosing Parenthood: New York, Columbia University Press, 2004.
29. Jenny C, Roessler TA, Poyer KL: Are children at risk for sexual abuse by homosexuals? Pediatrics 94:41–44, 1994.
30. Klock S, Jacob M, Maier D: A prospective study of donor insemination of recipients: Secrecy, privacy and disclosure. Fertil Steril 62:477–484, 1994.
31. McGee G, Vaughan Brakman S, Gurmankin A: Disclosure to children conceived with donor gametes is not optional. Hum Reprod 16:2033–2035, 2001.
32. Patrizio P, Mastroianni A, Mastroianni L: Disclosure to children conceived with donor gametes should be optional. Hum Reprod 16:2036–2038, 2001.
33. Fernandez E: Significant Harm. Aldershot Brookfield, UK, Avebury Press, 1996.
34. Blyth E, Cameron C: The welfare of the child: An emerging issue in the regulation of assisted conception. Hum Reprod 13:2339–2342, 1998.
35. Ethics Committee of the American Society for Reproductive Medicine: Informing offspring of their conception by gamete donation. Fertil Steril 81:27–31, 2004.
36. Human Genetic Commission: Choosing the Future: Genetics and Reproductive Decision Making. London, United Kingdom Dept. of Health, July 2004.
37. Dahl E, Beutel M, Brosig B, Hinsch KD: Preconception sex selection for nonmedical reasons: A representative survey from Germany. Hum Reprod 18:2231–2234, 2003.
38. Patrizio P, Butt S, Caplan A: Ovarian tissue preservation and future fertility: Emerging technologies and ethical considerations. JNCI 34:107–110, 2005.
39. Hirtz DG, Fitzsimmons LG: Regulatory and ethical issues in the conduct of clinical research involving children. Curr Opin Pediatr 14:669–675, 2002.
40. Grundy R, Larcher V, Gosden RG, et al: Fertility preservation for children treated for cancer: Ethics of consent for gamete storage and experimentation. Arch Dis Child 84:360–362, 2001.
41. Thompson A, Critchley H, Kelnar C, Wallace WHB: Late reproductive sequelae following treatment of childhood cancer and options for fertility preservation. Best Practice Res Clin Endocrinol Metab 16:311–334, 2002.
42. Burns J: Research in children. Crit Care Med 31(Suppl):S131–S136, 2003.
43. Grundy R, Larcher V, Gosden RG, et al: Fertility preservation for children treated for cancer: Scientific advances and research dilemmas. Arch Dis Child 84:355–359, 2001.
44. Bahadur G: Ethics of testicular stem cells medicine. Hum Reprod 19:2702–2710, 2004.
45. McGee G, Patrizio P, Kuhn V, Kraft-Robertson C: The ethics of stem cell therapy. In Patrizio P, Guelman V, Tucker M (eds): A Color Atlas for Human Assisted Reproduction, Laboratory and Clinical Insights. Philadelphia, Lippincott Williams & Wilkins, 2003, pp 297–309.
46. McDonald JW, Liu XZ, Qu Y, et al: Transplanted embryonic stem cells survive, differentiate, and promote recovery in injured rat spinal cord. *Nature Med* 5:1410–1412, 1999.
47. National Bioethics Advisory Commission. Ethical issues in human stem cell research 1999.

第二部分 儿童期与青春期疾患

11 正常青春期与青春期疾患

Jonathon M. Solnik and Joseph S. Sanfilippo

引言

下丘脑-垂体-卵巢轴（HPO）的激活标志青春期女性生殖功能的开始。这一复杂而设计良好的系列事件的结果是身体的生长及第二性征的发育，从而导致生命的繁殖。从知识性成分少一些而文化性成分多一些的角度来看，青春期反映了成年的一些特点。伴随这些显著的变化和新的职责的出现，青春期对于年轻人来说是一个艰难的、通常具有挑战性的阶段。青春期也给临床医生提供了关注这些易受攻击的人群的机会。因此，彻底理解这些事件发生的适当时间，并了解伴随这些变化而出现的紧张性刺激，对儿科医生、妇科医生以及提供初级护理的人员都是十分重要的。

正常青春期

下丘脑-垂体-卵巢轴

在青春期前 HPO 轴处于休眠状态，尽管其在胎儿期就已发育并具有相关的功能。在高级大脑皮层中心，下丘脑的弓形核合成和释放促性腺激素释放激素（GnRH）[1]。这种十肽以脉冲方式分泌，半衰期短暂，只有 2～4 分钟。其作用于腺垂体，调节垂体卵泡刺激素（FSH）和黄体生成素（LH）的合成、储存和释放。

在妊娠中期，这些激素在胎儿血循环中的水平接近于成人。然而，接近足月妊娠时，随着母体性激素产生的增加，促性腺激素水平下降。分娩后，由于母体来源的雌激素的中断，垂体从雌激素的负反馈中解放出来，促性腺激素的水平开始升高[2]。图 11-1 阐述了 HPO 轴反馈系统。

这些事件的顺序发生表明 HPO 轴的功能在早期即有发育，导致青春期前卵巢内卵泡生长，循环中雌二醇增加。这种有效而精巧敏感的负反馈系统，经常又被称为 gonadostat。在青春期前的几年里，由于循环中低水平的雌激素（10pg/ml）的抑制作用，促性

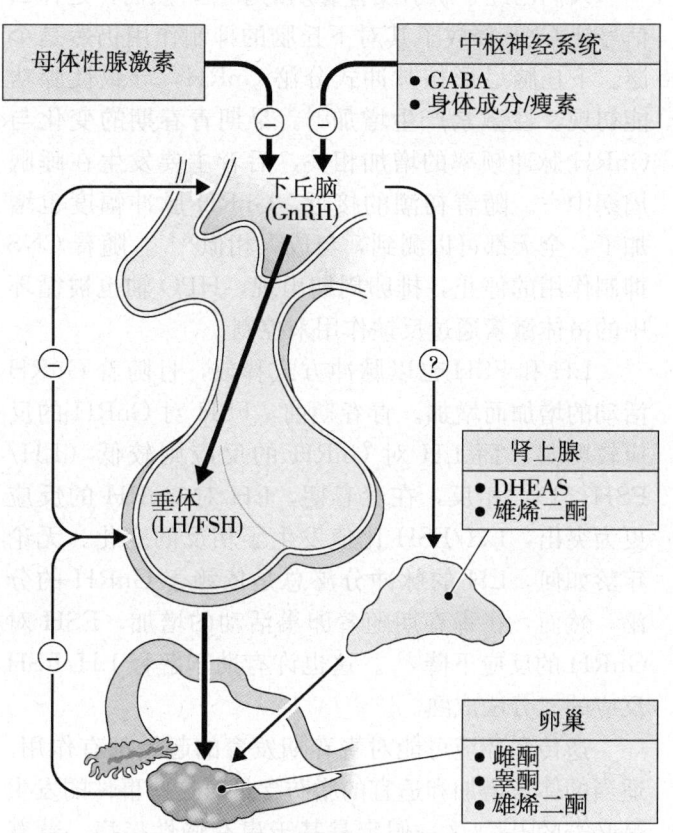

图 11-1 下丘脑-垂体-卵巢轴的神经内分泌调控。性成熟开始于下丘脑-垂体-卵巢轴的活化，中枢神经系统释放抑制因子使促性腺激素释放激素分泌 GnRH，继而刺激腺垂体释放 LH 和 FSH，使卵巢合成甾体激素，形成反馈调节。肾上腺通过未知的旁路开始合成雄激素，主要是硫酸脱氢表雄酮（DHEA-S）。

腺激素维持在低水平。

通常认为有两种主要的抑制作用参与了儿童期GnRH的脉冲释放和HPO轴的降调节：①内在的中枢神经系统（CNS）通过酪氨酸的抑制作用；②卵巢甾体激素产生的负反馈系统[3,4]。出生后，随着CNS的不断成熟，可以看到分泌GnRH的神经元有一种更强的内在的抑制作用。早产的婴儿由于神经元通路发育不成熟，其垂体促性腺激素水平高于足月婴儿，推测是由于抑制作用较弱所致[5]。性腺发育不全的患者对GnRH有反应，可分泌中等水平的促性腺激素，进一步证实这些途径中存在非甾体调节因子[6]。尚不清楚其他可能参与这种调节作用的因子的确切作用。

青春期的启动

人们已经了解引发青春期的事件，然而，是什么信号让CNS释放了其对下丘脑的抑制作用仍然是个谜。下丘脑弓形核脉冲式分泌GnRH，导致性腺功能初现，性激素产生增加[1]。早期青春期的变化与GnRH脉冲频率的增加相关，后者主要发生在睡眠周期中[7]。随着初潮的接近，GnRH脉冲幅度也增加了，全天都可以测到，与成人相似[8,9]。随着CNS抑制作用的停止，排卵周期出现，HPO轴也被循环中的甾体激素通过反馈作用来控制。

LH和FSH也以脉冲方式释放，且随着GnRH活动的增加而增加。青春期前，FSH对GnRH的反应较明显，而LH对GnRH的反应则较低（LH/FSH＜1）。相反，在青春期，LH对GnRH的反应更为突出，LH/FSH比值发生了相反的变化。无论年龄如何，LH的脉冲分泌总是依赖于GnRH的分泌，然而，在青春期随着卵巢活动的增加，FSH对GnRH的反应下降[10]。这也许有助于解释LH/FSH反应的二分法成熟。

遗传和环境可能对青春期发育的起始都有作用。适当的体重增加和适宜的脂肪含量对这些事件的发生是必需的[11]。这一假定是基于患有慢性疾病、营养不良或由于过度运动而体重指数较低的青春期女性的数据。这些年轻的女孩通常性成熟延迟，由于下丘脑性性腺功能减退而表现为原发闭经，当其营养状态改善后，可恢复正常的月经周期[12]。身体脂肪的增加是激素变化的结果还是HPO轴激活的先决条件？一些研究者对此存在争议。随访健康女性在整个青春期的情况，发现身体成分的改变并非在GnRH分泌增加之前发生，而是发生在GnRH增加之后[13]。

瘦素是一种脂肪细胞来源的激素，其血浆浓度与身体成分有良好的相关性。在青春期，瘦素水平升高[14]，因此，一些研究者试图在瘦素与HPO轴激活之间建立一个因果关系。特异性的瘦素缺乏可以阻止性成熟，恢复瘦素到正常水平可以触发性成熟[15]。然而，瘦素在青春期发育中的作用尚未阐明。

另外一种可能参与逆转HPO降调节的分子是神经肽Y（NPY），它通过改变GnRH的脉冲分泌和垂体对GnRH的反应，可以对促性腺激素的合成产生净影响（a net influence）[16]。NPY在循环中的水平受甾体激素和营养状态的调节，在饮食失常时，如神经性厌食症和贪食症，NPY水平增加[17]，提示身体脂肪含量与生殖潜能的另外一种可能的相关性。

性发育的特点

青春期发生的一系列事件都已得到很好的阐述。30多年前Tanner和Marshall对这些可预测的事件进行了最初描述，这些详细的描述是目前衡量性发育和身体生长状况的标准（图11-2）[18]。Tanner分期包括的内容有：①乳腺发育，②阴毛分布，③生殖器的生长和成熟，各分成5组进行描述。I期描述了青春期前的状态，V期则反映了成人的发育。这些具有指导意义的条文传统性地用于判定一个青春期女性是否以典型方式发育。

乳房初发育

在大多数白人女性，乳房的发育是青春期发育的第一个征象。根据Tanner和Marshall的描述，这种最初的发育在多数女孩出现于8～13岁，平均10.6岁。乳腺从Ⅱ期到Ⅴ期的转变可以持续4.2年[18]。

肾上腺功能初现

随着下丘脑-垂体轴的激活，典型的阴毛生长出现在乳房初发育后，有时二者也可以同时出现。在正常成熟的女性，肾上腺功能初现可能发生于乳腺发育前，但此时看不到成人型毛发分布；如果有，则反映雄激素产生过量。因此，乳腺的成熟不应先于阴毛的发育，否则就是雄激素不敏感综合征的迹象。肾上腺功能初现代表性地出现在11～12岁，14岁的女孩已具有成年人的毛发分布。在女性一生中，雄激素水平

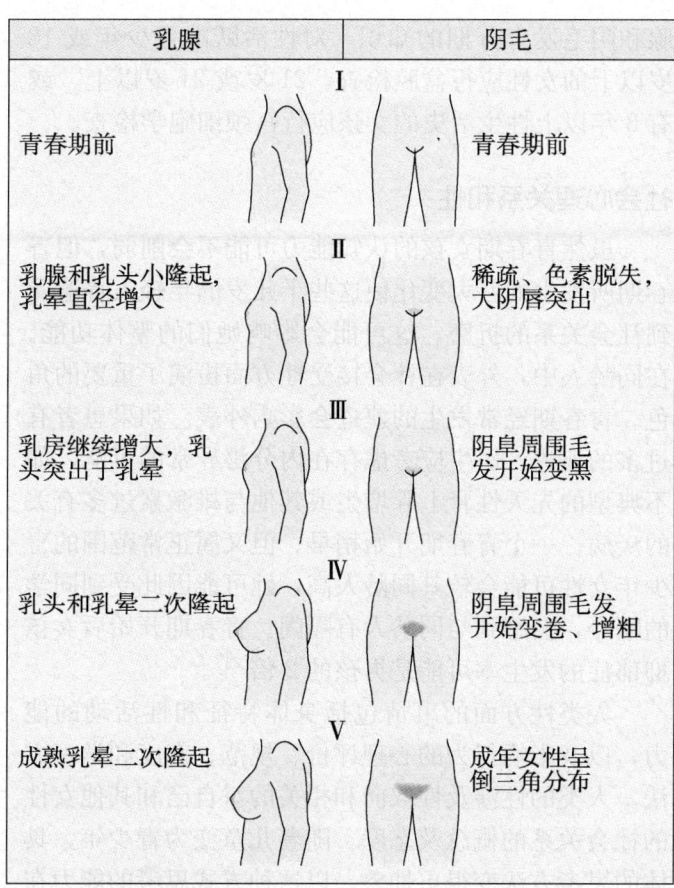

图 11-2　Tanner 分期。Marshall and Tanner 制定的青春期女性乳腺和阴毛发育的分期。（From Marshall WA, Tanner JM. Variations in pattern of pubertal changes in girls. Arch Dis Child 44：291，1969.）

的变化可以不依赖促肾上腺皮质激素和皮质醇水平的变化。因此，肾上腺雄激素产生的方式并不清楚，似乎不依赖于下丘脑-垂体轴。或许肾上腺雄激素的产生是由腺体内在的关键酶调节的。

生长突增

生长突增（峰值生长速度）出现在青春期的开始，期间身高的增加占成年后最终身高的 20%（图 11-3）[19]。峰值生长速度（2～3 cm/year）出现在初潮前，女孩早于男孩。首先出现肢体的快速生长，继之椎骨逐渐变长。生长突增的时间因种族和环境因素而不同，这两种因素可能影响青春期的开始。生长图表对于预测最终身高是有用的。

关于最终身高与青春期开始的时间的关系，有一些相互冲突的报道。青春期开始晚的女孩在整个青春期身高的增加会少一些，然而，她们最初的身高却高

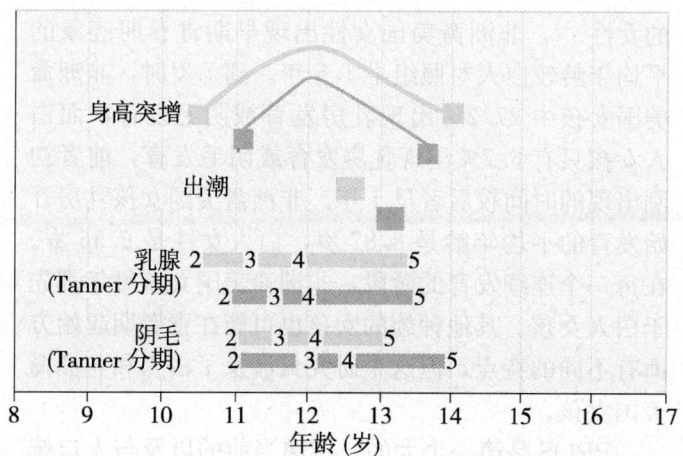

图 11-3　（也见彩图 11-3）青春期事件。1969 年英国学校儿童研究数据（紫色）。1997 年美国学校儿童研究数据（绿色）。(From Marshall WA, Tanner JM. Variations in pattern of pubertal changes in girls. Arch Dis Child 44：291-303，1969；and Pediatrics in Review, Vol 8, no 2. Columbus, Ohio：Ross Laboratories, 1986.)

于青春期开始早的女孩。这些女孩成年时的最终身高类似[20,21]。生长激素可能是身体生长和最终身高的主要影响因子，其通过胰岛素样生长因子 I（IGF-I）作用。随着性激素在青春期早期的升高，生长激素的脉冲分泌也增加了。因此，最初的生长突增典型地出现在明显的第二性征出现之前。高水平的雌激素抑制 IGF-I 的作用，因此促进生长的因子通过诱导骨骺闭合也会影响最终身高[22]。

初潮

根据 Tanner 1969 年对英国女孩的调查结果，女性初潮的平均年龄是 13.5 岁，波动范围为 9～16 岁[18]。在美国，白人女性的平均初潮年龄是 12.7 岁。初潮时，多数女孩乳腺的发育已经达到 Tanner IV 期[18]。从最初的乳腺发育到月经来潮需要 2.3 年[18]。

20 世纪前半叶，初潮的平均年龄似乎减小了，部分是由于整体健康和营养的改善[23]。然而，关于 20 世纪中期以来的进一步变化的报道很少。

有一个好的证据，即非洲裔美国女孩青春期的开始早于白人女孩[24,25]。这在 Herman-Giddens 1999 年出版的 the Pediatric Research in Office Settings（PROS）报告中得到很好的证明[24]。这个多中心、有代表性的研究评价了 17 000 多名年龄在 3～12 岁

的女性[24]。非洲裔美国女性出现早期青春期迹象的平均年龄较白人对照组早1.5年。到7岁时，非洲裔美国女孩中27.2%出现乳房发育或阴毛发育，而白人女孩只有6.7%出现乳房发育或阴毛发育，前者初潮出现的时间较后者早1年。非洲裔美国女孩乳房开始发育的平均年龄是8.87岁，白人女性是9.96岁。在每一个连续发育的阶段，非洲裔美国女孩每年都先于白人女孩。其他种族的女孩也可能在青春期起始方面有不同的特点，但这个研究只涉及了白人和非洲裔美国女孩。

PROS是第一个大的、传递当前的以及与人口统计学相关的标准以评价正常的和异常的青春期起始的出版物。最新的指导方针提出并推荐的对性早熟的正式评估是：非洲裔美国女性开始于6岁以前，白人女孩开始于7岁之前。虽然这一煽动性的研究引来很多批评，但它确实引起我们重新考虑目前的标准，见图11-3。

病史和体格检查

第一次看妇科医生可能是患者多年以后都会记住的事情。让她理解她与卫生保健提供者所达成的保密协议是至关重要的。

病史

彻底而全面的病史应该包括既往的医疗史和家族史以及社会和经济关系。应该获取社会心理方面的病史，主要包括与同龄人、权威人物、父母、老师、教练以及兄弟姐妹的关系。营养史主要包括喜爱的饮食、快餐，如有明显的饮食失调，则应予以评价。

有时，不必让父母谈一些特殊的、在父母面前谈论会令女孩感到不舒服的话题。这些话题包括性健康和避孕。医生应该知道一些特殊的关于知情同意和报告的州立法律。所有的州都同意在没有父母同意的情况下做小的治疗，特别是性传播疾病和常规的产科检查。信任关系的建立通常需要几次访视，从一开始就要确保保密性。健康保健提供者不要做判决性的评论。

体格检查

做体检时应有一位女伴在一旁陪伴。除了采用与成人相似的检查方法外，还应该掌握Tanner关于乳腺和阴毛发育分期的知识。对性活跃的青少年或18岁以上的女性应行盆腔检查。21岁或21岁以上、或有3年以上性生活史的女孩应行宫颈细胞学检查。

社会心理关系和性

虽然青春期女孩的认知能力可能不会削弱，但青春期所发生的巨大变化使这些十几岁的年轻人普遍受到社会关系的折磨，这可能会影响她们的整体功能。在同龄人中，外表在社会接受性方面扮演了重要的角色。青春期经常发生的痤疮会影响外表。如果患者有过多的痤疮，医生应考虑存在内分泌异常的可能，如不典型的先天性肾上腺增生或其他与雄激素过多有关的疾病。一个青春期开始稍早、但又属正常范围的青少年女性可能会较其同龄人高，她可能因此受到同学的嘲弄，会感到与同龄人有隔阂。青春期开始后女孩抑郁症的发生率可能是男孩的2倍[26]。

人类性方面的事情包括身体特征和性活动的能力，以及影响行为的心理评价、规范、态度和学习方法。人类的性涉及性取向和相关的对自己和其他女性的社会关系的概念及态度。随着儿童变为青少年，具体的思考方法变得更抽象。以这种方式思考的能力在15~16岁获得。因此，性好奇可能会很明显，可能没有很好地考虑避孕方法。健康保健提供者应花时间教育这些年轻人防止意外妊娠，限制性传播疾病的发生。

性早熟

无论年龄多大，在卵巢或肾上腺甾体激素存在时，随着性成熟而发生的表型的变化会很明显。与青春期早开始有关的生理和心理特征可以使发育的孩子及其家庭产生明显的压抑。因此，不仅要鉴别具有性早熟特点的孩子，而且要彻底理解导致异常性发育的过程，这些都是十分关键的。对社会调整、最终身高和生殖潜能的短期和长期的关注应该从评估的早期开始。

性早熟对成年身高的影响

低水平雌激素促进骨骼生长，生长突增期的快速生长证明了这一点。相反，高水平雌激素促进骺板的闭合。由于升高的甾体激素和 IGF-I 的作用，中枢性性早熟的女孩普遍较同龄人高。但这种生长是有限的，因此如果未经治疗，这些患者的最终身高常低于 155cm[27]。到大部分女孩月经初潮开始时，这些患者可能已达到其最终身高。尽管身材矮小的风险很高，但也有相当一部分有先天性疾病的患者虽未经治疗，最后仍达到了相对正常的成年身高，高于第三个百分点[27]。

评估起始时间

每个医生都会面临的一个挑战是何时开始评价一个怀疑有性早熟的孩子。19 世纪以来的历史记录报道了月经开始时的相对大的年龄（16～17 岁），推测这是由于营养不良所致。性早熟的定义一直没有变，即在 8 岁之前出现性发育[18]。但传统的定义受到 Herman-Giddens 的挑战，他强烈建议正常的青春期可以始于 6 岁[24]。

性早熟的特点是性发育早于正常的生理发育。这种异质性的疾病可以分为中枢性（GnRH-依赖性的）、外周性（GnRH-非依赖性的）或不完全的性早熟。异性性早熟表现为雄激素过多和女孩有男性的第二性征。性早熟的病因见表 11-1。

中枢性性早熟

中枢性性早熟在女孩中更常见，患病率为 1:5 000 到 1:1 000[28]。它是由于下丘脑 GnRH 神经元过早激活所致。大约 70%～90% 的患者是先天性的[29,30]。最近的证据提示某些中枢性性早熟有常染色体显性遗传的风险[31]。

453 例表现为性早熟的以色列孩子中，约 27% 有家族史。虽然这是一个小样本的研究，但其与目前的观点一致，即多数中枢性性早熟患者是先天的。

已知的中枢性性早熟的器质性病因包括很多 CNS 病变，这些病变包括良性错构瘤和影响下丘脑功能的占位性病变。这些病变可以导致早熟发育，通常在 4 岁之前就可表现出来[29,30]。其他的中枢性性早熟鉴别诊断包括先天性脑积水、神经管缺陷、CNS 放射损伤、脑炎和神经母细胞瘤 I 型[32]。

当评价一个中枢性性早熟的孩子时，需记住这种疾病不会沿着制定好的途径发展。中枢性性早熟是一

表 11-1 性早熟的原因
中枢性性早熟（GnRH-依赖性） 　特发性 　中枢神经系统肿瘤 　颅咽管瘤 　创伤 　感染 　原发性甲状腺功能减退症 　　促性腺激素相关综合征 　　　Silver 综合征（侏儒样特征）
周围性性早熟（GnRH-非依赖性） 　外源性类固醇（雌激素） 　卵巢肿瘤 　颗粒细胞 　肾上腺 　功能性囊肿 　McCune-Albright 综合征
异性性早熟 　外源性类固醇（雄激素） 　肾上腺和卵巢分泌雄激素的肿瘤

个动态的过程，最初的表现可能相似，但最后的表现可能截然不同。激素的测定在中枢性、外周性和不完全早熟发育的孩子是不同的。一组被诊断为中枢性性早熟的患者可能以不同的速度发展，有一些比较慢，而另外一些则相当快。这不仅给医生提出了挑战，也证实纵向随访以提供最正确的诊断和适宜治疗的需要。

病史

进行最初的评价前应先获取全面的病史，包括性早熟开始的年龄、第二性征的发育情况和至少 6 个月的线性生长情况。患者常抱怨乳腺初发育和/或阴毛的生长，这与生理性青春期的早期所遇到的情况类似。如果阴道出血不是异物或感染所致，就可能是中枢性性早熟开始的一个信号。

父母可能会提供其他性早熟的家庭成员的情况。他们也可能有分娩记录，借此在鉴别诊断上可以除外 CNS 损伤或先天性肾上腺增生。

详细的系统复查应该包括提示 CNS 病变的神经病学或心理学的主诉。腹部疼痛或不适可能是腹部肿瘤的症状。应评价营养状况，尤其是年轻运动员的营

养状况。

体格检查

应将身高和体重画在线性生长曲线上,随访至达到最终身高。传统的预测最终身高的方法是基于 Bayley 和 Pinneau 所描述的方法[33]。最终身高（cm）被认为是遗传的,从孩子父母的平均身高计算而来：

女孩身高＝[(父亲的身高－13)＋母亲的身高]/2
男孩的身高＝[父亲的身高＋(母亲的身高＋13)]/2

提示中枢性性早熟的体检发现包括 Tanner II 期乳腺发育,乳晕变黑,阴唇丰满,阴道黏膜增厚,出现白带。阴毛变粗、痤疮、脂溢性皮肤、阴蒂增大、声音变低是雄激素产生的迹象,这可能发生在异性发育的患者,同样应该对此进行研究。身材高大和成年人的体味是其他的应该进行性早熟评估的指征。最初应进行彻底的神经系统的检查、心理评估和皮肤的评估,以及继之的随访。

盆腔检查可以先通过全面的腹部检查以及生殖器的视诊来完成,父母的协助对于完成这些检查十分重要。要用轻柔的而不是用力的手法检查患者。幸运的是,双合诊通常是不需要的。如果怀疑有腹部肿瘤或异物,建议去手术室在镇静或全麻状态下检查。在雌激素的影响下,阴道涂片将显示增加的表层鳞状细胞。当 40% 以上的细胞都是表层细胞,或当身高快速增长时,应该怀疑有分泌雌激素的肿瘤。如前面提到的,如果在缺乏雌激素的作用下出现广泛的男性化,应注意是否有产生雄激素的肿瘤。

实验室检查

应用激素测定来评价 HPO 轴的功能。基础促性腺激素水平在青春期范畴内,但以 LH 反应占优势,即提示中枢性性早熟。在中枢性青春期发育的早期,白天的随机水平没有太大用处,因为脉冲的增加最初发生在夜晚。

为了鉴别中枢性性早熟与 GnRH-非依赖性性早熟,应该做 GnRH 刺激试验。静脉注射 100μg of GnRH（醋酸戈纳瑞林）,测定基础促性腺激素及给药后 20、40 和 60 分钟的促性腺激素水平。生理性青春期的最早征象之一是夜间脉冲式分泌 GnRH,继之出现血清 LH 的升高。对应于 GnRH 的每次脉冲式分泌,都有一个 LH 的相应升高。正如人们所怀疑的,同样的事件也发生于性早熟,可以预测到 LH/FSH 大于 1。也可以测到在青春期范围内的血清雌二醇。为了维持中枢性性早熟的诊断,也应测定雄激素（DHEA,DHEA-S,睾酮）和 17-羟孕酮（17OH-孕酮）的水平。GnRH-非依赖性和不完全性性早熟的诊断价值将在本章节的后续部分讨论。

影像学检查

影像学检查对于评价性早熟的儿童具有重要作用,因为随着性甾体激素的迅速增加,这些孩子的身体和骨龄也会快速增加。较之第二性征的发育,线性生长和骨骼的成熟通常更能精确地评价青春期发育。

骨龄通常通过左手和手腕的普通 X 线片来评估。这是一种简单无创的检查,大部分孩子都能耐受。骨龄超过实际年龄即可诊断性早熟,这种差别超过 2 年更应怀疑为进行性疾病[34]。由于 CNS 异常的高患病率,即使在没有神经系统主诉时,通常也建议使用神经影像学来除外占位性病变、恶性肿瘤和其他 CNS 异常。性早熟的诊断步骤见图 11-4。

治疗

最终的治疗目标是抑制 HPO 轴,使激素水平恢复到青春期前的状态（血清雌二醇＜10pg/ml）。最有临床意义的是线性生长速度和骨成熟的正常化。很显然,任何治疗性干预的决定都依赖于正确诊断对孩子造成损害的疾病的能力。中枢性性早熟的治疗结局存在差异,这进一步限制了我们预测谁最能从治疗中获益的能力。

性早熟的心理问题

治疗的一个重要目标是逆转性成熟,从而限制社会心理方面的影响和过早出现的生育潜能。青春期开始早的女孩在这个青春期具有持续性麻烦的风险[35]。要记住这些患者都还年轻和幼稚,缺乏她们外表下所应有的社会心理方面的成熟。由于生理方面发育早,性活动以及滥用的潜能也会在较早的年龄发生。可以推测这些理由能够解释为什么有性早熟的女孩被发现有更多的情感问题、更多的反社会行为以及有退学和

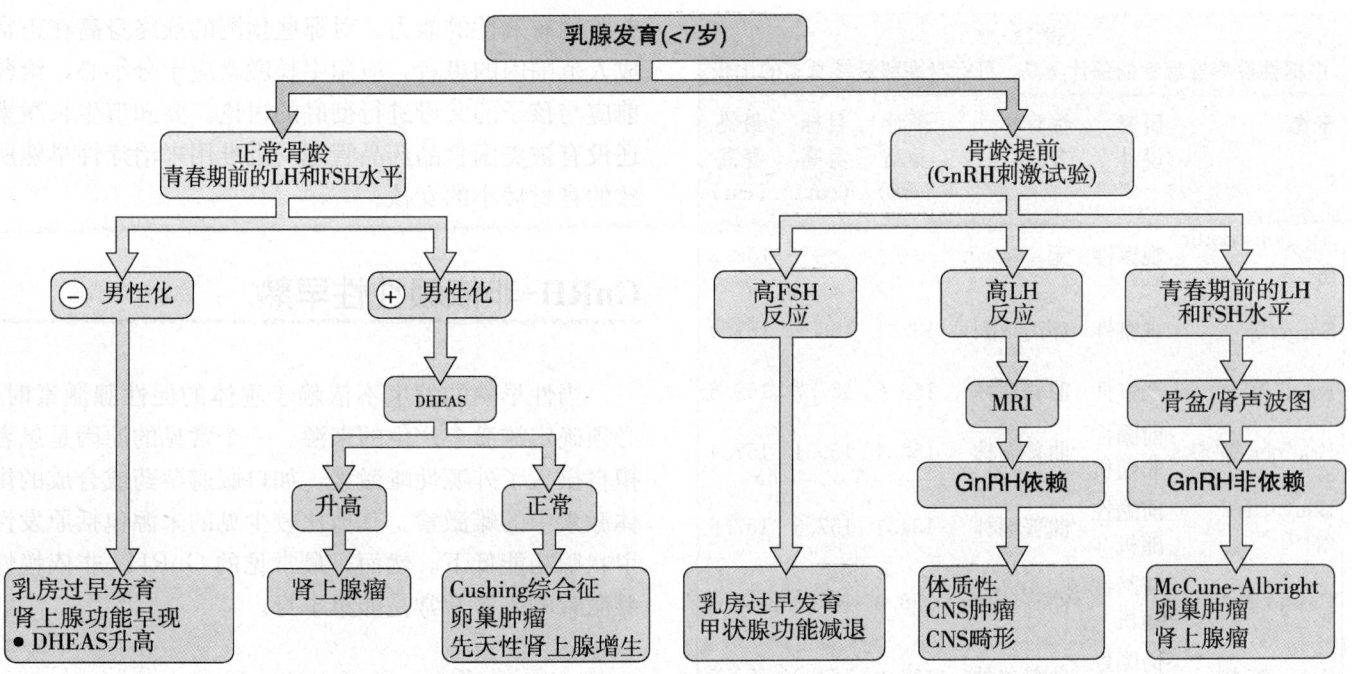

图 11-4 中枢、外周和不完全性性早熟的评估

早孕的风险。由于这一原因，这些女孩的父母应该意识到这些潜在的问题，以便进行适当的咨询，采取预防性措施[36]。

下丘脑抑制

最初获得下丘脑抑制的方法包括应用孕激素，然而，这些并不能成功地限制进行性的变化，因此这些用法已被废弃[37]。应用GnRH激动剂治疗中枢性性早熟远较20年前普及，已经成为治疗的金标准。在美国最常用的制剂有亮丙瑞林、那发瑞林和戈舍瑞林。性早熟的孩子通常接受较高的剂量以达到抑制作用，可以通过检测血清雌二醇水平和GnRH刺激试验来监测抑制作用。为了提高依从性，通常皮下给药。每月肌注一次也可以。

应用长效GnRH激动剂的早期的治疗方案报道，与非随机对照组比较，前者可以明显抑制第二性征并获得在最终身高方面的总体改善[38]。解释这些结果的困难之处在于缺乏良好设计的随机试验，以及精确预测成年身高的能力有限。在缺乏更有效系统的情况下，Bayley和Pinneau在50多年前所描述的方法学一直沿用至今，尽管这种方法可能过高地预测了最终身高[39]。而且，怀疑有先天性性早熟的孩子被放在了一个组里，研究者不能分辨哪些患者有更高的身材矮小的风险。这部分上是由于我们不能正确地鉴别这些患者造成的。

中枢性性早熟的不同表现使研究者在设计随机试验时面临困难的选择。经常需要几个月的简单观察才能看到疾病的进展。发表的几个随机试验研究了GnRH激动剂对早的或缓慢进展的青春期的女孩的最终身高的影响[40,41]。它们证实了以前的观察和非随机试验的结果，这些试验指出对于年龄较大的患者下丘脑抑制对改善最终身高没有作用。而且，表现有"早青春期"或早出现的"缓慢进展的青春期"的孩子在没有下丘脑抑制的情况下也能达到合理的成人身高。有一个理论可能有助于解释这组患者在GnRH激动剂治疗期间的生长受损，即早期骺板（growth plate）老化与治疗开始前暴露于雌激素有关[42]。由于这一限速步骤，患者错过了机会窗，从而限制了最终身高。CPP治疗患者的预计身高和最终身高的小结见表11-2。

对于骨龄提前的女孩应该予以关注，以尽快开始治疗，因为她们最可能从GnRH激动剂的治疗中受益[43-46]。关于判定最大治疗益处的标准仍然是个悬而未决的问题。Adan和他的同事建议将以下的情况作为身材矮小的风险因子和治疗的适宜指征，尤其在较早年龄出现时：①预测的成人身高在155cm以下（可以包括预测身高在155cm以上，但LH/FSH比值与中枢性性早熟一致），②骨龄较实际年龄提前2年

表11-2
中枢性性早熟患者的预计身高、目标身高和最终身高的比较

来源	研究设计	治疗方法	预计身高(cm)	目标身高(cm)	最终身高(cm)
Sigurjonsodottir 等[27]	观察性	无	—	—	153.2
Sorgo 等[37]	观察性	环丙孕酮	157.1	153.1	161.0
Kauli 等[39]	观察性	曲普瑞林	156.6	157.7	159.6
Brauner 等[45]	前瞻性非随机	曲普瑞林	153.4	159.1	157.4
Bouvattier 等[40]	前瞻性随机	曲普瑞林	154.1	157.6	157.6
Cassio 等[41]	前瞻性随机	曲普瑞林	158.0	157.0	158.1
Adan 等[46]	前瞻性非随机	曲普瑞林	156.0	161.2	159.5

以上[46]。治疗的激素监测可应用GnRH刺激试验，在治疗开始后3、6和12个月进行，以后每年一次。

虽然终止治疗的适宜时间尚不清楚，大多建议在骨龄12～12.5岁时停止抑制。其他考虑的因素还有治疗的总长度、之前数月的生长速度。应经常常规评价第二性征、体重、盆腔结构的超声检查。长期应用GnRH激动剂会影响骨盐密度，因此不能忽略对骨健康的关注。

重组生长激素

有些性早熟的孩子尽管使用了GnRH激动剂，仍会发生骺板的过早闭合。因此如果没有进一步的干预，这些女孩在成人时将会身材矮小。20世纪80年代以来，重组人生长激素（生长激素）可以获得并用于治疗生长激素缺陷的患者和其他生长不良的疾患。几个观察性、随机性的研究报道，在性早熟的女孩，作为GnRH激动剂的辅助治疗，生长激素可以改善最终身高[47]。对中枢性性早熟患者早期开始治疗可能会进一步提高反应性。

除骨骼生长之外，生长激素治疗的长期作用是未知的。虽然儿科内分泌专家对某些特定患者应用生长激素极为普遍，但评价其有效性的研究仍受到一些障碍的干扰，这些干扰与分析GnRH激动剂对最终身高的影响时遇到的相似，即患者的依从性、剂量、没有监测有效性的能力。对那些预测的最终身高在正常成人范围内的患者，应用生长激素应十分小心，给药前应与孩子的父母进行彻底的讨论。要知道生长激素还没有被美国食品药品管理局批准用来治疗性早熟所致的身材矮小的女孩。

GnRH-非依赖性性早熟

当性早熟的发生不依赖于垂体的促性腺激素时，必须确定雌激素产生的来源。一个常见的原因是患者擅自摄入了外源性雌激素，如口服避孕药或合成的甾体激素中的雌激素。其他比较少见的来源包括原发性甲状腺功能低下。然而，最常见的GnRH-非依赖性雌激素的来源常常是卵巢本身。

自主性卵巢雌激素的产生

卵巢肿瘤不常见，但却是重要的儿童时期的肿瘤，约10%的性早熟的患者伴发卵巢肿瘤[48]。颗粒细胞瘤是最常见的产生雌激素的肿瘤，然而，其他肿瘤，如卵泡膜细胞瘤、畸胎瘤、囊腺瘤和卵巢癌也可能产生雌激素。腹部包块通常是可以触摸到的，但是超声或核磁共振（MRI）可以帮助确定肿瘤的性质，一般需要手术探查。

用于与中枢性来源的雌激素进行鉴别的实验室标准有低的基础促性腺激素、对GnRH刺激试验表现为青春期前的反应。与中枢性性早熟相似，雌二醇的水平是高的，骨龄提前（图11-4）。治疗是通过手术根除这种来源的雌激素，抑制青春期的变化。

McCune-Albright 综合征

McCune-Albright 综合征，也称为多发性骨纤维性发育不良，是影响骨骼和皮肤色素沉着的遗传性疾病。女孩McCune-Albright综合征的特点是性早熟，这种疾病在性早熟患者中约占5%。这些患者有产生雌激素的临床滤泡囊肿，这些囊肿的生长不依赖于性激素的刺激，被称为自主性卵泡发育。月经周期通常始于儿童期早期，远早于乳房初发育或阴毛发育。

患有这种罕见疾病的儿童还有骨纤维性骨骼发育

不良，这会导致骨折、残疾和X线异常表现。面部骨骼异常会引起面容异样。另外，这些孩子有café-au-lait 斑，是浅棕色的出生标志。McCune-Albright 综合征经常与其他几种内分泌疾病相关，包括甲状腺功能亢进、肢端肥大症、垂体腺瘤和肾上腺增生[49]。

McCune-Albright 综合征是由合子后的体细胞 GNAS-1 基因突变造成，是散发的，不是遗传的。GNAS-1 基因编码 Gsα（鸟甘酸结合）蛋白。精氨酸替换了组氨酸或半胱氨酸导致腺苷酸环化酶系统持续活性过度和受累组织的生产不受调节。这种综合征的症状与这种过度的活性有关。

McCune-Albright 综合征导致嵌合现象，异常基因只存在于患者的一部分细胞。突变的时间决定了哪些器官系统受累以及症状的严重程度，这也解释了该综合征的异质性。最近，一项大的合作研究中，研究者能够鉴别出 Gsα 突变存在于 43% 的至少有一项 McCune-Albright 综合征体征的患者中，存在于 33% 有促性腺激素非依赖型性早熟的孤立体征的患者中[50]。

治疗

与中枢性的性早熟形成对照，患有 McCune-Albright 综合征的女孩缺乏 GnRH 脉冲，表现为低促性腺激素，雌激素的产生来源于自主发育的卵泡。因此，诊断性地给予 GnRH 将导致青春期前的 LH/FSH 反应（见图 11-4）。正如所预料的，应用 GnRH 激动剂很少有效。因此，McCune-Albright 综合征的治疗方案旨在应用芳香化酶抑制剂抑制外周雌二醇的产生，或者用选择性雌激素受体调节剂（SERMs）阻断受体水平的作用。

芳香化酶抑制剂对于治疗 McCune-Albright 综合征可以提供几种益处。遗憾的是，来自评价睾内酯的研究的结果缺乏决定性意义[51-53]。睾内酯是一种合成的抗肿瘤制剂，也可以抑制芳香化酶的活性，从而降低雌激素的水平。睾内酯可以在短期内诱导乳腺发育和月经的抑制，然而这种益处会逐渐减退，经常需要频繁给药。将来其他制剂可能更有效。

有人认为持续暴露于外周来源的雌激素可能会继发性地诱导 HPO 轴，使中枢性的成分同时发生[54]。这些发现有助于解释某些 McCune-Albright 综合征患者对芳香化酶抑制剂缺乏反应。对这些复杂患者的治疗与评估应基于中枢性性早熟的运算法则。

一个前瞻性、多中心的研究观察了 25 例 McCune-Albright 综合征的女孩应用 SERM 他莫昔芬治疗 12 个月的结果，发现该药降低了阴道出血的发生，也降低了骨骼生长速度和骨成熟[55]。

其他病因

GnRH-非依赖性性早熟的其他原因包括肾上腺疾患，如先天性肾上腺增生（见表 11-1）。患者表现为异性发育，雄激素水平（包括17OH-孕酮）升高。皮质激素是可供选择的治疗之一。原发性甲状腺功能低下虽然不常见，但可以导致临床囊肿发育，引起雌二醇水平升高。这可能是由于高水平的甲状腺刺激激素（TSH）与 FSH 对卵巢受体的交叉反应所致[56]。

乳房过早发育

在缺乏其他性成熟迹象的情况下，早期乳腺发育是典型的、良性的自限性事件。最初的实验室评价会显示青春期前的促性腺激素水平和正常的骨龄。GnRH 刺激会引起 FSH 优势的反应。尽管如此，继续观察是必须的，乳腺发育可以是单侧的或双侧的，可能会复原或持续到青春期开始。让父母放心是唯一推荐的治疗。

肾上腺功能早现

在 6 岁之前出现成年人样的阴毛生长可能是由于异常的肾上腺分泌反应促进了雄激素的产生（17-羟基孕烯醇酮、DHEA 和 DHEA-S）。像早熟的乳房过早发育一样，只有在纵向评估后，没有其他的性发育的征象，才能作出诊断。虽然可以出现骨龄的轻度增加，但不需治疗，因为这些孩子可以达到正常的身高[57]。

清晨的 17OH-孕酮水平足以排除非典型性 CAH，除非有明显的骨龄提前。然后行促肾上腺皮质激素刺激试验。只有具有高水平的 17OH-孕酮的患者才需要治疗。没有其他的病理状况，不需要治疗。

肾上腺功能早现和多囊卵巢综合征

有证据表明有肾上腺功能早现的女孩存在患多囊卵巢综合征（PCOS）的风险。已知的这种综合征的表现有肥胖、血脂异常、高胰岛素血症、多毛和不育。最近的一项随机研究评价了二甲双胍用于治疗有早熟的阴毛初现和低出生体重的青少年的疗效，发现可以明显逆转血脂异常、过多的身体脂肪，增加 IGF-I 的水平和胰岛素的敏感性。旨在改善胰岛素抵抗和降低身体脂肪含量的早期治疗可以降低今后患心血管疾病的风险[58]。

青春期延迟和原发闭经

女孩的青春期延迟定义为 13 岁还没有乳房初发育，或乳房初发育到初潮的时间超过 4 年。原发闭经定义为已经有第二性征发育的女孩到 16 岁仍没有月经来潮。必须考虑这些患者及其父母在生理和心理方面的担忧。

大部分青春期延迟的女孩有正常的卵巢（性腺正常），其性发育天生延迟。其他一些则是性腺功能低下，其卵巢不能适宜地分泌雌激素。性腺功能低下可能是卵巢早衰的结果，又称为高促性腺素性功能减退症，或正常的卵巢没有被刺激以分泌激素，称为低促性腺素性功能减退症。

高促性腺素性功能减退症

高促性腺素性功能减退症，通常指卵巢功能衰竭，是最常见的青春期延迟的病因。诊断这种疾病的必要条件是促性腺激素 FSH 和 LH 的升高。

Turner 综合征（1:2 000 出生的女性）在这组人群中是最常见的情况。核型可以是 45,X 或嵌合体，性腺发育不全的患者中 40%～50% 患这种疾病。DNA 分析十分关键，因为 Y 染色体的存在使患者处于患性腺肿瘤的风险中，如成性腺细胞瘤和无性细胞瘤。

也有性染色体正常的原发和继发卵巢功能衰竭。单纯性腺发育不全、Swyer 综合征，典型的表现为延迟的青春期。化疗或放疗也会导致在其他方面遗传和表型正常的女性性腺功能障碍和发育延迟。

卵巢功能衰竭的其他原因包括自身免疫性卵巢炎、半乳糖血症、促性腺激素抵抗卵巢综合征、甾体激素合成酶缺陷、感染、促性腺激素受体基因突变。与低促性腺素性功能减退症相关的自身免疫性疾病包括 Hashimoto 甲状腺炎和 Addison 病。17α-羟化酶缺陷的患者表现为肾上腺功能不全、高血压和性激素缺乏，包括雄激素。虽然罕见，但促性腺激素抵抗卵巢综合征的患者有正常外观的卵巢，有多个原始卵泡，对内源性和外源性促性腺激素无反应。

低促性腺素性功能减退症

当青春期延迟的女孩促性腺激素没有升高时，可以诊断为低促性腺素性功能减退症。这种疾患是由 HPO 轴功能衰竭、GnRH 缺乏所致。最常见的病因是生理上的延迟。

体质上的（或生理学的）青春期延迟的诊断是一个例外。骨龄和身高龄（身高在生长曲线第 50 个百分位点的年龄）都是延迟的，这与甲状腺功能低下不同，后者的骨龄较身高龄延迟。遗憾的是，鉴别体质性生长与青春期延迟与先天性低促性腺素性功能减退症的唯一方法是纵向观察。

低促性腺素性功能减退症的中枢性病因包括脑肿瘤、Kallmann 综合征、甲状腺功能低下和慢性疾病状态（Crohn 病、Cushing 病、神经性厌食症及营养不良）。垂体的病变也可能是病因之一，如肿瘤或促性腺激素不足。

其他性发育正常的原发性闭经

原发闭经而其他性发育正常、HPO 轴功能正常的患者常有下生殖道的异常，如无孔处女膜或阴道隔（表 11-3）。典型的表现是周期性腹痛，肛诊时可触到盆腔中部的包块（见第 12、14 和 16 章）。

在这些患者中，原发性闭经的一个最常见的病因是 Mayer-Rokitansky-Küster-Hauser（MRKH）综合征。这种疾病表现为闭锁的阴道窝，而其他性发育正常，是由于苗勒管（中肾旁的）系统在基因型为女性的患者没有发育所致。

雄激素不敏感综合征是引起原发性闭经的又一种疾患，以前又叫睾丸女性化，是雄激素受体异常所致。该病是母源性 X-连锁隐性遗传病，患者呈 XY 基

表11-3 原发性闭经的原因
性腺发育不全
高促性腺素性功能减退症
性染色体异常
Turner综合征
性染色体正常
46,XX性腺发育不全
46,XY性腺发育不全
假性卵巢功能衰竭
低促性腺素性功能减退症
先天性发育异常
GnRH缺陷
基因变异
体质性生长与青春期延迟
获得性发育异常
内分泌疾病
垂体肿瘤
系统性疾病
性腺异常
自发性发育异常
子宫和阴道先天缺陷
处女膜闭锁
阴道横膈
两性畸形
雄激素不敏感
多囊卵巢综合征

Data from Timmreck LS, Reindollar RH. Contemporary issues in primary amenorrhea. Obstet Gynecol Clin North Am 30:287-302,2003

因型,睾丸正常,但下降不完全或完全未下降,可以产生睾酮(见第16章)。由于雄激素受体异常,循环中高水平的睾酮会导致女性时间适宜的青春期,这些女性表型正常。先兆是阴毛稀疏或缺如。

原发闭经或初潮延迟通常与高雄激素血症有关,雄激素水平升高是由PCOS或成年时才发病的先天性肾上腺增生引起的。这些病人有其他方面正常的青春期,但有雄激素过多的表现,如多毛、痤疮、男性化等。

评价

对任何符合青春期延迟或原发性闭经标准的青少年都应该进行彻底的评估:
- 到13岁时还没有乳腺发育
- 在10岁之前即有乳房初发育,从乳房初发育到初潮的时间超过5年
- 15岁仍没有月经来潮

应该关注这些患者及其父母在生理和心理上的担忧。

病史

广泛了解新生儿及其家族史,包括核心家庭及核心家庭以外的成员青春期开始的年龄、最终身高,是有帮助的。也必须了解既往暴露于外源性雌激素或化疗药物的情况。对慢性疾病、锻炼和饮食状况进行系统回顾有助于明确诊断。

体格检查

包括医生的检查、身高体重图表的描记、血压测定、甲状腺检查、Tanner分期和腹部检查。还应该进行完整的神经系统的评估,包括对味觉的评价。

高促性腺素性功能减退症患者通常身材较矮。Turner综合征患者(45,XO)最常表现为高促性腺素性功能减退症,在婴儿期可表现为淋巴水肿,在孩提时代可有典型的特征,如身材矮小、蹼颈、短的手掌和脚掌。患者可有心血管异常和肾脏异常,如主动脉狭窄、二尖瓣和主动脉瓣狭窄以及马蹄肾。影像学检查可以帮助确诊。

混合型性腺发育不良(XY/XO嵌合型)患者的表型可能与Turner综合征患者相似,然而,在Y染色体存在时,可以有明显的男性化或有两性生殖器。具有46,XX完全性性腺发育不良的患者身高是正常的,通常呈女性表型。缺乏苗勒管和核型为46,XY的性幼稚症与Swyer综合征一致。

低促性腺素性功能减退症可见于运动过度或营养不良的青少年。在这两种情况,极低的脂肪含量导致可逆性的下丘脑功能异常。患CNS肿瘤的患者可有持续性头痛或视野缺损。显著的向心性肥胖和满月脸是典型的Cushing综合征的表现。嗅觉丧失伴有下丘脑性性腺功能不全可诊断为Kallmann综合征(孤立的GnRH缺乏)。催乳素瘤患者可表现为高催乳素血症和溢乳。

原发闭经而其他第二性征发育正常的女孩通常有正常的身高。对这些患者应进行盆腔或直肠-腹部检查,以除外生殖道解剖异常,如阴道横膈、与MRKH

有关的阴道闭锁以及雄激素不敏感综合征。

实验室评价

对性发育延迟的青少年的最初评估应包括血细胞计数和TSH、促甲状腺激素、FSH、LH和催乳素水平的测定。

如果FSH和LH正常或偏低，应进行GnRH刺激试验。如果FSH和LH升高，则表明卵巢功能衰竭，应该检查染色体核型。对于青春期延迟的矮小女孩，无论促性腺激素水平如何，都应检查染色体核型，因为许多染色体异常的青少年并没有相关疾病的典型临床表现，如Turner综合征。

影像学

骨龄的定义是指与一个孩子骨骼程度相一致的年龄，通过左手和左腕关节X线检查来确定。骨龄与性发育的关系比实际年龄与性发育的关系更为密切。对于多数同一病因所致的青春期延迟的患者，这种测量可以是正常的或延迟的。因此，高促性腺素性功能减退症的患者身材矮小，除了完全性性腺发育不良(46,XX)。

如果促性腺激素水平低下伴青春期延迟，则必须寻找中枢性的病因。同样，催乳素水平升高提示垂体或下丘脑病变。在这种情况下，建议行脑部和腺垂体MRI，以除外下丘脑-垂体轴的异常，例如垂体或下丘脑肿瘤。

原发性闭经而其他性发育正常的青少年需做盆腔超声检查，以评价内生殖器官，检查有无与阴道横膈相关的阴道积血。对阴道发育不全的患者，腹部和盆腔检查有助于发现直肠或骨骼的异常。

青春期异常的治疗

特殊治疗

对低促性腺激素疾病的治疗主要是治疗原发病。如果颅内病变压迫了垂体柄，建议手术治疗。如果催乳素瘤是低促性腺激素疾病的病因，则可选用溴隐亭或麦角灵作为一线治疗。一般的，药物治疗可以使月经恢复和生育，手术治疗的早期结果较好，但高催乳素血症的复发率很高。因此建议延缓手术，除非药物治疗无效。

治疗运动员和厌食症患者更具有挑战性，因为身体总的脂肪含量至少在12%～14%才能使月经恢复。许多医生认为在应用药物治疗前应该鼓励患者改变生活方式，改善饮食结构。尽管没有表现出性发育的原发性或不可逆性性腺衰竭的患者在14～15岁时就开始治疗，但对这些患者，治疗可以开始得晚一些。

雌激素治疗

如果青春期延迟的病因是无法消除的或先天的（如结构异常），应给予性激素补充治疗。患者和医生的共同目的是诱导乳腺发育、促进骨骼生长和月经来潮。给卵巢功能衰竭的患者补充激素非常重要，不仅可诱导青春期发育，而且可以降低长期雌激素低下导致的骨质疏松和心血管疾病的发生。

给予雌激素的开始时间很重要。在大部分情况下，应在患者十几岁、有青春期延迟的表现时开始治疗。然而，一些Turner综合征患者建议在孩提时即评价。因为如果这些患者过早开始雌激素治疗，她们的生长将由于骨骺闭合而受到限制。

青春期延迟患者的激素补充治疗应从小剂量雌激素开始，经典的是每日用0.3 mg结合雌激素，持续6～12个月，主要目标是诱导正常的乳腺发育。太高剂量的雌激素可以导致乳腺结节[59]。第二目标是调节月经，维持骨量。这可以通过第一年后缓慢增加雌激素的剂量，直至月经来潮来达到。在增加雌激素剂量3个月后开始给予孕激素（如醋酸甲羟孕酮[5～10 mg]），典型的是当突破性出血发生时。最常用的给药方式是在雌激素治疗周期的后半部分序贯性给予孕激素，从而产生规律的月经。可经皮给予雌激素。微粉化的孕激素对血脂的不良影响较小。应用促性腺激素诱导排卵比较昂贵，且对青少年患者很难监测。

心理暗示

建立开放的交流渠道对青春期延迟的患者十分重要。应该告诉患者及其父母存在的问题，并鼓励她们提出问题。在治疗早期就谈论未来可能出现的问题，如不孕症的治疗和骨质疏松的预防，可以使患者有个逐渐接受的过程。加入支持小组证明是有好处的，因为有同样问题的青少年之间可以讨论她们所共同关心的问题。

青春期延迟的女孩不可避免地要感到自己与其他同龄人的不同，感到她们自己没有发育，这可能会导致其社交孤独症和病态地依赖父母。因此，医生必须超越这种特殊疾病的医疗范畴，考虑到远期的后遗症。

结论

一个有感知力、知识渊博的临床医生能够成功地处理性早熟或青春期延迟所引发的生理和激素问题。性早熟或青春期延迟使这些女孩在成年时身材矮小，同时可以引发一些情绪问题。尽早进行医疗和心理方面的干预，有助于这些女孩获得正常成人的身高，避免长久的不良的社会结局。

要点

- 性成熟始于下丘脑-垂体轴的激活。
- 两种主要的控制机制是通过 GABA 进行内在的 CNS 抑制以及卵巢激素所产生的负反馈机制。
- 青春期首先出现的事件是生长加速，继之出现乳房初发育、肾上腺皮质功能初现和生长突增，然后月经初潮来临。
- 青春期始于 8 岁之前，称为性早熟，在多数情况下，观察胜于研究。
- 测量骨龄是研究性早熟的第一步。
- 中枢性性早熟可以用 GnRH 激动剂治疗，而外周性性早熟可以使用阻断雌激素作用的药物来治疗。
- 原发性闭经最常见的原因是性腺发育不全和苗勒管发育不全。
- 血清 FSH 升高提示卵巢功能衰竭，应检查染色体核型。

（李红真译　乔　杰校）

参考文献

1. Emans SJ, Laufer MR, Goldstein DP (eds): Pediatric and Adolescent Gynecology: The Physiology of Puberty. Baltimore, Lippincott Williams & Wilkins, 1998, pp 109–140.
2. Kaplan SL, Grumbach MM, Aubert ML: The ontogenesis of pituitary hormones and hypothalamic factors in the human fetus: Maturation of central nervous system regulation of anterior pituitary function. Recent Prog Hor Res 32:161, 1976.
3. Grumbach MM, Kaplan SL: The neuroendocrinology of human puberty: An ontogenetic perspective. In Grumbach MM, Kaplan SL, Sizoneko PC, Aubert ML (eds): Control of the Onset of Puberty. Baltimore, Williams & Wilkins, 1990, pp 1–68.
4. Mitsushima D, Hei DL, Terasawa E: γ-Aminobutyric acid is an inhibitory neurotransmitter restricting release of luteinizing hormone-releasing hormone before the onset of puberty. Proc Natl Acad Sci USA 91:395–399, 1994.
5. Tapanainen J, Koivisto M, Vijko R, et al: Enhanced activity of the pituitary-gonadal axis in premature human infants. J Clin Endocrinol Metab 52:235–238, 1981.
6. Roth JC, Kelch RP, Kaplan SL, et al: FSH and LH response to luteinizing hormone-releasing factor in prepubertal and pubertal children, adult males and patients with hypogonadotropic and hypergonadotropic hypogonadism. J Clin Endocrinol Metab 37:680, 1973.
7. Boyar R, Finkelstein J, Roffwarg H, et al: Synchronization of augmented luteinizing hormone secretion with sleep during puberty. NEJM 287:582, 1972.
8. Landy H, Boepple PA, Mansfield MJ, et al: Sleep modulation of neuroendocrine function: Developmental changes in gonadotropin-releasing hormone secretion during sexual maturation. Pediatr Res 28:213–217, 1990.
9. Yen SS, Apter D, Butzow T, et al: Gonadotropin releasing hormone pulse generator activity before and during sexual maturation in girls: New insights. Hum Reprod 8(Suppl 2):66–71, 1993.
10. Apter D, Bhtzow TL, Laughlin GA, et al: Gonadotropin releasing hormone pulse generator activity before and during sexual maturation in girls: New insights. Hum Reprod 8:66, 1993.
11. Frisch RE, Revelle R: Height and weight at menarche and a hypothesis of critical body weights and adolescent events. Science 169:397, 1970.
12. Warren MP: The effects of exercise on pubertal progression and reproductive function in girls. J Clin Endocrinol Metab 50:1150, 1980.
13. Penny R, Goldstein IP, Frasier SD: Gonadotropin secretion and body composition. Pediatrics 61:294, 1978.
14. Apter D: Leptin and puberty. Curr Opin Endocrinol Diabet 7:57–64, 2000.
15. Farooqi IS, Jebb SA, Langmack G, et al: Effects of recombinant leptin therapy in a child with congenital leptin deficiency. NEJM 341:879–884, 1999.
16. Sahu A, Phelps CP, White JD, et al: Steroidal regulation of hypothalamic neuropeptide Y release and gene expression. Endocrinology 130:3331, 1992.
17. Kaye WH, Berrettini W, Gwirtsman H, et al: Altered cerebrospinal fluid of neuropeptide Y and peptide YY immunoreactivity in anorexia and bulimia nervosa. Arch Gen Psychiatry 47:548, 1990.
18. Marshall W, Tanner J: Variations in the pattern of pubertal changes in girls. Arch Dis Child 44:291, 1969.
19. Abbassi V: Growth and normal puberty. Pediatrics 102:507, 1998.
20. Kaplowitz PB, Oberfield SE: Reexamination of the age limit for defining when puberty is precocious in girls in the United States: Implications for evaluation and treatment. Drug and Therapeutics and Executive Committees of the Lawson Wilkins Pediatric Endocrine Society. Pediatrics 104:936–941, 1999.
21. He Q, Karlberg J: BMI in childhood and its association with height gain, timing of puberty and final height. Pediatr Res 49:244–251, 2001.
22. Mansfield MJ, Rudlin CR, Crigler Jr JF, et al: Changes in growth and serum growth hormone and plasma somatomedin-C levels during suppression of gonadal sex steroid secretion in girls with precocious puberty. J Clin Endocrinol Metab 66:3, 1988.
23. Wyshak G, Frisch RE: Evidence for a secular trend in age of menarche.

NEJM 306:1033, 1982.
24. Herman-Giddens ME, Slora EJ, Wasserman RC, et al: Secondary sexual characteristics and menses in young girls seen in office practice: A study from the Pediatric Research in Office Settings network. Pediatrics 99:505–512, 1997.
25. MacMahon B: National Health Examination Survey: Age at menarche. National Center for Health Statistics. DHEW publication (HRA). 12:74–1615, 1973.
26. Angold A, Worthman CW: Puberty onset of gender differences in rates of depression: A developmental, epidemiologic and neuroendocrine perspective. J Affect Disord 29:145, 1993.
27. Sigurjonsdottir TJ, Hayles AB: Precocious puberty. A report of 96 cases. Am J Dis Child 115:304–321, 1968.
28. Cutler GB: Precocious puberty. In Hurst JW (ed): Medicine for the Practicing Physician, 2nd ed. Woburn, Mass., Butterworth, 1988, pp 526–530.
29. Cisternimo M, Arrigo T, Pasquino AM, et al: Etiology and age incidence of precocious puberty in girls: A multicentric study. J Pediatr Endocrinol 13(Suppl I):695–701, 2000.
30. Chalumeau M, Chemaitilly W, Trivin C, et al: Central precocious puberty in girls: An evidence-based diagnosis tree to predict central nervous system abnormalities. Pediatrics 109:61, 2002.
31. de Vries L, Kauschansky A, Shohat M, et al: Familial central precocious puberty suggests autosomal dominant inheritance. J Clin Endocrinol Metab 89:198–200, 2004.
32. Partsch CJ, Sippell WG: Treatment of central precocious puberty. Best Pract Res Clin Endocrinol Metab 16:165–189, 2002.
33. Bayley N, Pinneau SR: Tables for predicting adult height from skeletal age: Revised for use with the Greulich-Pyle hand standards. J Pediatr 40:423–441, 1952.
34. Fontoura M, Brauner R, Prevot C, et al: Precocious puberty in girls: Early diagnosis of a slowly progressing variant. Arch Dis Child 64:1170–1176, 1989.
35. Graber JA, Seeley JR, Brooks-Gunn J, Lewinsohn PM: Is pubertal timing associated with psychopathology in young adulthood? J Am Acad Child Adolesc Psychiatry 43:6718–6726, 2004.
36. Waylen A, Wolke D: Sex 'n' drugs 'n' rock 'n' roll: The meaning and social consequences of pubertal timing. Eur J Endocrinol 151(Suppl 3):U151–U159, 2004.
37. Sorgo W, Kiraly E, Homoki J, et al: The effects of cyproterone acetate on statural growth in children with precocious puberty. Acta Endocrinol 115:44–56, 1987.
38. Comite F, Cutler Jr GB, Rivier J, et al: Short-term treatment of idiopathic precocious puberty with a long-acting analogue of lutenizing hormone-releasing hormone. NEJM 305:1546–1550, 1981.
39. Kauli R, Galatzer A, Kornreich L, et al: Final height of girls with central precocious puberty, untreated versus treated with cyproterone acetate or GnRH analogue. A comparative study with re-evaluation of predictions by the Bayley-Pinneau method. Horm Res 47:54–61, 1997.
40. Bouvattier C, Coste J, Rodrigue D, et al: Lack of effect of GnRH agonists on final height in girls with advanced puberty: A randomized long-term pilot study. J Clin Endocrinol Metab 84:3575–3378, 1999.
41. Cassio A, Cacciari E, Balsamo A, et al: Randomised trial of LHRH analogue treatment on final height in girls with onset of puberty aged 7.7–8.5 years. Arch Dis Child 81:329–332, 1999.
42. Weise M, Armando F, Barnes KM, et al: Determinants of growth during gonadotropin-releasing hormone analog therapy for precocious puberty. J Clin Endocrinol Metab 89:103–107, 2004.
43. Oerter KE, Manasco P, Barnes KM, et al: Adult height in precocious puberty after long-term treatment with deslorelin. J Clin Endocrinol Metab 73:1235–1240, 1991.
44. Kauli R, Galatzer A, Kornreich L, et al: Final height of girls with central precocious puberty, untreated versus treated with cyproterone acetate or GnRH analogue. A comparative study with re-evaluation of predictions by Bayley-Pinneau method. Horm Res 47:54–61, 1997.
45. Brauner R, Adan L, Malandry F, et al: Adult height in girls with idiopathic true precocious puberty. J Clin Encodrinol Metab 79:415–420, 1994.
46. Adan L, Chemaitilly W, Trivin C, et al: Factors predicting adult height in girls with idiopathic central precocious puberty: Implications for treatment. Clin Endocrinol 56:297–302, 2002.
47. Khadilkar VV, Khadilkar VV, Maskati GB: Growth hormone and GnRHα combination therapy in the management of precocious puberty. Indian Pediatr 42:157–160, 2005.
48. Schultz KA, Sencer SF, Messinger Y, et al: Pediatric ovarian tumors: A review of 67 cases. Pediatr Blood Cancer 44:2167–2173, 2005.
49. Lumbroso S, Paris F, Sultan C. McCune-Albright syndrome: Molecular genetics. J Pediatr Endocrinol Metab 15(Suppl 3):875–882, 2002.
50. Lumbroso S, Paris F, Sultan C: Activating Gsα mutations: Analysis of 113 patients with signs of McCune-Albright syndrome—a European Colloaborative Study. J Clin Endocrinol Metab 89:2107–2113, 2004.
51. Roth C, Freiberg C, Zappel H, Albers N: Effective aromatase inhibition by anastrozole in a patient with gonadotropin-independent precocious puberty in McCune-Albright syndrome. J Pediatr Endocrinol Metab 3(Suppl 15):945–948, 2002.
52. Nunez SB, Calis K, Cutler Jr GB, et al: Lack of efficacy of fadrozole in treating precocious puberty in girls with the McCune-Albright syndrome. J Clin Endocrinol Metab 88:5730–5733, 2003.
53. Feuillan PP, Jones J, Cutler Jr GB: Long-term testolactone therapy for precocious puberty in girls with the McCune-Albright syndrome. J Clin Endocrinol Metab 77:647–651, 1993.
54. Speroff L, Glass RH, Kase NG (eds): Abnormal puberty and growth problems. In Clinical Gynecologic Endocrinology and Infertility, 6th ed. Baltimore, Lippincott Williams & Wilkins, 1999, pp 381–420.
55. Eugster EA, Rubin SD, Reiter EO, et al: Tamoxifen treatment for precocious puberty in McCune-Albright syndrome: A multicenter trial. J Pediatr 143:9–10, 2003.
56. Anasti JN, Flack MR, Froehlich J, et al: A potential novel mechanism for precocious puberty in juvenile hypothyroidism. J Clin Endocrinol Metab 80:276, 1995.
57. Ibáñez L, Virdis R, Potau N, et al: Natural history of premature pubarche: An auxological study. J Clin Endocrinol Metab 74:254, 1992.
58. Ibáñez L, Ferrer A, Ong K, et al: Insulin sensitization early after menarche prevents progression from precocious pubarche to polycystic ovarian syndrome. J Pediatr 144:23–29, 2004.
59. Griffin JE: Hormonal replacement therapy at the time of expected puberty in patients with gonadal failure. Endocrinologist 13:3211–3213, 2003.

第二部分 儿童期与青春期疾患

12 女性生殖道先天性异常

Lawrence S. Amesse and Teresa Pfaff-Amesse

引言

女性生殖道先天性异常是妇产科医生见到的最让人感兴趣的疾患。苗勒管和卵巢始基发育异常导致了内生殖器的异常和两性外生殖器。这些异常通常由器官的发生异常所致，但也有其他的病因，如甾体激素生成缺陷、受体缺陷以及遗传异常。大多数苗勒管异常患者都有正常的卵巢功能和与年龄相符的外生殖器发育，在青春期通常也有正常女性所具有的原发和继发的性征，但她们的内生殖器是异常的。

相反，先天性卵巢或外生殖器异常者，其苗勒管来源的结构通常是正常的。在这种情况下，外生殖器的异常在幼年早期即可发现，这些患者长大后第二性征往往发育延迟。特殊的生殖道先天性异常很难诊断，因为临床表现多种多样。一旦诊断明确，可以有多种治疗选择，这时要注意治疗的个体化。对于两性外生殖器的新生儿的处理，有必要进行多学科的探讨。内、外科技术的完善使许多外生殖器异常的女性可以有正常满意的性生活，而生殖技术的进步也改善了生育和产科结局。事实上，现在辅助生育技术使许多先天性生殖道异常的女性怀孕并分娩健康的婴儿[1]。

这一章讲述正常女性生殖系统胚胎学，并讨论发病机制以及鉴别各种结构异常的方法。此外，还要讨论两性外生殖器的评估及咨询。

正常女性生殖道胚胎学

在正常女性胚胎，苗勒管和泌尿生殖窦的正常分化需要一系列良好规划的、复杂的相互作用。苗勒管（中胚层）和泌尿生殖窦（内胚层）虽然起源于不同的胚层，但它们在女性生殖道分化形成过程中是相互关联的。苗勒管是女性生殖器官的始基，分化形成输卵管、子宫、宫颈和阴道上段[1]。如果分化、迁移、融合和管道形成的动态过程被阻断，就会导致各种生殖道先天性异常。解剖异常的范围可以从子宫和阴道发育不全到两套生殖器官同时存在。局部中胚层及其邻近体节发育的阻断可以分别导致泌尿道和中轴骨骼的异常，事实上，二者常常共存。

卵巢初期是一个中性生殖腺；卵巢来源于间皮、潜在的间叶细胞和原始生殖细胞。在 X 染色体和常染色体的影响下，中性性腺在胚胎发生的第 10 周开始分化为卵巢，在第 16 周原始卵泡开始发育。外生殖器的发育始于第 4 周，随着间叶细胞的增生，产生生殖器结节，后者伸长后成为阴蒂。泌尿生殖褶最后分化形成小阴唇，包围阴蒂。

输卵管、子宫和宫颈的发育

两套成对的生殖管道，副中肾管（苗勒管）和中肾管（Wolff 管），在胚胎发育的第 6 周存在于男性和女性胚胎中（图 12-1）。通常使用两个术语来特指每一个生殖管道，有时可以交替使用。例如：虽然多数胚胎学书籍使用副中肾管这个术语，但多数临床医生使用苗勒管。中肾管的发育早于副中肾管，在一个短时期内，中肾管将原始中肾管的肾内容物引流到泄殖腔[2]。决定副中肾管和中肾管发育的一个关键基因是 *PAX2*，这个基因的突变会引起两性生殖管道和肾脏的发育异常。

在女性，中肾管由于缺乏睾酮的作用而退化，而抗苗勒管因子（AMH）的缺乏使副中肾管得以发育[2-4]。同时，起源于体腔上皮、纵向内陷的副中肾管开始沿着性腺的前侧边向两个方向延伸[2]。中肾管的退化为副中肾管的延伸提供了理想的模板。这一原始的关系解释了以后副中肾管异常与泌尿系统异常的密切关系。在男性，睾丸支持细胞产生的抗苗勒管激素使副中肾管退化。编码抗苗勒激素或其受体的基因突变导致男性副中肾管持续存在。

在第9周，随着副中肾管的延长，可以看到三个区域：头段、水平段和尾段。每个部分的命运都不相同[2,5]。漏斗状的头部区域直接打开，成为早期腹腔，以后形成输卵管的伞端。这一时期副中肾管在中肾管的侧边（见图12-1）。

配对的水平段迁移到中肾管的一侧，然后在腹部交叉，体部延伸，形成输卵管的其他部分。在未来盆腔的中部，头部区域与其对侧相应的部分汇合，形成一个Y形管样结构，称为子宫生殖道原基。子宫生殖道原基包含子宫和阴道部分[2,5]。子宫部分产生子宫，阴道部分发育成阴道上段[2,3,5]。

在这一时期，子宫呈双角状，但其解剖结构在以后的融合过程及管腔形成过程中会继续发育。子宫隔的管腔化或退化是通过bcl-2基因调节的凋亡机制完成的[6]。融合被认为是按照从尾部到头部的方向进行的。但出生后发现的某些异常，如双宫颈和双阴道但子宫正常，提示融合可能最初发生在子宫峡部水平，以后向两个方向进展[3]。

到12周，子宫底呈现其成熟的形状。子宫内膜来源于融合的副中肾管内膜，子宫内膜间质和肌层来源于邻近的间叶细胞[4,7]。整个过程到发育的第22周完成，形成一个宫颈、一个子宫和一个宫腔[2]。

阴道和处女膜的发育

正常阴道的发育需要两个不同的胚胎结构的融合：中胚叶副中肾管和内胚叶泌尿生殖窦。在Y形子宫阴道原基形成后，子宫阴道原基的尾部插入泌尿生殖窦的背侧（见图12-1），由此产生了一个凸起，

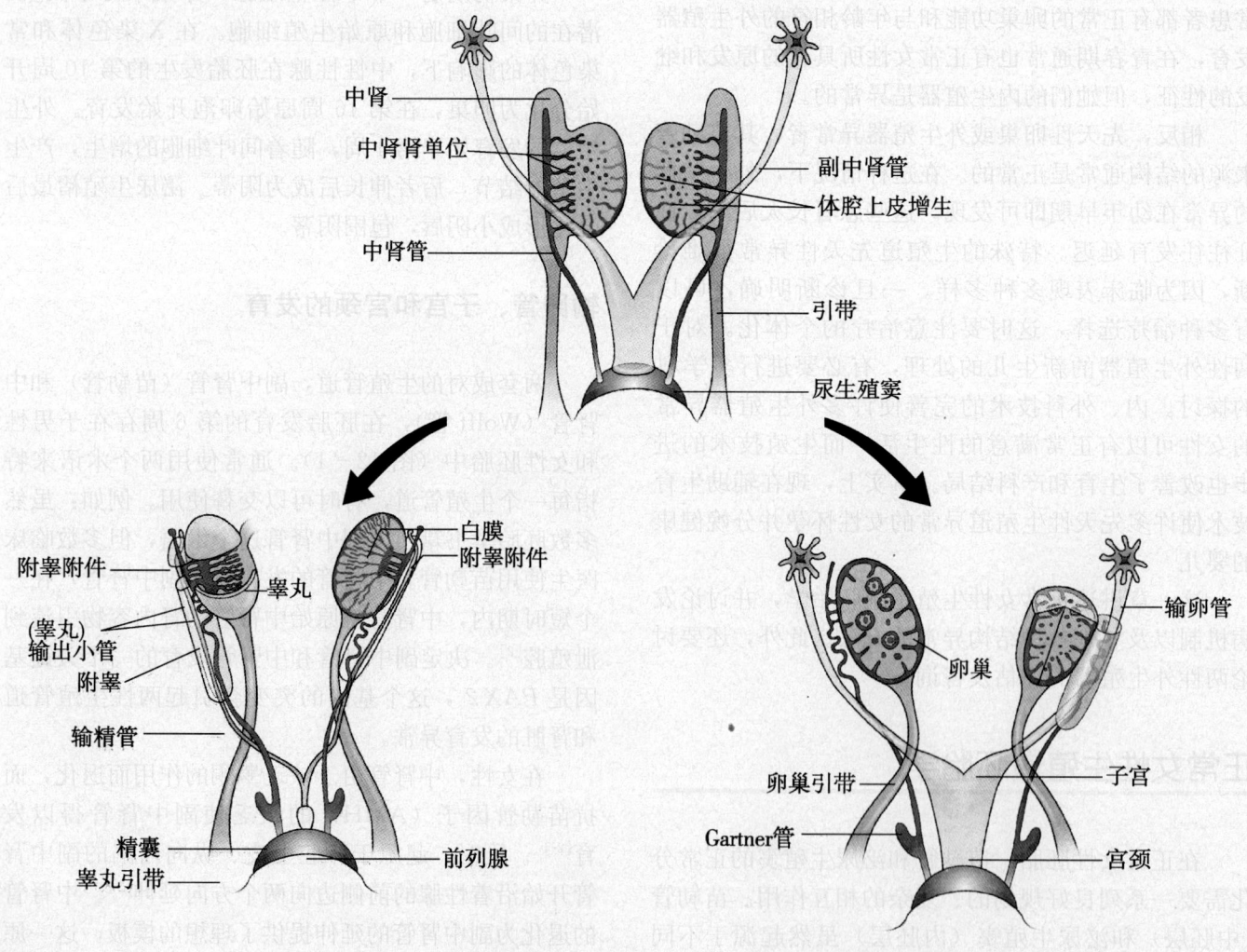

图12-1 （也见彩图12-1）男性和女性生殖道的胎儿期发育。

叫做苗勒或窦结节。窦结节诱导其末梢窦阴道球的形成。随着配对的内胚叶的外突，窦阴道球从泌尿生殖窦向子宫阴道原基的尾部延伸，融合形成阴道板[2,7,8]。

阴道板和窦阴道球使泌尿生殖窦的形状发生了改变，从最初的长管状结构变成平坦的前庭，是原始会阴女性尿道所在。同时，阴道板形成从尾部到头部的孔道，当这个过程在第20周完成时，阴道就形成了。子宫阴道原基和泌尿生殖窦的精确界线，以及各自在阴道形成中所起的作用尚不清楚。有些权威人士坚持阴道黏膜的上1/3来源于子宫阴道原基，下2/3来源于子宫生殖窦。但其他一些专家认为整个阴道黏膜都来源于子宫生殖窦的阴道板[2,7]。阴道的纤维肌肉壁来源于周围的间叶细胞。

处女膜经阴道尾端延伸以及随后的泌尿生殖窦后壁内陷而成[2,7]。其使阴道腔与泌尿生殖窦腔持续分开，直至胎儿发育的晚期。在围生期，处女膜裂开，残留的部分形成了薄薄的黏膜[8]。

卵巢的发育

受精时携带X染色体的卵子与携带X或Y染色体的精子结合，因此染色体和基因性别此时就已确定。胚胎的XX或XY染色体含有编码Wilms肿瘤抑制基因（WT1）、DAX1和甾体激素合成因子（SF-1）的基因，决定性腺发育成卵巢或睾丸。WT1对肾的发育也很重要，其突变可以引起肾和性腺发育不全。SF1和DAX1基因突变与性腺发育不全和肾上腺皮质发育受阻有关。DAX1是X连锁的分子，抑制睾丸的分化。因此，嵌合型核型，如45,XO/46,XY的患者可以有DAX1表达不足。同样的概念也用于XXY Klinefelter综合征。一系列分子活动指导了编码这些因子的基因的相互作用，从而决定了性腺的性别[9]。

SRY（性别决定区域Y）是决定睾丸分化的关键基因，定位于Y染色体短臂的末端。功能性SRY的缺失及相关基因事件导致性腺分化为卵巢。SRY同源基因框9（SOX9）基因的表达对睾丸发育十分重要，其不足导致性腺不育。SOX9基因还参与抗苗勒管激素的激活。

X染色体对卵巢分化和表型的影响与Y染色体对男性性腺发育和表型的影响相似。两个X染色体的存在对于维持正常卵巢功能十分重要。45,X女性的卵巢卵泡闭锁加速[10]。常染色体的基因也影响卵巢的发育[11]。

在发育的第7周之间女性和男性的性腺是一样的。在第5周，靠近中肾中部的间皮（来源于腹腔后壁的间皮）和下面的间叶细胞（胚胎结缔组织）开始增生，形成尿生殖脊，以后发育为性腺。原始生殖细胞开始沿着后肠背部肠系膜，从尿囊始基迁移到尿生殖脊。这些细胞经碱磷酶染色后可以看到。生殖细胞的有丝分裂发生在整个迁移过程中。在男性，有丝分裂的过程会停止，在出生前不会发生减数分裂。在女性，生殖细胞进入减数分裂，并停留在分裂早期。

到第6周，原始生殖细胞整合到间叶细胞中，成为原始性索的一部分。随着原始性索的退化，原始生殖细胞成为次级性索的一部分，后者与卵巢上皮相连。在第12周，可以鉴别出卵巢皮层。大约1周以后，次级性索断开，只剩下原始卵泡[10]。原始卵泡包含一个原始生殖细胞及其外周的一层性索来源的卵泡细胞，现在又被称为卵原细胞。卵原细胞经历活跃的有丝分裂，在胎儿发育的过程中开始减数分裂，在出生前很多都退化了，出生后仅剩约200万个，在变成初级卵母细胞时会变大。

女性外生殖器的发育

约在4~7周，女性和男性外生殖器在分化前是相似的（图12-2）。不同的性别特点出现在第9周，完全的分化要到第12周才能完成[2]。泄殖腔膜头部的间叶细胞增生，形成生殖结节。生殖结节延长，形成交接器原基，以后形成阴蒂。生殖褶和阴唇阴囊突起沿着泄殖腔膜向两侧发育。

在第6周后，子宫直肠隔与泄殖腔膜融合，将隔膜分成肛门内（背部）和尿生殖器（腹侧）部分[2,8]。泌尿生殖器隔膜位于泌尿生殖器槽的底部，被生殖褶固定。大约1周以后，隔膜裂开，分别形成肛门和泌尿生殖器孔。女性的泌尿生殖器孔是原始的尿道和阴道前庭。

生殖褶后部汇合、融合，形成小阴唇系带。其没有融合的前部变成小阴唇。阴唇襞也在后端融合，形成阴唇后联合[2]；其前端融合形成阴唇前联合和阴阜。然而，阴唇襞的大部分持续不融合，形成大阴唇。

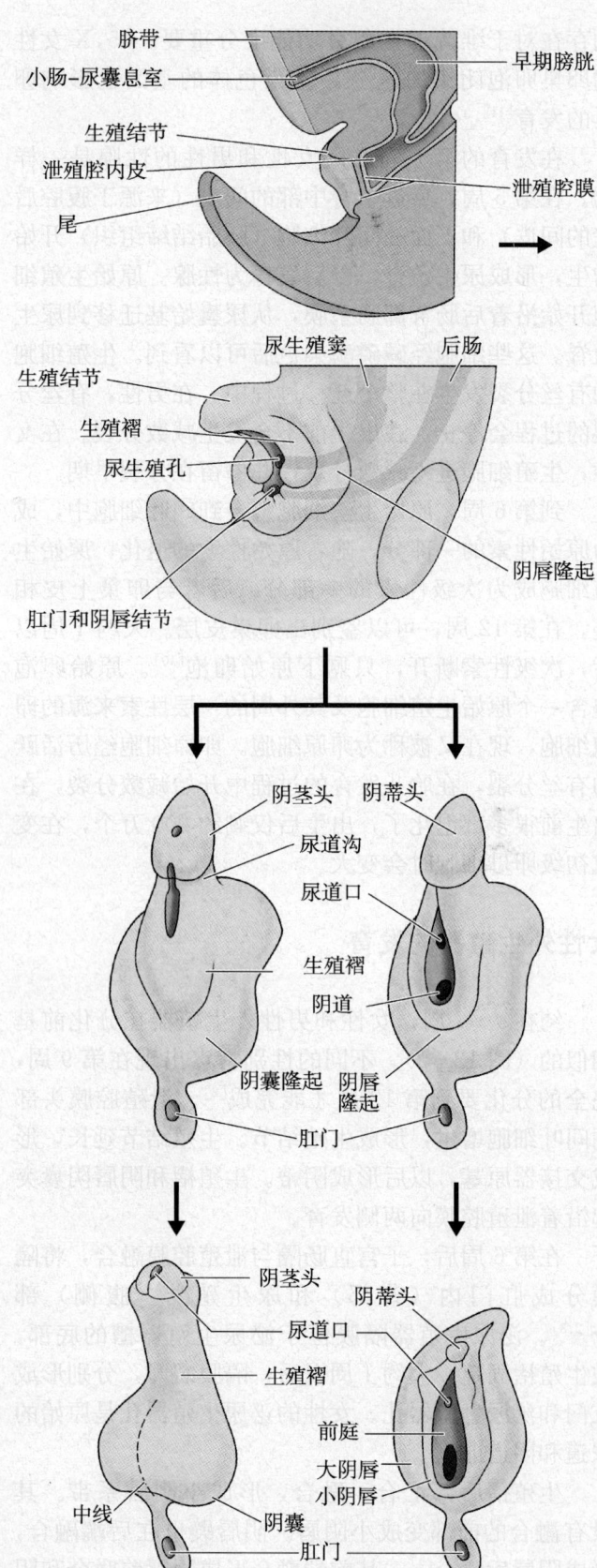

图 12-2　未分化期向外生殖器胚胎分化。

内生殖器先天性异常的分类

关于苗勒管异常的报道可以追溯到 16 世纪[12]。这些异常的实际患病率并不清楚，诊断和治疗方面的突飞猛进远远超过了流行病学的研究。事实上，相关的报道差异很大，多数学者报道生育妇女的患病率为 1∶200～1∶600[13-15]。

内生殖器的结构异常多数是某一特殊时期发育停滞的结果。虽然确切的病因学不清，但已经明确一些因子可以导致生殖器发育异常，这包括遗传的、宫内和宫外的因子以及致畸剂，如己烯雌酚（DES）和沙利度胺。

生殖器各种先天性异常的遗传学十分复杂，不在本章的讨论范围之内。多数异常是散发的。对于有家族史者，许多异常似乎是多因素作用的结果。也有其他的遗传模式，如常染色体显性和隐性遗传以及 X 连锁遗传。苗勒管发育异常也可以是多发畸形综合征中的一个部分[5,16,17]。

苗勒管异常者伴有其他先天性异常的发生率较高，最多见的是泌尿道异常（20%～25%），其他有胃肠道异常（12%）、肌肉骨骼系统异常（10%～12%）以及心脏、眼和耳的异常（6%）。双子宫和单角子宫的患者中 80% 有肾发育不全，这与中肾管和副中肾管在发育过程中的密切关系有关。

生殖道先天性异常的分类系统

1988 年美国生殖医学协会（ASRM），以前称为美国生育协会（AFS），发表了女性生殖道异常的分类方案（图 12-3）[18]。这一分类方法被广泛接受，其主要优点是使报道方法标准化，并为长期研究每一种异常的生育结局提供了一个模板。这个系统将主要的发育障碍分为 7 类，把临床表现相似的异常归为一组。它也包括了宫内暴露于 DES 所导致的子宫异常。虽然阴道异常没有包括在内，但可以合并在内。

第 I 类：发育不全：部分性或完全性

发育不全包括阴道、宫颈、宫底、输卵管和/或几种的结合。Mayer-Rokitansky-Küster-Hauser

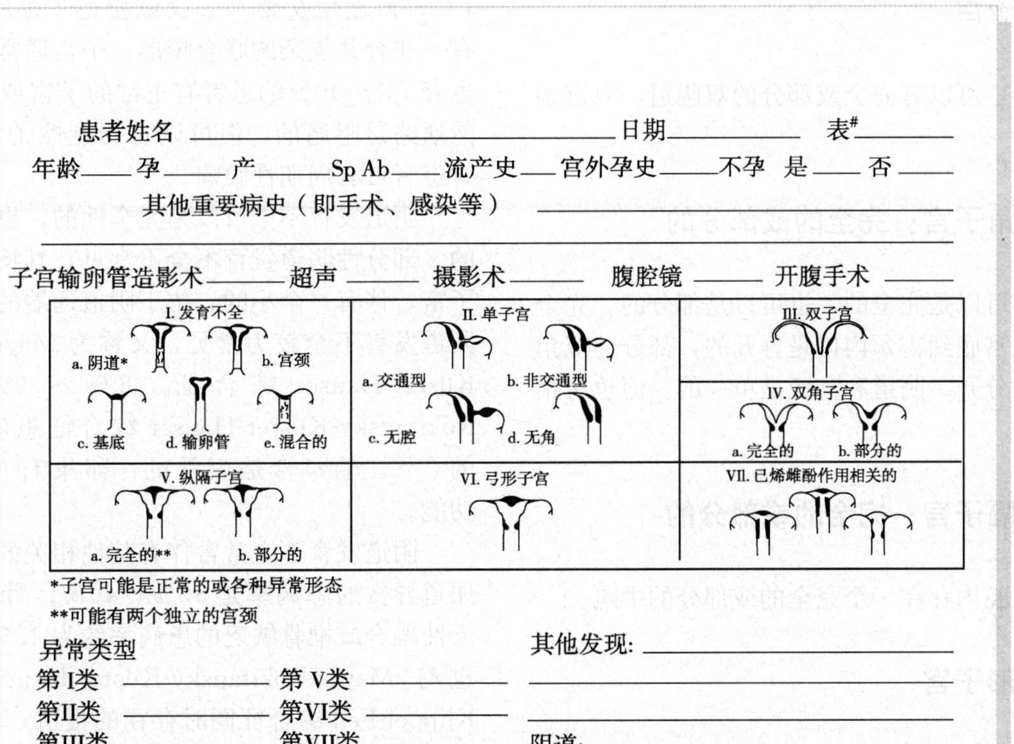

```
患者姓名_____ 日期_____ 表#_____
年龄____ 孕____ 产____ Sp Ab____ 流产史____ 宫外孕史____ 不孕 是____ 否____
其他重要病史（即手术、感染等）_____

子宫输卵管造影术_____ 超声_____ 摄影术_____ 腹腔镜_____ 开腹手术_____
```

I. 发育不全	II. 单子宫	III. 双子宫
a. 阴道* b. 宫颈	a. 交通型 b. 非交通型	
c. 基底 d. 输卵管 e. 混合的	c. 无腔 d. 无角	IV. 双角子宫 a. 完全的 b. 部分的
V. 纵隔子宫 a. 完全的** b. 部分的	VI. 弓形子宫	VII. 已烯雌酚作用相关的

*子宫可能是正常的或各种异常形态
**可能有两个独立的宫颈

异常类型
第I类_____ 第V类_____
第II类_____ 第VI类_____
第III类_____ 第VII类_____
第IV类_____

治疗（手术操作）_____

妊娠及活产儿预后*
____ 优 (>75%)
____ 良 (50%~75%)
____ 中等 (25%~50%)
____ 差 (<25%)
*根据医师的判断

建议的后续治疗：_____

其他发现：_____

阴道：
宫颈：
输卵管：右_____ 左_____
肾：右_____ 左_____

图片 左 右

图 12-3 美国生殖医学会关于副中肾管畸形的示意图。（American Fertility Society, Fertil Steril 49: 944-955, 1998.）

综合征是此类中最常见的例子。

第Ⅱ类：单角子宫，伴有或不伴残角

当存在残角时，单角子宫分为交通型或非交通型两类。交通型指残角与主宫腔相通，非交通型指残角与主宫腔不相通。根据残角是否有子宫内膜腔，将非交通型异常进一步分类。这些畸形以前归为不对称侧边融合缺陷，伴有同侧肾和/或输尿管发育不全。

第Ⅲ类：双子宫

在双子宫，可以有完全或部分的双阴道、双宫颈和双子宫。

第Ⅳ类：双角子宫：完全的或部分的

双角子宫可以是完全的，也可以是部分的。完全性双角子宫从宫底到宫颈内口是分开的，部分性双角子宫只在宫底分开。阴道和宫颈是单一的。但也有报道双宫颈的。

第Ⅴ类：纵隔子宫：完全的或部分的

在一个宫腔内存在一个完全的或部分的中隔。

第Ⅵ类：弓形子宫

从宫底向宫腔有一个小的凸起（<1.5 cm），子宫底的外表面凸起或平坦。

第Ⅶ类：与 DES 有关的异常

T型宫腔，伴或不伴扩大的宫角[18]。

生殖道发育异常的发病机制和诊断

在这一部分讨论生殖道发育异常的发病机制和诊断方法。根据 ASRM 的分类标准，将苗勒管发育异常放在一起讨论，然后讨论 ASRM 系统没有予以分类的异常。有些异常极为罕见，即使予以分类，也没有文献描述这些异常的特殊诊断和处理方法。

阴道发育不全

概述和发病机制

阴道发育不全是最常见的涉及阴道和子宫的异常，其特点是子宫和阴道上部缺乏或发育不全，有时伴有输卵管的异常。这种畸形常常伴有泌尿道的异常。由于没有窦阴道球，阴道板不能形成；窦阴道球没有发育，就会出现阴道发育不全[2]。其发病率约为 1:5000 新生女婴[19]。文献报道了多种不同的类型，有一些合并复杂的联合畸形。子宫通常是缺如的，但也有 7%～10% 的患者有正常的子宫或残角子宫，虽然通路是阻塞的，但可以有功能性子宫内膜[20]，此时患者可有周期性腹痛。

阴道发育不全可以是完全性的，也可以是部分性的。部分性阴道发育不全不常见，其特点是有正常的子宫，伴有一个小的、位于阴道远端的盲袋。完全性阴道发育不全较为常见，又称为 Mayer-Rokitansky-Küster-Hauser 综合征。90%～95% 的 Mayer-Rokitansky-Küster-Hauser 综合征患者子宫是缺如的[20-22]。输卵管是正常的，卵巢有正常的内分泌功能。

阴道发育不全常常伴有其他相关的异常，其中泌尿道异常的患病率是 15%～40%；骨骼异常，如先天性融合或椎骨缺乏的患病率约为 12%～50%[20,23]。也有 Mayer-Rokitansky-Küster-Hauser 综合征与 Klippel-Feil 综合征同时存在的报道。Klippel-Feil 综合征包括颈椎先天性融合、短颈、后发际低以及颈椎运动受限[24]。Mayer-Rokitansky-Küster-Hauser 综合征也可与 MURCS 综合征并存。MURCS 综合征的特点是苗勒管和肾发育不全，同时伴有颈胸节发育不全[25,26]。

阴道发育不全的患者染色体核型是 46,XX。多数为散发的，虽然约 4% 有家庭聚集性[20,21]。同源基因框（Hox）基因表达异常与苗勒管发育不全有关。过度暴露于半乳糖与阴道发育异常有关，已发现阴道发育不全与半乳糖 1-磷酸盐尿苷转移酶的变异有关[27-29]。权威人士推测抗苗勒管激素或苗勒管抑制物质基因或其受体基因的突变可以引起这种畸形[4]。最近的一个报道对 1 例 Mayer-Rokitansky-Küster-Hauser 综合征女性的新生异位进行了讨论，指出这一突变点也存在于中间苗勒管分化中[30]。

阴道发育不全的诊断

阴道发育不全通常是在青春期发现的，此时患者表现为原发性闭经。事实上，阴道发育不全是原发性闭经第二常见的病因[20,21]。患者可以有正常的生长和发育以及与年龄相符的第二性征。外生殖器发育正常，但视诊时可以看到扩张的尿道[30,31]。阴道的外观有多种表现，可以完全缺如，也可以是短的、呈盲端的袋子，或呈小窝状。阴道窝可以是浅浅的凹痕，也可以有 5～6 cm 深。肛诊摸不到子宫。

盆腔检查可以发现子宫缺如或残基子宫以及正常的卵巢。如果检查不能明确诊断，可借助磁共振（MRI）。MRI 看不到阴道和子宫，则提示这些结构发育不全[32-34]。一般不建议使用腹腔镜手术，除非其他检查不能确诊，或怀疑存在功能性子宫或残角子宫或退化的子宫组织。

单角子宫

概述和发病机制

当两个苗勒管中一个没有发育，而另一个正常发育时，就会形成单角子宫。这种异常在所有苗勒管发育异常中占 13%[35]，属 ASRM 分类系统中的第 Ⅱ 类，在结构上有多种表现。单角子宫可以孤立发生，但通常伴有残角[35,36]。这类患者 44% 合并泌尿道异常，伴有梗阻性残角的患者更易合并泌尿系统异常。泌尿道异常包括同侧肾发育不全（67%）、马蹄肾或同侧盆腔肾（15%）[35,36]。

这类患者虽然可以有正常的妊娠，但产科结局通常很差。由于这种异常不常见，多数报道并没有根据各种畸形的亚型对生育结局进行分类[35]。单角子宫患者的自然流产率为 51%，早产率为 15%，胎儿存活率为 40%[37]。常见的产科并发症包括先露异常、宫内发育迟缓和早产[37-41]。

单角子宫的诊断

虽然子宫输卵管造影（HSG）在诊断单角子宫方面有一定作用，但其不能发现非交通型残角。MRI 是可靠的鉴别非交通型残角的方法，其特点是当子宫内膜缺如时是透明的[32]。MRI 分辨率高，在鉴别是否存在非交通型残角方面较腹腔镜更可靠。事实上，腹腔镜很少用于诊断梗阻性的、非交通型的残角。其他检查方法应包括静脉肾盂造影（IVP）或肾超声检查，以评估有无同侧肾发育不全、马蹄肾或同侧盆腔肾[35,42]。

双子宫

发病机制

无论单侧或双侧苗勒管发生复制，都会形成双角子宫。这种异常的特点是存在两个分开的、大小正常的子宫和宫颈，二者在子宫的下段融合。患者通常伴有双阴道或阴道纵隔。纵隔从宫颈延伸到阴道口，可以是完全的，也可以是部分的。完全性矢状面阴道纵隔的发生率为 75%，有些人偶有梗阻性横膈[43-45]。

有些患者单侧阴道梗阻，但这种情况不常见。患者常伴有同侧肾和输尿管发育不全，是 Wunderlich-Herlyn-Werner 综合征的体征之一[46,47]。

双子宫的生育结局较单角子宫稍好些。受孕不受影响，但自然流产率很高（40%）。然而，一旦妊娠到足月，则很少发生分娩困难[35,37,38]。

双子宫的诊断

非梗阻性双子宫患者在初潮前通常没有症状，初潮后最多见的主诉是一个棉塞不能阻止月经血流出，因为还有一个开放的阴道口。在第一次盆腔检查时如果看到两个宫颈就可以作出诊断。有中期自然流产史者应考虑存在这种异常的可能性。

伴有单侧阴道梗阻的双子宫患者往往较早就能准确诊断。其临床表现与单角子宫伴有非交通型功能性残角的患者相似[35,38]。这两种情况都常常伴有同侧肾脏发育不全[46,47]。盆腔检查可以看到一个宫颈，可以触摸到旁边的阴道囊肿样结构，这是那个非交通型阴道。

诊断方法与单角子宫相似，包括 HSG、盆腔超声或 MRI，应行 IVP 或肾超声，以除外泌尿道异常[33,34,42]。

双角子宫

发病机制

苗勒管在宫底水平不完全融合导致双角子宫的形成。子宫下段和宫颈完全融合，但不完全融合的苗勒管延长发育成两个分开的宫角。两个宫角的内膜腔是相通的，其间有肌性子宫隔。宫颈和阴道是单室的。根据肌性子宫隔是完全的还是部分的，将这种异常分为完全型和部分型双角子宫。完全型双角子宫包括单颈双角子宫（在这种情况下，子宫隔延伸至宫颈内口）以及双颈双角子宫（此时子宫隔延伸至宫颈外口）。部分型双角子宫的特点是子宫隔限于宫底区域，宫底表面可见相应的凹槽。凹槽深度和子宫分隔的程度由苗勒管未融合部分的长度来决定[35,48]。

通常情况下，双角子宫都是被偶然发现的。有双角子宫的女性妊娠并不困难，约60%患者能够分娩活婴[36]。但这类患者可以有晚期流产或早产。根据一项研究，部分型双角子宫的女性自然流产率是28%，早产率为20%。而完全型双角子宫患者自然流产率为66%，早产率也高于部分型双角子宫患者[35]。

双角子宫的诊断

鉴别双角子宫与纵隔子宫非常重要。原因有二：第一，双角子宫很少有生育问题，而纵隔子宫与不育密切相关。第二，两种畸形的手术方式截然不同。

首先可以在月经周期的黄体期做超声检查，这时子宫内膜的回声较强，易于发现异常[42]。超声可以看到两个角，但不能准确地将双角子宫与纵隔子宫区分开来，必须行MRI，才能作出诊断。HSG是最常用的诊断子宫结构异常的方法，但并不是诊断双角子宫的可靠方法，因为其可呈现相同的子宫影像[49,50]。

纵隔子宫

发病机制

纵隔子宫是最常见的苗勒管发育异常。这种异常是中间隔不全吸收的结果，发生于副中肾管融合之后。纵隔位于宫底中线区域，由血供不良的纤维肌肉组织构成，这与双角子宫的肌肉纵隔不同。成分的不同反映发育阻滞出现在不同的时间。

有三种类型的纵隔：完全型、部分型和节段型。完全纵隔从宫底延伸到宫颈内口，将宫腔分成两部分。部分型纵隔在宫底部，节段型纵隔也位于宫底部，是不连续的，使宫腔之间有部分交通[51,52]。

患有这种畸形的女性生育功能不会明显受损。然而，纵隔子宫是所有苗勒管异常中生殖结局最差的。自然流产率达67%，活产率为15%～28%。产科并发症常见，如宫颈功能不全、早产和先露异常[53-56]。宫腔镜下切除子宫纵隔可以使活产率增加至75%。

纵隔子宫的诊断

HSG是诊断纵隔子宫的重要手段，其可以显示出子宫有两个腔，并且可以判断纵隔的长度和厚度，还可以同时评估输卵管的情况。然而，HSG不能区分纵隔子宫与双角子宫，当隔很小时也显示不清[50]。MRI可以精确地显示组织的特点，能够可靠地鉴别纵隔子宫和双角子宫[56]。经阴道超声检查也能发现这种异常。一项研究认为，经阴道超声检查的敏感性为100%，特异性为80%[57]。另外，如果应用三维超声，则诊断纵隔子宫的正确率达92%。

弓形子宫

概述

弓形子宫有一个小的隔状凸出（<1.5 cm），位于宫腔的底部。子宫的外轮廓是凸起或平坦的。这种先天性异常是HSG显示最多的子宫异常[58,59]。弓形子宫属于哪一类是具有争议的。早期的分类系统认为弓形子宫是双角子宫较轻的一种形式，ASRM分类系统将这种异常列为一种独立的类型[18]。有些人认为弓形子宫是一种正常变异，因为其不增加自然流产或其他妊娠并发症的风险。有人评价了子宫纵隔切除术的结局，发现留下1 cm的隔并不影响妊娠结局。

弓形子宫的诊断

关于弓形子宫的诊断、治疗和生育结局的报道有限。HSG可见一个宫腔，子宫底部呈鞍形。MRI可见正常的宫底轮廓，伴有微小的凹痕[58,59]。虽然肾超声和IVP不是常规检查的一部分，但也可以做，以除外相关的泌尿道畸形。处理与纵隔子宫相似，只对那些符合诊断标准、伴有不良生育结局的人进行手术治疗。

与己烯雌酚有关的畸形

发病机制

DES是合成的雌激素，20世纪40年代晚期到70年代用于防止重复性流产、早产和其他产科疾患。在70年代早期，人们发现DES有致畸作用，因此禁止孕期使用DES[60]。现在已知宫内暴露于DES增加以后患阴道腺癌的风险，还与子宫、宫颈和阴道发育异常有关。虽然一些在宫内暴露于DES的女性现在30多岁，但大多数已经绝经或接近生育末期。

子宫畸形包括T形宫腔、子宫下段扩张、宫底中部收缩、子宫内膜缺陷和子宫发育不全[61,62]。已发现与 DES 有关的宫颈畸形，但不如子宫异常多见。这些异常包括宫颈发育不全、鸡冠样前唇和假息肉。阴道腺病和阴道收缩也与 DES 有关[61,62]。有趣的是，某些人没有宫内 DES 暴露史，但其子宫异常与 DES 暴露所致的子宫异常相似。

虽然没有令人信服的证据证明宫内 DES 暴露对生育有不良影响，但有相当的证据指出许多有 DES 暴露史的患者产科结局不良，其自然流产、宫外孕、宫颈功能不全的风险增加[63]。但目前仍不清楚是畸形本身还是生殖道存在某些亚临床异常导致了不良的产科结局。

DES 导致的畸形的诊断

宫腔和内宫颈异常都可通过 HSG 诊断。一般不需要 MRI 和超声检查[49,50]。阴道和外宫颈的异常通过窥器暴露可以看到。宫颈的改变常常提示同时存在子宫异常。在一项研究中，86% 有宫内 DES 暴露史、宫颈有改变的女性同时伴有子宫异常[61]。没发现 DES 与肾畸形有关，因此没有必要进行肾系统影像学检查。

不幸的是，与 DES 暴露相关的畸形不能经手术纠正。如果患者一旦妊娠，必须严密监测，以发现潜在的并发症。

阴道横膈

发病机制

阴道横膈是最罕见的女性先天性生殖道畸形，发病率为 1/70 000 女性[64,65]。这种异常是由于窦结节尾部和窦阴道球垂直融合不完全，或由于阴道板没能形成孔道而造成的。横膈将阴道分成两段，因此减少了阴道的功能长度。横膈可以位于阴道的任何平面，可以有孔，也可以没有孔。大部分横膈（46%）位于阴道上部，即推测的阴道板与子宫阴道始基尾部的汇合处。第二常见的位置是阴道中部（40%），然后是阴道下部（14%）[66]。

阴道横膈患者少有泌尿道畸形，但经常伴有其他的结构异常，包括肛门闭锁、双角子宫、主动脉缩窄、房间隔缺损和腰椎畸形[65]。虽然没有证据表明阴道横膈是遗传性的，但是在安曼派教徒社会已经发现与阴道横膈有关的常染色体异常和阴道黏液蓄积[65]。

阴道横膈的诊断

胎儿、新生儿和幼儿

在青春期前，阴道横膈有时表现为阴道黏液蓄积。在一些罕见的例子，腹部超声检查可以发现妊娠晚期胎儿阴道黏液蓄积，看到胎儿膨胀的腹部，这是由于腹部或盆腔包块所致[67]。

对于新生儿和幼儿，除非有明显的阴道黏液蓄积，否则很少能诊断阴道横膈。这些患者可以有下腹部大包块，但与无孔处女膜不同，其梗阻发生在阴道内，因此看不到阴道膨出。大量的液体聚积在阴道横膈的上部，像包块一样压迫周围的器官。如果没有迅速诊断和处理，这种压迫可以引起严重的后果[68]。基本的检查包括腹部和盆腔超声。适当的影像学检查可以减少腹腔镜或开腹手术的可能。MRI 在显示盆腔解剖方面非常有用，可以确定阴道隔的厚度[65]。

年少的青少年

年少的青少年往往到初潮来临时才能发现阴道横膈的存在。这些患者在初潮后的表现不尽相同，与横膈是完全性的还是部分性的有关。完全性横膈的患者通常有原发闭经和周期性盆腔痛。与无孔处女膜相似，症状与梗阻性月经及黏液或血液潴留有关。由于阴道、宫腔或输卵管积血，有时甚至有腹腔积血，下腹部或盆腔常常可以触摸到包块。

处女膜通常是有孔的，检查外阴时看不到凸出的膜。不完全横膈的患者主要表现为白带恶臭、由于阴道短导致的性交困难以及不育。由于阴道不全横膈可以使月经血流出，因此阴道积血和宫腔积血的发生通常需要一段时间。阴道横膈可以引起软产道性难产[64]。

无孔处女膜

发病机制

这种畸形是女性生殖道梗阻性畸形中最常见的。在胚胎时期，阴道板下部没有形成孔，从而导致无孔处女膜。无孔处女膜似乎是孤立的疾患，虽然也有关于家族性聚集的报道[69]。

无孔处女膜的诊断

新生儿有无孔处女膜者常常有阴道黏液蓄积，使无孔的处女膜膨出，处女膜环内有一层薄薄的膜。多数患者在出生时就可以发现。如果在幼年的早期没有诊断出来，则黏液可以被吸收，膨出的处女膜可以缩回去。

在青春期，月经来潮导致阴道积血，处女膜再次膨出[70]。患者常常主诉背部和周期性腹痛、排便痛、排尿困难和闭经。外生殖器检查显示阴道口有凸出的蓝色包块，肛诊可以触摸到扩张的阴道（图12-4）。这些患者经血逆流到腹腔，易患子宫内膜异位症。

阴道闭锁

发病机制

泌尿生殖窦没能形成阴道下段，从而导致阴道闭锁[2,8]。苗勒管结构通常是正常的，但阴道下段完全被纤维组织所替代。阴道闭锁的临床表现与阴道发育不全和无孔处女膜相似。

大多数阴道闭锁是散发的，但其也可以是常染色体隐性遗传综合征的表现之一，这些综合征常常还有其他多种畸形，如中耳小骨异常和肾畸形[71,72]。

阴道闭锁的诊断

阴道闭锁的年轻女性通常有原发闭经。体检可见与年龄相符的身体发育和正常的第二性征。腹部-直肠双合诊时经常可以摸到盆腔正中的包块。外生殖器通常正常，阴道口处可以看到一个浅窝。

腹部超声检查可以探查到卵巢、子宫、宫颈以及梗阻的呈盲端的阴道上部。这与阴道发育不全不同，阴道发育不全时子宫和宫颈都是缺如的，只能看到卵巢[73]。MRI可以帮助探查宫颈的存在与否，与宫颈发育不全进行鉴别。另外，MRI可以看到子宫内膜腔的存在[74]。显然，这些患者不能行HSG检查。患者的染色体核型和内分泌检查都是正常的。

外生殖器先天性异常

性别决定和分化过程中出现差错可以导致外生殖器两性畸形（表12-1）[9]。有四种主要的异常：女性假两性畸形、男性假两性畸形、性腺分化异常和畸形综合征。婴儿期如果发现外生殖器两性畸形，应进行特殊的检查，以确定是否有危及生命的其他畸形。此时重要的问题是确定以后的抚养性别，应就此进行多专业咨询。对于长大后发现有生殖器两性畸形的患者，应关注的主要问题是生活质量和生育潜能。

女性假两性畸形

几乎所有女性假两性畸形都是由先天性肾上腺增

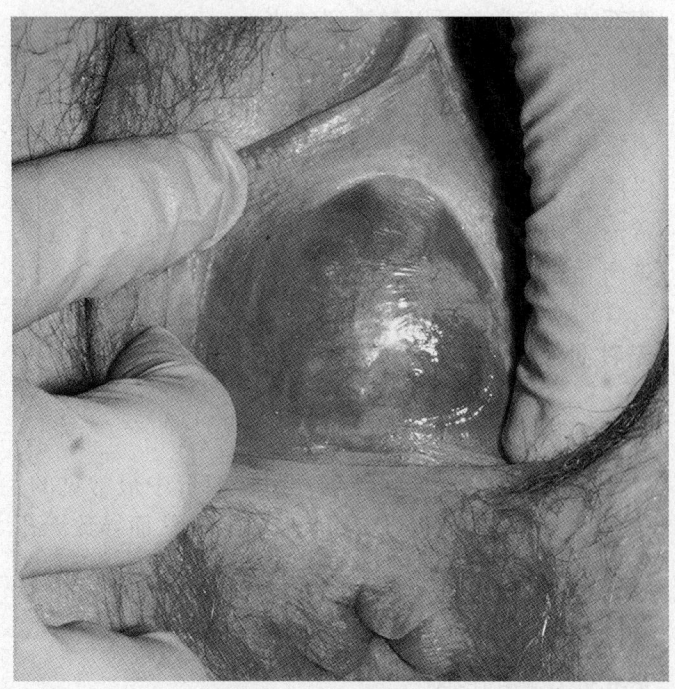

图12-4 处女膜闭锁所致的阴道积血。

表12-1
生殖道分化异常的原因

女性先天性（女性假两性畸形）
先天性肾上腺皮质增生症
细胞色素P450 21-羟化酶缺陷
3β-羟甾脱氢酶缺陷
11β-脱氢酶缺陷
母体摄入雄激素类固醇
胎儿和母体雄激素合成肿瘤
男性先天性（男性假两性畸形）
睾丸发育不良
Leydig细胞增生症
雄激素不敏感综合征
母体摄入雌激素或抗雄激素
酶缺陷
5α-还原酶2型缺陷
细胞色素P-450 17-羟化酶缺乏
3β-羟甾脱氢酶
17-酮类固醇还原酶

生（CAH）或宫内暴露于外源性雄激素所致。女性假两性畸形的显著特点是染色体核型是46，XX，外生殖器男性化，有卵巢，苗勒管结构发育正常，中肾管退化。许多患者有生育潜能。

先天性肾上腺增生

新生儿外生殖器两性畸形最常见的代谢原因是CAH[75,76]。CAH是一组常染色体隐性遗传性疾病，包括参与肾上腺甾体激素合成的酶的缺陷（图12-5）[75-77]。CAH的共同特点有皮质醇合成下降、促肾上腺皮质激素增加、肾上腺增生和中间甾体激素过多。代谢的中间产物转移到其他酶途径，产生雄性甾体激素，而正是这些激素引起宫内女胎男性化。男性化的程度依赖于雄激素的水平，但通常包括不同程度的阴唇后部的融合、阴蒂肥大和阴道口异常。如CAH发生于男性，经常可见到外生殖器增大，皮肤色素增强。

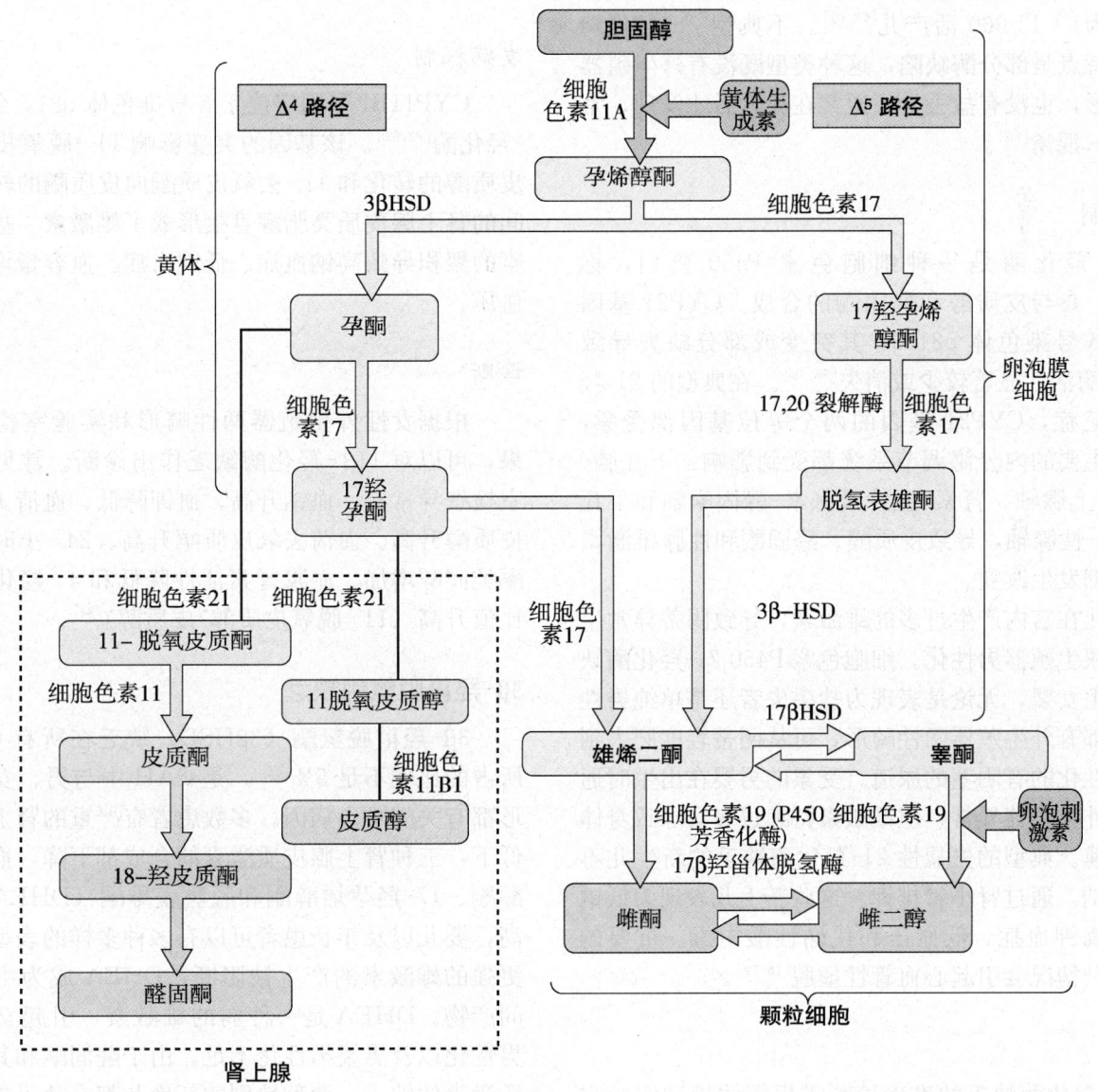

图 12-5 甾体激素生物合成路径。Δ^4 路径是黄体期孕烯醇酮转化为孕酮的主要途径。Δ^5 路径是卵泡膜细胞中孕烯醇酮转化为雄激素和雌酮的首选途径。还显示了肾上腺外细胞色素21和细胞色素11的产物，17OH-孕酮向醛固酮和皮质醇的转化。单向箭头为不可逆反应，双向箭头为可逆反应。HSD，羟甾脱氢酶。

21-羟化酶缺乏：典型的盐分丢失和单纯男性化

细胞色素 P450 21-羟化酶缺乏是 CAH 最常见的形式，占这类疾病的 90%～95%[78]。P450 21-羟化酶缺乏分为典型和不典型两类。典型者在出生时即有症状。根据酶缺乏的严重程度将其分为两种亚型。这些婴儿中 75%醛固酮的产生严重受损，有严重的盐丢失[78]。其余患典型 21-羟化酶缺乏的婴儿表现为单纯的男性化，这些婴儿有足够的醛固酮，没有盐丢失。

典型 CAH 的患病率在不同的种族不同，在世界范围内为 1∶15 000 活产儿[78,79]。不典型 21-羟化酶缺乏的特点是部分酶缺陷，这种类型既没有外生殖器两性畸形，也没有盐丢失。通常在长大后才发现，常与 PCOS 混淆[80]。

发病机制

21-羟化酶是一种细胞色素 P450 蛋白，称 CYP21，参与皮质醇和醛固酮的合成。CYP21 基因定位于 6 号染色体 p21.3，其突变或部分缺失导致 CYP21 酶活性显著较少或消失[78,79]。在典型的 21-羟化酶缺乏症，CYP21 基因的两个等位基因都受累，使三个主要的内分泌调节系统都受到影响：下丘脑-垂体-肾上腺轴、肾素-血管紧张素-醛固酮轴和下丘脑-垂体-性腺轴，导致皮质醇、醛固酮和性腺雄激素的产生都发生改变。

胎儿在宫内产生过多的雄激素，导致阴蒂异常生长和泌尿生殖器男性化。细胞色素 P450 21-羟化酶缺乏的初生女婴，无论是表现为盐丢失者还是单纯男性化者，都有外生殖器两性畸形，可从阴蒂轻度肥大到完全男性化的有阴茎的尿道。受累的男婴在出生时通常没有外生殖器异常，但雄激素持续过多会导致身体生长加速。典型的失盐性 21-羟化酶缺乏的新生儿不能保留钠，通过肾小管排钾。这些新生儿表现为低钠血症、高钾血症、低血压和代谢性酸中毒。重要的是，这种情况会引起心血管性虚脱[78,79]。

诊断

21-羟化酶缺乏的准确诊断需根据体检和实验室检查的结果。实验室异常包括：血清皮质醇和醛固酮水平降低（盐丢失型）、血清 17-羟孕酮升高、尿孕三醇（17-羟孕酮的代谢产物）升高。盐丢失型 21-羟化酶缺乏者伴有低钠和高钾，且血清肾素活性增加。应用特异性等位基因聚合酶链反应可以诊断细胞色素 P450 21-羟化酶缺乏[81]。

11β-羟化酶缺乏

11β-羟化酶缺乏是所有与 CAH 相关的外生殖器两性畸形第二常见的原因，占 CAH 的 5%～8%。临床表现可有很大差异，有时症状与 21-羟化酶缺乏相重叠。外生殖器的过度男性化常见于染色体核型为 46,XX 的女性，46,XY 的男性可有与性别相一致的男性化[82]。

发病机制

CYP11B1 基因定位于 8 号染色体 q21，编码 11β-羟化酶[82,83]。该基因的突变影响 11-脱氧皮质醇向皮质醇的转化和 11-去氧皮质酮向皮质酮的转化，中间的肾上腺皮质类脂醇直接形成了雄激素。盐皮质激素的聚积导致高钠血症、低钾血症、血容量增加和高血压。

诊断

根据女性外生殖器两性畸形和实验室检查的结果，可以对 11β-羟化酶缺乏作出诊断。常见的实验室检查异常有：血钠升高、血钾降低、血清 11-脱氧皮质醇升高、血清去氧皮质酮升高、24-小时尿 17-酮类固醇增加、血浆肾素活性降低和 4-羟化合物的比值升高（11-脱氧皮质醇/皮质醇）[84]。

3β-羟甾脱氢酶缺乏

3β-羟甾脱氢酶（3βHSD）缺乏在所有 CAH 中所占的比例不足 5%[85]，是 CAH 中与男、女两性畸形都有关的唯一病因。多数患者有严重的肾上腺功能低下，三种肾上腺皮质激素的合成都下降，血清孕烯醇酮、17-羟孕烯醇酮和脱氢表雄酮（DHEA）均升高。婴儿以及年长患者可以有多种多样的表型。活性更强的雄激素的产生被阻断，DHEA 成为主要的中间产物。DHEA 是一种弱的雄激素，引起女婴轻度男性化以及男婴男性化不足。由于醛固酮和其他盐皮质激素的缺乏，两种性别的新生儿都有盐丢失[85]。

发病机制

HSD3B2 基因定位于 1 号染色体，编码 3βHSD 酶的两种同分异构体：Ⅰ型和Ⅱ型。Ⅰ型存在于肝脏和外周组织，与影响酶活性的突变没有关系。Ⅱ型存在于肾上腺和性腺，与一系列影响酶活性的突变有关。有盐丢失的患者没有功能性Ⅱ型3βHSD活性；没有盐丢失的患者有部分酶活性[86,87]。

诊断

对盐丢失型婴儿的早期诊断十分重要，从而可以及时补充糖皮质激素和盐皮质激素，避免婴儿发生肾上腺危象和死亡。受累的女婴可有正常的或增大的阴蒂以及融合的阴唇。大多数男婴外生殖器男性化不完全，有不同程度的尿道下裂[85,86]。睾丸通常是下降的，可以在腹股沟管或阴囊内摸到。这类患者也可以有肾上腺功能不全的表现。

失盐发生于生后6～14天，实验室检查可发现血钠减少，血钾增加，血中醛固酮下降。血浆肾素活性增加是最敏感的醛固酮缺乏的指标。通常存在17-羟基孕烯醇酮与17-羟孕酮的比值以及DHEA与雄烯二酮比值的升高。醛固酮缺乏的患者可以在饮食中加盐片和盐皮质激素醋酸氟氢可的松。

建议每日严密监测体重、水、电解质以及血浆肾素活性[88]。一些没有醛固酮缺乏和失盐的患者也会有血浆肾素活性的增加。应用醋酸氟氢可的松可以改善这些患者肾素活性和激素的控制。治疗应尽早开始。在婴儿，氢化可的松可以逆转过多雄激素导致的男性化。

药物或母体来源的外源性雄激素

母体在妊娠14周之前摄入雄激素或其他药物，如丹那唑和孕激素，可以导致阴蒂增大和阴唇融合；妊娠14周或14周以上摄入外源性雄激素只导致阴蒂增大，不伴阴唇融合。如果排除了母体摄入雄激素的可能，则应行体检和实验室检查，以确定男性化的原因。

男性假两性畸形

男性假两性畸形的染色体核型是46，XY，这些患者有睾丸，但外生殖器男性化不完全。这类畸形诊断和治疗的多样性对临床医生来讲，是具有挑战性的。女性假两性畸形多数是由CAH和外源性雄激素引起的，而导致男性假两性畸形的病因很多，在许多情况下难以给出确切的诊断[87]。

根据是否存在雄激素作用或合成缺陷，可以将男性假两性畸形的病因分成两类。雄激素作用异常最常见的两种情况包括5-α还原酶缺乏（常染色体隐性遗传病）和雄激素不敏感综合征（X-连锁隐性遗传病）。雄激素合成缺陷都是常染色体隐性遗传病。另外一种病因，持续苗勒管综合征，是由抗苗勒管激素合成缺陷引起的，也是常染色体隐性遗传病。

雄激素作用缺陷：5-α还原酶2型缺乏

5-α还原酶2型缺乏（5-ARD）的患者，外生殖器的表现可以有多种形式，从正常女性解剖到表现为尿道下裂和/或小阴茎的男性解剖。典型的表现通常包括阴茎样阴蒂、尿道下裂、bifid阴囊和泌尿生殖窦在会阴部持续开放。经常可以看到阴道口通向呈盲端的小袋。在阴囊襞或腹股沟管内可以摸到睾丸，有时睾丸存在于腹腔。

许多5-ARD患者在青春期早期出现男性化，这种疾病以前曾被称作"12岁的阴茎"。过去，这类患者常常按女性抚养。在青春期，由于1型酶活性增加，外生殖器男性化，患者于是改变了性别[89]。显然，对于5-α还原酶2型缺乏的患者，主要的问题是要决定抚养性别。

发病机制

雄激素作用的缺陷与5-α还原酶2型的突变有关，这种酶将雄激素依赖性组织中的睾酮转变成生理活性更强的双氢睾酮（DHT）。5-α还原酶2型由5号染色体上的SRD5A2（或5-RD2）基因编码。已发现其5个外显子有40多种突变。虽然多数突变导致氨基酸置换，但也有一些其他的突变，包括完全删除、无义和/或剪接部位突变[90]。外生殖器男性化和泌尿生殖窦的分化依赖于DHT。睾酮向DHT转化下降导致男性化不完全。因为睾酮的水平是正常的，因此由其决定的Wolff管的结构不受影响。抗苗勒管激素的合成是正常的，因此阻滞了苗勒管的发育。

诊断

5-ARD的诊断常常在出生时就可以作出。初步的实验室检查显示血清睾酮正常或轻度升高，DHT下降。当进行人绒毛膜促性腺激素（hCG）刺激试验时，典型的表现是睾酮/DHT 比值升高（>20）。通过检测培养的外生殖器皮肤成纤维细胞中睾酮向 DHT 的转化，可以测量 5-α 还原酶 2 型的活性[89]。雄激素不敏感综合征也可以有相似的表型，但 hCG 刺激试验不会使睾酮/DHT 的比值升高。

雄激素不敏感综合征

根据残留的雄激素受体的功能，将雄激素不敏感综合征分为完全性和部分性两种。完全性雄激素不敏感综合征的特点是 Wolff 管来源的结构没有发育。外生殖器女性化的特点很明确，如正常的阴唇、阴蒂和阴道口。偶尔在腹股沟区可以摸到睾丸。如果患者呈女性表型，则必须明确腹股沟包块的性质[90]，因为 7% 有腹股沟疝且宫颈缺如的初生女性或是男性假两性畸形（继发于雄激素不敏感综合征），或是混合性性腺发育不全[91]。部分性雄激素不敏感综合征患者外生殖器呈两性畸形，伴有不同程度的 Wolff 管发育和阴唇融合。

发病机制

雄激素受体基因突变使睾酮和 DHT 与其受体的结合发生障碍，导致雄激素作用缺陷。雄激素受体基因在 Xq11-13 的突变导致其功能丧失。在雄激素靶组织，尽管雄激素的合成正常，但介导雄激素作用的受体后事件受阻，导致出生前外生殖器男性化不足[92]。已报道了 250 多个突变，包括完全性和部分性基因删除、点突变和小的插入或删除[93]，这些突变导致受体功能缺陷。有些突变使细胞表面受体完全丧失，而其他一些则只表现为不完全的蛋白质合成，后者由底物结合亲和力的修饰所致。结合亲和力的改变可以引起信号传递异常，尽管存在正常的细胞表面受体。在不完全性雄激素不敏感综合征，基因型与大多数表型一致。但是在部分性雄激素不敏感综合征，却不尽相同[93]。正常水平的抗苗勒管激素使苗勒管退化。然而，由于睾酮和 DHT 与受体的结合减少或消失，使 Wolff 管结构不能正常发育。

诊断

这类患者的激素水平在正常范围内。然而，hCG 刺激试验表现为睾酮和 DHT 均增加。诊断可经以下检查来确定：雄激素受体基因突变分析，这可以检测到完全性和部分性雄激素不敏感综合征突变中的 95% 以上；或阴囊皮肤的雄激素受体结合试验，其结合是下降的[91]。超声检查可以鉴别任何苗勒管结构的存在，如果存在，则可以除外完全性或部分性雄激素不敏感综合征的诊断。

Leydig 细胞发育不全

Leydig 细胞发育不全是常染色体隐性遗传病，其患病率约为 1：1 000 000。这类患者 Leydig 细胞的分化和睾酮的合成受到损害，血清睾酮水平显著降低，LH 水平升高[94]。受累男性外生殖器的表现多种多样，依赖于宫内睾酮分泌的量。

发病机制

多数 Leydig 细胞发育不全是由 LH 受体基因外显子 11 发生了点突变所致[94,95]。胎儿睾丸合成睾酮减少，外生殖器男性化不全。睾丸支持细胞正常，可以产生抗苗勒管激素，使苗勒管结构退化。Ⅰ型 Leydig 细胞发育不全最严重，LH 受体基因突变而失活，从而阻断了信号的传导[96]，导致胎儿睾丸雄激素的合成显著下降。Ⅱ型睾丸间质细胞发育不全患者雄激素轻度缺乏，LH 受体基因的突变只引起信号传导部分阻断[94,95]。

诊断

激素测定显示血清睾酮和 DHT 水平下降，LH 水平升高。hCG 刺激试验血清睾酮和 DHT 的水平无增加。肛诊摸不到子宫。腹部超声通常可以看到腹股沟内的性腺。睾丸活检显示睾丸间质细胞缺如或显著减少，睾丸支持细胞存在，生精小管内精子生成停滞。这些结果可以证实诊断[93]。

雄激素合成缺陷

从胆固醇合成雄激素的过程中，任何步骤出现酶的缺陷都会引起雄激素合成异常，致使发育中的男性出现外生殖器两性畸形。与多数遗传性酶缺陷一样，这些异常都是常染色体隐性遗传。

先天性类脂质肾上腺增生

先天性类脂质肾上腺增生罕见，是 CAH 的严重类型，受累新生儿中 2/3 最终死亡。这类患者的所有肾上腺激素都完全缺乏，新生儿呈现女性外生殖器。患者失盐严重，有严重的肾上腺功能不全，出生时即有发育停滞、呕吐、腹泻、低钠血症和低钾血症[97]。

发病机制和诊断

先天性类脂质肾上腺增生与两种不同基因的突变有关。编码类固醇合成急性调节蛋白（StAR）的基因突变是该病的主要病因。StAR蛋白介导胆固醇快速进入线粒体，是甾体激素合成的急性调节因子[98]。编码胆固醇侧链裂解酶20,22-炭链裂解酶的基因CPY11A的突变是较少见的病因[98]。婴儿的糖皮质激素、盐皮质激素、睾酮和DHT水平都降低，并伴有血钠和血钾的下降。多数新生儿难以存活，活下来的需要补充激素[97]。

3β-羟甾脱氢酶缺乏

3β-羟甾脱氢酶缺乏是CAH中既可以导致女性假两性畸形，又可以导致男性假两性畸形的唯一形式。已在本章节女性假两性畸形的讲解中对这种疾病进行了讨论。

17-α-羟化酶缺乏

17-α-羟化酶缺乏的特点是性腺和肾上腺性激素合成减少或缺失，而盐皮质激素前体的合成增加。男性新生儿有明显的外生殖器两性畸形，女性新生儿表现为性幼稚。患儿可伴有不同程度的高血压和低血钾。女性青少年表现为青春期延迟、第二性征缺乏或原发闭经，因此17-α-羟化酶缺乏常常在此时被发现。当然，有些患者在出生时就已诊断[99]。

发病机制

CYP17基因突变可导致17-α-羟化酶缺乏、17,20-裂解酶缺乏或二者同时缺乏[99,100]。17-α-羟化酶缺乏患者，皮质醇水平的降低，刺激了促肾上腺皮质激素的分泌，虽然类固醇的合成增加了，但在17-α-羟化酶这一步骤受到阻断。17-脱氧类固醇如孕烯醇酮、孕酮、去氧皮质酮和皮质脂酮代偿性堆积。雄激素合成减少导致性腺功能低下。去氧皮质酮的盐皮质激素活性引起高血钠和钠潴留、血浆容量增加和高血压。患者有明显的低血钾、血清醛固酮和血浆肾素活性下降[99]。

诊断

血清11-去氧皮质酮和皮质脂酮明显降低，则可以明确诊断。孕烯醇酮和孕酮水平轻度增加。下列甾体激素的血清水平很低或缺失：17-α-羟孕烯醇酮、17-羟孕酮、11-脱氧皮质醇、DHEA、雄烯二酮和睾酮。血清和尿中雌激素水平下降，促肾上腺皮质激素、FSH和LH水平均升高。尿中的代谢产物17-α-羟皮质类固醇和17-酮类固醇减少或缺失。通过测定羊水中肾上腺甾体激素的水平，可以对胎儿进行产前诊断[99]。

17,20-碳链裂解酶缺乏

17,20-碳链裂解酶缺乏的患者21-C类固醇、17-羟孕烯醇酮和17-羟孕酮向19-C类固醇、DHEAS和雄烯二酮的转化受阻[100]，使雄激素、睾酮和雌二醇的水平均下降或缺失。这些途径的阻断可以是部分性的，也可以是完全性的，根据酶阻断的程度症状可以不同。

发病机制和诊断

如前所述，CYP17基因编码17-α-羟化酶17,20-裂解酶复合物，其突变可以引起17,20-裂解酶缺乏[99,100]。患者表现为血清17-羟孕烯醇酮升高、17-羟孕酮升高、FSH正常、LH升高、睾酮（雌二醇）降低、DHEA降低、雄烯二酮降低、孕烯醇酮和孕酮正常或轻度升高。

17β-羟甾脱氢酶缺乏

常见于遗传特点为男性的青少年。这些男性如被当成女性抚养，则表现为原发性闭经和多毛；若被作为男性抚养，则表现为男子女性型乳房和未完全发育的男性外生殖器[101]。患者男性化表现，如阴茎增大和青春期男性第二性征与5-AHD患者的表现非常相似。这类患者没有生育能力。

发病机制

17-β羟甾脱氢酶或17-酮类固醇还原酶催化睾丸雄烯二酮向睾酮的转化。17-βHSD 3型同工酶基因（HSD17B3）位于9号染色体q22，其突变导致睾酮合成不足。这些突变多数为错义或无义[101]。没有发现基因型和表型之间有明显关联。

诊断

患者出生时表现为明显的两性生殖器，最常见的有阴蒂肥大、阴唇阴囊折叠融合和盲端袋状阴道。在腹股沟管或阴唇阴囊折叠处常常可以触到睾丸，但有时睾丸存在于腹腔内。与其他男性假两性畸形相似，内泌尿生殖道通常发育良好，附睾、输精管、精囊和射精管都存在，而前列腺和苗勒管结构缺如。雄烯二酮与睾酮的比值增加、血清雄烯二酮水平升高和睾酮水平下降是该病的特点。有时致病性突变具有独特的特点，此时可以对有家族史的人进行出生前诊断[101]。

残留苗勒管综合征

残留苗勒管综合征的特点是：染色体为46XY的男性虽然有正常的男性化体征，但其体内存在发育完全的苗勒管系统。迄今，关于该病的报道不足200例[102]。苗勒管未退化使得这些男性体内存在女性内生殖器官，这些患者还有发育程度不同的中肾管结构。这类患者虽然可以有一侧或双侧隐睾，但通常没有两性外生殖器[102]。

发病机制和诊断

这种疾病是由于抗苗勒管激素或抗苗勒管激素Ⅱ型受体基因突变引起的。超声和MRI可以发现残留的苗勒管结构。

性腺分化异常

性腺发育不全

性腺发育不全是一个描述性术语，指具有女性外生殖器和苗勒管结构以及发育不全的性腺的一组疾病。这一术语经常用于Turner综合征，也用于描述其他形式的性腺发育不全。Turner综合征患者不仅卵巢发育不全，还有其他一些相关联的症状，包括身材短小、盾状胸和主动脉缩窄。染色体核型分析显示一条X染色体异常或缺如。Turner综合征约占性腺发育不全患者的50%[103,104]。

性腺发育不全的另外两种类型为单纯型和混合型性腺发育不全。混合型性腺发育不全的患者性腺完全未发育。患者由于缺乏适宜的激素刺激，致使第二性征发育异常。其表型与Turner综合征截然不同。染色体核型为46,XX或46,XY。

单纯性性腺发育不良

单纯性性腺发育不良者，虽然性腺发育不良，但内生殖器和外生殖器是正常的，偶尔也有发育不良的外生殖器。多数患者是46,XY。这种疾病可以是散发的，或属常染色体隐性遗传病；而一些XY性腺发育不全的患者是由X-连锁遗传的。Swyer综合征患者染色体核型是46,XY，呈女性表型，身高可达平均水平，与Turner综合征不同。青春期早期即有FSH升高，因为条索状的性腺不产生甾体激素或抑制素。显微镜下可以看到发育不全的性腺含有卵巢间质和纤维化组织，没有原始卵泡。青春期患者表现为原发性闭经，常常在就诊时对该病作出诊断。然而，最近报道了一例表现为继发性闭经的Swyer综合征的青少年[105]。单纯XY性腺发育不全的患者性腺母细胞瘤的发病风险增加，且可以转变为无性细胞瘤或其他类型的生殖细胞肿瘤，因此这类患者需切除性腺[106]。

混合型性腺发育不全

大多数混合型性腺发育不全的患者是45,X/46,XY嵌合体，其特点是不对称的性腺发育和苗勒管结构的残留[107]。这类患者可以有异常的睾丸或生殖细胞肿瘤，伴有对侧性腺发育不全或缺如。苗勒管发育不全是睾丸功能异常所致。如前所述，建议行性腺切除。

性腺发育不全的诊断

对缺乏正常第二性征如正常发育的乳腺和月经的青春期女性，应首先考虑卵巢发育不全的可能。超声检查可看到萎缩的卵巢结构。发育不良的性腺偶可发生性腺母细胞瘤，后者可合成甾体激素，超声下与正常卵巢相似[106]。MRI和CT也是有效的检查手段。无论患者的染色体核型是46,XX还是46,XY，外源性雌激素治疗均可改善其状况。这类患者有接受辅助生育技术治疗的可能，尤其是赠卵。

真两性畸形

真两性畸形是所有两性畸形中最罕见的。这类患者同时有卵巢和睾丸组织。混合性性腺的成分不尽相同，可以是一个卵巢和一个睾丸、两个卵睾、一个卵睾和一个卵巢，或一个卵睾和一个睾丸。50%以上患者的染色体核型是46,XX，1/3是46,XX/46,XY、46,XY/47,XXY或45,X/46,XY嵌合体，罕见46,XY[107]。功能性睾丸组织的量决定内生殖器的分化。

特点是：在性腺为睾丸的一侧，Wolff管分化成男性结构，在睾丸组织缺失的一侧，苗勒管分化为女性结构。大部分真两性畸形患者有子宫（虽然可能发育不全）和两性生殖器。多数患者在青春期有乳腺发育，一些患者甚至有月经来潮。建议广泛咨询后再进行性别的认定，应考虑内生殖道和外生殖器的状况、患者的年龄和愿望。

卵巢先天性异常

卵巢先天性异常包括卵巢发育不全、多卵巢症和性腺发育不全。这类畸形相当罕见。卵巢发育不全患者多数是46,XY，伴有性幼稚。也曾有46,XX的报道[108]。Gorgojo及其同事最近报道了一例46,XX的女性患有性腺发育不全和Mayer-Rokitansky-Küster-Hauser综合征[109]。

正常位置的卵巢在发育过程中被分离开来，导致了多卵巢症的发生[110]。这种卵巢位于网膜或后腹膜，其位置与原始生殖细胞的迁移途径相一致。迄今只报道过15例多卵巢症，其中5例（33%）有来源于多余卵巢组织的原发性肿瘤[110,111]。这种情况与副卵巢不同。在副卵巢，多余的卵巢组织与正常位置的卵巢相连。副卵巢的患病率约为1/93 000患者[110]。

伴有两性生殖器的畸形综合征

两性生殖器并非总是孤立存在，常常与各种畸形综合征相关。对这些异常的详细描述超过了本章的范围。在此只讨论一些伴两性生殖器的常见的畸形综合征。另外，对两种熟知的、伴有生殖道先天性畸形的联合征也进行了讨论。

Denys-Drash综合征患者的染色体核型是XY，性腺发育不全是其表现之一，与WT1基因突变有关。除了睾丸发育异常和苗勒管发育不全外，这些患者还有局灶或弥漫性肾小球硬化。约75%的患者在10岁前患肾母细胞瘤[112]。

Camphomelic发育不全是致命的骨发育异常，受累男性中2/3有性逆转。约70%的患者为两性生殖器。该病属常染色体隐性遗传，与SOX9编码区功能性杂合子丢失有关[113]。

Ⅰ型Smith-Lemli-Opitz综合征（史-伦-奥三氏综合征）是常染色体隐性遗传病[113]，由7-去氢胆固醇还原酶缺乏所致，7-去氢胆固醇还原酶是由醋酸盐合成胆固醇所必需的酶。患者表现为小头、智力迟钝、上睑下垂、小颌症、多指（趾）和小阴茎。染色体核型为XY的患者中75%有外生殖器的异常，从尿道下裂到完全没有男性化[113]。

Antley-Bixler综合征非常罕见，是一种常染色体显性遗传病[114]，特点是颅缝早闭、多发性关节挛缩、桡肱骨结合和两性生殖器，与羊毛甾醇14-α-去甲基酶缺乏引起的甾体异常代谢有关，这种酶是胆固醇合成所需要的[114]。

另外一种与两性生殖器有关的多发性畸形综合征是Meckel-Gruber综合征。这种综合征以常染色体隐性遗传的方式遗传，特点是多囊肾、枕骨脑膨出、多指（趾）、腭裂和眼睛的畸形。目前还未发现其相关的基因[115]。

最后，具有两性生殖器的两种联合征是CHARGE和VATER联合征。CHARGE联合征的特点是眼部结构缺损、心脏病、后鼻孔闭锁、生长迟缓、生殖器发育不全和耳缺陷。病因不清，虽然偶有家族遗传病例的报道。VATER联合征的特点是脊椎、肛门、气管食管和肾畸形。该病的遗传特征类型不详。两性生殖器是其他泄殖腔畸形中的一部分[116]。

婴儿期外生殖器两性畸形的诊断性评估

首先应彻底了解母亲的病史，根据医生的检查、染色体核型、实验室检查和X线检查的结果可以确定婴儿是男性假两性畸形还是女性假两性畸形，是否有性腺分化的异常或有畸形综合征。以后的研究应根据患者的情况个体化，依赖于最初的发现。

获取母亲的详细病史是初步评估的一部分。病史应包括母亲在妊娠期间所有用药情况，尤其是在早孕期应用雄激素和孕激素制剂的情况。母亲是否暴露于环境毒素也是病史的重要部分。近亲婚配可导致常染色体隐性遗传性病的发生，如CAH和5-ARD。其他重要病史包括既往不明原因的新生儿死亡，提示新生儿可能有肾上腺功能不全。

全身体检和生殖器检查可帮助发现生殖器两性畸形的病因。例如，高血压、色素沉着和失水征象提示CAH。相应的，体检还可以发现伴有两性生殖器的畸形综合征。外生殖器的检查包括确定是否有性腺，性腺的大小、数目和位置。

在腹股沟管下方摸到的性腺通常是睾丸。如果有睾丸，则不可能是女性假两性畸形。需注意的是，睾丸并不总是适时下降到阴唇阴囊折叠，因此，即使在腹股沟管下方摸不到包块，也不能除外有男性性腺。阴茎的长度、直径、发育程度以及尿道口的位置，都是生殖器检查的项目。

应该检查阴唇阴囊折叠的融合程度，这可提示宫内暴露于雄激素的状况。通过肛诊可以确定子宫的存在与否，如果有子宫，则可以排除男性假两性畸形。

实验室检查是初步评估的一部分。由于两性畸形最常见的病因是CAH，这种疾病常常有盐消耗，因此应该常规检查电解质。其他重要的检查包括染色体核型以及下述激素：17-羟孕酮、DHEAS、睾酮、双氢睾酮、LH和FSH。

超声检查在确定内部结构，如子宫、卵巢和/或腹腔内性腺方面很有用。应行泌尿生殖窦逆行X造影术或排泄性膀胱尿道造影术，以确定泌尿生殖系统的其他异常。医生根据病史、体检和实验室检查的结果应该能够确定两性畸形的病因，制订出治疗计划。

咨询

任何关于生殖道先天性畸形的诊断对患者的性发育和未来的生育都会产生深远的影响。这类畸形，尤其是两性生殖器，常常可以在婴儿期发现并作出诊断。新生儿外生殖器有异常时，应延迟作出性别诊断，直至必要的研究完成后。在等待结果期间应向父母保证，他们有一个健康的婴儿，但外生殖器发育不完全。应告知他们一些辅助的检查可以帮助确定抚养性别。多数医生建议称呼新生儿为"婴儿"，直至有可以肯定的性别后。抚养性别的选择必须由父母决定，需综合文化和宗教信仰以及生育问题。确诊后需与家庭成员进行有效的交流。除了与家庭成员讨论婴儿的情况外，医生也应该提供相关支持组织的信息[117]。

咨询小组应包括遗传学家、儿科医生、外科医生以及产科和妇科医生。进行多方面的探讨后才能使家庭成员作出决定，而这个决定会影响到患者的抚养性别和未来的生育。在某些情况下，家庭成员会在与有类似经历的人的交谈中获益。多数中心可以提供相关支持组织的信息，国家罕见疾病组织是一个有价值的资源。

一旦有了实验结果，就应尽快决定性别。除了5-ARD者，其他患者在两岁后改变性别会引起严重的后果。医生应尽最大的努力（包括手术、激素治疗和心理支持）来确保幼儿的生殖器结构与其自身认定的性别相一致[117]，在幼儿期要做到这一点有时很困难，因为人们往往只认定出生时的性别。事实上，近年来有一项运动专门评估这类患者，尤其是CAH患者的手术时限。一些人认为如果没有患者的知情同意，就不应行生殖器成形术。对知情同意的要求需要人们重新考虑在婴儿期何时可以手术，何时不应该手术。如果采用这一建议，则存在关于抚养性别的问题，因为生命的开始2年对性别的认同十分关键。

对苗勒管畸形的诊断通常较晚，可能在治疗不孕症时才发现。对这些患者，不仅要关注不孕症的治疗，还要注意相关的泌尿生殖系统畸形。咨询应注重子代泌尿生殖系统畸形的诊断和预防，这对于CAH基因携带者或曾经生育过这种畸形的孩子的人尤其重要。如果一个孩子患CAH，或父母是这些基因的携带者，遗传咨询可以解释疾病是如何遗传的，在随后的妊娠中可以做哪些选择。综合应用多种方法，包括羊水中激素的测定，绒毛膜细胞和/或羊水细胞的人白细胞抗原测定，以及绒毛膜细胞和/或羊水细胞的分子遗传学研究，可以在产前确定CAH中的典型21-羟化酶缺乏。遗传学诊断技术的进步提供了分子遗传学诊断的可能。

有时染色体性别与表型性别不同，如雄激素不敏感综合征。此时对于提供的信息的详尽程度是有争论的。有些作者认为虽然对某些病例可以进行精确的病理和生理解释，但没有必要提供详细的遗传和解剖信息。一些专家认为，为了患者的理解和心理调整，应对讨论进行简化[117]。其他学者则认为，在遗传咨询的过程中，应揭示相关的信息，而不是在以后询问病史时不经意地提及相关的信息。这些权威人士认为应使用"性腺"代替"睾丸"或"卵巢",并解释为什么应切除它们。应指出这种性腺是无功能的,以及这些性腺恶变的潜能。

结论

女性内生殖器先天性异常在形态学上有多种表现。正确诊断对于进一步的处理和治疗方案的确定十分重要,因为用于纠正畸形的手术方法是不同的。对于两性外生殖器的婴儿,治疗直接影响到抚养性别的确定和未来的生育潜能。提供适当的信息和咨询十分重要。

要 点

- 女性生殖道先天性异常几乎都是散发的,很少由某种固有的遗传因素引起。
- 肾和泌尿道异常在生殖道异常的女性中较常见,因为这些系统在发育过程中是密切相关的。
- 对女性生殖道先天性异常的诊断主要是确定畸形的特点。手术通常可以改善生育功能。
- 外生殖器两性畸形是一组形态上相似,但病因不同的疾病。
- 外生殖器两性畸形最常见的病因是先天性肾上腺增生。
- 对有两性外生殖器的婴儿应立即筛查电解质,因为电解质失衡是致命的。
- 对于外生殖器两性畸形的婴儿,在进行完全的评估后才能决定最后的性别。根据激素、解剖和染色体核型,并结合文化和宗教信仰,与父母讨论后才能作出决定。
- 两性外生殖器的成人有性生活和生育问题,且在性别的确定方面有困难。

(李红真译 乔 杰校)

参考文献

1. Amesse L, Pfaff-Amesse T: Surgical Management of Müllerian Duct Anomalies. Available at www.emedicine.com. Accessed 2006.
2. Moore KL, Persaud TVN: The urogenital system: The development of the genital system. In The Developing Human: Clinically Oriented Embryology, 6th ed. Philadelphia, WB Saunders, 1998, p 303.
3. Gidwani G, Falcone T (eds). Congenital Anomalies of the Female Genital Tract: Diagnosis and Management. Philadelphia, Lippincott Williams & Wilkins, 1999.
4. Lindenman E, Shepard MK, Pescovitz OH: Müllerian agenesis: An update. Obstet Gynecol 90:307–312, 1997.
5. Shulman LP, Elias S: Developmental abnormalities of the female reproductive tract: Pathogenesis and nosology. Adolesc Pediatr Gynecol 1:230–237, 1988.
6. Lee DM, Osathanondh R, Yeh J: Localization of *Bcl-2* in the human fetal müllerian tract. Fertil Steril 70:135–140, 1998.
7. Persaud TN: Embryology of the female genital tract and gonads. In Copeland IJ, Jarrell J, McGregor Y (eds). Textbook of Gynecology. Philadelphia, WB Saunders, 1993, p 321.
8. Acien P: Embryological observations on the female genital tract. Hum Reprod 7:437–445, 1992.
9. MacLaughlin DT, Donahue PK: Sex determination and differentiation. NEJM 350:367–378, 2004.
10. Voutilainen R: Differentiation of the fetal gonad. Hormone Res 38:66–71, 1992.
11. Rapport R. Disorders of the gonads. In Behrman RE, Jenson HB (eds). Nelson Textbook of Pediatrics, 15th ed. Philadelphia, WB Saunders, 2005, pp 1921–1946.
12. Steinmetz GP: Formation of artificial vagina. West J Surg 48:169–173, 1940.
13. Stampe Sorenson S: Estimated prevalence of müllerian anomalies. Acta Obstet Gynecol Scand 67:441–445, 1988.
14. Byne J, Nussbaum-Blask A, Taylor SW, et al: Prevalence of müllerian duct anomalies detected at ultrasound. Am J Med Gen 94:9–12, 2000.
15. Golan A, Langer R, Bukovsky I, Caspi E: Congenital anomalies of the müllerian system. Fertil Steril 51:747–755, 1989.
16. Verp MS, Simpson JL, Elias S, et al: Heritable aspects of uterine anomalies. I. Three familial aggregates with müllerian fusion anomalies. Fertil Steril 40:80–85, 1983.
17. Carson SA, Simpson JL, Malinak LR, et al: Heritable aspects of uterine anomalies. II. Genetic analysis of müllerian aplasia. Fertil Steril 40:86–90, 1983.
18. American Fertility Society: The American Fertility Society classification of adnexal adhesions, distal tubal occlusion, tubal occlusion secondary to tubal ligation, tubal pregnancies, müllerian anomalies and intrauterine adhesions. Fertil Steril 49:944–955, 1988.
19. Evans RN, Poland ML, Boving RE: Vaginal malformations. Am J Obstet Gynecol 141:910–920, 1981.
20. Rock JA: Surgery for anomalies of the müllerian ducts. In Tompson JD, Rock JA (eds). Te Linde's Operative Gynecology, 7th ed. Philadelphia, JB Lippincott, 1992, p 603.
21. Murray J, Gambrell RD: Complete and partial vaginal agenesis. J Reprod Med 22:101–105, 1979.
22. Griffin JE, Edwards C, Madden JD, et al: Congenital absence of the vagina. The Mayer-Rokitansky-Küster-Hauser Syndrome. Ann Intern Med 85:224–236, 1976.
23. Turunen A, Unnerus CE: Spinal changes in patients with congenital aplasia of the vagina. Acta Obstet Gynecol Scand 46:99–106, 1967.
24. Willemson WN: Combination of Mayer-Rokitansky-Küster and Klippel-Feil syndrome: A case report and review of the literature. Eur J Obstet Gynecol Reprod Biol 13:229–235, 1982.

25. Duncan PA, Shapiro LR, Stangel JJ, et al: The MURCS association: Müllerian duct aplasia, renal aplasia and cervicothoracic somite dysplasia. J Pediatr 95:399–402, 1979.
26. Lyons Jones K: MURCS association: Müllerian duct, renal and cervical vertebral defects. In Lyons Jones K (ed). Smith's Recognizable Patterns of Human Malformation, 5th ed. Philadelphia, WB Saunders, 1997, p 666.
27. Cramer DW, Ravnikar VA, Craighill M, et al: Müllerian aplasia associated with maternal deficiency of galactose-phosphate uridyl transferase. Fertil Steril 47:930–934, 1987.
28. Chen Y, Mattison DR, Feigenbaum L, et al: Reduction in oocyte number following prenatal exposure to a diet high in galactose. Science 214:1145–1147, 1981.
29. Aughton DJ: Müllerian duct abnormalities and galactosaemia heterozygosity: Report of a family. Clin Dysmorphol 2:55–61, 1993.
30. Amesse LS, Yen F, Weisskopf B, Hertweck SP: Vaginal uterine agenesis associated with amastia in a phenotypic female with a de novo 46,XX,t(8;13)(q22.1;q32.1) translocation. Clin Genet 55:493–495, 1999.
31. Petrozza JC, Gray MR, Davis AJ, Reindollar RH: Congenital absence of the uterus and vagina is not commonly transmitted as a dominant genetic trait: Outcomes of surrogate pregnancies. Fertil Steril 67:387, 1997.
32. Mitchell DG: Benign disease of the uterus and ovaries. Applications of magnetic resonance imaging. Radiol Clin North Am 30:777–787, 1992.
33. Mitchell DG, Outwater EK: Benign gynecologic disease: Applications of magnetic resonance imaging. Top Magnet Reson Imaging 7:26–43, 1995.
34. Doyle MB: Magnetic resonance imaging in müllerian fusion defects. J Reprod Med 37:33–38, 1992.
35. Heinonen P: Unicornuate uterus and rudimentary horn. Fertil Steril 68:224–230, 1997.
36. Rock JA, Schlaff WD: The obstetric consequences of uterovaginal anomalies. Fertil Steril 43:681–692, 1985.
37. Rolen AC, Choquette AJ, Semmens JP: Rudimentary uterine horn: Obstetric and gynecologic implications. Obstet Gynecol 27:806–813, 1966.
38. Raga F, Bauset C, Remohi J, et al: Reproductive impact of congenital müllerian anomalies. Hum Reprod 12:2277–2281, 1997.
39. Fedele L, Zamberletti D, Vercellini P, et al: Reproductive performance of women with unicornuate uterus. Fertil Steril 47:416–419, 1987.
40. Andrews MC, Jones Jr HW. Impaired reproductive performances of the unicornuate uterus: Intrauterine growth retardation, infertility and recurrent abortion in five cases. Am J Obstet Gynecol 144:173–176, 1982:
41. Michalas SP: Outcome of pregnancy in women with uterine malformations. Int J Gynecol Obstet 35:215–219, 1991.
42. Forstner R, Hricak H: Congenital malformations of uterus and vagina. Radiol 34:397–404, 1994.
43. Tridenti G, Bruni V, Ghirardini G, et al: Double uterus with a blind hemivagina and ipsilateral renal agenesis: Clinical variants in three adolescent women: Case report and literature review. Adolesc Pediatr Gynecol 8:201–207, 1995.
44. Propst AM, Hill 3rd JA: Anatomic factors associated with recurrent pregnancy loss. Semin Reprod Med 18:341–350, 2000.
45. Constantian HM: Ureteral ectopia, hydrocolpos, and uterus didelphys. JAMA 197:54–56, 1966.
46. Gilliland B, Dyck F: Uterus didelphys associated with unilateral imperforate vagina. Obstet Gynecol 48:5S–8S, 1976.
47. Erdogan E, Okan G, Daragenli O: Uterus didelphys with unilateral obstructed hemivagina and renal agenesis on the same side. Acta Obstet Gynecol Scand 71:76–77, 1992.
48. Heinonen PK, Saarikoski S, Pystynen P: Reproductive performance of women with uterine anomalies. An evaluation of 182 cases. Acta Obstet Gynecol Scand 61:157–162, 1982.
49. Carrington BM, Hricak H, Nuruddin RN, et al: Müllerian duct anomalies: MR imaging evaluation. Radiology 176:715–720, 1990.
50. Pellerito JS, McCarthy SM, Doyle MB, et al: Diagnosis of uterine anomalies: Hysterosalpingography. Radiology 183:795–800, 1992.
51. Strassmann EO: Fertility and unification of the double uterus. Fertil Steril 17:165–176, 1966.
52. Candiani GB, Fedele L, Zamberletti D, et al: Endometrial patterns in malformed uteri. Acta Eur Fertil 14:311–318, 1983.
53. Malik E, Berg C, Sterzik K, Stoz F, Rossmanith WG: Reproductive outcome of 32 patients with primary or secondary infertility and uterine pathology. Arch Gynecol Obstet 264:24–26, 2000.
54. Musich JR, Behrman SJ: Obstetric outcome before and after metroplasty in women with uterine anomalies. Obstet Gynecol 52:63–66, 1978.
55. Bennett MJ, Berry JV: Preterm labour and congenital malformations of the uterus. Ultrasound Med Biol 5:83–85, 1979.
56. Homer HA, Li TC, Cooke ID: The septate uterus: A review of management and reproductive outcomes. Fertil Steril 73:1–14, 2000.
57. Wu MH, Hsu CC, Huang KE: Detection of congenital müllerian duct anomalies using three-dimensional ultrasound. J Clin Ultrasound 25:487–492, 1997.
58. Maneschi F, Zupi E, Marconi D, et al: Hysteroscopically detected asymptomatic müllerian anomalies. Prevalence and reproductive implications. J Reprod Med 40:684–688, 1995.
59. Zanetti E, Ferrari LR, Rossi G: Classification and radiologic features of uterine malformations: Hysterosalpingographic study. Br J Radiol 51:161–170, 1978.
60. Herbst AL, Ulfelder H, Poskanzer DC: Adenocarcinoma of the vagina. Association of maternal stilbestrol therapy with tumor appearance in young women. NEJM 284:878–881, 1971.
61. Kaufman RH, Adam E, Binder GL, Gerthoffer E: Upper genital tract changes and pregnancy outcome in offspring exposed in utero to diethylstilbestrol. Am J Obstet Gynecol 137:299–308, 1980.
62. Goldberg JM, Falcone T: Effect of diethylstilbestrol on reproductive function. Fertil Steril 72:1–7, 1999.
63. Berger MJ, Goldstein DP: Impaired reproductive performance in DES-exposed women. Obstet Gynecol 55:25–27, 1980.
64. Suidan F, Azoury RS: The transverse vaginal septum: A clinicopathologic evaluation. Obstet Gynecol 54:278–283, 1979.
65. McKusick VA, Bauer L, Kopp CE, Scott RB: Hydrometrocolpos as a simply inherited malformation. JAMA 189:813–816, 1964.
66. Rock JA, Zacur HA, Dlugi AM, et al: Pregnancy success following surgical correction of imperforate hymen and complete transverse vaginal septum. Obstet Gynecol 59:448–451, 1982.
67. Banerjee AK, Clarke O, MacDonald LM: Sonographic detection of neonatal hydrometrocolpos. Br J Radiol 65:268–271, 1992.
68. Jones HW: Reconstruction of congenital uterovaginal anomalies. In Rock JA, Murphy AA, Jones HW (eds). Female Reproductive Surgery. Baltimore, Williams & Wilkins, 1992, p 246.
69. Lim YH, Ng SP, Jamil, MA: Imperforate hymen: Report of an unusual familial occurrence. J Obstet Gynaecol Res 29:399–401, 2003.
70. Laufer MR, Goldstein DP, Hendren H: Structural abnormalities of the female reproductive tract. In Emans SJ, Laufer MR, Goldstein D (eds). Pediatric and Adolescent Gynecology, 5th ed. Philadelphia, Lippincott Williams & Wilkins, 2005, pp 334–416.
71. Winter JS, Kohn G, Mellman WJ, Wagner S: A familial syndrome of renal, genital and middle ear anomalies. J Pediatr 72:88–93, 1968.
72. Turner G: A second family with renal, genital and middle ear anomalies. J Pediatr 76:641, 1970.
73. Scanlan KA, Pozniak MA, Fagerholm M, Shapiro S: Value of transperineal sonography in the assessment of vaginal atresia. Am J Roentgenol 154:545–548, 1990.
74. Shatzkes DR, Haller JO, Velcek FT: Imaging of uterovaginal anomalies in the pediatric patient. Urol Radiol 13:58–66, 1991.
75. Miller WL: Congenital adrenal hyperplasias. Endocrinol Metab Clin North Am 20:721–749, 1991.
76. Pang S: Congenital adrenal hyperplasia. Endocrinol Metab Clin North Am 26:853–891, 1997.
77. Ritzen EM, Lajic S, Wedell A: How can molecular biology contribute to the management of congenital adrenal hyperplasia? Hormone Res 53(Suppl):34–37, 2000.
78. Cutler GB Jr, Laue L: Congenital adrenal hyperplasia due to 21-hydroxylase deficiency. NEJM 323:1806–1813, 1990.

79. Migeon CJ, Donohoue PA: Congenital adrenal hyperplasia caused by 21-hydroxylase deficiency. Its molecular basis and its remaining therapeutic problems. Endocrinol Metab Clin North Am 20:277–296, 1991.
80. Azziz R, Dewailly D, Owerbach D: Clinical review 56: Nonclassic adrenal hyperplasia: Current Concepts. J Clin Endocrinol Metab 78:810–815, 1994.
81. Mercado AB, Wilson RC, Cheng KC, et al: Prenatal treatment and diagnosis of congenital adrenal hyperplasia owing to steroid 21-hydroxylase deficiency. J Clin Endocrinol Metab 80:2014–2020, 1995.
82. White PC, Speiser PW: Steriod 11-β-hydroxylase deficiency and related disorders. Endocrinol Metab Clin North Am 23:325–339, 1994.
83. New MI: Genetic disorders of adrenal hormone synthesis. Hormone Res 37(Suppl 3):22–33, 1992.
84. Zachman M, Tassinari D, Prader A: Clinical and biochemical variability of congenital adrenal hyperplasia due to 11-β hydroxylase deficiency. A study of 25 patients. J Clin Endocrinol Metab 56:222–229, 1983.
85. Marui S, Castro M, Latronico AC, et al: Mutations in the type II 3β-hydroxysteroid dehydrogenase (HSD3B2) gene can cause premature pubarche in girls. Clin Endocrinol (Oxf) 52:67–75, 2000.
86. Moisan AM, Ricketts ML, Tardy V, et al: New insight into the molecular basis of 3 β-hydroxysteroid dehydrogenase deficiency: Identification of eight mutations in the HSD3B2 gene: 11 patients from seven new families and comparison of the functional properties of 25 mutant enzymes. J Clin Endocrinol Metab 84:4410–4425, 1999.
87. Morel Y, Rey R, Teinturier C, et al: Aetiological diagnosis of male sex ambiguity: A collaborative study. Eur J Pediatr 161:49–59, 2002.
88. Merke DP, Cutier GB: New approaches to the treatment of congenital adrenal hypoplasia. JAMA 277:1073–1076, 1997.
89. Mendonca BB, Inacio M, Costa EM, et al: Male pseudohermaphroditism due to steroid 5 αa-reductase 2 deficiency. Diagnosis, psychological evaluation, and management. Medicine (Baltimore) 75:64–76, 1996.
90. Kaufman M, Pinsky L, Bowin A, Au MW: Familial external genital ambiguity due to a transformation defect of androgen–receptor complexes that is expressed with 5 α- dihydrotestosterone and the synthetic androgen methyltrienolone. Am J Med Genet 18:493–507, 1984.
91. Imperato-McGinley J, Ip NY, Gautier T, et al: DNA linkage analysis and studies of the androgen receptor gene in a large kindred with complete androgen insensitivity. Am J Med Genet 36:104–108, 1990.
92. Gottlieb B, Beitel LK, Lumbroso R, et al: Update of the androgen receptor gene mutations database. Hum Mutat 14:103–114, 1999.
93. Quigley CA, DeBellis A, Marschke KB, et al: Androgen receptor defects: Historical, clinical, and molecular perspectives. Endocr Rev 16:271–321, 1995.
94. Themmen AP, Verhoef-Post M: LH receptor defects. Semin Reprod Med 20:199–204, 2002.
95. Laue L, Wu SM, Kudo M, et al: Compound heterozygous mutations of the luteinizing hormone receptor gene in Leydig cell hypoplasia. Mol Endocrinol 10:987–997, 1996.
96. Martens JW, Lumbroso S, Verhoef-Post M, et al: Mutant luteinizing hormone receptors in a compound heterozygous patient with complete Leydig cell hypoplasia: Abnormal processing causes signaling deficiency. J Clin Endocrinol Metab 87:2506–2513, 2002.
97. Miller WL: Disorders of androgen biosynthesis. Semin Reprod Med 20:205–216, 2002.
98. Lin D, Sugawara T, Strauss 3rd JF, et al: Role of steroidogenic acute regulatory protein in adrenal and gonadal steroidogenesis. Science 267:1828–1831, 1995.
99. Kater CE, Biglieri EG: Disorders of steroid 17 α-hydroxylase deficiency. Endocrinol Metab Clin North Am 23:341–357, 1994.
100. Forest MG, Lecornu M, de Peretti E: Familial male pseudohermaphroditism due to 17-20-desmolase deficiency. I. In vivo endocrine studies. J Clin Endocrinol Metab 50:826–833, 1980.
101. Andersson S, Geissler WM, Wu L, et al: Molecular genetics and pathophysiology of 17-β-hydroxysteroid dehydrogenase 3 deficiency. J Clin Endocrinol Metab 81:130–136, 1996.
102. Asthana S, Deo SV, Shukla NK, et al: Persistent müllerian duct syndrome presenting with bilateral intra-abdominal gonadal tumours and obstructive uropathy. Clin Oncol (R Coll Radiol) 13:304–306, 2001.
103. Stratakis CA, Rennert OM: Turner's syndrome: Molecular and cytogenics, dysmorphology, endocrine and other clinical manifestations and their management. Endocrinol 4:442–453, 1994.
104. Ogato T, Matsuo N: Turner's syndrome and female sex chromosome aberrations: Deduction of the principal factors involved in the development of clinical features. Hum Genet 95:607–629, 1995.
105. Ester J, Pfaff-Amesse T, Gruber J, Amesse LS: Secondary amenorrhea: An unusual twist. J Pediatr Adolesc Gynecol 18:47–52, 2005.
106. Uehara S, Funato T, Yaegashi N, et al: SRY mutation and tumor formation on the gonads of XY pure gonadal dysgenesis patients. Cancer Genet Cytogenet 113:78–84, 1999.
107. Mendez JP, Ulloa-Aguirre A, Kofman-Alfaro S, et al: Mixed gonadal dysgenesis: Clinical, cytogenetic, endocrinological and histopathological findings in 16 patients. Am J Med Genet 46:263–267, 1993.
108. Queipo G, Zenteno JC, Pena R, et al: Molecular analysis in true hermaphroditism: Demonstration of low-level hidden mosaicism for Y-derived sequences in 46,XX cases. Hum Genet 111:278–283, 2002.
109. Gorgojo JJ, Almodover F, Lopez E, Donnay S: Gonadal agenesis 46,XX associated with the atypical form of Rokitansky syndrome. Fertil Steril 77:185–187, 2002.
110. Wharton LR: Two cases of supernumerary ovary and one of accessory ovary with an analysis of previously reported cases. Am J Obstet Gynecol 78:1101–1109, 1959.
111. Mercer LJ, Toub DB, Cibils LA: Tumors originating in supernumerary ovaries. A report of two cases. J Reprod Med 32:932–934, 1987.
112. Coppes MJ, Huff V, Pelletier J: Denys-Drash syndrome: Relating a clinical disorder to genetic alterations in the tumor suppressor gene WT1. J Pediatr 123:673–678, 1993.
113. Aarskog D: Syndromes and genital dysmorpology. Hormone Res 38(Suppl 2):82–85, 1992.
114. Antley RM, Bixler D: X-trapezoidocephaly, midfacial hypoplasia and cartilage abnormalities with multiple synostoses and skeletal fractures. Birth Defects 11:397–401, 1975.
115. Kompanje EJ: Features described and illustrated in 1684 suggesting Meckel-Gruber syndrome. Pediatr Dev Pathol 6:595–598, 2003.
116. Warburg M: Update of sporadic microphthalmos and coloboma. Noninherited anomalies. Ophthalmic Paediatr Genet 13:111–122, 1992.
117. Meyer-Bahlburg HF, Migeon CJ, Berkovitz GD, et al: Attitudes of adult 46,XY intersex persons to clinical management policies. J Urol 171:1615–1619, 2004.

第二部分 儿童期与青春期疾患

13 儿科妇科学

Ellen S. Rome

引言

在儿童和青春期早期人群，妇科病史和体检是常规健康检查和诊断、治疗妇科疾病的一部分，例如：

- 阴道或生殖道分泌物的气味，疹子或瘙痒
- 提前或延迟的性成熟
- 月经过多、不规则、频发和疼痛
- 腹部或盆腔疼痛或包块
- 生殖器损伤
- 生殖道先天性异常

需要强调，儿科医生、家庭保健医生和妇科医生视诊青春期前和青春期女孩的外生殖器是常规体检的一部分，正如睾丸检查是男孩常规检查的一部分。通过妇科检查可以教育父母和孩子关于卫生和预防方面的知识，并告知隐私部位的正确解剖名称（这样小女孩的阴道就不再是一个"hoo hoo"或"wee wee"）。同时这也是一个教育私处是私密的、陌生人的危险，以及怎样保证孩子的安全的时机。

儿童妇科检查需要特别耐心，并需要与孩子进行交流，让父母和孩子在通常会产生焦虑的情况下放松。儿童妇科检查从正常孩子常规儿科检查时视诊臀部（这种情况下应该没有焦虑），到怀疑性虐待时的法医检查（这时会有很大的压力）。正确评价外生殖器对于诊断儿科的生殖内分泌异常如性早熟，十分重要。

对于怎样从青春期前的孩子获取正确的病史和体检，本章给出一些指导原则，包括视诊时给孩子（和父母）有帮助的暗示、必需的设备以及与孩子和父母的交流。青春期前孩子的外阴阴道炎的诊断和治疗、苔藓硬化和其他皮肤疾病用药的规则也包括在内。最后讨论了识别性虐待的策略和对青春期女孩处女膜解剖的影响，以及对于有阴道出血或包块的孩子给予有益的暗示。

诊治小儿妇科病的方法

评价小儿妇科患者包括几个部分，但在最初咨询时不一定要完成所有的部分。如果情况很复杂，可以将体检推迟到第二次访视时。与孩子和父母建立适宜的情感协调是个自然的过程。

获取病史

当在普通的办公室或特殊的妇科诊室评估一个孩子时，医生可以直接问她是否对自己的身体或健康感到担心。如果孩子是听从父母的，则医生可以直接问父母或照看孩子的人，孩子可以在办公室或检查室玩耍。准备一些孩子喜欢的玩具和书籍，做好安全防范工作，如盖好电源插座，可以让孩子以安全的方式放松。定时问孩子一些问题，可以使孩子放松，让孩子起初将注意力放在玩具、学校和其他一些不让她们感到害怕的事情上。询问父母目前特别关注的事情，生长、发育的历史，以及以前出现过的问题。如果父母提出特别的妇科问题，可以问孩子她是否感到臀部或阴道疼痛或瘙痒。如果怀疑有性虐待，应询问孩子是否有人碰过她的私处，或者说"告诉我这件事"。自由回答问题是防止受到询问者影响的最有用的方法。为了采集特殊的资料，有必要询问她自己或其他人是否曾经把东西放在她的阴道里。不能用严厉或审视的表情询问，应该用温和的眼神与孩子交流，这会让孩子感到她是小组中的重要一员，给了她一个询问问题的机会。如果有性虐待，也可以帮助孩子不要产生自我耻辱感、罪恶感或其他不良的感觉。

建立保密性

对可能遭受性虐待的年龄大一些的孩子（10岁以上）和青少年，应该在父母不在场的情况下询问性生活史、阴道分泌物和有无外阴瘙痒。父母在旁倾听会使青少年厌恶回答这些问题，尤其当她们在做一些危险的又不愿让父母知道的事情时。大一些的孩子可能不愿意揭露侵犯她们的父母或犯罪者的配偶，害怕受到惩罚或不被信任。建立保密性可以确保直接询问孩子而不受父母的影响，从而得到诚实的答案。孩子或青少年可能仍然拒绝说出实情，她们不能及时判断医生是否可以信任，或是否可以提供帮助。

在建立保密性之前，医生应该与孩子和父母在一起，了解目前所关注的问题、既往史、家族史，以及其他不是很隐私的问题。询问父母是否有什么问题希望孩子不在旁边来讨论。这时，医生应该清楚地具体地向父母和孩子说明保密性的问题。一种方式是声明"我与你父母单独谈论的任何事情都是保密的，我不会与你交流你父母个人所关心的问题。同样，我单独与你谈论的问题也是保密的，我不会告诉你的父母。唯一的例外是如果你或你的父母告诉了我可以威胁生命或危险的事情，在这种情况下，我会说'我们需要与你的父母谈论这件事情'"。

可能的情况下，从患者那里获取保密资料前先从父母处获取这些资料，这样会更好，因为这会使你很快了解父母所关注的问题，同时不会使孩子有被人汇报了的感觉。孩子也会认识到你没有像倒豆子般地泄露父母的机密，从而使她们相信医生不会泄露她们的个人隐私。

在建立了保密性之后，就可以问孩子进行检查时她们是否愿意她们的父母在屋里陪伴。如果愿意的话，医生可以说"我要单独与你的女儿谈一些私事，检查时会叫你们回来"。如果孩子不希望检查时父母在身旁，则私密的事情可以在检查过程中询问。

HEADS问题

青少年发病和死亡的主要原因是危险的行为，而不是疾病。因此，应以一种有利的方式设计问题，弄清哪些是危险的行为，避免"随意问问"的方式，或者在访问的最后几分钟随便问主要的问题。HEADS问题有助于医生从大一些的孩子或青少年那里获取社会心理方面的信息[1,2]。表13-1列出了这些问题，其更适合于青少年，但修改成简单的形式也可以用于儿童。对于一些危险的行为，如香烟或毒品，可以询问同龄人或父母的使用情况，这对于大一些的孩子或较小的青少年尤其有帮助，因为他们很容易说出其他人的危险行为，这会使他们谈论自己时也更容易些。

如果一个十几岁的孩子看到她的朋友都吸烟，但她却不吸烟，医生可以问她当朋友请她吸烟时她会对朋友说什么。如果她没有回答，医生就可以提出一些适宜的回答（如"我喜欢我的肺保持现在的样子"或"我选择不吸烟"）。这样，医生就可以给出反应模式，而不是假装扮演什么角色。这是激发性访问，可以帮助孩子学习回答问题的技巧。对那些年龄较小的孩子，医生可以在检查私处时问"当其他成人或孩子想要看或触碰你的私处时，你会怎么做？"如果孩子没有反应，医生可以告诉她保证安全的对策，并向父母提供继续这方面教育的策略。

以一种非决断性的方式问问题，可以激发孩子的自信，使她们更有可能提供一些影响她们健康的敏感性信息。对于青少年，询问以前的性传播疾病、阴道分泌物、气味、所用的避孕方法、月经史以及其他相关的问题，要予以保密。

表13-1 HEADS检查

家庭（Home）：谁住在家中？家中争吵时，发生了什么？如果父亲不在家，他多长时间看一次孩子？是按照正常要求的吗？在性虐待案例中，是否雇佣男性保姆？与继父、叔叔、邻居和表兄独自相处过吗？

教育（Education）：孩子上几年级？今年他们的成绩怎样？他们去年成绩怎样？

活动（Activities）：孩子怎样安排时间？有运动或其他活动吗？对于十几岁的儿童，是否参加帮派或接触手枪？

药物（Drug）：他们知道谁在抽烟吗？他们抽烟吗？他们如何尝试戒除、戒除的量及次数？他们的朋友有药瘾吗？如果有，是谁？他们尝试过吸毒吗？他们的朋友酗酒吗？他们酗酒吗？试图戒除的量、次数？

抑郁（Depression）：有过抑郁吗？是否有过自残的想法？是否有希望被杀的想法？（被动自杀的想法）。是否曾想过自杀？是否有过计划？计划如何？是否尝试自杀？何种方法？

性（Sex）：是否有性经验？与男友、女友或两性朋友有性接触吗？有过令你不快的性体验吗？是否因食物、衣物、吸毒或寻求保护而进行性交易？

妇科检查本身：规则

在要求孩子脱光衣服进行生殖器检查前，应对孩子及父母进行特殊的口头交代。较年幼的孩子进行预防性健康检查时，医生可以告诉她，她/他每年都要检查她的屁股，以确保一切正常，提醒孩子和父母这个部位的检查是正常孩子常规体检的一部分。对小孩子，可以对她说"医生和你的妈妈在这里看你的私处是可以的，但如果其他人在没有得到妈妈许可的情况下不可以看你的私处。如果有人这样做了，你会怎么办？"如果孩子没有反应，父母通常会说"哦，她知道陌生人，告诉医生你知道什么"。无论孩子做出什么反应，都应该给予积极的反馈，尤其当孩子说她要告诉妈妈（医生或警察）时。

如果孩子没有反应，也没有说要告诉妈妈时，医生可以说"告诉妈妈或医生很重要，这样我们就可以保证你的安全和健康"。医生可以进一步详细描述陌生人的危险，并告诉她有时陌生人，甚至她认识的人也会吓唬她，不让她说话，即使有坏事发生时也不让她说。然后医生可以说讲出来是最好的办法，这样我们可以保护你，如果不说，坏人就更有威胁力了。如果存在性虐待，这种方法就会奏效。

检查也可以帮助教育孩子怎样保持卫生。例如，医生可以说"我想与你谈谈保持卫生的规则。一个规则是你不能让脏东西碰你的女性部位。这就是为什么我们从前往后擦（示范），这样脏东西就会远离你那里"（也可以用其他的词替代，这里外行话比更为精确的医学词汇更有用，关键是让孩子理解这个概念）。可以用一面镜子教孩子排便后正确的擦拭方法，那个部位都有什么。反复重申应避免泡沫沐浴，告诉父母应使用婴儿洗发液，不要使用泡沫沐浴，以免引起化学刺激（泡沫浴阴道炎）。

医生做检查时应该清楚地说明他/她在做什么，并描述她的发现，使用"正常"、"好极了"和"一切正常"这样的话。将孩子的舒适放在第一位，让孩子感觉到她能控制整个检查。医生必须许诺不会伤害或弄疼孩子，并且要遵守诺言。

父母对处女膜经常有误解。在检查前和检查过程中，医生可以告诉父母处女膜有各种形状和大小，检查不会损伤或弄破处女膜。图示讲解正常女性解剖，帮助父母和孩子消除误解（图13-1和13-2）。尽管国家建议生殖器检查应成为每年常规体检的一部分，但并非每个医生都这么做。父母的忧虑也会影响孩子，医生可以教育父母和孩子减轻忧虑，并告诉父母给孩子放松的暗示，让孩子打消疑虑，而不是增加焦虑。有时需要几次访视才能完成一次妇科检查。

应避免使用躲在布帘后面、或使用耳机、或天花板上的壁画这些窍门，因为这会使孩子觉得她们不能参与和控制检查过程，影响孩子或父母对医生的信任。宁可直接检查，这样可以对父母和孩子进行最大程度的教育。

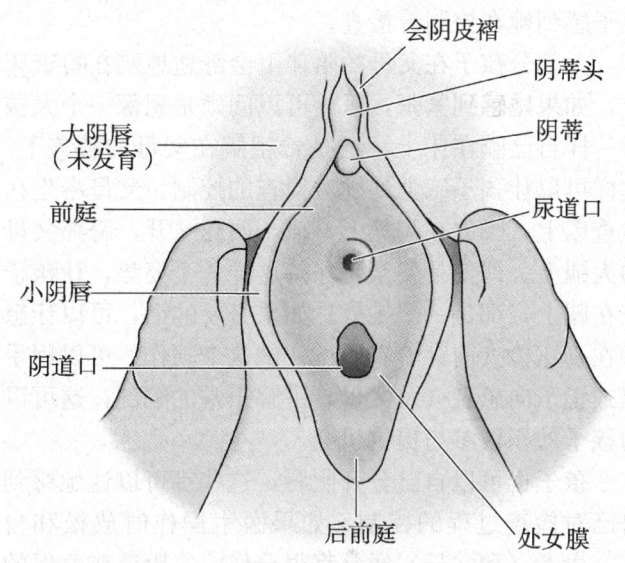

图13-1 青春期前女童的正常解剖。

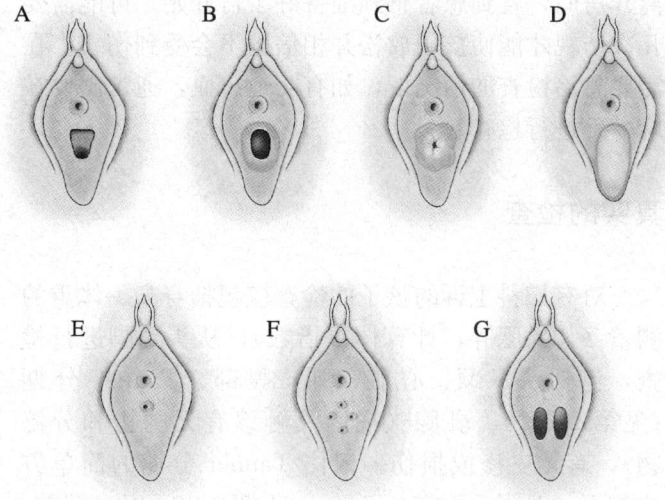

图13-2 各种处女膜结构。A. 正常后新月形；B. 正常轮状处女膜；C. 过长或伞状处女膜；D. 闭锁处女膜；E. 微孔处女膜；F. 筛形处女膜；G. 隔膜处女膜。

让孩子有控制感

对一些细节的关注可以让孩子感到她在控制着检查。不要问她是否想穿睡袍，可以问"你喜欢绿色睡袍还是黄色睡袍？"使她有自主决定的过程。可以用耳镜或透镜，让她看到工作的过程，这可以帮助她放松。如果要使用阴道镜，可以让她通过阴道镜看首饰或手指，展示如何开关灯，使她觉得检查并不神秘。询问年龄大一些的孩子是否希望父母在身旁，也会使孩子感到她在控制着检查。

大部分孩子在父母的陪伴下会舒适地躺在检查床上，如果她感到紧张，医生可以问她是想像一个大孩子一样自己躺在床上，还是希望躺在父母的膝盖上，这样可以让孩子感觉到她对检查的控制。父母半坐在检查床上，脚放在脚凳上，孩子两腿叉开，跨在父母的大腿上。即使是父亲，保持这样一个姿势，让孩子坐在腿上，都是一个挑战！如果必要的话，可以让患者在真正检查前穿着衣服试一试这个动作。可以用手提式镜子向患者（及父母）讲解正常的解剖，这可以为孩子的积极参与提供机会。

孩子也可以自己分开阴唇，这些都可以让她感到自己对检查过程的控制。如果医生操作时放松和自信，患者（和父母）通常都很合作[3]。唐突或急促的检查会遭到孩子的拒绝，因此需要耐心、沉着和自信。如果患者需要更长的时间做准备，检查者可以先离开房间，直到患者感到准备好了再开始。可能需要几次访视才能使孩子放松并相信她不会受到伤害。在需要急诊检查的情况下，如有阴道出血，通常需要在麻醉下进行检查。

真实的检查

对有妇科主诉的孩子的检查应包括身高、体重的测量（如果肥胖，计算体重指数），从头到脚进行检查，包括头、颈、心脏、肺、腹部、Tanner 分期（见第 11 章）、乳腺（视诊及触诊有无肿物和分泌物），有无皮疹或损伤。记住 Tanner 分期的简单方法如下：对阴毛而言，Tanner Ⅰ期：表示青春期前，没有阴毛；Tanner Ⅱ期：阴毛细而柔软，可数；Tanner Ⅲ期：阴毛粗，呈三角形分布，较多；Tanner Ⅳ期：有很多阴毛，数不清；Tanner Ⅴ期：阴毛延伸到大腿。对于乳腺的发育，Tanner Ⅰ期：没有乳房发育，或青春期前；Tanner Ⅱ期：在乳头下刚有乳芽生长；Tanner Ⅲ期：发育超过乳头；Tanner Ⅳ期：在乳腺半球上有乳晕小丘；Tanner Ⅴ期：指成年乳腺，乳晕潮红，乳头突出。

妇科评价包括外生殖器望诊，触诊腹股沟部位，了解有无疝气或包块，阴道的视诊。应注意处女膜的解剖，并予以记录（见图 13-1 和 13-2）。处女膜有不同的形状，有许多正常变异，可以有后新月形、环状处女膜以及处女膜过长[3,4]。青春期前无孔处女膜多数是由父母发现，因此可以给予预先的指导和简单的处理，以防经血外流受阻。有时人们会混淆筛孔或微孔处女膜和处女膜隔，见图 13-2。关于处女膜的更详尽的检查在性虐待一章中讲解。

要进行彻底的妇科检查，应做直肠腹部触诊，也应视诊宫颈。对年幼的孩子，视诊宫颈可采用蛙腿姿势，或趴在父母腿上。然而，如果不能完全评价处女膜，或担心有异物存在，可以让孩子采取膝胸卧位。让孩子趴下，暴露臀部，"就像婴儿睡觉一样"。父母或孩子可以轻轻地暴露外阴，用耳镜照亮这个部位。用这种方式可以看到 2/3 阴道，甚至可以看到宫颈。

这种体位下可以看到异物，如手纸。去掉针头的蝶形导管接在结核菌素注射器，放在 12 英寸的红色橡胶导尿管内，注入 1L 盐水，冲洗外生殖器[5]。尿管导管可喷病人的手或大腿使她不感到惊讶，并解释说，它可能让你感到寒冷或潮湿，使生殖器冲洗更容易。

妇科检查时应注意阴毛的生长、阴蒂的大小、处女膜的形状、阴道和处女膜受雌激素影响的迹象和会阴的卫生[3]。青春期女孩阴蒂大于 10mm，应考虑阴蒂增大。初潮前女孩的阴蒂平均 3mm 长，3mm 宽[6]。采取膀胱截石位检查处女膜，以钟表面来表示，在 5 点到 7 点之间的不规则凹痕提示有性虐待、强迫性交或创伤。

如果这种位置下不容易看到处女膜，轻轻地抓住阴唇往前拉。让孩子咳嗽或深吸一口气并憋住，这样可使处女膜口张开。青春期前的女孩阴道黏膜通常色红、薄，处女膜周围组织发红。青春期女孩在雌激素的影响下，阴道黏膜变成暗粉色，潮湿。经雌激素作用的组织较青春期前萎缩的组织能更好地耐受仪器检查。

随着第二性征的发育，十几岁的女孩希望医生说她是正常的，即使以前她曾遭受过性虐待。性活动可以引起摩擦、损伤或感染。如果对橡胶或特殊的杀精剂或润滑剂过敏，还可以出现刺激性或接触性皮炎。卫生和理毛行为也可以引起问题，剃毛、蜡脱毛或激光除毛可引起刺激。文身或身体打孔也可以是感染或瘢痕形成的原因。某些国家仍然存在生殖器阉割，这会导致耻辱感及身体不适。评估女孩的原则仍然是：如果你不看，你就难以发现。

视诊青春期女孩的外生殖器，可以发现毛囊炎或剃刀损伤（通常为非感染性的）等异常情况。真菌性外阴阴道炎可能是糖尿病的首发体征。反复性真菌性阴道炎的患者可通过尿液分析除外糖尿病，在硫酸铋琼脂上培养可以确定致病菌。通过视诊可以教育青少年棉垫的应用及卫生保健，还可以引出青少年由于羞涩而不好意思开口的问题，如阴蒂的大小、阴唇的大小及形状。青少年自己摸到的包块可能是巴氏囊肿，而非癌症。

妇科检查的特殊技术

当膝胸卧位或截石位看不清楚时，可用小的阴道镜、膀胱镜、宫腔镜或阴道注水的柔软纤维镜[3]。Capraro首先描述了小孩阴道镜检查的步骤[7]。先让孩子触摸仪器，告诉她仪器是光滑的、有趣的、凉的。然后将仪器依次放在大腿内侧和阴唇处，重复上述话语。将阴道镜插入处女膜口时，要一边重复上述语言，一边用一只手捏孩子的臀部，以分散其注意力[3]。可将利多卡因胶或EMLA膏涂在阴道口，使易于插入。也可以用带有光源的Killian鼻镜或细的兽医用的耳镜检查阴道，前者可能不够长，看不到阴道的上段[8]。

应该备有检查奈瑟淋球菌和沙眼衣原体的设备，包括培养基和拭子，用于性虐待的患者。对于没有性虐待者，可行核酸扩增试验（如GenProbe）检查淋球菌和沙眼衣原体。应准备涂片、显微镜（化学发光免疫分析允许的情况下）、盐水和10%氢氧化钾（KOH），以便湿片观察毛滴虫、线索细胞和真菌。有些医生的诊室没有显微镜，在这种情况下，可用阴道拭子检查毛滴虫、真菌和细菌性阴道病[9]。可用5%醋酸辨别人乳头瘤病毒的灰-白变化，也可以检查单纯疱疹病毒。一些新的方法如DNA探针用于怀疑性虐待的案子所得到的结果并不一致。

应准备棉棒和小的鼻咽藻酸钙涂药器。对于首次行盆腔检查的青少年，医生应态度和蔼，使用小的Huffman窥器；对于性活跃的青少年，可以应用中号Pedersen窥器。只有经产妇或病态肥胖的患者需要用比较宽的Graves窥器。如果患者非常肥胖，可以把手套的指头切掉，将指套套在窥器的叶片上，防止阴道壁合上，这样就可以观察到宫颈。

如果青春期前的孩子有阴道分泌物，应使用无菌盐水湿润的鼻咽拭子擦取分泌物进行培养。单支的喷雾盐水用起来较为方便[3]。在获取样本时，应注意不要碰到处女膜缘，因为这些部位较为敏感。取样时可叮嘱孩子咳嗽，这样可以分散注意力，同时使处女膜张开，以便快速拭抹。前面描述的套管也可以用于阴道分泌物的取材。可以用腈纶男性尿道拭子擦阴道壁，然后直接放在衣原体培养基内[3]。Muram应用穿刺针（去掉针头）将盐水喷到阴道内，然后用三个拭子放在阴道外，靠近阴唇，让孩子用力咳嗽，使阴道内的液体喷出获取标本[3]。

不需行盆腔检查的青少年仍要应用核酸扩增试验（如GenProbe）筛查尿液中的沙眼衣原体和奈瑟淋球菌。

用阴道涂片可以评价闭经的青春期女孩雌激素影响的程度。将盐水湿润的棉棒或拭子通过处女膜口插入阴道，涂擦阴道侧壁[3]；也可以在窥器暴露下获取样本。将拭子在玻片上涂抹，然后喷上Pap固定剂。由细胞学家阅片，确定基底层细胞、中间层细胞和表层细胞的百分比。基底层细胞给零分，中间层细胞给0.5分，表层细胞反应雌激素的影响，给1分。0～30分见于青春期前女孩，50～60分见于正常青春期女孩，31～50分见于雌激素低落的患者，60～70分见于新生儿（受来源于母体的雌激素的影响），90～100分见于高雌激素水平的患者。

闭经的患者都应考虑妊娠的可能。诊室和急诊室都应该可以做尿妊娠试验。高敏感性的快速妊娠试验可以测到25 mIU/ml或以上的hCG，或在妊娠后7～10天可显示阳性。性活跃、怀孕不足一周者尿妊娠试验可以出现假阴性。应随访这些患者，直至月经来潮。

定期筛查

性活跃的青少年每新换一个性伴侣，都应该在3～6月后做检查，根据美国癌症协会的建议，首次盆腔检查应在性生活开始后的 3 年之内或在 21 岁时进行[10]。激素避孕法本身并不需要一定做盆腔检查或 Papanicalou (Pap) 试验，将激素避孕与每年行一次盆腔检查联系在一起，对于十几岁的孩子来说是不可逾越的障碍，导致非意愿妊娠[3,11]。青少年通常认为盆腔检查就是巴氏涂片，如果检查是在急诊室做的，不常规行巴氏涂片，那她可能从来不会接受宫颈癌和人乳头瘤病毒的筛查。免疫抑制的女孩和有多个性伴侣的青少年更应经常进行筛查。

怀疑有外阴阴道炎的孩子的治疗

卫生不良、缺乏雌激素影响、肛门靠近阴道、缺乏阴毛的保护和阴唇脂肪垫，使青春期前的孩子经常患外阴阴道炎。尼龙紧身衣和内衣裤、湿泳衣、紧身仔裤、出汗，都可以引起非特异性外阴瘙痒或酵母菌的过度生长。酵母菌喜欢生长在潮湿的环境，如阴道或腹股沟皮肤皱褶内。泡沫浴或香水肥皂可以引起化学刺激。

感染病因

蛲虫感染见于这一年龄组。把透明胶带压在肛周皮肤几秒钟，然后将其移到玻片上，可以看到虫卵。应用手电筒可以在午夜看到肛周的成年蛲虫。诊断明确后，服用 100 mg 甲苯咪唑很容易治愈蛲虫感染。

非特异性阴道炎占外阴阴道炎的 25%～75%[12-16]。假丝酵母、消化链球菌属、似细菌类种属在有阴道分泌物或外阴阴道炎的女孩较没有症状者更常见[16]。观察 80 例年龄在 2～12 岁、患有外阴阴道炎的青春期前女孩，其中 36% 的患者阴道拭子中可以分离出致病菌，59%A 组溶血性链球菌阳性[17]。阴道分泌物中白细胞与致病菌的存在有关，敏感性为 83%，特异性为 59%。

致病菌包括 A 族 β 溶血性链球菌（化脓性链球菌）、嗜血杆菌属、流感杆菌、金黄色葡萄球菌、黏膜炎莫拉菌、肺炎链球菌、脑膜炎双球菌、志贺杆菌和小肠结肠炎耶尔森菌属[3,17]。接种 H 流感疫苗在降低这种微生物所导致的阴道炎发病率方面的作用并不确定。患阴道炎的女孩 36% 阴道内有大肠杆菌，而无症状的女孩 23% 有大肠杆菌[18]。3 岁以下的女孩 90% 阴道内有大肠杆菌，3～10 岁无症状女孩阴道内大肠杆菌的阳性率为 15%[19]。一例青春期前的女孩患志贺菌引起的阴道炎，对抗生素耐药，经久不愈[20]。其在 3 年中断续阴道出血、排尿困难、白带恶臭，应用氨苄西林、磺氨类药物、头孢克肟和阿莫西林/克拉维酸治疗均无效，最后用环丙沙星治疗 14 天，症状消失。在这个年龄组，血性分泌物不常见，应进行分泌物培养[20,21]。患者可能伴有或不伴近期出现的腹泻。

非感染性病因

多数青春期前外阴阴道炎是非感染性的；如果是感染性的，症状往往更严重，并有阴道分泌物[12]。由于正常菌群与致病菌间有很大重叠，阳性培养并不能提示感染[12]。如果年轻女孩有绿色分泌物，检查没有发现异（常见的病因，主要是卫生纸类的东西），而分泌物培养显示有一种微生物占优势，则应考虑感染，并给予适当的治疗。对于有可见的和多量分泌物的患者，以及有中到重度炎症的患者应进行分泌物培养。

治疗通常包括坐浴和去除致病物（局部异物、环境中的刺激物如泡沫浴、以前存在于浴盆中的浴液）。性虐待是外阴阴道炎的罕见病因，但如果有特殊损伤或可疑病史时，应考虑性虐待的可能。

对有性虐待史的孩子的处理

处女膜后天性异常可以是性虐待的结果，有时可见于外伤。应用棉塞很少引起处女膜裂伤[22]。性虐待导致的急性创伤包括处女膜横断、血肿、擦破、撕裂和外阴红斑。创伤通常很快愈合，10～12 天可以完全愈合[3]。多数女孩在检查时完全正常，虽然可以看到处女膜切迹、残迹和瘢痕[3]。

如果细菌学检查发现细菌来源于青春期前儿童的阴道，对性虐待患者的检查应包括在修饰后的 Thayer-Martin-Jembec 培养基中进行淋病奈瑟球菌培养[3]。从孩子阴道培养出的淋病奈瑟球菌也可能是其他的细菌，如乳糖奈瑟球菌、脑膜炎球菌或灰色奈瑟球菌[23,24]。需通过沙眼衣原体培养来诊断青春期前女孩的感染，因为一些非培养性试验可以呈现假阳性的结果。如果无法进行培养，可行核酸扩增试验

(NATs)，如果第一次 NAT 试验是阳性的，可以针对不同的序列再做一次 NAT 试验[3,25,26]。

阴道出血患儿的处理

对有阴道出血的青春期前女孩，应进行仔细的评估。新生儿由于母体来源的雌激素的撤退，可以出现阴道出血。但在新生儿期之后，阴道出血鉴别诊断的范围就增大了。异物是最常见的原因，另外还包括性虐待、苔藓硬化、外阴阴道炎、性早熟和肿瘤。其他引起阴道出血的原因包括尿道脱垂、血管瘤和湿疣（虽然后者极少出血）。

应询问父母和孩子阴道出血的时间和持续的时间、外伤史、有无血尿和直肠出血、阴道炎症状、青春期发育和可能的性虐待。7～8岁以下的孩子有青春期表现，尤其有快速的直线生长，提示可能有性早熟。血小板减少的患者可能有其他部位的出血，如瘀点、青紫或鼻出血[3]。

视诊时如看到处女膜撕裂或后阴唇系带损伤，则应高度怀疑存在性虐待。相反，骑跨伤常常引起阴唇或会阴血肿。如果损伤严重，引起大血肿，应立即外敷冰袋，并应注意有无尿潴留，在生殖道进一步肿胀变形之前应留置 Foley 尿管。出血严重时应在全麻下进行检查，并紧急止血。如果出血很少，可将 2% 利多卡因胶或 EMLA 霜涂于创口，用注射器灌上温水，轻轻地冲洗创口。父母或孩子可以帮助加压冷敷。可将可吸收性明胶海绵或止血纤维放于渗血部位。

青春期前的其他外阴病变

阴唇粘连

阴唇粘连在儿童相对常见。小、大阴唇可以从阴蒂到后阴唇系带发生不同程度的粘连，部分性或完全性阻碍尿液流出。继发于尿液或阴道分泌物积聚的皮炎并不常见，偶尔有尿道感染。多数孩子没有症状，粘连对父母的烦扰大于对孩子的烦扰。局部使用雌激素乳膏（倍美力）很容易治疗阴唇粘连。由于这个部位的皮肤持续暴露于慢性刺激物，因此粘连容易复发。对父母的教育必须包括预防措施，如减少暴露于慢性刺激物，应用合适的保护性润滑药。同样重要的是，要教育父母不要使用过多的雌激素，以防止引起全身性不良反应。一般不需要机械分离粘连。如果有必要手术分离粘连，应给予适当的麻醉。

萎缩性苔藓样硬化

萎缩性苔藓样硬化见于青春期前孩子和绝经期妇女，与低雌激素状态有关。女孩可有瘙痒、疼痛、阴道或会阴出血和排尿困难，有时会有便秘。对于这一诊断，图像较语言更有说服力。色素减退的皮肤从阴蒂到肛门，呈沙漏形或界线清楚的 8 字形，伴有散在的毛细血管扩张，有或无会阴撕裂伤。局部类固醇治疗通常在用药初始即有效，使用中到强效类固醇的目的是用最少的类固醇达到缓解症状的目的。中效类固醇包括 0.2% 戊酸氢化可的松（Westcort），强效类固醇包括 0.05% 氟轻松（Lidex）。偶尔患者需要使用超强效的类固醇，如 0.05% 丙酸氯倍他索（Temovate）或 0.05% 卤贝他索丙酸酯软膏（Ultravate）。润滑剂较乳膏刺激性小。润滑药如凡士林或羊毛脂制剂也有帮助。

激素软膏每天用 2 次，持续 2 周，以后每天用 1 次，持续 2～4 周；然后改为隔天用 1 次，持续 2 周。医生和父母应注意长期应用激素导致局部萎缩、毛细血管扩张、细沟、色素减退和混合感染（真菌或病毒）的问题。仔细随访和持续教育可以帮助减少复发和过度应用激素的副作用。

特应性皮炎

有些孩子可能对各种尿布膏、擦拭或特殊品牌的尿布过敏，此时会阴部位呈鲜明的红斑，但没有念珠菌感染时常见的卫星状病损。更换产品可以使症状消失。在一些特殊的患者，需用清水替代商业的擦拭产品。由于尿布的潮湿环境，接触尿布的部位会发生典型的特应性皮炎，只有停用尿布炎症才会消失。换尿布时，孩子会抓挠臀部或会阴，引起金黄色葡萄球菌或链球菌属的混合感染，金黄色葡萄球菌感染很少累及阴道[27]。应用润滑药、低致敏肥皂（如 Aveeno，Lever 2000，Dove，Neutrogena）和 1% 氢化可的松膏通常可以减轻症状。应告诉父母不可过分使用甾体激素，以免引起局部萎缩。

银屑病

发生于外阴的银屑病在孩子较成人常见,可有瘙痒症状;局部有界线清楚的鲜明的红斑,以及无鳞屑的匀称的斑块,一般累及外阴、会阴和臀沟。仔细检查可以发现这些孩子有凹陷甲、耳后红斑或其他部位的疹子。除非持久用药,否则单纯使用1%氢化可的松可能无效。可局部应用低效到中效的皮质激素,必要时增加强度,并应治疗慢性感染。

全身性疾病

常见的疾病如感染性单核细胞增多症可以有一些不常见的症状,如阴唇溃疡与单纯疱疹病毒相似[27,28]。川崎综合征可伴有会阴脱皮,Stevens-Johnson综合征也可有类似的表现。Crohn病更容易侵犯肛周,而非阴唇周围。Behcet病是一种自身免疫性疾病,在儿科很罕见,临床上表现为三联征:虹膜睫状体炎、口腔溃疡和生殖器溃疡。其他表现有视网膜血管炎、视神经萎缩、脑膜炎、蛋白尿和血尿、血栓性静脉炎、动脉瘤和关节痛。在日本的发病率为1:10 000,北美和欧洲为1:500 000。Behcet综合征通常始于口腔apthous溃疡,而生殖器溃疡通常发生较晚,眼睛的综合征通常开始于十几岁[27,29,30]。与单纯疱疹病毒感染相似,外阴可以有表皮脱落,从而引起疼痛,使孩子、青少年和父母感到困窘。锌缺乏与肠病性肢皮炎、口周皲裂以及外阴糜烂性皮疹有关[31,32]。

生殖器肿瘤

虽然生殖器肿瘤在儿童期罕见,但对于慢性生殖器溃疡、非创伤性外生殖器肿胀、阴道肿块、非异物引起的恶臭的血性分泌物、男性化或性早熟,都应考虑有生殖器肿瘤的可能。阴道胚胎癌(botyroid肉瘤)在年少的女孩较常见,90%发生在5岁以下,2岁时为患病高峰。在年幼的孩子,肿瘤通常发生于阴道下段,而在10岁以上的孩子,肿瘤常常累及阴道上段或宫颈[27]。其来源于未分化的间叶细胞,起始于黏膜固有层,可在阴道上皮下迅速扩散,侵犯阴道壁,含有水肿的间质和扩张的血管,像水螅似的向外生长,使肿瘤呈葡萄串样。局灶盆腔横纹肌肉瘤采用化疗和保守性手术,结合或不结合放疗,存活率可达80%~90%[3,33,34]。

外阴黑色素瘤罕见但性恶。Langerhans细胞增多症可以累及外生殖器。也可见到先天性会阴脂肪瘤、尿道膨出、尖锐湿疣、脱垂异位的输尿管疝以及其他更罕见的情况。

小结

青春期前检查给了教育父母和孩子关于女性生殖器的正常解剖和外阴卫生的机会,并可以发现疾病和可能存在的性虐待。耐心并重视孩子的感觉,使大部分孩子和她们焦虑的家庭可以忍受检查。对非常害怕的孩子或生殖器创伤的孩子,可能需要几次访视。要正确评价性虐待,既要确定对孩子的真正伤害,又要在没有确凿证据的情况下防止过度诊断性虐待。事实上,任何外阴的情况都会被父母或医生误诊为性虐待,而不考虑儿童期可能存在的各种外阴疾病。女孩外阴皮肤用药问题很常见,使父母和孩子在情感上和身体上觉得很不舒服,而这些问题又有可能由于孩子感到尴尬或害怕而被忽视。需要教育孩子和父母关于苔藓硬化、Behcet病或阴唇粘连等的预防和治疗。诊断和治疗外阴感染的简单原则是:①如果有脓,应进行培养;②如果有脓肿,切开引流;③全身和局部治疗;④温水浸泡。多数青春期妇科问题不需要用仪器检查,可以通过以下简单方式解决:仔细视诊,必要时培养,简单冲洗去除异物,花时间教育和预防。

要 点

- 对青春期前孩子的检查应该包括Tanner分期。
- 正常的处女膜可以有不同的形状,前部缺乏(新月形)并不意味存在性虐待。
- 青春期前孩子的外阴阴道炎多数为非感染性的。
- 非特异性阴道炎在青春期前孩子占25%~75%。
- 36%的外阴阴道炎可以分离出致病菌,其中一半以上是A组链球菌。
- 雌激素是治疗阴唇粘连的经典方法。即使阴唇粘连经常复发,也不需要手术治疗。
- 苔藓硬化通常用激素治疗。

(李红真译 乔 杰校)

参考文献

1. Goldenring JM, Cohen E: Getting into adolescent heads. Contemp Pediatr July: 75–90, 1988.
2. Goldenring JM, Rosen DS: Getting into adolescent heads: An essential update. Contemporary Pediatrics 60:28–30, 2004.
3. Emans SJ, Laufer MR, Goldstein DP: Pediatric and Adolescent Gynecology, 5th ed. Philadelphia, Lippincott Williams & Wilkins, 2005.
4. Pokorny SF: Configuration of the prepuberatal hymen. Am J Obstet Gynecol 157:950–956, 1987.
5. Pokorny SF, Stormer LVN: Atraumatic removal of secretions from the prepubertal vagina. Am J Obstet Gynecol 157:950–956, 1987.
6. Huffman JW, Dewhurst CJ, Capraro VJ: The gynecology of childhood and adolescence. Philadelphia, WB Saunders, 1981.
7. Capraro VJ: Gynecologic examination in child and adolescents. Pediatr Clin North Am 19:511–528, 1972.
8. Hairston L: Physical examination of the prepubertal girl. Clin J Obstet Gynecol 40:127–134, 1997.
9. Blake DR, Duggan A, Quinn T, et al: Evaluation of vaginal infections in adolescent women: Can it be done without a speculum? Pediatrics 102:939, 1998.
10. Saslow D, Runowicz CD, Solomon D, et al: American Cancer Society guideline for the early detection of cervical neoplasia and cancer. CA Cancer J Clin 52:342, 2002.
11. Stewart FH, Harper CC, Ellertson CE, et al: Clinical breast and pelvic examination requirements for hormonal contraception: Current practice vs evidence. JAMA 285:2232, 2001.
12. Jaquiery A, Stylianopoulos A, Hogg G, Grover S: Vulvovaginitis: Clinical features, aetiology, and microbiology of the genital tract. Arch Dis Child 81:64–67, 1999.
13. Paradise JE, Compos JM, Friedman HM, et al: Vulvovaginitis in pre-menarchal girls: Clinical features and diagnostic evaluation. Pediatrics 70:193, 1982.
14. Emans SJ, Goldstein DP: The gynecologic examination of the prepubertal child with vulvovaginitis: Use of the knee-chest position. Pediatrics 65:758, 1980.
15. Heller RH, Joseph JH, David HJ: Vulvovaginitis in the premenarchal child. J Pediatr 74:370, 1969.
16. Pippo S, Lenko H, Vuento R: Vulvar symptoms in paediatric and adolescent patients. Acta Paediatr 9:431, 2000.
17. Stricker T, Navratil F, Sennhauser FH: Vulvovaginitis in prepubertal girls. Arch Dis Child 88:324–326, 2003.
18. Gerstner GJ, Grunberger W, Boschitch E, et al: Vaginal organisms in prepubertal children with and without vulvovaginitis. Arch Gynecol 231:247, 1982.
19. Hammerschlag MR, Albert S, Rosner I, et al. Microbiology of the vagina in children: Normal and potentially pathogenic organisms. Pediatrics 68:57, 1978.
20. Baiulescu M, Hannon PR, Marcinak JF, et al: Chronic vulvovaginitis caused by antibiotic-resistant *Shigella flexneri* in a prepubertal child. Pedatr Infect Dis J 21:170–172, 2002.
21. Murphy TV, Nelson JD: Shigella vaginitis: Report of 38 cases and review of the literature. Pediatrics 63:511–516, 1979.
22. Emans SJ, Woods ER, Allred EN, Grace E: Hymenal findings in adolescent women: Impact of tampon use and consensual sexual activity. J Pediatr 125:153, 1994.
23. Alexander ER: Misidentification of sexually transmitted organisms in children: Medicolegal implications. Pediatr Infec Dis J 7:1, 1988.
24. Whittington WL, Rice RJ, Biddle JW, et al: Incorrect identification of *Neisseria gonorrhoeae* from infants and children. Pediatr Infect Dis J 7:3, 1988.
25. Centers for Disease Control and Prevention: Screening tests to detect *Chlamydia trachomatis* and *Neisseria gonorrhoeae* infections 2002. MMWR 51(RR-15):1, 2002.
26. Centers for Disease Control and Prevention: Sexually transmitted diseases treatment guidelines 2002. MMWR 51(RR-6):1, 2002.
27. Mroueh J, Muram D: Common problems in pediatric gynecology: New developments. Curr Opin Obstet Gynecol 11:463–446, 1999.
28. Sisson BA, Glick L: Genital ulceration as a presenting manifestation of infectious mononucleosis. J Pediatr Adolesc Gynecol 11:185–187, 1998.
29. Uziel Y, Brik R, Padeh S, et al: Juvenile Behçet's disease in Israel. The Pediatric Rheumatology Study Group of Israel. Clin Exp Rheumatol 16:502–505, 1998.
30. Elem B, Onur C, Ozen S: Clinical features of pediatric Behçet's disease. J Pediatr Ophthalmol Strabismus 35:159–161, 1998.
31. Fischer GO: Vulvar disease in pre-pubertal girls. Australas J Dermatol 42:225–236, 2001.
32. Stapleton KM, O'Loughlin E, Relic JP: Transient zinc deficiency in a breast-fed premature infant. Australas J Dermatol 36:157–159, 1995.
33. Copeland LJ, Gershenson DM, Saul PB, et al: Sarcoma botyroides of the female genital tract. Obstet Gynecol 66:262, 1985.
34. Arndt CA, Donaldson SS, Anderson JR, et al: What constitutes optimal therapy for patients with rhabdomyosarcoma of the female genital tract. Cancer 91:2454, 2001.

常用网页

The Center for Young Women's Health, Children's Hospital, Boston, provides a useful site for clinicians, educators, parents, and youth, at *www.youngwomenshealth.org*
For hymenal anatomy: *www.youngwomenshealth.org/hymen.htm*
American College of Obstetrics and Gynecology (ACOG): *www.acog.org*
Policy statements for professionals, educational materials for teens and families.
American Academy of Pediatrics (AAP): *www.aap.org*
Policy statements for pediatricians/health care professionals, educational materials for patients, with links to the Bright Futures web site: *http://brightfutures.aap.org/web*

American Medical Association (AMA): *www.ama-assn.org/ama/pub/category 1979.html*
Adolescent-specific section with educational resources.
The North American Society for Pediatric and Adolescent Gynecology (NASPAG): *www.naspag.org*
Useful site for clinicians, including teaching slide set that is available for purchase.

第二部分　儿童期与青春期疾患

14　青春期生殖疾患

Marjan Attaran and Gita Gidwani

引言

关于青春期生殖疾患的咨询包括从简单的使患者安心到复杂的内分泌问题的研究。青春期生殖疾患通常以月经异常为主，包括闭经、月经不调或痛经。其他医疗或社会问题，如饮食失调，对所存在问题的诊断和治疗都有深远的影响。本章节讨论青春期生殖疾患，较其他章节更详细地综述了有关疾病，其目的是阐明青春期人群经常遇到的一些特殊的问题。

月经紊乱

月经紊乱是青少年常有的主诉。然而，由于困窘、害怕和缺乏相关知识，许多青少年从不因此咨询妇科医生。这些症状很少由明显的妇科病变引起。然而，这给妇科医生提供了给患者传授知识并鼓励患者的机会。

痛经

青少年痛经的患病率很高，而卫生保健人员经常会低估或忽视它[1-3]。对2699位正常青少年的调查显示，痛经的患病率为59.7%[2]。作者注意到痛经的患病率随年龄而升高，从12岁的39%到17岁的72%。瑞典对患有痛经的青少年进行的大宗流行病学研究显示，15%的人认为痛经影响了其日常活动[1]。

虽然严重的痛经使几乎51%的患者至少有一次不能上学或工作的经历，但只有30%的人对医生提及此事。因此，尽管痛经在青少年的患病率很高，许多青少年并不会因此而寻求保健医生的帮助。

必须区分原发或继发性痛经，因二者的处理有很大差异（表14-1）。原发痛经是指月经期疼痛不是由特殊的潜在的病变所致，而继发性痛经是由潜在的病变引起的经期疼痛。病史及盆腔检查可帮助排除继发性痛经。原发性痛经需要排卵周期的启动。因此，原发性痛经典型地出现在初潮后的头12～24个月。

应记录疼痛出现的时间、持续的时间以及程度。月经第一天经常出现痛性痉挛。痛经平均持续的时间为2天[4]，疼痛通常在出血第三天后消失。患者可能还有其他相关症状，如恶心、呕吐、腰背痛、头痛、腹泻、头晕，且偶有昏厥[5]。

痛经的严重程度似乎随月经期的延长而加重[6]。个人史的某些特点可以为研究指出一个特定的方向，如子宫内膜异位症家族史可以使医生更加怀疑这方面的疾病。如果疼痛出现在初潮起始，则提示有生殖道梗阻的可能。

如果有宫颈举痛、附件包块以及增大的子宫，则可能存在盆腔感染或与妊娠相关的疾病，如宫外孕。如果患者从未有性生活，且没有阳性检查结果，则应进行B超检查。如果原发性痛经药物治疗无效或临床怀疑继发性痛经时，应行腹腔镜检查。

表14-1
月经痛的妇科鉴别诊断

原发性	前列腺素合成异常
继发性	子宫内膜异位症
	盆腔炎症性疾病
	异位妊娠
	稽留流产
	子宫肌瘤
	流出道受阻
	卵巢囊肿/肿瘤
	扭转
	子宫腺肌症

痛经的发病机制

来源于分泌期子宫内膜的 $PGF_{2\alpha}$ 会引起子宫肌收缩，导致原发性痛经（图14-1）。多项研究都显示痛经的女性月经血及子宫内膜组织中 $PGF_{2\alpha}$ 的含量高于没有痛经的女性[7,8]。前列腺素通常在月经开始后的头48小时内进入血液循环，引起恶心、头痛、呕吐及腹泻等相关症状。

子宫可以产生和代谢白细胞三烯（LT）。患有痛经的成年女性，其子宫肌层和子宫内膜均含有较高水平的白细胞三烯[9]。有原发性痛经的女性月经血中 LTC4 和 LTD4 的水平明显高于没有痛经者[10]。因此，这些强有力的血管收缩剂和炎性介质在痛经症状的产生上可能有一定作用。

治疗

许多青少年常常自行用药，但剂量通常低于治疗量。可以用低剂量非处方药非甾体类抗炎药物（NSAIDs）与其他治疗，如局部热疗、锻炼、草药相结合来治疗痛经。NSAIDs 通过抑制环氧合酶活性而降低前列腺素的产生。多个研究显示 NSAIDs 可以降低痛经相关症状的严重程度[11]。目前尚不清楚哪种 NSAID 更好。

如果 NSAID 无效，推荐选用口服避孕药作为二线治疗。口服避孕药通过抑制子宫内膜的生长，达到限制前列腺素和白细胞三烯的产生。事实上，服用避孕药的女性月经血中前列腺素的水平低于没有用药的痛经女性[7]。

已有明确的证据表明，服用避孕药的青少年痛经的发病率降低[12]。因为长效甲羟孕酮（DMPA）抑制排卵，引起子宫内膜萎缩，因此其可以用于缓解青少年痛经症状。然而，可能的副作用，包括骨质疏松，限制了其在青少年的长期使用。

饮食改变可能影响痛经。在一项前瞻性、随机、双盲的交叉研究中，42例年龄在15岁至18岁的青少年服用安慰剂或鱼油2个月[13]。结果显示服用鱼油组痛经显著减少。提示补充 omega-3 脂肪酸可以缓解青少年的痛经症状。omega-3 脂肪酸可以阻止作用更强的前列腺素和白细胞三烯的合成。

多囊卵巢综合征

月经不调是 PCOS 的典型症状，常常出现在月经来潮后的头2年内[14]。多数月经不调在初潮2年后会转为正常，但细致的随访及检查是必要的。在一项研究中，年龄在14～16岁、月经稀发的青春期女孩，有一半到18岁时仍然有月经问题[18,15]。

PCOS 是最常见的引起育龄女性月经不调的生殖内分泌疾患。由于这种综合征始于青春期，因此应密切监测青少年是否有这种疾病的迹象，因为早期干预有利于远期预后[16]。虽然在孩提时代即可以存在轻微的症状和体征，但诊断通常都延迟到青春期，此时患者常表现为月经不调。在围青春期，下丘脑-垂体-卵巢轴（HPO）相对不成熟，导致无排卵，使这一时期 PCOS 的诊断变得相对困难。

患有 PCOS 的青少年初潮起始时间往往是正常的。但有资料表明，阴毛初现提前与 PCOS 的发生有关[17-19]。在一组阴毛初现提前的青春期后的青少年中，45%有卵巢功能性的高雄激素血症[17]。98名阴毛初现提前的青少年与 Tanner 分期及骨龄相匹配的对照组进行比较，阴毛初现提前者无论其 Tanner 分

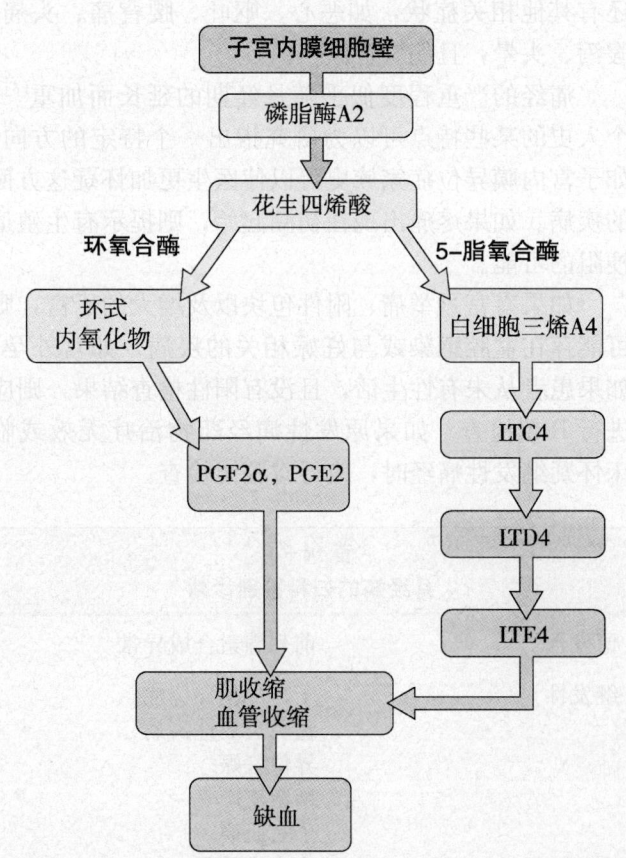

图14-1 子宫内膜的前列腺素合成。黄体期血清前列腺素降低导致细胞膜磷脂转化为花生四烯酸释放。PG，前列腺素；LT，白细胞三烯。

期如何，其平均血清胰岛素水平均升高，提示胰岛素抵抗在孩提时代就存在[20]。

症状和体征

根据鹿特丹欧洲生殖医学协会（ESHRE）和美国生殖医学协会（ASRM）关于PCOS统一标准研讨会，诊断PCOS需雄激素过多的身体或生化方面的证据[16]。必须除外其他病因，如晚发的先天性肾上腺增生（CAH）、高催乳素血症及分泌雄激素的肿瘤。

患有PCOS的青少年最多见的主诉是月经稀发伴月经量过多。与睾酮水平升高、高LH以及多囊卵巢相比较，15岁时有稀发月经能更好地预测18岁时出现稀发月经的几率[14]。

青少年多毛通常都是由PCOS引起的[21]。高雄激素血症的其他皮肤表现包括痤疮和秃头症。高胰岛素血症患者可以有黑棘皮症和皮赘。患PCOS的女孩LH和雄激素的水平高于对照组[22]。患有PCOS的成年女性也有类似发现。患有PCOS的女孩LH脉冲增加，LH/FSH比值升高，卵巢体积增大[23]。

孩提时代，肥胖是引起胰岛素抵抗的主要原因[24]。然而，在青春期（成年女性也是如此），PCOS增加了高胰岛素血症的风险，而这不依赖于体重和脂肪含量。对伴有或不伴PCOS的两组肥胖的12岁女孩进行血糖钳试验，结果表明PCOS组空腹血糖高于非PCOS组。较之非PCOS组，PCOS组对胰岛素的敏感性下降了50%[25]。这种代谢异常是2型糖尿病的先驱症状，在PCOS病程早期即存在。事实上，在患有PCOS的肥胖青少年中，糖耐量损害的患病率达33%[26]。有稀发月经和高雄激素血症的瘦型青少年也可以有高胰岛素血症[27]。因此，瘦型PCOS青少年患2型糖尿病的风险也是增加的。

50%患有PCOS的女性有抑郁症。多毛、肥胖、痤疮和秃头症对情感脆弱的青少年造成了明显的压力。对青少年而言，社会接受性如此重要，身体上与同龄人的差异使这些女孩更容易患社交焦虑症[28-30]。

获得相关的内分泌疾病家族史十分重要。阳性PCOS家族史是PCOS的重要风险因子。PCOS患者的母亲和姐妹PCOS患病率分别为35%和40%[31]。应询问患者关于母亲和父亲PCOS家族史中男性早秃症、女性高雄激素血症、月经不调、糖尿病、肥胖和不孕的发生情况。

实验室评估

青少年内分泌方面的检查与成人相似，包括血清雄激素的评价，并排除有相同表现的其他内分泌疾患，如晚发的CAH和高催乳素血症。研究的细节将在第15章讨论。通常需要进行口服葡萄糖耐量试验，以评价糖耐量损害的情况。虽然对惴惴不安的年轻患者可以用盆腔超声代替盆腔检查，但不是绝对必要的。

治疗

PCOS治疗的出发点根据主诉而定。激素类制剂如口服避孕药和孕激素，可以有效治疗月经异常。周期性应用孕激素可以维持子宫内膜的稳定性，防止内膜癌变和增生。然而，对于性活跃的青少年，口服避孕药更为理想。

口服避孕药不仅可以调节月经，而且可以减少多毛和痤疮。其通过抑制促性腺激素的分泌，增加性激素结合球蛋白的合成，可以降低游离睾酮，对毛囊产生有利的作用。与大部分青少年的认识相反，口服避孕药不会增加PCOS患者的体重和脂肪含量[32]。然而，避孕药可能使有高胰岛素血症风险的患者发生胰岛素抵抗[33]。

抗雄激素制剂，如螺内酯，可以有效缓解多毛症状和痤疮，每日服用200 mg可以降低毛发的直径以及性毛的量。由于螺内酯可以引起月经不调，因此建议患者同时应用口服避孕药。6～9个月的治疗不会引起毛发的明显变化，但是，一旦毛发生长的速度开始下降，患者就可以应用美容方法，如电针除毛及激光治疗。依氟鸟氨酸霜可以抑制毛囊内的鸟氨酸脱羧酶，每天在局部涂抹2次，减慢毛发的生长[34]。但与螺内酯相似，应用几个月才可以看到毛发生长的变化。

胰岛素增敏剂在PCOS青少年的作用尚不清楚。与成人患者相似，许多PCOS青少年也有胰岛素抵抗，其患糖尿病和心脏病的风险增加。但对这些患者，改变代谢异常的一线治疗是调整生活方式，这包括锻炼和饮食控制。青春期女性生活方式的调整尤其重要，因为青春期行为的改变可以产生长远的影响。生活方式的调整在预防糖尿病方面的作用甚至优于二甲双胍[35]。另外，缺乏青少年应用二甲双胍的安全性和远期影响的资料。因此，在这组患者，很难证明终身应用二甲双胍是正确的。

然而，有很好的证据表明，二甲双胍可以使肥胖或不肥胖的青少年异常的代谢参数变为正常。15 例肥胖的有糖耐量损害的 PCOS 青少年，服用二甲双胍 850mg，每日 2 次，肝脏和外周胰岛素抵抗以及糖耐量均得到改善，游离睾酮和总睾酮水平都降低了[36]。不肥胖的青少年应用二甲双胍，可以改善多毛症状，以及游离雄激素指数、脂谱和胰岛素参数[37]。不幸的是，所有在脂谱、高雄激素、月经和高胰岛素血症方面的改善在停药 3 个月内都会消失[37,38]。

异常子宫出血

在初潮后 1～2 年之内的女孩，异常子宫出血（AUB）很常见。AUB 指没有子宫结构异常而出血过多、出血时间延长及不规则出血。对 5000 多名青少年月经情况的调查结果显示，在月经来潮的第一年，不规则出血的发生率为 43%，在第 6 年为 20%[3]。因此，大部分青少年最终都会有正常的月经，但在随访时间最长的一项研究中，5% 的青少年持续到成年期仍有严重的无排卵性出血[39]。

病因

青少年 AUB 最常见的原因是无排卵。无排卵周期通常是 HPO 轴不成熟的结果。子宫内膜持续暴露于没有对抗的雌激素作用下，导致不规律的子宫内膜剥脱。出血没有规律，通常是无痛的。可以是点滴出血，也可以是大量出血，从而导致严重贫血。

因为 AUB 是一个概括性诊断，必须考虑其他可能的引起阴道出血的原因。AUB 的鉴别诊断很广，详见表 14-2 的总结。更详细的综述见第 21 章。在大部分情况下，青少年无排卵的原因不清楚。慢性疾患，如肝硬化和肾衰竭可以导致无排卵及 AUB。其他导致无排卵的情况包括饮食异常、体重改变和高强度的运动。由于难以从十几岁的孩子那里获得正确的性生活史，因此应该考虑妊娠并发症，如过期流产。虽然局部病变如子宫肌瘤并不常见，但其他疾患如宫颈炎却很常见，可以引起长时间的出血。

对于有排卵性的 AUB（月经过多），应该寻找出血的原因。一项回顾性研究显示，因急性月经过多而入院治疗的青少年中 19% 有原发性凝血功能异常。在初潮月经过多的女孩中，出血性疾患的发病率升至 50%[40]。在最近的研究中，出血性疾患更多存在于初

表 14-2 异常子宫出血的鉴别诊断
妊娠相关疾病
凝血功能异常性疾病
慢性疾病
性传播性疾病
内分泌疾病
医源性
局部妇科疾病

潮前，新诊断出的凝血功能障碍的发生率明显下降[41,42]。仅有 3% 月经过多的患者是新近诊断出患有凝血功能障碍。另一方面，因血液病住院需要化疗的患者可能发生严重的阴道出血。

评估

病史应包括详细的月经史，包括月经持续的时间和症状的严重程度。尤其应注意既往的患病情况，特别是有无血液病以及目前的用药是否会引起血小板减少。应搜寻有无与甲状腺疾病、雄激素过多及催乳素瘤有关的症状。应了解性生活史。

从青春期少女获得的性生活史不一定准确，应对宫颈分泌物进行性传播疾病病原体的培养，并应行尿妊娠试验。即使不能做彻底的盆腔检查，对外生殖器的检查也可以提供有价值的信息，有助于了解阴道出血量以及雄激素增多的情况。阴道或直肠检查可以了解子宫的大小。应注意皮肤的变化，如多毛和黑棘皮症。

对阴道出血过多的女孩的实验室评估包括妊娠试验和血细胞计数。血常规可以评估出血的严重程度，指导是否需要紧急处理。此外，也可借此除外重要的血液病。如果怀疑有血液病，应检查或筛查出血时间、凝血时间、活化部分促凝血激酶时间和 Von Willebrand 病。详情见第 21 章。应该评估有无潜在的内分泌疾患，如甲状腺疾患和垂体腺瘤。

治疗

多数情况下，青春期女孩的无排卵性出血是自限性的，随着 HPO 轴的成熟而消失。因此，治疗的目标是支持，防止贫血。应积极治疗已知的引起无排卵的疾患，以及初潮前即有的出血性疾患。应与血液病

学家讨论患者的慢性血液性疾患，以便制订治疗计划，防止或减少 AUB 的严重程度。

对 AUB 的治疗要根据阴道出血的严重程度和出血持续的时间而定。如果血色素和血细胞压积在正常范围内、月经期稍微延长或周期略微缩短，则可以让患者每三个月就诊一次。在这段时间内，让患者记录月经情况，在每次就诊时对其进行分析。多数青少年最终会有正常的月经。对于出血频发（每2~3周1次）、血常规正常或轻度异常的患者，可以周期性应用醋酸甲羟孕酮（每日 10 mg，10~14 天）。对于长期闭经或稀发月经、之后伴有大量阴道出血的患者，可以每 2~3 个月给予醋酸甲羟孕酮，诱发月经，阻止异常的子宫内膜剥脱。应补充铁剂。

有证据表明 NSAIDs 可以减少出血量[43,44]，尤其对于有排卵的 AUB（月经过多）。有轻度贫血的患者通常每 2~3 周有一次中到大量的月经。在这种情况下，可以口服避孕药或孕激素控制出血。应用醋酸甲羟孕酮或炔诺酮 10~14 天，可以稳定子宫内膜，使子宫内膜全面剥脱，从而控制月经。当出血过多或时间较长时，这些制剂也可能无效。这时子宫内膜通常很薄，可以给予雌激素使内膜愈合，此时单相复方口服避孕药可能更有效。虽然周期性应用孕激素 10~14 天对于无排卵性 AUB 是有效的，但对于有排卵性 AUB 则通常无效，对于后者，应用孕激素 21 天（周期第 5 天到 26 天）更有效。

如果出血较多，但还没有达到紧急状态，可以每 8~12 小时口服避孕药，直到出血停止，然后将剂量慢慢减为每日 1 片。患者需每日电话告知其出血情况及任何主诉。出血停止 3 周后，停用口服避孕药，告诉患者会来月经。在重新评估前，建议患者周期性应用口服避孕药 2 个月。

重度贫血的治疗

在某些情况下，严重贫血和大量出血时患者需要每 4~6 小时服用一次口服避孕药。在 24~36 小时内，出血量应明显减少，此时可以减少剂量。由于这些患者会有明显的恶心症状，因此应给予止吐药，以便让患者感到舒服一些，从而可以坚持治疗。另外，也可以选择每 4~6 小时口服大剂量雌激素，如结合雌激素（倍美力）或微粉化雌二醇（Estrace）。一旦出血停止，即可以减量，同时添加孕激素。

如果患者最初的血色素即低于 7 g/dl，又经常大量出血，则应该输血。在任何输血或激素治疗前，都应评价凝血情况。如果确信临床情况稳定，才可以开始给予口服避孕药。如果患者严重出血，不能口服用药，可以静脉给予结合雌激素（倍美力），每 4 小时 25 mg，持续 24 小时，如出血停止，可以不足 24 小时[45]。一旦出血减少或停止，则可以改为复方口服避孕药或孕激素。

在大剂量雌激素治疗禁忌的情况下，可以给予大剂量孕激素，如炔诺酮或醋酸甲羟孕酮。也可以应用 GnRH 激动剂治疗对激素无反应的 AUB，或有激素使用禁忌证的患者。抗纤溶制剂也曾成功治疗月经过多，但关于青少年应用的资料很少。在对成人进行的一项比较性研究中，甲灭酸可以使出血量减少 20%，止血环酸可以使出血量减少 54%[46]。在青少年，这些药物只用于有器质性病变以及对激素治疗无反应者。

只有当药物治疗无效时，才选用刮宫术及宫腔镜检查术，对于青少年，这是最后的选择。曾有因晚期肾病而严重子宫出血的青少年行子宫内膜切除术获得成功的个例报道[47]。然而，这种治疗只是被认为可以替代子宫切除。其他用于成年人的药物治疗很少用于青少年（见第 21 章）。

远期结局

对于有 AUB 史的青少年，长期随访十分必要，一项 25 年的随访研究显示了这一点[39]。这项研究是在应用激素治疗前进行的，结果显示月经转变为正常的发生率在研究的头 2 年最高，到第 4 年，50% 仍然有 AUB。在异常出血持续 10 年后，很少有患者月经会转为正常。因此，随访可以让患者知道其月经可以转为正常，或告知其必须继续治疗。

闭经

原发闭经指已经有第二性征发育，但到 15 岁还没有月经来潮，或乳腺发育后 5 年之内没有月经来潮。继发闭经指以前曾有月经来潮，之后有 6 个月没有月经，或至少 3 个周期没有行经。虽然这些术语所提供的信息与月经周期有关，但其并不能帮助排除其他病变。关于闭经的讨论详见第 16 章。在这里对青春期正常但没有月经的女孩的鉴别诊断做一个综述。这些患者都是通过妇科医生进入保健系统的。患者的闭经可能与青春期紊乱有关。这一话题在第11章讨论。

没有青春期延迟的闭经

对于第二性征正常、但表现为闭经的青少年，鉴别诊断十分广泛（表14-3），在这里只讨论最常见的疾病。首先必须除外妊娠。询问及评估多毛、溢乳、体重改变、饮食变化、运动类型的改变、慢性病、视觉的变化，以及头痛等症状和体征。

尽管患者年轻，仍然需评价外生殖器。至少要对外生殖器进行视诊，并进行直肠检查，以除外任何盆腔肿物。不要强迫青少年做窥器检查。如果影像学不能作出判断，可在麻醉下进行检查。

处女膜闭锁

这种异常是由于处女膜没有完全穿通（图14-2）。在青春期最常见，也可以在宫内或在新生儿期诊断出来[48]。发病率在足月女婴约为0.1%。目前认为是偶发的，然而也有家族性处女膜闭锁的报道[49,50]。虽然没有发现常见的遗传模式，但似乎可以有生殖道缺陷的家族史。

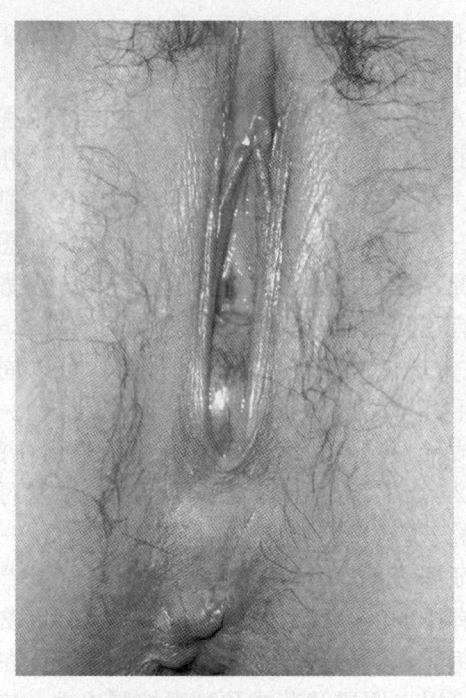

图14-2　（也见彩图14-2）此图中，膨出的淡蓝色膜为处女膜闭锁。

在幼年期，处女膜闭锁可表现为黏液囊肿。其特点为没有症状，检查外生殖器时很容易发现。有时阴道积水很大，可引起尿道梗阻和尿潴留，此时需手术减压。曾有黏液囊肿的患者发生泌尿道感染、导致阴道积脓的报道[51]。

围初潮期的青少年典型表现为周期性腹痛，这常常需要几个月的时间才会引起青少年及其家庭的注意。检查外生殖器时通常可以见到薄的凸出的处女膜。由于血液积存，处女膜可以发蓝。与处女膜闭锁相伴随的畸形较罕见，曾有bifid阴蒂、异位输尿管、多指（趾）、肾发育不全和肛门闭锁等畸形的报道。需通过影像学进一步评估生殖道。大的阴道积血通常很容易发现。

临床表现、体检、影像学检查都必须支持这一诊断。下面的例子显示了这一观念的重要性。

> SB是一个15岁的女孩，主诉周期性腹痛和闭经。她有盆腔和腹部疼痛2年了。该患者参加跑步，月经延迟被认为是赛跑所致。外生殖器检查未看到处女膜孔，直肠检查没有摸到盆腔包块，盆腔影像学检查显示只有轻微的子宫积血。医生给这个患者做了处女膜切开术。

闭经和周期性盆腔或腹部疼痛可以见于处女膜闭锁，但影像学没有显示阴道积血，医生应该作出其他

表14-3 无青春期延迟的闭经的鉴别诊断	
生殖道先天畸形	处女膜闭锁 阴道横膈 宫颈发育不全 阴道发育不全 苗勒发育不全
受体异常	雄激素不敏感综合征
酶缺陷	21-羟化酶缺乏 11-羟化酶缺乏
特异性性腺疾病	医源性/化疗性/放疗性 卵巢早衰 性腺发育不全 多囊卵巢综合征
下丘脑/垂体疾病	慢性疾病 垂体瘤 颅咽管瘤 饮食疾患 运动 精神疾患 肥胖 药物

诊断。鉴别诊断应该包括阴道发育不全、宫颈发育不全以及高位横膈。

治疗

诊断明确时，可以行处女膜十字切开，去除处女膜。由于有处女膜切除不完全、处女膜粘连以及阴道积脓的风险，因此应该在手术室无菌的条件下切除无孔处女膜。与其他的阴道畸形不同，术后不需要放置阴道模具。

远期的研究很少。对 15 例无孔处女膜的患者随访 14 年[52]，虽然半数患者对其未来的生育功能表示了担心，但在调查时 11 例有活跃性生活的患者否认有性功能障碍。检查时，15 例患者均表现为正常的外生殖器，没有排尿或排便困难。在相似的研究中，Rock[53]追访了 22 例无孔处女膜成形术后的患者的生育情况，其中 15 例希望怀孕，86% 妊娠。

雄激素不敏感综合征

完全性雄激素不敏感综合征是原发性闭经第三常见的原因，前两个原因是性腺发育异常和苗勒管发育不全。雄激素不敏感综合征的患病率是 1/40 000～1/99 000，由 Morris 在 1953 年首次报道[54,55]。这些青少年的染色体核型是 46,XY。雄激素不敏感综合征的患者 85%～90% 有雄激素受体基因的突变[56]。这种突变在 X 染色体的 Xq11-12[57]，导致一系列男性化的异常。已鉴定出 300 多种 X 连锁的雄激素受体基因的突变[58]。

雄激素受体不能识别雄激素，导致女性外生殖器的发育。然而，由于睾丸的存在和苗勒管抑制物质（MIS）的产生，苗勒系统通常是退化的[59,60]。这些患者有正常的女性外生殖器，阴道呈盲端。大部分患者是在青春期后诊断的；但如果有明确的女婴性别，伴有单侧或双侧腹股沟疝时，偶尔也会在出生时或幼年期作出诊断。

这些患者身高正常或略高于平均身高，有乳腺发育，但仔细检查会发现，乳腺的形状不正常，乳头较小且很典型，乳晕苍白。患者可能没有腋毛和阴毛，或腋毛和阴毛较少。小阴唇可能发育不良。实验室检查显示正常男性的睾酮水平，LH 轻度升高。盆腔影像学检查看不到子宫。

确定睾丸的位置十分重要。睾丸可以在腹腔内或腹股沟管内。虽然睾丸内可以见到管状发育，但没有生精迹象。由于这些患者患性腺肿瘤的风险增加，因此应行性腺切除术。性腺切除的时间不确定，有些医生建议在青春期后切除性腺，因为与外源性激素相比，青少年在自身激素的影响下能更平稳地度过青春期，短期延迟切除性腺导致性腺肿瘤发生的几率很小。另外一些医生则认为一经诊断就应立刻切除性腺，以防止男性化。如果要在青春期后切除性腺，应建议患者及其家属应用雌激素治疗，以维持乳腺的发育和骨骼的健康。

鉴别诊断

雄激素不敏感综合征需与 Mayer-Rokitansky-Küster-Hauser 综合征进行鉴别。这两种疾病的患者都有乳腺发育和原发闭经。然而，后者的染色体核型是 46,XX，且有卵巢。由于雄激素不敏感综合征的患者睾酮水平在正常男性水平，检测睾酮可以帮助区分两种疾病。如果睾酮水平升高，则应检查染色体核型。

治疗

这类患者有典型的、呈盲端的阴道袋。因此，应渐进性扩张阴道袋，以延长阴道的长度。不建议行手术治疗。约翰霍普金斯大学对 14 例完全性雄激素不敏感综合征的患者随访了数十年[62]。其年龄为 20～60 多岁，一半以上的患者不需要延长阴道。所有患者对她们的女性身份感到满意，71% 对其性功能感到满意，77% 有性高潮。多数患者对雄激素不敏感综合征的了解有限，但只有一半患者对其有限的知识感到不满意。这项研究强调了对步入成年期的青少年给予持续咨询和支持的重要性。

饮食失调

饮食失调是伴有社交、文化、心理、生理和行为因素在内的综合性失调。这些患者通常因为月经失调，如闭经而去妇科医生处就诊。由于月经不规律，有饮食失调的青少年可能首先去找妇科医生就诊。因此，妇科医生应了解这种疾病的患病率以及诊断和治疗方法，并应长期随访。

饮食失调发病率的高峰在十多岁的早期，此时正是初潮来临的时间；十多岁的晚期也是发病高峰，这时青少年准备离家去上大学或工作。饮食失调分为神经性厌食症、神经性贪食症以及其他非特异性饮食失调（表14-4）。患神经性厌食症的青少年害怕肥胖和体型改变，出现体重极度下降或体重不增。神经性厌食症在青少年的患病率为1%，其中多数为女性[63]。神经性贪食症患者体重正常或超重，她们大吃大喝，至少有3个月表现为每周至少2次吃掉大量食物，再自我诱导呕吐、或应用缓泻剂、或过度锻炼。据估计，1%～5%的高中女生和19%的大学女生患有神经性贪食症[64]。

饮食失调的患病率根据测试方法的不同而有所不同。当应用修改后的饮食态度试验，去医院就诊的女孩中饮食失调的患病率为17%，而前去医院保健的女孩的患病率为7%[65]。女运动员尤其易患饮食失调。大学体操运动员中62%有不健康的饮食行为[66]。许多人使用不健康的饮食行为来控制体重，包括使用控制饮食的药物、利尿剂和缓泻剂、暴饮暴食及自我诱导呕吐。女运动员三联征包括闭经、饮食失调和骨量减少。为了提高运动成绩，患者常常要减肥。然而，渐渐地，减肥变成了主要的目标，甚至以运动成绩为代价。

症状和体征

神经性厌食症和神经性贪食症的症状和体征见表14-5和14-6。月经失调，如闭经和月经稀发是妇科医生经常见到的症状。这些患者的一个共同症状是便秘，可能伴有腹痛。患者采用的控制体重的方法与症状有关。心律失常和电解质异常见于那些通过严重清除、暴饮暴食和应用缓泻剂和利尿剂而使体重迅速下降的患者。大吃然后催泻的远期影响包括腮腺肿大、嘴疼、牙釉质侵蚀以及骨质疏松症。

评估

对饮食失调患者的评估见表14-7。要尽力确定最高和最低体重，以及患者的理想体重。应询问一些筛查性问题，如与运动、家庭和学校有关的压力。为确定饮食态度，应对饮食失调进行筛查性测试。担心家庭成员或同龄人有饮食失调时应当提高警惕。其他可疑的行为包括与朋友隔离、近期饮食习惯改变和排便习惯的改变以及餐后频繁去盥洗室。体检时应注意测量患者的身高和体重、体位性血压和脉搏。

神经性厌食症的内分泌异常包括雌二醇和促性腺激素水平低下和皮质醇水平升高，血清催乳素水平通常正常[67]。虽然促甲状腺激素（TSH）和游离T_4的水平是正常的，但rT_3升高，T_3降低。神经性厌食症的青少年在体重达到最低点时，LH的水平会倒退至青春期前的水平[68]。瘦素的水平在神经性厌食症患者是低的，是体重过低者闭经的前兆。虽然随着体重的增加这些激素的水平会变正常，但有些患者一直处于闭经状态。

并发症

神经性厌食症已知的并发症是骨质丢失[69]。青春

表 14-4
饮食失调的诊断依据

神经性厌食
1. 即使体重正常，也对肥胖和体重增加过度恐惧
2. 拒绝正常年龄和身高的体重增长
3. 为体型所困扰，体型或体重自我评价不当，或否认最近低体重的严重性
4. 闭经或3个连续月经周期停经（雌激素治疗可以诱发月经）

神经性过食
1. 阵发性暴食，特征为
   a. 在短时间内（如2小时），较同一时间内的其他人明显多的进食
   b. 暴食期间无法控制
2. 最近表现出的不适当补偿行为且体重增加，如诱发呕吐、服用泻药、利尿剂、禁食或过度运动
3. 暴食或不适当补偿行为定期发生，平均在3个月内每周2次以上
4. 对体型或体重自我评价不当
5. 不除外出现在神经性厌食发生过程中

其他饮食疾患（不符合神经性厌食与暴食的诊断标准）
1. 符合所有神经性厌食的标准，但月经规律
2. 符合所有神经性厌食的标准，但体重正常
3. 符合所有神经性暴食的标准，但＜2次/周或＜3个月
4. 体重正常的患者在少量进食后的不适当补偿行为（如吃了2块饼干后自发性呕吐）
5. 重复咀嚼大量食物而不吞咽
6. 暴食性疾病——阵发性暴食行为，但无神经性暴食的不适当补偿行为

Adapted from American Psychiatric Association: Diagnostic and Statistical Manual of Mental Disorders, 4th ed., Washington, D.C., American Psychiatric Association, 1994, pp. 539-550.

表 14 - 5
神经性厌食的症状和体征
症状
一般表现
虚弱
疲劳、没精神（尽管大量体育运动）
晕厥
不耐受寒冷
月经史
原发性或继发性闭经
消化道症状
便秘
胀气
厌油腻（从胃排空延迟到代谢缓慢）
皮肤
干皮
手足厥冷
脱皮、脱发
体征
生命体征和生物学测量
低体温、心动过缓和体位性低血压
身材矮小（饮食性疾病的早期表现）
青春期后延
胎毛
低雌激素表现
心脏杂音

表 14 - 6
神经性暴食的症状和体征
症状
月经紊乱
月经稀发
闭经
月经不调
非特异性症状
心悸
胸痛
肌肉痉挛
无力
晕厥
体征
生命体征
体位性低血压
口腔
腮腺肿胀
口腔溃疡
牙龈炎
血性腹泻
易擦伤

表 14 - 7
饮食失调患者的评估
饮食习惯
月经紊乱
尿妊娠试验
排除其他内分泌疾病
低雌激素血症
测定血清雌激素水平
闭经
超过 6 个月者进行骨密度检查
青春期延迟者检查骨龄
血液检查
血清电解质
全血计数和血沉

期是骨骼生长的关键时期，因为一半以上的骨量都是在这一时期获得的。对 50 例厌食症青少年的研究显示，如果闭经的时间超过 6 个月，90% 的患者骨量减少。初潮前即患有厌食症者较初潮后患病者骨量低。对初潮前有厌食症的女孩随访 3 年，其骨量没有增加，提示这种损害可能是永久性的[70]。

处理

在年龄较小时发现、病程短、体重下降少的患者，预后较好；而体重极度下降、抑郁、饮食失调伴有呕吐的患者预后较差。促进恢复的最好途径是早期发现，多种学科构成的队伍参与治疗。这支队伍通常包括内科医生、营养学家和治疗学家。应进行精神病学咨询，以除外伴随的疾病如抑郁症、焦虑症和强迫症。

应使用适宜的应对技巧，以防止复发。这种疾病的复发并不少见。已经建立了入院的标准，主要的目的是维持治疗的稳定性和体重增加。

体重的恢复对于月经的自然恢复非常关键[71]。体重的增加和月经的恢复与骨盐密度的增加相关[72,73]。然而，骨盐丢失是否能够完全恢复尚不清楚[74]。雌激素治疗饮食失调青少年的骨质疏松的作用不明确，如果体重没有增加，雌激素的治疗就没有作用[75]。对 48 例妇女的随机临床研究中，雌激素治疗组骨盐密度与对照组没有明显差异。然而，雌激素使体重低于标准体重 70% 的患者骨盐密度增加 4%，而体重略低者骨盐密度下降 20%。提示雌激素治疗可能对患有神经性厌食症的体重极低的妇女有益处[76]。

虽然 50%～70% 的青少年经过治疗后，体重、发育、正常的饮食行为可以完全恢复[77,78]，但在成年时期仍可见到身体和精神的异常[79]。这包括焦虑症、心血管症状、慢性疼痛、慢性疲劳和抑郁症。提示鉴别青春期饮食失调至关重要，一经诊断，应立即制定专业的治疗计划。

卵巢扭转

青春期相对常见的影响生殖健康的疾患是卵巢扭转，在过去经常由非妇科医生处理，有时结果很糟，如丧失性腺。

患病率

卵巢扭转引起静脉充血、卵巢内出血，最后导致组织坏死，占妇科急诊手术的 3%[80]。小孩和青少年真正的患病率并不清楚。Louisville, Ky. 的一个机构对有盆腔包块的 140 例年龄不足 21 岁（中位数为 15）的女孩的病理结果进行回顾性分析，发现 17.8% 有卵巢扭转[81]。一家儿童医院回顾性总结了 15 年卵巢包块的手术情况，102 例儿童（平均年龄为 9.8±5.5 岁）中 1/3 有卵巢扭转[82]。

病因

卵巢扭转有两种主要的风险因子：卵巢包块或囊肿，以及既往盆腔手术史。最常见的是卵巢囊肿、良性畸胎瘤和浆液性囊腺瘤[83]。也有正常卵巢发生扭转的，在这种情况下扭转可能由于子宫卵巢韧带延长，或输卵管或输卵管系膜较长，使附件的活动性增加所致[84,85]。在青春期女性，恶性病变不是卵巢扭转的常见原因[81,82]。

症状和体征

典型的主诉为突发的剧烈疼痛，或像疝气痛一样的盆腔或腹部疼痛，放射到腰部、背部或腹股沟。疼痛通常伴有阵发性的恶心和呕吐[83]。腹部反跳痛和肌紧张是晚期体征，因此在就诊时很少见到。患者可以伴有或不伴体温升高和白细胞增多，这主要依赖于发病时间的长短。

盆腔检查可以有附件轻度或重度压痛。多数患者有卵巢增大，虽然一些患者卵巢大小正常。鉴别诊断包括卵巢囊肿、宫外孕、阑尾炎、盆腔炎、憩室炎和肾绞痛。

高度怀疑是作出诊断的最有价值的工具。卵巢扭转的患者延误诊断的原因是在就诊时没有考虑卵巢扭转的可能性。两个医院对 87 例证实为卵巢扭转的患者的总结显示，在鉴别诊断中考虑到卵巢扭转的只有 47%[83]。

影像学

盆腔超声是诊断卵巢扭转的主要影像学手段，MRI 亦有效（图 14-3 和 14-4）。卵巢超声影像没有特异性，必须与卵巢囊肿或肿物鉴别。扭转的卵巢超声影像可以表现为复杂的、实性或囊性的卵巢中央的包块，周围有多个小囊区[86]。这种影像反映卵巢充血，是中度敏感、高度特异的扭转体征[87]。对 41 例 3～13 岁女孩的研究显示，这些表现（卵巢包块和周围小囊肿）的敏感性为 64%，特异性为 97%[88]。但这些表现并非总能见到，因为卵巢的表现与扭转的时间和程度有关。

间断扭转可以只引起静脉或淋巴梗阻，导致卵巢水肿。卵巢水肿可以引起腹水。胸腔积液、腹水和良性实性肿瘤如纤维瘤是 Meig 综合征的三联征。

用彩色多普勒超声探测卵巢血供的阻断是另外一

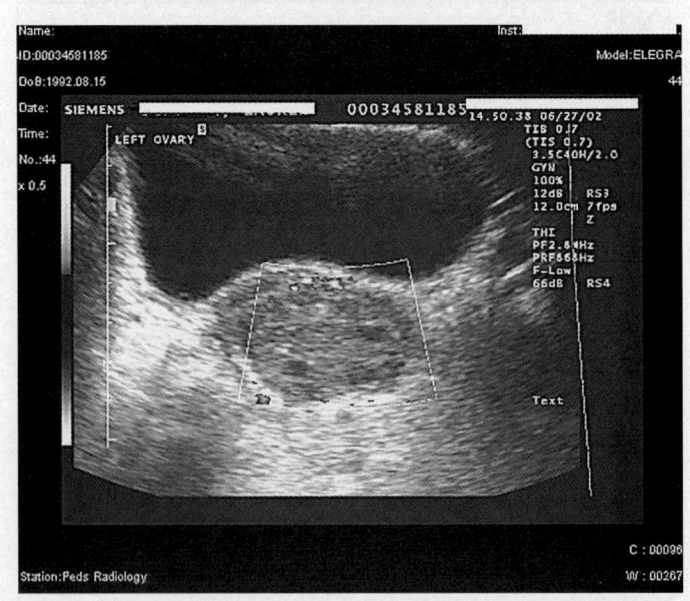

图 14-3 （也见彩图 14-3）经腹部超声，横切面见卵巢内血流信号稀少，提示卵巢扭转。

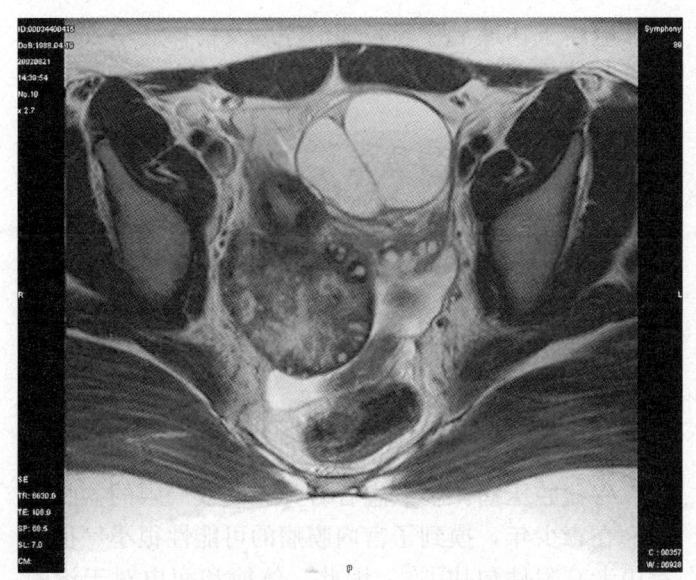

图14-4 盆腔内卵巢扭转后水肿的MRI像。

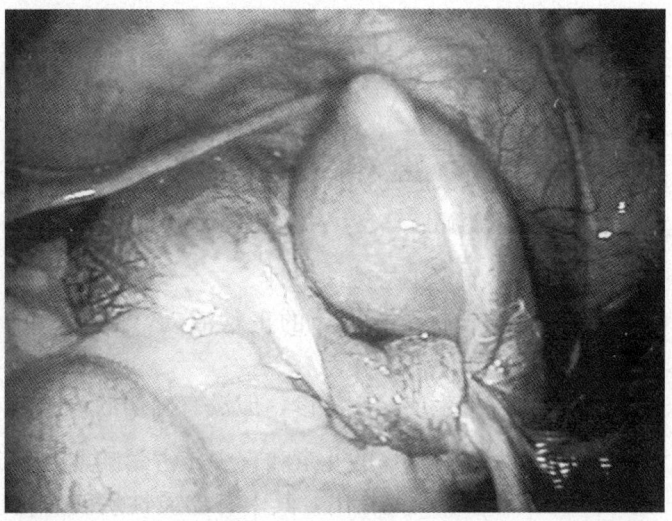

图14-5 （也见彩图14-5）腹腔镜下见附件扭转。卵巢扭转后切除是必要的。

种经常使用的评估卵巢扭转的方法，卵巢血流阻断提示卵巢扭转。但另一方面，卵巢内血流消失不是特异性的，在卵巢囊肿和卵巢扭转均可见到[89]。关于这种方法，有一些相互冲突的资料。多普勒显示卵巢血供正常不能除外卵巢扭转，手术证实为卵巢扭转的患者中，60%可以看到卵巢血流[90,91]。间断扭转或不完全血管闭塞可能是卵巢有持续的血流的原因。技术因素也可能导致假阴性结果[92]。

在青春期女孩，经腹超声更为常用，因此有可能根本就没有看到扭转的血管蒂。多普勒超声在预测卵巢组织的活力方面可能更有用。28例经手术证实为卵巢扭转的患者，16例看到动脉和静脉血流，其中15例卵巢组织有活性[90]。因此，结合手术时的发现，多普勒显示的卵巢血流情况可以帮助决定是行保守性手术，还是行附件切除术。

处理

一旦卵巢扭转的诊断确定，应尽快手术，以最大限度地保留卵巢的活性（图14-5）。然而，在一项综述中，87例患者中仅有26例是在就诊的24小时之内手术的，就诊到手术的平均时间是5.8天[83]。手术的目的是复位卵巢，尽量挽救卵巢[93,94]。卵巢复位后，要评估卵巢血液重新灌注的征象。在一篇综述中，58例女性经腹腔镜复位卵巢，58例中的54例（93%）在术后3个月卵巢超声显示卵巢有功能[95]。

因此，虽然手术时卵巢表现为坏死或局部缺血，但卵巢的功能保留了下来。在解除扭转、建立再灌注后，应评价卵巢的活性。可以有轻度的术后发热。需要几个月的时间卵巢才能恢复到正常大小[96]。

手术中应尽量找到引起扭转的囊肿或包块。然而，水肿、质脆的卵巢组织使操作变得困难。对于所有卵巢扭转的患者都应经B超随访卵巢的情况。由于青少年卵巢肿物有潜在恶性的可能，对于持续存在的包块应经腹腔镜行囊肿切除术。

卵巢固定术

卵巢固定术的作用尚不明确[97,98]。卵巢固定术适应于反复或双侧卵巢扭转、既往附件切除术或子宫卵巢韧带异常延长的患者。这要根据医生的判断力来决定。卵巢固定术有可能减少卵巢以后扭转的风险，但没有资料支持这种假设。卵巢固定术有几种方法，包括将卵巢固定于盆腔侧壁、圆韧带或子宫后壁。连续缝合子宫卵巢韧带，使其缩短，可以使卵巢处于最合理的解剖位置[99]。

复发

虽然再次发生卵巢扭转非常罕见，但应告知青少年有这种可能性，这样，她可以在病变复发时早期就诊，增加挽救卵巢的机会。对于既往有卵巢扭转病史的患者，应防止任何囊肿的形成（囊肿可以导致扭转），应用口服避孕药可以防止囊肿的形成。

慢性疼痛

青少年周期性发作的疼痛或慢性疼痛是困扰医生、青少年及其家庭的疾病。符合以下标准，则可以诊断慢性盆腔疼痛：

1. 下腹部疼痛至少持续3个月。
2. 疼痛已经干扰了青少年的正常活动，应用非麻醉性止痛药不能缓解。
3. 多次去急诊室或诊室就诊，但没有确切的诊断。

有反复发作性腹痛的儿童和青少年占学龄期儿童的10%[100]。一项研究指出，其中有器质性病变者占1/20[101]。近年来，因器质性病变而出现慢性腹痛的青少年增多[102]。

反复发作的腹痛的病因可以是妇科方面的，也可以是非妇科方面的。罕见的以及不是特别罕见的病因见表14-8。腹痛的罕见病因包括阑尾绞痛、Henoch-Schönlein紫癜和慢性胰腺炎。

1980年以前，许多有慢性腹痛的青少年做了开腹手术[103]。然而，目前在研究和处理慢性盆腔疼痛方面，包括各种学科在内，很少采用开腹手术。治疗小组应该由妇科学、胃肠病学、泌尿学等学科的人员组成，应给予物理治疗、心理治疗以及精神病学方面的评价和治疗。

表14-8 阵发性腹痛的病因	
妇科病因	痛经
	Mittlesmertz
	子宫内膜异位症
	盆腔炎性疾病
	卵巢囊肿、破裂、扭转、出血
	梗阻性副中肾管畸形
非妇科病因	便秘
	乳糖不耐受
	肠易激惹综合征
	间歇性膀胱炎
	腹壁触发点
	炎性肠病
	胰腺炎
	输尿管结石
精神性	性虐待
	身体虐待
	抑郁
	饮食疾病
	吸毒

青少年子宫内膜异位症

多项研究证实青少年可以有子宫内膜异位症，患病率为38%～73%[104-106]。虽然初潮前异位症罕见，但平均的发病年龄为15.9岁。青少年可以表现为周期性或非周期性疼痛，其他症状包括痛经、月经不调、性交痛、腹痛、恶心、便秘和腹泻。

体检通常难以发现潜在的病变，在多数情况下，可以有盆腔压痛。多数患者有弥漫的或局限的盆腔压痛。在青少年，摸到子宫内膜瘤的可能性很小。很少有患者有附件包块[107]。因此，体检和病史对于诊断都没有什么帮助。病史和体检主要是除外引起慢性腹痛和盆腔痛的其他原因。

盆腔影像学可用于评估盆腔疼痛。超声和核磁共振可以显示梗阻性苗勒管发育异常以及子宫或附件包块。然而，其在诊断非卵巢性异位症方面却没有什么帮助。

因此，腹腔镜是诊断青少年异位症的主要方法。一旦患者对NSAIDs和口服避孕药没有反应，就应该行腹腔镜检查术。多数患者都是早期病变，但与成人相似，病变的分期与疼痛的程度并不一致。青少年患者的病变多为早期。在一项研究中，Ⅰ期异位症占80%，Ⅱ期占12%[106]。Ⅲ期和Ⅳ期分别占6%和2%，这些患者可能有梗阻性苗勒管发育异常。解除梗阻可以使异位症病灶消退，疼痛消失[108]。因此，对这组患者，不建议行病灶广泛切除术。

腹腔镜学家必须意识到青少年异位症独特的方面。在青少年，所看到的病灶不典型，可以表现为透明的丘疹、红色病变、火焰状病变、白色病变和腺状病变。显然，异位症的表现随女性的年龄而变化。为了帮助鉴别透明病变，Laufer描述了盆腔充液、"在水中"评估盆腔侧壁的腹腔镜技术[109]。40%～55%的患者有微小异位症病灶[110,111]。因此，对不典型病灶应进行活检，以明确诊断。

对这些患者治疗的目的是控制疼痛，保存生育功能。鉴于病变持续存在的特点，药物治疗是主要的治疗方法。手术主要用于诊断，偶尔也用于消除病灶。通过切除Ⅰ期患者（主要是青少年）的病灶来根除疾病的效果很差[112]。与成年人相同，用于控制青少年疼痛的药物包括避孕药、NSAIDs、孕激素和GnRH

激动剂。虽然丹那唑可以缓解疼痛，但作为长期治疗，其雄激素副作用是青少年不能耐受的[113]。应积极治疗伴随的症状，如便秘和肠道刺激综合征，每3～6个月就诊一次。这种随访可以让患者及其家庭感到放心。应该谈到病变的长期性及生育的问题。自由、开放的讨论可以教育患者，帮助她避免再次手术。

慢性盆腔炎

对青少年，应提高对盆腔炎（PID）的怀疑。如果症状反复，而培养是阴性的，大多数医生会应用腹腔镜诊断青少年盆腔炎[114]。另外，尽管对于由培养证实的 PID 进行了治疗，但盆腔疼痛仍持续，也是腹腔镜的适应证。必须给予情感方面的关注，诚恳地与患者讨论未来的生育问题。

苗勒管异常

与成年人相比，苗勒管异常是青少年盆腔痛和痛经较为常见的原因。因此，必须除外因疼痛而就诊的青少年有苗勒管异常的可能，可以通过盆腔检查或影像学进行诊断。12 章和 51 章对这些异常进行了详细的讨论。

乳糖吸收障碍

慢性腹痛的一个非妇科原因是乳糖吸收障碍。至少有一项研究发现 6～18 岁、反复出现腹痛的患者中 24% 有乳糖吸收障碍[115]。症状是胃肠胀气、腹泻、胃胀及腹痛。对于有慢性腹痛的青少年，询问病史和体检时应询问胃肠道症状。如果高度怀疑胃肠道原因，应让儿科肠胃病学家进行评估。乳糖吸收障碍可以根据呼气中异常的氢含量来判定。

慢性便秘

慢性便秘通常有肠蠕动减少或蠕动时肠变形减少。仔细的查体，包括肛诊可能帮助作出诊断。不规则的肠蠕动也可能伴有其他病变，如异位症。一项双盲、随机研究显示，应用纤维素可以降低腹痛发作的频率，可能是由于改变了通过结肠的时间[116]。

肠易激综合征

肠易激综合征（IBS）也可以是反复慢性腹痛的原因，高中学生的患病率是 14%，小学生的患病率是 6%[117]。IBS 包括交替便秘和腹泻、腹痛、肠蠕动增加、胃胀和排便不尽感。有抑郁、头痛和焦虑的孩子更容易患 IBS[118]。最近的一项研究检测了 8 名有 IBS 的孩子餐后直肠的敏感性和直肠收缩反应，发现其对疼痛的阈值显著降低，并有餐后异常的肠收缩[119]。作者进一步得出结论，感觉和运动异常可能是 IBS 的病理原因。饮食治疗包括添加纤维食物，可能会使症状缓解。

肠道炎性疾病

1/4 的肠道炎性疾病（IBD）是在儿时或青春期诊断的[120]。许多 IBD 患者有遗传易感性。少数患有 Crohn 病的患者表现为孤立的腹痛[121]。伴随的症状包括体重下降、食欲减退、腹泻和发热。血沉增加，全血细胞异常可提示 Crohn 病。所有反复腹痛的患者都应检查潜血，也必须检查肛周和外阴部位。任何有夜间肠蠕动、里急后重、便急、大便潜血阳性以及腹痛可以经减少肠蠕动的治疗缓解的患者，都应考虑有 IBD 的可能。诊断通常经结肠镜检查和活检确定。

溃疡性结肠炎的症状通常更为严重，包括直肠出血、体重下降和持续腹泻，因此就诊较早。这种疾病也要由胃肠病学家诊断和治疗。

腹壁触发点

90% 以上有慢性腹痛的患者有腹壁触发点[122]。通过收缩腹直肌，可以更好地阐明触发点[123]。局部浸润或盆底理疗很容易治疗柔软的腹部和盆腔肌肉。治疗学家可以教患者锻炼，这有助于减轻腹痛，并给患者相关知识的支持（如解释这种疾病不是盆腔的问题）。

要 点

- 原发痛经是指没有特殊病变的经期腹痛。
- 继发痛经是指存在潜在病变的、与月经有关的疼痛。
- 原发痛经典型出现在初潮后 12～24 个月内。

- 初潮时出现腹痛可能存在苗勒管系统梗阻性异常。
- 痛经妇女经血和子宫内膜组织中 $PGF_{2\alpha}$ 的水平高于没有痛经的妇女。
- 有痛经的成年女性子宫肌层和子宫内膜中白细胞三烯的水平较高。
- 半数年龄在 14~16 岁、有稀发月经的青少年,其症状可以持续到 18 岁。
- 阴毛初现提前可能与 PCOS 发生有关。
- 较之睾酮、LH 及超声显示的多囊卵巢,15 岁有稀发月经是更好地预测 18 岁时有稀发月经的因素。
- 青少年多毛最常见的病因是 PCOS。
- 生活方式的调整,如锻炼和饮食控制对于有 PCOS 的青少年十分重要,因为行为的改变可以产生更持久的影响。
- 青少年 AUB 最常见的原因是无排卵。
- 对于有月经过多的青少年(有排卵性 AUB),必须评估出血性疾患。
- 如果出血多,但没有达到紧急的地步,可以每 8~12 小时服用口服避孕药直至出血停止,然后将药量减至每天 1 片。可能每 4~6 小时增加 1 片。
- 严重出血或不能口服药物的患者必须静脉给予结合雌激素,每 4 小时 25 mg,持续 24 小时,如出血停止,可以不足 24 小时。
- 幼年时无孔处女膜可表现为黏液囊肿。
- 检查围初潮期女孩的外生殖器时,如果看到薄而凸起的处女膜,表面发蓝,则可能是梗阻性出血所致。
- 85%~90% 的雄激素不敏感综合征患者有雄激素受体基因的突变。
- 女运动员尤其易患饮食失调。
- 女运动员三联征包括闭经、饮食失调和骨量减少。
- 暴食然后催泻的远期影响包括腮腺增大、口腔疼痛、牙釉质腐蚀和骨质疏松。
- 对于有饮食失调的患者,检查的重点是测量身高和体重、体位性血压和脉搏。
- 神经性厌食症患者的内分泌异常包括雌二醇和促性腺激素水平低下,皮质醇水平增加,催乳素、TSH、游离 T_4 水平正常,rT_3 升高,T_3 降低。
- 青少年经手术治疗的卵巢包块中 1/3 有扭转。
- 卵巢扭转的风险因子是存在卵巢包块或囊肿以及既往盆腔手术史。
- 卵巢扭转的手术目的是复位卵巢,并尽可能挽救卵巢。
- 卵巢固定术适用于反复或双侧卵巢扭转、既往附件切除史和子宫卵巢韧带过长的患者。
- 子宫内膜异位症是青春期女孩慢性盆腔疼痛的常见病因。
- 多数青春期女孩的子宫内膜异位症病灶都是 1 期。

(李红真译 乔 杰校)

参考文献

1. Andresch B, Milsom I: An epidimiologic study of young women with dysmenorrhea. Am J Obstet Gynecol 144:655–660, 1982.
2. Klein JR, Litt IF: Epidemiology of adolescent dysmenorrhea. Pediatrics 68:661–664, 1981.
3. Widholm O, Kantero RL: A statistical analysis of the menstrual patterns of 8000 Finnish girls and their mothers. Acta Obst Gyn Scan. 14(Suppl):1–36, 1971.
4. Harlow SD, Park M: A longitudinal study of risk factors for the occurrence, duration and severity of menstrual cramps in a cohort of college women. BJOG 103:1134–1142, 1996.
5. Sultan C, Jeandel C, Paris F, Trimeche S: Adolescent dysmenorrhea. Endocr Dev 7:140–147, 2004.
6. Balbi C, Musone R, Menditto A, et al: Influence of menstrual factors and dietary habits on menstrual pain in adolescence age. Eur J Obstet Gynecol Reprod Biol 91:143–148, 2000.
7. Chan WY, Dawood MY: Prostaglandin levels in menstrual fluid of nondysmenorrheic and of dysmenorrheic subjects with and without oral contraceptive or ibuprofen therapy. Adv Prostaglandin Thromboxane Res 8:1443–1447, 1980.
8. Lundstrom V, Green K: Endogenous levels of prostaglandin $F_{2\alpha}$ and its main metabolites in plasma and endometrium of normal and dysmenorrheic women. Am J Obstet Gynecol 130:640–646, 1978.
9. Rees MC, DiMarzo V, Tippins JR, et al: Leukotriene release by endometrium and myometrium throughout the menstrual cycle in dysmenorrhoea and menorrhagia. J Endocrinol 113:291–295, 1987.
10. Nigam S, Benedetto C, Zonca M, et al: Increased concentrations of eicosanoids and platelet-activating factor in menstrual blood from women with primary dysmenorrhea. Eicosanoids 4:137–141, 1991.
11. Marjoribanks J, Proctor ML, Farquhar C: Nonsteroidal anti-inflammatory drugs for primary dysmenorrhoea. Cochrane Database System Rev 2006;3 CD001751.
12. Robinson JC, Plichta S, Weisman CS, et al: Dysmenorrhea and use of oral contraceptives in adolescent women attending a family planning clinic. Am J Obstet Gynecol 166:578–583, 1992.
13. Harel Z, Biro FM, Kotenhahn RK: Supplementation with omega-3 fatty acids in the management of dysmenorrhea in adolescents. Am J Obstet Gynecol 174:1335–1338, 1996.
14. Rotterdam ESHRE/ASRM-Sponsored PCOS Consensus Workshop Group: Revised 2003 consensus on diagnostic criteria and long-term health risks related to polycystic ovary syndrome. Fertil Steril 81:19–25, 2004.
15. van Hooff MH, Voorhorst FJ, Kaptein MB, et al: Predictive value of menstrual cycle pattern, body mass index, hormone levels and

polycystic ovaries at age 15 years for oligo-amenorrhoea at age 18 years. Hum Reprod 19:383–392, 2004.
16. Salmi DJ, Zisser HC, Jovanovic L: Screening for and treatment of polycystic ovary syndrome in teenagers. Exp Biol Med (Maywood) 229:369–377, 2004.
17. Ibanez L, Potau N, Virdis R, et al: Postpubertal outcome in girls diagnosed of premature pubarche during childhood: Increased frequency of functional ovarian hyperandrogenism. J Clin Endocrinol Metab 76:1599–1603, 1993.
18. Ibanez L, Dimartino-Nardi J, Potau N, Saenger P: Premature adrenarche—normal variant or forerunner of adult disease? Endocr Rev 21:671–696, 2000.
19. Kent SC, Legro RS: Polycystic ovary syndrome in adolescents. Adolesc Med 13:73–88, 2002.
20. Ibanez L, Potau N, Zampolli M, et al: Hyperinsulinemia and decreased insulin-like growth factor-binding protein-1 are common features in prepubertal and pubertal girls with a history of premature pubarche. J Clin Endocrinol Metab 82:2283–2288, 1997.
21. Plouffe Jr L:. Disorders of excessive hair growth in the adolescent. Obstet Gynecol Clin North Am 27:79–99, 2000.
22. van Hooff MH, Voorhorst FJ, Kaptein MB, et al: Polycystic ovaries in adolescents and the relationship with menstrual cycle patterns, luteinizing hormone, androgens, and insulin. Fertil Steril 74:49–58, 2000.
23. Apter D, Butzow T, Laughlin GA, Yen SSC: Metabolic features of polycystic ovary syndrome are found in adolescent girls with hyperandrogenism. J Clin Endocrinol Metab 80:2966–2973, 1995.
24. Caprio S: Insulin resistance in childhood obesity. J Pediatr Endocrinol 15(Suppl 1):487–492, 2002.
25. Lewy VD, Danadian K, Witchel SF, Arslanian S: Early metabolic abnormalities in adolescent girls with polycystic ovarian syndrome. J Pediatr 138:38–44, 2001.
26. Palmert MR, Gordon CM, Kartashov AI, et al: Screening for abnormal glucose tolerance in adolescents with polycystic ovary syndrome. J Clin Endocrinol Metab 87:1017–1023, 2002.
27. Ibanez L, Valls C, Ferrer A, et al: Sensitization to insulin induces ovulation in nonobese adolescents with anovulatory hyperandrogenism. J Clin Endocrinol Metab 86:3595–3598, 2001.
28. Barth JH, Catalan J, Cherry CA, Day A: Psychological morbidity in women referred for treatment of hirsutism. J Psychosom Res 37:615–619, 1993.
29. Rasgon NL, Rao RC, Hwang S, et al: Depression in women with polycystic ovary syndrome: Clinical and biochemical correlates. J Affect Disord 74:299–304, 2003.
30. Sonino N, Fava GA, Mani E, et al: Quality of life of hirsute women. Postgrad Med J 69:186–189, 1993.
31. Kahsar-Miller MD, Nixon C, Boots LR, et al: Prevalence of polycystic ovary syndrome (PCOS) in first degree relatives of patients with PCOS. Fertil Steril 75:53–58, 2001.
32. Lloyd T, Lin HM, Matthews AE, et al: Oral contraceptive use by teenage women does not affect body composition. Obstet Gynecol 100:235–239, 2002.
33. Morin-Papunen LC, Vauhkonen I, Koivunen RM, et al: Endocrine and metabolic effects of metformin versus ethinyl estradiol-cyproterone acetate in obese women with polycystic ovary syndrome: A randomized study. J Clin Endocrinol Metab 85:3161–3168, 2000.
34. Balfour JA, McClellan K: Topical eflornithine. Am J Clin Dermatol 2:197–201, 2001.
35. Knowler WC, Barrett-Connor E, Fowler SE, et al: Reduction in the incidence of type 2 diabetes with lifestyle intervention or metformin. NEJM 346:393–403, 2002.
36. Arslanian SA, Lewy V, Danadian K, Saad R: Metformin therapy in obese adolescents with polycystic ovary syndrome and impaired glucose tolerance: Amelioration of exaggerated adrenal response to adrenocorticotropin with reduction of insulinemia/insulin resistance. J Clin Endocrinol Metab 87:1555–1559, 2002.
37. Ibanez L, Valls C, Potau N, et al: Sensitization to insulin in adolescent girls to normalize hirsutism, hyperandrogenism, oligomenorrhea, dyslipidemia, and hyperinsulinism after precocious pubarche. J Clin Endocrinol Metab 85:3526–3530, 2000.
38. Ibanez L, Valls C, Marcos MV, et al: Insulin sensitization for girls with precocious pubarche and with risk for polycystic ovary syndrome: Effects of prepubertal initiation and postpubertal discontinuation of metformin treatment. J Clin Endocrinol Metab 89:4331–4337, 2004.
39. Southam AL, Richart RM: The prognosis for adolescents with menstrual abnormalities. Am J Obstet Gynecol 94:637–645, 1966.
40. Claessens EA, Cowell CA: Acute adolescent menorrhagia. Am J Obstet Gynecol 139:277–280, 1981.
41. Falcone T, Desjardins C, Bourque J, et al: Dysfunctional uterine bleeding in adolescents. J Reprod Med 39:761–764, 1994.
42. Smith YR, Quint EH, Hertzberg RB: Menorrhagia in adolescents requiring hospitalization. J Pediatr Adolesc Gynecol 11:13–15, 1998.
43. Anderson AB, Haynes PJ, Guillebaud J, Turnbull AC: Reduction of menstrual blood loss by prostaglandin-synthetase inhibitors. Lancet 1:774–776, 1976.
44. Fraser IS, Pearse C, Shearman RP, et al: Efficacy of mefenamic acid in patients with a complaint of menorrhagia. Obstet Gynecol 58:543–551, 1981.
45. DeVore GR, Owens O, Kase N: Use of intravenous premarin in the treatment of dysfunctional uterine bleeding—a double-blind randomized control study. Obstet Gynecol 59:285–291, 1982.
46. Bonnar J, Sheppard BL: Treatment of menorrhagia during menstruation: Randomised controlled trial of ethamsylate, mefenamic acid, and tranexamic acid. BMJ 313:579–582, 1996.
47. Zurawin RK, Pramanik S: Endometrial balloon ablation as a therapy for intractable uterine bleeding in an adolescent. J Pediatr Adolesc Gynecol 14:119–121, 2001.
48. Messina M, Severi FM, Bocchi C, et al: Voluminous perinatal pelvic mass: A case of congenital hydrometrocolpos. J Matern Fetal Neonat Med 15:135–137, 2004.
49. Stelling JR, Gray MR, Davis AJ, et al: Dominant transmission of imperforate hymen. Fertil Steril 74:1241–1244, 2000.
50. Usta IM, Awwad JT, Usta JA, et al: Imperforate hymen: Report of an unusual familial occurrence. Obstet Gynecol 82(Suppl):655–656, 1993.
51. Brevetti LS, Kimura K, Brevetti GR, et al: Pyocolpos: Diagnosis and treatment. J Pediatr Surg 32:110–111, 1997.
52. Liang CC, Chang SD, Soong YK: Long-term follow-up of women who underwent surgical correction for imperforate hymen. Arch Gynecol Obstet 269:5–8, 2003.
53. Rock JA, Zacur HA, Dlugi AM, et al: Pregnancy success following surgical correction of imperforate hymen and complete transverse vaginal septum. Obstet Gynecol 59:448–451, 1982. Available from http://www.refworks.com.
54. Boehmer AL, Brinkmann O, Bruggenwirth H, et al: Genotype versus phenotype in families with androgen insensitivity syndrome. J Clin Endocrinol Metab 86:4151–4160, 2001.
55. Morris JM: The syndrome of testicular feminization in male pseudohermaphroditism. Am J Obstet Gynecol 65:1192–1211, 1953.
56. Sultan C, Lumbroso S, Paris F, et al: Disorders of androgen action. Semin Reprod Med 20:217–228, 2002.
57. Brown CJ, Goss SJ, Lubahn DB, et al: Androgen receptor locus on the human X chromosome: Regional localization to Xq11-12 and description of a DNA polymorphism. Am J Hum Genet 44:264–269, 1989.
58. Gottlieb B, Lehvaslaiho H, Beitel LK, et al: The androgen receptor gene mutations database. Nucleic Acids Res 26:234–238, 1998.
59. Damiani D, Mascolli MA, Almeida MJ, et al: Persistence of müllerian remnants in complete androgen insensitivity syndrome. J Pediatr Endocrinol Metab 15:1553–1556, 2002.
60. Oka M, Katabuchi H, Munemura M, et al: An unusual case of male pseudohermaphroditism: Complete testicular feminization associated with incomplete differentiation of the müllerian duct. Fertil Steril 41:154–156, 1984.
61. Speroff L, Fritz MA: Amenorrhea. In Speroff L, Fritz MA (eds). Clinical Gynecologic Endocrinology and Infertility, 7th ed. Philadelphia, Lippincott Williams & Wilkins, 2004, pp 401–463.

62. Wisniewski AB, Migeon CJ: Long-term perspectives for 46,XY patients affected by complete androgen insensitivity syndrome or congenital micropenis. Semin Reprod Med 20:297–304, 2002.
63. Lucas AR: The eating disorder "epidemic": More apparent than real? Pediatr Ann 21:746–751, 1992.
64. Rome ES: Eating disorders. Obstet Gynecol Clin North Am 30:353–377, 2003.
65. Rome ES, Imrie RK, Rybicki LA, Gidwani G: Prevalence of abnormal eating attitudes and behaviors in hospital-based primary and tertiary care clinics: A window of opportunity? J Pediatr Adolesc Gynecol 9:133–138, 1996.
66. Rosen LW, Hough DO: Pathogenic weight-control behaviors of female college gymnasts. Physician Sportsmed 16:140–146, 1988.
67. Stoving RK, Hangaard J, Hansen-Nord M, Hagen C: A review of endocrine changes in anorexia nervosa. J Psychiatr Res 33:139–152, 1999.
68. Boyar RM, Katz J, Finkelstein JW, et al: Anorexia nervosa. Immaturity of the 24-hour luteinizing hormone secretory pattern. NEJM 291:861–865, 1974.
69. Ayers JW, Gidwani GP, Schmidt IM, Gross M: Osteopenia in hypoestrogenic young women with anorexia nervosa. Fertil Steril 41:224–228, 1984.
70. Golden NH, Lanzkowsky L, Schebendach J, et al: The effect of estrogen-progestin treatment on bone mineral density in anorexia nervosa. J Pediatr Adolesc Gynecol 15:135–143, 2002.
71. Golden NH, Jacobson MS, Schebendach J, et al: Resumption of menses in anorexia nervosa. Arch Pediatr Adolesc Med 151:16–21, 1997.
72. Drinkwater BL, Bruemner B, Chesnut 3rd CH: Menstrual history as a determinant of current bone density in young athletes. JAMA 263:545–548, 1990.
73. Drinkwater BL, Nilson K, Ott S, Chesnut 3rd CH: Bone mineral density after resumption of menses in amenorrheic athletes. JAMA 256:380–382, 1986.
74. Bachrach LK, Guido D, Katzman D, et al: Decreased bone density in adolescent girls with anorexia nervosa. Pediatrics 86:440–447, 1990.
75. Kreipe RE, Hicks DG, Rosier RN, Puzas JE: Preliminary findings on the effects of sex hormones on bone metabolism in anorexia nervosa. J Adolesc Health 14:319–324, 1993.
76. Klibanski A, Biller BM, Schoenfeld DA, et al: The effects of estrogen administration on trabecular bone loss in young women with anorexia nervosa. J Clin Endocrinol Metab 80:898–904, 1995.
77. Strober M, Freeman R, Morrell W: Atypical anorexia nervosa: Separation from typical cases in course and outcome in a long-term prospective study. Int J Eat Disord 25:135–142, 1999.
78. Yager J, Andersen AE: Clinical practice. Anorexia nervosa. NEJM 353:1481–1488, 2005.
79. Johnson JG, Cohen P, Kasen S, Brook JS: Eating disorders during adolescence and the risk for physical and mental disorders during early adulthood. Arch Gen Psychiatry 59:545–552, 2002.
80. Hibbard LT: Adnexal torsion. Am J Obstet Gynecol 152:456–461, 1985.
81. Templeman C, Fallat ME, Blinchevsky A, Hertweck SP: Noninflammatory ovarian masses in girls and young women. Obstet Gynecol 96:229–233, 2000.
82. Cass DL, Hawkins E, Brandt ML, et al: Surgery for ovarian masses in infants, children, and adolescents: 102 consecutive patients treated in a 15-year period. J Pediatr Surg 36:693–699, 2001.
83. Houry D, Abbott JT: Ovarian torsion: A fifteen-year review. Ann Emerg Med 38:156–159, 2001.
84. Buss JG, Lee RA: Sequential torsion of the uterine adnexa. Mayo Clin Proc 62:623–625, 1987.
85. Prasad M, Bone CD, Arafat Q: Torsion of a normal adnexum in an adolescent. J Obstet Gynaecol 22:454–455, 2002.
86. Graif M, Shalev J, Strauss S, et al: Torsion of the ovary: Sonographic features. Am J Roentgenol 143:1331–1334, 1984.
87. Hurh PJ, Meyer JS, Shaaban A: Ultrasound of a torsed ovary: Characteristic gray-scale appearance despite normal arterial and venous flow on Doppler. Pediatr Radiol 32:586–588, 2002.
88. Graif M, Itzchak Y: Sonographic evaluation of ovarian torsion in childhood and adolescence. Am J Roentgenol 150:647–649, 1988.
89. Quillin SP, Siegel MJ: Transabdominal color Doppler ultrasonography of the painful adolescent ovary. J Ultrasound Med 13:549–555, 1994.
90. Lee EJ, Kwon HC, Joo HJ, et al: Diagnosis of ovarian torsion with color Doppler sonography: Depiction of twisted vascular pedicle. J Ultrasound Med 17:83–89, 1998.
91. Pena JE, Ufberg D, Cooney N, Denis AL: Usefulness of Doppler sonography in the diagnosis of ovarian torsion. Fertil Steril 73:1047–1050, 2000.
92. Hamper UM, DeJong MR, Caskey CI, Sheth S: Power Doppler imaging: Clinical experience and correlation with color Doppler US and other imaging modalities. Radiographics 17:499–513, 1997.
93. Zweizig S, Perron J, Grubb D, Mishell Jr DR: Conservative management of adnexal torsion. Am J Obstet Gynecol 168:1791–1795, 1993.
94. Oelsner G, Bider D, Goldenberg M, et al: Long-term follow-up of the twisted ischemic adnexa managed by detorsion. Fertil Steril 60:976–979, 1993.
95. Cohen SB, Oelsner G, Seidman DS, et al: Laparoscopic detorsion allows sparing of the twisted ischemic adnexa. J Am Assoc Gynecol Laparosc 6:139–143, 1999.
96. Templeman C, Hertweck SP, Fallat ME: The clinical course of unresected ovarian torsion. J Pediatr Surg 35:1385–1387, 2000.
97. Grunewald B, Keating J, Brown S: Asynchronous ovarian torsion—the case for prophylactic oophoropexy. Postgrad Med J 69:318–319, 1993.
98. Crouch NS, Gyampoh B, Cutner AS, Creighton SM: Ovarian torsion: To pex or not to pex? Case report and review of the literature. J Pediatr Adolesc Gynecol 16:381–384, 2003.
99. Germain M, Rarick T, Robins E: Management of intermittent ovarian torsion by laparoscopic oophoropexy. Obstet Gynecol 88:715–717, 1996.
100. Wyllie R, Kay M: Causes of recurrent abdominal pain. Clin Pediatr (Phila) 32:369–371, 1993.
101. Apply J, Nash N: RAP-field survey of disease in childhood. Arch Dis Child 33:165, 1958.
102. Poole SR: Recurrent abdominal pain in childhood and adolescence. Am Fam Physician 30:131–137, 1984.
103. Goldstein DP, deCholnoky C, Leventhal JM, Emans SJ: New insights into the old problem of chronic pelvic pain. J Pediatr Surg 14:675–680, 1979.
104. Vercellini P, Fedele L, Arcaini L, et al: Laparoscopy in the diagnosis of chronic pelvic pain in adolescent women. J Reprod Med 34:827–830, 1989.
105. Laufer MR, Goitein L, Bush M, et al: Prevalence of endometriosis in adolescent girls with chronic pelvic pain not responding to conventional therapy. J Pediatr Adolesc Gynecol 10:199–202, 1997.
106. Reese KA, Reddy S, Rock JA: Endometriosis in an adolescent population: The Emory experience. J Pediatr Adolesc Gynecol 9:125–128, 1996.
107. Chatman DL, Ward AB: Endometriosis in adolescents. J Reprod Med 27:156–160, 1982.
108. Sanfilippo JS, Wakim NG, Schikler KN, Yussman MA: Endometriosis in association with uterine anomaly. Am J Obstet Gynecol 154:39–43, 1986.
109. Laufer MR: Identification of clear vesicular lesions of atypical endometriosis: A new technique. Fertil Steril 68:739–740, 1997.
110. Redwine DB: Age-related evolution in color appearance of endometriosis. Fertil Steril 48:1062–1063, 1987.
111. Stripling MC, Martin DC, Chatman DL, et al: Subtle appearance of pelvic endometriosis. Fertil Steril 49:427–431, 1988.
112. Sutton CJ, Ewen SP, Whitelaw N, Haines P: Prospective, randomized, double-blind, controlled trial of laser laparoscopy in the treatment of pelvic pain associated with minimal, mild, and moderate endometriosis. Fertil Steril 62:696–700, 1994.
113. Selak V, Farquhar C, Prentice A, Singla A: Danazol for pelvic pain associated with endometriosis. Cochrane Database System Rev 2006;CD000068.
114. Rome ES, Moszczenski SA, Craighill M, et al: A clinical pathway for pelvic inflammatory disease for use on an inpatient service. Clin Perform Qual Health Care 3:185–196, 1995.

115. Webster RB, DiPalma JA, Gremse DA: Lactose maldigestion and recurrent abdominal pain in children. Dig Dis Sci 40:1506–1510, 1995.
116. Feldman W, McGrath P, Hodgson C, et al: The use of dietary fiber in the management of simple, childhood, idiopathic, recurrent, abdominal pain. Results in a prospective, double-blind, randomized, controlled trial. Am J Dis Child 139:1216–1218, 1985.
117. Hyams JS, Burke G, Davis PM, et al: Abdominal pain and irritable bowel syndrome in adolescents: A community-based study. J Pediatr 129:220–226, 1996.
118. Hyams JS, Treem WR, Justinich CJ, et al: Characterization of symptoms in children with recurrent abdominal pain: Resemblance to irritable bowel syndrome. J Pediatr Gastroenterol Nutr 20:209–214, 1995.
119. Van Ginkel R, Voskuijl WP, Benninga MA, et al: Alterations in rectal sensitivity and motility in childhood irritable bowel syndrome. Gastroenterology. 120:31–38, 2001.
120. Hait L, Bousvaros A, Grand R: Pediatric inflammatory bowel disease: What children can teach adults. Inflam Bowel Dis 11:519–527, 2005.
121. Wyllie R, Sarigol S: The treatment of inflammatory bowel disease in children. Clin Pediatr (Phila) 37:421–425, 1998.
122. Slocumb JC: Neurological factors in chronic pelvic pain: Trigger points and the abdominal pelvic pain syndrome. Am J Obstet Gynecol 149:536–543, 1984.
123. Thomson WH, Dawes RF, Carter SS: Abdominal wall tenderness: A useful sign in chronic abdominal pain. Br J Surg 78:223–225, 1991.

第三部分 成人生殖内分泌学

15 多囊卵巢综合征

John K. Park, Tammy L. Loucks, and Sarah L. Berga

引言

多囊卵巢综合征（Pholycysric Ovary Syndrome, PCOS）是生殖和代谢缺陷所致的一种复杂的、多维的疾病。尽管多囊卵巢综合征最主要的一个表现为卵巢的多囊样改变，但此综合征还包括了更多卵巢之外的其他表现。本病的复杂性表现在其广泛多样的临床表现，其中最显著的为胰岛素抵抗、肥胖、月经失调及高雄激素表现，如多毛和痤疮。

1935年，Stein和Leventhal首先对多囊卵巢综合征的症状进行描述，包括闭经、不孕和卵巢增大伴多囊样变[1]。他们发现对患者行卵巢楔形切除可使其恢复正常月经甚至妊娠。因此他们推断卵巢被膜过厚阻止卵泡到达卵巢表面，从而使卵巢增大并且皮质下方有多个滤泡存在。如今我们已经明确卵巢多囊样改变不是多囊卵巢综合征的特异病理征，因为许多非多囊卵巢综合征患者卵巢也可有类似改变[2,3]。

诊断标准

1990年，（美国）全国卫生研究所主办了一次多囊卵巢综合征的会议，并依据与会人士的主要意见制定了多囊卵巢综合征的诊断标准[4]。标准包括：高雄状态和/或高雄激素血症，慢性无排卵，并且排除其他异常。2003年，欧洲人类生殖与胚胎学会/美国生殖医学会在鹿特丹举办的会议修订了多囊卵巢综合征的诊断标准[5]，指出其诊断仍然是排除性诊断，但是必须具备以下三条中的两条：①稀发排卵或无排卵；②高雄状态和/或高雄激素血症；③卵巢多囊样改变。

多囊卵巢综合征的鉴别诊断包括其他可以引起高雄激素血症及月经异常的疾病，如不典型的先天性肾上腺皮质增生症、下丘脑功能低下性闭经、库欣综合征及库欣病、高催乳素血症、甲状腺疾病、肢端肥大症以及卵巢及肾上腺的一些可分泌雄性激素的功能性肿瘤。

流行病学

多囊卵巢综合征的发生率在育龄期妇女中为4%至12%。关于多囊卵巢综合征发病率的最新研究是于1998年在美国完成的[6]，根据1990年（美国）全国卫生研究所会议作出的诊断标准，277人中4%被诊断为多囊卵巢综合征，其中白种妇女的发生率为4.7%，黑种妇女的发生率为3.4%。2003年的鹿特丹诊断标准被誉为多囊卵巢综合征流行病学的再评估，因为B超显示21%至23%的正常女性其卵巢有多囊样改变[2,3]。

临床特点

典型的多囊卵巢综合征患者的主诉包括高雄激素的表现、月经不规律及不孕。多囊卵巢综合征的临床表现存在异质性，因此对于每个个体患者，并不是所有诊断标准的临床表现都存在。

高雄激素表现

高雄激素的临床表现包括：多毛、痤疮及男性型脱发。多毛是指在雄激素敏感区域如脸、胸、背及下腹部长出粗密而黑的毛发。约80%多毛的患者患有多囊卵巢综合征[7]。改良的Ferriman-Gallway评分系统可被用于多毛的临床评估。其最早应用于英国白人妇女评估，对身体的9个部位进行0（没有终毛）至4（广泛长有终毛）分的评估[8]。毛发的多少对于不同种族及遗传群体是不同的,在亚洲人中,即使存在肾上腺素高水平,毛发仍较少[9]。

多囊卵巢综合征患者其他高雄表现为痤疮和男性型脱发[10,11]。痤疮为雄激素刺激毛囊皮脂腺单位而使皮肤分泌油脂增多而致[10]。Cela及其同伴对89位有男性脱发的多种族女性进行了观察,发现其中67%有多囊卵巢,而对照组仅有27%为多囊卵巢[11]。另外,患有男性脱发的女性体内有较高的雄激素水平,多毛的发病率也较高。

肥胖

肥胖是多囊卵巢综合征患者的一个普遍临床表现,约有44%患者有此表现[12]。其多表现为中心型肥胖,与非多囊卵巢综合征的肥胖女性相比,多囊卵巢综合征的肥胖女性有更高的腰臀比[13]。高胰岛素血症可以引起向心性肥胖,并加剧隐性胰岛素抵抗[14]。研究表明多囊卵巢综合征的肥胖患者较对照组有更高的胰岛素抵抗率[15]。

黑棘皮表现

黑棘皮为皮肤过度角化和色素增多所致,表现为颈背部对称性的发黑、天鹅绒样的皮肤隆起,也可出现在腋窝、腹股沟及身体其他皱褶部位。存在胰岛素抵抗的多囊卵巢综合征患者中,黑棘皮表现较为常见。Mor及其同伴发现黑棘皮表现在有胰岛素抵抗的多囊卵巢综合征患者较无胰岛素抵抗的多囊卵巢综合征患者中更常见（$OR=6.0$, $P<0.5$）[16]。胰岛素水平的增高可促进表皮基底细胞的有丝分裂,从而使得黑棘皮表现成为胰岛素抵抗的一个临床特征[17]。其他与黑棘皮表现相关的病理状况包括胰岛素瘤和其他恶性肿瘤,特别是胃腺癌。

生殖异常

月经紊乱

一些月经异常见于慢性无排卵性疾病,包括继发闭经、月经稀发和功能性子宫出血。多囊卵巢综合征患者初潮通常发生在正常或更早的年龄,但是其青春期经常出现的月经紊乱却很难解决。如果多囊卵巢综合征患者服用口服避孕药,这一症状可以被掩盖。

不孕

多囊卵巢综合征是无排卵性不孕的一个主要原因,而不孕又常常是患者求治的主要原因。患者多年长期服用口服避孕药,并有规律的月经周期,一旦停药,突然出现的不规律周期使其不能适应。由于慢性黄体生成素（LH）水平升高,排卵试验假阳性更进一步促使其寻求医疗帮助。

流产

多囊卵巢综合征患者的早孕期自然流产率较正常女性显著提高,其自然流产率约在30%[18]。然而,回顾性分析表明,正常女性的自然流产率为5%～14%[19,20]。习惯性流产患者中,36%至82%的患者为多囊卵巢[18,21,22]。

对于多囊卵巢综合征易出现早孕期流产有多种理论。Homburg及其同伴证明多囊卵巢综合征患者卵泡期血清高LH水平会降低受孕率并增加流产率[23]。另一个研究发现,高LH血症患者的流产率为65%,而正常LH血浓度患者的自然流产率仅为12%[24]。另外,高雄激素血症、肥胖、高胰岛素血症也被认为是早期妊娠丢失的危险因素[25,26]。

多囊卵巢形态学

多囊卵巢综合征的鹿特丹诊断标准中包括卵巢多囊样改变[5]。多囊卵巢定义为一侧卵巢有12个或以上直径2～9mm的卵泡,和/或卵巢容积大于10ml,即大于正常卵巢的最大容积[3]（图15-1）。

这一定义不应被主观的多囊卵巢表象所替代。典型的形状为在增大卵巢的周围皮质中包含许多小卵泡（形如一串珍珠）,髓质回声增强。其与含有多个卵泡的卵巢的最主要区别在于多囊卵巢的髓质体积增大[3]。

多囊卵巢的定义中没有提及卵泡的分布特征和卵巢髓质回声增强及体积增大,但是卵巢体积增大常常可以很好地反映髓质体积增大[27]。口服避孕药可以改变卵巢的形态,所以多囊卵巢在口服避孕药女性中不是诊断多囊卵巢综合征的必要条件。当超声发现有优势卵泡（>10mm）或黄体时,应在下个月经周期的早卵泡期重复超声检查。

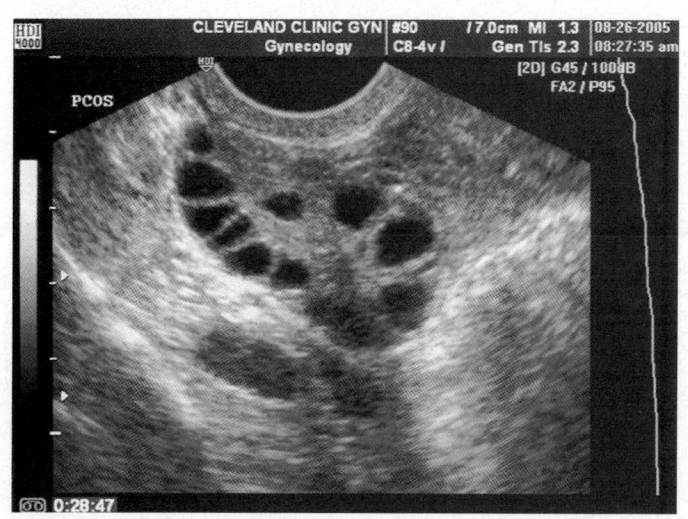

图 15-1 多囊卵巢综合征的典型表现：卵巢增大、皮质下小卵泡数增多、项链征、髓质回声增强。

发病机制

促性腺激素分泌改变

多囊卵巢综合征的一个特征性表现为黄体生成素（LH）水平升高和卵泡刺激素（FSH）相对降低[28]。FSH 相对降低为不排卵的主要因素，因为 FSH 水平升高会导致卵泡形成。在多囊卵巢综合征患者中垂体冲动性分泌黄体生成素的幅度和频率都会升高[29]。另外，其对促性腺激素释放激素的敏感性也比正常女性高，从而生成更多的黄体生成素[29,30]。黄体生成素升高可继发于促性腺激素释放激素释放频率增高，或是其他一些刺激因子，或是二者的共同作用。

促性腺激素释放激素（GnRH）的脉冲性分泌在人类不能被直接检测，只能通过对外周 LH 水平的监测来反映。Berga 及其同伴研究发现多囊卵巢综合征患者的 LH 及其 α 亚基的分泌频率和幅度均增加，反映了 GnRH 的释放频率异常增加（图 15-2）[29]。在对大鼠的研究中发现，GnRH 释放频率的增加会增加 LH 基因的表达[31]。LH 升高不是由于垂体对 GnRH 敏感性增加；GnRH 受体阻滞导致正常人及多囊卵巢综合征患者的 LH 下降程度是相似的[32]。

这些研究结果提示多囊卵巢综合征主要是下丘脑-垂体轴的功能紊乱所致，许多主要的临床症状都可以用促性腺激素的变化解释。多囊卵巢综合征患者 FSH 下降的原因还不清楚，但慢性的雌激素分泌产生的负反馈效应被认为是其中一个原因。[33]

促性腺激素释放激素改变机制

神经解剖学因素

促性腺激素释放激素的脉冲发生器是指下丘脑基底中央部广泛分布的神经元同步脉冲性分泌 GnRH。此类神经元是胚胎时期由嗅基板迁移到下丘脑的，GnRH 在神经元胞浆内合成，并从正中隆起的神经内分泌终板处分泌。Knobil 建立了猕猴的实验模型，监测其下丘脑弓状核节律电活动分泌 GnRH[34]。其门脉系统的 GnRH 的脉冲与外周血中的 LH 脉冲有明显的一致性。后来在分离的人类下丘脑基底中央部细胞中观察到 GnRH 的分泌周期为 60 至 100 分钟[35]。因此，GnRH 神经分泌细胞本身具有脉冲性分泌的性质，从而建立了 GnRH 分泌脉冲发生器。

许多证据表明胶质细胞、内皮细胞等非神经元细胞对于下丘脑正中隆起 GnRH 分泌的调节起到重要作用。正中隆起处胶质细胞中的星形细胞或伸长细胞将 GnRH 神经元末端与其周围的空间分开，并且通过释放出一些信号分子如一氧化氮等，对 GnRH 分泌入垂体门脉系统进行调节[36,37]。GnRH 向门脉系统的分泌还受 GnRH 神经血管接头的动态模式的影响。已经证实在月经周期中存在下丘脑正中隆起的形态学重塑，当血液中 LH 急剧上升[38]时此处可见到最多量的 GnRH 神经肌肉接头。

体外 GnRH 的神经调节

Mellon 及其同伴建立的一个下丘脑 GnRH 神经元（GT1 细胞）的永生化细胞株具有脉冲性分泌 GnRH 的能力[40]。GT1 细胞这一类细胞株的发现使得许多找寻 GnRH 脉冲分泌调节因子的研究得以进行。可作为 GnRH 脉冲发生器调节因子的物质包括去甲肾上腺素、多巴胺、胰岛素样生长因子（IGF-I）、γ-氨基丁酸（GABA）和阿片类分子等。GnRH 的分泌还受自身调控，因为 GT1 细胞自身表达 GnRH 受体。GnRH 受体的激活会增加细胞的分泌功能，提高神经元活动的一致性，从而导致 GnRH 脉冲性分泌。

多囊卵巢综合征患者体内 GnRH 的神经调节

多囊卵巢综合征患者体内 GnRH 脉冲频率较快，

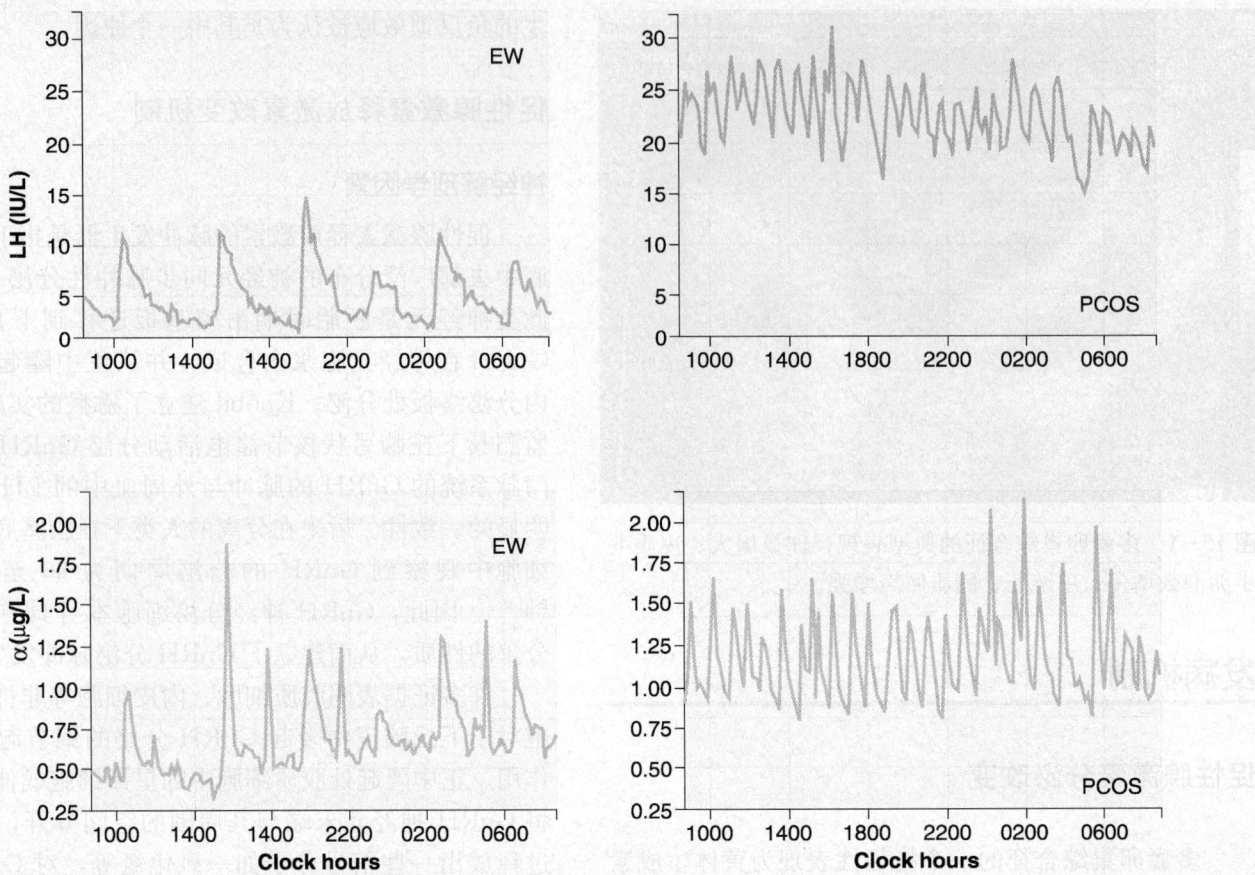

图15-2 24小时LH(上方)和α亚单位的浓度(下方),卵泡期(月经第2天)月经正常妇女(EW,左侧),高雄激素性无排卵/多囊卵巢综合征的妇女(PCOS,右侧)。(Data from Berga S, Guzick D, Winters S: Increased luteinizing hormone and α-subunit secretion in women with hyperandrogenicanovulation. J Clin Endocrinol Metab 77: 895-901, 1993.)

并且这种增快的频率很难被持续的雌、孕激素治疗所抑制[40]。持续高频率GnRH分泌将使LH分泌增加并抑制FSH分泌从而使正常卵泡不能形成。

中枢性肾上腺类激素分泌的升高被认为是多囊卵巢综合征患者GnRH和促性腺激素分泌紊乱的诱因。一个可能的机制是其增加了垂体门脉的血流及血管的通透性,从而使得更多的GnRH进入垂体[41]。第三脑室内注射多巴胺可致门脉血管中的GnRH及催乳素抑制因子增多,表明多巴胺介导GnRH及催乳素抑制因子的调节[42]。在对GT1 GnRH神经元细胞β₁肾上腺素受体及D1多巴胺受体的识别过程中发现去甲肾上腺素及多巴胺可通过直接作用于GnRH神经元的突触而调节促性腺激素的释放[43]。

还有一些研究调查了多巴胺对于具有免疫反应性的LH的影响。多巴胺在有正常周期女性[44]中的作用在于抑制LH的分泌,而在多囊卵巢综合征患者中亦能降低循环中LH的浓度[45],表明在患有多囊卵巢综合征的女性中受损的多巴胺能抑制活动将导致LH分泌频率的增加[46]。研究表明,多巴胺能激动剂溴隐亭可降低循环中的LH并且能改善催乳素水平正常的PCOS患者的月经周期[47]。然而,研究结果也不全如此,Lobo和其同伴研究表明有免疫活性的LH的增加与单独多巴胺刺激或是多巴胺-卡比多巴复合物无比例关系,并得出多巴胺在LH的分泌中并不起重要作用的结论[48]。

胰岛素样生长因子(IGF-I)主要调控GnRH细胞的生长、分化、存活和再生。胰岛素样生长因子受体是外周或包括正中隆起在内的中央神经系统神经细胞的酪氨酸激酶受体[49]。关于小鼠的研究表明在围青春期及成熟期的发展中,IGF-I mRNA在下丘脑的表达是增加的[50]。也有研究表明,IGF-I可刺激出生后及围青春期GnRH基因的表达[50]。另一个应用GT1细胞株的研究表明应用IGF-I可增加GnRH细胞核的初步转录水平及胞浆中mRNA水平[51]。在P-

COS 患者中,血清 IGF-I 与 IGF 结合蛋白结合比例增高时循环中 LH 水平显著升高[30]。这些研究均表明胰岛素样生长因子可以通过诱导 GnRH 神经元基因表达而增加循环中的 LH 水平。

GABA 及阿片类物质也可以影响 GnRH 及 LH 的分泌。GABA 可强烈抑制 LH 分泌,因为应用 GABA-A 受体阻断剂(荷包牡丹碱)可使 LH 水平继发性增高[52]。阿片类受体拮抗剂纳洛酮可增高黄体期 LH 水平,表明阿片类物质可以抑制垂体促性腺激素的生成[53]。

高雄激素血症

由于卵巢和肾上腺的分泌,PCOS 患者表现为高雄激素血症。高雄激素只能部分被含雌孕激素的复方口服避孕药物所抑制。Daniels 和 Berga 对 PCOS 患者进行 3 周的复方口服避孕药物治疗[40],发现其雄烯二酮水平仍较经治疗对照组显著增高,两组的 LH 脉冲频率均有所下降,但 PCOS 患者的 LH 释放脉冲频率仍较对照组显著增高(图 15-3)。这表明性激素抑制了 GnRH 脉冲发生器的敏感性。作者还提出 PCOS 患者较正常人有固有的不可逆转的 GnRH 分泌频率增快。GnRH 的输出受外周血中雄激素浓度的影响。雄激素阻滞可恢复下丘脑对卵巢甾体激素反馈抑制的敏感性[54]。PCOS 患者应用雌孕激素或是应用抗雄激素药物 N-3-(三氟甲基-4 硝基)苯基异丁酰胺对于降低 LH 脉冲频率的作用是相似的。

卵泡膜细胞的作用

卵巢性雄激素过多症是由于增高的 LH 作用于卵泡膜细胞生成雄激素所致,且 PCOS 患者的卵泡膜细胞对 LH 更加敏感而使这种作用放大[55]。雄激素过多症还可能是由于雄激素生成酶 P450c17(包括 17α 羟化酶和 17,20 裂解酶)活性调节障碍所致。这种调节障碍主要是由于 P450c17 本身异常所致,但也可能受自分泌和旁分泌的影响[56]。

卵巢产生雄激素还受胰岛素和胰岛素样生长因子的调控。正常人和 PCOS 患者卵巢泡膜间隙都有胰岛素、IGF-I 和 IGF-II 受体的存在[57,58]。在 IGF-I、IGF-II 和胰岛素的刺激下,正常雄激素水平的女性卵泡膜细胞将产生更多的雄激素,当有 LH 作用时,这一作用又将被增强[57,59]。雄激素过多症的病人卵巢髓质在胰岛素的刺激下将会释放更多的雄烯二酮和睾酮,但是在此类人群中未发现胰岛素和 LH 有协同作用[60]。

与体外实验相反,活体研究发现当显著提高胰岛素水平时,PCOS 患者和正常女性都没有明显的雄激素分泌增多。Dunaif 和 Graf 对正常女性和 PCOS 患者进行高胰岛素与葡萄糖钳夹试验评估,发现胰岛素可降低 PCOS 患者的雄激素水平,同时不升高正常女性的雄激素水平[13]。这一结论与高胰岛素血症和雄激素过多症存在简单因果关系的说法正相反,但观察表明降低血中胰岛素水平与血中雄激素水平下降有关。PCOS 患者应用二甲双胍降低肝糖原生成从而降低胰岛素水平,可以降低血中睾酮、硫酸脱氢表雄酮(DHEAS)和雄烯二酮的水平[61]。

肾上腺功能

PCOS 患者肾上腺分泌雄激素增多,硫酸脱氢表雄酮(DHEAS)和 11β 羟雄烯二酮增高约有 48%～64%[9]。PCOS 患者体内的促肾上腺皮质激素水平并没有增高,因此肾上腺产生雄激素增多的原因还有待阐明[62]。PCOS 患者肾上腺分泌雄激素增多主要是由于肾上腺对促肾上腺皮质激素反应性增强,或是肾上腺被其他一些非促肾上腺皮质激素因子刺激。Moran 和其同伴的研究表明 PCOS 患者 17α 羟化酶对促肾上腺皮质激素的反应增强从而产生更多的雄激素[63]。细胞色素 P450c17 基因调节 17α 羟化酶和 17,20 裂解酶活性,P450c17 酶或是自分泌/旁分泌因子调节对高雄激素起了一定作用[56]。

高胰岛素血症也可能是 PCOS 患者肾上腺性雄激素过多症的原因。无论用药前 DHEAS 水平如何,PCOS 患者应用曲格列酮治疗胰岛素抵抗后 DHEAS 水平都会降低[64]。肥胖的 PCOS 患者应用匹格列酮后可以增高对胰岛素的敏感性从而减少促性腺激素促使的雄烯二酮产生[65]。这些数据均表明胰岛素可以增加促肾上腺皮质激素作用而使类固醇类激素产生过多。

无排卵

PCOS 患者不排卵的机制还未完全明确,但是一些对颗粒细胞的研究可以为这一机制的了解提供资料。

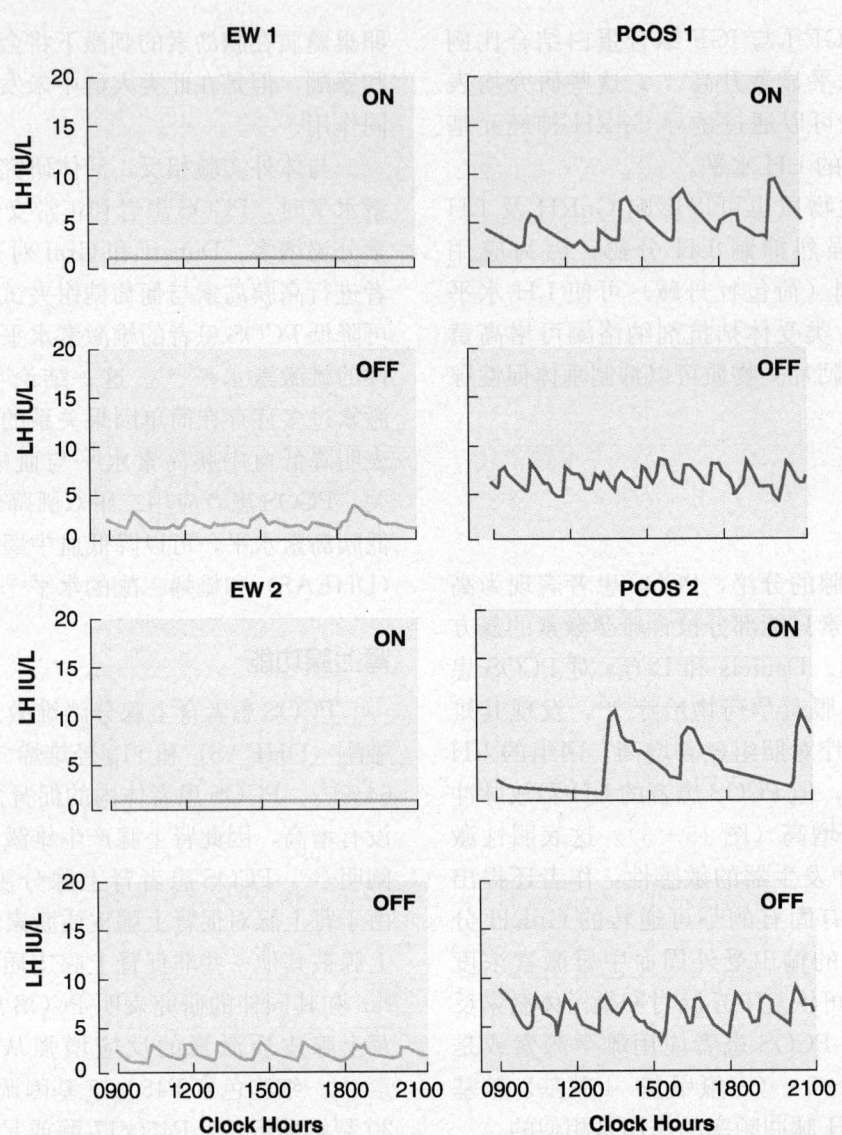

图15-3 图为两个PCOS/高雄激素性无排卵患者（PCOS，右侧）和正常妇女（EW，左侧）LH的12小时脉冲方式。ON为口服复方避孕药（含35μg炔雌醇和1mg炔诺酮）第21天的LH水平，OFF为停药后第7天的LH水平。（Data from Daniels T, Berga S: Resistance of gonadotropin releasing hormone drive to sex steroid-induced suppression in hyperandrogenic anovulation. J Clin Endocrinol Metab 82：4179-4183，1997.）

颗粒细胞功能

PCOS患者FSH水平明显降低导致卵泡生长障碍。颗粒细胞芳香化酶活性不足是早期研究卵泡发育障碍最常涉及的，因为大家认为卵泡液中的雌二醇浓度不足。最近对PCOS的研究结论则相反，患者颗粒细胞在体外对FSH反应性增高，且其卵泡内雌二醇的浓度与正常卵泡无区别[66]。对PCOS剂量效应的研究表明其颗粒细胞对人类重组FSH有更强的反应从而较正常女性能够产生更多的雌二醇[67]，雌二醇的增加较正常女性几乎多两倍且产生速度加快。

Van Der Meer及其同事认为加速的雌二醇的产生可以简单解释为卵泡数目的增多[68]。另一个研究发现多囊卵巢的颗粒细胞较正常卵巢有更多的FSH受体[69]。无论FSH刺激雌二醇反应性增多是由于卵泡数目增多、颗粒细胞对FSH的敏感性增高还是FSH受体增高，PCOS患者均易对促性腺激素产生卵巢过度刺激。

胰岛素可以调节卵泡膜细胞和颗粒细胞的功能。早期研究就发现胰岛素可以放大LH对卵泡膜细胞刺激产生雄激素的作用。胰岛素对颗粒细胞的作用则不甚明确。对胰岛素细胞的体外研究发现胰岛素可在以下两方面放大 FSH 对颗粒细胞的作用：基础雌、孕激素的产生和 LH 反应的诱导[70,71]，后者可以进一步增强 LH 刺激下雌、孕激素的产生。Willis 和 Franks 研究发现胰岛素的作用浓度很低，并强调其是通过受体起作用，表明卵巢不存在胰岛素抵抗[72]。颗粒细胞对 LH 反应不成熟会导致其过早分裂，从而导致卵泡发育障碍。这可以解释 PCOS 患者卵巢通常有多个直径 5～10mm 的卵泡，其内含有可产生类固醇激素的颗粒细胞，但是不能自然发展至可排卵阶段。

胰岛素抵抗

尽管 50%～70% 的 PCOS 患者存在胰岛素抵抗[73]，但这点并不包含在 PCOS 的诊断标准中。胰岛素抵抗受到研究者重视主要是因为 PCOS 的许多临床症状、体征都可归因于过多的胰岛素暴露。胰岛素抵抗具体的分子机制还不清楚，但是可以明确的是其作用为受体后效应[74]。PCOS 患者的胰岛素抵抗有组织特异性：肌肉和脂肪组织表现为抵抗，卵巢、肾上腺、肝脏、皮肤和毛发依然对胰岛素敏感。骨骼肌和脂肪组织对胰岛素抵抗可导致胰岛素对这些组织的代谢功能减退和血中葡萄糖失衡，但是其对于刺激其他组织细胞有丝分裂及类固醇类激素生成的作用正常。PCOS 患者高胰岛素血症对于敏感组织的刺激表现为一系列的异常，例如多毛症[7]、黑棘皮表现[17]、肥胖[14]、雄激素合成过多[57]、性激素结合球蛋白减少从而使具有生物活性的雄激素（SHBG）增多[75]以及潜在的调节 LH 分泌的功能增强[60]。

1992 年，Hales 和 Barke 提出生命早期环境因素所致的营养不良可增加成人以后 2 型糖尿病的发病风险[76]。他们发现，在英国，低出生体重和 2 型糖尿病的发病有关。这一研究在许多其他人群及种族得以重复，不仅得出相同结论，而且还发现胰岛素抵抗存在遗传表现[77]。根据这一现象得出一种假设，胎儿及婴儿时期的营养缺乏将导致成人期的营养不足，而为了适应这种营养缺乏状态，人出生后的代谢将发生相应的改变。一种有效的改变即发展肌肉组织和脂肪组织的胰岛素抵抗，从而选择性地保护脑的发育和功能，这种适应在生后营养充足的环境中即变为一种不利的适应，导致肥胖或是糖尿病。

对胰岛素抵抗的认识可以帮助我们确定哪些人群对生活方式和药物干预比较敏感。胰岛素抵抗是许多代谢性疾病的高危因素，如糖尿病、高血压、血脂异常以及心血管疾病[78]。胰岛素抵抗是 WHO 规定的代谢综合征的组成部分，而这些代谢综合征是心血管疾病的高危因素[79]。WHO 定义的代谢综合征为糖耐量异常或是胰岛素抵抗，以及包括以下表现中的至少两种：高血压、血脂异常、肥胖和微量白蛋白尿。PCOS 女性发生代谢综合征的几率为正常女性的 4.4 倍，所以有必要仔细筛查这些患者，尤其是存在胰岛素抵抗的患者[80]。

多囊卵巢综合征远期预后

代谢综合征

PCOS 有很多代谢综合征表现，不应仅仅被看做是一种妇产科学疾病。然而，在许多年轻女性中妇科症状往往是最早出现的，最初的症状往往可以帮助临床医生早诊断、早提供医学建议、早治疗，从而防止疾病进一步发展为代谢综合征或是心血管系统疾病。

许多研究都表明 PCOS 患者的糖尿病和心血管疾病的发生风险增高。三分之一 PCOS 患者有糖耐量异常，其中 2 型糖尿病的发病率为正常人的 5 到 10 倍，且与种族无关[73]。对围绝经期 PCOS 患者的研究发现，其高血压和糖尿病的发生率较对照组显著增高。[81] PCOS 患者血脂异常的发生率也增高，与体重配对组相比，其总胆固醇、LDL 和甘油三脂水平往往显著升高，而 HDL 降低[82]。PCOS 伴有血脂异常、糖耐量异常、中心性肥胖、雄激素过多症和高血压者，更容易出现心血管疾病。由于这些因素影响，PCOS 患者急性心肌梗死的发病率升高 7 倍[83]。

曾患 PCOS 的 40 岁以上患者的颈部血管超声发现亚临床的动脉硬化的存在，直接说明 PCOS 为心血管疾病的高危因素[84]。与年龄和体重指数配对的对照组相比，PCOS 患者还有更高的冠状动脉和主动脉的钙化率[80]。另外，PCOS 患者总体纤溶能力下降，从而表现为高凝状态，是心血管疾病的另一个高危因素[85]。PCOS 本身是否可以作为血管疾病的一个高危因素尚没有明确阐述，尽管 PCOS 增加了心血管疾病的危险性，但英国的一项关于 800 位 PCOS 患者的回顾性研究显示其并没有提高循环系统疾病的死亡率，也没有提高总的死亡率[86]。

恶性肿瘤

患有 PCOS 的女性其体内雌激素往往缺少对抗，且易发生肥胖，这些都被认为是子宫内膜增生甚至恶变的高危因素。英国一项长期随访研究发现 PCOS 患者患子宫内膜癌的几率显著增高，而患乳腺癌的风险不增加[87]。患子宫内膜癌的风险增加可能是由于这些病人体内雌激素缺少对抗。关于子宫内膜癌患者激素水平的分析发现绝经前期和绝经后女性的发病风险为其他人的 3.6 和 2.8 倍，而这部分人有更高的雄烯二酮水平[88]。高 LH 血症也可能是一个高危因素，因为研究发现子宫内膜增生和子宫内膜癌患者 LH/hCG 受体过度表达[89]。该研究作者总结：包括 PCOS 患者在内的年轻不排卵女性，LH/hCG 受体过度表达为子宫内膜疾病进展的特征性表现。爱荷华州女性健康前瞻性群组研究对 41000 位 55 岁至 69 岁曾患 PCOS 的绝经后女性进行问卷调查后认为 PCOS 不是女性乳腺癌的高危因素[90]。

实验室检查

PCOS 患者高雄激素的诊断应该是建立在客观地排除了其他疾病导致高雄激素性不排卵之后，例如卵巢和肾上腺功能性肿瘤所致雄激素过多症。正常循环中硫酸脱氢表雄酮（DHEAS）98% 由肾上腺分泌，睾酮和雄烯二酮则肾上腺和卵巢各分泌一半。如果总睾酮大于 200ng/dl 或硫酸脱氢表雄酮（DHEAS）大于 7000ng/dl，则需要做 MRI 除外有无激素分泌肿瘤的存在。先天性不典型肾上腺皮质增生最常见的酶缺乏为 21-羟化酶，测血 17α-羟化孕酮水平可以明确诊断。

由于常合并雄激素过多性不排卵和肥胖，库欣综合征常常被误诊为 PCOS 而使诊断率甚低。但是库欣综合征会有一些其他的临床特点，例如满月脸、水牛背、腹纹、易产生瘀斑和近端肌病，一旦出现以上表现，应及时行 24 小时尿游离皮质醇测定，正常值应小于 100μg。如结果异常，应进一步行地塞米松抑制试验，如果皮质激素不被抑制，则需要行影像学检查以明确是否有肾上腺增生、肾上腺腺瘤或是异位促肾上腺皮质激素产生。

在不排卵性疾病的鉴别中，还应排除催乳素瘤。PCOS 患者中许多可有催乳素水平的轻度升高，但如果升高幅度大，应考虑行 MRI 除外垂体的催乳素瘤。另外，还应查 TSH 除外甲状腺功能亢进或是减退的存在。还应测定血清 LH、FSH 和雌激素水平，以除外下丘脑性闭经或是卵巢早衰的存在。最近一项研究提出 LH、FSH 和雄烯二酮水平的综合表现对于诊断 PCOS 有最高的敏感性和特异性[91]。

糖尿病筛查

2003 年鹿特丹 PCOS 会议建议对肥胖的 PCOS 患者或是不伴有肥胖而有胰岛素抵抗高危因素（如家族性糖尿病史）的 PCOS 患者行 2 小时口服葡萄糖耐量试验（OGTT）[5]。患有 PCOS 的女性糖耐量受损和 2 型糖尿病的风险较同年龄、体重和种族的对照组升高[92]。2 小时 OGTT 是检测 PCOS 患者是否合并糖尿病的首选检查，因为这一检查较空腹血糖测定敏感性高，还可以测定是否有糖耐量受损的存在。糖耐量受损被认为是与心血管疾病和死亡率增加相关的糖尿病的独立危险因素。如果空腹血糖大于或等于 126mg/dl 或是 2 小时血糖大于或等于 200mg/dl，应重复试验来确诊。空腹血糖受损为空腹血糖浓度在 100～126mg/dl，糖耐量受损为 2 小时血糖浓度为 140～200mg/dl，二者均为将来发展为糖尿病的独立危险因素。

胰岛素抵抗的评估

胰岛素抵抗是一个模糊的概念，因为没有明确的被广泛接受的诊断标准。一般而言，胰岛素抵抗定义为"对一定量的胰岛素产生低于正常的生物学反应"[93]。WHO 将胰岛素抵抗定义为对胰岛素敏感性介于最低的 1/4 范围内[79]。一旦胰岛素抵抗诊断成立，这意味着其高胰岛素血症将对生殖和代谢产生许多影响。

胰岛素抵抗诊断的金标准是高胰岛素血糖钳技术，这种技术昂贵、耗时、费力，临床实用性差。其他实验方法也已经发展起来，并且可以按是否涉及胰岛素融合、极小模型或禁食进行分组。涉及胰岛素融合的实验有钳技术、胰岛素耐受试验和胰岛素敏感性试验。极小模型要求仅由静脉或口服给予葡萄糖以及频繁的静脉取样进行葡萄糖耐受试验和 OGTT 试验。胰岛素融合动力试验和频繁静脉取样葡萄糖耐受试验由于对实践和资源的高要求，仅适用研究中。评定胰岛素敏感性的禁食方法包括稳态模型评估（HOMA）、胰岛素敏感性定量指标和空腹葡萄糖/胰岛素（G_0/I_0）比值。

G_0/I_0 比值由 Legro 和他的同事在测量来自宾夕法尼亚的白种肥胖 PCOS 女性的胰岛素敏感性时首次提及。与频繁静脉取样的葡萄糖耐受试验相比，G_0/I_0 比值对于胰岛素抵抗的敏感性是 95%，特异性是 84%[94]。Ducluzeau 和他的同事们后来证实，G_0/I_0 比值也是非肥胖女性胰岛素抵抗的预报因子[95]。这个研究试图寻找除高胰岛素血糖钳技术以外，胰岛素抵抗的最佳标志物。除了葡萄糖/胰岛素比值以外，他们还测量了 SHBG、瘦素、脂连素、OGTT 和 HOMA。葡萄糖/胰岛素比值是评价胰岛素抵抗最强的独立参数。2 小时 OGTT 也可以用来评价胰岛素抵抗——2 小时葡萄糖/胰岛素比值小于 1.0 提示 PCOS 患者的胰岛素抵抗诊断[94]。OGTT 中胰岛素与血糖的相关关系体现了胰岛素敏感性降低所致糖耐量受损的程度，而空腹血糖异常为胰岛素分泌不足的表现[96]。

对于糖尿病和胰岛素抵抗的监测存在种族差异性，没有种族特异性的标准化诊断。Kauffman 及其同事对美国白人和墨西哥血统的患有 PCOS 患者进行 G_0/I_0 比值的测定，发现其对胰岛素抵抗的意义在两种人群中存在差异性[97]。在白种人中，空腹胰岛素大于 $20\mu U/mL$，G_0/I_0 比值小于 7.2 可以诊断为胰岛素抵抗；墨西哥血统的美国人空腹胰岛素大于 $23\mu U/mL$，G_0/I_0 比值小于 4.0 即可诊断胰岛素抵抗（图 15-4）。在临床应用中，2 小时 OGTT 既测量空腹血糖，又测量餐后的血糖及胰岛素水平，对于诊断糖耐量受损和高胰岛素血症都提供了最多的信息。在肥胖的 PCOS 患者和不肥胖而有胰岛素抵抗高危因素的 PCOS 患者，2 小时 OGTT 被推荐用于了解这些病人是否存在代谢综合征[98]。对于有心血管疾病高危因素的患者，空腹血脂水平也应检查。

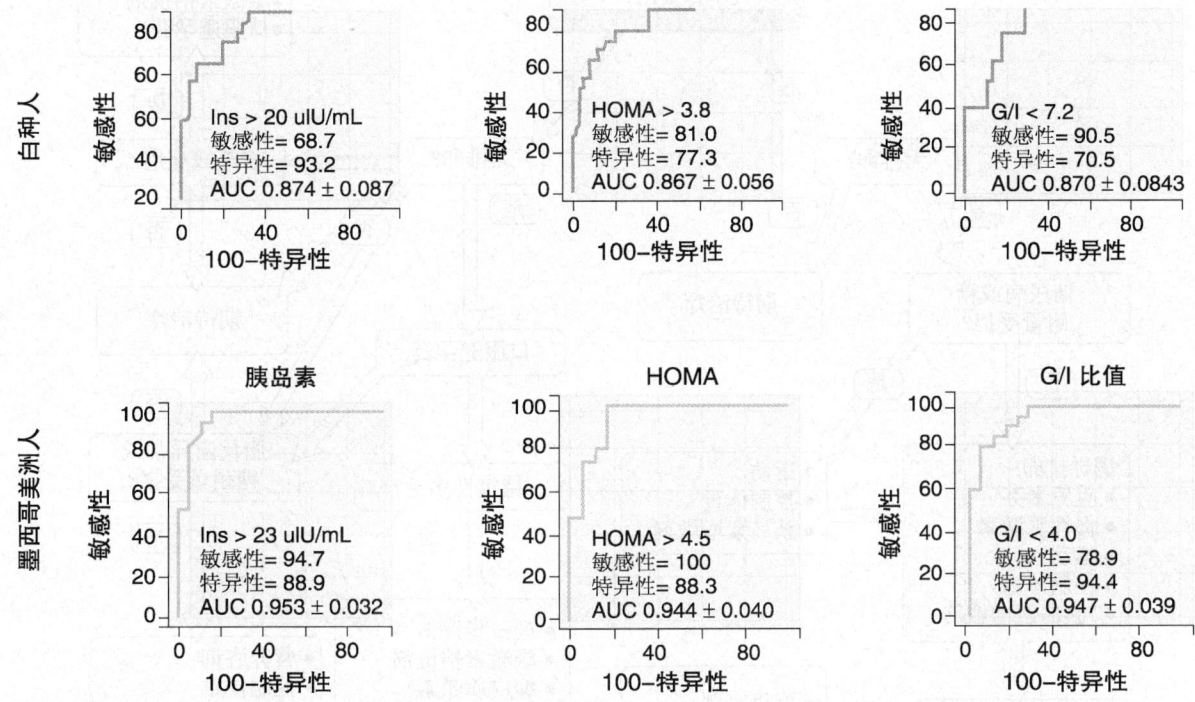

图 15-4 白种人和墨西哥美洲人中，空腹胰岛素、葡萄糖-胰岛素（G/I）比值和 HOMA 指数的 ROC 曲线。不同人种的切点值不同，每种方法的敏感性和特异性不同。在无糖耐量受损的人群中，不同胰岛素抵抗评价方法之间无统计学差异。
(Data from Kauffman RP, Baker VM, DiMarino P, et al: Polycystic ovarian syndrome and insulin resistance in white and Mexican American women: A comparison of two distinct populations. Am J Obstet Gynecol 187: 1362-1369, 2002.)

治疗

PCOS 有很多的治疗方法，对于不同的病人，应该有不同的治疗目的和治疗计划（图 15-5）。治疗应考虑多种方法联合，并且医生应该根据病人的治疗希望值提供医疗建议。无论患者的主诉如何，降低远期并发症应该被视为治疗重点。

减肥

减肥对于肥胖的 PCOS 患者（BMI≥26）是最主要的治疗方法。持续性减肥需要节食和运动，对于减肥有困难的患者可以咨询营养学家。肥胖的 PCOS 患者减肥后可以增加性激素结合球蛋白（SHBG）水平，降低睾酮水平，并且能增加空腹胰岛素水平[99]。

口服避孕药

对于不想怀孕的 PCOS 患者，口服避孕药的联合应用是最常用的治疗方法。避孕药通过抑制垂体 LH 分泌降低卵巢的雄激素分泌，增加性激素结合球蛋白水平，降低游离睾酮水平，这些均有助于调节月经并且降低内膜增生和恶变的几率。但是，口服避孕药也许有轻度降低胰岛素敏感性的副作用。

Korytkowski 和其同事研究发现，PCOS 患者短期应用复方口服避孕药可以轻度降低胰岛素敏感性，但对甘油三脂没有升高作用[100]。但是对于正常女性，复方口服避孕药可以显著降低胰岛素敏感性并增高甘油三酯水平。口服避孕药对胰岛素敏感性和脂蛋白生成的远期影响还没有进行很好研究。PCOS 患者有更高的糖尿病和心血管疾病的发病风险，所以对于激素治疗的远期影响还有待进一步明确。

抗雄激素治疗

抗雄激素治疗常常用作多毛的治疗，多为口服避孕药的辅助用药，研究发现其也可以改善排卵和恢复月经。由于所有的抗雄激素药物都有致畸作用，并且可使男胎女性化，所以应用抗雄激素药物时要严格避孕。

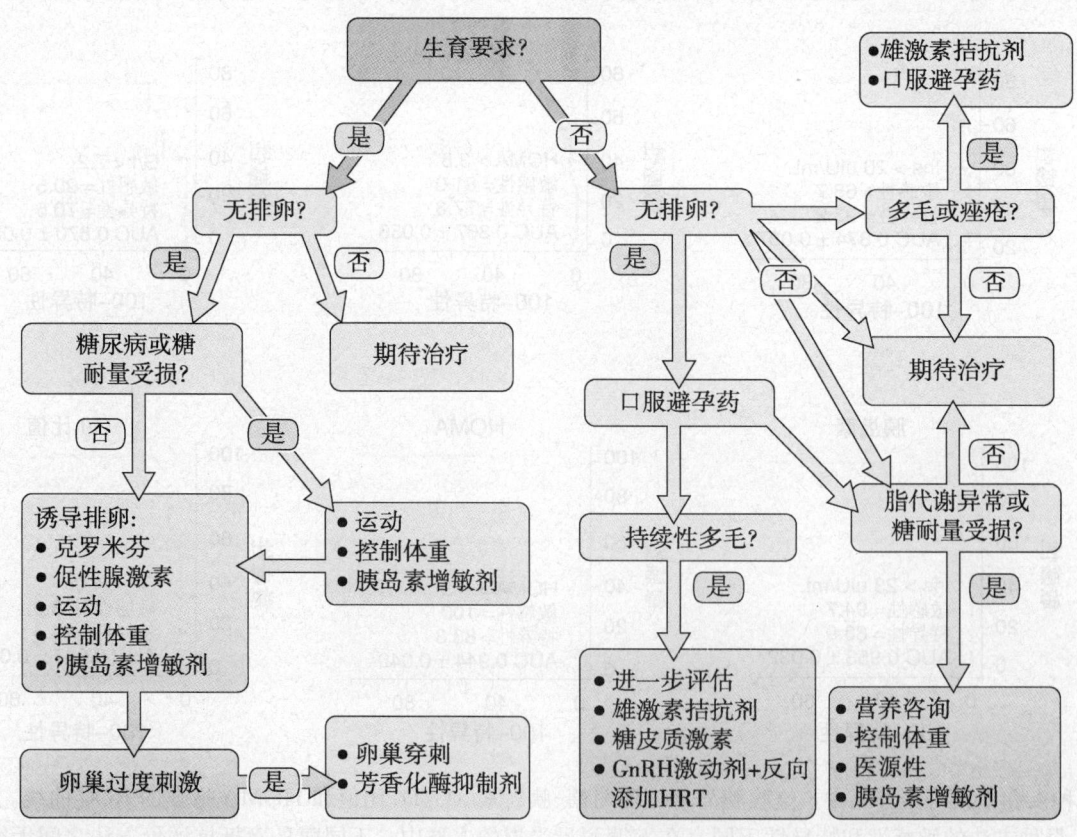

图 15-5 多囊卵巢综合征治疗方法。(Data from Berga S：The obstetrician-gynecologist's role in the practical management of polycystic ovary syndrome. Am J Obstet Gynecol 179：109S-113S, 1998.)

螺内酯为醛固酮受体拮抗剂，是治疗多毛的最常用辅助药。其竞争性抑制毛囊皮脂腺单位的雄激素结合位点，抑制 5α-还原酶，并且通过干扰细胞色素 P450 功能从而抑制雄激素产生[102]。螺内酯的保钾功能对于补钾和高血压均有好处。

氟他胺是非类固醇类抗雄激素物质，竞争性结合雄激素受体。合并排卵障碍的 PCOS 患者用此类药物后可恢复优势卵泡的发育从而恢复排卵[103]。研究发现此类药物还可以降低血浆中 LH、雄烯二酮和睾酮的水平。肝毒性是本药的严重副作用，但发生率不高。

通常用于治疗前列腺增生的非那雄胺是有效的 5α 还原酶抑制剂，它可以用于治疗多毛症。所有的抗雄激素药物均需要与口服避孕药物同用，因为其有致畸作用和使男胎女性化的风险。

胰岛素增敏剂

胰岛素增敏剂可以改善 PCOS 患者的内分泌和生殖功能。二甲双胍用于 PCOS 患者可降低胰岛素水平的机制已经很明确。它是一种双胍类药物，可以降低肝糖原的生成，并有一定的增加周围胰岛素敏感性的作用（图 15-6）[103]。噻唑烷二酮类药物为过氧化物酶体增殖因子活化受体激动剂，它可以增加周围组织的胰岛素敏感性，但是没有增加肝糖原的作用（图 15-6）[103]。这类药物包括曲格列酮、匹格列酮和罗格列酮。

曲格列酮是最早应用的胰岛素增敏剂，但是由于其肝毒性已于 2000 年退出销售市场。罗格列酮和匹格列酮仍被临床应用且相对安全，目前对于胰岛素增敏剂的研究仍然是研究热点。

对于用二甲双胍治疗的 PCOS 患者，该药改善生殖轴功能的积极作用许多研究已经比较肯定。最近一项很有权威的研究显示应用二甲双胍 6 个月可以得到戏剧性的效果。用于非肥胖型伴有雄激素过多症的 PCOS 患者可以降低：①LH 脉冲性分泌；②雄烯二酮水平；③睾酮水平；④卵巢体积；⑤Ferriman-Gallway 得分，月经周期也在大多数病人中得以改善[104]。观察者还不能确定二甲双胍是否可以改善排卵和升高 FSH 水平。同样，PCOS 患者应用曲格列酮也可以改善排卵、降低多毛、降低血清游离睾酮水平和增加性激素结合球蛋白水平[105]。

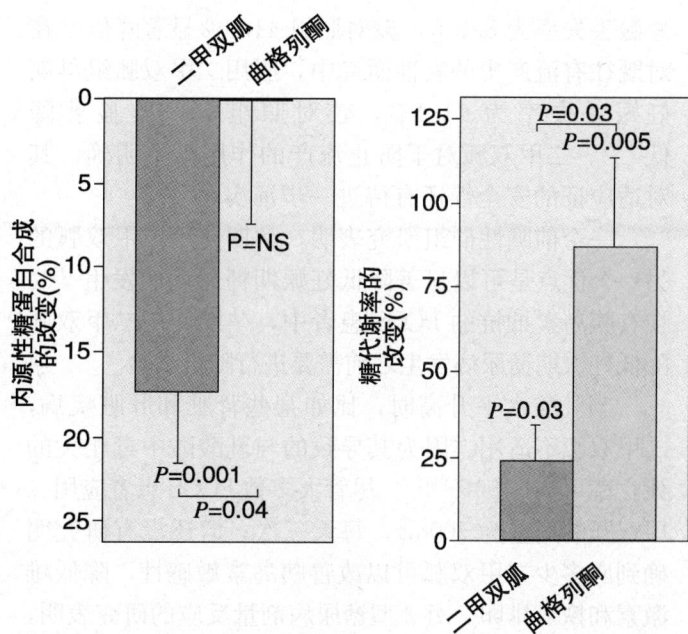

图 15-6 二甲双胍或曲格列酮治疗 3 个月后，内源性糖蛋白合成和胰岛素钳夹糖代谢率的平均（±SE）改变的百分比无统计学差异。（From Inzucchi S, Maggs D, Spollett G, et al: Efficacy and metabolic effects of metformin and troglitazone in type II diabetes mellitus. N Engl J Med 338：867-872，1998. Copyright 1998 Massachusetts Medical Society. All rights reserved.）

胰岛素增敏剂通过降低 LH 分泌治疗雄激素过多症得到了很好的效果，其降低了卵巢病理性雄激素分泌和肾上腺雄激素分泌。胰岛素水平降低可增加肝脏产生性激素结合球蛋白，从而降低游离雄激素水平。胰岛素增敏剂对高胰岛素血症和雄激素过多症的共同改善可以很好地改善多毛。

胰岛素增敏剂可以改善排卵和月经周期，从而可改善生殖功能。事实证明，应用二甲双胍后，自发排卵和氯米芬促排卵的排卵率均增加[106]。经过二甲双胍 500mg 每天三次治疗的患者自然排卵率为 34%，较安慰剂组 4% 有显著提高；应用氯米芬促排卵的患者，服用二甲双胍组排卵率为 90%，较安慰剂组 8% 有显著提高[107]。对于应用氯米芬无效的患者，随机、双盲、安慰剂组对照的实验表明应用二甲双胍预处理可以显著改善排卵和怀孕率[108]。

尽管二甲双胍属于 B 类药物，但其孕期的应用越来越广泛。在一个回顾性研究中，Jakubowicz 和其同事发现 PCOS 患者从早孕期开始应用二甲双胍可以显著降低早期妊娠丢失率。服用二甲双胍组的早妊娠丢失率为8.8%，较对照组41.9%显著降低。在对既往有流产史的女性研究中，服用二甲双胍组早期妊娠丢失率为11.1%，较对照组58.3%显著降低[109]。二甲双胍对于防止流产的作用尚不明确，其对适应证的安全性还有待进一步证实。

一个前瞻性群组研究表明，孕期使用二甲双胍的另一个优点是可以显著降低妊娠期糖尿病的发生[110]。在有胰岛素抵抗的PCOS患者中，孕期使用二甲双胍降低妊娠期糖尿病发生之前需要进行随机试验。

当乳酸水平升高时，比如某些肾脏和肝脏疾病，二甲双胍不适用。因为其导致的与乳酸酸中毒相关的死亡率可高达50%[111]。尽管大多数PCOS患者应用二甲双胍的剂量为500mg，每天三次；但还没有研究明确到底多少二甲双胍可以改善胰岛素敏感性，降低雄激素和恢复排卵。对2型糖尿病剂量反应的研究表明，每天2000mg二甲双胍可以改善血糖稳态性[112]，但PCOS患者的有效剂量还有待进一步确定。

二甲双胍的应用应从小剂量开始，几周内加至正常剂量，从而使副作用减少到最小。大部分患者可能会有恶心、腹泻、消化不良和腹部不适等胃肠道症状。多数的副作用可在数日内缓解，这样就可以每周增加二甲双胍用量，最大剂量为1000mg，每天两次。血清肌酐水平应该每年检测，以防止乳酸酸中毒的发生。如果二甲双胍是用于改善生殖状态，而非纠正高血糖，就应该检测生殖参数。对于一个欲妊娠的患者，应该考虑应用的最小剂量。用于治疗雄激素过多症表型的最佳剂量还没有确定，最后我们应该监测的是雄激素过多症表型的改善和循环中雄激素的水平。

目前，对于PCOS患者长期使用二甲双胍来改善健康状态，还没有明确指南。噻唑烷二酮类药物肝毒性为一个严重不良反应，用药前应先了解肝功能情况，用药时也应定期监测。

卵巢手术

卵巢楔形切除

在多数PCOS患者中，实行卵巢楔形切除术可恢复月经，改善排卵。此手术最早需要开腹，楔形切除部分卵巢组织，并行卵巢成形术。在过去，这一手术常被推荐用于应用氯米芬仍无排卵的PCOS患者，许多患者可恢复排卵，并可怀孕。目前腹腔镜被应用于此手术。

这一手术最大的缺点是严重的盆腔粘连，至少发生在三分之一的手术患者，这将降低这些患者的受孕率，并增加盆腔疼痛的发生率。另一个问题是，排卵的恢复并非永久性，因为卵巢异常并不是这一临床综合征的病因。但是，事实上目前没有卵巢楔形切除术远期疗效的报道。

卵巢打孔术

腹腔镜下卵巢打孔术可以取得与卵巢楔形切除术相似的手术效果（见第37章）。其过程为应用单极电刀或激光在卵巢皮质表面多处打孔，破坏局部卵巢组织。与卵巢楔形切除术相比，此手术结局与其相似，而并发症相对较轻，但至今无前瞻性随机试验证实。对于卵巢打孔术对卵巢功能的远期影响还有其他问题需要考虑。

毛发剔除

对于患有多毛症的女性，去除脸部、胸部和腹部的多余毛发显得尤为重要。刮除、拔除或使用脱毛膏是现在常用的办法。这些办法不会引起毛发长得更快或更粗，但需经常进行。

电解脱毛

电解脱毛，使用一个通了电的细针插入毛囊，是目前永久脱毛的常用方法。这须逐个毛囊进行电解，并需要进行多次。通常，重复此种治疗需要12到18个月。可能产生的副作用包括疼痛、感染、色素沉着或脱失，敏感的患者可能形成瘢痕疙瘩。

激光脱毛

激光和相对强度较大的光源脱毛是另外一种脱毛的选择。这一技术包括不同波长的光线的产生、能量的输出和宽度脉冲被深色组织选择性的吸收。由于这一原理，激光脱毛在浅色皮肤深色毛发的人群效果最理想。

同电解脱毛一样，激光脱毛也需要多次重复。对于其效果也有争论，有人认为它永久性地破坏了毛囊的结构，不会再有毛发生长，也有人认为它只是暂时延缓了新毛发的生长。不常见但可能出现的并发症包括周围组织的损害，如瘢痕、烧伤、红肿，且这一治疗方法相对较贵。

局部应用依氟鸟氨酸氢氧化物

依氟鸟氨酸氢氧化物（Vaniqa）是经美国FDA认证的处方药，用于去除和抑制面部局部的多余毛发。此药最早口服应用于恶心肿瘤（事实证明无效），现在普遍用于海外非洲的锥虫病（睡眠症）。此药不可逆地抑制乌氨酸脱羧酶，而此酶可作用于毛囊细胞促进细胞分裂。此软膏局部用药，每日两次，不到1%会被血液吸收带入全身。其被FDA认证为孕期用药的C类药物。

经过4至8周的治疗，对多数患者均可显效。药物应用应持续整个需要时段，面部的毛发抑制将于停药后8周表现出来。

总结

多囊卵巢综合征是一种复杂的疾病，可以从很多方面影响内分泌系统。生殖内分泌科医师不是唯一可以治疗此病的专家，本病可以出现多种不同症状，病人可能会去内科、内分泌科或是心脏内科寻求帮助，而这些似乎与下丘脑-垂体-卵巢轴毫不相干。

多囊卵巢综合征具体病因不明，目前存在多种学派、多种理论。有些人认为是下丘脑异常所致；有些人认为雄激素过多症为类固醇类激素生成障碍所致；另外一些人则认为胰岛素抵抗为本病的主要异常方面，尽管有些理论认为胰岛素抵抗仅仅为PCOS患者的一个方面。其实，PCOS的机制图中应有多种病理机制。

PCOS患者有多种治疗方法，其治疗目的主要是减少远期危险因素的发生率。当患者将要妊娠时，许多治疗方法就不再适用。例如，抗雄激素药物有致畸作用，HMG辅酶A还原酶抑制剂对于妊娠亦不适用。理想的治疗方法如图15-5所示，这些治疗方法将随着我们对PCOS病理机制的研究而不断改进。

要 点

- 欧洲人类生殖与胚胎学会/美国生殖医学会在鹿特丹制定的PCOS诊断标准，必须包括以下三项中的两项：①稀发排卵或无排卵；②雄激素过多症和/或高雄激素血症；③卵巢多囊样改变。
- 多囊卵巢的诊断为一个卵巢有12个或以上的直径为2～9mm的卵泡和/或卵巢体积大于10ml。
- PCOS患者的黄体生成素分泌频率和幅度均增加，卵泡刺激素生成减少。
- 促性腺激素释放激素神经元为促性腺激素释放激素的脉冲发生器。
- PCOS患者的促性腺激素释放激素脉冲发生器的发生频率本能性增快，导致LH分泌增多，这也可以解释FSH相对减少。
- FSH降低可导致卵泡生成异常和不排卵的发生。卵巢对FSH的敏感性正常。
- GnRH分泌至垂体门脉系统除了受神经递质的调节外，还受神经胶质细胞和内皮细胞的调节。
- 许多物质均参与GnRH脉冲发生器的调节，包括性激素、胰岛素、胰岛素样生长因子I、去甲肾上腺素、多巴胺、GABA和阿片类物质。
- 卵巢性雄激素过多症是LH增高所致，卵巢对LH敏感性增加使这一机制放大。
- 肾上腺分泌雄激素增多的机制尚不明确，但是高胰岛素血症也许是其诱因之一。
- 50%～70%的PCOS患者有胰岛素抵抗。
- 尽管肌肉和脂肪组织存在明显的胰岛素抵抗，卵巢、肾上腺、肝脏、皮肤和毛发依然对胰岛素敏感。
- 在许多PCOS患者中胰岛素抵抗可以是第一个出现的代谢综合征临床症状。
- PCOS患者为糖尿病、血脂异常、心血管疾病和子宫内膜癌的高发人群。
- 当需要排除其他因素所致的雄激素过多性不排卵时，如果怀疑库欣综合征，应该检查血清睾酮、硫酸脱氢表雄酮、17-羟孕酮和24小时尿游离皮质醇水平。极少数情况下，肢端肥大症也表现为类似PCOS患者的症状。
- 2小时口服糖耐量试验（OGTT）为检测患者是否有糖尿病的有效手段。空腹血糖和2小时胰岛素水平分别是可以检测胰岛素抵抗和胰岛缺陷的有效方法。
- 口服避孕药和抗雄激素药物联合应用可以有效治疗PCOS患者的多毛症和不规则月经。
- 对于欲怀孕的PCOS患者降胰岛素药物是高胰岛素血症的有效辅助治疗方法。但是，满意安全的治疗剂量还有待于进一步的确定。

（杨　蕊译　李　蓉校）

参考文献

1. Stein IF, Levinthal M: Amenorrhea associated with bilateral polycystic ovaries. Am J Obstet Gynecol 29:181–191, 1935.
2. Farquhar CM, Birdsall M, Manning P, et al: The prevalence of polycystic ovaries on ultrasound scanning in a population of randomly selected women. Austral NZ J Obstet Gynaecol 34:67–72, 1994.
3. Polson DW, Adams J, Wadsworth J, Franks S: Polycystic ovaries—a common finding in normal women. Lancet 1:870–872, 1988.
4. Zawadski JK, Dunaif A: Diagnostic criteria for polycystic ovary syndrome: Towards a rational approach. In Dunaif A, Givens J, Haseltine F, Merriam G (eds). Polycystic Ovary Syndrome. Boston, Blackwell Scientific, 1992, pp 377–384.
5. The Rotterdam ESHRE/ASRM-Sponsored PCOS Consensus Workshop Group: Revised 2003 consensus on diagnostic criteria and long-term health risks related to polycystic ovary syndrome. Fertil Steril 81:19–25, 2004.
6. Knochenhauer ES, Key TJ, Kahsar-Miller M, et al: Prevalence of the polycystic ovary syndrome in unselected black and white women of the southeast United States: A prospective study. J Clin Endocrinol Metab 83:3078–3082, 1998.
7. O'Driscoll J, Mamtora H, Higginson J, et al: A prospective study of the prevalence of clear-cut endocrine disorders and polycystic ovaries in 350 patients presenting with hirsutism or androgenic alopecia. Clin Endocrinol 41:231–236, 1994.
8. Hatch R, Rosenfield R, Kim M, Tredway D: Hirsutism: Implications, etiology, and management. Am J Obstet Gynecol 140:815–830, 1981.
9. Carmina E, Koyama T, Chang L, et al: Does ethnicity influence the prevalence of adrenal hyperandrogenism and insulin resistance in polycystic ovary syndrome? Am J Obstet Gynecol 167:1807–1812, 1992.
10. Betti R, Bencini P, Lodi A, et al: Incidence of polycystic ovaries in patients with late-onset or persistent acne: Hormonal reports. Dermatologica 181:109–111, 1990.
11. Cela E, Robertson C, Rush K, et al: Prevalence of polycystic ovaries in women with androgenic alopecia. Eur J Endocrinol 149:439–442, 2003.
12. Carmina E, Lobo R: Polycystic ovary syndrome (PCOS): Arguably the most common endocrinopathy is associated with significant morbidity in women. J Clin Endocrinol Metab 84:1897–1899, 1999.
13. Dunaif A, Graf M: Insulin administration alters gonadal steroid metabolism independent of changes in gonadotropin secretion in insulin-resistant women with the polycystic ovary syndrome. J Clin Invest 83:23–29, 1989.
14. Arner P: Control of lipolysis and its relevance to development of obesity in man. Diabetes/Metab Rev 4:507–515, 1988.
15. Dunaif A, Segal K, Futterweit W, Dobrjansky A: Profound peripheral insulin resistance, independent of obesity, in polycystic ovary syndrome. Diabetes 38:1165–1174, 1989.
16. Mor E, Zograbyan A, Saadat P, et al: The insulin resistant subphenotype of polycystic ovary syndrome: Clinical parameters and pathogenesis. Am J Obstet Gynecol 190:1654–1660, 2004.
17. Barbieri R, Ryan K: Hyperandrogenism, insulin resistance and acanthosis nigricans syndrome: A common endocrinopathy with distinct pathophysiologic features. Am J Obstet Gynecol 147:90–101, 1983.
18. Sagle M, Bishop K, Ridley N: Recurrent early miscarriage and polycystic ovaries. BMJ 297:1027–1028, 1988.
19. Gray R, Wu L: Subfertility and risk of spontaneous abortion. Am J Public Health 90:1452–1454, 2000.
20. Regan L, Braude P, Trembath P: Influence of past reproductive performance on risk of spontaneous abortion. BMJ 299:541–545, 1989.
21. Liddell H, Sowden K, Farquhar CM: Recurrent miscarriage: Screening for polycystic ovaries and subsequent pregnancy outcome. Austral NZ J Obstet Gynaecol 37:402–406, 1997.
22. Clifford K, Rai R, Watson H, Regan L: An informative protocol for the investigation of recurrent miscarriage: Preliminary experience of 500 consecutive cases. Hum Reprod 9:1328–1332, 1994.
23. Homburg R, Armar N, Eshel A, et al: Influence of serum luteinising hormone concentrations on ovulation, conception, and early pregnancy loss in polycystic ovary syndrome. BMJ 297:1024–1026, 1988.
24. Regan L, Owen E, Jacobs H: Hypersecretion of luteinising hormone, infertility, and miscarriage. Lancet 336:1141–1144, 1990.
25. Fedorcsak P, Storeng R, Dale P, et al: Obesity is a risk factor for early pregnancy loss after IVF or ICSI. Acta Obstet Gynecol Scand 79:43–48, 2000.
26. Tulppala M, Stenman U, Cacciatore B, Ylikorkala O: Polycystic ovaries and levels of gonadotrophins and androgens in recurrent miscarriage: Prospective study in 50 women. Br J Obstet Gynecol 100:348–352, 2000.
27. Buckett W, Bouzayen R, Watkin K, et al: Ovarian stromal echogenicity in women with normal and polycystic ovaries. Hum Reprod 14:618–621, 1999.
28. Yen SS, Vela P, Rankin J: Inappropriate secretion of follicle-stimulating hormone and luteinizing hormone in polycystic ovary disease. J Clin Endocrinol Metab 30:435–442, 1970.
29. Berga S, Guzick D, Winters S: Increased luteinizing hormone and α-subunit secretion in women with hyperandrogenic anovulation. J Clin Endocrinol Metab 77:895–901, 1993.
30. Morales A, Laughlin GA, Butzow T, et al: Insulin, somatotropic, and luteinizing hormone axes in lean and obese women with polycystic ovary syndrome: Common and distinct features. J Clin Endocrinol Metab 81:2854–2864, 1996.
31. Dalkin AC, Haisenleder DJ, Ortolano GA, et al: The frequency of gonadotropin-releasing hormone stimulation differentially regulates gonadotropin subunit messenger ribonucleic acid expression. Endocrinology 125:917–924, 1989.
32. Hayes F, Taylor A, Martin K, Hall J: Use of a gonadotropin-releasing hormone antagonist as a physiologic probe in polycystic ovary syndrome: Assessment of neuroendocrine and androgen dynamics. J Clin Endocrinol Metab 83:2343–2349, 1998.
33. Yen SS: The polycystic ovary syndrome. Clin Endocrinol 12:177–207, 1980.
34. Knobil E: Neuroendocrine control of the menstrual cycle. Recent Prog Hormone Res 36:53, 1980.
35. Rasmussen DD, Gambacciani M, Swartz W, et al: Pulsatile gonadotropin-releasing hormone release from the human medibasal hypothalamus in vitro: Opiate receptor-mediated suppression. Neuroendocrinol 49:150, 1989.
36. Prevot V: Glial-neuronal-endothelial interactions are involved in the control of GnRH secretion. J Neuroendocrinol 14:247–255, 2002.
37. Prevot V, Croix D, Rialas C, et al: Estradiol coupling to endothelial nitric oxide stimulates gonadotropin-releasing hormone release from rat median eminence via a membrane receptor. Endocrinology 140:652–659, 1999.
38. Prevot V, Croix D, Bouret S, et al: Definitive evidence for the existence of morphological plasticity in the external zone of the median eminence during the rat estrous cycle: Implication of neuro-glio-endothelial interactions in gonadotropin-releasing hormone release. Neuroscience 94:809–819, 1999.

39. Wetsel WC, Valenca M, Merchenthaler I, et al: Intrinsic pulsatile secretory activity of immortalized luteinizing hormone-releasing hormone-secreting neurons. Proc Natl Acad Sci 89:4149–4153, 1992.
40. Daniels T, Berga S: Resistance of gonadotropin releasing hormone drive to sex steroid-induced suppression in hyperandrogenic anovulation. J Clin Endocrinol Metab 82:4179–4183, 1997.
41. Kalro BN, Loucks TL, Berga SL: Neuromodulation in polycystic ovary syndrome. Infertil Reprod Med Clin 14:529–555, 2003.
42. Kamberi IA, Mical RS, Porter JC: Hypophysial portal vessel infusion: In vivo demonstration of LRF, FRF, and PIF in pituitary stalk plasma. Endocrinology 89:1042–1046, 1971.
43. Findell PR, Wong KH, Jackman JK, Daniels DV: β_1-Adrenergic and dopamine (D1) receptors coupled to adenylyl cyclase activation in GT1 gonadotropin-releasing hormone neurosecretory cells. Endocrinology 132:682–688, 1993.
44. Leblanc H, Lachelin GC, Abu-Fadil S, Yen SS: Effects of dopamine infusion on pituitary hormone secretion in humans. J Clin Endocrinol Metab 43:668–674, 1976.
45. Quigley ME, Rakoff JS, Yen SS: Increased luteinizing hormone sensitivity to dopamine inhibition in polycystic ovary syndrome. J Clin Endocrinol Metab 52:231–234, 1981.
46. Judd SJ, Rigg LA, Yen SS: The effects of ovariectomy and estrogen treatment on the dopamine inhibition of gonadotropin and prolactin release. J Clin Endocrinol Metab 49:182–184, 1979.
47. Spruce BA, Kendall-Taylor P, Dunlop W, et al: The effect of bromocriptine in the polycystic ovary syndrome. Clin Endocrinol 20:481–488, 1984.
48. Lobo R, Shoupe D, Chang SP, Campeau J: The control of bioactive luteinizing hormone secretion in women with polycystic ovary syndrome. Am J Obstet Gynecol 148:423–428, 1984.
49. Pons S, Torres-Aleman I: Estradiol modulates insulin-like growth factor I receptors and binding proteins in neurons from the hypthalamus. J Neuroendocrinol 5:267–271, 1993.
50. Daftary S, Gore A: Developmental changes in hypothalamic insulin-like growth factor-1: Relationship to gonadotropin-releasing hormone neurons. Endocrinology 144:2034–2045, 2003.
51. Longo KM, Sun Y, Gore A: Insulin-like growth factor-1 effects on gonadotropin-releasing hormone biosynthesis in GT1-7 cells. Endocrinology 139:1125–1132, 1998.
52. Roth C, Jung H, Kim K, et al: Involvement of γ amino butyric acid (GABA) in the postnatal function of the GnRH pulse generator as determined on the basis of GnRH and GnRH receptor gene expression in the hypothalamus and the pituitary. Exper Clin Endocrinol Diabetes 105:353–358, 1997.
53. Snowden EU, Khan-Dawood FS, Dawood MY: The effect of naloxone on endogenous opioid regulation of pituitary gonadotropins and prolactin during the menstrual cycle. J Clin Endocrinol Metab 59:298–302, 1984.
54. Eagleson C, Gingrich M, Pastor C, et al: Polycystic ovarian syndrome: Evidence that flutamide restores sensitivity of the gonadotropin-releasing hormone pulse generator to inhibition by estradiol and progesterone. J Clin Endocrinol Metab 85:4047–4052, 2000.
55. de Ziegler D, Steingold K, Cedars M, et al: Recovery of hormone secretion after chronic gonadotropin-releasing hormone agonist administration in women with polycystic ovarian disease. J Clin Endocrinol Metab 68:1111–1117, 1989.
56. Barnes R: Pathophysiology of ovarian steroid secretion in polycystic ovary syndrome. Semin Reprod Endocrinol 15:159–168, 1997.
57. Bergh C, Carlsson B, Olsson JH, et al: Regulation of androgen production in cultured human thecal cells by insulin-like growth factor I and insulin. Fertil Steril 59:323–331, 1993.
58. el-Roeiy A, Chen X, Roberts VJ, et al: Expression of the genes encoding the insulin-like growth factors (IGF-I and II), the IGF and insulin receptors, and IGF-binding proteins 1-6 and the localization of their gene products in normal and polycystic ovary syndrome ovaries. J Clin Endocrinol Metab 78:1488–1496, 1994.
59. Nahum R, Thong KJ, Hillier SG: Metabolic regulation of androgen production by human thecal cells in vitro. Hum Reprod 10:75–81, 1995.
60. Barbieri R, Makris A, Randall RW, et al: Insulin stimulates androgen accumulation in incubations of ovarian stroma obtained from women with hyperandrogenism. J Clin Endocrinol Metab 62:904–910, 1986.
61. Velazquez E, Mendoza S, Hamer T, et al: Metformin therapy in polycystic ovary syndrome reduces hyperinsulinemia, insulin resistance, hyperandrogenemia, and systolic blood pressure, while facilitating normal menses and pregnancy. Metabolism 43:647–654, 1994.
62. Chang RJ, Mandel FP, Wolfsen AR, Judd HL: Circulating levels of plasma adrenocorticotropin in polycystic ovary disease. J Clin Endocrinol Metab 54:1265–1267, 1982.
63. Moran C, Reyna R, Boots L, Azziz R: Adrenocortical hyperresponsiveness to corticotropin in polycystic ovary syndrome patients with adrenal androgen excess. Fertil Steril 81:126–131, 2004.
64. Azziz R, Ehrmann D, Legro R, et al: Troglitazone decreases adrenal androgen levels in women with polycystic ovary syndrome. Fertil Steril 79:932–937, 2003.
65. Guido M, Romualdi D, Suriano R, et al: Effect of pioglitazone treatment on the adrenal androgen response to corticotrophin in obese patients with polycystic ovary syndrome. Hum Reprod 19:534–539, 2004.
66. Mason HD, Willis DS, Beard RW, et al: Estradiol production by granulosa cells of normal and polycystic ovaries: Relationship to menstrual cycle history and concentrations of gonadotropins and sex steroids in follicular fluid. J Clin Endocrinol Metab 79:1355–1360, 1994.
67. Coffler MS, Patel K, Dahan MH, et al: Evidence for abnormal granulosa cell responsiveness to follicle-stimulating hormone in women with polycystic ovary syndrome. J Clin Endocrinol Metab 88:1742–1747, 2003.
68. Van Der Meer M, Hompes P, De Boer J, et al: Cohort size rather than follicle-stimulating hormone threshold level determines ovarian sensitivity in polycystic ovary syndrome. J Clin Endocrinol Metab 83:423–426, 1998.
69. Almahbobi G, Anderiesz C, Hutchinson P, et al: Functional integrity of granulosa cells from polycystic ovaries. Clin Endocrinol 44:571–580, 1996.
70. Willis D, Mason H, Gilling-Smith C, Franks S: Modulation of insulin of follicle-stimulating hormone and luteinizing hormone actions in human granulosa cells of normal and polycystic ovaries. J Clin Endocrinol Metab 81:302–309, 1996.
71. Greisen S, Ledet T, Ovesen P: Effects of androstenedione, insulin and luteinizing hormone on steroidogenesis in human granulosa luteal cells. Hum Reprod 16:2061–2065, 2001.
72. Willis D, Franks S: Insulin action in human granulosa cells from normal and polycystic ovaries is mediated by the insulin receptor and not the type-I insulin-like growth factor receptor. J Clin Endocrinol Metab 80:3788–3790, 1995.
73. Ovalle F, Azziz R: Insulin resistance, polycystic ovary syndrome, and type 2 diabetes mellitus. Fertil Steril 77:1095–1105, 2002.
74. Dunaif A: Insulin resistance and the polycystic ovary syndrome: Mechanism and implications for pathogenesis. Endocrine Rev 18:774–800, 1997.
75. Nestler J, Powers L, Matt D, et al: A direct effect of hyperinsulinemia on serum sex hormone-binding globulin lelvels in obese women with the polycystic ovary syndrome. J Clin Endocrinol Metab 72:83–89, 1991.
76. Hales C, Barker D: Type 2 (non-insulin-dependent) diabetes mellitus: The thrifty phenotype hypothesis. Diabetologia 35:595–601, 1992.
77. Phillips D, Barker D, Hales C, et al: Thinness at birth and insulin resistance in adult life. Diabetologia 37:150–154, 1994.
78. DeFronzo R, Ferrannini E: Insulin resistance. A multifaceted syndrome responsible for NIDDM, obesity, hypertension, dyslipidemia, and atherosclerotic cardiovascular disease. Diabetes Care 14:173–194, 1991.
79. World Health Organization (WHO): Definition, diagnosis and classification of diabetes mellitus and its complications. Report of a WHO Consultation, part 1: Diagnosis and classification of diabetes mellitus. WHO, 1999. www.who.int/diabetes/currentpublication/en
80. Talbott E, Zborowski J, Rager J, et al: Evidence for an association

between metabolic cardiovascular syndrome and coronary and aortic calcification among women with polycystic ovary syndrome. J Clin Endocrinol Metab 89:5454–5461, 2004.
81. Dahlgren E, Johansson S, Lindstedt G, et al: Women with polycystic ovary syndrome wedge resected in 1956 to 1965: A long-term follow-up focusing on natural history and circulating hormones. Fertil Steril 57:505–513, 1992.
82. Wild RA, Painter PC, Coulson PB, et al: Lipoprotein lipid concentrations and cardiovascular risk in women with polycystic ovary syndrome. J Clin Endocrinol Metab 61:946–951, 1985.
83. Dahlgren E, Janson PO, Johansson S, et al: Polycystic ovary syndrome and risk for myocardial infarction. Evaluated from a risk factor model based on a prospective population study of women. Acta Obstet Gynecol Scand 71:599–604, 1992.
84. Guzick S, Talbott E, Sutton-Tyrrell K, et al: Carotid atherosclerosis in women with polycystic ovary syndrome: Initial results from a case-control study. Am J Obstet Gynecol 174:1224–1229, 1996.
85. Yildiz B, Haznedaroglu I, Kirazli S, Bayraktar M: Global fibrinolytic capacity is decreased in polycystic ovary syndrome, suggesting a prothrombotic state. J Clin Endocrinol Metab 87:3871–3875, 2002.
86. Pierpoint T, McKeigue P, Isaacs A, et al: Mortality of women with polycystic ovary syndrome at long-term follow-up. J Clin Epidemiol 51:581–586, 1998.
87. Wild S, Pierpoint T, Jacobs H, McKeigue P: Long-term consequences of polycystic ovary syndrome: Results of a 31-year follow-up study. Hum Fertil 3:101–105, 2000.
88. Potischman N, Hoover R, Brinton L, et al: Case-control study of endogenous steroid hormones and endometrial cancer. J Natl Cancer Inst 88:1127–1135, 1996.
89. Konishi I, Koshiyama M, Mandai M, et al: Increased expression of LH/hCG receptors in endometrial hyperplasia and carcinoma in anovulatory women. Gynecol Oncol 65:273–280,1997.
90. Anderson K, Sellers T, Chen P, et al: Association of Stein-Leventhal syndrome with the incidence of postmenopausal breast carcinoma in a large prospective study of women in Iowa. Cancer 79:494–499, 1997.
91. Koskinen P, Penttila T, Anttila L, et al: Optimal use of hormone determinations in the biochemical diagnosis of the polycystic ovary syndrome. Fertil Steril 65:517–522, 1996.
92. Legro R, Kunselman A, Dodson W, Dunaif A: Prevalence and predictors of risk for type 2 diabetes mellitus and impaired glucose tolerance in polycystic ovary syndrome: A prospective, controlled study in 254 affected women. J Clin Endocrinol Metab 84:165–169, 1999.
93. Moller DE, Flier JS: Insulin resistance—mechanisms, syndrome, and implications. NEJM 325:938–948, 1991.
94. Legro R, Finegood D, Dunaif A: A fasting glucose to insulin ratio is a useful measure of insulin sensitivity in women with polycystic ovary syndrome. J Clin Endocrinol Metab 83:2694–2698, 1998.
95. Ducluzeau P, Cousin P, Malvoisin E, et al: Glucose-to-insulin ratio rather than sex hormone-binding globulin and adiponectin levels is the best predictor of insulin resistance in nonobese women with polycystic ovary syndrome. J Clin Endocrinol Metab 88:3626–3631, 2003.
96. Carnevale Schiance G, Rossi A, Sainaghi P, et al: The significance of impaired fasting glucose versus impaired glucose tolerance. Diabetes Care 26:1333–1337, 2003.
97. Kauffman RP, Baker VM, DiMarino P, et al: Polycystic ovarian syndrome and insulin resistance in white and Mexian American women: A comparison of two distinct populations. Am J Obstet Gynecol 187:1362–1369, 2002.
98. Legro R, Castracane VD, Kauffman RP: Detecting insulin resistance in polycystic ovary syndrome: Purposes and pitfalls. Obstet Gynecol Surv 59:141–154, 2004.
99. Guzick D, Wing R, Smith D, et al: Endocrine consequences of weight loss in obese, hyperandrogenic, anovulatory women. Fertil Steril 61:598–604, 1994.
100. Korytkowski M, Mokan M, Horwitz M, Berga S: Metabolic effects of oral contraceptives in women with polycystic ovary syndrome. J Clin Endocrinol Metab 80:3327–3334, 1995.
101. Cumming D, Yang J, Rebar R, Yen S: Treatment of hirsutism with spironolactone. JAMA 247:1295–1298, 1982.
102. De Leo V, Lanzetta D, D'Antona D, et al: Hormonal effects of flutamide in young women with polycystic ovary syndrome. J Clin Endocrinol Metab 83:99–102, 1998.
103. Inzucchi S, Maggs D, Spollett G, et al: Efficacy and metabolic effects of metformin and troglitazone in type II diabetes mellitus. NEJM 338:867–872, 1998.
104. Genazzani A, Battaglia C, Malavasi B, et al: Metformin administration modulates and restores luteinizing hormone spontaneous episodic secretion and ovarian function in nonobese patients with polycystic ovary syndrome. Fertil Steril 81:114–119, 2004.
105. Azziz R, Ehrmann D, Legro R, et al: Troglitazone improves ovulation and hirsutism in the polycystic ovary syndrome: A multicenter, double blind, placebo-controlled trial. J Clin Endocrinol Metab 86:1626–1632, 2001.
106. Nestler J, Daniela J, Evans W, Pasquali R: Effects of metformin on spontaneous and clomiphene-induced ovulation in the polycystic ovary syndrome. NEJM 338:1876–1880, 1998.
107. Vandermolen D, Ratts V, Evans W, et al: Metformin increases the ovulatory rate and pregnancy rate from clomiphene citrate in patients with polycystic ovary syndrome who are resistant to clomiphene citrate alone. Fertil Steril 75:310–315, 2001.
108. Mitwally M, Kuscu N, Yalcinkaya T: High ovulatory rates with use of troglitazone in clomiphene-resistant women with polycystic ovary syndrome. Hum Reprod 14:2700–2703, 1999.
109. Jakubowicz D, Iuorno M, Jakubowicz S, et al: Effects of metformin on early pregnancy loss in the polycystic ovary syndrome. J Clin Endocrinol Metab 87:524–529, 2002.
110. Glueck C, Wang P, Kobayashi S, et al: Metformin therapy throughout pregnancy reduces the development of gestational diabetes in women with polycystic ovary syndrome. Fertil Steril 77:520–525, 2002.
111. De Leo V, La Marca A, Petraglia F: Insulin-lowering agents in the management of polycystic ovary syndrome. Endocrine Rev 24:633–667, 2003.
112. Garber A, Duncan T, Goodman A, et al: Efficacy of metformin in type II diabetes: Results of a double-blind, placebo-controlled, dose–response trial. Am J Med 103:491–497, 1997.

第三部分 成人生殖内分泌学

16 闭经

J. Ricardo Loret de Mola

引言

在妇产科学临床实践中，月经周期紊乱是最常见的生殖系统疾病之一。闭经是生殖道异常或下丘脑-垂体-卵巢轴异常的一个常见症状。本章介绍原发性和继发性闭经。尽管这两种情况的病因有重叠之处，但最常见的病因和最主要的诊断手段均不相同。因此，原发性和继发性闭经在病因、诊断和治疗上被分开看待。每一部分均包含一种综合诊断方法。

定义

在通常的医学用语中，闭经指的是月经的非正常停止[1]。生理性月经停止（闭经）发生于青春期以前、妊娠期、哺乳期以及绝经期。但是，这些引起正常闭经的因素通常不包括在标准闭经的诊断中。

闭经可以根据其表现分为两种：原发性闭经和继发性闭经（见表16-1）[2-3]。尽管这两种闭经有许多相似原因，但是其最主要的原因不同，因此诊断方法也不同。

原发性闭经

原发性闭经是指女性到初潮年龄，却从未有过月经初潮。因为青春期以前的少女没有月经，所以诊断原发性闭经的年龄取决于第二性征出现与否。如果第二性征未曾出现，那么年龄大于13岁的女性未初潮，即可诊断为原发性闭经。如果第二性征正常存在，则年龄大于15岁可被诊断为原发性闭经。在美国，原发性闭经的发病率小于0.1%。大部分出现原发性闭经的患存在性腺发育障碍（49%）或是苗勒管发育不全（16%）[4]。

表16-1 原发和继发性闭经的定义

原发性闭经
符合以下情况，从未有过月经来潮
- 年龄满13岁，缺乏第二性征发育，或
- 年龄满15岁，第二性征发育正常

继发性闭经
规律月经的女性，停经≥3个周期或6个月

继发性闭经

继发性闭经指的是出现月经初潮后的停经，并且其引发原因不是妊娠、哺乳或绝经。根据惯例，如果闭经时间达到既往三个月经周期或六个月，可诊断为继发性闭经。

在不是妊娠、哺乳或绝经的情况下，继发性闭经的发生率大致为4%[5-6]。尽管引起继发性闭经的因素很多（见16-2），但随着更为复杂的遗传检测手段出现以及对疾病遗传因素了解的增多，我们会发现更多的引起继发性闭经的因素。大多数继发性闭经患者患有卵巢早衰、高催乳素血症、下丘脑性闭经或多囊卵巢综合征（PCOS）。

分类

世界卫生组织（WTO）颁布了闭经的分类，将其分为三种类型（见16-3）[3]。WTO制定的分类方法，可以帮助临床医生总结引起闭经的原因，从而更好地评估病情。第一种类型的患者其内源性雌激素分泌不足，其有正常或下降的FSH水平，且没有下丘脑垂体病变及催乳素水平升高证据。第二种类型的患者其雌激素水平、催乳素和FSH水平均正常。第三种类型的患者血清FSH水平增高，性腺衰竭[7]。尽管

表 16-2
原发和继发性闭经的分类[3]

Ⅰ. 解剖学缺陷（流出道）
  A. 苗勒管发育不全（Mayer-Rokitansky-Küster-Hauser 综合征）
  B. 完全性雄激素抵抗（睾丸女性化）
  C. 宫腔粘连（Asherman 综合征）
  D. 处女膜闭锁
  E. 阴道横膈
  F. 宫颈发育不全——孤立性
  G. 宫颈管狭窄——医源性
  H. 阴道发育不全——孤立性
  I. 子宫内膜发育不全或萎缩——先天性

Ⅱ. 原发性性腺功能减退
  A. 性腺发育不全
    1. 表型异常
      a. Turner 综合征 45, X
      b. 嵌合体
    2. 表型正常
      a. 单纯性腺发育不全
        i. 46, XX
        ii. 46, XY（Swyer 综合征）
  B. 性腺缺如
  C. 酶缺乏
    1. 17α-羟化酶缺乏
    2. 17,20-裂解酶缺乏
    3. 芳香化酶缺乏
  D. 卵巢早衰
    1. 原发性
    2. 创伤性
      a. 化疗
      b. 放疗
      c. 流行性腮腺炎性卵巢炎
    3. 卵巢抵抗
      a. 原发性

Ⅲ. 下丘脑因素
  A. 功能异常
    1. 应激
    2. 体育锻炼
    3. 营养相关
      a. 体重减轻、饮食、营养不良
      b. 饮食疾患（神经性厌食、贪食）
    4. 精神疾病
  B. 其他疾病
    1. 原发性促性腺激素缺乏
      a. Kallmann 综合征
      b. 原发性低促性腺激素性腺功能减退症
    2. 感染
      a. 结核
      b. 梅毒
      c. 脑炎
      d. 结节病

表 16-2
原发和继发性闭经的分类[3]（续）

    3. 慢性疾病所致虚弱
    4. 肿瘤
      a. 颅咽管瘤
      b. 生殖细胞瘤
      c. 错构瘤
      d. 朗格汉斯细胞增多症
      e. 畸胎瘤
      f. 内胚窦瘤
      g. 转移瘤

Ⅳ. 垂体因素
  A. 肿瘤
    1. 催乳素瘤
    2. 分泌其他激素肿瘤（皮质激素、促甲状腺素、生长激素、促性腺素）
      a. FSH 受体变异
      b. LH 受体变异
      c. 脆性 X 综合征
    3. 自身免疫性疾病
    4. 高催乳素血症

Ⅴ. 其他内分泌腺疾病
  A. 肾上腺疾病
    1. 成人型肾上腺增生症
    2. Cushing 综合征
  B. 甲状腺疾病
    1. 甲状腺功能减退
    2. 甲状腺功能亢进
  C. 卵巢肿瘤
    1. 颗粒-泡膜细胞瘤
    2. Brenner 瘤
    3. 囊性畸胎瘤
    4. 黏液性/浆液性囊腺瘤
    5. Krukenberg 瘤
    6. 非功能性肿瘤（颅咽管瘤）
    7. 转移癌
  D. 占位性病变
    1. 空蝶鞍
    2. 动脉瘤
  E. 坏死
    1. 席汉综合征
    2. 全垂体功能减退症
  F. 炎症性
    1. 肉样瘤病
    2. 血色病
    3. 淋巴细胞垂体炎
  G. 促性腺激素变异（FSH）

Ⅵ. 多因素病因
  A. 多囊卵巢综合征

表 16-3 闭经的世界卫生组织（WHO）分类			
特点	I 型	II 型	III 型
雌激素	低	正常	低
FSH	低或正常	正常	高
催乳素	正常	正常	
下丘脑/垂体	无病状		
举例	低促性腺激素性腺功能减退症	多囊卵巢综合征（PCOS）	性腺衰竭

表 16-4 原发性闭经的常见原因	
分类	发生率
第二性征发育正常	（～全部的 1/3）
苗勒管发育不全	10%
雄激素不敏感	9%
发育延迟	8%
流出道梗阻（如阴道隔膜、处女膜闭锁）	3%
第二性征缺乏	（～全部的 2/3）
高 FSH（性腺发育不全）	
正常表型（如 46,XO，嵌合型）	20%
46,XX	15%
46,XY	5%
低 FSH	
下丘脑疾病	8%
发育延迟	10%
高雄状态（如 PCOS、CAH）	6%
垂体腺瘤	5%

Adapted from Practice Committee of ASRM: Current evaluation of amenorrhea. Fertil Steril 82 (Suppl 1): 33-S39, 2004.

闭经患者常出现性别模糊或女性男性化，但这很少是初次就诊的原因[8]。

原发性闭经

原发性闭经的病因复杂多样（见表 16-4 和 16-5）。四种常见原因如下[4]：

(1) 性腺发育障碍（几乎占所有病例的一半）
(2) 苗勒管发育不全（例如先天性无子宫、无阴道）
(3) 下丘脑异常，包括运动或营养因素引起的
(4) 青春期延迟

其他引起原发性闭经的原因，包括经血流出道梗阻（如处女膜闭锁、阴道横膈）、雄激素不敏感综合征和先天性促性腺激素分泌障碍或反应障碍。这些原因中的一部分将在本章讨论，其他的则在其他章分别讨论。

性腺发育障碍

"性腺发育障碍"这个术语在全世界范围内通用，指一切性腺异常状态，既可以出现在染色体正常的个体中（46,XX；46,XY），也可以出现在异常染色体或嵌合染色体的个体中，最常见的是特纳综合征（Turner's syndrome）（45,XO），其性腺通常仅为两

表 16-5 闭经相关的生殖道畸形					
	Asherman 综合征	苗勒管异常	苗勒管发育不全	雄激素不敏感	严重的高雄激素血症/胰岛素血症
表型	46,XX	46,XX	46,XX	46,XY	46,XX
遗传	非遗传	不确定	不确定	母体连锁隐性 25% 影响儿童 50% 女性携带者	不确定，可能为多因素
性毛	正常女性	正常女性	正常女性	缺乏或稀疏	多毛呈男性型分布
睾酮	正常女性	正常女性	正常女性	正常男性范围	高于正常女性范围
其他异常	无	常见，泌尿系	常见，泌尿系	罕见	无
性腺肿瘤	发病率如常	发病率如常	发病率如常	恶性肿瘤发病率 5%	发病率如常

个条索状纤维组织。

单纯型性腺发育障碍

单纯型性腺发育障碍是指表型为女性的个体,其性腺为纤维索条,但具有正常的女性外生殖器和苗勒管结构,核型为46,XY(Swyer综合征)或是46,XX。这种异常情况是由于Y染色体的结构异常、SRY基因突变引起的,或者是由于常染色体上的某个基因突变引起的。

混合型性腺发育障碍

混合型性腺发育障碍是指性腺发育障碍继发于染色体异常。他们的染色体显示为部分性染色体单体性,第二性染色体缺失或不正常,最常见的核型为45,XO/46,XY。他们的表型可以是女性,或表现为男性的假两性畸形,取决于每个性腺中45,XO细胞和正常核型(46,XX or 46,XY)细胞之间的比例。这些患者表现出异常的性别分化,其可能一侧存在纤维性腺条索,另一侧性腺发育障碍或为正常睾丸组织,并发同侧Wolff管和苗勒管的发育。大部分病人都身材矮小,三分之一会出现特纳综合征。

大部分性腺发育障碍者不会有月经。这些人占原发性闭经病例的40%,其40%有染色体异常。这些染色体异常患者50%为特纳综合征(46,XO),25%为嵌合型染色体,如XO/XY。

核型正常而伴有性腺发育障碍的患者则需要其他多方面的评估,如感觉神经性耳聋或是脆性X综合征。这些异常常可出现在家族性卵巢早衰的患者中[9]。

伴X染色体遗传疾病的概述

身材矮小为SHOX基因突变的结果,其位于X染色体的假性常染色体区域,需要两个正常重复结构才能使个体身高正常。

单一X染色体的部分缺如亦有所报道。Xp11缺如会使一半的女性发生卵巢衰竭。X染色体长臂q缺如通常也会引起女性卵巢衰竭。即使月经正常的妇女,如有以上情况,受孕率也很低。

当X染色体远端缺如时(Xp21区域),个体表型异常较轻,但是继发性闭经和不孕的发生率高。多数Xp缺如的患者身材矮小,无论其是否合并有卵巢功能异常或外观是否像特纳综合征。这些病例中导致卵巢衰竭的分子机制是由于卵巢发育所必需的卵巢决定基因缺失,增加了滤泡闭锁,但并不会到特纳综合征外观异常的程度。

X染色体易位,虽然罕见,根据断裂点的位置,有时可以引起闭经。X染色体平衡易位是指一条X染色体正常,另一条易位于另一常染色体。X染色体失活通常不是随机的,常常是正常的一条染色体失活。如果易位的X染色体失活,则与其连接的常染色体也将失活,这样就会表现出异常。在X染色体常染色体易位的患者中,几乎所有男性和近一半女性有不孕[10]。

特纳综合征(Turner's Syndrome)

已知X染色体上某些特异性基因对维持卵巢正常功能有重要作用[11]。两条X染色体的功能基因均正常才能支持卵母细胞的产生从而防止生成无功能的纤维性腺条索。

特纳综合征(45,XO)是引起性腺发育异常的最常见原因。其发生率约为1/2500,原因主要为有丝分裂过程中性染色体未分离,也有些特纳综合征患者核型正常(46,XX),此时异常主要是由于一条X染色体的功能不全所致。

特纳综合征女性特征性表现包括身体异常(颈蹼、盾状胸、肘外翻、心血管异常)和青春期前高促性腺激素水平[12]。该类患者体格检查应特别注意其自身免疫异常的存在和肾脏异常。一旦诊断为特纳综合征,患者均应向心内科专家咨询并行X线、超声心动图及血压检查,如果检查正常,可在3~5年内复查;一旦超声心动图检查发现异常或是升主动脉显示不清,则需行胸部核磁共振检查以明确有无病变[12]。

由于一条X染色体缺失,这些患者卵巢发育为性腺条索,完全没有卵泡发育。青春期早期由于没有性激素刺激,患者表现为无青春期和原发性闭经。

特纳综合征患者通常临床表现不典型,因此对于青少年原发性闭经、性发育幼稚、十几岁时生长发育仍不全,均应考虑本综合征。但如果FSH水平升高,则应行核型分析;即使患者FSH在正常范围,但如果患者明显发育不全(例如身高小于5英尺),亦应行染色体核型分析以除外嵌合型染色体异常。

性腺发育不全46,XY:Swyer综合征

Swyer综合征患者表型为女性,而染色体核型为

46,XY；此类患者有正常的外生殖器和苗勒管结构发育，睾酮水平在正常女性范围内，但缺少女性第二性征发育。由于性腺发育不全，抗苗勒管的激素就缺乏，因此可以有子宫形成，血清睾酮水平低可导致Wolff管退缩。

约10%～15%的Swyer综合征患者伴有SRY基因（Y染色体上性别决定区域）突变，SRY基因位于Y染色体长臂远端[13,14]。由于Y染色体异常和条索状性腺患者发生瘤变的风险高，应早期行性腺切除术。

Noonan综合征

Noonan综合征常与特纳综合征相混淆，其为一种常染色体显性遗传综合征，没有染色体缺失，但是患有此病的个体（无论男女）均可表现为特纳综合征的特点，如蹼颈、身材矮小、双耳位置低及心脏与骨骼异常。

性腺发育不全的治疗

患有性腺发育不全的青少年需要激素治疗从而诱发青春期发育及生长。通常第一年应用低剂量雌激素（0.25～0.3mg/d）重建正常青春期发育，尽量减少骨骺早闭的发生，从而使患者达到可接受的身高，在个别病例中还可应用生长激素使患者身高增长。经过一年左右的雌激素治疗后，可在月经后半期加用孕激素（醋酸甲羟孕酮5mg/d或其他类型的孕激素）。雌激素用量可逐渐增加，直至青春期在2～3年内发育完全。

雌激素的最终维持量通常为戊雌二醇2mg/d或结合雌激素1.25mg/d，如果同时应用生长激素，雌激素的应用可较早。如果不用生长激素，雌激素的起始使用时间可推迟，但最晚不应超过14～15岁。研究发现炔雌醇的应用可增加特纳综合征患者高血压的发生风险。核型包含Y染色体异常的患者应及早行性腺切除术，以防其恶变。

特纳综合征患者应用赠卵可以拥有怀孕机会，但是由于其心血管畸形发生率高（发生率25%～50%），孕期心血管系统负荷增加，患者发生独特而严重的心血管意外的风险增加。美国生殖医学协会实践委员会（ASRM）近期发表结论：此类患者孕期发生主动脉分离甚至破裂的风险大于等于2%，这意味着孕期孕产妇死亡率将提高到正常的100倍[12]。任何心血管显著异常均应视为应用赠卵妊娠的禁忌证。即使孕前心血管评估正常的特纳综合征患者也可能发生主动脉分离的意外，因此应在孕期严密监测防止心血管并发症的发生[12]。

生殖道异常

生殖道异常包括苗勒系统异常（子宫、输卵管、阴道异常）和外生殖器异常。在青春期第二性征发育正常的原发性闭经患者中，生殖道异常占15%。通常生殖道异常包括苗勒管发育不全、处女膜闭锁和阴道横膈。

苗勒管发育不全

苗勒管发育不全又称为 Mayer - Rokitansky - Küster - Hauser 综合征，无论其女性第二性征发育是否正常，其子宫及阴道表现为完全不发育或是部分发育。占所有原发性闭经病例的10%左右[15]。芬兰的一项研究表明，新生女婴中筛查本病发生率为1/5000[16]。苗勒管发育不全患者卵巢发育和其功能正常，第二性征发育及身高正常。

原发性闭经及生殖道发育异常的鉴别诊断见表16-4。有苗勒管结构发育的患者可出现经血梗阻，并可因阴道积血、宫腔积血或是腹腔积血而出现疼痛。苗勒管发育不全应与完全性雄激素不敏感综合征鉴别，因为二者均可出现阴道未发育或发育过短[17]。

苗勒管发育不全的病因不清，可能原因为维持苗勒管存在的基因发生突变，但至今尚无具体突变基因的报道[18]。显然其遗传方式不是常染色体显性遗传[19]。

约30%患者合并尿道发育异常，如肾脏盆腔异位、马蹄形肾、单侧肾脏发育不全、肾盂积水和输尿管重复畸形。另外有10%～20%患者合并脊柱相关的骨骼畸形。还有报道有些患者缺乏远端指节，或是指（趾）蹼融合（合并指）。

超声检查对观察子宫结构的有无非常重要，但是MRI有时较超声更为准确。偶尔也需要进行腹腔镜下窥查，因为研究表明MRI结果与腹腔镜所见不完全相符[20]。如果患者有持续慢性盆腔疼痛及其他子宫内膜异位症的相关症状，则应行腹腔镜检查帮助了解内膜异位部位，并可一并预防性切除发育不全的苗勒管结构。

经血流出道梗阻

处女膜闭锁为女性生殖道梗阻的最常见原因,发生率约为0.1%。其多为散发病例,但也有报道有家族聚集性发生(发病)[21]。尽管婴儿和儿童期患者有阴道黏液积聚的症状,但多数患者还是在初潮时发现处女膜完整膨出伴阴道积血而诊断。行处女膜切除术为解除梗阻的有效手段。

阴道横膈较处女膜闭锁少见,发生率小于1/20 000。当阴道横膈位于阴道下1/3时,临床表现和手术治疗手段与处女膜闭锁大致相同。但是有80%阴道横膈位于阴道上部及中部,通常通过超声检查及MRI可以确诊。此时阴道横膈常较厚,手术治疗难度相对较大。手术治疗具体描述见51章。

雄激素不敏感综合征

雄激素不敏感综合征(之前称为睾丸女性化)是X连锁隐性遗传病,其基因型为男性(46,XY),表型为女性,但是没有苗勒管结构和双侧隐睾结构。形成异常的根本原因是雄激素受体功能异常,从而阻止正常的雄性化过程。本综合征占原发性闭经的5%[17]。

完全性雄激素不敏感综合征的患者有正常的女性外生殖器发育,其发病率很低,低于1/60 000。不完全性雄激素不敏感综合征患者外生殖器发育可以在轻度女性外生殖器男性化到轻度男性外生殖器发育不良的范围内变化。

雄激素不敏感综合征的评估

此类患者通常有阴毛缺乏和腹股沟包块的家族史,应该评估家族中其他女性成员是否患有同样疾病。

此类患者通常体形类似被阉割者,上肢长而手脚大。乳房虽然看起来大部分正常,但是缺乏腺体,乳头较小且有白色点状结构。

盆腔检查会发现患者缺乏阴毛,阴道是仅为数厘米的盲腔。50%以上的患者患有腹股沟疝且小阴唇发育不良。实验室检查可发现患者核型为46,XY,总睾酮水平升高(可达到正常男性水平)[22]。与苗勒管发育不全患者鉴别如下:苗勒管发育不全患者核型为XX且睾酮水平在正常女性范围内。

雄激素不敏感综合征患者性腺恶变率约为20%,但20岁前发病者很少。因此对于典型病例的处理方法为等待,待其青春期后成长至正常成人身高及乳腺完全发育后,行腹腔镜下双侧隐睾切除术。

17β-羟基类固醇脱氢酶活性不良的患者与不完全性雄激素不敏感综合征同样有睾酮分泌不足的表现,二者的治疗方法亦大致相同。

原发性闭经较为少见的病因

孤立性促性腺激素缺乏

此种异常源于内源性促性腺激素释放激素(GnRH)分泌降低或缺乏,导致黄体生成素(LH)和FSH水平低或检测不出。患此种疾患的个体常有第二性征发育不全、原发性闭经、类似无睾丸者表现,在有些病例中还有嗅觉减退或缺失(Kallmann综合征)。男性Kallmann综合征为X连锁隐性遗传,表现为伴有嗅觉缺失的促性腺激素不足性性腺功能减退,其由X染色体短臂拟常染色体区域KAL1基因突变引起[23,24]。

KAL1基因编码蛋白anosmin——失嗅蛋白,该蛋白具有神经细胞黏附分子,可引导GnRH神经元和嗅神经从嗅基板迁移至嗅球。当失嗅蛋白缺乏或功能异常时,GnRH神经元和嗅神经元突触无法正常产生。KAL1基因可使X染色体免于失活和阻止Y染色体长臂产生类似假基因。嗅觉障碍或缺失的患者,MRI可检测出其嗅球发育低下。特发性促性腺激素不足性性腺功能减退和嗅觉障碍不存在KAL1基因突变,提示可能存在其他常染色体基因异常[25]。

LH受体异常

核型为46,XX女性存在LH受体异常时,将有正常的女性生殖系统发育和原发性闭经[26]。血清LH水平可正常或升高,FSH水平正常,卵泡期血清雌激素水平正常,但孕激素水平降低。该病患者子宫偏小而卵巢持续性无排卵。

促性腺激素释放激素受体异常

GnRH受体异常也已被证实。GnRH抵抗表现为从完全的特发性低促性腺激素性性腺功能低下到仅排卵减少。LH和FSH基础水平处于青春前期或正常水平,但是其他垂体激素,如促甲状腺激素、生长激素、催乳素和促皮质激素水平均正常。由于该病患者青春期没有性激素分泌水平的上升,其表现为第二性征发育不全和长骨骺板闭合过晚，从而导致患者有类似无睾丸者的症状，双臂伸展径大于身高。即使在完全性促性腺激素受体异常患者，脉冲性地补充 Gn-RH 可以增加垂体促性腺激素的反应性，也有患者可以达到怀孕的报道[27]。

治疗

孤立性促性腺激素缺乏和受体异常的治疗为应用低剂量雌激素（0.25~0.3mg/d）诱发正常的青春期发育成熟，尤其是对特纳综合征外观的患者来说。应用期间应该每 2~3 个月监测一次患者骨骼的生长发育情况。雌激素治疗一年以后，可以在每月后半段时间加用孕激素（醋酸甲羟孕酮 5mg/d）诱发月经，并保护内膜，防止内膜癌发生。性征发育成熟后，患者可继续周期性应用序贯雌孕激素或口服避孕药维持。

原发性闭经的诊断步骤

什么年龄？

青少年 15 岁（较平均值 13 岁相差两个标准差）月经未来潮而第二性征发育正常，或是乳房发育在 10 岁之前，乳房发育 5 年内月经未来潮者可诊断为原发性闭经[2]。由于现在女孩初潮年龄越来越提前，诊断的年龄标准也越来越年轻化。如果女性 13 岁仍然没有乳房发育（较平均值 10 岁相差两个标准差），则需定期监测其发育情况[2]。诊断没有绝对的标准，因此一旦病人表现为闭经并且有明显的病理性症状，如周期性疼痛或是阴道盲端，则需要对患者进行全面评估。

病史和体格检查

认真仔细地收集病史是闭经评估和治疗计划制定的关键一步（见图 16-1）。应特别强调体格和情感应激反应、营养状态及家族遗传病史（如有无家族糖尿病史）。还应询问既往有无应用损害性腺的药物，有无发现生殖道解剖学异常，包括异常性分化。关于功能的询问包括第二性征的发育、有无溢乳及高雄激素症状。

体格检查具体应包括妇科检查、体重指数、青春期发育状态、高雄体征、是否有其他内分泌异常的皮肤表现及生殖道评估。应该检查评估性生长发育的标志，其中最重要的病史特点和体格检查应该是有无乳腺的发育，这是青春期开始的明显标志。

无论患者主诉或是体检发现溢乳都应受到临床重视，还应了解泌乳的特点，例如单侧还是双侧，持续性还是间断性，有助于帮助我们判断是否存在潜在内分泌异常。激素导致的溢乳开口于乳腺的多个导管，与局部异常导致的单一乳腺导管分泌不同。

妇科检查通常可发现任何一种生殖器畸形，包括梗阻性病变。

影像学检查

在原发性闭经患者，体格检查常常可以发现生殖道异常。但是一些特殊畸形则需要影像学检查的帮助。在一些病例中，超声学完全可以帮助判断子宫是否存在。也许最有效的诊断特异性生殖系统异常的方法是盆腔 MRI。对于先天异常的更具体阐述见 12 和 51 章。

在没有第二性征发育的患者中，可应用放射检查测定骨龄。在催乳素水平升高的患者，应行垂体 MRI 明确有无腺瘤存在。

实验室检查

原发性闭经患者应行基础的实验室检查从而明确下一步的诊断及治疗步骤。在第二性征发育正常的女性首先应行妊娠试验排除怀孕。对于第二性征未发育的患者，应行染色体核型分析。无论性发育如何，所用患者均应检测血清 FSH、促甲状腺激素和催乳素水平。检测血清促甲状腺素水平还可以了解有无亚临床型甲减。然而，仅严重的甲状腺功能减退就会导致闭经，而且其常常在闭经发生之前就已评估甲状腺功能。

如果患者表现为多毛症或是临床怀疑为雄激素不敏感综合征，应检查血清雄激素水平。雄激素不敏感综合征和一些卵巢肿瘤的患者血清总睾酮的水平会升高。肾上腺肿瘤和库欣综合征患者的硫酸脱氢表雄酮（DHEAS）水平升高。多囊卵巢综合征患者雄激素水平可正常或轻度升高。17-羟孕酮常在成年发病型先天性肾上腺皮质增生症患者中升高，在症状不够典型的病例中还需行激发试验。

继发性闭经

继发性闭经是指月经在适当年龄来潮，但是在非妊娠、哺乳或是绝经期出现停经症状。临床中，我们

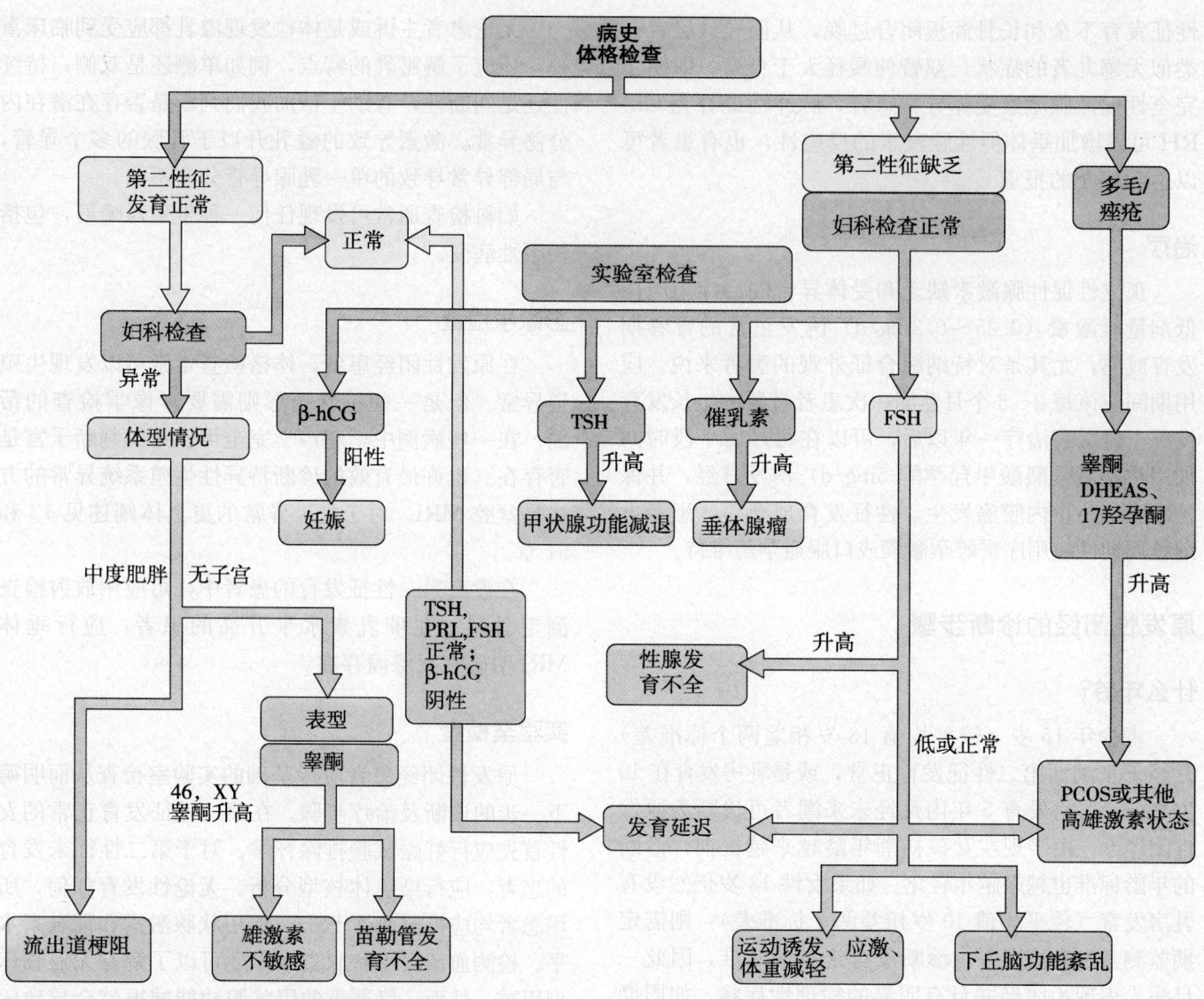

图 16-1 青春期原发性闭经主要病因的评估流程图。

将停经超过既往 3 个月经周期或 6 个月的情况诊断为闭经，但其实月经稀发（每年月经少于 9 次或出血间期大于 40 天）的病理机制与闭经相似。至少 4% 女性有闭经或月经稀发，并且体重过低或过高的女性更易发病。以下是继发性闭经的四个最常见原因：①下丘脑性闭经（例如运动诱发性）；②高雄状态（例如 PCOS）；③垂体异常（例如高催乳素血症）；④卵巢早衰（见表 16-6）。

下丘脑性闭经

GnRH 分泌的调节

垂体分泌 LH 和 FSH 受下丘脑脉冲性分泌 GnRH 的调节。GnRH 脉冲频率和/或幅度的微小改变可导致黄体期缺失而出现不排卵和闭经。

GnRH 由位于下丘脑视前区的特殊神经元分泌，其以脉冲性分泌并从垂体正中隆起水平释放入门脉系统，到达前垂体，通过细胞膜受体刺激促性腺细胞分泌 LH 和 FSH。GnRH 可在数分钟内被蛋白水解酶降解。

由于 GnRH 为十肽结构，在外周循环中 2~4 分钟即可被代谢掉，因此不可能直接评估 GnRH 的分泌。临床中通过测量血中 LH 浓度作为监测下丘脑分泌 GnRH 的指标。在月经规则的女性，临床研究发现在卵泡期其 LH 脉冲分泌频率特点为 90~120 分钟，黄体期为 180~240 分钟。

表 16-6 继发性闭经的常见原因	
举例分类	大约发病频率
下丘脑来源 体重减轻/神经性厌食 紧急避孕药	34%
高雄状态 PCOS 卵巢/肾上腺肿瘤 成人型先天性肾上腺皮质增生	30%
垂体疾病（高催乳素血症）	14%
卵巢早衰 46,XX 表型异常	12%
子宫疾病 Asherman 综合征 宫颈狭窄	7%
系统性疾病 甲状腺功能减退 Cushing 综合征	3%

From Herman-Giddens ME, Slora EJ, Wasserman RC, et al: Secondary sexual characteristics and menses in young girls seen in office practice: A study from the Pediatric Research in Office Settings network. Pediatr 99：505-512，1997；and Reindollar RH, Novak M, Tho SP, McDonough PG: Adult-onset amenorrhea: A study of 262 patients. Am J Obstet Gynecol 155：531-543，1986.

促性腺激素释放激素的分泌受多种神经内分泌系统的调节。一些最重要的调节 GnRH 分泌的神经递质包括：多巴胺、去甲肾上腺素和 5-羟色胺。去甲肾上腺能系统激活可促进 GnRH 释放，而多巴胺能和 5-羟色胺能激活会抑制 GnRH 释放。这就可以解释许多月经正常的人在服用多巴胺受体激动剂（例如酚噻嗪）、中枢兴奋剂、抗抑郁药或是镇静药后会出现月经紊乱。

谷氨酸和天冬氨酸为两个可以调节 GnRH 分泌的氨基酸，且主要是在青春期调节。它们位于下丘脑基底中部的弓状核，与分泌 GnRH 神经元相邻，研究表明这两种物质在猴子青春发育期可以促进 GnRH 神经元分泌 GnRH。

内源性阿片肽（例如：内啡肽、脑啡肽、强啡肽）可以抑制 GnRH 分泌。在一些下丘脑性闭经患者，应用阿片受体拮抗剂（如纳洛酮或纳曲酮）可以增加 GnRH 和 LH 的脉冲释放频率。一些原发性闭经患者，长期应用纳曲酮可以使月经恢复正常周期。

下丘脑功能异常和闭经

下丘脑性闭经女性的基本缺陷是在严重的雌激素过少状态下下丘脑无法增加 GnRH 的输出。多数观察者认为是由于 GnRH 脉冲分泌机制减慢所致，因为外周血研究表明此类患者的 LH 脉冲分泌减少。LH 分泌的形式可以变化，早期 LH 的频率和幅度均可以正常，但在更严重的病例中，可以观察到与青春期时类似的 LH 低水平和与睡眠相关的 LH 分泌增加。

LH 和 FSH 的合成和释放均由腺垂体完成。由于内源性 GnRH 对腺垂体的起始刺激不同，应用外源性 GnRH 患者的反应也很不相同，LH 和 FSH 对外源性 GnRH 的反应可以为无、正常或超常。通过静脉脉冲式给予外源性 GnRH（1～2mg/90min）可以恢复患者正常水平的 LH 和 FSH 储备，并可恢复患者对外源性 GnRH 的反应性至正常。总之，下丘脑性闭经患者是由于内源性 GnRH 分泌不足引起，促性腺激素水平和卵巢功能可以在外源性、生理性脉冲式 GnRH 刺激下恢复正常。

原发性下丘脑性闭经

原发性下丘脑性闭经是一种排除性诊断，只有在找不到导致闭经的特定原因时才能作出诊断。非应激相关的下丘脑性闭经的患者通常血清催乳素和促甲状腺激素水平正常，FSH 水平正常或偏低。下丘脑性闭经患者 LH 的脉冲分泌频率和幅度均降低，也直接反映了 GnRH 脉冲性分泌的变化。

应激相关性闭经

慢性应激常常会影响女性生殖系统的功能。长期的环境应激会激活下丘脑-垂体-肾上腺（HPA）轴，从而在下丘脑或垂体水平导致排卵障碍。急性应激很少改变排卵功能。

慢性应激反应可以激活 HPA 轴，并能增加由激素构成的"应激反应复合物"的分泌，例如促肾上腺激素释放激素（CRH）、促肾上腺激素、皮质醇、催乳素、缩宫素、神经垂体素、去甲肾上腺素和肾上腺素（见表 16-7）。这些激素可以在多个水平上影响生殖系统功能。例如，关于小鼠、猴子和人类的体内或体外研究发现，CRH 可以在下丘脑水平直接抑制 GnRH 分泌。这种抑制作用可用 CRH 受体拮抗剂或纳洛酮去除。

表 16-7
下丘脑性闭经与神经内分泌异常的关系
白天皮质醇分泌增加
夜间褪黑素分泌的幅度和持续时间增加
夜间 GH 分泌增加
脑脊液中 CRH 水平升高
午餐时催乳素、促肾上腺皮质激素和皮质醇升高

总的来说，研究结果表明 CRH 对 GnRH 分泌的抑制作用部分通过增加内源性阿片类物质实现。垂体水平的促皮质激素分泌增加可抑制垂体对 GnRH 的反应性。另外，皮质醇水平增高同样可以降低垂体对 GnRH 的反应性。

运动诱发的下丘脑性闭经

月经周期异常在竞技型运动员中较为常见，包括芭蕾舞运动员、马拉松运动员、体操教练及花样滑冰运动员[28]。根据竞技水平的不同，闭经的发生率为 5%～25%。月经不规则使容易发生于体重较轻的运动员，如芭蕾舞蹈演员（6%～43%）和中长跑运动员（24%～26%），而自行车运动员（12%）的和游泳运动员（12%）的发生率较低。

在月经异常的运动员中，LH 脉冲分泌的改变可以是频率下降或是有下降趋势。众所周知，应激运动可以提高 HPA 轴的活性，但是，LH 分泌的改变不是由运动应激所引起，而最主要是由能量利用度下降引起。瘦素在这些情况下的作用相当于其在能量剥夺状态下的作用。

许多运动员患有所谓的"女运动员三联征"，包括闭经、骨质疏松和饮食障碍。

神经性贪食和厌食

严重的饮食障碍，如神经性贪食和神经性厌食会影响月经功能。神经性贪食特点为：间断发作的短时间内大量进食（狂食），继而自发诱导呕吐、过度应用导泻剂或利尿剂，或是限制进食。在高中生和大学生中神经性贪食患者占 4.5%～18%，其发病年龄常常介于 17 至 25 岁。神经性厌食也是一种严重的饮食障碍，其特点为：极度体重减轻（体重减轻大于理想体重的 25%）、体形极度消瘦、害怕体重过大和拒绝一切可以增加体重的治疗。每 100 000 人中大约有 0.64～1.12 人发病。

临床早发现并及早给予适当的干预、治疗对于本病很重要。神经性厌食的相关死亡率为 9%，仅次于由于电解质紊乱和心肌萎缩引起的心律失常的死亡率。自杀在本病患者中也较为常见。神经性贪食和厌食的具体临床表现见表 16-8 和 16-9。

表 16-8
食欲过盛（贪食）的常见特征
月经周期紊乱
牙釉质受损
唾液腺增大
食管黏膜的急性应激
食管或胃破裂
低钾血症
吸入性肺炎
吐根碱中毒

表 16-9
神经性厌食的常见特征
处理食物的偏见
贪食行为
热量计数
体型自我印象的扭曲
过度兴奋
强迫性个性
之前性虐待发生率增高
闭经
便秘
皮肤粗、干
软、毳毛样毛发
伴有体温调节缺陷的低体温
轻度心动过缓
心律失常
低血压
继发于利尿剂和缓泻剂滥用所致的低钾血症
骨量减少
血清 β 胡萝卜素水平升高
贫血、白细胞减少
肝酶升高

神经性厌食与许多神经内分泌异常相关（见表16-10）。由于能量摄入减低，导致 T_4 向 T_3 转换率降低，从而造成机体基础代谢率降低。其机制为 T_4 转换成了无活性的异构体——反 T_3。严重的下丘脑功能障碍可表现为低体温和血管加压素分泌减少，从而导致尿浓缩障碍的部分性尿崩症发生。HPA 轴的过度活跃可使皮质醇分泌增多，但是由于细胞糖皮质激素受体数量减少，患者很少有高皮质激素的临床表现。此类患者常伴有中枢阿片类活性增高。

神经性贪食和厌食患者的 LH 分泌形式与功能性下丘脑性闭经的 LH 分泌情况相似，推测 LH 分泌减少的原因是 GnRH 分泌不足。当体重逐渐恢复时，神经性厌食患者的 LH 分泌也会逐渐恢复正常，对 GnRH 的反应可恢复正常，甚至超常。尽管恢复至正常体重，依然会有约 50% 患者仍表现为不排卵。

在所有能量剥夺状态中，瘦素在破坏下丘脑正常功能而导致闭经中起着重要作用。瘦素是脂肪组织分泌的一种蛋白激素，在饥饿适应中起重要作用。瘦素缺乏的 ob/ob 型小鼠和瘦素抵抗 db/db 型小鼠表现为肥胖和低促性腺激素性性腺功能不全。但是，瘦素主要在热量剥夺中起作用；它是外周向中枢传递能量不足信息的信号分子，瘦素水平下降，可以向下丘脑-垂体轴传递能量不足的信号。瘦素在其他神经内分泌异常中也有一定作用，在厌食症和能量不足状态，如运动过多性能量不足中起到甲状腺素和胰岛素样生长因子（IGF-I）的作用[29]。

表 16-10 神经性厌食相关的神经内分泌异常
GnRH LH 脉冲释放频率和幅度降低
血 LH 和 FSH 水平降低
CRH 刺激促肾上腺皮质激素反应试验受损
地塞米松抑制抵抗
促肾上腺皮质激素水平升高
24 小时尿游离皮质醇水平升高
正常催乳素水平
TSH 水平正常，而反 T_3 水平升高、T_3 水平降低
GH 水平升高
IGF-I 水平降低
糖尿病性尿崩症

下丘脑性闭经的评估

由于下丘脑性闭经是一个排除性诊断，因此显著的器质性疾病应该予以排除（见表 16-2）。对细节的追问有助于发现导致闭经的应激事件或情感危机（如离婚、人际关系破裂、朋友或亲人的去世等）。其他方面的人际和环境应激也可导致闭经，例如学习和工作的压力、性心理障碍等。详细询问患者目前的生活方式，包括运动强度、饮食选择和是否应用镇静药或是安眠药等，也许有助于找到患者精神心理的应激因素[30]。

患有下丘脑性闭经的患者常常有正常的初潮和既往正常的月经周期，其周期为 26 至 35 天。这些女性通常聪明、有成就，体重常常偏瘦或在正常范围。体格检查应了解其有无溢乳、甲状腺功能异常和高雄激素血症症状（例如痤疮、多毛症）。对贪食症患者进行口腔检查可发现特殊牙齿或唾液腺肥大。对低雌激素血症患者进行盆腔检查可发现阴道黏液稀薄，宫颈黏液缺乏，余正常。尽管有以上发现，此种闭经患者很少出现热潮红。

下丘脑性闭经患者应检测血清 LH、FSH、催乳素、甲状腺素和雌激素水平。其 LH 和 FSH 水平可正常或降低，雌激素常降低或处于正常低限。垂体分泌的其他激素大多数都应处于正常范围。

许多该病患者的孕激素试验（醋酸甲羟孕酮10mg/d，共用 7 天）阴性。此方法为生物检测法，反映了患者内膜缺乏基础激素刺激和循环低雌激素状态。

对下丘脑性闭经的临床处理

治疗下丘脑性闭经的首要步骤是找到应激因素并将其去除。适当的治疗建议可以帮助患者制定应对机制并改善其生活方式。对于有饮食障碍的患者及许多有异常月经的运动员来说，饮食改善很重要。进行生活方式调整以后，约 78% 至 80% 的患者会恢复正常月经。对于持续月经稀发的患者，应严格地每 4 至 6 个月评估一次月经情况。下丘脑性闭经患者临床上最主要的是关注患者是否有不孕和骨质丢失。

运动员常可有"女运动员三联征"，包括闭经、骨质疏松和饮食障碍。对这些患者的治疗应集中在增强骨密度、饮食和心理咨询、体重调整和增加钙质摄入。治疗的目的在于降低运动水平、改善饮食和增加体重。有些运动员可能没有闭经，而表现为运动相关的月经周期延长、黄体期缺失及月经间期淋漓出血。对于有不孕的患者，降低运动水平及强度可治疗不孕。

不孕

对于希望怀孕又不能恢复正常月经周期的患者，促排卵治疗可对其进行。可以尝试应用氯米芬（25至50mg/d共用5天），但是对于下丘脑性闭经患者，此种方法很少能成功诱发排卵。相反，人绝经期促性腺激素有较高的成功率，多数病人对此激素敏感性很高，因此应从小剂量开始治疗。

一些医疗中心应用改良胰岛素泵每90分钟脉冲性静脉泵入 GnRH 5μg，这种方法可在治疗13至14天后成功诱发排卵。泵入疗法的成功率高达90%，可使多数患者产生优势卵泡，并可降低卵巢过度刺激发生率。排卵后，需要每3天应用4次 GnRH 或人绒毛膜促性腺激素（1500单位肌注或2500单位皮下注射）维持黄体功能，亦可补充加用孕激素。

骨质丢失

下丘脑性闭经最主要的长期健康威胁为骨质丢失，从而使此类患者成为骨质疏松的高危人群，尤其是年龄较大的患者。对于下丘脑性闭经的运动员，运动形式可显著影响全部的成骨作用。对于持续低雌激素水平的年轻女性，在最初3至5年内骨量每年可以降低2%至5%。

低雌激素血症是引起患者骨质丢失的最主要因素，因此无怀孕要求的女性可应用激素替代疗法。骨质丢失对雌激素治疗敏感[31,32]。虽然激素替代可以有很多种方法，但对于年轻女性来说，最优选的治疗方法为口服避孕药。许多女性希望应用激素替代疗法期间可以有规律月经，但对于运动员来说，如果这样不方便，则可在安全前提下持续应用激素替代或避孕药。

对应用饮食调整和激素替代的患者，应定期行骨密度检测。双能 X 线吸收仪（DEXA）发现骨质异常通常是说服患者开始激素替代治疗的依据。对于育龄女性，应用双膦酸盐应谨慎，因为如果发生怀孕，其在可促进骨质沉积的同时，对胎儿有无不良作用尚不清楚。

神经性厌食的治疗

神经性厌食的治疗包括行为改善、分组治疗和个体心理治疗。总的来说，治疗需要一组专业人员，包括精神科医师和可治疗饮食障碍的专业普通医师。由于厌食症的死亡率高，对有饮食障碍的患者来说，精神科医师的咨询意见和随访非常必要。对神经性厌食症和贪食症的患者长期治愈率依然很低。

避孕后闭经

长期应用避孕药可导致闭经，但这一观点正在慢慢改变。过去多应用大剂量口服避孕药物（>50μg 炔雌醇），停药后闭经发生率高。现在口服避孕药均为低剂量，闭经较为少见，但是停药后可逆性周期异常可持续9个月或更长时间[33]。幸运的是口服避孕药不会影响受孕，在停药2个月以上月经仍未来潮者应密切观察，了解是否有其他因素可致闭经。

在肌注长效醋酸甲羟孕酮（普维拉）避孕后，发生闭经是很常见的情况，且平均需要10个月的时间才能恢复正常的生育功能[34]。因此，对应用长效孕激素避孕的患者，在最后肌注药物后只要应观察12个月，了解有无闭经发生。

高雄状态

多囊卵巢综合征

多囊卵巢综合征是最常见的引起排卵障碍的原因之一（见19章）。尽管此复杂综合征有很多临床表现，但闭经是1935年 Stein 和 Leventhal 首次提出此综合征的三个主要症状之一，其他两个分别是不孕和卵巢增大[35]。同期研究发现25% PCOS 患者有闭经症状[36]。关于 PCOS 的病理机制、诊断和治疗详述见第15章。

其他高雄状态

闭经患者中有些高雄症状与 PCOS 相似，其中最严重的病因应是卵巢和肾上腺肿瘤。同样，库欣综合征雄激素水平升高也可引起闭经。其他高雄原因可以是成年发病型肾上腺皮质增生症。

排除高雄因素所致闭经可以通过测量血清中雄激素水平，包括总睾酮、DHEAS 和 17-羟孕酮的水平，还可以观察卵巢和肾上腺影像。有关此评估的具体阐述见18章。

腺垂体异常

垂体肿瘤常常影响正常的生育功能。小的垂体肿瘤可出现月经不规则或闭经及溢乳的临床症状。垂体肿瘤也可长大，此时会出现头痛，由于此处解剖学空间狭小，还会压迫视交叉，导致双颞侧偏盲。

最常见的垂体肿瘤是催乳素腺瘤，占所有垂体腺瘤的70%。处于第二位的是无功能性垂体腺瘤，至少占25%。仅有极少垂体肿瘤可分泌生长激素、促肾上腺皮质激素、促性腺激素、FSH和LH。催乳素瘤可压迫垂体柄从而影响多巴胺的释放，而多巴胺为催乳素的抑制因子。可引起闭经的垂体肿瘤疾病包括肢端肥大症（分泌生长激素的肿瘤）、库欣病（分泌促肾上腺皮质激素的肿瘤）和甲状腺功能亢进症（分泌促甲状腺激素的肿瘤）。对于此类肿瘤的诊断与治疗的详述见22章。

催乳素分泌性腺瘤

催乳素瘤为最常见的垂体肿瘤，尸检发现其占所有垂体腺瘤的一半。分类应依据组织病理类型，但目前应分类常以腺瘤功能为分类依据。高催乳素血症与雌激素水平降低、闭经和月经稀发均相关。

患有高催乳素血症的女性患者，约50%至60%伴有垂体腺瘤[37]，并且发生垂体腺瘤的可能性与催乳素水平的高低没有相关性[37]。由于肿瘤大小与血催乳素水平不相关，所以只要有血清催乳素水平持续增高，无论增高程度，均应行MRI或CT脑垂体扫描以对肿瘤进行评估[38]。尽管垂体肿瘤的准确发生率并不清楚，尸检发现垂体微腺瘤的几率在9%至27%[39,40]，且无性别差异。

空蝶鞍综合征

此综合征为先天性蝶鞍横膈发育不全，而致蛛网膜下腔突入垂体窝所致。空蝶鞍综合征还可继发于外科手术、放疗后或垂体肿瘤梗死。在尸检中发现此解剖异常的发生率约为5%，且女性居多。有停经-泌乳症状的患者中有4%~6%患有空蝶鞍[41]。泌乳和血清催乳素水平升高可被检测到。每年检测一次血清催乳素水平已足够，因为此综合征很少发展成催乳素瘤。此症的治疗目的是缓解症状。

产后垂体坏死（席汉综合征）

产后垂体坏死常有严重产后出血性低血压、循环衰竭和休克病史[42]。在患者血液重新灌注后，可表现为部分或全部垂体功能减退。Simmonds是第一位描述此症的医师，而Sheehan是完整叙述本综合征的人。此综合征是内分泌急症的一种，甚至可危及生命。

此症病理生理过程还不完全清楚。妊娠期间，垂体床的血供增加，垂体腺体增大。Sheehan认为当严重低血压时，供应垂体和垂体柄的动脉发生闭塞性痉挛，这就会导致静脉停滞及垂体门脉血管血栓形成，从而使垂体产生不同程度的缺血和细胞死亡。许多患者初始症状常由于催乳素分泌不足而表现为乳腺停止泌乳。这些女性患者还可能有其他前垂体功能不足表现。

后垂体功能障碍常不严重，因为后垂体血供不完全依赖门脉系统。在一些患者中，促肾上腺皮质激素缺乏可使皮质激素分泌不足，而致体位性低血压、恶心、呕吐和嗜睡。甲状腺功能减退可继而发生。在极少数病例可有垂体功能的恢复。

创伤后垂体功能减退

本症可发生于严重脑部创伤后，如意外交通事故中脑部突然减速和垂体柄或下丘脑隐性损伤。创伤还可导致颅底骨折或发作性昏迷。这些病人自创伤至症状发作有一定时间的延迟，可表现为部分或全部垂体功能丧失，症状包括闭经、溢乳、性腺功能低下、体毛减少、厌食和体重减轻。

此类患者应重点评估肾上腺功能，因为肾上腺功能衰竭可以致命。其诊断与治疗同席汉综合征。

垂体卒中

本医疗急症由垂体腺体急性梗死所致。病人常主诉突然出现的眼眶后部疼痛和视力障碍，还可伴有嗜睡甚至昏迷。其症状易与许多其他神经科急症混淆，如高血压脑病、海绵窦血栓形成、动脉瘤破裂或基底动脉闭塞。CT或MRI可显示蝶鞍区垂体出血征象。

患有垂体肿瘤的患者容易并发垂体卒中。对于这些病人应请神经外科会诊并行急诊减压手术。与席汉综合征类似，应行激发试验以评估多发垂体功能障碍，而后根据评估结果应用适当靶组织激素替代治疗。

放疗后垂体功能减退

在中枢神经系统进行中线肿瘤放疗后易发生迟发性垂体功能减退症。总的来说，促性腺激素分泌细胞对射线最为敏感，其次是促肾上腺皮质激素分泌细胞和促甲状腺素细胞。垂体功能减退症状可不典型，但可在放疗后一年内发生。所以应对下丘脑-垂体功能不定期地进行周期性评估，如果病情进展，应加用适当的激素替代疗法。

对垂体腺瘤的评估

垂体腺瘤的临床症状通常在女性更为显著，因为其会有明显的月经周期改变。催乳素分泌性腺瘤在女性最常见的临床症状是溢乳、月经不规律、头痛和不孕。男性患垂体腺瘤可表现为性功能低下，但是肿瘤体积常较大，且血清催乳素水平常升高。约三分之一闭经女性血清催乳素水平升高；三分之一有溢乳症状和高催乳素水平的女性月经正常；三分之一催乳素水平明显升高的女性不伴有溢乳症状[43]。将近三分之一继发性闭经患者合并催乳素瘤，在伴有溢乳症状的患者中，约有一半患者蝶鞍部影像显示为正常[43,44]。

临床中催乳素的测量结果变异很大，这给临床症状、实验室检查结果和蝶鞍影像的综合分析带来很大困难。免疫测量法通常只能检测血中有生物活性的小催乳素分子。垂体催乳素瘤亦可以分泌大催乳素分子，而免疫法常常检测不出，因此实验室检查常常会导致漏诊。因此，当患者有泌乳症状，尤其合并有月经不规律时，行垂体腺体影像学检查对于诊断是必要的[45,46]。

在某些高催乳素血症的患者，免疫法检测催乳素水平时可有"大剂量钩状效应"，即过多的催乳素分子聚集可影响测量的准确性。稀释样本血清后再进行测量可以避免此种异常[47]。高催乳素引起月经稀发或闭经的机制是其抑制GnRH脉冲性分泌[48,49]。

垂体肿瘤的评估还应包括测量促甲状腺激素水平。尽管与甲状腺功能减退相关的催乳素水平升高常常小于100ng/mL，但此水平足以诱发溢乳症状。甲状腺功能减退诱发高催乳素血症的机制为高水平促甲状腺激素释放激素（TRH）刺激垂体腺体催乳素分泌细胞。广泛垂体功能不全，联合静脉注射下丘脑释放因子GnRH、TRH、生长激素释放激素和CRH的激发试验有助于诊断垂体功能低下的程度[50]。

垂体腺瘤的治疗

多巴胺受体激动剂，如溴隐亭，可降低循环中催乳素水平，并使卵巢对促性腺激素反应趋于正常从而恢复正常月经，其机制为直接抑制垂体分泌催乳素。此药的副作用较大，10%的患者不能耐受而中止用药，多数病人主诉有恶心、头痛及由体位性低血压引起的晕厥。其他副作用还包括困倦、乏力、鼻充血、呕吐和腹部痛性痉挛。当患者从小剂量开始服用并缓慢加药时，这些副作用可以显著减轻。一些病例显示经阴道给药可避免胃肠道不良反应[51]。经阴道给药还可避免肝脏首过效应从而使药效增加。

目前无证据表明溴隐亭对胎儿有害。但是，多数临床医师仍然建议在孕期停止服用该药[52]。大于80%有闭经和溢乳症状的高催乳素血症患者在开始服药5至7周后可恢复月经[53]。停止溢乳相对月经恢复要慢得多，一半的病人在用药4个月后可停止泌乳。75%的患者在停止治疗后症状将会再次出现[54]。

服用溴隐亭可使较大的腺瘤缩小，但治疗剂量要大且时间较长。多数患者在用药的前3个月肿瘤会迅速缩小，但接下来肿瘤缩小的速度会减慢很多[55]。初始血清催乳素水平大于1000ng/ml的患者其肿瘤多侵入海绵窦，此类病人多无手术机会且需要长期应用多巴胺受体激动剂抑制肿瘤生长。溴隐亭还可用于手术失败或放疗后的患者。

卡麦角林是溴隐亭的变异体。其副作用较溴隐亭小且每周只需服药1至2次。关于其对胎儿安全性的研究有限，因此对于想要怀孕的患者应谨慎用药[56-58]。

治疗垂体腺瘤可经蝶骨手术。经手术治疗后，30%垂体大腺瘤和70%垂体微腺瘤患者可达到症状缓解，且这与神经外科手术者的经验高度相关[59]。垂体腺瘤的复发率高，尤其是大腺瘤患者。术后并发症包括全垂体功能减退、脑膜炎、脑脊液漏和尿崩症。药物治疗成功率高、疾病复发率高和手术潜在并发症的风险等综合因素限制了药物治疗失败患者手术干预的应用。垂体腺瘤的放射治疗效果不如手术治疗，且反应性低。特殊情况下可用γ刀治疗。

对治疗敏感的高催乳素血症患者治疗期间可以哺乳，且不用担心肿瘤长大。孕期发生垂体肿瘤长大的可能性很小。约5%患者孕期可有肿瘤增大，且多为无症状性；小于2%患者会出现症状[60]。多数症状表现为头痛，且多发生在视力障碍之前。正常妊娠垂体会增大，且主要为催乳素分泌细胞增大。腺瘤血供不足可引起梗死。偶有患者由于肿瘤梗死而在孕期及产后恢复正常月经。

孕期不必每月行视野检查或测定血清催乳素水平，但一旦出现症状应立即进行评估和治疗。多数患者对溴隐亭反应好，一般不需终止妊娠或进行神经外科手术治疗[61]。孕期应用多巴胺受体激动剂不会影响蜕膜分泌催乳素，因为内膜受雌激素和孕激素的影响较多巴胺大。

库欣病和肢端肥大症

尽管多数伴或不伴泌乳症状的闭经多由垂体催乳素瘤引起，但这些症状也可由促皮质激素或生长激素分泌性肿瘤引起。如果患者临床症状表现为糖皮质激素过多则提示库欣病，此时应检测血清促皮质激素水平和尿24小时皮质醇含量。

生长激素分泌过多在儿童较为少见，一旦发生将发展为巨人症。在成人，垂体肿瘤可致生长激素分泌过多，而出现肢端肥大症。当身高长成后，过多的生长激素将作用于肢端部位，例如手、脚和面部，还可有多汗和疲乏症状。如果病人有肢端肥大症的症状和体征，应行血清IGF-I水平检测，此检查随时可做，为随机血液检查。与此相反，生长激素水平只有在口服糖耐量试验时才做，生长激素水平不受葡萄糖负荷抑制提示本症。糖耐量受损和高血压常见于肢端肥大症和库欣病。由于肢端肥大症的初始症状可表现为闭经、血清催乳素水平升高、MRI可发现垂体大腺瘤（直径>10mm），因此只要有以上症状，均应检测血清IGF-I水平以明确诊断。

卵巢早衰

卵巢早衰定义为小于40岁女性，由于持续雌激素缺乏和FSH水平升高而出现闭经。本症占女性的1%[62,63]。多数卵巢早衰原因明确，如恶性肿瘤化疗和放疗后。卵巢早衰常不可逆，但有时卵巢可以自发恢复功能，其为继发性闭经的常见因素，约占总数的4%至18%[64]。关于卵巢早衰的详述见第20章。

多数患者引起卵巢早衰的病因还不清楚。但是对于小于30岁即发生闭经的患者，应行核型分析以明确是否有性染色体易位、短臂缺失或存在隐性Y染色体，因为这些均为卵巢恶性肿瘤的高危因素。有些专家建议患有卵巢早衰的患者应常规行性染色体核型分析。但是卵巢早衰引起继发性闭经的患者，多数核型正常，为XX（见表16-6）。

性腺发育异常

极少数性腺发育异常的患者有正常的青春期发育并且大多数在30岁前出现继发性闭经。性腺异常引起继发性闭经的患者核型多为正常，为46,XX；也有一些会发现核型异常，如47,XXX或46,XO。

正常核型的性腺发育异常患者需要评估其有无其他方面问题，如感觉神经性耳聋（Perrault综合征）和脆性X染色体综合征，这些是发育障碍最常见的遗传异常。约16%携带前突变等位基因的脆性X染色体综合征患者患有卵巢早衰，尤其是家族聚集性卵巢早衰伴有智力发育迟缓的患者[9]。在散发型卵巢早衰的女性，约有3%患者为前突变基因携带者，其中一些患者有轻度的智力缺陷和学习障碍。

卵巢早衰还可与常染色体显性遗传的眼睑异常相关，称为睑裂狭小-眼睑下垂-内眦赘皮内翻综合征。此综合征由3号染色体上FOXL2转录基因因子突变所致[65,66]。还有一些其他常染色体异常可致卵巢衰竭；其可致FSH升高而不一定伴有卵母细胞缺失。这些异常包括磷酸甘露糖变位酶2（PMM2）基因突变、1-磷酸半乳糖尿甘酸转移酶（GALT）基因突变、FSH受体基因突变和自身免疫调节基因（ARE）突变，这些基因突变将会导致多发内分泌腺病-念珠菌病-外胚层营养不良[67]。

自身免疫疾病

卵巢早衰常由自身免疫疾病引起。40%患有卵巢早衰的女性可能伴有自身免疫异常，最常见的是自身免疫性甲状腺炎所致的甲状腺功能减退[68,69]。与健康女性相比，卵巢早衰患者更常合并胰岛素依赖性糖尿病、重症肌无力及甲状旁腺疾病[70]。10%至16%的Addison病患者同时患有自身免疫性卵巢衰竭。

由于卵巢早衰患者有更高的自身免疫性内分泌异常的风险，应每隔一年对其做一次自身免疫疾病的检测，从而可达到早期干预。对不能解释的卵巢早衰需要进行全面的自身免疫异常评价，检查项目包括钙、磷、空腹血糖、肾上腺21-羟化酶抗体、游离T4、促甲状腺素和甲状腺抗体。这些检查需要每年或每隔一年重复一次[71]。不需定期行抗卵巢抗体筛查，因为此化验敏感性和特异性均较差。

患者需检测抗肾上腺抗体以筛查肾上腺疾病。如果该检查为阳性，则需要做更为复杂的检查，比如促肾上腺皮质激素刺激试验。清晨空腹血清皮质激素检测对诊断不够敏感。

引起卵巢早衰的其他原因

虽然几乎所有的血清 FSH 水平升高均同时伴有卵巢功能异常，但是一些特殊的中枢神经系统问题也可导致血清 FSH 水平升高，而无原发性卵巢功能障碍。这些异常包括：分泌 FSH 的垂体腺瘤或一些酶缺陷，如 17-羟化酶缺陷（P450c17）或半乳糖-1-磷酸尿苷酰基转移酶缺陷（乳酸血症）。

单纯促性腺激素缺陷的病例很少有报道，同时测定血清 LH 和 FSH 水平可发现这种不常见的异常情况。卵巢早衰的患者两种激素水平均升高，如果仅有一种升高则为疑似病例[72]。大多数异常是由于单一基因或氨基酸置换引起。在这些病例中，MRI 检查可发现分泌此类激素的垂体腺瘤，尤其是 α 亚基显著增高的病例。但是，这些肿瘤很少与闭经相关。

卵巢早衰患者还可能存在促性腺激素受体基因突变；其常因持续卵巢不敏感综合征而诊断。此类患者常有正常的第二性征发育和继发性闭经，对促性腺激素无反应，但超声下可见到囊状卵泡[73]。

男性和女性中都有部分可以检测出人类 FSH 受体基因突变[74]。女性患者表现为 FSH 抵抗性低促性腺激素性性腺功能减退，其临床表现可以为从没有正常乳腺发育到原发性闭经或仅有继发性闭经。其发病相对少见，但在特殊人群中存在率较高，例如芬兰，其女性杂合子占 1%。

核型正常（46,XX）伴有 LH 受体基因突变的女性临床常表现为正常第二性征发育和闭经[26]。血清 LH 水平可正常或升高，FSH 水平正常，卵泡期雌激素水平正常，但孕激素水平偏低。此类患者子宫常较小且卵巢持续无排卵。

卵巢早衰的诊断

卵巢早衰的初筛和所有闭经病例一样，都需要检测血清促甲状腺素、催乳素和 FSH 水平。卵巢早衰的诊断包括血清 FSH 水平升高，血清催乳素和促甲状腺素水平正常。雌二醇水平常会降低，因此孕激素试验多不会出现撤退性出血。

卵巢早衰的患者多不需要做卵巢活检以明确诊断，因外科介入有风险且费用贵，且不能改变对患者的治疗方法。经阴道超声评估囊状卵泡数量和卵巢体积也许会有所帮助。

卵巢早衰的治疗

卵巢早衰患者应用雌激素和孕激素替代疗法以维持患者第二性征并降低骨质疏松的风险。无口服避孕药禁忌证的患者应用联合口服避孕药至自然绝经年龄，方法简单，效果好。对于还有卵泡剩余的卵巢早衰患者，应用低剂量外源性雌激素及孕激素序贯疗法，在有些病例可诱发出自发排卵，甚至有怀孕可能[75]。

生殖道异常

尽管生殖道异常在继发性闭经中并不常见，但是对其的发现及诊断常常相对较早。宫腔粘连（例如：Asherman 综合征）尽管相对常见，但仅占继发性闭经患者的 7%。另外一个闭经的非常见原因为宫颈狭窄导致的经血流出道梗阻，宫颈狭窄常由于宫颈非典型增生而行手术，如冷冻术、电切术或是冷刀锥切术所致。

Asherman 综合征

Asherman 综合征常用于描述宫腔粘连表现，常继发于宫腔手术。本综合征常继发于产后出血过度刮宫治疗、多发子宫黏膜下肌瘤切除术或子宫成形术[76]。最近发现 Asherman 综合征与子宫动脉栓塞术相关，虽然发生机制尚不明确，但推断其与栓塞过程所致的缺血相关[77]。尽管此综合征首先用于描述宫腔粘连所致的闭经，但至今，月经量少或是闭经并非 Asherman 综合征诊断标准的必需条件[76,78]。

一般来讲，Asherman 综合征的诊断常在子宫输卵管造影术发现异常时作出，可以是孤立的或是弥漫性的致密粘连瘢痕。闭经常发生于弥漫性斑痕存在的患者。无论是否还有经血流出，此类患者卵巢功能正常，基础体温的周期性变化依然存在。

Asherman 综合征的治疗

Asherman 综合征常用宫腔镜治疗，在镜下剪切、烧灼或用激光溶解粘连组织。为了防止粘连再形成，之前病人常在术后放置宫内节育器或是宫腔内放置儿科的 Foley 尿管。最近研制出了模仿正常子宫形状的子宫球囊支架，其可安置在子宫内 7~10 天以防粘连。通常需要口服抗生素，用药时间不等，常为常规治疗期限或多用数日。如果病人主诉疼痛，则可用非甾体抗炎药止痛。尽管前瞻性研究甚少，大部分医生会给患者4至6周的口服结合雌激素（2.5mg）治疗，继而应用孕激素撤退性出血。

如果首次治疗不起作用，患者需要进行多次手术来恢复月经。有些研究报告，如果月经恢复，有70%到80%的患者以后可怀孕，尽管这对于有些严重的病例来说很困难。但怀孕患者也将会有更多并发症的风险，包括早产、胎盘植入、前置胎盘和产后出血。

继发性闭经的诊断方法

对继发性闭经患者的评估应始于病史询问，以便发现那么可以导致闭经的各种症状的轻微表现（图16-2）。体格检查有时可以提示最有可能的病因。初步的实验室检查是非常重要的一步，不但可以排除生理性闭经（比如怀孕），而且可以发现只有激素水平的微小变化而无其他症状和体征的闭经。孕激素试验用来鉴别生殖道异常所致的闭经和低雌激素水平所致的闭经。第二次就诊时，就可以根据足够的信息来安排目的性更为明确的检查，从而达到最后的确诊。

病史

患有闭经的女性，需要询问的基本病史包括月经情况、性生活情况以及避孕措施。多年的月经不规则历史，可能提示PCOS，但是不排除怀孕的可能性。许多现代避孕措施可能引起医源性闭经。

对于年轻女性，必须要询问饮食和锻炼情况。尽管下丘脑性闭经在体重过低的女性中常见，但是意外妊娠也是很常见的。年轻女性患卵巢早衰的风险更高，这与异常核型有关。

生殖道异常患者几乎都有妇科手术史，特别是妊娠过的女性。但是，因产后出血而行刮宫也可能引起席汉综合征。

病史中需要辨别细微的内分泌系统或全身疾病的症状，比如与卵巢早衰相关的阴道干涩、与高催乳素

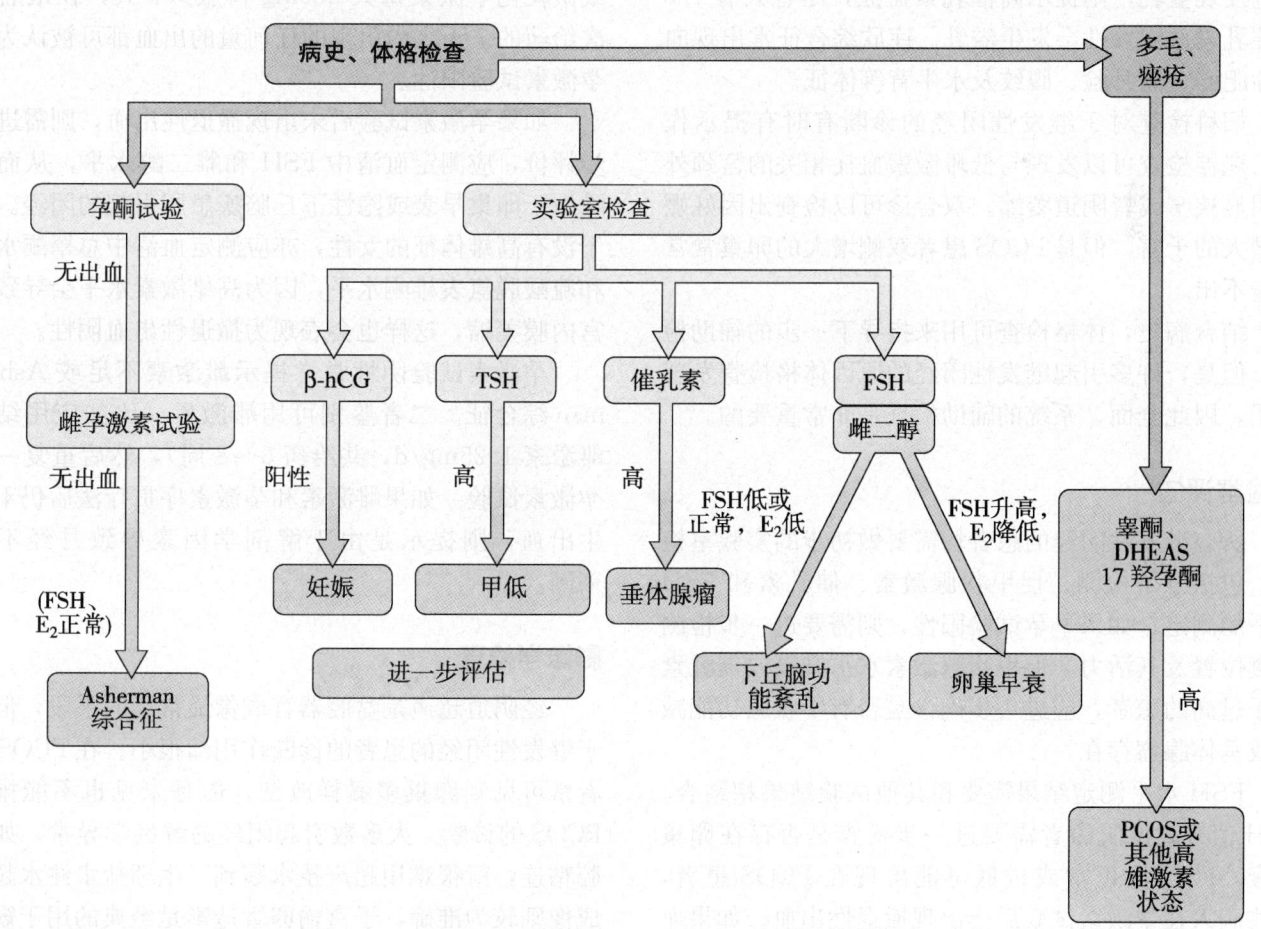

图16-2 女性继发性闭经主要病因的评估流程图。

血症相关的溢乳以及 PCOS 患者中常见的多毛。全身疾病通常伴有相关症状，比如因甲状腺功能减退和库欣综合征引起的体重增加。痤疮和体中线毛发增多常常是高雄激素（如 PCOS 或者成年发病型先天性肾上腺增生症）相关体征。

显然，许多的症状是重叠的，而医生常常过早地凭一些典型症状而下诊断。因此，应该依据病史来决定其他检查，从而不忽略基本检查步骤而达到确诊。

体格检查

体格检查常常可以提供直接或间接引起继发性闭经的原因。患有 PCOS 的患者常有超重和上唇、下颌、胸部和内侧大腿体毛增多。在成年发病型先天性肾上腺增生症患者，这些症状常出现在月经初潮时，青春期更为显著。突然出现多毛症则提示卵巢或肾上腺的肿瘤。身材矮小或者特纳综合征则提示有遗传基础的卵巢早衰。

内分泌系统或全身疾病通常有典型的症状。乳房检查发现溢乳，则提示高催乳素血症，尽管只有 1/3 高催乳素血症女性会发生溢乳。库欣综合征常出现向心性肥胖、满月脸、腹纹及水牛背等体征。

妇科检查对于继发性闭经的诊断有时有提示作用。窥器检查可以发现与低雌激素血症相关的宫颈外口明显狭窄或者阴道萎缩。双合诊可以检查出因妊娠而增大的子宫，但是 PCOS 患者双侧增大的卵巢常常检查不出。

结合病史，体格检查可用来指导下一步的辅助检查。但是，许多引起继发性闭经的原因体格检查发现不了，因此全面、系统的辅助检查是非常重要的。

实验室评估

所有继发性闭经的患者均需要做初步的实验室检查，包括早孕检测、促甲状腺激素、催乳素和 FSH 水平的测定。如果早孕试验阳性，则需要进一步检测孕囊位置及其活力。促甲状腺激素水平升高或催乳素水平过高的患者，应进一步确诊是否有甲状腺功能减退或垂体腺瘤存在。

FSH 水平测定结果需要和其他试验结果相结合。FSH 值升高说明患者需要进一步检查是否存在卵巢早衰。FSH 值正常或过低可能出现在 PCOS 患者，这些病人在孕激素试验后会出现撤退性出血。如果血清雌激素水平过低，孕激素试验后无撤退性出血，那么无论 FSH 水平正常或降低均属异常范围，均需进一步评估是否有下丘脑病变。

闭经患者应检测雄激素水平并观察有无雄激素过多的表现，如多毛或痤疮。尽管多数 PCOS 患者都有稍高的雄激素水平（见 15 章），但测定 PCOS 患者雄激素水平的最主要目的是排除其他因素引起的高雄激素性闭经，常为分泌雄激素的卵巢和肾上腺功能性腺瘤、库欣综合征以及成年发病型肾上腺增生症。

一些有高雄激素血症的女性临床体征较轻。没有明显低雌激素血症表现但孕激素试验阴性的女性应考虑这一情况。同时测定雌激素及雄激素水平对明确诊断有所帮助。

孕激素试验

评价继发性闭经的传统步骤之一是孕激素试验。对于有正常经血流出道和雌激素水平的患者，可以通过给予合成或天然孕激素而诱发出血。甲羟孕酮每天 10mg×7 天，或者脂溶孕激素每天 200mg 肌肉注射或微粒化孕激素每天 200mg 口服×7 天，在最后一次给药的 7 天之内出现的任何量的出血都可被认为是孕激素试验阳性。

如果孕激素试验后未出现撤退性出血，则需进一步评价，应测定血清中 FSH 和雌二醇水平，从而排除由于卵巢早衰或隐性下丘脑疾患所引起的闭经。对于没有高雄体征的女性，亦应测定血清中总睾酮水平和硫酸脱氢表雄酮水平，因为高雄激素水平会导致子宫内膜萎缩，这样也会表现为撤退性出血阴性。

孕激素试验阴性常常提示雌激素不足或 Asherman 综合征。二者鉴别可用雌激素（比如应用结合雌激素 1.25mg/d，共给药 6~8 周），然后重复一次孕激素试验。如果雌激素和孕激素序贯疗法后仍不发生出血，则提示是由于解剖学因素导致月经不能来潮。

影像学检查

经阴道超声是盆腔器官成像最常用的手段，但对于继发性闭经的患者的诊断作用却很小。在 PCOS 患者常可见到卵巢多囊样改变，但是未见也不能排除 PCOS 的诊断。大多数引起闭经的解剖学异常，如宫腔粘连，就很难用超声技术窥到。生理盐水注水超声成像则较为准确，子宫输卵管造影是经典的用于窥测宫腔粘连的手段。但是，这种方法仅适用于有继发性闭经易感因素的患者。

手术评估

继发性闭经的病因诊断通常不需要手术评估。在有些病例中，当影像学检查不能确诊时，诊断性宫腔镜检查对于测评宫腔内膜形态就显得相当必要。

要 点

- 引起原发性闭经的最常见原因是性腺发育障碍（几乎占到一半的比例）、苗勒管发育不全（例如先天性子宫和阴道缺失）、下丘脑功能异常以及青春期延迟。
- 引起继发性闭经的最常见原因是卵巢早衰、高催乳素血症、下丘脑性闭经以及多囊卵巢综合征。
- 对于闭经的观察首先应检测血清中三种激素的水平：卵泡刺激素、促甲状腺激素和催乳素。
- 女性生殖道异常（例如苗勒管异常），可有正常的血清卵泡刺激素、促甲状腺素和催乳素水平。
- 对于阴道盲端的鉴别诊断包括苗勒管发育不全和雄激素不敏感综合征。
- 大约30%苗勒管异常的病人都伴有泌尿系统异常，比如盆腔肾脏、马蹄形肾、单侧肾脏发育不全、肾盂积水和输尿管重复畸形。另有10%到12%的病人都有与脊柱有关的骨骼畸形。
- 40%原发性闭经的患者有性腺发育障碍，这其中至少一半病人有染色体核型异常。
- 所有性幼稚型或是青春期后发育不全的年轻女性都应考虑特纳综合征的诊断，因为这些病人通常无明显特征性表现。
- 催乳素分泌性腺瘤最常见的症状是溢乳、月经不规则、头痛和不孕。
- 下丘脑性闭经通常伴随能量剥夺综合征，比如厌食和应激。

（杨　蕊译　李　蓉校）

参考文献

1. Stedman's Medical Dictionary, 27th ed. Philadelphia, Lippincott Williams & Wilkins, 2000, p 56.
2. Herman-Giddens ME, Slora EJ, Wasserman RC, et al: Secondary sexual characteristics and menses in young girls seen in office practice: A study from the Pediatric Research in Office Settings network. Pediatr 99:505–512, 1997.
3. Practice Committee of the American Society for Reproductive Medicine: Current evaluation of amenorrhea. Fertil Steril 82(Suppl 1):S33–S39, 2004.
4. Timmreck LS, Reindollar RH: Contemporary issues in primary amenorrhea. Obstet Gynecol Clin North Am 30:287–302, 2003.
5. Pettersson F, Frieds H, Nillius SJ: Epidemiology of secondary amenorrhea. I. Incidence and prevalence rates. Am J Obstet Gynecol 117:80–86, 1973.
6. Bachmann G, Kemmerman E: Prevalence of oligomenorrhea and amenorrhea in a college population. Am J Obstet Gynecol 144:98–102, 1982.
7. Insler V: Gonadotrophin therapy: New trends and insights. Int J Fertil 33:85–97, 1988.
8. Doody KM, Carr BR: Amenorrhea. Obstet Gynecol Clin North Am 17:361–387, 1990.
9. Allingham-Hawkins DJ, Babul-Hirji R, Chitayat D, et al: Fragile X premutation is a significant risk factor for premature ovarian failure: The International Collaborative POF in fragile-X study/preliminary data. Am J Med Genet 83:322–325, 1999.
10. Layman L: Familial ovarian failure. In Lobo RA (ed). Perimenopause. New York, Springer-Verlag, 1997, pp 46–77.
11. Powell CN, Taggart DT, Drumheller TC, et al: Molecular and cytogenic studies of an X: Out to some translocation in a patient with premature ovarian failure in a review of the literature. Am J Med Genet 52:19–26, 1994.
12. Practice Committee of the American Society for Reproductive Medicine: Increased maternal cardiovascular mortality associated with pregnancy in women with Turner syndrome. Fertil Steril 83:1074–1075, 2005.
13. Jager RJ, Anvret M, Hall K, Scherer G: A human XY female with a frame shift mutation in the candidate testis-determining gene SRY. Nature 348:452–454, 1990.
14. Ostrer H: Sexual differentiation. Semin Reprod Med 18:41–49, 2000.
15. Reinhold C, Hricak H, Forstner R, et al: Primary amenorrhea: Evaluation with MR imaging. Radiology 203:383–390, 1997.
16. Aittomaki K, Eroila H, Kajanoja P: A population-based study of the incidence of müllerian aplasia in Finland. Fertil Steril 76:624–625, 2004.
17. Jagiello J: Prevalence of testicular feminization. Lancet 1:329–333, 1962.
18. Imbeaud S, Faure E, Lamarre I, et al: Insensitivity to anti-müllerian hormone due to a mutation in the human anti-müllerian hormone receptor. Nat Genet 11:382–388, 1995.
19. Petrozza JC, Gray MR, Davis AJ, Reindollar RH: Congenital absence of the uterus and vagina is not commonly transmitted as a dominant genetic trait: Outcomes of surrogate pregnancy. Fertil Steril 67:387, 1997.
20. Economy KE, Barnewolt C, Laufer MR: A comparison of MRI and laparoscopy in detecting pelvic structures in cases of vaginal agenesis. J Pediatr Adolesc Gynecol 15:101–104, 2002.
21. Stelling JR, Gray MR, Davis AJ, et al: Dominant transmission of imperforate hymen. Fertil Steril 74:1241–1244, 2000.
22. Wilson JD: Syndrome of androgen resistance. Biol Reprod 46:168–173, 1992.
23. Franco B, Guioli S, Pragliola A, et al: A gene deleted in Kallmann's syndrome shares homology with neural cell adhesion and axonal path-finding molecules. Nature 353:529–536, 1991.
24. Legouis R, Hardelin J, Levilliers J, et al: The candidate gene for the X-linked Kallmann syndrome encodes a protein related to adhesion molecules. Cell 67:423–435, 1991.

25. Layman LC: Human gene mutations causing infertility. J Med Genet 39:153–161, 2003.
26. Toledo SPA, Brunner HG, Kraaij R, et al: An inactivating mutation of the luteinizing hormone receptor causes amenorrhea in a 46,XX female. J Clin Endocrinol Metab 81:3850–3854, 1996.
27. Layman LC, Cohen DP, Jin M, et al: Mutations in the gonadotropin-releasing hormone receptor gene cause hypogonadotropic hypogonadism. Nat Genet 18:14–15, 1998.
28. Goodman LR, Warren MP: The female athlete and menstrual function. Curr Opin Obstet Gynecol 17:466–470, 2005.
29. Montague CT, Farooqi S, Whitehead FP, et al: Congenital leptin deficiency is associated with severe early-onset obesity in humans. Nature 387:903–908, 1997.
30. Berga SL: Behaviorally induced reproductive compromise in women and men. Semin Reprod Endocrinol 15:47–53, 1997.
31. Drinkwater BL, Nilson K, Chesnut CH, et al:. Bone mineral content of amenorrheic and eumenorrheic athletes. NEJM 311:277–281, 1984.
32. Drinkwater BL, Nilson K, Ott S, Chesnut CH: Bone mineral density after resumption of menses in amenorrheic athletes. JAMA 256:380–382, 1986.
33. Gnoth C, Frank-Herrmann P, Schmoll A, et al: Cycle characteristics after discontinuation of oral contraceptives. Gynecol Endocrinol 16:307–317, 2002.
34. Schwallie PC, Assenzo JR: The effect of depo-medroxyprogesterone acetate on pituitary and ovarian function, and the return of fertility following its discontinuation: A review. Contraception 10:181–202, 1974.
35. Stein IF, Levinthal M: Amenorrhea associated with bilateral polycystic ovaries. Am J Obstet Gynecol 29:181–191, 1935.
36. Franks S: Polycystic ovary syndrome. NEJM 333:853–861, 1995.
37. Brenner SH, Lessing JB, Quagliarello J, Weiss JG: Hyperprolactinemia in associated pituitary prolactinomas. Obstet Gynecol 65:661–664, 1985.
38. Schlechte J, Dolan K, Sherman B, et al: The natural history of untreated hyperprolactinemia: A perspective analysis. J Clin Endocrinol Metab 68:412–418, 1989.
39. Costello RT: Subclinical adenoma of the pituitary gland. Am J Pathol 12:191–197, 1936.
40. Burrow GN, Wortzman G, Rewcastle MB, et al: Microadenomas of the pituitary and abnormal cellar tomograms in an unselected autopsy series. NEJM 304:156–158, 1981.
41. Hodgson SF, Randall RV, Holman CB, MacCarty CS: Empty sella syndrome. Med Clin North Am 56:897–907, 1972.
42. Sheehan HL, Murdoch R: Postpartum necrosis of the interior pituitary: Pathological and clinical aspects. J Obstet Gynaecol Br Emp 45:456–464, 1938.
43. Schlechte J, Sherman B, Halm IN, et al: Prolactin-secreting pituitary tumors. Endocr Rev 1:295–298, 1980.
44. Kleinberg DL, Noel GL, Frantz AG: Galactorrhea: A study of 235 cases including 48 with pituitary tumors. NEJM 296:589–600, 1977.
45. Jackson RD, Wortsman J, Malarkey WB: Characterization of a large molecular weight Prolactin in women with idiopathic hyperprolactinemia and normal menses. J Clin Endocrinol Metab 61:258–264, 1985.
46. Hattori N, Inagaki C: Anti-prolactin auto-antibodies cause a symptomatic hyperprolactinemia: Bioassay and clearance studies of prolactin-immunoglobulin G complex. J Clin Endocrinol Metab 82:3107–3110, 1997.
47. Schofl C, Schofl-Siegert B, Karstens JH, et al: Falsely low serum prolactin in two cases of invasive microprolactinoma. Pituitary 5:261–265, 2002.
48. Cook CB, Nippoldt TB, Kletter GB, et al: Naloxone increases the frequency of pulsatile luteinizing hormone secretion in women with hyperprolactinemia. J Clin Endocrinol Metab 73:1099–1105, 1991.
49. Sauder SE, Frager M, Case GD, et al: Abnormal patterns of pulsatile leuteinizing hormone secretion in women with hyperprolactinemia and amenorrhea: Responses to bromocriptine. J Clin Endocrinol Metab 59:941–948, 1984.
50. Veldhuis JD, Hammond JM: Endocrine function after spontaneous infarction of the human pituitary: Report, review, and reappraisal. Endocr Rev 1:100–107, 1980.
51. Katz E, Schran HF, Adashi EY: Successful treatment of a prolactin-producing pituitary macroadenoma with intervaginal bromocriptine mesylate: A noble approach to intolerance to oral therapy. Obstet Gynecol 73:517–520, 1989.
52. Turkalj I, Braun P, Krupp P: Surveillance of bromocriptine in pregnancy. JAMA 247:1589–1591, 1982.
53. Cuellar FG: Bromocriptine mesylate (Parlodel) in the management of amenorrhea-galactorrhea associated with hyperprolactinemia. Obstet Gynecol 55:278–284, 1980.
54. Passos PQ, Souza JJ, Musolino NR, Bronstein MD: Long-term follow up of prolactinomas: Normal prolactinemia after bromocriptine withdrawal. J Clin Endocrinol Metab 87:3578–3582, 2002.
55. Mori H, Mori S, Saitoh Y, et al: Effects of bromocriptine on prolactin-secreting pituitary adenomas. Cancer 56:230–238, 1985.
56. Rains CP, Bryson HM, Fitton A: Cabergoline. A review of its pharmacologic properties and therapeutic potential in the treatment of hyperprolactinemia and inhibition of lactation. Drugs 49:255, 1995.
57. Robert E, Musatti L, Piscitelli G, Ferrari CI: Pregnancy outcome after treatment with the ergot derivative cabergoline. Reprod Toxicol 10:333–337, 1996.
58. Webster J, Piscitelli G, Polli A, et al: The Cabergoline compared to a study group. A comparison of cabergoline and bromocriptine in the treatment of hyperprolactinemic amenorrhea. NEJM 331:904–909, 1994.
59. Schlechte JA, Sherman BM, Chapler FK, Vangilder J: Long-term follow-up of women with surgical treated prolactin-secreting tumors. J Clin Endocrinol Metab 62:1296–1301, 1986.
60. Molitch ME: Pregnancy and the hyperprolactinemic woman. NEJM 312:1364–1370, 1985.
61. Bevan JS, Webster J, Berke CW, Scanlon MF: Dopamine agonist and pituitary tumor shrinkage. Endocr Rev 13:220–240, 1992.
62. Jones GS, DeMoraes-Ruehsen M: A new syndrome of amenorrhea in association with hypergonadotropism and apparently normal ovarian follicular apparatus. Am J Obstet Gynecol 104:597–600, 1969.
63. Van Campenhout J, Vauclair R, Maraghi K: Gonadotropin-resistant ovaries in primary amenorrhea. Obstet Gynecol 40:6–12, 1972.
64. Anasti JN: Premature ovarian failure: An update. Fertil Steril 70:1–15, 1998.
65. Schlessinger D, Herrera L, Crispni L, et al: Genes and translocation involved in POF. Am J Med Genet 111:328, 2002.
66. Hundscheid RD, Smits AP, Vomis CM, et al: Female carriers for fragile-X pre-mutation have no increased risk for additional disease other than premature ovarian failure. Am J Med Genet 117:6, 2003.
67. Laml T, Preyer J, Umek W, et al: Genetic disorders in premature ovarian failure. Hum Reprod Update 8:483–491, 2002.
68. LeBarbera AR, Miller MM, Ober C, Rebar RW: Autoimmune etiology in premature ovarian failure. Am J Reprod Immunol Microbiol 16:115–122, 1988.
69. Hoek A, Schoemaker J, Drexhage HA: Premature ovarian failure and ovarian autoimmunity. Endocr Rev 18:107–134, 1997.
70. Nelson LM, Anasti JN, Flack MR: Premature ovarian failure. In Adashi EY, Rock JA, Rosenwalks Z (eds). Reproductive Endocrinology, Surgery and Technology. Philadelphia, Lippincott-Raven, 1996, pp 1393–1410.
71. Bakaolv VK, Vanderhoof VH, Bondy CA, Nelson LM: Adrenal antibodies detect asymptomatic auto-immune adrenal insufficiency in young women with spontaneous premature ovarian failure. Hum Reprod 17:2096, 2002.
72. Weiss J, Axelrod L, Whitcomb RW, et al: Hypogonadism caused by a single aminoacid substitution in the β-subunit of luteinizing hormone. NEJM 326:179–183, 1992.
73. Aittomaki K, Herva R, Stenman U-H, et al: Clinical features of primary ovarian failure caused by a point mutation in the follicle-stimulating hormone receptor gene. J Clin Endocrinol Metab 81:3722–3726, 1996.
74. Touraine P, Beau I, Gougeon A, et al: New natural inactivating mutations of the follicle-stimulating hormone receptor: Correlations between receptor function and phenotype. Mol Endocrinol 13:1844–1854, 1999.
75. Rebar RW, Connolly HV: Clinical features of young women with hypergonadotropic amenorrhea. Fertil Steril 53:804–810, 1990.
76. Schenker JG, Margalioth EJ: Intrauterine adhesion: An updated appraisal. Fertil Steril 37:593–610, 1982.

77. Davies C, Gibson M, Holt EM, Torrie EPH: Amenorrhea secondary to endometrial ablation and Asherman's syndrome following uterine artery embolization. Clin Radiology 57:317–318, 2002.

78. Asherman JC: Amenorrhoea traumatica (atretica). J Obstet Gynecol Br Empire 55:23–30, 1948.

有用的网址

- Asherman's syndrome: An excellent source of information for physicians, families, and patients can be found at *http://www.ashermans.org/*.
- An interesting internet site for patients with müllerian anomalies can be found at *http://health.groups.yahoo.com/group/MullerianAnomalies/*. Another patient resource can be found at *http://www.inletmedical.org/html/uterine_abnormality.htm*.
- An excellent resource is the Androgen Insensitivity Syndrome Support Group, which can be accessed at *www.medhelp.org/www/ais/*.
- A very strong patient advocacy group for patients with Turner's syndrome can be found at *http://www.turner-syndrome-us.org/*.
- An excellent support group for patients who are XY females is *http://www.xyxo.org/*.
- An excellent link to patient support groups, literature, and ongoing research studies in premature ovarian failure can be found at *http://www.pofsupport.org/*.

第三部分 成人生殖内分泌学

17 泌乳和溢乳

Elizabeth Ann Kennard and Elizabeth M. Hurd

引言

泌乳是在没有人为干预情况下哺乳动物后代生存所必备的一个重要生理过程。乳腺的乳汁含有的种属特异的营养物质和免疫因子可以保证新生儿正常的生长和发育。成功的哺乳，乳腺必须在激素的驱使下发育并转变为产生乳汁的器官，理解这个过程有非常重要的意义，因为近二十年来母乳喂养的巨大好处已经广为人知。

溢乳，广义来讲，是指在非哺乳期的任何时候从乳头自然流出乳汁的现象。由希腊单词演变而来，溢乳的字面意思是"流乳汁"的意思。生理性的溢乳是在孕晚期许多妊娠妇女都经历过的，与在分娩后最初的几周或几个月没有哺乳或停止哺乳后经历的一样。

很明显，溢乳一词用来表示异常或不适当地分泌乳汁或流出乳汁样的液体。这个术语经常用于无论是停止哺乳超过6个月或分娩后没有哺乳还是从没有妊娠的妇女的乳汁分泌。然而，意识到非生理溢乳并没有被广泛认可是非常重要的。

非生理性溢乳对于患者来说可以囊括检查时偶然发现到产生明显的社会问题。这种溢乳可以发生在一侧或两侧，可以自然产生，也可以是在乳头受刺激时发生。溢乳必须与非乳汁分泌的乳头溢液相区别。病因可以是先天的或与任何一种可能的严重疾病或医源性疾病有关。

本章开始将回顾正常的乳腺和泌乳生理。讨论病理性溢乳的不同病因，然后讨论评估、治疗和这些妇女的远期预后。

催乳素

透彻地理解催乳素是了解泌乳和溢乳所必需的。催乳素负责乳腺分泌最主要的内分泌控制，尽管许多其他激素也影响乳腺的乳汁分泌。

催乳素是由腺垂体（腺垂体）的特异细胞，又叫催乳细胞，以脉冲的形式分泌的一种198个氨基酸的多肽类激素[1]。这些细胞与分泌生长激素的细胞有共同的起源。由于他们结构的相似性，催乳素和生长激素归类为生长促乳激素。由于结构类似于生长激素，催乳素是垂体最后一个被分离的激素。

催乳素的半衰期仅仅20分钟，以不均一的形式存在，包括大催乳素、糖基化二聚体形式和大大催乳素[2,3]。分泌具有昼夜节律性，睡眠时血清催乳素水平较高，特别是在快动眼睡眠期。

催乳素受体是细胞因子受体家族成员。是一种单链跨膜多肽。除了在乳腺之外在多种组织中存在，包括肝、肾上腺、肺、睾丸和卵巢[4]。催乳素在很多这些组织中的作用还不明了[5]。

神经内分泌学和催乳素的分泌

控制腺垂体分泌催乳素的部位在下丘脑，主要起抑制作用。然而，下丘脑释放催乳素抑制因子（PIF）和催乳素释放因子（PRF）来调节催乳素的分泌[6]。

催乳素抑制因子由下丘脑释放到下丘脑-垂体门脉系统。虽然其他物质也显示抑制活性，但多巴胺是最重要的PIF[7]。结节垂体束（Tuberoinfundibular）通路的中断和用基因敲除技术阻断多巴胺受体均可导致高催乳素水平[8]。促性腺激素相关肽和γ-氨基丁酸同样也是PIFs[9]。

催乳素的分泌受到催乳素的负反馈调节，这是通过中央隆突催乳素受体的活化刺激多巴胺的分泌起作用[10]。多巴胺通过作用腺苷酸环化酶途径减少垂体催乳细胞的催乳素的分泌。腺垂体中的大部分多巴胺受体是D_2受体（DRD2）。多巴胺与受体结合降低细胞内的腺苷酸环化酶和环磷酸腺苷的活性。

尽管催乳素的主要控制机制是抑制,但下丘脑也分泌 PRF 刺激催乳细胞分泌催乳素(详见表 17-1)。最初的生理状态的 PRF 是肠道血管活性肽。但有两个与临床相关的 PRF[11,12]。促甲状腺激素释放激素(TRH)有 PRF 的作用,这是甲状腺功能减退症和高催乳素血症之间的有关系的基础,可以用甲状腺激素替代来改善症状。血液中的 5-羟色胺是另一种 PRF,任何一种选择性 5-羟色胺再摄取抑制剂(SSRIs)是高催乳素血症的最常见的病因。

泌乳

泌乳的过程需要正常的乳腺发育加上对乳腺合适的激素和机械性的刺激。

乳腺的发育

产前

乳腺在子宫内的正常发育需要许多激素参与,包括雌激素、孕激素、催乳素、胰岛素、皮质激素、甲状腺激素和生长激素(见表 17-2)。内分泌系统是乳腺正常发育和功能形成所必需的[13,14]。基因敲除研究证明了在胎儿乳腺发育中所有这些激素的重要性[15]。在大多数情况下,这些激素通过局部生长因子构成正常的激素-受体间相互作用而发挥功能[16,17]。

青春期

在青春期雌激素对乳腺的发育起着重要的作用。乳腺含有 α、β 两种雌激素受体。正常的发育需要多种激素,包括宫内正常发育所必需的所有激素(见表 17-2)。

在青春期雌激素水平升高的作用下,乳腺的体积增大并且乳晕有色素沉着[18]。青春期大多数乳腺的发育是在雌激素作用下导致脂肪细胞的分化。雌激素刺激乳腺腺管分支延长。但终末的腺泡并没有发育。

性成熟期的乳腺

解剖

乳腺含有腺体、脂肪和结缔组织。基本的乳腺单

表 17-1
催乳素释放因子

| 促甲状腺激素释放激素 |
| 5-羟色胺 |
| 血管活性肠肽 |
| 类罂粟碱 |
| 生长激素释放激素 |
| 促性腺激素释放激素 |

表 17-2
正常乳腺发育所需的激素

| 雌激素 |
| 孕酮 |
| 催乳素 |
| 皮质醇 |
| 胰岛素 |
| 甲状腺素 |
| 生长激素 |

位包括腺管和分泌小叶(见图 17-1)。20 个或以上的乳腺腺管汇聚到乳头。每个大的导管连接小的分支导管和最终的乳腺腺泡。导管上皮是立方上皮和柱状上皮构成,其下方为肌上皮细胞。每个小叶含有腺泡、被上皮覆盖的乳腺腺体[19,20]。在非活动状态下,小导管仅有不发育的分泌乳汁的终末腺泡。

月经周期中的周期性变化

月经周期的不同时期乳腺均有变化。在黄体期,乳腺间质在循环中增加的雌激素作用下含水量和密度均有增加。临床上,乳腺增大并饱满。X 线照片显示乳腺组织有更多的纤维且其密度增加,并且更不透明。这种不透明的乳腺 X 线照片使绝经前妇女小的乳腺异常检出难度增大。在黄体晚期乳腺细胞增殖也增加。

妊娠期

在妊娠期多种激素,特别是催乳素、雌激素和孕激素的作用导致乳腺发育并且分泌乳汁。胎盘大量分泌催乳素使乳腺到妊娠的头 3 个月末达到正常的 5～10

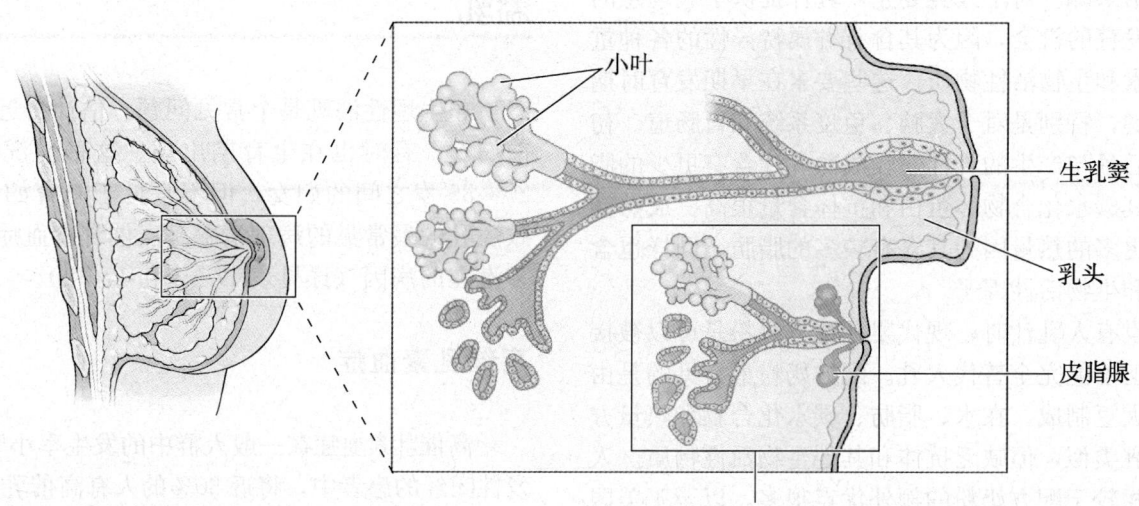

图 17-1 乳腺乳晕复合物。远端管被覆上皮细胞和肌上皮细胞。乳腺小叶输入乳汁小管，后者终止于乳头。孟格马利腺是皮脂腺，终于乳晕。(From Powell DE：The normal breast：Structure，function and epidemiology. In Powell DB, Stelling CB. The Diagnosis and Detection of Breast Disease. Mosby，1995)

倍[21]。在增高的雌激素作用下，垂体泌乳细胞增殖。分娩后，经过6周催乳素下降到正常基线水平，然后随着人乳喂养脉冲式分泌。

乳汁分泌形成

乳腺最终分化为泌乳器官发生在妊娠期。乳汁分泌形成经过三个阶段，由此乳腺逐渐拥有产生和分泌乳汁的功能[22]。乳腺在激素的作用下从未分化状态发展到完全分化状态，建立了成熟乳汁的供应。这一过程开始于早孕期并终止于分娩后一周。

生乳第一阶段

在这一阶段，乳腺开始变得有能力泌乳。这一阶段开始于妊娠早期，大约于妊娠中期完成。随着雌激素、孕激素、催乳素和人类胎盘催乳素水平的提高，终末乳腺小叶扩张，分泌细胞开始分化。催乳素诱导β酪蛋白和乳清蛋白的基因转录[23]。

乳腺细胞开始积聚大量的脂肪小滴。乳腺分泌的液体有所改变，乳白蛋白、总蛋白和免疫球蛋白的浓度增加，钠和氯化物的浓度降低。乳腺在升高的雌激素和孕激素的作用下并不泌乳，但已经准备好在分娩前后开始泌乳。

生乳第二阶段

这个阶段开始于出生时，终止于适当乳汁供应建立时。胎盘的娩出导致循环中孕酮水平突然降低，同时糖皮质激素和催乳素水平升高，导致了乳糖合成增加。在渗透压的作用下乳糖吸收水进入分泌小泡。同时，在母体胰岛素、生长激素、皮质醇和甲状旁腺素的作用下，其他乳汁中的成分（如各种营养素和矿物质）合成增加。腺泡细胞的分泌首先形成初乳。之后的2~3天内，成熟乳汁以相当快的速度产生了[24]。

生乳第三阶段

生乳的最后一个阶段，也叫做乳汁分泌或简称为泌乳，其定义是一旦哺乳建立，乳腺能够分泌并持续产生乳汁。吮吸产生的感觉信号传递到大脑的室上核和室旁核，由此发生泌乳。这也导致了神经垂体催产素的释放。催产素导致乳腺的肌上皮细胞收缩，便乳汁流出。只要催乳素和催产素持续分泌，乳腺就可以流出乳汁，乳汁的产生就能维持。乳汁产生显然也需要其他激素的参与，包括胰岛素和糖皮质激素。

婴儿的吸吮是已知的刺激催乳素分泌的生理学刺激。这种经典的神经内分泌反射机制可能是减少了多巴胺（一种PIF）释放到（肝）门静脉[25]。

哺乳

在自然界，种属特异性乳汁是新生儿生存所必需的，因为它是新生儿水、有机营养素和矿物质唯一的生物供给来源。对于人类婴儿,乳汁提供了最理想的生长和发育的机会,因为其含有种属特异性的各种重要营养素和生物活性物质。这些要素在早期发育时期非常关键,特别是对于大脑、免疫系统和胃肠道。初乳是产后最初产生的乳汁,较成熟乳汁含有更少的脂肪,但其碳水化合物、蛋白和抗体含量很高。成熟乳汁含有更多的热量因为其含有较多的脂肪,同样也含有抗体和生物活性因子。

但没有人乳汁时,现代婴儿配方奶粉是可以被接受的,但不能完全替代人乳。配方奶粉最常见的是由牛奶或大豆制成,在水、脂肪、碳水化合物和热量方面与人乳类似,但缺乏抗体和其他生物活性物质。人类母乳相较于配方奶粉的额外优点很多,以至于美国儿科学科学院的政策表明:"儿科医生和其他从事健康工作者应该提倡所有的婴儿,当没有特殊哺乳禁忌时,都应该母乳喂养[26]"。

哺乳和停止排卵

哺乳与不同时间长度的卵巢功能抑制有关。临床表现为无排卵、闭经、低雌激素血症和一定程度的阴道萎缩。

哺乳导致无排卵的根本机制是吸吮和乳汁分泌导致 GnRH 释放的抑制。GnRH 受抑程度与哺乳的频率和次数、婴儿添加剂的应用、母亲的体重和营养状况有关。

这些因素共同作用的结果是哺乳妇女闭经时间的长短有很大差异,因此妇女不能依赖哺乳来避孕。将近 10% 的哺乳妇女在产后 10 周发生排卵[27]。2/3 的妇女哺乳超过 9 个月将恢复排卵并恢复月经。少部分哺乳妇女可有超过 1 年的无排卵和闭经。

复旧

停止哺乳后(或产后不哺乳的妇女),哺乳后的变化通过凋亡导致腺管和腺泡复旧。复旧是乳腺从泌乳状态退化,进行性功能下降并最终停止乳汁的产生。催乳素水平在停止哺乳后 2 周恢复到正常。

在建立哺乳后,乳腺停止哺乳导致乳腺组织的快速变化。在哺乳停止后到完全复旧平均约 40 天。腺泡细胞最大比例的凋亡和乳腺再塑导致乳腺恢复到成熟的静态,尽管它们永远不能恢复到妊娠前的状态。

溢乳

非生理性溢乳是个常见问题,估计将近 1/4 的产前妇女,有时也在生育期出现。这种情况最常见于 20~35 岁之间的妇女,但不常见于未育妇女[28]。导致溢乳的最常见的病理情况是高催乳素血症,其有许多潜在的病因(详见表 17-3 和 17-4)。

高催乳素血症

高催乳素血症在一般人群中的发生率小于 1%。继发性闭经的患者中,将近 30% 的人有高催乳素血症。

表 17-3 高催乳素血症的病因
中枢神经系统疾病
垂体肿瘤/病变
腺瘤(较常见:催乳素瘤、促性腺细胞或无功能腺瘤)
空蝶鞍综合征
下丘脑肿瘤
颅咽管瘤
星形细胞瘤
垂体炎
自身免疫性
感染性(如结核、血吸虫性)
肉状瘤病
甲状腺功能减退症
胸壁受损
胸廓切开术
带状疱疹
遗传性过敏性皮炎
烧伤
乳腺手术或肿瘤
胸部肿瘤
异位性催乳素分泌
支气管癌
肾腺癌
肾上腺样瘤
性腺胚细胞瘤
催乳素代谢减少
肾衰竭
肝硬化
假孕

表17-4
可能引起溢乳的药物
安定类
丁酰苯
酚噻嗪类
利哌酮
抗抑郁药
选择性5-羟色胺再摄取抑制剂
三环类抗抑郁药
止吐药
甲氧氯普胺
心血管药物
甲基多巴
利血平
维拉帕米
阿片类
可待因、吗啡、海洛因
组胺（H_2）受体拮抗剂
西咪替丁
泌乳细胞刺激
大剂量口服避孕药
以上所列药物仅是举例列举的，并非全部的药物

溢乳和闭经的患者中，75%将会有高催乳素血症。这些患者中将近30%会被发现有催乳素瘤。

高催乳素血症的临床表现

高催乳素血症最常见的临床表现是溢乳、不孕、月经失调和头痛。溢乳见于超过80%的高催乳素血症患者。

高催乳素血症被认为是导致许多病理状态的原因（见表17-3）。较常见的高催乳素血症的生理反应是无排卵[29,30]。高水平的催乳素抑制GnRH的脉冲释放，降低了垂体LH和FSH的释放。LH的峰值也被抑制。

有证据表明血清高催乳素水平对卵巢也有直接的作用[28]。高催乳素血症抑制雄激素的合成，由此降低雌激素形成，阻断芳香化酶的活性。所有这些均导致低雌激素血症，解释了高催乳素血症妇女的月经紊乱和闭经。升高的催乳素水平应该与黄体期紊乱进行鉴别诊断。

高催乳素血症的病因学

溢乳是乳腺对正常和异常内分泌信号的最常见反应（如高催乳素血症）。一旦检测出催乳素水平升高，临床医生的目标是确定根本原因。除外妊娠后，临床医生必须评估患者的用药原因、甲状腺疾病、乳腺解剖或胸壁异常以及垂体疾病（见表17-3）。

生理性原因

妊娠

不论何时研究高催乳素血症，临床医生应该除外未确定的早期妊娠。正如讨论的一样，催乳素最基本的生理功能是在孕期诱使乳腺发育和泌乳。在妊娠头3个月末，催乳素水平是非妊娠水平5～10倍。

刺激催乳素释放的活动

当对患者血清催乳素水平进行评估时，重要的是要意识到许多活动可通过正常生理机制刺激催乳素暂时升高。这些活动包括睡眠、进食、性交、刺激乳腺和胸部、精神压力等。因此，如果开始时测定血清催乳素水平位于临界值，复查催乳素时应该注意避免这些刺激，应在早晨禁食，避免乳腺受到任何刺激，以防不实的催乳素水平上升导致过度评估[31]。

中枢神经系统疾病

垂体腺瘤

垂体腺瘤导致高催乳素血症有两种不同机制。催乳素瘤，约占垂体腺瘤70%，可分泌催乳素，是导致血清中高催乳素水平（通常>100μg/L）的最常见原因。

其他类型的垂体腺瘤导致高催乳素血症是通过完全不同的机制。临床无功能性腺瘤经常起源于促性腺细胞。它们占垂体腺瘤的30%。较少见的腺瘤是那些来源于生长激素细胞（产生生长激素）、促肾上腺皮质激素细胞（分泌促肾上腺皮质激素）或促甲状腺激素细胞（分泌促甲状腺激素）的腺瘤。促性腺激素腺瘤不经常分泌FSH和LH。这些肿瘤是通过压迫垂体柄和干扰多巴胺这种催乳素抑制因子的释放来催乳素增加的。催乳素细胞暴露于多巴胺的抑制影响降低了，导致催乳素水平增加，经常在30～100μg/L。

非功能肿瘤经常表现为神经症状而不是高催乳素血症，其中包括视力损害（双侧偏盲和头痛）。

下丘脑的大肿瘤同样可以导致运送催乳素抑制因子的门脉系统受压。结构损害如空蝶鞍综合征或Rathke陷凹综合征也能导致高催乳素血症并引起溢乳[32]。诊断和治疗垂体异常见第22章。

任何导致垂体炎症的疾病均可导致高催乳素血症，这可能是由于多巴胺对催乳素细胞的抑制作用降低。不常见的垂体炎包括自身免疫性疾病、感染（如结核、血吸虫病）和肉毒瘤病。

甲状腺功能减退

甲状腺功能减退，即使是亚临床性，也可以导致催乳素水平升高。当循环中甲状腺素降低时，由于下丘脑缺乏负反馈，甲状腺激素释放激素（TRH）释放到门脉循环增加。当促甲状腺素细胞受到刺激释放促甲状腺素，催乳素细胞也受刺激产生催乳素。这种交叉反应被认为与两种细胞胚胎时期来源于同种原始细胞有关[33]。甲状腺激素替代疗法将均匀地减少甲状腺素和催乳素的释放，缓解溢乳相关症状[34]。

胸壁受损

由于胸部刺激可以导致催乳素水平的增加，胸壁受到创伤和损伤时导致高催乳素血症和溢乳也就不足为奇了[35]。肿瘤、带状疱疹、脊髓损伤以及其他损伤均与高催乳素血症有关[36]。

异位催乳素的产生

很少见，有报道恶性肿瘤可以分泌催乳素，导致高催乳素血症。导致高催乳素血症的肿瘤种类列于表17-3。

催乳素代谢下降

大部分催乳素由肾脏排泄，因此肾脏疾病会引起催乳素排泄下降导致高催乳素血症，从而引起溢乳。通过肾脏移植恢复正常肾脏功能时这种作用就消失了[37]。升高的催乳素一直被认为与肝硬化有关，但机制不清。

药物

许多精神药物已经显示会导致溢乳和催乳素升高（见表17-4）。用多巴胺阻断剂（酚噻嗪类）升高催乳素的机制很明显，因为它们导致催乳素细胞暴露于多巴胺减少。其他具有中枢作用的药物增加催乳素水平的机制不清，但大部分镇静药物（如氟哌啶醇和抗抑郁药），包括三环类和SSRIs，其副作用是相同的[38-42]。SSRIs可能是导致催乳素水平升高的最常见的一类药物。

其他常见的导致高催乳素血症的药物包括抗高血压药物，如甲基多巴和维拉帕米[43]。用来治疗人类免疫缺陷病毒感染的蛋白酶抑制剂也可导致高催乳素血症[44]。其他导致高催乳素血症的药物很多。由此临床医生应该参考每种妇女使用的药物产品信息，以便发现使用某种药物的妇女其高催乳素血症的产生是否与该种药物有关。

溢乳的评估

溢乳的一般研究方法和治疗见图17-2。

病史

确定溢乳的开始时间、持续时间以及发生频率很重要。应该明确溢乳的量和性状，同时也应明确溢乳是自发还是需要诱发。与高催乳素血症有关的溢乳通常为双侧和自发的。

妇科病史中应包括月经史和避孕史，特别要关注妊娠的可能性。产科病史应包括妊娠次数、最后分娩时间、月经日期和用药史。

通常的症状经常能提供与高催乳素血症有关的潜在疾病的线索。低钾血症的症状包括萎靡、体重增加、冷热耐受性差以及皮肤和指甲的改变。颅内肿瘤经常有头痛和视力障碍等症状。潜在的肾脏或肝脏疾病的病史应该抽出来，最后应该注意胸部损伤的病史。

体格检查

应该进行体格检查来发现有无乳腺肿块和流出物。重要的一项是进行溢乳各种病因的鉴别诊断。黑色和血性的分泌物很明显不是乳汁，应该查找局部原因。可以触到的包块应该按照下面的程序来进行评估。

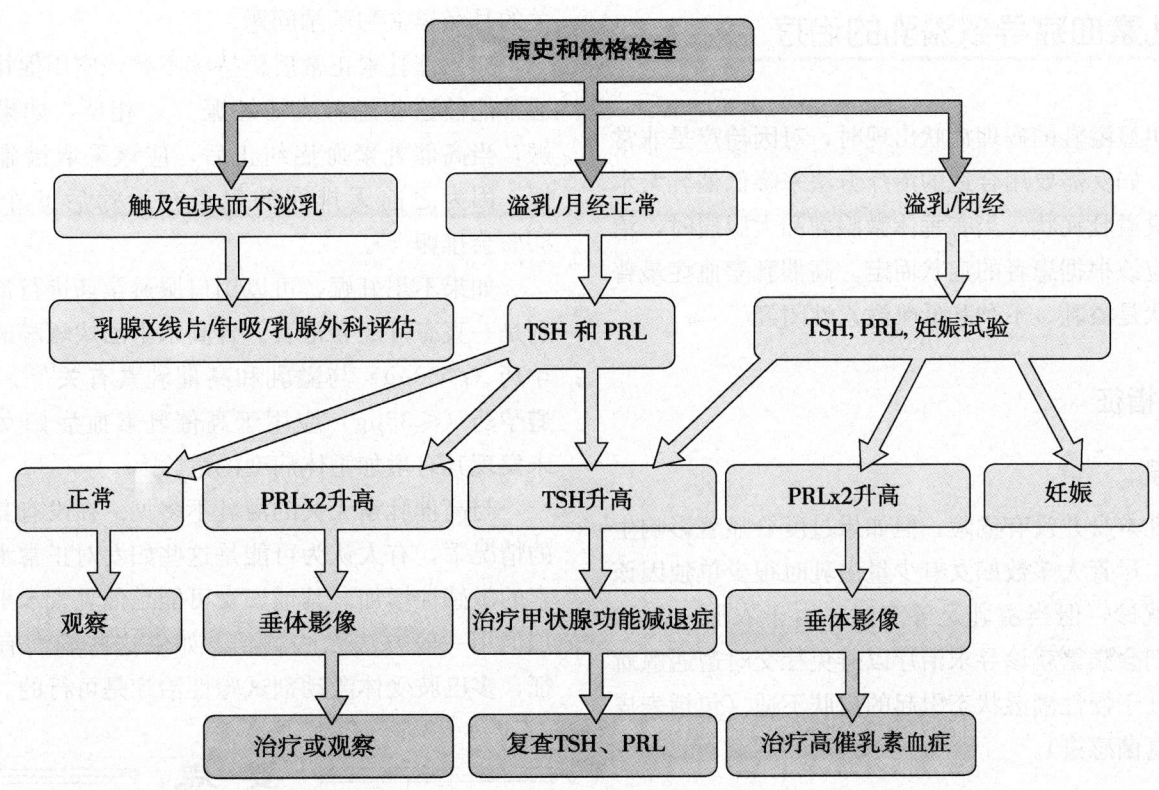

图 17-2 评估溢乳的流程图。

临床医生应该试着去明确流出物的性质或询问患者来证实有无溢乳。流出物可能为乳白色、棕褐色、绿色或透明的但不是血性。放一滴液体在显微镜下可以看到很多脂肪滴就很容易证实为溢乳。血性溢液并不是溢乳，应该立即考虑做乳腺导管造影或其他定位检查以除外恶性肿瘤。溢乳的检查也应该包括甲状腺疾病的评估，其包括甲状腺触诊和神经系统评估，也包括视野检查。

诊断

血清催乳素的测定

非妊娠妇女，催乳素正常范围是 1~20ng/ml。其水平在一天中有波动，如睡眠时催乳素水平增高。妊娠期催乳素水平将会增加，达 300ng/ml。

当乳房受到刺激时，无论这种刺激是医疗性、自查或性活动，催乳素水平都会暂时升高。然而，在非妊娠患者中，常规乳腺检查实际上并不改变血清催乳素水平，因而可以测定。

如果催乳素水平升高，应该在清晨空腹状态复查，因为清晨空腹状态的催乳素水平应该是最低的。患者应该被告知避免在乳房或乳头受到刺激后即刻取血测定催乳素。

其他实验室检查

无论何时怀疑高催乳素血症，血或尿妊娠试验以及血清促甲状腺素应该与血清催乳素同时测定。当妇女有肾脏疾病时，血清肌酐应该升高。

影像学检查

生育年龄妇女出现高催乳素血症，垂体和下丘脑的 MRI 检查可以显示颅内病灶。CT 也可以应用，但实际上 CT 并不能很好地解决问题。高催乳素妇女最常见的颅内肿瘤是良性垂体腺瘤。通常分为垂体微腺瘤（<1cm）和大腺瘤（>1cm）。他们的治疗和预后在 22 章中讨论。

绝经后妇女没有垂体或下丘脑的损害时应该检查胸部 X 线和乳腺 X 线照片，因为高催乳素血症也可能由于乳腺和肺肿瘤引起。

高催乳素血症导致溢乳的治疗

当明显溢乳的病理症状出现时，对因治疗是非常重要的。妇女需要用合适的治疗方法来降低催乳素水平以解决溢乳症状。当有垂体微腺瘤和大腺瘤时，治疗通常应该根据患者的症状而定。高催乳素血症最普遍的症状是溢乳、不孕和低雌激素性闭经。

治疗的指征

过度溢乳

溢乳本身并没有危险，但如果过度会显著影响生活方式。尽管大多数妇女有少量溢乳时很少单独因该症状而就诊，但当溢乳足够多时，由于衣服一直潮湿，她们会频繁就诊寻求治疗以避免社交时遭遇尴尬或由于处于慢性潮湿状态引起的皮肤不适（包括表皮脱落和真菌感染）。

不孕

不孕女性发现有溢乳和高催乳素血症时，就有排卵障碍的危险，可以是亚临床型或明显的无排卵和闭经。如果诊断为垂体腺瘤，妊娠期这种疾病的预后应该在治疗前仔细讨论。多巴胺受体激动剂治疗往往可导致妊娠而不需要进一步治疗。

低雌激素血症性闭经

溢乳和高催乳素血症妇女的月经异常经常是由低雌激素血症引起的。这种状况最显著的远期医学问题是低雌激素状态导致骨矿物质密度降低[45]。降低催乳素和增加雌激素的治疗可以增加这些患者的骨密度[46]。但有溢乳的真性闭经妇女有正常的骨密度，因此不需要这种治疗[47]。

治疗的选择

高催乳素血症的治疗在22章已完整讲述。简而言之，与垂体相关的催乳素升高用多巴胺受体激动剂常常可以降至正常。多数情况下，这会解决溢乳、相关的月经异常和不孕问题。

如果催乳素正常后仍持续不孕，应用促排卵治疗通常能使这些患者成功妊娠[48]。相反，如果不想妊娠，当高催乳素血症纠正后，应该采取措施避免妊娠，因为之前无排卵的患者在治疗后6个月内有80%会排卵[49]。

如果不想妊娠，可以用口服避孕药进行治疗，特别是一直有月经异常者。含高水平乙炔雌醇的口服避孕药（$\geqslant 50\mu g$）与溢乳和高催乳素有关[50]。但口服避孕药（$\leqslant 35\mu g$）应用于高催乳素血症妇女目前并未发现其有增加垂体病变的危险[51]。

与高催乳素无关的溢乳不多见。在没有其他病变的情况下，有人认为可能是这些妇女对正常水平催乳素的敏感性增加。其他妇女可能是催乳素水平异常增加但用一般方法无法测到。如果这些妇女有治疗指征，多巴胺受体激动剂试验性治疗是可行的。

要 点

- 泌乳是在激素调控下复杂的多步过程。
- 乳汁是新生儿水分、有机营养素、矿物质和生物活性物质的最佳来源。
- 在高催乳素血症妇女中应该排除妊娠和甲状腺功能低下。
- 内源性溢乳经常导致闭经。
- 有正常月经周期和正常血清催乳素水平的溢乳通常与垂体瘤无关。
- 与溢乳相关的中枢性药物包括安定药物、抗抑郁类药物（如丙咪嗪、SSRIs）阿片制剂，组织胺（H_2）受体拮抗剂（西咪替丁）和钙通道阻断剂。
- 高水平的血清催乳素与垂体催乳素瘤有关；低水平的催乳素见于垂体柄受压的任何病变。
- 用多巴胺受体激动剂治疗高催乳素血症将解决溢乳，并且通常能够导致月经周期正常和妊娠。

（王 颖译 乔 杰校）

参考文献

1. Veldhuis JD, Johnson L: Operating characteristics of the hypothalamo-pituitary-gonadal axis in men: Circadian, ultradian, and pulsatile release of prolactin and its temporal coupling with luteinizing hormone. J Clin Endocrinol Metab 67:116–123, 1988.
2. Garnier PE, Aubert ML, Kaplan ASL, et al: Heterogeneity of pituitary and plasma prolactin in man: Decreased affinity of "bigA" prolactin in a radioreceptor assay and evidence for its secretion. Endocrinology 47:1273–1279, 1978.
3. Whitaker MD, Klee GG, Kao PC, et al: Demonstration of biological activity of prolactin molecular weight variants in human sera. J Clin Endocrinol Metab 58:826–830, 1983.
4. Bole-Feysot C, Goffin V, Edery M, et al: Prolactin (PRL) and its receptor: Actions, signal transduction pathways and phenotypes observed in PRL receptor knockout mice. Endocrine Rev 19:225–268, 1998.
5. Ben-Jonathan N, Mershon JL, Allen DL, Steinmetz RW: Extrapituitary prolactin: distribution, regulation, functions, and clinical aspects. Endocrine Rev 17:639, 1996.
6. Lawrence RA, Lawrence RM: Breastfeeding: A Guide for the Medical Profession, 6th ed. St. Louis, Elsevier/CV Mosby, 2005.
7. Mogg RJ, Samson WK: Interactions of dopaminergic and peptidergic factors in the control of prolactin release. Endocrinology 126:728–735, 1990.
8. Kelly MA, Rubinstein M, Asa SL, et al: Pituitary lactotroph hyperplasia and chronic hyperprolactinemia in dopamine D2 receptor-deficient mice. Neuron 19:103–113, 1997.
9. Lamberts SWJ, Macleod RM: Studies on the mechanism of the GABA-mediated inhibition of prolactin secretion. Proc Soc Exp Biol Med 158:10–13, 1978.
10. Clemens JA, Meites J: Inhibition by hypothalamic prolactin implants of prolactin secretion, mammary growth and luteal function. Endocrinology 2:878–881, 1968.
11. Tashjian Jr AH, Barowsky NJ, Jensen DK: Thyrotropin releasing hormone: Direct evidence for stimulation of prolactin production by pituitary cells in culture. Biochem Biophys Res Commun 43:516–623, 1971.
12. Clemens JA, Sawyer BD, Cerimele B: Further evidence that serotonin is a neurotransmitter involved in the control of prolactin secretion. Endocrinology 100:692–698, 1977.
13. Forsyth IA: Variation among species in the endocrine control of mammary growth and function: The roles of prolactin, growth hormone, and placental lactogen. J Dairy Sci 69:886–903, 1986.
14. Schams D, Kohlenberg S, Amselgruber W, et al: Expression and localization of oestrogen and progesterone receptors in the bovine mammary gland during development, function, and involution. J Endocrinol 177:305–317, 2003.
15. Grimm SL, Seagroves TN, Kabotyanski EB, et al: Disruption of steroid and prolactin receptor patterning in the mammary gland correlates with a block in lobuloalveolar development. Mol Endocrinol 16:2675–2691, 2002.
16. Hovey RC, Harris J, Hadsell DL, et al: Local insulin-like growth factor-II mediates prolactin-induced mammary gland development. Mol Endocrinol 17:460–471, 2002.
17. Stull MA, Rowzee AM, Loladze AV, Wood TL: Growth factor regulation of cell cycles progression in mammary epithelial cells. J Mammary Gland Biol Neoplasia 9:15–26, 2004.
18. Rosen JM, Humphreys R, Krnacik S, et al: The regulation of mammary gland development by hormones, growth factors and oncogenes. Prog Clin Biol Res 387:95–111, 1994.
19. McManaman JL, Neville MC: Mammary physiology and milk secretion. Advanced Drug Deliv Rev 55:629–641, 2003.
20. Clark R: Introduction and overview: Sex steroids in the mammary gland. J Mammary Gland Biol Neoplasia 5:245–250, 2000.
21. Tyson JE, Friesen HG: Factors influencing the secretion of human prolactin and growth hormone in menstrual and gestational women. Am J Obstet Gynecol 116:377–387, 1973.
22. Neville MC, Keller RP, Seacat J, et al: Studies in human lactation: Milk volumes in lactating women during the onset of lactation and full lactation. Am J Clin Nutr 48:1375–1386, 1988.
23. Schmitt-Ney M, Doppler W, Ball RK, Groner B: β-Casein gene promoter activity is regulated by the hormone mediated relief of transcriptional repression and a mammary-gland-specific nuclear factor. Mol Cell Biol 11:3745–3755, 1991.
24. Birkenfeld A, Kase NG: Functional anatomy and physiology of the female breast. Obstet Gynecol Clin North Am 21:433–445, 1994.
25. Freeman ME, Kanyicska B, Lerant A, Nagy G: Prolactin: Structure, function, and regulation of secretion. Physiol Rev 80:1523–1631, 2000.
26. Gartner LM, Morton J, Lawrence RA, et al., for the American Academy of Pediatrics Section on Breastfeeding: Breastfeeding and the use of human milk. Pediatrics 115:496–506, 2005.
27. Campbell MR, Gray RH: Characteristics and determinants of postpartum ovarian function in women in the United States. Am J Obstet Gynecol 169:55, 1993.
28. Benjamin F: Normal lactation and galactorrhea. Clin Obstet Gynecol 37:887–897, 1994.
29. Sauder SE, Frager M, Case GD, et al: Abnormal patterns of pulsatile luteinizing hormone secretion in women with hyperprolactinemia and amenorrhea: Responses to bromocriptine. J Clin Endocrinol Metab 59:941–948, 1984.
30. Cheung CY: Prolactin suppresses luteinizing hormone secretion and pituitary responsiveness to luteinizing hormone-releasing hormone by a direct action at the anterior pituitary. Endocrinology 113:632–638, 1983.
31. Fujimoto VY, Clifton DK, Cohen NL, et al: Variability of serum prolactin and progesterone levels in normal women: The relevance of single hormone measurements in the clinical setting. Obstet Gynecol 76:71–87, 1990.
32. Simard MF: Pituitary tumor endocrinopathies and their endocrine evaluation. Neurosurg Clin North Am 14:41–54, 2003.
33. Jacobs LS, Snyder PJ, Wilber JF, et al: Increased serum prolactin after administration of synthetic thyrotropin releasing hormone (TRH) in man. J Clin Endocrinol Metab 39:6–17, 1974.
34. Tolino A, Nicotra M, Romano L, et al: Subclinical hypothyroidism and hyperprolactinemia. Acta Eur Fertil 22:275–277, 1991.
35. Boyd AE, Spare S, Bower B, et al: Neurogenic galactorrhea-amenorrhea. J Clin Endocrinol Metab 47:1374–1377, 1978.
36. Yarkony GM, Novick AK, Roth EJ, et al: Galactorrhea: A complication of spinal cord injury. Arch Phys Med Rehabil 73:878–880, 1992.
37. Lim VS, Kathpalia SC, Frohman LA: Hyperprolactinemia and impaired pituitary response to suppression and stimulation in chronic renal failure: Reversal after transplantation. J Clin Endocrinol Metab 48:101–107, 1979.
38. Pollock A, McLaren EH: Serum prolactin concentration in patients taking neuroleptic drugs. Clin Endocrinol 49:513–516, 1998.
39. Lawson DM, Gala RR: The influence of adrenergic, dopaminergic, cholinergic and serotoninergic drugs on plasma prolactin levels in ovariectomized, estrogen-treated rats. Endocrinology 96:313–318, 1975.
40. Molitch ME: Antipsychotic drug-induced hyperprolactinemia: Clinical implications. Endocrine Pract 6:479–481, 2000.
41. Slater SL, Lipper S, Schiling DJ, Murphy DL: Elevation of polasma prolactin by monoamine-oxidase inhibitors. Lancet 2:275–276, 1977.
42. Sherman L, Fisher A, Klass E, Markowitz S: Pharmacologic causes of hyperprolactinemia. Semin Reprod Endocrinol 2:31, 1984.
43. Gluskin LE, Strasberg B, Shah JH: Verapamil-induced hyperprolactinemia and galactorrhea. Ann Intern Med 95:66–67, 1981.
44. Luzzati R, Crosato IM, Mascioli M, et al: Galactorrhea and hyperprolactinemia associated with HIV postexposure chemoprophylaxis. AIDS 16:1306–1307, 2002.
45. Klibanski A, Neer RM, Beitins IZ, et al: Decreased bone density in hyperprolactinemic women. NEJM 303:1511–1514, 1982.
46. Klibanski A, Greenspan SL: Increase in bone mass after treatment of hyperprolactinemic amenorrhea. NEJM 315:542–546, 1986.
47. Ciccarelli E, Savino L, Carlevatto V, et al: Vertebral bone density in non-amenorrhoeic hyperprolactinaemic women. Clin Endocrinol 28:1–6, 1988.

48. Farine D, Dor J, Lupovici N, et al: Conception rate after gonadotropin therapy in hyperprolactinemia and normoprolactinemia. Obstet Gynecol 65:658–660, 1985.
49. Vance ML, Thorner MO: Prolactinomas. Endocrinol Metab North Am 16:731–753, 1987.
50. Luciano AA, Sherman BM, Chapler FK, et al: Hyperprolactinemia and contraception: A prospective study. Obstet Gynecol 65:506–510, 1985.
51. Testa G, Vegetti W, Motta T, et al: Two-year treatment with oral contraceptives in hyperprolactinemic patients. Contraception 58:69–73, 1998.
52. Powell DE, Stelling CB: The normal breast: Structure, function and epidemiology. In The Diagnosis and Detection of Breast Disease. St. Louis, Mosby, 1994.

第三部分 成人生殖内分泌学

18 多毛症

Cynthia Abacan and Charles Faiman

引言

多毛症指雄激素影响的身体部位毛发生长过多。虽然多毛可能发生在两性，但其只被女性当作问题。青春期后男性终毛生长的部位包括上唇、颊、胸部、背部、臀部和大腿内侧。

多毛症是患者整容的重要原因。许多研究显示多毛妇女社会恐惧和抑郁的患病率增高[1,2]。这些心理问题可能与其神经内分泌基础有关[3]。古语云"即使一根头发也有它自己的阴影"，这可能有助于临床医生处理这些客观问题。事实上，即使很轻程度的多毛都有可能影响个人形象。

多毛症需要与毛发过多（hypertrichosis）进行鉴别。毛发过多是指非雄激素依赖的毫毛分布过多，可能与先天有关，或由于某些疾病引起，如甲状腺功能减退、血卟啉病，也可能与某些特殊药物有关[4,5]（见表18-1）。

临床实践中，多毛症大多是一种良性过程，然而，与雄激素过多相关的胰岛素抵抗和代谢紊乱发生增加。

患病率

约有5%～15%的妇女患有多毛症，但具体患病率尚不清楚[6,7]。研究结果与研究人群和诊断标准相关，正常毛发生长的判断范围很宽泛，并受女性种族和文化背景的影响。地中海妇女较亚洲蒙古族妇女其体毛分布明显增多。

传统上，多毛症一般是根据Ferriman - Gallwey进行评分[8]。这个系统评估了人体对雄激素敏感的9个区域的毛发分布情况，评分从0（缺失）、1（终毛极少）到4（男性化分布）。应用此评分系统，最低分为0，最高分为36。161名妇女的研究结果显示9.9%妇女Ferriman - Gallwey评分大于5分，4.3%妇女大于7分，1.2%妇女大于10分。大多数文献将大于或等于8分定义为多毛症。在过去的许多年中，不同的作者对此评分进行了一定的修改[9,10]。

不同种族患者的多毛评分差异很大（见表18-2），这使得不同人群的多毛定义切点不同。临床实践中，

表18-1 引起毛发过多的疾病和药物	
疾病	药物
甲状腺疾病	苯妥英
神经性厌食症	二氮嗪
皮肤疾病	米诺地尔
	环孢菌素A
	链霉素
	长效可的松
	青霉胺
	甲氧沙林（psoralen）

表18-2
普通人群中调查的多毛症患病率

人群	多毛症评分*	多毛症患病率	作者
174名白种妇女	≥6	8%	Knochenhauer ES 等[158]
195名黑种妇女		7.1%	
145名白种妇女	≥8	7.1%	Asuncion M 等[159]
4780名克什米尔妇女	≥6	10.5%	Zargar AH 等[160]
531名泰国妇女	≥3	2%	Cheedwadhanaraks S 等[11]

*Ferriman - Gallwey 评分[8]

应用标准评分系统是非常不切实际的,其应用受限不仅是因为判断切点不同,而且也是因为种族差异极大[5,11]。从实践应用的角度说,将多毛简单分为轻、中、重三级。细分多毛的部分有助于对治疗反应的随访。

毛囊和毛发生长周期

毛囊由表皮部分和真皮部分组成[12],与竖毛肌和皮脂腺共同组成毛囊皮脂腺单位。在雄激素敏感区域,每个毛囊皮脂腺单位都具有分化成为终毛或毛囊的潜能。

人类毛囊有三种主要类型,根据毛囊的大小和深度分为[13]:

毳毛毛囊(vellus hair follicles)——遍布身体表面的细而柔软、缺乏色素的毛发

介毛囊(medium follicles)——较毳毛更粗,位置更深入真皮层,有色且主要分布于上臂、小腿和粗细毛之间的区域

终毛毛囊(terminal follicles)——粗大而有色的毛发,深入皮肤,主要分布在头皮、腋窝、耻上,在男性,还见于面部和胸部。

毛囊在生后开始重复的周期性生长[14],实际上,毛发生长周期在胚胎发生过程中就决定了[15]。毛发生长周期包括三个阶段:终期(休眠期)、生长初期(生长期)和生长中期(缩短期)。人类的毛发生长是一种镶嵌式模式,即每个毛囊生长活性是独立的[15]。85%~90%的人类头发处于生长初期,13%处于终期,小于1%的毛发处于生长中期[16]。

有关毛囊表皮和真皮部分相关因素的研究是现在研究的热点。很多生长因子与毛发的生长调控相关——表皮生长因子、纤维母细胞生长因子、肿瘤坏死因子-β和胰岛素样生长因子[17-20],所以毛发生长是有机体通过内分泌和旁分泌信号传导作用共同调控的。虽然毛发生长过程中形态改变的调控机制已经比较清楚了,但其生长过程中的分子调控机制目前还不清楚。

雄激素与毛发生长

多毛症是由循环高雄激素水平和/或毛囊对雄激素敏感性增加而导致的。雄激素过多是生育年龄妇女最常见的内分泌紊乱性疾病[21],见于75%~85%的多毛症妇女中[7]。多毛症只是雄激素过多的临床表现之一,雄激素过多还表现为早秃、痤疮和不孕[22]。

人们目前对雄激素在成人毛发生长中作用的认识主要来源于对睾丸女性化综合征(雄激素抵抗)和假阴道阴囊周尿道下裂(又称类固醇5α-还原酶2缺乏)或阉割后患者的观察。以上情况均属于雄激素水平低下或缺乏导致毛发生长表型的改变。

雄激素的合成和代谢

女性卵巢和肾上腺分泌的雄激素占循环睾酮的30%~50%(见图18-1),其余部分来自外周雄激素前体向睾酮的转化,主要发生在皮肤、肝脏和脂肪组织[23]。雄激素前体包括雄烯二酮(androstenedione)、脱氢表雄酮(dehydroepiandrosterone,DHEA)和硫酸脱氢表雄酮(dehydroepiandrosterone sulfate,DHEAS)。

睾酮是最重要的循环雄激素,其存在形式可以是游离型或蛋白结合型,98%~99%的循环睾酮与性激素结合球蛋白(sex hormone - binding globulin,SHBG)高度特异性结合,或与白蛋白或其他蛋白非

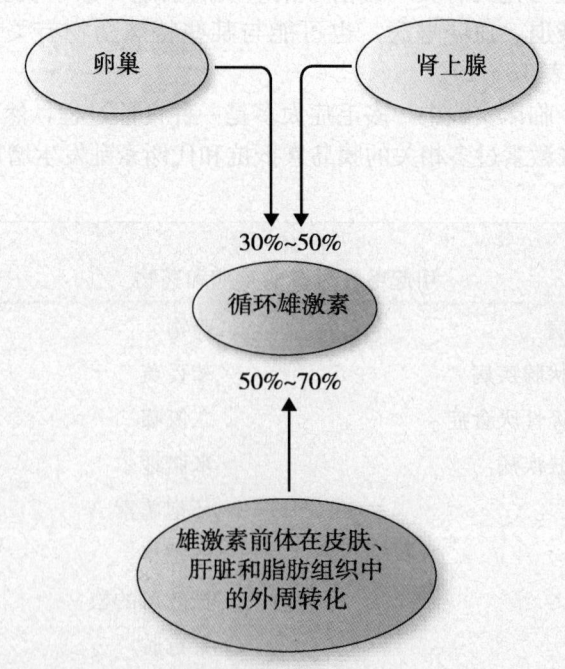

图18-1 绝经前女性的睾酮合成。

特异性结合,以蛋白结合型的形式存在。很多因素可以影响肝脏 SHBG 的合成,雄激素、胰岛素和生长激素均可降低 SHBG 的合成,而雌激素和甲状腺素可提高 SHBG 水平[24]。

由于睾酮较雌二醇与 SHBG 结合特异性更高,所以 SHBG 浓度的改变对非结合型睾酮的影响大于非结合型雌二醇,这种关系就像一个杠杆,而 SHBG 的作用就是调节雌激素和雄激素杠杆的支点(见表18-3)[25]。通过这种 SHBG 的量来调节游离雌激素和游离雄激素的平衡,而 SHBG 的量又受到各种激素的调控,由此,SHBG 可以扩大雄激素/雌激素平衡对暴露组织的作用。

血浆游离型睾酮是具有生物活性的部分,其通过被动扩散方式进入靶细胞,与雄激素核受体结合发挥作用。雄激素与受体结合后导致一系列的变构作用,包括受体二聚化、细胞核转录和靶细胞 DNA 复制[26-28],这些变化使靶基因的转录达到高峰。

睾酮和脱氢睾酮与同一受体结合但亲和力不同,脱氢睾酮的受体亲和力更强[29],其次是睾酮,DHEA 和雄烯二酮最弱[30]。

雄激素在皮肤的作用部位

皮肤是雄激素前体向有活性的雄激素转化的主要外周器官[30],DHEA 和 DHEAS 的生物活性很弱,但它们可以在肾上腺和外周组织中转化为雄烯二酮和睾酮。

皮肤中具有生物活性的雄激素是脱氢睾酮[23],其是由睾酮前体在 5α-还原酶的作用下转化而来。1型主要存在于非生殖器皮肤,编码基因位于 5 号染色体。2 型主要存在于雄激素靶器官,包括前列腺、附睾、精囊腺和生殖器皮肤,编码基因位于 2 号染色体。此两型具有 50% 的同源性。

与未秃头皮细胞相比,雄激素依赖部位(如胡须)的真皮乳头细胞中雄激素受体的表达更多[15]。而且胡须细胞中的 5α-还原酶的活性更高[32]。皮肤中不同部位不同细胞类型的雄激素受体表达不同,因而雄激素的作用效应亦不同。这也解释了雄激素水平相似的多毛个体中,毛发分布及厚度的差异。毛囊皮脂腺单位对正常水平雄激素敏感性增高被认为与外周 5α-还原酶活性增强、雄激素受体多态性或雄激素代谢改变有关。

多毛症的病因

多毛症是雄激素水平增高或毛囊对雄激素敏感性增高的一种表现。高雄激素血症见于 85% 的中重度多毛的患者中[6]。多毛症可以是原发性,也可以是由于卵巢或肾上腺产生的雄激素过多造成的。卵巢源性雄激素过多有多囊卵巢综合征(PCOS)、卵泡膜细胞增殖症(hyperthecosis)和雄激素分泌性卵巢肿瘤。肾上腺源性雄激素分泌过多包括库欣综合征、先天性肾上腺皮质增生和雄激素分泌肿瘤。大多数多毛妇女患有 PCOS(见图 18-2)[33,34]。

原发性多毛症(Idiopathic Hirsutism)

原发性多毛症通常被定义为雄激素水平及排卵功

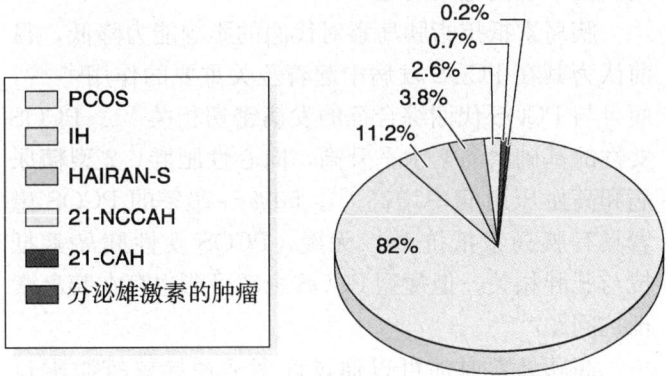

图 18-2 (也见彩图 18-2)雄激素过多的病因。PCOS,多囊卵巢综合征;IH,原发性多毛症(包括正常或无雄激素过多病因的患者);HAIRAN,高雄激素胰岛素抵抗黑棘皮症;21-NCCAH,21-羟化酶缺乏性非典型性肾上腺皮质增生;21-CAH,21-羟化酶缺乏性典型性肾上腺皮质增生。(Data from Azziz R, et al: Androgen excess in women: Experience with over 1000 consecutive patients. JCEM 89: 453-462, 2004.)

表 18-3 SHBG 对游离雌酮和睾酮的调节的作用
高雌激素状态:游离雌酮增加,而游离睾酮降低
正常雌酮状态:平衡
高雄激素状态:游离雌酮降低,而游离睾酮增加

能正常而多毛的患者[35]。应用这一诊断标准,原发性多毛症的患病率在5%～15%[36,37]。64名月经规律且周期在35天以下的妇女中,25名(39%)为无排卵周期,即周期为22～24天,血清孕酮水平低于4ng/ml[36]。

多囊卵巢综合征

虽然Stein和Leventhal在1935年就已经描述了本病,但目前尚无统一的定义[38]。最近欧洲生殖医学会和美国生殖医学会推荐的PCOS诊断是具备以下三项中的两项即可以诊断:高雄激素血症、慢性无排卵和多囊卵巢[39]。PCOS不同的诊断标准反映此病临床表现的高度异质性,PCOS目前的诊断标准还是一种排除性诊断标准,其患病率估计占生育年龄妇女的5%～7%[40],是无排卵性不孕的主要原因。

PCOS需要与单纯PCO进行鉴别。虽然大多数PCOS患者伴有PCO,但是正常妇女中也有许多人卵巢呈多囊样改变。卵巢多囊样改变可见于20%以上的生育年龄妇女中[41,42]。单纯多囊卵巢对生育的影响不清楚或没有影响[43]。

PCOS女性具有以下临床表现:月经稀发、不孕、多毛、痤疮、脱发或肥胖。最重要的是此综合征的影响是多方面,包括生殖、代谢和心血管,是关系到女性一生的健康问题[44]。

胰岛素抵抗指胰岛素对代谢的影响能力降低,目前认为其在PCOS发病中起着至关重要的作用[45,46],而且与PCOS代谢综合征的发病密切相关[47]。PCOS女性的基础胰岛素水平升高,向心性肥胖、2型糖尿病和高血压患病率增高[48]。50%～70%的PCOS患者具有胰岛素抵抗[49],无疑,PCOS女性胰岛素抵抗与肥胖相关,但瘦型PCOS患者可能也存在胰岛素抵抗问题[50-52]。

高胰岛素血症可以通过许多途径导致雄激素过多:(1)刺激卵巢合成雄激素;(2)刺激肾上腺雄激素的生物合成;(3)刺激黄体生成素(luteinizing hormone, LH)的释放;(4)减少性激素结合球蛋白的合成[53-56]。确定PCOS患者有无胰岛素抵抗对预测代谢综合征的发病是非常重要的[57-59]。应用简单的胰岛素抵抗实验室指标评价治疗效果、预测PCOS患者的发病风险是非常必要的,临床常用的指标包括糖耐量受损、脂代谢异常和高血压[60]。

先天性肾上腺皮质增生

CAH是一种家族性常染色体隐性遗传性疾病,主要导致皮质醇和醛固酮生物合成过程中5种酶中的一种酶缺乏[61]。临床表现的轻重取决于酶缺乏的程度,严重酶缺乏导致的典型表现是新生儿男性化,非典型者酶缺乏程度较轻,可以表现为迟发型雄激素过多。本章中将讨论三种酶缺乏引起的出生后雄激素过多(见第2章甾体激素合成中的具体内容)。

21-羟化酶缺乏

这种酶缺乏是CAH的主要病因(占90%～95%)[61,62]。其表型因酶缺乏程度不同而有所不同。21-羟化酶缺乏的不同形式与CYP21A2基因混合型或杂合型变异相关。严重典型的CAH发病率为1:15 000活产[63]。某些种族患病率明显高于其他种族,如北欧犹太教徒。

文献报道非典型21-羟化酶缺乏(21-OHD)占高雄激素血症妇女的1%～10%[64]。患者的皮质醇和醛固酮合成正常,而性激素前体增加。该综合征的起始表现不同,一些表现为阴毛初现的早熟征象;而另一些则在青春期后诊断,表现为雄激素过多——月经不规律、多毛、痤疮或不孕。在临床中要与PCOS相鉴别。50%以上妇女(非典型21-OHD)的超声检查示卵巢具有多囊样改变[65]。血清雄激素水平与PCOS妇女相似[66],17-羟孕酮(基础或刺激后的)是非典型21-OHD的主要诊断依据。

11β-羟化酶缺乏

这是CAH的第二大病因,占5%～8%[63]。临床男性化表现与CAH相似,高血压是其主要临床表现,因为盐皮质激素去氧皮质酮产生过多。另外可伴有低钾血症,文献报道多为轻度且出现较晚。诊断与21-OHD相似,主要依靠可的松刺激试验,但这种酶缺乏时去氧皮质酮和11-脱氧皮质醇升高。

3β-羟甾脱氢酶缺乏

这是CAH的少见原因,由HSD3B2基因变异引起，分为失盐型和无失盐型，诊断依靠促肾上腺激素刺激的 Δ5-17 羟基原烯醇酸向 17-羟孕酮或皮质醇转化的比例升高。

雄激素分泌肿瘤

肾上腺肿瘤

单纯分泌雄激素的肾上腺肿瘤非常罕见。库欣综合征伴男性化在成年人较常见[67]。在一项 Mayo 诊所 1946 至 2002 年间的病例回顾性研究中，仅有 11 名女患者被诊断为单纯雄激素分泌性肾上腺肿瘤，其中 5 名是恶性肿瘤[68]，恶性肿瘤大（9.8 cm vs 4.2 cm）而沉（232 g vs 44 g），但令人吃惊的是仅有 1 名患者死亡，相反，肾上腺癌患者的生存率很低[69]。

卵巢肿瘤

雄激素分泌性卵巢肿瘤也很罕见[70]。Sertoli-Leydig 细胞瘤是最常见的男性化卵巢肿瘤，占卵巢新生物的 0.5%；然而，无功能的卵巢肿瘤也可导致高雄激素血症，这可能与肿瘤刺激周围间质细胞有关[71,72]。

卵巢卵泡膜细胞增殖症

卵泡膜细胞增殖症是指卵巢间质中黄素化颗粒细胞巢状分布。临床上 PCOS 与卵巢卵泡膜细胞增殖症有着明确的区别，后者男性化相关的高雄激素血症更严重。典型的实验室检查结果为血清 DHEAS 水平正常，睾酮水平异常升高，往往超过 200ng/dl[71]。

高雄激素血症、胰岛素抵抗和黑棘皮 (hyperandrogenism, insulin resistance, and acanthosis nigricans, HAIRAN) 综合征

伴有严重胰岛素抵抗的高雄激素血症称为 HAIRAN 综合征，其特征如下[73]：（1）较早发病的高雄激素血症，（2）黑棘皮，（3）明显的胰岛素抵抗，（4）严重的雄激素过多与严重的胰岛素抵抗呈正相关，（5）卵巢源性雄激素产生过多，（6）卵巢颗粒细胞增生。大多数患者的血糖正常，而循环胰岛素水平增高（空腹胰岛素 $>80\mu U/ml$ 和/或糖耐量后胰岛素 $>500\mu U/ml$）[7]。HAIRAN 综合征患者胰岛素抵抗的分子基础尚不清楚。

库欣综合征

文献报道多毛症患者中库欣综合征的发病率在 64%~81%[74]，但是库欣综合征是多毛症的罕见病因。肾上腺雄激素合成增加可以伴有皮质醇合成的增加。多毛症往往不与初潮同时发生。高皮质醇血症使胎毛生长增加[75]。

高催乳素血症

催乳素升高见于部分多毛妇女。一项对 158 名多毛妇女的研究中，催乳素升高者占 6%[76]。高催乳素血症与多毛之间的确切关系尚不清楚，推测催乳素升高可能通过影响肾上腺皮质使雄激素合成增加。应用多巴胺拮抗剂可以治疗多毛症，高催乳素血症妇女不仅血清雄激素水平降低，而且多毛评分得到改善[77]。另一方面，应用溴隐亭治疗不伴有高催乳素血症的 PCOS 患者也能改善血清雄激素水平[78]。

药物诱发的多毛症

多种药物可以导致多毛症，包括如达那唑类合成类固醇、含有由 19-去甲睾酮衍生的孕酮的口服避孕药、可增加血清催乳素的药物[4]。在 19-去甲睾酮衍生物中，一代孕酮（异炔诺酮，norethynodrel）和二代孕酮（炔诺酮和其代谢产物；左旋-18-甲基炔诺孕酮及其衍生物）较三代孕酮（去氧孕烯及诺孕酯）的雄激素样作用更明显[79]。随着绝经后女性雄激素替代的增加，医源性多毛症将更为常见[80]。

多毛症患者的诊断

患者的目标

评估多毛症时，要特别注意什么是这些女性最关注的事。通常美容的需求是首要的。另一方面，一些妇女就诊是因为与多毛相关的代谢并发症。目前认为高血压、脂代谢异常和 2 型糖尿病与 PCOS 密切相关。

病史

详细的病史对于评价女性多毛症是非常必要的，了解患者的想法和就诊目的将使医生带给患者有益而满意的治疗。多数引起多毛的病因是良性的，一般认为数月甚至一年的雄激素暴露才能使毫毛转变成终毛[81]。

综合征开始的时间

毛囊皮脂腺单位的雄激素暴露增多源于青春期，因此多毛症多开始于青春期后的数年，偶尔也会从肾上腺皮质功能初现就开始了。少数女性在绝经后出现面部毛发增多，这可能与雌激素/雄激素平衡改变有关[82]。近期的快速毛发生长应引起重视。

毛发生长的分布

患者特别重视暴露部位的毛发，特别是面部或下颌。但是还有一些部位是可以被衣服遮盖的，因此，需要询问前胸、乳晕周围、上腹部、臀部、耻骨联合到两侧大腿内侧的毛发生长情况。上背部的毛发生长也应该进行评估，因为那里经常不被患者注意。

关于脱毛的方法和频率的相关知识是非常有用的，这将帮助临床医生了解多毛的严重程度和治疗的有效性。临床医生有时会对问题严重性产生错误的印象，因为很多患者在看医生前进行了蜡疗或剃须。

相关综合征

痤疮

雄激素作用于毛囊皮脂腺单位，增加皮脂腺的生长，使痤疮增多。对于多毛症患者来说，雌激素和雄激素表现为相反的作用。

早秃

雄激素性早秃与雄激素过多相关，需要与其他原因引起的早秃相鉴别，不同形式的脱发描述如下[83]：
- 进行性顶部秃发而前额发际线保留。
- 男性型双额秃发。

男性化

多毛症的快速进展多与卵巢或肾上腺雄激素分泌的新生物有关，雄激素过多还表现为声音低沉、肌肉增多、性欲增加和阴蒂敏感。

月经史

月经稀发是PCOS的特征之一，在青春期，月经稀发开始于月经初潮后的几年内，这可能是PCOS的最早期症状[30]。然而，多毛症妇女月经规律不等于其雄激素水平正常，虽然40%的多毛女性月经规律，但其中半数存在一种或多种雄激素增高[84]。

规律月经不能证明雄激素正常或排卵/黄体功能正常。一项研究表明39%正常月经周期女性进行基础体温测定或月经22~24天孕激素测定时，存在稀发排卵/无排卵[36]。

体重改变

应该评估体重的增长和分布，库欣综合征患者表现为向心性肥胖。PCOS肥胖妇女较非肥胖妇女多毛患病率更高（73% vs 56%）[85]。肥胖通过两种途径增加雄激素[29]：①胰岛素抵抗和高胰岛素血症导致肝脏合成SHBG增加，进而增加游离睾酮水平；②雄激素前体在外周活性增强。

家族史

多毛、痤疮和男性早秃的患病率增加是已知的与多毛相关的因素[10]。在PCOS患者中，有文献报道多囊卵巢和男性早秃为常染色体显性遗传方式[86]。这种家族聚集现象是否由遗传方式决定现在尚不清楚。

种族

应该注意毛发质量和分布的种族差异，显而易见，不同种族背景的人群评价多毛的标准应有所不同（见表18-2）。

药物史

甾体激素类药物，如睾酮和达那唑可以导致多毛。其他种类的药物，可以增加催乳素，如酚噻嗪类（如氯丙嗪）、胃肠动力药（如甲氧氯普胺）和抗高血压的药物（如甲基多巴）均与多毛有关。

体格检查

皮肤

对于有多毛症问题的女性，应该特别注意检查雄激素敏感区的情况。多毛症应与毛发过多相鉴别，后者主要表现为全身毫毛增加，其病因如前所述，严重者也应就诊治疗。

黑棘皮症是一种色素沉着过度，与胰岛素抵抗相关的天鹅绒样皮肤改变，主要出现在屈曲部位的皮肤，如后颈部、腋窝和腹股沟部位。在迅速发展的黑棘皮症患者中，要除外少见的恶性肿瘤（多数为胃肠道或肺部肿瘤）。

多血症、毛细血管扩张症和腹部紫纹是库欣综合征的典型皮肤表现，可以同时存在痤疮和男性早秃。

男性化征象

主要表现为声音低沉和肌肉分布改变，乳房和皮下脂肪分布减少使女性体态改变。

腹部和盆腔检查

腹部或盆腔可以触及新生物，阴蒂指数（长×宽）大于35mm^2或阴蒂长大于10mm可以诊断阴蒂增大[87]。

诊断试验

需要测定一些血清激素用于诊断。然而，特定情况下还要动态观测内分泌变化和特殊的影像检查。

实验室检查

睾酮

总睾酮和/或游离睾酮的测定用于评估雄激素过多的状态。虽然总睾酮测定方法目前已有极大改善，但不同试剂盒之间结果相差较大[88]。游离睾酮的准确测定也依赖于总睾酮的准确测定[89,90]。因此，医生熟悉实验室测定方法及正常值范围是非常重要的。

总睾酮的测定大于 200 ng/dl 被认为有分泌睾酮的肿瘤存在[91]。然而，在最近的回顾性研究中，Friedman 及其同事随访了 18 名血清睾酮水平大于 200 ng/dl（7 nmol/L）的妇女超过 5 年[92]，其中仅有 2 名妇女被诊断为雄激素分泌性肿瘤。大多数女性超重。相反的，如果在血清睾酮轻度增高时即存在男性化，则要做进一步检查。很小的肿物可能无法被常规检查探测到（如肾上腺计算机断层扫描、卵巢经阴道超声检查）。

硫酸脱氢表雄酮

硫酸脱氢表雄酮是由肾上腺产生的，因此它是肾上腺雄激素产物的标记。虽然它是一种低活性的雄激素，但它在外周作为睾酮的前体物质参与雄激素过多的形成，无排卵妇女的硫酸脱氢表雄酮通常升高[93]，其水平随着年龄的增长而降低，但却有个体特异性[94]。DHEAS 大于 700 μg/dl（24.3 μmol/L）提示男性化肾上腺肿瘤[4]的存在。

先天性肾上腺增生症的检测

如前所述，大多数 CAH 的病例是由于 21-羟化酶缺乏所致。非典型性 21-OHD 在临床上与 PCOS 很难鉴别。在此种情况下，推荐将卵泡期清晨未受到刺激的 17-羟孕酮水平的测定作为筛查手段，如小于 2 ng/dl 则阴性预测值为 100%[95]。17-羟孕酮大于或等于 2 ng/dl 则应继续进行促肾上腺皮质激素兴奋试验。测定基础和静脉注射合成可的松 250 μg 后的 17-羟孕酮大于 10 ng/ml（30.3 nmol/L），即可诊断迟发性 21-羟化酶缺乏为阳性[66]。

库欣综合征的检测

多毛症妇女的其他临床表现提示高皮质醇血症时，需筛查库欣综合征。24 小时尿游离皮质醇是用于评价库欣综合征的最常用方法，同时也可测定尿肌酐，敏感性达 95%～100%，特异性 94%～98%[97]。其他检查包括小剂量（1mg）过夜地塞米松抑制试验、午夜血清皮质醇和午夜唾液皮质醇。目前尚无一种特定试验来诊断库欣综合征，一般临床医生都选用联合检查方法。一旦诊断确立，应介绍患者去一些专科中心进行辅助检查，以明确库欣综合征的病因。

高催乳素血症

高催乳素血症与多毛症有关。因此，多毛症患者应测定血清催乳素水平，特别是那些多毛而月经不规律的妇女。应对患者服用的药物进行复查。催乳素水平升高可能与未治疗的甲状腺功能减退有关，应进行促甲状腺素试验和下丘脑-垂体 MRI 检查除外此病因。

血清黄体生成素和促卵泡素

临床很少测定血清 LH 和 FSH 来确定多毛症。血清 LH 和 FSH 比例失调主要见于 PCOS 患者[97]，PCOS 患者的 LH/FSH 比值多大于 3，然而比值小于 3 也不能除外诊断。

怀疑由卵巢衰竭引起的月经不规律或闭经的患者应测定血清 FSH 以除外卵巢衰竭。

影像学检查

超声检查

PCOS 的诊断主要依据临床表现和部分实验室检查结果。超声检查的多囊卵巢并非见于所有 PCOS 妇女，相反，20%～25% 的正常妇女可以表现为多囊卵巢。一些 CAH 女性和肾上腺肿瘤女性也表现为多囊卵巢，所以超声检查主要用于发现卵巢新生物，超声检查对附件恶性肿瘤的阳性预测值为 73%，阴性预测值为 91%[98]。经阴道超声检查是探测卵巢肿物的良好方法。

肾上腺影像学检查

由于雄激素分泌性肾上腺肿瘤非常罕见，所以肾上腺的影像学检查只用于临床高度怀疑肾上腺肿瘤的患者。在没有可疑肾上腺病变的患者进行腹部影像学检查时，发现肾上腺肿物的发生率（"偶发瘤""incidentalomas"）仅为 1%～4%[99]。在非选择人群的尸检中，肾上腺肿物的发生率高达 8.7%[100]。临床上 CT 或 MRI 对肾上腺肿瘤更为敏感。

卵巢和肾上腺静脉取样

如果肾上腺或卵巢影像学检查不能发现过高的雄激素的来源时，有些人会对肾上腺或卵巢静脉血样进行生化分析[101]，但此项技术的应用限于有经验的治疗中心[102]。

治疗

多毛症的治疗必须根据其病因，而且也要根据患者治疗的目的，通常采用的是针对局部多毛症的联合药物治疗或针对病因的药物治疗。治疗方法包括①局部脱毛治疗，②抑制雄激素，③外周雄激素活性拮抗治疗。治疗开始前，应告知患者治疗起效在 6 个月后，因为毛囊生长的半衰期很长。

除了直接治疗多毛症外，多毛治疗还应包括慢性持续性无排卵与胰岛素抵抗相关的心血管危险。慢性持续性无排卵与子宫内膜增生症、子宫内膜癌及功能失调性子宫出血有关，胰岛素抵抗相关的 PCOS 患者其 2 型糖尿病、高血压、血脂异常和冠状动脉性疾病发病风险增加。因此，饮食、运动和减肥对 PCOS 妇女非常重要。

脱毛

脱毛的非药物治疗包括蜡疗、剃毛、拔毛、漂白、脱毛乳膏和电外科治疗（如电解、激光治疗）。剃毛、脱毛（拔毛和蜡疗）、化学性脱毛和漂白均属安全而价廉的方法。因为再生时有难看的毛茬，女性很少剃除面部的毛发。这些办法都会因局部创伤或化学反应导致轻微的皮肤刺激[103,104]。

电解法脱毛治疗是应用探针通过电流破坏毛囊，这是一种缓慢、昂贵且痛苦的治疗过程，可能发生瘢痕、色素脱失或色素沉着[105]。

激光脱毛治疗

激光脱毛主要作用于毛囊的黑色素[103]，作用机制是特定波长作用一定时间造成选择性皮肤损伤[106]。仅生长初期的毛发对激光敏感。激光种类很多，如红激光、绿激光、diodide 和钕；钇铝石榴石激光（yttrium-aluminum-garnet，Nd：YAG）。各种激光疗效相似[105]。确定各种方法的作用需要更多长期随访。

局部外用药物

艾氟鸟氨酸（Eflornithine）

艾氟鸟氨酸（Vaniqa）是一种鸟氨酸脱羧酶抑制剂，鸟氨酸脱羧酶是多胺生物合成的限速酶[104]。用药组较安慰组毛发生长率降低 32%[4]，有效性可持续到治疗后 8 周[103]，不良反应包括蛰伤感、麻刺感和疹。

雄激素抑制剂

口服避孕药

如促性腺激素释放激素类似物（gonadotropin-releasing hormone, GnRH）一样，口服避孕药中的外源性雌、孕激素可抑制促性腺激素的分泌，这使卵巢雄激素产生减少。另外，口服避孕药还可以增加SHBG水平、降低肾上腺雄激素及其前体的合成[107-109]。所有这些作用使口服避孕药用于降低多毛症患者的高雄激素血症，通常有效率为60%～100%。

目前在美国，为降低口服避孕药中雌激素的副作用，口服避孕药中应用小剂量雌激素，但对于降低雄激素水平和改善多毛仍然有效[110]。然而，其中的孕激素却不相同。并非所有孕激素都是纯孕激素，大多数孕激素具有雄激素活性[79]。

降低以往口服避孕药中的孕激素剂量可以降低雄激素不良反应。目前新型孕激素具有较强的孕激素受体选择性，这些包括诺孕酯、去氧孕烯和孕二烯酮[111]。含有新型孕激素的口服避孕药治疗多毛更有效[112,113]。

屈螺酮（drosperinone）是一种口服避孕药和激素替代治疗中的新型孕激素，是螺内酯的类似物，具有抗盐皮质激素和孕激素样的作用。给予多毛妇女30μg炔雌醇+3mg屈螺酮治疗12个周期，多毛评分从第6周期开始好转[114]，但是其他口服避孕药没有相似疗效的报道。

促性腺激素释放激素类似物

GnRH是一种下丘脑脉冲释放的十肽，刺激腺垂体脉冲释放LH和FSH[115]。GnRH及其类似物被用于刺激垂体-性腺轴（急性期）或通过持续作用达到降调解GnRH受体的作用，导致促性腺激素/性腺受到抑制（药物去势）[116,117]。很多研究证实GnRH-a治疗多毛症是有效的[118]。那法瑞林（nafarelin）治疗多毛妇女6个月能明显降低血清促性腺激素、睾酮、游离睾酮和雄烯二酮水平，同时降低多毛评分[119]，但是低雌激素的治疗费用和临床结局使其应用受限，如潮热和骨密度降低，目前此药不推荐作为治疗多毛症的一线治疗。

GnRH-a和雌激素联合治疗可以降低低雌激素血症的副反应，一项对比研究显示亮丙瑞林（leuprolide）加雌激素比口服避孕药治疗多毛更为快速而有效[120]。

糖皮质激素

糖皮质激素治疗可以降低肾上腺雄激素合成，但其治疗多毛症的疗效有限。小剂量应用应注意其不良反应，如体重增加、骨质疏松、糖耐量受损和肾上腺抑制。对迟发型CAH妇女的多毛疗效多不理想。一项对比性研究比较了应用醋酸环丙孕酮与氢化可的松治疗1年对多毛症的疗效，结果显示应用醋酸环丙孕酮组多毛评分降低54%，而氢化可的松组仅降低26%[121]，但氢化可的松较泼尼松和地塞米松半衰期要短，这可能与结果有关，后两种成分治疗多毛效果更好。常规剂量为泼尼松2.5mg每日两次，地塞米松睡前0.125～0.25mg，不推荐更大剂量。

胰岛素增敏剂

胰岛素抵抗及其导致的高胰岛素血症是PCOS的重要病因。高胰岛素血症使卵巢雄激素合成增加[122,123]，且使SHBG合成减少[56]。肥胖PCOS妇女控制饮食降低体重后，胰岛素抵抗得到改善，高雄激素血症好转，多毛减轻，排卵率和受精率改善[124,125]。

另一方面，二甲双胍是治疗PCOS妇女无排卵的有效方法[126]。二甲双胍是一种双胍类药物，可以通过胰岛素降低肝糖原合成、增加外周细胞的糖摄取，从而降低血糖[127]。二甲双胍还可以通过增加SHBG水平降低血清游离睾酮，但总睾酮水平不变[128-130]。目前还不清楚二甲双胍是通过降低食欲还是降低游离睾酮水平发挥作用[131]。

部分研究显示二甲双胍可以改善多毛[134-134]。在一项研究中，比较了二甲双胍和达因-35治疗多毛的效果，结果显示二甲双胍能更有效地降低多毛评分[135]。另一项研究中，结论则相反[136]。目前推荐用于PCOS多毛治疗的二甲双胍剂量为1.5～2.0g/d[135,137]。

噻唑烷二酮类复合物包括另外一种胰岛素增敏剂，它可以选择性抑制核转录因子过氧化物酶增殖子活化受体γ（peroxisome-proliferator-activated-receptor γ，PPARγ），它们主要增加脂肪和肌肉组织的糖摄取。目前应用的两种药物为罗格列酮和吡格列酮pioglitazone，1999年起食品药品管理局因曲格列酮（第一种噻唑烷二酮类）的肝毒性，禁止其继续使用。曲格列酮的早期研究结果显示PCOS患者应用治疗可以明显降低血清游离睾酮水平，改善排卵频率，降低多毛评分[138-140]。同样，少数研究也显示罗格列酮或吡格列酮也可改善排卵率和胰岛素敏感性[141-144]。激素评估结果有所不同，仅两次研究显示应用吡格列酮和吡格列酮与二甲双胍联合治疗 SHBG 水平升高[143,145]。

总之，改善胰岛素抵抗对 PCOS 女性多毛的治疗是非常重要的，但是二甲双胍是妊娠期 B 类药（对于人类孕期应用未发现新生儿出生缺陷或动物试验研究未发现危险），而罗格列酮和吡格列酮为 C 类（药物在人类应用后对母儿的风险问题缺乏人类数据）。因此，目前不推荐将噻唑烷二酮类用于有妊娠要求的妇女。

外周雄激素拮抗剂

拮抗睾酮和脱氢睾酮与雄激素受体作用是治疗多毛症的一种有效方法。目前有很多种此类药物，但是所有这些药物都有致畸可能，育龄妇女经常与避孕药联合应用。

螺内酯

螺内酯是醛固酮拮抗剂，可以完全拮抗睾酮和脱氢睾酮与雄激素受体结合。螺内酯（50～200 mg/d）可以减少轻到重度多毛症患者面部的毛发生长[146]，最大疗效出现在用药 6 个月，用药时间一般要维持 12 个月。对于原发性多毛症和 PCOS 相关的多毛症亦有效，可以减少卵巢雄激素的合成。而对肾上腺雄激素或皮质醇水平无影响，治疗的最初几天可能有多尿的症状。

螺内酯的治疗剂量为 100～200 mg/d，可以使总睾酮水平下降[147]。生长期的毛发直径变细（19% 和 30%，回顾性）。虽然尚无口服避孕药与螺内酯疗效的比较研究，但联合治疗对改善多毛，降低血清总睾酮和游离睾酮均很有益[148]。而且添加口服避孕药还可以减少螺内酯引起的月经不规律的并发症。

与螺内酯相关的不良反应包括胃肠不适、多尿、夜尿增多、疲劳、头疼、月经不规则出血、性欲降低和异位反应[24]。对于肾功能正常的妇女，高钾血症很少出现。

氟他胺

是一种用于前列腺癌治疗的激素类药物，同时可以有效地治疗多毛症。一项 18 名多毛妇女应用氟他胺治疗的研究[150]，用量 125 mg，每日 3 次，治疗 12 个月，患者血清雄激素水平下降，多毛评分均有改善。其治疗多毛效果较螺内酯更好，疗效可以持续至停药后 6 个月，而螺内酯治疗后仅有 30% 可以维持疗效[151]，主要问题是价格昂贵和罕见的肝毒性，这种肝毒性有时是致命性的[152]。总之，此药作为多毛的治疗目前仍未批准，尚未被 FDA 认可。

醋酸环丙孕酮

醋酸环丙孕酮是一种孕激素性的抗雄激素药物，主要作为口服避孕药的一部分或与雌激素合用或作为口服避孕药使用[153]，可以通过降低循环睾酮和雄烯二酮水平抑制 LH[7]。在外周，它可抑制雄激素与受体结合[121]。在一项前瞻性随机对照研究中比较了小剂量氟他胺、非那雄胺、酮康唑和醋酸环丙孕酮-雌激素治疗多毛的效果，结果显示醋酸环丙孕酮-雌激素和氟他胺是最有效的治疗[154]。醋酸环丙孕酮-雌激素联合治疗可以快速降低毛发的生长，但也有醋酸环丙孕酮相关的致死性肝炎的报道，所以目前在美国也不能应用。

非那雄胺

非那雄胺是一种 2 型 5α-还原酶抑制剂，可以用于治疗良性前列腺增生[155]。1 mg/d 的剂量也用于治疗男性的雄激素性脱发。一项治疗 27 名原发性多毛症女性的研究[156]结果显示，单独非那雄胺 5mg/d 治疗和口服避孕药联合应用，治疗 6 个月可以有效改善多毛评分，单独使用组血清雄激素水平无改变，但联合用药组血清脱氢表雄酮水平降低。

非那雄胺治疗与螺内酯在治疗多毛方面具有相似的有效性[157]。一项前瞻性研究对比了小剂量氟他胺、酮康唑、非那雄胺和醋酸环丙孕酮-雌激素的治疗，结果显示非那雄胺治疗后多毛评分改善程度较小[154,157]，此组毛发生长率降低，但四组中其耐受性最好，FDA 尚未批准其用于多毛治疗。

结论

多毛症是女性寻求治疗的一种常见原因。多数多毛症的病因是良性的，病史和体检情况经常会给临床医生足够的病因证据。血样需检测血清总睾酮和/或游离睾酮、DHEAS 和卵泡期 17-羟孕酮指标,这些可以直接协助医生判断病因。伴有月经稀发和女性不孕的妇女,还应测定血清催乳素和促甲状腺激素水平。

大多数多毛症女性患有 PCOS,由于糖尿病、高血压和高脂血症发病率高,所以应加强监护。

最终,患者的目的是获得治疗,一些女性只需要应用简单的治疗方法,而另一些则需要应用联合药物治疗。无论哪种治疗方法,毛发生长都明显变缓慢。

要 点

- 女性循环睾酮中 30%~50% 由卵巢和肾上腺分泌,其余部分则由雄激素前体在外周转化而来。
- 大约 98%~99% 的血浆睾酮是与蛋白结合的——与 SHBG 高度特异性结合。
- 雄激素、胰岛素和生长激素降低 SHBG 水平,而雌激素和甲状腺激素可以增加 SHBG 水平。
- 男性化多毛症的快速发展提示可能有卵巢或肾上腺雄激素肿瘤存在。
- 规律月经不代表多毛女性雄激素水平正常。
- PCOS 是大多数多毛女性的病因。
- 雄激素分泌性肿瘤不是多毛症的常见病因,但多毛症发展迅速时应想到此病。
- 血清睾酮 > 200 ng/dl (7 nmol/L) 和 DHEAS 大于 700 μg/dl (24.3 μmol/L) 时可能提示但不能诊断肿瘤,但大多数这种患者没有肿瘤。
- 非刺激清晨卵泡期 17-羟孕酮测定可以作为 CAH 诊断的指标,< 2 ng/dl 的阴性预测值为 100%。
- 去除毛发治疗和口服避孕药是主要治疗方法。
- 螺内酯是一种治疗多毛的有效药物,其他外周抗雄激素药物疗效有限。
- 因为所有的抗雄激素药物都有致畸可能,用药期间应注意避孕。

(李　蓉译　乔　杰校)

参考文献

1. Sonino N, et al: Quality of life of hirsute women. Postgrad Med J 69:186–189, 1993.
2. Shulman LH, et al: Serum androgens and depression in women with facial hirsutism. J Am Acad Dermatol 27:178–181, 1992.
3. Derogatis LR, et al: Serum androgens and psychopathology in hirsute women. J Psychosom Obstet Gynaecol 14:269–282, 1993.
4. Hunter MH, Carek PJ: Evaluation and treatment of women with hirsutism. Am Fam Phys 67:2565–2572, 2003.
5. Leung AK, Robson WL: Hirsutism. Int J Dermatol 32:773–777, 1993.
6. Ahmed B, Jaspan JB: Hirsutism: A brief review. Am J Med Sci 308:289–294, 1994.
7. Azziz R: The evaluation and management of hirsutism. Obstet Gynecol 101:995–1007, 2003.
8. Ferriman D, Gallwey JD: Clinical assessment of body hair growth in women. J Clin Endocrinol Metab 21:1440–1447, 1961.
9. Hatch R, et al: Hirsutism: Implications, etiology, and management. Am J Obstet Gynecol 140:815–830, 1981.
10. Moncada E: Familial study of hirsutism. J Clin Endocrinol Metab 31:556–564, 1970.
11. Cheewadhanaraks S, Peeyananjarassri K, Choksuchat C: Clinical diagnosis of hirsutism in Thai women. J Med Assoc Thai 87:459–463, 2004.
12. Messenger AG: The control of hair growth: An overview. J Invest Dermatol 101(1 Suppl):4S–9S, 1993.
13. Yen S: Chronic anovulation caused by peripheral endocrine disorders. In Yen S, Jaffe R (eds). Reproductive Endocrinology: Physiology, Pathophysiology and Clinical Management, 3rd ed. Philadelphia, WB Saunders,1991, p 1016.
14. Rosenfield RL: Pilosebaceous physiology in relation to hirsutism and acne. Clin Endocrinol Metab 15:341–362, 1986.
15. Randall VA, et al: Hormones and hair growth: Variations in androgen receptor content of dermal papilla cells cultured from human and red deer (Cervus elaphus) hair follicles. J Invest Dermatol 101(Suppl):114S–120S, 1993.
16. Oliver RF, Jahoda CA: Dermal–epidermal interactions. Clin Dermatol 6:74–82, 1988.
17. Moore GP, Panaretto BA, Robertson D: Epidermal growth factor delays the development of the epidermis and hair follicles of mice during growth of the first coat. Anat Rec 205:47–55, 1983.
18. Scott G, et al: Localization of basic fibroblast growth factor mRNA in melanocytic lesions by in situ hybridization. J Invest Dermatol 96:318–322, 1991.
19. Seiberg M, Marthinuss J, Stenn JN: Changes in expression of apoptosis-associated genes in skin mark early catagen. J Invest Dermatol 104:78–82, 1995.
20. Batch, JA, Mercuri FA, Werther GA: Identification and localization of insulin-like growth factor-binding protein (IGFBP) messenger RNAs in human hair follicle dermal papilla. J Invest Dermatol 106:471–475, 1996.
21. Cibula D, Hill M, Starka L: The best correlation of the new index of hyperandrogenism with the grade of increased body hair. Eur J Endocrinol 143:405–408, 2000.
22. Thiboutot DM: Clinical review 74: Dermatological manifestations of endocrine disorders. J Clin Endocrinol Metab 80:3082–3087, 1995.
23. Rittmaster RS: Clinical relevance of testosterone and dihydrotestosterone metabolism in women. Am J Med 98:17S–21S, 1995.
24. Shifren, JL, Schiff I: The aging ovary. J Womens Health Gend Based Med 9(Suppl 1):S3–S7, 2000.
25. Anderson DC: Sex-hormone-binding globulin. Clin Endocrinol (Oxf) 3:69–96, 1974.

26. Quigley CA, et al: Androgen receptor defects: Historical, clinical, and molecular perspectives. Endocrine Rev 16:271–321, 1995.
27. Gelmann EP: Molecular biology of the androgen receptor. J Clin Oncol 20:3001–3015, 2002.
28. Lee DK, Chang C: Endocrine mechanisms of disease: Expression and degradation of androgen receptor: Mechanism and clinical implication. J Clin Endocrinol Metab 88:4043–4054, 2003.
29. Bernasconi D, et al: The impact of obesity on hormonal parameters in hirsute and nonhirsute women. Metabolism 45:72–75, 1996.
30. Rosenfield RL, Lucky AW: Acne, hirsutism, and alopecia in adolescent girls. Clinical expressions of androgen excess. Endocrinol Metab Clin North Am 22:507–532, 1993.
31. Russell DW, Wilson JD: Steroid 5 α-reductase: Two genes/two enzymes. Annu Rev Biochem 63:25–61, 1994.
32. Hamada K, et al: The metabolism of testosterone by dermal papilla cells cultured from human pubic and axillary hair follicles concurs with hair growth in 5 α-reductase deficiency. J Invest Dermatol 106:1017–1022, 1996.
33. Azziz R, et al: Androgen excess in women: Experience with over 1000 consecutive patients. J Clin Endocrinol Metab 89:453–462, 2004.
34. O'Driscoll JB, et al: A prospective study of the prevalence of clear-cut endocrine disorders and polycystic ovaries in 350 patients presenting with hirsutism or androgenic alopecia. Clin Endocrinol (Oxf) 41:231–236, 1994.
35. Azziz R, Carmina E, Sawaya ME: Idiopathic hirsutism. Endocr Rev 21:347–362, 2000.
36. Azziz R, et al: Idiopathic hirsutism: An uncommon cause of hirsutism in Alabama. Fertil Steril 70:274–278, 1998.
37. Carmina E: Prevalence of idiopathic hirsutism. Eur J Endocrinol 139:421–423, 1998.
38. Stein I, Leventhal M: Amenorrhea associated with bilateral polycystic ovaries. Am J Obstet Gynecol 29:181–191, 1935.
39. Carmina E: Diagnosis of polycystic ovary syndrome: From NIH criteria to ESHRE–ASRM guidelines. Minerva Ginecologica 56:1–6, 2004.
40. Carmina E, Lobo RA: Polycystic ovary syndrome (PCOS): Arguably the most common endocrinopathy is associated with significant morbidity in women. J Clin Endocrinol Metab 84:1897–1899, 1999.
41. Polson DW, et al: Polycystic ovaries—a common finding in normal women. Lancet 1:870–872, 1988.
42. Clayton RN, et al: How common are polycystic ovaries in normal women and what is their significance for the fertility of the population? Clin Endocrinol (Oxf) 37:127–134, 1992.
43. Hassan MA, Killick SR: Ultrasound diagnosis of polycystic ovaries in women who have no symptoms of polycystic ovary syndrome is not associated with subfecundity or subfertility. Fertil Steril 80:966–975, 2003.
44. Erhmann D: Polycystic ovary syndrome. NEJM 352:1223–1295, 2005.
45. Bell GI, Polonsky KS: Diabetes mellitus and genetically programmed defects in beta-cell function. Nature 414:788–791, 2001.
46. Diamanti-Kandarakis E: et al: A modern medical quandary: Polycystic ovary syndrome, insulin resistance, and oral contraceptive pills. J Clin Endocrinol Metab 88:1927–1932, 2003.
47. Dunaif A, Finegood DT: Beta-cell dysfunction independent of obesity and glucose intolerance in the polycystic ovary syndrome. J Clin Endocrinol Metab 81:942–947, 1996.
48. Dahlgren E, et al: Women with polycystic ovary syndrome wedge resected in 1956 to 1965: A long-term follow-up focusing on natural history and circulating hormones. Fertil Steril 57:505–513, 1992.
49. Ovalle F, Azziz R: Insulin resistance, polycystic ovary syndrome, and type 2 diabetes mellitus. Fertil Steril 77:1095–1105, 2002.
50. Mor E, et al: The insulin resistant subphenotype of polycystic ovary syndrome: Clinical parameters and pathogenesis. Am J Obstet Gynecol 190:1654–1660, 2004.
51. Cabrol C, et al: Current problems in cardiac transplantation. Biomed Pharmacother 43:87–92, 1989.
52. Baillargeon JP, et al: Effects of metformin and rosiglitazone, alone and in combination, in nonobese women with polycystic ovary syndrome and normal indices of insulin sensitivity. Fertil Steril 82:893–902, 2004.
53. Rosenfield RL, et al: Dysregulation of cytochrome P450c 17 α as the cause of polycystic ovarian syndrome. Fertil Steril 53:785–791, 1990.
54. Moghetti P, et al: Insulin infusion amplifies 17 α-hydroxycorticosteroid intermediates response to adrenocorticotropin in hyperandrogenic women: Apparent relative impairment of 17,20-lyase activity. J Clin Endocrinol Metab 81:881–886, 1996.
55. Adashi EY, Hsueh AJ, Yen SS: Insulin enhancement of luteinizing hormone and follicle-stimulating hormone release by cultured pituitary cells. Endocrinology 108:1441–1449, 1981.
56. Nestler JE, et al: A direct effect of hyperinsulinemia on serum sex hormone-binding globulin levels in obese women with the polycystic ovary syndrome. J Clin Endocrinol Metab 72:83–89, 1991.
57. Ehrmann DA, et al: Prevalence of impaired glucose tolerance and diabetes in women with polycystic ovary syndrome. Diabetes Care 22:141–146, 1999.
58. Mor E, et al: The insulin resistant subphenotype of polycystic ovary syndrome: Clinical parameters and pathogenesis. Am J Obstet Gynecol 190:1654–1660, 2004.
59. Rajkhowa M, et al: Altered composition of high density lipoproteins in women with the polycystic ovary syndrome. J Clin Endocrinol Metab 82:3389–3394, 1997.
60. Legro RS, Castracane VD, Kauffman RP: Detecting insulin resistance in polycystic ovary syndrome: Purposes and pitfalls. Obstet Gynecol Surv 59:141–154, 2004.
61. Speiser PW, White PC: Congenital adrenal hyperplasia. NEJM 349:776–788, 2003.
62. Miller WL: Clinical review 54: Genetics, diagnosis, and management of 21-hydroxylase deficiency. J Clin Endocrinol Metab 78:241–246, 1994.
63. New MI: Diagnosis and management of congenital adrenal hyperplasia. Annu Rev Med 49:311–328, 1998.
64. McLaughlin B, et al: Late onset adrenal hyperplasia in a group of Irish females who presented with hirsutism, irregular menses and/or cystic acne. Clin Endocrinol 32:57–64, 1990.
65. Kuttenn F, et al: Late-onset adrenal hyperplasia in hirsutism. NEJM 313:224–231, 1985.
66. Azziz R, et al: Screening for 21-hydroxylase-deficient nonclassic adrenal hyperplasia among hyperandrogenic women: A prospective study. Fertil Steril 72:915–925, 1999.
67. Latronico AC, Chrousos GP: Extensive personal experience: Adrenocortical tumors. J Clin Endocrinol Metab 82:1317–1324, 1997.
68. Cordera F, et al: Androgen-secreting adrenal tumors. Surgery 134:874–880, 2003.
69. Bodie B, et al: The Cleveland Clinic experience with adrenal cortical carcinoma. J Urol 141:257–260, 1989.
70. Young R, Sinclair R: Hirsutes. I: Diagnosis. Australas J Dermatol 39:24–28, 1998.
71. Lobo RA: Ovarian hyperandrogenism and androgen-producing tumors. Endocrinol Metab Clin North Am 20:773–805, 1991.
72. Aiman J: Virilizing ovarian tumors. Clin Obstet Gynecol 34:835–847, 1991.
73. Barbieri RL, Ryan KJ: Hyperandrogenism, insulin resistance, and acanthosis nigricans syndrome: A common endocrinopathy with distinct pathophysiologic features. Am J Obstet Gynecol 147:90–101, 1983.
74. Howlett TA, Rees LH, Besser GM: Cushing's syndrome. Clin Endocrinol Metab 14:911–945, 1985.
75. Barnes RB: Adrenal dysfunction and hirsutism. Clin Obstet Gynecol 34:827–834, 1991.
76. Wu CH: Plasma androgens, progestins, and prolactin in hirsutism. Eur J Obstet Gynecol Reprod Biol 13:377–387, 1982.
77. Hagag P, et al: Androgen suppression and clinical improvement with dopamine agonists in hyperandrogenic-hyperprolactinemic women. J Reprod Med 46:678–684, 2001.
78. Buvat J, et al: A double blind controlled study of the hormonal and clinical effects of bromocriptine in the polycystic ovary syndrome. J Clin Endocrinol Metab 63:119–124, 1986.
79. Collins DC: Sex hormone receptor binding, progestin selectivity, and the new oral contraceptives. Am J Obstet Gynecol 170:1508–1513, 1994.

80. Bates GW, Cornwell CE: Iatrogenic causes of hirsutism. Clin Obstet Gynecol 34:848–851, 1991.
81. Redmond G.P: Androgenic disorders of women: Diagnostic and therapeutic decision making. Am J Med 98:120S–129S, 1995.
82. Spark RF: Dehydroepiandrosterone: A springboard hormone for female sexuality. Fertil Steril 77(Suppl 4):S19–S25, 2002.
83. Cela E, et al: Prevalence of polycystic ovaries in women with androgenic alopecia. Eur J Endocrinol 149:439–442, 2003.
84. Mehta A, et al: Should androgen levels be measured in hirsute women with normal menstrual cycles? Int J Fertil 37:354–357, 1992.
85. Kiddy DS, et al: Differences in clinical and endocrine features between obese and non-obese subjects with polycystic ovary syndrome: An analysis of 263 consecutive cases. Clin Endocrinol (Oxf) 32:213–220, 1990.
86. Govind A, Obhrai MS, Clayton RN: Polycystic ovaries are inherited as an autosomal dominant trait: Analysis of 29 polycystic ovary syndrome and 10 control families. J Clin Endocrinol Metab 84:38–43, 1999.
87. Tafaro E, et al: Importance of serum androgens chromatography on the ACTH stimulated adrenal steroidogenesis evaluation in hirsute women. Boll Soc Ital Biol Sper 59:1877–1882, 1983.
88. Boots LR, et al: Measurement of total serum testosterone levels using commercially available kits: High degree of between-kit variability. Fertil Steril 69:286–292, 1998.
89. Miller KK, et al: Measurement of free testosterone in normal women and women with androgen deficiency: comparison of methods. J Clin Endocrinol Metab 89:525–533, 2004.
90. Matsumoto AM, Bremner WJ: Serum testosterone assays—accuracy matters. J Clin Endocrinol Metab 89:520–524, 2004.
91. Meldrum, DR, Abraham GE: Peripheral and ovarian venous concentrations of various steroid hormones in virilizing ovarian tumors. Obstet Gynecol 53:36–43, 1979.
92. Friedman CI, et al: Serum testosterone concentrations in the evaluation of androgen-producing tumors. Am J Obstet Gynecol 153:44–49, 1985.
93. Hoffman DI, Klove K, Lobo RA: The prevalence and significance of elevated dehydroepiandrosterone sulfate levels in anovulatory women. Fertil Steril 42:76–81, 1984.
94. Tannenbaum C, et al: A longitudinal study of dehydroepiandrosterone sulphate (DHEAS) change in older men and women: The Rancho Bernardo Study. Eur J Endocrinol 151:717–725, 2004.
95. Azziz R, Zacur HA: 21-Hydroxylase deficiency in female hyperandrogenism: Screening and diagnosis. J Clin Endocrinol Metab 69:577–584, 1989.
96. Boscaro M, Barzon L, Sonino N: The diagnosis of Cushing's syndrome: Atypical presentations and laboratory shortcomings. Arch Intern Med 160:3045–3053, 2000.
97. Waldstreicher J, et al: Hyperfunction of the hypothalamic-pituitary axis in women with polycystic ovarian disease: Indirect evidence for partial gonadotroph desensitization. J Clin Endocrinol Metab 66:165–172, 1988.
98. Benacerraf BR, et al: Sonographic accuracy in the diagnosis of ovarian masses. J Reprod Med 35:491–495, 1990.
99. Duh QY: Adrenal incidentalomas. Br J Surg 89:1347–1349, 2002.
100. Hamrahian AH, et al: Clinical utility of noncontrast computed tomography attenuation value (hounsfield units) to differentiate adrenal adenomas/hyperplasias from nonadenomas: Cleveland Clinic experience. J Clin Endocrinol Metab 90:871–877, 2005.
101. Moltz L, et al: Ovarian and adrenal vein steroids in seven patients with androgen-secreting ovarian neoplasms: Selective catheterization findings. Fertil Steril 42:585–593, 1984.
102. Kaltsas GA, et al: Is ovarian and adrenal venous catheterization and sampling helpful in the investigation of hyperandrogenic women? Clin Endocrinol 59:34–43, 2003.
103. Shenenberger DW, Utecht LM: Removal of unwanted facial hair. Am Fam Phys 66:1907–1911, 2002.
104. Ramos-e-Silva M, de Castro MC, Carneiro Jr LV: Hair removal. Clin Dermatol 19:437–444, 2001.
105. Lanigan SW: Management of unwanted hair in females. Clin Exp Dermatol 26:644–647, 2001.
106. DiBernardo BE, et al: Laser hair removal: Where are we now? Plastic Reconstruct Surg 104:247–258, 1999.
107. Givens JR, et al: The effectiveness of two oral contraceptives in suppressing plasma androstenedione, testosterone, LH, and FSH, and in stimulating plasma testosterone-binding capacity in hirsute women. Am J Obstet Gynecol 124:333–339, 1976.
108. Fern M, Rose DP, Fern EB: Effect of oral contraceptives on plasma androgenic steroids and their precursors. Obstet Gynecol 51:541–544, 1978.
109. Madden JD, et al: The effect of oral contraceptive treatment on the serum concentration of dehydroisoandrosterone sulfate. Am J Obstet Gynecol 132:380–384, 1978.
110. Raj SG, et al: Normalization of testosterone levels using a low estrogen-containing oral contraceptive in women with polycystic ovary syndrome. Obstet Gynecol 60:15–19, 1982.
111. Bringer J: Norgestimate: A clinical overview of a new progestin. Am J Obstet Gynecol 166:1969–1977, 1992.
112. Dewis P, et al: The treatment of hirsutism with a combination of desogestrel and ethinyl oestradiol. Clin Endocrinol (Oxf) 22:29–36, 1985.
113. Volpe A, et al: Efficacy on hyperandrogenism and safety of a new oral contraceptive biphasic formulation containing desogestrel. Eur J Obstet Gynecol Reprod Biol 53:205–209, 1994.
114. Guido M, et al: Drospirenone for the treatment of hirsute women with polycystic ovary syndrome: A clinical, endocrinological, metabolic pilot study. J Clin Endocrinol Metab 89:2817–2823, 2004.
115. Henzl MR: Gonadotropin-releasing hormone and its analogues: From laboratory to bedside. Clin Obstet Gynecol 36:617–635, 1993.
116. Rittmaster RS: Use of gonadotropin-releasing hormone agonists in the treatment of hyperandrogenism. Clin Obstet Gynecol 36:679–689, 1993.
117. Chang RJ, et al: Steroid secretion in polycystic ovarian disease after ovarian suppression by a long-acting gonadotropin-releasing hormone agonist. J Clin Endocrinol Metab 56:897–903, 1983.
118. Rittmaster RS, Thompson DL: Effect of leuprolide and dexamethasone on hair growth and hormone levels in hirsute women: The relative importance of the ovary and the adrenal in the pathogenesis of hirsutism. J Clin Endocrinol Metab 70:1096–1102, 1990.
119. Andreyko JL, Monroe SE, Jaffe RB: Treatment of hirsutism with a gonadotropin-releasing hormone agonist (nafarelin). J Clin Endocrinol Metab 63:854–859, 1986.
120. Azziz R, et al: Leuprolide and estrogen versus oral contraceptive pills for the treatment of hirsutism: A prospective randomized study. J Clin Endocrinol Metab 80:3406–3411, 1995.
121. Spritzer P, et al: Cyproterone acetate versus hydrocortisone treatment in late-onset adrenal hyperplasia. J Clin Endocrinol Metab 70:642–646, 1990.
122. Barbieri RL, Makris A, Ryan KJ: Effects of insulin on steroidogenesis in cultured porcine ovarian theca. Fertil Steril 40:237–241, 1983.
123. Erickson GF, et al: The ovarian androgen producing cells: A review of structure/function relationships. Endocrine Rev 6:371–399, 1985.
124. Pasquali R, et al: Clinical and hormonal characteristics of obese amenorrheic hyperandrogenic women before and after weight loss. J Clin Endocrinol Metab 68:173–179, 1989.
125. Jakubowicz DJ, Nestler JE: 17 α-Hydroxyprogesterone responses to leuprolide and serum androgens in obese women with and without polycystic ovary syndrome offer dietary weight loss. J Clin Endocrinol Metab 82:556–560, 1997.
126. McCarthy EA, et al: Metformin in obstetric and gynecologic practice: A review. Obstet Gynecol Surv 59:118–127, 2004.
127. Moghetti, P, et al: Metformin effects on clinical features, endocrine and metabolic profiles, and insulin sensitivity in polycystic ovary syndrome: A randomized, double-blind, placebo-controlled 6-month trial, followed by open, long-term clinical evaluation. J Clin Endocrinol Metab 85:139–146, 2000.
128. Lord JM, Flight IH, Norman RJ: Metformin in polycystic ovary syndrome: Systematic review and meta-analysis. BMJ 327:951–953, 2003.

129. Nestler JE, Jakubowicz DJ: Decreases in ovarian cytochrome P450c17 α activity and serum free testosterone after reduction of insulin secretion in polycystic ovary syndrome. NEJM 335:617–623, 1996.
130. Vandermolen DT, et al: Metformin increases the ovulatory rate and pregnancy rate from clomiphene citrate in patients with polycystic ovary syndrome who are resistant to clomiphene citrate alone. Fertil Steril 75:310–315, 2001.
131. Ehrmann DA, et al: Effects of metformin on insulin secretion, insulin action, and ovarian steroidogenesis in women with polycystic ovary syndrome. J Clin Endocrinol Metab 82:524–530, 1997.
132. Pasquali R, et al: Effect of long-term treatment with metformin added to hypocaloric diet on body composition, fat distribution, and androgen and insulin levels in abdominally obese women with and without the polycystic ovary syndrome. J Clin Endocrinol Metab 85:2767–2774, 2000.
133. Ibanez L, et al: Sensitization to insulin in adolescent girls to normalize hirsutism, hyperandrogenism, oligomenorrhea, dyslipidemia, and hyperinsulinism after precocious pubarche. J Clin Endocrinol Metab 85:3526–3530, 2000.
134. Sturrock ND, Lannon B, Fay TN: Metformin does not enhance ovulation induction in clomiphene resistant polycystic ovary syndrome in clinical practice. Br J Clin Pharmacol 53:469–473, 2002.
135. Harborne L, et al: Metformin or antiandrogen in the treatment of hirsutism in polycystic ovary syndrome. J Clin Endocrinol Metab 88:4116–4123, 2003.
136. Morin-Papunen LC, et al: Endocrine and metabolic effects of metformin versus ethinyl estradiol–cyproterone acetate in obese women with polycystic ovary syndrome: A randomized study. J Clin Endocrinol Metab 85:3161–3168, 2000.
137. Kelly CJ, Gordon D: The effect of metformin on hirsutism in polycystic ovary syndrome. Eur J Endocrinol 147:217–221, 2002.
138. Dunaif A, et al: The insulin-sensitizing agent troglitazone improves metabolic and reproductive abnormalities in the polycystic ovary syndrome. J Clin Endocrinol Metab 81:3299–3306, 1996.
139. Ehrmann DA, et al: Troglitazone improves defects in insulin action, insulin secretion, ovarian steroidogenesis, and fibrinolysis in women with polycystic ovary syndrome. J Clin Endocrinol Metab 82:2108–2116, 1997.
140. Azziz R, et al: Troglitazone improves ovulation and hirsutism in the polycystic ovary syndrome: a multicenter, double blind, placebo-controlled trial. J Clin Endocrinol Metab 86:1626–1632, 2001.
141. Ghazeeri G, et al: Effect of rosiglitazone on spontaneous and clomiphene citrate-induced ovulation in women with polycystic ovary syndrome. Fertil Steril 79:562–566, 2003.
142. Belli SH, et al: Effect of rosiglitazone on insulin resistance, growth factors, and reproductive disturbances in women with polycystic ovary syndrome. Fertil Steril 81:624–629, 2004.
143. Brettenthaler N, et al: Effect of the insulin sensitizer pioglitazone on insulin resistance, hyperandrogenism, and ovulatory dysfunction in women with polycystic ovary syndrome. J Clin Endocrinol Metab 89:3835–3840, 2004.
144. Romualdi D, et al: Selective effects of pioglitazone on insulin and androgen abnormalities in normo- and hyperinsulinaemic obese patients with polycystic ovary syndrome. Hum Reprod 18:1210–1218, 2003.
145. Glueck CJ, et al: Pioglitazone and metformin in obese women with polycystic ovary syndrome not optimally responsive to metformin. Hum Reprod 18:1618–1625, 2003.
146. Cumming DC, et al: Treatment of hirsutism with spironolactone. JAMA 247:1295–1298, 1982.
147. Lobo RA, et al: The effects of two doses of spironolactone on serum androgens and anagen hair in hirsute women. Fertil Steril 43:200–205, 1985.
148. Board JA, Rosenberg SM, Smeltzer JS: Spironolactone and estrogen–progestin therapy for hirsutism. South Med J 80:483–486, 1987.
149. Ciotta L, et al: Treatment of hirsutism with flutamide and a low-dosage oral contraceptive in polycystic ovarian disease patients. Fertil Steril 62:1129–1135, 1994.
150. Moghetti P, et al: Flutamide in the treatment of hirsutism: Long-term clinical effects, endocrine changes, and androgen receptor behavior. Fertil Steril 64:511–517, 1995.
151. Cusan L, et al: Comparison of flutamide and spironolactone in the treatment of hirsutism: A randomized controlled trial. Fertil Steril 61:281–287, 1994.
152. Wysowski DK, et al: Fatal and nonfatal hepatotoxicity associated with flutamide. Ann Intern Med 118:860–864, 1993.
153. Rittmaster RS: Hirsutism. Lancet 349:191–195, 1997.
154. Venturoli S, et al: A prospective randomized trial comparing low dose flutamide, finasteride, ketoconazole, and cyproterone acetate–estrogen regimens in the treatment of hirsutism. J Clin Endocrinol Metab 84:1304–1310, 1999.
155. Rittmaster RS: Finasteride. NEJM 330:120–125, 1994.
156. Faloia E, et al: Effect of finasteride in idiopathic hirsutism. J Endocrinol Invest 21:694–698, 1998.
157. Wong IL, et al: A prospective randomized trial comparing finasteride to spironolactone in the treatment of hirsute women. J Clin Endocrinol Metab 80:233–238, 1995.
158. Knochenhauer ES, Key TJ, Kahsar-Miller M, et al: Prevalence of the polycystic ovary syndrome in unselected black and white women of the southeastern United States: A prospective study. J Clin Endocrinol Metab 83:3078–3082, 1998.
159. Asuncion M, Calco RM, San Millan JL, et al: A prospective study of the prevalence of the polycystic ovary syndrome in unselected Caucasian women from Spain. J Clin Endocrinol Metab 85:2434–2438, 2000.
160. Zargar AH, Wani AI, Masoodi SR, et al: Epidemiologic and etiologic aspects of hirsutism in Kashmiri women in the Indian subcontinent. Fertil Steril 77:674–678, 2002.

第三部分 成人生殖内分泌学

19 无排卵及排卵功能障碍

Margo Fluker and Stephanie Fisher

引言

无排卵及排卵功能障碍是妇科较常见的疾病。最常见的排卵功能障碍是多囊卵巢综合征，发生率达到6%～10%[1]。排卵功能障碍可导致一系列临床表现，从闭经到月经频发、不规则出血及月经过多。除了不规则的月经，许多妇女还表现为低生育力及其他内分泌系统症状，如多毛。我们可以根据各种因素选择不同治疗方法，包括症状、年龄、不孕等。

先不考虑病因，排卵功能障碍可能在出现闭经症状之前已经存在，或是在闭经的恢复过程中仍然存在（表19-1）。排卵功能异常可表现为月经量及月经周期的改变。卵泡期延长或间断无排卵均将导致月经稀发（大于35天），且常伴有月经量过多。卵泡期或黄体期缩短可导致月经频发及经前期出血。

由于排卵功能紊乱与一系列症状及病因密切相关，此章节及其他章节中将集中讨论这种特殊的内分泌疾病。此章节并非对各个主题做深入的探讨，而是仅仅做简单的综述以帮助理解无排卵的病理生理学。

病理生理学

如果想要了解无排卵是如何发生的，我们首先应该知道正常排卵的发生发展过程。下丘脑-垂体-卵巢（HPO）轴中的三个组成部分发生异常将导致相应的临床表现。

下丘脑

下丘脑弓状核的神经元将促性腺激素释放激素（GnRH）以脉冲式释放于门脉系统，是排卵的始动因素。GnRH诱导腺垂体激素、黄体生成素（LH）及卵泡刺激素（FSH）的释放。GnRH释放的振幅及频率对保持HPO轴的正常功能起关键作用[2]。许多激素及神经介质可以调节GnRH的释放，包括多巴胺、去甲肾上腺素、神经肽Y及内啡肽。影响这些激素及神经介质释放的因素或影响GnRH向腺垂体传递的因素将最终导致排卵周期的中断。

过度的压力（包括严重的慢性疾病）及饮食不规律，诸如神经性厌食及暴饮暴食均与GnRH的释放受到抑制密切相关。即使体重指数正常，过度运动及饮食不规律如神经性厌食都可以导致排卵功能障碍。GnRH释放频率及振幅的改变，甚至其活性的完全抑制均可造成GnRH的缺乏。临床可表现为月经过少甚至闭经。由于GnRH不能直接被检测到，GnRH缺乏是种排除性诊断。下丘脑性闭经很少表现为雌激素低下症状如潮热。由于慢性雌激素减少，雌激素受体降调节，因此很少出现下丘脑介导的低雌激素水平性血管收缩症状。同样的原理导致了对氯米芬促排卵作用不敏感。

过多的肾上腺皮质激素分泌（由于促肾上腺皮质激素释放激素活性升高），高水平的内生性神经肽Y及类罂粟碱（尤其是内啡肽）均是与精神应激及饮食紊乱密切相关的导致GnRH活性抑制的因素。还有些少见因素如外伤、感染、中枢神经系统肿瘤可以干扰GnRH通过门脉系统向腺垂体输送。一些报道指出，严重的减速性损伤导致垂体柄横断，颅咽管瘤或错构瘤等压迫垂体柄的神经系统肿瘤，结核或肉状瘤病等感染性疾病可引起下丘脑功能障碍或衰竭。

促性腺激素不足的性腺功能减退可以由于GnRH受体缺乏或是由于产生GnRH的神经元移行失败导致的GnRH缺乏引起。这些患者通常表现为原发闭经及第二性征发育不全，而非继发性排卵紊乱。

最近，人们在研究来普汀（Leptin，瘦蛋白）对于维持BMI、调节食欲、控制生育功能的作用。来普汀是一种含有146个氨基酸的蛋白质激素,在多种部位表达特别是脂肪组织。可以直接刺激GnRH脉冲以及腺垂体释放LH/FSH。它很有可能通过大量复杂的内分泌及旁分泌途径控制HPO轴[3]。来普汀可作为能量缺乏的传感器,限制饥饿时复制及生长所需的大量能量消耗。禁食时其浓度迅速下降抑制生殖系统、甲状腺及生长激素。初步研究显示人重组瘦蛋白可以逆转与下丘脑性闭经相关的神经内分泌异常,使之回到青春期的激素分泌水平[4]。

垂体促性腺激素

在生育期的末端,无排卵是种生理现象。在青春期开始时,下丘脑从青春前期的负向抑制中被释放,开始脉冲式释放GnRH。最初这种脉冲式释放GnRH仅在夜间出现,随着青春期发展,变为全天候释放。由于GnRH脉冲式的释放,腺垂体也在脉冲式释放LH及FSH,从而产生性腺类固醇,最终导致乳腺发育及月经来潮。

LH及FSH对GnRH刺激的分泌反应是随着青春期的发展而发展的。HPO轴成熟过程中,排卵功能通常是不正常的。从月经来潮到建立规律排卵周期平均需要2~3年[5]。

卵巢

卵泡耗尽是围绝经期排卵功能异常的常见原因。早卵泡期(第3天),残余卵泡对FSH依赖的刺激及相伴随的血清抑制素的相对抵抗引起FSH水平升高。FSH水平升高加速卵泡发育,增加了雌二醇的分泌。

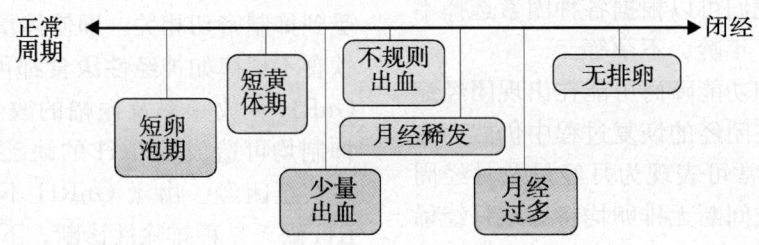

图19-1 月经谱,从正常排卵周期到闭经。

表19-1
排卵障碍的分类

HPO轴*	临床表现	激素表现	举例
下丘脑-垂体功能衰竭	缺乏自发性或黄体酮撤退性出血	低促性腺性 低或正常FSH 低雌二醇	Kallmann综合征 神经性厌食
下丘脑-垂体功能紊乱	存在自发性或黄体酮撤退性出血	正常促性腺性 正常FSH 正常雌二醇 ±高雄激素血症	PCOS 应激或体重相关的无排卵 原发性排卵障碍
卵巢衰竭	自发性或黄体酮撤退性出血进行性丧失 血管舒缩综合征	高促性腺性 高FSH 低雌二醇	卵巢早衰 围绝经
继发HPO轴功能紊乱	可变的	可变的 低/正常FSH 低/正常雌二醇	高催乳素血症 甲状腺疾病 先天性肾上腺皮质增生症 肿瘤

*下丘脑-垂体-卵巢轴

排卵早在 8～11 天出现，从而使月经周期缩短（由 28 天缩短至 23 天）[6,7]。卵泡数量及反应性衰减，从而发展为少排卵及无排卵直至最终闭经。这种不可避免的现象开始出现在三十多岁晚期，也许在四十岁出现明显的月经改变[7]。

类似的过程也可发生于更年轻时，在 40 岁之前失去排卵功能而发生卵巢早衰[8,9]。许多卵巢早衰的女性存在未成熟卵泡衰竭，还有一部分人卵泡数量正常但是对促性腺激素的刺激无反应。卵巢早衰患者偶尔可暂时恢复卵巢功能，如间断性雌激素撤退性出血，恢复正常的排卵周期甚至有怀孕的可能[10-12]。

最常见的卵巢功能障碍是 PCOS，PCOS 病情十分复杂而且病因不清。PCOS 是妇女最常见的内分泌疾病，以高雄激素性持续无排卵为特点。临床可以表现为多种排卵及月经紊乱，不孕，痤疮，多毛，肥胖[13]。还有各种代谢异常与 PCOS 相关，包括肥胖、胰岛素抵抗、2 型糖尿病、血脂异常及心血管疾病。胰岛素抵抗可能在生殖功能及 PCOS 长期预后方面起关键作用[12]。

当评价排卵功能障碍时，我们应该认识到，PCOS 是一个综合征，有一系列临床表现形式，没有一种分类可以包含所有表型。鹿特丹 PCOS 研讨会最近推出了 PCOS 更正后的诊断标准[14]。在除外其他病因（先天性肾上腺增生症，分泌雄激素的肿瘤，Cushing 综合征）的条件下，只要满足以下三条标准中的两条就可以诊断 PCOS。

- 少排卵或无排卵
- 高雄激素血症的临床和/或生化表现
- 多囊卵巢（每个卵巢至少有 12 个卵泡直径在 2～9mm 和/或卵巢体积≥10ml）

尽管肥胖常伴随于 PCOS，但是其本身也可能导致卵巢功能失调。许多研究包括护理方面的研究都报道了卵巢性不孕症随着 BMI 增加而增加[16,17]。肥胖将导致功能性高雄激素血症状态。向心性（腹部）肥胖与胰岛素抵抗及高循环胰岛素水平有密切关系。由于胰岛素直接抑制肝脏性激素结合蛋白 SHBG 的产生，所以向心性肥胖的女性与同年龄体重正常的女性相比较 SHBG 水平较低而游离睾酮较高[18]。这种功能性高雄激素血症伴随着脂肪细胞中雌激素的芳香化增加，导致了性激素失衡最终引起排卵功能障碍。

其他内分泌疾病

许多其他的内分泌疾病可通过破坏 HPO 轴而引起卵巢功能障碍。如高催乳素血症可使 GnRH 分泌受到抑制[19]。甲状腺功能减退妇女体内促甲状腺激素释放激素（TRH）活性增加，直接刺激催乳素分泌增加，最终导致 GnRH 脉冲释放减少。甲状腺功能亢进可引起一系列月经失衡，从月经过多到闭经。

先天性肾上腺增生症

患有经典及迟发型先天性肾上腺增生症的妇女均可表现为同 PCOS 相似的排卵异常[20]。没有足够的糖皮质激素抑制肾上腺产生雄激素，导致 HPO 轴抑制引起月经紊乱。尤其是经典的先天性肾上腺增生症，尽管地塞米松可充分抑制肾上腺，但仍存在与 PCOS 相同的高雄激素血症。

推测患有 CAH 的女性在围产期暴露于高雄激素血症导致青春期在 GnRH 刺激下 LH 分泌过多，使卵巢性高雄激素血症的发展不依赖于肾上腺产生雄激素[21]。这种情况在迟发型 CAH 中也有报道但是很少见。

黄体期缺陷

黄体期缺陷的定义范围存在争议，传统上被认为包括黄体期子宫内膜发育不全使胚胎植入失败及早期妊娠丢失。孕激素性质及数量缺陷被认为是造成子宫内膜发育异常的主要原因。存在两种亚型：

1. 黄体期缩短。黄体期缩短（小于 10 天）可被尿 LH 的测定及基础体温图证明。通常是由于 GnRH 脉冲式释放受到抑制引起的[19]，导致黄体化不全及孕酮产生减少。黄体期缩短也可伴发其他内分泌疾病（如高催乳素血症及甲状腺功能减低）或发生于下丘脑-垂体抑制的发展或恢复过程中，伴有哺乳期闭经、类固醇避孕药的使用及过量的运动。病因纠正后通常可以恢复正常的黄体期。
2. 子宫内膜发育不全。子宫内膜发育在组织学上落后 2 天或者更长时间，与黄体期的长度无关[22]。这种黄体期缺陷被认为是由于孕激素分泌过少或是子宫内膜对其反应欠佳引起的。虽然其明确的病因尚未清楚，但是研究发现其通常出现在过多地暴露于激素环境，同时卵巢受到外源性性激素的刺激，而与 GnRH 激动剂的治疗无关[23]。

黄体期缺陷对于不孕的影响仍然是有争论的。人们设计了相关研究去证实二者的联系，发现不孕症人群中黄体期缺陷发生率很高，但是这些研究没有成功地进行下去，这是由于缺乏统一的诊断标准。通过频繁的子宫内膜活检来评价组织学改变是不实际的。并且对于病理诊断可能因读片者不同而有很大差异。与之相似，对于血清孕酮水平的正常值也没有统一标准。由于孕酮添加治疗没有一个明确的治疗效果，使得黄体期缺陷是否为不孕症的病因受到质疑[24-26]。

黄素化卵泡未破裂

黄素化卵泡未破裂综合征被认为是排卵功能障碍的一个暂时的原因。这种综合征包括没有排卵的超声表现，或者 LH 峰后 48～72 小时行腹腔镜检查卵巢上未见排卵破裂的痕迹。这种现象可能与应用非甾体抗炎药有关，它可能抑制了前列腺素介导的卵泡破裂[27,28]。还有报道指出这种现象可能与诱导排卵时亚适量或不适时地应用绒毛膜促性腺激素有关[29]。除去这些医源性因素，还没有明确的病因学及成文的治疗方案。其内在变异和观察者的偏倚造成诊断标准不统一[29,30]。美国一项实践调查指出只有 8% 的大学里的生殖内分泌学家对这种疾病进行筛查[31]。

诊断的建立

大多数无排卵或排卵功能障碍的诊断在大多数病例可以单独依靠病史确诊。正常的月经周期是 21 至 35 天，并且是规律的。经前期不适（乳房胀痛、腹胀、情绪异常）尤其提示了排卵的发生，经期延长及周期不规律常提示无排卵。

确定排卵功能障碍的更多亚型可能需要一些辅助检查，比如尿 LH 监测、基础体温图、黄体期孕酮测定等。

> 一个月经周期 40～50 天的女性可能是有排卵的，虽然卵泡期可能延长或者不规律。排卵的诊断可能更依赖于基础体温图，孕酮引起的体温升高可能发生较晚些（26 至 36 天不等）。在下次月经前 7 到 10 天测定血清孕酮也有助于诊断，但是对于月经周期较长或不规律的女性而言，恰当的测量时机不好确定。在这种情况下，虽然在 38 至 39 天测定可以确定排卵，但是如果依照传统的 21 天则可能导致结果有误差。

基础体温图或尿 LH 监测可能有助于鉴别有排卵而黄体期缩短（小于 10 天）的患者。这可能发生在正常月经周期的情况下，但是通常与缩短的周期（21～24 天）有关。同时应该即刻评估甲状腺功能及催乳素水平。

对于黄体期缺陷的诊断标准存在很大争议[25,32]。黄体期子宫内膜活检被认为是金标准，此诊断标准要求两个独立周期中组织学的表现有 2～3 天的差异[22]。但是这项检查是有创的且引起很大不适，并且可因观察者不同得到不同的结果[33]。血清孕酮水平测定创伤较小，但是因为缺乏正常阈值的标准以及所需的适宜的检测次数而较少被接受，而且与子宫内膜反应的相关性不大[24,25,34]。孕酮的分泌也是脉冲式的，呈抛物线形（黄体中期形成峰值），所以低水平可能发生于每个 LH 脉冲前及黄体期始末[35]。用来区分排卵及无排卵周期（6～18 nmol/L 或者 2～5 ng/mL）的孕酮阈值与诊断黄体期缺陷的阈值（21～32 nmol/L 或 7～10 ng/mL）是不同的[24,34]。

诊断

排卵功能障碍有许多分类系统（表 19-1），这些系统同样提供了省时且性价比高的评估方法。它们围绕着三个关键原则展开，用来指导病史、查体、辅助检查及处理（表 19-2）。

表 19-2 评估排卵功能障碍的主要原则
1. 确诊缺乏自发性月经出血或孕激素诱发月经出血的低雌激素患者。
2. 鉴别低促性腺性、高促性腺性和正常促性腺性排卵障碍。
3. 排除医源性因素引起的继发性排卵障碍。

病史

对于排卵功能障碍患者的病史采集应集中于评估之前的及目前的月经情况，识别诱发因素及潜在的需特殊治疗的内科疾病，同时评估有无其他伴随的需要治疗的症状。

月经史的采集应开始于月经初潮及简单的青春期发育情况，这对于青春期患者尤为重要。这有助于评估患者青春期发育是否与同龄人相同。应牢记在初潮后的3年内无排卵周期可以是种正常的生理现象。

月经形式可以描述为每年月经的次数（如每年2~3次）或者月经周期的最短及最长时间（如35~90天）。月经周期在35天以上被认为是少排卵或无排卵，通常长于35天。在某些病例，基础体温图及尿排卵监测可提供关于卵泡期及黄体期的长度及排卵时机等有效信息。虽然没有一种月经形式是特异性的，卵泡期缩短（8~10天）常发生于围绝经期，黄体期缩短（小于10天）常发生于高催乳素血症，而月经过多更常发生于PCOS。

一篇关于下丘脑-垂体轴的综述揭示了与之相关的可能需要治疗的潜在因素及内科疾病。但是许多症状都是非特异性的。下丘脑因素在一些消瘦妇女中通常表现为月经稀少或闭经的。问诊应包括生活压力、慢性疾病、过度运动、明显的体重改变、不正常的饮食[13]。下丘脑性闭经女性很少表现出雌激素减少症状有潮热。

垂体腺瘤或催乳素增多的症状如严重头痛、视野改变（典型的双侧颞向偏盲）或溢乳。药物治疗史可以提示引起催乳素分泌的药物，包括多巴胺拮抗药物（胃复安或多潘立酮）及抗精神病药物（利派酮、氟哌啶醇、吩噻嗪类）。甲状腺功能障碍（尤其是甲减）的症状是常见的，也是非特异性的，但对于有个人家族性甲状腺疾病病史的病例应予以重视。

最常见的HPO轴紊乱引起无排卵的疾病就是PCOS。月经异常、不孕、体重增加、向心性肥胖、多毛、痤疮为常见症状。许多妇女还伴有高血压、血脂异常及糖耐量受损。其他引起高雄激素血症的疾病应被排除，如肾上腺分泌性肿瘤、CAH、Cushing综合征[14]。

在评估多毛时，区分PCOS或迟发型CAH相关的缓慢发生的多毛及肾上腺肿瘤引起的男性化的快速发生的多毛十分重要。真性男性化症状须被排除，比如声音变粗、阴蒂增大、体形改变（不只是简单的体重增加），因为这些症状的出现可能需要更进一步的检查以排除雄激素分泌性肿瘤。

关于多毛症的严重度的评估的特殊问题有助于评判是否需要治疗及治疗反应。记录下频率、持续时间及除毛的方法非常有用。从这些参数中可以对治疗方案作出一些调整（例如每周的电解术可从30分钟降至15分钟）。

卵巢早衰在有闭经及潮热症状的青年女性中发生率较高，但是这些患者常常有从月经周期缩短及稀发排卵到发展为闭经的过程[7]。随着雌激素减少的程度和持续时间，孕激素撤退性出血可以消失。隐匿的早衰可以没有雌激素减少症状，迅速发生的早衰可有明显的潮热、失眠、情绪改变，可能比自然绝经的妇女症状更加明显。病史中可以发现放化疗、卵巢切除等诱发因素。卵巢早衰4%~30%有家族史[10]。自身免疫性疾病的病史或家族史，比如糖尿病、甲状腺疾病、Addison病、红斑狼疮、白癜风等，对于潜在的自身免疫性卵巢早衰十分重要[10]。

在许多表现为排卵异常的患者中，对于妊娠、避孕、规律月经及子宫内膜保护的需要对指导治疗非常重要。患者的年龄及无排卵周期的持续时间对于确定子宫内膜增生的风险及是否需要内膜活检及随后的子宫内膜的保护治疗十分重要。

体格检查

对于不排卵患者的体格检查应从基本的身高、体重、BMI的计算和身体体质的评估开始。低BMI（<20kg/m²）可能为下丘脑功能异常的表现，高BMI（>30kg/m²）可能提示甲状腺功能低下（如果为近期体重增加）或多囊卵巢综合征患者存在胰岛素抵抗。PCOS患者存在胰岛素抵抗者的其他临床表现包括向心性肥胖（腰/臀比增加）或是出现黑棘皮病的表现——颈部、腋窝或腹股沟出现的天鹅绒般的灰褐色色素沉着。最终，考虑有PCOS患者应该有高雄激素血症表现的评估。痤疮和多毛症的形式和严重程度应该分别评估。对于多毛症的评估 Ferriman-Gallwey 评分是一有效工具[36]，对于诊断有帮助，特别是对抗雄激素药物的客观反应需要加入评估内容，但是其在临床实践中的实用性有限。男性型脱发（暂时的毛发丢失）是高雄激素的另一临床表现。

其他的体格检查包括系统的全身检查，包括视野（双颞叶偏盲），甲状腺检查（以除外甲状腺肥大症）和乳腺检查（除外溢乳）。腹部检查应注意有无腹纹和男性型毛发分布。广泛的腹纹可能提示与库欣综合征相关的皮质激素过多疾病；男性型毛发分布为高雄激素的临床表现。腹部或盆腔包块很少见到。

妇科检查应从外生殖器开始，了解有无阴蒂肥大。正常雌激素女性常表现为丰富的阴道皱襞，且宫颈黏液较多而透明。与此相反，下丘脑性无排卵或不成熟卵泡过早破裂所致低雌激素血症者阴道黏膜表现为苍白、光滑，宫颈黏液也较少。检查还应包括双合诊以除外附件区包块。另外，对于雌激素水平正常但有延迟性无排卵的患者，应行子宫内膜活检以除外内膜增生等病理情况。

实验室检查

对于排卵功能异常，系统的有意义的实验室检查是基于三个关键原则，详见表19-2。最初的检查总应该先排除妊娠，行妊娠反应试验。一旦妊娠被排除，需做的进一步检查为检测促甲状腺素、催乳素和FSH水平（图19-2）。

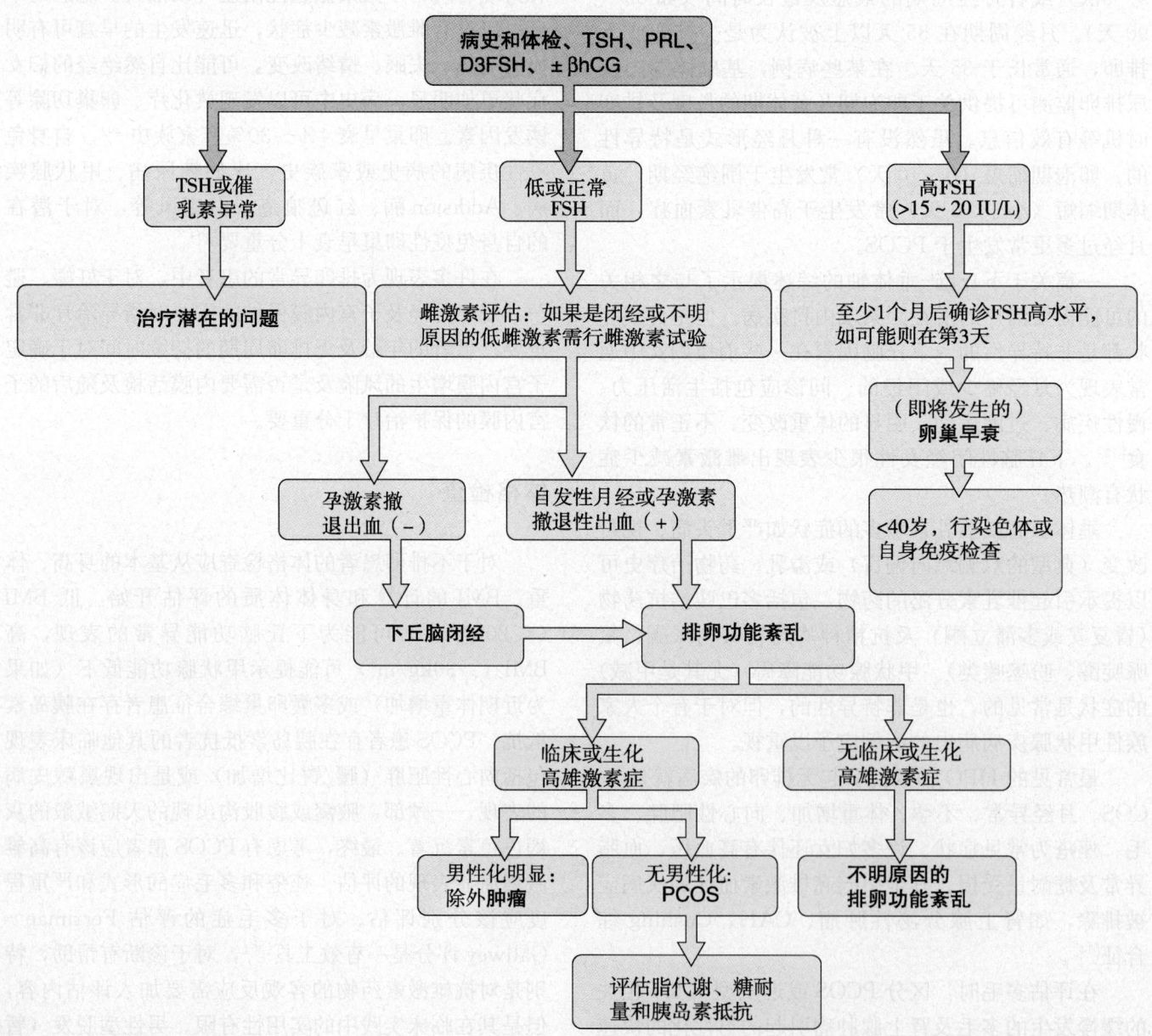

图19-2 排卵障碍诊断流程。

促甲状腺素和催乳素

促甲状腺素和催乳素的增高需要进一步检查和治疗（见第22章），谨记促甲状腺素和催乳素同时升高常常是甲状腺功能低下的表现，改善甲状腺状态的同时，高催乳素血症可以得到纠正。

促性腺激素

为了评估卵巢的储备功能，在卵泡期测量FSH（第三日）可达到理想效果；但是在月经稀发人群这一方法并不实用[6]。

FSH水平增高表示卵巢早衰的可能性增大，应该在之后的月经周期重复试验以证实。虽然在不同的实验中心参考值有所变化，但FSH浓度在10～15IU/L时已提示卵巢储备功能减退，当FSH浓度在15～20IU/L时则强烈提示接近或已经出现卵巢早衰[6]。一旦证实存在卵巢早衰，对于小于40岁的女性应该进一步检查以明确有无染色体异常（如Turner嵌合型）、脆性X染色体突变或免疫相关性疾病[9]。

当FSH水平偏低或正常时，应进一步评估雌激素水平。如果通过体格检查（阴道皱襞、稀薄的宫颈黏液）已经明确病人的雌激素水平正常，则不需要再行进一步检查。如果临床体检不能肯定，则需进一步行孕激素试验。应用孕激素后无出血表明临床低雌激素状态，则说明为下丘脑功能障碍所致。孕激素试验阳性则说明为卵巢功能障碍所致，如PCOS。

雄激素

在临床没有高雄激素表现的患者，对于雄激素水平的生化检查并非必要，因为其对卵巢功能障碍的治疗没有意义，治疗过程（如诱发排卵或是内膜保护）也不会因其而有任何改变。因此对于不排卵的患者，实验室证实其为高雄激素血症与否并不必要。

在高雄激素血症一章中，我们强调应该排除雄激素分泌性疾病。单纯的病史询问和体格检查常常可以明确。如果患者没有迅速出现的多毛症或是第二性征女性男性化表现，则患有雄激素分泌性肿瘤的机会很小，也不需要测定血清雄激素水平。如果临床不能确定，测定血清睾酮（肾上腺和卵巢来源）、雄烯二酮（卵巢来源）、硫酸脱氢表雄酮（肾上腺来源）可能有所帮助。不同实验室不同实验方法所测得的睾酮水平存在很大差异。依据局部化验方法论，游离睾酮和游离雄激素指数是最精确的评价睾酮活性的生化指标。

一旦雄激素分泌性肿瘤被排除，最可能的诊断为多囊卵巢综合征。但是迟发型（不典型）先天性肾上腺皮质增生症在临床上易与PCOS混淆。对于想要怀孕的患者，首先应该于卵泡期测量17-羟孕酮水平，条件允许还可行促肾上腺皮质激素刺激试验以排除先天性肾上腺皮质增生症。对于每个不排卵的患有高雄激素血症的患者均行这一实验以排除这一少见疾病的化验价值尚有争议；对于没有女性男性化体征或是希望怀孕的患者，治疗方法大致同PCOS。

最终，对于PCOS的诊断需要多种情况联合评估，包括高胆固醇血症和胰岛素抵抗。对于瘦型PCOS患者做相关检查的好处还不明确，但对于伴有肥胖或是其他高危因素（如家族高胆固醇血症史或2型糖尿病）的PCOS患者，行空腹胆固醇水平测定或是胰岛素抵抗/糖耐量试验（葡萄糖耐量试验±胰岛素水平）还是非常必要的。

许多不能严格诊断PCOS的排卵功能异常患者的真正病因最终仍不清楚（特发性排卵功能异常）。一旦疾病不需要特殊治疗，则可以对症治疗以助怀孕。

孕激素反应试验

如果体格检查不能确定病人的雌激素状态，则需要进一步行孕激素反应试验。甲羟孕酮（5至10mg）服用7至14天，如果雌激素水平正常则会有撤退性出血。孕激素撤退两周内出现阴道出血（无论剂量多少）均可视为孕激素试验阳性。

治疗

对于排卵功能异常女性的治疗，根据临床症状和环境的不同可以有很多方法。处理原则有以下几项：

1. 明确需要特殊治疗的潜在病症。
2. 明确此患者是需要怀孕、需要避孕还是需要调节月经。
3. 对于不同症状和体征的患者进行个体化治疗。

在排除了需要特殊治疗的疾病后，下一步是要明确可能的病因并提供适当的医学咨询意见和治疗意见。例如过度应激、焦虑和抑郁障碍、体重过高、显性或隐性饮食障碍、过度运动而营养摄入不足或是过度消瘦。需要谨记月经周期是否规律反映了一个女性的根本的健康状态。下丘脑性闭经常常被认为是由于"能量流失"引起，无论它是情感、生理或是热量方面。存在月经周期相关的代谢值，黄体期的温度周相移动和随后的月经期失血。如果 HPO 轴能量不充足，不能满足代谢支出，排卵异常将不能解决，继而的怀孕所需能量也不能得到满足。寻找和探讨 HPO 轴功能异常的主要原因，并改变原有的生活方式和/或提供治疗手段显得很重要[13,37]。

下一步是评估该患者是需要避孕、或是需要调节月经还是对某些相关症状进行对症治疗。

生育力

对于希望怀孕的患者来说，诱发排卵可以控制月经周期和保护内膜。在临床中，在诱发排卵治疗前应除外内膜增生性疾病。

对于体重过重或过轻的患者来说，健康的体重和饮食习惯、也许可以改善排卵。在体重过重（BMI>30kg/m²）的稀发排卵的 PCOS 患者中，增加活动量和适当的减肥（至少减去原体重的5%），可以改善排卵功能，并增加自然或是治疗后的受孕率[38,39]。同样的，对于 BMI 过低的患者，阶梯式减少活动量和活动强度，增加 BMI，增加热量和蛋白质的摄入和/或改善饮食习惯可以改善其排卵[13]。

在体重控制至正常和生活习惯适当调整后，可以用氯米芬酸诱发排卵[40]。应用氯米芬可使75%至80%患者排卵，但是可受孕率仅为40%至50%[41]。应用氯米芬无效的情况包括：基础 FSH 水平高（临近卵巢衰竭），孕激素撤退试验阴性（促性腺激素低下性闭经），PCOS 相关型肥胖患者（BMI>30kg/m²）和严重的高雄激素血症患者[42,43]。近期，有人应用芳香酶抑制剂如来曲唑诱发排卵[44,45]，它们对于 PCOS 患者，特别是替代氯米芬用于对氯米芬不敏感的 PCOS 患者的治疗的具体机制还不清楚[46]。

对于氯米芬诱发排卵无效的女性，许多方法被用作试验性治疗。延长氯米芬应用时间至7到10天（例如100mg，自月经第3天至第12天）对一些女性有效，其总剂量没有超过传统用药的最大剂量1000mg（200mg×5 天）[42]。对于有明确的胰岛素抵抗和/或糖耐量异常而同时对氯米芬诱发排卵不敏感的女性，加用二甲双胍可能提高氯米芬的有效性[47]。

鉴于 PCOS 患者，尤其是肥胖的患者，胰岛素抵抗为其主要的病理生理机制，应用胰岛素增敏剂作为促排卵的辅助用药越来越多。许多临床随机对照试验表明，无论单用二甲双胍还是与氯米芬联合应用，均能有效改善排卵[47,48]。应用二甲双胍可不同程度地改善月经周期和提高体外受精周期的受孕率[47]。对于受孕后是否应继续服用二甲双胍，还没有很好的对比数据给予指导。同样，关于怀孕前的最佳治疗时间的信息也很少。我们在临床中一旦发现患者怀孕，或是连续用药3个月没有明显的体重减轻或临床症状、内分泌指标的改善，均为停药指征。

对于改善生活方式或是应用口服药物均不能改善排卵或不能怀孕的患者来说，可以考虑注射外源性促性腺激素。下丘脑源性闭经或是 WHO 规定的 Ⅰ 型排卵功能异常为缺少内源性促性腺激素所致，因此，外源性补充促性腺激素可以恢复正常排卵，提高受孕率[49]。对于 WHO 规定的 Ⅱ 型排卵功能异常的研究相对较少，其排卵少和受孕率低与高龄、肥胖、高雄激素有关，即使氯米芬诱发排卵成功，受孕率依然不高[49,50]。

由于外源性促性腺激素费用偏高，或是多胎妊娠的风险较大，许多应用氯米芬诱发排卵无效的 PCOS 患者选择腹腔镜下行卵巢打孔术恢复自然排卵功能。此种技术可使75%的患者降低循环雄激素水平，并恢复排卵[51]。应用此技术的长期有效性不能肯定，且术后盆腔组织的粘连会最终影响妊娠，因此此项技术的应用受到限制，但其对于特殊的患者有时依然是一种合理的选择。

避孕

如果需要避孕，复方口服避孕药应该是第一选择，因为其在避孕和非避孕方面都有很多优点。它除了可以避孕外，还可以调理月经，保护内膜避免长期被雌激素刺激引起增生性改变，并能缓解由于高雄激素引起的痤疮和多毛症。由于下丘脑-垂体受到抑制，该药的抗雄激素作用明显占优势，导致卵巢间质产生雄激素减少。另外，该药的雌激素成分迅速刺激肝脏产生更多的性激素结合球蛋白，从而进一步降低血清中游离睾酮的水平[52]。一些口服避孕药物含有醋酸环丙孕酮，其为一种天然的抗雄激素药物，是月经不规律而伴有高雄激素血症患者的有效选择。

对于不能耐受含有雌孕激素成分的复方口服避孕药或是有禁忌证的患者，可以应用单纯孕激素避孕药（片剂、长效孕酮注射或是皮下植入），除了可以避孕，还可以调理月经和保护内膜。单纯孕激素避孕药的抗雄激素效果不确定，它可以抑制 HPO 轴的作用而降低卵巢雄激素的产生，但作用可能较雌孕激素联合的避孕药弱。即使血清睾酮的清除率增加，但其对性激素结合球蛋白的产生没有影响[53]。另外，有些合成孕激素本身有一些雄激素活性，对于一些患者来说，有时甚至可使她们的高雄症状恶化[52]。

控制月经周期和保护内膜

如果不考虑避孕和怀孕的问题，则应该考虑控制月经周期和子宫内膜的保护。对于年轻女性，没有明确的指南说明哪种频率和方式的周期性出血对内膜有保护作用。但是，慢性不排卵确实可以增加子宫内膜增生和产生肿瘤的风险[54,55]，尤其是在肥胖的女性（体重>90公斤）[56]。临床经验认为，对于慢性不排卵或是月经周期在 8 周以上的患者，应该 4 至 12 周对其实施一次孕激素撤退性出血[57]。对于长期不排卵、阴道不规则出血或出血量大、或有子宫内膜增生高危因素（体重>90公斤，不孕症的未孕者或是 PCOS）的患者，应行内膜活检[51,56,58-60]。

对于不希望每个月都来月经的女性，通过孕激素治疗可以诱发少经或闭经，具体方法有长效孕酮注射、皮下埋植或是宫腔内置入持续局部释放的孕激素系统。

多毛症

有高雄激素性不排卵的女性（PCOS 患者）通常有多毛和痤疮。对于需要怀孕的女性，行毛发剔除是唯一可行的抗雄激素疗法。而对于不需要怀孕的女性来说，有很多种方法可以选择，可同时达到避孕和控制月经周期的效果。对于多毛症的有效治疗常常是减肥（适当的）、剔除多余毛发和药物的联合治疗。后者常常包括雄激素抑制（如口服避孕药）和/或特殊的抗雄激素治疗（如螺内酯、醋酸环丙孕酮、氟他胺或是非那雄胺）。

卵巢衰竭

对于年轻的高促性腺激素血症患者，依然应该考虑生殖功能（见第 20 章）。但是，对于高 FSH 水平、卵巢储备功能降低或是卵巢早衰的女性来说，促排卵治疗并不合适[60]。基于年龄和其他因素，排卵周期发生甚少的患者自然受孕率低。仅有 5%～10% 卵巢早衰的患者可以自然受孕。另外，卵母细胞捐赠使得许多患者的受孕成为现实[10,11]。

FSH 升高一般被认为是女性卵巢接近衰竭的表现，但是许多女性仍可能有正常的月经周期，没有其他明显不适症状。此类病人往往没有什么特殊的治疗要求，但是我们仍应该为其提供关于心血管健康和骨骼健康的咨询，包括健康饮食、适当运动以调整体重和增强肌肉力量、戒烟、适当饮酒、适当服用钙剂和维生素 D。

对于卵巢早衰的女性来说，卵巢功能下降甚至完全消失，可以行人工周期治疗，其目的是保护内膜、缓解雌激素缺乏导致的围绝经期症状，并能防止骨质疏松症。无论应用复方口服避孕药或是雌/孕激素序贯替代疗法均能达到以上目的。口服避孕药对于仍有部分卵巢功能残留的患者有更好的控制周期的功效。对于仍希望怀孕的年轻女性，可以联合应用微粒子雌二醇和孕激素，此种低剂量激素替代疗法效果较好。此种低剂量摄入不抑制和掩盖自发排卵，也不用担心早孕期不良药物的暴露，因为其成分与人类卵巢分泌的激素完全一样。

远期健康问题

传统上，对于 PCOS 的治疗焦点集中在受孕、多毛和月经调节上。然而，高雄女性和 PCOS 患者依然存在远期健康问题的危险因素,例如肥胖、糖尿病、血脂异常、高血压和心脏病。许多PCOS患者在其生育年龄即可发生以上异常,而妇产科医师可以最早发现并能给予一定的干预,例如控制体重和改善胰岛素抵抗,从而改善其远期健康。我们可以给予患者医疗咨询以改善其生活方式,例如适当规律的运动、控制体重在正常范围、注意饮食健康和戒烟等。

要 点

- 排卵功能异常范围很广,包括闭经、月经过频、月经不规律、甚至经量过多。
- 除外一些需要治疗的疾病和一些特殊的健康要求,月经周期可被视为大体健康的观察指标。
- PCOS被认为是最常见的排卵功能异常性疾病,但仍有许多女性有不明原因的不排卵。
- 应对患者的不同要求实行个体化治疗,例如有些患者需要怀孕,有些则需要避孕,有些则需重视对症治疗(如多毛症)。
- 应建立随访和长期健康监控系统以观察这些患者的远期结局。

(杨 艳译 李 蓉校)

参考文献

1. Lobo RA, Carmina E: The importance of diagnosing the polycystic ovary syndrome. Ann Intern Med 132:989–993, 2000.
2. Knobil E: The neuroendocrine control of the menstrual cycle. Recent Prog Horm Res 36:53–88, 1980.
3. Moschos S, Chan JL, Mantzoros CS: Leptin and reproduction: A review. Fertil Steril 77:433–444, 2002.
4. Welt CK, Chan JL, Bullen J, et al: Recombinant human leptin in women with hypothalamic amenorrhea. NEJM 351:987–997, 2004.
5. Altchek A: Dysfunctional uterine bleeding in adolescence. Clin Obstet Gynecol 20:633–650, 1977.
6. Scott RT Jr, Hofmann GE: Prognostic assessment of ovarian reserve. Fertil Steril 63:1–11, 1995.
7. Sherman BM, Korenman SG: Hormonal characteristics of the human menstrual cycle throughout reproductive life. J Clin Invest 55:699–706, 1975.
8. Coulam CB, Adamson SC, Annegers JF: Incidence of premature ovarian failure. Obstet Gynecol 67:604–606, 1986.
9. Anasti JN: Premature ovarian failure: An update. Fertil Steril 70:1–15, 1998.
10. van Kasteren YM, Schoemaker J: Premature ovarian failure: A systematic review on therapeutic interventions to restore ovarian function and achieve pregnancy. Hum Reprod Update 5:483–492, 1999.
11. Kalantaridou SN, Nelson LM: Premature ovarian failure is not premature menopause. Ann NY Acad Sci 900:393–402, 2000.
12. Dunaif A: Insulin resistance and the polycystic ovary syndrome: Mechanism and implications for pathogenesis. Endocr Rev 18:774–800, 1997.
13. Perkins RB, Hall JE, Martin KA: Aetiology, previous menstrual function and patterns of neuro-endocrine disturbance as prognostic indicators in hypothalamic amenorrhoea. Hum Reprod 16:2198–2205, 2001.
14. Revised 2003 consensus on diagnostic criteria and long-term health risks related to polycystic ovary syndrome. Fertil Steril 81:19–25, 2004.
15. Pasquali R, Pelusi C, Genghini S, et al: Obesity and reproductive disorders in women. Hum Reprod Update 9:359–372, 2003.
16. Rich-Edwards J, Goldman M, Willet W, et al: Adolescent body mass index and infertility caused by ovulatory dysfunction. Am J Obstet Gynecol 71:171–177, 1994.
17. Lake J, Power C, Cole T: Women's reproductive health—the role of body mass index in early and adult life. Int J Obesity 21:432–438, 1997.
18. VonShoultz B, Calstrom K: On the regulation of sex-hormone binding globulin. A challenge of old dogma and outlines of an alternative mechanism. J Steroid Biochem 32:327–334, 1989.
19. Monroe SE, Levine L, Chang RJ, et al: Prolactin-secreting pituitary adenomas. V. Increased gonadotroph responsivity in hyperprolactinemic women with pituitary adenomas. J Clin Endocrinol Metab 52:1171–1178, 1981.
20. Speiser PW, White PC: Congenital adrenal hyperplasia. NEJM 349:776–788, 2003.
21. Barnes RB, Rosenfield RL, Ehrmann DA, et al: Ovarian hyperandrogynism as a result of congenital adrenal virilizing disorders: Evidence for perinatal masculinization of neuroendocrine function in women. J Clin Endocrinol Metab 79:1328–1333, 1994.
22. Noyes RW, Hertig AT, Rock JR: Dating the endometrial biopsy. Fertil Steril 1:3–25, 1950.
23. Tavaniotou A, Albano C, Smitz J, Devroey P: Impact of ovarian stimulation on corpus luteum function and embryonic implantation. J Reprod Immunol 55:123–130, 2000.
24. Li TC, Cooke ID: Evaluation of the luteal phase. Hum Reprod 6:484–499, 1991.
25. Jordan J, Craig K, Clifton DK, Soules MR: Luteal phase defect: The sensitivity and specificity of diagnostic methods in common clinical use. Fertil Steril 62:54–62, 1994.
26. Davis OK, Berkeley AS, Naus GJ, et al: The incidence of luteal phase defect in normal, fertile women, determined by serial endometrial biopsies. Fertil Steril 51:582–586, 1989.
27. Stone S, Khamashta MA, Nelson-Piercy C: Nonsteroidal anti-inflammatory drugs and reversible female infertility: Is there a link? Drug Safety 25:545–551, 2002.
28. Murdoch WJ, Cavender JL: Effect of indomethacin on the vascular architecture of preovulatory ovine follicles: Possible implication in the luteinized unruptured follicle syndrome. Fertil Steril 51:153–155, 1989.
29. Evers JL: The luteinized unruptured follicle syndrome. Baillieres Clin Obstet Gynaecol 7:363–387, 1993.
30. Scheenjes E, te Velde ER, Kremer J: Inspection of the ovaries and steroids in serum and peritoneal fluid at various time intervals after

ovulation in fertile women: Implications for the luteinized unruptured follicle syndrome. Fertil Steril 54:38–41, 1990.
31. Glatstein IZ, Harlow BL, Hornstein MD: Practice patterns among reproductive endocrinologists: Further aspects of the infertility evaluation. Fertil Steril 70:263–269, 1998.
32. McNeely MJ, Soules MR: The diagnosis of luteal phase deficiency: A critical review. Fertil Steril 50:1–15, 1988.
33. Duggan MA, Brashert P, Ostor A, et al: The accuracy and interobserver reproducibility of endometrial dating. Pathology 33:292–7, 2001.
34. Daya S, Ward S, Burrows E: Progesterone profiles in luteal phase defect cycles and outcome of progesterone treatment in patients with recurrent spontaneous abortion. Am J Obstet Gynecol 158:225–232, 1988.
35. Filicori M, Butler JP, Crowley Jr WF: Neuroendocrine regulation of the corpus luteum in the human. Evidence for pulsatile progesterone secretion. J Clin Invest 73:1638–1647, 1984.
36. Ferriman D, Gallwey J: Clinical assessment of body hair growth in women. J Clin Endocrinol Metab 21:1440–1447, 1961.
37. Speroff L, Glass RH, Kase NG: Clinical Gynecologic Endocrinology and Infertility. Baltimore, Williams and Wilkins, 1999, pp 421–485.
38. Clark AM, Thornley B, Tomlinson L, et al: Weight loss in obese infertile women results in improvement in reproductive outcome for all forms of fertility treatment. Hum Reprod 13:1502–1505, 1998.
39. Kiddy DS, Hamilton-Fairley D, Bush A, et al: Improvement in endocrine and ovarian function during dietary treatment of obese women with polycystic ovary syndrome. Clin Endocrinol (Oxf) 36:105–111, 1992.
40. American Society for Reproductive Medicine Committee Opinion: Use of clomiphene citrate in women. Fertil Steril 80:1302–1308, 2003.
41. Garcia J, Jones GS, Wentz AC: The use of clomiphene citrate. Fertil Steril 28:707–717, 1977.
42. Fluker MR, Wang IY, Rowe TC: An extended 10-day course of clomiphene citrate (CC) in women with CC-resistant ovulatory disorders. Fertil Steril 66:761–764, 1996.
43. Eijkemans MJ, Habbema JD, Fauser BC: Characteristics of the best prognostic evidence: An example on prediction of outcome after clomiphene citrate induction of ovulation in normogonadotropic oligoamenorrheic infertility. Semin Reprod Med 21:39–47, 2003.
44. Mitwally MF, Casper RF: Use of an aromatase inhibitor for induction of ovulation in patients with an inadequate response to clomiphene citrate. Fertil Steril 75:305–309, 2001.
45. de Ziegler D: The dawning of the non-cancer uses of aromatase inhibitors in gynaecology. Hum Reprod 18:1598–1602, 2003.
46. Al-Omari WR, Sulaiman WR, Al-Hadithi N: Comparison of two aromatase inhibitors in women with clomiphene-resistant polycystic ovary syndrome. Int J Gynaecol Obstet 85:289–291, 2004.
47. Costello MF, Eden JA: A systematic review of the reproductive system effects of metformin in patients with polycystic ovary syndrome. Fertil Steril 79:1–13, 2003.
48. Lord JM, Flight IH, Norman RJ: Insulin-sensitising drugs (metformin, troglitazone, rosiglitazone, pioglitazone, D-chiro-inositol) for polycystic ovary syndrome. Cochrane Database Syst Rev 2003:CD003053.
49. Fluker MR, Urman B, Mackinnon M, et al: Exogenous gonadotropin therapy in World Health Organization groups I and II ovulatory disorders. Obstet Gynecol 83:189–196, 1994.
50. Mulders AG, Laven JS, Eijkemans MJ, et al: Patient predictors for outcome of gonadotrophin ovulation induction in women with normogonadotrophic anovulatory infertility: A meta-analysis. Hum Reprod Update 9:429–449, 2003.
51. Farquhar CM, Lethaby A, Sowter M, et al: An evaluation of risk factors for endometrial hyperplasia in premenopausal women with abnormal menstrual bleeding. Am J Obstet Gynecol 181:525–529, 1999.
52. van der Vange N, Blankenstein MA, Kloosterboer HJ, et al: Effects of seven low-dose combined oral contraceptives on sex hormone binding globulin, corticosteroid binding globulin, total and free testosterone. Contraception 41:345–352, 1990.
53. Gordon GG, Southren AL, Tochimoto S, et al: Effect of medroxy-progesterone acetate (Provera) on the metabolism and biological activity of testosterone. J Clin Endocrinol Metab 30:449–456, 1970.
54. Coulam CB, Annegers JF, Kranz JS: Chronic anovulation syndrome and associated neoplasia. Obstet Gynecol 61:403–407, 1983.
55. Cheung AP: Ultrasound and menstrual history in predicting endometrial hyperplasia in polycystic ovary syndrome. Obstet Gynecol 98:325–331, 2001.
56. Ballard-Barbash R, Swanson CA: Body weight: Estimation of risk for breast and endometrial cancers. Am J Clin Nutr 63:437S–441S, 1996.
57. Balen A: Polycystic ovary syndrome and cancer. Hum Reprod Update 7:522–525, 2001.
58. Gibson M: Reproductive health and polycystic ovary syndrome. Am J Med 98:67S–75S, 1995.
59. Munro MG: Abnormal uterine bleeding in the reproductive years. Part I—pathogenesis and clinical investigation. J Am Assoc Gynecol Laparosc 6:393–416, 1999.
60. Scott RT, Opsahl MS, Leonardi MR, et al: Life table analysis of pregnancy rates in a general infertility population relative to ovarian reserve and patient age. Hum Reprod 10:1706–1710, 1995.

第三部分 成人生殖内分泌学

20 卵巢早衰

Khalid Ataya

引言

卵巢早衰是发生在女性40岁以前以促性腺激素分泌过多为特征的性腺功能减退症。卵巢早衰常常与卵泡排空有关，但与其发生并不一致，可以导致绝经。卵巢早衰在女性中的发生率约1%，并且90%的病例发生于30~40岁。发现有10%~28%的原发闭经和4%~18%的继发性闭经女性有卵巢早衰[1]。

在一些病例，卵巢早衰和正常的绝经的病因是一样的，是一种正常生理过程，发生于较小的年龄。但是在很多病例，其根本的原因仍是一种病理状态。

临床医生的目标是尽可能地诊断和治疗目前的病理状态，并且通过生殖技术和心理调节帮助这些女性达到她们的生育要求。最终，使病人不再经受由于长时间的雌激素缺乏引起的后遗症，比如明显的生殖器官萎缩和骨质疏松症。

这一章讲述了正常的卵巢发育和功能逐渐丧失的过程，以及卵巢早衰的常见病因、诊断标准和长期治疗方法。

卵巢胚胎学

已知原始生殖细胞来源于卵黄囊的内胚层。这些细胞在妊娠的第3周末可以被组织学证实，并且移行到生殖嵴[2]。到第8周时，持续的有丝分裂使卵原细胞的总量增加到600,000个[3]。从这时起，这些卵原细胞则同时经历着3种过程：有丝分裂、减数分裂和卵原细胞闭锁。大约在妊娠第20周时，卵巢有最大含量——6百万至8百万初级卵母细胞，其中三分之二已经进入了第一个减数分裂前期[1]。

从妊娠中期开始，不可逆转的损耗逐渐减少了生殖细胞的数量[4]。一些卵原细胞在胚胎第8至13周时由有丝分裂周期进入了第一个减数分裂前期。这个过程是在真正卵泡形成前由这些细胞向初级卵母细胞转变的标志。

有学者提出类固醇在控制卵巢原始卵泡的形成和卵泡早期发育方面起着重要作用[5]，并假设女性在出生的时候通常没有卵原细胞。但是，一组尚未充分证实的小鼠实验数据对这一观点提出了疑议[6]。这些研究者挑战了在哺乳动物出生后不存在生殖干细胞和卵泡更新过程的观点。

在出生的时候仅存在1百万的生殖细胞[7]。此后在青春期时进一步减少到30万左右。在女性生育期内，这些卵泡中仅400~500（少于1%）个会排卵[8]。

一旦初级卵母细胞形成，在减数分裂恢复和第一个极化体形成并且排出之前，它就持续停留在减数分裂前期一直到排卵，这可能与一个向颗粒细胞衍生的减数分裂抑制剂在其中发挥一定作用有关。这个假设是建立在对裸露的（无颗粒的）卵母细胞能在体外自发完成减数分裂的观察基础上的。原始卵母细胞在排卵前受到促黄体激素刺激后，完成第一个减数分裂中期和第一个极化体形成后向次级卵母细胞转变。排卵时，次级卵母细胞和周围的颗粒细胞（卵丘）被排出。

正常卵巢的老化

卵巢的老化直至功能衰竭是一个连续的过程。对卵巢的刺激反应减弱是卵巢老化的早期征象，随后则会出现月经不规律和停经。从月经不规律到停经的时间间隔大概为6年，与停经的年龄无关[9]。19世纪一个对加拿大妇女的研究发现最后一次分娩的年龄与停经年龄的时间间隔与此相同，但是闭经会早10年[10]。

丧失生育能力和卵巢老化

生育能力会随着女性年龄的增长逐渐减退。据世界范围统计，女性在20岁的时候达到她的生育高峰，35岁以后则急剧下降[11]。自然流产和胚胎畸形发生率都会随着年龄增长而增加[12,13]。与年龄相关的卵母细胞功能衰退目前认为与染色体DNA和减数分裂纺锤体微小管的损伤累积导致的减数分裂染色体不分离有关[10]。

卵泡早期FSH升高是卵巢卵泡储备消失的标志，预示着将会出现绝经[14]。绝经前FSH升高被认为可以引起窦前期卵泡的快速补充[15]。因此，卵母细胞消耗的时期开始了，直到卵泡接近完全耗竭为止[16]。

对卵巢刺激反应减弱大多数情况下代表着这个女性处于卵巢功能加速减退的开始，直至完全丧失生育能力，而对刺激完全没有反应也就完全丧失了生育能力[17]。反应减弱和较早停经之间的关系是由卵泡在卵巢内的生理性发育和衰退过程决定的。已经有学者提出囊状卵泡群的大小是卵泡池大小的一个真实反映[18-21]。反应减弱的人可以出现过早绝经[22,23]。

绝经

生理性卵巢衰竭的临床结局是绝经，停经则意味着月经永久性的停止。在美国，绝经的中位年龄为51岁，其中发生在40岁以前和60岁以后者各占1%[24]。尽管有整个人群平均年龄的增长和月经初潮年龄的提前，但是绝经的年龄保持相对比较稳定[25]。有证据表明，虽然环境因素对绝经自然发生的年龄有着重要的影响，但其仍旧受严格的遗传学控制[26]。

卵巢早衰的病理生理学

卵巢早衰是指女性40岁以前就出现卵巢功能缺乏。虽然它可以是较年轻女性出现的卵巢功能减退的生理过程，但是很多情况下有较广泛的病因基础。无论是什么病因，病人会表现出生育功能减退、低雌激素血症，最终导致闭经。

大多数病例，卵巢早衰的病因不是很明确，并且大部分为散发病例。但是一些患者的病因仍具有一定的遗传成分，其中一级亲属具有卵巢早衰的妇女，其发病率达到4%~30%[27,28]。下面列举了卵巢早衰的多种病因（见表20-1）。

遗传因素

遗传错误比如单基因缺失、性染色异常和其他一些遗传疾病已经证明与卵巢早衰具有一定的相关性。上述列举的卵巢早衰的病因很广泛，其中一些已被证实。

表20-1 卵巢早衰的原因
遗传性
X染色体连锁
染色体数目异常
基因缺失
脆X变异
单基因变异
半乳糖血症
促性腺激素受体缺陷
抑制素缺陷
甾体合成酶缺陷
其他
遗传综合征
多腺体自身免疫综合征
BPEI（睑裂狭小、上睑下垂、内眦赘皮）综合征
强直性肌萎缩
Perrault综合征（先天性耳聋）
共济失调性毛细血管扩张症
自身免疫性
单纯卵巢疾病
多腺体自身免疫性综合征1和2
感染性
医源性
化疗
放疗
反复卵巢手术
环境毒素
特发性

单基因缺失

单基因缺失会导致卵巢早衰发病率升高，其中包括

FSH和LH受体突变、抑制素和半乳糖血症等[29,30]。

促性腺激素受体缺陷

已经发现一部分卵巢早衰的病人具有FSH受体的突变[31]。一项对芬兰人的研究中发现FSH受体的突变会存在一定的家族中，并且会导致受体功能的丧失。LH受体基因的缺失与卵巢功能抵抗的相关性也有被描述[32]。

抑制素 (inhibin) 多态性

抑制素α和β基因的突变常常与症状较严重的卵巢早衰有关。有这些基因突变的病人7%会在20岁的时候出现闭经，而无基因突变的人闭经发生率仅0.7%[33]。

半乳糖血症

有这个常染色体隐性障碍的女性，卵巢早衰发生率至少为80%[34]。一个小鼠的模型研究显示半乳糖血症往往与胚胎卵子形成时生殖细胞数量减少有关[35]。1-磷酸-半乳糖尿苷酸转移酶基因的突变引起的卵巢乳糖代谢毒性产物积聚也可以导致卵巢早衰[36]。其他导致卵巢早衰的机制还包括：FSH的变异、核苷酸代谢异常以及由于酶缺陷引起的含有半乳糖的糖蛋白和糖脂合成障碍所导致的卵泡无功能等[1,37]。

其他遗传异常

一些常染色体的基因座常常与卵巢早衰有关[38]。染色体3基因座forkhead转录因子基因（*FOXL2*）已经被证实其病变可以导致卵泡减少。17α-羟化酶和17,20-碳链裂解酶缺失与原发性闭经、性幼稚及高血压有关[1]。类固醇激素生成障碍可以导致FSH负反馈消失从而使其升高，进而产生大量的卵泡以至卵母细胞加速大量消耗[14-16]。

具有与HLA-DR3相关的遗传易感性易患卵巢早衰和多腺体的自身免疫性内分泌病已被证实[39]。多腺体自身免疫综合征是指两个以上腺体由于自身免疫性疾病导致的临床症候群。BPEI综合征[睑裂狭小（blepharophimosis）、上睑下垂（ptosis）、内眦反逆（epicanthus inversis）]是一种常染色体3q的显性遗传病，它与卵巢早衰的发生有一定相关性[40,41]。肌肉强直营养不良是继发于19号染色体的基因突变，可能与卵巢早衰的发生有关[41]。基因*FRAXA*和*POF1B*目前认为与卵巢早衰的发生有关[42]。磷酸甘露糖变位酶2（*PMM2*）基因突变导致的常染色体缺陷已经被证实与卵巢早衰的发生有关[43]。以耳聋和家族性的常染色隐性遗传的卵巢早衰为特征的Perrault综合征已经被报道[44]。

性染色体异常

在卵巢早衰的病人中可以发现特殊的性染色体异常[45]。这些人中，45,X和47,XXY最为常见，还有多种镶嵌现象[46]。X染色体中包含着卵巢功能关键性的基因。

一般认为，Y染色体可以使性腺向睾丸分化，而向卵巢分化则要求较少的特殊性基因激活。已经证明，保持卵巢的功能需要两个X染色体。

Xq13-26是关键的区域[1]。近端（Xq13-21）缺失与原发性闭经有关，而远端区域缺失则与卵巢早衰有关。基因POF1和POF2分别位于Xq21.3-27和Xq13.3-q21.1[1]。绝经年龄前者明显早于后者。

这些基因的缺失并不会导致矮小身材。在X染色体的短臂上有一些区域与卵巢早衰的发生有关。具有异常核型的妇女会出现卵巢衰竭的年龄提前[45]。30岁以前的女性建议进行染色体分析，因为出现Y染色体会增加性腺肿瘤的发生率[47-49]。

Swyer综合征为具有46,XY染色体的一类疾病，可以表现为原发性闭经。Y染色体在Turner综合征患者用PCR方法可以检测，可以有很高的阳性率（12.2%），而Y染色体阳性的患者性腺肿瘤发生率却较低（7%~10%）[50]。据研究75%的表现为原发性闭经的卵巢早衰患者有45,X或嵌合体构型[51]。

Fragile X综合征前突变携带者，特别是伴有大脑发育迟滞和发育异常、意向性震颤、共济失调和痴呆的患者有较高的卵巢早衰发生率，发生率为16%~21%[52]。前突变来源于父亲者卵巢早衰发生率为28%，而来源于母亲者为4%，前者明显高于后者[53]。*FMR1* X相关基因外显子1的三个重复序列扩增可以导致fragile X综合征。50至200个重复序列的扩大为前突变。有证据表明，具有*FMR1*基因的前突变有较高的卵巢早衰发生率。尽管发生率的准确数字很难得到，但是有文献报道其为22%~26%[54]。

自身免疫因素

自身免疫性的卵巢早衰可以被独立出来或属于自身免疫性多腺体综合征的一部分（见表20-1）[55,56]。超过60%的此综合征的患者伴有卵巢功能衰退。自身免疫性多腺体综合征1型非常罕见，常于成年前发病，是一种常染色体隐性遗传病。这种综合征包括：甲状旁腺功能减退、黏膜皮肤念珠菌病、肾上腺功能衰退、原发性性腺功能减退。这种肾上腺的自身免疫主要针对侧链裂解和17-羟化酶。自身免疫性多腺体综合征2型更常见，通常是成人发病，女性居多，是一种与HLA-DR3和HLA-DR4相关的多基因遗传病。这种综合征包括：肾上腺皮质功能不全、自身免疫性甲状腺疾病、1型糖尿病和性腺功能衰退。肾上腺的缺陷包括21-羟化酶的抗体。

其他自身免疫性紊乱的疾病谱已经在卵巢早衰患者身上发现，包括：白癜风、重症肌无力、干燥综合征、系统性红斑狼疮、乳糜泻、类风湿性关节炎和恶性贫血。

组织学证据证明11%的卵巢早衰的病人有淋巴细胞性卵巢炎，这种病人中有78%体内存在类固醇细胞抗体，这意味着有自身免疫性的卵巢损伤[57]。这种淋巴细胞的浸润占据原始卵泡。在那些伴有胸腺发育不全的患者，CD4+细胞调控/抑制的缺失导致的一种对多器官的放大的自身免疫损伤，包括卵巢，可能提示了卵巢早衰的发生机制[58]。循环中的免疫球蛋白抑制FSH与其受体结合这一机制已经得到阐述。

在一项119位核型正常而有自发性卵巢早衰的女性参加的前瞻性研究中，我们发现对于甲状腺功能减退症（27%）和糖尿病（3%）的检测是有意义的。相关的临床报告建议检测其他可能相关的疾病[60]。在Addison病，类固醇细胞自身抗体可能与卵泡内膜/颗粒细胞层有交叉反应，而这些抗体的表达就成为Addison病和卵巢早衰相关的标志物。类固醇合成酶可能是这些抗体的靶点。卵巢早衰的女性有3%发展成肾上腺功能不全（比正常人群高300倍）。这些症状包括：厌食症、体重减轻、腹部隐痛、虚弱、疲劳、嗜盐和皮肤色素沉着症。

作为卵巢自身免疫性疾病的标志物，卵巢特异性抗体一致性的缺乏有其临床和科研意义。卵巢自身抗体检测的多态性可能是由于研究设计因素的不同，比如抗体检测方法、抗体制备和卵泡内靶点的各异性，包括卵泡细胞和卵泡相关抗体因素[61]。很多研究仅仅检测一种靶抗体，而留下很多个尚未发现的卵巢自身免疫抗体。

感染性因素

一种和卵巢早衰相关的罕见的感染是流行性腮腺炎性卵巢炎。由之引起的月经和生育功能的异常可能与感染发生的时间和感染的严重程度有关。此外，流行性腮腺炎性卵巢炎更可能是卵巢早衰更常见的原因[62,63]。

医源性因素

化疗

许多用于治疗恶性肿瘤的化疗药物都对卵巢有毒性能够导致卵巢早衰。化疗通过改变DNA，直接破坏分化的颗粒细胞和卵母细胞，导致卵泡的大量消耗[1,64-73]。这种作用可能被预防，这些将在本章卵巢早衰的治疗一节中讨论。

放疗

放疗的作用取决于年龄和X线的剂量[74,75]。照射的时间也同样重要。在卵巢放射线治疗的2周内，类固醇激素的水平下降而促性腺激素水平升高。年轻女性在接受放射线后不容易引起即刻和永久的卵巢早衰，可能是年轻女性有更多卵母细胞的缘故。

女性接受盆腔放射线照射时，当用腹腔镜技术在照射前将卵巢移出盆腔，卵巢早衰的风险将降低[76]。而照射前的激素调节治疗则不能降低风险[77]。

细胞对有害影响的敏感性与放射物的性质、剂量和照射时患者的年龄有关。患者越年轻，作为放疗直接后果的性腺功能的完全消失的可能性就越小[1,78]。有害放射线的持续时间也可能与之相关。据报道，在放疗和化疗后，月经周期和怀孕能力都可恢复[79]。

手术因素

卵巢手术或血管损伤也会减少有效卵泡的数量。卵巢扭转及其引起的血供减少也会导致损伤。腹腔镜已经成为越来越多的外科医生所采用的一种手术方式。直接的手术创伤对卵巢内外的血管都会有很大的损害。

卵巢内病变的剔除术，比如巧克力囊肿或其他卵巢囊肿，都会减少卵巢内局部的血液供应，从而导致缺血的发生。在同侧卵巢的多次手术也会有累积的负效应。卵巢内电蚀术和其他组织破坏方法都可能减少有效卵泡的数量。

环境中毒物因素

在多种环境因素中，吸烟已经被证明会导致绝经期提前约 2 年[80]。

特发性因素

很多卵巢早衰的女性都缺乏上述因素。基于人群的调查表明许多流行病学指标和卵巢早衰之间有关联。在不同的人群中，较低的社会经济地位、高等教育水平和未育[81]、BMI 和其他测量指数偏高等，都被认为是卵巢早衰的危险因素[82]。

卵巢早衰和生育

对于卵巢早衰的患者，虽然有停经和 FSH 水平的升高以及残留卵泡数量的大量减少，但仍有卵泡存在[1]。因此，"过早绝经"这种说法是不合适的。在符合年龄水平的绝经期无活力的卵母细胞或颗粒细胞簇中，剩余的卵泡一旦存在，通常会间断地表现其功能[83]。20%卵巢早衰的患者有散发的排卵周期[84]。实际上，据报道有 8%的患者妊娠[85]。

卵巢早衰的诊断

卵巢早衰的患者在 40 岁之前有闭经、低雌激素体征和月经紊乱。这些妇女需要经历一个从正常的月经周期到一个变化的月经周期的改变，最终月经稀发及绝经（表 20-2）。因此，卵巢早衰应包括在无排卵的鉴别诊断中。

病史及体格检查

病史和体格检查能够揭示雌激素缺乏的症状和体

表 20-2 潜在的临床症状和卵巢早衰的体征
年龄小于 40 岁
妇科病史
月经不规律或闭经
无排卵或稀发排卵
潮热
泌尿生殖系统萎缩
性器官幼稚型
家族史
月经延迟
卵巢早衰
个人史
自身免疫性疾病
腮腺感染
接触有毒的物质（放射线、化疗）
相关症状
疲劳
体重减轻
厌食
恶心
体位性头晕和嗜盐（salt craving）
感觉神经性耳聋
眼干

征，例如：潮热、泌尿生殖系统萎缩、阴道皱襞及宫颈黏液减少。依据卵巢中剩余卵泡的数量，潜在的卵巢功能缺陷在不同的年龄显露出来。

不论患者的实际年龄，围绝经期症状表示患者进入更年期。如果在青春期前迅速丢失大量卵泡，会出现原发性闭经和第二性征不发育。成人闭经的表现型程度和无月经发生的时间取决于卵泡的丢失是在青春期前、青春期，还是在青春期后。

耳聋使我们联想到 Perrault 综合征[44]。有迹象表明卵巢早衰与干眼综合征有关[86]。要询问卵巢早衰的家族史和家族性月经延迟的病史。在没有家族史的卵巢早衰的患者中 FMR1 的突变占 6%。在有卵巢早衰的家族史的患者中突变几率明显升高。要询问腮腺感染的病史。放射线、化疗、吸烟以及其他环境毒物的接触会加速卵巢早衰，应注意到这些因素。所有有关卵巢的手术史也要重视。疲劳、体重下降、厌食、恶心、体位性头晕和嗜盐都提示肾上腺功能不全。

绝大多数的患者查体除了有泌尿生殖道的萎缩外

无异常发现（表20-3）。但是，Turner综合征的身材矮小、后发际低下、高腭弓、盾状胸、宽大的乳头、第4～5掌指关节短小应该被检查发现。应该检查与自身免疫性疾病相关的症状，如上睑下垂、甲状腺肿大。应该进行神经系统检查和详细的眼睛检查。色素沉着、体位性低血压、白斑可能与肾上腺疾病有关。

实验室检查

小于40岁的患者出现两次随机血清FSH＞40IU/L可以诊断卵巢早衰。有连续三个月经周期不规律的患者需检查血清FSH、E2、催乳素和甲状腺激素以排除其他内分泌疾病。

孕激素试验在卵巢早衰的早期可能具有误导性。还有残存卵巢功能的患者，循环雌激素的水平可能正常。

一旦诊断为卵巢早衰，患者需要检查有无自身免疫性疾病。在这时，抗卵巢抗体的检测是不可靠的。更准确的是要检查抗肾上腺抗体。如果阳性，需进一步检查卵巢功能（表20-4）。更敏感的实验是促肾上腺皮质激素刺激试验。

卵巢早衰的妇女患自身免疫性甲状腺疾病的几率升高，由于这种原因，需要检测促甲状腺激素、T4、甲状腺过氧化物酶抗体。自身免疫性疾病的其他检测还包括血沉、全血细胞计数、抗核抗体和类风湿因子。

在特殊环境下的其他检测包括：空腹血糖快速检测以排除糖尿病，血钙和磷用来排除甲状旁腺功能减退，孕烯醇酮用来检测性器官发育幼稚合并高血压的17-羟化酶缺陷的患者，半乳糖-1-磷酸用来衡量半乳糖血症。染色体核型的检查用来衡量X染色体异常和Y染色体是否出现。虽然大多数患者在30岁之前即存在，但一些人认为卵巢早衰的所有患者均存在染色体核型异常。检测FMR1基因前突变能够识别脆性X谱系。

在闭经又要求生育的妇女，FSH、LH、E2应该每周检查并持续一个月，以便衡量剩余卵泡的活力。缺乏明显的E2升高和FSH降低提示不可逆的卵巢早衰，特别是在B超上缺乏窦状卵泡者[82]。

或者，有月经问题的患者可以测量月经第三天的FSH及E2水平[23,87-89]、氯米芬兴奋试验[90]以及B超囊状卵泡计数[91]以便间接了解剩余卵泡的功能。

表20-3
卵巢早衰的体检所见
身材矮小
后发迹低
高腭弓
盾状胸（shield chest）
乳头间距宽
第4和5掌指关节短小
缺乏阴道皱褶
上睑下垂
甲状腺肿
皮肤色素沉着
体位性低血压
白癜风

表20-4
相关病症的筛查
抗肾上腺抗体（肾上腺疾病） 　　如果阳性，做促肾上腺皮质激素兴奋试验
空腹血糖（糖尿病）
促甲状腺素 T4, 抗甲状腺抗体（甲状腺疾病）
血钙、磷（甲状旁腺疾病）
全血细胞计数（贫血）

卵巢活检

对于临床病例卵巢活检并不是必需的，卵巢活检只是作为科研的一部分，卵巢活检提示有少量的卵泡或者没有卵泡，有时能够看到卵泡周围有淋巴细胞浸润，提示卵巢早衰与自身免疫相关。在有卵巢抵抗综合征的患者，可以看到有许多在滤泡生成方面没有进展的小卵泡[82]。

影像学

在低促性腺激素性性腺发育幼稚的原发闭经的患者，剩余的卵巢呈条索状，经阴道超声通常不能够探及卵巢。在部分高促性腺激素和月经不规律的卵巢早衰的患者中能够看到卵泡和妊娠。

盆腔超声中窦状卵泡的数量可以间接反映剩余的卵泡[91]。窦状卵泡是圆形的直径5～10mm的回声。

诊断卵巢早衰6年后的患者仍可在盆腔超声中发现剩余的卵泡[90]。

在诊断卵巢早衰后骨密度检查是需要经常做的基本检查。但是，认为骨密度的结果与患者的年龄有关是错误的（见第24、25章），治疗的方案必须调整到可以治疗骨质疏松。

卵巢早衰的治疗

预防

最重要的生活方式的改变是停止吸烟。由于感染或细胞遗传学造成的卵巢早衰是不可预防的。在放疗前腹腔镜卵巢移位能够降低早衰的几率[92,76]。先前的激素替代治疗并不能降低卵巢早衰的几率[77]。

有关未成熟卵巢的老化，如家族性卵巢早衰，可能存在预防的措施，但绝大多数还处于试验阶段。大约10%的人在45岁绝经，这些人在13年前剩余25 000个卵泡。在32岁，这些人生育机能明显下降，可能在36岁完全丧失生育能力。在32岁或32岁之前诊断的患者，其生育能力相当于37岁的妇女，她们双胎的发生率升高[93-95]，非整倍性[88,96]和流产的几率上升[89]，生育能力下降[90,97]，对卵巢的刺激反应低下。

在从生育年龄到绝经的过渡阶段，在卵巢储备能力下降的诊断后有6～8年或更多时间月经周期可能是规律的[9,10,16,98-101]。窦卵泡的数量减少[18-21,87]，在月经第三天或氯米芬刺激试验后血清FSH升高，低抑制素水平[23,88-90]应怀疑卵巢早衰。但是，年龄大的和年龄小的患者基础的FSH水平有很大的差距[102]。FSH受体的基因型与基础的FSH水平有关，与促性腺激素刺激卵巢的不同反应有关。中度的基础FSH水平的升高并不意味着卵巢功能的衰竭[98,103-105]。血清抗苗勒激素是另一个标记物[106,107]。DNA指纹识别基因的移位预测卵巢早衰有可能成为现实[10]。有危险因素的患者，早结婚建立家庭是个聪明的做法。但是一些患者由于社会经济原因和工作原因，选择晚生育。

关于用手术或者非手术的方法保护因化疗和卵巢早衰造成的卵泡丢失见本书的其他章节（第32章）。外科手术包括切除部分卵巢组织并对这些组织进行实验室操作。最近有一个32岁的霍奇金病的妇女采用自体冻卵移植的方法产下一个健康孩子的报道[107]。在移植物中观察到的初级卵泡的快速衰竭可归因于组织的获得、准备、移植定位的技术步骤的不发展。因为这是一项试验性的治疗，为了避免从移植的卵巢中导入肿瘤细胞需要对患者进行精心筛选[108]。

非外科的处理包括使用激素以中止与年龄和化疗有关的卵泡减少[72,73,109-112]。细胞核克隆技术能够从干细胞激发卵泡的生长[113]。近年来，在新生儿卵巢中的卵原细胞的发现，为这些患者的治疗开辟了一条新思路[114]。非外科处理似乎被一大批年轻的美国患者所接受[114]。

咨询

有患卵巢早衰倾向的患者需要接受有关该病的精神、内分泌和基因咨询（表20-5）。

不孕症的预后

高促性腺激素水平的卵巢早衰的患者有妊娠的报道[115]。大约一半的染色体为46XX的卵巢早衰的患者在卵巢中有剩余的卵泡[116]。这些卵泡的功能是不可预测的和间歇的，在没有其他因素干扰的情况下是可以妊娠的。卵巢早衰的患者有5%～10%的妊娠的几率[117]。

一项调查激素替代治疗的随机试验发现滤泡生成通常存在，但是很少排卵甚至很少妊娠（妊娠率最高达14%）。对照试验证实过多的安慰剂没有任何成功率[118,119]。雌激素治疗没有改变排卵率和妊娠率。临床医生应告知卵巢早衰的患者只有很小的自然妊娠率。这些希望获得妊娠的患者可以依靠赠卵，当使用一个相关的供体时，可以增加卵巢低反应的几率。有证据表明，类固醇激素治疗能够使血清促性腺激素水平正常化，增加血雌激素水平，超声可以观测到卵泡的生长和受孕，特别是对有自身免疫性疾病的卵巢早衰患者[121]。但是，这种治疗只是试验性的。

表 20-5
需做遗传学咨询的卵巢早衰患者
有卵巢早衰家族史的女性
伴有染色体异常的卵巢早衰女性
有卵巢早衰和月经延迟家族史的女性

激素替代

卵巢早衰可以造成多种问题,如心理上的低落[122]、雌激素减少的多器官反应如骨质疏松[123,124]、心血管疾病的发病率上升[123,125]、抑郁、认知能力的下降等[126]。无论是否采取雌激素替代疗法[1],卵巢早衰的病人骨矿物质密度低于同年龄人平均值的1个标准差,髋骨骨折的几率要增加2.6倍。

有报道称绝经年龄的提前可以增加病死率[127]。卵巢早衰患者的病死率的相对危险度为1.95(CI,1.24~3.07)。高病死率与冠脉疾病及猝死有关。无论是否使用雌激素替代病死率均升高,对于使用雌激素替代治疗的患者病死率的相对危险度可增加到3.33(CI,1.14~9.72)。卵巢早衰的特殊类型的病理生理亚群(自身免疫和X连锁遗传病)更容易患心血管疾病。其他的卵巢早衰患者(化疗或放疗)更容易患长期的疾病,他们的病死率取决于原发疾病。

激素替代治疗,似乎是大龄妇女的"解药",它不再是一个必须接受的治疗,因为其他越来越多的非激素疗法已经显示出衰老的有效性。安全性、剂量、给药途径和适当的选择激素与非激素药物的间隔在本书其他章节中讲述,其中大部分适用于卵巢早衰妇女。典型的患者需要高剂量给药,如100μg雌激素皮贴或静脉雌激素水平100pg/ml。循环的孕激素也是需要的。因为相对年轻的患者有不可预测的排卵,如果患者没有生育要求可以使用避孕药。足量的钙、维生素D的摄入和锻炼需要加强。一般来说,卵巢早衰的治疗需要针对特殊的病因。影响了其他内分泌腺体和组织的相关疾病(如甲状腺和肾上腺)应该被发现。

总结

多种病因能够造成40岁之前卵巢早衰。在过去的日子里,生育领域冻存技术有所发展。所有的妇女,10%可能在45岁绝经,这些人可能在32岁之前出现生育能力的急剧下降。不论是否有月经,这些妇女可以被认为是卵巢早衰。正确的临床病史、超声检查和激素试验能够识别无症状但是有高危因素的患者。

要 点

- 卵巢早衰不同于过早绝经。
- 最常见的卵巢早衰的确定病因是基因因素和自身免疫。
- 卵巢早衰是存在脆性X综合征的高危因素。
- 排除自身免疫性疾病很重要。
- 卵巢早衰与自身免疫现象有关,如自身免疫性甲状腺疾病和肾上腺疾病。
- 检查抗卵巢抗体并没有指导意义,因为这些试验的重复性较差。
- 40岁以下要检查基因型。
- 年轻的患者需要高剂量的激素替代治疗。

(杨 艳译 李 蓉校)

参考文献

1. Anasti JN: Premature ovarian failure: An update. Fertil Steril 70:1–15, 1998.
2. Baker T: A quantitative and cytological study of germ cells in human ovaries. Proc R Soc Biol 158:417–433, 1963.
3. Ohno S, Klinger H, Atkin N: Human oogenesis. Cytogenetics 1:42, 1962.
4. Peters H: Intrauterine gonadal development. Fertil Steril 27:493–500, 1976.
5. Kezele P, Skinner MK: Regulation of ovarian primordial follicle assembly and development by estrogen and progesterone: Endocrine model of follicle assembly. Endocrinology 144:8329–8337, 2003.

6. Johnson J, Canning J, Kaneko T, et al: Germline stem cells and follicular renewal in the postnatal mammalian ovary. Nature 428:145–150, 2004.
7. Himelstein-Braw R, Byskov A, Peters H, Faber M: Follicular atresia in the infant human ovary. J Reprod Fertil 46:55–59, 1976.
8. Franchi L, Mandl A, Zuckermann S: The development of the ovary and the process of oogenesis. In Zuckerman S (ed). The Ovary. London, Academic Press, 1962, pp 1–88.
9. den Tonkelaar I, te Velde ER, Looman CW: Menstrual cycle length preceding menopause in relation to age at menopause. Maturitas 29:115–123, 1998.
10. te Velde ER, Pearson PL: The variability of female reproductive ageing. Hum Reprod 8:141–154, 2002.
11. O'Connor KA, Holman DJ, Wood JW: Declining fecundity and ovarian ageing in natural fertility populations. Maturitas 30:127–136, 1998.
12. Hecht CA, Hook EB: Rates of Down's syndrome at livebirth by one-year maternal age intervals in studies with apparent close to complete ascertainment in populations of European origin: A proposed revised rate schedule for use in genetic and prenatal screening. Am J Med Genet 62:376–385, 1996.
13. Andersen N, Wohlfahrt J, Christens P, et al: Maternal age and fetal loss: Population based register linkage study. BMJ 24:1708–1712, 2000.
14. Welt CK, McNichill DJ, Taylor AE: Female reproductive aging is marked by a decreased secretion of dimeric inhibin. J Clin Endocrinol Metab 84:105–111, 1999.
15. Soules MR, Battaglia DE, Klein NA: Inhibin and reproductive ageing in women. Maturitas 30:193–204, 1998.
16. Richardson SJ, Senikas V, Nelson JF: Follicular depletion during the menopausal transition: Evidence for accelerated loss and ultimate exhaustion. J Clin Endocrinol Metab 65:1231–1237, 1987.
17. Nikolaou D, Trew G: Contribution of assisted reproduction technology to the understanding of early ovarian ageing. In Studd J (ed). The Management of the Menopause, 3rd ed. London, Parthenon Publishing, 2003, pp 185–198.
18. Gougeon A: Ovarian follicular growth in humans: Ovarian ageing and population of growing follicles. Maturitas 30:137–142, 1998.
19. Reuss ML, Kline J, Santos R, et al: Age and the ovarian follicle pool assessed with transvaginal ultrasonography. Am J Obstet Gynaecol 74:224–227, 1996.
20. Pellicer A, Ardiles G, Neuspiller F, et al: Evaluation of the ovarian reserve in young low responders with normal basal levels of follicle-stimulating hormone using three-dimensional ultrasonography. Fertil Steril 70:671–675, 1998.
21. Scheffer GJ, Broekmans FJM, Dorland M, et al: Antral follicle counts by transvaginal ultrasonography are related to age in women with proven natural fertility. Fertil Steril 72: 845–851, 1999.
22. De Boer EJ, Den Tonkelaar I, te Velde ER, et al: A low number of retrieved oocytes at in vitro fertilization treatment is predictive of early menopause. Fertil Steril 77: 978–985, 2002.
23. Lawson R, El-Toukhy T, Kassab A, et al: Poor response to ovulation induction is a stronger predictor of early menopause than elevated basal FSH: A life table analysis. Hum Reprod 18: 527–533, 2003.
24. McKinlay, SM, Brambilla DJ, Posner JG: The normal menopause transition. Maturitas 14: 103–115, 1992.
25. van Noord PAH, Dubas JS, Dorland M, et al: Age at natural menopause in a population based screening cohort: The role of menarche, fecundity and lifestyle factors. Fertil Steril 68:95–102, 1997.
26. De Bruin JP, Bovenhuis H, Van Noord PAH, et al: The role of genetic factors in age at natural menopause. Hum Reprod 16:2014–2018, 2001.
27. Conway GS: Premature ovarian failure. Br Med Bull 3:643–649, 2000.
28. Cramer DW, Huijuan XMPH, Harlow BL: Family history as a predictor of early menopause. Fertil Steril 64:740–745, 1995.
29. Aittomaki K: The genetics of XX gonadal dysgenesis. Am J Hum Genet 58:844–851, 1994.
30. Toledo S, Brunner H, Kraaij R, et al: An inactivating mutation of the luteinizing hormone receptor causes amenorrhea in a 46,XX female. J Clin Endocrinol Metab 81:3850–3854, 1996.
31. Aittomaki K, Lucena JLD, Pakarinen Psistonen P, et al: Mutation in the follicle-stimulating hormone receptor gene causes hereditary hypergonadotrophic ovarian failure. Cell 82:959–968, 1995.
32. Latronico AC, Anasti J, Arnhold IJ, et al: Brief report: Testicular and ovarian resistance to luteinizing hormone caused by inactivating mutations of the luteinizing hormone-receptor gene. NEJM 334:507–512, 1996.
33. Shelling AN, Burton KA, Chand AL, et al: Inhibin: A candidate gene for premature ovarian failure. Hum Reprod 15:2644–2649, 2000.
34. Waggoner DD, Buist NRM, Donnell GN: Long term prognosis in galactosemia: Results of a survey of 350 cases. J Inherit Metab Dis 13:802–818, 1990.
35. Chen YT, Mattison DR, Feigenbaum I, et al: Reduction in oocyte number following prenatal exposure to a diet high in galactose. Science 214:1145–1147, 1981.
36. Guerrero N, Singh R, Manatunga A, et al: Risk factors for premature ovarian failure in females with galactosemia. J Pediatr 137:833–841, 2000.
37. Xu YK, Ng WG, Kaufman FR, et al: Galactose metabolism in human ovarian tissue. Pediatr Res 25:251–255, 1989.
38. Schlessinger D, Herrera L, Crisponi L, et al: Genes and translocations involved in POF. Am J Med Genet 111:328–333, 2002.
39. Walfish PG, Gottesman IS, Shewchuk AB, et al: Association of premature ovarian failure with HLA antigens. Tissue Antigens 21:168–169, 1983.
40. Fraser IS, Shearman RP, Smith A, Russell P: An association among blepharophimosis, resistant ovary syndrome and true premature menopause. Fertil Steril 50:747–751, 1998.
41. Harper PS, Dyken PR: Early onset dystrophia myotonica: Evidence supporting a maternal environmental factor. Lancet 2:53–55, 1972.
42. Bione S, Toniolo D: X chromosome genes and premature ovarian failure. Semin Reprod Med 18:11–17, 2000.
43. Laml T, Preyer O, Umek W, et al: Genetic disorders in premature ovarian failure. Hum Reprod Update 8:583–591, 2002.
44. Fiumara A, Sorge G, Toscano A, et al: Perrault syndrome: Evidence for progressive nervous system involvement. Am J Med Genet 128:346–349, 2004.
45. Dewald G, Spurbeck J: Sex chromosome anomalies associated with premature gonadal failure. Semin Reprod Endocrinol 1:79, 1983.
46. Devi A, Metzger D, Luciano A, Benn PA: 45,X/46,XX mosaicism in patients with idiopathic premature ovarian failure. Fertil Steril 70:89–93, 1998.
47. Giltay J, Ausems M, van Seumeren I, et al: Short stature as the only presenting feature in a patient with isodicentric (Y)(q11.23) and gonadoblastoma: A clinical and molecular cytogenic study. Eur J Pediatr 160:154–158, 2001.
48. Manuel M, Katayama K, Jones JH: The age of occurrence of gonadal tumors in intersex patients with a Y chromosome. Am J Obstet Gynecol 124:293–300, 1976.
49. Troche V, Hernandez E: Neoplasia arising in dysgenetic gonads. Obstet Gynecol Surv 41:74–79, 1986.
50. Gravhold C, Fedder J, Naeraa R, et al: Occurrence of gonadoblastoma in females with Turner syndrome and Y chromosome material: A population study. J Clin Endocrinol Metab 85:3199–3202, 2000.
51. Speroff L, Fritz M: Amenorrhea. In Speroff L, Fritz M (eds). Clinical Gynecologic Endocrinology and Infertility,7th ed. Philadelphia, Lippincott Williams & Wilkins, 2005, pp 401–464.
52. Sherman SL: Premature ovarian failure in fragile X syndrome. Am J Med Genet 97:189–194, 2000.
53. Hundscheid RDL, Sisterman H, Kiemeney LALM., et al: Imprinting effect in premature ovarian failure confined to paternally inherited fragile X permutation. Am J Hum Genet 66:413–418, 2000.
54. Murray A: Premature ovarian failure and the *FMR1* gene. Semin Reprod Med 18:19–66, 2000.
55. Myhre A, Halonen M, Eskelin P, et al: Autoimmune polyendocrine syndrome type 1 (APS I) in Norway. Clin Endocrinol (Oxf) 54:211–217, 2001.
56. Nelson L: Autoimmune ovarian failure: Comparing the mouse model and the human disease. J Soc Gynecol Invest 8(Suppl):S55–S57, 2001.

57. Hoeck A, Schoemaker J, Drexhage HA: Premature ovarian failure and ovarian autoimmunity. Endocr Rev 18:107–134, 1997.
58. Nishizuka Y, Sakakura T: Thymus and reproduction: Sex-linked dysgenesis of the gonad after neonatal thymectomy in mice. Science 166:753–755, 1969.
59. Chiauzzi VA, Bussmann L, Calvo JC, et al: Circulating immunoglobulins that inhibit the binding of follicle-stimulating hormone to its receptor: A putative diagnostic role in resistant ovary syndrome? Clin Endocrinol (Oxf) 61:16–54, 2004.
60. Kim TJ, Anasti JN, Flack MR, et al: Routine endocrine screening for patients with karyotypically normal spontaneous premature ovarian failure. Obstet Gynecol 89:777–779, 1997.
61. Luborsky J: Ovarian autoimmune disease and ovarian autoantibodies. J Womens Health Gend Based Med 11:785–799, 2002.
62. Morrison JC, Givens JR, Wiser WL, Fish SA: Mumps oophoritis: A cause of premature menopause. Fertil Steril 26:755–759, 1975.
63. Taparelli F, Squadrini F, De Rienzo B, et al: Isolation of mumps virus from vaginal secretions in association with oophoritis. J Infect 17:355–358, 1988.
64. Ataya KM, Pydyn E, Sacco A: Effect of "activated" cyclophosphamide on mouse oocyte in vitro fertilization and cleavage. Reprod Toxicol 2:105–109, 1988.
65. Ramahi-Ataya A, Ataya KM, Subramanian M, Struck R: The effect of "activated" cyclophosphamide on rat granulosa cells in vitro. Reprod Toxicol 2:99–103, 1988.
66. Ataya KM, Valeriote FA, Ramahi-Ataya A: Effect of cyclophosphamide on the immature rat ovary. Cancer Res 49:1660–1664, 1989.
67. Ataya KM, Pydyn E, Ramahi-Ataya A: Effect of "activated" cyclophosphamide on human and rat granulosa cell function in vitro. Reprod Toxicol 4:121–125, 1990.
68. Ataya KM, Pydyn E, Young J, Struck R: The uptake and metabolism of cyclophosphamide by the ovary. Selective Cancer Therapeutics 6:83–92, 1990.
69. Teaff N, Moore R, Subramanian M, Ataya KM: Effect of vinblastine on granulosa cells in vitro. Reprod Toxicol 4:209–214, 1990.
70. Pydyn E, Ataya KM: Effect of cyclophosphamide on mouse oocyte in vitro fertilization and cleavage: Recovery. Reprod Toxicol 5:73–78, 1991.
71. Ataya KM, Weintraub A, McKanna J, et al: A luteinizing hormone releasing agonist for the prevention of chemotherapy induced ovarian follicular loss in rats. Cancer Res 45:3651–3656, 1985.
72. Ataya KM, Ramahi-Ataya A: Reproductive performance of female rats treated with cyclophosphamide and/or LHRH agonist. Reprod Toxicol 7:229–235, 1993.
73. Ataya KM, Rao LV, Lawrence E, Kimmel R: LHRH agonist inhibits cyclophosphamide-induced ovarian follicular depletion in rhesus monkeys. Biol Reprod 52:365–372, 1995.
74. Gradishar W, Schilsky R: Ovarian function following radiation and chemotherapy. Semin Oncol 16:425–436, 1989.
75. Wallace W, Shalet SM, Crowne E, et al: Ovarian failure following abdominal irradiation in childhood natural history and prognosis. Clin Oncol 1:75–79, 1989.
76. Morice P, Thiam-Ba R, Castaigne D, et al: Fertility results after ovarian transposition for pelvic malignancies treated by external irradiation or brachytherapy. Hum Reprod 13:660–663, 1998.
77. Ataya KM, Pydyn E, Ramahi-Ataya A, Orton CG: Is radiation-induced ovarian failure in rhesus monkeys preventable by LHRH agonists? Preliminary observations. J Clin Endocr Metab 80:790–795, 1995.
78. Ataya KM, Moghissi M: Chemotherapy-induced premature ovarian failure: Mechanisms and prevention. Steroids 54:607–626, 1989.
79. Byrne J, Mulvihill J, Myers M, et al: Effects of treatment on fertility in long-term survivors of childhood cancer. N Eng J Med 317:1315–1321, 1987.
80. Brambilla DJ, McKinley SM: A prospective study of factors affecting age at menopause. J Clin Epidemiol 42:1031–1039, 1989.
81. Testa G, Chiaffarino F, Vegetti W, et al: Case control study on risk factors for premature ovarian failure. Obstet Gynecol Invest 5:40–43, 2001.
82. Harlow BE, Cramer DW, Annis KM: Association of medically treated depression and age at menopause. Am J Epidemiol 141:1170–1176, 1995.
83. Costoff A, Mahesh VB: Primordial follicles with normal oocytes in the ovaries of postmenopausal women. J Am Geriatr Soc 23:193–196, 1975.
84. Nelson LM, Anasti JN, Kimzey LM, et al: Development of leutinized graffian follicles in patients with karyotypically normal spontaneous premature ovarian failure. J Clin Endocrinol Metab 79:1470–1475, 1994.
85. Rebar RW, Connolly HV: Clinical features of young women with hypergonadotrophic amenorrhoea. Fertil Steril 53:804–810, 1990.
86. Smith JA, Vitale S, Reed GF, et al: Dry eye signs and symptoms in women with premature ovarian failure. Arch Ophthalmol 122:251–256, 2004.
87. van Montfrans JM, van Hooff MH, Martens F, Lambalk CB: Basal FSH estradiol and inhibin B concentrations in women with a previous Down's syndrome affected pregnancy. Hum Reprod 17:44–47, 2002.
88. Trout S, Seifer D: Do women with unexplained recurrent pregnancy loss have higher day 3 serum FSH and estradiol values? Fertil Steril 74:335–337, 2000.
89. Scott RT, Leonardi MR, Hofman GE, et al: A prospective evaluation of clomiphene citrate challenge test screening of the general infertility population. Obstet Gynaecol 82:539–544, 1993.
90. Kalantarundou SN, Nelson LM: Premature ovarian failure is not premature menopause. Ann NY Acad Sci 900:393–402, 2000.
91. Bancsi LJM, Broekmans FJM, Eijkemans MJC, et al: Predictors of poor ovarian response in in-vitro fertilization: A prospective study comparing basal markers of ovarian reserve. Fertil Steril 77:328–336, 2002.
92. Madsen B, Giudice L, Donaldson S: Radiation-induced premature menopause: A misconception. Int J Radiat Oncol Biol Phys 32:1461–1464, 1995.
93. Turner G, Robinson H, Wake S, Martin N: Dizygous twinning and premature menopause in fragile X syndrome. Lancet 344:1500, 1994.
94. Martin NG, Heath AC, Turner G: Do mothers of dizygotic twins have earlier menopause? Am J Med Genet 69:114–116, 1997.
95. van Montfrans JM, Dorland M, Oosterhuis G, et al: Increased concentrations of follicle-stimulating hormone in mothers with Down's syndrome. Lancet 353:1853–1854, 1999.
96. Leach RE, Moghissi KS, Randolph JF, et al: Intensive hormone monitoring in women with unexplained infertility: Evidence for subtle abnormalities suggestive of diminished ovarian reserve. Fertil Steril 68:413, 1997.
97. te Velde ER, Scheffer GJ, Dorland M, et al: Developmental and endocrine aspects of normal ovarian ageing. Mol Cell Endocrinol 145:67–73, 1998.
98. te Velde ER, Dorland M, Broekmans FJ: Age at menopause as a marker of reproductive ageing. Maturitas 30:119–125, 1998.
99. van Zonneveld P, Scheffer GJ, Broekmans FJM, te Velde ER: Hormones and reproductive ageing. Maturitas 38:83–94, 2001.
100. van Zonneveld P, Scheffer GJ, Broekmans FJ, et al: Do cycle disturbances explain the age-related decline of female fertility? Cycle characteristics of women aged over 40 years compared with a reference population of young women. Hum Reprod 18:495–501, 2003.
101. Schipper I, de Jong FH, Fauser BCJM: Lack of correlation between maximum early follicular phase serum follicle-stimulating hormone levels and menstrual cycle characteristics in women under the age of 35 years. Hum Reprod 13:1442–1448, 1998.
102. te Velde ER, Scheffer GJ, Dorland M, et al: Age dependent changes in serum FSH levels. In Fauser BCJM (ed). Studies in Profertility: FSH Action and Intraovarian Regulation, vol. 6. New York, Parthenon, 1997, pp 145–155.
103. Lambalk CB: Value of elevated basal follicle-stimulating hormone levels and the differential diagnosis during the diagnostic subfertility work-up. Fertil Steril 79:489–490, 2003.
104. Baird DT: A model for follicular selection and ovulation: Lessons from superovulation. J Steroid Biochem 27:15–23, 1987.
105. de Vet A, Laven JSE, de Jong FH, et al: Antimüllerian hormone serum levels: A putative marker for ovarian ageing. Fertil Steril 77:357–362, 2002.
106. Fanchin R, Schonauer LM, Righini C, et al: Serum anti-Müllerian hormone is more strongly related to ovarian follicular status than serum inhibin B, estradiol, FSH and LH on day 3. Hum Reprod 18:323–327, 2003.

107. Donnez J, Dolmans MM, Demylle D, et al: Livebirth after orthotopic transplantation of cryopreserved ovarian tissue. Lancet 364:1405–1410, 2004.
108. Baird DT, Webb R, Campbell BK, et al: Long-term ovarian function in sheep after ovariectomy and transplantation of autografts stored at −196°C. Endocrinology 140:462–471, 1999.
109. Ataya K, Gitiforooz H: Progesterone and LHRH agonists delay the rate of ovarian follicle loss in rhesus monkeys. Presented to the American Society of Human Genetics, 50th Annual Meeting in Philadelphia, October 2000.
110. Ataya KM: Postponing menopause in rhesus monkeys using LHRH agonist + progesterone by altering the dynamics of follicle growth and atresia. Presented at the Society of Gynecological Investigation, Conference in Toronto, March 2001.
111. Ataya KM: LHRH agonist does not retard physiologic ovarian follicle loss in rhesus monkeys. Presented at the Society of Gynecological Investigation, Conference in Toronto, March 2001.
112. Blumenfeld Z: Ovarian cryopreservation versus ovarian suppression by GnRH analogues: Primum non nocere. Hum Reprod 19:1924–1925, 2004.
113. Hubner K, Fuhrmann G, Christenson LK, et al: Derivation of oocytes from mouse embryonic stem cells. Science 300:1251–1256, 2003.
114. Ataya K, McMullen S: Attitude of American young women towards delaying reproductive aging. Presented to the North American Menopause Society, 11th Annual Meeting in Orlando, Florida, September 2000.
115. Ataya KM, Mudawwar F, Allam C, Karam K: Hyper-gonadotropism with pregnancy. Am J Obstet Gynecol 146:341–343, 1983.
116. Nelson LM, Bakalov VK: Mechanisms of follicular dysfunction in 46,XX spontaneous premature ovarian failure. Endocrinol Metab Clin North Am 32:313–337, 2003.
117. van Kasteren YM, Schoemaker J: Premature ovarian failure: A systematic review on therapeutic interventions to restore ovarian function and achieve pregnancy. Hum Reprod Update 5:583–592, 1999.
118. Taylor A, Adams J, Mulder J, et al: A randomized, controlled trial of estradiol replacement therapy in women with hypergonadotropic amenorrhea. J Clin Endocrinol Metab 81:3615–3621, 1996.
119. Lieman H, Santoro N: Premature ovarian failure: A modern approach to diagnosis and treatment. Endocrinologist 7:314–321, 1997.
120. Sauer MV, Paulson RJ, Macaso TM, et al: Oocyte and pre-embryo donation to women with ovarian failure: An extended clinical trial. Fertil Steril 55:39–43, 1991.
121. Orshan SA, Furniss KK, Forst C, Santoro N: The lived experience of premature ovarian failure. JOGNN 30:202–208, 2001.
122. Conway GS: Premature ovarian failure. Curr Opin Obstet Gynecol 9:202–206, 1997.
123. Pouilles JM, Tremolliers F, Bonneu M, Ribot C: Influence of early age at menopause on vertebral bone mass. J Bone Min Res 9:311–315, 1994.
124. Joakimsen O, Bonaa KH, Stensland BE, Jacobsen BK: "Population-based study of age at menopause and ultrasound assessed carotid atherosclerosis: The Tromso study. J Clin Epidemiol 53:525–530, 2000.
125. Shepard JE: Effects of estrogen on cognition, mood and degenerative brain diseases. J Am Pharmaceut Assoc 41:221–228, 2001.
126. Cooper GS, Sandler DP: Age at natural menopause and mortality. Ann Epidemiol 8:229–235, 1998.
127. Snowdown DA, Kane RL, Beeson WL, Burke GL, et al: Is early natural menopause a biological marker of health and aging? Am J Public Health 79:709–714, 1989.

第三部分 成人生殖内分泌学

21 异常子宫出血

William W. Hurd, Geoffrey D. Towers, and Gary Ventolini

背景和定义

异常子宫出血（abnormal uterine bleeding，AUB）是妇科医师最常诊断和治疗的疾病。妇科门诊超过三分之一患者主诉异常子宫出血[1]。在美国，大约一半的子宫切除术指征是异常子宫出血，可见它是难治疾病。大约20%的子宫切除标本未见明显病理改变，提示异常子宫出血的原因可能是潜在的可治愈的内分泌紊乱或者系统性的全身疾病[2]。

每位妇科医师都需要寻找一套方便有效、低成本、高效率的治疗异常子宫出血的办法。有效的评估和对症治疗取决于对异常子宫出血最可能的病因以及最常见主诉的了解。

定义

异常子宫出血指所有发生在生育年龄的子宫出血超出正常月经参数的综合征的总称。它不包括下生殖道出血（即阴道和外阴）。异常子宫出血通常包括来源于宫底部和宫颈的出血，因为临床上很难鉴别这两个部位的出血，许多患者可能同时有两个部位出血，所以认为出血都来自子宫。异常子宫出血可发生在儿童期或者绝经期。然而，由于这些时期的鉴别诊断和诊断方法有很大差异，因此将分别在第13章和第24章讨论。

正常月经

准确定义正常月经具有主观性，在不同地域和不同个体之间有明显差异。然而，正常月经（月经正常）定义为每隔21～35天出现在排卵期后的出血，持续3～7天，而且无严重出血。正常月经周期出血总量不应超过80ml，但是由于大多数排出物是溶解的子宫内膜，因此临床上很难测量出血量[3]。正常月经不会有严重疼痛，也不会有凝血块，患者更换护垫的频率不会超过每一小时一次。如果超出上述参数范围，可以诊断异常子宫出血。

异常子宫出血的术语

以下描述性术语经常用来描述异常子宫出血：
- 痛经——经期疼痛
- 月经频发——周期短于21天的频繁月经出血
- 月经过多——经期出血过多，表现为出血量大于80ml或者出血时间超过7天。暗示有规律的排卵周期
- 子宫不规则出血——月经周期不规律
- 月经频多——月经周期不规律伴出血过多和/或经期延长
- 月经稀发——每年月经来潮少于9次（即月经周期>40天）
- 月经过少——月经量少或者持续时间短
- 月经间期出血——排卵月经周期的中期出血
- 闭经——至少6个月或者3个周期无月经来潮
- 绝经后出血——绝经12个月后出现子宫出血。

这些不同类型的出血特征可以帮助医师分析病因、提供诊断依据。然而由于表述的多样性以及多种出血原因共同存在，单独的表象在临床上不能被用于排除共同的条件，而且无法排除正常情况造成类似出血的潜在可能性，因此临床上不能仅仅根据上述描述妄下结论。

功能失调性子宫出血：一个过时的诊断术语

功能失调性子宫出血是一个使用多年的传统诊断术语，指完全除外子宫病理性因素而发生的严重子宫

出血[4]。然而，随着我们对异常子宫出血的深入了解以及现代诊断技术的进展，这个诊断术语已经过时。

多数情况下，除外子宫病理性疾病的出血被认为是由于持续无排卵（多囊卵巢综合征或者相关疾病）、外源性类固醇激素刺激（口服避孕药或者激素替代治疗）或者止血障碍［如血管性血友病（von Willebrand病）］。许多过去被认为是功能失调性子宫出血的病例，现代诊断技术可以鉴别是子宫或者是全身性病理改变，例如①无排卵的原因（如甲状腺功能减退），②无排卵的结局（如子宫内膜增生或者子宫内膜癌），③与无排卵性出血共存的可能或者不可能原因（如子宫平滑肌瘤）。

临床上，如果能明确异常子宫出血的原因，就能够有效治疗。因为异常子宫出血病因非常广泛、复杂，用一个笼统的定义很难指导诊断和治疗，国家用药评议小组最近决定：功能失调性子宫出血临床治疗将不再有效[5]。

子宫因素导致的异常子宫出血

不同表现的异常子宫出血可以根据特定的病理生理学基础进行分类（表21-1和21-2）。临床医生必须谨记：任何个体都可能有两种或者更多导致异常子宫出血的原因。因此，诊断必须同时根据患者最有可能和最严重的解剖和全身性表现来分析和确定。

妊娠

正常妊娠、自发性流产以及异位妊娠都是生育年龄妇女异常子宫出血的常见病因。妊娠头三个月，大约25%的孕妇会出现异常出血，与其他并发症同时出现时风险更大[6]。对大约50%的妇女而言，出血是其后难免流产的早期症状，而另外50%可获得活婴分娩。占妊娠总数2%的宫外孕，其早期临床表现之一也是异常子宫出血[7]。妊娠滋养细胞疾病是另一个与妊娠相关的疾病，其中约80%患者早期临床表现是异常子宫出血[8]。生育年龄妇女，无论异常子宫出血的临床表现多么典型，都必须首先除外妊娠。

子宫病理学

妇科医生最重要也最迫切的是如何准确鉴别子宫

表21-1 与异常子宫出血相关的子宫因素

妊娠
  正常早孕
  自发性流产
  异位妊娠
  妊娠滋养细胞疾病
感染
  盆腔炎性疾病
  子宫内膜炎
  子宫颈炎
肿瘤
  良性的
    子宫平滑肌瘤
    子宫内膜息肉
    子宫颈息肉
  恶性的
    子宫内膜癌
    子宫颈癌
子宫内膜异位症

表21-2 不同年龄组子宫内膜息肉发病率与恶性肿瘤相关的风险

年龄组（岁）	子宫内膜息肉发病率	与恶性肿瘤相关的风险
25～35	9%	2%
36～45	27%	11%
46～55	29%	15%
56～65	18%	17%
>65	17%	55%

资料来源：Hileeto D, Fadare O, Martel M, Zheng W: Age-dependent association of endometrialpolyps with increased risk of cancer involvement. World J Surg Oncol 3: 8, 2005.

病理性原因导致的异常子宫出血（见表21-1）。这些原因大多数与感染和赘生物有关。另一个与异常子宫出血有关的子宫病理性因素是子宫内膜异位症。

感染因素

令人惊讶的是，感染是异常子宫出血最常见的原因，并且经常是发生异常子宫出血的基础。典型的盆腔炎症（见第33章），大约40%的患者首先表现阴道出血[9]。另一个没有被证实的异常子宫出血的原因是子宫内膜炎。尽管慢性子宫内膜炎在过去诊断认为是子宫内膜病理切片中发现浆细胞，但是最新研究发现异常子宫出血与子宫内膜表面反应相关，但与特殊类型的炎症细胞无关[10]。其他研究证实亚临床子宫内膜炎可导致异常子宫出血并且和很多病原体相关[11]。

宫颈炎是另一个异常子宫出血的原因，特异性表现为性交后点滴出血。除外常见的性传播疾病（例如衣原体感染和淋病），其他的阴道菌群和病原体都与此相关[12]。妇女性交后点滴出血是衣原体感染的最常见症状[13]。

肿瘤

异常子宫出血是妇科赘生物的一个标志。这些赘生物可以是良性的（例如子宫平滑肌瘤、子宫内膜息肉或者宫颈息肉）或者是恶性的（例如子宫内膜癌或宫颈癌）。局部腔内放射损伤可有40%左右出现异常子宫出血[14]。卵巢肿瘤所致的不规则出血是由于排卵障碍所致，在此回顾一些导致异常子宫出血的常见肿瘤。

子宫平滑肌瘤

这种子宫肌层的良性肿瘤很常见，B超检查发现：年龄超过50岁的白人妇女大约70%患病，而在黑人妇女中则高达80%[15]。然而许多平滑肌瘤患者无典型临床表现，仅20%~40%有特征性临床表现。

月经过多可能因为平滑肌瘤靠近子宫内膜迅速生长（例如黏膜下肌瘤和宫腔内肌瘤）。与此相反，大多数平滑肌瘤生长在子宫肌层（子宫肌壁间肌瘤），快速生长接近子宫浆膜层（子宫浆膜下肌瘤），或者经蒂部附着于子宫外表面（带蒂的子宫浆膜下肌瘤）。

子宫内膜息肉

子宫内膜息肉是局限的子宫内膜过度生长并突向子宫腔。这种息肉基底部宽广（无蒂）或者带蒂。子宫内膜息肉在绝经前和绝经后妇女惊人地相似，而且至少20%妇女是在宫腔镜检查和子宫切除术中发现的[16]。随着年龄增加，子宫内膜息肉发病率逐渐上升，50岁左右达到高峰，更年期后逐年下降。

研究发现，绝经前有异常子宫出血的妇女5%~33%有子宫内膜息肉[17,18]。子宫内膜息肉患者有长期无排卵性出血病史，提示子宫内膜息肉可能是一些妇女慢性无排卵的结果。子宫内膜息肉常常发生在主诉绝经后点滴出血或者排卵期出血或者激素替代治疗的妇女中。

尽管绝经前妇女子宫内膜息肉通常是良性，但随着年龄增长，子宫内膜息肉恶变风险显著增加。尤其65岁之后恶变风险超过50%（见表21-2）[16]。在一项513名妇女参加的有关子宫内膜息肉的病理研究中发现，合并子宫内膜样癌的58人，浆液性癌6人，癌肉瘤1人和透明细胞癌1人[16]。

子宫内膜癌

在绝经前或者绝经后妇女，需要尽早鉴别的最重要的疾病是子宫内膜癌。40岁至49岁妇女，子宫内膜癌发病率大约是36/100 000[19]。绝经后，异常子宫出血妇女约10%发现子宫内膜癌，而且发病率每隔十年就会增加。

宫颈息肉

这些柔软的肉样赘生物自子宫颈管黏膜表面开始生长。它们通常靠蒂部附着，朝子宫颈外口生长并且向外突出，尽管许多也有广阔的基底部。直径通常3~20 mm，偶尔还会更大些。

宫颈息肉的病因还不清楚，但更常见于长期口服避孕药或者患有慢性宫颈炎的妇女。微观结构，宫颈息肉由黏液腺体外膜包绕血管轴心组成，并且全部或者部分被鳞状上皮细胞所覆盖。在某些情况，这些结缔组织的轴心是相互交叉的。口服避孕药妇女宫颈息肉摘除后病理提示微腺体增生[20]。

宫颈息肉多见于性活动活跃的妇女，月经初潮前罕见。大部分宫颈息肉无症状，仅在宫颈视诊时偶然发现。当宫颈息肉出现症状时，通常会在月经间期出血或者表现为性交后点滴出血。

宫颈癌

性交后点滴出血的妇女中17%发现有宫颈非典型增生，4%有宫颈浸润癌[21]。未出现肉眼可见的宫颈异常时，宫颈巴氏细胞学涂片和阴道镜检查（如果有指征）是重要诊断工具。而出现肉眼可见的宫颈异常时，活组织切片检查是临床确诊的最重要依据。

子宫内膜异位症

子宫内膜异位症是子宫内膜侵入子宫肌层的良性

病变。显微镜检查发现子宫内膜腺体和间质被肥大和增生的子宫肌层包绕。组织病理学诊断是对超过60%子宫切除术标本微观检查得出的[22]。临床上，大约三分之二子宫内膜异位症患者表现为月经过多和痛经，盆腔检查发现有均匀增大和触痛的子宫。

经阴道超声和核磁共振检查（MRI）对子宫内膜异位症诊断具有提示作用。超声诊断敏感性约50%，而核磁共振检查诊断敏感性为80%～100%[22,23]。希望在不久的将来，除子宫切除术外，将有更多的诊断和治疗方法。

与子宫病理学无关的异常子宫出血

许多妇女都可能无潜在的子宫解剖异常而发生严重或者不规则月经出血。尽管无排卵性出血是其中最常见的潜在因素，但还有很多因素需要除外，例如：外源性激素和出血障碍（表21-3）。

外源性激素

激素治疗已经成为异常子宫出血最常见的原因。不规则出血是妇女口服避孕药或者激素替代治疗最常见的症状，同时也是终止治疗的最常见原因。

激素类避孕药物

现在，大约有1000万美国妇女使用激素类药物避孕。包括复方口服避孕药、单纯孕激素类药、已酸孕酮、醋酸甲羟孕酮注射剂、含孕酮的宫内节育器、皮下埋植左炔诺孕酮、经皮复合激素棒和阴道环（见第26章）。除上述常见因素外，妇女因异常子宫出血就诊的原因常常是避孕失败导致的意外妊娠。

在复方口服避孕药使用的前三个月中，大约三分之一妇女出现异常子宫出血。对其中大多数妇女来说，最有效的治疗方法是放松并且严密观察。当子宫适应新的激素环境后，大多数妇女每月撤退性出血会比自然周期更规律、更少量且无疼痛感。

如果异常出血持续超过3个月，必须除外其他因素。对于年轻、性生活频繁的妇女，需除外性传播疾病；一项研究表明，复方口服避孕药导致异常出血的患者有三分之一发现无症状沙眼衣原体感染[24]。如果能够除外激素治疗导致异常子宫出血的其他因

表21-3
与子宫病理改变无关的异常子宫出血的原因*
外源性激素
激素类避孕药
激素替代治疗
排卵障碍
生理性的稀发排卵
月经初潮的前期
围绝经期
多囊卵巢综合征
高雄激素状态
成人型先天性肾上腺增生
Cushing综合征
卵巢和肾上腺肿瘤
导致排卵障碍的系统性疾病
甲状腺功能减退
高催乳素血症
肾衰竭
肝脏疾病
子宫内膜萎缩
绝经后
卵巢早衰
高促性腺激素性性腺功能减退
外源性孕激素作用
高雄激素血症
凝血障碍
遗传性出血性疾病
血管性血友病
血小板功能障碍和纤维蛋白溶解
获得性出血异常
原发性血小板减少性紫癜
白细胞过多症
再生障碍性贫血
抗凝治疗

*指过去所说的"功能失调性子宫出血"

素，治疗方案可以是适当添加雌激素、改用含孕激素的避孕药或者含更高剂量雌激素的口服避孕药（见第26章）。

口服含孕激素的避孕药比复方口服避孕药更容易引起妇女异常子宫出血。长时间服用孕激素会导致假阿托品样微观改变（见子宫内膜萎缩章节）。如果患者在异常出血期间不能放松，那么适当添加雌激素常常有效。

激素替代治疗

激素替代治疗是绝经后妇女异常子宫出血常见的医源性原因。每日无对抗雌激素治疗与妇女不规则阴道出血以及由此导致的治疗终止有关[25]。序贯加用孕激素或者持续使用孕激素可以降低不规则出血发生率并且减少子宫内膜增生。序贯使用孕激素在治疗第一年可使不规则出血发生率降到最低，但在随后的治疗周期中，序贯使用和连续使用孕激素几乎没有差别。

每一种选择性雌激素受体拮抗剂都与特定的异常子宫出血风险相关，而且对子宫内膜的影响也不尽相同。他莫昔芬是第一个雌激素受体拮抗剂，临床上用于乳腺癌辅助治疗，对乳腺有抗雌激素活性同时对子宫内膜有刺激作用[26]。绝经后妇女使用他莫昔芬与使用无对抗雌激素后不规则阴道出血发生率相似，同时增加子宫内膜病理改变（例如子宫内膜息肉、子宫内膜增生甚至子宫内膜癌）的风险。

雷洛昔芬是一种被批准预防骨质疏松症的选择性雌激素受体拮抗剂。它对子宫几乎没有雌激素样作用，可导致子宫内膜萎缩[27]。使用雷洛昔芬的妇女与不使用任何激素替代治疗的妇女相比阴道出血风险没有增加。

排卵障碍

对生育年龄妇女，排卵障碍或者无排卵是异常子宫出血最常见的原因。一个正常月经周期生理变化的概述（覆盖整个第1章的内容）可以帮助我们理解无排卵是导致异常子宫出血的一个潜在因素。

正常月经

每个月，规律排卵的妇女子宫内膜会受到生理剂量雌二醇（50~250pg/ml）和每周期最后14天孕酮（黄体中期>12nmol/L）的刺激。结果是子宫内膜逐步增厚，经阴道B超测量值从5~20mm。

雌、孕激素同时撤退导致月经来潮，此时子宫内膜大部分功能层分解和脱落，被基质金属蛋白酶溶解[28]。正常月经周期28±7天，持续出血4±2天，失血量大约40±40ml[29]。止血由正常凝血机制与子宫螺旋小动脉收缩联合完成。

稀发排卵和无排卵

不规则排卵或者无排卵在未服用激素类避孕药的生育年龄妇女中普遍存在。月经初潮前，青少年在逐步成熟过程中有许多无排卵周期，但临床很少出现严重的异常子宫出血。围绝经期，许多妇女出现无排卵周期。子宫内膜暴露于无对抗雌激素环境，不仅增加异常子宫出血风险，同时也增加子宫内膜增生甚至子宫内膜癌的风险。在中间时期，会出现长期和间断的无排卵，通常是可治疗的潜在条件的结果。

无排卵性出血的机制

无排卵所致异常子宫出血是由于子宫内膜长期暴露于雌激素环境，没有排卵后分泌的孕激素作用。因此，无对抗雌激素使子宫内膜异常增厚，而且结构异常。结果是子宫内膜不同步脱落而且没有随后的血管收缩。

无对抗雌激素所致出血一般比较严重。由于血液不能被子宫内膜的酶类溶解，血凝块常见，而且许多妇女痛经明显。长期出血会导致亚临床型子宫内膜炎，也加重远期出血，并且对激素治疗无反应。

多囊卵巢综合征

导致持续无排卵最常见的原因是一组相互影响的症候群，即多囊卵巢综合征（PCOS）（见第15章）。PCOS是一个异质性内分泌和代谢紊乱疾病，生育年龄妇女发生率6%到10%[30]。PCOS诊断是除外妇女潜在因素，以下三项标准中符合两项即可：①稀发排卵或者无排卵，②高雄激素血症或者雄激素过多的临床表现，③多囊卵巢[31]。这些妇女有正常范围的循环雌激素水平，但是缺乏排卵后产生的孕激素。

多囊卵巢综合征常因胰岛素抵抗所致[30]。现在，胰岛素抵抗与肥胖相关。然而并不是所有PCOS妇女都有胰岛素抵抗和肥胖。胰岛素抵抗常见但不是全部PCOS代谢紊乱综合征的基础[32]。

胰岛素抵抗导致PCOS的机制令人费解[33]。胰岛素刺激双侧卵巢和肾上腺产生雄激素（卵巢来源的雄烯二酮和睾酮，肾上腺来源的双氢表雄酮）。在卵巢，胰岛素通过LH受体作用于卵泡膜细胞和间质细胞增加雄激素分泌。雄激素分泌过多导致PCOS妇女临床常见的多毛症状和体重指数增加。雄激素还可在外周脂肪组织或者肌肉中经芳香化酶作用转化为雌激素（雌激素前体），使脑垂体分泌 LH 增加，并不断刺激卵巢分泌更多的雄激素与胰岛素。这种正反馈结果是 PCOS 的原因。临床上许多超重患者在减轻体重或者使用胰岛素增敏剂（例如二甲双胍）后能改善胰岛素抵抗并且恢复排卵，也印证了上述发病机制的正确性[33]。

PCOS 类似的系统性疾病

一些妇女有稀发排卵或者无排卵的系统疾病基础，临床不易与 PCOS 鉴别。虽然经适当检查能发现一些疾病，但不是所有系统症状都能被治疗，因此可以导致 PCOS 临床症状不能完全被解决。

根据与 PCOS 相似的临床症状和体征将这些疾病分为两组。第一组导致高雄激素血症，能逐渐影响排卵最终导致与 PCOS 相同的临床表现[34]。它包括成年型先天性肾上腺增生、Cushing 综合征和 Cushing 病、卵巢或者肾上腺分泌雄激素肿瘤。当 PCOS 症状与月经初潮同时出现时需高度怀疑成年型先天性肾上腺增生。当高雄激素血症和排卵障碍在既往月经正常妇女中迅速出现时要高度怀疑 Cushing 综合征和分泌雄激素肿瘤。如何评估和治疗这些疾病将在第 18 和 22 章中详细阐述。

第二组包括导致排卵障碍的其他系统疾病。甲状腺功能减退和高催乳素血症是导致排卵障碍的两个常见原因。简单的血清学检测能与 PCOS 初步鉴别。此外，任何严重的系统性疾病都能影响排卵，比如肾衰竭和慢性肝脏疾病。两个系统疾患都能影响凝血功能。严重系统性疾病患者除排卵功能紊乱以及异常子宫出血外还有其他典型的临床症状[35]。

子宫内膜萎缩

任何原因导致的子宫内膜萎缩都能引起异常子宫出血，通常表现为点滴出血。有典型表现的异常子宫出血不易与更年期和绝经后妇女早期子宫内膜癌鉴别。

手术后或者自然绝经后常见低雌激素血症。尽管妇女自然绝经的平均年龄大约 51 岁，但仍有 2% 妇女在 40 岁之前绝经。因为下丘脑或者垂体病变导致促性腺激素分泌不足，这些妇女尽管卵巢正常但也有低雌激素血症表现，这类疾病统称低促性腺激素性性腺功能减退。常见的病因是下丘脑性闭经，其次是神经性厌食、反复或者长期紧张状态、饥饿和相对少见的垂体衰竭。高催乳素血症可能是低雌激素血症的第二位原因。

组织学

组织学上，低雌激素血症导致子宫内膜腺体和间质萎缩。密集间质中可见稀疏的、小的腺体。经阴道 B 超检查发现子宫内膜厚度不超过 5mm。

长期暴露于孕激素环境，无论有无雌激素刺激，都可导致子宫内膜萎缩。长期口服复合避孕药导致位于矮柱状的单层立方细胞的腺体发育不良。腺体分泌少见，但是间质蜕膜样变多见；结果是小的静止腺体和蜕膜样的间质反应不同步。淋巴细胞浸润常见。单用孕激素避孕的结果是子宫内膜萎缩，表现为稀疏、狭窄的腺体排列在间质梭形细胞的扁平上皮内，但是没有蜕膜反应。高雄激素血症妇女表现为相似的临床和组织学图片。

凝血障碍

月经过多常见的令人吃惊的原因是几个先天性或者后天获得性的正常凝血功能在血管损伤时出现障碍。

遗传性出血障碍

血管性血友病（von Willebrand's disease）和罕见的血小板和纤维蛋白溶解功能障碍导致月经初潮即开始严重出血的表现，而且月经周期常常规律。大约 20% 青春期少女首先表现严重的经期出血以致贫血或因出血障碍需要住院治疗，并且应接受凝血障碍检测。然而，该年龄组大多数异常子宫出血被认为是无排卵[36]。

最常见的出血障碍疾病是血管性血友病，人群中发生率 1%～2%[37]。这种遗传性血管假性血友病因子（vWF）缺乏（或者不足）会使血小板黏附减少。血管假性血友病因子干扰血小板聚集为栓子。血纤维蛋白凝块来源于这些栓子。以下是血管性血友病的三个主要类型。超过 70% 患者是轻型（第一类）并且有蛋白质绝对减少。哪一种异常机制作用于子宫内膜水平导致异常出血目前还不清楚。大多数血管性血友病妇女主诉异常子宫出血，尤其是月经过多。据报道，这种月经过多的发病率在成年妇女约 7%～20%。其他的遗传因素包括血小板减少和罕见的凝血因子缺乏（例如Ⅰ、Ⅱ、Ⅴ、Ⅶ、Ⅹ、Ⅺ、ⅩⅢ因子缺乏）。

获得性出血障碍

激素治疗无效的严重月经过多有时与获得性血小板破坏加速所致的凝血异常有关，譬如特发性血小板减少症（ITP），影响血小板产生的血液病（例如白血病），或者影响血小板功能的血液病（血小板病）。其他系统性疾病，例如脓毒血症以及肝脏功能障碍都可因获得性凝血障碍造成出血。

抗凝治疗

过量出血对接受抗凝治疗（华法林或肝素）的妇女来说是很严重的问题。幸运的是大多数妇女在抗凝剂治疗没有异常子宫出血，后者常被视为抗凝治疗的不良反应。妇女使用抗凝剂后出现危及生命的严重生殖器出血非常罕见，一旦发生需要行紧急子宫切除术[38]。

异常子宫出血的临床评价

评估妇女异常子宫出血时，应该依照年龄和表现建立最有利而且最经济有效的诊断流程（见表21-1）。同时，临床医师必须了解异常子宫出血的常见原因，这些原因或许在临床上不是很典型，但是仍然必须排除。

需要警惕的是异常子宫出血常常不止一个原因。比如无排卵和慢性子宫内膜炎，就单一因素治疗时常常出人意料地无效[11]。在其他妇女，慢性无排卵的明显原因常与子宫内膜增生和/或子宫内膜癌相关。仔细评估异常子宫出血患者的多种致病原因是必要的。

病史

详细的病史是得出恰当诊断的重要决定因素。包括既往和最近的月经情况、最近出血的程度、性生活和避孕情况。个人以及家族的凝血障碍将被记录。重要的病史询问包括妊娠、感染、体毛变化、严重出血和系统性疾病。正在进行的药物治疗和子宫颈巴氏涂片结果也很重要。系统回顾应该包括系统性疾病的典型症状，比如体重增加或减轻、腹部水肿、嗜睡以及乳头溢液。

妊娠

生育年龄女性，确认妊娠的症状和体征非常重要。目前避孕方法和既往妊娠史也很重要。

出血的描述

一旦除外妊娠，出血量和出血特点就是最重要信息。详细的分段回顾询问将得到一个清晰的关于出血情况的数天、数月甚至数年的概况。非紧急情况下，采用预期月经日历的方法是记录病情及治疗反应的一个极好办法（图21-1）。确定首次异常子宫出血发生的时间非常重要，因为月经初潮时发生的异常子宫出血提醒临床医师考虑是否有凝血功能障碍。

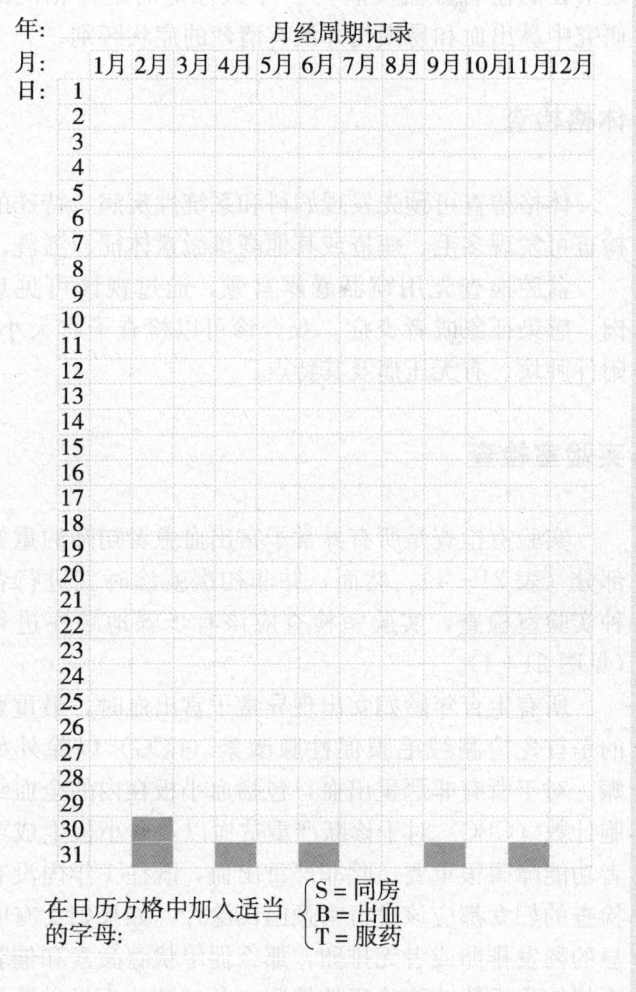

图21-1 月经日历。

月经出血量的评估可能是最困难的问题，因为正常或者严重出血是主观性的。作为研究，月经过多可以定义为用碱性正铁血色素方法测量连续三个月经周期，每月失血量超过80毫升[39]。遗憾的是这种精确评估既不经济有效也不切实可行。

临床上，出血严重的当天需要每隔2小时更换一次完全浸湿的卫生巾或卫生垫，或者每小时使用超过一个卫生巾就定义为月经过多。因为正常月经出血由溶解的子宫内膜和不凝血组成，所以阴道内血凝块的出现及其大小很重要。另外一个客观衡量办法是最近几个月在学校或者公司请假休息的天数。

止血障碍的症状

青春期月经过多需要除外手术、牙齿或者产科操作等导致出血过多的既往病史，因为这些可以帮助发现潜在的血管性血友病[40]。令人惊奇的是在相同的研究中鼻出血和易损伤并没有清楚的症状区别。

体格检查

体格检查可预先发现妇科和系统性疾病。特殊的检查可发现多毛、痤疮或其他高雄激素体征、溢乳。

盆腔检查先用窥器暴露宫颈，通过视诊可见息肉、感染征象或者炎症。双合诊可以检查子宫大小、附件肿块、有无压痛及其特点。

实验室检查

实验室检查是所有异常子宫出血患者初筛的重要部分（表21-4）。然而，并非初次就诊时就进行各种实验室检查，实验室检查应该有步骤地顺序进行（见图21-1）。

所有生育年龄妇女出现异常子宫出血时，最重要的是首先检测绒毛膜促性腺激素（hCG）以除外妊娠。对于所有非严重出血，包括血小板在内的全血细胞计数（CBC）对于诊断严重贫血以及血小板生成或者功能障碍很重要。除非严重出血，既往1年内没有检查的妇女都应该进行宫颈巴氏涂片。如果妇女有明显的稀发排卵或者无排卵，那么促甲状腺激素和催乳素将作为垂体功能障碍的检测，并且被认为是导致异常子宫出血的早期症状。因为宫颈和子宫感染常常存在，因此在月经间期表现为点滴出血的妇女以及其他

表21-4
异常子宫出血的实验室检查

所有患者
 妊娠试验
 全血细胞计数（包括血小板）
 巴氏宫颈细胞涂片
 宫颈分泌物检查淋病和衣原体
无排卵妇女
 甲状腺功能
 催乳素
肥胖妇女
 Ⅱ型糖尿病的标志：糖化血红蛋白
多毛的妇女
 睾酮测定
 双氢表雄酮硫酸盐
年龄超过40岁妇女
 子宫内膜活组织检查
近期出现的月经过多[40]
 凝血酶原时间
 活化部分凝血酶原时间
 出血时间
月经初潮开始的月经过多[40]
 上述检查阳性：
  全铁
  血清肌酐
  Ⅷ因子水平
  vWF抗原
  瑞斯托霉素辅因子
  血小板聚集试验
 如果上述检查阴性，考虑以下检查：
  Ⅺ因子水平
  优球蛋白凝块溶解时间

具有感染风险的妇女应检测淋病和衣原体，可除外感染因素。

部分病人还需要其他辅助检查。异常子宫出血的肥胖妇女Ⅱ型糖尿病风险增加。一些专家推荐糖化血红蛋白（HbA_{1c}）检测是糖尿病预测指标，它不需要禁食或反复进行糖耐量试验。多毛或者其他高雄激素血症妇女应检查卵巢和肾上腺来源的总睾酮和硫酸脱氢表雄酮。超过40岁妇女除外妊娠后应进行子宫内膜病理学检查，除外子宫内膜增生和子宫内膜癌。

多囊卵巢综合征和成人开始型先天性肾上腺增生在临床上有时不易鉴别，因为这两种疾病都有多毛、

痤疮、月经异常以及不孕的特征[41]。遗憾的是没有很好的试验来鉴别这两种情况，最常见原因是21-羟化酶或者11β-羟化酶缺陷。如果排卵障碍和高雄激素体征始于青春期，应该做适当检查（见第18章和第22章）。

凝血功能障碍

新发生的严重月经过多的妇女应检查凝血酶原时间、活化部分凝血活酶时间和出血时间[42]。任何月经初潮后有经量过多史，尤其有手术后或牙龈出血或产后出血史者，应明确有无遗传性出血疾病。相关检测包括血管性血友病的特殊检查，例如vWF抗原、vWF功能因子（瑞斯托菌素辅因子活性）和Ⅷ因子水平。由于这些因子水平易波动，因此如果临床高度可疑，必要时需要重复检测。正常值范围也可变，O型血与其他血型相比vWF水平低25%。一些中心建议在进行详细血管性血友病检测之前先进行"血小板功能试验"进行筛选。进一步研究，例如血小板聚集试验是必要的[42]。如果这些检测阴性，将检测Ⅺ因子水平和优球蛋白凝块溶解时间。

癌变和癌前病变

子宫内膜活组织检查

据报道，40岁至49岁妇女子宫内膜癌发病率高达36/10万[43]。而且这种风险在绝经后持续上升。因此，一旦除外妊娠，40岁以上异常子宫出血妇女都应该进行子宫内膜活组织检查。

影像和宫腔镜检查

过去20年前，我们测定子宫大小和显示子宫腔的手段有限。除盆腔双合诊外，仅有的检查手段就是子宫输卵管碘油造影（HSG）和扩张宫颈刮宫术（D&C）。尽管子宫输卵管碘油造影接受放射线并且痛苦，但此技术可以发现子宫腔充盈缺损。小于1cm的缺损不易发现。同样，既往盲目扩宫与刮宫术仅能让手术者了解宫腔是否平整和大致轮廓、深度。子宫腔内部情况只能在子宫切除术后才发现。肥胖妇女双合诊检查比较困难，经常在腹腔镜手术中才发现卵巢肿物。

经阴道超声检查

如今，经阴道超声检查和超声子宫造影术已经在手术中取得意想不到的发现（见第30章）。因此超声检查和超声子宫造影术对异常子宫出血诊断有重要价值（表21-2）。经阴道超声检查能够精确了解子宫大小和结构，并且能显示两侧附件可及和不可及的肿物。术前确定子宫肌瘤的大小、位置和评估卵巢肿物性质非常有效。

一旦除外妊娠，超声子宫造影术能够清晰显示子宫腔异常情况。评价和治疗异常子宫出血最重要的是准确评估子宫腔。无痛操作是经阴道超声引导下将无菌生理盐水注入宫腔。当子宫腔被盐水膨起后，腔内即使3mm的微小病变（例如：子宫内膜息肉、纤维瘤、癌）也能够清晰显示。

宫腔镜检查室

宫腔镜检查室（见第42章）是门诊清晰显示子宫腔的另一个极好检查方法。它的痛苦和风险比超声子宫造影术大，当宫颈狭窄和暴露困难时，操作很困难。然而，损害部位的彩色图像对患者诊断非常有利。

异常子宫出血的治疗

与妊娠和子宫病变无关的异常子宫出血治疗

导致异常子宫出血的原因是妊娠或者子宫因素时，其特殊治疗将会在其他章节中描述。在一多半的情况下，出血与妊娠或者子宫病变无关。治疗时需要纠正潜在的全身性系统疾病，必要时需要外源性激素替代治疗以恢复子宫内膜的功能状态。最简单的情况是甲状腺功能减退，大多数补充甲状腺激素后恢复正常排卵（见第22章）。高催乳素血症需要仔细评估和监测（见第22章）。某些情况下，类似PCOS临床表现的疾病实际上是肾上腺酶缺陷并且可以用类固醇替代治疗（见第22章）。在下述的"诱发排卵"章节中，即使先天性PCOS也可当作胰岛素抵抗相关的系统性疾病得到治疗。

妇女凝血障碍的治疗

血管性血友病妇女主诉月经过多，可长期口服避孕药成功治疗[43]。血液病专家治疗急性发作的其他药物包括醋酸去氨加压素、抗纤维蛋白溶酶和血浆来源的vWF浓缩物[43]。

无排卵性出血的急救

治疗无排卵性出血的最重要方法是有效止血。治疗的首要目的是快速修复子宫内膜。没有生育要求的妇女，下一个治疗目的就是让子宫内膜同步、规则地脱落或者完全阻止月经。如条件允许，可联合经胃肠外途径或者口服复合雌激素和/或孕激素治疗。

血流动力学稳定性

一些患者可能出现危及生命的子宫出血。尽管异常子宫出血很少发生出血性休克，但危及生命的低血色素水平并不少见，尤其在更年期或者绝经后妇女，她们会由于严重贫血导致心脏病风险增加。同时需除外出血与妊娠和子宫病理情况有关，血流动力学不稳定患者有静脉补液和输血指征。

有效评估

获得准确的实验室检测结果（例如，全血细胞计数和β-hCG）后，最重要的初步评估是经阴道超声检查。如果能进行阴道超声造影术，就能依照解剖位置有效鉴别宫腔内肿块是平滑肌瘤还是息肉。40岁以上妇女，除非急诊扩张宫颈刮宫术，另一个重要的评估是子宫内膜活组织切片检查。然而激素治疗并不需要等待病理结果后进行。

扩张宫颈刮宫术

当出现危及生命的大出血时，扩张宫颈刮宫术是目前最有效的止血方法，并且能明确子宫内膜病理情况。该手术方法缺点是麻醉风险，取决于患者全身情况和小的手术风险。尽管现代医学中需要考虑成本，但是手术通常能够在24小时内快速有效诊断。因此，手术费用实际上比几天的住院药物治疗费用更少。然而，扩张宫颈刮宫术不能用于长期治疗，因此必须考虑长期治疗。大多数异常子宫出血，药物治疗作为一线治疗是安全的。

静脉注射雌激素治疗

当出血部位不是危险的活跃出血时，可以在夜间开始静脉注射复合雌激素，每4小时注射25mg，直到出血停止。对青少年研究发现静脉注射复合雌激素可阻止90%的活动性出血[36]。如果治疗8小时后出血不止，则必须进行扩张宫颈刮宫术。

这种治疗用于任何患者看起来是矛盾的，因为它延长了无对抗雌激素对子宫内膜的作用。然而，它的有效性已经被一项精心设计的研究证实。理论上，雌激素能够急剧减少非同步脱落导致的子宫出血，因为其能刺激毛细血管产生血凝块、促进螺旋动脉收缩。

治疗副作用是恶心，可同时口服或者静脉用止吐药（口服或者静脉用异丙嗪10mg）。

口服大剂量复合激素治疗

一旦出血减少，符合月经过多或者过少时，口服避孕药（表21-5）的"减量"治疗就可以开始了。这种方法对不要求住院观察的大出血妇女来说是很理想的。与静脉注射复合雌激素类似，恶心是这两种治疗的共同反应，所以应该给患者口服止吐药，以最大限度地减少副作用。

增加妇女心血管疾病和静脉血栓的风险

含雌激素的口服避孕药对心血管疾病或静脉血栓的潜在风险是明显的，因此并非所有妇女都可使用。禁忌证包括有血栓栓塞性疾病史，35岁以上有高危因素（例如吸烟史、高血压、糖尿病）的妇女。尽管无妇女短期应用高剂量静脉或者口服雌激素危害的研究报告，但是至少有一例致命性肺动脉血栓栓塞的报告[44]。毫无疑问，高剂量雌激素使用后利大于弊时可以用于临床。

异常子宫出血的长期治疗

异常子宫出血长期有效的药物治疗常比较困难。

表21-5
口服避孕药"减量"法治疗异常子宫出血*

天	用药频率
1～2	每日4次，每次1粒
3～4	每日3次，每次1粒
5～19	每日1粒
20～25	等待月经来潮
26	开始标准剂量的口服避孕药

*使用低剂量（30mg 炔雌醇）、单相口服避孕药

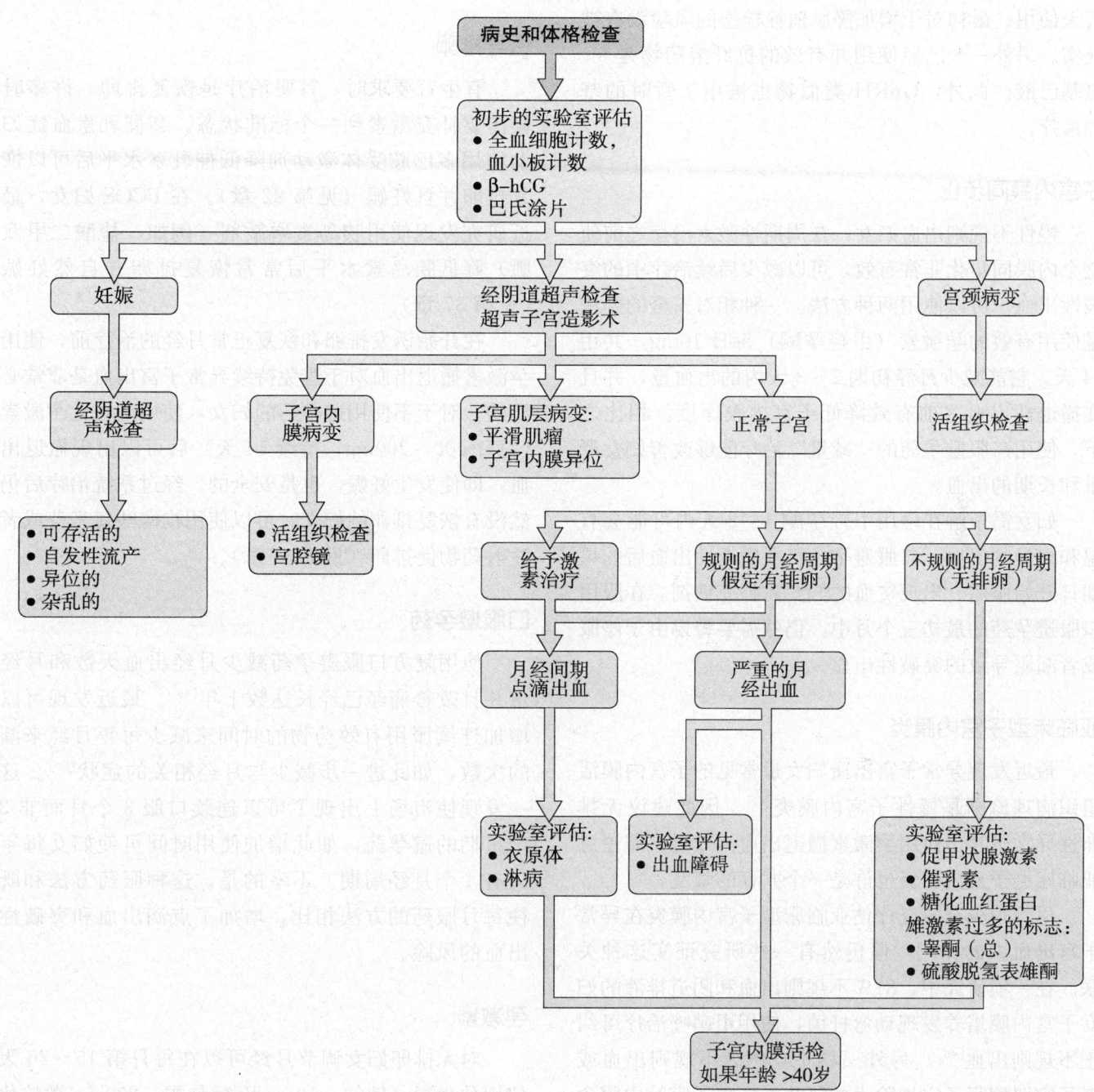

图 21-2 异常子宫出血的评估规则。

两个可能提高药物疗效的途径是：治疗初期子宫内膜同步化，诊断和治疗亚临床型子宫内膜炎。

异常子宫出血长期治疗方法的选择取决于患者的基础状态和生育要求。如果无排卵妇女有生育要求，促排卵治疗将是最恰当的方法。无生育要求妇女可使用低剂量口服避孕药。如果没有避孕要求，每个月第14天开始周期性使用孕激素是常见的治疗方法。

妇女有排卵但月经量多而且持续时间长，激素和非激素治疗均有效。除口服避孕药和周期性使用孕激素治疗外，一些妇女使用含孕激素的宫内节育器、非甾体抗炎药（NSAID）和达那唑有效。在欧洲，止血环酸、抗纤溶酶已经用于许多异常子宫出血妇女的治疗。最近的回顾性研究也报道了它的有效性。现在欧洲已经考虑用于月经过多的治疗，即每月月经的前五天使用。最初对于增加静脉血栓栓塞的风险没有被证实。另外一个已经使用并有效的抗纤溶药物是6-氨基己酸。此外，GnRH类似物也被用于暂时的基础治疗。

子宫内膜同步化

慢性不规则出血妇女，在周期性激素治疗之前使整个内膜同步化非常有效，可以减少后续治疗中的突破性出血。可以使用两种方法。一种相对安全的办法是使用有效的孕激素（甲羟孕酮）每日10mg，共用14天。它能减少月经初期2～3天内的出血量，并且在撤退性出血之前有效降低子宫内膜厚度。相比之下，使用口服避孕药的"减量"治疗能够改善妇女严重和长期的出血。

妇女需了解在停用甲羟孕酮1～2天内可能会有温和多量的出血。口服避孕药将在撤退性出血后的星期日开始服用。出现贫血的妇女需补充铁剂。在服用口服避孕药的最初三个月中，仍然需要警惕由于停服或者漏服导致的突破性出血。

亚临床型子宫内膜炎

最近发现异常子宫出血妇女最常见的子宫内膜活组织病理诊断是慢性子宫内膜炎[45]。因此建议无排卵性异常子宫出血用孕激素撤退出血无效时，需注意亚临床型子宫内膜炎也许是一个共存的紊乱。

尽管很少有研究评估亚临床型子宫内膜炎在异常子宫出血中的作用，但仍然有一些研究证实这种关联。在一项研究中，81%不规则出血和阴道排液的妇女子宫内膜培养发现动弯杆菌，使用甲硝唑治疗可纠正不规则出血[46]。另外一项100例因不规则出血或者子宫肌瘤行子宫切除术的研究，25%子宫腔内膜含有生物体，包括阴道加德纳杆菌、肠道细菌属和链球菌属[47]。最后一项对口服避孕药出现不规则出血的大学女性研究发现29%有衣原体感染[48]。

综上所述，这些资料显示亚临床型子宫内膜炎在许多妇女异常子宫出血中起作用。利用特殊方法检查宫颈除外共同的病原体（例如衣原体和淋病）对于治疗非常重要。对于周期性激素治疗无效而培养阴性的妇女，使用经验性广谱抗菌治疗（例如甲硝唑或者头孢菌素）也许是合理的，尽管缺乏前瞻性研究。

诱导排卵

有生育要求时，首要治疗是恢复排卵。许多时候需要补充激素到一个标准状态。高催乳素血症妇女使用多巴胺受体激动剂降低催乳素水平后可以恢复排卵并且妊娠（见第22章）。在PCOS妇女，最近研究发现使用胰岛素增敏剂（例如，盐酸二甲双胍）降低胰岛素水平后常常恢复排卵并自然妊娠（见第37章）。

在开始诱发排卵和恢复正常月经的治疗前，使用孕激素撤退出血对于避免持续异常子宫出血是非常必要的。对于不使用避孕药的妇女，使用微粒化孕激素（每日100～200mg，持续14天）后可以出现撤退出血，即使发生妊娠，也是安全的。经过系统治疗后仍然没有恢复排卵的妇女，可以使用枸橼酸氯米芬或者注射药物促排卵（见第37章）。

口服避孕药

使用复方口服避孕药减少月经出血天数和月经量并且改善痛经已经长达数十年[49]。最近发现可以增加连续服用有效药物的时间来减少每年月经来潮的次数，如此进一步减少与月经相关的症状[50]。这一发现使市场上出现了可以连续口服3个月而非3个星期的避孕药，如此增加使用时间可使妇女每年只有4个月经周期。不幸的是，这种服药方法和既往每月服药的方法相比，增加了点滴出血和突破性出血的风险。

孕激素

对无排卵妇女调节月经可以在每月第15～26天使用孕激素（例如，10mg甲羟孕酮，200mg微粒化孕酮）。该方法安全、有效，没有副作用或危险。与口服雌激素联合用于所有年龄妇女。孕激素也避免子宫内膜增生和癌症。但在一些妇女，孕激素导致"经前期综合征"症状，包括心情改变或沮丧、反胃、乳房触痛以及肠胀气。

月经过多（有排卵性异常子宫出血）妇女黄体期使用孕激素不如其他方法（包括非甾体抗炎药）有效。长期治疗，例如21天，也许是必要的[51]。黄体期孕激素治疗不如止血环酸、达那唑或释放孕激素的宫内节育器有效。每周期孕激素连续治疗 21 天（例如，第 5~26 天）更有效。

非甾体抗炎药

非甾体抗炎药长期用于治疗痛经和减少月经量，可以抑制前列腺素合成[52]。虽然被限制研究，但是非甾体抗炎药用于有排卵妇女月经过多的治疗常常有效。非甾体抗炎药不能用于血管性血友病或者血小板功能障碍的妇女。

GnRH 类似物

连续使用 GnRH 激动剂最初增加对卵巢的刺激（激发效应），持续使用 2 周后出现对垂体的降调节作用，低雌激素血症和月经完全停止。GnRH 拮抗剂避免了激发效应，近来认为有效但是有待确认。所有的 GnRH 类似物都与急性的低雌激素症状相关，大多数表现明显的潮热、骨质丢失，使用 6 个月后甚至变为不可逆。因为这些原因而且价格昂贵，GnRH 类似物不能够作为异常子宫出血的长期药物治疗。

释放孕激素的宫内节育器

含孕激素的宫内节育器，早先用于避孕，对月经过多和痛经的治疗有效（见第 27 章）。在子宫腔释放孕激素能抑制子宫内膜生长，而且高达 97% 的个体表现为月经量减少[53]。虽然许多妇女使用的第一个月出现月经中期出血，但 20% 将在使用一年后无月经来潮。即使孕激素是局部用药，也仍然会出现一些副作用，比如胸部触痛。尽管含孕激素的宫内节育器初期费用较其他治疗昂贵，但是，它可以连续使用 10 年，所以对于长期治疗而言非常经济、实用。

达那唑

这种睾酮衍生物使用剂量在 200 至 400mg 之间时可以有效减少月经量。然而，男性化的副作用、需要屏障避孕和治疗周期长等缺点限制了它的使用。

去氨基精加压素

这一种药物用于治疗妇女血管性血友病是非常有用的。它增加Ⅷ因子和 vWF。它有几个可能的用药途径，例如静脉、皮下和鼻内。它的主要副作用是血管收缩，使用后与潜在子宫内膜增生相关。

激素替代治疗

一些超过 40 岁的排卵障碍的妇女将抱怨低雌激素症状，例如潮热或者睡眠障碍。对这些妇女中大部分给予连续雌激素治疗，并且周期性使用孕激素将会减轻临床症状。高达 90% 妇女将出现预期的孕激素撤退出血[54]。其可能增加静脉血栓、心血管疾病和乳癌的潜在风险应该与患者一起讨论。

无子宫病理改变的异常子宫出血的外科治疗

对药物治疗失败而且患者无生育要求的异常子宫出血，可采取包括子宫内膜切除和子宫切除在内的外科手术治疗。子宫内膜切除是侵袭性较小的外科手术操作，而且与子宫切除术比较短期显示较小的发病率和较短恢复期和更经济有效（见第 42 章）。由于子宫内膜切除术后妇女仍残存有活性的子宫内膜，因此她们在更年期后接受雌激素替代治疗时应该添加孕激素。

子宫切除术是药物治疗无效的异常子宫出血妇女另外一个可选择的治疗方法。大约 20% 子宫内膜切除术妇女在术后 5 年内再次接受子宫切除术，一些研究显示妇女最初选择子宫切除术较子宫内膜切除术更加满意[55,56]。

结论

异常子宫出血仍然是最具挑战的妇科疾病。每名妇科医生都应该对它的病因有广泛认识。初步诊断需要结合病史以及实验室指标和影像学检查。药物治疗能够缓解大多数异常子宫出血患者症状。异常子宫出血的外科评估和手术治疗仍然是妇科领域需要特别关注的方面。

要 点

- 异常子宫出血的研究应该包括初步检查除外妊娠和子宫颈病理改变，进一步经超声检查子宫和子宫腔的解剖情况，尽可能行超声子宫造影术或活组织检查。
- PCOS 导致不规律（无排卵）的月经周期。
- 排卵周期完全正常妇女应该检查以除外血管性血友病。
- 治疗方案选择可是非甾体抗炎药或者口服避孕药。
- 无排卵性出血可能需要周期性使用孕激素。对于有排卵的 AUB 妇女可能需要较长的治疗周期。
- 多种保守治疗失败后，使用含甲基炔诺酮的宫内节育器是有效选择。
- 去氨基精加压素对血管性血友病妇女非常有效。
- 静脉注射雌激素治疗急性出血有效。
- 扩张宫颈刮宫术对急性出血有效，但不适合长期治疗。

（罗　莉译　李　蓉校）

参考文献

1. Coulter A, Bradlow J, Agass M, et al: Outcomes of referrals to gynaecology outpatient clinics for menstrual problems: An audit of general practice records. BJOG 98:789–796, 1991.
2. Carlson KJ, Nichols DH, Schiff I: Indications for hysterectomy. NEJM 328:856–860, 1993.
3. Fraser IS: Menorrhagia—a pragmatic approach to the understanding of causes and the need for investigations. BJOG 101(Suppl 11):3–7, 1994.
4. Bayer SR, DeCherney AH: Clinical manifestations and treatment of dysfunctional uterine bleeding. JAMA 269:1823–1828, 1993.
5. Fraser IS, Critchley HOD, Munro MG, Broder M: A process designed to lead to international agreement on terminologies and definitions used to describe abnormalities of menstrual bleeding. Fertil Steril 2007.
6. Falco P, Zagonari S, Gabrielli S, et al: Sonography of pregnancies with first-trimester bleeding and a small intrauterine gestational sac without a demonstrable embryo. Ultrasound Obstet Gynecol 21:62–65, 2003.
7. Barnhart K, Esposito M, Coutifaris C: An update on the medical treatment of ectopic pregnancy. Obstet Gynecol Clin North Am 27:653–667, 2000.
8. Soto-Wright V, Bernstein M, Goldstein DP, Berkowitz RS: The changing clinical presentation of complete molar pregnancy. Obstet Gynecol 86:775–779, 1995.
9. Eschenbach DA: Acute pelvic inflammatory disease: Etiology, risk factors and pathogenesis. Clin Obstet Gynecol 19:147–169, 1976.
10. Heatley MK: The association between clinical and pathological features in histologically identified chronic endometritis. J Obstet Gynaecol 24:801–803, 2004.
11. Eckert LO, Thwin SS, Hillier SL, et al: The antimicrobial treatment of subacute endometritis: A proof of concept study. Am J Obstet Gynecol 190:305–313, 2004.
12. Marrazzo JM, Handsfield HH, Whittington WL: Predicting chlamydial and gonococcal cervical infection: Implications for management of cervicitis. Obstet Gynecol 100:579–584, 2002.
13. Gotz HM, van Bergen JE, Veldhuijzen IK, et al: A prediction rule for selective screening of Chlamydia trachomatis infection. Sex Transm Infect 81:24–30, 2005.
14. Jones H: Clinical pathway for evaluating women with abnormal uterine bleeding. Obstet Gynecol Surv 57:22–24, 2002.
15. Day Baird D, Dunson DB, Hill MC, et al: High cumulative incidence of uterine leiomyoma in black and white women: Ultrasound evidence. Am J Obstet Gynecol 188:100–107, 2003.
16. Hileeto D, Fadare O, Martel M, Zheng W: Age dependent association of endometrial polyps with increased risk of cancer involvement. World J Surg Oncol 3:8, 2005.
17. Breitkopf DM, Frederickson RA, Snyder RR: Detection of benign endometrial masses by endometrial stripe measurement in premenopausal women. Obstet Gynecol 104:120–125, 2004.
18. Clevenger-Hoeft M, Syrop CH, Stovall DW, Van Voorhis BJ: Sonohysterography in premenopausal women with and without abnormal bleeding. Obstet Gynecol 94:516, 1999.
19. ACOG Committee Opinion: Von Willebrand's disease in gynecologic practice. Obstet Gynecol 98:1185–1186, 2001.
20. Young RH, Clement PB: Pseudoneoplastic glandular lesions of the uterine cervix. Semin Diagn Pathol 8:234–249, 1991.
21. Rosenthal AN, Panoskaltsis T, Smith T, Soutter WP: The frequency of significant pathology in women attending a general gynaecological service for postcoital bleeding. BJOG 108:103–106, 2001.
22. Matalliotakis IM, Kourtis AI, Panidis DK: Adenomyosis. Obstet Gynecol Clin North Am 30:63–82, 2003.
23. Bazot M, Cortez A, Darai E, et al: Ultrasonography compared with magnetic resonance imaging for the diagnosis of adenomyosis: Correlation with histopathology. Hum Reprod 16:2427–2433, 2001.
24. Krettek JE, Arkin SI, Chaisilwattana P, Monif GR: Chlamydia trachomatis in patients who used oral contraceptives and had intermenstrual spotting. Obstet Gynecol 81:728–731, 1993.
25. Lethaby A, Suckling J, Barlow D, et al: Hormone replacement therapy in postmenopausal women: Endometrial hyperplasia and irregular bleeding. Cochrane Database Syst Rev 3:CD000402, 2004.
26. Barakat RR, Gilewski TA, Almadrones L, et al: Effect of adjuvant tamoxifen on the endometrium of women with breast cancer. J Clin Oncol 18:3459–3463, 2000.
27. Tsalikis T, Zepiridis L, Zafrakas M, et al: Endometrial lesions causing uterine bleeding in postmenopausal women receiving raloxifene. Maturitas 51:215–218, 2005.
28. Zhang J, Salamonsen LA: In vivo evidence for active matrix metalloproteinases in human endometrium supports their role in tissue breakdown at menstruation. J Clin Endocrinol Metab 87:2346–2351, 2002.
29. Brenner PF: Differential diagnosis of abnormal uterine bleeding. Am J Obstet Gynecol 175:766–769, 1996.
30. Tsilchorozidou T, Overton C, Conway GS: The pathophysiology of polycystic ovary syndrome. Clin Endocrinol (Oxf) 60:1–17, 2004.

31. Zawadski JK, Dunaif A: Diagnostic criteria for polycystic ovary syndrome: Towards a rational approach. In Dunaif A, Givens JR, Haseltine FP, Merriam GE. Polycystic Ovary Syndrome. Boston, Blackwell Scientific, 1992, pp 377–384.
32. Lakhani K, Prelevic G, Seifalian A, et al: Polycystic ovary syndrome, diabetes and cardiovascular disease: Risks and risk factors. J Obstet Gynaecol 24:613–621, 2004.
33. Pugeat M, Ducluzeau PH: Insulin resistance, polycystic ovary syndrome and metformin. Drugs 58(Suppl 1):41–46, 1999.
34. Chang RJ: A practical approach to the diagnosis of polycystic ovary syndrome. Am J Obstet Gynecol 191:713–717, 2004.
35. Holley JL: The hypothalamic-pituitary axis in men and women with chronic kidney disease. Adv Chronic Kidney Dis 11:337–341, 2004.
36. Falcone T, Desjardins C, Bourque J, et al: Dysfunctional uterine bleeding in adolescents. J Reprod Med 39:761–764, 1994.
37. Bravender T, Emans SJ: Menstrual disorders: Dysfunctional uterine bleeding. Pediatr Clin North Am 46:545–553, 1999.
38. Minakuchi K, Hirai K, Kawamura N, et al: Case of hemorrhagic shock due to hypermenorrhea during anticoagulant therapy. Arch Gynecol Obstet 264:99–100, 2000.
39. Woo YL, White B, Corbally R, et al: Von Willebrand's disease: An important cause of dysfunctional uterine bleeding. Blood Coagul Fibrinolysis 13:89–93, 2002.
40. Kouides PA: Menorrhagia from a haematologist's point of view. Part I: Initial evaluation. Haemophilia 8:330–338, 2002.
41. Sahin Y, Kelestimur F: The frequency of late-onset 21-hydroxylase and 11 β-hydroxylase deficiency in women with polycystic ovary syndrome. Eur J Endocrinol 137:670–674, 1997.
42. Kouides PA: Evaluation of abnormal bleeding in women. Curr Hematol Rep 1:11–18, 2002.
43. ACOG Practice Bulletin: Management of anovulatory bleeding. Int J Gynaecol Obstet 72:263–271, 2001.
44. Zreik TG, Odunsi K, Cass I, et al: A case of fatal pulmonary thromboembolism associated with the use of intravenous estrogen therapy. Fertil Steril 71:373–375, 1999.
45. Ferenczy A: Pathophysiology of endometrial bleeding. Maturitas 45:1–14, 2003.
46. Larsson PG, Bergman B, Forsum U, Pahlson C: Treatment of bacterial vaginosis in women with vaginal bleeding complications or discharge and harboring *Mobiluncus*. Gynecol Obstet Invest 29:296–300,1990.
47. Moller BR, Kristiansen FV, Thorsen P, et al: Sterility of the uterine cavity. Acta Obstet Gynecol Scand 74:216–219, 1995.
48. Krettek JE, Arkin SI, Chaisilwattana P, Monif GR: *Chlamydia trachomatis* in patients who used oral contraceptives and had intermenstrual spotting. Obstet Gynecol 81:728–731, 1993.
49. Sulak PJ: The career woman and oral contraceptive use. Int J Fertil 36(Suppl 2):90–97, 1991.
50. Sulak PJ, Cressman BE, Waldrop E, et al. Extending the duration of active oral contraceptive pills to manage hormone withdrawal symptoms. Obstet Gynecol 89:179–183, 1997.
51. Lethaby A, Irbine G, Cameron I: Cyclical progestogens for heavy menstrual bleeding. Cochrane Database Syst Rev 3, 2005, CD001016.
52. Higham JM: The medical management of menorrhagia. Br J Hosp Med 45:19–21, 1991.
53. Hurskainen R, Teperi J, Rissanen P, et al: Clinical outcomes and costs with the levonorgestrel-releasing intrauterine system or hysterectomy for treatment of menorrhagia: Randomized trial 5 year follow up. JAMA 291:1456–1463, 2004.
54. Strickland DM, Hammond TL: Postmenopausal estrogen replacement in a large gynecologic practice. Am J Gynecol Health 2:26–31, 1988
55. Comino R, Torrejon R: Hysterectomy after endometrial ablation-resection. J Am Assoc Gynecol Laparosc 11:495–499, 2004.
56. Lethaby A, Shepperd S, Cooke I, Farquhar C: Endometrial resection and ablation versus hysterectomy for heavy menstrual bleeding. Cochrane Database Syst Rev. 2000;CD000329.

第三部分　成人生殖内分泌学

22　垂体、肾上腺和甲状腺疾病的治疗

S. Sethu K. Reddy and Maria Fleseriu

引言

生殖系统经常受到其他内分泌腺体，如垂体、甲状腺和肾上腺的影响。经典的内分泌失调疾病根据杰出的医生名字命名，例如哈维·库欣，他在1932年描述了一种月经失调、向心性肥胖、高血压和多毛的综合征。妇产科医生需要了解孕期不同内分泌腺体的生理性调节，用于评估可能的内分泌失调。本章介绍与生殖系统相关的大部分内分泌失调的临床表现、诊断和治疗的大体原则。

垂体失调

解剖

垂体重500~1000克，位于蝶鞍内、蝶窦的后方，它的前后壁以及底部为骨性的，上面为一层脑脊膜（鞍膈），随后是视交叉、下丘脑和第三脑室。两侧为海绵窦，包括颈内动脉和脑神经Ⅲ、Ⅳ、V_1、V_2和Ⅵ。

视交叉15%在蝶鞍前面，80%在上面和5%在后面。其中来自鼻部那一半的视网膜神经越过视交叉，来自颞部那一半的没有交叉。垂体和视交叉的密切关系导致垂体肿大时出现视觉症状[1]。

正中隆突是血管成分，位于下丘脑的基底部组成第三脑室的底部。垂体柄来源于正中隆突。下丘脑的前面为视交叉，后方为乳头体。直到20世纪60年代中期，才分离和识别出下丘脑释放激素（表22-1）。

生理

促甲状腺释放激素（TRH）是最早发现的释放

表22-1
垂体激素、下丘脑激素和其他调节因子

垂体激素	下丘脑激素	其他调节因子
促甲状腺素	TRH	T_4，T_3，多巴胺，Pit-1
促肾上腺皮质激素	CRH	ADH，肾上腺素，皮质醇
黄体生成素	LH-RH	雌激素，孕激素，雄激素
促卵泡生成素	LH-RH	活化素，雌激素，抑制素，卵泡抑素，雄激素
生长激素	GH-RH	生长抑素，雌激素，T_4，Pit-1
催乳素	PRF	多巴胺，TRH，Pit-1，雌激素，5-羟色胺，血管紧张素，GnRH相关肽

TRH，促甲状腺素释放激素；CRH，促肾上腺皮质激素释放激素；LH-RH，促黄体（生成）激素释放激素；GH-RH，生长激素释放激素；PRF，催乳素释放因子；Pit-1，垂体特异性转录因子；ADH，抗利尿激素。

激素。以后其他释放激素被逐渐发现。催乳素直接受抑制剂影响，多巴胺是催乳素释放抑制因子。核磁共振（MRI）是检查下丘脑-垂体的最佳方法，因为相对于其他影像学技术，MRI可以清晰地显示视交叉、血管结构和肿瘤。

垂体肿瘤

垂体肿瘤可以是功能亢进，也可以是功能不足，这和肿瘤的体积直接相关（表22-2）。随着CT的发展，直径小于等于10mm的微腺瘤和直径超过10mm的巨腺瘤多可以进行检查。它们都是良性的，没有性别偏好。垂体腺瘤几乎和多发性内分泌肿瘤Ⅰ（MENⅠ）综合征中的甲状旁腺和胰腺增生或新生物无关。垂体恶性肿瘤非常少见，大多为其他部位恶性肿瘤转移[2]。

	表22-2 垂体肿瘤的临床表现	
	内分泌作用	
肿块作用	**垂体功能亢进**	**垂体功能减退**
头痛	GH：肢端肥大症	GH：儿童身材矮小，肥胖，成人力量和健康不佳
视交叉综合征	催乳素：高催乳素血症	催乳素：产后不能哺乳
下丘脑综合征	促肾上腺皮质激素：库欣病 Nelson综合征	促肾上腺皮质激素：肾上腺皮质功能减退
口渴感、食欲饱腹感、睡眠和体温调节紊乱	LH/FSH：性腺功能紊乱或寂静的α-亚基分泌	LH或FSH：性腺功能减退
糖尿病性尿崩症	促甲状腺素：甲状腺功能亢进	促甲状腺素：甲状腺功能减退
SIADH		
阻塞性脑水肿		
脑神经Ⅲ、Ⅳ、V_1、V_2和Ⅵ功能障碍		
颞叶功能障碍		
鼻咽肿瘤		
CSF鼻漏		

SIADH，抗利尿激素分泌异常综合征；GH，生长激素；LH，黄体生成素；FSH，促卵泡素。

垂体腺瘤

大约50%的垂体腺瘤为催乳素瘤，15%分泌生长激素（GH），10%为促肾上腺皮质激素，小于1%分泌促甲状腺素（TSH）。垂体肿瘤中大约25%为无功能或更准确说为无分泌腺瘤。大部分腺瘤组织学检查发现颗粒中含有激素，主要为糖蛋白激素。解剖研究发现高达20%正常人体内存在与患者病理学上相似的垂体微腺瘤[3]。

垂体肿瘤影响视交叉和它的分支，可以出现视觉缺损，最常见的是颞侧偏盲。垂体肿块向两侧压迫海绵窦，可以表现为复视、视下垂或是面部感觉改变。在脑神经中CNⅢ是最容易麻痹的。

绝经前期妇女比较容易发现垂体小肿瘤，因为她们会由于月经改变来就诊而得到关注。对于大部分怀疑为腺瘤的患者初步检查较少，包括血催乳素和胰岛素样生长因子-Ⅰ（IGF-Ⅰ）。根据临床表现进行其他检查。

催乳素瘤

催乳素生理学

垂体含催乳素大约100g，在孕期和哺乳期可以增加10～20倍。虽然乳房组织是催乳素的主要靶器官，在不同组织中发现了催乳素受体，例如肝脏、肾脏、卵巢、睾丸、前列腺和精囊。多巴胺是催乳素的主要抑制剂，任何干扰多巴胺从下丘脑运输到垂体和在垂体中的游离多可以造成血清催乳素升高。雌激素、TRH和5-羟色胺增加催乳素水平。H_2受体抑制催乳素分泌，H_1受体刺激它的分泌。

高催乳素血症

高催乳素血症是最常见的垂体功能失调。以往认为雌激素治疗可以引起催乳素瘤形成，但是进一步的病例对照-队列研究发现口服避孕药与催乳素瘤的形成无关。肿瘤DNA的克隆分析发现催乳素瘤是单克隆性的。

高催乳素血症通过改变下丘脑黄体激素释放激素分泌而影响促性激素（黄体生成激素[LH]和卵泡

刺激素［FSH］）的脉冲式释放。生育期妇女多表现为月经稀发、闭经和不孕。长期闭经的妇女因为长期缺乏雌激素而较少出现溢乳。绝经后妇女和男子多因为肿块造成头痛和视觉缺失而就诊[4]。

许多高催乳素血症的男子没有主诉性功能改变，但一旦有效地治疗高催乳素血症后，大部分人发现他们存在问题，例如性欲下降和勃起功能障碍。长期低性激素的男子会表现为胡子和体毛减少和正常大小但软的睾丸。如果在青春期前出现性腺激素降低，睾丸会较小。有微腺瘤的患者较容易出现头痛。

在开始评估高催乳素患者时了解药物应用情况是非常重要的，因为有些药物会引起高催乳素血症，停用后（如果可能）可以避免进一步昂贵的检查治疗。另外妊娠合甲状腺功能低下可以引起高催乳素血症（表22-3）。

催乳素水平一般和肿瘤大小有关。血清催乳素高于200μg/L多提示存在产生催乳素的垂体肿瘤。但是，大垂体腺瘤中血清催乳素水平可以低于200μg/L，因为不分泌催乳素的腺瘤压迫垂体柄可以造成高催乳素血症。进行刺激试验包括促甲状腺素释放激素（TRH）刺激试验确定是否垂体瘤造成催乳素升高，检查是非特异性的，不能明确诊断或排除肿瘤。大催乳素腺瘤可以表现为假性催乳素不足。稀释血清后将发现催乳素水平明显增高。

随访微腺瘤患者后发现仅一小部分患者的催乳素水平会增高和腺瘤增大，大部分患者随着时间延长血清催乳素水平下降。第16章详细介绍了催乳素腺瘤和闭经的关系。

治疗

催乳素腺瘤的一线治疗是使用多巴胺，因为手术治疗只能治愈一小部分患者而且危险性高，所有患者术后会复发。甲磺酸溴隐亭（Parlodel）、甲磺酸培高利特（Permax）和卡麦角林（Dostinex）是催乳素的有力的抑制剂，应用后肿瘤可以缩小。

多巴胺激动剂抑制催乳素分泌的程度依赖于催乳素腺瘤上多巴胺受体的数量和亲和力。使用后催乳素会明显下降，即使没有达到正常范围。药物应该从小剂量开始慢慢加量，因为药物在开始使用时经常会出现副作用。

多巴胺激动剂的副作用多为恶心、头痛、嗜睡、鼻塞和便秘。治疗男性催乳素腺瘤，可能需要6个月

表22-3 高催乳素血症的鉴别诊断

生理性的	病理性的	药物性的
妊娠	催乳素瘤	TRH
产后	肢端肥大症（25%）	精神类药物
新生儿	下丘脑失调	吩噻嗪
压力	"Chiari-Frommel"	利血平
低血糖	颅咽管瘤	甲基多巴
睡眠	转移性肿瘤	雌激素治疗
餐后低血糖	垂体柄分泌或压迫	甲氧氯普胺，西咪替丁（特别是静脉用药）
交际	甲状腺功能减退	阿片制剂
乳头刺激	肾衰竭	维拉帕米
	肝脏疾病	一些SSRI，包括氯西汀和氟伏沙明
	胸部外伤（烧伤，带状疱疹）	

SSRI＝选择性5-羟色胺再摄取抑制剂。

雄激素才会升高、性功能恢复。男性催乳素是一个独立的影响性欲的因素，因为外源性睾酮对恢复持续高催乳素的男子的性欲的作用很小。

虽然微腺瘤或没有明显垂体肿瘤的患者有时可以随访不治疗，但大腺瘤需要治疗。偶尔微腺瘤或没有明显垂体肿瘤的患者停用多巴胺激动剂后催乳素浓度不再增高。因此在多年药物治疗后可以在密切随访下尝试"药物假期"。

孕期是否继续使用溴隐亭有争议。15%的妊娠妇女和仅5%的微腺瘤妇女中出现肿瘤相关并发症。孕期可行的方案为停用溴隐亭，密切随访血清催乳素水平和视觉检查。如临床表现明显恶化则再次使用溴隐亭。每年通过MRI随访腺瘤，如果腺瘤大小稳定随访期限可以延长[5]。

经蝶窦手术用于药物治疗无效的患者。即使肿瘤的临床表现较重，例如视觉缺失，多巴胺激动剂也是一线治疗方法，大部分患者应用后症状会迅速缓解。手术的最大好处为避免长期药物治疗。放射治疗用于不能耐受多巴胺激动剂治疗也不希望手术的患者（如肿瘤侵入海绵窦）。

肢端肥大症

肢端肥大症每年发病率为3~4/100万，男性平

均诊断年龄为40岁，女性为45岁。年轻患者的生长激素（GH）分泌性肿瘤较有侵略性。主要临床表现列于表22-4。超过95%肢端肥大症患者由生长激素分泌性垂体肿瘤引起。极少部分由异位生长激素释放激素引起，主要由类癌和胰岛细胞肿瘤分泌。肢端肥大症的死亡率较正常人增加3.5倍，心血管疾病是其死亡的主要原因。促生长激素腺瘤是单克隆的。生长激素细胞中GspIa亚单位的gsp突变造成生长激素持续分泌，引起肢端肥大症[6]。

生长激素的分泌是脉冲式的，肢端肥大症患者和对照者的随机生长激素水平可以重叠，所以单次检测生长激素水平不能明确诊断。

胰岛素样生长因子-I（IGF-I）比生长激素的血浆半衰期长，是对肢端肥大症很好的初步筛查。IGF-I升高提示肢端肥大症的患者最后都得到确诊。糖尿病控制不好的患者和营养不良者可以出现假性血清IGF-I降低。口服糖耐量试验仍然是诊断的金标准。正常人在口服100克葡萄糖后2小时内生长激素降低至$1\mu g/L$以下（化学发光法）。

对于妇女健康来说，应该注意生长激素分泌性肿瘤可能也分泌催乳素，这些妇女可以出现高催乳素血症，肢端肥大症较轻。这种同时分泌的情况可以出现多年，患者开始表现为高催乳素，几年后开始分泌过量的生长激素。

应该特别注意早期发现心血管疾病的患者，因为心血管疾病是死亡的主要原因。肢端肥大症患者的结肠息肉的发病率增高，恶变的危险性增加，影响寿命。所以应该每3～5年进行结肠镜检查，直到获得足够的资料。目前并不明确是否需要进行包括乳房、肺和前列腺的严格的癌症筛查。

治疗

主要的治疗目标是减轻症状，减小肿瘤体积，恢复IGF-I和GH的水平，预防肿瘤的复发。应以药物治疗为主，因为已证实放射和手术治疗存在很大的局限性。

生长抑素类似物是治疗肢端肥大症的最有效的药物。人奥曲肽（octreotide）改变了肢端肥大症的治疗，65%患者的IGF-I正常，90%患者的IGF-I降低。人奥曲肽一般皮下注射，每天三次。长效人奥曲肽（Sandostatin LAR）得到美国食品药品管理局（FDA）的认可，用于治疗肢端肥大症，每月肌肉注射一次。

对于生长抑素类似物应用的长期观察中没有出现快速抗药反应。高达50%患者的肿瘤缩小，虽然大部分肿瘤缩小的体积低于50%。主要副作用为胃肠道不适，包括腹泻、腹痛和恶心。最严重的副作用是胆石症，达25%患者出现这个副作用，与一般胆石症患者治疗相似，不需要进行常规超声筛查。据报道孕期中很少应用生长抑素类似物[7,8]。

使用多巴胺激动剂的患者中只有10%～15%的IGF-I恢复正常，大多出现在同时分泌GH和催乳素的垂体肿瘤患者中。垂体微腺瘤和肿瘤位于蝶鞍中的患者可以手术治疗，治愈率达到90%。但是肢端肥大症合并巨腺瘤患者手术治愈率低于50%。即使手术没能治愈的患者，肿瘤缩小也可以改善症状和降低IGF-I。

放射治疗可以缩小肿瘤体积和降低GH水平，但不能恢复IGF-I水平。因为放射治疗的低效性、垂体功能减退的高发性和缺乏对神经-精神功能的长期作用的了解，只有对其他治疗无效的患者才应用放射治疗。放射刀（伽马刀）比传统的放射治疗效果好，但缺乏大型有效性研究和长期安全性的资料。

最近治疗肢端肥大症的重要进展是一种新的GH受体拮抗剂。它是重组GH分子和聚乙二醇（PEG）结合，预防GH受体二聚化。临床应用后，虽然垂体来源的生长激素水平增加3倍，但90%患者IGF-I正常。这种药物（Pegvisomant）用法为每天一次皮

表22-4 肢端肥大症的临床症状和体征
面部特征粗大
下巴和额窦突出
手足变宽
多汗
巨舌
垂体功能减退的症状
糖尿病（10%～25%）
皮赘（需要筛查结肠息肉）
高血压（25%～30%）
心肌病（50%～80%）
腕管综合征
睡眠呼吸暂停（5%）

下注射约 1ml。理论上治疗垂体肿瘤的生长可行，但还未能得到证实。

库欣病 (Cushing's Disease)

分泌促肾上腺皮质激素的垂体腺瘤是引起内源性库欣 (Cushing) 综合征的最主要原因 (60%)，其他来源于肾上腺 (25%) 或其他部位 (15%)。库欣病特指垂体来源的，症状列于表 22-5。许多症状为非特异性的，包括高血压、糖耐量异常、月经失调和精神异常（包括抑郁）。大部分患库欣病的妇女生育能力下降[9]。

库欣病妇女典型的表现为面部有细软汗毛、痤疮和雄激素升高引起的暂时性秃发。这些症状一般在发病后 3~6 年出现，可以通过确定促肾上腺激素还是促黑激素增多引起色素沉着明确发病时间。

诊断

诊断库欣病的最好方法是检查 24 小时尿皮质醇（图 22-1）。因为正常人和患者的皮质醇水平有很大

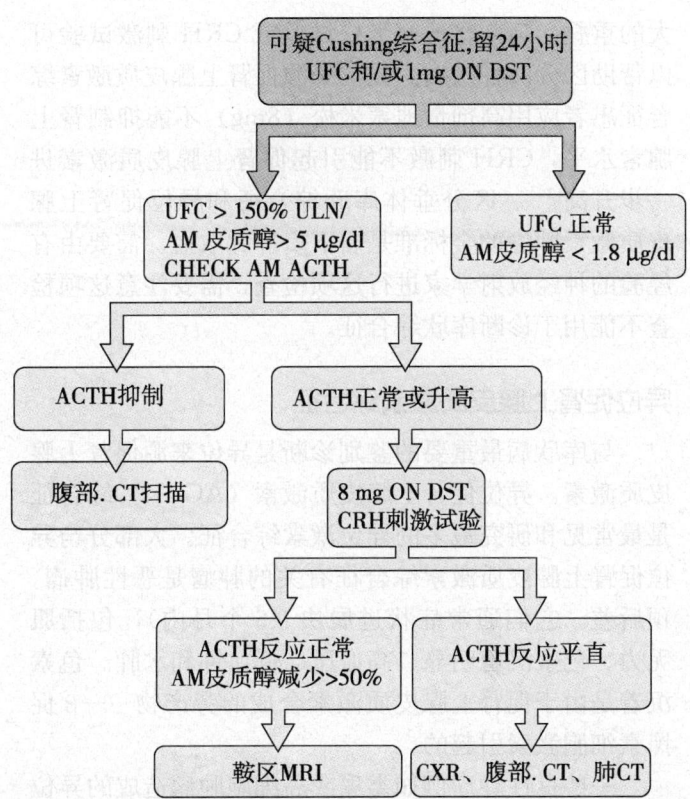

图 22-1 临床怀疑库欣综合征患者的实验室检查。ULN，正常值的上限；ON DST，过夜地塞米松抑制试验；UFC，尿游离皮质醇；CRH，促甲状腺素释放激素；CXR，胸部 X 片；MRI，核磁共振；Abd. CT，异常计算机 X 线断层摄影术。

表 22-5 库欣综合征的临床症状和体征	
临床特征	发生率 (%)
肥胖	
全身性	80~95
躯干性	45~80
高血压	75~90
月经失调	75~95
骨质疏松	75~85
面部多血症	70~90
多毛症	70~80
阳痿/性欲下降	65~95
神经精神症状	60~95
紫纹	50~70
糖耐量异常	40~90
虚弱	30~90
擦伤	30~70
肾结石	15~20
头痛	10~50

的重叠，所以随机皮质醇检测没有诊断价值。地塞米松试验：夜间使用 1mg 地塞米松，第二天早晨肾上腺素低于 1.8μg/dl 可以排除库欣病，但假阳性率高达 40%。

国家健康机构 (NHI) 研究发现联合地塞米松抑制试验和促肾上腺皮质激素释放激素 (CRH) 刺激试验可以 100% 明确诊断。这些试验对诊断假库欣病和 24 小时尿游离皮质醇升高疾病有显著价值。其他诊断库欣病的有效检查包括午夜血清和唾液皮质醇测定（见图 22-1）。

一旦库欣病明确诊断，下一步就要区分是否是促肾上腺皮质激素依赖性的高皮质醇分泌（见图 22-1）。虽然肾上腺病因的促肾上腺皮质激素检测不出或很低，但异位库欣综合征和促肾上腺皮质激素型垂体肿瘤两者的促肾上腺皮质激素正常或低下。CRH 刺激试验可以区分两者。虽然异位库欣综合征患者的促肾上腺皮质激素水平比垂体疾病患者的高，但仍有很

大的重叠。高剂量地塞米松试验或 CRH 刺激试验可以帮助区分两种疾病。异位来源促肾上腺皮质激素综合征患者应用高剂量地塞米松（8mg）不能抑制肾上腺素水平，CRH 刺激不能引起促肾上腺皮质激素进一步升高[10]。区分垂体库欣综合征和异位促肾上腺皮质激素肿瘤的金标准是岩下窦静脉取血。需要由有经验的神经放射学家进行这项检查，需要注意这项检查不能用于诊断库欣综合征。

异位促肾上腺皮质激素综合征

与库欣病最重要的鉴别诊断是异位来源促肾上腺皮质激素。异位促肾上腺皮质激素（ACTH）综合征是最常见和研究最多的异位激素综合征。大部分与异位促肾上腺皮质激素综合征有关的肿瘤是恶性肿瘤，预后差。它们通常症状进展快（6个月内），包括肌无力、色素沉着明显、高血压、低血钾和水肿。色素沉着是由于促肾上腺皮质激素合成的旁产物——β促黑素细胞激素引起的。

一些良性肿瘤例如类癌或岛细胞肿瘤造成的异位促肾上腺皮质激素综合征，很难与垂体性库欣综合征区别。放射性检查发现这类患者蝶鞍经常正常或有微腺瘤，但正常人群中这种情况也达 20%，这使得鉴别更加困难。

治疗

首选是手术切除（经蝶鞍）促肾上腺皮质激素型垂体肿瘤。有经验的手术医生很少，手术后缓解率达到 80%~90%。长期治愈的标准是术后没有服用激素的情况下检测不到肾上腺素。成功的手术后一过性肾上腺功能不全可以出现 6~8 个月，最长可达 2 年。手术后没能治愈者可以进行其他治疗，包括再次手术和放射治疗。

上述治疗无效时可以采用药物治疗和切除肾上腺。异位促肾上腺皮质激素肿瘤应该尽量切除。人奥曲肽可以抑制异位促肾上腺皮质激素分泌。米托坦（Lysodren）可能是最有效的抗肾上腺药物。其他药物，例如氨鲁米特（Cytadren）、咪康唑（Nizoral）或酮康唑（Metapyrone），可以应用但只能暂时使用。糖皮质激素拮抗剂米非司通（RU-486）是有效的治疗药物，副作用很少，应用时存在的问题是不能依赖检测皮质醇明确米非司通的疗效。这个药物阻断皮质醇的活性，但可能引起循环中皮质醇水平急性升高。

非分泌性和糖蛋白分泌性垂体腺瘤

非分泌性腺瘤

非分泌性或糖蛋白分泌性肿瘤一般没有临床表现，因为这些肿瘤不能分泌足够的激素，缺乏临床可以识别的症状。它们一般在肿块引起头痛和视觉缺失时才被发现。患者可以出现不同程度的垂体功能减退。

糖蛋白分泌性腺瘤

垂体腺瘤极少分泌糖蛋白（包括 FSH、LH 或促甲状腺素）。FSH 腺瘤妇女可以出现闭经，LH 腺瘤可以引起男性早熟。通过检测完整的糖蛋白激素或它们的 α 和 β 亚基确诊。相对于完整的激素，α 亚基趋向于不适当的升高[11]。

促甲状腺素分泌性垂体腺瘤

促甲状腺素分泌性垂体腺瘤患者的临床表现包括垂体肿块损害、甲状腺功能亢进和甲状腺肿大。最主要的生化指标是甲状腺激素水平增高，伴有正常和增高的促甲状腺素水平。所以，任何内源性甲状腺功能亢进伴有增高或正常的促甲状腺素的患者需要进一步检查是否存在促甲状腺素性垂体腺瘤。血清催乳素和促甲状腺素的 α 亚基升高大多出现在促甲状腺素性腺瘤中，而在甲状腺素抵抗综合征的患者中不存在，后者也可以使促甲状腺素水平升高。

治疗

经蝶鞍手术是处理这种腺瘤的标准治疗，特别是功能不正常患者。因为腺瘤的体积，手术治疗很少能治愈，需要加用放射治疗。人奥曲肽可能有助于降低激素分泌，但需要进一步研究人奥曲肽是否能有效地减小肿瘤的体积。多巴胺类似物溴隐亭被大剂量使用，但不到 10% 的患者有临床反应（例如改变肿瘤体积和视觉症状）。

长效促性腺激素释放激素（GnRH）激动剂和拮抗剂可以降低肿瘤的 FSH 和 LH 分泌，但不能减小肿块的体积。总之，目前药物治疗无功能性和糖蛋白分泌性垂体腺瘤的有效性没有得到确定，但其可以用于降低手术不成功患者的肿瘤的高分泌和缩小肿块体积。

垂体功能减退

垂体腺瘤是引起垂体功能减退的最主要原因，但其他原因包括鞍旁区疾病、垂体手术和放射治疗也可以引起垂体功能低下，还有头部损伤。

肿块引起垂体激素缺乏的顺序为：GH、LH、FSH、促甲状腺素、促肾上腺皮质激素和催乳素。催乳素缺乏很少见，只有在垂体梗死时出现。另外还有腺垂体各种激素单独分泌不足。

生长激素缺乏

成年人中生长激素缺乏现在被认为是病理表现，现在许多这类患者接受生长激素替代治疗。垂体功能减退患者死亡率增高大多是因为生长激素缺乏，心血管疾病是死亡的最主要原因。生长激素缺乏的临床表现很微小，包括肌肉力量和运动耐受性降低及生活质量下降（如性欲减退、社会孤立）。

生长激素缺乏的患者体重增加，特别是腹部肥胖，四肢较正常人细。有些患者骨密度下降，通过生长激素替代治疗可以缓解。

对于生长激素缺乏的成年人和因症状或代谢异常怀疑生长激素缺乏者应该给予生长激素替代治疗。药物治疗常见的副作用包括水潴留、腕管综合征和关节痛。这些副作用与药物剂量相关，减少药物用量可以得到改善。

促性腺激素缺乏

垂体缺陷、下丘脑分泌促性腺激素释放激素缺乏或功能异常（例如高催乳素血症、神经性厌食和严重疾病状态）可以继发促性腺激素缺乏。促性腺激素缺乏引起妇女不孕和月经失调，包括闭经。还可以引起性欲缺乏和性交困难。男性中较少诊断性腺功能减退，因为性欲下降和阳痿常被认为是年龄增加引起的。大多数情况下，在发现肿瘤后回顾性分析发现存在性腺功能减退。长期性腺功能减退造成骨质疏松，激素替代治疗有时候可以使骨质疏松得到改善。

促肾上腺皮质激素缺乏

促肾上腺皮质激素缺乏引起的继发性肾上腺功能缺陷的临床表现与原发性肾上腺功能缺乏相似，只有一个不同。盐皮质激素的分泌主要由肾素和血管紧张素调节，垂体疾病的患者盐皮质激素的分泌没有改变。所以症状发展较慢，主要包括精神欠佳、无力和食欲减退。继发性肾上腺功能缺乏不出现高血钾。急症可以出现虚脱、低血糖和昏迷。

促甲状腺素缺乏

垂体失调时促甲状腺素缺乏出现较晚，与原发性甲状腺功能减退表现相似，包括精神欠佳、小腿抽筋、乏力和畏寒。甲状腺功能低下的程度与促甲状腺素缺乏的持续时间相关。

垂体功能减退的病因
淋巴细胞性垂体炎

淋巴细胞性垂体炎是一种在孕期和分娩后妇女中发生的自身免疫性疾病。临床表现继发于垂体功能减退或肾上腺功能缺乏和垂体肿块压迫。半数患者出现催乳素升高，但有些出现催乳素降低。有些患者出现抗垂体抗体和其他自身免疫失调，包括桥本甲状腺炎（Hashimoto's thyroiditis）和阿狄森病（Addison's disease）[12]。

可以通过孕期或分娩后妇女的临床表现进行诊断，但必须通过活检确诊。

淋巴细胞性垂体炎的病史各异，或自发性恶化或自发性改善。有些患者可以完全恢复，有些需要选择性激素替代。所以需要定期检查，确定是否需要继续激素替代。足够激素替代治疗是必要的。

虽然淋巴细胞性垂体炎是慢性炎症性疾病，病因可能是自身免疫性的，肾上腺素皮质激素抗炎治疗目前没有系统使用。文献中13位患者平均每天使用27.5mg甲基泼尼松龙，平均4.75个月，长期的内分泌和神经方面的改善发生率为15%。一过性改善，主要是神经系统，发生率为62%。停用肾上腺皮质激素后症状在几天至几个月内复发。

德国最近的经验表明高剂量类固醇治疗有一定的作用，但须谨慎应用。MRI发现88%高剂量类固醇治疗的患者得到改善，但临床恢复各异，没有一例能完全治愈[13]。

手术切除肿块可以很快缓解神经症状，但很少报道内分泌有改善。手术指征为出现压迫视交叉、肾上腺皮质激素治疗无效和常规诊断方法不能明确诊断淋巴细胞性垂体炎的情况[14]。

空蝶鞍综合征

空蝶鞍综合征的诊断越来越常见，因为出现头痛和其他症状时 CT 和 MRI 的使用越来越普遍。垂体窝和蛛网膜下腔相交通造成垂体窝增大，从而造成蝶鞍的重新塑造和增大。原发性空蝶鞍综合征是先天性隔膜缺失引起，继发性可能由手术、放疗和以往肿块梗死引起。

大部分患者没有垂体功能不良，但出现不同程度的垂体不足，特别是继发性空蝶鞍综合征的患者。可以发生共同存在的肿瘤。

处理时需要进一步明确诊断和必要时采用激素替代疗法。只有在视觉缺失和出现脑脊液鼻漏时才进行手术。

垂体卒中

垂体卒中是一种内分泌急症，经常继发于垂体肿瘤出血性梗死。有各种易发因素，包括出血性疾病、糖尿病、垂体放疗、气脑造影术、机械性通气和外伤。

该综合征的临床表现为垂体和蝶鞍旁结构的快速膨胀和压迫，造成垂体功能低下、视觉缺失和颅神经麻痹。血液和坏死组织溢出进入蛛网膜下腔可以造成意识丧失、假性脑膜炎和高烧。

如果怀疑垂体卒中，应该假设腺垂体功能不足，给予相应的治疗。根据脑水肿的程度给予足够的糖皮质激素。突然视觉缺失、眼球运动麻痹、下丘脑压迫和昏迷应该立即手术解压。有报道手术后各种垂体激素缺乏可以恢复，应该重新评估所有患者垂体激素轴恢复的可能性。

席汉综合征（Sheehan's Syndrome）

席汉综合征是由于正常垂体缺血性梗死引起的，有继发于产后出血和低血压的垂体功能减退[15]。患者表现为产后没有乳汁，不能恢复月经，畏寒或疲乏。有些妇女可以在产后 30 天内出现急性脑出血。还经常出现亚临床中枢性尿崩症[16]。

肾上腺功能失调

解剖和生理

肾上腺由皮质和髓质组成。皮质进一步分化为网状带、束状带和球状带。髓质分泌去甲肾上腺素和肾上腺素。网状带和束状带分泌皮质醇和雄激素［主要是脱氢表雄酮（DHEAS）］。球状带分泌醛固酮。由于球状带缺乏 17-羟化酶，该层就不能合成皮质醇和雄激素。

网状带和束状带受到下丘脑促肾上腺皮质激素释放激素（CRH）调控的垂体促肾上腺皮质激素调节。反过来，皮质醇负反馈、压力和昼夜节律调节 CRH。促肾上腺皮质激素除了增加皮质醇的分泌，还是肾上腺的营养素，如果缺乏促肾上腺皮质激素，束状带和网状带将萎缩。促肾上腺皮质激素对醛固酮的合成有一定的作用，球状带主要受肾素的调节。了解肾上腺的解剖和生理对于认识肾上腺功能减退和亢进是非常重要的[17]。

肾上腺功能不足

病因

肾上腺皮质功能低下造成临床上肾上腺功能不足。这可能是由于肾上腺结构受到破坏（阿狄森病和原发性肾上腺功能不足）引起的。它还可以由促肾上腺皮质激素（继发性肾上腺功能不足）或 CRH 缺乏引起[18]。

成人中阿狄森病的主要原因（80%）是自身免疫破坏肾上腺。常和其他自身免疫疾病一起出现，包括桥本甲状腺炎、突眼性甲状腺肿（Graves 病）和Ⅰ型糖尿病。这种肾上腺功能不足为Ⅱ型多腺体自身免疫综合征。Ⅰ型多腺体自身免疫综合征多见于儿童，由 Addison 病、甲状旁腺功能减退和皮肤黏膜念珠菌感染组成。

其他病因列于表 22-6。目前获得性免疫缺陷综合征是感染性肾上腺破坏的最主要原因；抗磷脂综合征（狼疮抗凝物）被越来越多地认为是引起肾上腺出血的病因。

继发性肾上腺功能不足是由促肾上腺皮质激素缺乏引起肾上腺萎缩引起的。大多由既往外源性糖皮质

表 22-6 成人原发性肾上腺功能不足的其他病因
感染
病毒性
人类免疫缺陷病毒（HIV）
细菌性
真菌性
出血/梗死
抗凝剂/凝血性疾病
败血症
血栓
转移癌：乳腺、肺、胃肠道、肾脏
渗透性疾病：淀粉样变性病、肉样瘤病、血色素沉着
脑白质肾上腺萎缩症/肾上腺髓质神经病
出现在年轻男性（X-连锁）——在肾上腺皮质、脑部、睾丸和肝脏有很长链脂肪酸异常堆积
中枢神经系统脱髓鞘

表 22-7 肾上腺功能不足的症状和体征

	原发	继发
皮质醇缺乏	是	是
厌食/恶心/呕吐		
体重降低/乏力		
肌肉痛/关节痛		
血压过低		
血钠过低		
雄激素缺乏	是	是
腋毛和阴毛脱落（经常只有女性出现）		
醛固酮缺乏	是	否
高血钾		
静态平衡位		
促肾上腺皮质激素过多	是	否
色素沉着		

激素的应用[19]、垂体功能减退或单纯的促肾上腺皮质激素不足（产后常见）造成垂体促肾上腺皮质激素细胞萎缩引起。

临床表现

病因决定临床表现（表 22-7）。在促肾上腺皮质激素的调节下，原发和继发的均有皮质激素和肾上腺来源的男性激素丢失。醛固酮主要受肾素调节，继发性肾上腺功能不足不会影响醛固酮的合成。所以只有在原发性肾上腺功能不足时出现高血钾和严重体位性低血压性脱水。同样的，皮肤或黏膜色素沉着（继发于增高的促肾上腺皮质激素）仅出现在原发性肾上腺功能不足时。没有出现高血钾或色素沉着不能排除肾上腺功能不足。除了低血钠和高血钾以外，肾上腺功能不足的实验室异常结果还有低血糖（多为慢性）、高血钙、嗜曙红细胞增多和淋巴细胞增多。

诊断

下丘脑-垂体-肾上腺（HPA）轴对刺激反应减弱可以诊断肾上腺功能不足。晨皮质醇低于 $3\mu g/dl$（皮质醇结合蛋白正常）足以作出诊断。然而，多需要进行替可克肽（Cortrosyn 或促甲状腺素）刺激试验，这是诊断的金标准。试验中，测量基础血清皮质醇水平，然后肌肉或静脉注射替可克肽 $250\mu g$，30 和 60 分钟再次检查皮质醇，正常值是皮质醇达到 $18g/dL$。如果结果异常，检查促肾上腺皮质激素可以明确是原发的（促肾上腺皮质激素升高），还是继发的（促肾上腺皮质激素正常和降低）。

然而，继发性肾上腺功能不足时促肾上腺皮质激素刺激试验的结果并不一定是异常的。足够的促肾上腺皮质激素可能可以预防肾上腺萎缩，所以试验中大剂量促肾上腺皮质激素起到这种作用。但是压力对 HPA 轴无效。对于怀疑继发肾上腺功能不足而促肾上腺皮质激素刺激试验正常者，使用 CRH 检查促肾上腺皮质细胞的功能。另外，胰岛素耐受试验或美替拉酮（metyrapone）试验评估 HPA 轴，前者对低血糖起反应，后者抑制皮质醇的合成。虽然不常用，有些研究者发现 $1\mu g$ 促肾上腺皮质激素刺激试验对轻度肾上腺功能不足更敏感[20]。

治疗

肾上腺功能不足的治疗为激素替代疗法。可以用药下列药物：

- 氢化可的松，30mg/d
- 泼尼松，7.5mg/d
- 地塞米松，0.75mg/d

皮质醇早晨 20mg 和晚上 10mg，或泼尼松 5~7.5mg/d 可以明显缓解症状。但是在预防库欣综合征时应该使用最小剂量控制症状。治疗轻度疾病时，糖皮质激素应该尽可能加倍剂量。疾病较重时，起始量为非肠道氢化可的松 200～400mg/d，迅速减量。醛固酮替代只用于原发性肾上腺功能不足，为醋酸氟氢可的松（Florinef Acetate），0.05～0.2mg/d。根据血压和血钾水平调整用量。可能需要检查血浆肾素浓度。不需要替代肾上腺分泌的雄性激素[21]。

怀疑肾上腺危象而未确诊时，给予地塞米松 2～4mg 静脉或肌肉注射，药物应该和生理盐水和葡萄糖水一起使用。地塞米松不影响皮质醇的测定。应该尽快进行促肾上腺皮质激素刺激试验。

治疗外源性激素引起的肾上腺功能不足时，应给予半衰期短的糖皮质激素（通常用可的松）。多为早晨大剂量，晚上小剂量。症状允许的情况下晚间剂量逐渐减量，从而使夜间下丘脑-垂体抑制可能恢复，促肾上腺皮质激素升高，肾上腺的功能也由此得到恢复。当早晨皮质醇达到 10μg/dL 时替代的糖皮质激素可以逐渐停用。但是糖皮质激素需要用到促肾上腺皮质激素刺激试验正常后。糖皮质激素抑制后，需要 6～12 个月 HPA 轴才能恢复。

妊娠和肾上腺功能不足

因为孕期增高的雌激素可以增加皮质醇结合蛋白的合成，可的松或泼尼松可能需要略微增加用量。因为没有很好的血液检测标准来决定剂量，所以剂量由经验决定。应该尽量避免过度补充。

低醛固酮血症

肾上腺皮质球状带合成醛固酮减少造成低醛固酮血症。由肾素刺激不足或醛固酮合成障碍引起。成年人中原发性低醛固酮血症的低醛固酮血症最主要原因是肾上腺功能不足。肾素不足（或 4 型肾小管性酸中毒）是继发性低醛固酮血症的最主要原因。儿童和年轻人中可能是由于肾上腺皮质酶缺乏引起低醛固酮血症。

盐皮质激素缺乏的症状和体征包括高血钾和代谢性酸中毒。血压可以降低、正常和升高。血钠可以正常或降低。必要时可以通过站立或使用利尿剂后排尿增加而醛固酮水平没有升高进行诊断。

盐皮质激素替代治疗，氟氢可的松 0.05～0.2mg/d，根据血压和血钾调整剂量。高血压或充血性心力衰竭患者需要髓袢利尿剂治疗。

迟发型先天性肾上腺增生

先天性肾上腺肥大（CAH）是由于皮质醇合成中一种酶缺乏引起的，分为三个亚型：

- 典型 CAH
- 单纯男性化性 CAH
- 迟发型 CAH

迟发型 CAH 造成相对皮质醇不足和促肾上腺皮质激素增多。皮质醇合成正常，但肾上腺增生、雄激素增加。所以迟发型 CAH 表现为围青春期（或更晚）雄性激素过量（痤疮，多毛，月经失调，不孕）和肾上腺肥大或结节。不出现肾上腺功能不足。

最常见（相对）的酶缺乏是 21-羟化酶，造成 17-羟基孕酮（17-OHP）堆积。筛查迟发型 CAH 应该在卵泡期前进行，可能包括：

- 随机清晨卵泡期 17-OHP
- 刺激的（用替可克肽）17-OHP

患有严重 CAH 的妇女生育率降低，因为排卵很少。如果想要怀孕则需要仔细监测内分泌和促排卵治疗[22]。

迟发型 CAH 和妊娠

CAH 妇女生育率较低，但经过药物成功治疗后患者特别是 21-羟化酶缺乏者可以怀孕[23]。

对于胎儿和新生儿来说，准确产前诊断 21-羟化酶缺乏和 11β-羟化酶缺乏是允许产前地塞米松治疗以减少新生儿临床问题的必要措施。地塞米松可以通过胎盘，抑制胎儿肾上腺类固醇合成，可以预防女胎男性化[24]。

正常妊娠期产生大量的雌激素，妊娠 3～4 周后几乎所有的雌激素都由胎盘合成。大部分雌激素合成前体是 DHEAS，后者在胎儿肾上腺合成。足月胎儿的肾上腺和成年人大小相似，重 8～10g 或更多。胎儿肾上腺主要由内部胎儿层构成，占总量的 85%。外部皮层占 15%，发育为成年期肾上腺皮质。胎儿肾上腺类固醇合成功能很强，近足月时，每天分泌 100～200mg 类固醇。无压力的成年人一天肾上腺分泌的类固醇大约为 35mg[25]。

胎儿肾上腺皮质除了给胎盘提供合成雌激素的前体外，还参与分娩的发动和胎肺的成熟。人类胎儿血促肾上腺皮质激素随孕周增加而降低，但肾上腺在妊娠后期持续增大。胎儿肾上腺可能不是受促肾上腺皮质激素调节，胎儿肾上腺分泌类固醇的方式也与成人不同。所以是其他激素刺激肾上腺，包括 GH、人绒毛膜促性腺激素（hCG）、催乳素和人类胎盘催乳素。由胎盘滋养层合成的雌二醇、雌三醇的 90% 多和孕激素的 85% 多进入母体。类固醇从胎儿运输到母体的量是母体到胎儿的 10 倍。

正常妊娠时母体血循环中的类固醇只有很小的一部分进入胎儿。例如：只有小部分母体血浆中的皮质醇通过胎盘，因为折返为主要途径而且滋养层将皮质醇通过 11β-羟化脱氢酶作用转化为可的松。母体血循环中的 19-碳类固醇，包括 DHEAS、DHEA、雄烯二酮和睾酮，不进入胎儿体内，因为合体滋养层的芳香化酶将 19-碳类固醇转化为雌激素。这个机理可以帮助避免孕期高雄激素母亲体内的女性胎儿男性化。

库欣综合征（Cushing's Syndrome）

病理生理

库欣综合征是糖皮质激素过量的结果。内源性病因是垂体（库欣病）或异位肿瘤分泌的促肾上腺皮质激素增加或肾上腺肿瘤自发分泌皮质醇。然而，库欣综合征最常见的病因为外源性糖皮质激素的应用。

临床表现

库欣综合征的临床表现列于表 22-5。疾病的特殊表现为皮肤变薄、紫纹和瘀伤。异位促肾上腺皮质激素分泌的患者比较常见低血钾、水肿和色素沉着，因为这种患者体内促肾上腺皮质激素和皮质醇的水平较高。使用外源性糖皮质激素治疗的孕妇出现皮质醇增多症时，胎儿有肾上腺功能减退的危险，需要预先通知新生儿科医生。

诊断

通过检查 HPA 轴是否能被抑制来诊断库欣综合征。有两种筛查方法：

- 24 小时尿游离皮质醇和肌酐
- 过夜地塞米松抑制试验：晚间 11 点给予 1mg 地塞米松，第二天早晨检查血清皮质醇。皮质醇低于 $1.8\mu g/dl$ 是正常（或阴性）反应。

24 小时尿游离皮质醇和肌酐更特异，但检查较麻烦。沮丧、急症和酒精中毒时数值可以增高。1mg 过夜地塞米松抑制试验比较容易进行，但是假阴性和假阳性比较常见。

假阳性的原因为：皮质醇结合蛋白增高（血循环中雌激素水平高）、沮丧、急症和酒精中毒。增加地塞米松代谢的药物（利福平、苯巴比妥、苯妥英）可以引起假阳性。假阴性可以见于库欣病和周期性库欣综合征。

鉴别诊断

图 22-1 列出了皮质醇增多症的确诊依据和对潜在病因的评估。如果 24 小时尿游离皮质醇或 1mg 过度地塞米松抑制试验的结果异常，应该通过仔细询问病史、体格检查和实验室评估以除外酒精中毒所致的假库欣状态或内源性抑郁症。酒精戒断的尿游离皮质醇重复检测应是正常的。

必要时，低剂量地塞米松抑制试验可以明确皮质醇增多症。每 6 小时口服 0.5mg 地塞米松共 48 小时，检查口服前和口服第二天的 24 小时尿游离皮质醇，包括 17-羟类固醇（17-OHCS）。不能将 24 小时尿 17-OHCS 降低至 4mg 以下或游离皮质醇不低于 $25\mu g$ 为病理性皮质醇增多症，虽然假性库欣状态下偶尔也没能降低。尿 17-OHCS 没有尿游离皮质醇重要。一旦确诊库欣综合征，检查促肾上腺皮质激素以鉴别是促肾上腺皮质激素依赖的还是促肾上腺皮质激素非依赖的。

促肾上腺皮质激素依赖性高皮质醇疾病和综合征包括：

- 库欣病
- 异位促肾上腺皮质激素合成
- 异位促肾上腺皮质激素释放激素（CRH）合成

促肾上腺皮质激素非依赖性高皮质醇疾病和综合征包括：

- 肾上腺腺瘤
- 肾上腺癌
- 结节性肾上腺增生
- 外源性糖皮质激素

低促肾上腺皮质激素提示 CT 检查肾上腺以除外肿瘤或结节。正常或增高的促肾上腺皮质激素提示库欣病或异位促肾上腺皮质激素合成，两者可以通过大剂量（8mg）过夜地塞米松试验鉴别。如果早晨皮质醇比前晚降低50%则诊断为库欣病，但特异性不足100%。许多有促肾上腺皮质激素分泌功能的隐性支气管类癌可以抑制对大剂量地塞米松的反应。

MRI不是鉴别垂体或非垂体肿瘤的有效检查方法，因为50%库欣病患者有隐性垂体腺瘤。另外，高达10%患者会出现假阳性垂体图像（垂体"意外腺瘤"）。岩下窦静脉取血（CRH增加）可能是很重要的；促肾上腺皮质激素水平由窦静脉向外周血逐渐增高提示库欣病。

治疗

很明显，库欣综合征的诊断存在许多缺陷。筛查试验假阳性、假库欣状态、大剂量地塞米松抑制试验的中度特异性和垂体图像检查的有限性可以造成误诊。正确诊断库欣病是很重要的，因为最有效的治疗方法是由有经验的神经外科医生进行经蝶鞍手术切除垂体腺瘤，虽然有些病例可能还需要放射治疗、酮康唑（Nizoral）治疗或切除双侧肾上腺。对肾上腺皮质腺瘤和异位促肾上腺皮质激素合成的治疗方法为切除肿瘤或化疗。

库欣综合征和妊娠

虽然孕期临床诊断比较困难，但还是要尽量发现代谢方面的症状。患者容易发生糖尿病、高血压恶化、心肌病、心理和肌肉方面的症状。诊断性试验，如低剂量和高剂量地塞米松试验，保持不变。应该记住皮质醇结合蛋白水平升高，血清（全部）皮质醇可以假性增高[26]。

手术操作后伤口愈合困难，出血时间延长。

治疗同非妊娠期，但是手术治疗例如肾上腺切除术应该在孕早期和中期进行。有时候，酮康唑[27]被用来治疗皮质醇增多症，对母婴没有副作用。术后可以出现肾上腺功能不足，应该给予预防性用药[28]。

醛固酮增多症

醛固酮分泌过量引起醛固酮增多症，出现高血压、低血钾和代谢性碱中毒。这可以和库欣综合征一起出现，特别是在肾上腺癌患者中。仅原发性醛固酮增多症患者的典型表现为醛固酮增高、血浆肾素活性抑制，1%~2%出现高血压。出现自发性低血钾或利尿后血钾低于3.0mEq/L应该进一步评估[29]。

醛固酮（ng/dl）与血浆肾素活性[ng/(ml·h)]的比值是一项简单的筛查。但是首先低血钾必须纠正，停用有影响的药物，例如利尿剂、血管紧张素I转换酶抑制肽（ACE）、β受体阻断剂。比值超过20敏感性高但并非特异的。因为血浆肾素活性的很小变化可以造成比值明显波动，有些人使用24小时尿醛固酮水平作为醛固酮分泌增多的指标。

盐水抑制试验可以明确诊断。在给予2L生理盐水前后检查醛固酮和血浆肾素活性。正常人醛固酮降低至5ng/dL以下。给予血管紧张素转换酶抑制剂（Capoten）后持续性升高的醛固酮-血浆肾素活性比值也可以明确诊断。

下一步是鉴别肾上腺腺瘤和肾上腺增生。CT、18-羟皮质酮升高或双侧肾上腺静脉导管插入检查可以区分腺瘤。螺内酯（Aldactone），一种醛固酮拮抗剂，是增生、小腺瘤和禁忌手术时的一种治疗选择[30]。

其他盐皮质激素增多综合征

严重盐皮质激素增多综合征的发病机制最近被阐明。一个有醛固酮水平增高、肾素活性抑制、高血压及早发性脑卒中家族史的年轻患者应该被怀疑患有地塞米松可抑制性醛固酮增多症。虽然受多基因控制，但是刺激醛固酮合成最后一步的酶逐渐变为受促肾上腺皮质激素调节。地塞米松治疗可以降低促肾上腺皮质激素，随后抑制醛固酮过度合成。

血浆肾素活性抑制和低肾素活性患者出现醛固酮以外的盐皮质激素。患有盐皮质激素增多综合征的青年人，盐皮质激素被认为是皮质醇（皮质醇有极少量的盐皮质激素作用）。正常情况下，皮质醇在肾小管经11β-羟化类固醇脱氢酶作用下失活代谢为可的松。酶缺乏时，皮质醇和盐皮质激素受体结合，引起高血压、低血钾和血浆肾素活性抑制。天然甘草精（甘草次酸）抑制11β-羟化类固醇脱氢酶，可以解释甘草精诱导盐皮质激素增多症。

Liddle综合征患者过量的钠抑制血浆肾素活性，引起高血压。这种家族性综合征激活肾脏上皮的钠通道造成钠再吸收和钾排除，而不依赖盐皮质激素。螺内酯没有治疗作用，可以选择氨苯蝶啶（Dyrenium）进行治疗。

原发性醛固酮增多症在孕期极少发生[31]。孕期醛固酮通常升高，因为孕激素的作用，尿钾水平比未孕醛固酮增多症患者低。原发性醛固酮增多症患者血浆肾素水平应该降低。正常妊娠妇女血浆肾素活性一般增高，合并原发性醛固酮增多症时活性降低[32]。

其他可以进行的动力学检查是站立刺激肾素合成。妊娠妇女长时间站立可以使血浆肾素活性适度增高[33]。如果肾素活性仍然受抑制，则提示原发性醛固酮增多症。

影像检查明确肾上腺腺瘤位置是必要的。孕妇首选 MRI。如果发现肾上腺腺瘤，治疗方法为双侧肾上腺切除。已有在孕中期成功切除肾上腺的报道。

药物治疗的目标是很好地控制血压，恢复血钾。孕期禁用螺内酯和 ACE 抑制剂。甲基多巴、β受体阻断剂和钙通道阻断剂可以使用。

地塞米松可抑制性醛固酮增多症（或有糖皮质激素可恢复性醛固酮增多症）的患者孕期高血压很可能恶化[34]。但先兆子痫的发病率并没有增加。

嗜铬细胞瘤

高血压患者中大约 0.1% 患有嗜铬细胞瘤。多发性内分泌肿瘤Ⅱ（MEN ⅡA 和 MEN ⅡB）患者应该高度怀疑嗜铬细胞瘤，发病多为双侧。

临床表现

嗜铬细胞瘤的三联症：头痛、心悸和多汗。其他症状和体征列于表 22-8。大部分嗜铬细胞瘤没有症状，是肾上腺偶发瘤。滥用可卡因可能被误诊为嗜铬细胞瘤。

诊断

嗜铬细胞瘤的检查有 24 小时尿儿茶酚胺和 3-甲基肾上腺素。也可以检查血浆儿茶酚胺，血浆去甲肾上腺素超过 2000pg/ml 特异性诊断嗜铬细胞瘤。检查结果临界或不明确则需要进一步检查，可以通过可乐定（Catapres）抑制试验明确诊断。试验中口服可乐定前和 3 小时后测定血浆儿茶酚胺值，正常反应是血浆去甲肾上腺素低于 500pg/ml 或比基础值降低 50%。血浆 3-甲基肾上腺素值也是一个很好的检查手段。

表 22-8 嗜铬细胞瘤的症状和体征
典型症状
头痛、心悸和多汗
体位性低血压
心动过速
体重下降
面色苍白
高血糖
焦虑
恶心/呕吐
便秘
发抖

也可以进行胰高血糖素刺激试验，血压和血浆儿茶酚胺升高强烈提示嗜铬细胞瘤。但是，这个试验的敏感性有限，而且有一定的危险性（高血压危象）。嗜铬粒蛋白 A，一种和儿茶酚胺一起分泌的神经肽，对嗜铬细胞瘤非常敏感，但特异性很差。即使很小的肾功能不足也会升高，并且和许多激素一起分泌。

一旦生化诊断确立，就进行影像检查以便定位。虽然 CT 是首选，MRI 可能更有效，因为嗜铬细胞瘤可以在 T2 加权灰阶反转成像中回声明显增强。使用碘-131-标记的苄基胍（MIBG）检查最有特异性，特别适用于诊断肾上腺外（10%）和恶性转移性（10%）肿瘤。

治疗

治疗就是经过适当术前准备（扩容和肾上腺素受体阻断）后切除嗜铬细胞瘤。钙通道阻断剂也可能有效。

嗜铬细胞瘤和妊娠

妊娠妇女合并嗜铬细胞瘤有生命危险，但其预后有所改善。20 世纪 60 年代晚期母亲和胎儿的死亡率为 48% 和 54.4%[35]，到 20 世纪 80 年代晚期降至 17% 和 26%[36]。1999 年回顾妊娠合并嗜铬细胞瘤发现母亲和胎儿的死亡率为 4% 和 11%。产前诊断嗜铬细胞瘤可使母亲死亡率降至 2%[37]。

妊娠合并嗜铬细胞瘤表现为严重和不稳定的高血

压。最常见的症状是头痛、多汗、心悸和心动过速。其他症状可能有心率不齐、体位性低血压、胸腹部疼痛、视觉紊乱、抽搐和突然虚脱。多发性内分泌肿瘤Ⅱ（MENⅡ）、家族性嗜铬细胞瘤、遗传性斑痣性错构瘤（von Hippel–Lindau 综合征）或视网膜血管瘤病史是高危因素。

孕期 α 肾上腺素阻断剂（如酚苄明）用于术前准备是安全的。孕期使用 α 和 β 阻断剂（如拉贝洛尔）没有胎儿副作用。没有预先使用 α 阻断剂则不能使用 β 阻断剂，因为未阻断的 α 肾上腺素活性可能引起血管收缩和高血压危象。

应该在孕 24 周前经过足够 α 受体阻断后进行手术治疗。孕 24 周后，子宫增大，使腹部探查和达到肿瘤很困难。最好的方法是等到胎儿成熟后再手术[38]。那时，足够 α 受体阻断后选择性剖宫产，随即探查肾上腺。阴道分娩比剖宫产危险。有作者报道中孕初期到足月成功应用 α 和 β 阻断剂，胎儿正常。孕期恶性嗜铬细胞瘤会复发。所有患者需要长期随访，特别是孕期。

偶然发现的肾上腺肿块

偶然发现的肾上腺肿块比较常见，腹部 CT 发现 2% 患者存在这种肿块，它的不同诊断列于表 22-9。

对于如何处理偶发肿瘤颇有争议，需要临床判断。患者首先需要检查肾上腺激素（皮质醇、雄激素、醛固酮、儿茶酚胺）。如果肿瘤没有临床功能，大部分内分泌医生还要进行嗜铬细胞瘤的生化检查[39]。

许多研究者还建议地塞米松抑制试验排除临床前期库欣综合征。这些患者没有典型的肾上腺功能亢进的临床表现，但 HPA 轴功能紊乱，例如昼夜节律丢失。临床前期库欣综合征的长期影响目前并不了解，所以合适的处理也有争议，但是至少要在肾上腺手术前发现，因为这些患者术后可能出现肾上腺功能不足。

虽然没有功能，但是超过 4～6cm 的肿瘤需要切除以防恶变。4cm 或以下的无功能肿瘤可以进一步声像检查明确是否为良性肿瘤。非对照 CT 的衰减值测定脂肪。低于 10HU 提示脂肪密度低为腺瘤。中度衰减值（10～20 HU）肿块可以进一步通过 MRI 分类。CT 和 MRI 腺瘤诊断不一致时，需要重复 CT 随访肿瘤生长或细针活组织穿刺[40]。活组织检查很少进行。

表 22-9 肾上腺偶发瘤的鉴别诊断
功能或无功能性腺瘤
功能或无功能性癌
嗜铬细胞瘤
其他部位肿瘤的转移灶（特别是恶性黑色素瘤、肺癌、乳腺癌和胃肠道癌）
髓质瘤
囊肿
腺体增大（例如库欣病、先天性肾上腺增生）
来源于周围组织的假性肾上腺肿块

甲状腺功能失调

甲状腺位于颈部，气管前，在环状软骨和胸骨上切迹之间。分成两叶，中间峡部相连，成年人甲状腺重 10～20 克。

甲状腺生理

甲状腺激素合成和分泌

甲状腺激素合成有六个重要的步骤：

1. 主动运输碘化物通过基底膜进入甲状腺细胞。甲状腺在促甲状腺素和自身调节系统调节下浓缩细胞外的无机碘化物。阴离子，例如高氯酸盐和硫氢酸盐，抑制碘运输，治疗中有时应用这个机制迅速纠正甲状腺功能亢进而不需要其他处理。
2. 甲状腺内氧化碘化物和酪氨酸碘。
3. 结合碘化甲状腺素。两种主要甲状腺激素是四碘甲腺原氨酸 T_4（甲状腺氨酸，3,5,3′,5′- tetraiodo-l-thyronine）和三碘甲腺原氨酸 T_3（3,5,3′- triiodothyronine）。T_4、T_3 通过过氧化物作用与甲状腺球蛋白结合。甲状腺可以储存甲状腺素于甲状腺球蛋白池中数周。
4. 甲状腺球蛋白水解后释放活性甲腺原氨酸和碘化甲状腺素。
5. 在甲状腺内甲腺原氨酸脱碘，碘重复利用。
6. T_4 在甲状腺内 5′脱碘变成 T_3。血循环中大约 25% T_3 是直接分泌的，其余在外周转化。

碘是甲状腺激素的主要组成。所以摄入足够的碘对于正常甲状腺激素合成是非常重要的。碘的最低饮食摄入量是 $75\mu g/d$；在美国碘每天的摄入量为 $200\sim500\mu g/d$。碘吸收是有效的，大部分碘进入甲状腺和肾脏。

甲状腺激素的运输

甲状腺激素在血中与运输蛋白结合，只有 $0.03\%\sim0.04\%$ 的 T_4 和 $0.3\%\sim0.4\%$ 的 T_3 是游离和有活性的。甲状腺素结合蛋白（TBG）是主要的结合蛋白（约 75%）；其他结合蛋白有 TBPA（约为 15% 的 T_4 结合蛋白）和白蛋白（约为 10% 的 T_4）。T_3 主要和 TBG 结合。TBG 浓度变化引起相应的甲状腺素浓度的变化，但游离激素没有变化。任何这些蛋白与甲状腺素亲和力的变化都可以造成明显的结合能力的改变，游离/结合甲状腺素比值也发生变化。许多临床情况可以使 TBG 异常。

先天性甲状腺结合蛋白异常

最近一项对 15 000 位患者 4 年随访的研究发现活产儿的完全 TBG 缺乏发生率为 1/2500，部分缺乏的为 1/200，TBG 过量的发生率为 1/15 000[41]。家族性白蛋白异常性高甲状腺素血症是有家族遗传性，呈常染色体显性遗传，白蛋白异常，与 T_4 的亲和力增加，血清总 T_4 升高但促甲状腺素正常。家族性白蛋白异常性高甲状腺素血症是最常见的遗传性甲状腺功能正常的高甲状腺素血症。

正常促甲状腺素的情况下，无论实际和预计的 T_4 水平的差异有多大，结合蛋白的异常是最主要的原因。目前的常规是仅以促甲状腺素水平作为筛查指标，可能会遗漏这些生化异常。其他引起 TBG 异常的原因有：妊娠，雌激素治疗，急性肝炎和人类免疫缺失病毒感染。

甲状腺素的代谢

T_4 首先脱碘变成 T_3 或反 T_3，以后进一步脱碘。肝脏的细胞色素 P450 系统灭活 25% 的激素。刺激细胞色素 P450 酶的药物（苯妥英，苯巴比妥，卡马西平，利福平）可以增加甲状腺素的代谢和清除。甲状腺功能正常的患者可以通过增加促甲状腺素分泌来补偿，但使用甲状腺素治疗的甲状腺功能减退患者应该增加药物剂量。

一些研究发现有两种不同的 5′-脱碘酶和一种 5-脱碘酶。Ⅰ型 5′-脱碘酶主要位于肝脏和肾脏。Ⅱ型 5′-脱碘酶位于腺垂体，与 T_4 有更高的亲和力。中枢系统、胎盘和皮肤也有Ⅱ型 5′-脱碘酶，是胎儿脱碘酶[42]。

每天大约分泌 $80\sim90\mu g T_4$，$20\sim30\mu g T_3$。其余在外周循环中转换。疾病时，T_4 优先转化为反 T_3。

激素受体

被广泛接受的观点是 T_4 是前激素，转化成 T_3，后者与核受体相互作用。最近有些研究发现 T_4 可能直接作用细胞膜蛋白，造成快速、钙依赖反应。以后可以发明选择性甲状腺素受体调节剂，与选择性雌激素受体调节剂（SERM）（他莫昔芬和雷洛昔芬）类似。

甲状腺素的生理作用

甲状腺素对全身各个组织都有作用，有人认为其是组织生长因子。刺激蛋白合成和代谢，源于甲状腺素产生热量的作用。甲状腺素还对碳水化合物代谢有作用，增强肾上腺素作用，刺激糖原分解和糖异生，增加肠道葡萄糖吸收速率。

甲状腺素作用于所有脂蛋白的代谢。甲状腺功能减退可以引起脂蛋白水平升高，包括低密度、极低密度、中密度和高密度脂蛋白。

垂体调节甲状腺素活性

甲状腺素合成和分泌受到垂体促甲状腺素的严密调控，促甲状腺素成为甲状腺素功能亢进和缺乏的一个敏感指标。更重要的是，促甲状腺素水平可以告诉我们垂体如何感知甲状腺状态，从而替代我们不精准的临床印象。

甲状腺疾病的流行病学调查

国家健康和营养调查（NHANES Ⅲ）[43]检查美国地理分布代表人群样本的血清促甲状腺素、总血清 T_4 和抗甲状腺抗体。甲状腺功能减退的发病率为 4.3%（0.3% 临床和 4.0% 亚临床），甲状腺功能亢进为 1.3%（0.5% 临床和 0.7% 亚临床）。健康人群平均血清促甲状腺素值为 $1.5mU/L$，女性比男性高，

表 22-10 甲状腺疾病筛查建议

筛查建议		组织
成人、孕妇和准备妊娠妇女常规筛查亚临床甲状腺疾病	2005	美国临床内分泌医生协会、内分泌学会和美国甲状腺疾病协会联合声明[47]
未确定非妊娠成人亚临床甲状腺疾病筛查是否有益	2004	美国预防服务工作组[44]
反对常规治疗亚临床甲状腺功能紊乱 没有足够证据支持人群筛查	2004	美国预防服务工作组[44]
孕前患者孕期应该检查促甲状腺素和游离 T_4 妊娠剧吐时不需要查 TFTS 没有足够证据支持对无症状的孕妇进行常规筛查	2002	美国妇产科学院[45]
35 岁以上女性和男性每 3 年检查一次	2000	美国甲状腺疾病协会[107]

白人比非裔美国人或墨西哥裔美国人高。女性可能有抗甲状腺抗体。

2004 年美国预防健康任务组（USPTF）[44] 认为缺乏强有力的证据对正常人进行甲状腺功能筛查（表 22-10）。大部分专家认为虽然存在争议，但有理由对 35 岁以上妇女和 65 岁以上男性进行筛查，妊娠妇女第一次产前检查也应常规检查[45,46]。2004 年 USPTF 和其他一些内分泌联合会（2005）[47] 的主要不同点为：

- 正常人群常规筛查亚临床疾病
- 孕妇或准备怀孕妇女常规筛查亚临床疾病
- 常规治疗亚临床甲状腺功能减退、促甲状腺素水平在 4.5~10mU/L 的患者

在通过大的临床研究获得更多证据前，患者意愿和医生最好的临床判断一起决定是否筛查。

甲状腺疾病和生育

轻到中度甲状腺功能减退可以有明显的月经过多，严重甲状腺功能减退时可能闭经。甲状腺功能减退时可以有排卵或受孕失调。有时候，严重甲状腺功能减退时催乳素可以升高，造成 LH 和 FSH 分泌减少，出现停经。卵巢自身免疫性疾病可以和甲状腺功能减退共同出现，引起卵巢早衰。有报道抗体阳性的妇女合并子宫内膜异位。甲状腺功能亢进也有月经失调或闭经，不孕也很常见。

月经失调[48] 或不孕[49] 患者要考虑甲状腺疾病。最近 Popp 等对 400 例不孕妇女进行的前瞻性研究发现甲状腺自身免疫疾病的发生率高（8%）[50]。芬兰研究报道不孕妇女甲状腺功能减退的发病率为 4%[51]。幸运的是，充分治疗后，甲状腺功能减退和甲状腺功能亢进对生育能力没有影响。

治疗甲状腺素缺乏对不孕的作用不详[52]。一项对复发性流产、轻度甲状腺功能不全和抗微粒体抗体阳性[53] 妇女的干预研究发现早期补充甲状腺素可以更好地影响妊娠结果。对于是否需要治疗有抗甲状腺抗体的妇女并不明确，但是促甲状腺素水平正常的结果较好。女性因素不孕[55] 妇女应该考虑进行系统检查[54]。

亚临床甲状腺功能减退

亚临床甲状腺功能减退的定义为血清促甲状腺素水平升高而游离或总 T_4 和 T_3 正常，但缺乏症状。促甲状腺素水平通常低于 $10\mu U/mL$。它也被称为轻度甲状腺功能减退、临床前甲状腺功能减退、轻度甲状腺衰竭和代偿性甲状腺功能减退[56]。

亚临床甲状腺功能减退的病史各异[57]。有些患者几个月后促甲状腺素恢复正常或不变，原因是实验室误差或一过性无症状甲状腺炎。患者也可以发展为明显的甲状腺功能减退，年发病率约为 5%，患者出现促甲状腺素升高，并且检测到抗甲状腺抗体[58]。抗甲状腺抗体浓度高的患者发展为明显的甲状腺功能减退的危险增加，达到每年 20%[59]。对这些可能的结果[60] 的考虑会影响决定治疗还是只观察不治疗[61]。

治疗亚临床甲状腺功能减退的潜在益处

治疗可能避免患者发展成明显的甲状腺功能减退，促甲状腺素高的患者比例为 2.6%，合并抗微粒体抗体的为 4.3%。如果该血脂谱改变则心血管疾病的危险性下降[62]，虽然一些研究没有能够证明心血管疾病和甲状腺功能减退有关[63]。如果有症状，治疗后症状可能改善[64]。

亚临床甲状腺功能亢进

亚临床甲状腺功能亢进指血清促甲状腺素降低，总或游离 T_4 和 T_3 正常。比亚临床甲状腺功能减退的发病率低得多（2%）。无论有无甲状腺肿也很难明确诊断，即使进一步检查。

如果促甲状腺素检测不到或是正常值的下限，患者很可能不是甲状腺功能亢进。如果比正常范围略低（如 $0.1\sim0.3\mu U/ml$），可能是一过性异常，应该观察而不是治疗。如果明确诊断，房颤、骨质疏松和心脏收缩力改变的危险性增加。

不过检查结果异常也可能是非甲状腺疾病和用药、潜在的甲状腺自主功能或甲状腺炎早期引起。8~12周复查甲状腺功能是合理的。恢复正常说明非甲状腺疾病或甲状腺炎痊愈。如果结果同前，可以选择抗甲状腺药物治疗或者严密临床随访。抗甲状腺药物应该比放射性切除更好，因为这些药物不会引起永久性甲状腺功能减退，这也可以作为一个治疗/诊断试验。

甲状腺功能减退

甲状腺功能减退是一种常见病，特别是妇女，发病率为1%~2%（65岁以上达到10%）[43,56,65]。先天性甲状腺功能减退是最常见的先天性疾病，在新生儿的发病率为1/4000。甲状腺功能减退的病因列于表22-11。

临床特征

临床症状不仅和病因、持续时间和严重程度相关，还和患者年龄相关。甲状腺疾病的症状和体征是非特异性的。了解疾病的可疑指标，可以比较容易发现甲状腺疾病的临床症状。甲状腺功能减退可以表现为体重轻微增加、畏寒、乏力、头发干和落发、虚肿、巨舌、说话慢和喉音、肌肉痛、沮丧、记忆减退、多梦、睡眠中呼吸暂停、便秘、溢乳和月经失调（例如月经过多）。

体征包括皮肤干黄、眼睑水肿、手和足胀大、手足冰冷、皮肤干和指甲脆、头发粗糙、说话慢、深肌腱反射恢复慢、心动过缓和体腔积液。尽管都认为体

表 22-11 甲状腺功能减退的病因

原发
　发育不全
　腺体破坏
　　手术切除
　　放疗-放射性碘或外部放射治疗
　　自身免疫疾病（桥本甲状腺炎）
　　先天性萎缩
　　渗透过程（见于硬皮病、Reidel 甲状腺炎）
　抑制甲状腺激素的合成和分泌
　　碘不足
　　易患病者碘过多
　　药物—干扰素、锂、胺碘酮
　　遗传性酶缺失
　一过性
　　亚急性甲状腺炎
　　产后甲状腺炎
　　无症状性甲状腺炎
继发
　垂体疾病——肿瘤、手术或放疗、渗透性失调、Sheehan 综合征、外伤、遗传性复合垂体激素缺乏
　下丘脑疾病

重会增加，但增加程度很小，大部分是水潴留引起。因为甲状腺疾病中自身免疫起了重要的作用，所以还要检查其他自身免疫性疾病，询问甲状腺和自身免疫疾病的家族史，特别是女性家属。吸烟增加甲状腺功能减退对代谢的影响，而且与剂量相关。

甲状腺检查应该包括体积、对称性、坚固性、柔软度、结节、鉴别诊断、血管状态和相关的淋巴结病变。甲状腺肿并不是诊断的必需条件。

实验室检查

对于甲状腺功能减退和甲状腺功能亢进实验室最好的检查是促甲状腺素水平。降低的游离 T_4 水平影响促甲状腺素分泌是双曲线的。甲状腺功能减退患者促甲状腺素高于正常水平，但是游离 T_4 的降低可使促甲状腺素升高。虽然促甲状腺素的水平可以帮助诊断疾病，但其水平的高低和疾病的严重程度不相关。

一旦发现异常 TSH 水平，应该立即检查游离 T_4 或 T_3 以明确诊断。总 T_4 可以反映结合和游离 T_4 水平。T_4 升高被估计为结合 T_4 升高，与 TBG 的数量相关。游离甲状腺素指数是一个计算值（总 T_4 和升高 T_4 的计算）。游离 T_4 是直接免疫测定非结合 T_4，总

T_3和游离T_3是额外检查，对于甲状腺的评估并不是必需的。

甲状腺球蛋白水平可能升高，提示免疫或甲状腺损害，在服用过量外源性甲状腺激素的情况下也可以降低。

抗甲状腺抗体

抗微粒体抗体（或甲状腺perioxisomal抗体）多在桥本甲状腺炎出现。甲状腺功能正常的5%～15%妇女和2%男性有抗甲状腺抗体，这些患者容易发展成甲状腺功能不足。

甲状腺球蛋白抗体可以在桥本甲状腺炎（自身免疫性甲状腺炎）出现。测定甲状腺球蛋白时，甲状腺球蛋白抗体可以影响检测，造成甲状腺球蛋白假性降低或假性增高。

促甲状腺素受体抗体是与促甲状腺素受体结合的抗体，只出现于毒性弥漫性甲状腺肿（Graves's disease）。有些抗体有刺激作用，例如甲状腺刺激免疫球蛋白；有些是抑制性的（甲状腺结合抑制免疫球蛋白）。抗甲状腺抗体可以通过胎盘造成胎儿一过性甲状腺功能紊乱。

其他诊断方法

甲状腺超声检查目前比较常用，是对甲状腺结构最好的描述方法。放射性碘检查确定甲状腺吸收和转化成有机碘的部位。放射性碘检查是数字（非视觉）化测定，描述甲状腺组织摄入碘的比例。应用同位素（^{131}I或^{125}I）后4小时或之后检测。

血脂

甲状腺功能减退与血脂异常相关已经发现几十年了，但确切的作用还不知道。一项295例明显甲状腺功能减退患者的研究表明只有8.5%的患者血脂正常[66]。但是，另外一项高胆固醇患者（胆固醇超过200mg/dL）研究发现甲状腺功能减退的发病率仅为1.3%，亚临床甲状腺功能减退的为11.2%[67]。甲状腺素替代治疗的作用争议更多。T_4替代可以降低LDL胆固醇11%～36%，这依赖于基础LDL升高的程度[63]。

黏液性水肿昏迷

黏液性水肿昏迷现在发病极少，因为甲状腺功能减退的诊断更早期了。患者体温明显下降、心动过缓、典型皮肤和面部变化，无论是否治疗死亡率高达100%。静脉注射T_4（达500g）加T_3可以降低死亡率[68]。

治疗

甲状腺素替代药物有：

- 左旋甲状腺素钠
- 干燥甲状腺
- 合成T_3或合成T_4/T_3混合物

最常用的药物是左旋甲状腺素，每日1.6μg/kg。2个月、6个月然后每年一次检查甲状腺功能，了解用药的依从性和调整剂量。如果患者还有部分甲状腺功能，则剂量可以减小。

因为T_3半衰期短，因此在一些诊断性检查前先查T_3。有些数据指出添加T_3的T_4治疗可以改善情绪和生活质量，但有些研究不支持[69]。应该在饭后1小时服药。有些药物，例如钙、大豆、铁、铝和考来烯胺可以影响左旋甲状腺素的吸收或代谢，所以两者用药要间隔4小时。老年患者，无论有无心脏病，要从小剂量（12.5～25μg/d），慢慢加量，每4～6周增加25g/d。

对于妊娠合并甲状腺功能减退的治疗需要特别注意（见本章"孕期甲状腺疾病"），继发甲状腺功能减退应该先治疗肾上腺功能不足。

近几十年人们密切观察了甲状腺素制剂的可替换性，但2004年美国临床内分泌学家协会、内分泌学会（TES）和美国甲状腺协会发表了一个联合综述，介绍市场上的各种美国食品药品管理局（FDA）批准使用的左旋甲状腺素[70]。主要关注FDA测定药物的生物等值的方法。生物等值确定治疗等值，后者更好地反映内分泌终点如血清促甲状腺素，但FDA不使用治疗等值。所以一些药物差别很大（33%［未校正］和12.5%～25%［根据基础值校正］）。建议不要用一种药物替换另一种药物，但是如果有临床指征，建议替换后6周时检查促甲状腺素。

雌激素治疗

甲状腺功能减退的妇女使用雌激素可能增加甲状腺素的用量[71]。雌激素应用后6周血清TBG浓度升高，12周达峰值。血清T_4值相应升高。

雌激素增加肝脏的生物合成从而升高血清 TBG 水平。雄激素降低血清 TBG 水平。

甲状腺功能亢进

甲状腺功能亢进是由于甲状腺素分泌过多或甲状腺破坏引起的，还有外源性（口服）或异位甲状腺素合成（卵巢甲状腺肿）也可引起该病（表 22-12）。

临床检查

甲状腺功能亢进可以表现为体重下降、有时食欲增加、头发稀少变脆、注意力下降、性格改变、疲劳引起轻度躁狂、失眠、多汗、怕热、轻微颤动、肌无力、心率加快、肠蠕动增加、排卵减少引起月经稀发、指甲变薄变脆和眼睛凝视及睑后退。

出现眼球突出或胫前黏液腺瘤（胫骨非凹陷性水肿）强烈提示 Graves 病[72]（表 22-13）。鉴别诊断列于表 22-14。

实验室检查

T_4 和 T_3 升高合并促甲状腺素降低可以诊断甲状腺功能亢进。新一代促甲状腺素检测方法可以检测到 0.002IU/mL 水平。真正甲状腺功能亢进患者的促甲状腺素水平在这个范围或检测不到。促甲状腺素受体抗体出现提示 Graves 病，但不能提示甲状腺功能亢进。

放射性碘摄入可以确定是否是甲状腺本身功能过度活化。在非妊娠妇女可以进行这项检查，但孕妇不适用。

表 22-12 甲状腺素合成过多的原因
原发性甲状腺素生成过多
促甲状腺素-非依赖性
Graves 病
毒性多结节甲状腺肿
毒性腺瘤
甲状腺癌转移
hCG 介导的甲状腺毒症
碘过多（碘性甲状腺功能亢进）
促甲状腺素——依赖性
TSH 介导的甲状腺毒症（促甲状腺素腺瘤）
垂体 T_4 和 T_3 抵抗
垂体破坏
亚急性疼痛性甲状腺炎
非痛性和产后甲状腺炎
胺碘酮引起的甲状腺炎
非甲状腺的过量
人为甲状腺毒症——药物过量
卵巢甲状腺肿

表 22-13 甲状腺毒症的症状和体征	
症状（根据发生率排序）	情绪性神经过敏，兴奋 发抖 失眠或睡眠需求降低 心悸或心跳重 怕热，多汗 胃口增加但体重下降 大便次数增加 多尿 月经稀发，月经失调或停经 生育能力降低 眼睛突出，嘴唇水肿 眼睛痛或刺激 视线模糊或重影，视力下降，活动度下降 呼吸困难 较少出现的：端坐呼吸，突发性心动过速，心绞痛
体检（根据发生率排序）	心动过速，心脏活动过度，脉压变宽，跳跃性脉搏 *甲状腺肿/震颤、杂音* 菲薄、温暖、湿润的皮肤 头发变细、粗糙 指甲剥离症（Plummer 指甲） 发抖，反射亢进 *眼球突出，眼睑水肿，球结膜水肿，眼睛外肌肉无力* 充血性心力衰竭，突发的心动过速或纤颤 动作、思维和语言亢进 淋巴结病和偶然的脾大 *眼睛突出，眼睑后退，globe lag* 视力下降，盲点，视乳头水肿，视网膜出血，水肿 *胫前黏液性水肿* 杵状指 色素沉着或白癜风 低钾性周期性麻痹
任何甲状腺疾病的家族史，特别是 Grave 病史	

斜体字为 Graves 病的特异性表现

表22-14
甲状腺功能亢进的鉴别诊断
精神亢奋
重病
高原反应
硒缺乏
药物
苯丙胺乙茶碱
碘摄入
胺碘酮
胆囊收缩剂
大剂量普萘洛尔
泼尼松
雌激素撤退

治疗

抗甲状腺药物

硫酰胺，包括丙基硫尿嘧啶（PTU）和甲基硫氧嘧啶（他巴唑），得到FDA批准用于治疗甲状腺功能亢进。两者都可抑制甲状腺素合成：阻碍过氧化物酶介导的甲状腺球蛋白中酪氨酸残基的碘化作用，这是合成T_4和T_3的重要步骤。PTU还阻断T_4向T_3转化。这些药物可能直接对甲状腺有免疫抑制作用，所以对Graves病有一定的治疗作用[73]。

抗甲状腺素药物的起始量因人而异。最近多选择使用他巴唑，因为这个药物副作用较少而且一天使用一次。一般起始量为15~30mg，含PTU300mg/d。建议用药后4周严密随访，以后每4~6周一次，直到甲状腺功能正常。有些作者喜欢一开始大剂量阻断腺体然后补充外源性甲状腺素[74]。但是北美的研究没有发现这种用法有益处[75]。但没有任何预示抗甲状腺药物达到有效临床缓解的标志物。一般使用抗甲状腺药物12~18个月，可能在停药后最初3~6个月复发，但是缓解可以延续40年。

抗甲状腺药物的副作用

抗甲状腺药物有一些轻度的副作用，包括皮肤反应、关节痛、胃肠道反应和涎腺炎。用药后最初2~6周大部分患者出现一过性肝脏转氨酶升高。最严重的副作用是中性粒细胞缺乏症，发生率0.3%，出现在治疗早期（最初3个月）。开始治疗后建议进行全血检查，但不需要进一步随访，因为中性粒细胞缺乏是特殊的。但是，应该意识到有这种副作用，并且告诉患者一旦在没有诱因下出现突发高热或咽痛应该停药。更少见的副作用包括肝脏坏疽、脉管炎和胆汁淤积[76]。

放射性碘

放射性碘过去习惯用于治疗甲状腺功能亢进患者[77]。可能导致继发性甲状腺功能减退。放射性碘不会引起不孕或胎儿畸形，但可能引起胎儿甲状腺功能减退，特别是孕早期用药。

甲状腺疾病和妊娠

Glinoer报道比利时含抗甲状腺抗体的患者流产率增加[78]。但是不明确两者是否存在因果关系[79]。

2005年一项对17 000位在同一中心分娩的妇女的回顾性研究发现亚临床甲状腺功能减退的妇女比较容易出现胎盘早剥（相对危险［RR］：3），早产增加2倍（RR，1.8）[80]。

妊娠期甲状腺功能

女性甲状腺功能失调的发生率是男子的4~5倍。所以，医生应该知道孕期的甲状腺功能的生理变化。

妊娠造成的一些生理变化[81]：

- 雌激素升高引起TBG增加
- 碘需求改变和尿中碘排出增加。在缺碘的地区，甲状腺增大，增加碘摄入200μg/d可以预防甲状腺肿。
- 自身免疫调节的变化。
- 胎盘分泌Ⅱ型脱碘酶，参与甲状腺原氨酸脱碘，引起反T_3升高。
- 升高的hCG影响母亲甲状腺，在早孕末期达到高峰。hCG升高10 000U/L可以降低TSH 0.1μU/ml，增加游离T_4 0.6 pmol/L。

总甲状腺素（T_4）大部分在怀孕前半期升高，因为这期间TBG明显升高。孕6~12周T_4升高，以后慢慢升高。T_3升高更明显。血清T_4与TBG的亲和力比T_3高20倍，所以T_4/T_3的比率稳定。TBG的改变意味着甲状腺外T_4池增加，保证同样的游离激素水平。每天增加1%~3%，直到稳定状态，然后慢慢恢复到先前的水平。游离T_3和T_4维持在正常范围内。孕期非直接计算的游离 T_4 不是很可靠。激素产量受到正常垂体-甲状腺负反馈促甲状腺素的调节，正常甲状腺的患者变化很小[82]。但是这些生理调节在易患甲状腺疾病的妇女中增强。

绒毛膜促性腺激素是轻度的甲状腺激动剂，可以与 TSH 受体结合。如果 hCG 明显升高（双胎可以出现）或者分子活性更高，血清游离 T_4 浓度可以增加到甲状腺功能亢进的范围，同时促甲状腺素暂时下降[83]。

正常妊娠的免疫

观察发现孕期大部分免疫失调会加重。假定为胎盘缺乏典型Ⅰ或Ⅱ型主要组织相容性复合体（MHC）抗原的表达。需要这些 MHC 抗原作为细胞毒性细胞和 T 帮助细胞的抗原肽。胎盘合成人类白细胞抗原 G，它和自然杀伤细胞结合，激活 CD8＋T 细胞。胎盘滋养层细胞表达 Fas 配体，它引起 Fas 表达的母亲淋巴细胞的凋亡，从而保护胎儿。

妊娠对 T 细胞和 B 细胞的影响存在争议，特别是 Th2/Th1 比率，它在孕期可能升高[84]。孕期抗体水平明显降低，但是 B 细胞数量没有相应的降低。它们的活性降低和性激素相关。产后 6 个月内，总免疫球蛋白 G 和其他自身抗体比妊娠前升高，可以看到几乎所有自身免疫性疾病加重。

胎儿甲状腺功能

孕 10～12 周胎儿甲状腺开始出现功能。甲状腺激素（绝大部分来自胎儿甲状腺，极少一部分来自母体甲状腺）对于胎儿神经系统的发育非常重要。母亲每天饮食摄入的碘通过胎盘被胎儿甲状腺利用合成甲状腺激素。碘缺乏可以造成新生儿甲状腺功能减退或智力障碍（呆小症），是不发达国家的一种主要健康问题。美国饮食中碘摄入过多，缺碘引起的疾病很少。早孕期甲状腺激素水平低与 5～7 岁儿童 IQ 低有关[85]。甲状腺功能正常但有抗微粒抗体[87]升高的妇女的孩子有生理性发育的改变[86]。

患甲状腺疾病的妇女准备妊娠

甲状腺功能减退的患者治疗目标是维持促甲状腺素水平在正常范围，最好接近 1～2μU/ml[88]。孕前患有甲状腺功能亢进的妇女应该在孕前开始应用 PTU 药物治疗[89]。很明显，孕期禁用放射性碘，而使用放射性碘的妇女应该在治疗后 6～12 个月内避免怀孕。服用 PTU 妇女怀孕可以继续用药，但调节药量使甲状腺素水平位于正常上限。

妊娠期甲状腺功能减退

妊娠妇女有明显的甲状腺功能减退的占 0.3%～0.7%，亚临床减退的达到 2.5%。孕期使用 1-甲状腺素是安全的、很好吸收的。一些妇女孕期要加量。医生一般孕期检查促甲状腺素 2～3 次，如果发现轻度甲状腺功能减退则必要时增加 1-甲状腺素的剂量。一些文章报道 35%～62% 自身免疫性甲状腺功能减退的妇女和 70%～100% 的甲状腺发育不全的妇女需要增加左旋甲状腺素的用量。对 19 位妇女的前瞻性研究发现加大左旋甲状腺素用量在 17 例妊娠时是必要的[90]。怀孕前半期平均左旋甲状腺素用量增加 47%（加量平均开始在孕 8 周），在孕 16 周加量最多。维持增加的用药量直到分娩。

妊娠期甲状腺功能亢进

孕期甲状腺毒症（甲状腺功能亢进），大部分出现在 Graves 病患者中，因为要考虑到胎儿和母亲所以诊断和治疗都有挑战性。如果没有治疗，流产和死胎的危险性增加，如果疾病持续或者在孕晚期发现则母婴危险性更高[91]。

孕期出现甲状腺功能亢进的症状和体征的疾病有 Graves 病、无症状性甲状腺炎和葡萄胎（表 22-15）。特殊的临床症状可以诊断，包括眼睛突出、甲状腺增大和反射增强，血清甲状腺素明显升高和促甲状腺素降低可以明确诊断。不能进行放射性检查。因为胎儿甲状腺直至妊娠头三个月末才有功能，所以早孕胎儿吸收的碘极少。妊娠晚期，放射性碘可以破坏胎儿甲状腺，但这可能不是终止妊娠的充分理由，因为分娩后即刻确认和治疗胎儿的甲状腺功能减退通常可以确保孩子的正常生长和发育。

孕期甲状腺功能亢进的治疗是使用抗甲状腺药物，或者是 PTU 或者是他巴唑[92]，禁用放射性碘。PTU 还是首选，因为他巴唑应用后有些胎儿会出现极少见的先天性皮肤发育不全[93]。

首要目标是控制甲状腺功能亢进，然后减少药物用量维持血清甲状腺素水平位于正常上限。这样会使用较小的剂量，胎儿的甲状腺功能减退也就不容易发生。如果服药困难或严重的药物过敏，可以在孕中期行甲状腺切除术，但很少需要。

表 22-15
妊娠期甲状腺功能亢进

病因	临床发现	实验室检查	疾病的一般过程
Graves 病	怕热和心动过速 临床的甲状腺功能亢进	T_4 和 T_3 高 促甲状腺素降低 抗促甲状腺素受体抗体	对孕期治疗反应好，分娩后恶化
孕期一过性甲状腺毒症（GTT），妊娠剧吐是最严重的表现	比 Graves 病引起的甲状腺功能亢进明显轻 恶心和体重丢失明显 呕吐和甲状腺功能亢进的程度无关 比 Graves 病的发病率高	GTT 与 hCG 的强度和持续时间直接相关 促甲状腺素低但可以检测到 甲状腺素在正常高值 没有促甲状腺素受体抗体	甲状腺毒症一般在妊娠前半期出现 一般不需要治疗 T_4 正常后促甲状腺素迟发性降低
无症状性甲状腺炎	出现甲状腺肿，无杂音有甲状腺功能亢进的临床表现	T_3/T_4 比率正常 没有促甲状腺素受体抗体	诊断困难
葡萄胎	中度甲状腺功能亢进 超声检查发现葡萄胎	hCG 水平特别高 没有促甲状腺素受体抗体	葡萄胎刮宫后可恢复

甲状腺功能亢进在孕期的自然过程是到足月时疾病逐渐减轻或自愈[94]。许多患者的抗甲状腺药物可以逐渐减量甚至停药。对于那些不是那么幸运的妇女，控制孕期甲状腺功能亢进是非常重要的，可以避免产程或分娩时发展为严重的甲状腺毒症（甲状腺风暴）[94]。如果发生甲状腺毒症，加用β肾上腺素能阻断剂，例如普奈洛尔和大剂量的非放射性碘。不建议孕期长期使用这些药物，因为β肾上腺素能阻断剂可以引起胎儿心动过缓和宫内发育迟缓[95]。

哺乳期，PTU 和他巴唑都是安全的，母乳中浓度很低，对被哺乳婴儿的甲状腺功能没有影响[96]。

胎儿甲状腺疾病

抗甲状腺素药物、非放射性碘和母亲甲状腺抗体都可以通过胎盘造成胎儿甲状腺功能减退。非放射性碘，在有些药物如咳嗽药内存在，可以引起胎儿水肿、分泌困难或呼吸阻塞。所以，孕期不能使用含碘的药物，除非发生甲状腺风暴。不幸的是，没有胎儿甲状腺功能的简单的血液检查方法，虽然有些研究检查羊水甲状腺素或促甲状腺素水平[97]。X 平片有时候可以发现甲状腺功能减退胎儿的骨发育延缓，但不推荐进行这项检查。北美现在对每一个新生儿进行甲状腺功能减退的筛查，决定早期开始短期或长期甲状腺素治疗，长期随访结果非常好。

胎儿甲状腺毒症（甲状腺功能亢进）有时候是因为母亲的甲状腺素激动抗体通过胎盘引起的。大部分情况下，母亲使用的抗甲状腺药物可以通过胎盘影响胎儿。但有时候母亲过去患有甲状腺毒症，并经放射性碘治疗手术使甲状腺切除。这种情况下母亲几乎没有甲状腺组织，也不会出现甲状腺功能亢进，即使她的体内有甲状腺激动蛋白。因为母亲情况良好，所以不用怀疑胎儿出现甲状腺素毒症。

胎儿发生甲状腺功能亢进的迹象有胎心持续高于正常值（160 次/分）和母体内甲状腺激动抗体浓度高。最近提出给胎儿进行甲状腺超声检查从而评估胎儿甲状腺大小[98]。

所有患过 Graves 病的妇女在妊娠晚期应该做甲状腺激动蛋白的检查[99]。未治疗胎儿甲状腺功能亢进的后果是出生体重低、胎儿头小、分娩时发生胎儿窘迫、新生儿心力衰竭和呼吸困难。孕期母亲使用抗甲状腺药物可以治疗胎儿这种情况。产后需要严密随访和持续治疗。

母亲产后甲状腺疾病

以往存在甲状腺疾病

对于以往有甲状腺功能减退的产妇在产后和哺乳期鼓励继续使用甲状腺素。甲状腺素在乳汁内的量很少。Graves 病在产后容易复发。如果复发则开始使用抗甲状腺药物或增加用药量，如果母亲不哺乳则可以使用放射性碘。服用 PTU 的妇女可以哺乳，药物进入乳汁的量非常低。服用他巴唑的也可以哺乳，虽然药物在乳汁中较多。这两种用药情况下都要监测胎儿的甲状腺功能。放射性碘治疗可以考虑，但许多哺乳妇女希望延缓使用这种药物，因为一些碘可以通过乳汁进入婴儿体内。

产后甲状腺炎

产后甲状腺炎的发病率为8%～10%[100]。甲状腺炎也可发生在非产后期和男性，可能是一种与桥本甲状腺炎有关的自身免疫性甲状腺疾病[101]。

典型的情况是，产后暂时性发生甲状腺功能亢进，持续6周到3个月，随后分娩后3～9个月出现甲状腺功能减退。高危因素是以往产后甲状腺炎史和体内有甲状腺自身抗体[102]。通常不治疗或在甲状腺功能亢进时仅对症治疗，甲状腺功能减退期甲状腺素治疗6～12个月就足够了。一些甲状腺功能减退没能恢复的妇女则需要长期甲状腺素替代治疗[103]。

分娩后前3个月，乏力、抑郁、记忆力减退和注意力不集中较常见，可能和甲状腺激素水平无关。症状和产后抑郁相似，所以需要排除甲状腺功能减退[104]。给产后情绪变化的妇女检查促甲状腺素是有道理的。

孕期甲状腺单发结节和甲状腺癌

孕期可以发现甲状腺结节，最好的检查是超声引导下细针穿刺活检。如果病理结果怀疑或提示恶性，在孕中期必须手术，如果在妊娠晚期发现结节，可以到产后手术[105]。甲状腺癌史和使用过放射性碘的妇女并不是不可以怀孕。常规建议是使用大剂量放射性碘治疗甲状腺癌后1年内应避免妊娠妊娠。并不影响甲状腺癌的病程[106]。

多发性内分泌肿瘤综合征

多发性内分泌肿瘤（MEN）综合征非常少见，但是明确诊断是至关重要的，可以指导治疗和发现患病的家族成员。MEN综合征是常染色体显性遗传。警告治疗的医生该病的临床表现各异，需要进行有效的DNA检查明确诊断。

MEN综合征分为MEN Ⅰ型和Ⅱ型。Ⅰ型包括垂体、甲状旁腺和胰岛细胞肿瘤，开始发病总是表现为甲状旁腺功能亢进。该病涉及menin基因（一种肿瘤抑制基因）的突变。

MEN Ⅱ型包括甲状腺髓质癌和嗜铬细胞瘤。甲状腺髓质癌是发病初期的表现。RET原癌基因变异和MEN Ⅱ型疾病密切相关。

要 点

- 大约50%的垂体腺瘤是催乳素腺瘤，15%分泌生长激素，10%合成促肾上腺素，不到1%的分泌促甲状腺素。
- 无功能垂体腺瘤，更准确地说是非分泌腺瘤，占垂体腺瘤的25%。
- 怀疑腺瘤时的初步检查项目有限，应该包括血清催乳素和胰岛素样生长因子（IGF-Ⅰ）测定。
- 多巴胺是催乳素分泌的主要抑制剂。雌激素、促甲状腺素释放激素和5-羟色胺促使催乳素升高。
- 药物、妊娠和甲状腺功能低下的疾病是引起催乳素升高的主要原因。
- 血清催乳素高于200μg/L大多数为催乳素性垂体肿瘤。
- 多巴胺类似物是治疗催乳素腺瘤的一线药物。
- 孕期可以停用溴隐停；然后随访临床状态、血清催乳素水平和视觉检查。
- 超过95%的肢端肥大症是由于GH分泌性垂体肿瘤引起。
- 单次GH检测不足以诊断肢端肥大症。
- IGF-1是肢端肥大症的首选检查。
- 生长抑素类似物是治疗肢端肥大症最有效的药物。
- 促肾上腺素分泌型垂体腺瘤是内源性库欣病的最主要原因（60%），其他为肾上腺（25%）和异位来源。
- 24小时尿游离皮质醇测定是诊断库欣病的一种最好的检查方法。
- 手术（经蝶鞍）切除促肾上腺皮质激素分泌型垂体肿瘤是治疗库欣病的方法。
- 非分泌性和糖蛋白分泌型肿瘤一般没有临床表现，直至出现重大障碍如头痛和视觉缺失时才被发现。
- 垂体肿瘤是垂体功能减退的最主要的病因。
- 临床肾上腺功能不足可以由肾上腺自身损害引起，如Addison病或原发性肾上腺功能不足。

- 临床肾上腺功能不足较少由缺乏促肾上腺皮质激素（例如继发性肾上腺功能不足）和CRH引起。
- 成人Addison病大部分（80%）由自身免疫破坏肾上腺引起。
- 促肾上腺皮质激素（替可克肽或促肾上腺皮质激素）刺激试验是诊断肾上腺功能不足的金标准。
- 嗜铬细胞瘤的典型表现是头痛、心悸和多汗。
- 正常人群的平均血清促甲状腺素为1.5mU/L，但正常范围很广。
- 轻度和中度甲状腺功能减退可以出现月经过多，但重度时可以出现闭经。
- 亚临床甲状腺功能减退是指血清促甲状腺素升高，总的或游离T_4和T_3正常，并且没有临床症状。
- 甲状腺功能减退和甲状腺功能亢进的最好的筛查方法都是检测促甲状腺素水平。
- 一旦发现促甲状腺素水平异常，应该检查游离T_4和T_3明确诊断。
- 微粒体抗体（和甲状腺perioxisomal抗体）常常出现于桥本甲状腺炎。
- 促甲状腺素受体抗体是和促甲状腺素受体结合的抗体，特异性地出现在Graves病。
- 抗甲状腺抗体可以通过胎盘造成胎儿一过性甲状腺功能紊乱。
- 总甲状腺素（T_4）主要在妊娠前半期升高，由甲状腺结合蛋白升高引起。
- 妊娠合并甲状腺功能减退的治疗目标是维持促甲状腺素水平在正常范围内，最好接近$1\sim2\mu U/ml$。
- 许多自身免疫性或先天性甲状腺功能减退妇女孕期左旋甲状腺素的剂量要增加。
- 妊娠期甲状腺功能亢进出现症状和体征的主要疾病包括Graves病、无症状性甲状腺炎、妊娠剧吐和葡萄胎。
- 治疗妊娠期甲状腺毒症的药物是丙基硫氧嘧啶。

（迟洪斌译 李 蓉校）

参考文献

1. Thorner MO, Vance ML, Kaws ER, et al: The anterior pituitary. In Wilson JD, Foster DW (eds). Williams Textbook of Endocrinology, 9th ed. Philadelphia, WB Saunders, 1998, pp 249–340.
2. Vance ML: Hypopituitarism. NEJM 330:1651–1662, 1994.
3. Molitch ME, Thorner MO, Wilson C: Therapeutic controversy: Management of prolactinomas. J Clin Endocrinol Metab 82:996–1000, 1997.
4. Garner PR: Pituitary disorders in pregnancy. Curr Obstet Med 1:143–178, 1991.
5. Molitch M: Evaluation and management of pituitary tumours during pregnancy. Endocr Pract 2:287–295, 1996.
6. Melmed S: Acromegaly. NEJM 322:966–977, 1990.
7. Herman-Bonest, Seliverstov M, Melmed S: Pregnancy in acromegaly: Successful therapeutic outcome. J Clin Endocrinol Metab 83:727–731, 1998.
8. Landolt AM, Schmid J, Wimpfheimer C, et al: Successful pregnancy in a previously infertile woman treated with SMS 201-995 for acromegaly. NEJM 320:671–672, 1989.
9. Rees LH, Burke CW, Chard T, et al: Possible placental origin of ACTH in normal human pregnancy. Nature 254:620–622, 1975.
10. Yanovski JA, Cutler GB, Chrousos GP, et al: Corticotropin-releasing hormone stimulation following low-dose Dexamethasone administration. A new test to distinguish Cushing's syndrome from pseudo-Cushing's states. JAMA 269:2232–2238, 1993.
11. Robert M, Leriche-Polverelli A, Namon P, et al: Gonadotropic pituitary adenoma and pregnancy. Value of bromocriptine. Presse Med 20:503, 1991.
12. Pestell RG, Best JD, Alfard FP: Lymphocytic hypophysitis. The clinical spectrum of the disorder and evidence for an autoimmune pathogenesis. Clin Endocrinol 33:457–466, 1990.
13. Kristof RA, Van Roost D, Klingmuller D, et al: Lymphocytic hypophysitis: Noninvasive diagnosis and treatment by high dose methylprednisolone pulse therapy? J Neurol Neurosurg Psychiatry 67:398–402, 1999.
14. Reusch JE, Kleinschmidt-De Masters BU, Lillehei KO, et al: Preoperative diagnosis of lymphocytic hypophysitis unresponsive to short course dexamethasone. Neurosurgery 30:268–272, 1992.
15. Sheehan HL: The recognition of chronic hypopituitarism resulting from postpartum pituitary necrosis. Am J Obstet Gynecol 111:852–854, 1971.
16. Jialal I, Desai RK, Rajput MC: An assessment of posterior pituitary function in patients with Sheehan syndrome. Clin Endocrinol 27:91, 1987.
17. Orth DN, Kovacs WJ: The adrenal cortex. In Wilson JD, Foster DW, Kronenberg HM, Larsen PR (eds). William's Textbook of Endocrinology. 9th ed. Philadelphia, WB Saunders, 1998, pp 517–664.
18. Grinspoon SK, Biller BM: Clinical review 62: Laboratory assessment of adrenal insufficiency. J Clin Endocrinol Metab 79:923–931, 1994.
19. Byny RL: Withdrawal from glucocorticoid therapy. NEJM 1:30–32, 1975.
20. Hadden DR: Adrenal disorders of pregnancy. Endocrinol Metab Clin North Am 24:139–151, 1995.
21. Perlitz Y, Varkel J, Markovitz J, et al: Acute adrenal insufficiency during pregnancy and puerperium: Case report and literature review. Obstet Gynecol Surv 54:717–722, 1999.
22. New MI: Congenital adrenal hyperplasia. In DeGroot L (ed). Endocrinology, 3rd ed. Philadelphia, WB Saunders, 1995, pp 1813–1835.
23. Mulaikal RM, Migeon CJ, Rock JA: Fertility rates in female patients with congenital adrenal hyperplasia due to 21-hydroxylase deficiency. NEJM 316:178–182, 1987.
24. Lo JC, Grumbach MM: Pregnancy outcomes in women with congenital virilizing adrenal hyperplasia. Endocrinol Metab Clin North Am 30:207–229, 2001.
25. Mercado AB, Wilson RC, Cheng KC, et al: Prenatal treatment and diagnosis of congenital adrenal hyperplasia owing to steroid 21-hydroxylase deficiency. J Clin Endocrinol Metab 80:2014–2020, 1995.
26. Aron DC, Schnall AM, Sheeler LR: Cushing's syndrome and pregnancy. Am J Obstet Gynecol 162:244–252, 1990.
27. Berwaerts J, Verhelst J, Mahler C, Abs R: Cushing's syndrome in

pregnancy treated by ketoconazole: Case report and review of the literature. Gynecol Endocrinol 13:175–182, 1999.
28. Bevan JS, Gough MH, Gillmer MD, Burke CW: Cushing's syndrome in pregnancy: The timing of definitive treatment. Clin Endocrinol (Oxf) 27:225–233, 1987.
29. Laurel MT, Kabadi UM: Primary hyperaldosteronism. Endocr Pract 3:47–53, 1997.
30. Bravo EL: Primary aldosteronism: Issues in diagnosis and management. Endocrinol Metab Clin North Am 23:271–283, 1994.
31. Baron F, Sprauve ME, Huddleston JF, Fisher AJ: Diagnosis and surgical treatment of primary aldosteronism in pregnancy: A case report. Obstet Gynecol 86:644–645, 1995.
32. Keely E: Endocrine causes of hypertension in pregnancy—when to start looking for zebras. Semin Perinatol 22:471–484, 1998.
33. Wilson M, Morganti AA, Zervoudakis I, et al: Blood pressure, the renin-aldosterone system and sex steroids throughout normal pregnancy. Am J Med 68:97–104, 1980.
34. Wyckoff JA, Seely EW, Hurwitz S, et al: Glucocorticoid-remediable aldosteronism and pregnancy. Hypertension 35:668–672, 2000.
35. Schenker JG, Chowers I: Pheochromocytoma and pregnancy. Obstet Gynecol Surv 26:739–734, 1971.
36. Harper MA, Murnaghan GA, Kennedy L, et al: Phaeochromocytoma in pregnancy. BJOG 96:594–606, 1989.
37. Ahlawat SK, Jain S, Kumari S, et al: Pheochromocytoma associated with pregnancy: Case report and review of the literature. Obstet Gynecol Surv 54:728–737, 1999.
38. Sam S, Molitch ME: Timing and special concerns regarding endocrine surgery during pregnancy. Endocrinol Metab Clin North Am 32:337–354, 2003.
39. Gross MD, Shapiro B: Clinical review 50: Clinically silent adrenal masses. J Clin Endocrinol Metab 77:885–888, 1993.
40. Hamrahian A, Ioachimescu A, Remer E, et al: Clinical utility of non-contrast CT attenuation value (HU) to differentiate adrenal adenomas/hyperplasias from nonadenomas: Cleveland Clinic experience. J Clin Endocrinol Metab 90:871–877, 2005.
41. Bhatkar S, Rajan M, Velumani A, Samuel A: Thyroid hormone binding protein abnormalities in patients referred for thyroid disorders. Ind J Med Res 120:160–165, 2004.
42. Degroot LJ, Larsen PR, Henneman G (eds): The Thyroid and Its Diseases, 6th ed. New York, Churchill Livingstone, 1996.
43. Hollowell J, Staehling N, Flanders W, et al: Serum TSH, T$_4$, and thyroid antibodies in the United States population (1988 to 1994): National Health and Nutrition Examination Survey (NHANES III). J Clin Endocrinol Metab 87:489–499, 2002.
44. Helfand M, for the U.S. Preventive Services Task Force: Screening for subclinical thyroid dysfunction in nonpregnant adults: A summary of the evidence. Ann Intern Med 140:128–141, 2004.
45. American College of Obstetricians and Gynecologists Practice Bulletin: Clinical management guidelines for obstetrician-gynecologists. Thyroid disease in pregnancy. Obstet Gynecol 100:387, 2002.
46. Poppe K, Glinoer D: Thyroid autoimmunity and hypothyroidism before and during pregnancy. Hum Reprod Update 9:149–161, 2003.
47. Gharib H, Tuttle RM, Baskin HJ, et al: Subclinical thyroid dysfunction: A joint statement on management from the American Association of Clinical Endocrinologists, the American Thyroid Association, and the Endocrine Society. J Clin Endocrinol Metab 90:581–585, 2005.
48. Stagnaro-Green A, Glinoer D: Thyroid autoimmunity and the risk of miscarriage. Best Pract Res Clin Endocrinol Metab 18:167–181, 2004.
49. Stagnaro-Green A: Postpartum thyroiditis. Best Pract Res Clin Endocrinol Metab 18:303–316, 2004.
50. Poppe K, Glinoer D, Van Steirteghem A, et al: Thyroid dysfunction and autoimmunity in infertile women. Thyroid 12:997–1001, 2001.
51. Arojoki M, Jokimaa V, Juuti A, et al: Hypothyroidism among infertile women in Finland. Gynecol Endocrinol 14:127–131, 2000.
52. Kalro BN: Impaired fertility caused by endocrine dysfunction in women. Endocrinol Metab Clin North Am 32:573–592, 2003.
53. Vaquero E, Lazzarin N, De Carolis C, et al: Mild thyroid abnormalities and recurrent spontaneous abortion: Diagnostic and therapeutical approach. Am J Reprod Immunol 43:204–208, 2000.
54. Spong CY: Subclinical hypothyroidism: Should all pregnant women be screened? Obstet Gynecol 105:235–236, 2005.
55. Hollowell J, LaFranchi S, Smallridge R, et al: 2004 where do we go from here? Summary of working group discussions on thyroid function and gestational outcomes. Thyroid 15:72–76, 2005.
56. Canaris G, Manowitz N, Mayor G, Ridgway E: The Colorado thyroid disease prevalence study. Arch Intern Med 160:526–534, 2000.
57. Cooper DS: Subclinical thyroid disease: Consensus or conundrum? Clin Endocrinol 60:410–412, 2004.
58. Cooper D: Clinical practice. Subclinical hypothyroidism. NEJM 345:260–265, 2001.
59. Diez JJ, Iglesias P: Spontaneous subclinical hypothyroidism in patients older than 55 years: An analysis of natural course and risk factors for the development of overt thyroid failure. J Clin Endocrinol Metab 89:4890–4897, 2004.
60. Tuzcu A, Bahceci M, Gokalp D, et al: Subclinical hypothyroidism may be associated with elevated high-sensitive C-reactive protein (low grade inflammation) and fasting hyperinsulinemia. Endocrine J 52:89, 2005.
61. Hueston WJ, Pearson WS: Subclinical hypothyroidism and the risk of hypercholesterolemia. Ann Family Med 2:351–355, 2004.
62. Canturk Z, Cetinarslan B, Tarkun I, et al: Lipid profile and lipoprotein A as a risk factor for cardiovascular disease in women with subclinical hypothyroidism. Endocrine Res 29:307–316, 2003.
63. Biondi B, Klein I: Hypothyroidism as a risk factor for cardiovascular disease. Endocrine 24:1–13, 2004.
64. Rodondi N, Newman A, Vittinghoff E, et al: Subclinical hypothyroidism and the risk of heart failure, other cardiovascular events, and death. Arch Intern Med 165:2460–2466, 2005.
65. Tunbridge W, Evered D, Hall R, et al: The spectrum of thyroid disease in a community: The Whickham survey. Clin Endocrinol 7:481–493, 1977.
66. O'Brien T, Dinneen S, O'Brien P, Palumbo P: Hyperlipidemia in patients with primary and secondary hypothyroidism. Mayo Clinic Proc 68:860–866, 1993.
67. Bruckert E, De Gennes J, Dairou F, Turpin G: [Frequency of hypothyroidism in a population of hyperlipidemic subjects]. Presse Medicale 22:57–60, 1993.
68. Hylander B, Rosenqvist U: Treatment of myxoedema coma—factors associated with fatal outcome. Acta Endocrinologica 108:65–71, 1985.
69. Sawka A, Gerstein H, Marriott M, et al: Does a combination regimen of thyroxine (T$_4$) and 3,5,3′-triiodothyronine improve depressive symptoms better than T$_4$ alone in patients with hypothyroidism? Results of a double-blind, randomized, controlled trial. J Clin Endocrinol Metab 88:4551–4555, 2003.
70. Joint statement on the U.S. Food and Drug Administration's decision regarding bioequivalence of levothyroxine sodium. Thyroid 14:486, 2004.
71. Arafah BM: Increased need for thyroxine in women with hypothyroidism during estrogen therapy. NEJM 344:1743–1749, 2001.
72. Weetman A: Graves' disease. NEJM 343:1236–1248, 2000.
73. Cooper D: Antithyroid drugs. NEJM 352:905–917, 2005.
74. Hashizume K, Ichikawa K, Sakurai A, et al: Administration of thyroxine in treated Graves' disease. Effects on the level of antibodies to thyroid-stimulating hormone receptors and on the risk of recurrence of hyperthyroidism. NEJM 324:947–953, 1991.
75. Rittmaster RS, Abbott EC, Douglas R: Effect of methimazole, with or without L-thyroxine, on remission rates in Graves' disease. J Clin Endocrinol Metab 83:814–818, 1998.
76. Abraham P, Avenell A, Watson W, et al: Antithyroid drug regimen for treating Graves' hyperthyroidism. Cochrane Database Syst Rev 2004: CD003420.

77. Cooper DS: Hyperthyroidism. Lancet 362:459–468, 2003.
78. Glinoer D: Thyroid autoimmunity and spontaneous abortion. Fertil Steril 72:373–374, 1999.
79. Haddow J: Subclinical hypothyroidism and pregnancy outcomes. Obstet Gynecol 106:198–199, 2005.
80. Casey BM, Dashe JS, Wells CE, et al: Subclinical hypothyroidism and pregnancy outcomes. Obstet Gynecol 105:239–245, 2005.
81. Larsen PR, Schlumberger MJ, Hay ID: Thyroid. In Wilson JD, Foster DW (eds). Williams Textbook of Endocrinology, 9th ed. Philadelphia, WB Saunders, 1998, pp 249–340.
82. Mandel S, Spencer C, Hollowell J: Are detection and treatment of thyroid insufficiency in pregnancy feasible? Thyroid 15:44–53, 2005.
83. Hershman JM: Physiological and pathological aspects of the effect of human chorionic gonadotropin on the thyroid. Best Prac Res Clin Endocrinol Metab 18:249–265, 2004.
84. Lazarus J, Parkes A, Premawardhana L: Postpartum thyroiditis. Autoimmunity 35:169–173, 2002.
85. LaFranchi S, Haddow J, Hollowell J: Is thyroid inadequacy during gestation a risk factor for adverse pregnancy and developmental outcomes? Thyroid 15:60–71, 2005.
86. Pop VJ, Kuijpens JL, van Baar AL, et al: Low maternal free thyroxine concentrations during early pregnancy are associated with impaired psychomotor development in infancy. Clin Endocrinol (Oxf) 50:149–155, 1999.
87. Morreale de Escobar G, Obregon MJ, Escobar del Rey F: Role of thyroid hormone during early brain development. Eur J Endocrinol 151(Suppl 3):U25–U37, 2004.
88. Mandel S: Hypothyroidism and chronic autoimmune thyroiditis in the pregnant state: Maternal aspects. Best Pract Res Clin Endocrinol Metab 18:213–224, 2004.
89. Neale D, Burrow G: Thyroid disease in pregnancy. Obstet Gynecol Clin North Am 31:893–905, 2004.
90. Alexander E, Marqusee E, Lawrence J, et al: Timing and magnitude of increases in levothyroxine requirements during pregnancy in women with hypothyroidism. NEJM 351:241–249, 2004.
91. Davis L, Lucas M, Hankins G, et al: Thyrotoxicosis complicating pregnancy. Am J Obstet Gynecol 160:63–70, 1989.
92. Wing D, Millar L, Koonings P, et al: A comparison of propylthiouracil versus methimazole in the treatment of hyperthyroidism in pregnancy. Am J Obstet Gynecol 170:90–95, 1994.
93. Milham S: Scalp defects in infants of mothers treated for hyperthyroidism with methimazole or carbimazole during pregnancy. Teratology 32:321, 1985.
94. Amino N, Tanizawa O, Mori H, et al: Aggravation of thyrotoxicosis in early pregnancy and after delivery in Graves' disease. J Clin Endocrinol Metab 55:108–112, 1982.
95. Pruyn SC, Phelan PJ, Buchanan GC: Long-term propranolol therapy in pregnancy: Maternal and fetal outcome. Am J Obstet Gynecol 135:485–489, 1979.
96. Azizi F, Bahrainian M, Khamseh M, Khoshniat M: Intellectual development and thyroid function in children who were breast-fed by thyrotoxic mothers taking methimazole. J Pediatr Endocrinol Metab 16:1239–1243, 2003.
97. Nachum ZRY, Weiner E, Shalev E: Graves' disease in pregnancy: Prospective evaluation of a selective invasive treatment protocol. Am J Obstet Gynecol 189:159–165, 2003.
98. Luton D, Le Gac I, Vuillard E, et al: Management of Graves' disease during pregnancy: The key role of fetal thyroid gland monitoring. J Clin Endocrinol Metab 90:6093–6098, 2005.
99. Glinoer D: Management of hypo- and hyperthyroidism during pregnancy. Growth Hormone IGF Res 13(Suppl A):S45–S54, 2003.
100. Lazarus JH: Thyroid dysfunction: Reproduction and postpartum thyroiditis. Semin Reprod Med 20:381–388, 2002.
101. Pearce E, Farwell A, Braverman L: Thyroiditis. NEJM 348:2646–2655, 2003.
102. Hayslip C, Fein H, O'Donnell V, et al: The value of serum antimicrosomal antibody testing in screening for symptomatic postpartum thyroid dysfunction. Am J Obstet Gynecol 159:203–209, 1988.
103. Amino N, Mori H, Iwatani Y, et al: High prevalence of transient postpartum thyrotoxicosis and hypothyroidism. NEJM 306:849–852, 1982.
104. McCoy SJ, Beal JM, Watson GH: Endocrine factors and postpartum depression. A selected review. J Reprod Med 48:402-408, 2003.
105. Hamburger JL: Thyroid modules in pregnancy. Thyroid 2:165–168, 1992.
106. Moosa M, Mazzaferri E: Outcome of differentiated thyroid cancer diagnosed in pregnant women. J Clin Endocrinol Metab 82:2862–2866, 1997.
107. Ladenson P, Singer P, Ain K, et al: American Thyroid Association guidelines for detection of thyroid dysfunction. Arch Intern Med 160:1573–1575, 2000.

第三部分 成人生殖内分泌学

23 经前期综合征和月经相关性病症

Robert L. Reid and Allison M. Case

引言

在过去的25余年里,人们一直致力于寻找经前期综合征(premenstrual syndrome,PMS)的病理生理原因。19世纪80年代以前,医学教科书中很少提到这个概念,随着时代的进步人们逐渐发现PMS会产生极大的心理压力,干扰正常的生活和人际交往。

有关PMS的文献大多数是描述女性在月经前出现的一些不适症状。一些女性会出现病理症状,例如偏头痛、癫痫、肠易激综合征和哮喘。这些疾病有一定遗传素质,但是月经周期中性激素水平的波动会使这些疾病加重。但是也有文献显示5%~15%的女性在经前期也会发生正面的转变[1]。临床医师们已经认识到正确区分女性在排卵后月经前期的正常表现和PMS的重要性。本章节与大家共同回顾与月经相关的一些疾病,包括PMS。

定义及流行病学

功能失调

功能失调是一组以乳房胀痛、四肢水肿、消化道胀痛、痤疮和便秘为表现的症候群,它预示月经即将到临。80%~90%的育龄期女性会出现上述的一些或全部症状。大约30%~40%的女性表示这些症状对她们造成了极大的干扰,以至于她们愿意尝试应用药物来改善。60%的女性会出现四肢水肿和腹胀的症状,但是目前还缺乏客观的临床证据证明体重会增加[2,3]。70%的女性会出现周期性乳房胀痛,而其中22%的女性表示这种疼痛会带来中至重度的不适[4]。

经前期综合征

经前期综合征是指周期性发作于黄体期的一组以身体和精神出现病理表现的症候群,它可以和/或伴有行为异常的改变,甚至可以严重到破坏人际交往和干扰正常的生活[5]。这个定义重点强调诊断PMS不仅依赖于典型的经前期的临床症状,还要确认这些症状会严重到干扰正常的功能。PMS这个概念应该是指一系列严重的症候群,最主要的是精神相关的,会导致日常生活和人际交往被严重干扰[6]。约3%~5%女性会在育龄期出现如此严重程度的上述临床症状[7-10]。

经前期情绪失调

在精神疾病教科书中,经前情绪失调(premenstrual dysphoric disorder,PMDD)的概念是指月经前期伴有功能退化的严重的情绪异常。PMDD的特点为仅在月经来潮前的2周内表现出抑郁或不安的情绪、焦虑、易怒及其他症状。在美国精神疾病学协会制定的第四版精神疾病诊断统计手册(DSM-IV)中指出,这个概念中提到的症状必须要严重到影响患者的工作及生活(表23-1)[11],并需要进行治疗,这一点是与常见的PMS所不同的。

流行病学

目前有文章报道,在人类和灵长类动物中都会出现周期性的PMS样的行为。动物学家发现,灵长类动物在经前期也会出现行为和食欲的改变,这一点类似于女性的经前期综合征[12,13]。20世纪中叶避孕措施

表 23-1 经前期综合征 （PMDD） 的诊断标准
1. **症状发生的时间** 症状发生在黄体期的最后 1 周，月经的前几天仍然存在，月经后的几周消失。症状发生于多数月经周期中，但不一定是所有周期。
2. **症状** 至少存在 5 种症状，至少包括前 4 项中的一项： • 明显的抑郁 • 明显焦虑 • 明显易变 • 持续而明显的愤怒 • 对日常活动缺乏兴趣 • 嗜睡 • 明显的食欲改变 • 饱食或厌食 • 受打击或失控的表现
3. **严重程度** 症状与工作、学校、社会活动和人际关系明显相关。
4. **其他疾病** 虽然 PMDD 与情感障碍、精神障碍或人格障碍有相似之处，但应进行除外。
5. **确认疾病** 以上标准必须通过未来的 2 个连续的月经周期的日常自我评定来确诊。

Adapted from: American Psychiatric Association: Diagnostic and Statistical Manual of Mental Disorders, 4th ed. Washington, D.C. APA, 1994.

的应用使发达国家的女性摆脱了反复妊娠和哺乳的命运，而其最直接的结果就是使女性一生的月经周期由 50 次增长至 500 次之多，相应的经前期失调也会随之增多。

目前还没有足够的证据证实 PMS 有遗传性，但是有证据支持它具有一定的遗传素质。有调查显示患有 PMS 的母亲，其 70% 的女儿也会患有 PMS；而无 PMS 的母亲，63% 的女儿也不会遭受其困扰[14]。

普遍学者认为 PMS 常发生于年龄较大的女性，因为事实显示青春期女孩出现的情绪波动很少与月经周期有关，而成人所出现的"激素水平的波动和情绪异常"多与月经周期有关。有实例显示青春期女性在进入成年期后很快就会出现 PMS。随着年龄的增长，PMS 的症状会逐渐加重，而成年女性由于已经开始注重自身的健康问题，这对治疗 PMS 也是有益的。

排卵周期被抑制的时候，经前期综合征可能会消失，例如由于身体或饮食因素引起的下丘脑性闭经、哺乳期、妊娠期和绝经期（无论是自然绝经还是应用药物诱导）[15,16]。有趣的是，应用序贯孕激素进行激素替代治疗的过程中，一些易感女性的 PMS 症状会加重，而连续应用结合激素进行激素替代治疗的女性就不会出现上述情况[17,18]。

目前还没有证据显示妊娠或绝育术后有增加 PMS 发生的风险，这与大家的普遍想法正好相反。这种错误的想法主要来源于人们发现随着妊娠的结束及其所带来的激素"保护机制"的消失，PMS 症状会再次出现，甚至会更加严重。

诊断

病史采集

对于育龄期女性患者，临床医师不仅会询问有关 PMS 的一些症状，也会询问相关的月经史及婚育史。对于没有症状的女性，这个流程不仅是对 PMS 的宣教，也可以使一些女性在日后出现 PMS 时不会由于不了解这个疾病而恐惧或手足无措。而对于有显著临床症状的女性，这个流程为患者咨询和诊断、治疗该疾病创造了一个好的机会。

典型的 PMS 患者是被这样描述的：平时在工作中她们是工作效率高的职员，或是在生活中是一位贤妻良母；但是在排卵期过后，她晨起就会出现易怒、焦虑或悲伤的情绪，在工作中表现为偏执或是怀疑同事合谋反对她。她可以表现为不能集中注意力或反应过度强烈。虽然患者有如此严重的情绪低落，但是患者自己也知道在她的生活中其实并没有太多的事情会引起悲伤。患者也可以表现为在家中对配偶的某一句话或子女的某一个行为反应过度。尽管患者有时会尽力克制自己，但是仍无法控制，从而在许多时候会使自己被孤立。她这些抑郁、易怒或焦虑的情绪如果达到极端甚至可能会影响到感情或家庭的幸福。

在诊断 PMS 的过程中，如果遇到这样典型的症状我们应该要警惕。研究发现许多精神症状会在月经前期呈加重趋势。因此，一些个体存在的隐匿的精神症状可以在月经前期有所表现，甚至加重，而这些症状在其平时的日常生活中也可能出现，只是会被忽略[19]。

获得临床症状记录

如果临床医师能够获得患者1~2个月的月经周期中临床症状的记录日记，他（她）就可以很有把握地对该疾病进行诊断。在获得临床资料过程中有四个关键点：临床症状、严重程度、发病时机与月经的相关性、卵泡期这些症状的基础程度（表23-2）。资料中还应该包括患者在工作及日常生活中所承受的压力，因为这些原因有可能加重PMS。既往的身心疾病史可能会导致月经前期身心状态的异常。

典型的PMS症状出现在排卵后，并会逐渐加重至月经来潮。大约5%~10%的PMS患者会出现短期的典型症状的发作，这与排卵期雌二醇一过性降低相一致（图23-1）[20]。PMS症状在月经来潮后缓解的程度不完全相同。有的患者在月经来潮后心理状态会立即恢复至正常，而有的患者则会慢慢恢复至正常。PMS症状影响患者生活程度最严重的是在排卵后（月经来潮前2周）症状即出现，而在月经结束后才恢复。这样的患者在每个月仅有"舒服的一周"（图23-2）[21]。这种状态如果长期持续，患者在舒服的一周时情绪波动会越来越严重，它将会导致患者出现慢性情绪紊乱。对于根据症状记录日记仍不能完全明确诊断的患者，可以试验性应用3个月的抑制排卵的药物，会对明确诊断起到帮助。

记录症状日记的一个模板是经前期症状对生活影响的记录（PRISM）日记（图23-3和23-4）[5]。通过患者这份日记，可以很快了解与月经相关的症状出现的时间及严重程度，同时还可以获得患者心理状态方面的信息及目前针对PMS的治疗。

表23-2 用于诊断PMS的症状记录的要素

1. 症状出现的时间
2. 每月症状严重程度分级
3. 症状出现与月经周期的关系
4. 卵泡期主要症状严重程度分级

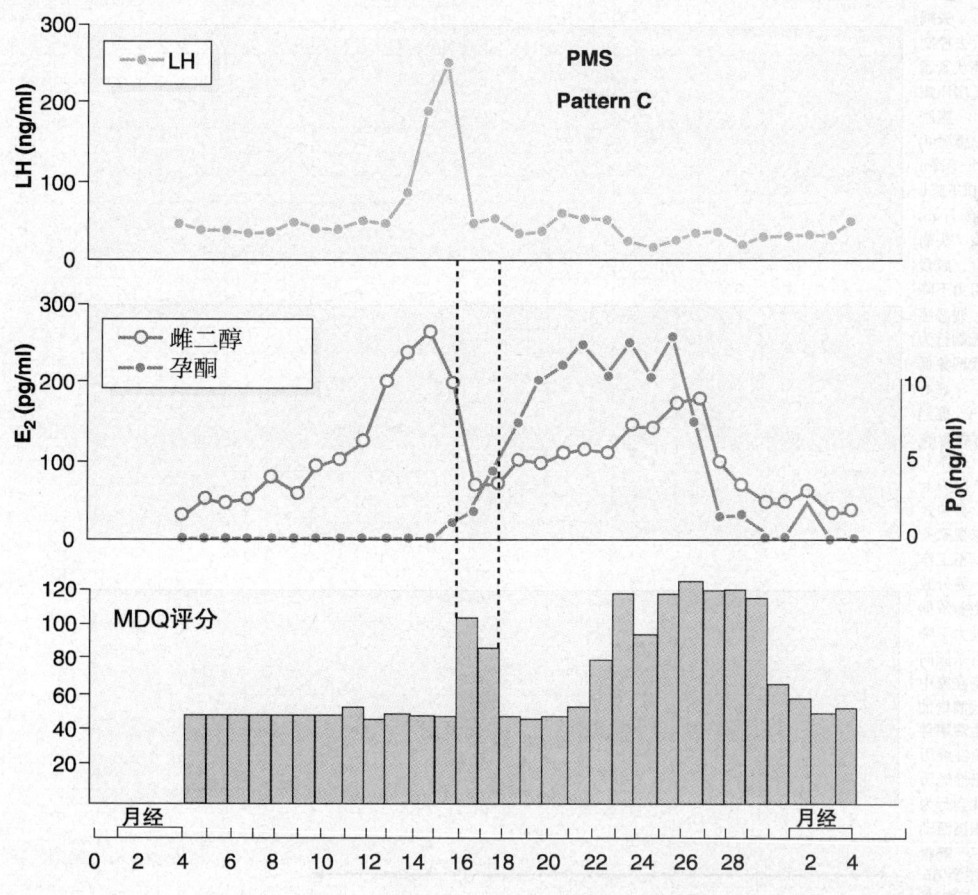

图23-1 与女性月经中期和月经前期PMS症状严重程度相关的外周促性腺激素、雌激素和孕激素的水平——月经症状问卷（MDQ）评分反映PMS症状在月经周期中的严重程度。（From Reid RL：Endogenous opioid activity and the premenstrual syndrome. Lancet 2：786，1983.）

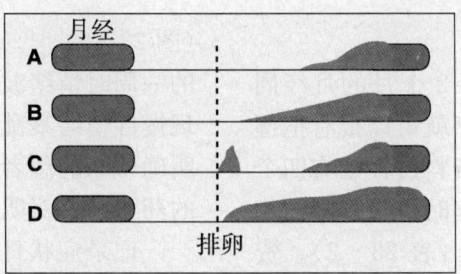

图 23-2 （也见彩图 23-2）PMS 症状学中的与月经周期相关的 4 种常见症状。注意每例患者均在排卵后才开始出现症状。（From Reid RL：Premenstrual syndrome. In DeGroot L（ed）. Endotext. com. Available at *www. endotext. org*. Accessed 20 December 2004.）

柱状日历

姓名

月经第1天基础体重 ______ 磅或公斤(一个周期)

月经天数	1	2	3	4	5	6	7	8	9	10	11	12	13	14	15	16	17	18	19	20	21	22	23	24	25	26	27	28	29	30	31	32	33	34	35	36	37	38	39	40	41	42	43	44	45	46	47	48	49
出血																																																	
月 日期																																																	
体重变化																																																	
症状																																																	
易怒																																																	
疲劳																																																	
内心愤怒																																																	
情绪不稳定(哭泣)																																																	
抑郁																																																	
焦躁不安																																																	
焦虑																																																	
失眠																																																	
失去控制																																																	
水肿或环状紧绷																																																	
乳房压痛																																																	
腹胀																																																	
便秘(c)腹泻(l)																																																	
胃口增加⇑下降⇓																																																	
性欲增加⇑下降⇓																																																	
冷(C) 汗(S)																																																	
头痛																																																	
喜食，甜食，咸食																																																	
感觉吸引力下降																																																	
罪恶感																																																	
无端行为																																																	
自我形象低																																																	
恶心																																																	
痛经																																																	
生活方式影响																																																	
侵袭性行为 身体上																																																	
侵袭性行为 口头上																																																	
喜独处																																																	
忽视家务																																																	
休假，不工作																																																	
不能集中，易分散																																																	
易发生意外/笨拙																																																	
驾驶力下降																																																	
自杀倾向																																																	
待在家中																																																	
饮酒增加																																																	
生活事件																																																	
负性经历																																																	
正性经历																																																	
社会行为																																																	
积极活动																																																	
药物																																																	
维生素 B6																																																	
抗坏血酸																																																	

图 23-3 月经症状的影响和严重程度的预期记录示例，Reid 和 Maddocks 制订的 PRISM 日历。（From Reid RL：Premenstrual syndrome. Curr Prob Obstet Gynecol Fertil 8：1-57，1985.）

柱状日历

姓名　Mary K.

月经第一天基础体重　137 磅 或公斤(一个周期)

月经天数	1	2	3	4	5	6	7	8	9	10	11	12	13	14	15	16	17	18	19	20	21	22	23	24	25	26	27	28	29	30	31	32	33	34	35	36	37	38	39	40	41	42	43	44	45	46	47	48	49
出血	x	x	x	x	x	x	x																				x	x																					
月 May 日期	3	4	5	6	7	8	9	10	11	12	13	14	15	16	17	18	19	20	21	22	23	24	25	26	27	28	29	30																					
体重改变																																																	
症状																																																	
烦躁	3	2	2													1	1	2	1	3	3	3	2	3	2	2	2	3																					
疲劳	3	2	1	1	1										2	2	1	2	2	2	1	2	2	2	3	3	3	2																					
易怒	2	1															1	1		2	3	3	2	3	3	2	3	3																					
情绪不稳定(哭泣)	2	2															1			1	1	2	2	2	1	1	2	2																					
沮丧	3	2	2		2												2	3	2	2	2	3	1	2	3	3	3	3																					
不安	1																					2		2	3	3	3	3																					
紧张	3	2																				1	1	1	1	2	3	3																					
失眠	2	1			1																1	1	1	1	2	3	3	3																					
失控	2	2														2	2	2	1	2	2	2	3	2	2	2	2	2																					
水肿或环状紧绷																																																	
乳房压痛	1											1	1	1	1	1	2	1	2	2	2	2	2	2	2	2	2	2																					
腹胀	1																			2	2	2	2	2	2	2	2	2																					
便秘(c) 腹泻(l)	1																	c	c	c	c	•	c	c	c	l	l	l																					
胃口增加⇑下降⇓															↑	↑	↑	↑	↑	↑	↑	↑	↑	↑	↓	↓	↓	↓																					
性欲增加⇑下降⇓	4																	↓	↓	↓	↓	↓	↓	↓	↓	↑	↑	↑																					
冷(C) 汗(S)	S	S														S	S	S	S	S	S	S	S	S	S	S	S	S																					
头痛	2	3	2																						2	2	3	2																					
喜食，甜食，咸食																		1		1	1	1																											
感觉吸引力下降																				1	1	1	1	2	1	1	1	1																					
罪恶感					1																		1	1	1	1	1	1																					
无端行为					1													2	2	1	2				1	1																							
自我形象低																		1	1	2	1				1	1																							
恶心	1	2																										1																					
痛经	3	3	2																						1	1	1	2																					
生活方式影响																																																	
侵袭性行为 身体上																			×		×	×				×																							
侵袭性行为 口头上	×																	×	×	×	×		×		×	×	×	×																					
独处	×	×																×		×	×		×		×	×	×																						
忽视家务	×																	×	×	×	×	×	×		×	×	×																						
不工作，休假																×						×			×	×	×	×																					
不能集中，易分散	×	×																					×		×	×	×																						
易发生意外/笨拙	×	×																×					×																										
驾驶力下降																							×	×	×	×	×	×																					
自杀倾向																		×			×	×				×																							
待在家中	×	×																×			×	×			×	×	×																						
饮酒增加	×	×																				x				×	×	×																					
生活事件																																																	
负性经历					×													×																															
正性经历																			×					×																									
社会行为					×						×			×																																			
积极活动				×		×			×			×		×																																			
药物																																																	
维生素B6	—	—	—	—	—	—	—	—	—	—	—	—	—	—	—	—	—	—	—	—	—	—	—	—	—	—	—	→																					
抗坏血酸	×	×	×																								×	×																					

图 23-4　完整 PRISM 日历显示的 PMS 症状。

至少有 15%的女性会在月经前出现积极的情绪及行为的改变。这些改变表现为在月经前期出现精力充沛，兴奋，充满活力，性欲增加，某种行为改善[1]。

体格检查

一个全面的体格检查包括妇科检查，在判断患者是否患有 PMS 时一定要进行这项检查。但是，患有 PMS 的患者通常没有典型的躯体体征。在卵泡期，PMS 患者会表现为完全正常。在月经前期，患者会出现 PMS 症状，表现为焦虑、欲哭或易怒，这主要受症状本身的特点所影响。

器官病变引起的 PMS 样症状应该被排除。贫血、白血病、甲状腺功能低下或是利尿剂引起的低钾血症也会引起明显的乏力。头痛也有可能是颅内损伤引起。患者在治疗 PMS 过程中，有可能会被发现患有脑肿瘤、贫血、白血病、甲状腺功能异常、胃肠功能紊乱、盆腔肿瘤（包括子宫内膜异位症）以及其他月经前可能会出现的病症（例如关节炎、哮喘、癫痫和气胸）[16]。

诊断性检查

在大多数情况下没有合适的内分泌检查来辅助诊断。子宫切除术后的女性，无法判断其卵巢自然周期情况，如果有可疑症状出现时可以进行血孕激素检查，来判断症状的出现是否与黄体期相关。同时还要进行血细胞计数及甲状腺功能检查以除外贫血、白血病或甲状腺功能异常引起的类似症状。

病因学

自 1950 年开始，人们就在寻找 PMS 各种症状的病因。PMS 的出现可能与多种原因有关，包括雌激素和孕激素的水平或比例发生改变、雄激素增加、血流动力学的改变、内源性激素的刺激、维生素和微量元素的缺乏、催乳素的增加、低血糖、细菌等病原体感染、甲状腺功能异常、内源性鸦片类物质的增加或减少、必需脂肪氨基酸代谢异常引起的前列腺素 E_1 缺乏、钙代谢的改变等[15]。

与其他领域一样，关于 PMS 方面还有很多不能明确的问题，这就促使一些人会为了个人利益而寻求非正统的治疗方法。因此而产生的一些理论也就缺乏生物学方面的证据支持，但是仍然可以据此创造出有治疗作用的产品并且进入市场。一些很负责任的研究者为调查评价这些产品的效果花费了大量精力。为此而进行的一些随机对照试验并不能证实大多数这样的治疗是有效的。

其他一些有生物学证据支持的理论却不能通过可应用的诊断手段来证实。目前没有一种病因学理论被普遍接受，但多数人认可这样一种理论：易感女性性激素水平的正常波动[22]会引起中枢神经递质，例如 5-羟色胺等的活性增强，进而引起情绪及行为的改变[23]。另外一些人认为类固醇介导的脑内 γ-氨基丁酸受体的调节起到了一定作用[24]。尽管一些临床症状（乳房胀痛、腹胀、便秘）是由性腺激素直接引起

的，但是人们仍然愿意应用选择性 5-羟色胺重吸收抑制剂（SSRI）来治疗 PMS，它不仅可以改善精神症状，也可以改善躯体症状[25]。

目前，有一些临床药理学证据证实雌激素或低雌激素样效果（也许是由于孕激素引起的雌激素受体的减少）与中枢神经递质活力是相关的[23]。通过双盲的临床试验我们发现，对于低雌激素水平的女性，应用雌激素可以改善其临床抑郁程度[26,27]。对于一些易感的绝经后女性，应用雌激素替代治疗联合序贯的孕激素治疗会诱发典型的 PMS 样的情绪紊乱[17]。在排卵期应用抗雌激素药物可能会增加情绪异常的发生。患有 PMS 的女性在月经前和月经期发生潮热的频率异常升高（PMS 患者发生率为 85%，而无 PMS 的患者为 15%），而这些症状往往发生于绝经期女性[28,29]。目前已经证实，对于因化疗而引起绝经的乳腺癌存活者，应用 SSRI 可以减轻潮热症状[30]。在这样的情况下，较低的雌激素水平会引起情绪紊乱，而 5-羟色胺活力的下降（因 SSRIs 引起）可能是最直接的原因（图 23-5）。

治疗

患有 PMS 的患者在接受专业治疗前往往会先尝

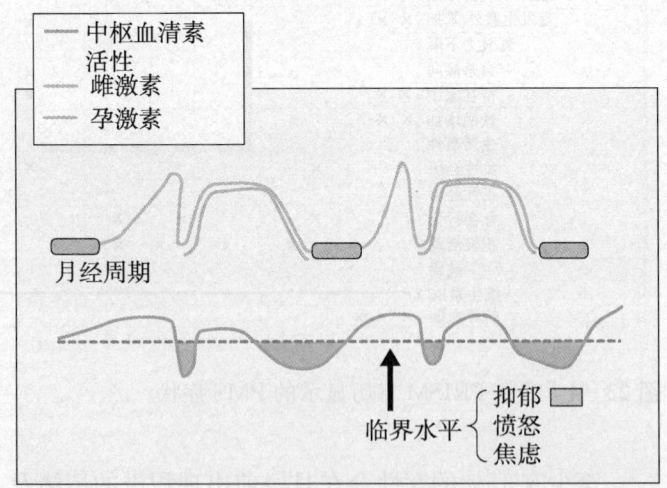

图 23-5　（也见彩图 23-5）用性腺甾体激素波动与中枢血清素活性改变相关性假说解释 PMS 症状出现时间。当血清素水平或活性减低，低于任意水平（arbitrary level）时（受应激、遗传或其他因素影响），易怒、焦虑或抑郁症状出现。[From Reid RL: Premenstrual syndrome. In DeGroot L (ed). Endotext.com. Available at www.endotext.org. Accessed 20 December 2004.]

试各种非正规的治疗，但因其收效甚微而放弃。她们会因咨询的医师专业不同而接受不同的治疗——例如，一个心理学家可能会将治疗重点放在沟通、减轻心理负担、或是自信心的建立上，而其他专业医师可能会应用药物来治疗。没有一种治疗方法是可以解决所有症状的，在制定最适合患者的治疗方案之前，医师有必要对患者的病史进行仔细充分的评价，包括患者的症状对患者的影响、患者的生活状况和患者的喜好。

改变生活方式

沟通

当患者的症状严重到一种治疗方法无法解决的时候，我们首先应该想到的是改变患者的生活方式。我们应该鼓励这样的患者多与周围的人来讨论这方面的问题，包括其配偶、家人或是同事。如果患者配偶或同事了解患者的情况，当患者与他们因为某些问题而有分歧时，他们可能会选择另外的时间来进行讨论，这样就可以避免争执。减轻压力对治疗是有帮助的。在咨询治疗的过程中，患者的沟通及自信心会有改善。心理医师制定的治疗方案中，咨询团体起到巨大的作用。对于PMS患者来说，学会正面面对每个月都会出现悲伤情绪的那几天是有用的；但是对于每个月PMS症状会持续很长时间的患者，临床医师认为可以帮助患者建立"仅仅是在好日子里"这样的观念。有的女性，PMS症状会持续3周，建议这样的患者在另外的一周中严格约束自身行为这种观念是没有用的，而且也不被赞成。在这种情况下，目的是减轻症状的治疗会更有用。

饮食

尽管有一些食物可以减轻女性的痛苦情绪，但是目前仅有很少的证据支持饮食可以控制PMS[31]。大部分患有PMS的女性，无论其紧张的情绪多么严重，也不会出现体重增加、腰围改变及四肢水肿[3]。PMS患者往往喜欢吃咸的及甜的食物，这种口味的改变可能是引起经前水肿的原因[32]。饮食若突然从PMS低钠低碳水化合物转变为高钠高碳水化合物，体重会在24小时内增加5kg[33]。因此对于在经前期有水肿改变的女性来说，减少盐和碳水化合物的摄入是可以减轻水肿和肿胀的。

尽管嘌呤的摄入似乎与经前乳房胀痛有关，但目前仍然没有令人信服的数据来证明这点[34,35]。但是咖啡因摄入的减少的确可以缓解女性紧张、焦虑、失眠的症状。

许多证据显示经前期酒精摄入会增加[36]，而过度饮酒会导致婚姻问题。一些有趣的证据显示少量多餐会减少情绪波动，而近期的证据又显示经前期细胞对糖的摄入会受损，这也为前一个发现提供了理论基础[37]。碳水化合物可以通过一系列机制抑制情绪的改变[38]，但是事实上饮食补充碳水化合物并不能改善经前期症状[39,40]。通过随机、安慰剂对照试验证实钙的补充对缓解经前期症状明显优于安慰剂[41]。

运动

正规的有氧运动可以缓解很多女性的PMS症状，至少在短期内是有效的[42,43]。因此运动也是改变生活方式治疗的一部分。PMS患者反映运动可以帮助其发泄PMS引起的内心的易怒情绪。

药物治疗

决定采取何种治疗方式最直接的根据是经前期症状的程度及表现。影响生活质量的症状单纯通过改变生活方式的治疗是不够的，如果仅努力想依靠这一种治疗来解决问题反而会延误其他有效的治疗。相反，一些轻微症状或是持续时间极短的症状很少需要药物来治疗。

许多时候，一些其他的相关妇科症状，如痛经或月经过多可能会伴随PMS发生；如果这样的情况出现，所采用的治疗就会解决不止一方面的问题。非甾体类抗炎药（NSAID）或口服避孕药就是治疗这种情况的有效的一线药物。

非甾体类抗炎药

在一些临床试验中，人们发现在月经前期及月经期服用甲芬那酸（每日三次，每次500mg）对治疗PMS效果要明显优于安慰剂，但是也有一些临床试验并不支持这一结论[44,45]。对阿司匹林过敏或有患消化道溃疡高危因素的女性，应慎重考虑是否应用甲芬那酸。

口服避孕药

尽管口服避孕药是育龄女性常用的一种药物,但是它作为经前期症状治疗的药物使用的这 40 年来,我们仍不能明确经前期症状的持续时间及严重性到达何种程度才需要应用口服避孕药。口服避孕药可以减轻月经期腹痛及减少月经量,进而使一些女性的经前期及月经期症状完全缓解。然而,也有部分女性确是因为在服用口服避孕药期间经前期症状加重而不得不停用口服避孕药,也有报道反映一些应用口服避孕药的女性其经前期症状会提前出现。

第一个系统地研究口服避孕药对 PMS 治疗效果的试验结论是应用避孕药者和未应用者的 PMS 症状并没有差异,两者之间的生育能力也没有显著差异[46,47]。单相和三相避孕药对症状的影响效果相似[48]。

一种新的口服避孕药,其成分包含有利尿效果的孕酮(drospirenone),目前已经在正常女性及患有 PMDD 的女性身上进行过严格的检验。每片药物所含的孕激素的剂量其效价相当于 25mg 的螺内酯。尽管目前还缺乏 PMS 的病因与体液潴留有关的证据[3],但是很多女性会因为肿胀及水肿而有抑郁的情绪。在对照试验中,这种新的避孕药物被证实可以减轻 PMS 躯体及心理症状,进而改善患者的生活质量[49,50]。

维生素 B_6

目前维生素 B_6 对治疗 PMS 是否有帮助还存在争议[51];但是,在针对精神紧张的女性时,除了应用改变生活方式及饮食的治疗方法外,也可以适当服用维生素 B_6(每日 100mg),至少还可以作为一个安全的安慰剂来使用。但是这个药物并不适用于全部女孕激素,若为了减轻症状而加大药量可能会出现周围神经症状。如果患者出现手指或四肢麻木的症状,应该停用维生素 B_6。

利尿剂

在治疗 PMS 中常规应用利尿剂这个观念目前已被废弃。大多数女性尽管会有肿胀感,但是其在月经周期中的体重波动是随机的。据报道螺内酯可以缓解一些 PMS 患者的症状[52]。

抗焦虑药

一些女性反映,在月经前的一周其焦虑、紧张或失眠的症状会特别突出[53]。新的短效抗焦虑药或催眠药,如阿普唑仑(每日两次,每次 0.25mg)或三唑仑(每日睡前 0.25mg)可以应用于这样的患者[54,55]。盐酸丁螺环酮不仅对治疗焦虑有效,而且对治疗因 SSRIs 引起的性功能失常也有帮助[56]。

抗抑郁治疗

抗抑郁药物可以增加中枢 5-羟色胺的活性,进而减轻严重的 PMS 症状[57,58]。由于这些药物本身可以减轻内心的抑郁,因此在治疗前明确诊断十分重要。对于心理症状严重的患者,抗抑郁治疗有很好的效果(图 23-6)。SSRIs 类药物,例如氟西汀、舍曲林、帕罗西汀、氟伏沙明和文拉法辛(5-羟色胺和去甲肾上腺素重吸收抑制剂),也有很好的效果。

根据症状的不同表现来选择合适的药物(例如,氟西汀适用于乏力及抑郁比较突出的患者,舍曲林对于治疗失眠、兴奋和焦虑十分重要)。SSRIs 会使性欲及性高潮降低,这会造成患者的困扰,因此在应用这类药物之前应充分了解患者的情况并向其充分说明。

三环类的抗抑郁药(TCAs)的效果通常不是很明显,除了盐酸氯米帕明,它也是 TCA 类药物,并

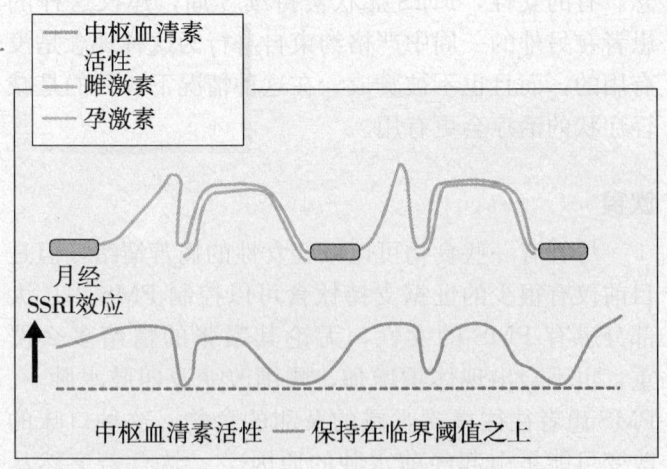

图 23-6 (也见彩图 23-6)增加血清素活性的药物可以缓解 PMS 的假说示意图。〔From Reid RL: Premenstrual syndrome. In DeGroot L (ed). Endotext.com. Available at www.endotext.org. Accessed 1 January 2005.〕

具有强效的 5-羟色胺活性。但是 TCAs 的副作用很常见。

大部分 PMS 患者都会在症状发作期使用药物。近期的研究发现 PMS 患者在黄体期接受治疗会更有效[59]。实际上，持续应用 SSRI 进行治疗的试验研究将着手进行。如果患者愿意接受持续治疗，为验证其效果我们还应该安排患者仅在黄体期接受治疗，以了解其效果是否会持续存在。

遗憾的是，许多随访研究结果证实，在停用 SSRIs 类药物后，严重的 PMS 症状很快会复发[60,61]。这意味着这种治疗应长期进行。

促性激素释放激素激动剂

许多女性对长期应用 SSRIs 类药物持保留态度，而另外一些女性发现在应用精神类药物后会出现自身情感的丧失，并且有报道称药物的副作用是难以忍受的。

另外一种治疗严重的 PMS 症状的方法是抑制卵巢周期，改变引起 PMS 症状的中枢神经递质（图 23-7）。促性激素释放激素（GnRH）激动剂可以快速起到药物性卵巢抑制作用，引起假绝经，进而缓解 PMS 症状[62]。这种方法不能被长期应用，因为它不仅会引起绝经症状，也会增加骨质疏松和缺血性心肌病发生的风险。GnRH 激动剂与激素替代治疗联合应用可以很好地缓解 PMS 症状，并且不会出现绝经后症状及风险。这个治疗方法的缺点是花费较高，而且要长期应用多种药物。

其他药物治疗

目前临床对照试验显示无论是孕激素治疗[63,64]，还是夜樱草油[65]治疗对 PMS 症状都是没有效果的。

特殊症状的药物治疗

经前期乳房胀痛

有至少 70% 的育龄期女性会有乳房胀痛，它的发生可能不伴有其他 PMS 症状，是功能紧张的一种表现。小剂量的丹那唑，一种合成的乙炔睾酮类似物，可以使大多数女性的乳房胀痛症状明显缓解[66]。给药剂量是在月经周期的每日口服 100mg，而在黄体期仅口服 50mg。服用大剂量丹那唑（每日 400mg）也可以缓解 PMS 其他的症状[67]。治疗乳房胀痛也可以应用他莫昔芬，一种选择性雌激素受体调节剂，剂量是每日 10mg[68]。利尿剂、甲羟孕酮和维生素 B_6 对治疗乳房胀痛没有效果。

手术治疗

在各种药物治疗对 PMS 无效时，为了减轻 PMS 症状，可以考虑手术治疗（子宫切除和卵巢切除）。已有观察试验显示这种治疗是有效的[69,70]。对于有明确的 PMS 症状的患者，若其严重的程度已经影响到生活质量及人际交往，或是不能应用保守的药物治疗（对药物无反应、副作用太强或风险太高），可以考虑尝试应用药物性抑制卵巢的方法。这种治疗（GnRH 激动剂与激素替代治疗联合持续应用）可以一直应用到患者绝经，此期间症状会被控制得很好。但是有一些女性，在应用这种治疗后，症状并没有完全缓解，而有的女性却不能长期应用这种治疗（患者从诊断到绝经大约需要长达 10～15 年的时间）。

对于这些特殊的患者，可以考虑应用手术治疗。对于有迫切要求希望能完全长期避孕的患者来说，为了减轻 PMS 症状，可以考虑行卵巢切除术，但术前应该向患者充分交代手术的利弊。序贯应用孕激素替代治疗的许多女性会出现 PMS 样症状复发，而连续应用的话会引起不规则的阴道出血。因此，子宫及卵巢切除术后可考虑单纯持续应用小剂量雌激素替代治疗。

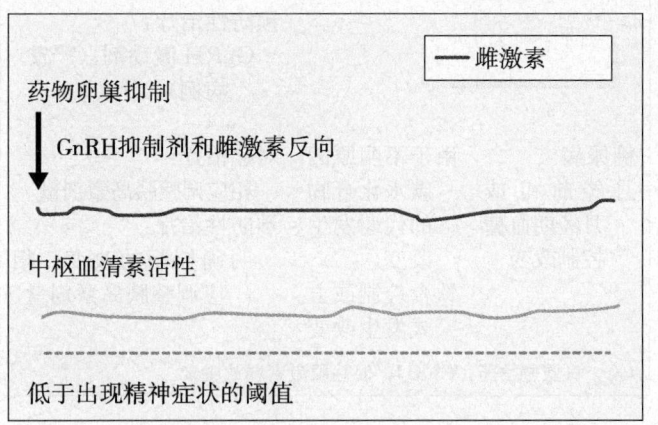

图 23-7 （也见彩图 23-7）药物或手术消除卵巢甾体激素波动的假说示意，用于稳定中枢血清素活性，缓解 PMS。[From Reid RL: Premenstrual syndrome. In DeGroot L (ed). Endotext.com. Available at www.endotext.org. Accessed 1 January 2005.]

月经周期对正常身体状况的影响

月经性偏头痛

有很多证据显示生殖内分泌激素，尤其是雌激素与偏头痛有关。表 23-3 展示的是与月经周期有关的疾病的发病机制及临床处理。

偏头痛和其他性激素关系

偏头痛在女性中的发病率要比男性高 2～3 倍[71]，初潮后发病频率显著增加[72]。尽管有 60% 的患有偏头痛的女性认为这是与月经相关的，但事实上，真正患有月经引起的偏头痛的女性仅占 7%～14%。这些女性的偏头痛几乎无一例外地发作于月经期（大约在月经第 1 天±2 天）[73,74]，通常没有任何先兆，而且在月经周期的其他日子里是不会发作的，仅有一小部分人会在排卵期有一次短暂的发作[71,72]。

在月经期偏头痛的女性中，大约 70% 的人会在妊娠期，尤其是中孕期和晚孕期出现偏头痛缓解[74,75]。而在产后会再次出现偏头痛，这与雌激素水平低下有关[76]。绝经期及更年期时，雌激素水平低下对偏头痛的影响不完全相同，尽管很多女性反映绝经后偏头痛发作频率会下降[74,77]。口服避孕药对偏头痛发作频率的影响也并不完全相同。类似于月经期偏头痛，口服避孕药者仅会在停药或口服安慰剂时期出现头痛[74,78]。

性激素对头痛发作的影响

偏头痛是属于血管性头痛，与血管收缩及舒张有关[79]。雌激素水平低下可能对颅内血管收缩及舒张起到部分或全部作用[72,80]。雌激素通过改变脑内神经血管活性而影响头痛的发作。易感人群在"引起偏头痛的因素"的作用下中枢释放 5-羟色胺，刺激颅内血管扩张。而血管扩张刺激其周围的神经，并传导到三叉神经核，引起头痛发作。体液中 5-羟色胺的水平会影响到患者对"引起偏头痛的因素"的易感性。雌激素水平升高会引起体液中 5-羟色胺水平的升高，降低头痛的易感性。相反，当雌激素水平降低时，比如在月经期、排卵期和产后，体液中 5-羟

表 23-3 月经周期相关疾病的机制和治疗

相关疾病	机制	治疗
月经性偏头痛 偏头疼症状仅见于月经第 1 天±2 天	雌激素撤退	对症治疗： 　麦角胺、镇痛药、止吐药、三相片 预防性治疗： 　雌激素（经皮贴剂或凝胶；口服） 　抑制周期（持续 OC、GnRH 激动剂） 　三相片
月经性癫痫 癫痫月经期恶化或仅仅发作于月经期	孕激素降低＝癫痫发作的阈值降低 药物的代谢改变	对症治疗： 　检测抗惊厥剂的水平并对剂量进行相应调整 预防性治疗： 　孕激素（口服，肌注） 　连续应用复合 OC 　单纯孕激素 OC
月经前哮喘 月经前和/或经期哮喘加剧	孕激素诱导的过度换气和气道反应性改变	对症治疗： 　优化完善日常哮喘用药 预防性治疗： 　GnRH 激动剂（如有生命危险时）
肠易激综合征 月经前和/或月经期加重	孕激素诱导的肠动力改变	对症治疗： 　解痉剂、促胃肠动力剂、容积性泻剂 　5-羟色胺受体拮抗剂 预防性治疗： 　GnRH 激动剂（严重病例）
糖尿病 月经前和/或月经期血糖控制改变	由于不明原因碳水化合物的代谢发生改变 饮食控制或方式发生改变	对症治疗： 　相应调整胰岛素剂量 预防性治疗： 　明确控制的改变；相应调整胰岛素剂量

OC，口服避孕药；GnRH，促性腺激素释放激素

色胺的水平也降低，头痛的易感性及发作频率也会增加[71,81]。雌激素水平周期性的改变也会使得体液中 5-羟色胺的水平及头痛发作发生改变[74]。

有月经期偏头痛的女性，其头痛发作是与雌激素水平突然降低有关，而不是受雌激素长期水平的影

响。应用雌激素直到雌激素水平彻底降低可以减少预期的偏头痛的发作[80,82-84]。而应用孕激素，使月经来潮后延，并不能预防偏头痛的发作[80]。

月经期偏头痛的治疗

月经期偏头痛的有效治疗首先是依赖于对偏头痛的快速诊断，能及时发现头痛发作与月经的相关性。这需要患者将偏头痛的发作状况及月经情况记录下来，至少要连续记录3个月。在这期间，应用偏头痛药物治疗（麦角胺、止痛药、非甾体类消炎药、止吐药）会使急性头痛发作有所缓解。NSAIDs也可以预防性应用，在月经来潮前2天开始应用，连续应用4～6天[85]。如果患者同时伴有显著的痛经，这种治疗也非常有效[74]。

曲坦类药物，5-羟色胺受体激动剂，对治疗偏头痛有显著效果[86]。这类药物选择性地作用于颅内血管及三叉神经上的5-羟色胺受体，使异常扩张的血管收缩，并抑制神经源性炎症的发生[87]。舒马曲坦对治疗月经期偏头痛的急性发作效果很好。舒马曲坦的短效预防用法是，围月经期连续应用5天，每日3次，每次2.5mg，对治疗月经期偏头痛效果也很好[88,89]。但是这种药物的效价比及远期应用的安全性还有待更深入的研究[87]。

月经期头痛不能完全缓解的女性，对症治疗可以考虑应用激素替代治疗，使雌激素水平稳定[82-84,90,91]。可以口服或经皮应用雌激素，后者使用方法是50～100μg贴剂或1.5mg的雌激素乳霜[74,92]。经皮应用雌激素效果可能会更好，因为与口服雌激素相比，它对血雌激素水平波动的影响更小[74]。雌激素开始应用的时间应该是在黄体期后期，至少在偏头痛预计发作前48小时，持续应用4～6天。在头痛发作时即刻舌下含服1mg雌二醇也可以缓解症状[93]。

对于应用常规治疗不能控制症状的患者，应用药物抑制下丘脑-垂体-卵巢轴也是很好的治疗办法。连续应用结合口服孕激素药物3～4个月，会引起撤退性阴道出血，也会对偏头痛的治疗起到作用[91]。对于应用口服避孕药的患者，有的人会在停药期或应用安慰剂期间出现月经期偏头痛或偏头痛。而目前有一种新的28天口服避孕药很适用于这样的患者，它需要连续服用，尽管其雌激素的用量低于在月经后期的7天内需要口服安慰剂的既往口服避孕药。

促性腺激素释放激素激动剂对于诊断和治疗月经期偏头痛是十分有帮助的，但前提是在其他治疗效果都不能令人满意的情况下才可以使用。最新的一项报道显示GnRH激动剂与持续小剂量雌激素替代治疗联合应用于治疗月经期偏头痛效果很好[94]。接受这种治疗的女性在行卵巢切除术后，联合应用小剂量雌激素替代治疗，可以长期地减轻症状。同时行子宫切除术，尽管对于预防偏头痛没有必要，却可以使随后的针对绝经症状的激素替代治疗变得简单。这种治疗方法仅适用于已生育的患有偏头痛的女性。

月经期癫痫

catamenial这个词源于希腊语Katamenios，意思是每月的，这是因为历史上人们曾认为癫痫患者发作与月亮周期有关[95]。在癫痫的女性患者中，10%～70%的人为月经期癫痫[95,96]。正如月经期偏头痛一样，这个词语应用广泛是因为目前还没有一个被广泛认可的概念[96]。严格说来，月经期癫痫是指围月经期发生的癫痫或是癫痫在月经期发作更加严重，比如75%的癫痫发作是在月经前4天开始，可以发作10天左右，每日癫痫发作的频率可增加6倍[95-97]。至少有70%女性癫痫患者宣称月经期她们的癫痫发作会加重[96]，真正的月经期癫痫发病率大约占12%[96]。

所有类型的癫痫都可能会在月经期加重，尽管局部发作比大发作要常见[95]。女性的月经期癫痫根据卵巢周期的不同分为三种表现形式：月经前，排卵前和黄体期[98]。通常，与中卵泡期和黄体中期相比，月经前形式的癫痫发作的频率在月经期最多（月经来潮前后的3天内）。与中卵泡期和黄体中期相比，排卵前形式的癫痫发作在排卵期（月经中期）会增加。而与中卵泡期相比，黄体期形式的癫痫发作频率在排卵期、黄体中期和月经期最高。

与有排卵的女性相比，无排卵女性整个月经周期内癫痫发作频率会上升。这可能是因为没有排卵从而导致孕激素降低有关。与有排卵的女性相比，无排卵女性的癫痫在月经期发作的频率明显没有非月经期高[99]。

有些癫痫女性患者可能会出现排卵功能异常。一项研究发现，癫痫发作的女性中，有35%会存在无排卵周期，而对照组仅为8%[100]。癫痫女性患者还极有可能出现其他生殖内分泌紊乱疾病，包括多囊卵巢综合征、高催乳素血症和卵巢早衰[101,102]。

月经期癫痫的病理学

普遍认为月经期癫痫是由卵巢激素水平周期性改变和药物代谢引起。癫痫发作的阈值在孕激素作用下升高，而在雌激素作用下降低。孕激素水平降低，或是孕激素与雌激素的比值降低，都会刺激癫痫发作增加[104]。癫痫发作的频率会在月经周期中两个特殊的时期增加。一个是在月经前期孕激素水平急剧下降，一个是在排卵前期雌激素水平上升[103]。而在无排卵周期中，当孕激素水平相对低的时候，癫痫发作的频率也会增加[105]。

目前已经明确证实，在月经周期的不同时期，抗惊厥药物的代谢也会有所不同[95,106]。月经期雌激素和孕激素水平的降低刺激肝脏氧化酶的释放，这种酶会加速抗惊厥药物的代谢，增加惊厥大发作的风险[95,106]。在治疗月经期癫痫时，应考虑到癫痫恶化时期血内抗惊厥药物的浓度。可在此时期适当增加药物剂量以控制癫痫发作[107]。

月经期癫痫的治疗

在诊断和治疗月经期癫痫前应该对病史有正确充分的了解，证实癫痫发作的确与月经相关。许多研究者认为孕激素治疗是有效的[104,105,108-112]。甲羟孕酮口服（每日10～40mg）或肌肉注射（每6～12周150mg）是被研究最广泛的[104,105]。与抗癫痫药物联合应用，孕激素通过对性腺激素释放的抑制，可以降低癫痫发作频率，当然，也会使雌激素水平降低[108]。近期，有报道天然微粒化孕酮对一些女性有效。在一项研究中，8名癫痫女性患者应用孕激素阴道栓剂治疗，在癫痫发作最频繁时期每12小时给予50～400mg。平均每月癫痫发作的频率下降68%，而在研究期间的3个月内有75%的女性很少出现癫痫发作[110,111]。在另外一项大型的研究中，有36名女性舌下含服孕激素，局部和全身癫痫发作的频率分别降低68%和57%，而其中有4名患者竟然一次癫痫也没有发作[113]。口服避孕药对治疗月经期癫痫的效果目前还存在争议，因为有报道在应用口服避孕药的停药期间癫痫可能会加重[104]。对于癫痫女性，不间断地连续应用结合口服避孕药或是仅含孕激素的口服避孕药可能会有很好的效果[114]。

目前还很少有研究来了解GnRH激动剂对其他治疗方法不能控制的月经期癫痫的治疗效果[115,116]。尽管这类药物对治疗月经期癫痫有效，但长期应用可能会引起骨质流失。

经前期哮喘

至少有40%的女性哮喘患者会在经前期或月经期出现哮喘发作频率增加，程度加重[117,118]。Gibbs和同事们[119]经过研究证实，月经前期肺最大呼吸流量降低，使哮喘症状加重。也有一些证据显示一些女性会在月经前期因哮喘而就医治疗，其中甚至出现呼吸衰竭[120-122]。

经前期哮喘的病因学目前尚不清楚，可能与孕激素和前列腺素水平改变有关。排卵后孕激素持续升高，在月经来潮前突然降低。它对平滑肌收缩的迟缓作用可能会引起气道周期性改变[123]。孕激素刺激呼吸过度，导致哮喘症状加重甚至呼吸困难。

经前期哮喘的女性其症状可能会较平时有所加重，伴随有最大肺呼气流量的增加，但是，并没有证据显示气道反应性会降低[124]。同时气道功能和孕激素水平也没有相关性。尽管前列腺素会引起气道收缩，但是目前没有研究能证实内源性前列腺素与经前期哮喘有关[125]。也有人提出随着月经周期波动变化的免疫机制可能也是引起哮喘的原因[126]。有人认为经前期哮喘可能是经前期症状的一部分表现，可能与PMS有相关性。[117]有人就曾经对经前期哮喘和PMS及痛经的症状评分的相关性做出报道[121]。

雌激素和孕激素都能改变β_2-肾上腺素受体功能并进行调节，增加气道对儿茶酚胺的反应性。正常的女性β_2-肾上腺素受体会随着月经周期发生周期性改变，在黄体期受体明显上调，这可能与孕激素有关[127]。有意思的是，患有哮喘的女性就缺乏这种周期性改变，即使有孕激素刺激，受体仍呈降调节状态[127]。β₂-肾上腺素受体的功能及调节的改变使内源及外源性气管扩张因子减少，从而导致经前期哮喘加重[117]。

经前期哮喘的治疗

正确治疗经前期哮喘前需要先作出明确的诊断。病史的细节，包括症状加重的时机、症状的具体表现以及最大呼气流量的测量都是十分有用的。大部分患者都会在黄体期增加所用哮喘药物剂量（β-肾上腺素受体激动剂、抗胆碱能药物和糖皮质激素）[117,123]。对3名患严重经前期哮喘的女性肌肉注射孕激素对治疗哮喘是有帮助的，它可以抑制最大气流量的降低，减少糖皮质激素的剂量[128]。一项随机试验显示外源性给予雌二醇对改善经前期哮喘是没有帮助的[129]。有两份成功应用GnRH激动剂治疗反复发作的与月经相关的哮喘的报道[130,131]。大剂量的孕激素和GnRH激动剂通过抑制卵巢激素的生成而改善症状。也有人针对口服避孕药对经前期哮喘的治疗进行研究，但是，目前已有的研究结果还不能明确口服避孕药对经前期哮喘的治疗效果[132-134]。

肠易激综合征

肠易激综合征（IBS）是一种常见的肠道功能紊乱疾病，主要是根据临床证据进行判断，其表现为慢性或反复发作的腹痛、排便习惯的改变，不存在病生理异常[135,136]。至少1/3的无症状女性会在月经前及月经期出现胃肠道症状[137]。有报道在孕酮占优势的黄体期会出现便秘，而在月经期会出现大便稀软或腹泻，这种现象很常见。有50%患有IBS的女性反应肠道发生类似情况的几率会增加，例如腹痛、腹泻和便秘[136-138]。孕酮已经被证实对治疗胃肠道疾病有很好的效果，包括可以降低食管下段括约肌的张力以及延迟胃排空的速度[139]。女性，尤其是在黄体期其胃肠道排空会延迟[140]。而孕激素突然降低会刺激肠道活动增加。同时孕激素还作为一种内源性拮抗剂来调节肠道神经功能[141]。

近期的一项研究显示，患有IBS的女性在月经期IBS症状会加重，这可能与肠道敏感性增强有关。以健康女性志愿者作为对照观察，其肠道敏感性在月经期并没有改变[142]。

患IBS的女性常见的胃肠道症状有腹痛、腹泻和便秘[137,143,144]。在月经来潮时肠道症状会发生戏剧性的改变。孕激素水平下降，而刺激结肠收缩的前列腺素E_2和$F_{2\alpha}$上升[136]。IBS患者的结肠有对刺激有高敏感性，而在月经期结肠对前列腺素的敏感性会明显升高[136]。

肠易激综合征的治疗

肠易激综合征的治疗主要是对症治疗，包括应用止痉药物、促进胃肠道动力药物及软化大便的药物。月经期前列腺素释放会导致IBS症状加重，根据这一理论我们可以应用前列腺素合成抑制剂来治疗IBS。尽管有一些对治疗IBS有效的药物，包括止痉药物和新的5-羟色胺受体拮抗剂[145]，但研究显示这些药物对治疗月经期发作的IBS并没有效果。

还有关于应用GnRH激动剂成功治疗严重的月经期加重的IBS的报道[146]。由于月经周期消失，患者的肠道症状发生明显的改善。有趣的是，为了尽量减少这类患者在应用GnRH激动剂后出现的副作用，向其反向添加雌激素和孕激素的时候，大部分患者会在应用孕激素时期再次出现肠道症状[146]。这可能是由于GnRH激动剂对肠道神经有直接作用，而通过抑制卵巢激素对肠道本身有间接作用[147]。一些有限的证据显示GnRH激动剂对治疗男性和绝经后女性的IBS也是有效的[146]。这类药物的花费及其潜在的副作用使得它不能被长期应用。根据抑制卵巢功能可以减轻IBS症状的这个理论，我们考虑卵巢切除手术也许对此也有治疗作用。

糖尿病

有报道指出，一些患有胰岛素依赖型糖尿病（IDDM）的女性患者其血糖控制情况会随着月经周期黄体期及经前期的不同而变化。在对406名患有IDDM的女性进行观察研究后发现，在月经期有67%的人发生了血糖控制的改变，而70%的人血糖发生改变。发生改变的人群中大部分是PMS患者或是在此期间食糖者[151,152]。在围月经期更容易发生血糖控制不满意、糖尿病酮症酸中毒、胰岛素过度反应及低血糖[153]。曾有一例特殊的病例报道，患者在月经期反复发作胰岛素抵抗及酮症酸中毒[154]。

有一些研究报道，在月经周期的不同时期胰岛素受体的结合力及亲和力不同[155-157]，但是并不是所有的研究都有这样的结论[158]。针对碳水化合物代谢与月经周期激素相关性的研究产生的结论目前还存在争议。有的研究显示，没有糖尿病的健康女性在黄体期也会出现糖耐量受损[159]。针对口服避孕药及孕激素药物对碳水化合物代谢的影响的研究显示的结果也各不相同[160-162]。有可能雌激素和孕激素对保持血糖平衡有小部分作用，而在糖尿病患者中这种作用被放大，使血糖水平与胰岛素分泌之间所建立的正常反馈被破坏[149]。

大部分女性都会在黄体期及经前期出现坏的饮食习惯，如暴饮暴食，大量摄入甜食[152]，这可能也是造成糖尿病女性患者血糖失控的一个原因。糖尿病女性患者会被建议需要控制血糖，并改善饮食方式。应用胰岛素及饮食的改变来控制并监测血糖是十分有效的办法[97]。应用抑制卵巢的GnRH激动剂可以成功地避免易发生于月经期的威胁生命的并发症的复发，例如反复发作的胰岛素过度反应或酮症酸中毒[150]。

关节炎

当黄体期卵巢激素水平达到高峰时风湿性关节炎的症状也会加重。这与关节炎症状在妊娠期及产后期会加重相类似[163]。在月经期和早卵泡期晨僵和关节疼痛的症状会明显[164]。Rudge和同事们通过研究发现在月经来潮时，手部的握力的平均值会有明显下降，进而推断风湿性关节炎症状与月经有相关性[165]。类似地，在月经来潮的6天内，手指关节的尺寸会增加，这与体重增加相一致[165]。

因黄体引起的卵巢性激素的突然降低与"经期性关节炎"有关，大部分关节炎症状发生在月经期[166]。风湿性关节炎症状周期性的变化是与免疫系统随着月经周期变化而变化有关[97]。雌激素和孕激素都有抗炎作用，可以减轻关节炎症状[167]。经前期症状加重也可能与经前期情绪改变导致机体对疼痛刺激敏感有关[165]。

单纯应用雌激素[168]或是结合的口服避孕药[169,170]对治疗风湿性关节炎都是有效的。口服避孕药可以推迟风湿性关节炎的发生，但是不能预防它的复发[171,172]。绝经后女性应用雌激素替代治疗并不能避免风湿性关节炎的发生[168]。

其他功能失调

前面已经讨论过月经会引起很多相对常见的功能失调疾病。还有一些少见的疾病会受到月经的严重干扰。有许多文献报道过月经期气胸，在月经期反复发作的自发性气胸，这可能是与胸膜或横膈的子宫内膜异位症有关[173,174]。应用GnRH激动剂可以成功治疗[175]。还有文献报道在黄体期急性阑尾炎的发生率也会增加[176,177]，尽管有些患者的右下腹痛是由于卵巢黄体囊肿引起，却被误诊为阑尾炎而进行了不必要的手术。在排卵后及经前期会加重的功能失调疾病还有痤疮、内源性敏感和过敏、遗传性血管性水肿、各种形式的红斑、风疹、口腔溃疡、白塞病、急性间断发作的卟啉病、突发性室上心动过速、青光眼和多发性硬化[123,178-182]。GnRH激动剂对于治疗这些疾病都是有效的，尤其是针对反复发作的过敏和急性间断发作的卟啉病，当症状严重或病情不稳定时可以考虑应用[183-185]。与上述疾病不同的是，格拉夫肌无力症在月经前期会有所改善[186]。尽管早期有一份报道指出，在黄体期施行胸肌手术会得到很好的效果[187]，但是此后的研究者们并不能证实这个结论[188]。

治疗月经相关性疾病的办法

在月经这个特殊时期自身某些情况会发生不利的改变。及时记录症状与月经的相关性很重要，对诊断以及治疗都有帮助。适当的周期性的对症治疗可能就是很好的处理方法。如果治疗效果不佳，可以考虑应用抑制排卵的药物。如果产生了好的治疗效果，可以考虑应用GnRH激动剂并反向添加性激素，或选择便宜的药物如Depo-Provera或丹那唑。如果由于经济原因或副作用不能应用药物治疗，而患者又已经生育了子女，可以将子宫全切术及双侧卵巢切除术作为最后的办法，术后应用雌激素替代治疗。

结论

在遇到反复发作的月经相关性疾病时，可以考虑通过改变或抑制卵巢激素生成来治疗。对于应用传统治疗效果不理想的女性患者，可以通过去除卵巢周期来缓解症状。

要 点

- PMS 这个词语代表的是一系列严重的症候群——主要是心理症状——会破坏日常生活及人际交往。
- 只有通过观察1～2个月的症状，临床医师才可以对 PMS 作出确切的诊断。
- 最严重影响患者的症状在排卵后（月经来潮前2周）出现，持续到月经结束。
- 对于一些易感的女性，性激素水平的正常波动会引起中枢神经递质如5-羟色胺的活性改变，进而引起情绪和行为的改变。
- 临床对照试验显示无论是孕激素还是夜樱草油对治疗 PMS 都是无效的。
- 一种新型的抗抑郁药物可以增加中枢5-羟色胺的活性，从而减轻严重的 PMS 症状。
- 患有月经期偏头痛的女性，血雌激素水平降低更会引起头痛症状的出现。
- 对于有月经期偏头痛的患者，预防性应用激素替代治疗从而使雌激素水平稳定的方法并不能使症状缓解。
- 月经会使所有类型的癫痫加重，但是女性局部发作加重较全身加重更常见。
- 患有 IDDM 的女性其血糖控制水平会受月经影响，主要是在黄体期及月经前期。
- 风湿性关节炎的症状会在卵巢性激素水平最高的黄体期加重。

（卢 珊译 李 蓉校）

参考文献

1. Logue CM, Moos RH: Positive perimenstrual changes: Toward a new perspective on the menstrual cycle. J Psychosom Res 32:31–40, 1988.
2. Lee KA, Rittenhouse CA: Prevalence of perimenstrual symptoms in employed women. Women Health 17:17–32, 1991.
3. Faratian B, Gaspar A, O'Brien PM, et al: Premenstrual syndrome: Weight, abdominal swelling, and perceived body image. Am J Obstet Gynecol 150:200–204, 1984.
4. Ader DN, South-Paul J, Adera T, et al: Cyclical mastalgia: Prevalence and associated health and behavioural factors. J Psychosom Obstet Gynaecol 22:71–76, 2001.
5. Reid RL: Premenstrual syndrome. Curr Prob Obstet Gynecol Fertil 8:1–57, 1985.
6. Reid RL, Yen SS: Premenstrual syndrome. Am J Obstet Gynecol 139:85–104, 1981.
7. Wood NF, Most A, Dery GK: Prevalence of perimenstrual symptoms. Am J Public Health 72:1257–1264, 1982.
8. Johnston SR, McChesney C, Bean JA: Epidemiology of premenstrual symptoms in a nonclinical sample. I. Prevalence, natural history, and help seeking behaviour. J Reprod Med 33:340–346, 1988.
9. Rivera-Tovar AD, Frank E: Late luteal phase dysphoric disorder in young women. Am J Psychiatry 147:1634–1636, 1990.
10. Reid RL: Premenstrual syndrome. NEJM 324:1208–1210, 1991.
11. American Psychiatric Association: Diagnostic and Statistical Manual of Mental Disorders, 4th ed. Washington, D.C., American Psychiatric Association, 1994, pp 717–718.
12. Sassenrath EN, Rowell TE, Hendrickx AG: Perimenstrual aggression in groups of female rhesus monkeys. J Reprod Fertil 34:509–513, 1973.
13. Gilbert C, Gillman J: The changing pattern of food intake and appetite during the menstrual cycle of the baboon with a consideration of some of the controlling hormonal factors. S Afr J Med 21:75–89, 1956.
14. Kantero RL, Widholm O: Correlations of menstrual traits between adolescent girls and their mothers. Acta Obstet Gynecol Scand 14(Suppl):30–42, 1977.
15. Reid RL: Premenstrual syndrome: A time for introspection. Am J Obstet Gynecol 155:921–926, 1986.
16. Reid RL, Yen SS: The premenstrual syndrome. Clin Obstet Gynecol 26:710–718, 1983.
17. Bjorn I, Bixo M, Nojd KS, et al: Negative mood changes during hormone replacement therapy: A comparison between two progestogens. Am J Obstet Gynecol 183:1419–1426, 2000.
18. Kirkham C, Hahn PM, Van Vugt DA, et al: A randomized, double-blind, placebo-controlled, cross-over trial to assess the side effects of

medroxyprogesterone acetate in hormone replacement therapy. Obstet Gynecol 78:93–97, 1991.
19. Steiner M: Premenstrual dysphoric disorder: An update. Gen Hosp Psychiatry 18:244–250, 1996.
20. Reid RL: Endogenous opioid activity and the premenstrual syndrome. Lancet 2:786, 1983.
21. Reid RL: Premenstrual syndrome. In DeGroot L (ed). Endotext.com. Available at *www.endotext.org*. Accessed 1 January 2005.
22. Reame NE, Marshall JC, Kelch RP: Pulsatile LH secretion in women with premenstrual syndrome (PMS): Evidence for normal neuroregulation of the menstrual cycle. Psychoneuroendocrinology 17:205–213, 1992.
23. Rubinow DR, Schmidt PJ, Roca CA: Estrogen–serotonin interactions: Implications for affective regulation. Biol Psychiatry 44:839–850, 1998.
24. Backstrom T, Andersson A, Andree L, et al: Pathogenesis in menstrual cycle-linked CNS disorders. Ann NY Acad Sci 1007:42–53, 2003.
25. Steiner M, Romano SJ, Babcock S, et al: The efficacy of fluoxetine in improving physical symptoms associated with premenstrual dysphoric disorder. BJOG 108:462–468, 2001.
26. Halbreich U, Kahn LS: Role of estrogen in the aetiology and treatment of mood disorders. CNS Drugs 15:797–817, 2001.
27. Soares CN, Almeida OP, Joffe H, et al: Efficacy of estradiol for the treatment of depressive disorders in perimenopausal women: A double-blind, randomized, placebo-controlled trial. Arch Gen Psychiatry 58:529–534, 2001.
28. Hahn PM, Wong J, Reid RL: Menopausal-like hot flushes reported in women of reproductive age. Fertil Steril 70:913–918, 1998.
29. Casper RF, Graves GR, Reid RL: Objective measurement of hot flushes associated with the premenstrual syndrome. Fertil Steril 47:341–344, 1987.
30. Stearns V, Isaacs C, Rowland J, et al: A pilot trial assessing the efficacy of paroxetine hydrochloride (Paxil) in controlling hot flashes in breast cancer survivors. Ann Oncol 11:17–22, 2000.
31. Bendich A: The potential for dietary supplements to reduce premenstrual syndrome (PMS) symptoms. J Am Coll Nutrition 19:3–12, 2000.
32. Cross GB, Marley J, Miles H, et al: Changes in nutrient intake during the menstrual cycle of overweight women with premenstrual syndrome. Brit J Nutr 85:475–482, 2001.
33. MacGregor GA, Markander ND, Roulston JE, et al: Is "idiopathic" edema idiopathic? Lancet 1:397–400, 1979.
34. Minton JP, Foecking MK, Webster DJ, et al: Caffeine, cyclic nucleotides, and breast disease. Surgery 86:105–109, 1979.
35. Rossignol AM, Bonnlander H: Caffeine-containing beverages, total fluid consumption, and premenstrual syndrome. Am J Publ Health 80:1106–1110, 1990.
36. Mello NK, Mendelson JH, Lex BW: Alcohol use and premenstrual symptoms in social drinkers. Psychopharmacology 101:448–455, 1990.
37. Diamond M, Simonson CD, DeFronzo RA: Menstrual cyclicity has a profound effect on glucose homeostasis. Fertil Steril 52:204–208, 1989.
38. Young SN: Clinical nutrition: 3. The fuzzy boundary between nutrition and psychopharmacology. Can Med Assoc J 166:205–209, 2002.
39. Sayegh R, Schiff I, Wurtman J, et al: The effect of a carbohydrate-rich beverage on mood, appetite, and cognitive function in women with premenstrual syndrome. Obstet Gynecol 86:1–8, 1995.
40. Freeman EW, Stout AL, Endicott J, et al: Treatment of premenstrual syndrome with a carbohydrate-rich beverage. Int J Gynaecol Obstet 77:253–254, 2002.
41. Thys-Jacobs S, Starkey P, Bernstein D, et al: Calcium carbonate and the premenstrual syndrome: Effects on premenstrual and menstrual symptoms. Premenstrual Syndrome Study Group. Am J Obstet Gynecol 179:444–452, 1998.
42. Prior JC, Vigna Y, Sciarretta D, et al: Conditioning exercise decreases premenstrual symptoms. A prospective, controlled 6-month trial. Fertil Steril 47:402–408, 1987.
43. Steege JF, Blumenthal JA: The effects of aerobic exercise of premenstrual symptoms in middle aged women: A preliminary study. J Psychosom Res 37:127–133, 1993.
44. Mira M, McNeil D, Fraser IS, et al: Mefenamic acid in the treatment of premenstrual syndrome. Obstet Gynecol 68:395–398, 1986.
45. Wood C, Jakubowicz D: The treatment of premenstrual symptoms with mefenamic acid. BJOG 87:627–630, 1980.
46. Bancroft J, Rennie D: The impact of oral contraceptives on the experience of perimenstrual mood, clumsiness, food craving and other symptoms. J Psychosom Res 37:195–202, 1993.
47. Andersch B: The effect of various oral contraceptive combinations on premenstrual symptoms. Int J Gynaecol Obstet 20:463–469, 1982.
48. Graham CA, Sherwin BB: A prospective study of premenstrual symptoms using a triphasic oral contraceptive. J Psychosom Res 36:257–266, 1992.
49. Freeman EW: Evaluation of a unique oral contraceptive in the management of premenstrual dysphoric disorder. Eur J Contracep Reprod Health 7(Suppl 3):27–34, 2002.
50. Yonkers KA, Brown C, Pearlstein TB, et al: Efficacy of a new low-dose oral contraceptive with drospirenone in premenstrual dysphoric disorder. Obstet Gynecol 106(3):492–501, 2005.
51. Wyatt KM, Dimmock PW, Jones PW, et al: Efficacy of vitamin B_6 in treatment of premenstrual syndrome: Systematic review. BMJ 318:1375–1381, 1999.
52. O'Brien PM, Craven D, Selby C, et al: Treatment of premenstrual syndrome by spironolactone. BJOG 86:142–147, 1979.
53. Mauri M, Reid RL, MacLean AW: Sleep in the premenstrual phase: A self-report study of PMS patients and normal controls. Acta Psychiat Scand 78:82–86, 1988.
54. Harrison WM, Endicott J, Nee J: Treatment of premenstrual dysphoria with alprazolam: A controlled study. Arch Gen Psychiatry 47:270–275, 1990.
55. Berger CP, Presser B: Alprazolam in the treatment of two subsamples of patients with late luteal phase dysphoric disorder: A double blind placebo controlled crossover study. Obstet Gynecol 84:379–385, 1994.
56. Landen M, Eriksson O, Sundblad C, et al: Compounds with affinity for serotonergic receptors in the treatment of premenstrual dysphoria: A comparison of buspirone, nefazodone and placebo. Psychopharmacology 155:292–298, 2001.
57. Steiner M, Korzekwa M, Lamont J, et al: Fluoxetine in the treatment of premenstrual dysphoria. NEJM 332:1529–1534, 1995.
58. Dimmock PW, Wyatt KM, Jones PW, et al: Efficacy of selective serotonin-reuptake inhibitors in premenstrual syndrome: A systematic review. Lancet 356:1131–1136, 2000:
59. Steiner M, Korzekwa M, Lamont J, et al: Intermittent fluoxetine dosing in the treatment of women with premenstrual dysphoria. Psychopharmacology Bull 33:771–774, 1997.
60. Pearlstein T, Joliat MJ, Brown EB, et al: Recurrence of symptoms of premenstrual dysphoric disorder after cessation of luteal phase fluoxetine treatment. Am J Obstet Gynecol 188:887–895, 2003.
61. Freeman EW, Sondheimer SJ, Rickels K, et al: A pilot naturalistic follow-up of extended sertraline treatment for severe premenstrual syndrome. J Clin Psychopharmacol 24:351–353, 2004.
62. Wyatt KM, Dimmock PW, Ismail KM, et al: The effectiveness of GnRH agonists with and without "add-back" therapy in treating premenstrual syndrome: A meta-analysis. BJOG 111:585–593, 2004.
63. Maddocks S, Hahn P, Moller F, et al: A double-blind placebo-controlled trial of progesterone vaginal suppositories in the treatment of premenstrual syndrome. Am J Obstet Gynecol 154:573–581, 1986.
64. Wyatt K, Dimmock P, Jones P, et al: Efficacy of progesterone and progestogens in management of premenstrual syndrome: Systematic review. BMJ 323:776–780, 2001.
65. Budeiri D, Li Wan Po A, Dornan JC: Is evening primrose oil of value in the treatment of premenstrual syndrome? Controlled Clin Trials 17:60–68, 1996.
66. Gorins A, Perret F, Tourant B, et al: A French double-blind crossover study (danazol versus placebo) in the treatment of severe fibrocystic breast disease. Eur J Gynaecol Oncol 5:85–89, 1984.
67. Hahn PM, Van Vugt DA, Reid RL: A randomized placebo controlled crossover trial of danazol for the treatment of premenstrual syndrome. Psychoneuroendocrinology 20:193–209, 1995.

68. Messinis IE, Lolis D: Treatment of premenstrual mastalgia with tamoxifen. Acta Obstet Gynecol Scand 67:307–309, 1988.
69. Casper RF, Hearn MT: The effect of hysterectomy and bilateral oophorectomy in women with severe premenstrual syndrome. Am J Obstet Gynecol 162:105–109, 1990.
70. Casson P, Hahn P, VanVugt DA, et al: Lasting response to ovariectomy in severe intractable premenstrual syndrome. Am J Obstet Gynecol 162:99–102, 1990.
71. Marcus DA: Diagnosis and management of headache in women. Obstet Gynecol Surv 54:395–402, 1999.
72. Digre K, Damasio H: Menstrual migraine: Differential diagnosis, evaluation, and treatment. Clin Obstet Gynecol 30:417–430, 1987.
73. MacGregor EA: "Menstrual" migraine: Towards a definition. Cephalalgia 16:11–21, 1996.
74. MacGregor EA: Menstruation, sex hormones and migraine. Neurol Clin 15:125–141, 1997.
75. Granella F, Snaces G, Zanfeffari C, et al: Migraine without aura and reproductive life events: A clinical epidemiological study in 1300 women. Headache 33:385–389, 1993.
76. Stein GS: Headaches in the first postpartum week and their relationship to migraine. Headache 21:201–205, 1981.
77. Neri I, Granella F, Nappi R, et al: Characteristics of headache at menopause: A clinico-epidemiologic study. Maturitas 17:31–37, 1993.
78. Whitty CWN, Hockaday JM, Whitty MM: The effect of oral contraceptives on migraine. Lancet 1:856–859, 1966.
79. Dalessio DJ: Wolff's Headache and Other Head Pain. New York, Oxford University Press, 1980.
80. Sommerville BW: The role of estrogen withdrawal in the etiology of menstrual migraine. Neurology 22:355–365, 1972.
81. Marcus DA: Serotonin and its role in headache pathogenesis and treatment. Clin J Pain 9:159–167, 1993.
82. Sommerville BW: Estrogen-withdrawal migraine. I. Duration of exposure required and attempted prophylaxis by premenstrual estrogen administration. Neurology 25:239–244, 1975.
83. Sommerville BW: Estrogen-withdrawal migraine. II. Attempted prophylaxis by premenstrual estrogen administration. Neurology 25:245–250, 1975.
84. Magos AL, Kilkha KJ, Studd JW: Treatment of menstrual migraine by oestradiol implants. J Neurol Neurosurg Psychiatry 46:1044–1046, 1983.
85. Wernke SM, Martin VT, Zoma WD, et al: The role of gonadotropin-releasing hormone (GnRH) agonists with oestrogen add-back therapy in migraine prevention. Cephalalgia 21:449–450, 2001.
86. Ferrari MD, Roon KI, Lipton RB, et al: Oral triptans (serotonin 5-HT(1B/1D) agonists) in acute migraine treatment: A meta-analysis of 53 trials. Lancet 358:1668–1675, 2001.
87. Mannix LK: Management of menstrual migraine. Neurologist 9:207–213, 2003.
88. Newman LC, Lipton RB, Lay CL, Solomon S: A pilot study of oral sumatriptan as intermittent prophylaxis of menstruation-related migraine. Neurology 51:307–309, 1998.
89. Loder E: Prophylaxis of menstrual migraine with triptans: Problems and possibilities. Neurology 59:1677–1681, 2002.
90. DeLignières B, Vincens M, Mauvais-Jarvis P, et al: Prevention of menstrual migraine by percutaneous oestradiol. BMJ 293:1540, 1986.
91. Chavanu KJ, O'Donnell DC: Hormonal interventions for menstrual migraines. Pharmacotherapy 22:1442–1457, 2002.
92. Pfaffenrath V: Efficacy and safety of percutaneous estradiol vs placebo in menstrual migraine. Cephalalgia 13(Suppl):244, 1993.
93. Sarrell PM: Blood flow and ovarian secretions. In Naftolin F, DeCherney A, Gutmann JN, Sarrel PM (eds). Ovarian Secretions and Cardiovascular and Neurological Function. New York, Raven Press, 1990, pp 81–89.
94. Murray SC, Muse KN: Effective treatment of severe menstrual migraine headaches with gonadotropin-releasing hormone agonist and "add-back" therapy. Fertil Steril 67:390–393, 1997.
95. Foldvary-Schaefer N, Falcone T: Catamenial epilepsy: Pathophysiology, diagnosis, and management. Neurology 61(6 Suppl):S2–S15, 2003.
96. Duncan S, Read CL, Brodie MJ: How common is catamenial epilepsy? Epilepsia 34:827–831, 1993.
97. Ensom MHH: Gender-based differences and menstrual cycle-related changes in specific diseases: Implications for pharmacotherapy. Pharmacotherapy 20:523–539, 2000.
98. Herzog AG, Klein P, Ransil BJ: Three patterns of catamenial epilepsy. Epilepsia 38:1082–1088, 1997.
99. Bauer J, Burr W, Elger CE: Seizure occurrence during ovulatory and anovulatory cycles in patients with temporal lobe epilepsy: A prospective study. Eur J Neurol 5:83–88, 1998.
100. Cummings LN, Giudice L, Morrell MJ: Ovulatory function in epilepsy. Epilepsia 36:355–359, 1995.
101. Klein P, Serje A, Pezzullo JC: Premature ovarian failure in women with epilepsy. Epilepsia 42:1584–1589, 2001.
102. Isojarvi JI: Reproductive dysfunction in women with epilepsy. Neurology. 61(6 Suppl 2):S27–S34, 2003.
103. Backstrom T: Epileptic seizures in women related to plasma estrogen and progesterone during the menstrual cycle. Acta Neurol Scand 54:321–347, 1976.
104. Zimmerman AW: Hormones and epilepsy. Neurol Clin 4:853–861, 1986.
105. Mattson RH, Kamer JM, Cramer JA, et al: Seizure frequency and the menstrual cycle: A clinical study. Epilepsia 22: 242, 1981.
106. Kumar N, Behari M, Aruja GK, et al. Phenytoin levels in catamenial epilepsy. Epilepsia 29:155–158, 1988.
107. Liporace JD: Women's issues in epilepsy: Menses, childbearing and more. Postgrad Med 102:123–135, 1997.
108. Bäckström T, Zetterlund B, Blom S, et al: Effects of intravenous progesterone infusions on the epileptic discharge frequency in women with partial epilepsy. Acta Neurol Scand 69:240–248, 1984.
109. Dana-Haeri J, Richens A: Effect of norethisterone on seizures associated with menstruation. Epilepsia 24:377–381, 1983.
110. Herzog AG: Intermittent progesterone therapy and frequency of complex partial seizures in women with menstrual disorders. Neurology 36:1607–1610, 1986.
111. Herzog AG: Intermittent progesterone therapy of partial complex seizures in women with menstrual disorders. Neurology 36:1607–1610, 1986.
112. Herzog A: Progesterone therapy in women with epilepsy: A 3-year follow-up. Neurology 52: 1917–1918, 1999.
113. Motta E, Rosciszewska D: Progesterone therapy in epileptic women with catamenial seizures. Epilepsia 36(Suppl 3):73, 1995.
114. Holmes GL: Effects of menstruation and pregnancy on epilepsy. Semin Neurol 8:234–239, 1988.
115. Bauer J, Wildt L, Flugel D, et al: The effect of a synthetic GnRH analogue on catamenial epilepsy: A study in ten patients. J Neurol 239:284–286, 1992.
116. Haider Y, Barnett DB: Catamenial epilepsy and goserelin. Lancet 338:1530, 1991.
117. Tan KS: Premenstrual asthma: Epidemiology, pathogenesis and treatment. Drugs 61:2079–2086, 2001.
118. Settipane RA, Simon RA: Menstrual cycle and asthma. Ann Allergy 63:373–378, 1989.
119. Gibbs CJ, Counts II, Lock R, et al: Premenstrual exacerbations of asthma. Thorax 39:833–836, 1984.
120. Hanley SP: Asthma variation with menstruation. Br J Dis Chest 75:306–308, 1981.
121. Eliasson O, Scherzer HH, DeGraff AC Jr: Morbidity in asthma in relation to the menstrual cycle. J Allergy Clin Immunol 77(1 Pt 1): 87–94, 1986.
122. Skobeloff EM, Spivey WH, Silverman R, et al: The effect of the menstrual cycle on asthma presentations in the emergency department. Arch Intern Med 156:1837–1840, 1996.
123. Boggess KA, Williamson HO, Homm RJ: Influence of the menstrual cycle on systemic diseases. Obstet Gynecol Clin North Am 17:321–342, 1990.
124. Pauli BD, Reid RL, Munt PW, et al: Influence of the menstrual cycle on airway function in asthmatic and normal subjects. Am Rev Respir Dis 140:358–362, 1989.

125. Eliasson O, Densmore MJ, Scherzer HH, et al: The effect of sodium meclofenamate in premenstrual asthma: A controlled clinical trial. J Allergy Clin Immunol 79:909–918, 1987.
126. Ozkaragoz K, Cakin F: The effect of menstruation on immediate skin reactions in patients with respiratory allergy. J Asthma Res 7:171–175, 1970.
127. Tan KS, McFarlane LC, Lipworth BJ: Paradoxical down-regulation and desensitization of β_2-adrenoceptors by exogenous progesterone in female asthmatics. Chest 111:847–851, 1997.
128. Beynon HLC, Garbett ND, Barnes PJ: Severe premenstrual exacerbations of asthma: Effect of intramuscular progesterone. Lancet 2:370–372, 1988.
129. Ensom MH, Chong G, Zhou D, et al: Estradiol in premenstrual asthma: A double-blind, randomized, placebo-controlled, crossover study. Pharmacotherapy 23:561–571, 2003.
130. Murray RD, New JP, Barber PV, et al: Gonadotrophin-releasing hormone analogues: A novel treatment for premenstrual asthma. Eur Respir J 14:966–967, 1999.
131. Blumenfeld Z, Bentur L, Yoffe N, et al: Menstrual asthma: Use of a gonadotropin-releasing hormone analogue for the treatment of cyclic aggravation of bronchial asthma. Fertil Steril 62:197–200, 1994.
132. Haggerty CL, Ness RB, Kelsey S, et al: The impact of estrogen and progesterone on asthma. Ann Allergy Asthma Immunol 90:284–291, 2003.
133. Derimanov GS, Oppenheimer J: Exacerbation of premenstrual asthma caused by an oral contraceptive. Ann Allergy Asthma Immunol 81:243–246, 1998.
134. Tan KS, McFarlane LC, Lipworth BJ: β_2-adrenoceptor regulation and function in female asthmatic patients receiving the oral combined contraceptive pill. Chest 113:278–282, 1998.
135. Sandler RS: Epidemiology of irritable bowel syndrome in the U.S. Gastroenterology 99:409–412, 1990.
136. Whitehead WE, Cheskin LJ, Heller BR, et al: Evidence for exacerbation of irritable bowel syndrome during menses. Gastroenterology 98:1485–1489, 1990.
137. Moore J, Barlow D, Jewell D, Kennedy S: Do gastrointestinal symptoms vary with the menstrual cycle? BJOG 105:1322–1325, 1998.
138. Heitkemper MM, Cain KC, Jarrett ME, et al: Symptoms across the menstrual cycle in women with irritable bowel syndrome. Am J Gastroenterol 98:420–430, 2003.
139. Fisher RS, Robert GS, Graowski CJ, et al: Inhibition of lower esophageal sphincter circular muscle by female sex hormones. Am J Physiol 23:243–287, 1978.
140. Wald A, Thiel DH, Hoechstetter L, et al: Gastrointestinal transit: The effect of the menstrual cycle. Gastroenterology 80:1497–1500, 1981.
141. Mathias JR, Clench MH, Reeves-Darby VG, et al: Effect of leuprolide acetate in patients with moderate to severe functional bowel disease: Double-blind, placebo controlled study. Digest Dis Sci 39:1155–1162, 1994.
142. Houghton LA, Lea R, Jackson N, et al: The menstrual cycle affects rectal sensitivity in patients with irritable bowel syndrome but not healthy volunteers. Gut 50:471–474, 2002.
143. Turnbull GK, Thompson DG, Day S, et al: Relationships between symptoms, menstrual cycle and orocaecal transit in normal and constipated women. Gut 30:30–34, 1989.
144. Heitkemper M, Jarrett M: Pattern of gastrointestinal and somatic symptoms across the menstrual cycle. Gastroenterology 102:505–513, 1992.
145. Mertz HR: Irritable bowel syndrome. NEJM 349:2136–2146, 2003.
146. Mathias JR, Clenck MH, Roberts PH, Reeves-Darby VG: Effects of leuprolide acetate in patients with functional bowel disease: Long-term follow-up after double-blind, placebo-controlled study. Digest Dis Sci 39:1163–1170, 1994.
147. Wood JD: Efficacy of leuprolide treatment of the irritable bowel syndrome. Digest Dis Sci 39:1153–1154, 1994.
148. Magos A, Studd J: Effects of the menstrual cycle on medical disorders. Br J Hosp Med 33:68–77, 1985.
149. Widom B, Diamond MP, Simonson DC: Alterations in glucose metabolism during menstrual cycle in women with IDDM. Diabetes Care 15:213–220, 1992.
150. Letterie GS, Fredlund PN: Catamenial insulin reactions treated with a long-acting gonadotropin releasing hormone agonist. Arch Intern Med 154:1868–1870, 1994.
151. Cawood EH, Bancroft J, Steel JM: Perimenstrual symptoms in women with diabetes mellitus and the relationship to diabetic control. Diabet Med 10:444–448, 1993.
152. Tomelleri R, Gruewald K: Menstrual cycle and food cravings in young college women. J Am Diet Assoc 87:311–315, 1987.
153. Walsh CH, Malins JM: Menstruation and control of diabetes. BMJ 2:177–179, 1977.
154. Hubble D: Insulin resistance. BMJ 2:1022–1024, 1954.
155. De Pirro R, Fusco A, Bertoli A, et al: Insulin receptors during the menstrual cycle in normal women. J Clin Endocrinol Metab 47:1387–1389, 1978.
156. Bertoli A, De Pirro R, Fusco A, et al: Differences in insulin receptors between men and menstruating women and influence of sex hormones on insulin binding during the menstrual cycle. J Clin Endocrinol Metab 50:246–250, 1980.
157. Moore P, Kolterman O, Weyant J, et al: Insulin binding in human pregnancy: Comparisons to the postpartum, luteal, and follicular states. J Clin Endocrinol Metab 52:937–941, 1981
158. Pedersen O, Hjolland E, Lindsskov HO: Insulin binding and action on fat cells from young healthy females and males. Am J Physiol 243:E158–E167, 1982.
159. Jarrett RJ, Graver HJ: Changes in oral glucose tolerance during the menstrual cycle. BMJ 2:528–529, 1968.
160. Diamond MP, Wentz AC, Cherrington AD: Alterations in carbohydrate metabolism as they apply to reproductive endocrinology. Fertil Steril 50:387–397, 1988.
161. Godsland IF, Crook D, Simpson R, et al: The effects of different formulations of oral contraceptive agents on lipid and carbohydrate metabolism. NEJM 323:1375–1381, 1990.
162. Spellacy WN: Carbohydrate metabolism during treatment with estrogen, progestogen, and low-dose oral contraceptives. Am J Obstet Gynecol 142:732–734, 1982.
163. Ostensen M, Aune B, Husby G: Effect of pregnancy and hormonal changes on the activity of rheumatoid arthritis. Scand J Rheumatol 12:69–72, 1983.
164. Latman NS: Relation of menstrual cycle phase to symptoms of rheumatoid arthritis. Am J Med 74:957–960, 1983.
165. Rudge SR, Kowanko IC, Drury PL: Menstrual cyclicity of finger joint size and grip strength in patients with rheumatoid arthritis. Ann Rheum Dis 42:425–430, 1983.
166. McDonagh JE, Singh MM, Griffiths ID: Menstrual arthritis. Ann Rheum Dis 52:65–66, 1993.
167. Bodel P, Dillard GM Jr, Kaplan SS, Malawista SE: Anti-inflammatory effects of estradiol on human blood leukocytes. J Lab Clin Med 80:373–384, 1970.
168. Da Silva JA, Hall GM: The effects of gender and sex hormones on outcome in rheumatoid arthritis. Baillieres Clin Rheumatol 6:196–219, 1992.
169. Kay CR, Wingrave SJ: Oral contraceptives and rheumatoid arthritis. Lancet 1(8339):1437, 1983.
170. Linos A, Worthington JW, O'Fallon WM, Kurland LT: Rheumatoid arthritis and oral contraceptives. Lancet 1:871, 1978.
171. Wingrave SJ, Kay CR: Reduction in incidence of rheumatoid arthritis associated with oral contraceptives. Lancet 1:569–571, 1978.
172. Spector TD, Hochberg MC: The protective effect of the oral contraceptive pill on rheumatoid arthritis: An overview of the analytic epidemiological studies using meta-analysis. J Clin Epidemiol 43:1221–1230, 1990.
173. Maurer ER, Schaal FA, Mendez FL: Chronic recurring spontaneous pneumothorax due to endometriosis of the diaphragm. JAMA 168:2013–2024, 1958.
174. Markham SM, Carpenter SE, Rock JA: Extrapelvic endometriosis. Obstet Gynecol Clin North Am 16:193–207, 1989.

175. Slabbynck H, Laureys M, Impens N, et al: Recurring catamenial pneumothorax treated with a GnRH analogue. Chest 100:851, 1991.
176. Arnbjonsson E: Acute appendicitis risk in various phases of the menstrual cycle. Acta Chir Scand 149:603–605, 1983.
177. Arnbjornsson E: The influence of oral contraceptives on the frequency of acute appendicitis in different phases of the menstrual cycle. Surg Gynecol Obstet 158:464–466, 1984.
178. Dalton K: Influence of menstruation on glaucoma. Br J Ophthal 51:692–695, 1967.
179. Smith R, Studd JW: A pilot study of the effect upon multiple sclerosis of the menopause, hormone replacement therapy and the menstrual cycle. J Royal Soc Med 85:612–613, 1992.
180. Caughey SC, Margesson LJ, Reid RL: Erythema multiforme with ulcerative stomatitis at menstruation. Can J Obstet Gynecol 112–113, 1990.
181. Howard RE: Premenstrual urticaria and dermatographism. JAMA 245:1068, 1981.
182. Rosano GMC, Leonardo F, Sarrel P, et al: Cyclical variation in paroxysmal supraventricular tachycardia in women. Lancet 347:786–788, 1996.
183. Anderson KE, Spitz IM, Sassa S, et al: Prevention of cyclical attacks of acute intermittent porphyria with a long-acting agonist of luteinizing hormone-releasing hormone. NEJM 311:643–645, 1984.
184. Meggs WJ, Pescovitz OH, Metcalfe D, et al: Progesterone sensitivity as a cause of recurrent anaphylaxis. NEJM 311:1236–1238, 1984.
185. Slater JE, Raphael G, Cutler GB, et al: Recurrent anaphylaxis in menstruating women: Treatment with a luteinizing hormone-releasing hormone agonist: A preliminary report. Obstet Gynecol 70:542–546, 1987.
186. Vijayan N, Vijayan VK, Dreyfuss PM: Acetylcholinesterase activity and menstrual remissions in myasthenia gravis. J Neurol Neurosurg Psychiatry 40:1060–1065, 1977.
187. Badue RA: Timing of surgery during the cycle and breast cancer survival. Lancet 337:1261, 1991.
188. Wobbes T, Thomas CM, Segers MF, et al: The phase of the menstrual cycle has no influence on the disease-free survival of patients with mammary carcinoma. Br J Cancer 69:599–600, 1994.

第三部分 成人生殖内分泌学

24 绝经

Francisco Arredondo and James H. Liu

引言

女性的自然绝经发生于 45~55 岁，在发达国家女性自然绝经的平均年龄为 51 岁[1]。据可靠数据显示在社会经济和营养健康水平较低的发展中国家这个年龄会提前[2,3]。这个年龄的差异正好证实了一种理论，那就是绝经不仅具有遗产素质，也是反映社会生存能力的一种生物学标记。

在过去的这个世纪里，随着医学及相关学科领域的进步，生活水平不断提高，人类平均寿命也随之提高。在一些国家，在过去的一个世纪里人口的平均寿命提高了 40 余年[4]。而美国女性的平均寿命为 79.9 岁[5]。

人口这种进化的一个直接后果就是，大部分女性的一生中约 1/3 的时光是在绝经后。在 1950 年，全球约有 220 000 000 的女性在 50 岁以上，其中多半数生活在发达国家（112 000 000）。到 1990 年，全球 50 岁以上的女性约为 467 000 000，据此预测到 2030 年，这个数字将会达到 1.2 亿。大约 3/4 的绝经妇女生活在发展中国家（总数为 912 000 000）[6]。在美国 1990 年的人口普查中发现，大于 50 岁的女性有 35 500 000 人；到了 1997 年，美国绝经女性的人数占总女性人群的 30%；预计到 2030 年，绝经女性的人数在美国将会达到 66 500 000，占女性人群的 38%，而占总美国总人数的 20%[7]。

在当今这个社会，这种人口的改变呈现了一种"倒金字塔"现象。它使老年人与非老年人的比例发生明显的改变，这种改变对于维持生产与消费之间的平衡是一个极大的挑战。正是基于上述这些原因，我们有必要对绝经及其相关的疾病状态和它所引起的社会危害进行充分的了解，以便更好地进行健康指导。本章将对这一挑战作全面纵览。

绝经的生理学和病理生理学

女性的原始卵泡数量在其出生前就已经确定了，并且会随着年龄的增加而逐渐减少，直到性腺不能够提供足够的成熟卵泡维持月经周期[8]。生殖干细胞总数的高峰期是在妊娠 20 周，出生后及青春期其数量就会逐渐减少。通过对 52 名正常女性的卵巢组织切片中卵泡数量的统计，我们可以了解到发展到不同阶段的卵泡的数量，进而建立一个数据模型来描述 19~50 岁的女性其卵泡的生长及凋亡比率[9]。卵母细胞数量的减少是贯穿女性一生的过程[10]，而 38 岁似乎成为一个转折点，在此年龄之后卵泡闭锁的比率会明显增加，因此卵泡的数量将由 19 岁的 300 000 个减少到 50 岁的 1500 个。小卵泡的高凋亡率促进卵巢功能衰竭的进展，因此人类在中年期发生绝经。

绝经的年龄

美国女性的平均绝经年龄在 50~52 岁[11]。这个数据是来源于一个很权威的研究。在另外一项针对美国马塞诸塞州女性的健康研究中，通过对中年女性进行前瞻性队列研究，也证实了这个数据。在这个队列中的 2570 个女性中，自然绝经的平均年龄为 51.3 岁，而吸烟者与非吸烟者的平均绝经年龄相差 1.8 岁。这个研究不仅发现吸烟者的绝经年龄会提前，而且围绝经期时间也会较短[12]。

在其他一些国家的人口普查中发现女性的绝经年龄会较早。例如，在针对阿拉伯联合酋长国 742 名女性的调查研究中发现平均绝经年龄为 48 岁[13]。在印度一些地区，例如 Himachal Pradesh 州，对 500 名绝经后女性的调查发现其平均绝经年龄为 43.5 岁[14]。

影响绝经的因素

表24-1包括了许多影响绝经年龄提前的因素。在这些因素中，吸烟是导致绝经年龄提前的最主要的环境因素。同时人们还对烟龄及烟瘾程度对绝经是否有影响进行了研究。Midgette和Baron通过对14项研究的回顾，总结出对于44～55岁的女性，吸烟者提早绝经的风险是非吸烟者的两倍[15]。在2004年，van Asselt和他的同事们对荷兰5544名女性进行队列研究，评价吸烟者烟龄和烟瘾程度对绝经年龄的影响，并进行相关因素分析，总结出吸烟会使绝经年龄提前，这与既往的研究结果是一致的。绝经年龄不仅受烟龄的影响，也与女性是否会在围绝经期吸烟有关[16]。换句话说，对于吸烟的女性来说，在围绝经期吸烟的数量对绝经年龄提前的影响将比其烟龄影响更大。

行经腹全子宫及双附件切除术的女性将会有提早绝经的风险，同时仅切除一侧附件的患者也可能会提早绝经。但是，既往做过双侧输卵管结扎的女性其绝经年龄将不会受到影响。

卵母细胞衰竭的时间过程

卵泡由开始生长至发育为成熟卵泡并排卵的过程已经十分明确了，它需要一个月的时间[17,18]。而大多数卵泡都会在它们发育的某个阶段发生凋亡而闭锁[19]。卵泡凋亡有50%发生在直径为2.1～5mm的小卵泡时期。另一方面，其余卵泡的闭锁是发生在胎儿期，它们多数是由于坏死而非凋亡[20]。目前大家都已经认可这样一种理论：卵巢的功能随着年龄的增加而降低是由于静止期卵泡的数量及质量降低而造成。De Bruin和他的同事们在电子显微镜下将年轻女性（25～32岁）的182枚静止期卵泡和较长女性（38～45岁）的81枚静止期卵泡进行观察对比，发现不同的年龄其卵泡凋亡的形态改变也是不一样的[20]。年龄不同，卵泡的线粒体、平滑内质网的扩大和高尔基小体的改变都会有所不同。

遗传因素

自然绝经的年龄也受遗传和环境因素影响[21]。应用横断[22]和病例对照[23]方法对人群进行的一些研究已经证实遗传多样性对绝经年龄的影响已经占到70%。在荷兰，通过对164对母女进行研究，发现自然绝经年龄的可遗传度为44%（95%可信区间为36%～50%）。该篇文章的作者还指出这个研究的准确性要大于其他研究，因为其他研究的研究对象都是双胞胎姐妹或是同胞姐妹，而这些人有可能具有不同的生活环境因素[24]。

生殖系统退化过程

直到目前，针对女性生殖系统的各个生理过程分期还没有一套规范的术语来进行命名。为此2001年7月23～24日在美国犹他州Park市举办了生殖系统生理过程分期的会议并制定了生殖系统生理过程分期标准（STRAW）（图24-1）。

正如图24-1中所指出的，最后的月经周期是生殖系统分期的一个转折点，此前有5个阶段而此后有2个阶段。阶段－5至阶段－3涵盖了整个生殖系统发育期；阶段－2和阶段－1是围绝经期；而阶段＋1和阶段＋2是绝经后期。

STRAW最突出的贡献是将各个生理过程进行了清楚明确的命名，这在以前的文献中都是概念模糊的。STRAW的作者还指出这些概念还只是一个草图，随着对该领域认知的进步这些概念可能还会有所

表24-1 绝经提前的相关因素
吸烟
遗传因素
提早绝经的家族史
盆腔手术
经腹的全子宫切除
单侧附件切除
代谢因素
1型糖尿病
进食乳糖
半乳糖-1-磷酸盐转移酶缺乏
排卵方式
未生育
月经周期短
未使用避孕药物

	−5	−4	−3	−2	−1	0	+1	+2
分期:						最后的月经周期 (FMP)		
术语	生育期			绝经过渡期		绝经后期		
	早	峰	晚	早	晚*	早*		晚
				围绝经期				
持续时间:	不同	不同	不同	不同		ⓐ 1年	ⓑ 4年	至死亡
月经周期:	不规律到规律	规律		周期不规律（较正常多7天以上）	≥2个跳过的周期和闭经≥60天	闭经12个月	无	
内分泌:	正常FSH	↑FSH		↑FSH		↑FSH		

*该阶段以血管舒缩症状为特征　　↑=升高

图 24-1 STRAW 分期系统。（摘自 Soules MR: Executive Summary of STRAW, 2001[25-27]．）

改变[25-27]。

绝经过渡期

阶段−2（早期）和阶段−1（晚期）包括了整个绝经过渡期，在这个时期月经周期和内分泌系统都会发生改变。绝经过渡期开始的标志是月经周期发生改变，血 FSH 升高；其结束的标志是最后的一次月经来潮（这个在当时是意识不到的，直到闭经持续 12 个月后才能明确）。

绝经后期

阶段+1（早期）和阶段+2（晚期）即指绝经后期。早期的绝经后期是指最后一次月经来潮后的 5 年以内。与会者对这一阶段的界定都表示认可，因为在这一阶段，卵巢功能逐渐下降，直至最终衰竭，与此同时，骨质流失也在加速进行。阶段+1 又被分为 2 部分，最后一次月经来潮后的 1 年以内为 a 部分，最后一次月经来潮后的 1 年以上 5 年以内为 b 部分。阶段+2 的开始十分明确，但是其持续时间却各有不同，因为其结束的标志就是逝世。这一阶段是否还能再更具体地分期还需要进一步的观察积累及资料。

围绝经期

围绝经期的字面意思就是"绝经期之前的一段时期"。它开始于阶段−2，结束的标志是最后一次月经来潮后的 12 个月后。"更年期"是一个非常流行但概念模糊的字眼，我们常将其等同于"围绝经期"。一般来说，围绝经期和更年期这些字眼只能用于和病人交流及科普读物中，而不能用于科学文献中。

绝经的临床症状和体征

当血 FSH 水平升高，我们可以对绝经作出诊断。但是，由于化验的参考值不同，绝经的诊断也有所不同。无论如何，我们可以将育龄女性的月经周期第 3 天的血 FSH 水平作为参考。而血 LH 水平对绝经的诊断意义不大。

在临床症状方面，患者如果闭经大于 12 个月，并伴有热潮红、头痛等血管神经系统症状，我们就可以诊断为绝经，同时患者还发生如 STRAW 中所描述的由阶段−1 至阶段+1 中的转变。热潮红和泌尿生殖系统也会发生变化（见表 24-1）[25-27]。

热潮红

血管扩张引起的潮红是雌激素缺乏的一个典型症状。75% 的女性在绝经期都会至少有过一次这样的经历。但是，这个症状也仍然是一个令人头痛的问题，因为它的病因学和治疗方法目前还不是很明确[28]。大部分人认为这与雌激素水平降低导致下丘脑调节失常，进而导致末梢血管扩张、血流加速有关。它会引起体内热量丢失,降低体温调节中枢。LH的脉冲式释放和由此引发的GnRH脉冲式释放与阵发性的潮热相对应,也可以证实这与下丘脑调节失常有关。阵发性的潮热、潮红、盗汗和血管系统症状是在描述类似经历中经常被用到的名词。潮热是指反复发作的一过性的发热感觉,可以伴随心悸、出汗、畏寒、寒战和焦虑。这种发热往往是从脸部开始,扩散到颈部、胸部以及全身[29]。

尽管绝经是造成潮热的一个常见病因,但是其他病因也应该被重视。发烧是最常见的引起潮热的原因,尤其是在伴有盗汗的情况下;因此,发热的时候如果伴有体温升高,应该明确其发热的原因。

一般来说,我们将潮热的原因分为7种:全身系统疾病、神经源性、酒精与药物相互作用、药物、食物添加剂、饮食和多因素性[30](图24-2)。那么在此要着重强调的是与雌激素水平降低所引起的发热相比,这些因素要少见。

系统性疾病

最常见的容易引起潮热的系统性疾病有类癌综合征、肥大细胞增生症、嗜铬细胞瘤、甲状腺髓样癌、胰腺癌和肾癌。

类癌综合征

这类病症主要发生于肠道神经内分泌源性肿瘤。在支气管、胰岛、腹膜后、肝脏[31]甚至卵巢[32]中也可以见到。他们主要是由于胃肠道或支气管肺的多能干细胞造成[33]。类癌综合征典型的临床表现是腹泻、

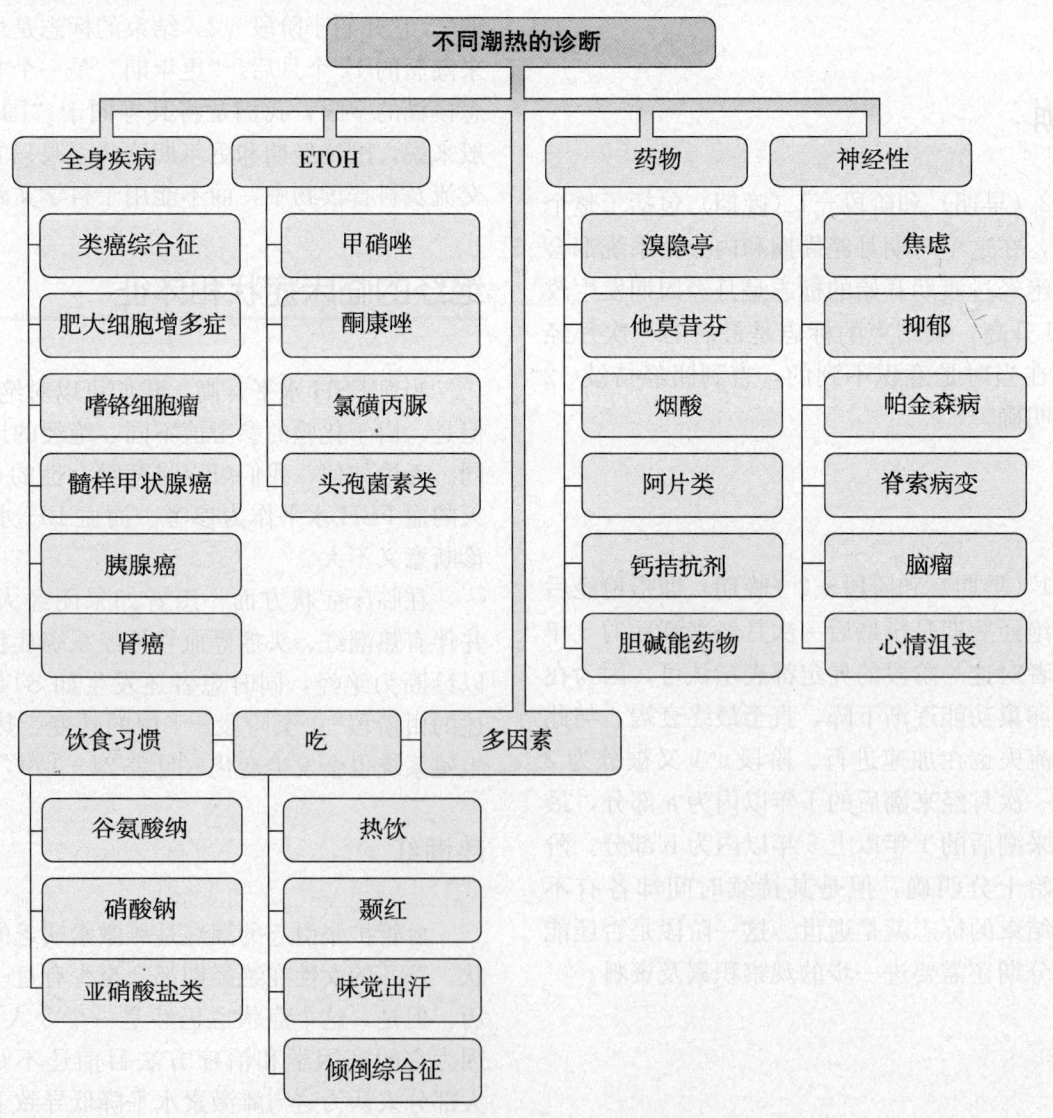

图24-2 潮红的鉴别诊断。(From Mohyi D: Differential diagnosis of hot flashes. Maturitas 27:203-214,1997.)

潮红和心脏瓣膜损害三联征。皮肤潮红是最常见的症状，有90%的患者会出现。潮红的发生机制一部分是由于组胺的释放，其他因素例如激肽、P因子、神经紧张素和前列腺素也会起一定作用[33]。

肥大细胞增生症

肥大细胞局限在皮肤内增生（皮肤型）或是扩展至皮肤以外的组织（系统型）。这类患者会出现类似血管舒张样症状，这是因为肥大细胞颗粒内含有酰胺水解酶、白介素、组胺、肝素和慢反应物质[34]。

嗜铬细胞瘤

这类肿瘤的细胞来源于肾上腺髓质。它的临床特征主要是与儿茶酚胺的生成、储存和分泌有关。这些患者典型的临床特征就是高血压，约有60%的患者会罹患高血压。患者可以出现明显的面部潮红。凭借尿儿茶酚胺升高可以对此病作出诊断[35]。

甲状腺髓样癌

甲状腺髓样癌是一种恶性肿瘤，它来源于甲状腺的滤泡旁细胞（即C细胞）。肿瘤细胞会产生生物化学物质作为信号（分泌过多的降钙素）[36]。甲状腺髓样癌发病率较低，但是它作为2型内分泌功能腺瘤病的一部分，呈常染色体显性遗传[37]。甲状腺髓样癌细胞同时也会释放一些生物活性因子，包括促肾上腺皮质激素、促肾上腺皮质激素释放激素和前列腺素，这些因子也会使患者出现血管扩张的症状[30]。

神经性潮红

焦虑或情绪激动、偏头痛、帕金森综合征、脊髓损伤（自主神经反射功能降低）和脑部肿瘤都会引起潮红。

酒精-药物相互作用

酒精和许多药物会引起血管舒张症状。一些药物本身可能没有血管活性，但是它的代谢物或是与其他摄入的药物互相作用也会具有血管活性。一些药物与酒精相互作用会产生血管扩张症状[38]。其他药物例如钙离子通道阻滞剂，会对血管有直接作用[39]。另一方面，他莫昔芬或麦角碱在其他药物作用下也会产生潮红症状。

血管扩张剂（硝酸甘油、前列腺素）、钙离子通道阻滞剂、烟酸、鸦片类（如吗啡）、亚硝酸戊酯、胆碱类药物、麦角碱、促甲状腺激素释放激素、他莫昔芬、氯米芬、泼尼松和环孢霉素都是常见的药物。

食物调味剂和饮食习惯

味精、亚硝酸盐、亚硫酸盐是最常用调味剂，都会引起潮红。在摄取食物或饮料的时候也会引起潮红，包括喝热饮，进食奶酪、巧克力、柠檬、辛辣食物，咀嚼红辣椒、辣椒粉，以及倾倒综合征（见于做过胃大部切除术后的患者，首次进流食或高糖性的食物时会出现）。

目前，由于对于潮热我们还缺乏一个客观的评价标准，因此我们还不能针对潮热制定治疗方案。这主要是因为当潮热发生的时候我们不能作出可靠的判断。现在我们常用的客观判断方法是针对胸部皮肤的电导进行监测，这种方法的局限性在于它不能提供症状的持续时间、强度，而且会被患者的活动所影响。因此，所有数据的来源方法也就不那么令人满意[28]。

潮热的危害

睡眠紊乱

潮热和睡眠紊乱的关系目前还有争议。大量的流行病学研究显示绝经期妇女会出现惊醒和潮热[40-42]。由此我们可以认为潮热和盗汗会引起惊醒，继而导致乏力、生活质量降低[43]。这些研究的缺憾在于以上的假说目前还没有被临床对照实验所证实。当然，这些研究中的一些绝经期妇女本身就存在睡眠呼吸暂停综合征或其他睡眠异常，而这些人群也没有被排除，这就使得研究相关因素变得更加复杂。

最近，Freedman和Roehrs对31名年龄在46～51岁的女性进行了研究，将其分为3组：绝经前期无症状（周期性），绝经期无症状（无症状），绝经后有症状（有症状）。他们的评价参数包括：睡眠中的脑电波报告，潮热时胸部皮肤的电导系数，一些评价睡眠的睡眠潜伏期测试，单项和多项注意力行为测试，和睡眠及乏力相关的调查问卷。与睡眠相关的参数在这三组中是没有显著差异的。在潮热出现的2分钟左右发生惊醒的人群中，其中55.2%发生在潮热出现前，40%发生在潮热出现后，5%是同时发生。而在潮热出现的2分钟左右发生惊醒的人群中，其中46.7%发生在潮热出现前，46.7%发生在潮热出现后，5.6%是同时发生。而注意力行为以及其他相关的参数在这三组中没有显著差异。因此，他们认为对于绝经期有症状的女性，目前没有证据可以证明潮热会引起睡眠紊乱[44]。

偏头痛

如今已有足够的研究数据显示激素与偏头痛之间是有关联的[45,46]。但是，绝经与偏头痛之间的关系目前还是存在争议的。研究显示大约2/3的研究对象在绝经前偏头痛会加重，绝经后其症状会改善。

Neri 在一项对 556 名绝经后女性的研究中，针对头痛的流行病学及特点进行队列研究，发现她们当中的很多人在出现偏头痛前会有前兆。有意思的是，有偏头痛的女性在自然绝经后偏头痛会有所改善；相反的是，双侧卵巢切除后的女性其偏头痛症状会加重[47]。更近的一项研究是针对 1436 名女性进行的横断面研究，以 1988 年国际头痛协会的诊断标准作为依据，发现绝经前期的女性偏头痛的发生率最高（31%），而绝经后的女性偏头痛的发生率最低（7%）[48]。

泌尿生殖系统改变

雌激素的缺乏会使生殖系统组织的湿度降低。阴道黏膜组织持续干涩会产生阴道炎的症状，阴道瘙痒，性交困难甚至阴道狭窄。雌激素降低引起的其他症状，在泌尿系统组织表现为排尿困难，尿急，尿失禁和尿频。这些症状是由于雌激素降低引起还是由于年龄增大器官组织退化引起目前还不是很明确。部分学者认为雌激素水平的改变使生殖系统的胶原组织和结缔组织发生改变[49]。

如今，最大的争议是有数据显示雌激素缺乏会增加绝经女性反复发生泌尿系统感染（UTIs）的可能性。在一项针对 93 名绝经后女性所做的随机对照研究中，通过对阴道雌激素的测定，发现经过治疗后的女性每年发生 UTIs 的次数会减少。在这项研究中，治疗组 UTIs 的发生率为 0.5，而应用安慰剂的对照组为 5.9[50]。另一方面，来源于心脏和雌/孕激素替代治疗的研究（HERS）的数据显示泌尿系统感染的发生率在未用激素替代治疗组中要高一些，但两组之间没有显著统计学差异（OR 1.16，95% CI 0.99~1.37）[51]。

鉴于这些不同的结果，一些临床医师认为是否应用阴道局部放置雌激素来治疗绝经后女性泌尿生殖统症状还是应该谨慎。我们要注意的一点是阴道局部的 pH 值要大于 4.5。就像 FSH 一样，阴道 pH 升高可以预示雌激素的状态[52,53]。

绝经引起的远期疾病

绝经引起的两个最主要的远期疾病就是骨质疏松症和心血管疾病。

骨质疏松症

第 25 章会针对骨质疏松症做具体阐述。在这个部分我们主要讲述作为绝经后一个高发的远期疾病与绝经的关系。在这个章节的开始我们讲述了人口构成的改变和人类寿命的延长，而随着年龄的增长骨质疏松症的发病率也迅速增长，这对于我们这个社会的健康组织来说是一个严重的经济负担[54]。据统计，在 2001 年，在医院和养老院中直接用于治疗骨质疏松和由此引起的骨折的费用是 170 亿美元（平均每天是 4700 万美元）[55]。国际骨质疏松基金会统计约 50% 的白人妇女会在一生中至少经历一次由于骨质疏松引起的骨折。发生骨盆和脊柱骨折的老年女性中有 90% 是由骨质疏松引起[56]。引起这些结果的原因是由于绝经后骨密度会加速降低。骨密度降低大概是发生在 35 岁，在这个时期骨质形成和骨质重吸收开始出现不均衡。绝经后骨小梁丢失分为 2 个时期：在绝经初期为加速期（1~3 年），它会持续 5~8 年[57]（STRAW 0、1 和 2），此后是一个漫长的骨质丢失过程，持续整个 STRAW 2 期。在最初的加速期骨质丢失约占 30%[58]。

最常见的由骨质疏松引起骨折的 3 个部位为骨盆、脊椎骨和腕骨，其中脊椎骨最常见，在美国一年内就会有 700 000 例发生[55]。由此我们也可以考虑绝经后女性出现背痛、身高降低和驼背可能也和骨质疏松有关。在一项针对 7223 名 65 岁以上女性的观察研究中，研究者发现经影像学检查证实有脊椎骨骨折的女性其日常活动明显有限，而这与其是否有临床表现无关。[59]这个发现应该使临床医师认识到即使是没有临床症状的骨折也会使绝经后女性的生活质量降低。

第二常见的骨折部位是骨盆骨折，在美国一年内约有300 000例发生[55]。这对于绝经后骨质疏松的妇女无疑是一个很严重的后果。一年中每5个发生骨折的女性中就有1个会死亡，而每2个人中就有一个会出现永久的功能丧失[60]。在美国一年内约有250 000例前臂远端骨折发生[55]。在发生这些骨折的所有患者中仅有半数能在骨折后6个月恢复全部功能[61]。

心血管疾病

美国心脏协会将心血管疾病描述为"沉默的传染病"。在美国尽管心血管疾病的死亡率在降低，但是心血管疾病的死亡人数却在增加[62]。其中部分原因是由于我们这个社会的人口结构发生了改变，这个在这一章的介绍中已经提到。在绝经女性中，心血管疾病包括心搏骤停，是导致死亡的最主要原因[62,63]。对于绝经女性来说，这个疾病的危害是由于医患之间对这个问题认识的差异所引起。能证明这个问题的最好的一个例子就是1995年的盖洛普调查，在这个调查中，人们发现年龄在45～75的女性当中，约4/5的人并不知道心血管疾病是造成这个年龄段女性死亡的最主要原因。大多数人认为癌症，尤其是乳腺癌是死亡的主要原因，但事实上在这个年龄段的女性，癌症作为死亡的原因仅占4%。初级内科医师也未必会对此了解，他们当中32%的人并不知道心脏疾病是这个年龄段女性死亡的主要原因[64]。

绝经后女性心血管疾病尤其是心肌梗死的发生率都会提高，与男性的发生率持平[65,66]。而且，双侧卵巢切除后或卵巢早衰的患者发生心血管疾病的风险要高于自然绝经的女性[67]。由于雌激素对心脏有保护作用，结合其他观察研究数据，这些结果是符合逻辑的。但是，妇女健康协会（WHI）所做的研究和HERS却发现在绝经后的女性中，雌激素对于预防心血管疾病并不能起到初级或次级作用。

来源于流行病学和临床研究的有力证据证明最好的预防心血管疾病的措施和生活模式是：戒烟、控制血压、降低血脂和适度运动。

绝经期药物治疗

女性健康协会（WHI）的研究结果改变了绝经女性的治疗原则。我们的观念已经从应用激素替代治疗来预防心血管疾病转变为应用激素治疗。美国食品及药物管理局（FDA）和其他一些相关组织，例如美国妇产科学院提出应用含有雌激素的药物对于治疗血管扩张和阴道症状作用是有限的。他们同时也提出了短时间内起效的最低有效药物的剂量[68-70]。

激素治疗的基本原则

在过去的30年里，关于应用雌激素治疗绝经的临床观念已经发生了戏剧性的改变。起初，雌激素是作为治疗绝经症状的药物被短期应用。此后，以观察研究的结果作为基础，雌激素作为预防心脏疾病和提高生活质量而被长期应用。但是，WHI的观察结果却指出，对于预防心血管疾病，雌激素并没有效果。

来自WHI的主要观点

WHI设计了一系列临床试验来研究激素治疗对心血管疾病和乳腺癌的影响；低脂饮食对乳腺癌和结肠癌的影响；以及维生素D对骨折和结肠癌患者的钙摄取的影响[71]。

这些试验包括：

- 针对16 608名50～79岁保留子宫的绝经后女性进行的一项随机对照试验，将每日口服0.625mg雌激素和2.5mg甲羟孕酮与安慰剂进行对比。这项试验主要是观察冠心病和乳腺癌的发生，其次是观察中风、充血性心力衰竭、心绞痛、外周血管疾病、冠状动脉血运重建、肺栓塞、深静脉血栓、卵巢癌、子宫内膜癌、骨盆骨折、糖尿病的发生，并对其治疗、致死可能和生活质量进行研究。

- 另一项随机对照试验是针对10 739名50～79岁全子宫切除术后的绝经后女性进行的，将每日口服0.625mg雌激素与安慰剂进行对比。

- 同时还有一项随机对照试验是针对48 837名50～79岁绝经后女性饮食习惯而设计的，或是持续的低脂饮食（20%），或是不受限制的饮食。主要观察乳腺癌和结直肠癌的发生，其次是观察中风、充血性心力衰竭、心绞痛、外周血管疾病、冠状动脉血运重建、肺栓塞、深静脉血栓、卵巢癌、子宫内膜癌、骨盆骨折、糖尿病的发生，并对其治疗、致死可能和生活质量进行研究。

- 对 38 282 名绝经女性进行钙/维生素 D 摄取的饮食观察，主要是了解骨盆骨折的发生，其次是观察致死可能，乳腺癌的发生和结肠癌的发生。
- 同时还有一项针对 93 676 名绝经女性进行的队列研究。

在 2002 年 5 月，一项评价保留子宫的绝经女性应用雌激素和孕激素对心血管系统的影响的临床试验结束了。数据和安全性监控局对此试验进行分析并指出应用雌激素/孕激素治疗组在随访 5.2 年后其心血管疾病、血栓性疾病和乳腺癌的发生风险增加[72]。2004 年，在随访 6.8 年后，一项仅观察雌激素的试验结束[73]。在这项试验中证实仅应用雌激素治疗也会增加中风的危险，这与之前的那个应用雌激素/孕激素治疗的试验结果是相似的。两项试验都报道对心血管疾病的发生无益处，都有可能增加痴呆的风险。表 24-2 列出了 WHI 统计的风险和益处[74]。

WHI 的结论并不一定适用于所有的绝经女性，但是对于试验的人群和应用特殊治疗的人群还是有意义的。一些研究者争论的一个问题是雌激素成分不同其血栓的风险可能也会不同。

需要强调的是 WHI 的试验并不能评价雌激素或雌激素/孕激素治疗血管扩张症状的效果；因此当患者诉求需要减轻热潮红症状或是其他绝经后症状时她们可能会参考研究结果。有一种说法是应用雌激素治疗的副作用发生率很低，每年 1000 名女性中仅有 2 名会发生[75]，这种说法是应受到批评的。健康宣教者和患者必须要权衡雌激素治疗的益处和副作用。如今，在针对绝经的临床治疗中提倡个体化治疗。

WHI 的激素试验是随机对照试验，首次提出在骨折低风险人群中雌激素可以降低骨折的风险。但是，权衡所有的风险和益处时，研究者认为对于绝经后妇女雌激素并不能起预防作用，其潜在的风险可能会超过潜在的益处。如今，雌激素仅小剂量短期地用于有症状的绝经妇女。

表 24-2
妇女健康协会的发现：50~79 岁健康绝经后女性联合应用雌激素和孕激素及单纯应用雌激素的结果

结果	雌激素和孕激素		雌激素*	
	RR（95% CI）	平均绝对风险差异[†,‡]	RR（95% CI）	平均绝对风险差异[†]
心血管系统				
深静脉血栓	2.07（1.49~2.87）	13	1.47（1.04~2.08）	6
肺栓塞	2.13（1.39~3.25）	8	1.34（0.87~2.06）	11
冠心病	1.24（1.00~1.54）	7	0.91（0.75~1.12）	−5
缺血性心脏骤停	1.44（1.09~1.90）	8	1.39（1.10~1.77）	12
癌症				
乳腺	1.24（1.02~1.50）	8	0.77（0.59~1.01）	−7
结肠直肠	0.63（0.43~0.92）	−6	1.08（0.75~1.55）	1
卵巢	1.58（0.77~3.24）	8	NYR	NYR
子宫内膜	0.81（0.48~1.36）	−4	N/A	N/A
其他				
痴呆[§]	2.05（1.21~3.48）	23	NYR	12
骨折	0.76（0.69~0.83）	−44	0.70（0.63~0.79）	−56
骨盆骨折	0.67（0.47~0.96）	−5	0.61（0.41~0.91）	−6
死亡率	0.98（0.82~1.18）	−1	1.04（0.88−1.22）	+3

RR，与安慰剂相比的相对风险；CI，可信区间；N/A，不适用人群（子宫切除后女性）；NYR，还没有报道。
* 切除子宫后
[†] 每年每 10 000 名女性
[‡] 与安慰剂组对比
[§] 年龄在 65~79 岁的女性

心脏和雌激素/孕激素替代治疗研究的主要发现

WHI 的研究主要是了解激素治疗是否可以预防健康的绝经后女性心血管疾病的发生（初级预防），而心脏和雌激素/孕激素替代治疗研究（HERS）主要是要了解激素治疗是否可以降低已有冠心病的绝经后妇女再次发生冠心病的风险。在这项随机试验中，2763 名绝经后女性都是保留子宫的，被分为两组，一组口服安慰剂（n=1383），一组每日口服复合雌激素 0.625mg 和 2.5mg 甲羟孕酮（n=1380）[76,77]。研究结果主要是观察非致死性心肌梗死和冠心病导致的死亡。

研究结果分成两次公布：HERS 和 HERS Ⅱ。HERS 的报告结果来自应用安慰剂进行对照的随机双盲试验，该实验长达 4.1 年；HERS Ⅱ 的结果则是随后随访的 2.7 年，是非盲试验[76,77]。两个研究均显示对于已存在心脏疾病的患者，应用雌激素和孕激素并不能预防再次发生心血管疾病。无论是安慰剂组还是治疗组，主要结果及次要结果都没有差异。

HERS 和 HERS Ⅱ 的结论是绝经后女性应用激素替代治疗并不能被当作降低心血管疾病发生风险的方法。表 24-3 将 WHI 和 HERS 试验进行了对比。

百万妇女研究的主要发现

百万妇女研究是一项前瞻性队列研究，研究对象是 1996—2001 年 1084 110 名年龄在 50～64 岁的英国女性。这项研究由英国国家健康服务组织来承担，应用乳癌查筛程序进行，针对 50～64 岁女性每三年进行一次常规筛查。由于这些患者仅有半数在绝经后应用雌激素，这项研究旨在调查激素治疗与乳腺癌及其死亡率的关系[78]。所有患者填写一份调查问卷，并以这种方式参加研究，而这份调查问卷可以在 http://www.millionwomenstudy.org 网获得。这份研究的资料数据内容庞大，足以说明相关风险，并可以使研究者明确绝经后妇女应用不同激素治疗的影响。但是这个研究的弱点是激素应用的与否是由这个研究决定，即使在此后的随访中发现某些患者有治疗的倾向，研究方案也不能改变。这个研究的结论是：

- 应用激素会增加乳腺癌的发病及死亡。
- 应用雌激素/孕激素替代治疗的绝经后女性其风险就更大。
- 应用激素组的乳腺癌死亡率为 27%，这比未用激素组要低，这可能是与前者更加频繁的进行健康检查可以做出早期诊断有关。

表 24-4 和 24-5 列出了浸润性乳腺癌的发生风险和激素应用及激素种类的关系。

绝经后激素治疗的适用人群

很显然，绝经后是否需要应用雌激素这个观念已经在转变。这些随机对照试验的结果表明雌激素对于预防远期疾病，例如心血管疾病和痴呆是没有用的。

但是，对于有中至重度血管扩张症状的患者就需要权衡激素治疗的利弊，必要时应用雌激素。对于有血管扩张症状和骨质疏松或有骨质疏松倾向的患者可以考虑应用雌激素。雌激素已经被证实是最好的可以减轻血管扩张症状的药物，并且可以降低绝经女性发生骨折的风险。

绝经症状的临床治疗是个体化的。个人的选择很重要，在某些情况下有些患者可能是绝对不会选择应用激素治疗的。临床医师在应用激素治疗前要考虑到很多因素，例如：个人状况、心血管疾病、骨质疏松、乳腺癌风险、雌激素缺乏的症状表现及程度。

药物治疗的一般原则

在患者接受激素替代治疗期间，有两个重要观念要被注意。第一，患者的用药时间要持续多久？所有对绝经后药物治疗感兴趣的研究者认为激素治疗应用的时间和剂量要根据治疗目的来决定，如果是针对治疗血管扩张症状，药物应用的时间要有一定限制；如果是针对治疗骨质疏松，药物应用的时间可以长一些。第二，如何评价药物治疗效果？经典的评价方法包括低雌激素血症症状和体征的评价及骨密度监测。

药物的选择要取决于患者的个体需要。例如，一个有严重泌尿生殖系统萎缩症状的乳腺癌患者可以考虑应用局部药物治疗以降低药物在全身的吸收。

持续性应用雌激素对于治疗潮热的作用强于周期性应用雌激素。如果仅用雌激素仍不能控制潮热症状可以考虑加用孕激素。同时还要考虑到合用抗癫痫药物可能会加快雌激素的代谢，应用皮下注射雌激素可以降低肝脏负担。对于不愿或不能应用雌激素的患者可以考虑应用选择性 5-羟色胺再摄取抑制剂。

表 24-3 比较 WHI（妇女健康研究）和 HERS（心脏和雌激素/孕激素替代治疗研究）的结果

	WHI-随访过程中心脏疾病的发生			HERS-心脏病的风险		
年	雌激素-孕激素 (n=8000)	安慰剂	风险比例 & 可信区间	雌激素-孕激素 (n=1383)	安慰剂 (n=1380)	相对风险 & 可信区间
1	42 例	23 例	1.81 (1.09~3.01)	57 例	38 例	1.52 (1.01~2.29)
2	38	28	1.34 (0.82~2.18)	47	48	1.00 (0.67~1.49)
3	19	15	1.27 (0.64~2.50)	35	41	0.87 (0.55~1.37)
4	32	25	1.25 (0.74~2.12)	33	49	0.67 (0.43~1.04)
5	29	19	1.45 (0.81~2.59)			1.06 (0.69~1.62)
≥6	28	37	0.70 (0.42~1.14)			0.98 (0.72~1.34)

表 24-4 激素替代治疗与浸润性乳腺癌发生的关系

HRT 应用情况	病例/总人数	相对风险（95% FCI）*
未应用者	2894/392 757	1.00 (0.97~1.04)
正在应用	3202/285 987	1.66 (1.60~1.72)
最近应用<5 年以内	579/81 875	1.04 (0.95~1.12)
最近应用 5~9 年前	207/29 395	1.01 (0.88~1.16)
最近应用≥10 年前	79/12 568	0.90 (0.72~1.12)

$\chi^2=161.5$，$P<0.0001$（不同种族人群）

FCI，浮动的可信区间。
* 相对于不用 HRT 者，根据年龄、绝经时间、产次和首次分娩年龄、乳腺癌家族史、体质指数、部位和剥夺指数分层。
From Beral V, for the Million Women Study Collaborators: Breast cancer and hormone-replacement therapy in the Million Women Study. Lancet. 362 (9382): 419-427, 2003.

表 24-5 激素替代治疗类型与浸润性乳腺癌发生的相关性

HRT 应用情况	病例/总人数	相对风险（95% FCI）*
未应用者	2894/392 757	1.00 (0.96~1.04)
过去应用者	1044/150 179	1.01 (0.95~1.08)
正在应用者		
单纯雌激素	991/115 383	1.30 (1.22~1.38)
雌激素-孕激素	1934/142 870	2.00 (1.91~2.09)
替勃龙	184/18 186	1.45 (1.25~1.67)
其他/未知类型	93/9548	1.44 (1.17~1.76)

FCI，浮动的可信区间。
* 相对于从来不用 HRT 者，根据年龄、绝经时间、产次和首次分娩年龄、乳腺癌家族史、体质指数、部位和剥夺指数分层。
From Beral V, for the Million Women Study Collaborators: Breast cancer and hormone-replacement therapy in the Million Women Study. Lancet. 362 (9382): 419-427, 2003.

保留子宫的患者必须应用孕激素。孕激素给药方式可以是周期性，例如每个月的前12～14天应用，也可以是持续给予，即每日应用。周期性给药的大部分患者每月会有一次撤退性出血，持续性给药的患者在用药初期会出现不规则阴道出血，最终会导致闭经。保留子宫的患者要进行内膜监测，检查有无内膜增生或癌变。周期性应用孕激素的患者会在应用孕激素6天后出现阴道出血。如果出现不规则的阴道出血或阴道出血不同于既往者应做检查。阴道超声检查是其中一个办法。如果内膜的厚度小于5mm，可以排除内膜癌的可能。如果内膜的厚度等于或大于5mm，就要进行子宫内膜活检。如果即使内膜的厚度小于5mm，但阴道出血持续或反复发作，仍要进行子宫内膜活检。

绝经治疗前的激素准备

正如前面所提到的，激素治疗有一定风险，包括心脏骤停、乳腺癌、冠状动脉心脏病和静脉血栓。但是，这并不代表绝经后激素治疗不能被应用。有严重的血管扩张症状、阴道干涩和/或其他症状的绝经后女性，其生活质量降低，如果她们没有激素治疗的禁忌证，例如冠心病、血栓倾向、血栓栓塞，可以应用激素治疗。

目前，类生物体系 bioidentical 这个观念被大众及一些研究者所接受。它是指类固醇在人体的应用应当剂量个体化，但是目前还没有数据显示这种观念的优越性。

全身雌激素治疗

全身吸收包括口服、皮下或阴道。所有的雌激素都是在肝脏代谢，但是口服过程中雌激素与球蛋白、甘油三酯、凝血因子结合，引起首过效应。雌激素治疗会增加对甲状腺素的需求。

口服雌激素

口服雌激素有很多种，其中最常用的是倍美力（表24-6）。这种结合雌激素是从妊娠的母马尿中提取，主要成分是硫酸雌酮、硫酸马烯雌酮、硫酸二氢马烯雌酮和其他小分子雌激素。其他结合雌激素还有Cenestin，从植物中提取。酯化雌激素，例如Estratab

表24-6
雌激素产品、应用方式及剂量

产品	剂量
口服	
人工结合雌激素 (Cenestin, Enjuvia)	0.3mg, 0.45mg, 0.625mg, 1.25mg
马结合雌激素 (Premarin)	0.3mg, 0.45mg, 0.625mg, 0.9mg, 1.25mg, 2.5mg
微粒雌激素 (Estrace, Gynodiol)	0.5mg, 1.0mg, 2mg
酯化雌激素 (Menest)	0.3mg, 0.625mg, 1.25mg, 2.5mg
雌酮硫酸酯哌嗪 (Ogen, Ortho-Est)	0.625mg, 1.25mg, 2.5mg
皮下注射	
17-β 雌二醇 (Estraderm, Vivelle, Alora, Climara, Esclim, Menostar)	0.025mg, 0.0375mg, 0.05mg, 0.075～0.1mg/d 14 μg/d
17-β 雌二醇联合甲羟孕酮或左炔诺酮 (Combipatch, ClimaraPro)	0.045～0.05mg/d plus 0.14mg/d, 0.15mg/d, 0.25mg/d
局部	
17-β 雌二醇 (Estrasorb, Estrogel)	3.48 g/d, 释放 0.5mg/雌二醇/d 1.25 g/d, 释放 0.75mg/雌二醇/d
注射	
戊酸雌二醇（油）(Delestrogen)	10～40mg/ml
环戊丙酸雌二醇 (Depo-Estradiol)	5mg/ml
阴道	
片剂 (Vagifem)	25μg 雌二醇/片
乳膏	
Estrace	0.1mg 炔雌醇/g
倍美力	0.625 马结合雌激素 mg/g
Ogen	1.5mg 雌酮硫酸酯哌嗪/g
环	
Estring	雌二醇 2mg/3个月/环 (7.5μg/d)
Femring	雌二醇 0.05～0.1mg/d, 90 d（全身吸收）

或 Menest 也是从植物中提取。口服避孕药所含的乙烯雌二醇也可以用于激素替代治疗，称为 FemHRT。Estrace 是一种以微粒形式存在的雌二醇。尽管雌激素的剂量及剂型多样化，但是其效果没有差异[79]。

由于人们都很关注心血管疾病和血栓疾病与雌激素应用的相关性，FDA 已经对治疗血管扩张症状和骨质疏松的雌激素最低剂量给出了规定：结合雌激素 0.45mg/1.5mg 甲羟孕酮，结合雌激素 0.3mg/1.5mg 甲羟孕酮。HOPE 试验中显示没有证据证明应用结合雌激素和甲羟孕酮会引起子宫内膜增生，并且不受剂量影响[80]。同时这些临床试验也证实足量的低剂量雌激素可以预防骨质流失。

皮下应用的雌激素

目前应用的皮下剂型的雌激素包括雌酮，17β-雌二醇，剂量各不相同。每天皮下注射 50μg 雌激素的生物学效应相当于每日口服 0.625μg 结合孕马雌激素[81]。预防骨质疏松所需的最小剂量的皮下雌激素为雌二醇每日 0.014mg[82]。

局部应用雌激素

药品包括雌激素凝胶和雌激素喷剂。一个针对 225 名绝经女性所做的随机对照试验显示对于有中至重度潮热症状的女性，1.25g 或 2.5g 雌激素凝胶在减轻症状方面效果要优于安慰剂[83]。

阴道应用雌激素

当治疗的主要目标是泌尿生殖系统组织时，阴道内用药似乎是减轻绝经后症状的最有效方式。阴道内用药的安全性及有效性已被广泛研究，市场上可见的剂型有乳剂、片剂和栓剂。Estring 阴道环含有雌二醇，只作用于局部，不会被全身吸收，可以放置 3 个月。其他阴道应用雌激素产品例如 Femring 会被全身吸收，因此要注意它对内膜的影响。

这些产品之间可以进行等价替换。5μg 炔雌醇、0.625mg 结合或酯化雌激素、1mg 微粒雌二醇和 0.05mg 皮下注射雌二醇是等效的。

选择性雌激素受体调节剂

应用药物预防慢性疾病如骨质疏松等疾病已被广泛应用。作为雌激素受体调节剂（SERMs），混合型雌激素激动剂-拮抗剂与雌激素受体结合被证实对一些特殊组织如骨组织有帮助[84]。有许多理由可以解释为什么 SERMs 会对靶器官产生选择作用，例如与受体结合的亲和力不同，催化或抑制的酶不同[85]。

他莫昔芬

他莫昔芬是一种 SERM，可以作为雌激素受体激动剂（如子宫）或拮抗剂（如乳腺）[86]。因此他莫昔芬对预防骨质疏松、乳腺癌和心血管疾病是有益的，但是它也会刺激子宫内膜增生及增加血管扩张症状。

为了证实他莫昔芬可以降低乳腺癌发生的风险及骨折的风险，进行了一项大型的随机临床试验。在全国外科治疗乳腺和肠道疾病计划（NSABP）P-1 试验中，13 338 名女性被随机地分为两组，一组口服安慰剂，一组每日口服 20mg 他莫昔芬，均持续 5 年。研究结果显示与安慰剂组相比，治疗组浸润性及非浸润性乳腺癌的发生率明显降低，脊椎骨、腕骨（Colles'）、骨盆骨折的发生率也明显降低。在这个试验中，治疗组人群缺血性心脏病的发生率并没有增加。但是，子宫内膜癌的发生率，尤其是 50 岁以上的女性有所增加（RR，2.53；95% CI，1.35～4.97），这些患者均在早期（Ⅰ期）即被诊断[87]。

雷洛昔芬

雷洛昔芬在 20 余年前就开始被使用，作为抗雌激素的药物来治疗和/或预防乳腺癌，过去被称为雷洛昔芬盐酸盐[88,89]。雷洛昔芬，像其他 SERMs 药物一样，与内源性雌激素竞争，与胞浆受体的结合，启动或是关闭以雌激素介导的核糖核酸的形成。雌激素和 SERMs 在不同的组织产生的生物学效应不同，其分子机制目前还不是完全明确，还需要做进一步研究。雷洛昔芬在降低绝经后女性骨质疏松发生率的同时并没有提高子宫癌或子宫内膜增生的风险[90,91]。应用雷洛昔芬治疗和预防骨质疏松的剂量是 60mg/d。

一些临床医师更喜欢应用膦酸盐，因为与雷洛昔芬比较，前者抗再吸收能力更强[92]。有一项试验将两种药物对比。在 EFFECT（Fosamax 和 Evista 有效性对比试验）试验中，服用阿仑膦酸钠组的患者其腰椎和骨盆骨密度在 12 个月内增加幅度要大于服用雷洛昔芬组。在阿仑膦酸钠组腰椎骨骨密度增加了 4.8%，而雷洛昔芬组增加了 2.2% （$P<0.001$）；在阿仑膦酸钠组骨盆骨密度增加了 2.3%，而雷洛昔芬组增加了 0.8% （$P<0.001$）。前组骨质流失明显低于后组。但是，患者发生血管扩张症状的几率，雷洛昔芬组要高于阿仑膦酸钠组，前者为 9.5%，后者为 3.7%，$P=0.010$。两组出现胃肠道副反应的几率无明显差异[91]。

雷洛昔芬除了通过中间作用，如提高骨密度起到帮助外，它还可以降低骨质疏松引起的腰椎骨折。MORE 试验（雷洛昔芬多方面作用的评价）是一个多中心、国际、双盲并采用安慰剂进行对照的试验。25 个国家的年龄在 31～80 岁的 7705 名女性参加这个试验，其绝经年限最少是 2 年。研究人群被分为 3 组：每日应用 60mg 雷洛昔芬组，每日应用 120mg 雷洛昔芬组及安慰剂组。在经过随访 36 个月后，研究发现接受雷洛昔芬治疗的两个研究组人群的脊柱骨折的发生率较低（60mg 雷洛昔芬组：RR，0.7；95% CI，0.5～0.8；120mg 雷洛昔芬组：RR，0.5；95% CI，0.4～0.7）[93]。同时，这个研究显示，治疗组人群乳腺癌的发生要低于安慰剂组。治疗组中有 13 名女性罹患乳腺癌，而安慰剂组有 27 名女性罹患乳腺癌（RR，0.24；95% CI，0.13～0.44；$P<0.0001$）[94]。STAR 试验（针对他莫昔芬和雷洛昔芬的研究）通过随访来对比他莫昔芬和雷洛昔芬对预防乳腺癌的作用。

关于雷洛昔芬的研究还显示，它可以改善心血管系统症状，例如血低密度脂蛋白、脂蛋白（a）、同型半胱氨酸和血浆纤维蛋白原[95,96]。为了证实雷洛昔芬可以降低冠状动脉疾病发生的风险（冠心病死亡、非致死性心肌梗死或医疗原因引起的急性冠状动脉综合征），1998 年开始进行一项有关应用雷洛昔芬对心脏的影响的试验（RUTH）[97]。

替勃龙

替勃龙是一种合成的类固醇，已经被证实对减轻绝经后症状及预防骨质流失有效。自 1988 年就被广泛应用于欧洲乃至全世界。美国进行了临床试验。在脑、阴道及骨组织中该药起雌激素样作用，而在子宫内膜及乳腺组织中它并不起类雌激素作用。替勃龙之所以可以起到多种不同的作用，是因为它在体内可以很快发生转化，产生 3 种代谢产物：3α- 和 3β-羟基替勃龙及 Δ^4-异构体，前两者都有雌激素样作用，而后者有孕激素和雄激素样作用。替勃龙行为的组织选择性是由于其代谢物、酶以及靶器官组织不同受体的作用结果。这种生物转化发生在肝脏及肠道内。这些药理机制使替勃龙与其他 SERMs 有所区别[98]。

最近正在进行一项有关小剂量替勃龙的随机临床试验研究。有 90 名绝经后女性参加了这个试验，被分为 3 组：口服替勃龙 2.5mg 组（n=30），口服替勃龙 1.25mg 组（n=30）及对照组（n=30），持续 2 年，所有研究者每日均进食 1000mg 钙。Gambacciani 和其同事通过测量骨密度发现小剂量的替勃龙不仅可以预防骨质流失，也可以减轻血管扩张症状[99]。

在一些临床试验中，研究者发现了有趣的结论，替勃龙对提高绝经后女性的性欲是有帮助的。在一个小型的随机试验中，绝经后的研究群体在每日应用 2.5mg 替勃龙（n=14）或 500mg 钙后，性欲会有改变。在这个试验中，患者在经过替勃龙 3 个月治疗后性欲会有改善，并且会持续到治疗结束（12 个月）[100]。另外一项有 50 名绝经后女性参加的小型试验也有类似的发现，并且无论是替勃龙还是结合雌激素与甲羟孕酮对性欲改善都有帮助[101]。

在大型的百万妇女队列研究中发现，应用替勃龙会增加乳腺癌的风险（RR，1.45；95% CI，1.25～1.68）[78]。这个结论并不能被认可，因为替勃龙并不增加乳腺密度，并且临床试验表明在乳腺组织中其类雌激素作用要弱于在其他组织[102,103]。

综上所述，临床数据显示绝经后应用替勃龙进行激素替代治疗是可行的。在不同靶器官中替勃龙的多方面作用显示其对于减轻血管扩张症状及治疗骨质疏松是有效的。有证据显示替勃龙可以改善绝经后女性的性欲，但遗憾的是，有关此方面的随机试验较少，同时我们还缺乏替勃龙对心血管系统和神经系统影响的长期的临床观察证据。

雄激素

是否应用雄激素治疗绝经后女性，目前还存在争议。女性患者的性别观念比较复杂，不能将其直接地与血清雄激素联系。但是有很多临床试验对睾酮的应用进行了评估。其结果具有争议，目前FDA还没有将雄激素列入治疗女性绝经的药物中。

孕激素

口服孕激素中常用的是安宫孕酮、微粒化孕酮（Prometrium）和炔诺酮。这些激素既可以周期性应用，也可以持续应用。每月的前12天口服5~10mg安宫孕酮或200mg微粒化孕酮。持续应用剂量要更低，常规用量是每日2.5mg安宫孕酮（Prempro）、1mg炔诺酮或100mg微粒化孕酮。

有些孕激素还可以和雌激素联合应用，例如Prempro，包含安宫孕酮或FemHRT，包含炔诺酮0.5~1mg。目前含有小剂量甲基炔诺酮的宫内节育器正在作为保护内膜的一种方法而被研究。

非激素治疗措施

很显然，雌激素是最有效的治疗血管扩张症状的药物。但是，根据WHI的结论，我们会发现更多的患者及临床医师企图寻求非雌激素方法来治疗血管扩张症状。

可乐定

可乐定是一种降压药，它作为α_2-肾上腺素激动剂作用于中枢，可以口服或皮下注射。目前可乐定被应用于治疗绝经后女性和睾丸切除术后的男性的潮热症状[104]。支持这种用法的证据比较有限。在一项对照试验中，有15名患者应用安慰剂，14名患者皮下注射可乐定，持续8周。治疗组中86%的患者血管扩张症状的发生明显减少，73%的患者其严重的潮红发生减少，67%的患者潮红持续的时间减少。在安慰剂组，上述事件的发生率分别为36%、29%、21%[105]。这些前瞻和回顾性试验有一个共同点就是患者出现药物副反应的几率很高。至少40%的患者会出现口干，至少35%的患者会出现嗜睡及头晕，口服药物的患者中15%会出现皮疹、易怒，皮下注射的患者中50%会出现皮疹、易怒。

如果没有其他办法来治疗绝经后症状，可以考虑应用可乐定，用法是每周皮下注射2.5mg，也可以每日口服0.1~0.4mg。

选择性5-羟色胺再摄取抑制剂

SSRI（表24-7）可以通过增加中枢神经系统的5-羟色胺浓度来有效地降低绝经后女性血管的不稳定性。对于不愿或不能应用雌激素的患者该类药物可以控制潮红的发生。有许多开放试验及随机对照试验证实其有效。还有研究评价西酞普兰、帕罗西汀和舍曲林的效果。也许被研究及应用最多的药物是文拉法辛，严格地说它并不是SSRI药物，因为它不仅抑制5-羟色胺的重吸收，还抑制去甲肾上腺素的重吸收。

加巴喷丁

加巴喷丁是γ-氨基丁酸的衍生物，于1994年开始用于治疗癫痫，并被神经科医师用于治疗惊厥和偏头痛[106]。在一项随机双盲对照试验中，有59名绝经女性作为研究人群，她们每天都至少有7次以上潮红发作，每日给予加巴喷丁900mg，持续12周。45%的患者应用加巴喷丁后潮红次数减少，54%的患者潮红综合评分降低（将潮红的频率及程度综合起来评分），而安慰剂组潮红次数减少的占29%（$P=0.02$），潮红综合评分降低的占31%（$P=0.01$）[107]。1/5的患者在应用加巴喷丁后出现头昏及嗜睡。这个药物的价格虽高，但治疗作用很小，因此，它并不是一个治疗血管性潮红的好方法。

维拉必利

维拉必利是一种精神疾病药物，有抗多巴胺作用，具有抗促性腺素活性，在拉丁美洲及欧洲用于治疗血管扩张症状，这个药物在美国没有被应用。在一项仅有20天的双盲随机试验中，43名有症状的绝经后妇女参加了这个试验，其中21名女性每日应用100mg维拉必利，另外22名女性每日口服1.25mg结合雌激素。应用维拉必利的患者与应用雌激素的患者相比，症状明显改善。两组的环境完全相同[108]。这个结论也证实了另一个试验[109]。维拉必利在治疗因应用雷洛昔芬引起的潮红也是有效的。事实上，研

表 24-7
绝经后女性应用选择性 5-羟色胺重吸收抑制剂（SSRI）治疗血管扩张症状的随机对照试验

SSRI/试验	参加人数	终止点	研究时间	内容
文拉法辛（2000）*	191	每日潮红平均次数减少	4 周	副作用：呕吐、口干、便秘、食欲下降
安慰剂	50	27%		
37.5 mg/d	49	37%		
75 mg/d	43	61%		其他益处：抑郁评分降低，生活质量评分增加
150 mg/d	49	61%		
文拉法辛（2005）†	61	患者潮红评分减少	12 周	副作用：口干、嗜睡、食欲下降
安慰剂	32	15%		
37.5 mg/d×1 week then 75 mg/d×11 weeks	29	51%		
帕罗西汀（2003）‡	165	每日潮红综合评分的改变	6 周	治疗组临床整体印象也有显著改善
安慰剂	56	37.8%		
12.5 mg/d	51	62.2%		
25 mg/d	58	64.6%		
氟西汀（2002）§	81	潮红频率及评分	记录了 1 周 各期 4 周 共 9 周	随机交叉试验 氟西汀耐药性良好
安慰剂/氟西汀 20 mg	41	36%		
氟西汀 20 mg/安慰剂	40	50%		

* Lancet. 2000 Dec 16；356（9247）：2059-63.
† Obstet Gynecol. 2005 Jan；105（1）：161-6.
‡ JAMA. 2003 Jun 4；289（21）：2827-34.
§ J Clin Oncol. 2002 Mar 15；20（6）：1578-83.

究表明持续每日应用雷洛昔芬 60mg 及隔日应用维拉必利 100mg 可以消除因应用 SERM 类药物引起的血管扩张症状[110]。

绝经期饮食及生活方式建议

毋庸置疑的是过健康生活的最好办法是预防。正如我们所受到的宣教那样，我们应当正视绝经，把它当做是一种生活的开始，而不是生活质量的下降。在这个时期，健康宣教者应把握机会帮助患者建立正确的饮食及生活习惯来最大程度地适应其身体、社会关系、思想及性生活的改变，它将是一个亮丽的开始。

钙质补充

预防骨质疏松的一个关键是保持钙的平衡。由于绝经期钙的重吸收随着年龄的增加而降低，这个任务变得相对有挑战性。而且，绝经期低雌激素水平会使 1,25-二羟基维生素 D 降低，也会使钙的重吸收减少[111]。Nordin 和同事们测量了 262 名年龄在 40~87 岁的绝经女性的钙重吸收率，发现绝经后女性在后期会出现随着年龄的增加钙重吸收率下降（仅在 75 岁以后）而这种下降在绝经期就已开始。他们认为钙重吸收率的下降不仅是因为钙运输能力的下降，也是由于钙吸收的下降所造成[112]。

根据 1994 年 6 月 6~8 日举行的全民健康发展大会上将合适的钙摄入量进行了规定，下面我们列出女性的建议钙摄入量[113]：

- 青春期及青年女性（11~24 岁）每日钙摄入量 1200~1500mg
- 年龄在 25~50 岁的女性每日钙摄入量 1000mg
- 妊娠期及哺乳期女性每日钙摄入量 1200~1500mg
- 应用激素替代治疗的绝经女性每日钙摄入量 1000mg

- 未应用雌激素治疗的绝经女性每日钙摄入量1500mg
- 65岁以上的所有女性每日钙摄入量1500mg，但是需要进行远期调查
- 充足的维生素D对于钙的重吸收也是十分必要的。饮食补充、激素、药物、年龄、晒太阳和遗传因素也会影响骨骼健康所需要的钙量。
- 每日摄入2000mg钙对于大多数人是安全的。
- 钙的来源首选含钙量高的食物，例如奶制品，对于不能通过普通食物来补充钙的人服用含钙的营养品和药物也不失为一个好办法。

这个指南是根据每日人体所需的全部钙量结合人体从饮食及其他形式摄入的钙量经过计算后而得出。

首选补充钙的方式是饮食，含钙量较高的食物包括奶制品、绿色植物（例如，椰菜、甘蓝、芜菁叶、菜花）、豆腐、某些豆类、罐装鱼、坚果和粮食（例如面包和谷物）。计算每天摄入钙量的一个好方法是根据牛奶的量来计算，一杯牛奶为300mg，相当于240ml，8盎司[115]。可以通过列表来计算一个患者的日常饮食中的含钙量[114]。

由于有时通过食物来摄取钙较难，很多医师建议补充钙剂。目前市场上常见两种：碳酸钙和柠檬酸钙。部分专家认为柠檬酸钙易吸收，作用强于碳酸钙，尤其是空腹进食[115,116]。另一方面，碳酸钙价格较低，根据研究显示，结合碳酸钙的吸收度、生物利用度及效价比，对于大众来说，它是预防骨密度降低和骨折的最好的补钙品[117]。

维生素D

食物中往往不含维生素D，它是在光照作用下由皮肤产生。对于是否有必要口服摄取维生素D目前还存在争议。对于51岁以上的女性，维生素D被推荐的日摄食量（RDA）是400 IU（10μg/d），这个剂量是根据预防软骨病而计算出来的[118,119]。而在北部生活的人群每日应摄入800 IU。

运动

在对男性的许多研究中发现有很多对健康有益的运动。但是，最近研究者通过对所有相关绝经后女性运动的随机对照试验系统回顾后，得出了一些结论。在这次回顾中，Asikainen和同事们对28项随机对照试验进行了评价，其中涉及了2646名参加者。他们发现对于绝经后女性，应当为其制定一套专业的健康运动计划[120]。

- 对于早期绝经后女性，每日坚持1~3次持续30分钟的慢走，结合一周两次的抗力训练是有益的。
- 对于惯于久坐的人，在日常生活中的走路是开始运动的一个好办法。
- 在开始抗力训练时，可以将8~10个科目进行8~10次循环，这样可以使全身主要肌肉组织得到锻炼，在每次循环动作中可以使40%的肌肉群得到最大的锻炼。
- 在患者进行抗力训练初期应该需要专业的指导。此后可以在家中进行一些不需要设备的运动，而在健身房进行器械锻炼。
- 每次运动时一定要拉伸肌肉，在运动前做好热身，而在运动后做好恢复。

运动可以帮助保持正常体重，结合控制饮食，它可以减少骨质流失，增加肌肉的力量。有证据显示运动可以提高身体的弹性、平衡和协调性，降低血压，改善血脂[120]。

烟草和酒精

吸烟和嗜酒会增加骨质流失和心血管疾病的风险。在女性中，每日喝两杯酒以上的人其发生高血压的风险会增加。另一方面，少量的饮酒（每周少于7单位）对于女性来说是有保护心脏的作用。在一项长达12年的前瞻性研究中，有85 709名35~59岁女性参加了这个研究。通过这项研究，Fuchs及其同事总结出轻至中度饮酒会降低女性的死亡率，尤其是有罹患冠心病风险的女性[121]。但是，由于饮酒会增加罹患乳腺癌的风险，即使是少量饮酒我们也要注意[122]。这个论点使得我们更难判断饮酒对女性是否有好处。

绝经后可以选择的药物

植物饮食补充

近年来应用天然产品治疗血管扩张症状逐渐受到

欢迎。在这些产品中，植物性雌激素可能是应用最为广泛。植物性雌激素是从植物中提取，其结构与雌激素类似，与雌激素受体有较弱的亲和力[123]。含有植物雌激素的饮食可以减轻血管扩张症状，包括亚麻籽、红三叶草精油、樱草花油和大豆。应用植物雌激素的难度在于它们的纯度、作用强度及效果目前还没有完全明确，但是目前已经明确它对治疗绝经症状是安全有效的[124]。在一些调查中发现有46%~79%的绝经女性使用这些产品[125,126]。

Kronenberg和同事们将有关治疗绝经症状的可用药物的随机对照试验进行了回顾，在29个随机对照试验中，包括对潮热及其他绝经症状的治疗，其中有12个是有关大豆或大豆提取物的，10个是有关香草的，7个是有关其他治疗的。他们认为尽管大豆提取物似乎对治疗潮热是有效的，但是通过研究并不能明确。大豆异黄酮的作用似乎比大豆提取物还要弱。北美升麻对治疗绝经症状尤其是潮热是有效的，但是缺乏对其安全性的长期观察数据资料（主要是对乳腺和子宫内膜的影响），因此也不能被长期应用[127]。

近期有一项对25个随机对照试验进行的总结，这25个试验来源于Cochrane图书馆和MEDLINE，涉及1966年至2004年3月的2348名患者，根据总结得出的结论是含有植物雌激素的食品，如大豆、大豆提取物、红三叶草精油不能改善潮热和其他绝经症状[128]。

综上所述，目前有关植物食品的有效性的临床数据主要是来源于试验，由于缺乏安慰剂对照其试验方法缺乏可信度。因此我们在治疗血管扩张症状时要参考北美绝经学会的声明：

对于轻度潮热患者，正确的生活方式很重要，例如保持周围温度偏低，适当的运动，改变呼吸节律也是有效的办法，而且没有副作用。在非处方药中，目前没有足够的临床数据来支持或反对补充大豆食品和异黄酮（来源于大豆或三叶草）、北美升麻或维生素E的有效性，但是也没有发现短期应用这些治疗的副作用[129]。

来源于山芋根茎的孕酮乳剂

孕激素可以通过野生山芋提取，在美国它对减轻绝经症状的作用越来越受到重视。但是科学证据却是存在争议的。一项为期12个月的随机对照试验，有102名健康的绝经后女性参加，应用1/4茶匙的乳剂（含有20mg孕激素）或安慰剂每日涂抹皮肤，前者被证实对于减轻血管扩张症状明显（在治疗组改善率83%，而安慰剂组19%），而骨密度的改变没有差异[130]。

与之相对的，还有一项随机、双盲、安慰剂对照的横断试验，有23名有血管扩张症状的绝经女性参加，应用野山芋提取的乳剂（Dioscorea villosa）、维生素E和其他油剂，持续3个月，每周进行记录，发现它们既没有有害作用，但是对改善绝经症状也没有效果[131]。另外一项平行、双盲、随机、安慰剂对照试验也得出了类似的结果，在这项试验中，80名有症状的绝经后女性参加，对比观察每日涂抹含有孕激素（32mg/d）的乳膏和安慰剂的效果。这项试验显示两组在情绪及性欲方面的改变没有差异，在血脂水平及骨代谢产物测定方面也没有改变，尽管其血孕激素水平有轻微的升高[132]。

针灸

研究中国针灸对于治疗血管扩张症状的数量很有限。在这些研究中缺乏全身系统的监测，因此很难判断针灸的效果。

在一个有11名绝经后女性参加的小型前瞻性开放试验中，参加者进行了5周的针灸治疗，通过绝经生活质量调查问卷发现，其血管扩张症状明显改善，而在内分泌激素水平、心理、性生活症状方面没有变化[133]。

还有一项评价针灸对治疗绝经症状效果的研究，研究对象是15名应用他莫昔芬（20mg/d）治疗乳腺癌的女性，结果是应用针灸后，除了性欲，其他格林绝经指数都有显著改善（$P<0.001$）[134]。

Wyon和同事们将45名有血管扩张症状的绝经后女性随机分为3组：电针灸组、普通针灸、口服雌二醇组，治疗持续12个月，并进行6个月的随访。电针灸组中，发生潮红的平均人数由7.3降到3.5；普通针灸组中，发生潮红的平均人数由8.1降到3.8；口服雌二醇组中，发生潮红的平均人数由8.4

降到 0.8。在所有治疗组中，其 Kupperman 指数和绝经症状评分都有所降低，在治疗后的 24 周又保持不变的状态。对于应用针灸治疗血管扩张症状，电针灸与普通针灸的效果类似，但是都不如雌激素有效[135]。

在瑞典，有一项评价电针灸对改善更年期心理压力的随机、单盲、对照试验，30 名绝经后女性参加了试验。在这项研究中，一组患者接受电针灸，另外一组接受普通针灸，类似安慰剂作用。治疗持续 12 周，观察参加者的心理状态、情绪及更年期症状。研究结果显示针灸组情绪有改善，但是两组都有更年期症状及心理状态的改善，这提示电针灸在改善更年期症状及心理状态方面并不优越于普通针灸[136]。

针灸偶尔会损伤组织，但通常不会引起严重的并发症（如气胸、心脏压塞）。最常见的严重风险是通过未充足消毒的针传播肝炎病毒或其他病原体。在美国对针头的严格处理规范已经使这种风险消除。总体来说，针对血管扩张症状的治疗缺乏细致的安慰剂对照试验，在应用这些治疗前一定要考虑到这些。

要点

- 自然绝经的年龄在 45～55 岁，在发达国家平均自然绝经年龄是 51 岁。
- 到 2030 年，美国绝经后女性人数将占总人数的 20%。
- 绝经定义是闭经超过 12 个月以上，血 FSH 大于 40IU/L。
- 绝经出现的主要影响因素包括吸烟、遗传因素、既往妇科手术史和代谢因素。
- 早期绝经后的主要症状是潮热和睡眠紊乱。
- 引起潮热的原因除了高雌激素血症外还有系统性疾病、神经源性原因、酒精与药物相互作用、药物和食品调料。
- 绝经后的两个主要远期风险是骨质疏松和心血管疾病。
- 妇女健康研究的结论不一定适用于所有的绝经女性，但对于研究的人群还是有意义的。
- 目前，雌激素仅有限地应用于有症状的绝经女性，以最小的治疗剂量维持尽可能短的治疗时间。
- 雌激素用药方式可以是口服、皮肤贴、凝胶以及阴道用药。
- 应用选择性的雌激素受体调节剂可以预防或治疗绝经后女性的骨质疏松。
- 选择性 5-羟色胺再摄取抑制剂通过增加中枢神经系统 5-羟色胺浓度改善绝经后女性血管扩张症状。
- 预防骨质疏松的重点是保持钙平衡。
- 充足的维生素 D 对促进钙吸收很有必要。

（卢　珊译　李　蓉校）

参考文献

1. McKinlay SM, Bifano NL, McKinlay JB: Smoking and age at menopause in women. Ann Intern Med 103:350–356, 1985.
2. McKinlay SM: The normal menopause transition: An overview. Maturitas 23:137–145, 1996.
3. Weg RB: Demography. In Mishell DR Jr (ed): Menopause: Physiology and Pharmacology. Chicago, Year Book Medical Publishers, 1987, pp 23–40.
4. World Health Organization: The World Health Report 1999: Making a difference. Geneva, World Health Organization, 1999.
5. Kochanek KD, Smith BL: Deaths: Preliminary data for 2002. Natl Vital Stat Rep 52:1–47, 2004.
6. World Health Organization: Research on the Menopause in the 1990s. WHO Technical Report Series No. 866. Geneva, World Health Organization, 1996.

7. U.S. Bureau of the Census: Statistical Abstract of the United States: 1998. (118th ed.) Washington, DC, 1998.
8. Faddy MJ, Gosden RG: A model conforming the decline in follicle numbers to the age of menopause in women. Hum Reprod 11:1484–1486, 1996.
9. Faddy MJ, Gosden RG: A mathematical model of follicle dynamics in the human ovary. Hum Reprod 10:770–775, 1995.
10. Faddy MJ, Gosden RG, Gougeon A, et al: Accelerated disappearance of ovarian follicles in mid-life: Implications for forecasting menopause. Hum Reprod 7:1342–1346, 1992.
11. McKinlay SM, Bifano NL, McKinlay JB: Smoking and age at menopause in women. Ann Intern Med 103:350–356, 1985.
12. McKinlay SM, Brambilla DJ, Posner JG: The normal menopause transition. Maturitas 14:103–115, 1992.
13. Rizk DE, Bener A, Ezimokhai M, et al: The age and symptomatology of natural menopause among United Arab Emirates women. Maturitas 29:197–202, 1998.
14. Randhawa I, Premi HK, Gupta T: The age at menopause in the women of Himachal Pradesh, and the factors affecting the menopause. Ind J Public Health 31:40–44, 1987.
15. Midgette AS, Baron JA: Cigarette smoking and the risk of natural menopause. Epidemiology 1:474–480, 1990.
16. van Asselt KM, Kok HS, van Der Schouw YT, et al: Current smoking at menopause rather than duration determines the onset of natural menopause. Epidemiology 15:634–639, 2004.
17. Gougeon A: Some aspects of the dynamics of ovarian follicular growth in the human. Acta Eur Fertil 20:185–192, 1989.
18. Gougeon A: Regulation of ovarian follicular development in primates: Facts and hypotheses. Endocr Rev 17:121–155, 1996.
19. Yuan W, Giudice LC: Programmed cell death in human ovary is a function of follicle and corpus luteum status. J Clin Endocrinol Metab 82:3148–3155, 1997.
20. de Bruin JP, Dorland M, Spek ER, et al: Ultrastructure of the resting ovarian follicle pool in healthy young women. Biol Reprod 66:1151–1160, 2002.
21. de Bruin JP, Bovenhuis H, van Noord PAH, et al: The role of genetic factors in age at natural menopause. Hum Reprod 16:2014–2018, 2001.
22. Torgerson DJ, Thomas RE, Reid DM: Mothers and daughters menopausal ages: Is there a link? Eur J Obstet Gynecol Reprod Biol 74:63–66, 1997.
23. Cramer DW, Xu H, Harlow BL: Family history as a predictor of early menopause. Fertil Steril 64:740–745, 1995.
24. van Asselt KM, Kok HS, Pearson PL, et al: Heritability of menopausal age in mothers and daughters. Fertil Steril 82:1348–1351, 2004.
25. Soules MR, Sherman S, Parrott E, et al: Executive summary: Stages of Reproductive Aging Workshop (STRAW). Climacteric 4:267–272, 2001.
26. Soules MR, Sherman S, Parrott E, et al: Stages of Reproductive Aging Workshop (STRAW). J Womens Health Gend Based Med 10:843–848, 2001.
27. Soules MR, Sherman S, Parrott E, et al: Executive summary: Stages of Reproductive Aging Workshop (STRAW). Fertil Steril 76:874–878, 2001.
28. Miller HG, Li RM: Measuring hot flashes: Summary of a National Institutes of Health workshop. Mayo Clin Proc 79:777–781, 2004.
29. Freedman RR: Physiology of hot flashes. Am J Hum Biol 13:453–464, 2001.
30. Mohyi D, Tabassi K, Simon J: Differential diagnosis of hot flashes. Maturitas 27:203–214, 1997.
31. Sonnet S, Wiesner W: Flush symptoms caused by a mesenteric carcinoid without liver metastases. JBR-BTR 85:254–256, 2002.
32. Torvik A: Carcinoid syndrome in a primary tumour of the ovary. Acta Pathol Microbiol Scand 48:81–88, 1960.
33. Lips CJ, Lentjes EG, Hoppener JW: The spectrum of carcinoid tumours and carcinoid syndromes. Ann Clin Biochem 40:612–627, 2003.
34. Valent P, Sperr WR, Schwartz LB, Horny HP: Diagnosis and classification of mast cell proliferative disorders: Delineation from immunologic diseases and non-mast cell hematopoietic neoplasms. J Allergy Clin Immunol 114:3–11, 2004.
35. Manger WM, Eisenhofer G: Pheochromocytoma: Diagnosis and management update. Curr Hypertens Rep 6:477–484, 2004.
36. Moley JF: Medullary thyroid cancer. Surg Clin North Am 75:405–420, 1995.
37. Gertner ME, Kebebew E: Multiple endocrine neoplasia type 2. Curr Treat Options Oncol 5:315–325, 2004.
38. Wilkin JK: Quantitative assessment of alcohol-provoked flushing. Arch Dermatol 122:63–65, 1986.
39. Wilkin JK: Effect of nadolol on flushing reactions in rosacea. J Am Acad Dermatol 20:202–205, 1989.
40. Baker A, Simpson S, Dawson D: Sleep disruption and mood changes associated with menopause. J Psychosom Res 43:359–369, 1997.
41. Owens JF, Matthews KA: Sleep disturbance in healthy middle-aged women. Maturitas 30:41–50, 1998.
42. Erlik Y, Tataryn IV, Meldrum DR, et al: Association of waking episodes with menopausal hot flushes. JAMA 245:1741–1744, 1981.
43. Stone AB, Pearlstein TB: Evaluation and treatment of changes in mood, sleep, and sexual functioning associated with menopause. Obstet Gynecol Clin N Am 21:391–403, 1994.
44. Freedman RR, Roehrs TA: Lack of sleep disturbance from menopausal hot flashes. Fertil Steril 82:138–144, 2004.
45. MacGregor EA: Oestrogen and attacks of migraine with and without aura. Lancet Neurol 3:354–361, 2004.
46. Silberstein SD: Headache and female hormones: What you need to know. Curr Opin Neurol 14:323–333, 2001.
47. Bono G, Neri I, Granella F, et al: Characteristics of headache at menopause: A clinico-epidemiologic study. Maturitas 17:31–37, 1993.
48. Wang SJ, Fuh JL, Lu SR, et al: Migraine prevalence during menopausal transition. Headache 43:470–478, 2003.
49. Falconer C, Ekman-Ordeberg G, Ulmsten U, et al: Changes in paraurethral connective tissue at menopause are counteracted by estrogen. Maturitas 24:197–204, 1996.
50. Raz R, Stamm WE: A controlled trial of intravaginal estriol in postmenopausal women with recurrent urinary tract infections. NEJM 329:753–756, 1993.
51. Brown JS, Vittinghoff E, Kanaya AM, et al., for the Heart and Estrogen/Progestin Replacement Study Research Group: Urinary tract infections in postmenopausal women: Effect of hormone therapy and risk factors. Obstet Gynecol 98:1045–1052, 2001.
52. Caillouette JC, Sharp CF Jr, Zimmerman GJ, Roy S: Vaginal pH as a marker for bacterial pathogens and menopausal status. Am J Obstet Gynecol 176:1270–1277, 1997.
53. Roy S, Caillouette JC, Roy T, Faden JS: Vaginal pH is similar to follicle-stimulating hormone for menopause diagnosis. Am J Obstet Gynecol 190:1272–1277, 2004.
54. Melton LJ III, Chrischilles EA, Cooper C, et al: Perspective: How many women have osteoporosis? J Bone Miner Res 7:1005–1010, 1992.
55. National Osteoporosis Foundation: Osteoporosis: Disease statistics: "Fast facts." Available at http://www.nof.org/osteoporosis/stats.htm. Accessed 6 December 2004.
56. Melton LJ 3rd, Thamer M, Ray NF, et al: Fractures attributable to osteoporosis: Report from the National Osteoporosis Foundation. J Bone Miner Res 12:16–23, 1997.
57. Ahlborg HG, Johnell O, Nilsson BE, et al: Bone loss in relation to menopause: A prospective study during 16 years. Bone 28:327–331, 2001.
58. Riggs BL, Melton LJ 3rd. Involutional osteoporosis. NEJM 314:1676–1686, 1986.
59. Nevitt MC, Ettinger B, Black DM, et al: The association of radiographically detected vertebral fractures with back pain and function: A prospective study. Ann Intern Med 128:793–800, 1998.
60. Forsen L, Sogaard AJ, Meyer HE, et al: Survival after hip fracture: Short- and long-term excess mortality according to age and gender. Osteoporos Int 10:73–78, 1999.
61. Woolf AD, Pfleger B: Burden of major musculoskeletal conditions. Bull WHO 81:646–656, 2003.
62. American Heart Association: 1997 Heart and Stroke Facts: Statistical Update. Dallas, American Heart Association, 1996.

63. Eaker ED, Chesebro JH, Sacks FM, et al: Cardiovascular disease in women. Circulation 88:1999–2009, 1993.
64. Gallup Poll: Coronary Heart Disease: Women's Heart Health Initiative. Princeton, N.J., American Medical Women's Association, 1995.
65. National Cholesterol Education Program: Second Report of the Expert Panel on Detection, Evaluation, and Treatment of High Blood Cholesterol in Adults (Adult Treatment Panel II). Circulation 89:1333, 1994.
66. Gorodeski GI: Impact of the menopause on the epidemiology and risk factors of coronary artery heart disease in women. Exp Gerontol 29:357–375, 1994.
67. Colditz GA, Willett WC, Stampfer MJ, et al: Menopause and the risk of coronary heart disease in women. NEJM 316:1105–1110, 1987.
68. American College of Obstetricians and Gynecologists: Hormone therapy executive summary. Obstet Gynecol 104:S1–S4, 2004.
69. North American Menopause Society: Report. Menopause 10:6–12, 2003.
70. This guidance was developed by the Division of Reproductive and Urologic Drug Products (DRUDP) in the Center for Drug Evaluation and Research (CDER), Food and Drug Administration (FDA). Available at http://www.fda.gov/cder/guidance/5412dft.doc Accessed 9 December 2004.
71. Hays J, Hunt JR, Hubbell FA, et al: The Women's Health Initiative recruitment methods and results. Ann Epidemiol 13(9 Suppl): S18–S77, 2003.
72. Rossouw JE, Anderson GL, Prentice RL, et al: Writing Group for the Women's Health Initiative Investigators: Risks and benefits of estrogen plus progestin in healthy postmenopausal women: Principal results From the Women's Health Initiative randomized controlled trial. JAMA 288:321–333, 2002.
73. Anderson GL, Limacher M, Assaf AR, et al: Women's Health Initiative Steering Committee: Effects of conjugated equine estrogen in postmenopausal women with hysterectomy: The Women's Health Initiative randomized controlled trial. JAMA 291:1701–1712, 2004.
74. Nelson HD, Humphrey LL, Nygren P, et al: Postmenopausal hormone replacement therapy: Scientific review. JAMA 288:872–881, 2002.
75. Grady D: Postmenopausal hormones—therapy for symptoms only. NEJM 348:1835–1837, 2003.
76. Hulley S, Grady D, Bush T, et al: Randomized trial of estrogen plus progestin for secondary prevention of coronary heart disease in postmenopausal women. Heart and Estrogen/progestin Replacement Study (HERS) Research Group. JAMA 280:605–613, 1998.
77. Grady D, Herrington D, Bittner V, et al., for the HERS Research Group: Cardiovascular disease outcomes during 6.8 years of hormone therapy: Heart and Estrogen/progestin Replacement Study follow-up (HERS II). JAMA 288:49–57, 2002.
78. Beral V, for the Million Women Study Collaborators: Breast cancer and hormone-replacement therapy in the Million Women Study. Lancet 362:419–427, 2003.
79. Mashchak CA, Lobo RA, Dozono-Takano R, et al: Comparison of pharmacodynamic properties of various estrogen formulations. Am J Obstet Gynecol 144:511–518, 1982.
80. Pickar JH, Yeh IT, Wheeler JE, et al: Endometrial effects of lower doses of conjugated equine estrogens and medroxyprogesterone acetate: Two-year substudy results. Fertil Steril 80:1234–1240, 2003.
81. Baker VL: Alternatives to oral estrogen replacement. Transdermal patches, percutaneous gels, vaginal creams and rings, implants, other methods of delivery. Obstet Gynecol Clin North Am 21:271–297, 1994.
82. Menostar—a low-dose estrogen patch for osteoporosis. Med Lett Drugs Ther 46:69–70, 2004.
83. Archer DF, for the EstroGel Study Group: Percutaneous 17β-estradiol gel for the treatment of vasomotor symptoms in postmenopausal women. Menopause 10:516–521, 2003.
84. Fontana A, Delmas PD: Selective estrogen receptors modulators in the prevention and treatment of postmenopausal osteoporosis. Endocrinol Metab Clin North Am 32:219–232, 2003.
85. Khovidhunkit W, Shoback DM: Clinical effects of raloxifene hydrochloride in women. Ann Intern Med 130:431–439, 1999.
86. Jensen EV, Khan SA: A two-site model for antiestrogen action. Mech Ageing Dev 125:679–682, 2004.
87. Fisher B, Costantino JP, Wickerham DL, et al: Tamoxifen for prevention of breast cancer: Report of the National Surgical Adjuvant Breast and Bowel Project P-1 Study. J Natl Cancer Inst 90:1371–1388, 1998.
88. Black LJ, Jones CD, Falcone JF: Antagonism of estrogen action with a new benzothiophene derived antiestrogen. Life Sci 32:1031–1036, 1983.
89. Black LJ, Jones CD, Clark JH, Clemens JA: A unique antiestrogen displaying high affinity for estrogen receptors, negligible estrogenic activity and near-total estrogen antagonism in vivo. Breast Cancer Res Treat 2:279–279, 1982.
90. Delmas PD, Bjarnason NH, Mitlak BH, et al: Effects of raloxifene on bone mineral density, serum cholesterol concentrations, and uterine endometrium in postmenopausal women. NEJM 337:1641–1647, 1997.
91. Sambrook PN, Geusens P, Ribot C, et al: Alendronate produces greater effects than raloxifene on bone density and bone turnover in postmenopausal women with low bone density: Results of EFFECT (Efficacy of Fosamax versus Evista Comparison Trial) International. J Intern Med 255:503–511, 2004.
92. Johnell O, Scheele WH, Lu Y, et al: Additive effects of raloxifene and alendronate on bone density and biochemical markers of bone remodeling in postmenopausal women with osteoporosis. J Clin Endocrinol Metab 87:985–992, 2002.
93. Ettinger B, Black DM, Mitlak BH, et al: Reduction of vertebral fracture risk in postmenopausal women with osteoporosis treated with raloxifene: Results from a 3-year randomized clinical trial. Multiple Outcomes of Raloxifene Evaluation (MORE) Investigators. JAMA 282:637–645, 1999.
94. Cummings SR, Eckert S, Krueger KA, et al: The effect of raloxifene on risk of breast cancer in postmenopausal women: Results from the MORE randomized trial. Multiple Outcomes of Raloxifene Evaluation. JAMA 281:2189–2197, 1999.
95. Walsh BW, Kuller LH, Wild RA, et al: Effects of raloxifene on serum lipids and coagulation factors in healthy postmenopausal women. JAMA 279:1445–1451, 1998.
96. Mijatovic V, van der Mooren MJ, Kenemans P, et al: Raloxifene lowers serum lipoprotein (a) in healthy postmenopausal women: A randomized, double-blind, placebo-controlled comparison with conjugated equine estrogens. Menopause 6:134–137, 1999.
97. Mosca L, Barrett-Connor E, Wenger NK, et al. Design and methods of the Raloxifene Use for The Heart (RUTH) study. Am J Cardiol 88:392–395, 2001.
98. Kloosterboer HJ: Tissue-selectivity: The mechanism of action of tibolone. Maturitas 48(Suppl 1):S30–S40, 2004.
99. Gambacciani M, Ciaponi M, Cappagli B, et al: A longitudinal evaluation of the effect of two doses of tibolone on bone density and metabolism in early postmenopausal women. Gynecol Endocrinol 18:9–16, 2004.
100. Palacios S, Menendez C, Jurado AR, et al: Changes in sex behaviour after menopause: Effects of tibolone. Maturitas 22:155–161, 1995.
101. Kokcu A, Cetinkaya MB, Yanik F, et al: The comparison of effects of tibolone and conjugated estrogen-medroxyprogesterone acetate therapy on sexual performance in postmenopausal women. Maturitas 36:75–80, 2000.
102. Pantidou A, Kaplanis K, Chrissogonidis I, Destouni C: Mammographic changes during postmenopausal hormonal replacement therapy with tibolone. Eur J Gynaecol Oncol 25:493–494, 2004.
103. Kutlu T, Ficicioglu C, Basaran T, et al: Mammographic breast density changes after 1 year of tibolone use. Maturitas 48:133–136, 2004.
104. Parra RO, Gregory JG: Treatment of post-orchiectomy hot flashes with transdermal administration of clonidine. J Urol 143:753–754, 1990.
105. Nagamani M, Kelver ME, Smith ER: Treatment of menopausal hot flashes with transdermal administration of clonidine. Am J Obstet Gynecol 156:561–565, 1987.
106. Magnus L: Nonepileptic uses of gabapentin. Epilepsia 40(Suppl 6): S66–S72, 1999.
107. Guttuso T Jr, Kurlan R, McDermott MP, Kieburtz K: Gabapentin's effects on hot flashes in postmenopausal women: A randomized controlled trial. Obstet Gynecol 101:337–345, 2003.

108. Wesel S, Bourguignon RP, Bosuma WB: Veralipride versus conjugated oestrogens: A double-blind study in the management of menopausal hot flushes. Curr Med Res Opin 8:696–700, 1984.
109. Verbeke K, Dhont M, Vandekerckhove D: Clinical and hormonal effects of long-term veralipride treatment in post-menopausal women. Maturitas 10:225–230, 1988.
110. Morgante G, Farina M, Cianci A, et al: Veralipride administered in combination with raloxifene decreases hot flushes and improves bone density in early postmenopausal women. Gynecol Endocrinol 18:194–198, 2004.
111. Heaney RP, Recker RR, Stegman MR, Moy AJ: Effect of age on calcium absorption in postmenopausal women. Am J Clin Nutr 80:998–1002, 2004.
112. Nordin BE, Need AG, Morris HA, et al: Effect of age on calcium absorption in postmenopausal women. Am J Clin Nutr 80:998–1002, 2004.
113. NIH Consensus Development Panel on Optimal Calcium Intake: Optimal calcium intake. JAMA 272:1942–1948, 1994.
114. Weaver CM, Proulx WR, Heaney R: Choices for achieving adequate dietary calcium with a vegetarian diet. Am J Clin Nutr 70(3 Suppl):543S–548S, 1999.
115. Heller HJ, Greer LG, Haynes SD, et al: Pharmacokinetic and pharmacodynamic comparison of two calcium supplements in postmenopausal women. J Clin Pharmacol 40:1237–1244, 2000.
116. Heller HJ, Stewart A, Haynes S, Pak CY: Pharmacokinetics of calcium absorption from two commercial calcium supplements. J Clin Pharmacol 39:1151–1154, 1999.
117. Heaney RP, Dowell SD, Bierman J, et al: Absorbability and cost effectiveness in calcium supplementation. J Am Coll Nutr 20:239–246, 2001.
118. National Academy of Sciences: Recommended Dietary Allowances, 10th ed. Washington, D.C., National Academy Press, 1989.
119. Available at http://www.nal.usda.gov/fnic/dga/rda.pdf (government website for RDA). Accessed on 23 December 2004.
120. Asikainen TM, Kukkonen-Harjula K, Miilunpalo S: Exercise for health for early postmenopausal women: A systematic review of randomised controlled trials. Sports Med 34:753–778, 2004.
121. Fuchs CS, Stampfer MJ, Colditz GA, et al: Alcohol consumption and mortality among women. NEJM 332:1245–1250, 1995.
122. Singletary KW, Gapstur SM: Alcohol and breast cancer: Review of epidemiologic and experimental evidence and potential mechanisms. JAMA 286:2143–2151, 2001.
123. Kam IW, Dennehy CE, Tsourounis C: Dietary supplement use among menopausal women attending a San Francisco health conference. Menopause 9:72–78, 2002.
124. Adams C, Cannell S: Women's beliefs about "natural" hormones and natural hormone replacement therapy. Menopause 8:433–440, 2001.
125. Gokhale L, Sturdee DW, Parsons AD: The use of food supplements among women attending menopause clinics in the West Midlands. J Br Menopause Soc 9:32–35, 2003.
126. Mahady GB, Parrot J, Lee C, et al: Botanical dietary supplement use in peri- and postmenopausal women. Menopause 10:65–72, 2003.
127. Kronenberg F, Fugh-Berman A: Complementary and alternative medicine for menopausal symptoms: A review of randomized, controlled trials. Ann Intern Med 137:805–813, 2002.
128. Krebs EE, Ensrud KE, MacDonald R, Wilt TJ: Phytoestrogens for treatment of menopausal symptoms: A systematic review. Obstet Gynecol 104:824–836, 2004.
129. North American Menopause Society: Treatment of menopause-associated vasomotor symptoms: Position statement of The North American Menopause Society. Menopause 11:11–33, 2004.
130. Leonetti HB, Longo S, Anasti JN: Transdermal progesterone cream for vasomotor symptoms and postmenopausal bone loss. Obstet Gynecol 94:225–228, 1999.
131. Komesaroff PA, Black CV, Cable V, Sudhir K: Effects of wild yam extract on menopausal symptoms, lipids and sex hormones in healthy menopausal women. Climacteric 4:144–150, 2001.
132. Wren BG, Champion SM, Willetts K, et al: Transdermal progesterone and its effect on vasomotor symptoms, blood lipid levels, bone metabolic markers, moods, and quality of life for postmenopausal women. Menopause 10:13–18, 2003.
133. Dong H, Ludicke F, Comte I, et al: An exploratory pilot study of acupuncture on the quality of life and reproductive hormone secretion in menopausal women. J Altern Complement Med 7:651–658, 2001.
134. Porzio G, Trapasso T, Martelli S, et al: Acupuncture in the treatment of menopause-related symptoms in women taking tamoxifen. Tumori 88:128–130, 2002.
135. Wyon Y, Wijma K, Nedstrand E, Hammar M: A comparison of acupuncture and oral estradiol treatment of vasomotor symptoms in postmenopausal women. Climacteric 7:153–164, 2004.
136. Sandberg M, Wijma K, Wyon Y, et al: Effects of electro-acupuncture on psychological distress in postmenopausal women. Complement Ther Med 10:161–169, 2002.

第三部分 成人生殖内分泌学

25 骨质疏松症

John Carey, Miriam Delaney, and Holly L. Thacker

引言

骨质疏松症已经成为一种流行性疾病，影响人群包括男性、女性及各个种族[1,2]。在美国，老年白种女性患病风险最高，非洲或西班牙裔的美国男性患病风险最低[3]。一名 50 岁的白种女性，其一生发生骨折的风险为 40%，发生髋关节骨折的风险为 14%。

骨质疏松性骨折与实际发病率和增长的病死率相关。1990 年，全球范围内近一百七十万人发生了髋关节骨折，由于 50 岁以上人口增加，预计在 2050 年这一数字将是现在的 3 倍。

另外，治疗骨折的费用也有所增长[4]。在美国，每年仅用于治疗骨质疏松性骨折的费用就超过了 10 亿美元[1,5,6]。一项包括美国 34 个州，超过 20 万名绝经后女性的研究，对这些妇女采用外周检测法进行骨密度 (bone mineral density, BMD) 检测，发现骨密度降低的发生率近 40%，骨质疏松症的发生率为 7%[6]。

在过去几年中，骨质疏松症的诊断以及治疗都有了很大的进展。21 世纪以来，美国普及了骨密度的检查，使骨质疏松症的诊断更为简单。另外，应用一些骨质代谢中的生化标志物可以对患者的治疗过程进行更精确的监测。目前已经有了更新的评分方法，有助于评价发生骨折的风险[7]。改变生活方式、避免摔伤、营养支持以及髋关节垫的应用均降低了骨折的风险[1,8-10]。目前有许多药物可以有效地降低发生骨折的风险。

不幸的是，虽然有了上述进展，但是研究表明，许多 40 岁及 40 岁以上的女性，没有机会与其医生讨论该病的治疗[11]，而且对于许多患骨质疏松性骨折的患者医生并未能对此病进行评价及治疗[12]。尽管对骨折进行治疗是恰当的，但医生的最终目标应是预防骨折的发生。

病理生理学

定义

骨质疏松症是骨骼系统的疾病，其特征是骨骼强度降低并导致发生骨折的风险升高。微结构的改变导致骨质减少、密度降低，均可导致在极轻微甚至无创伤的情况下出现骨折[1]。由一名外科主任首先发表的文章中包括了关于骨质疏松症的报道[2]。

骨质生理学基础

骨质由皮质骨及松质骨组成。皮质骨最初在长骨中被发现，而松质骨则在中轴骨中发现。皮质骨的主要功能是结构性的，而松质骨的主要功能是维持钙质的稳定。骨组织通过破骨细胞破坏原有骨组织，同时成骨细胞生成新的骨组织，从而处于恒定状态。这一过程在贯穿人的一生并发生于骨骼的不同部位，称为骨骼重塑单位。

每个骨骼重塑单位均包括多核破骨细胞，该细胞由单核细胞及巨噬细胞融合而成，并在循环中移行到骨骼的不同部位。当破骨细胞通过骨质表面侵入骨髓腔时，称为吸收陷凹。

完成这一过程需要几周时间，在皮质骨则需更长时间。一旦形成了吸收陷凹，破骨细胞即被成骨细胞代替，并形成新骨，在接下来的几个月时间内修复吸收。正常情况下这两个过程受到严密调控，称为偶联。这一平衡功能维持了骨骼的健康完整。

年轻时，骨骼主要进行生长与堆积。成年后达到骨峰值，但达到这一水平的年龄由于骨骼部位及测量方法的不同而不同。目前已知的证据表明在 30 岁时髋关节将达到骨峰值，几年后全身骨质达到骨峰值，其他部位可能需要更长时间[1,13]。

骨峰值是未来发生骨质疏松症风险的主要决定因素，而且要达到最佳值通常受多因素影响。遗传基因是 BMD 诸多影响因素中的主要因素，并且是成年后骨峰值的主要决定因素[13-16]。母亲患骨质疏松症或母亲患髋关节骨折的女性，与年龄匹配的对照组相比，其骨峰值较低[14,15]。不同种族骨峰值亦不同，非洲裔美国女性 BMD 最高，其他种族在不同的研究部位及研究中有所不同[3,17,18]。与白种女性相比，亚洲女性的 BMD 较低，但有趣的是其髋关节骨折的发生率亦较低。以上差异可能与以下因素有关，即不同种族间的基因差异、当地环境因素、出生体重及骨量[18,19]。

骨骼疾病的基本机制

骨骼代谢的不协调会导致骨骼结构的增加或减少，从而造成骨获得（如骨骼的 Paget 病）或骨丢失（如绝经后、原发甲状旁腺亢进症、风湿性关节炎）[20-23]。大多数骨骼疾病是由于破骨过多造成的[20]。早期、快速的松质骨丢失是绝经后雌激素缺乏造成的，并伴随着逐渐增多的皮质骨丢失。外源性雌激素可以降低或预防这一骨骼重塑的变化[24]。

骨质重吸收主要通过两种生化途径：组织蛋白酶 K 和金属蛋白酶依赖的途径。目前认为绝经后骨质丢失主要是通过前一种途径发生的[25]。

骨质疏松症相关的医学问题

一些疾病及药物可能严重影响骨峰值的到达。与年龄匹配的对照组相比，吸收不良综合征、囊性纤维化、神经性厌食症、炎症性关节炎及其他一些疾病可能导致骨质量较低。尽管体重对 BMD 的测量影响很大[18]，严重低体重的年轻女性其 BMD 较低，发生骨折的风险较高。

一些药物例如糖皮质激素、苯妥英、维生素 D 缺乏及低钙饮食也可能导致骨骼形成减少。维生素 D 缺乏及低钙摄入在当今社会发生率很高，并越来越多地在全世界范围内被认识。生长高峰期可能需要更多钙的摄入[13,20]。最近证据表明维生素 D 结合蛋白基因的改变可能增加绝经前骨折的风险[21]。

社会行为与骨量

虽然负重锻炼可以增加 BMD，但这一效果可能持续时间较短并且在停止锻炼后可能会回到原有水平[28]。适量的酒精对 BMD 没有损害作用，甚至可能有益[29,30]，但过量的酒精摄入会导致骨量降低并增加患骨质疏松症的风险[31]。虽然并未得到所有研究的认可，但普遍认为吸烟对骨骼有害，并会增加骨折的风险[24]。

在年轻女性，进食异常如神经性厌食症及过度运动训练均可能导致 BMD 丢失[1,13,26]。患神经性厌食症的年轻女性可能会发生不可逆的骨骼改变并且导致骨折风险明显增高[26]。女性运动员高强度训练可以导致身体脂肪严重丢失及其导致的下丘脑性闭经和低骨量这一三联征，这是年轻女运动员需要考虑的重要问题。这一三联征通常伴有进食异常并可能进一步损害骨骼健康。

与体重高于 60kg 的女运动员相比，体重低于 50kg 的女运动员闭经的发病率更高。闭经女运动员其 BMD 明显低于对照组，其发生骨折的机率更大。这些女性其疾病的首发表现可能是应力性骨折，因此每个发生应力性骨折的女性都应详细询问其饮食、锻炼及月经史。重要的是如果未被检出，这些女性可能就无法达到其骨峰值。这些年轻女性的骨质丢失可能是受多因素影响的[13,26]。

激素对骨量的影响

雌激素

雌激素及其生物力学效应是维持骨量的重要生理因素。雌激素减少骨转化并维持骨骼重塑的稳定。

在细胞水平，有两种主要的细胞负责维持骨骼的稳态：破骨细胞与成骨细胞。其受许多调节因子的影响，包括一些激素（特别是雌激素、睾酮、甲状旁腺素及维生素 D）和许多细胞因子[20,24,32]。雌激素可以增加破骨细胞的凋亡，但其对成骨细胞的作用还不完全清楚[24]。

雌激素通过调控调节破骨细胞数量和活性的两个重要细胞因子的产生来降低破骨细胞活性及骨吸收，并且可能通过同样方式对成骨细胞产生影响[20]。雌激素抑制肿瘤坏死因子（TNF-α）的生成[33]，并增加骨保护素（osterprotegerin，OPG）的产生。TNF

-α 通过抑制成骨细胞活性并直接诱导破骨细胞前体分化为成熟破骨细胞从而促进骨吸收。TNF-α 还诱导成骨细胞以刺激破骨细胞，从而促进骨吸收。因此，雌激素通过抑制 TNF-α 的产生而抑制骨吸收。

对于绝经后女性，雌激素治疗抑制外周血单核细胞 TNF-α 的释放是剂量依赖性的，在骨骼活检标本中可以显著降低 TNF-αmRNA 的表达[35,36]。

在小鼠模型中，阻断 TNF-α 并不会影响骨质成熟[37]。p55 TNF 受体缺陷的小鼠、对卵巢切除术导致的骨质丢失有保护作用[38]。手术造成小鼠雌激素缺乏，通过 p55 TNF 受体介导导致严重的骨质丢失，通过阻断 TNF-α 可以进行预防[23,37]。

雌激素对 OPG 的作用可能更为复杂。破骨细胞结合一种跨膜受体，该受体被称为核因子 κB（nuclear factor-κB,）或 RANK 的受体激动剂。肿瘤坏死因子相关激活诱导因子，或 TRANCE（也称为 RANK 配体）激活 RANK，导致骨吸收增加。OPG 作为诱饵受体阻止 TRANCE 与 RANK 受体的结合与激活。因此，雌激素通过刺激 OPG 的产生，减少 TRANCE 与 RANK 结合，从而减少了骨吸收。

OPG 表达过高的小鼠其破骨细胞活性增加，表现为骨赘病[39]，而 OPG 缺乏的小鼠则发生严重的骨质疏松症[40]。相反，OPG 能够保护 TNF 转基因小鼠不发生全身的骨质丢失[41]。活化的 1,25-OH 维生素 D 可以活化 OPG。

雄激素

雄激素在骨骼发育、成熟及保护中同样起到重要作用。雌激素及雄激素的产生及不同组织对其敏感性的不同，可能造成了男性与女性骨骼上的不同。目前认为其对男性和女性的骨骼健康都是非常重要的。女性睾酮的主要来源是外周组织转化，卵巢及肾上腺也能够分泌一小部分；而男性睾酮 95% 源自睾丸，其不同亚型的产生有很高的组织特异性。本书的其他部分将更详细地介绍其产生及代谢机制。

许多类型的骨细胞都存在睾酮受体，其存在方式与雌激素受体相似。睾酮的作用包括减少破骨细胞及成骨细胞凋亡、刺激成骨细胞增殖、总体上增加骨形成和减少骨吸收。雌激素抑制骨膜成骨，而睾酮促进这一过程，这可能是造成男性骨骼通常比女性大的原因。另外，睾酮在骨骺的成熟与闭合中也起重要作用。

目前关于雄激素刺激对骨骼的影响的精细调控机制还不像雌激素那样清楚。许多雄激素可能是通过增加转化生长因子 β（TGF-β）的产生并降低白介素-6 的产生对骨骼组织产生影响[24,42]。对雌鼠的研究表明阻滞雄激素受体会导致严重的骨质丢失，在人类男性中雄激素剥夺会造成骨质丢失[43,44]。讨论这一问题主要是为了女性骨骼健康。

激素治疗与骨质疏松症

多种妇科的常规用药会直接影响骨质代谢，并可能导致骨质疏松症。促性腺激素释放激素（GnRH）激动剂通常用于治疗子宫内膜异位症，其通过降低雌激素从而导致骨质丢失是广为人知的。

醋酸甲羟孕酮是年轻人常用的一种避孕药，亦会造成雌激素降低及骨质丢失。因此，美国食品药品管理局（FDA）在 2004 年发布了黑框警告，报道了醋酸甲羟孕酮长期使用会造成骨质丢失。

另外，芳香化酶抑制剂在乳腺癌妇女中的应用越来越多，与他莫昔芬相比其导致妇女发生骨折的风险更高。

孕期及产后

进行 BMD 检测发现，孕期会发生严重的骨质丢失[45,46]。尽管早期有报道表明孕期应用肝素可能导致严重的孕期骨质丢失，而最近一项随机试验表明对于习惯性流产患者，孕期应用低分子肝素治疗，与孕期仅用阿司匹林治疗相比，其骨质丢失并没有明显增加[49]。产后母乳喂养会进一步加重骨质丢失，但最近一项研究表明其影响不会持久，大多数女性在产后几年时间可恢复到原有水平[46]。

年龄与绝经后状态

年龄不同，骨质的形成及破坏也有所不同，随着年龄的增长，这一过程可能逐渐从骨质堆积转变为骨质丢失。骨质丢失伴随着微结构的改变可造成骨骼强度严重受损[47]。围绝经期及绝经后这一改变更为显著（相反，男性的骨质丢失较为稳定）。女性绝经后的骨质丢失是双相性的（对于没有接受抗重塑治疗的女性），绝经后的最初几年的骨质丢失速度较快，而后逐年降低[48]。

与骨髓含量正常或较低的女性相比，骨髓含量较高的女性，即使校正了 BMD 及激素水平后，其骨丢失量较多，发生骨折的风险也较高。但是，骨髓转化水平高及雌二醇水平低的绝经期女性，其发生骨折的风险更高[48-50]。

雌激素治疗能够保持BMD并抑制骨髓转化，但中断治疗会导致骨髓转化加速及严重的骨质丢失，与新近绝经女性相似，比年龄匹配对照组更严重[51]。因手术而绝经的女性与自然绝经的女性相比，其短期内骨质丢失的风险更高[48]。

甲状旁腺功能亢进

继发性甲状旁腺功能亢进、维生素D代谢失调、维生素D及钙缺乏也是年龄相关性骨质丢失的重要因素，其重要性及患病率已逐渐被人们认识。个体的钙吸收水平有很大差异，受多种因素影响，其中最重要的因素是维生素D[13,52]。对于老年女性，钙吸收能力的降低会导致骨折风险增加[53]。原发性骨质疏松症与钙吸收减少、维生素D水平较低及甲状旁腺激素水平代偿性增加有关[24,54]。

维生素D缺乏

人类的维生素D主要是通过紫外线照射获得，小部分来源于富含维生素D的食物（例如鱼油）。许多食物和维生素都加入了维生素D，但是这些食物中维生素D的确切含量还值得怀疑。当暴露于紫外线的，7-脱氢胆固醇在皮肤转化为维生素D并在肝代谢生成25-羟基维生素D_3，进一步在肾形成1,25-羟基维生素D_3的生物活性形式。人一生都需要维生素D，其通过维持适当的血清钙水平影响钙质代谢的许多重要步骤。

维生素D增加消化道对钙、磷的吸收，并增加肾脏对钙、磷的重吸收，减少骨骼对钙的代谢。缺乏维生素D会导致钙吸收受损，需要通过增加甲状旁腺激素水平及破骨细胞吸收骨组织的活性以维持血钙水平来抵消这一变化[13,52,54]。

髋关节骨折的老年女性维生素D缺乏很常见[55]，这是由皮肤转化减少、阳光暴露减少及饮食摄入量减少造成的[52]。

检查的分类及一般原则

原发性骨质疏松症主要发生在老年人。其发生的根本机制是多因素的，包括骨峰值较低、绝经后骨质丢失及有一些伴随疾病，例如性腺功能减退、营养不良及维生素D缺乏。骨质疏松症有很强的遗传易感性。对于诊断了骨质疏松症的患者应对其进行评估，因为这些女性常合并其他导致骨质丢失的因素，包括维生素D缺乏、性腺功能减退及甲状腺疾病。

当临床发现有可能影响钙质代谢的疾病时，应考虑继发性骨质疏松症。应仔细询问病史，包括曾经及目前应用的药物，必须提供额外的可能导致骨量降低或骨质丢失的疾病清单及治疗方法（表25-1）。

以往研究表明，高达70%的骨质疏松症患者可能同时伴有其他导致骨质降低的疾病[56,57]。在围绝经期女性及男性中，导致骨质减少的继发性原因可能更易预防，不过目前还缺乏关于绝经后低骨质女性的此类疾病患病率的相关研究[1,58]。对于每一位可疑有此类疾病的患者，都应对可能引起骨量降低的原因进行评估。通常建议至少进行基本的化学检查，包括对所有患者进行血常规检查和促甲状腺激素水平、24小时尿钙水平、完整的甲状旁腺激素水平及25-羟基维生素D_3水平[56,59,60]测定。

每位医生均应根据不同的临床印象决定是否进行其他辅助检查，包括X片和其他实验室检查（如血清及尿蛋白电泳、甲状旁腺激素水平或糖皮质激素水平）。

糖皮质激素导致的骨质疏松

糖皮质激素导致的骨质疏松症是继发性骨质疏松症的一种特殊类型。虽然有多种药物可直接或间接地对骨骼产生影响，但糖皮质激素导致的骨质疏松症是最常见的药物导致的代谢性骨病[61,62]。糖皮质激素被应用于各个年龄段患者以治疗一些疾病，例如风湿性关节炎、哮喘或慢性阻塞性肺病。长期应用糖皮质激素的患者，30%～50%会发生脊柱骨折，与不用药的个体相比，其各个部位发生骨折的风险均升高。骨折的风险与每天用量、用药总时间及年龄增长相关[63]。

急性皮质激素过量导致胃肠道钙吸收减少、骨吸收增加显著提前、骨形成减少，尿钙排泄增加。初始阶段骨质丢失非常严重。长期应用会造成其他改变，包括性腺功能减退和全身的骨骼重塑被抑制[62]。美国风湿学会发表了一份指南指导糖皮质激素导致的骨质疏松症的治疗[63]。

临床评估

病史

骨质疏松症是一种发生在骨折之前通常无痛且无症状的疾病。骨折可能会非常疼痛或者无痛,高达2/3的脊柱骨折患者没有临床症状[64]。患骨质疏松症的女性,身高降低可能是最常见的表现。采集病史应包括身高降低的程度、背痛、饮食中钙质的摄入、异常饮食的病史、初潮及绝经年龄、月经周期的情况。另外,还应评价其他低骨质的危险因素,包括主要疾病、药物(特别是糖皮质激素的应用)、长时间停经的病史以及骨折的危险因素(包括视力不佳),并对摔伤进行风险评估。

骨痛、发热以及体重下降不是骨质疏松的临床表现,有上述症状但没有骨骼的表现时,临床医师应警惕可能存在其他诊断。Paget骨病、恶性肿瘤、骨软病及骨髓炎均可能表现骨痛。背痛可能出现在骨性关节炎、恶性肿瘤患者,也可能是发生骨折的骨质疏松症患者的一个表现。掉牙也与绝经后骨质疏松相关。

查体

查体可能是完全正常的。骨质疏松症的突出表现是脊柱后凸,严重者像"驼峰",使肢体-躯干比例增加,在直立时使肋骨与骨盆边缘间的距离降低,患者脊柱的柔韧性降低。多发骨折可能导致慢性疼痛、呼吸困难及压迫。蓝色巩膜可见于成骨不全,表现为脆性骨折。

诊断

只要有脆性骨折病史临床医生应立即警惕是否有可能患骨质疏松症。虽然只有骨骼活检发现微观结构改变才能够确诊骨质疏松症,但此方法并不是对所有女性均可行。由于需要一种无创测定骨骼强度的方法,骨密度测定(DXA)应运而生,其可以测量BMD。骨骼强度主要依靠BMD。研究表明用这一方法进行测量,其测量结果与骨折风险有很好的线性相关性[6,65,66]。其他影响骨骼强度的因素包括骨骼的大小及质量。如果对绝经后女性进行DXA检查提示低

表 25-1 低骨量的常见原因或继发因素及骨质疏松症的继发因素[56-59,61,74]

分类	举例
药物	皮质激素 长效醋酸甲羟孕酮 肝素 促性腺激素释放激素类似物 芳香化酶抑制剂 抗惊厥药 甲状腺素 环孢素A及他克莫司 甲氨蝶呤 环磷酰胺 神经镇静剂 锂剂 酒精过量
内分泌疾病	性腺功能减低 甲状旁腺功能亢进 甲状腺功能亢进
炎症性疾病	风湿性关节炎 强直性脊柱炎 银屑病性关节炎
吸收不良综合征	乳糜泻 短肠综合征 囊性纤维化
元素缺乏	维生素D缺乏
肾脏疾病	肾功能异常 肾性骨病 肾小管性酸中毒 特发性高钙血症
骨髓疾病	多发性骨髓瘤 地中海贫血
遗传性疾病	成骨不全 Ehlers-Danlos综合征 Turner综合征
长期制动	中风 四肢瘫痪 太空飞行(space flight)

BMD，则可以诊断骨质疏松症。最近还有一些更新的方法正在被应用于评价骨折风险及骨骼强度，通过CT或核磁共振成像进行虚拟的骨骼活检即是其中一种很好的方法。

双能吸收测定（Dual Energy Absorptiometry，DXA）

DXA的出现使我们能够快速、准确、无创地测量骨量。其结果以T-及Z-评分表示，单位为克/平方厘米，表示的是与正态分布对照人群相比BMD的标准差。T-评分表示的是与年轻、健康、并达到骨峰值的白种女性人群比较的结果，而Z-评分是与年龄、性别及种族相匹配的对照组（取决于所用的DXA仪器）相比较的结果。BMD与骨折风险之间有很好的线性相关性，即标准差每降低1骨折风险几乎加倍[1,6,65,66]。

绝经后无骨折病史的女性，低BMD是一个重要的发生骨折的独立危险因素[6]。低BMD及有骨折史的女性，其发生骨折的风险更高[7,64]。另外一些骨折的危险因素，包括年龄[66]、雌激素，缺乏，都更支持BMD测定对骨折风险的预测有重要意义[7,65]。尽管世界卫生组织的标准是用BMD检测诊断骨质疏松症，但其反映的是专家的一致意见，而且仅用这一标准诊断骨质疏松症显然是存在问题的（表25-2）[68]。

虽然这些标准可以用于确定个体骨折风险，但其并不能作为诊断及治疗骨质疏松症的"万灵药"。首先，应用上述标准，大多数发生骨折的患者并无骨质疏松症。其次，上述标准是建立在应用中心DXA技术的基础上，应用其他方式对BMD进行测量时其是否适用仍然不清楚。再次，其目标人群主要是绝经后的白种女性，对于其他人群例如绝经前女性是否适用仍不清楚。最近美国进行的一项大规模的关于绝经后女性的研究暴露了上述一些缺陷：对同一部位进行测定，亚洲及西班牙女性的BMD显著低于白种女性，但骨折风险相似[6]。最后，其他一些骨折危险因素也很重要，例如年龄或既往骨折病史，如果骨折风险评估中包括上述因素，将能够更好地预测骨折风险[7,65,66,68]（表25-3）。

因此，已经在尝试弄清如何能够最好地应用DXA技术在不同人群中诊断骨质疏松症并应用其他不同技术[69]，以及如何预测骨折风险的增加[7,65]。总而言之，虽然有实用的测量方法能够预测骨折风险的增加，但BMD测量只是用于预测的一种评估工具，

表25-2
世界卫生组织对白种女性应用双能骨密度测量法对骨质疏松症的诊断标准[67,68]

骨矿物质密度T-评分	世界卫生组织分类
≥1.0	正常
-1.1～-2.4	骨量减少
≤2.5	骨质疏松症
≤-2.5及表现为脆性骨折	严重（确认）骨质疏松症

表25-3
骨折的危险因素由高到低排列

既往脆性骨折史
低骨密度（特别是T-评分≤-1.7）[4]
母亲有骨质疏松性骨折史
低体重指数
吸烟史

当评估女性是否有发生骨质疏松性骨折的风险时，应对个体进行全面的临床评估。T-评分≤-1.7是发生骨折的一个重要分界值[4]。

由于骨质疏松是一种无症状的疾病（直至骨折发生），对一些患者应进行DXA筛查，例如有其他骨质疏松症危险因素的绝经后女性。最近，国际临床骨密度测量协会建议对以下人群应进行BMD检测[69]：

- 所有年龄在65岁或以上的女性（无论种族）
- 65岁以下的绝经后女性但有骨质疏松症的危险因素
- 有脆性骨折的所有成年人
- 所有患有某些疾病、服药、或合并其他一些情况会对骨骼造成不良影响的患者
- 监测正在进行骨骼治疗的患者
- 70岁或以上的男性

虽然在应用中心DXA技术时T-评分能够用于诊断骨质疏松症，但是国际临床骨密度学会最近的一份声明中对其进行了一些澄清并说明一些重要的例外情况[69]。

1. 世界卫生组织的分类应被应用于绝经后女性（以及年龄超过50岁的男性）。
2. 在作出诊断时应应用最低的T-评分（脊椎、髋部或前臂的1/3）。

3. 对于绝经前女性，不应仅靠BMD这一标准诊断骨质疏松症。
4. 在诊断儿童及绝经前女性的骨质疏松症时，应应用Z-评分而不是T-评分。
5. 虽然外周BMD技术应用于骨折风险评估，但在采用这一技术时不应应用世界卫生组织的标准。

虽然外周DXA比中心DXA方法准确性差，而且精确度明显降低，但外周方法作为筛查检查时更有价值，并可以预测骨折风险[6,65,66]。在用外周法对患者BMD进行测量时，应选用髋关节及脊柱的DXA，其仍是测量BMD的金标准。而在进行治疗监测时应仅进行中央DXA。最近发现不同部位BMD测定结果不一致，例如髋关节之间或髋关节及脊柱之间，可能有明显的差异。

应用BMD进行测量的部位，其骨折风险的预测是最准确的，国际临床骨密度测量学会推荐了用于诊断的最低部位[70]。目前，国际临床骨密度测量学会并不建议对Ward区及单个椎体进行上述测量[67]。

骨转化的生化标志物

骨转化的标志物本质上是骨骼重塑过程中形成的骨骼组织碎片。它们被释放入血循环，许多由肾排出，因此能够在血及尿中测到。

骨转化的标志物是由骨转化的两条基本通路产生的：①生成；②重吸收。产物可能受到许多因素的影响，特别是一些激素、围绝经期状态、糖皮质激素、空腹以及昼夜节律。通常，与生成标志物相比，吸收标志物受上述因素的影响更大，并且血清标志物的变化比尿中标志物小。不过，不同标志物间可能出现巨大的变化，因此需要个体化检查并对结果进行准确的分析。

广泛应用的重吸收检测包括血清及尿中的胶原氨基末端交联端肽及羧基端交联端肽，应在清晨空腹检查。生成检测包括血清骨骼特异性碱性磷酸酶及骨钙素（表25-4）。新近的检验方法更便宜且更易于操作，而且比原来的方法更可靠。

骨骼转化标志物对骨质疏松的治疗反应显著快于BMD，因此其测量在治疗检测方面用处很大。在特定药物治疗条件下，例如口服二磷酸盐，会在开始治疗后的几周内发生明显变化[71-73]。

许多疾病及药物能增加女性患骨质疏松症的风险（表25-1）。在进行此类治疗前，应常规进行实验室检查除外肾脏及钙质代谢异常（表25-5）。

在正常水平低限的维生素D只有恢复正常水平后才能保证恢复置换[43,74]。严重的维生素D缺乏及骨质软化很罕见，但是碱性磷酸酶水平升高或甲状旁腺激素水平升高可能进一步促进维生素D的代谢，特别是在肝功能正常时。维生素D缺乏时甲状旁腺激素可能轻度升高，在维生素D缺乏纠正后可能会恢复正常[54]。

**表25-4
常用的骨转化标志物**

骨形成及骨吸收标志物	形成	吸收	测量
骨骼特异性碱性磷酸酶（BSAP）	是	—	血清
骨钙素	是	—	血清
Ⅰ型胶原的氨基末端前肽（PINP）	是	—	血清
Ⅰ型胶原的羧基末端前肽（PICP）	是	—	血清
Ⅰ型胶原氨基末端交联的端肽（NTX1）	—	是	血清或尿
Ⅰ型胶原羧基末端交联的端肽（CTX1）	—	是	血清或尿
Ⅰ型胶原与吡啶诺林交联的羧基末端终肽（ICTP）	—	是	血清
酒石酸抵抗的酸性磷酸酶（TRAP-5β）	—	是	血清
胶原羧基末端交联脱氧吡啶诺林（DPD）	—	是	尿

**表25-5
低骨量的潜在病因或继发骨质丢失病因的推荐的基本检查方法**

全面的化学检测（包括钙、磷、肌酐及碳酸氢盐水平及肝功能监测）

血常规检查

收集24小时尿液监测钙分泌

完整的甲状旁腺激素

25-羟基维生素D水平

促甲状腺激素

其他诊断方式

骨骼活检

通常无需进行骨骼活检，但在一些特殊情况下，例如肾性骨营养不良，不能明确诊断时则需要。多数新近的 DXA 技术都包括胸廓及腰椎的"服务点"图像。一些检测，例如侧位椎骨检测（图 25-1 及图 25-2），可以用于检测脊柱骨折。与传统方法相比，此方法快速、简便而且费用更低、辐射剂量更少[75]，因此特别适于做决策，因为脊柱骨折通常是无症状的，而骨折的发生则是未来发生骨折的最好的独立预测因素。

发生脊柱骨折后，在未来的 12 个月内发生骨折的风险增高 5 倍[64]。在发生脆性骨折后，T-评分无需达到世界卫生组织的 BMD 标准，即可诊断骨质疏松症，并应进行骨质疏松症的治疗。在某些情况下，可能需要拍摄 X 光片并与以往的结果比较。

尽管诊断容易了，但大多数已发表的研究表明发

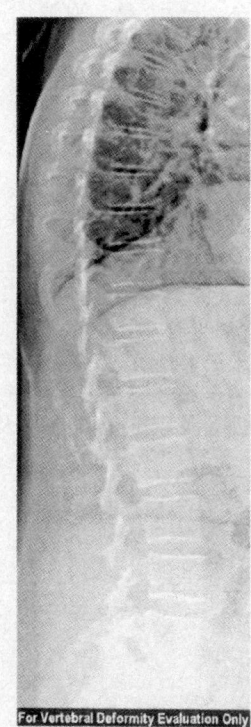

图 25-1 举例，正常的侧位脊柱评估。

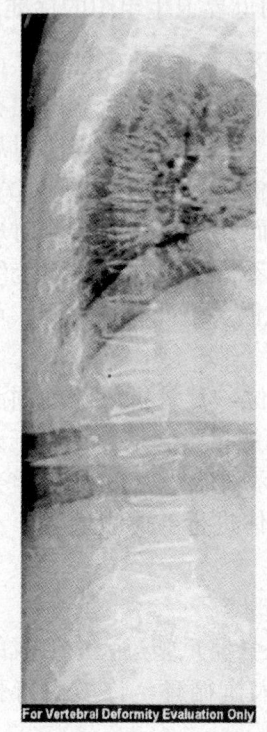

图 25-2 侧位脊柱评估，显示为 T11 压缩骨折。

生骨折或骨折危险性高的患者通常从未评估或治疗此病。最近一项研究表明，只有极少数的髋部骨折的女性以往做过 BMD 检测或对此病治疗过[12]。在另一项研究中，总共有超过 62 000 名 50 岁以上的英国女性参与，其中 3.2% 服用糖皮质激素，在这些应用类固醇治疗的女性中，接受预防骨折治疗的不足半数，在年龄最大组接受预防骨折治疗的不足三分之一，而其是骨骼发病数量最多的组[76]。

骨质疏松症的预防

医生在对绝经后有骨质疏松症风险的女性进行治疗时，应尽可能强调预防性治疗。保存骨量可能有助于预防骨质疏松症的发生。由于在绝经后会立即发生快速的骨质丢失，因此进行包括评价危险因素在内的基础评估。

筛查

应考虑进行 BMD 筛查及骨转化标志物检查。一些疾病可能导致女性发生更快、更严重的骨质丢失，例如维生素 D 缺乏、甲状旁腺功能亢进及高尿钙，应针对这些疾病进行治疗，并进行 BMD 检测。例如，对于原发性甲状旁腺功能亢进，甲状旁腺切除术可能有助于储存骨质及钙质代谢。特发性高尿钙的女性应用噻嗪类利尿剂，例如氢氯噻嗪，可能通过抑制肾脏对钙的分泌而增加 BMD。

降低骨折风险并治疗骨质疏松症

一旦女性诊断为骨质疏松症，并对其疾病情况进行评价后，就应关注如何进行合适的治疗。对骨质疏松症的治疗包括综合评价女性可避免及不可避免的危险因素及相关情况，以作出最适当的治疗方式，并进行适当的药物干预。

避免骨折的非药物方法

一些基本措施，包括对女性宣传摔伤风险、穿安全的鞋、补充钙及维生素 D、戒烟及适当的规律的负重训练，都是很重要的。上述简单的治疗方法（可由护士及其他卫生保健人员制定）结合密切的观察及确认可能是大多数患者所需要的全部措施。

注意预防摔伤是非常重要的[8]。许多研究表明，在年轻人、中年人及年龄更大的人群中，规律的负重锻炼能够增加或保持 BMD[9,77,78]，而且能够增加集中张力，有助于预防摔伤。对易发生摔伤的患者应用髋关节保护器，能够预防髋关节骨折[10]。吸烟者的髋关节 BMD 比不吸烟者低[79]，戒烟可能对骨转化标志物有益处[80]。适度的饮酒可能对 BMD 有益处，但过量饮酒可能导致骨量减低，增加骨折风险。

钙及维生素 D

钙及维生素 D 能够稳定 BMD，至少是暂时性的，并对骨转化的生化标志物有益处[84,85]，而且能够降低骨折风险[83,86]。Chapuy 及其同事进行的一项包括超过 3000 名骨质疏松症女性的随机、安慰剂对照实验表明，钙与维生素 D 的联合应用能够降低脊椎、非脊椎及髋关节骨折的风险[86]。另一项观测结果可部分解释这一现象，即合用维生素 D 比单纯应用钙能够更好地降低老年女性的跌倒风险[87]。慢性维生素 D 缺乏似乎是通过继发甲状旁腺功能亢进来维持骨量的稳定[83]。

当维生素 D 水平低于正常范围时，应每周口服维生素 D 50 000 单位，并在添加治疗后的几周复查维生素 D 水平。如果未能达到正常范围的中等水平，则可能需要增加剂量或延长疗程。考虑到 50 岁女性终生骨折风险明显增大，应根据其危险因素、对 DXA 检查中低骨量或骨转化标志物的升高给予更积极的治疗。

药物治疗

治疗方法，包括系统的雌激素治疗、选择性雌激素受体调节剂（SERM）及二磷酸盐，均能够保持 BMD，降低骨骼转化标志物，并降低绝经后女性的骨折风险。美国妇产科学会建议对有脆性骨折史的绝经后女性及绝经后中央 DXA 的 T-评分小于 2 或 T-评分小于 1.5 合并其他骨折风险的绝经后女性均进行骨质疏松治疗，并建议应用 FDA 批准的被证明安全、有效的疗法[88]。

药物治疗的危险因素

在选择药物治疗方法时，临床医生应评价其他可能影响治疗方法选择的危险因素。对于有血栓栓塞性表现既往史或家族史的女性，应谨慎并尽量避免应用雌激素或雌激素类似物进行治疗[89,90]。应结合病史及 Gail 模型评价乳腺癌风险，临床医生可能会依此选用 SERM，例如雷洛昔芬（如果无绝经后症状）。同样，对于既往有静脉血栓栓塞性疾病病史、或有明显高危因素的患者，应避免使用雷洛昔芬[91]。

对于肌酐清除率低于 35mL/min 的患者不应使用二磷酸盐；对于有胃肠道溃疡、胃食管反流或食管狭窄病史或有疑似症状的患者，亦不应使用二磷酸盐[92]；对于有甲状旁腺功能亢进、高钙血症、患恶性肿瘤或有放射治疗史（例如乳腺癌放射治疗）以及有 Paget 骨病的患者,并避免应用特立帕肽[91]。

雌激素治疗

雌激素是绝经后女性骨质疏松症的主要治疗方法,特别是作为预防性治疗。大多数研究表明雌激素缺乏加速骨质丢失,对于老年女性,雌激素水平最低的患者骨折风险最高[93,94]。激素治疗(HT)可增加 BMD[95]、减慢骨质丢失[94-96]、减少骨骼转化[94,97],并预防脊椎骨、非脊椎骨及髋关节骨折[94,96,98-100]。中断雌激素治疗会导致进一步的骨质丢失[51,95-105]。

媒体对妇女健康促进计划(WHI)研究结果的关注增加了人们对大规模的新近绝经后女性(这些人没有被危险分层到普通的预防性治疗)的 HT 治疗的收益风险比的关注。虽然接受雌/孕激素联合治疗的老年女性中风、深静脉血栓栓塞、胆囊疾病及乳腺癌的患病率增加了,但 WHI 表明 HT 降低了 50% 髋关节骨折及结肠癌的危险[90]。WHI 中仅用雌激素治疗表明,其增加非致死性中风的风险相似,但并未增加乳腺癌及心血管疾病的风险,且降低了所有部位的骨折风险[89]。虽然最近 WHI 数据表明,不应对所有绝经后女性进行雌激素治疗以预防骨质疏松症,但还不清楚低剂量或更改剂量对骨骼是否更安全。

对于患运动员三联征及进食障碍的绝经前女性,激素避孕治疗可能是有益处的[26,102]。治疗,包括营养支持、咨询、补充钙及维生素 D、激素避孕,是有益处的[13,26,102-104]。对于患进食障碍的女性,单用雌激素对 BMD 是否有益还不清楚,一些研究表明益处很小或没有益处[26,104]。更详细的绝经前及绝经后女性应用雌激素治疗的风险及收益的评估,已超出了本章的范围。

但是,2004 年国际绝经协会声明指出,HT 仍为预防绝经后骨质丢失、骨折及结缔组织丢失的主要方法,对于有症状的女性,能够改善其生活质量。

选择性雌激素受体调节剂(systemic estrogen receptor modulator,SERM)

SERM 是药用化合物,在某些组织有雌激素样作用。这一领域是制药工业的研究重点,他们试图提供一种"设计师"疗法,针对有不同疾病危险因素的个体。雷洛昔芬已经在 1997 年通过了美国 FDA 认证,每日口服 60mg 用于预防及治疗骨质疏松症[100]。MORE 实验是一项大样本、多中心的随机、安慰剂对照实验,结果表明用雷洛昔芬治疗能够保持 BMD[105],抑制骨转化[85,100],并能够降低脊柱骨折的风险。令人担忧的是,该研究未能显示其能够显著降低非脊柱骨折。

虽然许多绝经后女性均能很好地耐受此药物,而且能够降低骨质疏松症女性患雌激素受体依赖性乳腺癌的风险,但可能增加潮热及腿抽筋的发生率,而且与应用雌激素治疗有相似的静脉血栓栓塞的风险[100]。

二磷酸盐

二磷酸盐用于治疗骨质疏松症已十余年。其源自于焦磷酸盐,焦磷酸盐用于去除工业管道中含钙的水垢及牙垢。在美国此类抗重吸收药物是应用最广泛的治疗骨质疏松症的药物[106]。最近的大规模随机实验清楚地表明阿伦膦酸盐(福善美)及利塞膦酸盐(Actonel)能够保持或提高 BMD,抑制骨转化标志物[107,108],并能够明显降低脊柱、非脊柱及髋关节骨折的风险[81,82,84,109-112]。一项大规模、设计良好的实验表明,阿伦膦酸盐及利塞膦酸盐能够保持 BMD 并能显著降低糖皮质激素导致的骨折风险,利塞膦酸盐已经通过 FDA 批准用于预防糖皮质激素导致的骨质疏松症[112,113]。

阿伦膦酸盐具有显著的治疗后抑制骨转化作用[114]。可以设想如果其显著的预防骨折作用能够持续存在,就能够在停药期也起到相同的作用从而为病人节省大量费用。绝经后几年服用上述药物可能可以在将来很长一段时间内预防骨折。另一方面,如果应用二磷酸盐的同化类激素药物有显著的益处,如果长期抑制骨转化可能减弱其治疗的潜在益处,或者如果长期治疗暴露出严重的副作用,持续用药的作用可能就有问题。目前为止 10 年的治疗是安全的,但对于上述问题及其他问题肯定的回答还需要更多的研究。

阿伦膦酸盐对上消化道的潜在副作用可能比利塞膦酸盐更大[115](无法耐受其他二磷酸盐的患者可能能够耐受利塞膦酸盐)[116]。这两种药物的剂量及用药方法有多种:阿伦膦酸盐片可每天服用 5mg 或 10mg,或每周应用 35mg 或 70mg,并有口服液。利塞膦酸盐片剂有每日 5mg 及每周 35mg 两种服用方式。二磷酸盐应在摄入食物、水以外的液体及可能降低其口服吸收率的药物之前 30～40 分钟空腹服用。应建议患者服药时喝 6～8 盎司白开水，并在服药后保持直立体位至少 60 分钟，以降低药物性食道炎的发生[92,117]。

在美国还有其他多种二磷酸盐。依替膦酸是最先用于商业用途的二磷酸盐，已经证实其能够保持 BMD 并降低骨折风险[118]，但尚未通过美国 FDA 批准用于治疗骨质疏松症[119]。常用剂量为每天服用两片 200mg 的片剂，服用 14 天，每 3 个月重复用。由于其治疗系数有限、服用方案复杂，新近的第二代、第三代二磷酸盐更有效，其应用已远远超越了依替膦酸。2003 年，伊班膦酸盐通过了 FDA 批准用于治疗骨质疏松症，每日口服用量为 2.5mg。其有助于形成良好的 BMD 及生化标志物改变，并降低非脊柱骨折的风险[120]。静脉唑来膦酸有多种剂量及用药方案，对于绝经期女性，能够显著地降低骨转化标志物，并在增加 BMD 方面与其他二磷酸盐相比有相似的作用[121]。虽然目前唑来膦酸仅被允许用于治疗骨转移癌，一些前期工作表明对于不能耐受其他口服二磷酸盐的患者，其可能为另外一种选择[122]；不过有报道长期应用可能导致上颌骨坏死，令人担忧。对于骨质疏松症患者，与其他二磷酸盐相比，静脉注射帕米膦酸二钠在降低骨转化标志物及保持或提高 BMD 方面有相似的效果[123,124]。

降钙素

FDA 已经批准应用降钙素治疗女性绝经后骨质疏松症。早期，降钙素是从鲑鱼中提取的，经由皮下注射，常常导致局部过敏反应，有时会生成其蛋白的抗体，从而限制了其应用。1995 年，一种重组降钙素获得批准，通过鼻腔喷雾用药。一项大样本随机试验 PROOF 的研究结果令人失望。该试验的丢失率很多，且仅 200IU 剂量组对减少脊柱骨折方面有统计学意义。非脊柱骨折无明显降低[125]。

甲状旁腺激素

甲状旁腺激素制剂这一化合物的出现令人兴奋，它是目前治疗骨质疏松症的主要同化激素类药物。仅有 1-34 截断倒位的特立帕肽（Forteo）获得了 FDA 的批准。2002 年，其被批准用于治疗绝经后骨质疏松症（及男性原发或性腺功能减退性骨质疏松症）[91]。大量临床实验表明，患者每日皮下注射 20g 或 40g 特立帕肽，平均治疗 18 个月，其 BMD 及骨转化生化标志物的水平显著提高，而且脊柱及非脊柱骨折的发病率明显降低[126]。

甲状旁腺素还能够预防由 GnRH-a 导致的骨质丢失[101]。其副作用包括注射部位的反应及轻度一过性高钙血症。患者需要注意的是长期大剂量应用特立帕肽治疗会显著增加患骨肉瘤的风险，不过目前关于这一风险对人类的作用还不清楚[91]。慢性甲状旁腺功能亢进症发生骨肉瘤的报道极为罕见，目前文献报道的仅有 4 例[127]。

应用特立帕肽治疗 1 个月的费用相当于应用雌激素治疗 2 年的费用。因此在得出更长期的数据前，特立帕肽仅应用于确诊的疾病或不能耐受其他治疗的患者。

联合治疗

联合治疗骨质疏松症是一个明智的选择。虽然在一些实验中，联合治疗能够更显著地改变 BMD 及骨转化标志物，但目前尚没有大量的临床实验结果表明与单一治疗相比，联合治疗能够显著降低骨折风险[54,128]。

理想的治疗方案可以减少骨质丢失并增加骨质形成，可能可以通过联合应用睾酮及雌激素实现[129]。女性在应用雌激素治疗的基础上加用雄激素，较单用雌激素可能得到更高的骨骼反应[129,130]。对于性腺功能降低造成的骨质丢失，如何联合治疗才能得到最大的益处目前还不清楚，需要进行更大规模的长期研究。

雌激素与阿伦膦酸盐联合及雌激素与利塞膦酸盐联合应用，较单用其中一种能进一步降低骨转化标志物，并提高 BMD[107]。令人感兴趣的问题是，上述药物方法如何联合应用及用药顺序以及评估的必要性，尽管通常联合治疗花费过大。一些研究表明先前应用阿伦膦酸盐进行治疗的患者，甲状旁腺激素的合成代谢可能会受到阻滞或延缓[93,101]。这一现象的临床意义目前还不清楚。不过，基于这一初步证据，在首先应用特立帕肽后口服二磷酸盐宜谨慎。

未发表的及已经发表的小规模实验数据表明，雌激素及雷洛昔芬或许能够与特立帕肽联合应用，而对合成代谢无负面影响。进一步研究可能会提供更确切的答案，以明确应该应用哪种联合治疗及如何应用、是否应用。总之，由于花费过大及缺乏骨折数据，联合治疗受到阻碍。文献中有充分能力对不同复合物降低骨折的作用进行详细比较的实验非常少，但大规模的实验表明，雌激素和一些二磷酸盐能够降低脊柱骨折、非脊柱骨折及髋关节骨折的风险，这些药物可用于已经确诊的疾病。目前还不清楚其他治疗能否降低未来发生非脊柱及髋关节骨折的风险。对于发生骨折风险较低或目前风险低，但其风险随时间推移而增加的患者，其详细的治疗方案还需要进一步研究及明确。

目前正在评估一些治疗骨质疏松症的新方法。虽然动物实验表明大剂量的他汀类药物对骨质合成有显著作用，但人类应用口服剂量未发现能提高 BMD 或降低骨折风险[132]。最近一项随机、安慰剂对照实验发现，应用辛伐他汀的绝经期女性，辛伐他汀对 BMD 或骨转化标志物无显著影响[133]。最近一项大规模研究表明，每日口服锶能够提高 BMD，降低骨质吸收，并增加骨质生成，使其成为第一个具有"双重功能"复合物，并降低一半绝经期女性发生脊柱骨折的风险[134]。最近对低骨量受试者进行的实验表明，注射重组 OPG 对其有显著改善（其结果在美国骨矿研究学会-ASBMR 上报告，Minneapolis，2003年）。虽然曾认为氟化物能够促进合成并显著提高 BMD[135]，但更多最近的研究表明，氟化物及钙剂与对照组相比，除显著改变骨量外，对骨折无益处，而且可能增加骨折风险[136]。

糖皮质激素导致骨质疏松症的治疗

由于服用糖皮质激素发生骨折的风险很高，在此进行特别讲述。对于服用糖皮质激素导致骨质疏松症患者的治疗，美国风湿病学会建议采取常规的骨质疏松症措施，例如改变生活方式、补充钙和维生素 D。另外，如果患者需要应用泼尼松治疗，且估计每日用量超过 5mg，用药时间超过 3 个月，建议其同时给予二磷酸盐治疗。

对于已经进行了长时间治疗的患者，美国风湿病学会建议采取相似措施，如果患者的 T-评分低（低于1.0），建议应用二磷酸盐治疗。对于绝经前女性，鉴于妊娠和胎儿的安全，应谨慎应用二磷酸盐。由于许多接受长期糖皮质激素治疗的患者可能导致性腺功能降低，建议对其进行评估，如有缺乏应进行替代治疗。对于不能耐受二磷酸盐治疗的患者应予以钙剂[63]。

患者监测

尽管大量的实验表明上述治疗有效，但研究表明超过 50% 的患者在最初接受骨质疏松症治疗时并未按医嘱用药；而用药的患者中有许多在第一年内即停药[137]。规律的随访及骨转化生化标志物的监测可能对坚持用药有所帮助[138]。抗重塑治疗早期即可出现骨转化标志物的改变[108]，但 SERM 会较慢[85]，这可能解释了治疗对骨折风险的降低作用较 BMD 的改变更显著[85,108,139]。不过，由于测定方式差别很大，目前还无法提出监测患者的统一方法。

每 2 年应规律性地进行 BMD 检测、随访，以确认有无进一步的骨质丢失。当应用 BMD 检测进行治疗监测时，明确最小可见改变这一概念是很重要的。这是一种测量方法，每台 DXA 机器都有其阈值，改变超过这一值才能被临床发现。虽然最好的中心其值近 3%，但非常值得注意的是，不同骨骼部位、不同机器及不同操作者之间存在非常大的变异，只有对不同中心不同的 BMD 机器进行校准，才能进行准确的评价[140]。当进行连续骨密度扫描时，明确最小可见改变是非常重要的。对于未接受治疗的绝经后女性，其每年骨质丢失率为 0.6%~1.7%，而且可能高达 4%[86]。

由于不同药物对不同部位的骨骼可能有不同的作用，因此在进行一种治疗前，明确可检测到治疗改变所需的时间是非常重要的。例如，应用某种药物 1 年，可增高 BMD 的水平在脊柱为 5%，在髋关节为 2%，这些部位的最小可见改变分别为 2% 及 3%，因此，在治疗后 1 年，髋关节的 BMD 检测可能无法发现显著改变。通常，腰椎的 BMD 改变更显著且每年改变率可能有所不同，改变率主要依赖于治疗方法及检测部位。其他骨质丢失的危险因素及个体变化可能也对 BMD 的改变率有影响。

在用甲状旁腺激素治疗后用雌激素治疗（髋关节

2%～5%，脊柱 5%～10%)，或者二磷酸盐(髋关节 1%～4%，腰椎 2%～5%)，治疗后再用雷洛昔芬(髋关节 0～1%，脊柱 0.5%～2%)能使每年的 BMD 增长达到最大[51,81,82,84,95,101,105,107,109,112,126]。骨量维持稳定或有所增长即可认为治疗是成功的。不是所有骨折风险的降低都能用 BMD 的增长解释。如果在治疗时有明显的骨质丢失，应注意其是否坚持治疗，而且应考虑是否有导致骨量降低的其他原因[69]。

研究中的治疗方法

植物雌激素

植物雌激素是天然化合物，并有雌激素样作用。一些黄豆蛋白的衍生物，可能比目前的雌激素制剂或 SERM 活性更强，目前正在进行紧锣密鼓的研究。两项最近发表的随机试验采用异黄酮对绝经后女性进行治疗，对 1 年后 BMD 的改变得出了不一致的结论[141,142]。某些治疗可能需要更长时间才能出现显著的 BMD 改变。

脱氢表雄酮

脱氢表雄酮(DHEA)目前在美国为非处方药，其在治疗系统性红斑狼疮的患者时，可能能够保持患者的 BMD[143]。在其他治疗的基础上加用 DHEA 目前尚在研究中[144]。

生长激素

一些研究表明，生长激素制剂也有作用[145]。最近，一些小规模实验用 SERM 替勃龙作为雌激素替代物，得出了良好的结果[146,147]。不过在大规模严格的科学实验证实该化合物能安全有效地降低脊柱及非脊柱骨折风险之前，不应建议患者应用其治疗或预防骨质疏松症。

要点

- 骨质疏松症很常见，发病率逐渐增长，很大一部分女性发生脆性骨折。
- 患骨质疏松症的女性常常并未对疾病进行诊断及治疗。
- 通过脆性骨折的病史和/或适当的 BMD 检查可作出诊断。
- 有许多有效的治疗方式，雌激素是唯一能够降低非骨质疏松症患者所有类型骨折风险的一种药物。
- 对其疾病进行评估及治疗的患者，应对其潜在风险或其他可能导致骨量降低的潜在危险因素进行详细的评估，并对治疗效果进行监测，其监测应包括骨转化标志物。
- 中断治疗限制了治疗措施的有效性，应对女性进行定期随访。
- 对于治疗疾病有异常困难的女性，应警惕其有无骨质代谢性疾病。

(卢 珊译 李 蓉校)

参考文献

1. NIH Consensus Development Conference: Osteoporosis prevention, diagnosis, and therapy. JAMA 285:785–795, 2001.
2. U.S. Department of Health and Human Services: Bone Health and Osteoporosis: A Report of the Surgeon General. Issued 14 October 2004. Available at: http://www.hhs.gov/surgeongeneral/library/bonehealth/. Accessed 4 January 2005.
3. Looker AC, Orwoll ES, Johnston CC Jr, et al: Prevalence of low femoral bone density in older U.S. adults from NHANES III. J Bone Miner Res 12:1761–1768, 1997.
4. Siris ES, Chen YT, Abbott TA, et al: Bone mineral density thresholds for pharmacological intervention to prevent fractures. Arch Intern Med 164:1108–1112, 2004.
5. World Health Organization: Aging and Osteoporosis. Issued 7 April 1999. Available at: http://www.who.int/archives/whday/en/documents1999/osteo.html. Accessed 21 September 2004.
6. Siris ES, Miller PD, Barrett-Connor E, et al: Identification and fracture outcomes of undiagnosed low bone mineral density in postmenopausal women: Results from the National Osteoporosis Risk Assessment. JAMA 286:2815–2822, 2001.
7. Miller PD, Barlas S, Brenneman SK, et al: An approach to identifying

osteopenic women at increased short-term risk of fracture. Arch Intern Med 164:1113–1120, 2004.
8. Tinetti ME, Baker DI, McAvay G, et al: A multifactorial intervention to reduce the risk of falling among elderly people living in the community. NEJM 331:821–827, 1994.
9. Katz WA, Sherman C: Osteoporosis: The role of exercise in optimal management. Phys Sportsmed 26:33–43, 1998.
10. Kannus P, Parkkari J, Niemi S, et al: Prevention of hip fracture in elderly people with use of a hip protector. NEJM 343:1506–1513, 2000.
11. Gallagher TC, Geling O, Comite F: Missed opportunities for prevention of osteoporotic fracture. Arch Intern Med 162:450–456, 2002.
12. Harrington JT, Broy SB, Derosa AM, et al: Hip fracture patients are not treated for osteoporosis: A call to action. Arthritis Rheum 47:651–654, 2002.
13. Heaney RP, Abrams S, Dawson-Hughes B, et al: Peak bone mass. Osteoporos Int 11:985–1009, 2000.
14. Barthe N, Basse-Cathalinat B, Meunier PJ, et al: Measurement of bone mineral density in mother-daughter pairs for evaluating the family influence on bone mass acquisition: A GRIO survey. Osteoporos Int 8:379–384, 1998.
15. Seeman E, Tsalamandris C, Formica C, et al: Reduced femoral neck bone density in the daughters of women with hip fractures: The role of low peak bone density in the pathogenesis of osteoporosis. J Bone Miner Res 9:739–743, 1994.
16. Livshits G, Deng HW, Nguyen TV, et al: Genetics of bone mineral density: Evidence for a major pleiotropic effect from an intercontinental study. J Bone Miner Res 19:914–923, 2004.
17. Wu XP, Liao EY, Huang G, et al: A comparison study of the reference curves of bone mineral density at different skeletal sites in native Chinese, Japanese, and American Caucasian women. Calcif Tissue Int 73:122–132, 2003.
18. Finkelstein JS, Lee ML, Sowers M, et al: Ethnic variation in bone density in premenopausal and early perimenopausal women: Effects of anthropometric and lifestyle factors. J Clin Endocrinol Metab 87:3057–3067, 2002.
19. Meyer HE, Berntsen GK, Sogaard AJ, et al: Higher bone mineral density in rural compared with urban dwellers: The NOREPOS study. Am J Epidemiol 160:1039–1046, 2004.
20. Boyle WJ, Simonet WS, Lacey DL: Osteoclast differentiation and activation. Nature 423:337–342, 2003.
21. Whitson H, DeMarco D, Reilly D, et al: Uncoupling of bone turnover following hip replacement. Calcif Tissue Int 71:14–19, 2002.
22. Garnero P, Jouvenne P, Buchs N, et al: Uncoupling of bone metabolism in rheumatoid arthritis patients with or without joint destruction: Assessment with serum type I collagen breakdown products. Bone 24:381–385, 1999.
23. Martin TJ, Rodnan GA: Osteoporosis. In Markus B (ed). Coupling of Bone Resorption and Formation during Bone Remodeling, 2nd ed. San Diego, Academic Press, 2001, pp 361–372.
24. Riggs BL, Khosla S, Melton LJ 3rd: Sex steroids and the construction and conservation of the adult skeleton. Endocr Rev 23:279–302, 2002.
25. Halleen JM: Tartrate-resistant acid phosphatase 5B is a specific and sensitive marker of bone resorption. Anticancer Res 23:1027–1029, 2003.
26. Gordon CM: Normal bone accretion and effects of nutritional disorders in childhood. J Womens Health (Larchmt) 12:137–143, 2003.
27. Lauridsen AL, Vestergaard P, Hermann AP, et al: Female premenopausal fracture risk is associated with gc phenotype. J Bone Miner Res 19:875–881, 2004.
28. Gustavsson A, Olsson T, Nordstrom P: Rapid loss of bone mineral density of the femoral neck after cessation of ice hockey training: A 6-year longitudinal study in males. J Bone Miner Res 18:1964–1969, 2003.
29. Williams FM, Cherkas LF, Spector TD, MacGregor AJ: The effect of moderate alcohol consumption on bone mineral density: A study of female twins. Ann Rheum Dis 69:309–310, 2004.
30. Bainbridge KE, Sowers M, Lin X, Harlow SD: Risk factors for low bone mineral density and the 6-year rate of bone loss among premenopausal and perimenopausal women. Osteoporos Int 15:439–446, 2004.
31. Laitinen KD, Valimaki M: Alcohol and bone. Calcif Tissue Int 49(Suppl):S70–S73, 1991.
32. Lewiecki EM, Watts NB, McClung MR, et al: Official positions of the International Society for Clinical Densitometry. J Clin Endocrinol Metab 89:3651–3655, 2004.
33. Kimble RB, Bain S, Pacifici R: The functional block of TNF but not of IL-6 prevents bone loss in ovariectomized mice. J Bone Miner Res 12:935–941, 1997.
34. Ralston SH, Russell RG, Gowen M: Estrogen inhibits release of tumor necrosis factor from peripheral blood mononuclear cells in postmenopausal women. J Bone Miner Res 5:983–988, 1990.
35. Ralston SH: Analysis of gene expression in human bone biopsies by polymerase chain reaction: Evidence for enhanced cytokine expression in postmenopausal osteoporosis. J Bone Miner Res 9:883–890, 1994.
36. Udagawa N, Takahashi N, Yasuda H, et al: Osteoprotegerin produced by osteoblasts is an important regulator in osteoclast development and function. Endocrinology 141:3478–3484, 2000.
37. Ammann P, Rizzoli R, Bonjour JP, et al: Transgenic mice expressing soluble tumor necrosis factor-receptor are protected against bone loss caused by estrogen deficiency. J Clin Invest 99:1699–1703, 1997.
38. Roggia C, Gao Y, Cenci S, et al: Up-regulation of TNF-producing T cells in the bone marrow: A key mechanism by which estrogen deficiency induces bone loss in vivo. Proc Natl Acad Sci USA 98:13960–13965, 2001.
39. Simonet WS, Lacey DL, Dunstan CR, et al: Osteoprotegerin: A novel secreted protein involved in the regulation of bone density. Cell 89:309–319, 1997.
40. Bucay N, Sarosi I, Dunstan CR, et al: Osteoprotegerin-deficient mice develop early onset osteoporosis and arterial calcification. Genes Dev 12:1260–1268, 1998.
41. Schett G, Redlich K, Hayer S, et al: Osteoprotegerin protects against generalized bone loss in tumor necrosis factor-transgenic mice. Arthritis Rheum 48:2042–2051, 2003.
42. Wiren KM: Androgen action in bone: Basic cellular and molecular aspects. In Orwoll ES, Bliziotes M (ed): Osteoporosis: Pathophysiology and Clinical Management. Totowa, N.J., Humana Press, 2002, pp 349–374.
43. Goulding A, Gold E. Flutamide-mediated androgen blockade evokes osteopenia in the female rat. J Bone Miner Res 8:763–769, 1993.
44. Smith MR, McGovern FJ, Zietman AL, et al: Pamidronate to prevent bone loss during androgen-deprivation therapy for prostate cancer. NEJM 345:948–955, 2001.
45. Carlin AJ, Farquharson RG, Quenby SM, et al: Prospective observational study of bone mineral density during pregnancy: Low molecular weight heparin versus control. Hum Reprod 19:1211–1214, 2004.
46. Pearson D, Kaur M, San P, et al: Recovery of pregnancy mediated bone loss during lactation. Bone 34:570–578, 2004.
47. Dempster DW: Bone microarchitecture and strength. Osteoporos Int 14(Suppl 5):54–56, 2003.
48. Rogers A, Hannon RA, Eastell R: Biochemical markers as predictors of rates of bone loss after menopause. J Bone Miner Res 15:1398–1404, 2000.
49. Garnero P, Sornay-Rendu E, Duboeuf F, Delmas PD: Markers of bone turnover predict postmenopausal forearm bone loss over 4 years: The OFELY study. J Bone Miner Res 14:1614–1621, 1999.
50. Garnero P, Sornay-Rendu E, Claustrat B, Delmas PD: Biochemical markers of bone turnover, endogenous hormones and the risk of fractures in postmenopausal women: The OFELY study. J Bone Miner Res 15:1526–1536, 2000.
51. Sornay-Rendu E, Garnero P, Munoz F, et al: Effect of withdrawal of hormone replacement therapy on bone mass and bone turnover: The OFELY study. Bone 33:159–166, 2003.
52. Holick MF: Sunlight and vitamin D for bone health and prevention of autoimmune diseases, cancers, and cardiovascular disease. Am J Clin Nutr 80:1678S–1688S, 2004.

53. Ensrud KE, Duong T, Cauley JA, et al: Low fractional calcium absorption increases the risk for hip fracture in women with low calcium intake. Study of Osteoporotic Fractures Research Group. Ann Intern Med 132:345–353, 2000.
54. Malabanan A, Veronikis IE, Holick MF: Redefining vitamin D insufficiency. Lancet 351:805–806, 1998.
55. LeBoff MS, Kohlmeier L, Hurwitz S, et al: Occult vitamin D deficiency in postmenopausal US women with acute hip fracture. JAMA 281:1505–1511, 1999.
56. Tannenbaum C, Clark J, Schwartzman K, et al: Yield of laboratory testing to identify secondary contributors to osteoporosis in otherwise healthy women. J Clin Endocrinol Metab 87:4431–4437, 2002.
57. Deutschmann HA, Weger M, Weger W, et al: Search for occult secondary osteoporosis: Impact of identified possible risk factors on bone mineral density. J Intern Med 252:389–397, 2002.
58. Licata A: Osteoporosis in men: Suspect secondary disease first. Cleve Clin J Med 70:247–254, 2003.
59. Delaney MF, Leboff MS: Metabolic bone disease. In Ruddy S, Harris E (eds). Kelley's Textbook of Rheumatology, 6th ed., Philadelphia, WB Saunders, 2001, pp 1635–1652.
60. Sikon A, Thacker HL, Carey J, et al: Secondary osteoporosis — are we recognizing it? Menopause 11:676, 2004.
61. Tannirandorn P, Epstein S: Drug-induced bone loss. Osteoporos Int 11:637–659, 2000.
62. Canalis E, Giustina A: Glucocorticoid-induced osteoporosis: Summary of a workshop. J Clin Endocrinol Metab 86:5681–5685, 2001.
63. American College of Rheumatology Ad Hoc Committee on Glucocorticoid-Induced Osteoporosis: Recommendations for the prevention and treatment of glucocorticoid-induced osteoporosis: 2001 update. Arthritis Rheum 44:1496–1503, 2001.
64. Lindsay R, Silverman SL, Cooper C, et al: Risk of new vertebral fracture in the year following a fracture. JAMA 285:320–323, 2001.
65. Cummings SR, Nevitt MC, Browner WS, et al: Risk factors for hip fracture in white women. Study of Osteoporotic Fractures Research Group. NEJM 332:767–773, 1995.
66. Hui SL, Slemenda CW, Johnston CC Jr: Age and bone mass as predictors of fracture in a prospective study. J Clin Invest 81:1804–1809, 1988.
67. World Health Organization: Osteoporosis definition: Assessment of fracture risk and its application to screening for postmenopausal osteoporosis. WHO Technical Report Series 843, 1994. Available at: http://www.radiology.ab.ca/rcalinksOD.htm. Accessed 22 September 2004.
68. Kanis JA, Melton LJ 3rd, Christiansen C, et al: The diagnosis of osteoporosis. J Bone Miner Res 9:1137–1141, 1994.
69. The Writing Group for the International Society for Clinical Densitometry (ISCD) Position Development Conference: Position statement: Introduction, methods, and participants. J Clin Densitom 7:13–16, 2004.
70. Cummings SR, Black DM, Nevitt MC, et al: Bone density at various sites for prediction of hip fractures. The Study of Osteoporotic Fractures Research Group. Lancet 341:72–75, 1993.
71. Garnero P, Delmas P: Utility of biochemical markers of bone turnover in osteoporosis. In Markus B (ed). Osteoporosis. 2nd ed. San Diego, Academic Press, 2001 pp 459–478.
72. Khosla S, Kleerkoper M: American Society of Bone and Mineral Metabolism. In Farris MJ (ed): Primer on the Metabolic Bone Disease and Disorders of Mineral Metabolism. Washington, DC, American Society for Bone and Mineral Research, 2003, pp 166–172.
73. Qvist P, Christgau S, Pedersen BJ, et al: Circadian variation in the serum concentration of C-terminal telopeptide of type I collagen (serum CTx): Effects of gender, age, menopausal status, posture, daylight, serum cortisol, and fasting. Bone 31:57–61, 2002.
74. Malabanan AO, Holick MF: Vitamin D and bone health in postmenopausal women. J Womens Health 12:151–156, 2003.
75. Genant HK, Li J, Wu CY, Shepherd JA: Vertebral fractures in osteoporosis: A new method for clinical assessment. J Clin Densitom 3:281–290, 2000.
76. Chantler IW, Davie MW, Evans SF, Rees JS: Oral corticosteroid prescribing in women over 50, use of fracture prevention therapy, and bone densitometry service. Ann Rheum Dis 62:350–352, 2003.
77. Devine A, Dhaliwal SS, Dick IM, et al: Physical activity and calcium consumption are important determinants of lower limb bone mass in older women. J Bone Miner Res 19:1634–1639, 2004.
78. Augestad LB, Schei B, Forsmo S, Et al: The association between physical activity and forearm bone mineral density in healthy premenopausal women. J Womens Health (Larchmt) 13:301–313, 2004.
79. Gerdhem P, Obrant KJ: Effects of cigarette-smoking on bone mass as assessed by dual-energy X-ray absorptiometry and ultrasound. Osteoporos Int 13:932–936, 2002.
80. Oncken C, Prestwood K, Cooney JL, et al: Effects of smoking cessation or reduction on hormone profiles and bone turnover in postmenopausal women. Nicotine Tob Res 4:451–458, 2002.
81. McClung MR, Geusens P, Miller PD, et al: Effect of risedronate on the risk of hip fracture in elderly women. Hip Intervention Program Study Group. NEJM 344:333–340, 2001.
82. Heaney RP, Zizic TM, Fogelman I, et al: Risedronate reduces the risk of first vertebral fracture in osteoporotic women. Osteoporos Int 13:501–505, 2002.
83. Chapuy MC, Pamphile R, Paris E, et al: Combined calcium and vitamin D_3 supplementation in elderly women: Confirmation of reversal of secondary hyperparathyroidism and hip fracture risk: The Decalyos II study. Osteoporos Int 13:257–264, 2002.
84. Harris ST, Watts NB, Genant HK, et al: Effects of risedronate treatment on vertebral and nonvertebral fractures in women with postmenopausal osteoporosis: A randomized controlled trial. Vertebral Efficacy With Risedronate Therapy (VERT) Study Group. JAMA 282:1344–1352, 1999.
85. Bjarnason NH, Sarkar S, Duong T, et al: Six and twelve month changes in bone turnover are related to reduction in vertebral fracture risk during 3 years of raloxifene treatment in postmenopausal osteoporosis. Osteoporos Int 12:922–930, 2001.
86. Chapuy MC, Arlot ME, Duboeuf F, et al: Vitamin D_3 and calcium to prevent hip fractures in the elderly women. NEJM 327:1637–1642, 1992.
87. Bischoff HA, Stahelin HB, Dick W, et al: Effects of vitamin D and calcium supplementation on falls: A randomized controlled trial. J Bone Miner Res 18:343–351, 2003.
88. American College of Obstetricians and Gynecologists (ACOG): Osteoporosis. ACOG Pract Bull 50:203–216, 2004.
89. Anderson GL, Limacher M, Assaf AR, et al: Effects of conjugated equine estrogen in postmenopausal women with hysterectomy: The Women's Health Initiative randomized controlled trial. JAMA 291:1701–1712, 2004.
90. Rossouw JE, Anderson GL, Prentice RL, et al: Risks and benefits of estrogen plus progestin in healthy postmenopausal women: Principal results from the Women's Health Initiative randomized controlled trial. JAMA 288:321–333, 2002.
91. Eli Lilly Pharmaceuticals Forteo Product Information. 2002. Available at http://www.rxlist.com/cgi/rxlist.cgi?drug=forteo. Accessed 22 September 2004.
92. Procter & Gamble Pharmaceuticals: Actonel Drug Information. 2000. Available at http://www.rxlist.com/cgi/rxlist.cgi?drug=actonel. Accessed 22 September 2004.
93. Black DM, Greenspan SL, Ensrud KE, et al: The effects of parathyroid hormone and alendronate alone or in combination in postmenopausal osteoporosis. NEJM 349:1207–1215, 2003.
94. Thacker HL: The case for hormone replacement: New studies that should inform the debate. Cleve Clin J Med 69:670–678, 2002.
95. Lindsay R: The role of estrogen in the prevention of osteoporosis. Endocrinol Metab Clin North Am 27:399–409, 1998.
96. Marcus R, Holloway L, Wells B, et al: The relationship of biochemical markers of bone turnover to bone density changes in postmenopausal women: Results from the Postmenopausal Estrogen/Progestin Interventions (PEPI) trial. J Bone Miner Res 14:1583–1595, 1999.
97. Kothari S, Thacker HL: Risk assessment of the menopausal patient. Med Clin North Am 83:1489–1502, 1999.

98. Lufkin EG, Wahner HW, O'Fallon WM, et al: Treatment of postmenopausal osteoporosis with transdermal estrogen. Ann Intern Med 117:1–9, 1992.
99. Nelson HD, Rizzo J, Harris E, et al: Osteoporosis and fractures in postmenopausal women using estrogen. Arch Intern Med 162:2278–2284, 2002.
100. Delmas PD, Ensrud KE, Adachi JD, et al: Efficacy of raloxifene on vertebral fracture risk reduction in postmenopausal women with osteoporosis: Four-year results from a randomized clinical trial. J Clin Endocrinol Metab 87:3609–3617, 2002.
101. Finkelstein JS, Hayes A, Hunzelman JL, et al: The effects of parathyroid hormone, alendronate, or both in men with osteoporosis. NEJM 349:1216–1226, 2003.
102. Smith A: The female athlete triad: Causes, diagnosis and treatment. Phys Sportsmed 24:67–86, 1996.
103. Erickson SM: Osteoporosis in active women: Prevention, diagnosis and treatment. Phys Sportsmed 25:61–74, 1997.
104. Miller KK. Mechanisms by which nutritional disorders cause reduced bone mass in adults. J Womens Health (Larchmt) 12:145–150, 2003.
105. Greendale GA, Espeland M, Slone S, et al: Bone mass response to discontinuation of long-term hormone replacement therapy: Results from the Postmenopausal Estrogen/Progestin Interventions (PEPI) Safety Follow-up Study. Arch Intern Med 162:665–672, 2002.
106. Fleisch H: Bisphosphonates in Bone Disease: From the Laboratory to the Patient, 4th ed. San Diego, Academic Press, 2000.
107. Greenspan SL, Emkey RD, Bone HG, et al: Significant differential effects of alendronate, estrogen, or combination therapy on the rate of bone loss after discontinuation of treatment of postmenopausal osteoporosis. A randomized, double-blind, placebo-controlled trial. Ann Intern Med 137:875–883, 2002.
108. Eastell R, Barton I, Hannon RA, et al: Relationship of early changes in bone resorption to the reduction in fracture risk with risedronate. J Bone Miner Res 18:1051–1056, 2003.
109. Reginster J, Minne HW, Sorensen OH, et al: Randomized trial of the effects of risedronate on vertebral fractures in women with established postmenopausal osteoporosis. Vertebral Efficacy with Risedronate Therapy (VERT) Study Group. Osteoporos Int 11:83–91, 2000.
110. Black DM, Cummings SR, Karpf DB, et al: Randomised trial of effect of alendronate on risk of fracture in women with existing vertebral fractures. Fracture Intervention Trial Research Group. Lancet 348:1535–1541, 1996.
111. Cummings SR, Black DM, Thompson DE, et al: Effect of alendronate on risk of fracture in women with low bone density but without vertebral fractures: Results from the Fracture Intervention Trial. JAMA 280:2077–2082, 1998.
112. Wallach S, Cohen S, Reid DM, et al: Effects of risedronate treatment on bone density and vertebral fracture in patients on corticosteroid therapy. Calcif Tissue Int 67:277–285, 2000.
113. Saag KG, Emkey R, Schnitzer TJ, et al: Alendronate for the prevention and treatment of glucocorticoid-induced osteoporosis. Glucocorticoid-Induced Osteoporosis Intervention Study Group. NEJM 339:292–299, 1998.
114. Bone HG, Hosking D, Devogelaer JP, et al: Ten years' experience with alendronate for osteoporosis in postmenopausal women. NEJM 350:1189–1199, 2004.
115. Lanza FL, Hunt RH, Thomson AB, et al: Endoscopic comparison of esophageal and gastroduodenal effects of risedronate and alendronate in postmenopausal women. Gastroenterology 119:631–638, 2000.
116. Delaney MF, Hurwitz S, Shaw J, LeBoff MS: Bone density changes with once weekly risedronate in postmenopausal women. J Clin Densitom 6:45–50, 2003.
117. Merck & Co: Fosamax Product Information. Available at: http://www.drugs.com/fosamax.html. Accessed 22 September 2004.
118. Miller PD, Watts NB, Licata AA, et al: Cyclical etidronate in the treatment of postmenopausal osteoporosis: Efficacy and safety after seven years of treatment. Am J Med 103:468–476, 1997.
119. Procter & Gamble Pharmaceuticals: Didronel: Drug Information. 2004. Available at: http://www.rxlist.com/cgi/pharmclips2.cgi?keyword=%20%20Didronel%20%AE%20. Accessed 21 September 2004.
120. Stakkestad JA, Benevolenskaya LI, Stepan JJ, et al: Intravenous ibandronate injections given every three months: A new treatment option to prevent bone loss in postmenopausal women. Ann Rheum Dis 62:969–975, 2003.
121. Reid IR, Brown JP, Burckhardt P, et al: Intravenous zoledronic acid in postmenopausal women with low bone mineral density. NEJM 346:653–661, 2002.
122. Mikulec KH, Delaney MF, Hurwitz S, LeBoff MS: Safety and efficacy of zoledronic acid: A chart review. J Bone Miner Res Suppl. M321, 2003.
123. Chan SS, Nery LM, McElduff A, et al: Intravenous pamidronate in the treatment and prevention of osteoporosis. Intern Med J 34:162–166, 2004.
124. Voskaridou E, Terpos E, Spina G, et al: Pamidronate is an effective treatment for osteoporosis in patients with beta-thalassaemia. Br J Haematol 123:730–737, 2003.
125. Chesnut CH 3rd, Silverman S, Andriano K, et al: A randomized trial of nasal spray salmon calcitonin in postmenopausal women with established osteoporosis: The prevent recurrence of osteoporotic fractures study. PROOF Study Group. Am J Med 109:267–276, 2000.
126. Neer RM, Arnaud CD, Zanchetta JR, et al: Effect of parathyroid hormone (1-34) on fractures and bone mineral density in postmenopausal women with osteoporosis. NEJM 344:1434–1441, 2001.
127. Jutte PC, Rosso R, de Paolis M, et al: Osteosarcoma associated with hyperparathyroidism. Skeletal Radiol 33:473–476, 2004.
128. Fadanelli ME, Bone HG: Combining bisphosphonates with hormone therapy for postmenopausal osteoporosis. Treat Endocrinol 3:361–369, 2004.
129. Raisz LG, Wiita B, Artis A, et al: Comparison of the effects of estrogen alone and estrogen plus androgen on biochemical markers of bone formation and resorption in postmenopausal women. J Clin Endocrinol Metab 81:37–43, 1996.
130. Watts NB, Notelovitz M, Timmons MC, et al: Comparison of oral estrogens and estrogens plus androgen on bone mineral density, menopausal symptoms, and lipid–lipoprotein profiles in surgical menopause. Obstet Gynecol 85:529–537, 1995.
131. Garrett IR, Mundy GR: The role of statins as potential targets for bone formation. Arthritis Res 4:237–240, 2002.
132. LaCroix AZ, Cauley JA, Pettinger M, et al: Statin use, clinical fracture, and bone density in postmenopausal women: Results from the Women's Health Initiative Observational Study. Ann Intern Med 139:97–104, 2003.
133. Rejnmark L, Buus NH, Vestergaard P, et al: Effects of simvastatin on bone turnover and BMD: A 1-year randomized controlled trial in postmenopausal osteopenic women. J Bone Miner Res 19:737–744, 2004.
134. Meunier PJ, Roux C, Seeman E, et al: The effects of strontium ranelate on the risk of vertebral fracture in women with postmenopausal osteoporosis. NEJM 350:459–468, 2004.
135. Riggs BL, Seeman E, Hodgson SF, et al: Effect of the fluoride/calcium regimen on vertebral fracture occurrence in postmenopausal osteoporosis. Comparison with conventional therapy. NEJM 306:446–450, 1982.
136. Riggs BL, Hodgson SF, O'Fallon WM, et al: Effect of fluoride treatment on the fracture rate in postmenopausal women with osteoporosis. NEJM 322:802–809, 1990.
137. McCombs JS, Thiebaud P, McLaughlin-Miley C, Shi J: Compliance with drug therapies for the treatment and prevention of osteoporosis. Maturitas 48:271–287, 2004.
138. Clowes JA, Peel NF, Eastell R: The impact of monitoring on adherence and persistence with antiresorptive treatment for postmenopausal osteoporosis: A randomized controlled trial. J Clin Endocrinol Metab 89:1117–1123, 2004.
139. Greenspan SL, Parker RA, Ferguson L, et al: Early changes in biochemical markers of bone turnover predict the long-term response to alendronate therapy in representative elderly women: A randomized clinical trial. J Bone Miner Res 13:1431–1438, 1998.
140. Lenchik L, Kiebzak GM, Blunt BA: What is the role of serial bone mineral density measurements in patient management? J Clin Densitom 5(Suppl):S29–S38, 2002.

141. Kreijkamp-Kaspers S, Kok L, Grobbee DE, et al: Effect of soy protein containing isoflavones on cognitive function, bone mineral density, and plasma lipids in postmenopausal women: A randomized controlled trial. JAMA 292:65–74, 2004.
142. Chen YM, Ho SC, Lam SS, et al: Beneficial effect of soy isoflavones on bone mineral content was modified by years since menopause, body weight, and calcium intake: A double-blind, randomized, controlled trial. Menopause 11:246–254, 2004.
143. van Vollenhoven RF: Dehydroepiandrosterone in systemic lupus erythematosus. Rheum Dis Clin North Am 26:349–362, 2000.
144. Delaney MF, Hurwitz S, Chan CK, Leboff MS: Combination therapy with micronized dehydroepiandrosterone and raloxifene or placebo: Changes in markers of bone turnover. J Bone Miner Res 18:M364, 2003.
145. Biermasz NR, Hamdy NA, Pereira AM, et al: Long-term skeletal effects of recombinant human growth hormone (rhGH) alone and rhGH combined with alendronate in GH-deficient adults: A seven-year follow-up study. Clin Endocrinol (Oxf) 60:568-575, 2004.
146. Rymer J, Robinson J, Fogelman I: Ten years of treatment with tibolone 2.5 mg daily: Effects on bone loss in postmenopausal women. Climacteric 5:390-398, 2002.
147. Prelevic GM, Markou A, Arnold A, et al: The effect of tibolone on bone mineral density in postmenopausal women with osteopenia or osteoporosis–8 years follow-up. Maturitas 47:229-234, 2004.

第四部分 避孕

26 激素避孕

Ronald T. Burkman

引言

激素避孕法使妇女得以主动控制自己的生育功能。因此，这些方法不仅是意义重大的变革，还成为了主要的药物保健干预方式。如今，美国有近1千万妇女在使用激素避孕法，全球使用者数量超过了九千万。口服避孕片是激素避孕法中最常用的类型，在美国已有40多年的使用史。这种避孕法的失败率低、药物服用方便，而且药效可逆转，因此非常受欢迎。但是，避孕问题仍存在很大挑战。

在美国，尽管不断发展出更加有效的避孕方法，性教育的力度也持续增强，但意外妊娠仍是一个严重问题。根据美国国家人口检测中心的数据显示，在1994年美国有630万次妊娠属于意外妊娠[1,2]，其中有100万次妊娠是在使用了口服避孕片之后发生的。显然，避孕方法仍然需要进一步改进。

本章首先简要介绍了避孕药的发展史。然后，依次详细介绍每一种目前投入应用的避孕药的化学结构组成、作用机制、药效及优点、用药风险及副作用。

发展史

口服避孕药的发展史颇具戏剧性。在20世纪初，澳大利亚生理学博士Ludwig Haberlandt证明给小鼠口服鼠卵巢提取物能阻止小鼠怀孕[3]。20世纪40年代，Syntex制药公司的Carl Djerassi博士发现，去除甘薯衍生物孕酮第19位碳原子可以增加其促孕活性。这一发现促使1951年合成了一种有效的口服避孕药——炔诺酮[3,4]。

Pincus博士

Gregory Pincus博士被公认为口服避孕药之父。1934年，他成功实施了兔卵体外受精，并引起了国内重大反响，但是Gregory Pincus博士发现当时的世界还未准备好接受这项技术。因此，他随后把研究重点从哺乳动物受精转移到了女性口服避孕药的研究。1951年，他受计划生育联合会的基金资助，研发一种可以作为口服避孕药的孕激素。

在实验筛选了上百种物质后，Pincus发现，从野生墨西哥甘薯根中提取出的两种甾类化合物可以阻止实验动物排卵。制药公司完善和改进了他的发现，从植物材料中提取出了孕激素和雌激素。有意思的是，Pincus及其同事投入了大量时间和精力，从结合雌激素的美雌醇中提纯孕激素异炔诺酮，结果却发现美雌醇可以降低突破性出血，它与孕激素同步使用时可以增强避孕效果。

1956年，Pincus联合G. D. Searle制药公司及John Rock博士在马萨诸塞州、波多黎各岛和海地对几百名妇女进行了激素避孕研究。结果证实口服甾类激素避孕药能有效避孕，并且服用后的主要副作用仅为恶心。美国食品与药物管理局（Food and Drug Administration，FDA）1957年批准口服避孕药物的限制性使用。3年后，FDA授权G. D. Searle制药公司生产首批市售的口服避孕药——Enovid（美雌醇异炔诺酮），该药每片含美雌醇150μg、异炔诺酮9.85mg。随着Enovid的问世，其他厂家也很快生产出了另外一些口服避孕药。

现代口服避孕药

自口服避孕药问世40多年以来，激素使用量已经减少了 80%。最近，研发出一些新的雌激素与孕激素复方药物以及多种给药途径，以此来增加药物的效力、顺应性以及持续用药率。

目前，在美国有丰富的避孕激素及给药途径可供选择（参阅表 26-1）。新的给药途径包括肠外给药，部分药物不再需要每天服用。使用频率最高、相关研究最多的药物是复方口服避孕药，包含合成雌激素和一种孕激素。三种仅含有孕激素的避孕药目前也已上市。另外，也可以购买到阴道片剂、阴道环、皮下植入棒和可注射的甲羟孕酮。

口服避孕药

患者选择

对许多自愿并且能坚持每天服用药物避孕的患者而言，口服避孕药是个很好的选择。在一些病例中，因为口服避孕药具有除避孕以外的其他药效，而被推荐给部分患者使用，包括痛经和痤疮患者。绝大多数的健康女性服用避孕药后只需承担极小的副作用或风险。但是，某些标准禁忌证限制了部分女性，不能使用含雌激素类避孕药物（表 26-2），这些妇女就可以选择仅含孕激素的避孕药。对其他处于特殊情况的女性，可建议她们使用替代性非激素避孕法。

雌激素和孕激素

雌激素

复方口服避孕药含有一到两种合成雌激素：炔雌醇或是较为少用的美雌醇。这两种甾体激素都是在雌二醇上添加 17-α 乙炔基来阻抗肝对药物的降解，进而达到增加效价、提高口服药物活性的目的（图 26-1）。由于肝的降解作用（即首过效应），血中的天然雌激素会很快被清除，所以其口服效价相对较低。但是对于合成雌激素而言，由于肝的降解作用下降，它们口服的效力比雌二醇要高出 10~20 倍。但是在静脉注射时，合成雌激素与雌二醇的效应相似。

最初的口服避孕药每片含 150μg 合成雌激素。当研究证实早期口服避孕药与静脉血栓的形成有关之后，一些研究者们发现显著降低避孕药中雌激素的含量后，其避孕效应并没有降低。所以，现代口服避孕药中炔雌醇的含量在 25~35μg 之间，还有小部分药物中的含量仅为 20μg[5]。尽管调查显示，雌激素的每日用量减少至 30μg 或 35μg，可降低静脉血栓发生的

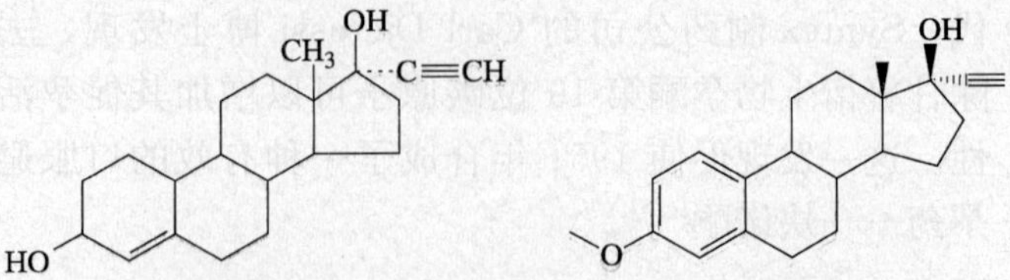

表 26-1
部分现代激素类避孕药的成分

给药系统	雌激素	孕激素*
口服避孕药 复方药物 （固定剂量）	炔雌醇 （剂量：20~50μg） 美雌醇 （剂量：50μg）	雌烷类： 炔诺酮 醋酸炔诺酮 双醋炔诺醇 甾烷类： 炔诺孕酮 左炔诺孕酮 诺孕酯 去氧孕烯 孕二烯酮 双醋炔诺醇 螺内酯类似物： 屈螺酮
复方药物 （连续*）	炔雌醇 （20~40μg）	炔诺酮 诺孕酯 左炔诺孕酮
仅有孕激素		去氧孕烯 炔诺酮 炔诺孕酮
透皮贴剂	炔雌醇	甲基孕酮
阴道环	炔雌醇	依托孕烯
可注射的 避孕药		醋酸甲羟孕酮 （长效孕酮形式）
皮埋		依托孕烯

* 连续口服避孕药：雌激素、孕激素或两者的剂量在周期中不固定，而是有一定变化的。

图 26-1 合成雌激素在复方口服避孕药中的应用

表 26-2 口服避孕药的禁忌证		
禁忌证（现病史或既往史）	复方药物（包含雌激素）	仅孕激素
绝对禁忌证		
可疑妊娠	×	×
未明确诊断的子宫出血	×	×
肝脏疾病	×	×
有症状的胆囊疾病	×	×
乳腺癌	×	
雌激素诱发的肝脏肿瘤	×	
血栓性疾病	×	
脑血管病	×	
冠心病	×	
雌激素依赖性肿瘤	×	
严重肝功能损害者	×	
相对禁忌证		
年龄>35岁，且有心血管高危因素：	×	
吸烟		
高血压		
血脂异常		
糖尿病		
已知心血管疾病	×	
严重头痛：血管性或偏头痛	×	
高血压	×	
糖尿病	×	
胆结石	×	×
分娩3个月内	×	
哺乳期（尤其是产后6周内）	×	
孕期有胆汁淤积病史	×	
系统性红斑狼疮	×	
在4～6周内计划腹部或下肢手术者	×	
小腿cast管形	×	
高甘油三酯血症	×	
服用与口服避孕药物有相互作用的药物（如利福平）	×	

风险，但没有研究表明继续减少雌激素摄入量可以进一步降低血栓发生的风险。

孕激素

最初用于现代口服避孕药丸中的孕激素原型药是炔诺酮（一种雌烷），它是通过在孕酮上添加一个19-碳甲基和17-α乙炔基形成的，类似炔雌醇（图26-2）。炔诺孕酮（一种甾烷）是在炔诺酮18位碳上引入乙基后的衍生物，是右旋18甲基炔诺酮与左炔诺孕酮的外消旋混合物。左炔诺孕酮是炔诺孕酮中具有生物活性的部分。

异炔诺酮和双醋炔诺醇是相关的孕激素类似物，具有更持久的生物活性。这类孕激素作用于子宫内膜的效应比炔诺酮更强，因此每日服用孕激素的量得以减少到0.15～1mg。

20世纪80年代研发出一批新的孕激素，例如去氧孕烯和诺孕酯。去氧孕烯是一种前体药物，必须在体内代谢后才可以获得具有生物活性的代谢物——依托孕烯。诺孕酯本身具有生物活性，主要代谢成甲基孕酮和少部分左炔诺孕酮。这些孕激素对子宫内膜的作用可达到预期效果，同时可以降低雄激素效应，例如痤疮、体重增加以及对脂质和脂蛋白的不良作用。目前最为常用的孕激素类口服避孕药是诺孕酯、炔诺酮、炔诺孕酮。本章也涉及了仅含孕激素而无雌激素成分的口服避孕药。

最近，在美国发现了一种独特的孕激素——屈螺酮[6]。这种有抗雄激素作用的螺内酯类似物对孕激素和盐皮质激素受体具有高亲和力，而对雄激素受体的亲和力则较低。含有这种孕激素的口服避孕药可以降低液体潴留，但从理论上讲有发生轻度高钾血症的风险[7]。有肾功能障碍、肝功能不全以及肾上腺功能不全的妇女应禁用含屈螺酮的避孕药。

复方口服避孕药

目前市场上的口服避孕药主要是包含雌激素及孕激素的片剂，以28天为一个周期，女性需要连续21天每日口服一片。在剩下的7天里，女性可以选择每日口服一种没有药物活性的片剂（以维持每日口服避孕药的习惯），或者选择不吃药。此外，现在至少有一种避孕片剂可供女性在上述7天中的5天内服用，这种片剂含有较低剂量的雌激素。长期服用避孕药指的是一种用药方法，即连续84天服用活性复方口服避孕药，之后紧跟7天无激素周期。

作用机制

在口服避孕药的最初设计中，孕激素通过在下丘脑和垂体水平抑制促黄体生成素的释放来抑制排卵，

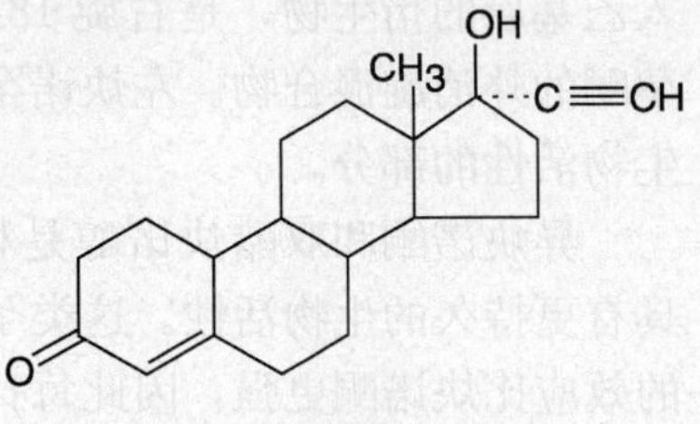

第四部分 避孕

炔诺酮 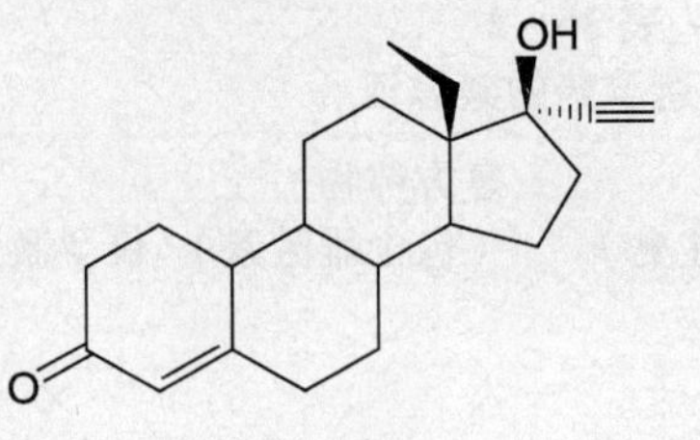　　　　　　　　　炔诺孕酮

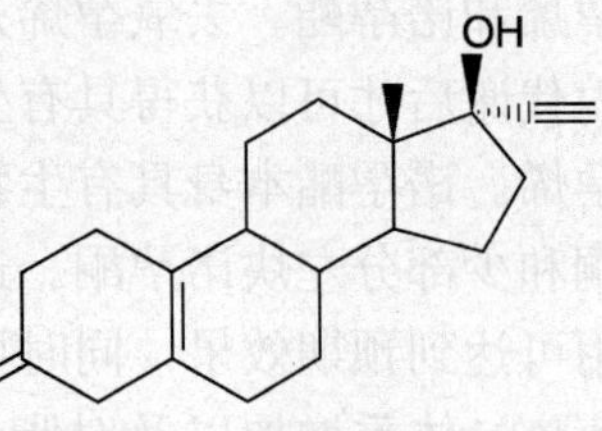

异炔诺酮 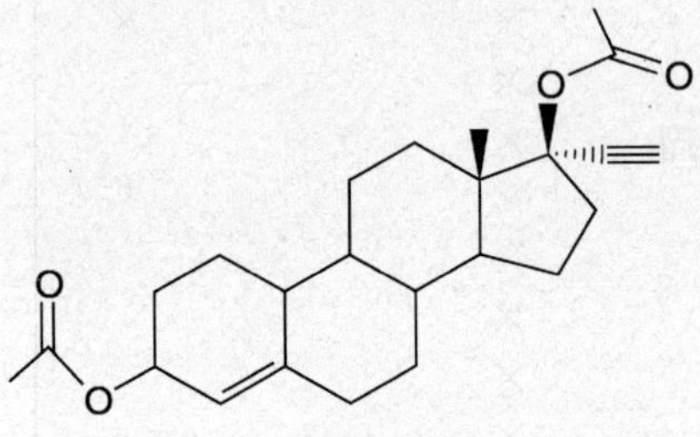　　　　　　　　炔诺醇

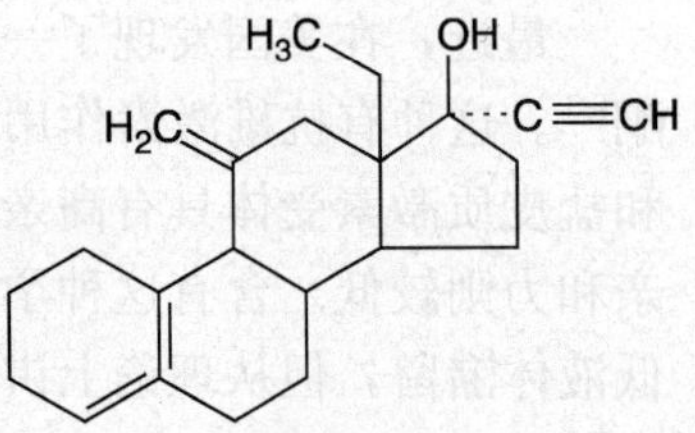

去氧孕烯 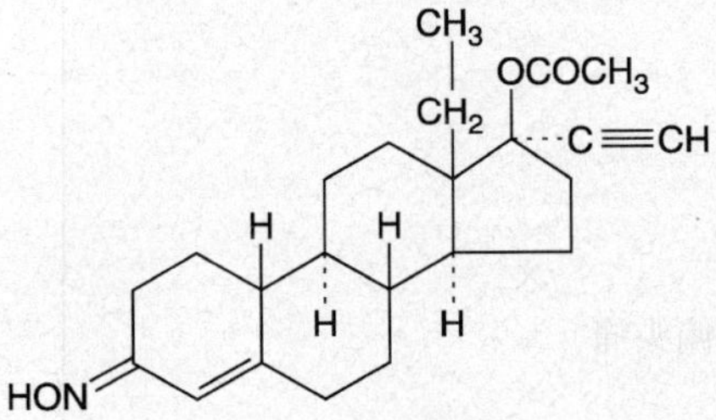　　　　　　　　诺孕酯

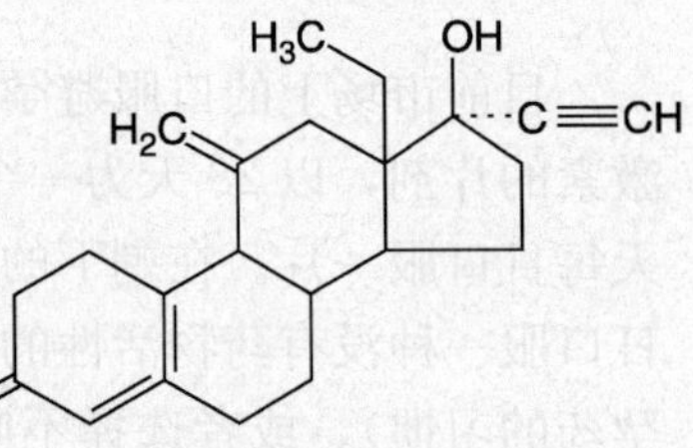

依托孕烯 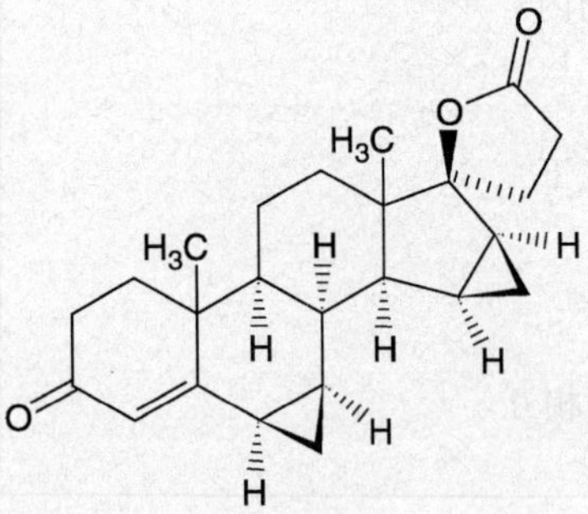　　　　　　　　屈螺酮

图26-2　用于复方口服避孕药和单纯孕激素的口服避孕药中的孕激素。

而雌激素可以稳定子宫内膜，减少突破性出血及点滴出血。不过，已经发现雌激素也可以通过抑制促卵泡刺激素的释放来抑制排卵。

现在，已经陆续发现了口服避孕药的其他避孕机制。孕激素通过降低精子的活动度和提高宫颈黏液的黏稠度来减少进入子宫的精子数量。孕激素也可以通过抑制输卵管的活动力来降低精子穿行。最后，孕激素能够改变子宫内膜，抑制着床。

有效性

近7%的女性在开始使用口服避孕药的最初12

个月会出现意外妊娠[8]。不同临床试验的比率报道有很大不同，其中的影响因素包括方法学、人口统计学、各种偏倚以及计算比率的方法等各方面的差异[9-12]。最常用的2种方法是珍珠指数和生命表分析。

珍珠指数是一种常用于比较避孕药有效性的方法。珍珠指数代表在100个女性用药年中，出现意外妊娠的数量。这个指标的计算方法是，将一年之内妊娠发生数除以累计用药月数，然后乘以1200。如果100个妇女一年之内有3次妊娠发生，珍珠指数将是3.0（即1200×（3次妊娠/1200个月））。如果是对比研究不同观察时间的比率，这个指数并不是理想的评估办法，因为妊娠率会随着时间推移发生变化。

与珍珠指数分析相比，生命表分析在对比失效率时效果更好，因为它统计了每个月的独立失效率[12]。生命表分析同样支持对不同方法和使用者进行独立失效率的评估。方法失效率是指根据附带的指导正确、坚持使用时发生的妊娠率。用户失效率（即典型失效率），指未正确使用导致的妊娠发生率。根据现有报道，使用口服避孕药的方法失效率为1%～3%，而用户失效率近7%[11]。在上述2种统计方法中，处于较高社会经济群体的30多岁女性的发生率相似。与之相对的是，在少女和未婚女性中用户失效率相对更高一些，有时超过30%。

复方口服避孕药的非避孕效用

降低发生异位妊娠的风险

复方口服避孕药可减少90%异位妊娠风险[13]。可能通过抑制排卵，显著防止各种类型的妊娠。但有些研究提示，仅使用孕酮口服避孕药的妇女其异位妊娠风险高于普通人群。

降低发生盆腔炎的风险

几项研究显示，与不用药或屏障法避孕相比，口服避孕药可降低50%～80%的盆腔炎风险。但新近一项多中心研究未能显示口服避孕药的这一保护作用[16]。

因为口服避孕药不能保护患者免于感染下生殖道性传播疾病（如沙眼衣原体和淋病奈瑟球菌感染），所以可以假定其能阻止细菌从宫颈上行感染上生殖道。已提出了几个可能的机制。孕酮使宫颈黏液变厚、变黏，抑制了细菌上行。另外，口服避孕药引起的月经量减少也可减少经血逆流进入输卵管，从而形成不太利于细菌生长的环境。最后，激素相关的子宫收缩性变化也使得细菌不可能上行。

降低恶性肿瘤风险

子宫内膜癌

许多病例对照研究和队列研究均表明口服避孕药具有防止子宫内膜癌发生的作用[17-19]。其效果在服药一年后显现，降低发病风险最高可达50%。保护效果随着服用时间的延长而提高，即便在停用之后，仍可持续最高达20年。药物保护作用的大小取决于其他危险因素是否存在，包括肥胖、未产妇等。其保护作用的机制被认为是口服避孕药中含有的孕激素抑制了子宫内膜细胞的有丝分裂。

卵巢癌

许多病例对照研究和队列研究均表明口服避孕药具有防止卵巢癌发生的作用[20-22]。服药使总发病风险降低了40%～80%。其保护效约从服用1年后显现，以后药物的保护作用每年降低10%～12%。停药后药物的保护作用仍然维持15～20年。

对于口服避孕药能够降低卵巢癌发病风险的作用机制，目前已经有几种学说。抑制排卵被认为可以降低卵巢浆膜在排卵过程中"受伤"的次数。口服激素避孕药对于促性腺激素类的抑制作用也可能起了作用。最后，在灵长类动物模型中得到的数据显示，激素避孕药可以诱导卵巢细胞凋亡，从而消除表面上皮的包涵小囊，降低卵巢癌的发病率。

结直肠癌

许多研究表明，应用了口服避孕药的妇女其结肠癌和直肠癌的发病率最高降低了40%[24-26]。但是，也有一项研究未能发现口服避孕药的保护作用[27]。理论上认为，其保护机制包括减少胆汁酸的生成及浓缩，以及对结肠黏膜及其菌群的作用[28]。

减少月经量及痛经的发生

高达75%的年轻女性有不同程度的痛经，15%～20%的女性会出现剧烈疼痛[29,30]。许多研究均表明，复方口服避孕药可以同时减少月经量及痛经的发生[29-34]。

目前，对口服避孕药降低痛经发生的作用提出了2个可能的机制。服用口服避孕药的女性经血中前列腺素含量减少。因此，口服避孕药可能通过减少子宫内前列腺素的产生量，从而减轻子宫内膜的血管收缩和缺血，或者降低子宫收缩，进而达到减轻痛经的作用[35,36]。

降低良性乳房疾病的发生

一些研究表明，服用口服避孕药的妇女中，乳房纤维囊性病变的发生率降低了30%～50%[37,38]。其中最突出的作用是，降低了45岁以下正在服用或者近期长时间服用口服避孕药患者纤维腺瘤的发病率。其中的机制有可能是通过抑制排卵而达到抑制乳腺细胞增殖的目的，后者通常见于排卵月经周期的前半期。

卵巢囊肿

囊肿形成

虽然相关的支持数据不尽一致，但普遍认为中、高雌激素含量的口服避孕药（≥50μg炔雌醇）可以对抗囊肿的形成。遗憾的是，目前低雌激素含量的药品（≤35μg）对囊肿形成并无影响[39-41]。但是，这些研究均以超声检查发现的囊肿而不是以有症状表现的囊肿为研究对象。因此，无法确定低雌激素含量的避孕药能否对抗有症状的囊肿形成。有趣的是，一项小规模研究的结果显示，仅含孕激素的口服避孕药可能提高功能性囊肿的发病率[42]。

囊肿吸收

许多临床医生将复方口服避孕药用于发现有卵巢囊肿的妇女，希望能促进囊肿的自发吸收，其中可能的机制是减少垂体促性腺激素的分泌。但是，并没有数据证实应用口服避孕药能加快已出现的功能性卵巢囊肿吸收。一项横向研究发现，卵巢囊肿的吸收与应用口服避孕药无关[43]。

改善痤疮

随机安慰剂对照临床试验表明，一些复方口服避孕药可以减轻痤疮损害达50%[44]。一些复方口服避孕药内含新一代的孕激素（例如诺孕酯、去氧孕烯）或孕前抗雄激素药物（例如美国的屈螺酮、海外为醋酸环丙孕酮）可以有效降低痤疮的发生。虽然其他一些类型的制剂也可能具有降低痤疮发生的作用，但是大部分制剂并未被研究过在这方面的作用。

口服避孕药能够减少痤疮产生的机制包括：增加性激素结合球蛋白的生成，从而减少游离雄激素量；抑制双氢睾酮还原酶的活性，减少睾酮向双氢睾酮的转化；减少卵巢内促性腺激素的生成量，从而减少卵巢内雄激素的生成。含有屈螺酮的药物还可以作为雄激素拮抗剂，作用于雄激素受体，抑制雄激素作用。

增加骨骼密度

大多数研究均表明口服避孕药对增加骨密度有积极效果，且无相关负面报道[45]。口服避孕药似乎可以延缓或阻止30～40岁间骨密度的下降。口服避孕药在服药5～10年甚至更久的妇女获得最好的保护作用。一项基于人群的对照研究表明，这些女性髋关节骨折的风险下降了25%[46]。

口服避孕药对于维持骨密度的积极作用主要归功于雌激素的作用，它可以增加钙吸收，减少钙流失，通过抑制破骨细胞活动直接减少骨质吸收。炔诺酮对于维持骨密度同样具有积极作用，但是相关机制尚未阐明。

改善类风湿性关节炎

口服避孕药可以改善类风湿性关节炎的症状及其严重程度，但是对这种疾病并无保护作用。一项对9家医院进行的荟萃分析以及基于人群的调查显示，口服避孕药可以阻止类风湿性关节炎进一步恶化[47]。但是，这种保护作用仅见于医院内研究，因此或许存在某些不可解释的偏倚。

复方口服避孕药相关的代谢改变

胰岛素抵抗

复方口服避孕药对碳水化合物代谢的作用已经被研究了数十年。目前已经认识到雌激素和孕激素通过增加外周胰岛素抵抗作用来影响葡萄糖代谢。但是，正在服用低雌激素含量制剂（$\leqslant 35\mu g$）的妇女体内葡萄糖和胰岛素水平发生的变化非常小，没有临床显著性[48]。此外，亦无证据表明复方避孕药会增加既往有妊娠期糖尿病等危险因素的妇女罹患糖尿病的风险[49]。

已证实有一定程度胰岛素抵抗的多囊卵巢综合征女性常受益于口服避孕药。虽然口服避孕药会轻度增加这类患者的胰岛素抵抗力，但是它能减少疾病伴发的其他症状，诸如痤疮、多毛和月经不调等，也可以避免子宫内膜恶性疾病[50]。

患有胰岛素依赖型糖尿病的女性可以使用口服避孕药，这类避孕药对空腹血糖、胰岛素需求量或糖基化血红蛋白水平的影响非常小[51]。但是，合并有血管问题的糖尿病患者应避免服用口服避孕药，以免增加发生心血管疾病的风险。

脂类代谢改变

复方口服避孕药中的雌激素可以升高血清甘油三酯水平，而对血液中的另外两种脂类，雌激素能升高高密度脂蛋白胆固醇（high-density lipoprotein cholesterol，HDL-C）的含量，同时降低低密度脂蛋白胆固醇（low-density lipoprotein cholesterol，LDL-C）的含量[52]。除孕激素以外，含有少量或不含有雄激素的复方口服避孕药（如去氧孕烯、屈螺酮、诺孕酯）可以降低 LDL-C 含量，升高 HDL-C 含量，同时增加甘油三酯的含量。相反，含有较多雄性孕激素的制剂使酯类含量向着 LDL-C 增加、HDL-C 减少的不良方向发展[6,52-54]。在面对具有心血管疾病危险因素、较强缺血性心脏病家族史或严重血脂异常的妇女时，应该考虑上述药物差异，特别注意推荐适宜的避孕药。

凝血改变

低雌激素含量（$\leqslant 35\mu g$）的口服避孕药对于凝血和抗凝血因子的作用无临床显著性[55,56]。但是，具有静脉血栓形成危险因素的女性，例如 V 因子的 Leiden 突变体女性，应该避免服用复方口服避孕药。

服用复方口服避孕药的主要风险

服用口服避孕药的主要风险可以分为两类：心血管系统异常和肿瘤。

心血管疾病风险

服用口服避孕药最主要的风险是形成静脉血栓、卒中和心肌梗死。但是，现代复方制剂中的雌激素和孕激素已经能显著降低这些心血管疾病发生的风险。

静脉血栓

许多研究表明，女性服用含有 $50\sim 100\mu g$ 炔雌醇的复方口服避孕药会略微提高静脉血栓形成的风险[57,58]。很快，研究便发现了雌激素剂量与患病风险之间的关系。如果在调整年龄因素后将服用低剂量雌激素制剂（$\leqslant 35\mu g$）的女性并发静脉血栓的几率视为1，那么服用中等剂量雌激素制剂（$50\mu g$）的女性相对危险度则为 1.5，服用高剂量雌激素制剂（$>50\mu g$）的女性则为 1.7[59]。但是，即便在高发病风险组内，长期服药女性静脉血栓的发病率极低，每 10 000 个女性用药年中仅 10 例。

有证据表明，新一代孕激素中的两类药物也可能增加静脉血栓的发病率。10 年前的两项研究表明，与以往应用的孕激素（如左炔诺孕酮）相比，孕二烯酮和去氧孕烯发生静脉血栓的风险更高[60-63]。对于这些发现的真实性与可靠性，在随后的分析和回顾性研究中，并没有得到一致的结论。

年轻女性服用低雌激素含量（$\leqslant 35\mu g$）搭配不同孕激素的药片可能出现静脉血栓的几率可以参阅表 26-3。最坏的情况下，对比不服用这些药物的女性而言，服用含有孕二烯酮或者去氧孕烯口服避孕药的女性出现血栓的风险也只是每年每 10 万人中 18 例发病。静脉血栓形成的其他危险因素还包括年龄、肥胖、妊娠、创伤、吸烟、制动、近期手术史、癌症或血管胶原异常等疾病史。令人惊讶的是，没有证据表明吸烟和静脉曲张会增加使用口服避孕药人群发生静

表 26-3
孕激素种类对心血管疾病发生率的影响*

疾病	未应用人群	口服避孕药（孕激素型）使用者	
		左炔诺孕酮/炔诺酮	孕二烯酮/去氧孕烯
静脉血栓	3.0	9.6	7.7～21.1
卒中			
缺血性	1.0	2.5	2.5
出血性	2.0	2.0	2.0
心肌梗死	0.2	0.5	0.2

*比率是针对使用低剂量雌激素（≤35μg）复方避孕药的20～24岁年龄女性，以每年每10万女性来表示。Adapted from Consensus conference on combination oral contraceptives and cardiovascular disease. Fertil Steril 71; 1S-6S, 1999.

脉血栓的相对危险性[64-71]。

应用口服避孕药的育龄女性因静脉血栓形成而致死的几率很低。年龄能够显著增加静脉血栓形成的致死风险，例如44岁女性因静脉血栓死亡的几率是35岁女性死亡率的2倍。

由于大手术可增加静脉血栓风险，故术前3～4周宜停用口服避孕药。在需要进行下肢大范围切除或涉及盆腔静脉的手术以及术后需长期制动的手术时，上述措施尤为重要。对于门诊手术，例如输卵管结扎或卵巢囊肿切除，不建议停用避孕药，因为停药所致受孕的风险远大于形成静脉血栓的风险。

V 因子 Leiden 突变

女性最常见的原发或复发性静脉血栓的基因学病因为 V 因子 Leiden 突变。1993年，确认 V 因子 Leiden 突变后，人们对口服避孕药的应用和静脉血栓形成之间的关系又有了新认识[73]。白种女性中大约5%发生纯合子突变；非洲裔女性和亚裔女性的突变率要低得多。发生了这种基因突变的女性不服用口服避孕药时，静脉血栓的发病率大约是每年每10 000名女性中发生5.7例。相对地，具有这样突变且服用口服避孕药的女性静脉血栓发病率为每年每10 000名女性中发生28.5例。

对有意愿使用口服避孕药的女性筛查是否带有 V 因子 Leiden 突变不是一项有很大收益的举措，因为带有这种突变的妇女发生静脉血栓的绝对风险性很低。通过计算发现，针对所有已知凝血因子缺陷或突变筛查一百万名口服避孕药的潜在使用者，能够确定约50名妇女具有发病风险，但同时会造成近62 000个假阳性[69]。但是，对具有家族性静脉血栓病史的妇女监测其是否有 V 因子 Leiden 突变依然是合理的措施。当然，确诊的纯合或杂合 V 因子 Leiden 突变是口服避孕药的相对禁忌证，尽管在这些人群中静脉血栓形成的几率依然很低。

卒中

脑血管突发病，即通常意义上的卒中，是由于突发的区域性脑血流中断造成的神经功能丧失。卒中可分为缺血性（即血栓性）和出血性两大类。由于血栓形成或栓塞引发的急性缺血性卒中占所有卒中的80%。

缺血性卒中

对于不存在其他危险因素的女性（即无高血压的35岁以下不吸烟女性），低雌激素含量（≤35μg）的口服避孕药并不增加缺血性卒中危险[73]。但是，在具有相关危险因素的女性，服用此类药物确实可以增加发病危险。口服避孕药所致卒中死亡率低于2/100 000。

与静脉血栓形成风险类似，缺血性卒中的发病风险与口服避孕药中雌激素的含量有很大关系[72,74-77]。相比应用低雌激素含量（≤35μg）口服避孕药的女性而言，服用高雌激素含量（≥50μg）口服避孕药的女性缺血性卒中危险增加了5倍[78]。该发病风险与孕激素类型或用药时间长短无关[72,74]。

年龄是卒中最主要的独立发病危险因素。在40～44岁的女性中，缺血性卒中的相对危险增加了一倍[74]。女性进入35～44岁时，缺血性卒中的死亡率也增加了约6倍[72]。

其他与缺血性卒中相关的重要危险因素还包括高血压、吸烟和偏头痛。这些危险因素似乎能与口服避孕药相互作用，显著增加缺血性卒中的发病率[78-81]。

出血性卒中

对于无其他危险因素的女性（例如吸烟、年龄大于35岁或高血压），使用低雌激素含量（≤35μg）口服避孕药并不增加出血性卒中危险（表26-3）[74,77,82-86]。女性在使用高雌激素含量（≥50μg）的口服避孕药时，出血性卒中风险较服用低雌激素含量

（≤35μg）口服避孕药的女性高2倍。此病风险与口服避孕药孕激素类型或服用时间长短无关。

与之相对的，口服避孕药使用者若同时具有其他上述危险因素，包括吸烟、年龄大于35岁或高血压，出血性卒中风险会轻度升高[86]。年龄大于35岁的女性使用者卒中风险增加2倍，吸烟女性发病风险增加3倍，有高血压病史的女性发病风险升高10～15倍[86]。虽然育龄女性中发生出血性卒中的风险极低，但是死亡率高达25%。

心肌梗死

心肌梗死在育龄女性中很少出现（见表26-3），但是致死率将近30%[72]。在没有诸如吸烟、糖尿病或高血压之类危险因素的低雌激素（≤35μg）口服避孕药使用者中，发生心肌梗死的风险并未增加。一项研究表明，与含有左炔诺孕酮的制剂相比，含有孕二烯酮或去氧孕烯的口服避孕药可能降低心肌梗死的风险，但该结果仍有待其他研究证实[61]。

年龄是发生心肌梗死的重要危险因素。发病风险随着年龄逐渐升高，例如40～44岁的女性每年心肌梗死的发生率为3/10 000[72,74]。幸运的是，低雌激素含量（≤35μg）口服避孕药并不会进一步增加心肌梗死的相对危险性[72]。同样，心肌梗死风险也不会因为使用避孕药时间的长短或者既往口服避孕药史而增加[72,79,87-89]。

不论是否使用口服避孕药，吸烟均能够增加女性心肌梗死风险。对于未用口服避孕药的女性，发病风险会增加3～10倍，与每日吸烟量成正比[72]。相对于同等条件下的不吸烟女性，应用小剂量口服避孕药且每日吸烟＜15支的女性，发病风险增加3倍，严重吸烟者（＞15支/日）的发病风险增加20倍[90]。

高血压也同样增加育龄女性发生心肌梗死的风险。应用口服避孕药的高血压患者心肌梗死相对风险较血压正常人群至少增加3倍。

癌症风险

现已确认口服避孕药可能与乳腺癌和宫颈癌的发病有关。

乳腺癌

口服避孕药似乎能轻度增加乳腺癌的发病风险，这种影响会持续10年，然后消失。根据一项包含54项研究的荟萃分析，其中涉及53 297名乳腺癌患者和100 239名对照者，结果显示，与无用药史的人群相比，应用口服避孕药者发生乳腺癌的相对风险性为1.24[91]。口服避孕药使用者中出现的乳腺癌为局限性，其发生转移的相对风险系数相对于不服药人群为0.88。与口服避孕药相关乳腺癌风险的增加与激素剂量、制剂组成、用药时间、初始用药年龄、癌症诊断时间或家族史无关。

目前对于口服避孕药增加乳腺癌风险的观点仍存在很多异议。最近进行的一项病例对照研究发现，口服避孕药对女性用药期间以及日后进入乳腺癌最高发年龄时的乳腺癌风险均无影响[92]。这个多中心、基于人群的研究涉及4575名乳腺癌患者和4682名对照，结果显示正在用药的人群中乳腺癌相对风险为1.0（95%CI，0.8-1.3），而在既往用药者中该比例为0.9（95%CI，0.8-1.0）。相关发病风险与种族、开始用药年龄小、雌激素剂量或乳腺癌家族史并无关系。

宫颈癌

口服避孕药似乎能够增加宫颈癌发病风险，尤其见于人乳头瘤病毒感染的女性[93]。宫颈癌风险似与服药时间长短有关[94-96]。用药时间低于5年者相对风险为1.1（95%CI，1.1-1.2），而用药时间10年以上者相对发病风险增加到2.2（95%CI，1.9-2.4）。这一风险似乎与鳞状细胞癌和腺癌风险的增加一致，在原位癌和侵袭型病变也基本类似。

生育风险

出生缺陷

当女性在服用口服避孕药意外妊娠后，她们通常不会注意到，并在怀孕的最初三个月仍继续服药。众多证据均表明这些女性生育畸形胎儿的概率与普通人群相比并未增加，这一结果与早期的看法不同。许多前瞻性研究均未发现口服避孕药与出生缺陷之间的联系，这种结果与大多数设计合理的病例对照研究结果相一致。

未来生育能力

停止服用口服避孕药之后月经的恢复和受孕都会稍微延迟，但在1年内妊娠率会恢复正常水平[98]。

口服避孕药的应用与垂体瘤或继发停经并无关系。

复方口服避孕药的常见副作用和处理办法

一些患者服用口服避孕药后会出现令人困扰的副作用。大约1/3的女性在开始用药后6个月内停止服药，其中近半数是因为副作用的影响[99]。

恶心

大约50%的女性报告称开始服药后有恶心感，但是几乎没人呕吐。在服用低雌激素制剂（≤35μg）的人群中，这种副作用的发生率较低，但是仍然相当常见。无对照研究报告提示每天服用50mg维生素B_6可能有所帮助。其他缓解方法包括吃饭时或睡前用药、将雌激素剂量减少到20μg或25μg以及使用仅含孕激素的避孕药。用药引起的许多胃肠道不适一段时间之后会有所改善，因此应该鼓励患者在停药前尝试继续用药几个月。

乳房症状

雌激素可以刺激乳腺组织，造成体液聚集并引发不适感。含有较低炔雌醇（20μg或25μg）的复方口服避孕药可以减轻这一副作用。如果患者在服药间歇期有增长的乳房触痛，可以应用含有更高雌激素的复合避孕药物来更有效地抑制排卵周期。应该告诉患者，这些不适感的出现并不是代表着乳腺癌的出现。同时，随着时间的推移，良性乳腺疾病的总体发病率会下降。

头痛

头痛是包括口服避孕药服用者在内育龄女性的常见主诉。详细病史可用于鉴别压力相关性头痛和偏头痛。压力性头痛经常被形容为钝痛、放射至颈肩部肌肉的持续性疼痛且无神经性病变。偏头痛的典型表现是反复发作的搏动性痛伴随恶心呕吐。

偏头痛疑似患者应该慎用口服避孕药。虽无确定数据表明伴或不伴先兆性偏头痛是否会影响卒中的发病风险，但对伴先兆性头痛者，只在其他避孕方法无效且经过详细考虑后才能使用口服避孕药。对于不存在其他危险因素且属于非先兆性偏头痛发作的女性而言，大多数人可以试用口服避孕药。在最初2~3个月后应该开始进行随访，以确定头痛发作的频率和程度。如果在试用期间头痛发作变得频繁，应该考虑换用其他制剂。如果在停药期间头痛发作更加频繁，则应该考虑应用避免了无激素间期的长效口服避孕药。但是如果头痛明显加重或变得频繁，则应该停用口服避孕药。

阴道不规则出血

评价口服避孕药接受程度和依从性的最重要因素之一就是药物对月经周期的控制。虽然减少炔雌醇剂量可以在不影响药物避孕效力的基础上减少健康风险和不良反应，但是这样也干扰了药物对月经周期的控制。

既往月经周期正常的女性中有39%在服用口服避孕药后会出现阴道不规则出血，月经中断，这些情况显著见于用药最初3个月内[100]。既往就有月经不调病史的女性更有可能在用药初始阶段就出现严重的或不规律的出血。长期用药人群有时会出现闭经。医生应该告知患者这些可能出现的症状，并且向她们保证这些症状会在3个月经周期内消失，它们并不是癌症病变表现。

对于有功能失调性子宫出血风险的女性，服用炔雌醇含量为30~35μg的制剂比含量为20~25μg的制剂更能够控制出血。尚无研究显示单相或多相制剂在药物副作用或药效方面的相对优势。

若口服避孕药期间反复出现子宫异常出血则应当进行检查。最初的评价包括检查宫颈炎、性传播疾病和宫颈肿瘤。如果需要的话，还应进行细胞涂片检查或子宫内膜活检。如果检查结果为阴性，那么患者可应用高雌激素含量（50μg）的口服避孕药1~2个月经周期，或者在当前治疗方案上加用少量的雌激素。

体重增加

现在没有客观证据能够证明口服避孕药会引起体重增加。但是，雌激素和孕激素可能可以起到刺激食欲或具有促蛋白合成类固醇的作用。

与其他药物的相关作用

少数药物会与口服避孕药产生相互作用（表26-4）。没有充足的证据表明常用抗生素（例如四环素类、青霉素类或者先锋素类药物）或止痛剂（例如阿司匹林或对乙酰氨基酚）会减弱口服避孕药的药效。

特殊情况

漏服

漏服是降低药品疗效、增加不规则阴道出血的常见原因。由于在月经早期可能发生排卵，因此若在此时无意漏服最有可能造成意外怀孕。如果漏服了一次药，那么在意识到之后应立刻补服。如果意识到漏服时已到了服药时间，则应该吃两片药。如果漏服了两此或以上药物，怀孕的风险会增加，需在至少一周内采取备用避孕措施。

分娩后避孕

分娩后女性可以在产后第3周开始服用复方口服避孕药。过早服药会增加静脉血栓形成的风险。由于在产后3周内排卵的可能性极低，所以这段时间并不会降低避孕药物的有效性。

哺乳

现有的随机对照试验均不足以说明激素类避孕药是否会影响乳汁质的质和量[101]。从目前已有的数据看来，产后应该立刻应用口服激素类避孕药。许多临床医师更愿意让女性在分娩后6个月内只使用仅含孕激素的口服避孕药，因为其对哺乳无不良影响[102]。

其他可选制剂类型及应用方案

长效口服避孕药

长效口服避孕药可服用84天之后停药7天，而常规避孕药月周期制剂是服用21天之后停药7天。这种制剂的设计目的是将激素抑制月经发生的次数减少到每年4次。这样可以有效解决其他能够引起痛经、经血过多的疾病以及可能由月经加剧的疾病，诸如经血增多、子宫内膜增生、子宫平滑肌瘤、偏头痛和癫痫[103-105]。同时，口服避孕药也可以协助女性选择性减少月经出血天数。

起初，为了达到长效避孕的目的，女性用药者将4个月用量装的标准低雌激素含量（≤35μg）复方口服避孕药中的低效片去除，每日服用剩下的84片药。现在已经有FDA认证的包装系统，每片药中包含30μg炔雌醇和0.15mg左炔诺孕酮（见表26-1）。

有效性

这种制剂与之前的月周期制剂相比，更能够增加避孕的有效性，且能减少漏服药物时发生意外妊娠的几率[105]。

不良反应

这种制剂降低了预料的激素撤退出血，但是可以发生不规则突破性出血。相应的，出血天数同样减少，但并不消失[106]。突破性出血主要发生在应用长效口服避孕药的最初几个月经周期内，59%的使用者在用药后的第四个月经周期内仍会出现意外出血。约8%的女性会因为不规则出血停用长效口服避孕药，在口服普通月周期制剂的人群中因为该原因停药的比

表26-4
药物与口服避孕药的潜在相互作用

药物	作用	效能
利福平	诱导细胞色素P450酶产生	提高类固醇代谢；降低避孕效果
灰黄霉素	诱导肝酶产生	提高类固醇代谢；降低避孕效果
酮康唑 伊曲康唑	抑制细胞色素P450酶	提高雌激素水平；异常阴道出血
苯巴比妥 苯妥英 卡马西平 扑米酮 乙琥胺	诱导肝酶产生	提高类固醇代谢；降低避孕效果
地西泮 氯氮䓬 三环类抗抑郁药 茶碱类	通过肝代谢延缓这些药物的消除	提高这些药物的半衰期；可以适当减少药量
St. John wort	提高肝酶活性	提高类固醇代谢；降低避孕效果

例为2%。此外，33%的人会因为体重增加、痤疮、情绪波动而停用长效口服避孕药。

风险

虽然并无报道说明长效口服避孕药增加了疾病风险，但是依然需要通过临床试验来将这种制剂与传统月周期制剂进行对比，尤其是癌症和心血管疾病风险方面。此外，也应该评估停药后生育能力的恢复情况[105]。

单一孕激素口服避孕药

单一孕激素口服避孕药，或者"迷你药片"，可以提供不含雌激素的避孕备选方案。这种制剂中含少量的炔诺酮、左炔诺孕酮或者炔诺孕酮，需从月经第一天起每天按时服药。

作用机制

单一孕激素口服避孕药并不是以抑制排卵来达到避孕效果[107]，而是通过降低子宫内膜厚度、增厚宫颈黏液和干扰输卵管运动来达到避孕目的。即便按时服药，大约40%的使用者仍会正常排卵。

有效性

在用药第一年报告使用单一孕激素避孕药的失败率是每100女性中1~10例[10]。

不良反应

由于没有雌激素稳定子宫内膜，用该药后不规则子宫出血的几率很高。而该症状的确切发生率还有待进一步研究。

哺乳

在哺乳的最初6个月适宜选用单一孕激素口服避孕药，因为它对乳汁含量和婴儿生长都没有副作用[102,108]。其另外还具备的一个优点就是，这种不含雌激素的避孕药对产后已经升高的静脉血栓风险没有影响。许多服用这种避孕药的女性会出现闭经时间延长。当停止哺乳后，如果存在不规则出血，应该改用雌孕激素复方制剂。

风险

使用单一孕激素制剂不会引发主要疾病风险，目前缺乏大型临床试验数据证实。

紧急避孕

紧急避孕是在无保护性交后或已知避孕措施失败（例如避孕套破裂或者溢出）后的避孕措施[109]。现有两种口服激素药能满足紧急避孕的要求。

Yuzpe疗法

以加拿大医生Albert Yuzpe命名的Yuzpe疗法是在美国20多年来最常用的性交后避孕法。这种制剂包含0.1mg炔雌醇和1.0mg外消旋炔诺孕酮，间隔12小时服用两次以达到避孕目的。目前推荐首剂药物应在性交后72小时内服用，但是有数据显示在无保护性交后120小时内服用此药仍然有效。这种制剂在市面上称为预防性紧急避孕药。

单一左炔诺孕酮

单一左炔诺孕酮制剂在市面上称作方案B，使用者每间隔12小时服用两次0.75mg左炔诺孕酮。虽然有数据显示在无保护性交后5日内此药有效，但仍建议首剂药物应该在性交后72小时内服用[110]。有数据显示，单剂1.5mg左炔诺孕酮的避孕作用与服用两剂的作用一样有效[110]。

有效性

两种紧急避孕方法都是通过延迟或抑制排卵或中止黄体功能（无论月经周期哪一天）[111,112]。两种方法可以阻止约75%的预期妊娠[113]。在月经中期无保护性交发生妊娠的风险大约是8%。应用复方激素治疗或单一左炔诺孕酮药物可以分别将风险降至2%和1%。越早采取避孕措施，避孕效果越好[11,110]。

不良反应

应用Yuzpe方案，大约50%的女性会出现恶心，20%的人会出现呕吐[110]。左炔诺孕酮紧急避孕法在较少情况下会伴随出现恶心（23%）和呕吐（6%）。在第一次服药前1小时口服止吐药（例如抗组胺药）可以减少这些症状[14]。

避孕贴

药物组成

避孕贴由三层物质组成：最外层是聚酯保护材料，中间层是粘着剂和有避孕作用的性激素，最内层是纯粹的聚酯材料，在将贴剂贴于皮肤上前需要先剥除这一层[115]。避孕贴的大小为20cm²，与火柴盒的大小类似。

避孕贴含有6.0mg甲基孕酮（诺孕酯的代谢活性成分）和750μg的炔雌醇。每张贴的设计是7日用量，每日皮肤从中吸收150μg的甲基孕酮和20μg的炔雌醇。为了安全起见，7日贴剂中实际含有9日的有效剂量，这样可以防止某些妇女忘记及时更换。

避孕贴每7天需更换一张新，并且最好贴在新的位置。每使用3个7天贴剂后，紧接着进入7日无激素期，允许出现激素撤退性出血。临床试验表明，除了贴在乳房上以外，将药物贴在胸部、臀部、上肢、下腹部的药效一样[116]。

作用机制

和口服避孕药一样，抑制排卵是避孕的最基本作用机制。但是，避孕贴中的性激素能维持相对稳定的血药浓度，不像口服避孕药那样会引起血液中药物浓度出现波峰和波谷。

药效

在100个女性用药年中，只有不到1%会出现妊娠[115,117,118]。这个比率与当前使用口服避孕药的作用相近。同时还有资料显示，与口服避孕药相比，女性更倾向于正确使用避孕贴[119]。各个年龄段对于使用避孕贴的依从性并无多少变化，但年轻女性使用口服避孕药的依从性较低。据报告，怀孕的女性中约1/3的人体重超过90公斤。美国食品药品监督局（Food and Drug Administration，FDA）还报告说此药有引起静脉栓塞的潜在危险[123]。

非避孕性效用

目前还没有证明避孕贴具有除避孕以外的其他效用，但是可以预期它与口服避孕药有类似的作用，因为二者含有相同的性激素。

代谢变化

与口服避孕药相似，避孕贴改变了血中脂质和脂蛋白的浓度。使用者体内总胆固醇、HDL-C、LDL-C和甘油三酯的浓度都升高，但HDL-C和LDL-C的比率未受影响[120]。

避孕贴非常像复方口服避孕药，能促进凝血酶原转化为凝血酶，这个影响通过增加纤维蛋白溶解得到了平衡[121]。口服避孕药和避孕贴都能增加凝血活性标记物——凝血酶原片段1+2的含量，后者是纤维蛋白溶解、纤维蛋白降解产物和血浆$α_2$-抗纤维蛋白溶酶的标记物。

主要风险

避孕贴的严重不良反应有：非致命性肺栓塞、偏头痛、胆囊炎和宫颈原位癌[122]。虽然目前还不清楚这些严重不良反应的发生率，但应该和几种复方口服避孕药类似，因为避孕帖和复方口服避孕药中含有相同的激素。FDA还报告避孕贴可能增加发生潜在静脉血栓栓塞的风险[123]。

副作用

避孕贴最常见的副作用有：不规则出血、乳房症状、头痛、恶心、月经失调和贴药部位的局部反应[122]。暂无证据表明应用此避孕帖会影响体重。

透皮避孕贴引起的突破性出血和点滴出血与口服避孕药相似。大约在6个月，不规则出血的发生率显著下降并保持稳定。

相比那些使用口服避孕药的人来说，应用避孕贴的患者在用药最初的两个月经周期内出现月经失调和乳房症状的几率更大。85%的女性使用者表示用药后出现轻到中度的乳房不适，但是继续使用避孕贴后这些症状会明显好转。

使用避孕贴后独特的副作用是贴药部位的反应，大约20%的使用者会出现这种情况。

治疗问题

相对禁忌证

口服避孕药禁忌的妇女不宜应用避孕贴。另外，曾有显著皮肤过敏史或剥脱性皮肤病史的妇女也不宜使用避孕贴。对于肥胖妇女，应告知其体重因素可降低避孕效果。

粘贴

所有经皮肤给药的贴剂都必须保证粘贴紧密才能起效。大约有1.8%的贴会过早地完全失去粘性，大约2.9%过早部分松开[122]。避孕贴的设计是在蒸桑拿、洗缸浴或做高强度运动时都能保持对皮肤的粘贴性。同时，贴药也不会受到活跃、多运动的生活方式或者温暖、潮湿气候的影响。

当避孕贴不小心脱落后，应该小心将它贴回原处，但不要试图用其他胶水或胶带将贴剂贴回去。如果脱落时间在24小时以内，那么体内的药物周期还没有变化，和常规计划换贴剂的前一天血药浓度一致。如果脱落超过24小时，则需更换一张新帖，并且使用其他辅助避孕法一周。下一次换贴的周期从这次贴上新的避孕贴开始计算。

更换避孕贴

使用提醒系统保证每周更换一次避孕帖，下次贴药应该选择一个新部位，避免清洗液接触或者使用封闭敷料保护贴剂。

忘了按时更换避孕贴是很重要的问题，医生应该向患者强调这个问题。一旦换贴时间被拖延了，应告知女性用药者尽快贴上新的避孕贴，并且在接下来一周内应用其他备用避孕措施。同时，新的换药周期从贴上新贴的时间算起。如果第一次或第二次换贴时就遗忘了按时更换，那么医生需要采取各种措施帮助患者调整好周期，以避免意外妊娠。避孕贴到了计划替换时间后可以释放2天的激素。如果使用者在这个时间窗内换新贴，那么无需使用其他辅助避孕措施。

若忘了更换避孕贴超过2天，则避孕失败的几率就会增加。因此，使用者需要用其他辅助避孕措施，甚至某些情况下须紧急避孕。此外，记住应用避孕贴的时间就是新更换的贴药时间。若忘记及时更换第三次的避孕贴，其风险小很多，但仍需要提醒使用者赶快更换，并且告知使用者换药时间维持不变。最后，如果某人希望调整更换时间，那么需要在周期内的最后一周完成，因为此时一般不会用避孕贴。

避孕环

组成

阴道避孕环是一个可伸缩环，由乙烯-醋酸乙烯共聚物组成，直径大约5cm，厚度为4mm。环和阴道接触后，每天释放15μg炔雌醇和120μg依托孕烯（去氧孕烯的活性成分）[124]。在嵌入阴道后，孕激素最高血清浓度大约在一周内达到，最高血清雌激素浓度在2～3天内达到[123,124]。达到最大浓度后，血清药物浓度会缓慢下降。阴道环最后形成一个相对稳定的血清激素浓度，该浓度与避孕贴类似，但不会像口服避孕药那样有明显的浓度波动。

作用机理

与口服避孕药类似，避孕环通过抑制卵巢排卵来避孕。通过经阴道超声测量卵泡活性、黄体生成素和孕酮的浓度得到了证实[124]。

女性在使用时应尽可能把环放到阴道深处，以防止它脱落出来，但无需试带。在一个月四周内，女性需使用避孕环3周，不过环上的药物足够提供5周的避孕激素。

效能

报道显示，每100个女性使用年中妊娠率为0.65%[125]。在取出环3小时内依然有避孕效果，不过避孕环的设计是持续留于阴道内的，即使在性交时也不用取出。如果取出环的时间长于3小时，就需要用其他避孕措施，直到重新上环7天后。尚未在肥胖妇女人群中深入研究阴道避孕环的效果，所以体重对避孕环效果的影响暂时未知。

非避孕性效用

阴道避孕环除避孕以外的其他效用正在研究中。不过，因为环内含有与口服避孕药相同类型的性激素，因此应该与口服避孕药有相同的益处。

代谢变化

目前尚无关于阴道环对代谢影响的研究报告，但因它与口服避孕药类似，所以可能会对脂质、凝血、碳水化合物代谢有类似的影响。

主要风险

大约有10%~15%的患者报告出现阴道相关症状，例如轻度不适、异物感、白带增多、阴道炎和性交问题。全身性副作用与复方口服避孕药使用者相似。然而，阴道环发生不规则阴道流血和点滴出血的几率更低，一个月经周期内只有5%左右，而口服避孕药使用者中发生这些症状的几率约为5%~39%[100,125]。不规则阴道流血在各个周期内基本恒定，而口服避孕药使用后则是用药的前几个周期内发生率比较高，之后出现的几率下降。

特别注意事项

刚开始用时，可在月经周期的前5天将避孕环放进去。但是在用环的头7天还需要使用其他避孕措施。如果环移出体外超过3小时，一定要用其他备用避孕措施。同时，环上的避孕激素足够使用5周，所以忘了及时把环取出来倒不是很大的问题

避孕环的总体接受率比较高，95%的使用者表示满意，97%的使用者会把这种产品推荐给其他人[126]。女性喜欢使用避孕环的主要原因包括：使用方法容易记得（45%），同时总的来说，也容易使用（27%）。大约90%的使用者报告说是按照说明书使用，这一比例与使用避孕帖的情况相似。

避孕注射剂

组成

醋酸甲羟孕酮（depot medroxyprogesterone acetate，DMPA）是17-乙酰基-6-甲基-孕酮的悬浊液。在美国这是唯一获得批准的注射用避孕药[127]。虽然DMPA被用作避孕药已经超过40年了，但是直到1992年才正式获得美国FDA的批准。该药常用剂量是每3个月150mg，在臀大肌或三角肌内注射。也可以静脉注射用药，每三个月104mg。

作用机制

DMPA最基本的作用机制是通过抑制促性腺激素来抑制排卵[128]。尽管DMPA抑制了促性腺激素，但卵巢释放雌二醇的水平仍与月经周期内早期卵泡节段的激素释放水平一致[129]。因此，使用了DMPA的妇女不会出现雌激素缺乏的症状。DMPA的其他作用包括使宫颈黏液增厚以阻碍精子进入，使子宫内膜变薄以阻碍胚泡顺利着床。

效能

报告显示，使用DMPA注射剂者中0.3%（每100个妇女用药年有0.3次妊娠）避孕失败，而使用典型避孕药的失败率为3%[1]。注射一次DMPA至少能维持16周，但是厂家声称DMPA注射能维持13周的避孕作用，可能是厂家考虑到提供3周的安全期，以防某些女性延误及时注射下一针[130]。

与口服避孕药不同，没有证据表明服用其他药物会影响DMPA的药效，同时DMPA也不会改变其他药物的药效。体重增加也不会影响药效。

非避孕效用

DMPA在妇科方面具有很多效用[130-132]。相比其他避孕措施，DMPA能显著降低异位妊娠的发生率。与口服避孕药相似，DMPA使子宫内膜癌的发生率降低了80%[133]。DMPA的这种作用能维持较长时间，同时长期使用作用更加明显。虽然DMPA不能

预防卵巢癌和乳腺癌，但也不会增加这些疾病的发生率。

DMPA 的其他效应还包括减少盆腔炎性疾病的发生率。通过引发闭经，DMPA 也减少子宫内膜异位症的症状，如月经失调等。通过减少月经出血量，DMPA 也降低了缺铁性贫血的发生率

DMPA 也具有非妇科类效用。使用 DMPA 能使镰状细胞危象的发生率降低 70%，不过目前还不知道其中的作用机制[134]。DMPA 还降低了女性癫痫患者癫痫发作率。

代谢变化

使用 DMPA 对代谢的影响绝大部分都很轻微。虽然用药后凝血因子稍有变化，但无临床意义[135]。促凝血因子没有变化，可能是因为 DMPA 并没有增加肝球蛋白的合成[136]。对于脂质和脂蛋白，研究显示用药后 HDL-C 水平略微下降，而 LDL-C 水平增加或完全无变化[135,137,138]。像大部分孕激素一样，研究显示 DMPA 会损伤某些使用者的糖耐量，但是这些变化在临床上不显著[139,140]。

主要风险

降低骨矿物质密度

DMPA 最明显的潜在风险是降低了骨矿物质密度[130,141]。DMPA 降低了血清雌激素水平，因此导致骨矿物质密度降低。女性使用此药 5 年后，脊柱和髋骨的矿物质密度比基线水平低 5%～6%[141]。骨矿物质丢失在最初 2 年最明显。对于所有年龄组中，停用 DMPA 后骨矿物质密度在 2～3 年后恢复正常。

目前尚不清楚用 DMPA 是否会导致后来出现骨质疏松性骨折。在知道确切结果前，应该鼓励使用 DMPA 的女性，特别是年轻女性和长期应用者，补充充足的钙。

心血管疾病

尚无证据表明 DMPA 或是其他仅含孕激素的避孕药会增加心血管疾病，如静脉栓塞、心肌梗死、卒中等的发生率[142]。

恶变

尚无证据表明 DMPA 会增加子宫内膜癌、卵巢癌或是宫颈癌的发生率[130]。早期病例对照研究 DMPA 和乳腺癌之间的关系，结果发现使用 DMPA 并未增加妇女乳腺癌的总体发病率，但是在 DMPA 5 年使用者中发现卵巢癌的发病率增加了 2 倍[143]。但美国最新的研究报告显示，使用 DMPA 和乳腺癌的发病之间没有联系[144]。

副作用

月经改变

在使用 DMPA 的最初 6 个月内，不规则少量阴道出血和月经量增多是最常见的副作用。对某些阴道不规则流血者，短期内使用某些非甾体类抗炎药通常能缓解症状。长期使用 DMPA 的女性中，很多人会出现闭经。使用 3 个月以上的人群中，20% 的人出现闭经，而使用 1 年以上者有 70% 的人出现闭经[130]。

妊娠延迟

使用 DMPA 避孕的女性如果想妊娠的话，受孕力在停药后会有一段时间的延迟。停止注射 DMPA 后，大概需 10 个月才能恢复生育水平。

情绪障碍

DMPA 使用者中报告有情绪改变和抑郁[138]。但发现这个结果的研究没有设立空白对照组。多中心研究显示使用 DMPA 并未引起抑郁症状[146]。

体重增加

虽然早期研究显示 DMPA 使用者在用药 1 年后体重平均增加 5 磅，但最新的随机临床试验证明 DMPA 与体重显著增加或变化无关[147]。

使用注意事项

决定 DMPA 使用效果的最主要因素是使用者是否能按时注射药物。特殊设计的日历可以帮助提醒患者按时注射。注射后，患者应当避免揉搓注射部位，因为这样会导致药物迅速扩散，从而使药效无法维持 3 个月。因为注射 DMPA 后月经周期会改变，所以

积极的咨询可以减轻使用者的担忧。

避孕植入物

在美国唯一被允许用于避孕的植入物是 Implanon[148]。这种植片长 40mm，中间有一个直径为 2mm 的醋酸乙酯核心，里面含 68mg 依托孕烯（Implanon 的主要代谢产物）。植片的孕激素释放量逐渐变化，从最开始每天释放 60μg 逐渐递减到 2 年后每天释放 30μg。植片的设计是预先在非利手上臂内侧皮下装入预装载药物的棉棍，3 年之后取出。

避孕植入物的避孕机制包括抑制排卵和使宫颈黏液增厚。用药后的妊娠率为每 100 个妇女使用年中 0.0～0.1。生产商报告称，目前尚缺乏充分的数据证明超过标准体重 30% 的女性植入此片避孕效果是否会下降。

尚无报道称该植片会对代谢产生临床显著影响。同样亦无证据表明该植入物会增加心血管病和癌症危险。即使避孕植入物有可能对这些疾病产生影响，影响的大小也应该与其他单用孕激素的避孕药类似。因为患者不出现雌激素缺乏，所以不会导致骨质疏松方面的问题。月经不规律是最常见的副作用，19% 的患者出现过闭经，27% 的患者出现过月经减少，14% 的患者出现过月经过多。但是，以前有过月经失调的使用者中有 88% 的人报告说使用避孕植片减轻了疼痛。此外，报道过的其他症状还包括体重增加、痤疮、乳房痛和头痛。移去此植片后的最初一周，血清依托孕烯水平会低于最低测量极值，94% 的患者将在 3～6 周内恢复排卵周期。放入植片的时候无需切开皮肤，但移去的时候需要。植片应该是可感触到的，如果不是的话，就需要使用超声定位。4% 的患者有移植物局部反应。

小结

安全有效的避孕方法是现代社会的一个重要组成部分。现在已经存在许多激素避孕方法，每一种都有其优缺点。对于使用包含雌激素的避孕药，存在一些公认的禁忌证（见表 26-4）。对于许多存在这些禁忌证的女性来说，用只含孕激素的避孕方法是一个合理的避孕选择。想要正确使用好激素避孕，需要医生指导患者正确使用，告知患者用药的可能风险、常见副作用和药物有益于健康的其他方面。最后，对于使用其他避孕方法失败或使用错误的情况，紧急避孕用口服避孕药是非常有效的补救措施。

要 点

- 激素避孕是应用最广、最有效的可逆性避孕方法。
- 尽管已经有许多高效的避孕方法，意外妊娠仍是现代公共卫生的一个难题。
- 药物副作用是女性不愿意继续使用激素避孕药的主要原因。
- 除长效避孕药外，还有其他可备选的避孕途径（避孕帖、避孕环、孕激素注射剂等），这些方法改进了女性用药的依从性，提高了避孕成功率。
- 尽管使用激素避孕有许多相关风险，但这些风险非常罕见，对公共卫生的影响也非常小。

（王晓晔译 王 威校）

参考文献

1. Henshaw SK: Unintended pregnancy in the United States. Fam Plann Perspect 30:24–29, 1998.
2. Piccinino LJ, Mosher WD: Trends in contraceptive use in the United States: 1982–1995. Fam Plann Perspect 30:4–10, 1998.
3. Goldzieher JW: Hormonal contraception—whence, how and whither? In Givens J (ed): Clinical Uses of Steroids. Chicago, Yearbook Medical Publishers, 1980.
4. Medvei VC: A History of Endocrinology. Hingham, Mass., MTB Press, 1982.
5. Burkman RT: Handbook of Contraception and Abortion. Boston, Little, Brown and Co., 1989.
6. Parsey KS, Pong A: An open-label, multicenter study to evaluate Yasmin, a low-dose combination oral contraceptive containing drospirenone, a new progestogen. Contraception 61:105–111, 2000.
7. Sangthawan M, Taneepanichskul S: A comparative study of monophasic oral contraceptives containing either drospirenone 3 mg or levonorgestrel 150 μg on premenstrual symptoms. Contraception 71:1–7, 2005.

8. Trussell J, Vaughan B: Contraceptive failure, method-related discontinuation and resumption of use: Results from the 1995 National Survey of Family Growth. Fam Plann Perspect 31:64–72, 1999.
9. Potter L, Oakley D, de Leon-Wong E, Canamar R: Measuring compliance among oral contraceptive users. Fam Plann Perspect 28:154–158, 1996.
10. Trussell J, Kost K: Contraceptive failure in the United States: A critical review of the literature. Stud Fam Plann 18:237–283, 1987.
11. Trussell J, Rodriguez G, Ellertson C: Updated estimates of the effectiveness of the Yuzpe regimen of emergency contraception. Contraception 59:147–151, 1999.
12. Trussel LJ, Hatcher RA, Cates W, et al: A guide to interpreting contraceptive efficacy studies. Obstet Gynecol 76:558–567, 1990.
13. Peterson HB, Lee NC: The health effects of oral contraceptives: Misperceptions, controversies, and continuing good news. Clin Obstet Gynecol 32:339–355, 1989.
14. Mishell DR Jr. Noncontraceptive health benefits of oral steroidal contraceptives. Am J Obstet Gynecol 142:809–816, 1982.
15. Burkman RT Jr: Noncontraceptive effects of hormonal contraceptives: Bone mass, sexually transmitted disease and pelvic inflammatory disease, cardiovascular disease, menstrual function, and future fertility. Am J Obstet Gynecol 170:1569–1575, 1994.
16. Ness RB, Soper DE, Holley RL, et al: Hormonal and barrier contraception and risk of upper genital tract disease in the PID Evaluation and Clinical Health (PEACH) study. Am J Obstet Gynecol 185:121–127, 2001.
17. Schlesselman JJ: Risk of endometrial cancer in relation to use of combined oral contraceptives. A practitioner's guide to meta-analysis. Hum Reprod 12:1851–1863, 1997.
18. Sherman ME, Sturgeon S, Brinton LA, et al: Risk factors and hormone levels in patients with serous and endometrioid uterine carcinomas. Mod Pathol 10:963–968, 1997.
19. Vessey MP, Painter R: Endometrial and ovarian cancer and oral contraceptives—findings in a large cohort study. Br J Cancer 71:1340–1342, 1995.
20. Hankinson SE, Colditz GA, Hunter DJ, et al: A quantitative assessment of oral contraceptive use and risk of ovarian cancer. Obstet Gynecol 80:708–714, 1992.
21. Piver MS, Baker TR, Jishi MF, et al: Familial ovarian cancer. A report of 658 families from the Gilda Radner Familial Ovarian Cancer Registry 1981–1991. Cancer 71:582–588, 1993.
22. Risch HA, Marrett LD, Jain M, Howe GR: Differences in risk factors for epithelial ovarian cancer by histologic type. Results of a case-control study. Am J Epidemiol 144:363–372, 1996.
23. Rodriguez GC, Walmer DK, Cline M, et al: Effect of progestin on the ovarian epithelium of macaques: Cancer prevention through apoptosis? J Soc Gynecol Investig 5:271–276, 1998.
24. Martinez ME, Grodstein F, Giovannucci E, et al: A prospective study of reproductive factors, oral contraceptive use, and risk of colorectal cancer. Cancer Epidemiol Biomarkers Prev 6:1–5, 1997.
25. Potter JD, McMichael AJ: Large bowel cancer in women in relation to reproductive and hormonal factors: A case-control study. J Natl Cancer Inst 71:703–709, 1983.
26. Fernandez E, La Vecchia C, Franceschi S, et al: Oral contraceptive use and risk of colorectal cancer. Epidemiology 9:295–300, 1998.
27. Troisi R, Schairer C, Chow WH, et al: A prospective study of menopausal hormones and risk of colorectal cancer (United States). Cancer Causes Control 8:130–138, 1997.
28. Crandall CJ: Estrogen replacement therapy and colon cancer: A clinical review. J Womens Health Gend Based Med 8:1155–1166, 1999.
29. Klein JR, Litt IF: Epidemiology of adolescent dysmenorrhea. Pediatrics 68:661–664, 1981.
30. Wilson CA, Keye WR Jr: A survey of adolescent dysmenorrhea and premenstrual symptom frequency. A model program for prevention, detection, and treatment. J Adolesc Health Care 10:317–322, 1989.
31. van Hooff MH, Hirasing RA, Kaptein MB, et al: The use of oral contraceptives by adolescents for contraception, menstrual cycle problems or acne. Acta Obstet Gynecol Scand 77:898–904, 1998.
32. Weng LJ, Xu D, Zheng HZ, et al:. Clinical experience with triphasic oral contraceptive (Triquilar) in 527 women in China. Contraception 43:263–71, 1991.
33. Milman N, Clausen J, Byg KE: Iron status in 268 Danish women aged 18–30 years: Influence of menstruation, contraceptive method, and iron supplementation. Ann Hematol 77:13–19, 1998.
34. Davis A, Lippman J, Godwin A, et al: Triphasic norgestimate/ethinyl estradiol oral contraceptive for the treatment of dysfunctional uterine bleeding. Obstet Gynecol 95:S84, 2000.
35. Dawood MY: Dysmenorrhea. Clin Obstet Gynecol 33:168–178, 1990.
36. Chan WY, Dawood MY: Prostaglandin levels in menstrual fluid of non-dysmenorrheic and of dysmenorrheic subjects with and without oral contraceptive or ibuprofen therapy. Adv Prostaglandin Thromboxane Res 8:1443–1447, 1980.
37. Brinton LA, Vessey MP, Flavel R, Yeates D: Risk factors for benign breast disease. Am J Epidemiol 113:203–214, 1981.
38. Charreau I, Plu-Bureau G, Bachelot A, et al: Oral contraceptive use and risk of benign breast disease in a French case-control study of young women. Eur J Cancer Prev 2:147–154, 1993.
39. Lanes SF, Birmann B, Walker AM, Singer S: Oral contraceptive type and functional ovarian cysts. Am J Obstet Gynecol 166:956–961, 1992.
40. Young RL, Snabes MC, Frank ML, Reilly M: A randomized, double-blind, placebo-controlled comparison of the impact of low-dose and triphasic oral contraceptives on follicular development. Am J Obstet Gynecol 167:678–682, 1992.
41. Holt VL, Cushing-Haugen KL, Daling JR: Oral contraceptives, tubal sterilization, and functional ovarian cyst risk. Obstet Gynecol 102:252–258, 2003.
42. Tayob Y, Adams J, Jacobs HS, Guillebaud J: Ultrasound demonstration of increased frequency of functional ovarian cysts in women using progestogen-only oral contraception. BJOG 92:1003–1009, 1985.
43. Christensen JT, Boldsen JL, Westergaard JG: Functional ovarian cysts in premenopausal and gynecologically healthy women. Contraception 66:153–157, 2002.
44. Redmond GP, Olson WH, Lippman JS, et al: Norgestimate and ethinyl estradiol in the treatment of acne vulgaris: A randomized, placebo-controlled trial. Obstet Gynecol 89:615–622, 1997.
45. DeCherney A: Bone-sparing properties of oral contraceptives. Am J Obstet Gynecol 174:15–20, 1996.
46. Michaelsson K, Baron JA, Farahmand BY, et al: Oral contraceptive use and risk of hip fracture: A case-control study. Lancet 353:1481–1484, 1999.
47. Spector TD, Hochberg MC: The protective effect of the oral contraceptive pill on rheumatoid arthritis: An overview of the analytic epidemiological studies using meta-analysis. J Clin Epidemiol 43:1221–1230, 1990.
48. Gaspard UJ, Lefebvre PJ: Clinical aspects of the relationship between oral contraceptives, abnormalities in carbohydrate metabolism, and the development of cardiovascular disease. Am J Obstet Gynecol 163:334–343, 1990.
49. Kjos SL, Shoupe D, Douyan S, et al: Effect of low-dose oral contraceptives on carbohydrate and lipid metabolism in women with recent gestational diabetes: Results of a controlled, randomized, prospective study. Am J Obstet Gynecol 163:1822–1827, 1990.
50. Guzick DS: Polycystic ovary syndrome. Obstet Gynecol 103:181–193, 2004.
51. Kjos SL, Peters RK, Xiang A, et al: Contraception and the risk of type 2 diabetes mellitus in Latina women with prior gestational diabetes mellitus. JAMA 280:533–538, 1998.
52. LaRosa JC: Effects of oral contraceptives on circulating lipids and lipoproteins: Maximizing benefit, minimizing risk. Int J Fertil 34(Suppl):71–84, 1989.
53. Chapdelaine A, Desmarais JL, Derman RJ: Clinical evidence of the minimal androgenic activity of norgestimate. Int J Fertil 34:347–352, 1989.
54. Lobo RA, Skinner JB, Lippman JS, Cirillo SJ: Plasma lipids and desogestrel and ethinyl estradiol: A meta-analysis. Fertil Steril 65:1100–1109, 1996.

55. Speroff L, DeCherney A: Evaluation of a new generation of oral contraceptives. The Advisory Board for the New Progestins. Obstet Gynecol 81:1034–1047, 1993.
56. Conard J: Biological coagulation findings in third-generation oral contraceptives. Hum Reprod Update 5:672–680, 1999.
57. Stadel BV: Oral contraceptives and cardiovascular disease (first of two parts). NEJM 305:612–618, 1981.
58. Stadel BV: Oral contraceptives and cardiovascular disease (second of two parts). NEJM 305:672–677, 1981.
59. Gerstman BB, Piper JM, Tomita DK, et al: Oral contraceptive estrogen dose and the risk of deep venous thromboembolic disease. Am J Epidemiol 133:32–37, 1991.
60. Bloemenkamp KW, Rosendaal FR, Helmerhorst FM, et al: Enhancement by factor V Leiden mutation of risk of deep-vein thrombosis associated with oral contraceptives containing a third-generation progestagen. Lancet 346:1593–1596, 1995.
61. Lewis MA, Heinemann LA, Spitzer WO, et al: The use of oral contraceptives and the occurrence of acute myocardial infarction in young women. Results from the Transnational Study on Oral Contraceptives and the Health of Young Women. Contraception 56:129–140, 1997.
62. Farmer RD, Lawrenson RA, Thompson CR, et al: Population-based study of risk of venous thromboembolism associated with various oral contraceptives. Lancet 349:83–88, 1997.
63. Spitzer WO: Bias versus causality: Interpreting recent evidence of oral contraceptive studies. Am J Obstet Gynecol 179:S43–S50, 1998.
64. Lawrenson R, Farmer R: Venous thromboembolism and combined oral contraceptives: Does the type of progestogen make a difference? Contraception 62:21S–28S, 2000.
65. Spitzer WO: Oral contraceptives and cardiovascular outcomes: Cause or bias? Contraception 62:3S–9S, 2000.
66. Farmer RD, Williams TJ, Simpson EL, Nightingale AL: Effect of 1995 pill scare on rates of venous thromboembolism among women taking combined oral contraceptives: Analysis of general practice research database. BMJ 321:477–479, 2000.
67. Jick H, Kaye JA, Vasilakis-Scaramozza C, Jick SS: Risk of venous thromboembolism among users of third generation oral contraceptives compared with users of oral contraceptives with levonorgestrel before and after 1995: Cohort and case-control analysis. BMJ 321:1190–1195, 2000.
68. Skegg DC: Pitfalls of pharmacoepidemiology. BMJ 321:1171–1172, 2000.
69. Winkler UH: Hemostatic effects of third- and second-generation oral contraceptives: Absence of a causal mechanism for a difference in risk of venous thromboembolism. Contraception 62:11S–20S, 2000
70. Vandenbroucke JP, Rosing J, Bloemenkamp KW, et al: Oral contraceptives and the risk of venous thrombosis. NEJM 344:1527–1535, 2001.
71. Kemmeren JM, Algra A, Grobbee DE: Third generation oral contraceptives and risk of venous thrombosis: Meta-analysis. BMJ 323:131–134, 2001.
72. WHO Scientific Group: Cardiovascular Disease and Steroid Hormone Contraception. Geneva, World Health Organization, 1998.
73. Dahlback B, Carlsson M, Svensson PJ: Familial thrombophilia due to a previously unrecognized mechanism characterized by poor anticoagulant response to activated protein C: Prediction of a cofactor to activated protein C. Proc Natl Acad Sci USA 90:1004–1008, 1993.
74. Consensus conference on combination oral contraceptives and cardiovascular disease. Fertil Steril 71:1S–6S, 1999.
75. Heinemann LA, Lewis MA, Thorogood M, et al: Case-control study of oral contraceptives and risk of thromboembolic stroke: Results from International Study on Oral Contraceptives and Health of Young Women. BMJ 315:1502–1504, 1997.
76. Lidegaard O: Oral contraception and risk of a cerebral thromboembolic attack: Results of a case-control study. B 306:956–963, 1993.
77. Vessey MP, Lawless M, Yeates D: Oral contraceptives and stroke: Findings in a large prospective study. (Clin Res Ed) 289:530–531, 1984.
78. Ischaemic stroke and combined oral contraceptives: Results of an international, multicentre, case-control study. WHO Collaborative Study of Cardiovascular Disease and Steroid Hormone Contraception. Lancet 348:498–505, 1996.
79. Sidney S, Siscovick DS, Petitti DB, et al: Myocardial infarction and use of low-dose oral contraceptives: A pooled analysis of 2 U.S. studies. Circulation 98:1058–1063, 1998.
80. Tzourio C, Tehindrazanarivelo A, Iglesias S, et al: Case-control study of migraine and risk of ischaemic stroke in young women. BMJ 310:830–833, 1995.
81. Chang CL, Donaghy M, Poulter N: Migraine and stroke in young women: Case-control study. The World Health Organisation Collaborative Study of Cardiovascular Disease and Steroid Hormone Contraception. BMJ 318:13–18, 1999.
82. Petitti DB, Sidney S, Bernstein A, et al: Stroke in users of low-dose oral contraceptives. NEJM 335:8–15, 1996.
83. Hannaford PC, Croft PR, Kay CR: Oral contraception and stroke. Evidence from the Royal College of General Practitioners' Oral Contraception Study. Stroke 25:935–942, 1994.
84. Schwartz SM, Siscovick DS, Longstreth WT Jr, et al: Use of low-dose oral contraceptives and stroke in young women. Ann Intern Med 127:596–603, 1997.
85. Thorogood M, Mann J, Murphy M, Vessey M: Fatal stroke and use of oral contraceptives: Findings from a case-control study. Am J Epidemiol 136:35–45, 1992.
86. Haemorrhagic stroke, overall stroke risk, and combined oral contraceptives: Results of an international, multicentre, case-control study. WHO Collaborative Study of Cardiovascular Disease and Steroid Hormone Contraception. Lancet 348:505–510, 1996.
87. Rosenberg L, Palmer JR, Lesko SM, Shapiro S: Oral contraceptive use and the risk of myocardial infarction. Am J Epidemiol 131:1009–1016, 1990.
88. Stampfer MJ, Willett WC, Colditz GA, et al: A prospective study of past use of oral contraceptive agents and risk of cardiovascular diseases. NEJM 319:1313–1317, 1988.
89. Croft P, Hannaford PC: Risk factors for acute myocardial infarction in women: Evidence from the Royal College of General Practitioners' oral contraception study. BMJ 298:165–168, 1989.
90. Basdevant A, Conard J, Pelissier C, et al: Hemostatic and metabolic effects of lowering the ethinyl estradiol dose from 30 μg to 20 μg in oral contraceptives containing desogestrel. Contraception 48:193–203, 1993.
91. Collaborative Group on Hormonal Factors in Breast Cancer (CGoHFiB): Breast cancer and hormonal contraceptives: Collaborative reanalysis of individual data on 53,297 women with breast cancer and 100,239 women without breast cancer from 54 epidemiological studies. Lancet 347:1713–1727, 1996.
92. Marchbanks PA, McDonald JA, Wilson HG, et al: Oral contraceptives and the risk of breast cancer. NEJM 346:2025–2032, 2002;
93. World Health Organization: Cervical cancer, oral contraceptives, and parity. Geneva, WHO, 2002.
94. Smith JS, Green J, Berrington de Gonzalez A, et al: Cervical cancer and use of hormonal contraceptives: A systematic review. Lancet 361:1159–1167, 2003.
95. Green J, Berrington de Gonzalez A, Sweetland S, et al: Risk factors for adenocarcinoma and squamous cell carcinoma of the cervix in women aged 20–44 years: The UK National Case-Control Study of Cervical Cancer. Br J Cancer 89:2078–2086, 2003.
96. Moreno V, Bosch FX, Munoz N, et al: Effect of oral contraceptives on risk of cervical cancer in women with human papillomavirus infection: The IARC multicentric case-control study. Lancet 359:1085–1092, 2002.
97. Bracken MB: Oral contraception and congenital malformations in offspring: A review and meta-analysis of the prospective studies. Obstet Gynecol 76:552–557, 1990.
98. Huggins GR, Cullins VE: Fertility after contraception or abortion. Fertil Steril 54:559–573, 1990.
99. Rosenberg MJ, Waugh MS: Oral contraceptive discontinuation: A prospective evaluation of frequency and reasons. Am J Obstet Gynecol 179:577–582, 1998.
100. Bjarnadottir RI, Tuppurainen M, Killick SR: Comparison of cycle control with a combined contraceptive vaginal ring and oral levonorgestrel/ethinyl estradiol. Am J Obstet Gynecol 186:389–395, 2002.

第四部分 避孕

27 宫内节育器新理念

Janice Duke and Sheela Barhan

引言

宫内节育器（intrauterine device，IUD）作为女性首选的避孕措施，越来越多地被广泛采用。它有着较好的效果而且可逆的优势。过去，由于它需要保健医师才能放置，而且存在大量不良反应和严重风险，因此这一优势并没有起到推广效果。在过去几年中，技术的改进使得 IUD 成为了一种有效而又安全的避孕措施。IUD 已经成为全世界最为广泛应用的可逆性避孕手段。在西欧，避孕妇女中 7%～18% 使用 IUD[1]。在美国，只有不到 1% 的妇女运用 IUD 来避孕，主要是因为有报道称 IUD 停用后会出现感染并发症[2]。

本章将简要介绍 IUD 的历史和现代 IUD 的特点，以及 IUD 的避孕效果、引发不避孕的风险、并发症。此外，本章还将介绍 IUD 取放、更换的方法。

历史

据说，人类 IUD 的想法来源于阿拉伯商人将石头放在骆驼的子宫腔内来避免意外妊娠。遗憾的是，这个奇妙的故事事实上并没有依据[3]。事实上，IUD 是由 19 世纪的子宫托演变而来的。子宫托呈帽状，可以卡到宫颈的穹隆部，原本是放在阴道中用来支撑子宫或直肠的；后来很快发现它还具有避孕的功效。1902 年，Hallwig 设计了一种伸到子宫腔的杆，这个装置可以自行放入阴道内，无需处方购买，但是有较高的感染率，未得到医疗机构认可。

1909 年，Richter 设计了第一个真正意义上的 IUD，呈环状，是用蚕丝做的。1923 年，Pust 将这种环形装置结合了纽扣和羊肠线，使之可以取出；后者在第一次世界大战期间被广为使用。但是与子宫托一样，也有很高的感染率而未能被广泛接受。

1930 年，德国的 Gräfenberg 介绍了一种与之前设备相似，但无尾丝的丝质环状 IUD（表 27-1）。这种避孕装置缺点是有较高的脱落率。1934 年，日本的 Ota 将其稍作改善，在环上增加了支持结构。所有这些先驱者都被当时的医学界所排斥。尽管当时他们未取得成功，但他们的先驱工作证明是最早的针对妇女有较低不良反应和并发症风险的避孕技术。基于他们的贡献以及同样缺乏效果的其他技术，IUD 逐渐在世界范围内广泛应用。

20 世纪 60 年代和 70 年代，随着 Margulies Spiral、Lippes Loop、Saf-T-Coil、Birnberg 和 Dalkon Shield 的引入，IUD 逐渐获得了广泛的应用（图 27-1）[4]。1962 年，人口协会在纽约召开了第一届 IUD 大会来分析 IUD 数据。1970 年，人口协会发布了一份报告，提出 IUD 是控制生育的一种安全而有效的方法。由于 IUD 得到认可，其使用迅速增长。截至 70 年代初，市场上大约有 70 种 IUD，占美国避孕产品的 10%。

惰性 IUD

在 20 世纪 60～70 年代，美国 FDA 批准的 IUD（如 Lippes Loop、Saf-T-Coil）是由塑料制成的（图 27-1）。使用 IUD 的年妊娠率大约 20%。IUD 的另一

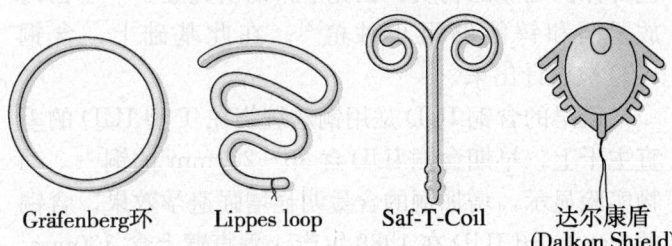

图 27-1 IUD 发展史。Gräfenberg 环　Lippes loop　Saf-T-Coil　达尔康盾（Dalkon Shield）

个问题是体积较大会导致月经出血量增加和不适感，而降低使用率。

达尔康盾

达尔康盾（Dalkon shield）是一种设计独特的IUD，由于其副作用使得IUD至今在美国的普及程度下降。达尔康盾是由A. H. Robbin公司在1971年生产，是一种可以增加侧峰以降低排除率的塑料环，一个中央膜，一个用于摘除的镶边的复丝尾（图27-1）。至1974年，2 800 000多名美国妇女在使用Dalkon Shield，巧合的是，70年代初正值性开放，即所谓的性解放运动，于是性传播疾病和盆腔炎症（pelvic inflammatory disease，PID）的发病率空前增加。

问题最早反映在与IUD相关的不良事件上，诸如盆腔炎症、异位妊娠、化脓性流产的病例报告开始出现，其中有些甚至是致命性并发症[6]。系统的调查得出达尔康盾与感染并发症的增加有关。

对不同类型的IUD的尾端进行培养，发现达尔康盾的尾环存在多种细菌生长，而其他IUD的尾丝没有阳性发现[7]。这些信息支持达尔康盾增加盆腔感染风险的假说。其结果是尾丝作为一种传导线束的功能，使细菌沿线束进入上生殖道。只经过3年的生产，达尔康盾就于1974年退出了美国市场。

公众和医生们对感染并发症的疑虑导致所有IUD的使用明显减少。1985—1988年，只有孕激素T形宫内嵌入型IUD在美国使用。尽管多项研究验证了现代IUD的安全性，并且如今设计的改进增加了避孕效果、降低了不良反应，但是IUD的负面形象仍然存在。

含铜IUD

自从现代IUD出现至今，研究就聚焦于增加其避孕效果，首先通过改进它们的构型，之后设计一些包含保护妊娠的物质。在兔子中的研究显示，子宫内放置铜和锌能够阻止种植[8]。在此基础上，含铜IUD被设计出来。

最早的含铜IUD是用铜丝缠绕在T型IUD的垂直主干上，早期含铜IUD含30~200mm^{2}的铜[9]。动物实验显示，增加铜的含量明显增强避孕效果。含铜的ParaGard IUD在1988生产，垂直臂上含300mm^{2}的铜，每一水平臂上含40mm^{2}的铜，总计380mm^{2}的铜。由于含铜而使妊娠率下降到了1%以下。这是首次IUD的失败率可以与口服、注射避孕药及手术绝育接近。ParaGard IUD是美国市售的两种IUD之一。

第一代孕酮IUD

我们对含孕激素IUD的避孕效果也进行了评估。在1976年，第一例释放孕酮的IUD作为孕激素T形宫内嵌入型IUD投放市场。这个T型环有一个垂直杆，内含38mg孕酮，释放率为65μg/d。除了避孕，它还具有减少子宫内膜出血和不适感的好处。然而，由于其失败率高达2.9%，并且需要每年放置一次，所以从未获得广泛使用，并且于2001年被停产。后来通过采用更强效的左炔诺孕酮，而大大提高了这种方法的效果。含左炔诺孕酮的曼月乐是美国市面上有的第二种IUD（图27-2）。

现代宫内装置

美国目前有两种IUD，含铜的ParaGard IUD和含左炔诺孕酮的曼月乐（图27-2）。二者避孕效果都较高，并且副作用状况良好。曼月乐对许多患者还有降低月经量和不适感的额外益处。

含铜的ParaGard IUD

ParaGard IUD发明于1988年，有一个可折叠的塑料T框架（图27-2）。铜丝缠绕在杆上，铜臂连

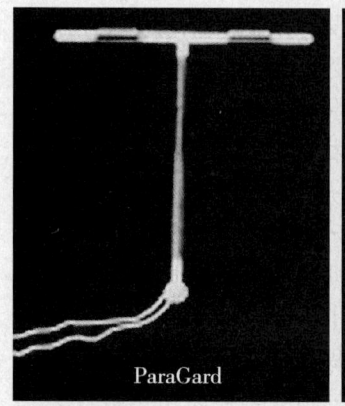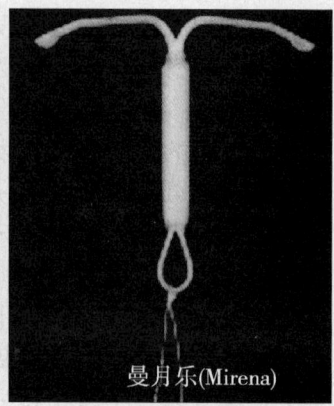

图27-2 美国的现代IUD。

接于一个水平杆上，其铜的表面积可达 380mm²。在垂直杆的尾端有单根丝相连。这种 ParaGard IUD 的妊娠率低于 1%。FDA 批准其可以使用 4 年的时间，再行取出和更替。然而，之后的研究显示 ParaGard IUD 可以更长时间地使用，且无效果的减退，目前批准的使用寿命为 10 年。它已通过安全性和病人耐受性的测试。

含左炔诺孕酮的曼月乐

含左炔诺孕酮的曼月乐是含孕酮 IUD 的升级版，第一代含孕酮 IUD 是由芬兰在 1990 年生产的，相继被欧洲和其他发达国家批准使用。这种类型的 IUD 具有不同样式的贮存器，里面含有 46~65mg 的左炔诺孕酮，每天可释放 20μg 左炔诺孕酮。

曼月乐于 2001 年在美国生产，又称"含左炔诺孕酮的宫内系统"，曼月乐在 32mm×32mm 的聚乙烯 T 形框中有一个贮存器，内含左炔诺孕酮约 52mg，并且在垂直杆的尾部有一个单丝环（图 27-2）。这种产品的失败率低于每年 0.1%。并且在大部分妇女中，并有降低子宫流血和缓解痛经的额外益处。

作用机制

含铜的 ParaGard 和含左炔诺孕酮的曼月乐都主要是通过抑制受精以及抑制植入而起作用的[10,11]。因为它们在植入前起效，因此 IUD 并不能作为一种堕胎药。两种 IUD 共同的作用机制是外源性效应，但二者都有其自身局部释放物质的第二套作用机制。

外源性效应

对于早期的惰性 IUD，ParaGard 和曼月乐都会对子宫内膜产生一种强的外源性炎症反应。T 型环的存在导致子宫内膜的表面释放白细胞、前列腺素和酶[12]。除了使子宫内膜变的不适于着床，这种炎症反应对精子也是有毒的。因此，使用 IUD 的妇女只有较少的精子能到达输卵管壶腹区的受精部位[13]。根据对早期惰性 IUD 的研究，这种外源性反应可以防止妊娠，大约每年有 20% 的失败率。通过添加孕酮和铜的现代 IUD 可以进一步降低避孕失败率，达到低于每年 1%。

铜的作用

ParaGard IUD 释放的铜对子宫和输卵管不同部位的精子和卵母细胞具有毒性，从而在受精前发挥避孕效果。在盆腔内，黏液内高浓度的铜降低精子的活动性和精子穿透黏液的能力[14-16]。铜具有使精子头尾分离的神奇能力[17]。

在宫腔内，铜离子可以加强子宫内膜的子宫内炎症反应，增强杀精效果[10]。在输卵管内，高浓度的铜可以干扰精子和卵母细胞的转运和功能[18]。当冲洗放置有含铜 IUD 的宫腔时，发现存在的卵母细胞只有对照组的一半，并且这些卵母细胞未表现出正常的发育[19]。

铜也会影响受精和着床。尽管含铜 IUD 不能阻止排卵，但是卵母细胞受精的可能性被降低了一半，并且受精卵也很少能够着床[12,13]。关于含铜 IUD 着床前起效的进一步证据是这些妇女的血浆内 β-人绒毛膜促性腺激素（human chorionic gonadotropin, hCG）是无法探查的[20]。至今尚无证据显示含铜 IUD 在着床后具有堕胎效果。

左炔诺孕酮的作用

曼月乐中的左炔诺孕酮具有一些与铜类似的避孕效果，但是其他作用则是独特的。在盆腔内，左炔诺孕酮和铜一样，通过增加黏液的黏度来降低精子活动性和精子穿透黏液的能力[11]。这显然是因为孕激素可以直接影响宫颈黏液的产生，又可以间接改变卵巢功能。

左炔诺孕酮可以影响卵巢功能[21]。左炔诺孕酮之所以可以改变宫颈黏液，部分是因为它可以降低卵巢雌激素的产生。在一些妇女中，卵泡发育和排卵减少了，尽管大部分妇女在使用一年后仍有排卵[22]。和铜一样，左炔诺孕酮也可以通过抑制精子通过输卵管来阻止受精。

与铜离子不同的是，左炔诺孕酮可以通过直接抑制子宫内膜而阻止着床。除了外源性反应之外，左炔诺孕酮 IUD 使用者的子宫内膜活检可显示子宫内膜腺体萎缩和基质蜕膜，这与孕激素的作用是一致的[23]。和含铜 IUD 一样，左炔诺孕酮 IUD 具有阻止着床的能力，其证据是在这些妇女中几乎检测不到血浆 β-hCG[24]。同样，没有证据显示在着床以后，左炔诺孕酮 IUD 能够起到堕胎药的作用[24]。

现代 IUD 的避孕效果

含铜 IUD 和左炔诺孕酮 IUD 的年妊娠率和长期的妊娠率，在现有的可逆性避孕措施中是最低的（表27-1）。含铜 IUD 的 1 年妊娠率大约是 0.5%[12]。含左炔诺孕酮 IUD 的 1 年妊娠率是 0.2%，但 5 年的总体妊娠率平均是 0.7%[25]。这些妊娠率似乎不受经产状况影响。

在实践中，两种 IUD 的累计妊娠率都非常低。根据世界卫生组织的报道，在一项 4000 人的 IUD 使用临床试验中，6 年以上的 Mirena IUD 累计妊娠率只有 0.6%，显著低于 ParaGard IUD 的 2.0%（表27-2）[26]。

含铜 IUD 在紧急避孕中的应用

妇女在无保护性交后放置含铜 ParaGard IUD，对避孕有一定的效果。当采用这种方式作为紧急避孕措施时，在性交后 72h 内放置 ParaGard IUD 最有效，但 5 天内放置仍然有效。对 20 项紧急避孕进行的荟萃分析发现，ParaGard IUD 植入后的妊娠率为 0.1%，比标准口服避孕药 1.5% 的妊娠率更加有效[27]。

表 27-1
各种方法典型和完整使用第一年的避孕失败率和第 1 年末继续使用百分比

方法	意外妊娠 典型使用	意外妊娠 完全使用	妇女第一年持续使用率
现代宫内节育器			
含铜	0.5%	0.5%	78%
含左炔诺孕酮	0.2%	0.2%	81%
手术避孕			
输卵管结扎	0.4%	0.4%	100%
输精管切除	0.4%	0.4%	100%
激素避孕			
口服避孕药			
雌孕激素合剂	8%	0.3%	72%
单纯孕激素	8%	0.3%	68%
长效孕激素	3%	0.3%	70%
避孕贴	8%	0.3%	68%
屏障避孕			
男用避孕套	12%	3%	63%
女用避孕套	21%	5%	56%
避孕隔膜（含杀精子剂）	18%	6%	58%
阴道海绵			
未经产妇	18%	9%	58%
经产妇	36%	20%	45%
宫颈帽			
未经产妇	18%	9%	58%
经产妇	36%	26%	45%
杀精子剂（凝胶、泡沫、栓剂或薄膜）	21%	6%	43%
自然避孕			
体外排精	19%	4%	43%
安全期（日历、体温、宫颈黏液）	20%	9%	67%
不避孕	85%	85%	—

表 27-2
妇女终止使用含铜 ParaGard IUD 和含左炔诺孕酮的曼月乐的 6 年累积妊娠率[26]

名目	ParaGard（含铜）	曼月乐（Mirena）（含左炔诺孕酮）
累积妊娠率	2.0%	0.6%
宫内妊娠	1.8%	0.6%
异位妊娠	0.1%	0.0%
排出		
完全排出	1.7%	3.0%
部分排出	6.6%	4.9%
盆腔炎症疾病	0.0%	0.3%
月经原因	10.7%	36.2%
闭经	0.6%	23.8%
出血减少	3.0%	11.2%
出血增加	7.0%	5.6%
疼痛	5.9%	5.2%

终止率

终止率之所以重要是因为那些由于副作用而停止使用避孕措施的妇女发生妊娠的风险很高。

在第 1 年，较多患者会继续使用 IUD，而不是其他可逆性避孕方法。尽管现代 IUD 的研究显示，病人一般是满意和安全的，但据报道，使用 7～8 年后的终止率为 28%～73%，视人群而定[28-31]。

对于这两种类型的现代 IUD，月经原因是导致 IUD 停用最常见的不良反应（表 27-2）[26]。ParaGard IUD 会导致出血增加，曼月乐则会导致闭经或出血减少。由于曼月乐 IUD 引起的闭经率高于 ParaGard 型 IUD（分别为 23.8% 和 0.6%），因此与 ParaGard IUD（66.6%）相比，曼月乐的 6 年持续使用率明显较低（43.8%）[26]。

在两种 IUD 使用者中，妊娠和盆腔炎症性疾病（pelvic inflammatory disease，PID）都很少见。尽管研究描述的表 27-2 显示，ParaGard IUD 累积妊娠率高于曼月乐 IUD（分别为 2.0% 和 0.6%）。一项持续 7 年时间的多中心随机前瞻性研究（超过 7000 名妇女）报道这两种 IUD 有着相近的妊娠率（0.2/100 人×年）和盆腔炎症性疾病发生率（0.6～0.7/100 人×年）[28]。在植入后的第一年这些并发症的发生率最高。

相关成本

现代 IUD 是成本-效益最高的避孕措施之一[32]。当计算一种方法的总花费时，经济分析必须囊括初始花费（包括避孕药物或者装置费＋放置的费用）、治疗副作用的费用（如外科并发症、深静脉血栓、闭经或泌尿道感染）以及计划外妊娠的费用。

根据一项分析，在 5 年内，使用含铜 ParaGard IUD 的花费最少，只有 540 美元，而采用口服避孕药则需要 1784 美元[32]。尽管输精管切除术和输卵管结扎术在整个妇女育龄期内更加便宜，但手术绝育在限制可逆性方面有着明显缺点。许多非医学避孕手段极低的起始花费往往会被意外妊娠的花费抵消掉。

恢复生育

不管使用 IUD 多长时间，若不是因为 PID 的原因而摘除 IUD，都不会对生育产生残余影响[33]。而孕激素的蓄积通常会需要几个月的时间才能从妇女体内清除，从而导致生育的延迟。

IUD 的非避孕益处

鉴于 IUD 对子宫的局部作用，人们一直怀疑 IUD 可能还有其他作用。惰性和含铜 IUD 的其他益处最早被发现。随着含孕酮 IUD 的发展，直接持续给予子宫内膜高浓度孕酮比其他避孕药有更多的益处。

惰性和含铜 IUD

在使用惰性或含铜 IUD 的妇女中发现，子宫内膜癌的发生率较低[35]。通过多项研究提示 IUD 使用者发生子宫内膜癌的风险降低了 30%～50%。IUD 通过对子宫内膜的局部结构和生化的改变，从而降低子宫内膜对雌激素的敏感性或增加对孕激素的敏感性，以此产生保护作用。一些作者认为这种相关性可能是选择偏向性的反应，因为惰性和含铜 IUD 用于月经异常妇女的可能性较小，而这些妇女发生子宫内膜癌的风险较高。然而，确凿的数据显示，子宫内膜癌的发生率在使用惰性或含铜 IUD 的妇女中明显

含左炔诺孕酮的 IUD

我们发现含左炔诺孕酮的曼月乐是子宫内膜局部给予孕酮的有效方式，同时可以避免口服、肌内注射、经皮注射所导致的全身不良反应和风险。除了避孕之外，还可以有效治疗各种妇科疾病，包括月经过多、痛经，还发现对服用雌激素替代治疗或他莫昔芬进行乳腺癌辅助化疗有效。在许多存在出血问题的妇女中，曼月乐是子宫切除术的一项替代选择。

生理学

持续的左炔诺孕酮接触明显抑制子宫内膜。因为腺体细胞萎缩和基质细胞蜕膜化，光学显微镜显示子宫内膜变薄。此外，还有子宫内膜血管的数量和直径明显减少。电子显微镜显示，左炔诺孕酮可导致子宫内膜上皮的基层增厚，并导致上皮细胞间的复杂连接持续存在，而该连接正常情况下，在着床后会变松[36]。

异常的子宫出血和痛经

子宫出血过多或过于频繁损害了许多健康妇女的生活质量。在除外感染和子宫恶性肿瘤后，治疗子宫出血最常用的方法是给予孕酮。不幸的是，孕酮全身给药并不总是能够解决这些问题，这是因为孕酮对子宫效果并不稳定，或者是因为患者无法耐受全身性的副作用，或并发症的风险（包括乳腺癌的发病率增加）。因此，在美国，子宫异常出血和痛经依然是子宫切除最常见的适应证[37]。

月经过多

对于无明显子宫病理改变的妇女，不论经产状况如何，曼月乐都能有效减少子宫出血。在正常妇女，平均月经失血量约 30～40ml，而放置曼月乐的妇女，平均月经失血量约 5ml。大约 20% 的曼月乐使用者使用一年后会出现闭经，含铜 IUD 则不然，其平均月经出血量轻度升高到 40～50ml。经随机对照试验比较经子宫切除和曼月乐治疗重度子宫出血，显示子宫切除在控制子宫出血方面更加有效，但是曼月乐在提高生活质量方面是与之旗鼓相当的[38]。

子宫内膜异位症导致的痛经

曼月乐 IUD 在治疗子宫内膜异位症导致的痛经方面似乎有一定疗效。在对 40 例通过腹腔镜诊断的子宫内膜异位症病人进行的随机对照研究中，腹腔镜手术后植入曼月乐 IUD 在 1 年以内，只有 10% 的痛经由轻度转向重度，而在对照组内达到了 45%。IUD 对子宫内膜异位症复发的影响还不确定。

辅助雌激素替代治疗

接受雌激素替代治疗的绝经期妇女似乎会从应用含左炔诺孕酮的 IUD 受益。尽管在雌激素替代治疗中使用曼月乐似乎会在头几个月内出现子宫出血，但在 1 年以后，大部分病人（73%）不再有出血[40]。同样，在一项对 40 名绝经后妇女进行的随机研究中，一组随机接受经皮注射雌激素和使用曼月乐 IUD，另一组每日口服雌激素加孕酮，IUD 组在开始的 3 个月中流血较多。但是这两组在之后的一年里出血量相同[41]。大约 80% 口服雌激素和使用曼月乐的绝经后妇女会在开始治疗后 1 年内闭经。

他莫昔芬的辅助治疗

使用选择性雌激素受体调节器他莫昔芬来治疗乳腺癌，会导致发生子宫内膜增生、息肉、癌的风险增大。在一项随机对照研究中，124 名服用他莫昔芬并使用曼月乐的妇女，与对照组相比，发生子宫内膜蜕膜化的水平相当，发生息肉和纤维瘤的较少[42]。不幸的是，使用曼月乐的妇女会出现出血过多，并且需要 6 个月或更久才会消失。这项研究的周期过短，以致于难于评估曼月乐 IUD 对于乳腺癌复发的效果。因此，采用这种辅助治疗是否有益仍需要进一步的研究。

子宫平滑肌瘤和月经过多

曼月乐 IUD 并不能有效治疗子宫肌瘤相关的月经过多。对 19 名由于子宫肌瘤导致月经过多的妇女进行研究，发现曼月乐 IUD 放置 12 个月后，主观失血量降低[43]。然而，其中的 14 人仍有持续的月经过多，而且平均血红蛋白同期从 10.9g/dl 降至 9.9g/dl。在放置曼月乐 IUD 的同时，这些妇女的宫腔平均增大至 13cm，可以假设认为因其内膜面积增大，而 IUD 的孕激素剂量不足以让子宫内膜萎缩所致。但这需要大样本研究来证实曼月乐 IUD 对子宫肌瘤的效果。

IUD 的副作用

痛经和经量增加

含左炔诺孕酮的曼月乐 IUD 可以降低痛经和经量，相反，含铜 ParaGard IUD 仍可在一些妇女中导致痛经和经量增加，尽管含铜的 ParaGard IUD 和更大的惰性 IUD 相比已经有改善[44]。从生理学上来说，铜离子增加了内膜炎症反应和前列腺素的产生，因此导致了痛经和经量增加。尽管使用口服的非甾体类抗炎药（NSAID）常可以改善这些副作用，但仍有 5%～15% 的妇女因这些副作用而要求取出 ParaGard IUD。

激素的副作用

从曼月乐 IUD 释放的孕酮无全身作用，然而，在放环 12 个月后这些孕酮确实改变了卵巢卵泡形成。由于这种卵巢功能的改变，有些病人会抱怨头痛、恶心、乳腺痛、痤疮、情绪改变和不规则流血。在 12% 的使用者中，曼月乐 IUD 还会引起暂时的功能性卵巢囊肿，这是由卵泡闭锁所致[45]。

激素症状和卵巢囊肿可在 3～6 个月内自行缓解。幸运的是，曼月乐 IUD 在使用 1 年后并不会抑制或改变排卵[46]。

不规则流血

在使用含左炔诺孕酮曼月乐 IUD 和 ParaGard IUD 的一些人中会发生不规则出血。使用曼月乐 IUD 常常会在开始使用 3 个月内子宫内膜完全蜕膜化之前发生不规则出血。增加口服雌激素并没有加速这些症状的缓解，而可能推迟蜕膜化的进程。

在头 3 个月之后，大多数曼月乐 IUD 使用者将会出现月经量减小，每个月经周期的平均月经出血量从 35ml 降到 5ml，并且大约 20% 的妇女会出现闭经[37]。要让妇女们有这种准备，因为超过 4% 的曼月乐 IUD 使用者将会因为闭经而要求摘除 IUD。

除闭经以外的出血异常更常见于含铜 IUD 使用者。在一些研究中，超过 2% 的 ParaGard IUD 使用者因为异常出血而终止使用 IUD。通常，这种出血可能是由非相关性排卵停止或慢性子宫内膜炎所致。

然而，在 40 岁以上使用 IUD 的妇女中，超过 10% 的异常子宫出血与子宫内膜增生有关[47]。所以，对于 40 岁以上使用 IUD 并有异常出血的患者，应进行子宫内膜活组织检查。

妊娠

在使用现代 IUD 的妇女中，妊娠是一种不常见的并发症。使用含铜 IUD 的妇女，其妊娠率大约是 1.26/100 人×年，而使用曼月乐 IUD 的妊娠率为 0.09/100 人×年。然而，对于使用 IUD 而且怀孕的妇女应采取正确的处理方法，以将危及母亲和胎儿的风险降到最低。

宫内妊娠后 IUD 的处理方法

在使用 IUD 的同时出现宫内妊娠发生早期和晚期并发症的风险均较高。在最初的 3 个月，几乎有一半的宫内妊娠会出现自发性流产。尽管这种达尔康盾（Dalkon Shield）会引起脓毒性流产风险的增高，但根据目前的报告，现代 IUD 并没有引起这种并发症风险的增加。带有 IUD 妊娠的妇女也存在晚期妊娠问题，包括宫内生长受限、早产儿和胎儿死亡。

当使用 IUD 的宫内妊娠被确诊，第一步是立即摘除 IUD，即使患者最终是希望终止妊娠。基于惰性 IUD 的研究，立即取出 IUD 可以将自发流产的风险从 50% 降至 25%[48]。

摘除 IUD 也降低妊娠中晚期发生妊娠并发症的风险[49]。如果 IUD 因为丢失环而无法被取出，胎儿早产的风险会高达 37.5%。遗憾的是，使用超声指导和宫内器械操作试图取出丢失的 IUD，会增加流产的风险[50]。

异位妊娠

使用 IUD 的妇女出现异位妊娠的绝对风险水平相比不避孕的妇女低得多。使用含铜 ParaGard IUD 的女性中，宫外孕的发生率为 0.25/100 人×年，而在使用含有左炔诺孕酮曼月乐的女性中，大约为 0.02/100 人×年。而在不采取避孕措施的女性中，异位妊娠的发生率为 1.6/100 人×年，与之相比，使用 IUD 后异位妊娠的发生率要小得多。然而，与口服避孕药或屏障避孕法相比，应用 IUD 的人群发生输卵管妊娠的比例较高，因为前者能够更好地抑制排卵或受精[51]。

过去，含有孕激素的 IUD 被认为会增加异位妊娠的发生率，理论上讲，这是因为孕酮减弱了输卵管纤毛功能。应用曼月乐 IUD 同时受孕的妇女中，有 20% 以上的人为异位妊娠，而在未采取避孕措施的妇女中，异位妊娠的发生率仅为 2%。然而，应用曼月乐 IUD 后，异位妊娠的绝对发生率是下降的。患者应该明白，放置 IUD 后发生受孕的比例本身是非常低的，所以发生异位妊娠的可能性基本上可以排除。

盆腔炎性疾病

盆腔炎性疾病（PID）可能是 IUD 最可怕的并发症。在 20 世纪 70 年代，由于性传播疾病的流行导致与 Dalkon shield 宫内节育器及其辫子样尾丝相关的盆腔炎的发病率显著升高。20 世纪 70 年代末至 80 年代初，对 IUD 与盆腔炎性疾病的关注导致美国应用 IUD 的人数从 1982 年的 2 200 000 骤降至 1988 年的 700 000。

放置后盆腔炎性疾病

在美国的妇女当中，植入 ParaGard 和曼月乐后发生 PID 的总体概率为 0.6%～0.7%，而且在植入后第 1 年发生率最高[52]。通过 WHO 开展的一项世界范围内的研究发现，在植入 IUD 的头 20 天内，PID 的发生率为 10/1000 人×年，而且主要发生在有多个性伴侣的妇女人群当中[53]。对只有一个性伴侣的妇女来说，放置后盆腔炎性疾病的风险极低[52]。

不存在 STD 时，在植入后的头 20 天内发生 PID 的患者主要可能与下生殖道细菌繁殖不能被子宫所清除而导致的子宫污染有关系。即使目前已通过无菌技术植入 IUD，在植入过程中阴道及宫颈中的细菌污染宫腔仍不可避免。遗憾的是，预防性应用抗生素作用不大，至少部分是由于放置后 PID 总体发生率并不高[54]。

对 IUD STD 患者的治疗

应用 IUD 的 STD 患者可以通过抗生素进行安全治疗，而无须取环。但感染 STD 会引发 PID，因此确诊 STD 时，最好取出 IUD。然而，咨询医生并取得同意后，可以在治疗 STD 的同时继续使用 IUD。

对已经诊断患有 PID 并且正在使用 IUD 的妇女，应进行细菌培养并给予恰当的抗生素。IUD 最好且应该取出，因为这样可以有效地提高康复率。虽然 WHO 推荐可以等到抗生素开始控制并减少感染播散的时候再取环，但目前并没有证据支持这一做法。

放线菌病

放线菌是一类革兰阳性厌氧菌，特点是呈线样生长，其菌落与真菌相类似。放线菌作为阴道正常菌群的一部分，可导致盆腔放线菌病，这是一种非常罕见的肉芽肿性 PID，在住院病人中的发生率不到 0.001%[55]。

放线菌或放线菌样微生物在巴氏染色的检出率仅为 0.13%，并且基本上发生于 PID 的妇女[56,57]。重要的是，我们要知道通过巴氏染色发现放线菌并不能诊断或预测盆腔放线菌病。因此，对于经巴氏染色发现放线菌而没有临床症状的妇女，推荐适当保留 IUD[58]，并不推荐应用抗生素，因为没有证据显示应用抗生素可以预防盆腔放线菌病的发生。应该告知她们检查结果，指导她们在出现任何盆腔感染症状时都应当复查，并且每 6 个月要检查一次。之后再进行巴氏试验，可以按照正常的间隔安排。如果之后巴氏染色仍发现放线菌，应摘除和更换 IUD。其他处理办法包括每 4～6 周进行一次巴氏试验，如果仍为阳性，可抗生素治疗 2 周；或是取环后应用抗生素 2 周，然后重复巴氏试验。

若存在盆腔炎症状，包括腹痛、发热、阴道流液或体重减轻，并且巴氏染色发现放线菌，疑似盆腔放线菌病者，应取出 IUD，涂片行细胞学检查，并送检细菌培养[58,59]。患者应进行适当的抗感染治疗：静脉应用青霉素 G（1000～2000 万 U/d），连用 4～6 周，直到多次培养放线菌阴性；另外可加用甲硝唑治疗合并的厌氧菌感染[60,61]。在静脉应用抗生素之后，口服青霉素 V（1～2g，每日两次）6～12 个月。

IUD 的植入和取出

患者选择

适宜应用 IUD 的理想人群为要求相对长期避孕及 STD 的低危妇女。过去，IUD 被选择性地应用于无生育要求且不会继续妊娠而试图最大限度减少盆腔感染风险的经产妇。因为与其他避孕方法相比，IUD并不会增加 PID 的发生风险，且 IUD 也不减少取环后的受孕率，因此之前的顾虑也就不存在了。

目前 IUD 的最佳适应证为互相只有一个性伴侣的夫妻。虽然 PID 的风险在 IUD 使用者中似乎并不增加，但在 IUD 使用者中 PID 的发生率仍然是一个问题，因为为了提高疗效，一般会将 IUD 取出。而且，避孕套及口服避孕药对合并 STD 的妇女可能更加合适，因为这两者能更好地降低 PID 的发生。基于这些理由，IUD 被推荐用于 STD 的极低危患者。

IUD 的另一类适用人群为希望获得 IUD 非避孕作用效果的妇女，是否需要避孕则不重要。在育龄期，含左炔诺孕酮的 IUD 对月经过多或痛经具有疗效，尤其对存在慢性缺铁性贫血和出血性疾病者，如 Von Willebrand 病。有些妇女在绝经后需全身应用雌激素，于是需要孕激素对子宫内膜进行保护，IUD 可以起到这方面的作用。

IUD 的最后一种适宜人群为妊娠存在高度风险，因此需要高度有效的避孕措施，而同时又是其他避孕方法如口服避孕药的禁忌者，或是存在无法接受的副作用。这类妇女包括心血管疾病患者，如高血压、高血脂、卒中、缺血性心脏病、房颤或瓣膜病，以及一些慢性神经疾病患者，如癫痫、抑郁或严重的偏头痛。

禁忌证

IUD 的禁忌证可以分为以下两种情况：IUD 植入会加重临床疾病；难以植入 IUD（表 27-3）。显然，确诊或疑似妊娠是其绝对禁忌证，因为 IUD 植入通常会终止妊娠并使者发生妊娠并发症的风险增加，但并不尽如此。

另一个绝对禁忌证是近期或当下存在妇科感染，因为宫腔内异物的植入可能对治疗造成困难，在某些情况下还会导致感染加重。其中包括此前 3 个月内有宫颈炎、盆腔结核及子宫内膜炎，包括产后子宫内膜炎。而一旦排除衣原体感染或淋病，IUD 即可用于宫颈炎或阴道炎妇女。

人类免疫缺陷病毒

感染人类免疫缺陷病毒（HIV）的患者代表的是一组特殊病例。幸运的是，目前并没有证据发现 IUD

表 27-3 IUD 的禁忌证
临床情况因 IUD 加重
妊娠
近期妇科感染
产科败血症
败血症后流产
PID
既往 3 月内 STD
不能解释的阴道出血
乳腺癌（仅可用于曼月乐）
临床情况因 IUD 变得难以处理
宫腔变形
先天畸形
纤维瘤使宫腔变形
恶性肿瘤
生殖细胞肿瘤
宫颈癌
子宫内膜癌

可导致病毒脱落或 HIV 播散[62,63]。有人担心 HIV 患者免疫力降低会导致 IUD 术后发生 PID 的风险增加，这种担心是没有道理的。然而，建议在 AIDS 患者开始抗病毒治疗后方可植入 IUD。如果放有 IUD 的患者出现 HIV 感染，IUD 无须取出，但患者须咨询医生，并密切监控 PID 的发生。HIV 阳性的妇女如果出现 AIDS 可以继续使用 IUD 避孕，但应该监控炎症的发生。

IUD 最后一种绝对禁忌证为已知或疑诊子宫恶性肿瘤，包括宫颈癌、生殖细胞来源肿瘤及子宫内膜癌。对此类患者最大的担心是 IUD 植入术后发生穿孔的风险较高。

IUD 的相对禁忌证与性行为和解剖异常有关。有多个性伴侣的妇女并非 IUD 的理想适用者，因为她们罹患 STD 的风险更大。同样，既往有 STD 或 PID 病史的妇女也不是 IUD 的适用人群，除非她们的危险因素得到明显改善。

解剖异常方面的相对禁忌证为子宫畸形和子宫肌瘤，两者都可导致宫腔变形。宫腔变形可造成 IUD 植入困难，可能导致穿孔和 IUD 随后被排出的风险加大。当然，这其中一部分病人可能认为 IUD 是避孕的最佳方式，含左炔诺孕酮的 IUD 可缓解子宫肌瘤所致的月经过多。

在某些情况下，左炔诺孕酮的全身吸收理论上也会导致曼月乐的相对禁忌证。最大的担忧可能是乳腺癌患者，因为即使不可测出的剂量吸收也可能刺激激素敏感性肿瘤的生长。曼月乐还是活动性肝炎、肝硬化、良性或恶性肝肿瘤的相对禁忌证。目前尚不明确生产商为何把急性深静脉血栓和肺栓塞列为IUD的相对禁忌证，因为包括左炔诺孕酮在内的孕激素并不会加重这些情况。胆囊炎并非IUD的禁忌证。

若糖皮质激素会引起不良反应，含铜IUD则是一种备择手段。与之相反的是，Wilson病（肝豆状核变性）是一种罕见的疾病，缘于铜在肝内的蓄积作用，因此是含铜ParaGard IUD的绝对禁忌证，可以选择曼月乐。当然，如果IUD的效用超过了这些潜在的风险，还是应该考虑应用IUD。

术前检查及实验室评估

在IUD植入前应行常规盆腔检查，确定子宫的位置、大小，并检查是否存在既往未发现的子宫异常。还应该行巴氏染色，IUD植入前对宫颈异常进行评估和治疗。对易患STD的高危人群，应该在植入IUD前排除淋病和衣原体感染。妊娠检查对未进行有效避孕的妇女也是必要的预防措施。

术前用药

止痛药

在IUD植入前应用NSAID。虽然大部分患者在植入IUD的过程中仅有轻度不适，但仍有5%的患者会出现中重度疼痛。另外，大约1%的妇女会出现血管迷走反应或宫颈破裂。这些问题在产次较少的妇女中更为常见。

预防性应用抗生素

不建议在IUD植入的同时常规预防性应用抗生素以减少PID的发生，因为我们发现这样做的意义不大[54]。在STD的低危妇女中，IUD术后发生PID的风险可忽略不计，不管是否预防性应用抗生素。

同样，我们也不推荐对二尖瓣脱垂的患者在IUD植入的同时应用抗生素预防亚急性细菌性心内膜炎。因为只要没有盆腔感染，在植入IUD时，细菌入血量是检测不到的。预防性应用抗生素也不被推荐用于合并心内膜炎的高危患者，因为可能存在潜在的严重瓣膜性心脏病，包括肺动脉高压、房颤或既往有亚急性心内膜炎史。

植入的时机

月经周期植入

对既往无妊娠史或产后至少6周的妇女，在月经周期的前半段植入IUD具有几大优势。在经期植入IUD可以确保妇女没有妊娠，但会增加在前2个月内被排斥的风险。在月经周期的第12~15天可以降低排斥的风险，而且可以减少在前2个月因为疼痛、出血及意外怀孕而导致被迫取环的风险。在月经周期的后一半植入IUD也是可以的，但不推荐，因为此时即使妊娠反应阴性，亦不能完全排除妊娠。

在第一个3个月内诱导或自发流产后，只要没有感染征象（如感染性流产）即可植入IUD；在第二个三月内妊娠失败后也可以植入IUD，但应该由有经验的临床医师来进行操作以保证IUD的正确部位。临床上也可以选择在流产后6周进行。

产后植入

尽管产后植入IUD在美国很少见，但在世界上许多地方已经发展为一项普遍技术。这种方法并不增加出血、感染及穿孔的风险。但术后被排斥的风险较高，约9%~37%，而产后6周后植入IUD被排斥的风险为13%[64-66]。

最理想是在胎盘排出后的10分钟内植入IUD，最长不超过24小时。分娩后立即植入IUD，被排斥的风险为9%；产后24~48小时内植入IUD，被排斥的风险则会增加到37%。不建议在产后48小时后植入IUD，因为穿孔和排斥的风险都较高[64-66]。

植入技术

月经周期植入

在向患者解释清楚植入IUD的操作过程并解答其疑问和顾虑后，进行盆腔双合诊及阴道涂片检查，明确子宫的大小和部位、周围组织及子宫活动度和有无提示感染的压痛。

用含有抗生素的水溶液清洗宫颈，以降低植入后感染的风险。通常会使用一个持钩以固定宫颈并将宫颈管和宫腔对齐。缓慢而轻柔地试探宫腔，明确宫腔的深度及手术入路。当 IUD 及植入器都处于无菌包时，应注意无菌操作，在放置 IUD 于植入器的过程中应使用无接触技术。

应用 Withdrawal 法将 IUD 置于子宫底部。包含 IUD 的植入管要小心而缓慢地进入子宫底部，植入深度于此前应已探测清楚。当活塞固定后，植入管就可以从活塞的末端退出。然后植入管及活塞可以一起退出。最后，用剪刀剪去尾丝，露于宫口外约 2~3cm。

产后植入

在产后第二到第三个 3 个月后，可以立即手工或用圆钳将 IUD 植入子宫底。IUD 植入位置过低或产后超过 24 小时方植入会增加排斥率。还可以在剖宫产时植入 IUD，与经阴道分娩后植入 IUD 相比，这种方法的排斥率较低。因为 IUD 是一个异物，所以它不能用于感染风险较高的妇女，如产程延长、破膜时间延长或绒毛膜炎。

在分娩结束后，立即将 IUD 植入宫底时，ParaGard IUD 12cm 长的尾丝将可以看不到其突出于宫颈的部分。而曼月乐 90cm 长的尾丝通常却可以看见。不管是哪种 IUD，都可以在 6 周复查时将尾丝剪至合适的长度。如果尾丝不可见，应通过 B 超明确 IUD 的位置并除外排斥的可能性。对"消失"尾丝的补救性操作参见本章"取环及放环的并发症"一节。

IUD 的取出

IUD 可以在月经周期的任何时期取出。要取出 IUD，应以圆钳钳住尾丝，缓慢而轻柔地取出。尾丝要一直从阴道内拉出，直到 IUD 被取出。

有 2% 的 IUD 取出困难。如果 IUD 不易取出，可以用持钩调整宫颈管及宫腔的位置使之处于一条直线上。如果仍有困难，可以尝试扩张宫颈或安排患者在月经期复诊，因为此时宫颈通常较为松软。

取环或放环的并发症

尾丝消失

在某些情况下，尾丝突出于宫颈的部分可能看不到或在取环过程中破损。在许多情况下，通过使用棉花覆盖顶端的涂药器或细钳试探宫腔，尾丝都可以在宫颈管中看到。如果操作失败，可能是因为尾丝缩入宫腔或 IUD 已经不在宫腔内，其原因可能是 IUD 穿破子宫壁或无意中被排出。在对 2003 例 IUD 错位进行的回顾性分析发现，80% 在子宫腔内，15% 在宫颈管，10% 被排出，5% 在腹腔内[67]。

必须注意的是，如果发现 IUD 在扩大的子宫内，首先提示可能为妊娠。因此，在探查宫腔之前，应排除妊娠及 IUD 仍存在于子宫腔。

如果患者没有怀孕且阴道 B 超证实 IUD 确实在子宫腔内，不必马上取出 IUD，因为此时尾丝不可见。IUD 的效果如初，但已无法通过患者感觉尾丝或临床医师盆腔检查中看到 IUD 来验证。

IUD 钩可用于移除尾丝消失的 IUD（图 27-3）。经宫颈将 IUD 钩轻柔放置于宫底，并旋转 180°～360°。在许多情况下，IUD 钩会环绕 IUD 直柄弯曲，并勾住 IUD 最低部，后者变宽，伸入球端。然后，通过宫颈口移除 IUD。

如果 IUD 的挂钩已经不可用了，可用齿镊进入宫腔内夹住 IUD。对于疑难病例，可在超声引导下进行。如果操作比较费力，IUD 可能已经植入子宫壁内，需要宫腔镜手术取出。

排斥

子宫禁忌证的存在会导致 IUD 植入后任何时间发生部分或完全排斥。大多发生于植入后的第 1 年，尤其是前 3 个月内。超过 5 年后，曼月乐和 ParaGard IUD 被排出的总体概率约 5%～7%。其中的高危因素为年轻患者、低产次、痛经或月经过多。

IUD 被排出时通常是无症状的，或是伴有盆腔疼痛、出血过多及点滴出血等症状。因为 IUD 被部

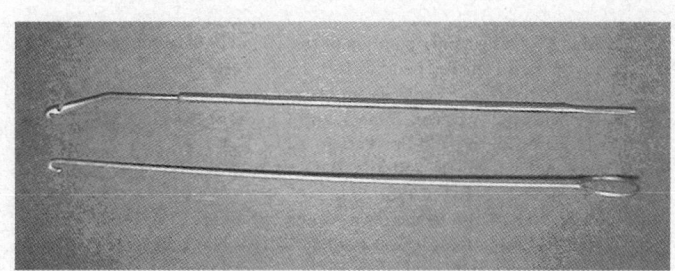

图 27-3　IUD 钩。

分或完全排出而未能发现，可导致意外怀孕，所以妇女们应定期复查 IUD 尾丝是否存在以确保 IUD 在宫底。

当 IUD 不完全排出造成在宫颈口可见 IUD 的一部分，此时 IUD 已经被污染，应取出。虽然尚没有涉及这个问题的研究，但如果患者愿意，至少应等待一个周期方可植入一个新 IUD。

穿孔

在相对厚壁的子宫腔内放置一个 3cm 长的 T 型物体是非直视下进行的，完全依靠术者的触觉。宫腔和宫颈不可能完全成一条直线，且子宫壁在某处可能非常薄，尤其在子宫下段。因此，如果探条或 IUD 植入过深或角度错误，均有可能导致子宫穿孔，而且还可能无法察觉，甚至经验丰富的医生都可能出现这样的情况。

在 IUD 植入过程中发生子宫穿孔的概率不到 3/1000，而且与操作者的经验有关[68-70]。另一个导致穿孔的危险因素为在产后 6 个月内植入 IUD。

远离 IUD 植入部位的子宫穿孔也有可能发生。如果穿孔发生在与植入平面不同的方向（如 IUD 的主干穿破宫颈），可能是子宫收缩排出 IUD 而导致其穿透子宫壁所致。如果穿孔发生在与植入平面相同的方向，则可能由于在植入时部分穿孔所致。

不到 15% 的穿孔可以在植入时发现。很多情况下，IUD 的尾丝消失或 IUD 难以取出是唯一可以提示 IUD 部分或完全穿破子宫的征象。在其他情况下，患者可能会出现腹痛、盆腔疼痛或不规则出血。如果通过超声不能找到排出的 IUD，可以通过 X 线检查确定。

处理

如果在 IUD 植入前，探查子宫时发生子宫穿孔，则不应植入 IUD。应给予抗生素，并嘱患者注意感染的症状和体征。对有症状的患者要继续治疗，密切观察，必要时行手术探查。

如果发现 IUD 穿破子宫并进入腹腔内，应尽快取出，尤其是对含铜的 ParaGard IUD，因为铜离子可以产生严重的局部炎症反应。

大多数进入腹腔的 IUD 都可以通过腹腔镜取出。然而，应告知患者，必要时可能需要开腹探查取环或处理腹腔内并发症，如网膜包裹或肠穿孔。

要 点[71]

- IUD 通过以下途径预防怀孕：（1）在受精前破坏精子和卵细胞的功能；（2）预防着床。但 IUD 不是堕胎药。
- IUD 在植入 20 天后并不增加 PID 的风险。多个性伴侣或高危的性行为可增加 PID 和 STD 的风险。
- IUD 可以降低异位妊娠的风险。然而，如果使用 IUD 的妇女一旦怀孕，发生异位妊娠的可能性则会升高，特别是曼月乐。
- IUD 不会减少取环后的受孕率。在取环后，妇女可以迅速恢复受孕能力。
- IUD 的避孕效果与输精（卵）管结扎术的效果相当（每年<1%），而这种方法是可逆的。
- 只要按照医嘱使用，IUD 可以避孕 5~10 年。
- IUD 的性价比好。
- 铜制 IUD 可用于性交后 5 天内的紧急避孕。

（王晓晔译 王 威校）

参考文献

1. Mosher W: Design and operation of the 1995 National Survey of Family Growth. Fam Plan Perspect 30:1–9, 1998.
2. Wilcox LS, Marks JS (eds): From Data to Action: CDC's Public Health Surveillance for Women, Infants, and Children. Atlanta, U.S. Centers for Disease Control and Prevention, 1994.
3. Thomsen RJ: Camels and the IUD: It was a good story. Contemp Ob/Gyn 31:152–161, 1988.
4. Rioux JE: The intrauterine device today. J SOGC 15:921–924, 1993.
5. Tietze C: Evaluation of intrauterine devices. Ninth progress report of the cooperative statistical program. Stud Fam Plann 1:1–4, 1970.
6. Cates W: The intrauterine device and deaths from spontaneous abortion. NEJM 295:1155–1159, 1976.
7. Tatum HJ, Schmidt FH, Phillips D, et al: The Dalkon Shield controversy. Structural and bacteriological studies of IUD tails. JAMA 231:711–717, 1975.
8. Zipper J, Medel M, Prager R: Suppression of fertility by intrauterine copper and zinc in rabbits: A new approach to intrauterine contraception. Am J Obstet Gynecol 105:529–534, 1969.
9. World Health Organization: Special programme of research, development and research training. Contraception 42:141–158, 1990.
10. World Health Organization: Mechanism of action, safety and efficacy of intrauterine devices. Report of a WHO scientific group. Technical Report Series 753. Geneva, World Health Organization, 1987, pp 1–91.
11. American College of Obstetricians and Gynecologists: Statement on

Contraceptive Methods. Washington, D.C., ACOG, 1998.
12. ParaGard Prescribing Information. Raritan, N.J., Ortho Pharmaceutical Corp., 1995.
13. Ortiz ME, Croxatto HB, Bardin CW: Mechanism of action of intrauterine devices. Obstet Gynecol Survey 51:542-551, 1996.
14. Ullmann G, Hammerstein J: Inhibition of sperm motility in vitro by copper wire. Contraception 6:71-76, 1972.
15. Kesseru E, Camacho-Ortega P: Influence of metals on in vitro sperm migration in human cervical mucus. Contraception 6:231-240, 1972.
16. Tatum HI: Intrauterine contraception. Am J Obstet Gynecol 112:1000-1023, 1972.
17. Ortiz ME, Croxatto HB, Bardin CW: The mode of action of IUDs. Contraception 36:37-53, 1987.
18. Videla-Rivero L, Etchepareborda JJ, Kesseru E: Early chorionic activity in women bearing inert IUD, copper IUD, levonorgestrel-releasing IUD. Contraception 36:217-226, 1987.
19. Alvarez F, Brache V, Fernandez E, et al: New insights in the mode of action of intrauterine contraceptive devices in women. Fertil Steril 49:768-773, 1988.
20. Segal SJ, Alvarez-Sanchez F, Adejuwon CA, et al: Absence of chorionic gonadotropin in sera of women who use intrauterine devices. Fertil Steril 44:214-218, 1985.
21. Barbosa I, Olsson SE, Odlind V, et al: Ovarian function during use of a levonorgestrel-releasing IUD. Contraception 42:51-66, 1990.
22. Nilsson CG, Lahteenmaki PL, Luukkainen T: Ovarian function in amenorrheic and menstruating users of a levonorgestrel-releasing intrauterine device. Fertil Steril 41:52-55, 1984.
23. Phillips V, Graham CT, Manek S, McCluggage WG: The effects of the levonorgestrel intrauterine system (Mirena) on endometrial morphology. J Clin Pathol 56:305-307, 2003.
24. Stanford JB, Mikolajczyk RT: Mechanisms of action of intrauterine devices: Update and estimation of postfertilization effects. Am J Obstet Gynecol 187:1699-1708, 2002.
25. Mirena (levonorgestrel-releasing intrauterine system) Prescribing Information. Montville, N.J., Berlex Laboratories, 2000.
26. Department of Reproductive Health and Research, World Health Organization: The intrauterine device (IUD)—worth singing about. Progr Reprod Health Res 60:1-8, 2002.
27. Trussell J, Ellertson C: Efficacy of emergency contraception. Fertil Contracept Rev 4:8-11, 1995.
28. Sivin I, Stern J: Health during prolonged use of levonorgestrel 20 μg/d and the copper TCu380Ag intrauterine contraceptive devices: Amulticenter study. Fertil Steril 61:70-77, 1994.
29. Ronnerdag M, Odlind V: Health effects of long term use of the intrauterine levonorgestrel-releasing system. A follow-up study over 12 years of continuous use. Acta Obstet Gynecol Scand 78:716-721, 1999.
30. Backman T, Huhtala S, Tuominen J, et al: Sixty thousand woman-years of experience on the levonorgestrel intrauterine system: An epidemiological survey in Finland. Eur J Contracept Reprod Health Care 6 (Suppl 1):23-26, 2001.
31. Backman T, Huhtula S, Blom T, et al: Length of use and symptoms associated with premature removal of the levonorgestrel intrauterine system: A nationwide study of 17,360 users. BJOG 107:335-339, 2000.
32. Trussell J, Leveque JA, Koening JD, et al: The economic value of contraception: A comparison of 15 methods. Am J Public Health 85:494-503, 1995.
33. Nelson A: The intrauterine contraceptive device. Obstet Gynecol Clin North Am 27:723-740, 2000.
34. Fotherby K, Howard G: Return of fertility in women discontinuing injectable contraceptives. J Obstet Gynaecol 6(Suppl 2):S110-S115, 1986.
35. Castellsague X, Thompson WD, Dubrow R: Intra-uterine contraception and the risk of endometrial cancer. Int J Cancer 54:911-916, 1993.
36. Pakarinen PI, Lahteenmaki P, Lehtonen E, Reima I: The ultrastructure of human endometrium is altered by administration of intrauterine levonorgestrel. Hum Reprod 13:1846-1853, 1998.
37. Andersson JK, Rybo G: Levonorgestrel-releasing intrauterine device in the treatment of menorrhagia. BJOG 97:970-694, 1990.
38. Marjoribanks J, Lethaby A, Farquhar C: Surgery versus medical therapy for heavy menstrual bleeding. Cochrane Database Sys Rev 2004, CD02839.
39. Vercellini P, Frontino G, DeGiorgi O, et al: Comparison of a levonorgestrel-releasing intrauterine device versus expectant management after conservative surgery for symptomatic endometriosis: A pilot study. Fertil Steril 80:305-309, 2003.
40. Suhonen SP, Allonen HO, Lahteenmaki P: Sustained-release estradiol implants and a levonorgestrel-releasing intrauterine device in hormone replacement therapy. Am J Obstet Gynecol 172:562-567, 1995.
41. Raudaskoski TH, Lahti EI, Kauppila AJ, et al: Transdermal estrogen with a levonorgestrel-releasing intrauterine device for climacteric complaints: Clinical and endometrial responses. Am J Obstet Gynecol 172:114-119, 1995.
42. Gardner FJE, Konje JC, Abrams KR, et al: Endometrial protection from tamoxifen-stimulated changes by a levonorgestrel-releasing intrauterine system: A randomized controlled trial. Lancet 356:1711-1717, 2000.
43. Mercorio F, De Simone R, Di Spiezio Sardo A, et al: The effect of a levonorgestrel-releasing intrauterine device in the treatment of myoma-related menorrhagia. Contraception 67:277-280, 2003.
44. Fortier L, Lefebvre Y, Larose M, Lanctot R: Canadian experience with a copper-covered intrauterine contraceptive device. Am J Obstet Gynecol 115:291-297, 1973.
45. Robinson GE, Bounds W, Kubba AA, et al: Functional ovarian cysts associated with the levonorgestrel releasing intrauterine device. Br J Fam Plann 14:131-132, 1989.
46. Nilson CG, Lahteenmaki PL, Luukkainen T: Ovarian function in amenorrheic and menstruating uses of a levonorgestrel releasing IUD. Fertil Steril 41:52-55, 1984.
47. Ozalp S, Kabukcuoglu S, Tanir HM: Should endometrial hyperplasia be regarded as a reason for abnormal uterine bleeding in users of the intrauterine contraceptive device? Eur J Contracept Reprod Health Care 8:17-20, 2003.
48. Pollack AE, Girvin S: When should an IUD be removed and replaced? Med Aspect Hum Sexual 26:46-58, 1992.
49. Grimes DA: Whither the intrauterine device? Clin Obstet Gynecol 32:369, 1989.
50. Stubblefield PG, Fuller AF, Foster SC: Ultrasound guided intrauterine removal of interine contraceptive devices in pregnancy. Obstet Gynecol 72:961, 1981.
51. Rossing MA, Daling JR, Voigt LF, et al: Current use of an intrauterine device and risk of tubal pregnancy. Epidemiology 4:252-258, 1993.
52. Farley TMM, Rosenberg MJ: Intrauterine device and pelvic inflammatory disease: An international perspective. Lancet 339:785-788, 1992.
53. Lee NC, Rubin GL, Borucki R: The intrauterine device and pelvic inflammatory disease revisited: New results from the Women's Health Study. Obstet Gynecol 72:1-6, 1988.
54. Walsh T, Grimes D, Frezieres R, et al: Randomised controlled trial of prophylactic antibiotics before insertion of intrauterine devices. IUD Study Group. Lancet 351:1005-1008, 1998.
55. Lippes J: Pelvic actinomycosis: A review and preliminary look at prevalence. Am J Obstet Gynecol 180:265-269, 1999.
56. Petitti DB, Yamamoto D, Morgenstern N: Factors associated with Actinomyces-like organisms on Papanicolaou smear in users of intrauterine contraceptive devices. Am J Obstet Gynecol 145:338-341, 1983.
57. Pearlman M, Frantz AC, Floyd WS, et al: Abdominal wall Actinomyces abscess associated with an intrauterine device: A case report. J Reprod Med 36:398, 1991.
58. Fiorino AS: Intrauterine contraceptive device-associated actinomycotic abscess and Actinomyces detection on cervical smear. Obstet Gynecol 87:142-149, 1996.
59. Traynor RM, Parratt D, Duguid HLD, Duncan ID: Isolation of actinomycetes from cervical specimens. J Clin Pathol 34:914-916, 1981.
60. Persson E, Holmberg K, Dahlgren S, Nilsson L: Actinomyces israelii in the female genital tract. Acta Obstet Gynecol Scand 63:207-216, 1984.
61. Peipert JF. Actinomyces: Normal flora or pathogen? Obstet Gynecol 104:1132-1133, 2004.
62. Bonacho I, Pita S, Gome-Besteiro MI: The importance of the removal of the intrauterine device in genital colonization by actinomyces. Gynecol Obstet Invest 52:119-123, 2001.

63. Richardson BA, Morrison CS, Sekadde-Kigondu C, et al: Effect of intrauterine device use on cervical shedding of HIV-1 DNA. AIDS 13:2091–2097, 1999.
64. European Study Group on Heterosexual Transmission of HIV: Comparison of female to male and male to female transmission of HIV in 563 stable couples. BMJ 304:809–813, 1992.
65. Finger WR: IUD insertion timing vital in postpartum use. Network 16:21–24, 1996.
66. Grimes D: Timing of IUD insertion. Contracept Rep 9:6–8, 1998.
67. Grimes D, Schulz K, van Vliet H, et al: Immediate post-partum insertion of intrauterine devices. Cochrane Database Sys Rev 2004, CD02069.
68. Barsaul, M, Sharma N, Sangwan K: 324 cases of misplaced IUCD—a 5-year study. Trop Doct 33:11–12, 2003.
69. Harrison-Woolrych M, Ashton J, Coulter D: Uterine perforation on intrauterine device insertion: Is the incidence higher than previously reported? Contraception 67:53-56, 2003.
70. Caliskan E, Öztürk N, Dilbaz BÖ, Dilbaz S: Analysis of risk factors associated with uterine perforation by intrauterine devices. Eur J Contracep Reprod Health Care 8:150-155, 2003.
71. Harrison-Woolrych M, Ashton J, Coulter D: Uterine perforation on intrauterine device insertion: Is the incidence higher than previously reported? Contraception 67:53-56, 2003.
72. Espey E, Ogburn T: Perpetuating negative attitudes about the intrauterine device: Textbooks lag behind the evidence. Contraception 65:389-395, 2002.
73. Trussell J, Hatcher RA, Cates W, et al: Contraceptive efficiency. Contraceptive Technology Update 18:13, 2004.
74. Sonnenberg FA, Burkman RT, Speroff L, et al: Cost-effectiveness and contraceptive effectiveness of the transdermal contraceptive patch. Am J Obstet Gynecol 192:1-9, 2005.

第四部分 避孕

28 绝育手术

Thomas G. Stovall and Erin J. Saunders

引言

近年来绝育术变得日益普及。大批的夫妻选择绝育来控制他们的生育，目前已经成为美国使用最多的避孕方法。女性对于绝育的需求正在大幅度上升，目前绝育术已经成为美国妇女普通外科手术的第三位。输卵管绝育术是一个相对简单的手术。这是一项安全并且非常有效的永久绝育方法。可以作为门诊或住院手术，可以经腹、经阴道、经宫腔镜或腹腔镜，可选择在产后手术或择期手术。是否选择这项操作取决于设施、时间以及外科医生的经验。

历史

第一例女性绝育术在1880年，由来自俄亥俄州Toledo的S. S. Lungren在剖宫产手术中完成。在接下来的几十年里，所有绝育术都是在剖腹手术或剖宫产的过程中同时完成，因为单独为了绝育而进行这项手术操作的死亡风险很高。后来随着小切口输卵管闭塞法的出现，绝育术开始被更多地接受。

20世纪70年代，由于小切口开腹术和腹腔镜的应用，输卵管绝育术开始被广泛地应用。Anderson[1]于1937年在美国进行了第一例腹腔镜下电凝术。1967年Steptoe[2]报道了第一例大型经腹腔镜绝育术，1973年Wheeless[3]第一次报道了弹孔腹腔镜技术。这些方法实现了择期手术、非住院手术，缩短了术后恢复时间，降低了死亡率并且使外形更美观[4]。在全世界，绝育术目前已经是计划生育最常用的方法。

术前评估

输卵管绝育术可以提供给任何想要永久绝育的女性，前提是她已经知情同意（表28-1）和对手术相关知识有充分的了解。手术完全是选择性的。实际上该手术没有绝对的禁忌证，但除外因妇科肿瘤或其他妇科疾病需要子宫切除或行双侧卵巢切除的情况。

一些特殊情况需要特别说一下。比如，如果病人存在大范围腹腔内粘连，术中死亡率会大大增高，则要考虑其他避孕方式。如果病人同时患有其他严重疾病，我们建议请相关疾病的专科医生会诊，或者请女性内科专科医生来判定怀孕对该疾病有何种影响。通常善意的医务人员会告诉病人怀孕为手术禁忌（即孕期不应手术），但事实并非如此。有严重智力障碍家族史的家庭可能要求绝育，但是这种特殊的情况我们要和家庭商讨，很多通常会有第二种选择，比如获取伦理委员会的建议，有时需要由法庭来审定。

知情同意

由于大部分绝育术都是永久性的，所以和病人进行适当而充分的术前谘商以及知情同意是很重要的。需要对风险、获益以及其他替代措施进行恰当谘商并在完全自愿基础上，才能作出绝育决定。

表28-1 绝育手术的知情同意内容
回顾可选择的永久绝育方法（如输精管切除）
告知该手术是永久性的
回顾手术失败的几率
描述拟行的手术技术
讨论潜在的手术风险

医生可以从多种资料中获得帮助来与病人商议。美国妇产科学会（American College of Obstetricians and Gynecologists，ACOG）发行了一本手册，书中对不同的绝育技术以及替代方法进行了讨论。对于那些希望永久绝育的夫妻来说，输精管切除术势必会受到关注，因为它的并发症比输卵管绝育术要少。当医生同病人讨论绝育的获益时，重要的一点是把所有有效而永久的且失败率低的方法告诉病人[5]。女性绝育手术的风险包括麻醉和外科手术的风险，失败率为1%～3%，异位妊娠风险增加。应提醒病人的一点是，签署一份特殊的同意书，并且年满21岁才能得到联邦政府的资助。

输卵管绝育术无需患者的丈夫事前签署知情同意。显然，最好是配偶双方对手术及其好处和潜在的风险都能有充分的了解。如果发生意外，家属能够很好地解决。

绝育后悔

3%～25%的妇女后悔选择了绝育术，其中大约1%～2%会希望进行输卵管复通。后悔的原因（表28-2）包括婚姻状态的改变、子女的死亡、其他子女长大后希望再有一个孩子。研究显示，以下的情况使后悔的几率增加：婚姻状态的改变、绝育时未满30岁、精神病史、产后绝育、以往的分娩结果不好、选择绝育时正经历婚姻、经济、健康或个人危机[5]。

时机

产后绝育

在病人产后住院期间进行绝育术是一个方便而有效防止再孕的方法。产后即刻，子宫增大到脐以上，这使绝育手术可经脐下一个1～2cm的小切口非常方便地完成。手术可以使用多种技术。病人在接受绝育之前所需等待的最长时间尚存在争议。在某些情况下，需要延迟12～24小时以评估婴儿的情况，或者由于医务人员或麻醉实施的问题需要延迟。现有的研究表明，产后第1天内的延迟并不能增加死亡率[6,7]。如果这期间不能实施手术，病人有可能需要等待至少6周，直到子宫的结构恢复正常。在这之前，子宫有可能增大，使腹腔镜变得更困难，并且使产后感染的机会增加。产后子宫内膜炎、胎膜早破、产时发热或手取胎盘都会增加术后感染的风险。因此，选择等待，然后接受择期绝育术是一种比较谨慎的做法。

如果需要剖宫产并且病人希望绝育，那么这两个手术应该同时进行。剖宫产手术同时进行绝育所增加的手术及术后死亡风险很小。并且，如果绝育术和剖宫产同时或者在阴道分娩后短期内进行，可以使病人同时从两个手术中恢复，因此不会延长病人的住院时间和恢复期。

择期绝育手术

产后的择期绝育手术应至少延迟6～8周。这些手术大部分经腹腔镜完成，可以使用局部、传导阻滞或全身麻醉。手术如果在月经周期的月经期或增生期进行，可以降低术前妊娠的机会。然而，如果这不可行，可在手术当天进行敏感性尿或血清妊娠试验。这也同样被证实可以降低黄体期的妊娠机会。最后，绝育术可以同其他外科手术联合进行，比如胆囊切除术或整形手术。

绝育方法

在妇科文献中已经有超过100项绝育技术被描述。本章我们不会对每项技术的风险、益处、技术问题和失败率进行讨论，只介绍近期流行并广泛使用的技术。大体上说，间隔性绝育多由腹腔镜完成，产后绝育经小切口开腹术完成。

Madlener 法

Madlener法进行操作时，首先形成一个输卵管

表 28-2　绝育术后后悔的相关与非相关因素

相关因素	非相关因素
婚姻状态改变	宗教信仰
家庭创伤事件（如失去子女）	社会经济地位
孩子长大后另外又想要孩子	教育水平
输卵管结扎术后综合征症状	经产次数低
产后绝育	经丈夫同意的决定
30岁前绝育	择期绝育术

祥，祥底一部分被夹闭并用不可吸收线结扎，实现了管腔的闭塞，但并不切断（图28-1）。手术结果同腹腔镜安放硅胶环闭塞法相似，这在本章的"硅胶环"部分介绍。手术失败大多因结扎处瘘管形成失败。这项技术基本已经成为历史。

Irving 法

Irving 法适用于剖宫产术中结扎并切断输卵管。切断输卵管壶腹-峡部连接处，近侧残端被包埋于子宫肌层，远侧残端被包埋于阔韧带（图28-2）。随着产后子宫复旧，被包埋的输卵管近端和远端残根受压并最后闭合。该法操作时间较长，因此失血较多；但是输卵管再通和远端残根处妊娠的几率很低。

Pomeroy 法

Pomeroy 法（图28-3）或其改良法是目前最常用的绝育方法。用 Babcock 钳抓取输卵管中段的膨出部。该段输卵管长约2cm，然后在底端用可吸收线结扎，最好使用普通肠线。而后切除这段输卵管，并且送检病理实验室以确认。若使用可吸收线，可使输卵管的近端和远端分开，这样就降低了输卵管再通的风险。Pomeroy 法的优点在于操作简单、迅速且高效。在产后和择期绝育术中它均有很高的接受率。

Uchida 法

Uchida 法是一种较为复杂的绝育方法。首先在输卵管浆膜下层注射生理盐水-肾上腺素溶液，分离输卵管的肌层和浆膜层。把浆膜从输卵管的肌层上剥除，将输卵管游离出5cm，近端结扎并回缩到输卵管系膜内。然后，闭合输卵管系膜，将远端作收紧缝合并将开口固定在腹腔（图28-4）。还可以进行输卵管伞端切除来加强手术的有效性，以防止再次吻合。Uchida 法远比其他方法复杂，但是失败率极低。

输卵管伞端切除术

Kroener 所描述的输卵管伞端切除术是在壶腹部进行了两次永久缝合，然后切断并摘除输卵管的漏斗部（图28-5）。该法的简单性促进了它的流行，但是输卵管伞端切除术似乎并没有很多支持者，原因在于还有更简单且更有效的手术。

经阴道的手术

理论上，经阴道的输卵管绝育术（图28-6）是一种安全、快速的方法，堪称完美，并且有避免腹部切口的优势。但是，潜在的并发症和手术的复杂性限制了它的普及。可能的手术并发症是蜂窝织炎、出血、感染、套囊脓肿、肠及膀胱的损伤。有些病人还可能发生深部性交痛的并发症。

对于特别肥胖的病人或患有脐疝或接受过脐疝修补的病人，经阴道的手术可能更有帮助。相对禁忌证包括多次的盆腔手术史、子宫内膜异位症、已知的盆腔广泛粘连性疾病，以及检查中发现子宫固定。

病人取膀胱截石位或者膝胸位。用一个直角或 Dever 拉钩暴露宫颈，用一个单齿持钩夹住宫颈后唇。暴露阴道后穹窿，然后用 Mayo 剪将阴道剪开。剪刀尖端放在腹膜开口处，并将切口扩大。前方的拉

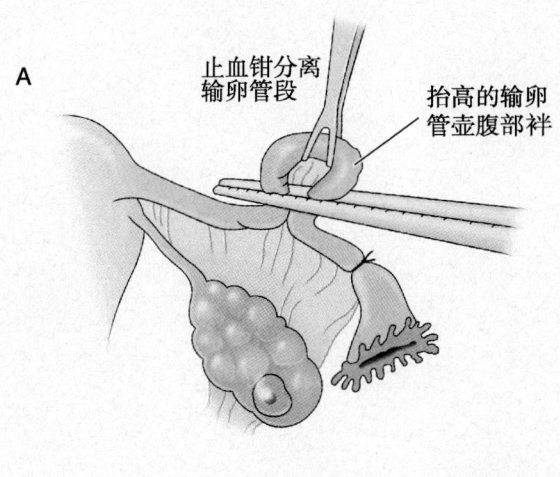

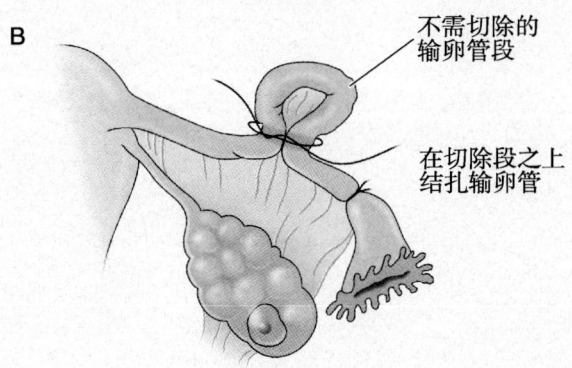

图 28-1 Madlener 法输卵管结扎。

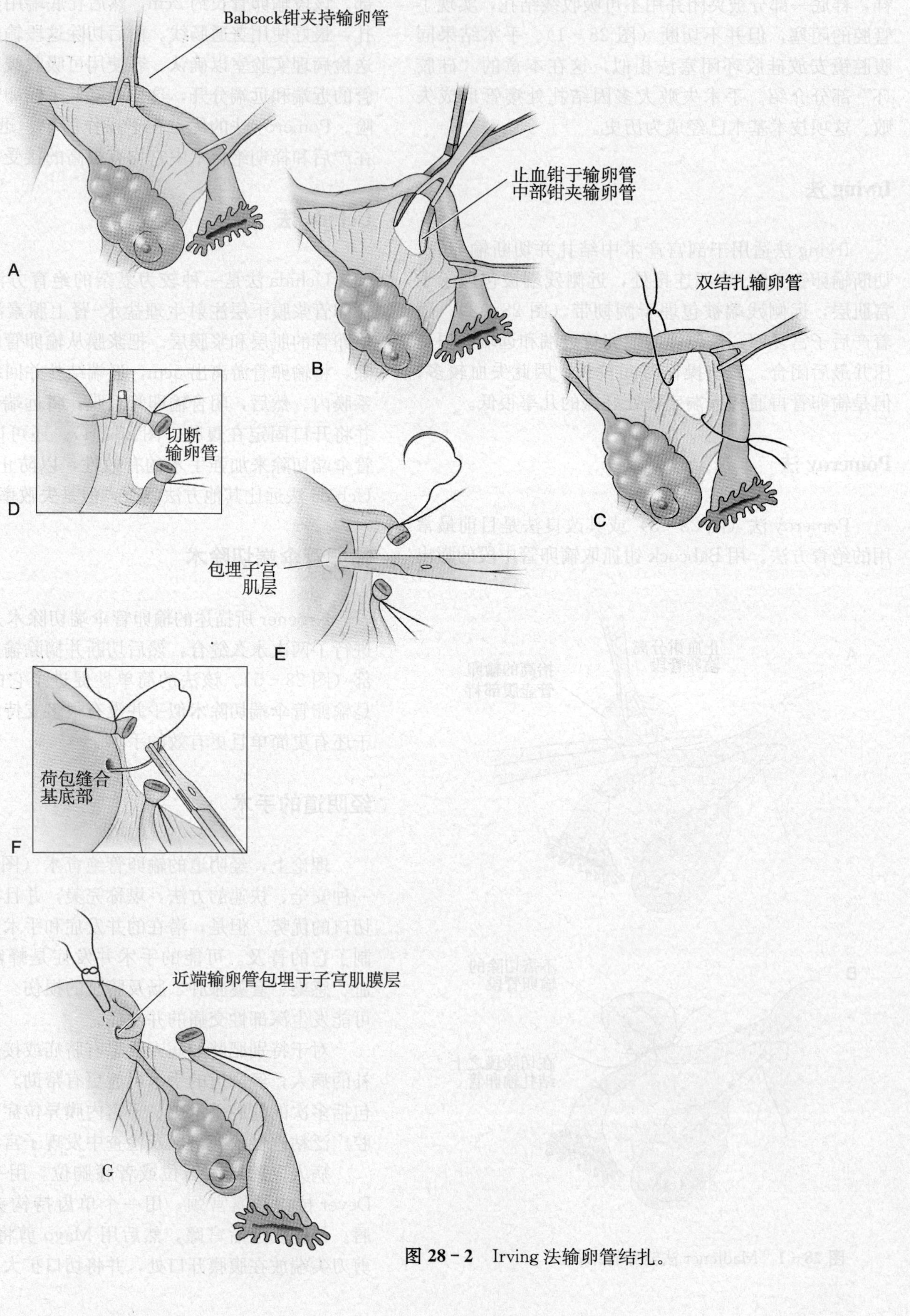

第四部分 避孕

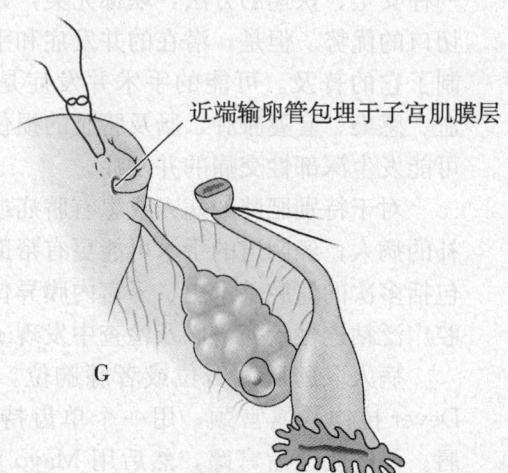

图 28-2　Irving 法输卵管结扎。

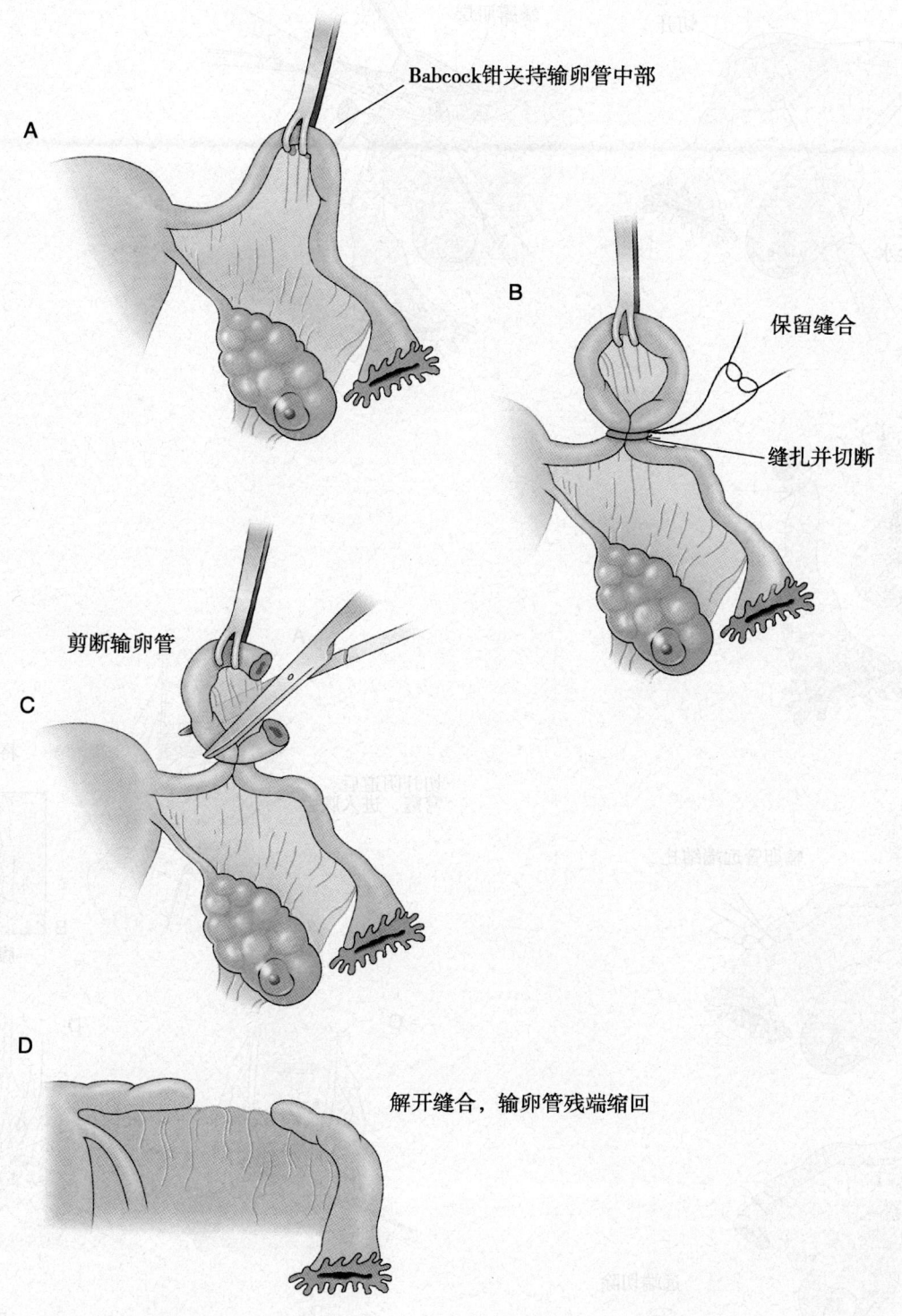

图 28-3　Pomeroy 法输卵管结扎。

钩移至宫颈后部，伸入切口并上抬。这个动作实现了子宫的后倾。用鼠齿钳夹取输卵管至手术视野。可以使用输卵管环、电凝或夹子来实现绝育[9]，但最常使用的是 Pomeroy 法[10]。一旦完成，即用阴道切口进行间断 8 字缝合或者用可吸收线进行单纯连续缝合。

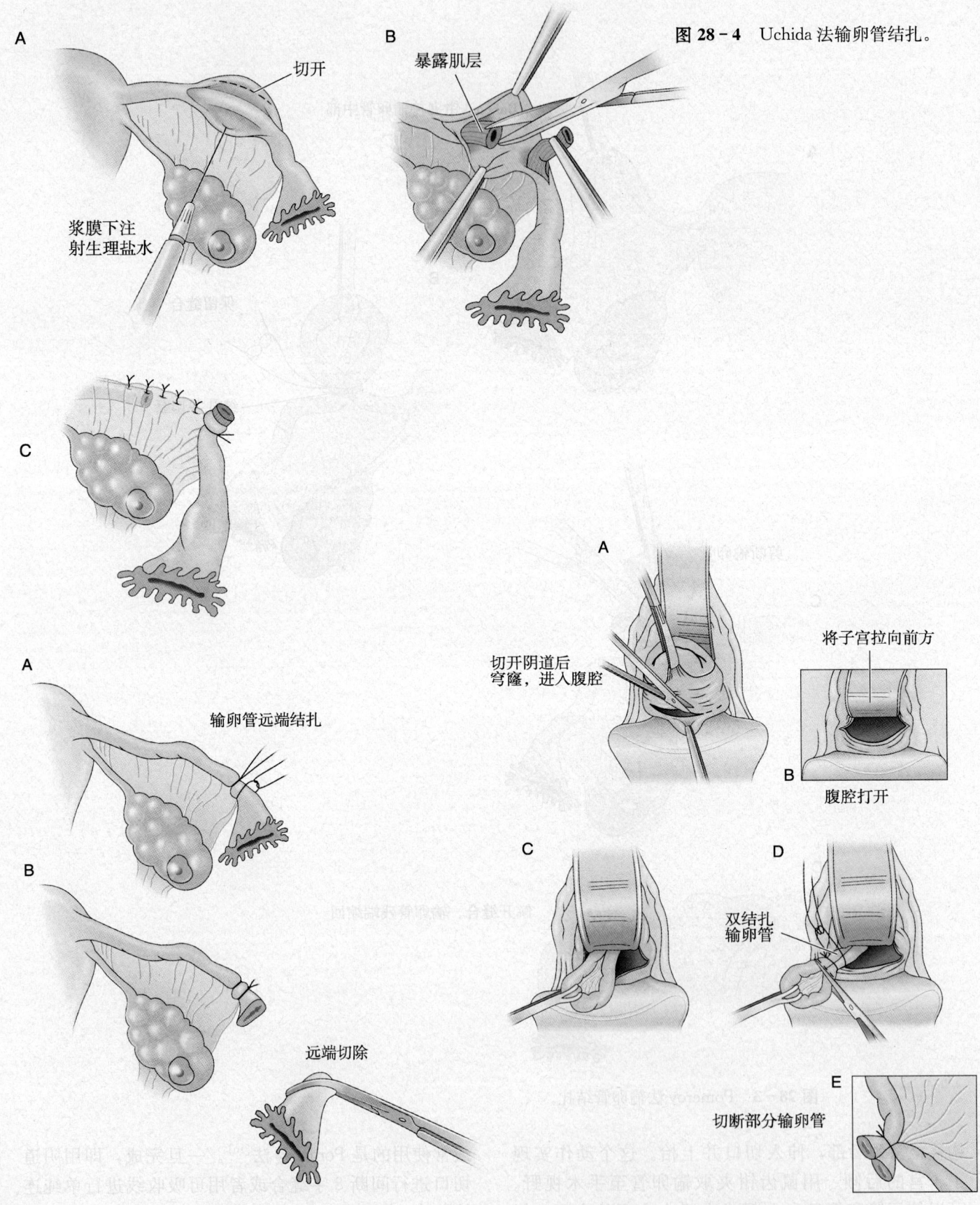

图 28-4 Uchida 法输卵管结扎。

图 28-5 Kroener 输卵管伞端切除术。

图 28-6 经阴道输卵管切除术。

术中最常碰到的问题是输卵管暴露困难。如果前方的拉钩放入切口太深，会造成子宫前倾，而不是后倾。在耻骨上部施压可以辅助子宫后倾。经阴道行绝育术后最严重的并发症是盆腔感染。因此，应该在术前 30 分钟预防性地给予一次单次剂量的抗生素。

经腹腔镜绝育术

近几十年来，经腹腔镜绝育术已变得十分流行。这项技术不仅能够清晰地显示盆腔器官，也能提供极好的全腹腔视野。腹腔镜的引入使女性获得了更安全、有效和可靠的绝育措施。

单极电凝

单极电凝是第一种被广泛使用的腹腔镜输卵管绝育术。单极的总体概念是使用一个接地的高压发电器来产生凝固电流。电能聚集于手术镊钳夹处，存在一些分流，电流从此处流经患者身体，再流出至回路电极（地垫）。术中，手术镊夹住输卵管峡-壶腹交界处，烧灼 2～3cm 长的输卵管。一些外科医生同时还将电凝的部分横切或切除；然而，这样做并没有改善失败率，而且增加了损伤输卵管系膜和后续出血的风险。尽管单极电凝仍然在使用，但是由于电容增加了肠道热损伤风险，故其流行性已经有所下降。

双极电凝

继而，双极电凝被引入绝育手术中。它与单极电凝的不同之处在于手术镊同时携带正极和负极。切割电流使用 25 瓦功率，因为单极电凝所用的电流不足以破坏输卵管深层组织，使管腔完好无损，失败率增加。抓住输卵管峡部，将 3cm 长的节段电凝（图 28-7），使用电流表确保电凝达到全层组织。此法能阻止电流向其他器官扩散，降低肠损伤的危险。因为其技术要求低，无需移动输卵管且适用于水肿的输卵管，故已成为目前腹腔镜手术结扎输卵管最常用的方法。

Falope 环套扎法

Yoon 发明的 Falope 环（又称硅橡胶环）套扎法是首个非热力腹腔镜手术闭塞输卵管的方法。其步骤包括：首先将距子宫输卵管结合部 2～3cm 处的一段 2cm 长输卵管襻拉入环套器的两个同心圆筒之一；然后将硅橡胶环套于此输卵管襻，形成输卵管闭塞（图 28-8）。因为 Falope 环的原理是使套住的组织坏死，所以常使用局麻药预防术后疼痛[11]。尽管这种方法的失败率很低，但仅适用于非水肿输卵管和可活动输卵管。输卵管横断和输卵管系膜损伤偶可发生，所以应由熟练的医生操作。

弹簧夹钳夹法

Hulka 于 1973 年首次对弹簧夹在输卵管节育中的应用进行了报道。Hulka 弹簧夹由热塑聚碳酸酯塑料制成，由一个腹膜反应较少的镀金弹簧维持其闭合状态。交错的塑料齿压紧输卵管使其闭塞。弹簧夹的放置要求很严格，需置于距子宫 2cm 的输卵管峡部并与输卵管呈精确的角度，弹簧夹的尖部需能伸到输卵管系膜上，形成特征性的信封征（图 28-9）。同 Falope

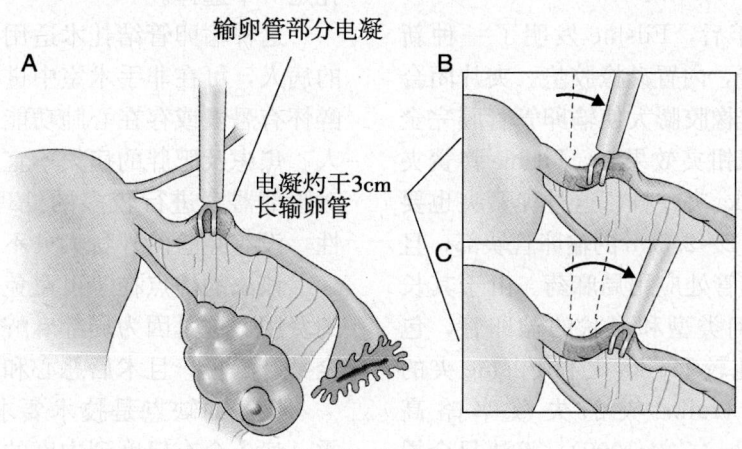

图 28-7　腹腔镜双极电凝闭塞输卵管。

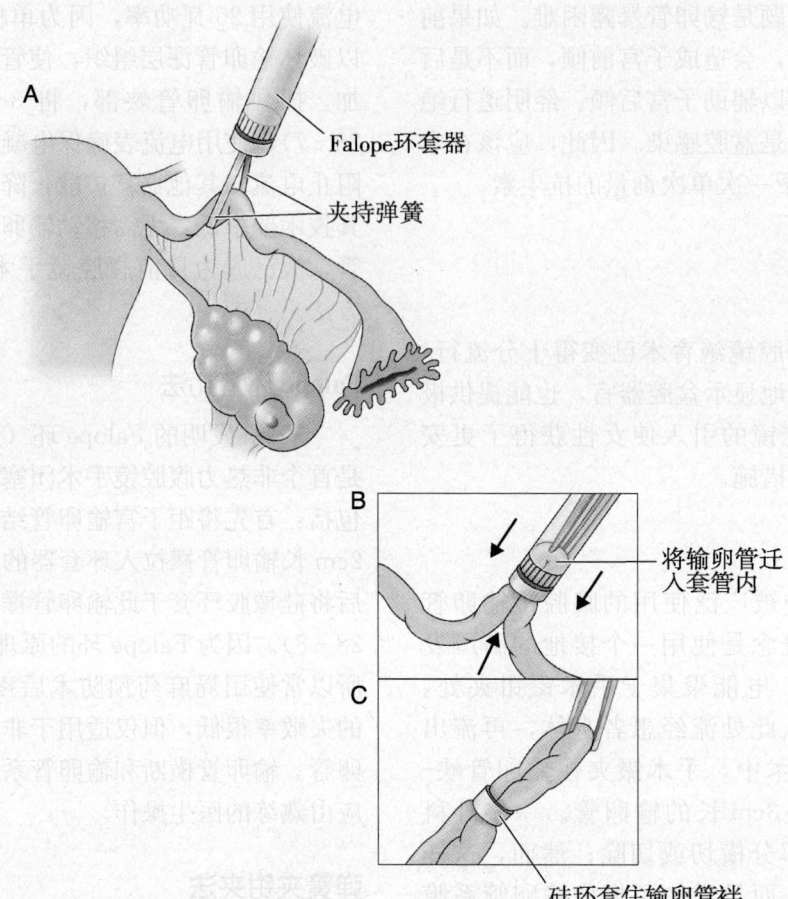

图 28-8 腹腔镜输卵管套扎闭塞法。

环一样,这个方法的原理也是使钳夹部坏死,所以最好先进行局部麻醉。弹簧夹钳夹法最适用于正常输卵管,因为输卵管增厚、畸变和粘连都会影响效果而增加失败率。这个方法的一个优点是仅损伤小部分输卵管,使再吻合术易成功。

Hulka 夹出现若干年后,Filshie 发明了一种新的弹簧夹,夹片由钛制造,内置硅橡胶垫。夹片闭合后,当输卵管坏死时,硅橡胶膨大使输卵管管腔完全闭塞。由于上夹片的齿缘钳夹效果好,Filshie 弹簧夹的使用最为简单。和 Hulka 夹一样,这种弹簧夹也要置于距子宫输卵管接合处 2～2.5cm 的输卵管峡部,且放置前要在拟闭合的输卵管处应用局麻药。由于其长度,Filshie 夹可置于任何类型和形状的输卵管,包括产后应用[12,13]。多个比较 Hulka 夹和 Filshie 夹的随机临床试验显示,Hulka 夹的失败率略高(Filshie:1.0/1000,Hulka:7.0/1000)。该法只会损伤一小部分输卵管,因此输卵管复通容易成功。

局麻下输卵管结扎术

随着输卵管节育术的盛行,寻找减少手术时间、住院时间和费用的方法十分必要。局麻后行输卵管结扎是一个选择。

这种输卵管结扎术适用于不存在局部麻醉禁忌证的病人,可在非手术室中进行,同时适用于对全身麻醉怀有恐惧或存在心肺功能不良而不宜施行全麻的病人。焦虑及肥胖的病人不宜采用该法,后者可能需要对腹部器官进行较多的处理。由于局部麻醉的复杂性,没有经验的外科大夫不宜进行局麻操作。

该法的优点在于可避免全麻的风险并可降低麻醉的费用,这是因为局部麻醉的麻醉时间和复苏时间比全身麻醉短,且术后恶心和呕吐也较全麻出现得少。

该法的缺点是技术要求精准,外科操作要求轻柔,病人会有轻度到中度的不适感。由于局麻药的应用可增加术中病人移动的可能及医患双方语言交流的

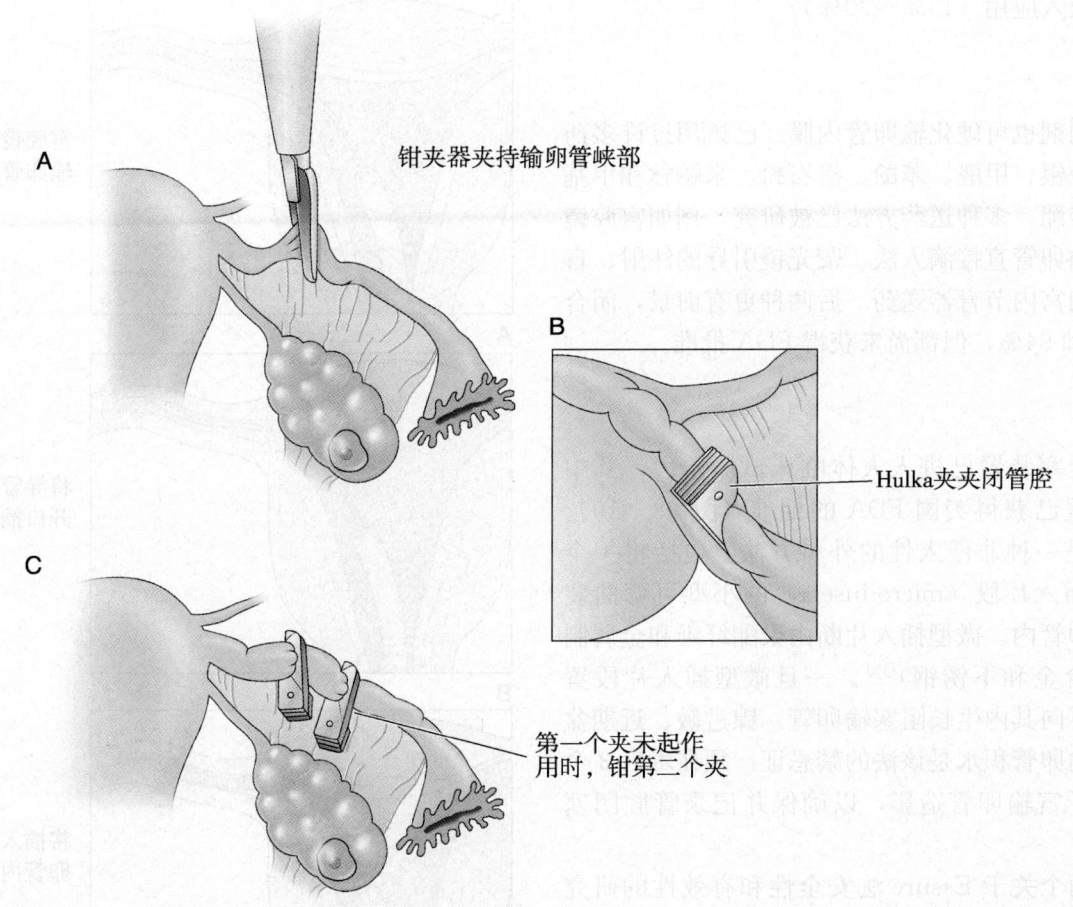

图 28-9 腹腔镜弹簧夹钳夹法。如果第一个夹不能夹闭输卵管，需用第二个夹钳夹。

需要，这种局麻下的输卵管结扎术给医生带来更多困难。

用药方案

局部麻醉通常包括三方面药物：用于镇静和镇痛的全身制剂（咪达唑仑、芬太尼、舒芬太尼、阿芬太尼）、减轻切口疼痛的局部麻醉药（布比卡因）[4]以及防止恶心或心功能紊乱的全身用药（异丙嗪、阿托品）。

使用镇静剂后，输卵管结扎术就如同在全麻状态下进行，但需注意，病人在术中是清醒的，可移动，且比起全麻状态，局麻时病人偶尔可有较多的感觉。

局麻下行输卵管结扎术的结果与全麻下相近，病人满意度相同，但手术时间较短。Mackenzie 等研究局麻手术术后效果发现，21%的病人在术后 4 小时可离开门诊，全部病人可于 7 小时后离开。98%的病人对该种手术方法满意，而 94%的病人表示会向朋友推荐该术式[14]。

宫腔镜绝育术

宫腔镜手术是另一种永久性绝育方法，并且是最新的绝育方法。宫腔镜绝育手术优点是可在局麻状态下非手术室中进行。三种方法被调查后，其中一种已经获得 FDA 的批准。这三种方法包括经输卵管孔电凝、输卵管内膜化学硬化及栓塞管腔。

电凝

单极或双极电凝法用一个导电电极通过输卵管孔来闭合管腔。一旦将电极放置于输卵管壁，内膜和邻近肌层的电凝可致永久闭塞。由于难度较大，FDA 还未批准该种方法。实际上只有 80%的输卵管孔可被识别，而且当探针进入输卵管孔后，手术就成为盲操作，可导致肠损伤。目前，由于手术失败率过高，故未批准投入应用（15%～30%）。

化学制剂

化学制剂也可硬化输卵管内膜。已试用过许多药物，如硝酸银、甲醛、苯酚、滑石粉、米帕林和甲基氰基丙烯酸酯。多种送药方法已被研究，例如宫腔镜引导下的输卵管直接滴入法、荧光镜引导的注射、盲注射以及用宫内节育器送药。后两种更有前景，闭合率达88%和94%，但都尚未获得FDA批准。

栓塞

三种栓塞装置已进入人体临床试验阶段，其中Essure装置已获得美国FDA的批准（图28-10）。Essure法是一种非侵入性的外科方法，包括将一个称为微型插入片段（micro-insert）的小型可弯曲装置放入输卵管内。微型插入片断由聚酯纤维和金属制成（镍钛合金和不锈钢）[15]。一旦微型插入片段置入，组织可向其内生长阻塞输卵管。镍过敏、近期盆腔感染和输卵管积水是该法的禁忌证。须在术后3个月时进行子宫输卵管造影，以确保并记录管腔闭塞情况。

已有两个关于Essure法安全性和有效性的研究分别在美国、澳大利亚和欧洲的妇女中开展。其中一个研究中，192名妇女依靠Essure法避孕1年，177名妇女依靠Essure法避孕2年，172名妇女依靠Essure法避孕3年。另一个研究中，434名妇女依靠Essure法避孕1年，403名妇女依靠Essure法避孕2年，21名3年。在这项临床试验1～3年的跟踪随访中，没有一名使用Essure法避孕的妇女怀孕[16]。

并发症

手术并发症

无论是小切口开腹还是腹腔镜，输卵管结扎术的手术方法都有小风险。总体来说，如果将主要并发症定义为需要剖腹手术，那么其发生概率不足1%。并发症包括麻醉反应、盆腔感染和腹内结构损伤（包括血管、肠管和膀胱）。腹腔镜的并发症在45章中有更为详尽的讲解。

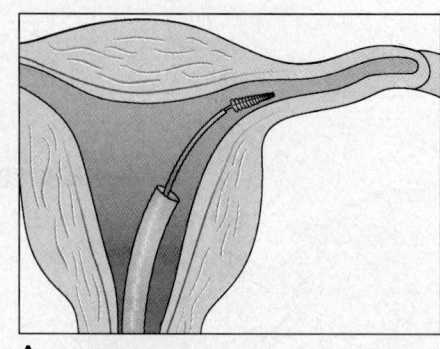

A 宫腔镜下见输卵管开口

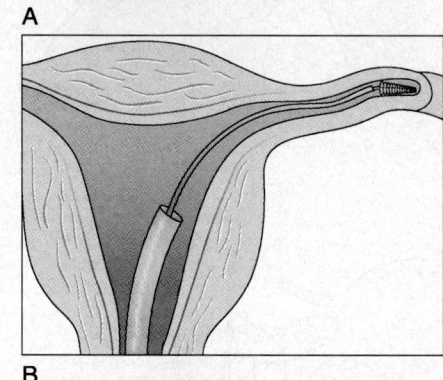

B 将导管通过输卵管开口插入输卵管

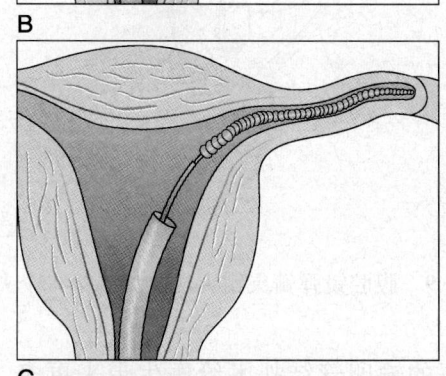

C 将插入片段置入输卵管内，后撤导管

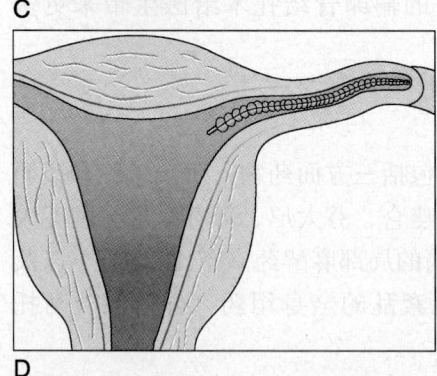

D 输卵管内的插入片段，部分留在宫腔内

图28-10 宫腔镜Essure法输卵管绝育术。

绝育失败

绝育术尽管是一种可靠的控制生育方法，但其确有失败率，应于就医咨询时告知患者。根据其应用史，腹腔镜绝育术的失败率约为 0.1%～0.4%，Pomeroy 法的失败率约为 0.17%～5%。这些数值由于其样本量小、方法问题及随访期短（一般 1～2 年），已被证明不准确。因此美国进行了一项绝育术协作考察研究（Collaborative Review of Sterillization，CREST），结果显示绝育术的失败率高于先前的估计。

美国绝育术协作考察研究

CREST 是一项多中心前瞻性研究，对 10 685 位绝育妇女在 8～14 年内的妊娠率进行了调查[17-19]。涉及的避孕技术包括硅橡胶环、双电极电凝、产后部分输卵管切除、弹簧夹钳夹法、单电极电凝以及间断部分输卵管切除。在这些妇女中，共发生 143 例绝育失败，其中 32.9% 有异位妊娠。单电极电凝和产后部分输卵管切除的 10 年累计怀孕率最低，而弹簧夹钳夹的 10 年累计怀孕率最高。使用 Filshie 夹的结果没有报道。

这项研究中，10 年后的绝育失败率约为 2%。两个最重要的变量是绝育时的年龄以及所使用的绝育方法。在 18～27 岁年轻女性中，双电极法的 10 年后失败率是 5.4%；28～33 岁为 2.1%；34～44 岁为 0.6%。在 18～27 岁女性中，产后输卵管切除的 10 年失败率为 1.1%，28～33 岁为 0.6%，34～44 岁为 0.4%。

这项研究显示的失败率高于预计值，一部分原因是研究中心都是教学医院，失败病例可能由于技术不佳和缺乏经验。因此，应用适当的技术是降低输卵管绝育术失败的必要手段。

迟发并发症

绝育后综合征

尽管输卵管绝育术是一种非常有效的避孕方法，但有可能存在迟发并发症。在绝育后可能发生明显的异常出血，继而是月经改变。这一状况被称为绝育术后综合征（疼痛、功能失调性子宫出血和经前期紧张）。在美国，接受输卵管绝育术的妇女中，30% 在术前曾口服避孕药，她们的月经改变可能只是停用口服避孕药引起。多项调查绝育术和月经改变关系的研究发现，绝育术后最初 2 年内发生的月经改变并不是由绝育术引起，因此否认了绝育后综合征的理论[20]。而绝育术后很久发生的月经改变是否由绝育手术引起并无定论。

学者们观察了多种激素的水平，尤其是孕酮，以期发现绝育术后内分泌改变的机制。关于此课题的 8 项研究中，有 4 项发现黄体中期孕酮水平下降，而另外 4 项未得出此结果，因此没有明确结论。

子宫切除术风险

目前已经开展了有关子宫切除和绝育关系的研究。结论是输卵管绝育术可以通过增加实际发生的或主观感觉的绝育术后综合征，而增加子宫切除的可能。另外，永久性绝育术可能会影响接受该手术妇女对以后外科手术的决定。子宫切除风险增加多发生于年轻时就绝育的妇女，这个事实提示子宫切除风险在输卵管绝育术后增加并不是生物学原因，而是由于其他原因，如生育力的去除可以影响决定。

关于绝育术对月经周期的影响颇有争议。不过，可以确信的一点是目前尚无严重不良反应。总体来说，益处大于手术的风险。

绝育后悔

这种不良事件的发生是很常见的。尤以 30 岁以下的年轻妇女最为严重，约占 20%。

小结

由于对简单避孕方法的需求，输卵管结扎仍旧是美国妇女最常用的永久绝育方法。本文介绍了许多输卵管结扎方法；需要针对病人需求制定个体化手术方案。妇女绝育术已有了长足的进展，而且随着更为简单、方便且可逆的新方法的出现，绝育技术还将有更大发展。

要 点

- 输精管切除术比输卵管绝育术更安全、更有效。
- 输卵管绝育术可增加异位妊娠的风险。
- 3%～25% 的病人后悔做绝育手术，其中 1%～2% 的人会进行输卵管复通。
- 最常见的要求输卵管再通的原因是婚姻状况的改变（如新的配偶）

- 如果绝育术没有在产后第 1 天进行，则不会增加发病风险。
- 使用单电极电凝系统做绝育术需要电流从镊子传至放置于大腿的回路电极。
- 使用双电极可以让手术镊既是激活电极，又是回路电极。
- 弹簧钳法是输卵管损伤最小且复通率最高的方法。
- 建议在 Essure 术后 3 个月行子宫输卵管造影，以确保和记录输卵管闭塞情况。
- 根据 CREST 研究结果，腹腔镜绝育术失败率接近 2%。
- 腹腔镜输卵管绝育术中，剖腹手术风险约 2%。

（王　威译　王晓晔校）

参考文献

1. Anderson ET: Peritoneoscopy. Am J Surg 35:136–138, 1937.
2. Steptoe PC: Laparoscopy in Gynaecology. Edinburgh, E. and S. Livingston Ltd., 1967.
3. Wheeless CR Jr: Elimination of second incision in laparoscopic sterilization. Obstet Gynecol 39:134–136, 1972.
4. Soderstrom: Food and Drug Administration advisory panel on sterilization: Randomized, controlled trials of Filshie clip (1996).
5. Penney GC, Souter V, Glasier A, Templeton AA: Laparoscopic sterilization: Opinion and practice among gynacologists in Scotland. BJOG 104:71–77, 1997.
6. Black WP, Sclare AB: Sterilization by tubal ligation—a follow-up study. J Obstet Gynaecol Br Commonw 75:219–224, 1968.
7. Green LR, Laros RK: Postpartum sterilization. Clin Obstet Gynecol 23:647–659, 1980.
8. Lipscomb GH, Spellman JR, Ling FW: The effect of same-day pregnancy testing on the incidence of luteal phase pregnancy. Obstet Gynecol 82:411–413, 1993.
9. Hartfield VJ: Female sterilization by the vaginal route: A positive reassessment and comparison of four tubal occlusion methods. Austral NZ J Obstet Gynaecol 33:408–412, 1993.
10. Hartfield VJ: Day care Pomeroy sterilization by the vaginal route. NZ Med J 85:223–225, 1977.
11. Ezeh UO, Shoulder V, Martin JL, et al: Local anesthetic on Filshie clips for pain relief after tubal sterilization: A randomized double-blinded control trial. Lancet 34:82–85, 1995.
12. Filshie GM, Casey D, Pogmore JR, et al: The titanium/silicone rubber clip for female sterilization. BJOG 88:655–662, 1981.
13. Graf AH, Staudach A, Steiner H, et al: An evaluation of the Filshie clip for postpartum sterilization in Austria. Contraception 54:309–311, 1996.
14. MacKenzie IZ, Turner E, O'Sullivan GM, Guillebaud J: Two hundred out-patient laparoscopic clip sterilizations using local anesthesia. BJOG 94:449–453, 1987.
15. Valle RF, Carignan CS, Wright TC, and the STOP Presbysterectomy Investigation Group: Tissue response to the STOP microcoil transcervical permanent contraceptive device: Results from a prehysterectomy study. Fertil Steril 76:974–980, 2001.
16. Cooper JM, Canignan CS, Chen D, et al: Microinsert nonincisional hysteroscopic sterilization. Obstet Gynecol 102:59–61, 2003.
17. Hillis SD, Marchbanks PA, Tylor LR, Peterson HB, for the U.S. Collaborative Review of Sterilization Working Group: Higher hysterectomy risk for sterilized than nonsterilized women: Findings from the U.S. Collaborative Review of Sterilization. Obstet Gynecol 91:241–246, 1998.
18. Hillis SD, Marchbanks PA, Tylor LR, Peterson HB, for the U.S. Collaborative Review of Sterilization Working Group: Poststerilization regret: Findings from the U.S. Collaborative Review of Sterilization. Obstet Gynecol 93:889–895, 1999.
19. Hillis SD, Marchbanks PA, Tylor LR, Peterson HB, for the U.S. Collaborative Review of Sterilization Working Group: Tubal sterilization and long-term risk of hysterectomy: Findings from the U.S. Collaborative Review of Sterilization. Obstet Gynecol 89:609–614, 1997.
20. Peterson HB, Jeng G, Folger SG, Hillis SA, et al, for the U.S. Collaborative Review of Sterilization Working Group: The risk of menstrual abnormalities after tubal sterilization. NEJM 343:1681–1687, 2000.

第五部分 生殖影像

29 子宫输卵管造影

Jeffrey M. Goldberg

引言

子宫输卵管造影（hysterosalpingography，HSG）通过宫颈向宫腔内注入造影剂进行 X 线摄片检查，用来显示宫腔内结构和判断输卵管是否通畅（图 29-1）。与记录排卵情况、精液分析一样，HSG 也是不孕不育的一项基本检查方法。该技术易学且操作简单，相对价廉，检查过程中放射照射剂量适度，几乎没有并发症。美国每年有超过 20 万妇女接受 HSG 检查[1]。

本章主要回顾 HSG 的检查技术、危险性、治疗方面的应用和其他可供选择的检查方法，并提供若干异常病例资料以便帮助理解 HSG 图像。对于接受训练的妇科医师，能够阅读子宫输卵管造影片，特别是由他人完成的检查，是一项基本要求。

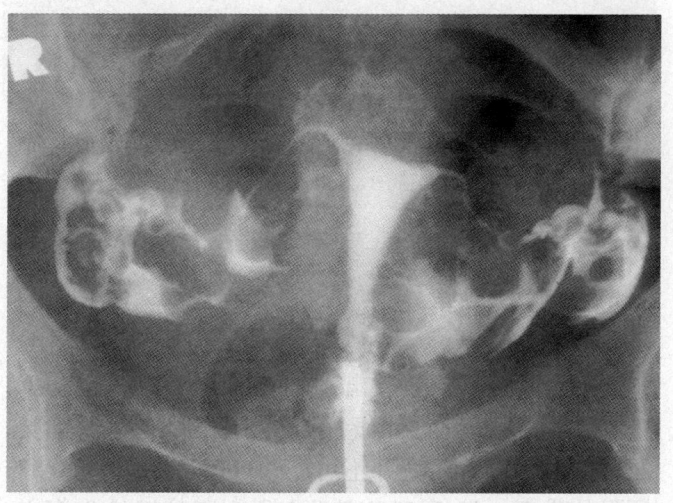

图 29-1 投照技术满意的 HSG 片特征：阴道窥器未遮挡脏器显像；宫颈处的宫颈钳使子宫保持直立位，使其与投照 X 线垂直；套管尖低于宫颈内口；摄片方位标识（R 或 L）摆放恰当；自输卵管溢出的造影剂可见并勾勒出肠袢外形。

历史

1910 年，Rindfleisch 通过宫颈注射铋溶液，经腹部拍摄 X 线片，完成了首例 HSG 检查。1925 年，在 Heuser 应用碘油造影剂后，HSG 成为评价宫腔和输卵管的标准首选检查方法[2]。1947 年，X 线动态透视检查代替了静态平片[3]。自此，HSG 的基本技术方法确立并沿用至今。

准确性

HSG 应该被认为是一种筛查方法，因其敏感性较高，可以防止延误治疗时机，同时假阳性率较低，可以避免不必要的额外检查和处理。HSG 检查结果的准确性高度依赖技术和图像判读。HSG 操作技术对于减少误诊非常重要（即消除容易误诊为子宫息肉或肌瘤的气泡；显示输卵管通畅时，避免造影剂剂量不足或造影剂注射压力不够）。在一项研究中，由 5 名生殖内分泌专家分别判读 50 份 HSG 片，在判读结果和建议的临床处理方法上均存在很大差异[4]。另一项研究中，3 位生殖内分泌专家和 3 位放射学医师分别对 50 份 HSG 片进行判读。对于判断正常子宫和输卵管，包括输卵管梗阻，两组间和组内判读结果一致性很高，但是对于输卵管积水、子宫粘连、盆腔粘连和结节性输卵管峡炎则较低。临床医师对诊断输卵管积水和梗阻更有把握，而由放射学医师对结节性输卵管峡炎和子宫粘连进行检查更具有可信度[5]。

诊断子宫腔异常

HSG 诊断宫腔内异常的敏感性高，但特异性较

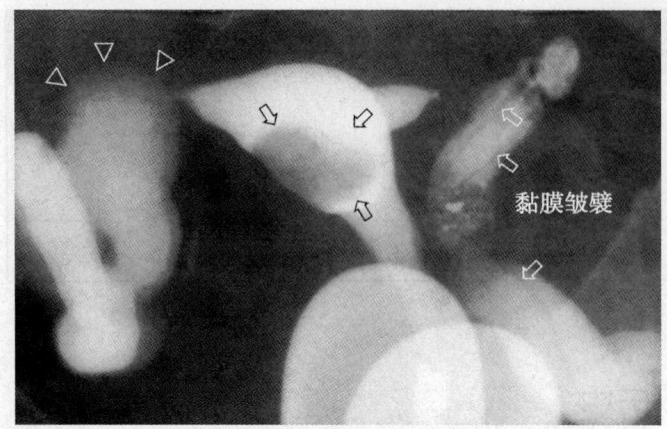

图29-2 子宫息肉或肌瘤均可引起宫腔内圆形充盈缺损（黑箭头）。本例同时显示双侧输卵管积水，左侧输卵管壶腹处可见残存黏膜皱襞（白箭头），右侧输卵管末端完全闭塞（三角）。

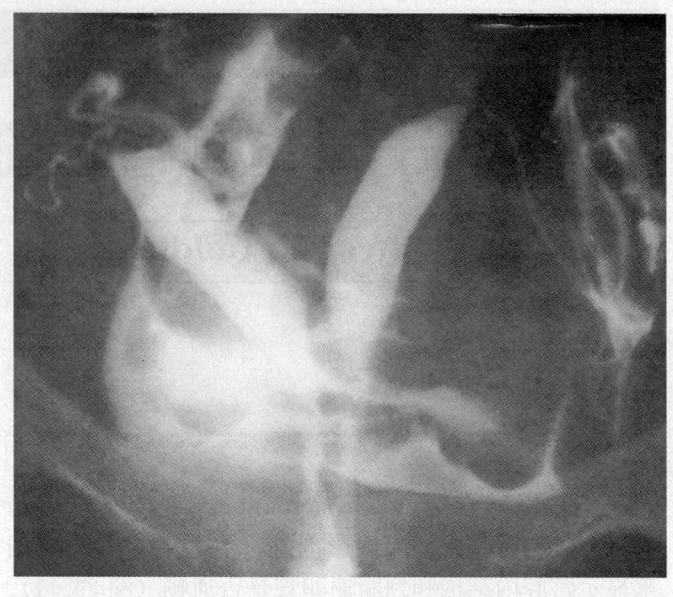

图29-3 HSG图片无法区分子宫纵隔与双角子宫。

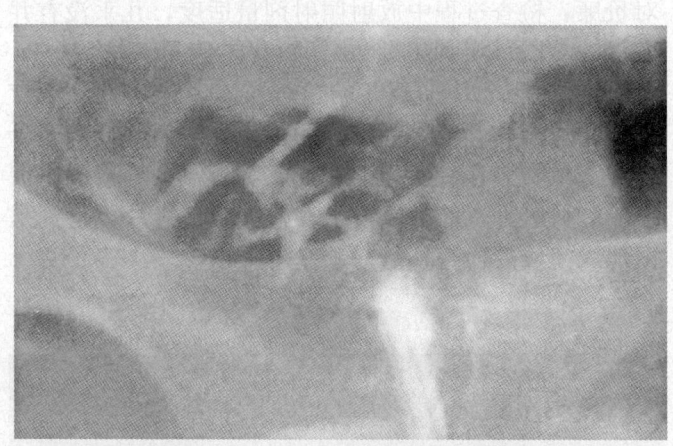

图29-4 Asherman综合征患者伴发广泛的宫腔内粘连。仅在套管尖部才显示少许不规则的造影剂充盈区。

差[6]。336名不孕妇女接受了HSG检查和诊断性宫腔镜检查，结果显示HSG敏感性高达98%，但由于难以鉴别子宫息肉和肌瘤，其特异性仅为35%。假阳性为临床不典型的宫内粘连[7]。尽管任何HSG发现的异常可能都需要做进一步检查，但该方法是完全符合要求的一种宫内异常的一线筛查方法。超声或诊断性宫腔镜检查能够鉴别子宫息肉和黏膜下肌瘤，但二者的HSG表现类似（图29-2）。HSG无法鉴别子宫纵隔与双角子宫（图29-3），进一步确诊需要利用腹腔镜、MRI或三维超声检查子宫底的外形。弓形子宫的子宫底边缘向宫腔内轻度凸起，属于正常变异。而宫底肌壁间肌瘤外源性压迫使外形的改变类似，常规经阴道超声检查容易鉴别。

HSG检查还可以发现由己烯雌酚（diethylstilbestrol, DES）导致的宫腔内粘连和子宫腺肌病。粘连在图像上表现为不规则的充盈缺损，以及可能存在的轻度或完全的子宫腔闭塞（图29-4）。自20世纪40年代至70年，DES一直作为自发性流产的预防药物。典型DES暴露后的子宫粘连表现为发育不良的T形宫腔（图29-5）。有时，通过HSG宫腔外形呈绒毛样边缘可以诊断子宫腺肌病（图29-6）。但这种方法的敏感性尚不清楚，因为子宫内膜腺肌病在年轻女性中很少见，而且确切的诊断需要子宫切除术后的病理学检查。

诊断输卵管异常

循证医学研究指出"对于低生育能力人群，HSG是一项评价输卵管通畅的有效而准确的工具，但对判断输卵管闭塞并不可靠"。HSG诊断为输卵管梗阻的患者，接近62%者没有得到腹腔镜检查证实。但是，HSG诊断输卵管通畅者，其梗阻的可能性是极低的。因此，HSG诊断的输卵管闭塞患者需经腹腔镜确认或排除。值得指出，腹腔镜并非理想的金标准[8]。2%被诊断的双侧输卵管闭塞妇女后来发生自

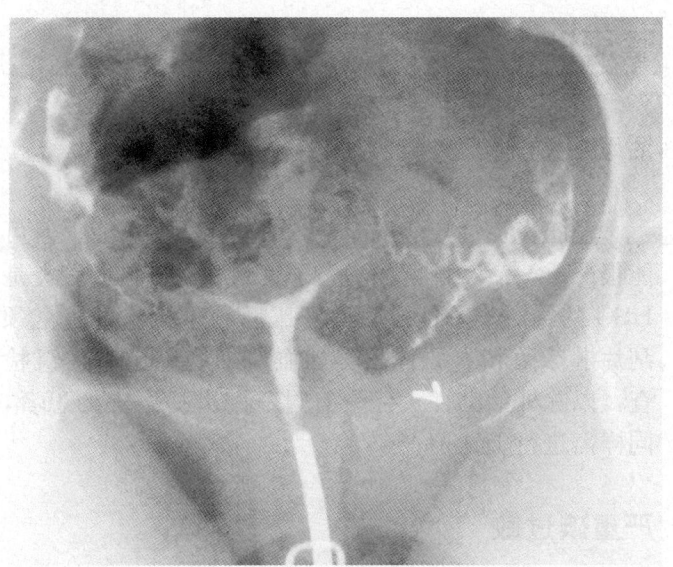

图 29-5　己烯雌酚暴露患者显示发育不良的 T 形子宫。

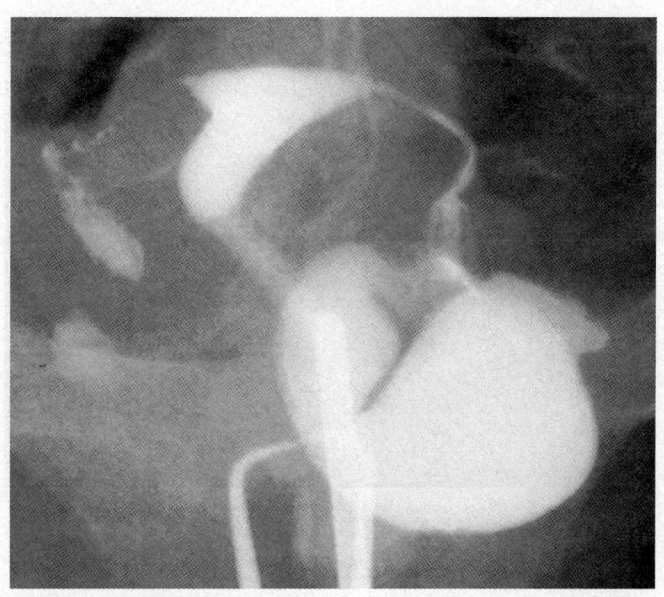

图 29-7　巨大输卵管积水。因为干扰内膜着床而使体外受精怀孕的几率降低 50%，所以本例积水失去修复的机会，只能经腹腔镜切除。此外，液体本身也直接具有胚胎毒性。

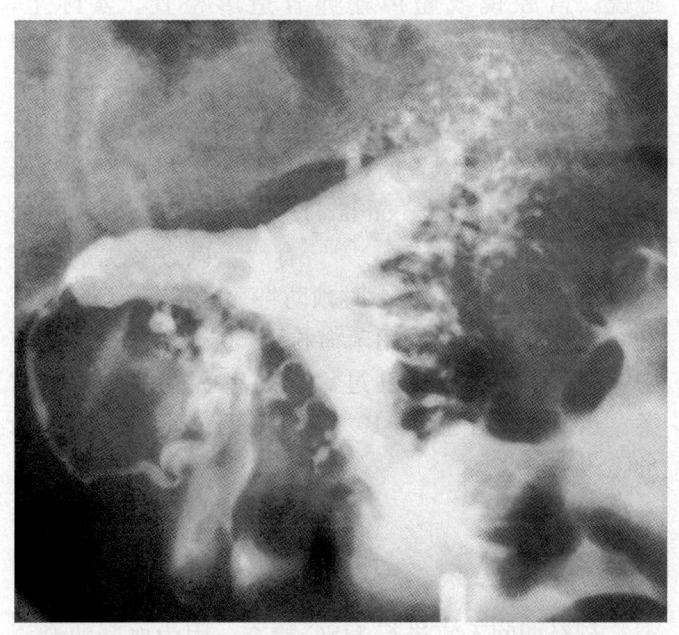

图 29-6　严重的子宫腺肌病有时表现为造影剂填充无数个肌壁内小憩室，呈绒毛样外观，容易与造影剂血管内渗漏混淆。

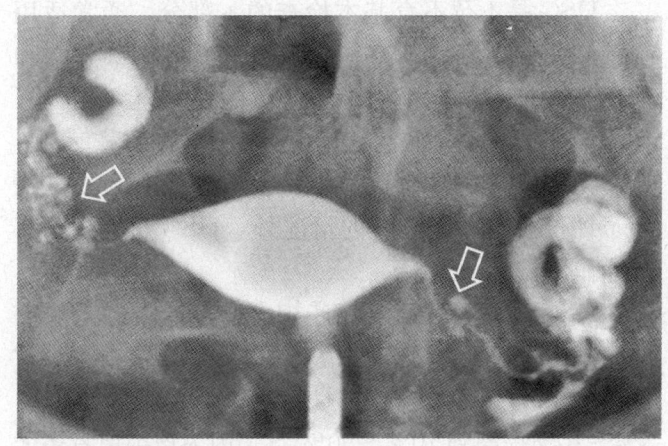

图 29-8　结节性输卵管峡炎。HSG 显示宫角输卵管走行区自黏膜向肌层突起的多发憩室（箭头）。

发性妊娠[9]。一项研究表明，HSG 诊断为近端输卵管闭塞的患者中，60% 在 1 个月后再行 HSG 检查时显示通畅[10]。

令人吃惊的是，HSG 判断输卵管积水同时存在着诊断过度和低估两种情况。输卵管积水可能仅表现为轻度扩张，黏膜皱襞存在，也可能为广泛性的扩张，并且完全失去了正常输卵管内结构（图 29-7）。

HSG 也能够诊断结节性输卵管峡炎，该病容易导致输卵管闭塞和异位妊娠，且可自黏膜向肌层形成多发憩室，与子宫内膜异位类似（图 29-8）。HSG 也非诊断盆腔粘连的理想工具，只有一半的患者能够被检出[2]。通常根据外溢的造影剂是否被分隔和包裹进行诊断（图 29-9）。

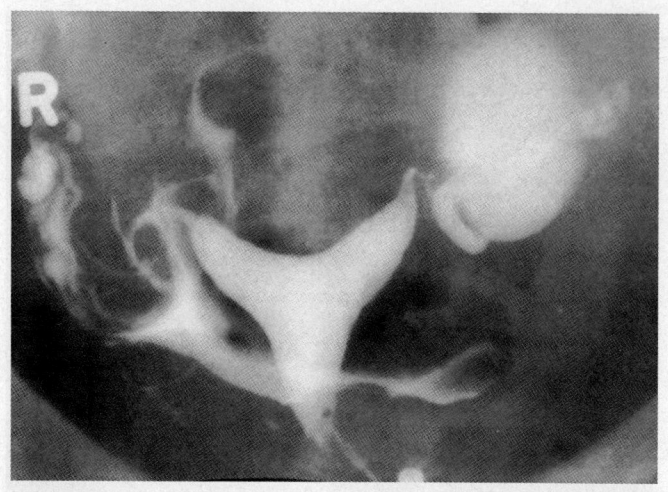

图29-9 盆腔粘连。造影剂自通畅的输卵管溢出后于输卵管后方形成包裹（左侧）。右侧正常，溢出造影剂自由分布，勾勒出肠袢外形。

适应证

HSG是不孕不育基本检查的一部分，通常适用于每一位患者[11]。HSG一直是排除宫腔解剖异常和判断不孕不育妇女输卵管通畅的一线检查方法。1994年对美国持证生殖内分泌医师的调查表明，96%认为HSG是不孕不育基本检查的一部分[12]。除了评价子宫和输卵管的情况外，HSG可能还具有治疗作用。

HSG也是检查反复流产妇女宫腔异常的主要方法，其中15%～27%的患者可发现宫腔异常。最常见的异常为子宫纵隔，手术纠正后可使活产率由3%～20%提高到70%～90%[13]。因为该类患者多无输卵管异常，故HSG检查可被超声子宫造影检查代替。

其他HSG检查的适应证包括输卵管吻合术前确定输卵管峡部的长度和除外宫腔病损；还可以用来评价宫腔镜子宫肌瘤切除术、息肉切除术、子宫粘连或纵隔成形术后的宫腔情况；记录输卵管吻合术、输卵管造口成形术和异位妊娠术后输卵管的通畅程度；帮助确切描记已知或可疑的宫腔异常，如己烯雌酚暴露者后代的子宫情况；确认宫内节育器的位置是否适当；判断输卵管结扎是否完全。

禁忌证

活动性盆腔感染

盆腔炎症性疾病属于HSG的少见并发症，但可能很严重。活动性宫颈炎、子宫内膜炎或输卵管炎是HSG的绝对禁忌证。附件区压痛的患者应进行宫颈刮片淋球菌和衣原体培养、血白细胞记数和血沉检查，以除外活动性炎症。有过盆腔炎症病史的患者，同样需进行上述检查。

严重碘过敏

严重碘过敏史患者应摒弃HSG检查，而选择腹腔镜、宫腔镜或超声输卵管造影检查。实际上，HSG检查发生严重过敏反应的极少，因为检查过程中造影剂的应用剂量很小（大部分造影剂自阴道流出），并且不会注入血管中。已知有碘过敏史的患者，决定进行HSG检查时，应选择过敏几率低的造影剂，如Hexabrix（ioxaglate）、Isovue 370（碘帕醇）或Omnipaque（碘海醇）[2]。有严重碘过敏史的患者应在HSG检查前13小时预防性服用50mg泼尼松，并在1小时前再次服用苯海拉明50mg。在一项研究中，563位有碘造影剂过敏史的患者应用此预防方案，过敏反应小于10例，且无一例出现生命危险[14]。

出血

行经期间不宜进行HSG检查，因为血凝块会引起宫腔内假性充盈缺损或阻塞子宫输卵管开口。活动性出血增加造影剂进入血管的危险，并且造影剂注入引起内膜碎片逆流，理论上会增加子宫内膜异位症的风险。此外，若是非经期的出血，则提示可能为妊娠并发症或子宫内膜癌引起。

子宫内膜癌

已知或可疑子宫内膜癌患者应小心避免HSG检查，因为会造成肿瘤细胞播散以及恶化预后，降低生存率。应用HSG诊断和随访子宫内膜癌的研究表明，低压下注入造影剂不太可能引起肿瘤细胞播散，并且肿瘤脱落细胞有无独立引起转移的能力尚不确定[15]。HSG 检查后，冲洗液体内肿瘤细胞阳性的患者与阴性的患者比较，两者的 5 年生存率无显著性差异。造影剂的静脉或淋巴管外渗也不会影响生存率[16]。

妊娠

HSG 一般安排在行经后立刻检查，主要目的是防止在合并未察觉妊娠时进行，防止对妊娠的影响及射线暴露。在妊娠试验和超声检查出现之前，HSG 曾用于妊娠诊断，且无不利影响[2]。在未察觉妊娠期间进行 HSG 检查的报道很少。最近的一项病例报道中，HSG 检查时胚胎接受的放射剂量约 3.7mGy。作者认为妊娠第一个 3 个月内，照射量少于 20mGy 所存在的致畸风险并不能作为终止妊娠的证据[17]。应该就自发性流产的可能性，与患者进行讨论。

技术因素

谁来进行 HSG 操作？

通常倾向于由妇科医师进行 HSG 操作。在充满紧张气氛的 HSG 检查过程中，妇科医师的存在让患者感觉更为舒适。同时，妇科医师亲自操作过程中会得到很多静态 X 线片无法提供的附加信息，如打入造影剂的初始图像；造影剂通过输卵管的速度；所需造影剂剂量及注射压力等。还可以转动患者体位来更好地显示子宫、输卵管或鉴别真性充盈缺损与气泡伪像。无论由谁完成 HSG 检查，都应摄片以备回顾之需，因为放射科医师的诊断报告很大程度上取决于所受训练和工作经验。而妇科医师的优势在于能够把影像发现与真正的手术病理结果对照。遵循下列步骤将会减少患者的不适与风险，并可获得最佳图像。

检查时机

HSG 检查应该在月经结束和排卵之间这一时间段内进行。如此会减少将胚胎冲洗出子宫或输卵管的风险，避免中断胚胎植入或放射暴露。卵泡早期，内膜菲薄有利于减少假阳性充盈缺损或因增厚内膜皱襞引起的输卵管近端闭塞。等月经完全结束后再行检查可以减少造影剂渗入血管的风险，避免凝血块形成的充盈缺损，而且理论上可以减少内膜碎片经输卵管逆流引起的子宫内膜异位症。

止痛

不幸的是，大多数患者在 HSG 检查时都会有子宫痉挛性疼痛，但整个过程通常仅持续约 3 分钟并且在检查结束后很快恢复。一项前瞻性随机对照研究显示，HSG 检查前 30 分钟服用 1g 对乙酰氨基酚或安慰剂，两组在检查过程中及随后 24 小时内的平均疼痛评分无显著性差异[18]。数个研究指出非甾体类抗炎药（NSAID）不能显著缓解 HSG 检查引起的疼痛[19-21]。

两项随机安慰剂对照研究均发现在 HSG 检查前直接宫腔内给予麻醉剂不能减轻患者的疼痛。这两个研究中，所有患者均同时服用了 NSAID，该药可能会有效减轻患者疼痛，从而掩盖麻醉剂的效果[22,23]。目前尚无在 HSG 检查中应用宫颈旁神经阻滞的报道。

脂溶性造影剂与水溶性造影剂

水溶性造影剂与脂溶性造影剂各自优点之争已经持续数十年，目前仍无定论。水溶性造影剂的图像质量较佳，因为高密度的脂溶性造影剂会遮挡子宫和输卵管黏膜的微细结构。同样，水溶性造影剂消散较快，无需拍延迟像。脂溶性造影剂则需在 1~24 小时后拍延迟像。脂溶性造影剂增加了脂质栓塞和肉芽肿形成的风险。支持脂溶性造影剂的人指出水溶性造影剂可通过腹膜外溢，增加患者疼痛，尽管疼痛较轻微且持续时间短暂。水溶性造影剂的渗透压较低，可能引起较少刺激和不适[2]。检查过程中应尽可能使用最少的造影剂剂量来获得所需的信息。支持脂溶性造影剂的最有力依据是检查后的妊娠率高。仍然有多数人推崇水溶性造影剂，因为水溶性造影剂能更好地显示子宫和输卵管壶腹黏膜的细微结构，并且无严重的副作用[3,6]。

导管类型

硬金属导管一直是 HSG 检查的标准，因为其便宜、可反复使用且易于获取。极个别情况下，当宫颈狭窄或硬金属导管无法完全密封宫颈口而妨碍了 HSG 的进行时，可能需要用球囊导管。与硬金属导管和宫颈钳相比，一次性球囊导管除了费用较高外，也更不易控制子宫。同时，球囊阻塞了子宫下段。一项研究报道，使用球囊导管术后会引起疼痛更严重[24]。不过，一项随机研究表明，球囊导管 HSG 检查的造影剂用量较少，X 线透视时间较短，患者不适减少，并且对于高年住院医师来说更容易掌握。球囊导管的另一个优势在于允许操作者紧接着进行选择性输卵管造影或直接进行输卵管近端闭塞插管再通术，无需更换插管或改约患者[25]。比较硬金属导管与宫颈真空杯导管的一项随机研究发现，一次性的真空导管设备操作更快捷，造影剂用量少，X 线透视时间短，患者不适感少，并且更易于为高年住院医师掌握[26]。

操作技术

导管接附充满造影剂的 20ml 注射器，排空气体以避免气泡产生伪像。调整锥形橡皮头恰好突出导管 1cm，注意导管尖部不要超过宫颈内口。在进行检查之前，患者应先签署知情同意书。患者以膀胱结石位仰卧于检查床，臀下垫毛巾或床单，抬高阴道外口。使用侧边开口的润滑双叶窥器暴露宫颈，消毒液清洁宫颈外口，然后用单齿宫颈钳轻轻牵拉宫颈前唇，随即插入导管并移去窥器。通过导管向上方轻轻施加压力，同时向下牵拉宫颈钳，可使导管封闭宫颈并保持子宫长轴直立。有时，通过宫颈钳向上轻推更容易使子宫翻转，达到与 X 线垂直的位置。

底片盒上要放置左或右标记定位。透视观察以导管尖端与图像下缘一致时的位置开始，然后观察可能影响检查结果的盆腔异常表现。如未发现任何明显异常，摄片除了增加放射暴露外，不会提供更多的诊断信息[27]。随即缓慢注入造影剂，一方面可使患者感觉舒适，另一方面可以显示任何细小的充盈缺损，这些细小充盈缺损在造影剂完全充盈后可能不会被显示，特别在应用脂溶性造影剂时。在造影剂开始充盈时就可以摄片。如果怀疑充盈缺损是气泡，可指导患者向充盈缺损侧转动体位，若是气泡，则会向对侧漂移；而若是子宫息肉或肌瘤，则会保持不变。

持续注入造影剂，直至输卵管完全显影且出现造影剂外溢。一般仅需 5～10ml 造影剂就可完成检查。水溶性造影剂外溢后立刻勾画出肠袢外形，脂溶性造影剂则需延迟摄片以确认造影剂已经溢出。1 小时和 24 小时的延迟像在评价输卵管状态上是等效的，但 1 小时延迟像诊断输卵管周围粘连的准确性较低[28]。检查后，患者应停留几分钟，以观察有无出血及血管迷走神经反应或过敏反应征像。

特殊病例

宫颈狭窄或漏

当宫颈狭窄妨碍导管插入时，子宫探子或小的扩张器通常就足以解决问题。特别难以插入的病例可能需要实施宫颈旁神经阻滞，以减少不适。如前所述，较细球囊导管可能更容易通过狭窄的宫颈外口。儿科使用的鼻饲管或子宫内人工授精管也可用于这种情况。由于子宫颈张开而不能完全封闭宫颈时，可使用较大型号的锥形橡皮头导管。此外，也可选择球囊导管封堵宫颈或再用一个宫颈钳牵拉宫颈后唇，以缩小宫颈外口直径。

输卵管近端闭塞

双侧输卵管近端闭塞通常提示解剖异常，单侧闭塞多为一过性，如子宫输卵管开口处痉挛、黏液栓、组织碎片或气泡阻塞等。10%～24% 的患者出现单侧输卵管近端闭塞，其中 16%～80% 再次 HSG 或腹腔镜输卵管通色素法检查显示通畅[29]。增加静水压，输卵管通畅的比例可增加到 72%[10]。

有研究表明，患者向闭塞侧转动身体，通畅比例可达 63%。该作者指出此乃扭曲的输卵管被伸直所致，气泡移位也可能是原因之一。患者向反方向转动体位则不会引起输卵管再通[29]。考虑痉挛因素时，推荐使用胰高血糖素等抗痉挛药物，但目前尚未有对照研究的证据。

输卵管近端闭塞的处理

60%的输卵管近端闭塞患者在1个月后的HSG检查时可显示再通[10]。因此，对于初次发现的闭塞，无需矫正。

如果再次HSG（至少1个月以后）证实输卵管持续闭塞，可尝试进行选择性输卵管造影。使用球囊导管进行HSG检查，静脉镇静剂给药后，在透视监视下应用5F导管经过球囊导管楔入宫角，随即注入造影剂，1/3的患者可达到输卵管通畅[3]。

选择性输卵管造影后，患者如果剩余2/3的输卵管仍未通，可进行输卵管套管插入术。首先经输卵管口插入可弯曲金属导丝，如果成功，则沿导丝插入3F导管并注入造影剂（图29-10）。本法成功率超过85%[2]。输卵管套管插入失败而接受近端切除的患者，93%是由结节性输卵管峡炎、慢性输卵管炎或纤维化所致[30]。此类患者，6~12个月经周期内受孕的几率为30%~40%，并有5%~10%的异位妊娠可能[2]。接近1/3的患者将出现再次闭塞[2,3]。

由进行单侧或双侧选择性输卵管造影到双侧输卵管套管插入检查，患者接受的放射剂量由25cGy增加到78.5gGy[31]。同时，输卵管穿孔的发生率为3%~10%不等，所幸全部穿孔均无大碍[32]。如果有腹腔镜指征，则输卵管套管导丝插入可在腹腔镜下直接进行。插入输卵管口的腔内导管可通过宫腔镜的操作管道进入。两者的输卵管通畅率、术后妊娠率、输卵管再闭塞率以及输卵管穿孔率几乎完全相同。

风险

血管迷走神经反应

少于5%的患者可能出现某些血管迷走神经反应，伴有轻度的头痛、面色苍白、出汗、心动过缓和低血压[15]。这些症状通常在几分钟内自行消失。出现症状时，保持患者仰卧于检查床，下肢抬高，直至症状消失。对于极少数症状重、持续时间长的患者，可皮下注射0.4mg阿托品。

感染

1983年的一项研究报道：HSG检查后，1.4%的患者出现盆腔炎症性疾病，且全部合并输卵管扩张。对于输卵管扩张的患者，盆腔炎症性疾病总体发生率为11%[33]。该研究中，有PID病史或衣原体滴度阳性者，全部应在HSG检查2天前开始服用多西环素（100mg，每日2次），持续服用5天。如果HSG检查中意外发现输卵管扩张，则在术后同样服用多西环素5天。接受抗生素治疗的妇女中未观察到PID病例。美国妇产科医师协会目前推荐的做法：无PID的患者无需预防性使用抗生素，除非发现输卵管积水[34]。有PID的患者，直接进行腹腔镜检查可能会更安全、经济，但需提前治疗淋病或衣原体。这样不但可减少HSG术后感染的风险，而且此类患者多同时合并需手术处理的盆腔病变。

辐射

放射剂量取决于患者的体型、卵巢位置、所用仪器、卵巢和仪器间距离、透视持续时间、摄片数量以及图像放大程度[2]。应尽力减少透视时间及摄片数量。一般而言，两张点片足矣，检查透视时间通常少于10秒[35]。

卵巢的平均放射剂量为2.8~4.6mGy，[36]摄片所用剂量几乎占75%，其余为X线透视[37]。与模拟系

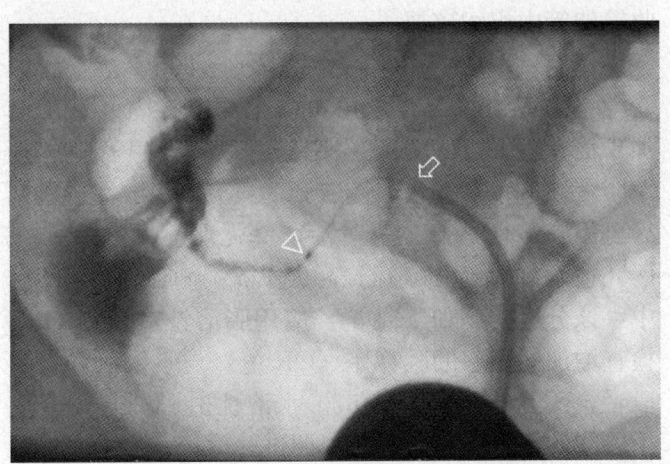

图29-10 选择性输卵管造影和输卵管套管插管。透视引导下，5F弯曲塑料外套管已插入宫角（箭头），试图进行选择性输卵管造影没有成功。随即在弯曲导丝引导下经子宫输卵管口轻轻插入3F内套管至输卵管峡部近端。退出金属导丝，经3F导管注入造影剂，证实输卵管远端通畅。

统相比，使用数字成像系统可减少放射剂量6倍[36]。美国平均每位患者的HSG有效放射剂量不足每年本底放射剂量的一半。未来胚胎的畸形发生率大约为27×10^{-6}，发生致命癌症的最高风险（小于30岁）为145×10^{-6}[38]。

肉芽肿形成

水溶性造影剂在数分钟内被吸收，而脂溶性造影剂可持续存在数月，输卵管阻塞的患者甚至可保留数年，从而干扰将来的腹部放射学检查。造影剂持续存在可能会诱发异物反应，在子宫或输卵管部位形成肉芽肿。目前尚无肉芽肿患病率以及它们是否影响生育能力的数据[2]。存在输卵管远端闭塞风险的患者，当然应选择水溶性造影剂，在输卵管正常的情况下，几乎不会形成肉芽肿[3]。

脂肪栓塞

在高达7%的患者中，造影剂会进入肌层静脉或淋巴管（图29-11）[39]。危险因素包括输卵管阻塞、新近接受过子宫手术、子宫畸形、插管位置不当、造影剂注入压力过高或过量[2]。进入血管的造影剂经子宫和卵巢静脉迅速回流至肺循环。水溶性造影剂可很快消散，引起栓塞综合征及不良反应的可能性极小。几乎全部栓塞并发症（包括致死病例）均由于使用脂溶性造影剂所致。

脂溶性造影剂渗入血循环者，20%出现相应症状，如胸痛、咳嗽、呼吸困难、轻度头痛、谵妄、头痛以及罕见的呼吸心功能衰竭，甚至死亡。其他症状还包括血尿、咯血、溶血、发热、白细胞增多、肺炎、脂尿和外周血管造影剂存留，特别是颅脑血管。由于目前广泛使用透视监视，可及时发现造影剂渗入血管而立刻终止检查，所以这种情况现在几乎已经不成问题[2]。实际上，自1947年透视替代点摄片以来，已经没有脂溶性造影剂栓塞致死的报道[3]。

生育能力增强作用

据说HSG的一个主要优势是增加检查后的受孕率。两项荟萃分析证实接受脂溶性造影剂检查后，妊

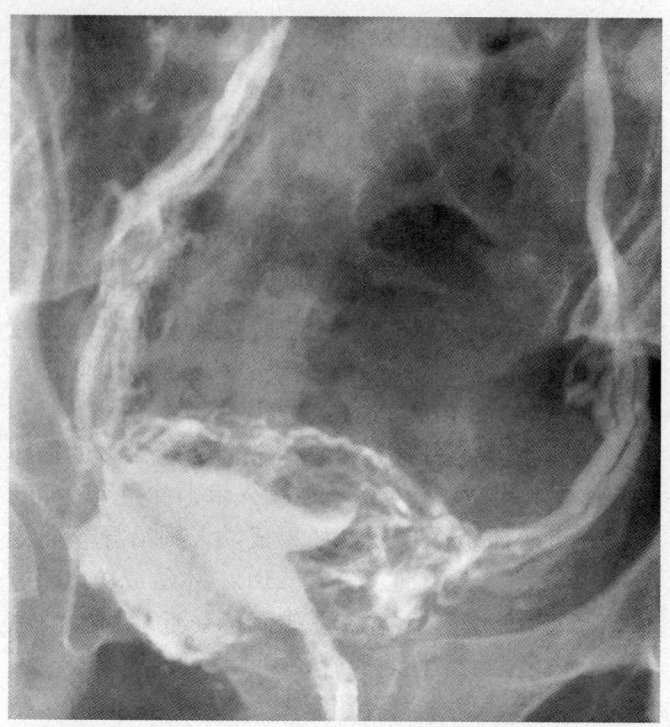

图29-11 进入血管的造影剂填充子宫肌层静脉和淋巴管，并扩展到盆腔静脉。

娠率明显增加[40,41]，可能的机制很多：脂溶性造影剂相对黏稠可产生较高的静水压，从而驱逐和清除输卵管内的堵塞栓子及粘连；可能存在的抑菌作用；促进纤毛活动；抑制腹膜主细胞的精子吞噬以及乳化吸收输卵管内组织碎屑[3]。

然而，即使应用水溶性造影剂，HSG检查后的受孕率仍达到29%，术后第一个3个月内妊娠率增加4倍[42]。最近一项多中心研究表明，患者随机选用脂溶性造影剂、水溶性造影剂或应用水溶性造影剂后再用脂溶性造影剂，对活产率无明显影响[43]。该研究包含在最近的Cochrane分析（循证医学研究）中，该分析得到如下结论：应用脂溶性造影剂HSG检查增加妊娠率的胜算比（OR值）与不采取介入手段者，两者的比值为3.57。水溶性造影剂与无介入手段间的比较还没有随机对照试验评价，但水溶性造影剂与脂溶性造影剂之间的妊娠率无显著性差异[41]。

早在1980年，就有学者建议当水溶性造影剂证实输卵管通畅后，采用脂溶性造影剂冲洗，即利用脂溶性造影剂可能存在的较高治疗效果的同时，减少其并发症[44]。但随后的随机对照研究并没有证实这种做法的优势[3,41,45]。

其他可选检查方法

衣原体抗体检测

半数 PID 病例是由沙眼衣原体引起,其中 50%~80% 无临床症状。衣原体抗体滴度与可能的输卵管损伤存在明显相关[46]。荟萃分析显示酶联免疫吸附测定或免疫荧光法测定的衣原体抗体滴度诊断输卵管通畅程度与 HSG 结果类似,只是不能提供子宫和输卵管解剖结构方面的信息[47]。虽然衣原体抗体检测不能取代 HSG 检查成为评价子宫和输卵管通畅的一线筛查方法,但是它可以帮助决定哪些 HSG 表现正常的患者需要进行诊断性腹腔镜检查。因为抗体滴度阳性的患者可能存在 HSG 无法显示的附件粘连或输卵管微小病变。

超声子宫造影及超声子宫输卵管造影

超声子宫造影(sonohysterography,SHG)是一项快捷、无痛的检查方法,可在门诊进行。经阴道超声检查时通过宫腔内人工授精管注入生理盐水即可完成检查。SHG、HSG 和子宫镜对于评价宫腔病变是等效的。此外,SHG 还可提供子宫肌壁和卵巢的情况,避免了 HSG 检查的不适和辐射,并且较子宫镜检查价格低廉[48]。当无需评价输卵管情况时,如前次腹腔镜已经记录输卵管情况的再发流产或不育患者,SHG 可取代 HSG 检查[48,49]。

超声子宫输卵管造影也称子宫输卵管对比增强超声检查(hysterosalpingo-contrast sonography,HyCoSy)。在阴道超声监视下,经宫颈球囊插管注入造影剂,如生理盐水空气混合液、声振白蛋白或 Echovist-200(一种含半乳糖的微气泡悬液),观察输卵管的通畅程度。与 SHG 检查相似,本法可门诊进行,无放射暴露,可同时了解子宫肌壁和卵巢情况。一项随机研究将 HyCoSy 和 HSG 与腹腔镜输卵管通色素法进行比较,发现两种影像学方法在诊断准确性、患者疼痛及临床选择性方面相似。作者认为目前既无 HyCoSy 替代 HSG 的有力证据,也无摒弃 HyCoSy 的证据[50]。另一项研究指出 HyCoSy 诊断的 47% 输卵管闭塞在随后的 HSG 检查中显示通畅;21% 的 HyCoSy 检查中,患者出现严重疼痛或血管迷走神经症状,而 HSG 检查则无;应用 Echovist-200 的费用高于 HSG 检查 10 倍[51]。最近一项 HyCoSy 的研究同样报道 HSG 发现输卵管闭塞的敏感性较 HyCoSy 高,并且有 59% 的 HyCoSy 检查患者合并中至重度疼痛。作者发现 HyCoSy 不能显示输卵管全程,而 HSG 可提供更为准确的输卵管梗阻部位[52]。HyCoSy 目前尚且不能取代 HSG[11]。

MRI 和三维超声

MRI 检查使用钆造影剂,无放射性且可观察子宫肌壁和卵巢情况。但是,先导性研究发现 MRI 显像输卵管质量较差[53]。MRI 和三维超声仅限于鉴别 HSG 无法区别的子宫纵隔与双角子宫。

放射性核素扫描

放射性核素 HSG 较传统的输卵管通畅检查提供了更多输卵管不育的功能诊断。将 ^{99m} 锝标记的人血清白蛋白微球颗粒注入宫颈管,持续采集摄片至 5 小时。放射性核素 HSG 检查无预测生育力的潜能,因为无论其显示输卵管通畅与否,患者的受孕比例相当[54]。此外,它不能提供子宫或输卵管的解剖学信息。

诊断性腹腔镜和子宫镜

对于盆腔疼痛、附件包块或具有其他手术适应证的患者,以及曾有 PID 病史或接受过盆腔手术的患者,略过 HSG 直接行诊断性腹腔镜和宫腔镜来检查子宫和输卵管情况更为经济有效。这些患者因盆腔病变而接受手术治疗的可能性较高。当 HSG 检查结果正常,何时及是否需要腹腔镜检查值得讨论。265 名 HSG 检查正常的不育患者,只有 7% 具有明显的临床疾病[55]。疼痛症状或衣原体抗体滴度阳性可以作为选择腹腔镜的辅助条件。如果 HSG 结果正常,则无宫腔镜检查的必要,因为 HSG 对宫腔内病变极为敏感,假阴性结果通常也无明确的临床意义[7,56,57]。

经阴道注水腹腔镜检查(tranvaginal hydrolaparoscopy,TVHL)是一项相对较新的技术,可以在门诊进行而且无需麻醉。经阴道切口置入一硬镜,注入温生理盐水,使肠管漂移出盆腔进行检查。可联合宫腔镜评价子宫，也可与输卵管通色素法和输卵管镜联合使用。23名患者接受了TVHL联合门诊宫腔镜和HSG检查，结果显示前者疼痛评分较低，但所用时间为后者的2倍[58]。

一组原因不明的不育患者接受了腹腔镜及随后的经阴道注水腹腔镜检查。两种检查结果一致性为80%，而不一致的发现被认为不会产生临床后果。作者认为93%的患者可免做腹腔镜检查[59]。TVHL联合门诊宫腔镜检查有取代HSG成为不孕不育患者一线检查方法的潜力。除了评价宫腔和输卵管通畅之外，TVHL还可进行盆腔检查，尽管准确性及完整性较腹腔镜稍差。输卵管镜可提供有关壶腹部更多的信息。相比于HSG，患者更容易耐受TVHL和宫腔镜检查。当然，在HSG作为不孕不育的主要检查方法被替代之前，还需更多的研究。

咽鼓管镜和输卵管镜

咽鼓管镜在腹腔镜引导下通过输卵管伞端将细镜插到输卵管壶腹和峡部连接部进行检查。检查输卵管的过程中一边注入生理盐水，一边退镜。咽鼓管镜的首要指征是输卵管积水、输卵管造口成形术后的预后评价。咽鼓管镜检查正常的患者较异常患者妊娠率高，异位妊娠率低。预测妊娠，咽鼓管镜优于HSG[60]。比较HSG与咽鼓管镜的研究发现，HSG诊断输卵管疾病假阴性为45%，假阳性为30%[60,61]。咽鼓管镜再次引起人们的兴趣是因为其可以与TVHL同时操作[62]。但是TVHL检查时，只有26.4%~64%的患者能够成功进行咽鼓管镜检查[63,64]。

输卵管镜与咽鼓管镜不同，是用0.8mm Teflon外鞘内0.5mm内镜以顺行方式，检查输卵管全程。输卵管镜可通过宫腔镜操作通道的导引插入子宫输卵管开口或利用一线形外翻插管[65,66]。沿外鞘注入生理盐水，冲开遮挡镜头的输卵管内膜，可改善显像效果。1992年，报道了正常和异常输卵管镜表现的分类，并显示该方法对预后有一定价值。大量研究表明，进镜成功率达85%~95%，但对于输卵管壶腹与峡部连接部远端的输卵管内腔，由于内径较宽而不易完整显示[11]。图像的成像质量不足以描述整个输卵管黏膜的细节。操作技术问题如"白视"及导管扭曲也限制了本检查在临床应用的有用性[67]。有报道输卵管穿孔的发生率达10%，全部发生输卵管近端严重纤维粘连闭塞，不过未造成后遗症[68]。总之，该技术从未完全被接受。

小结

HSG检查快捷、易于操作，患者仅有一过性的不适，且放射暴露很小。检查后数月的妊娠率明显提高。水溶性造影剂的图像质量较好，不需摄延迟片，无造影剂滞留、肉芽肿形成和栓塞的风险。HSG发现宫腔病变的敏感性高，但特异性差。SHG容易区分子宫息肉与肌瘤，子宫纵隔与双角子宫可通过MRI、三维超声或腹腔镜检查进行鉴别。

子宫输卵管造影确认输卵管通畅十分准确，但对检查输卵管闭塞的准确性较差。顽固性输卵管近端闭塞可通过选择性输卵管造影或输卵管套管插管得到治疗，并且成功率较高。尽管其他评价宫腔和输卵管通畅的方法在某些方面优于HSG，但HSG仍然是评价不孕不育患者的一线检查方法。

要 点

- HSG是评价输卵管的最佳诊断方法。
- HSG检查需在月经后和排卵前进行。
- 月经周期不规律的患者，检查前需进行妊娠试验测定。
- 输卵管积水增加HSG术后感染的风险，术后应予抗生素治疗。
- 双侧输卵管闭塞预行治疗前，应再次进行HSG检查。
- 结节性输卵管峡炎的特征是输卵管子宫段憩室形成，伴有不育和异位妊娠。
- HSG检查的放射剂量造成未来胚胎畸形的风险不高于未接受检查者。

（崔立刚译 李 蓉校）

参考文献

1. Karande VC, Pratt DE, Rabin DS, Gleicher N: The limited value of hysterosalpingography in assessing tubal status and fertility potential. Fertil Steril 63:1167–1171, 1995.
2. Soules MR, Mack LA: Imaging of the reproductive tract in infertile women: Hysterosalpingography, ultrasonography and magnetic resonance imaging. In Keye WR, Chang RJ, Rebar RW, Soules MR (eds). Infertility Evaluation and Treatment. Philadelphia, W.B. Saunders, 1995, pp 300–329.
3. Pinto AB, Hovsepian DM, Wattanakumtornkul S, Pilgram TK: Pregnancy outcomes after fallopian tube recanalization: Oil-based versus water-soluble contrast agents. J Vasc Intervent Radiol 14:69–74, 2003.
4. Glatstein IZ, Sleeper LA, Lavy Y, et al: Observer variability in the diagnosis and management of the hysterosalpingogram. Fertil Steril 67:233–237, 1997.
5. Renbaum L, Ufberg D, Sammel M, et al: Reliability of clinicians versus radiologists for detecting abnormalities on hysterosalpingogram films. Fertil Steril 78:614–618, 2002.
6. Ubeda B, Paraira M, Alert E, Abuin RA: Hysterosalpingography: Spectrum of normal variants and nonpathologic findings. Am J Roentgenol 177:131–135, 2001.
7. Preutthipan S, Linasmita V: A prospective comparative study between hysterosalpingography and hysteroscopy in the detection of intrauterine pathology in patients with infertility. J Obstet Gynaecol Res 29:33–37, 2003.
8. Evers JL, Land JA, Mol BW: Evidence-based medicine for diagnostic questions. Semin Reprod Med 21:9–15, 2003.
9. Mol BW, Collins JA, Burrows EA, et al: Comparison of hysterosalpingography and laparoscopy in predicting fertility outcome. Hum Reprod 14:1237–1242, 1999.
10. Dessole S, Meloni GB, Capobianco G, et al: A second hysterosalpingography reduces the use of selective technique for treatment of a proximal tubal obstruction. Fertil Steril 73:1037–1039, 2000.
11. Hedon B, Dechaud H, Boulot P, Laffargue F: Critical evaluation of the fallopian tube. In Kempers RD, Cohen J, Haney AF, Younger BJ (eds). Fertility and Reproductive Medicine. Amsterdam, Elsevier Science, 1998, pp 61–70.
12. Glatstein IZ, Harlow BL, Hornstein MD: Practice patterns among reproductive endocrinologists: Further aspects of the infertility evaluation. Fertil Steril 70:263–269, 1997.
13. Alborzi S, Dehbashi S, Parsanezhad ME: Differential diagnosis of septate and bicornuate uterus by sonohysterography eliminates the need for laparoscopy. Fertil Steril 78:176–178, 2002.
14. Greenberger PA, Patterson R, Radin RC: Two pretreatment regimens for high-risk patient receiving radiographic contrast media. JAMA 241:2813–2815, 1979.
15. Hunt RB, Siegler AM: Hysterosalpingography: Techniques & Interpretation. Chicago, Year Book Medical Publishers, 1990.
16. DeVore GR, Schwartz P, Morris J: Hysterography: A 5-year follow-up in patients with endometrial carcinoma. Obstet Gynecol 60:369, 1982.
17. Jongen VH, Collins JM, Lubbers JA, van Selm M: Unsuspected early pregnancy at hysterosalpingography. Fertil Steril 76:610–611, 2001.
18. Elson EM, Ridley NT: Paracetamol as a prophylactic analgesic for hysterosalpingography: A double blind randomized controlled trial. Clinical Radiology 55:675–678, 2000.
19. Owens OM, Schiff I, Kaul AF, et al: Reduction of pain following hysterosalpingography by prior analgesic administration. Fertil Steril 43:146–148, 1985.
20. Lorino CO, Prough SG, Aksel S, et al: Pain relief in hysterosalpingography. A comparison of analgesics. J Reprod Med 35:533–536, 1990.
21. Peters AA, Witte EH, Damen AC, et al: Pain relief during and following outpatient curettage and hysterosalpingography: A double blind study to compare the efficacy and safety of tramadol versus naproxen. Cobra Research Group. Eur J Obstet Gynecol Reprod Biol 66:51–56, 1996.
22. Costello MF, Horrowitz S, Steigrad S, et al: Transcervical intrauterine topical local anesthetic at hysterosalpingography: A prospective, randomized, double-blind, placebo-controlled trial. Fertil Steril 78:1116–1122, 2002.
23. Frishman GN, Spencer PK, Weitzen S, et al: The use of intrauterine lidocaine to minimize pain during hysterosalpingography: A randomized trial. Obstet Gynecol 103:1261–1266, 2004.
24. Varpula M: Hysterosalpingography with a balloon catheter versus a cannula: Evaluation of patient pain. Radiology 172:745–747, 1989.
25. Tur-Kaspa I, Seidman DS, Soriano D, et al: Hysterosalpingography with a balloon catheter versus a metal cannula: A prospective, randomized, blinded comparative study. Hum Reprod 13:75–77, 1998.
26. Cohen SB, Wattiez A, Seidman DS, et al: Comparison of cervical vacuum cup cannula with metal cannula for hysterosalpingography. BJOG 108:1031–1035, 2001.
27. Okpala OC, Adinma JI, Ikechebelu JI: Assessment of the value of preliminary films at hysterosalpingography. West African J Med 19:105–106, 2000.
28. Reshef E, Daniel WW, Foster JC, et al: Comparison between 1-hour and 24-hour follow-up radiographs in hysterosalpingography using oil based contrast media. Fertil Steril 52:753–755, 1989.
29. Hurd WW, Wyckoff ET, Reynolds DB, et al: Patient rotation and resolution of unilateral cornual obstruction during hysterosalpingography. Obstet Gynecol 101:1275–1278, 2003.
30. Letterie GS, Sakas EL: Histology of proximal tubal obstruction in cases of unsuccessful tubal canalization. Fertil Steril 56:831, 1991
31. Papaioannou S, Afnan M, Coomarasamy A, et al: Long term safety of fluoroscopically guided selective salpingography and tubal catheterization. Hum Reprod 17:370–372, 2002.
32. Dessole S, Farina M, Rubattu G, et al: Side effects and complications of sonohysterosalpingography. Fertil Steril 80:620–624, 2003.
33. Pittaway DE, Winfield AC, Maxson W, et al: Prevention of acute pelvic inflammatory disease after hysterosalpingography: Efficacy of doxycycline prophylaxis. Am J Obstet Gynecol 147:623–626, 1983.
34. American College of Obstetricians and Gynecologists: Antibiotic Prophylaxis for Gynecologic Procedures. ACOG Practice Bulletin, Number 23, 2001.
35. Richmond JA: Hysterosalpingography. In Lobo RA, Mishell DR, Paulson RJ, Shoup D (eds). Mishell's Textbook of Infertility, Contraception, and Reproductive Endocrinology, 4th ed. Boston, Blackwell Science, 1997, pp 567–579.
36. Gregan AC, Peach D, McHugo JM: Patient dosimetry in hysterosalpingography: A comparative study. Brit J Radiol 71:1058–1061, 1998.
37. Fernandez JM, Vano E, Guibelalde E: Patient doses in hysterosalpingography. Brit J Radiol 69:751–754, 1996.
38. Perisinakis K, Damilakis J, Grammatikakis J, et al: Radiogenic risks from hysterosalpingography. Eur Radiol 13:1522–1528, 2003.
39. Nunley WCJ, Bateman BG, Kitchin JD, Pope TLJ: Intravasation during hysterosalpingography using oil-base contrast medium—a second look. Obstet Gynecol 70:309–312, 1987.
40. Watson A, Vandekerckhove P, Lilford R, et al: A meta-analysis of the therapeutic role of oil soluble contrast media at hysterosalpingography: A surprising result? Fertil Steril 61:470–477, 1994.
41. Johnson N, Vandekerckhove P, Watson A, et al: Tubal flushing for subfertility. Cochrane Database Sys Rev 2005:2:CD003718.
42. Cundiff G, Carr BR, Marshburn PB: Infertile couples with a normal hysterosalpingogram. Reproductive outcome and its relationship to clinical and laparoscopic findings. J Reprod Med 40:19–24, 1995.
43. Spring DB, Barkan HE, Pruyn SC: Potential therapeutic effects of contrast materials in hysterosalpingography: A prospective randomized clinical trial. Kaiser Permanente Infertility Work Group. Radiology 214:53–57, 2000.
44. DeCherney AH, Kort H, Barney JB, DeVore GR: Increased pregnancy rate with oil-soluble hysterosalpingography dye. Fertil Steril 33:407–410,

1980.

45. Steiner AZ, Meyer WR, Clark RL, Hartmann KE: Oil-soluble contrast during hysterosalpingography in women with proven tubal patency. Obstet Gynecol 101:109–113, 2003.

46. Thomas K, Coughlin L, Mannion PT, Haddad NG: The value of *Chlamydia trachomatis* antibody testing as part of routine infertility investigations. Hum Reprod 15:1079–1082, 2000.

47. Mol BW, Dijkman B, Wertheim P, et al: The accuracy of serum chlamydial antibodies in the diagnosis of tubal pathology: A meta-analysis. Fertil Steril 67:1031–1037, 1997.

48. Goldberg JM, Falcone T, Attaran M: Sonohysterographic evaluation of uterine abnormalities noted on hysterosalpingography. Hum Reprod 12:2151–2153, 1997.

49. Brown SE, Coddington CC, Schnorr J, et al: Evaluation of outpatient hysteroscopy, saline infusion hysterosonography, and hysterosalpingography in infertile women: A prospective, randomized study. Fertil Steril 74:1029–1034, 2000.

50. Dijkman AB, Mol BW, Van der Veen F, et al: Can hysterosalpingo-contrastsonography replace hysterosalpingography in the assessment of tubal subfertility? Eur J Radiol 35:44–48, 2000.

51. Stacey C, Bown C, Manhire A, Rose D: HyCoSy—as good as claimed? Brit J Radiol 73:133–136, 2000.

52. Exacoustos C, Zupi E, Carusotti C, et al: Hysterosalpingo-contrast sonography compared with hysterosalpingography and laparoscopic dye pertubation to evaluate tubal patency. J Am Assoc Gynecol Laparosc 10:367–372, 2003.

53. Unterweger M, De Geyter C, Frohlich JM, et al: Three-dimensional dynamic MR-hysterosalpingography: A new, low invasive, radiation-free and less painful radiological approach to female infertility. Hum Reprod 17:3138–3141, 2002.

54. Lundberg S, Wramsby H, Bremmer S, et al: Radionuclide hysterosalpingography is not predictive in the diagnosis of infertility. Fertil Steril 69:216–220, 1998.

55. al-Badawi IA, Fluker MR, Bebbington MW: Diagnostic laparoscopy in infertile women with normal hysterosalpingograms. J Reprod Med 44:953–957, 1999.

56. Cohen LS, Valle RF: Role of vaginal sonography and hysterosonography in the endoscopic treatment of uterine myomas. Fertil Steril 73:197–204, 2000.

57. Hourvitz A, Ledee N, Gervaise A, et al: Should diagnostic hysteroscopy be a routine procedure during diagnostic laparoscopy in women with normal hysterosalpingography? Reprod Biomed Online 4:256–260, 2002.

58. Cicinelli E, Matteo M, Causio F, et al: Tolerability of the mini-panendoscopic approach (transvaginal hydrolaparoscopy and mini-hysteroscopy) versus hysterosalpingography in an outpatient infertility investigation. Fertil Steril 76:1048–1051, 2001.

59. Watrelot A, Nisolle M, Chelli H, et al: Is laparoscopy still the gold standard in infertility assessment? A comparison of fertiloscopy versus laparoscopy in infertility. Results of an international multicentre prospective trial: The FLY (Fertiloscopy-LaparoscopY) study. Hum Reprod 18:834–839, 2003.

60. Henry-Suchet J, Tesquiter L, Pez JP, Loffredo V: Prognostic value of tuboscopy vs. hysterosalpingography before tuboplasty. J Reprod Med 29:609–612, 1984.

61. Puttemans P, Brosens I, Delattin P, et al: Salpingoscopy versus hysterosalpingography in hydrosalpinges. Hum Reprod 2:535–540, 1987.

62. Watrelot A, Dreyfus JM, Cohen M: Systematic salpingoscopy and microsalpingoscopy during fertiloscopy. J Am Assoc Gynecol Laparosc 9:453–459, 2002.

63. Gordts S, Campo R, Rombauts L, Brosens I: Transvaginal salpingoscopy: An office procedure for infertility investigation. Fertil Steril 70:523–526, 1998.

64. Fujiwara H, Shibahara H, Hirano Y, et al: Usefulness and prognostic value of transvaginal hydrolaparoscopy in infertile women. Fertil Steril 79:186–189, 2003.

65. Kerin JF, Pearlstone AC, Surrey ES: Tubal microendoscopy: Salpingoscopy and falloposcopy. In Keye WR, Chang RJ, Rebar RW, Soules MR (eds). Infertility Evaluation and Treatment. Philadelphia, W.B. Saunders, 1995, pp 372–386.

66. Pearlstone AC, Surrey ES, Kerin JF: The linear everting catheter: A nonhysteroscopic, transvaginal technique for access and microendoscopy of the fallopian tube. Fertil Steril 58:854–857, 1992.

67. Lundberg S, Rasmussen C, Berg AA, Lindblom B: Falloposcopy in conjunction with laparoscopy: Possibilities and limitations. Hum Reprod 13:1490–1492, 1998.

68. Kerin JF, Pearlstone AC, Surrey ES: Cannulation of the fallopian tube and falloposcopy: Difficulties and complications. In Corfman RS, Diamond MP, DeCherney A (eds). Complications of Laparoscopy and Hysteroscopy. Oxford, Blackwell Scientific, 1993, pp 223–235.

69. Goldberg J, Falcone T: Effect of DES on reproductive function. Fertil Steril 72:1–7, 1999.

70. Goldberg JM, Falcone T: Congenital malformations of the female genital tract: Diagnosis and management. In: Gidwani G, Falcone T (eds). Müllerian Anomalies: Reproduction, Diagnosis, and Treatment. Philadelphia, Lippincott Williams & Wilkins, 1999, pp 177–204.

第五部分 生殖影像

30 盆腔超声及超声子宫造影

Steven R. Lindheim and Meike L. Uhler

引言

超声是评估子宫和盆腔病变非常有价值的诊断工具[1]。因为检查方法安全、无创、门诊易于获得，所以无论是经腹壁还是经阴道超声都得到了广泛应用。对于宫腔内异常，通过向宫腔内注入生理盐水进行超声子宫造影检查，使超声诊断的准确性得到极大提高。对于很多妇产科临床状况和疾病，超声已经成为诊断性评价的标准首选检查。

手术仍然是评价盆腔器官内部及外表面情况的金标准，通常通过腹腔镜或宫腔镜进行检查。尽管这些诊断方法的敏感性和特异性都很高，但大多数需要在局麻或全麻条件下于手术室内进行。并且与超声相比，费用及风险都较高。此外，如果不剖开子宫壁或卵巢则无法评估脏器实质的情况。超声和超声子宫造影是引入妇产科实践中最重要的两个技术进展，因为它们能够无创地评价盆腔脏器表面和内部结构，从而优化治疗决策。

本章着重介绍妇科超声的基本物理原理、超声和超声子宫造影的临床适应证、操作技术、临床应用以及正常和异常的盆腔超声表现。全文回顾了不同盆腔病变的超声应用，并与其他影像学方法和现有的诊断金标准进行了比较和讨论。

超声基本原理

超声设备参数

进行超声扫描时，理解并掌握超声的基本原理很重要，这样有助于更好地调节超声成像参数，优化图像并获得预期的信息。

超声仪器通过向人体发射高频脉冲声波，测量不同组织界面间的回波信号获得成像。不同器官和组织的回波信息取决于组织密度。将回波信号转换处理为电信号来获得图像。

探头晶片排列

早期探头晶片按线形阵列组成，互相平行的声束以一定顺序依次发射，形成与探头宽度大小相同的声场。现在大多数探头的晶片是弧形排列的，单一晶片发射出偏转声束，因此探头设计更为紧凑并可产生宽大声场。第一代弧形探头通过机械马达转动声束，形成一个 30°～100° 扇形扫描区。现代超声探头利用计算机电子控制声束扫描和偏转，该技术如今已被广泛应用于经腹和经阴道探头。

超声成像模式

最早的超声图像呈一维显示，即 A 型（幅度模式）成像或 M 型（运动模式）成像。其中 M 型显示为回声在间距和时间上的函数，即相互平行的垂直声束线上不同距离的回波信号自左向右沿时间轴展开，M 型目前仍然用于分析心脏运动。

现在多数超声图像为二维显示，称 B 型（亮度模式）成像，也叫灰阶成像。二维超声图像所显示的轴线与显示的目标物理位置对应，各点的亮度与相应的回声强度对应。

新近的三维超声成像通过计算机软件重建一系列二维图像，获得容积图像。如果多个容积图像快速演替，就可获得动态图像，有时称四维超声，即三维图像的实时显示[2]。

临床上还应用彩色多普勒超声显像，即在二维灰阶图像上叠加彩色多普勒信息，表示血流的速度和方向（图 30-1）。

超声频率

妇科超声检查应用的超声频率较广：1.6～

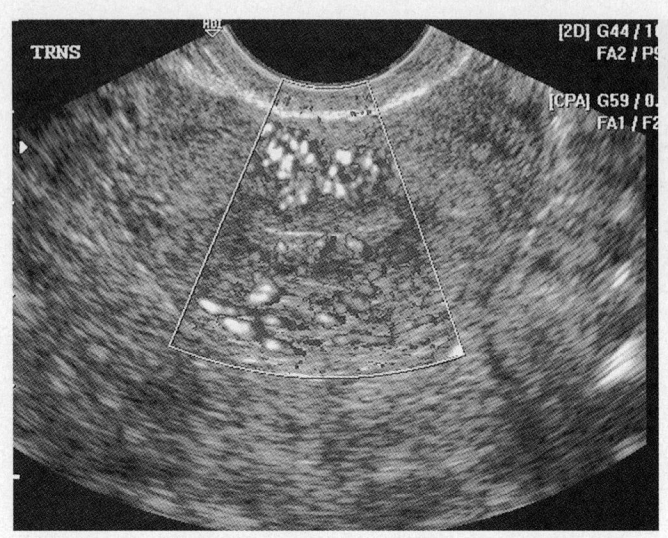

图30-1 （也见彩图30-1）彩色多普勒超声显示子宫肌壁中层内典型的弓形动脉。

10MHz，最常用的频率范围：3.0～7.5MHz，远远超出听阈范围（可听声的频率小于20 000Hz）。低频超声在人体内穿透组织较深[3]。而高频超声穿透深度比低频超声浅，但分辨率高。

大多数超声探头根据所研究的组织通过调节病灶区的深度来自动改变频率。理想情况下，在保证穿透深度的同时，应该选用最高频率成像[4]。

功率和增益

超声波功率水平指探头发射的声波能量，而增益指反射回波的振幅高度。增加发射声波功率，可提高图像质量，但伪像会较多。增益的调节以获得整体图像最佳亮度为宜。

动态范围

动态范围指超声图像显示最弱至最强亮度间的范围，用分贝（dB）表示。宽泛的动态范围适于大多数图像。为了最大限度减少伪像，囊性病变动态范围宜小，而实性病变宜大[5]。

超声扫查途径

经腹壁与经阴道途径

经腹壁与经阴道超声普遍应用于女性盆腔检查，现代超声仪器一般均配置这两种探头及相应成像软件。

最初采用经腹壁途径扫查，因为穿透路径较深而采用低频探头，造成图像分辨率降低是其主要缺点。与经阴道途径相比，经腹壁扫查探头距离盆腔脏器较远。检查时患者需充盈膀胱，探头压迫会引起患者不适。

经阴道扫查探头距离盆腔脏器近，图像分辨率明显高于经腹壁扫查，因此已经成为妇科超声检查的常规途径。其主要缺点是子宫或卵巢肿物过大（超过15cm）超出真骨盆范围时，难以显示全貌。因此，超声扫描前应首先进行腹盆腔物理检查，评价病变的大小。如果病变较大，应首先进行经腹壁超声检查。如果必要，则嘱患者排空膀胱后进行经阴道超声检查。

常规超声检查与超声子宫造影

首先采用经阴道超声评价子宫、卵巢和输卵管情况。如果内膜回声显示清晰，外形对称、规则，可以确定宫腔正常，并能准确测量内膜厚度。反之，如果内膜显示不清或外形不规则，单独应用经阴道超声评价宫腔病变的位置和性质作用很有限[6-10]。此类情况，超声子宫造影能够极大地提高突向宫腔内病变的显示。

超声子宫造影通过经宫颈插管注入液体（通常用生理盐水）充盈宫腔，可提高经阴道超声诊断的准确性[11]。1981年，Nannini首次描述了超声子宫造影，当时称为回声子宫镜检查，又称为生理盐水注射超声显像[12]。超声子宫造影是诊断宫腔内肿物的简单、准确方法，但对于内膜息肉、黏膜下肌瘤和内膜癌仍需组织学鉴别[13]。与X线子宫输卵管造影比较，超声子宫造影的优势包括痛苦小、价廉和无放射性。

适应证

经阴道超声检查（伴随/不伴随超声子宫造影）通常是评价各种妇科及产科病变的首选诊断方法之

一，这些病变可能缘于或导致盆腔生殖器官的解剖形态改变（表30-1）。诊断准确性高、损伤小和较廉价使该技术获得了广泛应用。

盆腔肿物

体检发现盆腔肿物可能是盆腔超声检查最常见的适应证。大多数患者通过超声检查很容易确定肿物来源（通常来自子宫或卵巢）。对有些病例，超声可证明肿物并非源于生殖器官。

卵巢肿物：功能性、良性或恶性

根据肿物体积和存在的持续时间，常把卵巢肿物分为功能性或赘生性。肿物直径大于6cm，持续时间超过2个月，无论表现如何，一般为非功能性。

已经发现特定的超声表现特征与卵巢恶性肿物强相关，以下超声发现提示肿物恶性的可能性大：

- 多房囊肿
- 囊内厚壁分隔
- 肿物含有实性成分
- 囊内乳头
- 双侧病变
- 合并腹水

这些超声标准联合血清CA125测定可作为预测卵巢恶性肿瘤的危险指数[14]。对于不确定病例，彩色多普勒血流显像可能有所帮助。如果肿物实性部分内出现中央血流信号，则表明恶性卵巢肿瘤的可能性较大[15]。

卵巢扭转

卵巢扭转是相对常见的妇科急症。平均发病年龄26岁，20%的病例发生于妊娠期。患者大多表现为单侧下腹突发剧烈疼痛，后背或腹股沟区出现放射痛，症状可间断交替发作，严重病例常伴发恶心和呕吐。盆腔体检显示附件区包块伴压痛。

卵巢扭转的超声表现多为囊性、实性或混合性肿物，最好发于正中线部位子宫上方[16]。肿物代表增大的卵巢，通常周缘可见排列的囊性卵泡，囊壁显著增厚。腹水常见。

彩色多普勒血流表现取决于卵巢蒂扭转的程度和持续的时间。多圈蒂扭转及慢性扭转病例，卵巢内无血流信号显示。如果扭转度数较小，或仅卵巢静脉血栓导致静脉闭塞而无动脉闭塞，彩色多普勒血流显像可见动脉血流及频谱，螺旋扭曲的血管走行常呈特征性旋涡征。

子宫平滑肌瘤

在美国，子宫平滑肌瘤是子宫切除最常见的适应证。尽管接近25%的患者出现子宫平滑肌瘤的临床症状，但在50岁以下的女性中，总体累积发病率在美国白人中接近70%，黑人则超过80%[17]。

子宫平滑肌瘤的典型超声表现为球形低回声或强回声区，紧邻子宫壁[18]。有些病例，肌瘤内可出现钙化，表现为不规则高振幅回声。很多病例，仅凭经阴道超声检查很难确定肌瘤位置：肌壁间、黏膜下或腔内肌瘤。

超声子宫造影能够准确测量肌瘤体积、位置及深度（图30-2）[19]。这些信息有助于术前判断肌瘤能否切除、手术最佳路径（经腹壁，还是经阴道）以及手术持续时间。

为了制订手术计划，子宫肌瘤可分为以下三型：

Ⅰ型：肌瘤完全位于黏膜下，不侵及肌层（腔内肌瘤）

表30-1 超声和超声子宫造影临床适应证		
	超声	超声子宫造影
盆腔肿物	×	
盆腔痛	×	
盆腔炎症性疾病	×	
IUD脱落	×	
不孕不育	×	×
反复性流产	×	×
异常子宫出血	×	×
评价不清晰子宫内膜		×
评价增厚子宫内膜		×
监测他莫昔芬治疗		×
预测子宫内膜癌浸润深度		×
子宫平滑肌瘤		
肌壁间肌瘤和带蒂肌瘤		×
黏膜下肌瘤和腔内肌瘤		×
术中超声子宫造影		×
解除宫腔内粘连		×

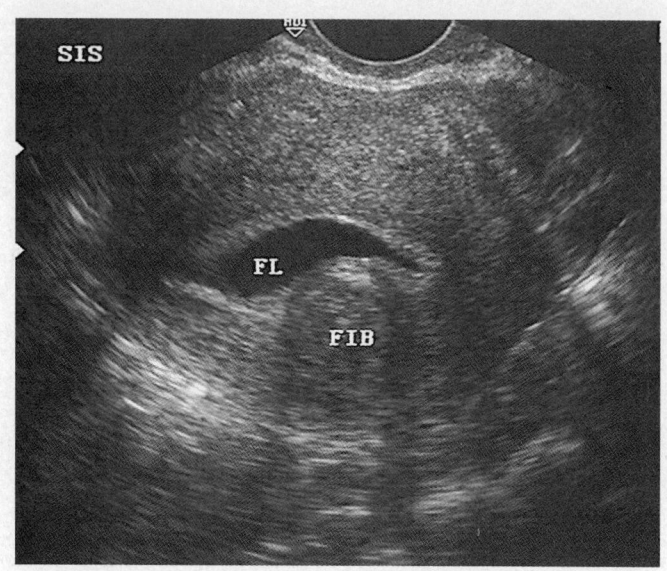

图 30-2 超声子宫造影清晰显示肌瘤（FIB），瘤体 50% 以上位于子宫肌壁。

Ⅱ型：肌瘤部分位于黏膜下，侵及肌壁厚度不超过 50%

Ⅲ型：肌瘤侵及肌壁深度超过 50%

　　Ⅲ型平滑肌瘤最不容易成功切除，且手术并发症多，包括子宫穿孔、体液负荷过载、切除不完全等[20]。

盆腔疼痛

　　盆腔疼痛是常见的妇科主诉，在美国占妇科门诊的 10%、占腹腔镜患者 40%、占子宫切除患者 15%[21]。超声检查是盆腔疼痛患者初步检查的重要步骤，可明确盆腔有无解剖异常。非妊娠妇女，超声检查常可明确疼痛原因，如卵巢囊肿出血、卵巢扭转、输卵管-卵巢脓肿、子宫平滑肌瘤变性等。

盆腔炎症性疾病

　　盆腔超声检查对盆腔炎症性疾病的临床诊断极为有用[22]。多数患者的超声表现正常，因为超声难以区分正常和炎症改变的输卵管。部分患者的急性或慢性异常能够被超声显示，如输卵管积脓、输卵管积水、输卵管-卵巢脓肿或输卵管-卵巢复合体（图 30-3）。

宫内节育器脱落

　　当妇科检查不能看到自宫颈突出的节育器导丝

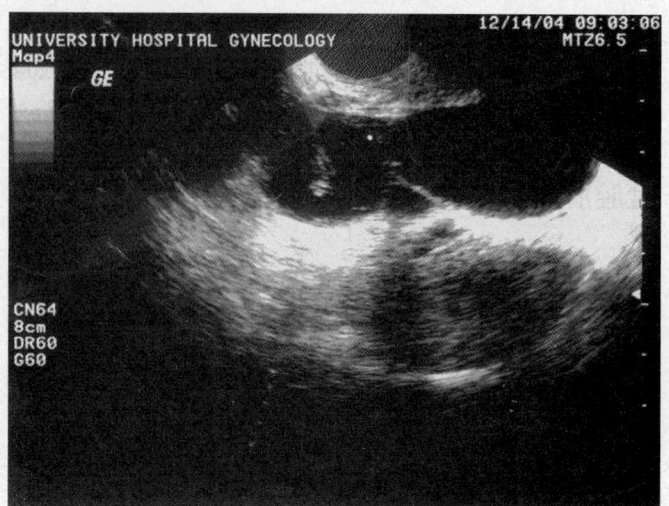

图 30-3 输卵管积水，呈低回声管样结构。

时，应诊断节育器脱落。宫颈处未见节育器导丝的情况包括导丝回缩至宫腔，或因节育器穿出子宫肌壁或其他未知的地方而未在子宫腔内。此外，导丝回缩至增大的子宫腔内可能是妊娠最早出现的征象。

　　确定节育器脱落的首选方法是超声，节育器的声像图可见典型的声影。如果宫腔内可见节育器回声，超声子宫造影通常能够确定节育器是否植入子宫肌壁。

异常子宫出血

绝经前妇女

　　经阴道超声检查是绝经前妇女异常出血的有用诊断工具。绝大多数绝经前异常出血是无排卵子宫出血所致。其他常见原因包括黏膜下肌瘤和内膜息肉，超声诊断的敏感性分别约为 94% 和 80%[23]。流产或分娩后异常出血，超声检查有时能够确定是否为宫腔内残留物所致[24,25]。40 岁以下的异常出血很少是由子宫内膜癌引起。

　　绝经前妇女的子宫内膜厚度并不容易辨别。与之对应，绝经后妇女子宫内膜厚度超过 5mm 就应引起关注。正常月经周期，子宫内膜厚度为 5～12mm[26,27]。对于疑似内膜增厚的患者，超声子宫造影十分有用。

绝经后妇女

　　绝经后妇女异常子宫出血检查的重点是除外子宫内膜癌，因为大约 10% 的患者最终发现恶性病变[28]。子宫内膜癌是女性最常见的恶性肿瘤，每年每 1000

名绝经妇女中就有1~2例发生,其发病率仅次于乳腺癌、结肠癌和肺癌。因此,所有绝经后异常出血者均应进行彻底检查。

子宫异常出血的评价

历史上,标准的诊断方法是进行宫颈扩张刮宫术,可以联合使用宫腔镜检查。现在,多被门诊抽吸内膜取样法替代。但是,盲法取样可能会遗漏相当数量的局部病灶。

抽吸取样设备对检出内膜弥漫性病变有效,但通常不足以发现局限性病灶或息肉。研究表明,采用宫腔抽吸取样者仅占15%或更少。尽管抽吸样本对多达97%的病因都能提供足够的组织获得病理诊断,但是局限于内膜息肉或限局性的内膜癌,仍有超过15%的可能漏诊[30]。因此,许多临床医师建议在子宫内膜活检前先进行超声检查以除外局限性病变。

常规超声检查与超声子宫造影

超声检查与超声子宫造影是发现宫腔内局灶病变的无创而敏感的方法。适应证包括子宫内膜癌、子宫内膜增生、子宫息肉和黏膜下肌瘤[31-36]。症状性子宫息肉和黏膜下肌瘤在绝经前妇女中的发病率分别为33%和21%[37]。如果超声或超声子宫造影发现宫腔内局灶病变,应进一步选择宫腔镜或宫颈扩张诊刮术,而非内膜盲法活检,因为超声检查无法准确判定病变性质。

超声表现内膜回声对称提示无局灶病变。为了可靠地测量内膜厚度,应在长轴断面上完整显示内膜回声,其周围可见完整的低回声交界区。当同时合并病理改变时,内膜厚度值的预测价值下降,因为此时内膜形态扭曲或者子宫极度成角变形。

数个研究表明绝经后妇女内膜厚度不超过5mm,则病理改变(即内膜增生或内膜癌)的可能性很小,一些临床医生也因此省略内膜活检[38]。5mm作为临界值仅适用于未服用激素(如雌激素或他莫昔芬)的绝经后妇女。同样,绝经后妇女异常出血仅凭超声测量子宫内膜厚度来排除内膜癌,无论是否使用临界值,均非100%准确。

通过内膜厚度预测内膜癌的准确性如何?荟萃分析表明绝经后出血妇女,内膜厚度超过5mm的患者中,接近1/3发现内膜癌[39]。当内膜等于或小于5mm,则仅有2%~7%[39,40]。若将临界值设为4mm,癌的风险将降至1.2%[41]。因为早期发现的内膜癌属于可治愈疾病,因此对于绝经后出血妇女,不管内膜厚度如何,大多数临床医生首先将采取内膜活检(图30-4)。如果内膜厚度≤5mm的活检病理报告提示"取材量不足以做出诊断",则宜继续监测随访。

超声子宫造影

超声子宫造影发现异常子宫出血和内膜增厚患者的内膜病变,较单纯经阴道超声检查更为有效。除清晰显示宫腔内病变位置外,超声子宫造影能够鉴别孤立性黏膜下缺损与相对更弥漫性的内膜增厚[19,42-44]。对199名绝经后妇女异常出血的研究发现,经阴道超声仅发现7%的内膜异常,而超声子宫造影的发现率超过34%[45]。

过去绝经后出血的首选检查方法是门诊内膜活检。然而,该法对局限性内膜病变诊断准确率极差。在一项研究中,148名绝经后异常出血患者接受了抽吸内膜活检,其中内膜厚度超过5mm者进行了超声子宫造影检查[46]。超声子宫造影检查在81名妇女中发现45例局灶性损伤,其中5例经宫腔镜证实为恶性病变。最初的内膜活检漏掉了41例局灶性损伤,其中包括5例恶性病变中的3例。由此所得的信息即对于确定宫腔内局限性病变的患者应避免盲法内膜活检,以免造成漏诊。

超声子宫造影发现宫腔内局灶性生长的病变,其准确性与宫腔镜相同,敏感性均接近96%[47]。但是,两者均不能可靠地鉴别局灶性损伤是否为恶性。因此,任何宫腔内病变都应做组织学检查。

绝经后妇女异常出血的检查应该联合应用经阴道超声、超声子宫造影或在有适应证时进行门诊内膜活检,或发现宫腔内局灶性病变或活检异常时,进一步进行宫腔镜检查(图30-4)。内膜抽吸活检前应用超声检查可避免那些宫腔内局限性病变患者接受这种不舒服的检查,因为此类病变需要直视下活检。研究表明,联合超声子宫造影和内膜活检的敏感性为97%,特异性为70%,阳性预测值为82%,阴性预测值为94%[46]。

接受他莫昔芬治疗的乳腺癌患者

他莫昔芬为选择性雌激素受体调节剂,最常用于乳腺癌的辅助化疗。尽管他莫昔芬在乳腺的作用为雌

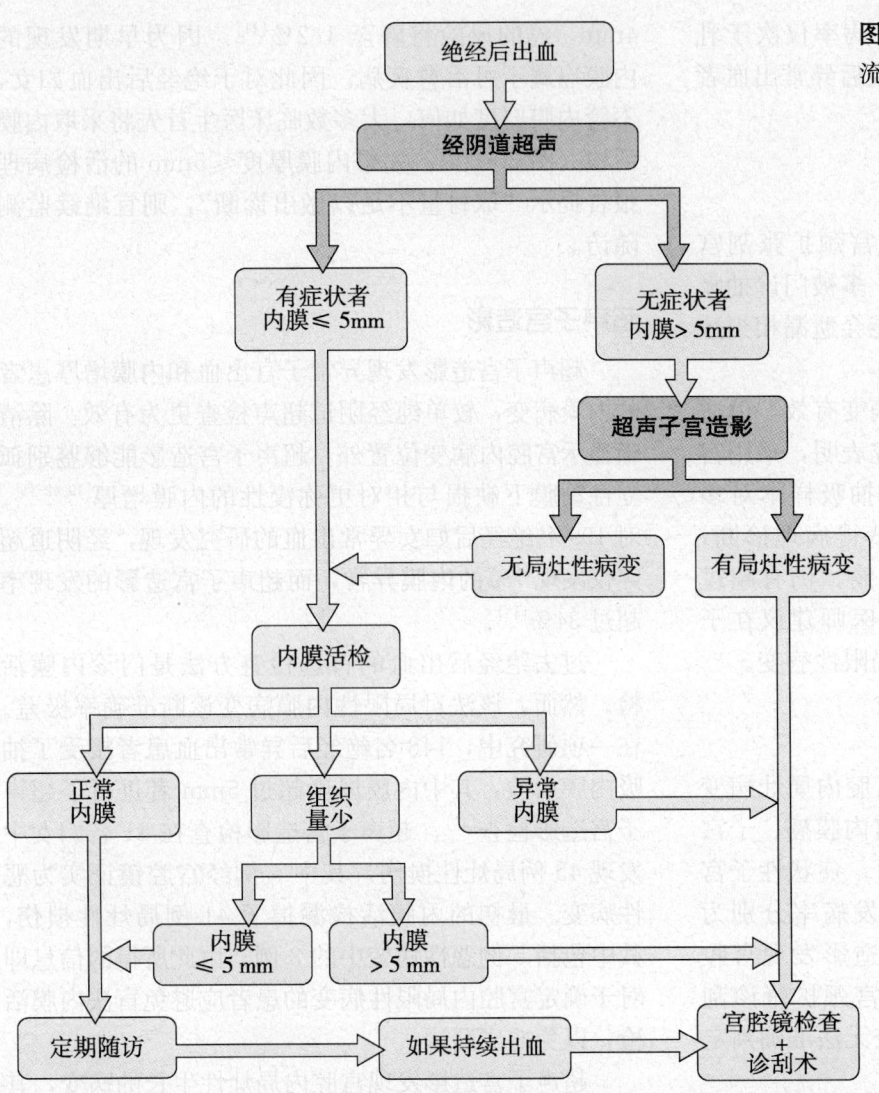

图30-4 绝经后妇女阴道出血处理流程。

激素受体拮抗剂，但其在生殖道却发挥激动剂作用，可引起子宫内膜增生和子宫内膜癌的发生。服用他莫昔芬的患者发生子宫内膜息肉的风险为27%，内膜增生的风险为9%，内膜癌的发病率较同龄女性高2~3倍[48,49]。

对于服用他莫昔芬的患者而言，经阴道超声和超声子宫造影都不是有效的监测工具，因为他莫昔芬诱导上皮下间质增生[50-52]。所以，超声测量的内膜厚度与异常的内膜增生或内膜癌相关性差[53-55]。服用他莫昔芬的妇女应该监测有无内膜增生或内膜癌引起的临床症状（例如异常子宫出血），并至少每年接受1次妇科检查[56]。因为超声的监测作用尚未证明有效，所以不推荐使用。

服用他莫昔芬的妇女出现异常出血时，超声子宫造影是最为适合的检查方法[57]。其中，接近14%的妇女子宫内膜正常（伴或不伴上皮下囊肿形成），不必行手术切除。其余发现局灶性病变的患者进一步接受宫腔镜引导下的活检，因为门诊盲法活检通常会漏诊病变[57]。

无症状妇女筛查

绝经前女性

一些医生推荐无症状妇女通过经阴道超声、超声子宫造影或内膜活检进行筛查[58]。研究表明，在无症状的绝经前妇女中，约10%患有子宫息肉，1%患有宫腔内肌瘤，而在具有症状的妇女中分别为33%和21%[59]。然而，这两种病变与健康风险的相关程度以及自发消退的情况并不明确[60]。筛查的结果很可能导致一些不必要的手术干预。在没有更多证据之前，并不推荐普遍性筛查[61]。

绝经后女性

对无症状的绝经后女性，无论是否接受激素治疗，经阴道超声都并非一种有效的筛查工具。一项研究报道超过35%的无症状绝经后妇女经超声子宫造影可发现内膜局灶性病变[45]。虽然绝经后出血的内膜病变发生率相对较高，但无症状者发生威胁生命的局灶性内膜病变的发病率可能很低[61]。更为重要的是，内膜厚度对无症状女性失去了发现病变的价值。448名绝经后妇女，其中一半接受了雌激素替代治疗，研究表明虽然内膜厚度小于5mm高度提示正常（阴性预测值99%），但是内膜厚度大于5mm提示病理改变的可能性也很低（阳性预测值9%）[60]。一项对1926名无症状绝经后妇女的研究发现，采用内膜厚度6mm作为临界值得到了类似的结果[63]。因此对无症状绝经后女性，目前并不推荐筛查。

内膜癌

内膜癌的检测

超声和超声子宫造影能够发现内膜异常，但无法准确鉴别病变的良恶性。经阴道超声检查，内膜癌通常表现为内膜弥漫性或部分回声增强。超声子宫造影内膜癌表现为内膜不规则增厚或明显的肿块，与内膜增生无法鉴别[11,42]。超声子宫造影检查过程中，宫腔扩张性差是内膜癌的征象之一[64]。对于内膜的息肉样病变，彩色多普勒血流显像基本无助于鉴别大部分良性息肉和恶性病变[65]。

浸润深度预测

组织类型、肿瘤分级、肌层浸润深度、瘤体大小是预测内膜癌有无淋巴结转移的因素，但术前难以预知[66,67]。MRI能有效地判断内膜癌浸润深度和瘤体大小，但价格比较昂贵，而且尚未广泛普及。另一个选择是通过超声子宫造影判断浸润深度。肌层深度浸润的患者应由专门妇科肿瘤医师处理。

在活检组织学证实子宫内膜癌后，子宫超声造影是准确评价肌层浸润深度的一种方法[68]。一项针对19例子宫内膜腺癌患者的小型研究中，15例（94%）患者确切的肌层浸润深度可通过子宫切除术前超声宫造影进行预测，提示该方法可在术前对肿瘤进行分

期。当然，在广泛应用之前，还需要更多的研究。

肿瘤细胞播散的风险

一般认为，通过液体扩张子宫腔（即宫腔镜、子宫输卵管造影、超声子宫造影）可能会将肿瘤细胞冲洗进入子宫血管或通过输卵管进入腹腔，从而对子宫内膜癌患者的预后产生不利影响。一项关于子宫内膜癌宫腔造影的研究表明，造影剂通过淋巴管和静脉进入血循环与患者的5年生存率无关[69]。Ⅰ期子宫内膜癌患者超声子宫造影的研究发现：宫腔内注入10～20ml生理盐水后，14例患者中5例出现生理盐水自输卵管外溢，其中1例液体中含有肿瘤细胞[70]。这些研究提示超声子宫造影可能存在引起肿瘤播散的微小风险，不过冲入腹腔的肿瘤细胞对预后的重要性尚未确定，仍需进一步的研究。

不育和反复流产

初期评价

很多不育妇女都存在子宫或输卵管的异常。对于不育患者而言，子宫输卵管造影已经成为评价宫腔和输卵管的传统方法。当疑似腹腔内病变或所有其他检查结果均正常时，可在腹腔镜或宫腔镜下进行检查。最近的研究提示盆腔超声检查及超声子宫造影对不育患者也有诊断价值。

经阴道超声检查，必要时联合超声子宫造影，是不育患者初期评价的有用诊断工具。不育妇女中，先天性以及获得性子宫病变发生率达10%，其中15%～55%合并再发流产。超声及超声子宫造影能够检出的子宫病变包括：苗勒管相关畸形、己烯雌酚相关畸形、子宫平滑肌瘤、内膜息肉和Asherman综合征（创伤性宫腔粘连）。其他能够被检出与不育相关的病变有输卵管积水（图30-3）和多囊卵巢（图30-5）。

超声子宫造影能够彻底检查宫腔情况，发现病变的准确性与诊断性宫腔镜一致。72名不育妇女，其中11%的宫腔内病变均可被子宫输卵管造影和宫腔镜检出。两种检查方法之后的妊娠情况无统计学差异[72]。

反复流产

与反复流产相关的子宫病变的诊断和手术纠正，增加了足月分娩率。15%～55%的反复流产由解剖异

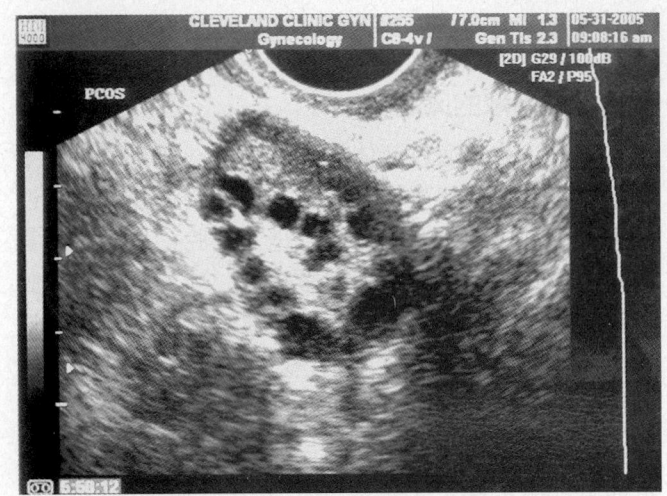

图30-5 多囊卵巢。卵巢周边可见10多个微小卵泡（直径2～8mm），卵巢中央间质回声增强。

常引起，这些异常包括先天性苗勒管发育畸形和后天获得性病变，如子宫肌瘤和内膜粘连[73]。

在超声检查应用前，子宫输卵管造影是诊断子宫异常的选择方法。但是，子宫输卵管造影无法评价子宫外轮廓，因此无法准确鉴别子宫纵隔与双角子宫[73,74]。当双子宫合并完全性阴道纵隔，阴道纵隔遮挡一侧宫颈口时，子宫输卵管造影插管经另一侧进入，可误诊为单角子宫[75]。

经阴道超声检查诊断苗勒管异常较子宫输卵管造影更为准确，因为经阴道超声检查能够显示外部X线无法显示的结构，如非交通性子宫角畸形，并且能够确定子宫内部及外部的轮廓[76]。超声检查的重要作用是鉴别子宫纵隔和双角子宫（图30-6）。若宫底切迹超过1cm；分散的子宫内膜腔；宫腔内宫底组织宽阔，与其余宫壁相比呈等回声、明显增厚，则诊断为双角子宫[77]。子宫纵隔则通常较薄且回声低，因为纵隔内纤维成分更多。但是回声低并非诊断标准，因为纵隔内可同时含有纤维组织和肌性组织[78]。

对反复流产的患者，超声子宫造影看来是一个更好的筛查工具，其诊断准确性是只进行子宫输卵管造影或超声检查的2倍[74]。据报道，50%以上反复流产患者经超声子宫造影能够诊断出很多其他宫腔异常，包括苗勒管畸形[79]。

三维超声是一种诊断苗勒管畸形的有效方法[80]。子宫平滑肌瘤可干扰三维超声成像并降低其敏感性。黄体期进行超声扫描可获得最佳三维图像。宫底外部轮廓正常或宫底切迹小于10mm常与子宫纵隔相符。

输卵管评价

超声输卵管造影已经用于判断输卵管通畅与否，即通过超声监视下观察生理盐水或超声造影剂经过输卵管的情况。一些研究表明超声输卵管造影判断输卵管通畅的准确性与子宫输卵管造影相似，特别是联合应用彩色多普勒超声时[81]。

行超声输卵管造影需要用球囊导管封闭宫颈管，防止液体自宫腔内流出。导管插入子宫角是横断面显示输卵管的最佳位置。当卵巢周围看到生理盐水时，即可诊断输卵管通畅。

如果无法确定生理盐水流出，可应用增强超声造影剂。人血白蛋白（Albunex，Mallinckodt，st. Louis）或乳糖颗粒混悬微气泡（Echovist，Schering，Berlin）是记录输卵管通畅和外溢的极佳超声造影剂[82]。多项研究已经证实了Albunex的安全性，但因其花费高和需要冷藏，故仅用于选择性病例。

空气微泡也可以作为廉价且相当准确的一线超声造影剂来判断输卵管是否通畅[83]。生理盐水灌注检查完宫腔后，注入少量空气，这些空气微泡在超声下易于显示。空气微泡超声子宫造影与腹腔镜诊断的一致性可达79.4%，敏感性和特异性分别为86%和77.2%。

辅助生殖技术应用前的评价

开始体外受精（in vitro fertilization，IVF）前，重要的是预测卵巢的反应和可能的受孕几率。大多数医疗中心采用血清FSH、雌二醇测定或者氯米酚激

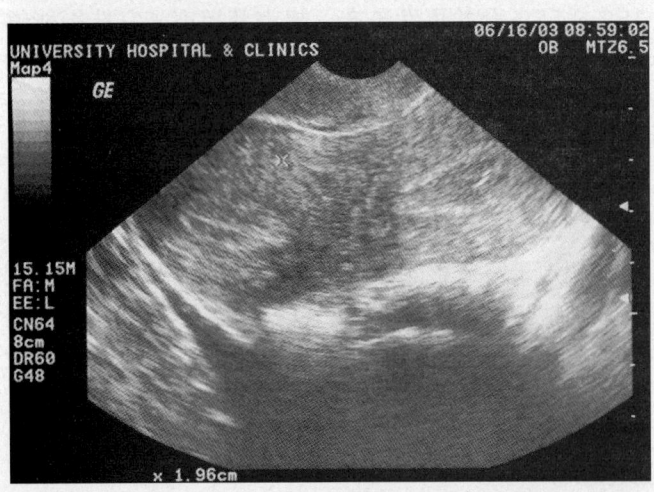

图30-6 双角子宫。两个内膜回声代表了分隔的宫腔，最终证实为苗勒管畸形——双角子宫。

发试验。另一个预测受孕的参数是窦卵泡计数（antral follicle count，AFC）。在卵泡早期，经阴道超声计数卵泡个数，典型的卵泡数量在 11～12 左右。尽管尚未发现特异性的临界值，但 AFC 与吸取的卵母细胞数相关。

许多生育中心在 IVF 胚泡移植前，利用超声对所有患者进行检查。在开始周期前发现宫颈病变很重要，因为困难的胚泡移植会影响 IVF 的最终结果[84]。同样，宫腔内可能影响受孕的病变也应在 IVF 前查出并处理。在一项研究中，80 名计划进行捐卵 IVF 的患者，术前超声检查发现病变，经子宫镜证实者占 38%[85]。

控制卵巢过度刺激和体外受精

利用外源性促性腺激素诱发排卵过程中，盆腔超声检查监测卵巢和内膜反应具有重要价值。在控制卵巢过度刺激中，应用超声检查的最初目的是监测卵泡的大小和生长情况，因为依此可预期随后的妊娠率。当 IVF 前进行了卵巢过度刺激，研究表明卵泡大小与卵母细胞质量相关。要想达到这一目的，超声测量卵泡的两个（并非三个）径线似已足够。

超声测量内膜厚度及其情况也可预测妊娠情况。一些研究表明，内膜厚度超过 6mm 移植成功率和妊娠率较高，流产率较低[86,87]。然而，两者的确切关系尚存争议，另一些研究并未发现内膜厚度与妊娠率相关[88-92]。内膜的声像图表现也很重要。增生期内膜呈三线征（图 30-7），分别为中央和周边的强回声线以及两者之间的低回声区。黄体期，内膜呈均一强回声（图 30-8）。排卵前内膜回声增强则受孕率低，而多层内膜与受孕率较高明显相关[88]。

经阴道超声的一项重要功能是引导 IVF 的经阴道取卵。在此项技术应用之前，必须用腹腔镜取卵。

IVF 中，超声最后一项功能是胚泡移植。一项大规模的前瞻性随机研究发现，超声引导胚泡移植组妊娠率（50%）明显高于直接触诊引导（34%）[93]。当前，大多数 IVF 采用本方法。

妊娠

胚胎活力与位置

对于流产或异位妊娠风险增加的妇女，妊娠前三个月超声检查最重要的用途可能是确定胚胎的活力与位置。这也同样最常用于妊娠第 1 个月阴道流血、腹痛患者以及既往早期自发流产或异位妊娠的妇女。当然也包括曾接受过不孕治疗的患者，因为她们发生异位妊娠的几率较高。

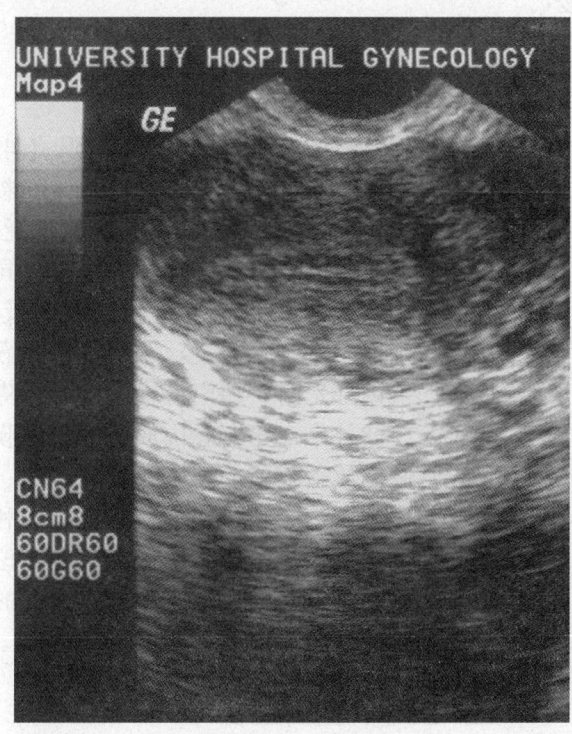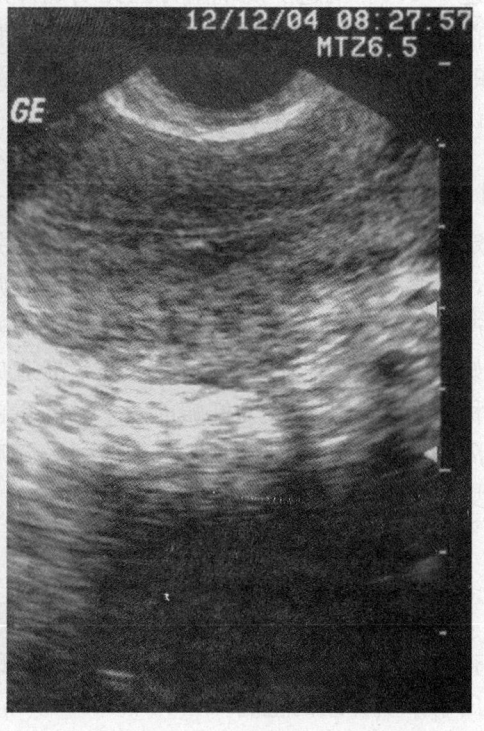

图 30-7　卵泡期内膜呈典型的三线征。

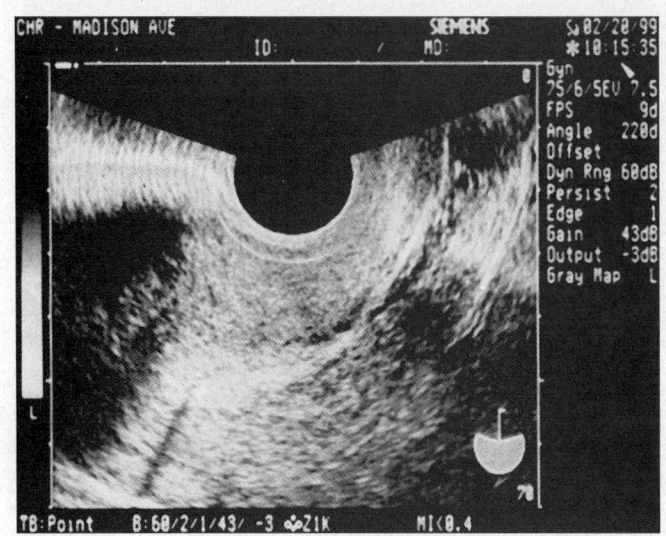

图 30-8 黄体期内膜呈均一强回声。

接受口服或静脉注射诱导排卵的妇女或 IVF 后植入多个胚泡的患者,最重要的一点是确定有活力胚胎数目。

不同辅助生殖技术（assisted reproductive technology, ART）的多胎妊娠率为 5%～35%,取决于具体采用的方法。

大多数妇女,宫腔内存在 1 个或更多个胎囊可有效除外异位妊娠的可能性,尽管 IVF 妇女异位妊娠的发生率高达 1∶100。当超声发现附件区无明确外形的包块时,首先应确定是否为异位妊娠,特别是宫腔内未见孕囊的情况下。彩色多普勒血流显像根据血流的特点可确认某些附件包块是否是异位妊娠。

确定预产期

准确确定预产期对妊娠后 3 个月的恰当处理至关重要。然而,许多女性单纯根据月经史不足以准确判定胎龄和预产期。这可能是因为月经不规律、服用避孕药期间妊娠或子宫大小与末次月经时间不符造成的。现代产科中,超声已经成为妊娠前 3 个月的重要检查工具,因为此期超声检查确定的妊娠时间较随后的超声检查更为准确。

产科超声

妊娠前 3 个月后,随着子宫体积增大超出盆腔,经腹超声检查可评价胎儿状况。超声之于产科应用的重要价值超出本章所介绍的范畴。

其他治疗方面的应用

手术相关的超声子宫造影

相关报道表明,超声引导黏膜下病变活检作为一种性价比较高的方法,已经成为子宫镜的替代方法。超声子宫造影引导下,通过辅助导管插入 3F 圈套器或指样钳爪取材[94]。本法的局限性在于设备体积小且旋转能力有限。

另一种技术是在超声子宫造影的引导下使用环形勒除器套取宫腔内异常病变[95]。通过宫颈管插入 12F 球囊（3ml）套管置于宫腔,随后沿套管置入 5F 强回声环形勒除器对病变进行机械切取。据报道,切除宫腔息肉所需的时间为 18～43 分钟。宫颈狭窄患者无法采用本技术,狭窄的宫颈管会妨碍操作器械进入宫腔以及对子宫角部病变进行切除。在临床广泛应用本技术之前,还需更多的研究。

超声输卵管造影过程中的输卵管再通

一些治疗措施可以在超声输卵管造影过程中进行。一项研究详细报道了在子宫镜输卵管近端再通术中,利用 Albunex 作为超声造影剂引导显示输卵管,使得 X 线透视引导失败的输卵管再通术获得成功[41]。在一些筛选病例,超声引导可使患者免于腹腔镜手术。

术中超声子宫造影

超声可以用于多种阴道操作的术中引导,而很多操作过去是在非监视下进行的[96-98]。继发于宫颈狭窄的宫颈扩张术以及宫腔镜下切除广泛性宫腔粘连时,超声监视可降低子宫穿孔的风险。同样,自发流产或引产刮宫术中,超声监测可发现及防止子宫穿孔,并确保手术刮除完全。子宫镜清除嵌顿性宫腔异物（如宫内环）时,超声可辅助定位、降低子宫穿孔的风险。此外,对于宫腔内放射治疗内膜癌,超声可引导宫腔内放射物质的正确放置。

超声子宫造影也可作为宫腔镜手术和腹腔镜手术中的辅助工具,最常用于确保完整剔除位置深在的黏膜下肌瘤,降低宫腔内手术中子宫穿孔的几率,还可帮助明确宫腔镜下显示不清楚的结构[41]。

超声引导下加压灌洗

一项由于宫腔内粘连而导致继发闭经的研究中,7

名患者接受了超声引导下加压灌洗（pressure lavage under ultrasound guidance，PLUG）治疗[99]。通过宫颈持续注入生理盐水的机械力量冲碎宫腔内粘连，其中5名轻度粘连患者得到满意效果，但中度粘连的两名患者未能奏效。所有患者术后月经恢复，其中3名不孕者有两名获得妊娠成功。本方法的价值还需进一步对照研究。

风险

盆腔超声检查对非妊娠妇女实质上无任何风险。虽然高强度超声引起组织升温和空化效应可带来生物组织损伤，但是临床应用水平的超声强度不会损伤盆腔器官。

妊娠期间超声检查所带来的长期影响仍在继续密切观察中，因为发育中的脑组织最易受到生物性损伤。令人庆幸的是，目前的研究尚未发现产前超声检查会损伤儿童神经系统发育[100]。

超声子宫造影的潜在风险有感染、出血以及与器械（导管）引入或造影剂（通常为无菌生理盐水）注入宫腔相关的子宫穿孔。超声子宫造影术后感染发生率小于1%，没有严重出血或穿孔的报道[101]。

与子宫输卵管造影类似，对于存在盆腔炎症性疾病病史或输卵管积水的患者，超声子宫造影检查前应预防性服用抗生素。通常在超声子宫造影检查前2天开始服用多西环素（100mg，每日两次），检查结束后再服用3天。合并亚急性细菌性心内膜炎风险的患者也应预防性服用抗生素。

技术因素

术前用药

抗生素

经阴道超声检查无需预防性应用抗生素。对于曾有盆腔炎症病史或输卵管积水以及存在亚急性细菌性心内膜炎风险的患者，进行超声子宫造影检查前需预防性服用抗生素。

镇痛药

经阴道超声检查无需特殊镇痛。同样，如果不需球囊导管封闭宫颈口，由于超声子宫造影检查子宫扩张轻微，因此也无需特殊镇痛。使用球囊导管时，球囊和宫腔扩张都会引起子宫痉挛，类似子宫输卵管造影。对于此类情况，推荐术前30分钟使用非甾体类抗炎药以缓解术中不适。

月经周期中的检查时机

只要存在适应证，盆腔超声检查可在月经周期的任何时候进行。但是，如欲检查内膜病变，则需在卵泡期检查，此时内膜为低回声，与内膜息肉和肌瘤强回声形成对照。黄体期，内膜回声增强，类似于息肉，失去对照而不易检出[102]。

超声子宫造影应在月经干净后，卵泡期的前半期进行（4～10天）。此期，增生内膜菲薄，不仅利于宫腔内病变显示，而且可有效避免合并早期妊娠。

超声检查可以在子宫出血时进行，宫腔内血液有时形成内膜与肌层之间的良好声学界面，利于超声显像，即自身超声子宫造影[13]。遗憾的是，血液或血块也可被误认为病变，如宫腔息肉或粘连。

因此当患者子宫出血量大时，最好避免超声检查。如果出血期间超声检查发现宫腔内小病变（<10mm），建议在出血停止后复查。

经阴道超声检查

检查前，患者排空膀胱，以截石位仰卧于检查床。超声探头涂抹耦合剂，套覆保护套，适量耦合剂润滑后，像窥器检查一样将探头插入阴道。

盆腔超声检查最好对盆腔解剖结构进行全面扫查。采用长轴和短轴切面，仔细检查子宫及宫颈有无异常。特别是所有肌壁间肌瘤和黏膜下肌瘤的大小和数目、任何可疑的黏膜息肉和子宫畸形都应描述和记录。

确定子宫的位置和外形。如果之后要行内膜活检或宫腔内人工授精，那么宫底指向前方还是后方、宫腔长度和子宫弯曲度都是很有用的信息。

常规超声检查很少能够显示正常输卵管。一旦显示输卵管腔，则强烈提示病理改变。盆腔内低回声的管样结构高度提示远端输卵管闭塞或输卵管积水。

应在三个垂直径线上测量卵巢大小。卵巢通常位于子宫侧后方，髂内动静脉的前方。髂血管可作为定位卵巢的解剖学标志，卵巢通常位于血管内侧。绝经后的妇女一般很难找到卵巢。

对于生育期患者，通过典型的卵泡外观可确定卵巢。功能正常的卵巢通常可见多个 2～10mm 的窦前期卵泡。多个窦前期卵泡沿卵巢皮质的边缘分布（珍珠串样排列），常见于多囊卵巢综合征妇女，但是在正常排卵的妇女中也有 10% 出现（参见图 30 - 5)[104]。超声发现的窦前期卵泡数目与卵巢过度刺激中的卵巢反应相关[105]。直径达 6cm 的卵巢一过性单纯囊肿或复杂性囊肿多为功能性囊肿，其中包括顽固性未破裂的卵泡和黄体囊肿。

后穹隆窝有无积液及量的多少很重要。在月经周期中，少量积液为正常发现，特别是排卵期后。积液增多的情况见于腹腔积血、诱发排卵所致的卵巢过度刺激综合征，也可能是由于卵巢恶性肿瘤所导致的腹水。

一些医师使用经阴道超声辅助标准的盆腔双合诊检查。当经阴道探头发现盆腔结构时，操作者用另一只手经腹加压触诊。这项技术能够帮助观察盆腔结构的活动度，更好地明确病变并评估任何盆腔触痛。

超声子宫造影

导管选择

应根据导管的硬度、有无球囊以及费用选择适宜的导管[106]。5F 半硬式婴儿饲管是最简单的导管。Goldstein 超声子宫造影管（图 30 - 9）与之类似，但另装有椎形塞，用于部分封闭宫颈外口，一项研究表明该管引起患者不适的程度最轻[106]。橡胶过敏者可选用 H/S Elliptosphere 管（图 30 - 10），由氨基甲酸乙酯制成，不含橡胶成分。

对于宫颈张开、宫颈功能不全、子宫增大的患者，有时需用球囊导管来获得足够的宫腔扩张[107]。最便宜的导管为 8F 儿科用 Foley 管，但因为质软，也是最难准确置于宫腔的导管。另一种带有 2ml 球囊的 5F 导管，数家公司有售。使用球囊导管引起的不适与子宫输卵管造影过程中相似，多由宫颈内球囊和子宫扩张引起。预防性服用 NSAID 药物会减少这种不适。

宫颈狭窄对于插管是一个挑战，多数患者需使用宫颈钳实施对抗牵引。更困难的病例，可使用导丝增

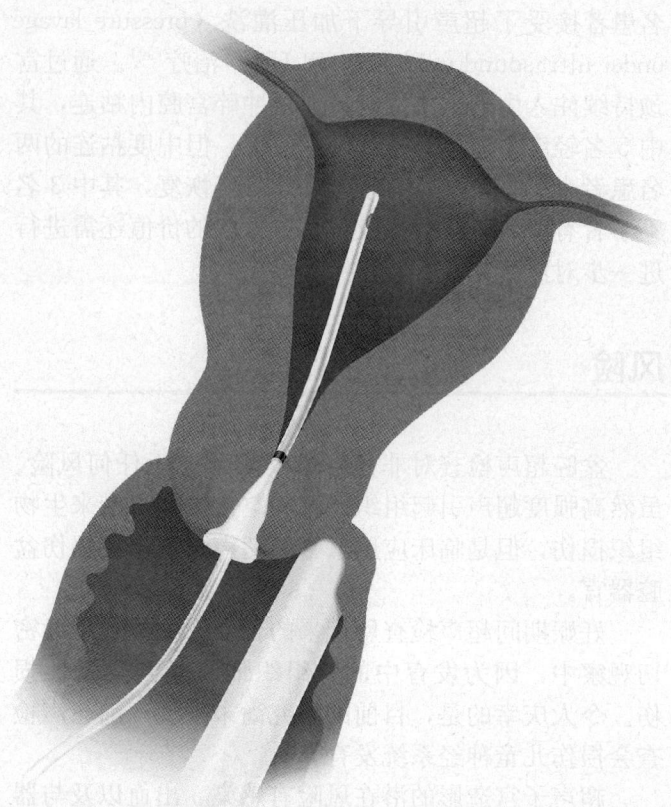

图 30 - 9　Goldstein 超声子宫造影管。(Cook Ob/Gyn, Spencer, Ind.)

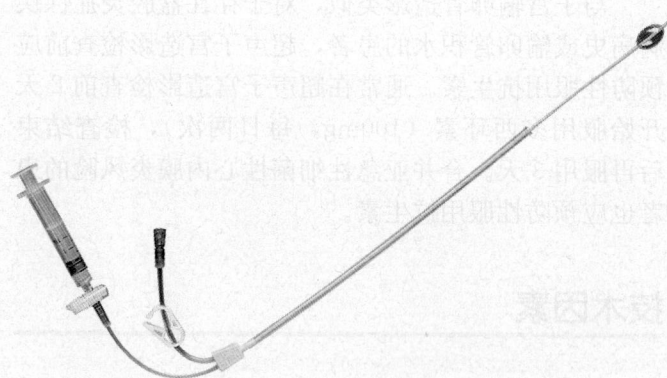

图 30 - 10　不含橡胶成分的 H/S Elliptosphere 管。(Cooper Surgical Inc., Turnbull, Ct.)

加导管的硬度[108]。

液体选择

超声子宫造影最常用的液体为无菌生理盐水。其他使用效果不错的液体还有乳酸盐林格液和 1.5% 的甘氨酸溶液。选择不同类型液体与疼痛无关。

操作过程

排空膀胱,患者取截石位仰卧于检查床。首先经阴道对整个盆腔仔细进行基线超声检查。随后,移开探头,置入窥器,并用消毒液清洁宫颈。经选用的软塑料导管预先灌入无菌生理盐水(减少气泡注入造成的伪像)并连接20ml充满无菌生理盐水的注射器,经宫颈口插入导管。如果导管尖抵及宫底,患者多有轻微不适。

移除窥器时要分外小心,避免将导管带出。使用一侧开口的Graves窥器,同时利用子宫填塞钳或环形钳轻轻钳住导管,可有效防止导管滑出。也可以使用标准窥器,但需注意子宫填塞钳的位置应置于窥器开口的远端,同时所连接的注射器必须足够小以便顺利穿过窥器开口。

一旦窥器移除,立即放入阴道探头。当然也可以选择经腹部探头,但其分辨力较差。

随着液体缓慢注入,沿长轴从子宫角一侧到对侧,沿短轴自子宫底至宫颈,探头呈扇形摆动,全面扫查子宫。大多数患者,2~5ml液体足以扩张宫腔。但是由于宫颈口溢漏(特别是未选用球囊时),整个检查过程中实际液体用量达5~20ml。因此,理想情况是检查开始前就准备好抽满所用液体的20ml或50ml注射器,以备用。宫腔扩张不足则显示不清,但过度扩张又可引起疼痛并可能遮蔽病变[13,103]。

检查过程中,所选择的图像以静止或动态的方式记录,作为长期存档。如果使用球囊,完成检查应排空球囊,在抽出导管前吸净液体,减少随后可能出现的子宫痉挛。检查结束后,患者休息5~10分钟以避免出现晕厥。整个操作过程通常只需要3~10分钟。

常见问题

超声子宫造影过程中常见的问题如下:

- 宫腔内裹入气泡。为防止其发生,超声子宫造影前应冲管。
- 机械性内膜剪切。多由导管放置损伤引起,损伤的内膜片可引起假阳性结果(图30-11)。
- 球囊伪像。球囊可干扰子宫下段显示,用液体而非气体膨胀球囊有助于避免干扰。无论如何,检查结束前应排空球囊,以便对子宫下段和宫颈管病变进行充分评估。

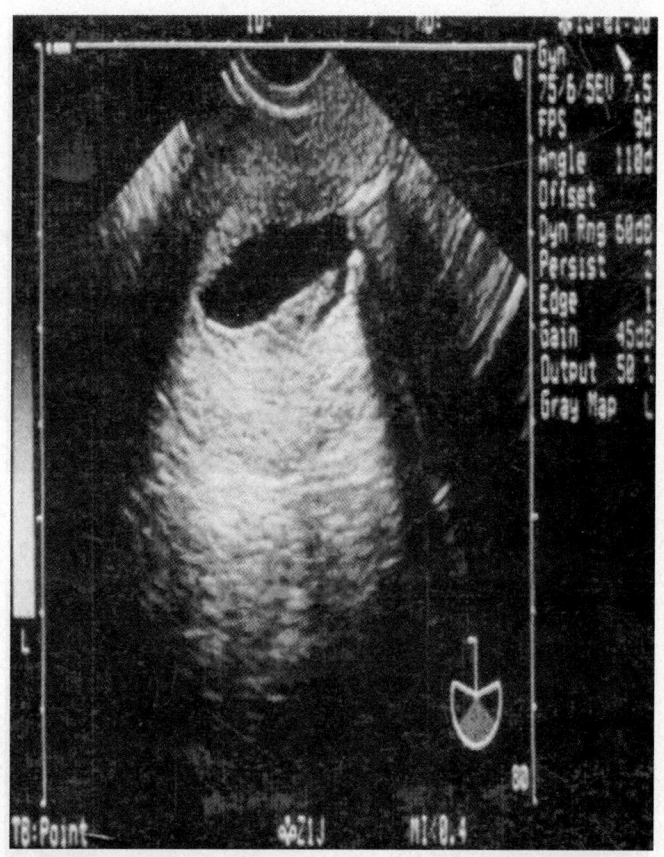

图30-11 子宫内膜的机械性剪切损伤。

超声表现

正常子宫及卵巢超声表现

生育期妇女

生育期妇女子宫及卵巢为动态变化器官,每个月都有周期性变化。超声检查提供了观察正常和异常子宫、卵巢周期变化的窗口,包括卵巢与正常子宫内膜的同步变化情况[109,110]。

月经期,内膜脱落至基底层,超声表现为薄层线样强回声。此时,卵巢内常可见多个无回声小囊,提示即将发育的窦前期卵泡。

增殖期,在雌激素作用下,内膜呈三线征,中央的强回声线代表宫腔,外周线代表内膜基底层与肌层之间的界面,两者之间的低回声区代表内膜的功能层(图30-12)[111,112]。

最早在月经周期的8~9天就可以在卵巢内发现优势卵泡,呈单纯的囊样结构。卵泡呈指数倍生长,直径可达20~25mm,在月经中期自发排卵破裂(图

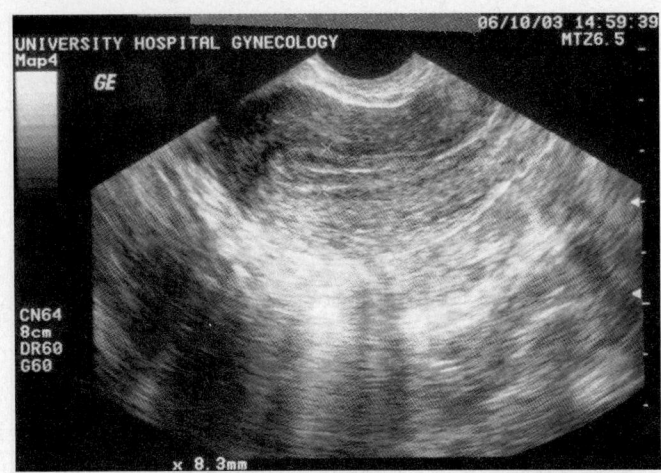

图 30-12　呈三线征的内膜回声。

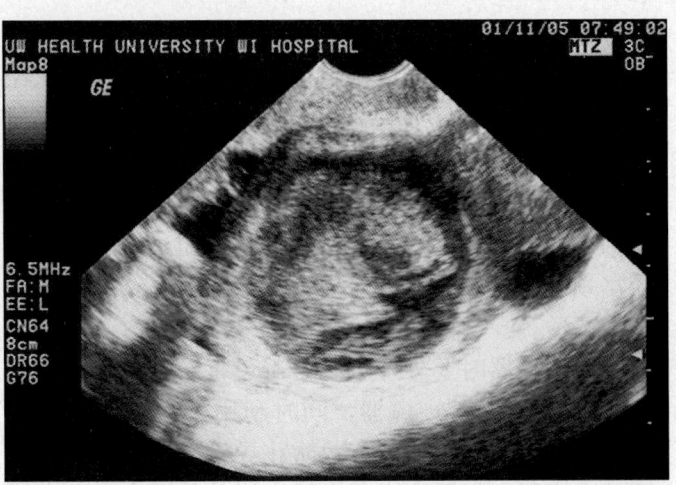

图 30-14　黄体囊肿。囊肿壁厚，外形不规则，囊内回声可能代表出血和组织碎屑，符合黄体囊肿的声像图特点。

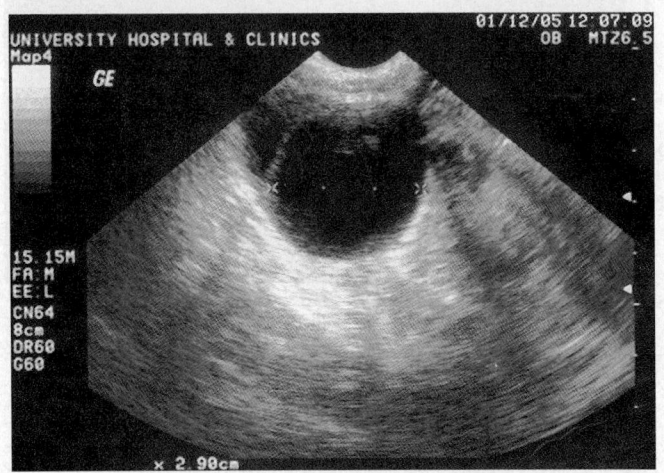

图 30-13　卵巢内的囊性结构代表优势卵泡。

30-13)[102-109]。后穹窿窝积液强烈提示已经排卵。

排卵后分泌期，在黄体生成素的冲击下，内膜持续5天呈高速生长，平均直径可达14mm。黄体中期，孕激素促使原来低回声的内膜转变为均一的强回声（参见图30-8）[111]。这种转变与内膜黄体期分泌形成的声界面、血供增加和间质水肿有关[20]。

分泌期通常在某一个卵巢内可见到黄体囊肿，其壁厚、外形不规则。有时内部可见血块和碎屑回声（图30-14），不易与子宫腺肌瘤或肿瘤鉴别，往往需要在下一个卵泡周期进行复查。

实时超声检查有时可见子宫肌层收缩引起的内膜波浪状变化。肌层收缩多发生于卵泡后期，自宫颈向宫底依次进行，其频率和强度在排卵期增强。黄体期，肌层收缩逐渐不明显。一些不孕妇女，特别是子宫内膜异位患者，月经中期可出现亢进、紊乱的收缩

波，无方向性[113-115]。有人认为这些现象导致了精子的异常转运和腹腔内子宫内膜异位。

正常未扩张的输卵管直径很小，因此超声很难显示[116]。子宫横断面扫查，有时根据宫角区内膜内陷的特点可显示输卵管起始部，代表输卵管口，向外侧进入附件区。腹水有时有助于输卵管显示[117]。

经阴道超声检查是发现盆腔游离积液的敏感方法。因此，当腹水增多时，经阴道超声评估盆腔情况是重要的诊断工具[118]。女性盆腔正常可有少量积液。经阴道超声检查出的最少液体量为8ml。在正常生理状态，积液量在2～9ml之间。

盆腔超声可同时显示其他盆腔结构，包括肠袢、盆腔血管。横断面，髂内动脉随心跳搏动，内径约5～7mm；而髂内静脉内径较大（直径约1cm），但无搏动变化。

绝经后妇女

与正常生育期妇女比较，未采取激素替代疗法的绝经后妇女，生殖器官失去周期性变化。经阴道超声测量内膜厚度常规用于评价异常阴道出血，已作为雌激素暴露后的生物标记[59]。低雌激素水平的内膜纤细，呈线样强回声，周边有完整的低回声带包绕，厚度通常小于5mm。无论是外源性（激素治疗），还是内源性（肥胖、糖尿病、高血压）雌激素水平增加，均伴有子宫内膜增厚、内膜癌的风险增加。

绝经后卵巢萎缩多呈线样结构，而非椭圆形，失去与窦前卵泡一致的皮质无回声区。因此，通常很难显示，特别是绝经后妇女阴道明显萎缩和阴道口狭

窄，不便于使用经阴道探头。

一些绝经后妇女可出现附件区异常，约3%的患者有卵巢单房性囊肿。接近85%的卵巢单纯囊肿源于上皮，其中极少数最终证实为卵巢恶性肿瘤。无症状绝经后妇女，直径小于10mm的单房囊肿多非卵巢癌，其中近50%的囊肿在60天内自行消失。而复杂性卵巢囊肿伴有囊壁异常或实性成分者发生恶性肿瘤的风险明显较高[119]。

子宫病变

平滑肌瘤

子宫纤维瘤，即平滑肌瘤，是最常见的女性生殖系统肿瘤，育龄期妇女约15%~25%出现临床症状。子宫平滑肌瘤可引起异常阴道出血、盆腔疼痛、不育和妊娠流产。

超声可以明确定位平滑肌瘤是位于黏膜下、肌壁间，还是浆膜下。其典型的声像图表现为边界清晰的低回声肿物。肌瘤内通常含有钙化灶，而几乎不含脂肪成分。瘤体内常常发生退行性变，而出现囊性区及出血灶。小的黏膜下肌瘤可引起内膜局部呈低回声样切迹。带蒂的浆膜下肌瘤容易与卵巢实性肿物混淆，只要能清晰显示双侧卵巢与肿物并不相连就能得到正确的诊断。彩色多普勒血流显像常能帮助确认肌瘤血供源于子宫[30]。

子宫腺肌病

子宫腺肌病指出现异位到子宫肌层的内膜腺体，周围包绕肥大的子宫平滑肌细胞。仔细检查，8%~30%的子宫切除标本中可发现腺肌病病灶。典型的病变弥漫性分布于子宫，局限性者则表现为腺肌瘤。子宫腺肌病的超声表现为子宫弥漫性增大、局灶性病变、子宫后壁明显增厚或肌层回声减低[121]。

子宫发育不全

子宫发育不全指宫体体积小，不成比例，宫体与宫颈长度比小于正常的2:1。正常停经前的子宫发育不全可由药物、盆腔放疗或卵巢功能早衰引起。

苗勒管畸形

苗勒管畸形指成对的苗勒管在发育、融合、吸收过程中各种障碍形成的一大类疾病。一般人群中其发病率可达5%。最常见的异常为弓形子宫、子宫纵隔和双角子宫[122]。

超声检查中，宫底和内膜的冠状切面声像图是鉴别子宫纵隔和双角子宫的关键[123]。当宫腔被一条带样组织分隔为两部分，且无宫底切迹时，可诊断为子宫纵隔。纵隔一般主要由纤维组织构成，声像图表现为低回声带。肌性纵隔的回声与子宫肌壁相似。

双角子宫的宫腔内组织条带一般比子宫纵隔宽阔，除分隔的子宫腔外，宫底可见深度超过1cm的切迹。许多情况下，折射声影限制了超声鉴别纤维组织与肌性组织的能力。因此，MRI是鉴别子宫纵隔与双角子宫的首选方法。

内膜异常

内膜病变包括内膜增厚、回声不均匀、空洞样病变以及内膜的肌层侵犯。患者出现这些超声表现时需进一步检查。

内膜厚度

根据长轴断面清晰显示的内膜条带，来预测内膜厚度的有效性。子宫纤维样瘤或子宫异常成角可造成内膜扭曲，从而使内膜厚度的有效性降低。

内膜肿物

突入子宫腔，引起子宫变形及月经周期变化的微小病变，对内膜病变的精确诊断是个挑战[7-9]。超声子宫造影对明确病变位置十分必要：肌瘤源于肌层，而息肉位于内膜腔内。单独应用经腹或经阴道超声对确定内膜病变的确切位置价值有限[6]。

宫腔内粘连

内膜厚度及回声均一度的细微变化以及内膜-肌层间界面清晰度的改变都能提示宫腔内粘连[124]。超声子宫造影中将造影剂注入内膜腔提供了更好的声界面，极大提高了宫腔内粘连的显示。

附件病变

卵巢

超声检查对发现卵巢病变具有重要价值。常见病变是多囊卵巢，指经腹超声发现卵巢内超过10个以上直径在 2~8mm 之间的卵泡，卵巢间质增多，体积增大。一些学者认为经阴道超声检查，卵泡数目应超过 15 个。卵巢的体积通常超过 10cm³。

两种最常见的卵巢良性复杂性包块为皮样囊肿（良性畸胎瘤）和子宫腺肌瘤。皮样囊肿超声表现很多，可以是完全的囊样结构，也可以是复杂性包块，内部出现强回声成分（图 30-15）。这些成分通常代表毛发、脂肪样物质，偶尔也可能是牙齿。

子宫腺肌瘤是卵巢的囊性结构，典型的超声表现为毛玻璃样，即 90% 以上的病例呈均匀的低水平回声[64,125]。29% 的病例可见囊内分隔，5% 可见液平面。这些典型的超声表现无特异性，同样可见于出血性黄体、卵巢脓肿、皮样囊肿、囊腺瘤和卵巢癌[126,127]。

输卵管

超声能够发现输卵管扩张，表现为含液性管样或卵圆形无回声结构。如还发现内部含有低水平回声，则为慢性输卵管炎的征象。

早期妊娠

早期妊娠时，胚泡置入蜕膜，形成羊膜腔、双层胚盘和原始卵黄囊[128]。滋养层增生，产生原始绒毛膜绒毛。孕囊的超声表现为一环状无回声结构，壁为强回声。这是由于原始绒毛侵入母体蜕膜时滋养细胞的蜕膜反应所致。

尽管胚泡期及植入时卵黄囊就已经存在，但超声只能在受孕后 3~3.5 周显示（孕龄 5~5.5 周）[129]。卵黄囊是胎儿发育的起始，位于羊膜囊之外，直径约 4mm。其周边为纤细的强回声，中央为无回声。卵黄囊持续存在至 10 周后，最终包被于羊膜囊内。卵黄囊通常在胚芽形成前 3~7 天出现，直到胎芽或胚胎一极出现原始心血管搏动后仍可探及[130]。妊娠 8 周后若探及原始心血管搏动，则妊娠持续率可达 95% 以上。

异位妊娠

所有妊娠中异位妊娠发生率约 2%，诊断常常需联合 hCG 定量测定和经阴道超声检查。妊娠前 3 个月，异位妊娠是妊娠相关死亡的最常见病因，因此早期诊断对优化最佳治疗和保存生育能力至关重要。

可识别条带是最早由 Kadar 及其同事在 1981 年提出的一个重要概念[131]。可识别条带代表了血清 β-hCG 的水平，达到此水平时，超声可显示宫内孕囊。经阴道超声检查，单胎妊娠时一般接受的可识别条带 β-hCG 水平通常为 2000 mIU/ml，但有些医师仍然选择 1000 mIU/ml[132-135]。具体到某一个患者，可识别条带可能会因多种原因而增高，如超声仪器的不同、超声操作者的经验、宫内多胎妊娠以及会限制孕囊超声显示的病理情况（如子宫平滑肌瘤）。牢记这一点很重要，但是，当经阴道超声不能确定宫内妊娠而 β-hCG 水平超过 2000 mIU/ml 时，需考虑异位妊娠的可能。

对于异位妊娠风险的患者，第一步检查是寻找宫内妊娠的证据。尽管宫内妊娠并不能绝对除外异位妊娠的可能性，但罕有同时发生者。不过，一项例外是应用 ART 治疗后，异位妊娠率约 1%[136]。

早期宫内妊娠的典型超声表现是宫腔内可见孕

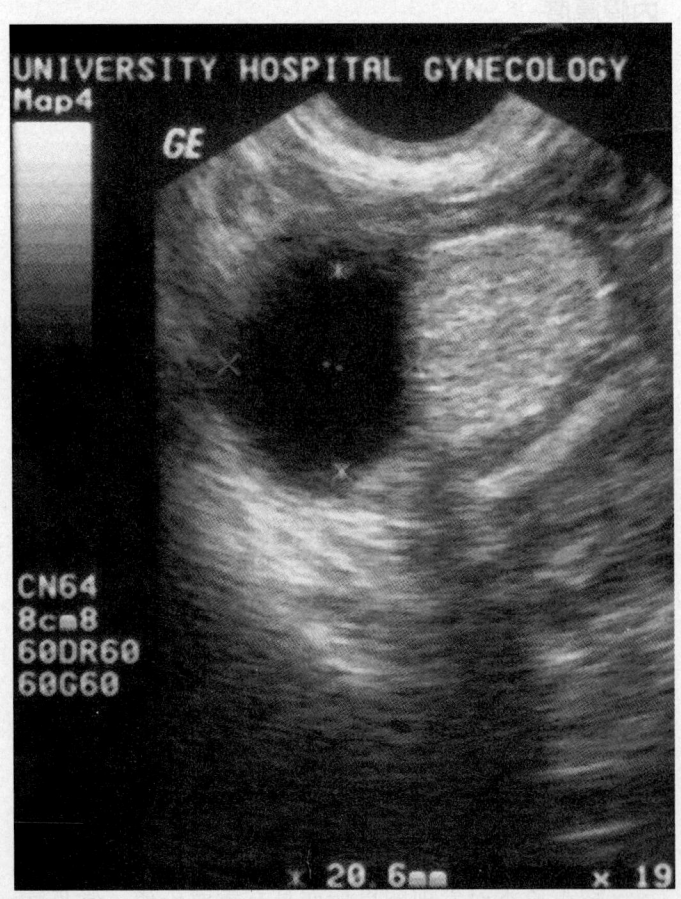

图 30-15　皮样囊肿，呈实性囊肿表现。

囊,周边为滋养层蜕膜强回声环,中央为无回声的绒膜腔。异位妊娠,超声可在宫内发现假孕囊结构,很难与真孕囊鉴别。假孕囊为液体聚积,通常外形不规则,紧贴宫腔内膜线[137]。

如果末次月经日期准确,32～36天后经阴道超声就可显示正常宫内孕囊。妊娠早期,孕囊直径差不多每天增加1mm[131,138]。大多数妊娠在孕囊8mm时可以显示卵黄囊;孕囊10mm或妊娠5周左右时,则可明确显示卵黄囊。此时,胚芽超声表现为卵黄囊的边缘增厚,胚芽生长速度为1mm/d。胎囊直径达18mm及以上时,胎芽侧可检测到胎儿的心脏活动[139,140]。

对于异位妊娠疑似妇女而言,经阴道超声检查附件区域十分重要,特别是宫内未见孕囊结构时(图30-16)。异位妊娠最有力的证据是附件区看到孕囊,伴或不伴卵黄囊或胚极。异位妊娠与黄体囊肿发生于同一侧附件区的几率接近85%。

异位妊娠的早期超声表现是宫腔内存在滋养层管状强回声环结构,而孕囊无肌层包绕。如果利用彩色多普勒超声显示,滋养层管状强回声环结构周围可见血流信号增加。宫腔内未见妊娠合并后穹窿积液增加了异位妊娠的可能[63]。

95%的异位妊娠位于输卵管。超声发现孕囊位于宫腔最外侧缘超过1cm的位置,周边可见薄层肌壁包绕时可诊断子宫角或间质部妊娠[141]。孕囊位于宫颈处可考虑诊断宫颈妊娠,但这种情况罕见,应避免与通过宫颈管的完整孕囊相混淆。卵巢和腹腔妊娠更为罕见,经阴道超声检查对于诊断十分必要。

结论

超声及超声子宫造影已经被证实为检查妇科病变的准确影像学方法,对评价一系列妇科疾病(包括异常子宫出血和不育)具有重要价值。超声作为一个筛查工具,评价有或无症状的子宫、输卵管和卵巢病变十分有用。这些病变包括子宫肌瘤、卵巢囊肿和输卵管积水。超声子宫造影对于检测内膜厚度和宫腔内病变特别有用。术前超声子宫造影检查能够准确判断病变的位置和性质,如内膜息肉或子宫肌瘤,并可估计内膜癌的浸润深度。超声子宫造影还可用于某些操作,包括直接活检和输卵管再通。最后,超声可用于术中引导宫腔镜和刮宫。超声和超声子宫造影操作简单、方便、廉价,能够极大地提高诊断准确性,应该作为许多妇女生殖系统完整检查的一部分。

要 点

- 子宫应该在纵断面和横断面上仔细检查,以便发现宫颈及子宫异常。
- 经阴道超声检查卵巢,应提供卵巢三个互相垂直切面上的径线。
- 内膜回声的不同特征反映了月经周期的不同时期。
- 孕囊的超声表现为一强回声环包绕中央无回声区,邻近子宫腔。
- 所有正常的宫内孕囊应该在末次月经后35±2天显示。
- 卵黄囊在受孕后3～3.5周(孕龄5～5.5周)时出现。
- 假孕囊可能被混淆为真孕囊,通常表现为宫腔中央的积液。
- 对于合并异常出血的宫腔内病变,超声子宫造影是一个敏感的诊断工具。
- 不育或反复流产的患者,超声子宫造影检测宫内异常的敏感性与子宫输卵管造影相似,且假阴性更少。

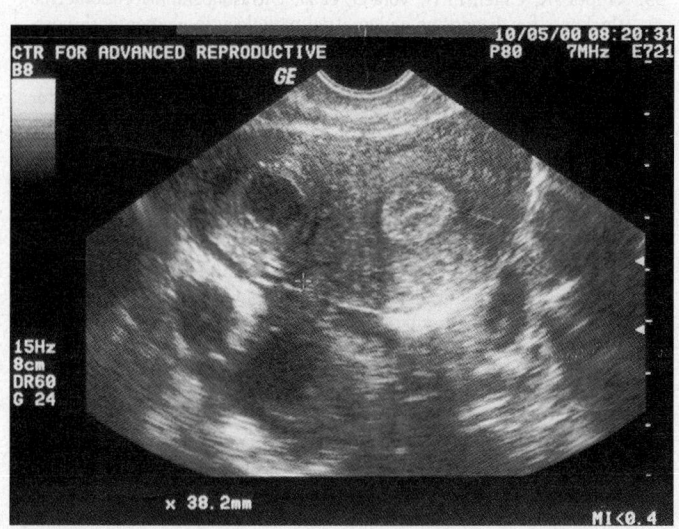

图30-16 异位妊娠,可见典型的滋养层管状强回声环,孕囊周围无肌层包绕。

(崔立刚译 李 蓉校)

参考文献

1. Dubinsky TJ, Parvey R, Gormaz G, et al: Transvaginal hysterosonography: Comparison with biopsy in the evaluation of postmenopausal bleeding. J Ultrasound Med 14:887–893, 1995.
2. Timor-Tritsch IE, Goldstein SR: Ectopic pregnancy. In Goldstein SR, Timor-Tritsch IE (eds). Ultrasound in Gynecology, New York, Churchill Livinstone, 1995, pp 31–47.
3. Thornton KL: Principles of ultrasound. J Reprod Med 37:27–32, 1992.
4. Laing FC, Brown DL, DiSalvo DN: Gynecologic ultrasound. Radiol Clin North Am 39:523–540, 2001.
5. Timor-Tritsch IE, Monteagudo A: Scanning techniques in obstetrics and gynecology. Clin Obstet Gynecol 39:167–174, 1996.
6. Laifer-Narin SL, Ragavendra N, Lu ASK, et al: Transvaginal saline hysterosonography: Characteristics distinguishing malignant and various benign conditions. Am J Radiol 172:1513–1520, 1999.
7. Lindheim SR: Sonohysterography: Nascent applications. OBG Management 23–26, 1997.
8. Graham D, Chung SN: Office sonohysterography. Adv Obstet Gynecol 4:137–141, 1997.
9. Chung PH, Parsons AK: A practical guide to using saline infusion sonohysterography. Contemp Obstet Gynecol 42:21–24, 1997.
10. Ayida G, Chamberlain P, Barlow D, Kennedy S: Uterine cavity assessment prior to in vitro fertilization: Comparison to transvaginal scanning, saline contrast hysterosonography and hysteroscopy. Ultrasound Obstet Gynecol 10:59–62, 1997.
11. Parsons AK, Lense JJ: Sonohysterography for endometrial abnormalities: Preliminary results. J Clin Ultrasound 21:87–95, 1993.
12. Nannini R, Chelo E, Branconi F, et al: Dynamic echohysteroscopy: A new diagnostic technique in the study of female infertility. Acta Eur Fertil 12:165–171, 1981.
13. Hill A: Sonohysterography in the office: Instruments and technique. Contemp Obstet Gynecol 42:95–101, 1997.
14. Andersen ES, Knudsen A, Rix P, Johansen B: Risk of malignancy index in the preoperative evaluation of patients with adnexal masses. Gynecol Oncol 90:109–112, 2003.
15. Guerriero S, Ajossa S, Garau N, et al: Ultrasonography and color Doppler-based triage for adnexal masses to provide the most appropriate surgical approach. Am J Obstet Gynecol 192:401–406, 2005.
16. Lee EJ, Kwon HC, Joo HJ, et al: Diagnosis of ovarian torsion with color Doppler sonography: Depiction of twisted vascular pedicle. J Ultrasound Med 17:83–89, 1998.
17. Day Baird D, Dunson DB, Hill MC, et al: High cumulative incidence of uterine leiomyoma in black and white women: Ultrasound evidence. Am J Obstet Gynecol 188:100–107, 2003.
18. Hassani SN, Bard RL, Dounel SN: Ultrasonic patterns of uterine fibroids. Diagn Gynecol Obstet 3:91–94, 1981.
19. Cicinelli E, Romano F, Anastasio PS, et al: Transabdominal sonohysterography, transvaginal sonography, and hysteroscopy in the evaluation of submucous myomas. Obstet Gynecol 85:42–47, 1995.
20. Bradley LD, Falcone T, Magen AB: Radiographic imaging techniques for the diagnosis of abnormal uterine bleeding. Obstet Gynecol Clin North Am 27:245–276, 2000.
21. Howard FM: The role of laparoscopy in the evaluation of chronic pelvic pain: Pitfalls with a negative laparoscopy. J Am Assoc Gynecol Laparosc 4:85–94, 1996.
22. Horrow MM: Ultrasound of pelvic inflammatory disease. Ultrasound Q 20:171–179, 2004.
23. Dueholm M, Forman A, Jensen ML, et al: Transvaginal sonography combined with saline contrast sonohysterography in evaluating the uterine cavity in premenopausal patients with abnormal uterine bleeding. Ultrasound Obstet Gynecol 18:54–61, 2001.
24. Tal J, Timor-Tritsch I, Degani S: Accurate diagnosis of postabortal placental remnant by sonohysterography and color Doppler sonographic studies. Gynecol Obstet Invest 43:131–134, 1997.
25. Montegudo A, Carreno C, Timor-Tritsch IE: Saline infusion sonohysterography in nonpregnant women with previous cesarean delivery: The "niche" in the scar. J Ultrasound Med 20:1105–1115, 2001.
26. Bakos O, Lundkust O, Bergh T: Transvaginal sonographic evaluation of endometrial growth and texture in spontaneous ovary cycles—a descriptive study. Human Reprod 8:799–806, 1993.
27. Persadie RJ: Ultrasonographic assessment of endometrial thickness: A review. J Obstet Gynaecol Can 24:131–139, 2002.
28. O'Connell LP, Fries MH, Zeringue E, Brehm W: Triage of abnormal postmenopausal bleeding: A comparison of endometrial biopsy and transvaginal sonohysterography versus fractional curettage with hysteroscopy. Am J Obstet Gynecol 178:956–961, 1998.
29. Rodriquez GC, Yaqub N, King ME: A comparison of the Pipelle device and the Vabra aspirator as measured by endometrial denudation in hysterectomy specimens: The Pipelle device samples significantly less of the endometrial surface than the Vabra aspirator. Am J Obstet Gynecol 168:55–59, 1993.
30. Guido RS, Kanbor A, Ruhlin M, Christopherson WA: Pipelle endometrial sampling sensitivity in the detection of endometrial cancer. J Reprod Med 40:553–555, 1995.
31. Varner RE, Sparks JM, Cameron DC, et al: Transvaginal sonography of the endometrium in postmenopausal women. Obstet Gynecol 78:195–199, 1991.
32. Lin MC, Gosink BB, Wolf SL, et al: Endometrial thickness after menopause: Effect of hormone replacement. Radiology 180:427–432, 1991.
33. Currie JL: US monitoring of endometrial thickness in estrogen replacement therapy. Radiology 180:306, 1991.
34. Sheth S, Hamper UM, Kurman R: Thickened endometrium in the postmenopausal woman: Sonographic–pathologic correlation. Radiology 187:135–139, 1993.
35. Kupfer MC, Schiller VL, Hansen GC, et al: Transvaginal sonographic evaluation of endometrial polyps. J Ultrasound Med 13:535–539, 1994.
36. Hulka CA, Hall DA, McCarthy K, et al: Endometrial polyps, hyperplasia, and carcinoma in postmenopausal women: Differentiation with endovaginal sonography. Radiology 191:755–758, 1994.
37. Clevenger-Hoeft M, Syrop CH, Stovall DW, Van Voorhis BJ: Sonohysterography in premenopausal women with and without abnormal bleeding. Obstet Gynecol 94:516–520, 1999.
38. Goldstein RB, Bree RL, Benson CB, et al: Evaluation of the woman with postmenopausal bleeding: The Society of Radiologists in Ultrasound-sponsored consensus conference statement. J Ultrasound Med 20:1025–1036, 2001.
39. Gupta JK, Chien PFW, Voit D, et al: Ultrasonographic endometrial thickness for diagnosing endometrial pathology in women with postmenopausal bleeding: A meta-analysis. Acta Obstet Gynecol Scand 81:799–816, 2002.
40. Tabor A, Watt HC, Wald NJ: Endometrial thickness as a test for endometrial cancer in women with postmenopausal bleeding. Obstet Gynecol 99:663–670, 2002.
41. Lindheim SR, Kavic S, Sauer MV: Intraoperative applications of saline infusion ultrasonography. J Assist Reprod Genet 16:390–394, 1999.
42. Cohen JR, Luxman D, Sagi J, et al: Sonohysterography for distinguishing endometrial thickening from endometrial polyps in postmenopausal women. Ultrasound Obstet Gynecol 4:227–230, 1994.
43. Goldstein SR: Use of ultrasonohysterography for triage of perimenopausal patients with unexplained uterine bleeding. Am J Obstet Gynecol 170:565–570, 1994.
44. Dubinsky TJ, Parvey HR, Gormaz G, et al: Transvaginal hysterosonography in the evaluation of small endoluminal masses. J Ultrasound Med 14:1, 1995.
45. Neele SJ, Marchien van Baal W, van der Mooren MJ, et al: Ultrasound assessment of the endometrium in healthy asymptomatic early post-menopausal women: Saline infusion sonohysterography versus transvaginal ultrasound. Ultrasound Obstet Gynecol 16:254–259, 2000.
46. Dubinsky TJ, Parvey R, Gormaz G, et al: Transvaginal hysterosonography: Comparison with biopsy in the evaluation of postmenopausal bleeding. J Ultrasound Med 14:887–893, 1995.

47. Epstein E, Ramirez A, Skoog L, Valentin L: Transvaginal sonography, saline contrast and hysteroscopy for the investigation of women with postmenopausal bleeding and endometrium >5 mm. Ultrasound Obstet Gynecol 18:157–162, 2001.
48. Schwartz LB, Snyder J, Horan C, et al: The use of transvaginal ultrasound and saline infusion sonohysterography for the evaluation of asymptomatic postmenopausal breast cancer patients on tamoxifen. Ultrasound Obstet Gynecol 11:48–53, 1998.
49. Bissett D, Davis JA, George WD: Gynaecological monitoring during tamoxifen therapy. Lancet 344:1244, 1994.
50. Seoud M, Shamseddine A, Khalil A, et al: Tamoxifen and endometrial pathologies: A prospective study. Gynecol Oncol 75:15–19, 1999.
51. Achiron R, Lipitz S, Sivan E, et al: Changes mimicking endometrial neoplasia in postmenopausal, tamoxifen-treated women with breast cancer: A transvaginal Doppler study. Ultrasound Obstet Gynecol 6:116–120, 1995.
52. Bertelli G, Valenzano M, Costantini S, et al: Limited value of sono-hysterography for endometrial screening in asymptomatic, postmenopausal patients treated with tamoxifen. Gynecol Oncol 78:275–277, 2000.
53. Bertelli G, Venturini M, Del Mastro L, et al: Tamoxifen and the endometrium: Findings of pelvic ultrasound examination and endometrial biopsy in asymptomatic breast cancer patients. Breast Cancer Res Treat 47:41–46, 1998.
54. Cecchini S, Ciatto S, Bonardi R, et al: Screening by ultrasonography for endometrial carcinoma in postmenopausal breast cancer patients under adjuvant tamoxifen. Gynecol Oncol 60:409–411, 1996.
55. Love CD, Muir BB, Scrimgeour JB, et al: Investigation of endometrial abnormalities in asymptomatic women treated with tamoxifen and an evaluation of the role of endometrial screening. J Clin Oncol 17:2050–2054, 1999.
56. American College of Obstetricians and Gynecologists: Tamoxifen and endometrial cancer. ACOG Committee Opinion 232. Washington, D.C., ACOG, 2000
57. Hann LE, Gretz EM, Bach AM, Francis SM: Sonohysterography for evaluation of the endometrium in women treated with tamoxifen. Am J Roentgenol 177:337–342, 2001.
58. Cohen MA, Sauer MV, Keltz M, Lindheim SR: Utilizing routine sonohysterography to detect intrauterine pathology before initiating hormone replacement therapy. Menopause 6:68–70, 1999.
59. Sit AS, Modugno F, Hill LM, et al: Transvaginal ultrasound measurement of endometrial thickness as a biomarker for estrogen exposure. Cancer Epidemiol Biomarkers Prev 12:1459–1465, 2004.
60. DeWaay DJ, Syrop CH, Nygaard IE, et al: Natural history of uterine polyps and leiomyomata. Obstet Gynecol 100:3–7, 2002.
61. Cohen MA, Seitzinger MR, Sauer MV, Lindheim SR: The value of sonohysterography in postmenopausal women prior to initiating hormone replacement therapy. NAMS (abstract), 1999.
62. Langer RD, Pierce JJ, O'Hanlan KA, et al: Transvaginal ultrasonography compared with endometrial biopsy for the detection of endometrial disease. NEJM 337:1792–1798, 1997.
63. Fleisher AC, Wheeler JE, Lindsay I, et al: An assessment of the value of ultrasonographic screening for endometrial disease in postmenopausal women without symptoms. Am J Obstet Gynecol 184:70–75, 2001.
64. Mais V, Guerriero S, Ajossa S, et al: The efficiency of transvaginal ultrasonography in the diagnosis of endometrioma. Fertil Steril 60:776–780, 1993.
65. Goldstein SR, Monteagudo A, Popiolek D, et al: Evaluation of endometrial polyps. Am J Obstet Gynecol 186:669–674, 2002.
66. Cowles TA, Magrina JF, Masterson BJ, et al: Comparison of clinical and surgical staging in patients with endometrial cancer. Obstet Gynecol 66:413–416, 1985.
67. Schink JC, Lurain JR, Wallemark CB, Chmiel JS: Tumor size in endometrial cancer: A prognostic factor for lymph node metastasis. Obstet Gynecol 70:216–219, 1987.
68. Valenzano M, Podesta M, Giannesi A, et al: The role of transvaginal ultrasound and sonohysterography in the diagnosis and staging of endometrial adenocarcinoma. Radiol Med 101:365–370, 2001.
69. Devore GR, Schwartz PE, Morris J: Hysterography: A 5-year follow-up in patients with endometrial carcinoma. Obstet Gynecol 60:369–372, 1982.
70. Alcazar JL, Errasti T, Zornoza A: Saline infusion sonohysterography in endometrial cancer: Assessment of malignant cells dissemination risk. Acta Obstet Gynecol Scand 79:321–322, 2000.
71. Shalev J, Meizner I, Bar-Hava I, et al: Predictive value of transvaginal sonography performed before routine diagnostic hysteroscopy for evaluation of infertility. Fertil Steril 73:412–417, 2000.
72. Kim AH, McKay H, Keltz MD, et al: Sonohysterographic screening before in vitro fertilization. Fertil Steril 69:841–844, 1998.
73. Pellerito JS, McCarthy SM, Doyle MB, et al: Diagnosis of uterine anomalies: Relative accuracy of MR imaging, endovaginal sonography, and hysterosalpingography. Radiology 183:795–800, 1992.
74. Soares SR, Barbosa dos Reis MM, Carnargos AF: Diagnostic accuracy of sonohysterography, transvaginal sonography, and hysterosalpingography in patients with uterine cavity diseases. Fertil Steril 73:406–411, 2000.
75. Sardanelli F, Renzetti P, Oddone M. Toma P: Uterus didelphys with blind hemivagina and ipsilateral renal agensis: MR findings before and after vaginal septum resection. Eur J Radiol 19:164–170, 1995.
76. Letterie GS, Haggerty M, Lindee G: A comparison of pelvic ultrasound and magnetic resonance imaging as diagnostic studies for müllerian tract abnormalities. Int J Fertil Menopausal Stud 40:34–38, 1995.
77. Reuter KL, Daly DC, Cohen SM: Septate versus bicornuate uteri: Errors in imaging diagnosis. Radiology 172:749–752, 1989.
78. Yoder IC: Diagnosis of uterine anomalies: Relative accuracy of MR imaging, endovaginal sonography, and hysterosalpingography. Radiology 185:343, 1992.
79. Keltz MD, Olive DL, Kim AH, Arici A: Sonohysterography for screening in recurrent pregnancy loss. Fertil Steril 67:670–674, 1997.
80. Raga F, Bonilla-Musoles F, Blanes J, Osborne NG: Congenital müllerian anomalies: Diagnostic accuracy of three-dimensional ultrasound. Fertil Steril 65:523–528, 1996.
81. Campbell S, Bourne TH, Tan SL, Collins WP: Hysterosalpingo-contrast sonography (HyCoSy) and its future role within the investigation of infertility in Europe. Ultrasound Obstet Gynecol 4:245–249, 1994.
82. Session DR, Lerner JP, Tchen CK, Kelly AC: Ultrasound-guided fallopian tube cannulation using Albunex. Fertil Steril 67:972–974, 1997.
83. Jeanty P, Besnard S, Arnold A, et al: Air-contrast sonohysterography as a first step assessment of tubal patency. J Ultrasound Med 19:519–527, 2000.
84. Spandorfer SD, Goldstein J, Navarro J, et al: Difficult embryo transfer has a negative impact on the outcome of in vitro fertilization. Fertil Steril 79:654–655, 2003.
85. Lindheim SR, Sauer MV: Upper genital-tract screening with hystero-sonography in patients receiving donated oocytes. Intl J Gynecol Obstet 60:47–50, 1998.
86. Gonen Y, Casper FR, Jacobson W, Blankier J: Endometrial thickness and growth during ovarian stimulation: A possible predictor of implantation in in vitro fertilization. Fertil Steril 52:446–450, 1989.
87. Glissant A, de Mouzon J, Frydman R: Ultrasound study of the endometrium during in vitro fertilization cycles. Fertil Steril 44:786–790, 1985.
88. Fleisher AC, Herbert CM, Sacks JA, et al: Sonography of the endometrium during conception and nonconception cycles of in vitro fertilization cycles and embryo transfer. Fertil Steril 46:442–447, 1986.
89. Welker BG, Gembruch U, Diedrich K, et al: Transvaginal sonography of the endometrium during ovum pickup in stimulated cycles for in vitro fertilization cycles. J Ultrasound Med 8:549–553, 1989.
90. Dickey RP, Olar TT, Curole DN, et al: Endometrial pattern and thickness associated with pregnancy outcome after assisted reproduction technologies. Hum Reprod 7:418–421, 1992.
91. Krampl E, Feichtinger W: Endometrial thickness and patterns. Hum Reprod 8:1339, 1993.
92. Freidler S, Schenker JG, Herman A, Lewin A: The role of ultrasonography in the evaluation of endometrial receptivity following assisted

reproductive treatment: A critical review. Hum Reprod Update 2:323–325, 1996.
93. Coroleu B, Carreras O, Veiga A, et al: Embryo transfer under ultrasound guidance improves pregnancy rates after in vitro fertilization. Hum Reprod 15:616–620, 2000.
94. Lindheim SR, Cohen M, Sauer MV: Operative ultrasonography for upper genital tract pathology. J Assist Reprod Genet 15:542–546, 1998.
95. Lindheim SR, Morales AJ: Operative ultrasound using an echogenic loop snare for intrauterine pathology. J Am Assoc Gynecol Laparosc 10:107–110, 2003.
96. Shalev E, Zuckerman H: Operative hysteroscopy under real-time ultrasonography. Am J Obstet Gynecol 153:1360–1361, 1986.
97. Letterie GS, Kramer DJ: Intraoperative ultrasound guidance for intrauterine endoscopic surgery. Fertil Steril 62:654–656, 1994.
98. Shalev E, Shimonoi Y, Peleg D: Ultrasound controlled hysteroscopy. J Am Coll Surg 179:70–71, 1994.
99. Coccia ME, Becattini C, Bracco GI, et al: Pressure lavage under ultrasound guidance: A new approach for outpatient treatment of intrauterine adhesions. Fertil Steril 75:601–606, 2001.
100. Kieler H, Ahlsten G, Haglund B, et al: Routine ultrasound screening in pregnancy and the children's subsequent neurologic development. Obstet Gynecol 91:750–756, 1998.
101. Bonnamy L, Marret H, Perrotin F, et al: Sonohysterography: A prospective survey of results and complications in 81 patients. Eur J Obstet Gynecol Reprod Biol 102:42–47, 2002.
102. Yoshimitsu K, Nakamura G, Nakano H: Dating sonographic endometrial images in the normal ovulatory cycle. Int J Gynaecol Obstet 28:33–39, 1989.
103. Lindheim SR, Morales AJ: Comparisons of sonohysterography to hysteroscopy: Lessons learned and avoiding pitfalls. J Am Assn Gynecol Laparosc 9:223–231, 2002.
104. Adams J, Polson DW, Franks S: Prevalence of polycystic ovaries in women with anovulation and idiopathic hirsutism. BMJ 293:355–359, 1986.
105. Hansen KR, Morris JL, Thyer AC, Soules MR: Reproductive aging and variability in the ovarian antral follicle count: Application in the clinical setting. Fertil Steril 80:577–583, 2003.
106. Dessole S, Farina M, Capobianco G, et al: Determining the best catheter for sonohysterography. Fertil Steril 76:605–609, 2001.
107. Keltz MD, Arici A, Duleba A, Olive DL: A technique for sonohysterographic evaluation of the endometrial cavity and tubal patency. J Gynecol Tech 1:213–216, 1995.
108. Lindheim SR: Echosight Jansen-Anderson Coaxial catheter guided hysteroscopy. J Am Assn Gynecol Laparosc 8:307–311, 2001.
109. Hackeloer B, Fleming R, Robinson H, et al: Correlation of ultrasonic and endocrinologic assessment of human follicular development. Am J Obstet Gynecol 135:122–128, 1979.
110. Hall DA, Hann LE, Ferrucci JT, et al: Sonographic morphology of the normal menstrual cycle. Radiology 133:185–188, 1979.
111. Fleicher AC, Kalemaris GC, Entman SS: Sonographic depiction of the endometrium during normal cycles. Ultrasound Med Biol 12:271–275, 1986.
112. Sakamoto C: Sonographic criteria of phasic changes in human endometrial tissue. Int J Gynaecol Obstet 23:7–12, 1985.
113. Abramowicz JS, Archer DF: Uterine endometrial peristalsis—a transvaginal ultrasound study. Fertil Steril 54:451–454, 1990.
114. Kunz G, Beil D, Dioniger H, et al: The uterine peristaltic pump: Normal and impeded sperm transport within the female genital tract. Adv Exp Med Biol 424:267–277, 1997.
115. Leyendecker G, Kunz G, Wilde L, et al: Uterine hyperperistalsis and dysperistalsis as dysfunctions of the mechanism of rapid sperm transport in patients with endometriosis and infertility. Hum Reprod 11:1542–1551, 1996.
116. Farquhar CM, Rae T, Thomas DC, et al: Doppler ultrasound in the nonpregnant pelvis. J Ultrasound Med 8:451–457, 1989.
117. Timor-Tritsch IE, Rottem S: Transvaginal ultrasonographic study of the fallopian tube. Obstet Gynecol 70:424–428, 1987.
118. Khalife S. Falcone T, Hemmings R, Cohen D: Diagnostic accuracy of transvaginal ultrasound in detecting free pelvic fluid. J Reprod Med 43:795–798, 1998.
119. Bailey CL, Ueland FR, Land GL, et al: The malignant potential of small cystic tumors in women over 50 years of age. Gynecol Oncol 69:3–7, 1998.
120. Sladkevicius P, Valentin L, Marsal K: Transvaginal Doppler examination of uteri with myomas. J Clin Ultrasound 24:135–140, 1996.
121. Reinhold C, McCarthy S, Brte PM, et al: Diffuse adenomyosis: Comparison of endovaginal ultrasound and MR imaging with histopathologic correlation. Radiology 199:151–158, 1996.
122. Collins JI, Woodward PJ: Radiological evaluation of infertility. Semin Ultrasound CT MR 16:304–316, 1995.
123. Cullinan JA, Fleischer AC, Kepple DM, Arnold AL: Sonohysterography: A technique for endometrial evaluation. Radiographics 15:501–514, 1995.
124. Fedele L, Bianchi S, Dorta M, Vignali M: Intrauterine adhesions: Detection with transvaginal ultrasound. Radiology 199:757–759, 1996.
125. Volpi E, DeGrandis T, Zuccaro G, et al: Role of transvaginal sonography in the detection of endometriomata. J Clin Ultrasound 23:163–165, 1995.
126. Kupfer MC, Schwimmer SR, Lebovic J: Transvaginal sonographic appearance of endometriomata: Spectrum of findings. J Ultrasound Med 11:129–132, 1992.
127. Dogan MM, Ugar M, Soysal SK, et al: Transvaginal sonographic diagnosis of ovarian endometrioma. Int J Gynecol Obstet 52:145–147, 1996.
128. Moore KL: Formation of the bilaminar embryo: The second week. In Moore KL (ed): The Developing Human: Clinically Oriented Embryology, 4th ed. Philadelphia, WB Saunders, 1988.
129. Sauerbrei E, Cooperberg PL, Poland JB: Ultrasound demonstration of the normal fetal yolk sac. J Clin Ultrasound 8:217–219, 1980.
130. Fine C, Cortier M, Doubilet P: Fetal heart rates: Values throughout gestation. J Ultrasound Med 7:S105, 1988.
131. Kadar N, DeVore G, Romero R: Discriminatory hCG zone. Its use in sonographic evaluation for ectopic pregnancy. Obstet Gynecol 58:156–161, 1981.
132. Barnhart KT, Katz I, Hummel A, Gracia CR: Presumed diagnosis of ectopic pregnancy. Obstet Gynecol 100:505–510, 2002.
133. Timor-Tritsch IE, Yeh MN, Peisner DB, et al: The use of transvaginal ultrasound in the diagnosis of ectopic pregnancy. Am J Obstet Gynecol 161:157–161, 1988.
134. Goldstein SR, Snyder JR, Watson C, Danon M: Very early pregnancy detection with endovaginal ultrasound. Obstet Gynecol 72:200–204, 1988.
135. Barnhart KT, Kamelle SA, Simhan H: Diagnostic accuracy of ultrasound, above and below the β-hCG discriminatory zone. Obstet Gynecol 94:583–587, 1999.
136. Tal J, Haddad S. Gordon N, Timor-Tritsch IE: Heterotopic pregnancy after ovulation induction and assisted reproductive technologies: A literature review from 1971 to 1993. Fertil Steril 66:1–12, 1006.
137. Turetsky DB, Alexander AA, Linden SS: Pseudogestational sac of ectopic pregnancy simulating intrauterine pregnancy with transvaginal sonography. J Clin Ultrasound 141:840–842, 1991.
138. Nyberg DA, Mack LA, Laing FC, Patten RM: Distinguishing normal from abnormal gestational sac growth in early pregnancy. J Ultrasound Med 6:23–27, 1988.
139. Schatz R, Jansen CAM, Wladimiroff JW: Embryonic heart activity: Appearance and development in early human pregnancy. BJOG 97:989–994, 1990.
140. Rempen A: Diagnosis of early pregnancy with vaginal sonography. J Ultrasound Med 9:711–716, 1990.
141. Lau S, Tulandi T: Conservative medical and surgical management of interstitial ectopic pregnancy. Fertil Steril 72:207–215, 1999.

第五部分 生殖影像

31 磁共振成像

Andrea B. Magen and Joseph C. Veniero

引言

当妇科医师特别是生殖医学医师需要了解生殖器官精细结构的时候，他们越来越多地借助磁共振成像（magnetic resonance imaging，MRI）来评价生殖系统。大多数情况下，经阴道超声（transvaginal ultrasonography，TVUS）或生理盐水注入超声子宫造影可以提供足够的细节信息。但在另一些情况下，如确定肌瘤的大小和位置或辨认腺肌症，TVUS或超声子宫造影都不能完全确定疾病。此外，精确判断苗勒管畸形有助于达到正确的术前准备，甚至避免某些手术步骤，如利用腹腔镜切除子宫纵隔。

MRI正在得到推广应用，在许多情况下已成为评价子宫异常出血的高性价比诊断方法。MRI属于无创诊断法，能够区别子宫在外源性激素或正常月经周期中的不同反应、有效判断病变的位置和大小。如果子宫肌瘤的患者希望保留子宫，而TVUS或生理盐水注入超声子宫造影均不能明确判断肌瘤在肌壁间的位置和深度，此时应该考虑MRI作为临床处理程序中的组成部分。因为MRI能准确描述黏膜下肌瘤的位置，避免子宫切除，并帮助技术熟练的医师进行宫腔镜肌瘤剔除术。如果临床检查怀疑子宫腺肌症并且TVUS诊断不明确，医师应强烈建议做MRI检查。当影像学检查结果可能影响手术路径和手术计划时，术前也应考虑MRI检查。

本章回顾了MRI的基本原理及目前所有可能的临床应用。

MRI基本原理

临床MRI是利用体内质子的物理特性来产生解剖图像的。所有核子都具有电荷和自旋的物理性质，就MRI而言，这里专指氢核。特定的原子核（包括氢核）依据所带电荷及自旋状态，在磁场中像磁微粒一样既具有极性，也具有一定强度和方向地运动。当核子处于磁场中时，它们倾向于以低能状态方式排列或以背离高能状态形式排列。

当系统处于静息或平衡状态时，存在相对少的额外质子处于低能状态，这些质子对产生MRI信号发挥作用。由于系统的特性，这些质子周围的磁场与主磁场的排列方式并不完全一致，而是沿着主磁场中轴发生旋转，就如同重力作用下陀螺的旋转一般。这在MRI中非常重要，因为这是唯一一个我们可以改变或测量的参数。

Lamor平衡方程告诉我们，进动频率等于质子所在位置的场强乘以磁旋比。任何一个原子核的磁旋比都是固定的。对一定场强的MRI而言，进动频率处于一定的射频范围内。假如知道某处场强的大小，我们就可以预测此处质子的进动频率。同样假如我们改变场强，测量出各种质子的进动频率，那么只要我们知道场强的变化就可以计算出它们所处的位置。

进动质子仅吸收进动范围内的能量。当我们采用的射频能量在合适范围内时，质子就会吸收能量进入到高能状态。当这些质子弛豫返回平衡状态时，在特定进动频率范围内的射频信号就可以被探测到。

MRI就是以此作为成像基础的。在成像过程中，系统吸收合适的射频能量的同时，额外的一个磁场即所谓的梯度磁场以线性方式被加入或从主磁场中减去。由于扫描仪可以在不同方向上改变梯度，因而可以进行空间定位，在三维空间上确认特定信号的位置。MRI中的影像检查需要反复进行多次，通过扫描仪对采集的数据进行重建，并将接收到的每个质子信号分配到影像上对应的位置，直至形成完整的影像。

改变采集过程的参数，特别是改变图像采集的时间会使获得的图像效果发生改变，因此图像的对比度更取决于图像之间（T_1加权成像）及其与周围局部环境（T_2加权成像）的相互作用。现在也经常使用许多其他技术及策略来改变 MRI 图像的对比度、敏感性和效率。有兴趣的读者可以通过进一步阅读获得更加完整的介绍[1]。

MRI 与其他影像学方法

MRI 在评价盆腔解剖结构、先天性异常及病变方面较超声及计算机断层扫描（computed tomography，CT）有很多优势。超声是应用最广泛的盆腔影像学方法，具有快捷、高效、性价比高的优点。产科医师对患者进行超声检查十分方便，同时这也是理想的筛查工具。超声的众多临床应用包括对囊肿、内膜异常以及子宫肌瘤的确认和复查。但是，即使是最佳的操作，超声检查效果仍依赖于操作者，并且受病人条件限制。

盆腔 CT 进行轴位扫描时会受到周围骨骼结构的限制，此外，因为不同组织对 X 线的吸收不同而产生软组织密度对比率的限制。接受 CT 治疗的患者需面对电离辐射，并可能需要静脉注入造影剂来评价组织血流供应的变化。MRI 可用于确认和鉴别单纯积液、蛋白性积液以及出血，也能够确认液体内分隔及包裹。

MRI 的优势在于：对软组织对比率的敏感性优于其他方法；多平面成像能力；不受子宫及患者体型的限制（特别是与超声比较）；无电离辐射。近年来，随着序列成像和硬件技术的发展，MRI 受运动敏感性低的限制已经大大降低，其中涉及的运动包括患者的呼吸或肠管蠕动。

下面以图片的形式介绍正常解剖结构以及在生殖外科中最常见的良性病变。重点介绍先天性疾病和获得性疾病，本章并不讨论良性囊肿和恶性囊肿的鉴别。因为最常用于鉴别良性和恶性囊肿检查办法是超声检查（参阅第 30 章）。

正常解剖

在 T2 加权像的多个切面上可十分容易地显示正常子宫、宫颈、阴道、内膜和卵巢的结构。宫颈黏膜皱折、阴道前后穹窿、后穹窿窝、直肠、膀胱和尿道同样可清晰显示（图 31 - 1）。子宫的 MRI 解剖结构可以进一步细分，各层结构的信号强度及厚度随着周

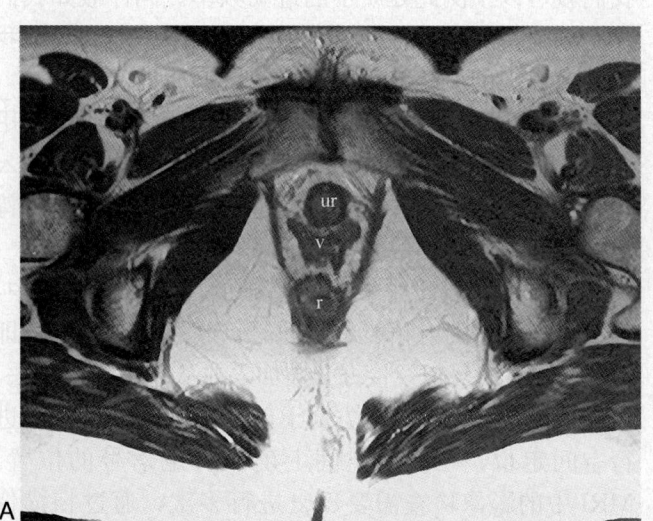
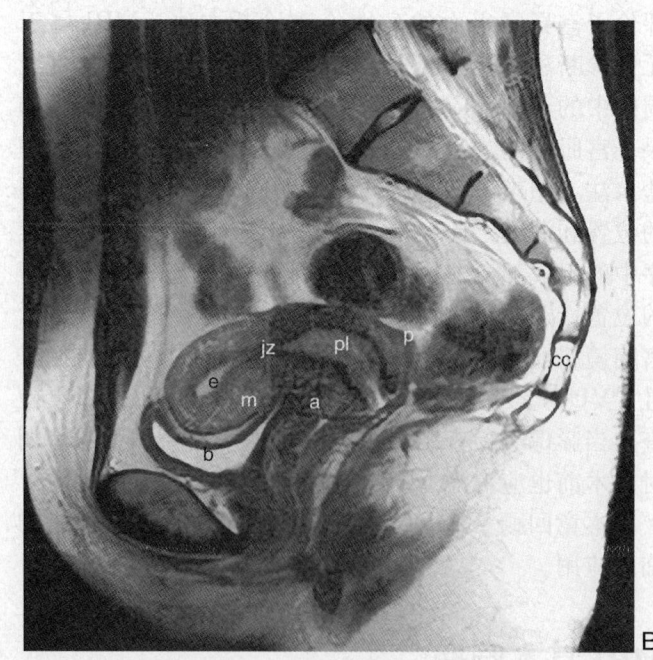

图 31 - 1 正常解剖。轴位（A，E）、矢状位（B，C，F）和冠状位（D）T2 加权像。正常显示的结构包括宫颈（c）、阴道（v）、内膜（e）、卵巢（o）、宫颈黏膜皱折（pl）、前（a）后（p）穹窿、后穹窿窝（s）、直肠（r）、膀胱（b）和尿道（ur）。肌层（m）、内膜层（e）、交界层（jz）以及宫颈腺囊肿（箭头）均清晰可见。还显示了宫颈外口（os）、交界层（jz）、外侧穹窿（lf）和尾骨（cc）。　　　　　　　　　　　　　　　　　　　　　　　　　　　　　　（续）

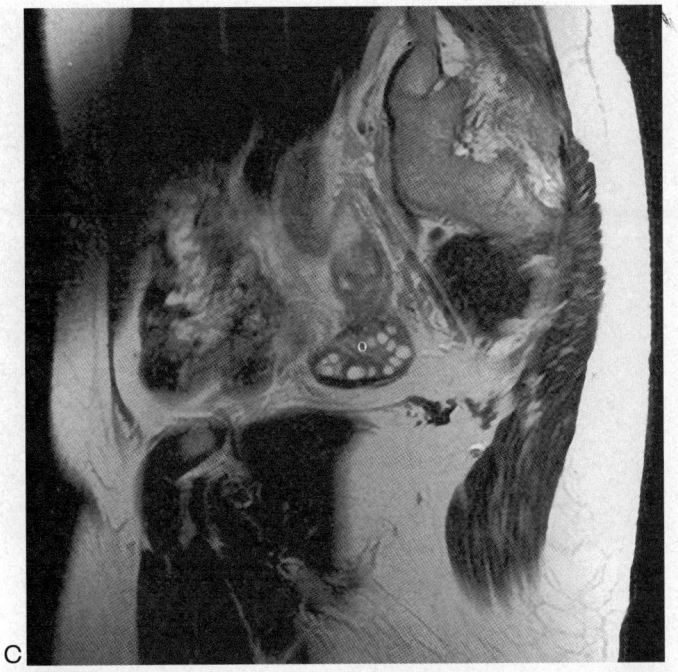
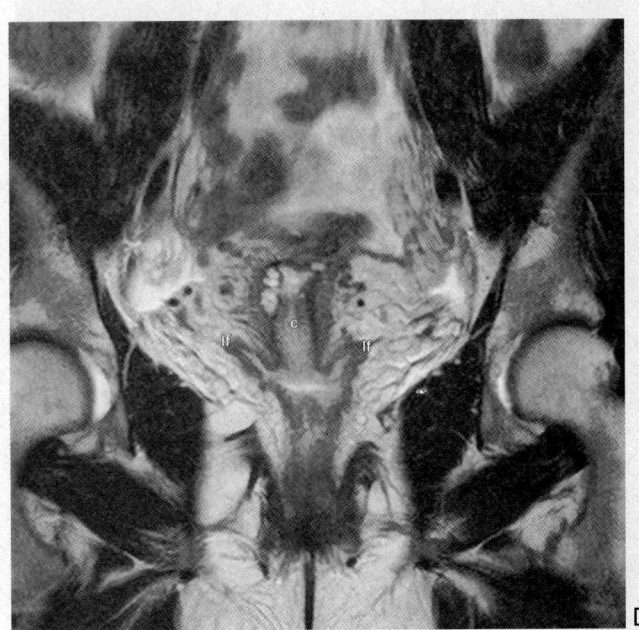
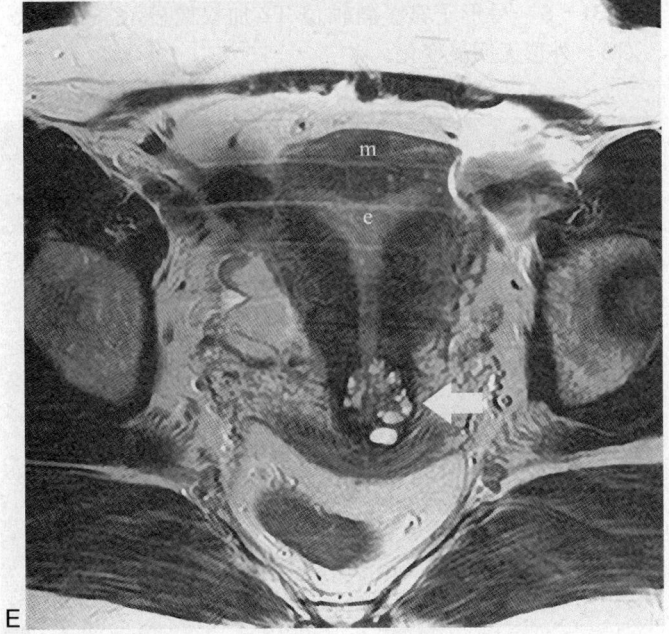
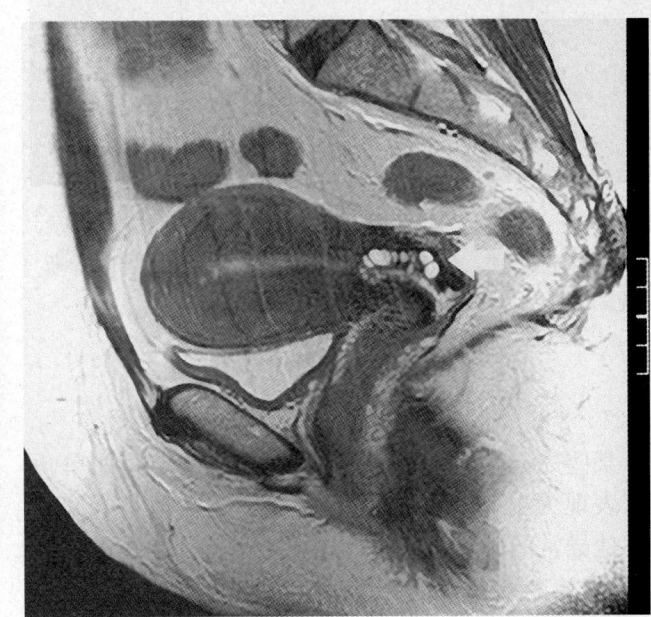

图 31-1（续）

围环境激素水平的变化而改变。肌层位于外侧，信号呈中等强度水平。中央为内膜，T2 加权像信号较强。在上述两层之间，可见均一低信号的交界层。虽然该层的组织结构与邻近肌层相似，但是其信号强度不同，目前认为可能与该层水分含量相对较低[3]以及局部为与内膜平行、紧密排列的平滑肌束有关[4]（见图 31-1）。放射科医师根据各层的厚度、信号特征以及每层之间的分界情况，判断子宫有无病变。

生殖管道先天性异常

苗勒管畸形的 MRI 表现与子宫输卵管造影以及大体病理检查相一致。MRI 可以观察到几种可能的解剖状况。当子宫发育不全时，无阴道或子宫组织显示（图 31-2）。

弓形子宫是常见的苗勒管畸形，一般无明显临床意义。MRI 表现为宫底膨出，内膜腔无伴随改变

第五部分 生殖影像

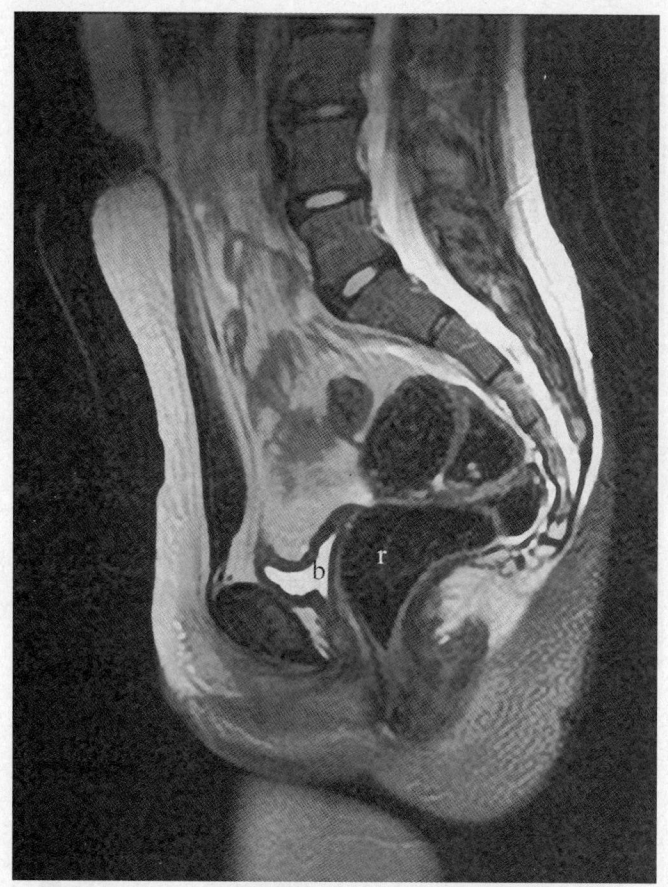

图 31-2 阴道及子宫发育不全。矢状位 T2 加权像显示阴道及子宫闭锁，发育不全。膀胱（b）、直肠（r）清晰可见，子宫、宫颈及阴道未见显示。

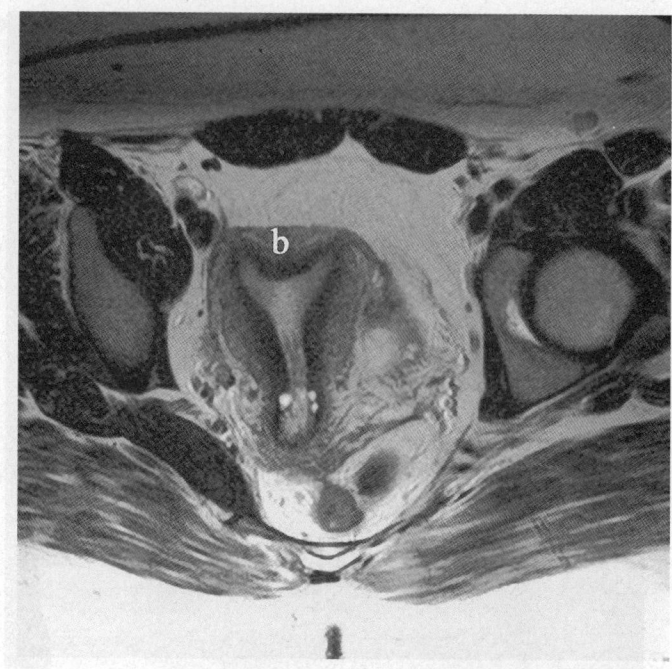

图 31-3 弓形子宫。斜轴位 T2 加权像显示宫底膨大（b），外形无明显变化。

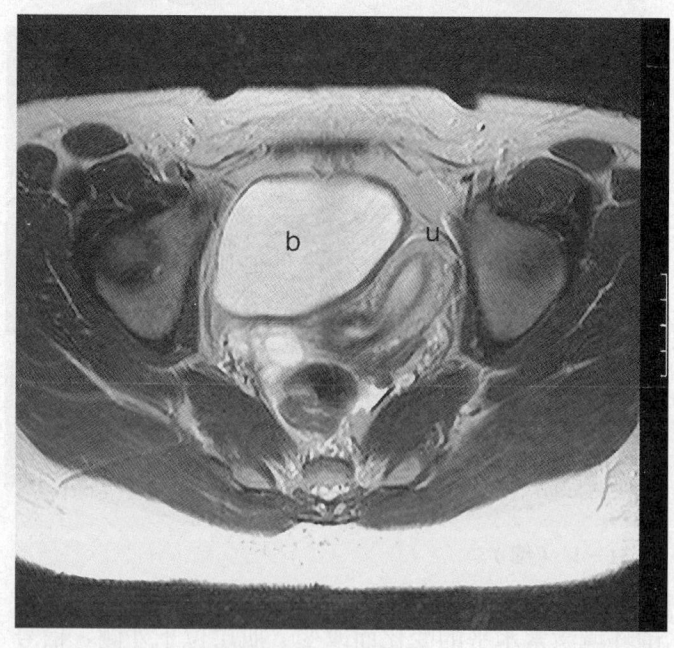

图 31-4 单角子宫。轴位 T2 加权像显示单一子宫角（u），膀胱（b）。

（图 31-3）。

某些先天性异常很容易被 MRI 所确定，如单角子宫表现为单一宫角结构（图 31-4）。但是，MRI 对其他异常的确认可能会比较困难，特别是在需要依据 MRI 诊断结果决定是否进行手术时。

要求放射科医师进行 MRI 检查最常见于鉴别诊断纵隔子宫与双角子宫。当存在纵隔子宫时，MRI 下可见自宫底向宫腔内伸出的分隔，其远端水平不一，可长达宫颈内口。根据信号特征，MRI 可分辨肌性与纤维性纵隔。纤维性纵隔的 T2 加权像信号低。反之，如果图像切面合适，可见肌性纵隔的信号强度与子宫肌壁相同（图 31-5 至图 31-9）。关于双角子宫与纵隔子宫的基本认识是：双角子宫为肌性分隔，而纵隔子宫的分隔纤维成分更多。纵隔子宫在宫底可显示一些小凹陷，但是子宫外形并不形成双角。双角子宫的宫底可见双角，宫底外形明显可见分界（图 31-10 和图 31-11）。而双子宫则清晰显示为分隔开的宫腔和宫颈。对于阴道纵隔，MRI 同样容易诊断（图 31-12）。

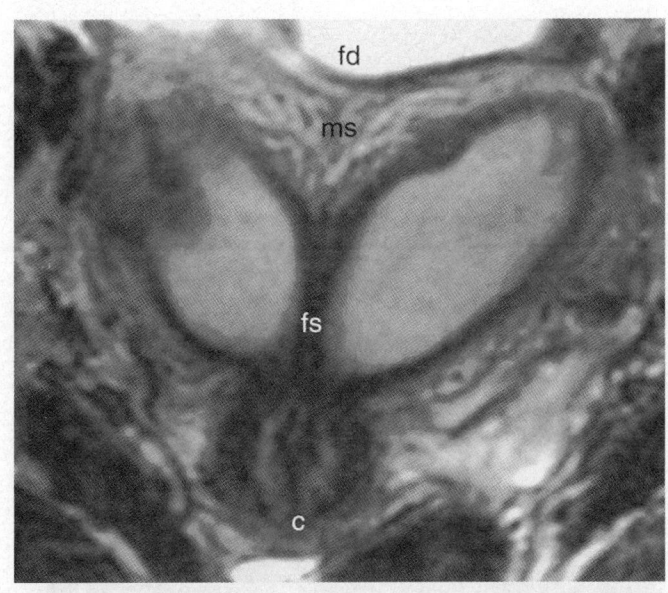

图31-5 纵隔子宫。冠状面T2加权像显示宫底部肌性纵隔（ms）及其伸及宫颈（c）处的纤维性纵隔（fs）。宫底的外形异常（fd）受膀胱影响显示更清晰。

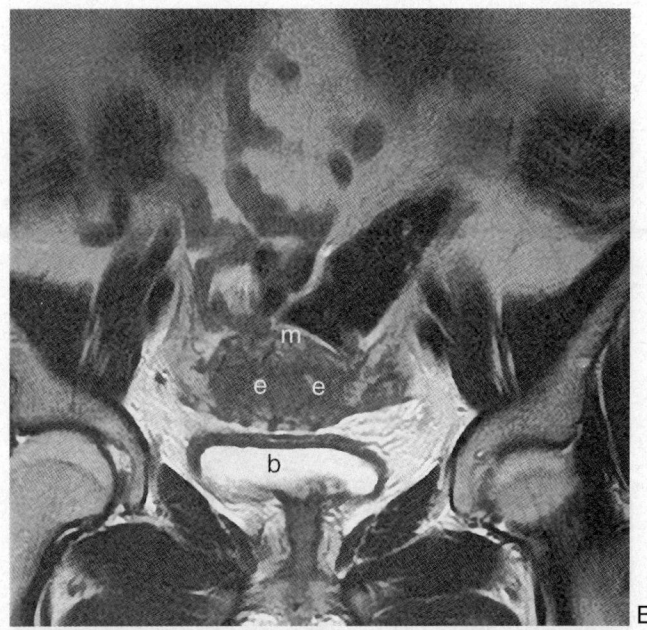

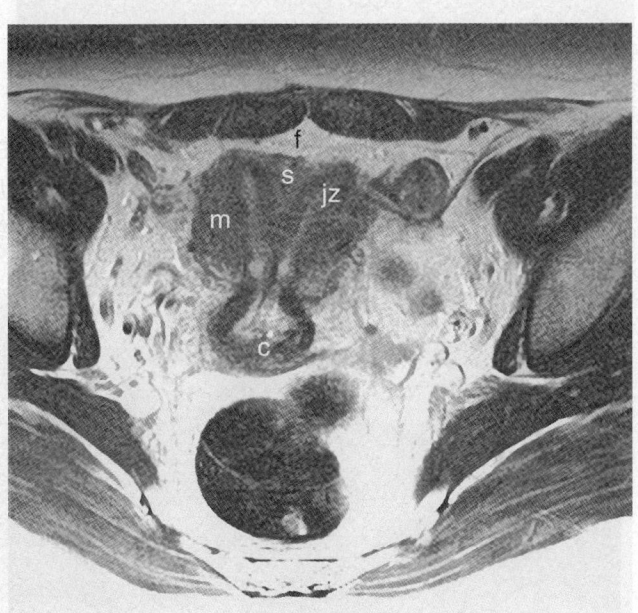

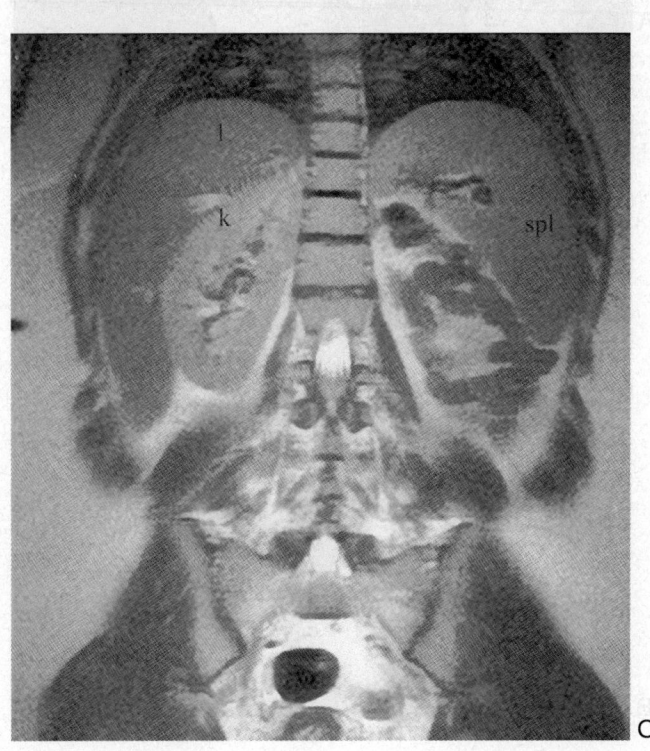

图31-6 纵隔子宫。A. 轴位T2加权像显示肌性纵隔（s）信号强度与肌层相同，并几乎延伸至整个宫颈管。c宫颈，f宫底，jz交界层。B. 通过子宫体的冠状切面图像，m肌壁层，e内膜，b膀胱。C. 纵隔子宫患者，通过腹部的冠状T2加权像，显示孤立肾（k）。肝（l）及脾（sp）也可显示。

对青春期急性腹痛和闭经患者的而言，需要进行的鉴别诊断包括处女膜闭锁、阴道纵隔和先天性宫颈缺失。这上述情况下，MRI能够显示阴道或宫腔内不同时间的出血，出血的信号由明亮到灰至暗不等。最暗的信号（接近黑色）代表了含铁血黄素（图31-13）。

第五部分　生殖影像

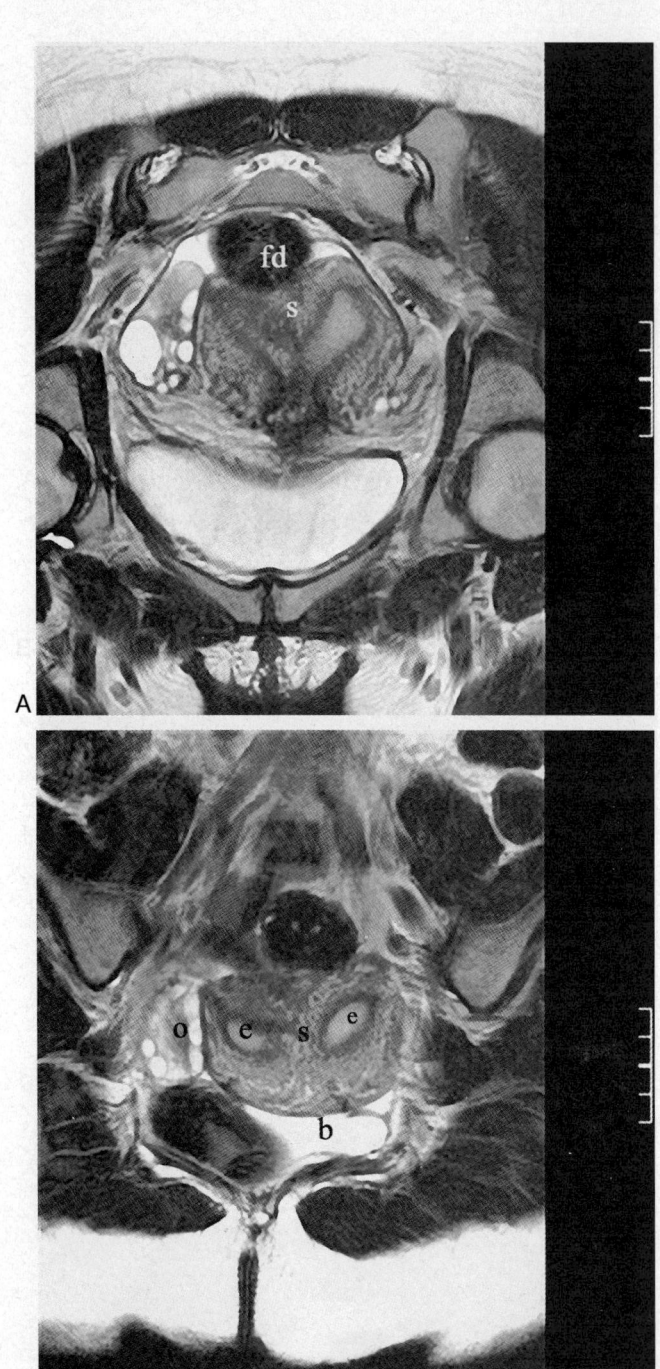

图31-7　纵隔子宫。A. 斜冠状T2加权像显示较浅的宫底畸形（fd）和肥厚的肌性纵隔（s）延伸至子宫下段。B. 斜轴位T2加权像显示肌性纵隔（s）和内膜管（e）。图中亦可见膀胱（b）和正常卵巢（o）。

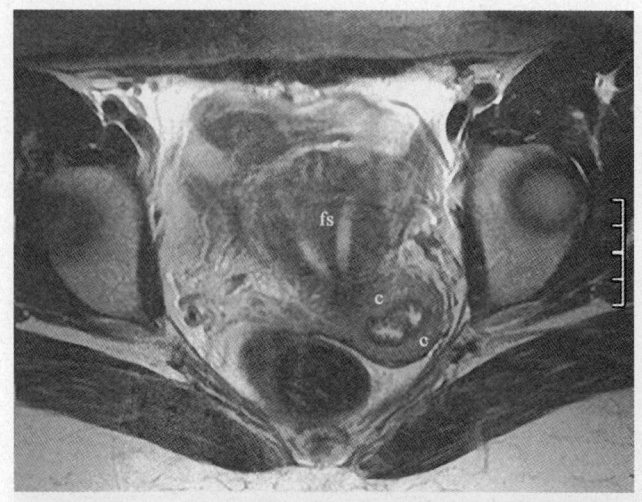

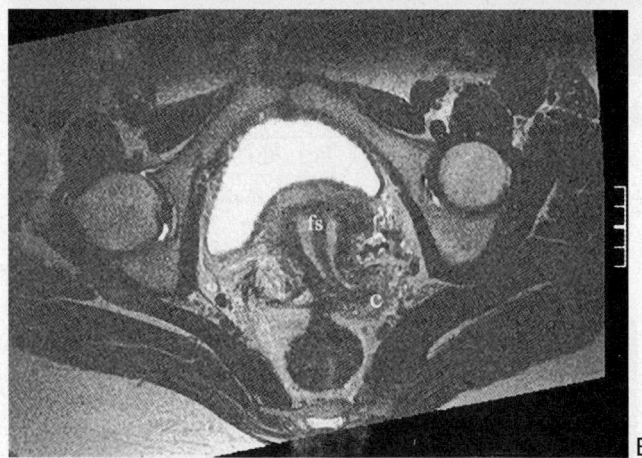

图31-8　纵隔子宫。该患者的子宫在重建的斜轴位T2加权像上显示最为清晰（A，B），可见一低信号的纤维性纵隔（fs）延伸至宫颈（c）。

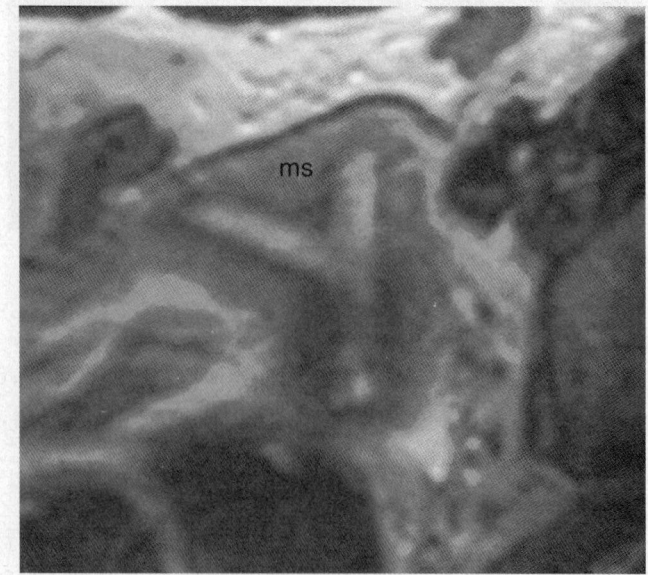

图31-9　纵隔子宫。通过宫颈的斜冠状T2加权像显示肌性纵隔（ms）最清晰。

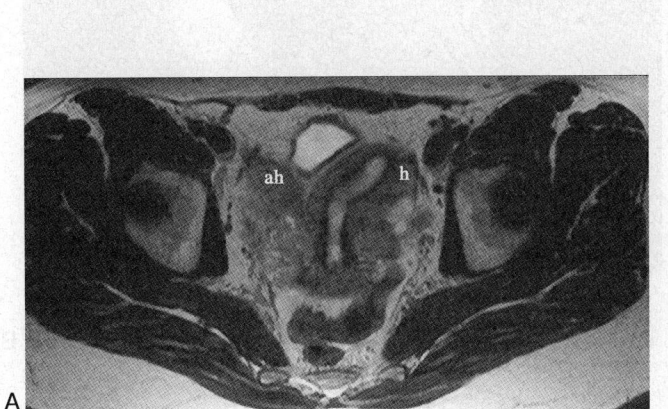
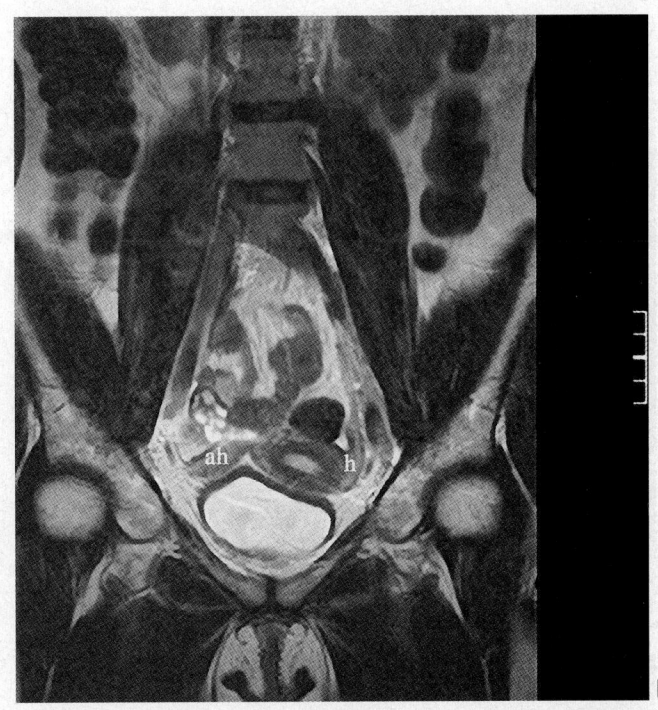

图 31-10 双角子宫，右角（ah）闭锁。轴位（A）及冠状位（B）T2 加权像显示正常表现的左侧宫角（h）和右侧的闭锁宫角，内部无内膜及交界层的特征性信号。

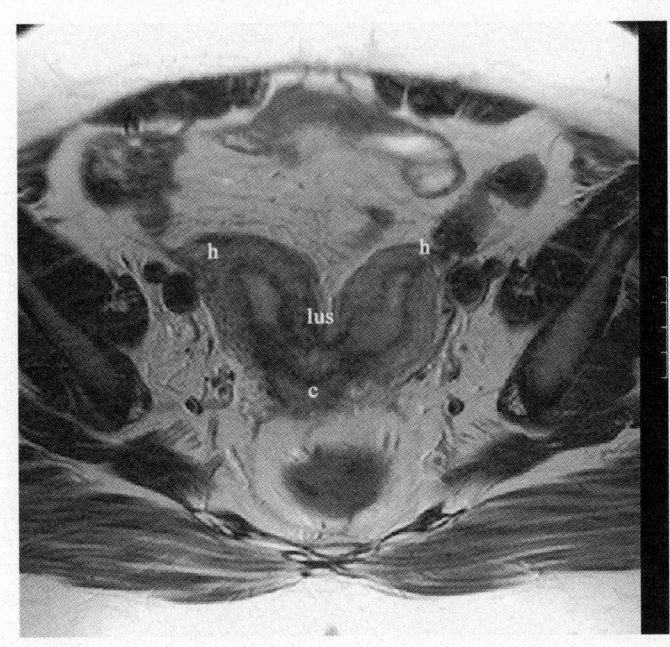

图 31-11 双角子宫。通过子宫的冠状面图像显示两个宫角（h）之间的较大裂隙，两者在子宫下段（lus）处汇合为一个宫颈（c）。

生殖管道获得性异常

在生殖系统中，需要影像学辅助确定最佳处理方式的最常见的获得性异常包括平滑肌瘤和子宫腺肌病。

子宫腺肌病

MRI 能够准确地判断弥漫性或局灶性子宫腺肌病。在弥漫性子宫腺肌病中，交界层的厚度及信号特征会发生变化。如果交界层厚度超过 10~12mm，应考虑存在子宫腺肌病。子宫收缩[5]引起的交界层节段性增厚十分罕见，因此厚度测量值十分可靠。当出现子宫腺肌病时，T1 或 T2 加权像交界层可能含有明亮或高信号区，代表相应区域出血[6]（图 31-14 至图 31-17）。

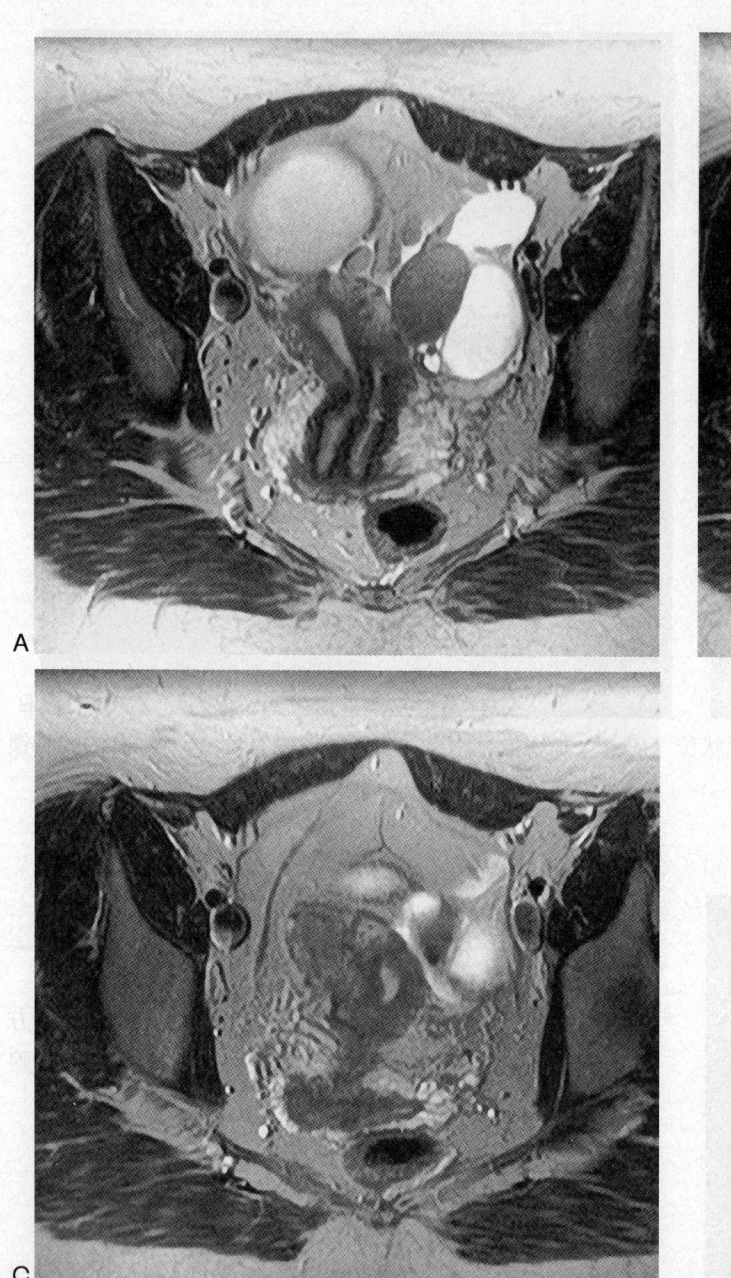

图 31-12 双子宫。系列轴位图像（A-C）显示两个宫腔和宫颈。

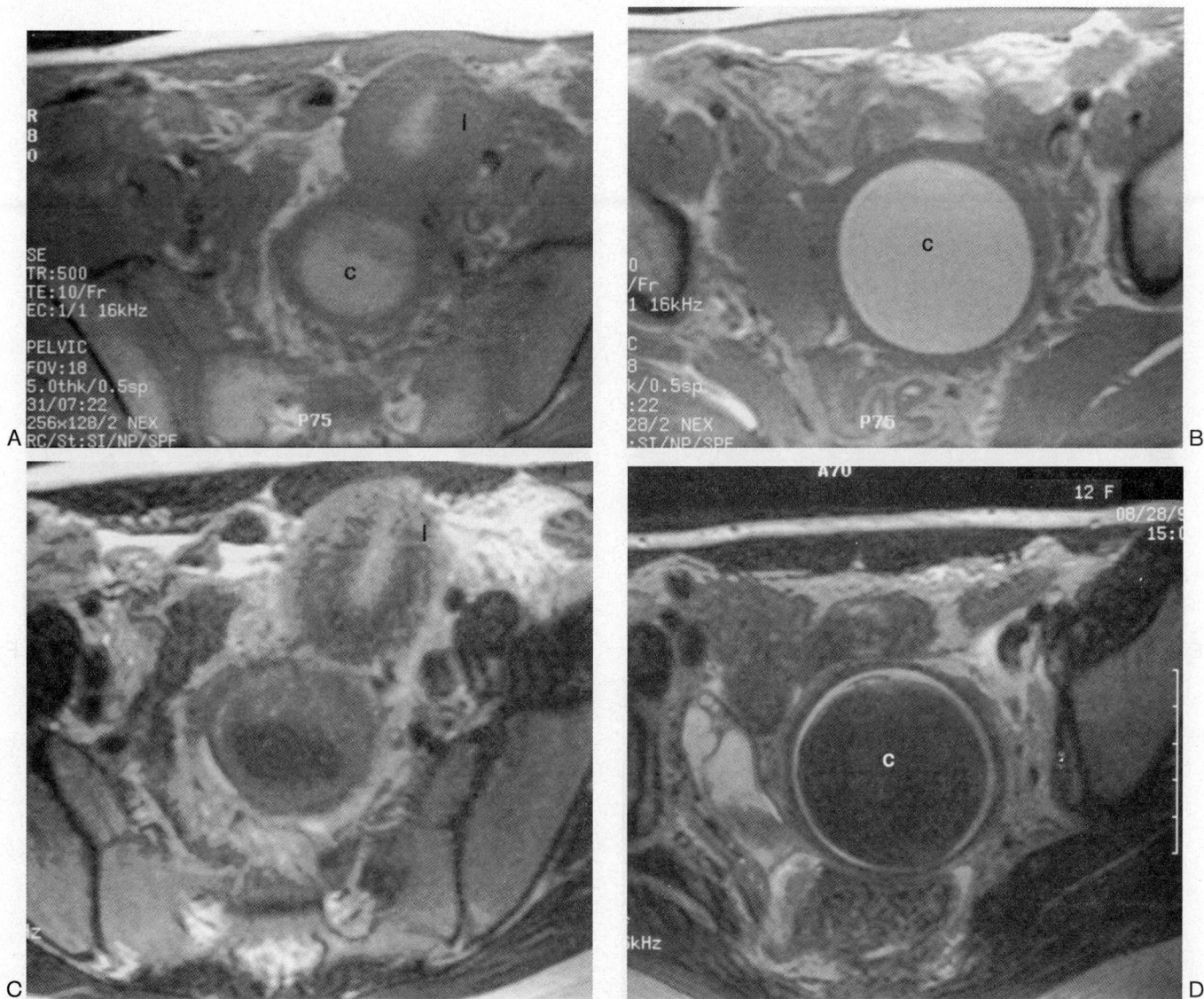

图31-13 双子宫合并处女膜闭锁和右侧子宫（r）闭锁。A. 轴位T1加权像宫颈管（c）内见高信号区；B. 通过低水平层面图像；C和D（与A、B同层面的轴位）以及E（通过宫颈和阴道矢状位）和F、G（通过宫颈和阴道冠状位）的T2加权像显示宫颈及阴道扩张，中央为血液，周边为肌壁（如图B和D）；G同样包括两个子宫，左侧（l）和右侧（r）。宫颈及阴道内血液信号的强弱取决于出血的时间以及血液成分的氧化产物（参见正文）。 （续）

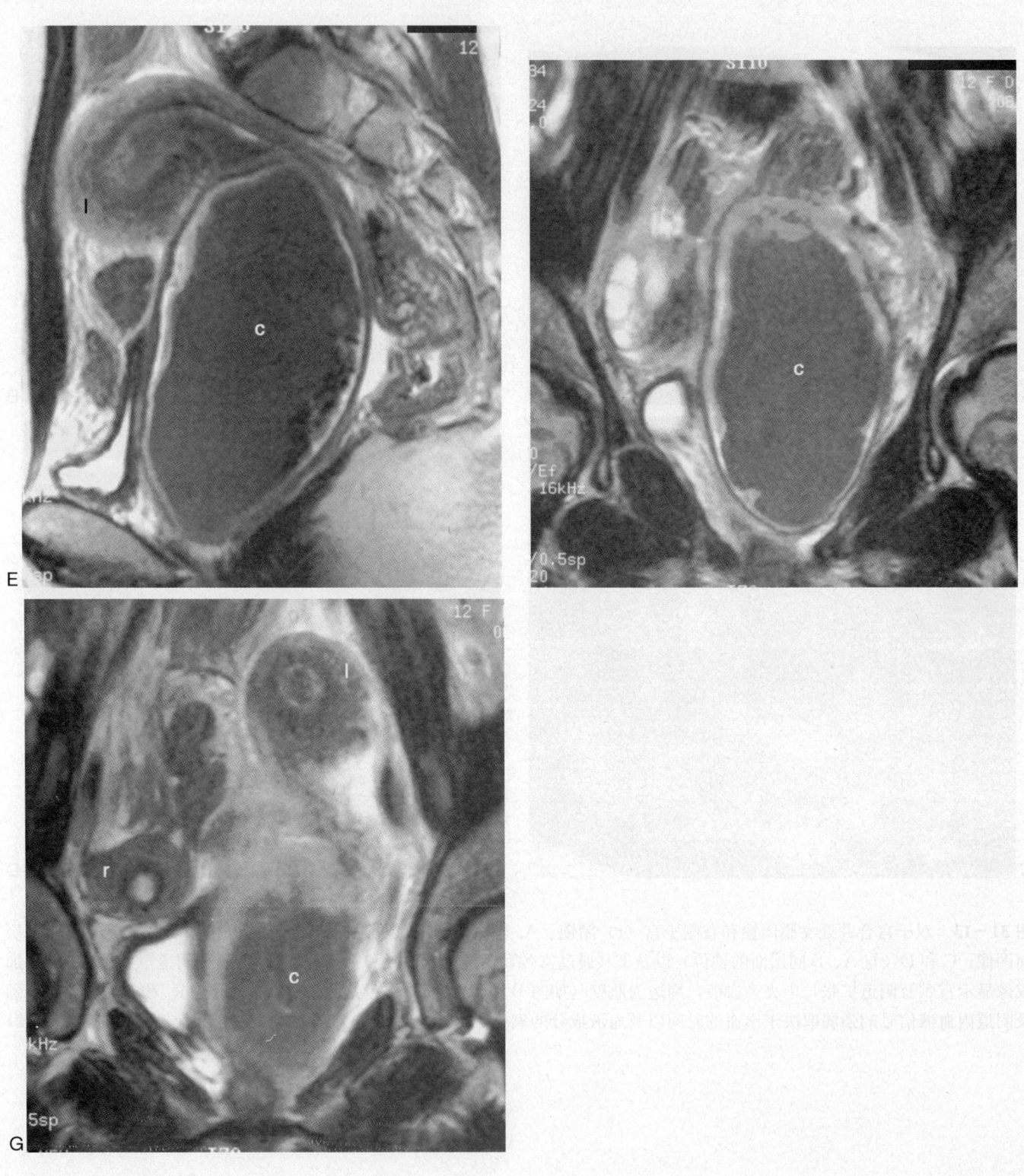

图 31-13（续）

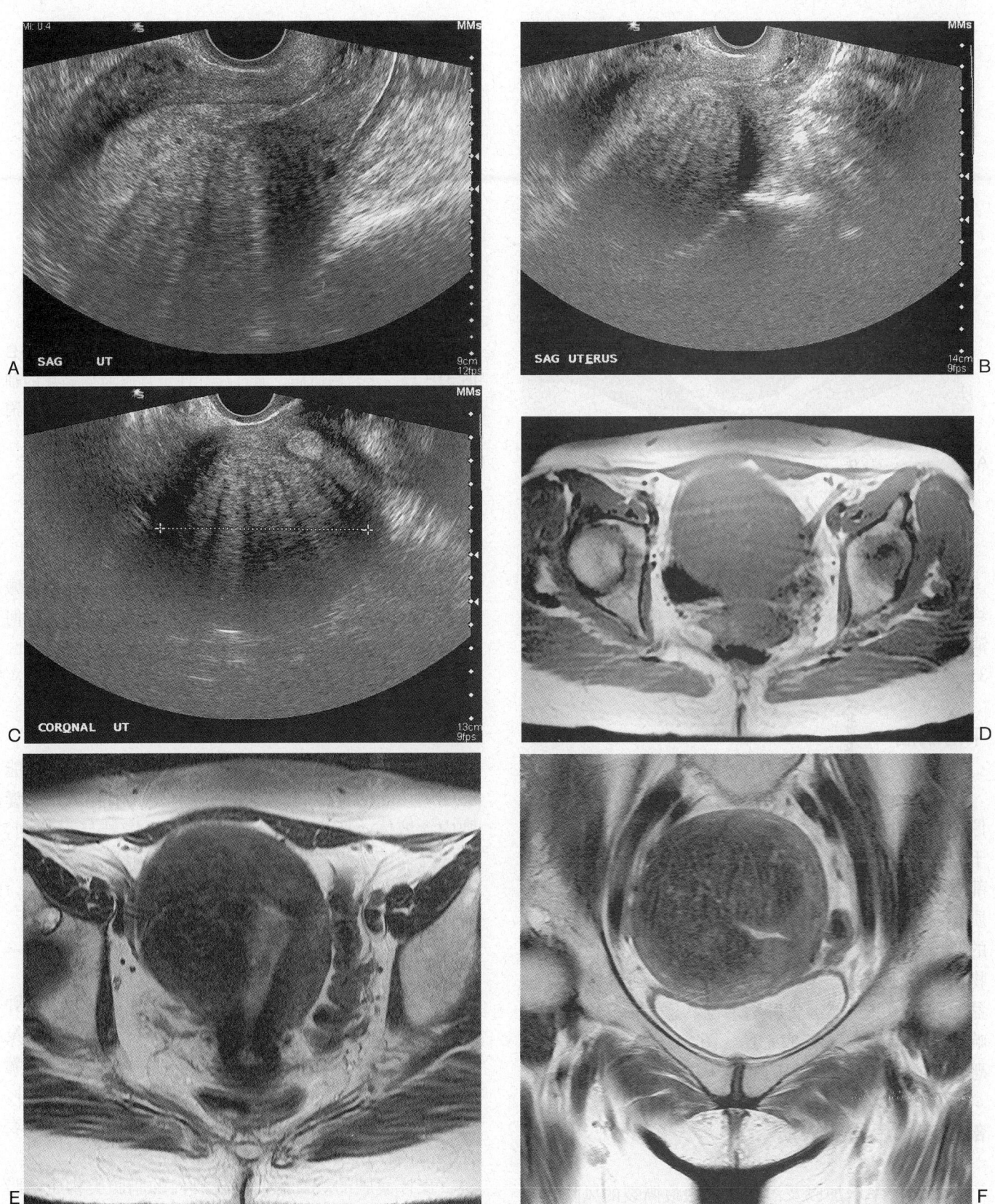

图 31-14 子宫腺肌病。矢状（A，B）及冠状（C）经阴道超声显示局灶性异常回声，考虑存在子宫纤维肌瘤。同一患者的轴位 T1 加权像（D）、T2 加权像（E）和冠状位 T2 加权像（F）显示为子宫腺肌病改变，局部出现低 T2 信号区并且内部包含点状高 T1 和高 T2 信号，与血液分解产物相对应。注意病变区交界层边界不清。

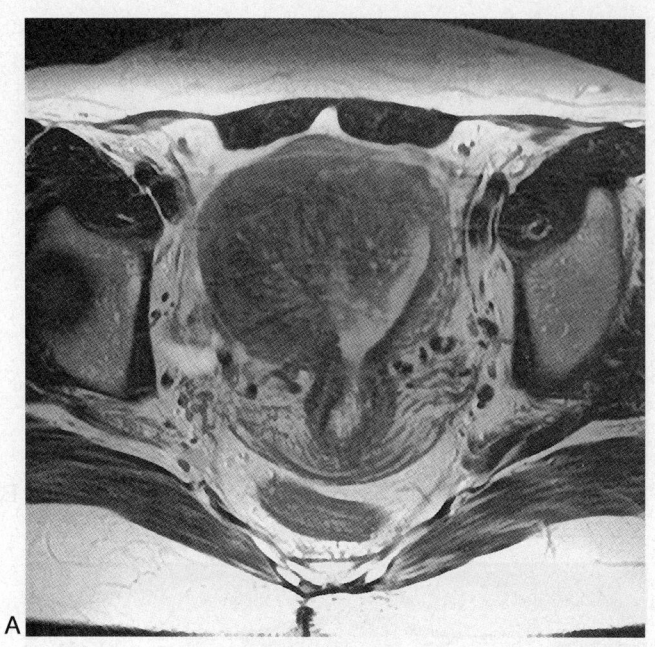
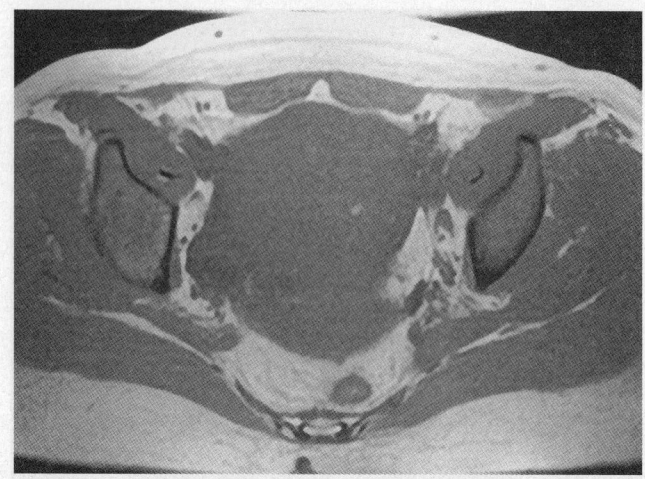

图 31-15　子宫腺肌病。通过局灶性子宫腺肌病病灶的轴位 T2 加权像（A）和 T1 加权像（B），显示局部交界层消失及点状高信号。

局灶性子宫腺肌病可能显示为局部肿物，信号不均且强度低，类似平滑肌瘤。但是，内膜异位边界不清，代表腺肌增生病变与子宫肌壁交错生长（参见图 31-15）。

平滑肌瘤

子宫平滑肌瘤为良性肿瘤，具有典型的 T2 加权像特点。肿瘤与周围肌壁组织分界清晰，信号强度低于周围肌壁，接近于交界层信号强度。变性的肌瘤内部含有血液、血液分解产物、黏液、玻璃样变性物质，因此信号不均匀。尽管 MRI 能够鉴别复杂变性的肌瘤与"典型"肌瘤，但是无法区分变性肌瘤内部物质的具体成分。MRI 同样能用于鉴别肌瘤与其他盆腔肿物，并且能够将肿物定位，这些信息可能会影响肿物的治疗[7]（图 31-18，图 31-19）。但是，良恶性肿物的鉴别尚无明确标准。

剖宫产术后局部缺损

剖宫产率增加以及潜在切口瘢痕撕裂的风险增加了人们对于采取 MRI 检查的兴趣，不过这方面的临床 MRI 诊断报告并不明朗。MRI 能够辨认手术部位的切口瘢痕或肌壁缺损（图 31-20）。但是，关于瘢痕的 MRI 特征与其对将来妊娠可能的影响之间是何种关系，目前尚无明确数据。

宫颈异常

宫颈组织的成分与子宫相似。使用 MRI 检查能够明确诊断的良性病变为宫颈腺囊肿。因为宫颈腺囊肿内含液体，所以在 T2 加权像上的信号与水相同，形成与周围组织的强烈对比（图 31-21）。

卵巢

正常卵巢的辨认主要通过卵泡及卵巢内的小囊肿来实现的（图 31-22，亦可参阅图 31-1）。卵巢 MRI 检查的主要适应证是鉴别持续存在的生理性囊肿与病理性囊肿。出血性囊肿为 T1 加权像高信号，且在抑脂成像后信号强度仍不改变。这些高信号代表在囊泡内存在积血或蛋白类物质（图 31-23）。

皮样囊肿的辨认主要通过囊内的脂肪类物质，脂肪的 MRI 特征是某一成像序列为高信号（明亮），而抑脂成像后信号减低（黑暗）（图 31-24）。

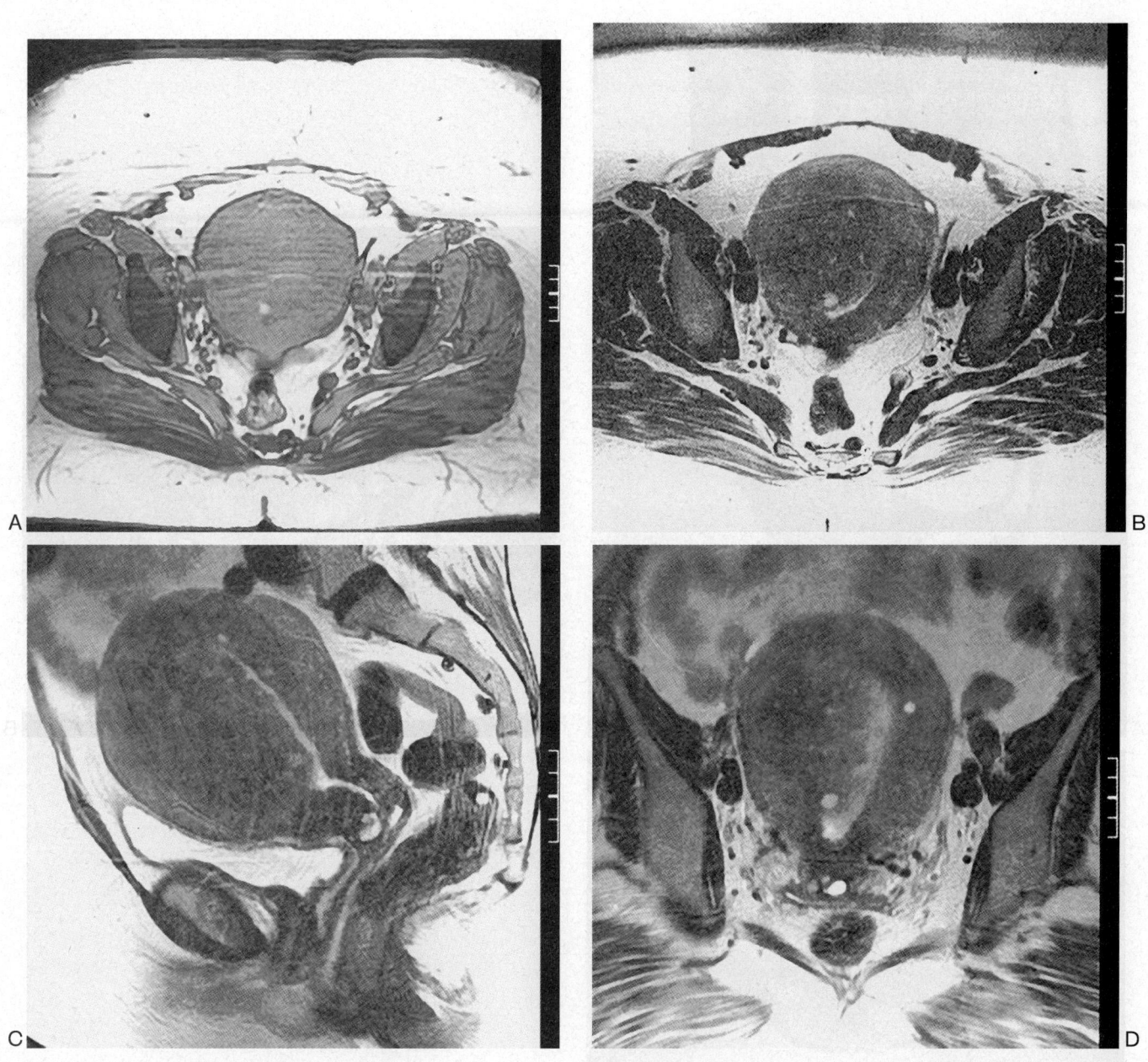

图 31-16 弥漫性子宫腺肌病。子宫腺肌病侵及子宫大部分区域。轴位 T1 加权像（A）、T2 加权像（B）、矢状位 T2 加权像（C）和冠状位 T2 加权像（D）图像显示病变区交界层消失，T1 和 T2 加权像上均可见点状高信号区，代表血液分解产物。

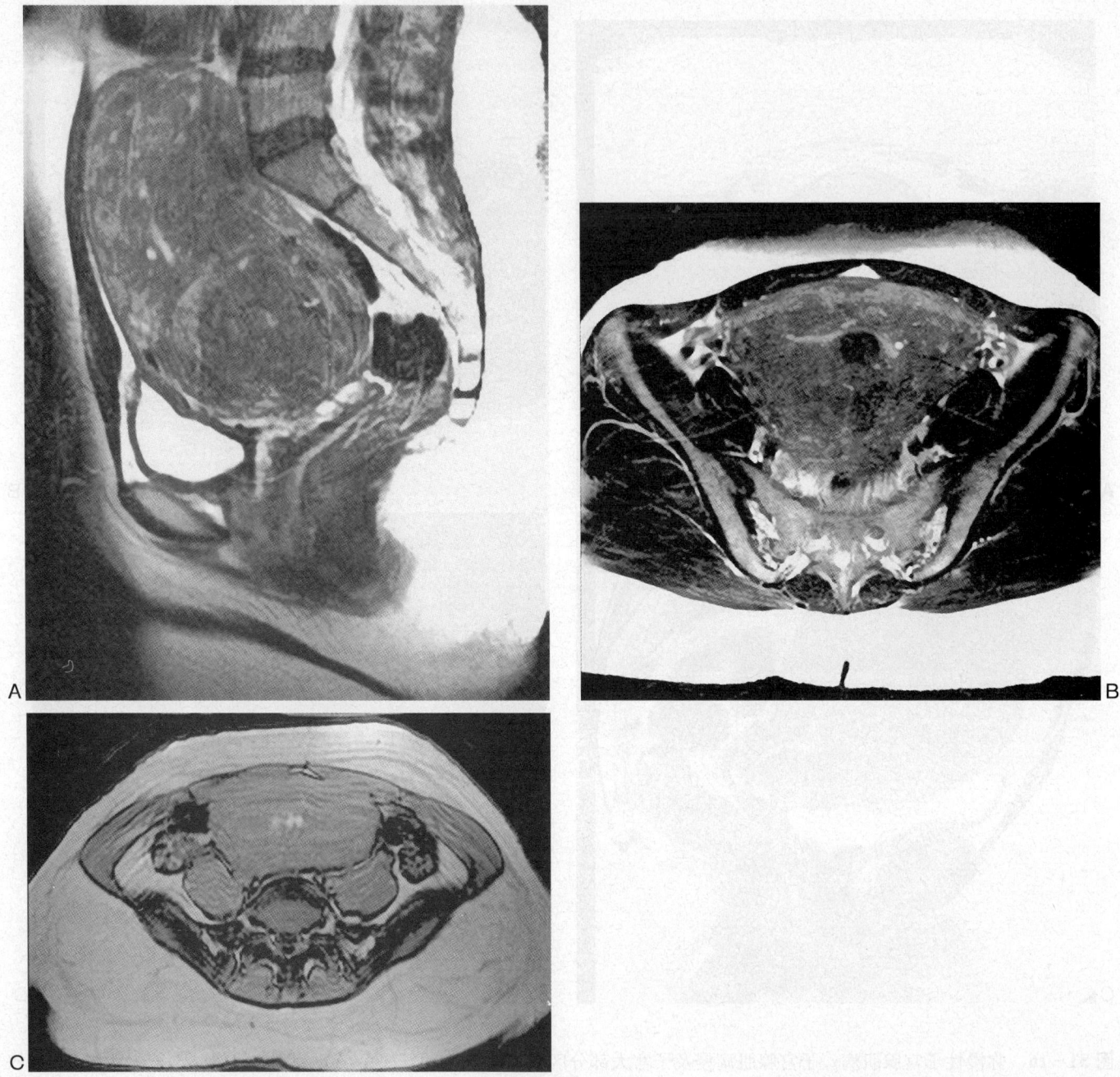

图31-17 弥漫性子宫腺肌病。矢状位T2加权像（A）和轴位T1加权像（B）显示病变呈弥漫性子宫浸润，C. 轴位T1加权像显示点状高信号区。

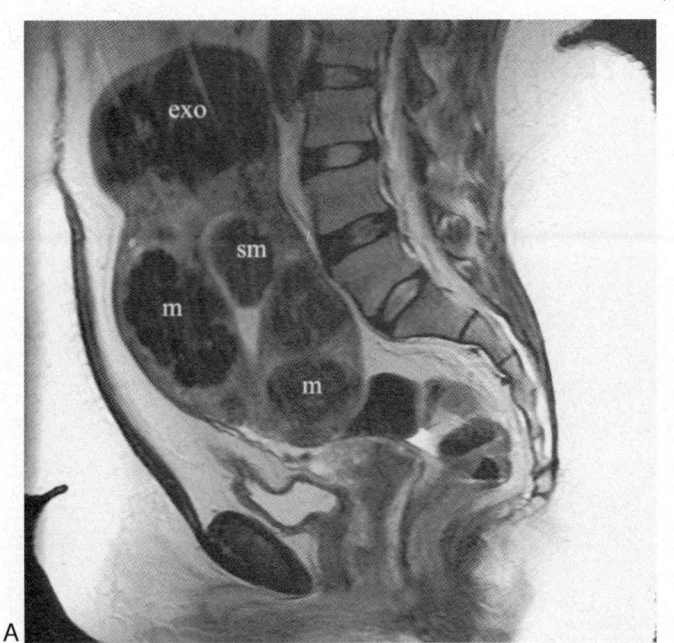
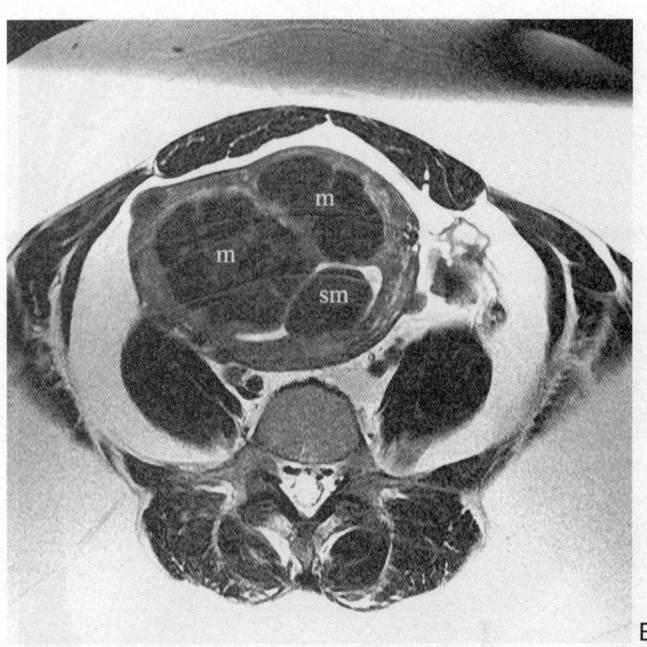

图 31-18 纤维肌瘤。矢状位（A）及轴位（B）T2 加权像显示子宫多发纤维肌瘤，与肌壁相比为低信号，分布遍及子宫各处，包括黏膜下（sm）、肌壁间（m）和外生性（exo）肌瘤。

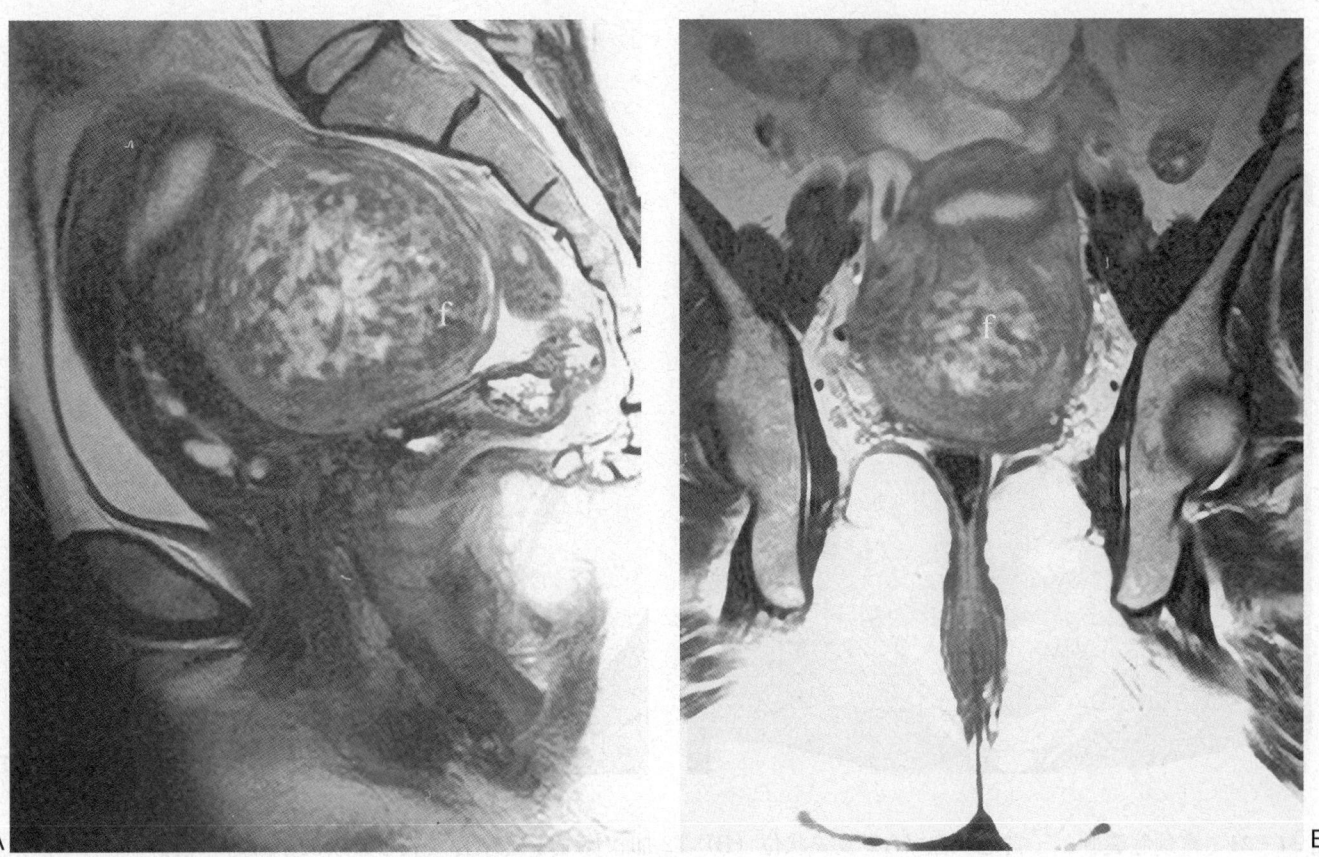

图 31-19 纤维肌瘤。矢状位（A）及冠状位（B）T2 加权像显示子宫肌层的纤维瘤（f），内部出现的高信号区代表子宫内部病变。

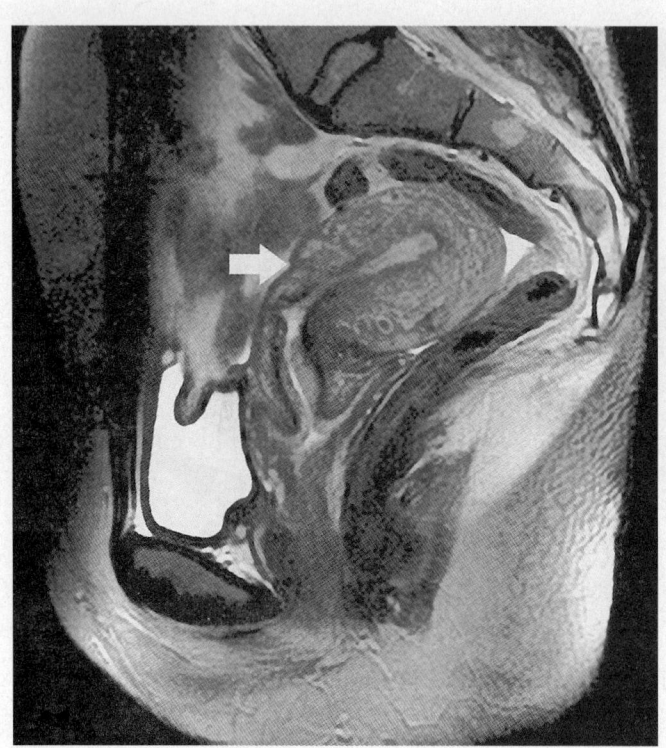

图 31-20 剖宫产后肌壁缺损。矢状位 T2 加权像显示子宫下段局部轮廓变形（箭头）。

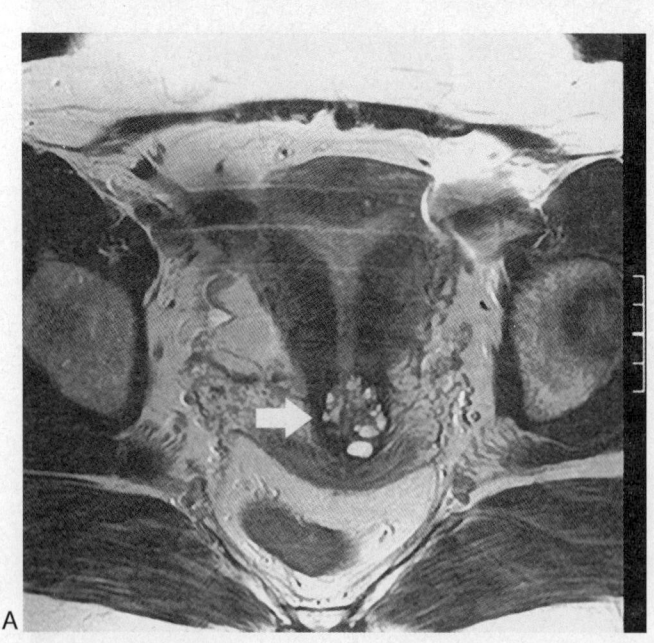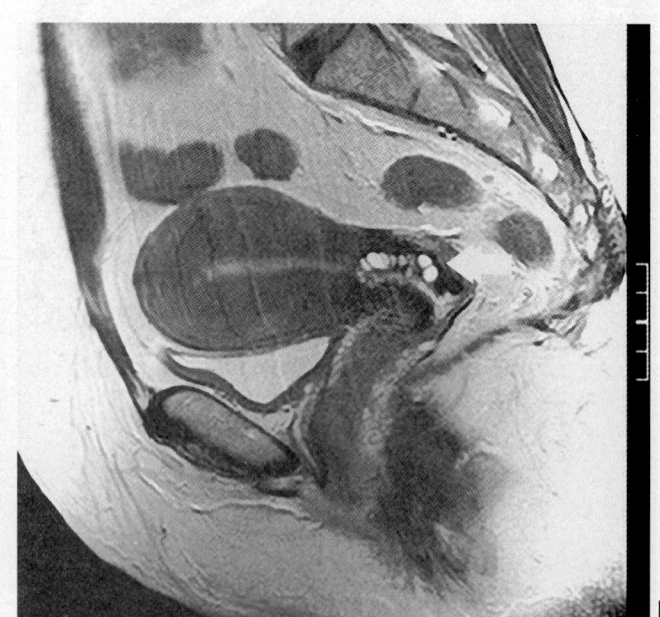

图 31-21 宫颈腺囊肿。子宫冠状位（A）及矢状位（B）T2 加权像显示宫颈管内成串排列的小囊肿（箭头）。

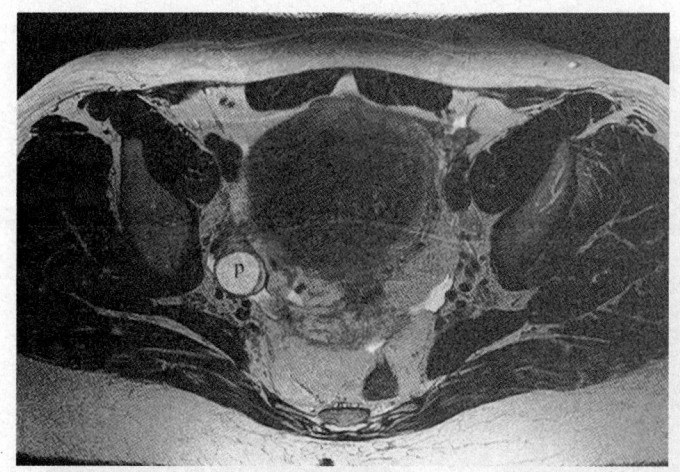

图 31-22 卵巢。通过盆腔轴位 T2 加权像显示卵巢内正常生理卵泡（p）。

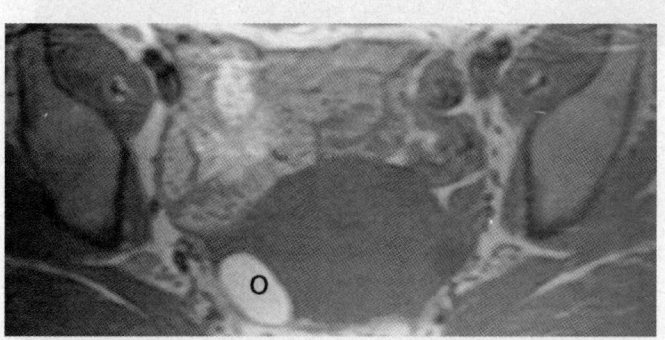

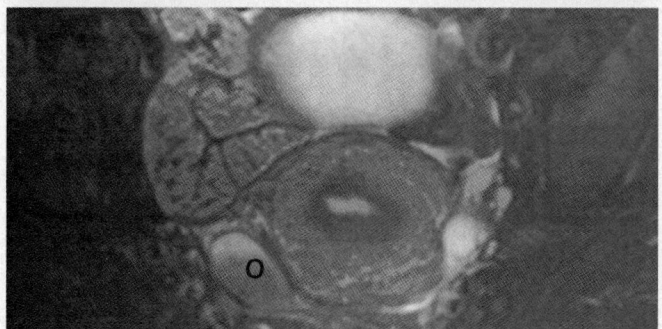

图 31-23 卵巢囊肿内出血产物。右侧卵巢囊肿（o）内出血物质在轴位 T1 加权像上为高信号（上图）。T2 加权像（下图）呈梯度分布的信号逐渐缺失，称作阴影，代表了梯度分布的血液分解产物。同样，T2 加权像的改变见于子宫腺肌瘤或更为陈旧的卵巢囊肿内出血。

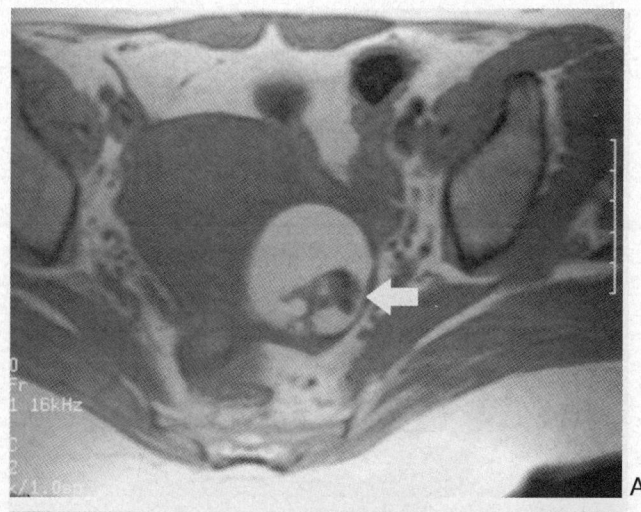

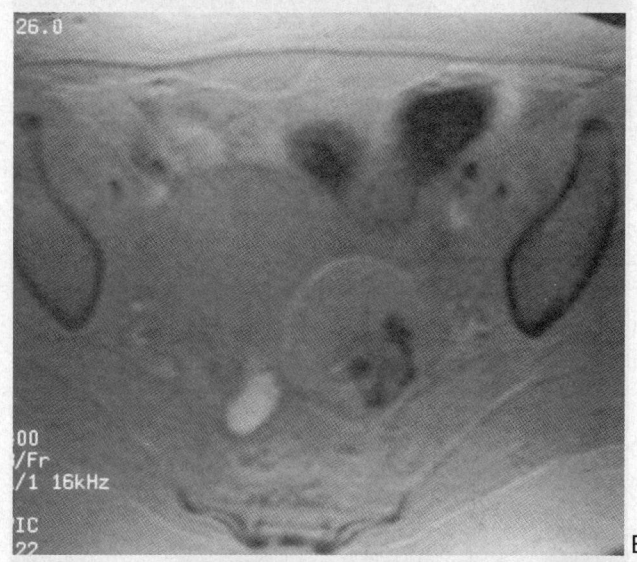

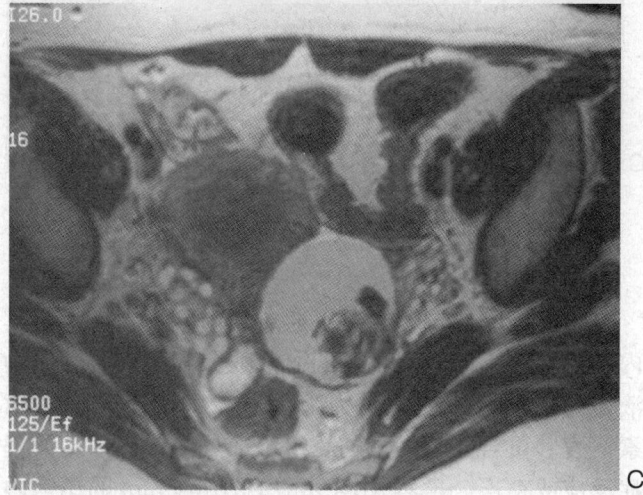

图 31-24 皮样囊肿。盆腔轴位图像显示左侧附件区包块，T1 加权像（A）为高信号，T2 加权像（C）病变中央呈叶脉样低信号（箭头）。T1 加权抑脂序列成像（B）显示高信号成分消失，代表其为脂肪组织。根据这些特点诊断为皮样囊肿。

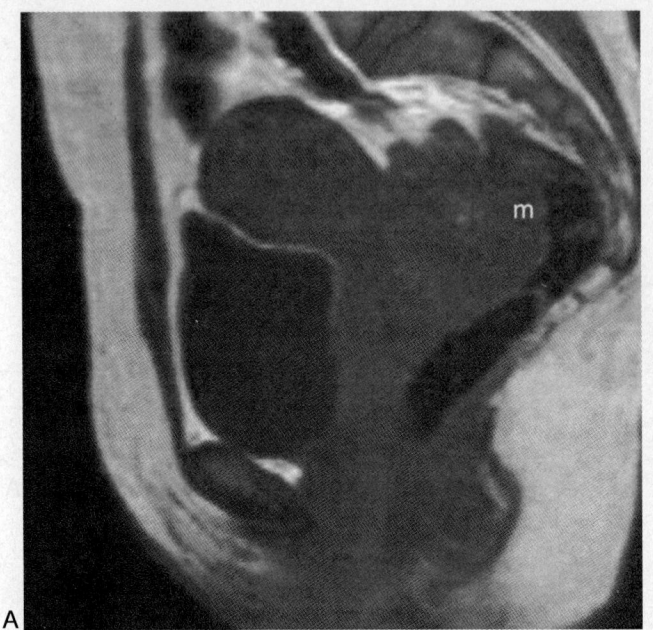

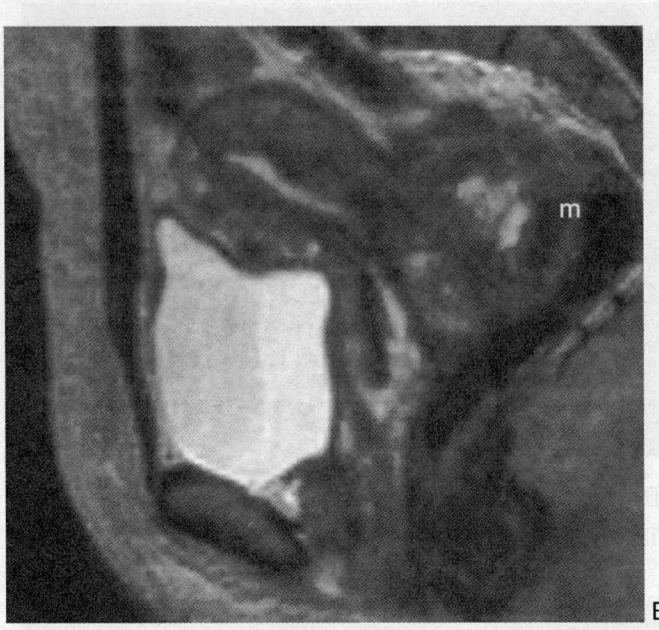

图 31-25 子宫内膜异位症。矢状位 T1 加权像（A）和 T2 加权像（B）显示后穹窿窝软组织信号肿物（m），两个成像序列上均可见病变内部小的高信号区。C. 静脉注射钆后的通过这一组织的不加权像显示增强。

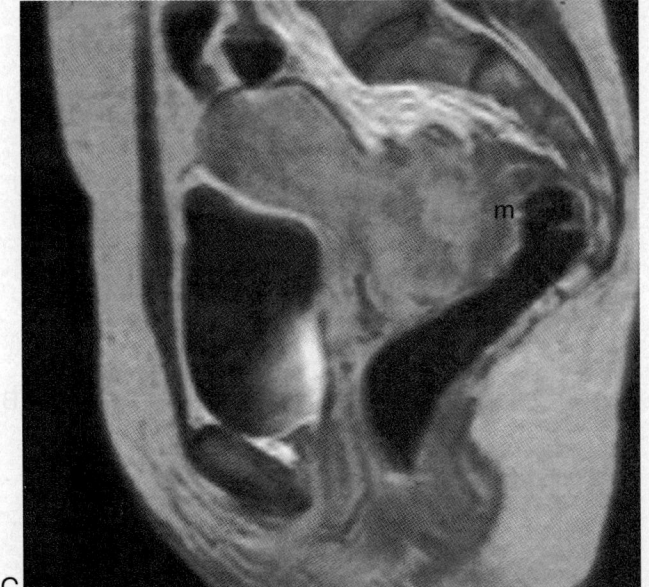

子宫内膜异位囊肿可以通过囊内容物来辨认，其内容物包括不同时间积聚的血液成分和蛋白质性质的液体。通常囊肿的周围为暗信号带，代表含铁血黄素。囊肿可合并较大量的软组织成分，代表伴随的炎症反应或粘连。虽然 MRI 可发现小至 5mm 的子宫内膜瘤，但是却无法确认腹膜的片状受侵病灶（图 31-25，图 31-26）。

腹膜包涵性囊肿，卵巢通常位于盆腔液体之外，积液呈包裹分叶状（图 31-27）。MRI 也可判断肿物的潜在恶性，其诊断标准与超声诊断标准类似。

尿道

慢性盆腔痛有多种潜在的致病原因。MRI 可帮助明确病因，常用于评价引起慢性盆腔痛的子宫腺肌病或子宫内膜瘤。偶尔，可发现尿道憩室，也有观点认为尿道憩室也可能引起疼痛综合征。

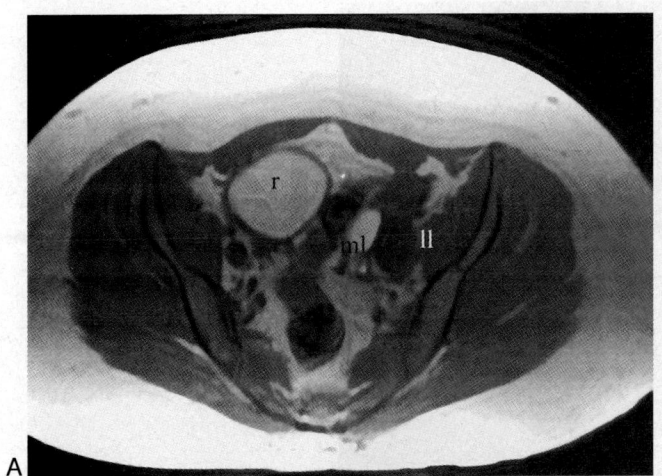
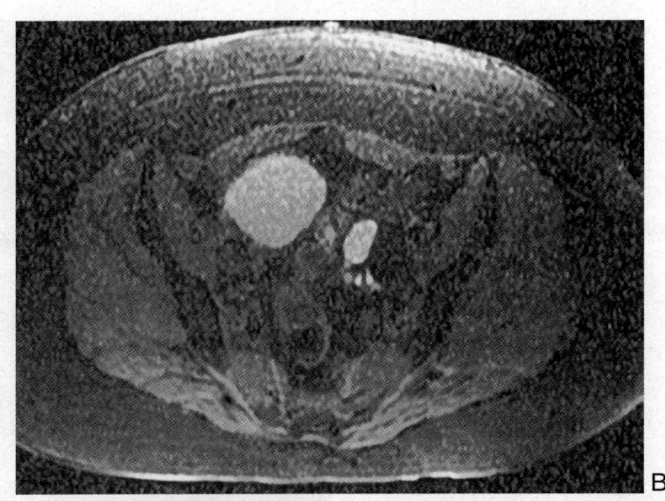
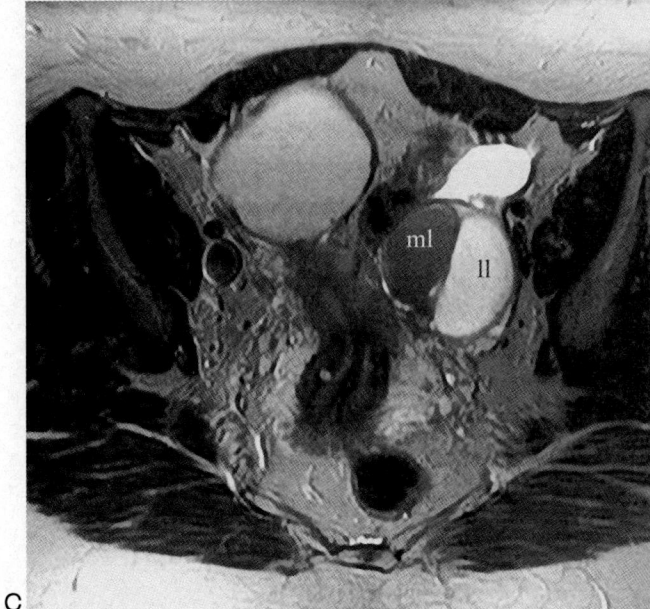

图 31-26 子宫内膜瘤。A. 通过盆腔的轴位 T1 加权像显示右附件区异常高信号积液（r），左侧附件区同样见两个高信号囊腔，分别位于内侧（ml）和外侧（ll）。B. 抑脂 T1 加权像显示右侧积液区信号无改变，左附件区内侧囊腔为高信号，而外侧囊腔信号减低。因此右侧积液（r）及左附件区内侧囊腔内（ml）高信号并非脂肪组织。C. 同一平面的轴位 T2 加权像，信号的特征取决于血液降解产物积聚时间的长短（参见正文）。

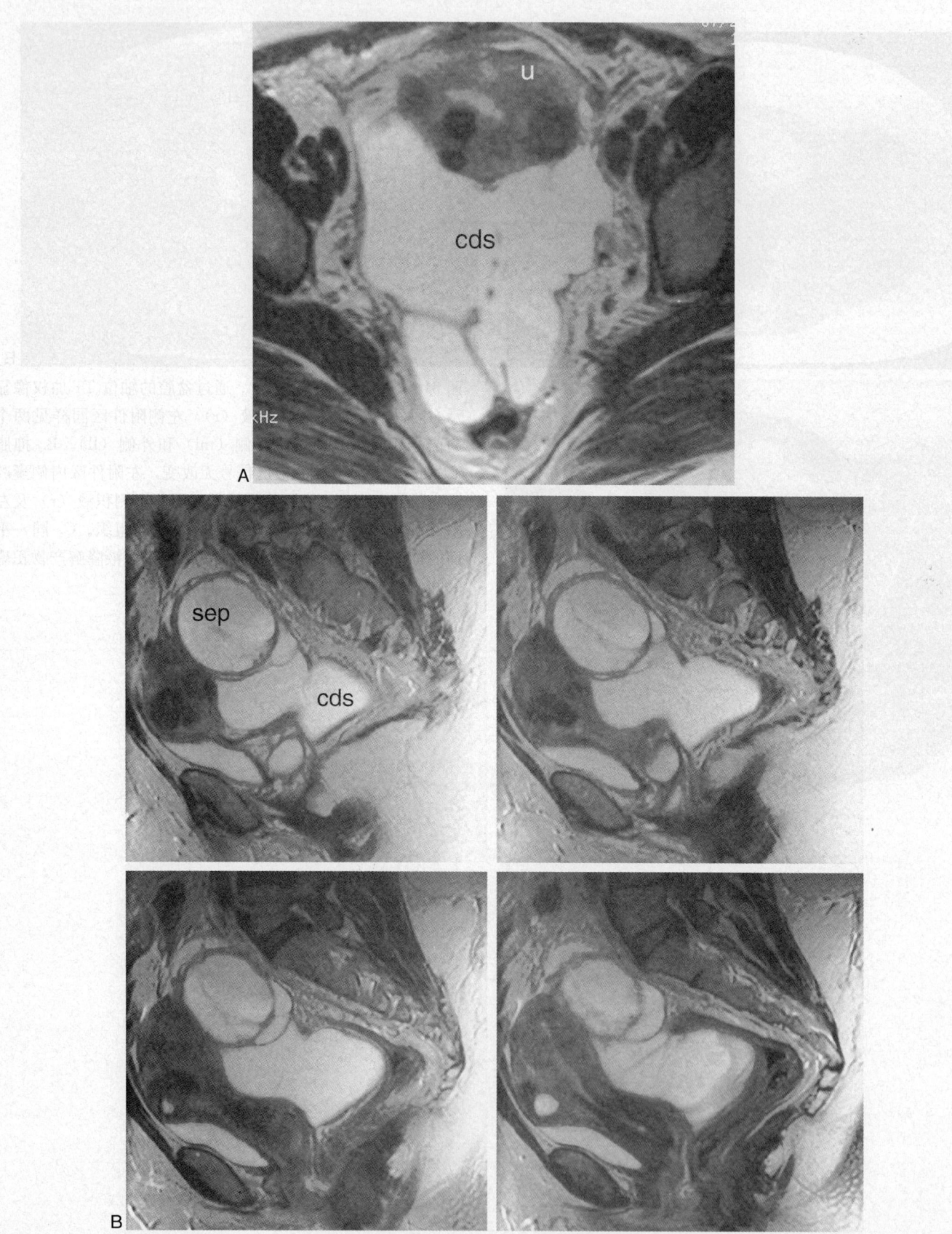

图 31-27 腹膜包涵性囊肿。轴位（A）和多个矢状位（B）T2 加权像显示后穹窿窝积液（cds），液体内见多次分隔。静脉注入造影剂（钆）前后，轴位 T1 加权抑脂序列像（C）显示分隔（sep）和子宫（u）强化，而液体无增强。（续）

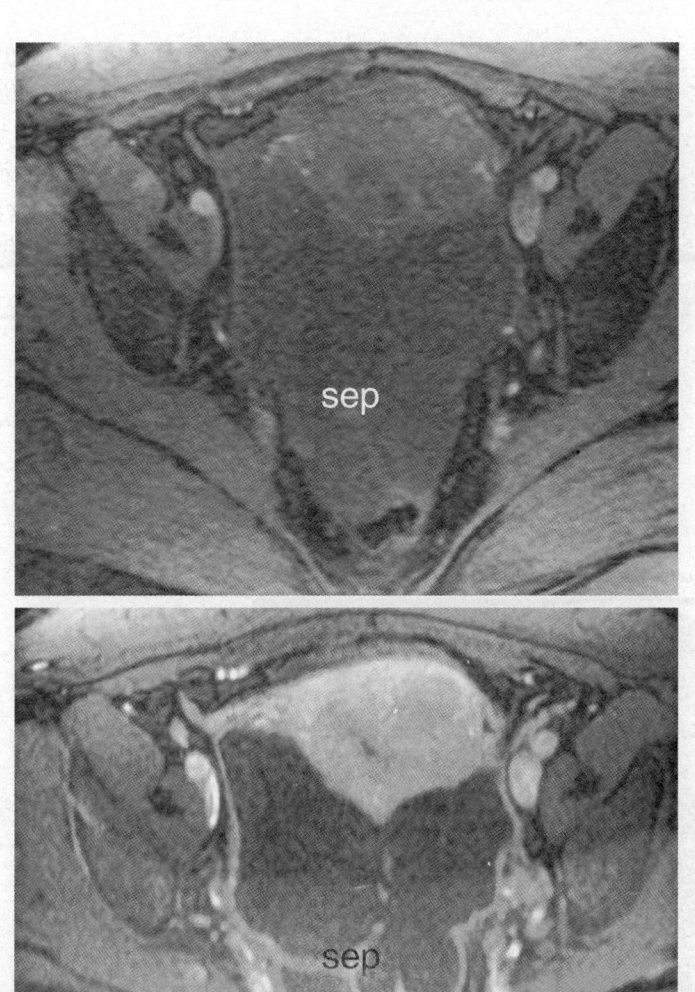

图 31-27 （续）

尿道憩室表现为尿道附近的液体聚集（图 31-28）。有时，可显示憩室与尿道相通的颈部。偶尔，憩室内为复杂性积液（常见蛋白类物质）。增强扫描下，只有憩室壁强化且壁上无任何结节，此时应考虑存在肿瘤。

=== 要 点 ===

- 当超声诊断不足或结论不明确时，MRI 是盆腔器官检查的极佳影像方法。
- MRI 特别适于诊断生殖道先天性异常。
- 当青少年患者出现急性腹痛和闭经时，MRI 有助于鉴别处女膜闭锁、阴道纵隔或先天性宫颈缺如。
- 与超声相比，MRI 诊断子宫腺肌症更加准确。

（崔立刚译 李 蓉校）

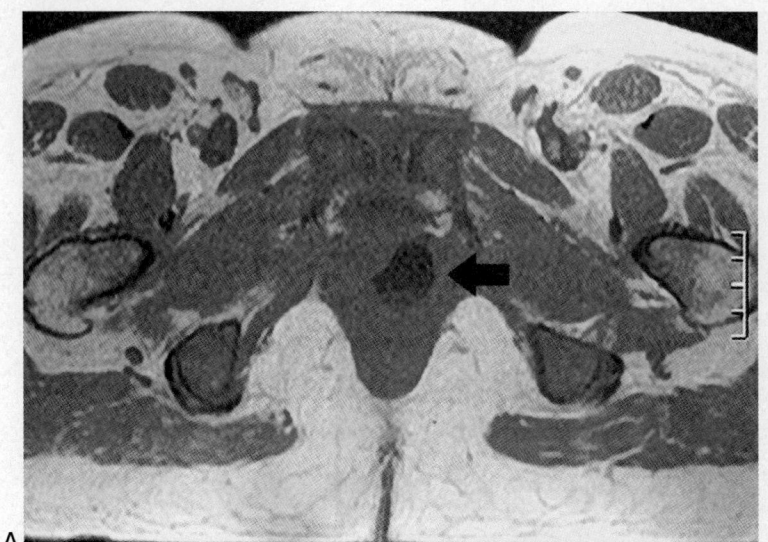
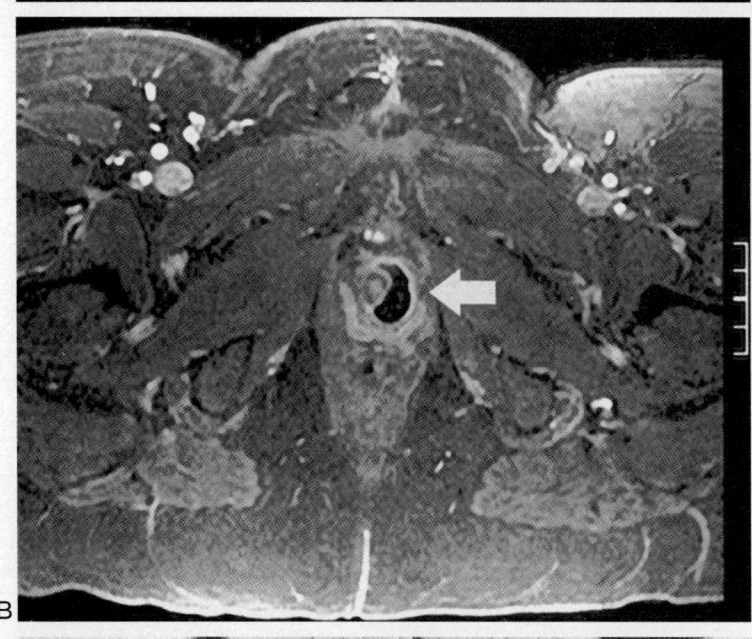
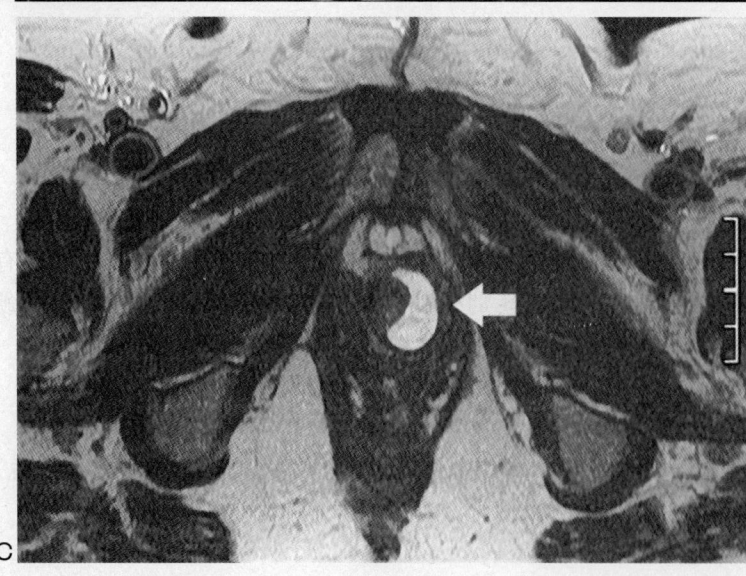

图 31-28 尿道憩室。A. 轴位 T1 加权像显示尿道的 12 点至 6 点位置存在尿道周围液体聚集（箭头），其中内容物呈低信号；B. 静脉注入钆剂，抑脂 T1 加权像显示周围增强；C. T2 加权像病灶内部为高信号。这些特征提示憩室内容物为液体（非血液或蛋白类物质）。液体内未见结节。

参考文献

1. Mitchell DG, Schonholz L, Hilpert PL, et al: Zones of the uterus: Discrepancy between US and MR images. Radiology 174:827-831, 1990.
2. McCarthy S, Tauber C, Gore J: Female pelvic anatomy: MR assessment of variations during the menstrual cycle and with the use of oral contraceptives. Radiology 160:119-123, 1986.
3. McCarthy S, Scott G, Majumdai S, et al: Uterine junctional zone: MR study of water content and relaxation properties. Radiology 171:241-243, 1989.
4. Brown HK, Stoll BS, Nicosia SV, et al: Uterine junctional zone: Correlation between histologic findings and MR imaging. Radiology 179:409-413, 1991.
5. Kang S, Turner DA, Foster GC, et al: Adenomyosis: Specificity of 5 mm as the maximum normal uterine junctional zone thickness in MR images. Am J Roentgenology 34:1157-1182, 1996.
6. Togashi K, Nishimura K, Itoh K, et al: Adenomyosis: Diagnosis with MR imaging. Radiology 166:111-114, 1988.
7. Weinreb JC, Barkoff ND, Megibow A, Demopoulos R: The value of MR imaging in distinguishing leiomyomas from other solid pelvis masses when sonography is indeterminate. Am J Roentgenology 154:295-299, 1990.

第六部分 不孕与反复性流产

32 癌症患者生育力的保护

Mohamed A Bedaiwy, Tommaso Falcone, Jeffrey M. Goldberg, Marjan Attaran, and Ashok Agarwal

引言

目前对恶性肿瘤多采用侵袭性治疗，而许多带瘤生存的患者处于生育年龄并希望拥有正常的生活。因此，生育能力的保护已日渐成为一个重要议题。除此之外，癌症治疗之后相关产科异常，如早期妊娠丢失、早产及低出生体重儿等，也已受到关注[1]。

目前，已制定一些保护生育能力的措施，以保护或恢复因恶性肿瘤或其他系统性疾病，如狼疮而进行过化疗或放疗的患者的生育功能。辅助生育技术的发展，如卵巢组织冷冻和移植、卵母细胞冷冻以及新的促排卵方案，给那些因治疗而使生育功能下降的女性带来了希望。本章将对化疗/放疗引起的性腺毒性的病理生理表现以及生育力保护技术的适应证和结局进行综述。

患者人群

患者人群由希望保留未来生育功能的男性和女性癌症患者组成。儿童期恶性肿瘤相对少见，在美国每年每100 000名儿童中只有14名患病，而其中约80%可以生存至成年。其中最常见的儿童期恶性肿瘤为急性淋巴细胞性白血病、中枢神经系统肿瘤和淋巴瘤。在青春期阶段，骨肉瘤的发病率也升高。在20世纪早期，肉瘤和胚胎癌的发病率也增加[1]。在成年人中，癌症的好发部位依次为肺、结肠、直肠和乳腺，而后者在女性中最常见。妇科恶性肿瘤、淋巴瘤（包括霍奇金病）、黑色素瘤和膀胱癌也较常见。所有这些肿瘤的主要治疗方法包括手术、化疗和放疗。

卵巢暴露于化疗药物后，众所周知的结果是卵巢早衰。对性腺有毒副作用的化疗药物被用于治疗育龄期的大量恶性或非恶性疾病。虽然有一些关于不满16岁女孩癌症治疗前要求生育力保护的报道，但是育龄妇女中最常见的需要立即生育干预的恶性肿瘤是乳腺癌[2,3]。据估计，约15%的女性乳腺癌患者年龄低于40岁[4]。

另外，众所周知，卵巢暴露于放射线也会引起性腺早衰。一般来说，对于儿童期及青春期患者，由于他们的一些器官组织发育尚未成熟，故放疗应慎用[1]。盆腔放射治疗多针对一些实体肿瘤的局部病灶控制，包括膀胱、直肠、子宫、宫颈和阴道的肿瘤。所有这些肿瘤多见于成年女性。宫颈癌是最常见的发生于育龄期妇女需要保留生育功能措施的恶性肿瘤。据统计，在美国近期诊断为宫颈癌的13 000例患者中，50%的患者年龄小于35岁[5]。

化疗和卵巢损害

化疗介导的性腺毒性范围不一。能引起卵巢早衰的细胞毒性药物治疗后的卵巢组织切片分析显示卵泡发生数量减少、卵泡缺乏，甚至纤维化等一系列变化。由于许多因素会对卵巢产生毒性，因此很难确定化疗引起卵巢早衰的确切发生率。

细胞毒性药物的靶标

细胞毒性药物会破坏成熟卵泡、影响卵泡成熟并损毁原始卵泡。成熟卵泡的破坏会引起一过性闭经，而原始卵泡的破坏会引起卵巢早衰，继而引起永久闭经。

某些细胞毒性药物的原始靶细胞是颗粒细胞或

卵母细胞。由于这两种细胞在结构与功能方面关系密切，一种细胞被破坏，另一种细胞也会受损，所以很难精确判断哪种细胞是细胞毒性药物最初的靶细胞。

化疗期间发生的月经异常并不总是因对卵巢的直接毒性作用所致。严重的疾病、营养不良、心理和生理焦虑都会干扰下丘脑-垂体-卵巢轴的正常功能。短期月经周期改变也可由于生长卵泡被破坏所致，而与原始卵泡的破坏关系不大。由于原始卵泡发育至排卵阶段大约需要85天，故所有生长中卵泡的破坏均会至少推迟月经3个月。

性腺破坏的危险因素

性腺损害的最重要的危险因素包括患者的年龄、药物类型和药物的累积用量。患者随着年龄增加，性腺损害的危险性也增加，这可能是由于其卵巢中存留的卵泡较年轻患者减少。有一项研究显示，在接受MOPP方案（氮芥＋长春新碱＋丙卡巴肼＋泼尼松）化疗的霍奇金病患者中，25岁以下的女性有25%发生继发性闭经，而25岁以上的女性患者有45%发生闭经[6]。另一项研究显示，MOPP方案化疗的患者中卵巢早衰发生率为61%[7]。

细胞毒性化疗药物对性腺的影响并不相同。细胞周期非特异性药物对性腺的毒性要强于细胞周期特异性药物（表32-1）。在细胞周期非特异性药物中，烷化剂对性腺的毒性最强。接受过大剂量烷化剂化疗的女性发生卵巢早衰的风险最大。这类药物中环磷酰胺毒性最强。

卵巢衰竭的预测

如不考虑患者的年龄或化疗药物的种类，并非所有接受联合化疗的女性都会发生卵巢早衰。有文献报道，大多数接受联合化疗和不包括卵巢部位的放疗的霍奇金病年轻女性患者仍能生育，但与对照组相比，其生育能力在较年轻时就开始下降[8]。一位患骨盆尤氏肉瘤的年轻女性，在经过14个疗程的烷化剂联合盆腔放疗发生卵巢早衰后，仍自然妊娠[9]。以上的例子说明化疗后是否会发生卵巢早衰很难预测，同时也很难评价保护卵巢功能的治疗措施的有效性。

表32-1 有性腺毒性的化疗药物*

高毒性
  烷化剂（细胞周期非特异性）
    氮芥类
      环磷酰胺
      美法仑
      苯丁酸氮芥
      氮芥
    亚硝基脲类
      卡莫司汀
      洛莫司汀
    烷基磺酸盐类
      白消安
  甲基肼衍生物（细胞周期非特异性）
    丙卡巴肼

中等毒性
  铂类
    顺铂
    卡铂
  抗生素类（细胞周期非特异性）
    多柔比星

低风险
  叶酸类似物（细胞周期特异性）
    甲氨蝶呤
  嘧啶类似物（细胞周期特异性）
    氟尿嘧啶
  抗生素（非细胞周期特异性）
    博来霉素
    更生霉素
  长春碱类（细胞周期特异性）
    长春新碱
    长春碱

* 女性性腺与男性性腺可能敏感性不同。许多药物有未知的危险性。

性腺功能受损的标记物

血清标记物

抑制素B、抗苗勒激素和促卵泡激素（FSH）已被用作评价化疗后卵巢功能的血清标记物，但是并不理想。抑制素B和抗苗勒激素由颗粒细胞分泌，垂体分泌的FSH受雌激素和抑制素B的抑制。肿瘤患者即使有正常的月经，若其血清FSH水平上升、抑制素B和抗苗勒激素下降，则提示卵巢储备功能下降。

青春期前的女孩癌症化疗后，抑制素 B 的分泌会出现短暂的抑制。因此，抑制素 B 和 FSH 水平的联合测定是评价青春期前癌症化疗女性对性腺毒性作用的潜在标记物[10]。

超声检查标志

另一种评价这些患者卵巢储备功能的方法是超声测定卵巢体积和窦卵泡数[11]。卵巢功能正常的癌症存活者，尽管其卵巢体积多小于对照组，但窦卵泡数量多为正常。

放射治疗及对盆腔器官的损伤

盆腔放射治疗会损害子宫和卵巢。放射治疗对卵巢的损害会引起生育能力下降和卵巢早衰[11-19]。放疗会影响子宫的发育和血流[20]。这些因素会显著影响随后的妊娠。

卵巢损害

卵巢卵泡对电离辐射引起的 DNA 损伤非常敏感。放疗会引起卵巢萎缩及卵泡储备减少[18]。接触放射线 4～8 周后就会出现血清 FSH 和黄体生成素（LH）逐渐上升，雌二醇水平下降。

在细胞水平，卵母细胞经过放射后立即出现细胞固缩、染色体浓缩、核膜断裂及细胞质空泡变。这些不可逆的损害会引起卵巢原始干细胞缺失。

然而，近期一项研究表明，在成年人卵巢中找到了原始干细胞[19]。若此结论能被其他更多研究证实，那么被化疗或放疗破坏后，新卵母细胞可能会再生。

卵巢损害的危险因素

经盆腔或全身放射治疗后，肿瘤患者出现卵巢早衰的风险很大。卵巢损害的程度与患者的年龄和卵巢所接受的放射总剂量有关（表 32-2）。例如，12Gray（Gy，1rad=1cGy）的放射剂量可以使一个处于青春期前的女孩出现永久性卵巢衰竭，而对于大于 45 岁的女性 2Gray 的放射剂量就可以造成同样的损害[12]。据统计，一般单次 6.5～8.0 Gy 的放射剂量就可以使大多数青春期后女性发生永久性卵巢衰竭[13]。

卵巢暴露于放射线后其原始卵泡数量呈剂量依赖

表 32-2
放疗导致性腺功能衰竭的决定因素

| 患者年龄 |
| 卵巢接受的累计剂量 |
| 直接放疗或散射 |
| 同时化疗 |

性减少。据统计，仅 3 Gy 的放射剂量就足以破坏年轻育龄期女性 50% 的卵母细胞[14]。

目前许多研究都证实了卵巢对射线的剂量-反应[15-17]。卵巢所接受的平均放射剂量为 1.2Gy 时，90% 的患者保持其卵巢功能；平均剂量为 5.2Gy 时，只有 60% 的患者保留卵巢功能。以下几种情况接受必需的放射量治疗后会发生卵巢衰竭：接受盆腔放疗的宫颈癌患者（85 Gy）或直肠癌患者（45 Gy）和因骨髓移植而接受全身放疗的患者（卵巢照射剂量为 8～12 Gy）。化疗与放疗结合可以降低放疗所需的放射剂量，从而减少卵巢早衰的发生。

即使卵巢不在放射线直接照射范围内，放射线的散射也会损伤卵巢功能。在治疗霍奇金病时，主动脉旁淋巴结接受放疗也会使卵巢受到大约 1.5Gy 的放射线照射。这种剂量对短期卵巢功能没有影响，但对卵巢长期功能的影响尚不能确定。因此，与放射科医师共同讨论卵巢直接或通过散射间接受到的期望放射剂量很重要。

子宫损害

年轻女性横膈下部位暴露于放射线后可能影响子宫的发育和出现卵巢衰竭。接受过全身放射治疗和骨髓移植的长期癌症生存者有子宫生长受损及血流异常的风险。即使接受标准雌激素替代治疗，这些年轻女性其子宫体积也常降至正常子宫的 40%。接受放疗的年龄越早，子宫所受到的影响越大。

有研究显示，接受过全身放疗的女性，经生理剂量的性激素替代治疗后，子宫体积、内膜厚度及子宫血流重建都明显增加。但对于儿童时期接受过放疗的青春期女性，标准雌激素替代治疗是否足以改善子宫的发育，目前还不能明确。

放疗后妊娠

由于子宫因素，儿童期接受过盆腔放疗的癌症生存者其妊娠被认为是高危妊娠[20,21]。这些患者报道的常见产科问题包括早期妊娠丢失、早产和低出生体重儿。

可能由于放射线损害了子宫的平滑肌和脉管系统，进而对这些妇女的远期妊娠产生了不利影响。即使子宫对外源性激素的刺激仍有反应，并具备适当的辅助生育技术，但其妊娠结局依然令人担忧。

保护生育功能的措施

目前有许多措施被用来保护化疗或放疗患者的卵巢功能和生育能力。但是，尚无一种措施被前瞻性随机对照试验所验证。尽管许多措施基于初步研究显示出不错的前景，但必须认识到其均处于实验阶段。

药物保护

促性腺激素释放激素（GnRH）激动剂

首选的药物保护措施之一是通过注射 GnRH 激动剂模拟初潮前的生理状态[22,23]。其依据是观察到初潮前女孩卵巢对化疗药物的敏感性低于成年女性。机制假说是通过抑制 FSH 和 LH 的上升来抑制原始卵泡的募集及随后闭锁导致的正常生理丢失；另一种可能的作用机制为继发于低雌激素状态或鞘氨醇-1-磷酸盐所介导的性腺直接效应的卵巢灌注减少而形成的一种保护效应，或生殖干细胞的保护机制[24]。

迄今为止，在该方面最引人注目的是一项灵长类动物研究。一项以恒河猴为研究对象的前瞻性随机对照试验表明，通过注射 GnRH 激动剂能保护卵巢抵抗环磷酰胺的损害[25]。

几项人类研究也得出了令人鼓舞的结果（表32-3）。在一项最大规模的研究中，90 例淋巴瘤患者应用化疗和 GnRH 激动剂后仅有 7% 发生卵巢早衰，而未应用 GnRH 激动剂的患者有 30% 发生卵巢早衰[7]。其他研究也得出相似的结果[26-29]。而另一项 18 例患者的小样本前瞻性对照研究显示，GnRH 激动剂对预防卵巢早衰无效[30]。

这些人类研究的最大弱点是均为历史对照研究。由于这样的研究需要长期随访，因此我们不能断定卵巢早衰发生率的降低是由于应用 GnRH 激动剂，还是由于随访时间太短。

一些研究对 GnRH 激动剂的性腺抑制在保护易感人群卵巢功能中的理论价值提出质疑。研究已显示，原始卵泡启动卵泡生长是通过一种未知的机制，而这种机制是不依赖于促性腺激素的[33]。GnRH-1 受

表32-3
促性腺激素释放激素释放试验总结

作者	治疗组	对照组	诊断	GnRH-a 剂量	卵巢早衰的发生率	妊娠
Blumenfeld 等[7,24,26]	90	100（部分前瞻性，部分回顾性）	淋巴瘤	曲普瑞林 3.75mg，肌内注射，每月	同时治疗组中 7%，对照组中 50%	治疗组 20 名患者中有 28 次妊娠
Pereyra 等[27]	12	青春期前 5 名，青春期后 4 名	淋巴瘤	醋酸亮丙瑞林	治疗组或青春期前组无；所有未治疗的青春期后患者	3
Recchia 等[109]	64	无	乳腺癌	戈舍瑞林	16%	55 个月的随访中有 1 例
Fox 等[30]	13	无	乳腺癌		0	4.9 个月
Waxman 等[30]	18	9	霍奇金淋巴瘤	布舍瑞林	每组 4 例	无报道
Somers 等[29]	20	20	系统性红斑狼疮	亮丙瑞林 3.75mg	GnRH 组 1 例（5%）；非 GnRH 组 6 例（30%）	无报道

体在人类卵巢上有表达，但其生理或药理作用目前尚不清楚。然而，人类80%的卵巢癌表达 GnRH 受体，GnRH 激动剂和拮抗剂都会抑制癌细胞系的增殖[34]。

另一个重要因素是，尽管在人类原始卵泡上有 FSH 受体的 mRNA 表达，但是目前尚未有研究发现这些卵泡中有 FSH 受体蛋白表达[35]。FSH 受体蛋白会均一地出现在窦前卵泡的 3~4 层颗粒细胞中[31]。因此，有可能 GnRH 类似物仅能够保护已启动生长的卵泡，而在任何阶段这些卵泡占所有滤泡的比例均不到10%。一旦卵泡生长被启动，其结果或是闭锁，或是排卵。应用 GnRH 激动剂联合治疗可以推迟这些卵泡的生长，短期内表现出来的就是对卵巢功能的一种保护。

提示 GnRH 治疗可能无效的最后一项研究是青春期前接受大剂量化疗的儿童仍然出现卵巢早衰[36]。Meirow 提出由于年轻患者有大量的卵泡储备，短期内卵巢功能未发生衰竭并不代表性腺没受到化疗药物影响[37]，只是由于卵母细胞数量充足而未立刻出现衰竭。根据上述两种相反的观点，应设计一项功效充分的前瞻性随机研究来有力地评价 GnRH 类似物作为保护生育能力措施的有效性。

口服避孕药物和孕酮

遗憾的是，目前尚无研究表明应用各种口服糖皮质激素，如口服避孕药或孕酮，进行抑制性治疗能够保护卵巢免受化疗或放疗的损害[38-41]。

凋亡抑制因子：一个新的研究方向

阻断凋亡细胞信号的表达可以有效阻止凋亡过程，并保护患者避免发生卵巢早衰。在干细胞动力学中，无论是在其生成前还是生成后，凋亡均起着重要作用[42,43]。而且，凋亡可以被化疗药物异常激活[44,45]。

鞘氨醇-1-磷酸盐是一种凋亡抑制因子。神经酰胺是一种鞘氨醇分子，在应激状态下会作为凋亡的早期"信使"。有研究表明，缺乏生成神经酰胺的酶和酸化鞘磷脂酶的鼠和经过鞘氨醇-1-磷酸盐治疗的野生型鼠其卵母细胞可以抵抗阿霉素引起的细胞凋亡[46]。

随着化疗诱导的干细胞死亡的分子和遗传结构的最终识别，凋亡抑制因子将在避免卵母细胞减少中发挥重要作用。

卵巢移位

将卵巢移位至放射线照射范围外对保护放疗患者的卵巢功能是有效的。卵巢移位后，卵巢所接受的放射剂量较前降低[47]。腔内放疗过程时，移位卵巢受到的放射剂量为 126 cGy；总放疗剂量为 4500 cGy 的外放射治疗时，移位卵巢受到的放射剂量为 90~135 cGy；主动脉旁淋巴结接受 4500 cGy 的放射治疗时，移位卵巢受到的放射剂量为 230~310 cGy[48]。

卵巢向两侧移位和中间移位的比较

向两侧移位比向中间移位更有效。中间移位（即将卵巢固定于子宫后方以在放疗中将其屏蔽）最初的经验显示其一般是无效的。通过对10篇个案报道进行总结，卵巢两侧移位后的早衰发生率为14%，而中间移位后卵巢早衰发生率为50%[49]。

一项研究将都接受了放疗的 7 例卵巢两侧移位的宫颈癌患者与 9 例卵巢中间移位的霍奇金病患者进行了比较[50]。CT 显示 7 例接受卵巢两侧移位的患者中有 6 例卵巢位于放射野外，并且都保存了卵巢功能，卵巢接受的散射剂量为 100~300cGy。而另一名患者的卵巢在放射野中接受了 450cGy 的照射，发生了卵巢早衰。经过中间移位手术后的患者，CT 显示 13 个卵巢中仅有 3 个卵巢位于放射野外，即使这样，这 3 个卵巢所接受的放射剂量约为 300cGy。

卵巢两侧移位

卵巢移位术可通过开腹或腹腔镜进行。宫颈癌根治性子宫全切术或霍奇金病的分期手术多采用开腹方式，可同时进行卵巢两侧移位。但是，Ⅰ期和Ⅱ期霍奇金病不适宜行开腹分期手术和脾切除术。对于无需开腹手术的病例和初次开腹手术未行卵巢移位术的病例，可应用腹腔镜手术进行卵巢移位。

腹腔镜下进行卵巢移位手术有很多优点，因此这项技术目前已经很普遍。腹腔镜下进行卵巢移位手术可以在门诊进行，几乎不会干扰治疗方案的实施。手术容易实施，减少了大多数无需放疗的宫颈癌患者的不必要的卵巢移位术。腹腔镜下卵巢移位术最重要的一个优点是手术后可以尽早进行放疗[17,51,52]。阴道癌或宫颈癌患者在接受短程治疗时,可以在麻醉下进行放射粒子植入手术的同时,进行腹腔镜下卵巢移位术[53]。

手术前,应与放射科医师共同讨论卵巢移位至放射野外的距离。例如,直肠癌的放射野通常达骶岬水平,这就要求将卵巢移位至髂前上棘水平以上。圆韧带经腹股沟深环进入腹股沟管,而腹股沟深环为耻骨结节与髂前上棘中点,在腹腔镜下很容易看到。卵巢常需要被移位到该水平以上。手术后能计算卵巢所接受的放射剂量。

卵巢两侧移位的外科手术技巧

手术方式有许多种,其选择主要根据卵巢移位的距离和是否切断输卵管。切断输卵管可以保证附件的完整性,同时还可避免损伤卵巢系膜,而卵巢系膜中有卵巢和输卵管的供血血管走行。

手术的第一步是横切卵巢固有韧带和输卵管,将附件连同其血管沿结肠旁沟移位。理想的结果是将卵巢门的血管置于腹膜外,以减少其受牵拉、扭转、损伤或导致肠疝,而卵巢仍在腹膜内可以减少囊肿形成(图 32-1)[54]。用不可吸收线将卵巢固定于腹膜后。放置钛夹以帮助放射科医师确定卵巢位置。

已报道另一种可以减少卵巢移动的移位手术。在切断卵巢固有韧带后,不分离卵巢和输卵管,将卵巢的血供完全移位。尽管在一篇个案报道中描述通过这种技术可以自然妊娠[55],但这种技术在保证卵巢与输卵管距离相近的同时,却不能使卵巢充分远离大多数恶性肿瘤盆腔放疗所需的放射野。将输卵管延伸至髂前上棘水平也不太可能。

Morice 等[15]曾提出仅移位卵巢,而不移位输卵管。在这项技术中,输卵管与子宫不分离而与卵巢分离。卵巢被分离开,卵巢的血管在主动脉分叉处被离断,旋转蒂部并固定于结肠旁沟。

成功率

只要卵巢移位后远离放射野 3cm 以上,多数卵巢功能即可保存[56]。已计算出卵巢移位后接受到的放射剂量。据报道,宫颈癌患者在接受 4 000cGy 放疗时,远离放射野 3cm 的卵巢将受到 280cGy 的照射,而远离放射野 4cm 的卵巢将受到 200cGy 的照射[57]。一项研究发现,若将卵巢移位至髂嵴水平以上,即可保留卵巢功能[58]。

研究已经显示,接受腹腔镜下卵巢移位术的女性患者在经过放疗后,约有 80% 保留卵巢功能[59]。大多数 I 期和 II 期霍奇金病女性患者经腹腔镜下卵巢移位术后,接受放疗或小剂量化疗后仍然保留卵巢功能并生育[17]。

失败原因

卵巢移位后发生卵巢衰竭的原因有很多。如果卵巢移位远离放射野的距离不够,会发生卵巢衰竭。另一个发生卵巢衰竭的原因是卵巢移位后又恢复到原来的位置,可能由于缝合中应用可吸收线。卵巢移位术后卵巢衰竭还可能由于手术操作过程中卵巢血供减少或放疗过程中卵巢血管损伤[60]。卵巢移位后另一个值得关注的是卵巢囊肿形成。其机制目前尚不明确,但可以应用口服避孕药进行抑制[61]。

放疗后的生育问题

不论是否做过卵巢移位术,放疗后都可能出现妊娠。在一项包括 37 例女性患者的研究中,接受过短程治疗的阴道或宫颈透明细胞癌女性患者(接受或未接受过外照射放疗)有 15% 发生妊娠,接受过外照射的无性细胞瘤和盆腔肉瘤患者,有 80% 妊娠[62]。有趣的是,妊娠患者中有 75% 没有进行卵巢移位。

放疗后的妊娠结局

有几篇文献报道了放疗后的妊娠结局。一项研究

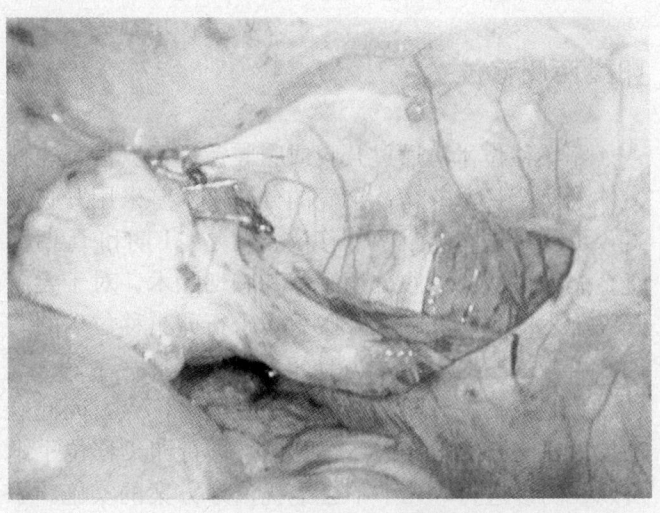

图 32-1 (也见彩图 32-1)左侧卵巢输卵管移位。在腹膜桥下可见供应输卵管卵巢的血管蒂。将卵巢固定在腹壁上。应用夹子,以在计算放疗范围时看到卵巢。

对 31 150 名原子弹爆炸的生存者进行统计，死产、生殖器官畸形、染色体异常或突变的发生率并没有上升[48]。同样，接受过放疗的女性霍奇金病患者，其死产、低出生体重儿、生殖器官畸形、染色体异常或癌症的发生率也没有上升[63]。但也有一项研究发现，在接受过放射线照射后的一年内妊娠，低出生体重儿和自然流产的发生率会升高[64]。由此我们有理由建议，在接受放射线治疗后，应推迟一年妊娠。

辅助生育技术

由于生育能力保护技术的应用，需要化疗或放疗的患者有了新的选择。这些选择的基础是体外受精（IVF）。两项基本技术是（1）获取成熟或未成熟的卵细胞进行冷冻以供未来进行 IVF；（2）获取成熟卵母细胞立即行 IVF，将胚胎冻存，以供以后移植。

卵细胞冻存

将卵细胞冻存用于以后的 IVF 仍是一项试验性技术，应按研究性方案实施[65]。大多数应用此方法的结局令人失望，解冻后卵细胞存活率、受精率及 IVF 术后妊娠率均低[66]。但是对于未婚女性，冻存成熟或未成熟卵细胞可能是唯一可行的选择。

造成这一结局的主要原因是卵细胞结构的复杂性，导致很难成功冻存。卵细胞的亚细胞器更加复杂，对热损伤可能比移植前胚胎更加敏感[67,68]。

最近一系列研究证实该方法的成功率有限[69-71]。乙二醇和二甲亚砜均可用作液氮冷冻前的冻干保护剂。卵细胞的存活似乎不受储存时间影响[72]。报道的解冻时平均存活率为 68%，受精率为 48%。每个解冻卵细胞的妊娠率不到 2%。冻存后卵细胞得到妊娠并分娩的病例非常有限。由冻存卵细胞出生的婴儿，染色体异常、出生缺陷或发育异常似乎并未增加[65]。

IVF 术后胚胎冻存

IVF 术后胚胎冻存技术的应用大大增加了单个 IVF 周期的受孕机会。结合多年的经验，已经非常明确这一方法是患者妊娠的最佳选择。但是，对于儿童及没有配偶的女性，则不适用。

解冻后胚胎的存活率为 35%～90%，移植率为 8%～30%，累计妊娠率高于 60%[73,74]。实践中，每个冻存胚胎移植后的分娩率为 19%[75]。

IVF 术前卵巢刺激的方法

有人担心，推迟化疗以及 IVF 周期中的高雌激素水平可能降低乳腺癌患者的长期生存率。大多数情况下，乳腺癌患者开始化疗时间与手术间隔 6 个月。已采用了几种方法，尽量在最短时间内、最低雌激素水平下得到卵细胞以应用于 IVF 术[76-82]。与化疗后行 IVF 术的患者相比，化疗前将所有胚胎冻存的女性，能够得到更多的卵细胞及胚胎[83]。

因此，对于乳腺癌患者，许多中心采取自然周期（无刺激）方法募集 IVF 需要的卵细胞。通常吸取一个卵细胞。但取消率很高，而妊娠率很低（每周期 7.2%，每胚胎移植周期 15.8%）[77,78]。

其他人不用标准长方案，而是应用短方案，以缩短募集卵泡所需要的时间[76]。应用这一方法，在启动 GnRHa 治疗后，会立即出现卵巢刺激，而无需等待几周后会出现的垂体降调节。

另一种 IVF 术前卵巢刺激的方法是应用一种常用于预防乳腺癌的非甾体类抗雌激素药物——他莫昔芬[78]。与应用氯米芬的方法相似，在周期的第 2 或第 3 天每日应用他莫昔芬（40～60mg），共计 5～12 天。与自然 IVF 周期相比，他莫昔芬能够显著提高成熟卵细胞数、雌激素峰值以及胚胎数量（平均胚胎数分别为 1.6 对 0.6）[78]。

来曲唑，一种芳香化酶抑制剂，最近作为一种有前景的排卵诱导剂被应用于临床[80]。来曲唑竞争性抑制芳香化酶的活性，因此抑制了雄激素向雌激素的转化。来曲唑能够降低血浆雌激素水平至 0.1mg/d，因此用于治疗绝经后的晚期乳腺癌[81]。作为 IVF 术前的排卵诱导剂，来曲唑可单用或与 FSH 联用[82]。

由于此方法无需刺激并且延迟最少，因此是所有方法中最有希望的，但是能否作为常规应用的方法还需进一步验证。在一项包括 29 名乳腺癌患者的研究中，无论在 IVF 术前是否进行卵巢刺激，其癌症复发率相似[83]。无论如何，该方法的最终有效性还有待评估。

另一个可能无需卵巢刺激而得到卵细胞的方法是体外成熟。多囊卵巢综合征患者能够取到许多未成熟卵细胞，因此这一方法对该类患者有效。

应用此方法，无需应用卵泡刺激药物。在周期的第6或第8天行B超检查，并给予人绒毛膜促性腺激素，36小时后取卵。得到不成熟的卵细胞后，在特殊培养基中进行培养。依靠第一极体的排出判断卵细胞成熟，之后尝试卵胞浆内单精子注射受精。将形成的胚胎冻存。如果未婚，则将成熟卵细胞冻存。

卵巢组织冻存

卵巢组织冻存及移植是一项实验性技术，用于保护生育功能受威胁女性的生育能力[84]。与保存单个细胞不同，组织冻存受到严格的物理条件限制，与热量和质量传递，以及潜在的冰晶形成相关，其可能导致冻融损伤[85]。因此，原始卵泡因体积较小且缺乏卵泡液，故存活较多。

与其他生殖技术相似，在移植技术用于治疗人类不孕前，动物模型提供了有用的信息。绵羊卵巢提供了可靠的工具，Gosden及其助手初创了绵羊卵巢移植模型。其应用冻融的卵巢皮质块，证实卵泡可存活并有内分泌功能，同时将冻融的卵巢皮质块进行移植后，还可恢复生育能力[86,87]。

卵巢组织冷冻保存技术有许多潜在的用途：自体移植、体外原始卵泡成熟以及动物宿主的异种移植。

自体移植

冷冻保存的卵巢组织可以移植给患者本人。对于已知卵巢易受累的恶性肿瘤（包括白血病及乳腺恶性肿瘤），可能导致再次将癌巢植入，这种可能性限制了这一方法的应用。应用目前的技术，在化疗前取出卵巢组织块。将组织分成小块冷冻。当患者准备妊娠时，将其移植回患者体内，可以进行原位或异位移植。由于其属于无血管移植物，移植组织的缺血损伤可能导致失去几乎全部的发育中卵泡及大量原始卵泡。对于自体卵巢移植的经验总结见表32-4。

表32-4
人类卵巢移位病例总结

作者	指征	移植位置	移植方法	激素功能恢复	排卵	生殖功能	随访
Oktay[2]	良性疾病	原位移植至左侧腹膜下卵巢窝处	腹腔镜冻融后卵巢皮质片再植入	再移植后予促性腺激素刺激后15周	一次	无	9个月
Radford[3]	IIIB期结节硬化型霍奇金淋巴瘤	将左侧卵巢原位移至右侧卵巢处	腹腔镜冻融后卵巢皮质片再植入*	再移植后5周自然恢复	无	无	9个月
Oktay[4]	III期宫颈鳞状细胞癌	异位移植至左前臂	小切口再植入新鲜卵巢皮质片	再移植后予促性腺激素刺激后10周	有	得到3枚卵母细胞	3年
Oktay[90]	复发性卵巢良性囊肿	异位移植至左前臂	小切口再植入新鲜卵巢皮质片	再移植后6周自然恢复	有	无	3年
Oktay[90]	乳腺癌	6年后异位移植至腹壁皮下	小切口	再移植后予促性腺激素刺激后12周	有	8次取卵得到20枚卵母细胞；ICSI后得到1枚4细胞胚胎	N/A
Donnez[91]	IV期霍奇金淋巴瘤	再移植至正常卵巢下的腹膜窗中	腹腔镜冻融后卵巢皮质片再植入	再移植后20周自然恢复	有	移植后11个月自然妊娠，并活产	N/A
Meirow[92]	非霍奇金淋巴瘤	原位移植入原来的卵巢中	腹腔镜	再移植后24周自然恢复	有	移植后24个月行改良的IVF术，并活产	N/A

*暴露于放化疗后的卵巢组织冻存
ICSI，胞浆内精子注射；IVF，体外受精

已有几种不同的手术方法用于卵巢皮质移植。对于需行卵巢切除的良性疾病患者，可以将其卵巢块移植入盆腔[31]。在最初的9个月内，卵巢无功能。一名36岁的乳腺癌患者，将其之前冻存的卵巢组织植入下腹部皮下，最终恢复了分泌激素的功能[88]。在几个卵巢刺激周期后，经皮吸出卵细胞并进行IVF，并且得到了4细胞胚胎，进行了移植，但最终未能妊娠。

已有2例卵巢自体移植后活产的报道[89,90]。2例均为霍奇金淋巴瘤，在化疗前收集了卵巢组织，并重新植入盆腔内剩余的卵巢中。2名患者均再次出现排卵，并且在移植后没有药物辅助的情况下获得妊娠。

事实上，将组织重新植入原有卵巢内，不能除外卵巢未被取出并重新恢复了功能。有卵巢早衰的患者在化疗和/或放疗后曾出现自然妊娠[6,9]。这些说明事实上，无法得知重新植入后，获得妊娠的卵细胞的确切来源部位。

卵巢组织冷冻保存及移植的一个潜在不足是在移植后最初的缺血阶段丢失了大量卵泡[87,91,92]。以前的工作表明，由于冷冻丢失的数量较小，高达2/3的卵泡在移植后丢失。由于这一不足，建议限制在小于35岁的患者中应用卵巢组织冷冻技术[31]。

研究应集中在提高冷冻保存技术、优化冷冻保护剂、提高移植技术以降低缺血以及选择理想的移植部位[93-95]。美国生殖医学协会实践委员会建议，卵巢组织冷冻保存或移植术应依据伦理委员会（Institutional Review Board，IRB）的指南进行实验性操作[65]。

将来

体外成熟

目前还不可能从冻融的卵巢皮质中提取原始卵泡进行体外成熟。与窦卵泡体外成熟需要数天不同，原始卵泡发育为卵细胞需要数月。

异种移植

对严重联合性免疫缺陷小鼠的研究清楚地表明，异种移植可以发生排卵及完成第一次减数分裂，以供排卵及受精[96]。对于病毒感染及伦理学问题的担忧限制了这一方法的临床应用。

妇科恶性肿瘤的生育功能保护

对于妇科恶性肿瘤的常规治疗通常包括切除子宫、输卵管及卵巢。但是在三种特殊情况下，患妇科恶性肿瘤的患者可以行保守手术，以保护生育功能。

早期宫颈癌

妇科恶性肿瘤最早的保守手术即为治疗早期宫颈癌的根治性宫颈切除术。无论是鳞癌或腺癌，这一术式均可以有选择地应用于IA2或IB2期，或瘤体在2.5cm以下的更早期宫颈癌。应用此方法治疗的患者，早孕及中孕期妊娠丢失的危险性增加，但已有报道活产率很高。当满足特定条件时，可应用锥切治疗IA1期患者，即浸润深度小于3mm，且无淋巴结或血管受侵。

交界性卵巢肿瘤

交界性卵巢肿瘤患者即使分期较晚，仍可行保守性手术，以保护盆腔器官。与患侧卵巢切除相比，卵巢囊肿剥除术复发率更高。对于侵袭性卵巢恶性肿瘤，仅对IA期高分化患者行保守手术（卵巢切除术及分期手术）。卵巢恶性生殖细胞肿瘤患者应行患侧卵巢切除术及分期手术。

子宫内膜癌

子宫内膜癌I期患者，即磁共振成像无淋巴结转移及子宫肌层或宫颈受侵犯的表现，则可以应用药物治疗。此类患者可用大剂量孕激素治疗，如甲地孕酮40~400mg，或甲羟孕酮200~800mg。复发是很常见的，须定期检查以避免如果激素治疗无效而出现的明显进展。

男性生育能力保护策略

男性生育治疗的目标是保存因恶性肿瘤需放化疗男性患者的有活性的配子。由于绝大多数患者有大量有活性的成熟精子以及对精子冻存技术的深入了解，使得这一过程非常简单。但该方法对某些病例并不适用。

精液冻存

恶性肿瘤治疗后最常选择的保护生育能力的方法为精液冻存；其收效很好且提供了能够妊娠的机会。通常认为诊断为恶性肿瘤的患者，由于其可能存在疾病导致的精液质量欠佳，而且冷冻敏感性高，不适于精子冻存。但是，恶性肿瘤患者经过冻融后的精液质量与正常供体相似[97]。

冻存的取样时间很重要。关键在于在放化疗前进行精子冻存。在开始治疗后取样，可能已经发生了染色体结构的改变，导致新的突变。同样，应提倡在化疗期间及治疗后6个月内采取避孕措施。

化疗

细胞毒性药物的选择

对于生育年龄组患者，应选择治疗效果最大化、毒性最小化的化疗药物。在此基础上，所选药物的类型和剂量也很重要。

常用的对精子发生影响最小的化疗药物组合为NOVP方案（米托蒽醌、长春新碱、长春碱、泼尼松）[98]。有报道，虽然其对精子发生有不良影响，但在应用上述多药化疗方案3~4个月内即可迅速恢复精子生成[99]。上述药物损伤了精原细胞，但未损伤干细胞，因此能够快速恢复精子发生[100]。

MOPP方案（氮芥、长春新碱、丙卡巴肼、泼尼松）对精子发生的损伤作用最大，应尽可能避免应用。有报道MOPP方案致使长期生存的恶性肿瘤患者出现永久性精子发生障碍，并且致使成年人治疗后出现至少持续14个月的无精症[103]。相似地，ChlVPP方案（苯丁酸氮芥、长春碱、丙卡巴肼、泼尼松龙）可能导致对生精上皮的不可逆性损伤。ChlVPP方案治疗后17年的患者，仍可检测到FSH持续高水平[104]。

细胞毒性药物的应用剂量也是影响治疗后精子发生能否恢复的重要因素。应用环磷酰胺剂量低于$7.5g/m^{[2]}$的患者，近70%能够恢复，但超过这一剂量后，仅10%能恢复[105]。

睾酮抑制剂

可以尝试在细胞毒性治疗前及治疗过程中应用睾酮抑制剂，例如性腺激素、GnRH类似物以及抗雄激素，以提高精子发生及生育能力的恢复[106]。虽然在啮齿类动物模型的研究中得到了满意结果，但目前的临床试验不支持这一发现。

放疗时的性腺保护

放疗对睾丸的毒性显著大于卵巢。0.1Gy的剂量即可检测到对成年男性的精子发生产生影响，高于2Gy的剂量即可导致永久性损伤[107]。体细胞对放化疗导致损伤的抵抗力高于干细胞。事实上，对于青春期前的男性，剂量在20Gy以下均不会发生睾丸间质细胞功能障碍，对于性成熟男性，这一剂量可达30Gy[108]。

对于恶性肿瘤治疗后的生育功能保护，最佳方法是减少睾丸组织在射线下的暴露。除非性腺已经或有可能受累，否则应在放射野之外，或者对性腺进行屏蔽。

睾丸组织的收集

在治疗恶性肿瘤前收集睾丸组织并进行冷冻保存是研究热点。建立有效的方法以移植液氮冻融的睾丸干细胞，将给进行不孕治疗的患者带来极大益处，特别是对于青春期前患儿童期恶性肿瘤的男性，由于缺乏有活力的精子生成，因此无法进行精子冻存。

有两种方法可使解冻后的组织能够用于生育：干细胞移植或体外干细胞成熟。干细胞移植包括将储存的干细胞移植入患者自体睾丸，以储备自然的生育能力。储存干细胞体外成熟后，可通过卵母细胞胞浆内单精子注射（ICSI）行体外受精。在上述两种方法能够应用于临床前，仍需要有效的方法。

要 点

- 选择生育功能保护的患者包括许多由于恶性或良性疾病需要应用性腺毒性药物治疗的患者。
- 化疗导致卵巢早衰的主要决定因素包括患者年龄、药物种类、细胞周期特异性以及药物的累计

- 剂量。化疗药物的性腺毒性不同。细胞周期非特异性药物被认为是性腺毒性最大的一类化疗药物。
- 放疗导致卵巢早衰最重要的决定因素包括患者年龄及累计放疗剂量。目前认为6～8Gy的放疗量将导致永久性的生育能力丧失。
- 尚缺乏预测化疗导致性腺损伤的理想标志物。目前可应用的包括第3天血清FSH、抑制素B、抗苗勒激素以及基础窦卵泡数。
- 对于有配偶的患者,胚胎冻存是目前结局最佳的唯一选择。但是对于青春期前或青春期女性,以及无配偶女性,则无法使用。
- 常需要改良的促排卵方案,以避免血清雌激素超过生理水平,否则有可能影响患者的整体预后。
- 成熟或未成熟卵细胞冻存可能是无配偶女性的唯一选择。卵细胞冻存目前是一项处于实验阶段的技术,只能通过伦理委员会的批准后进行实验性操作。
- 卵巢组织冻存或移植术只能在伦理委员会指南下进行实验性操作。在霍奇金及非霍奇金淋巴瘤患者中,有在化疗前进行组织冰冻保存,然后自然受孕并分娩的报道。
- 卵巢移位需要将卵巢移出盆腔放疗范围,以保持接受性腺毒性放疗患者的卵巢功能。可以在首次放疗前行腹腔镜卵巢移位。
- 在应用性腺毒性化疗药物时,用GnRH类似物保护卵巢仍有争议;尚无证明其有效性的结论性资料。
- 对于男性恶性肿瘤患者,精子冻存是最公认的保护生育能力的方法。

(杨 硕译 马彩虹校)

参考文献

1. You W, Dainty LA, Rose GS, et al: Gynecologic malignancies in women aged less than 25 years. Obstet Gynecol 105:1405–1409, 2005.
2. Oktay K, Karlikaya G: Ovarian function after transplantation of frozen, banked autologous ovarian tissue. N Engl J Med 342:1919, 2000.
3. Radford JA, Lieberman BA, Brison DR, et al: Orthotopic re-implantation of cryopreserved ovarian cortical strips aftter high-dose chemotherapy for Hodgkin's lymphoma. Lancet 357:1172–1175, 2001.
4. Oktay K, Economos K, Kan M, et al: Endocrine function and oocyte retrieval after autologous transplantation of ovarian cortical strips to the forearm. Jama 286:1490–1493, 2001.
5. Waggoner SE: Cervical cancer. Lancet 361:2217–2225, 2003.
6. Schilsky RL, Sherins RJ, Hubbard SM, et al: Long-term follow up of ovarian function in women treated with MOPP chemotherapy for Hodgkin's disease. Am J Med 71:552–556, 1981.
7. Blumenfeld Z, Avivi I, Linn S, et al: Prevention of irreversible chemotherapy-induced ovarian damage in young women with lymphoma by a gonadotrophin-releasing hormone agonist in parallel to chemotherapy. Hum Reprod 11:1620–1626, 1996.
8. Multidisciplinary Working Group convened by the British Fertility Society: A strategy for fertility services for survivors of childhood cancer. Hum Fertil 6:A1–A40, 2003.
9. Bath LE, Tydeman G, Critchley HO, et al: Spontaneous conception in a young woman who had ovarian cortical tissue cryopreserved before chemotherapy and radiotherapy for a Ewing's sarcoma of the pelvis: Case report. Hum Reprod 19:2569–2572, 2004.
10. Crofton PM, Thomson AB, Evans AE, et al: Is inhibin B a potential marker of gonadotoxicity in prepubertal children treated for cancer? Clin Endocrinol (Oxf) 58:296–301, 2003.
11. Bath LE, Wallace WH, Shaw MP, et al: Depletion of ovarian reserve in young women after treatment for cancer in childhood: Detection by anti-Müllerian hormone, inhibin B and ovarian ultrasound. Hum Reprod 18:2569–2572, 2003.
12. Lushbaugh C, Casarett GW: The effects of gonadal irradiation in clinical radiation therapy: A review. Cancer 37(Suppl 2):1111–1125, 1976.
13. Perez CA, Purdy JA, Li Z, Hall EJ: Biologic and physical aspects of radiation oncology. In Hoskins WJ, Perez CA, Young RC, et al (eds). Principles and Practice of Gynecologic Oncology, 4th ed. Philadelphia, Lippincott Williams & Wilkins, 2005, pp 446–447.
14. Wallace WH, Thomson AB, Saran F, Kelsey TW: Predicting age of ovarian failure after radiation to a field that includes the ovaries. Int J Radiat Oncol Biol Phys 62:738–744, 2005.
15. Morice P, Juncker L, Rey A, et al: Ovarian transposition for patients with cervical carcinoma treated by radiosurgical combination. Fertil Steril 74:743–748, 2000.
16. Gaetini A, De Simone M, Urgesi A, et al: Lateral high abdominal ovariopexy: An original surgical technique for protection of the ovaries during curative radiotherapy for Hodgkin's disease. J Surg Oncol 39:22–28, 1988.
17. Williams RS, Littell RD, Mendenhall NP: Laparoscopic oophoropexy and ovarian function in the treatment of Hodgkin disease. Cancer 86:2138–2142, 1999.
18. Meirow D, Schenker JG, Rosler A: Ovarian hyperstimulation syndrome with low oestradiol in non-classical 17α-hydroxylase, 17,20-lyase deficiency: What is the role of oestrogens? Hum Reprod 11:2119–2121, 1996.
19. Johnson J, Canning J, Kaneko T, et al: Germline stem cells and follicular renewal in the postnatal mammalian ovary. Nature 428:145–150, 2004.
20. Critchley HO, Wallace WH: Impact of cancer treatment on uterine function. J Natl Cancer Inst Monogr 34:64–68, 2005.
21. Bath LE, Wallace WH, Critchley HO: Late effects of the treatment of childhood cancer on the female reproductive system and the potential for fertility preservation. BJOG 109:107–114, 2002.
22. Chiarelli AM, Marrett LD, Darlington G: Early menopause and infertility in females after treatment for childhood cancer diagnosed in 1964–1988 in Ontario, Canada. Am J Epidemiol 150:245–254, 1999.
23. Tangir J, Zelterman D, Ma W, et al: Reproductive function after conservative surgery and chemotherapy for malignant germ cell tumors of the ovary. Obstet Gynecol 101:251–257, 2003.
24. Blumenfeld Z: Ovarian cryopreservation versus ovarian suppression by

GnRH analogues: Primum non nocere. Hum Reprod 19:1924–1925, 2004.
25. Ataya K, Rao LV, Lawrence E, et al: Luteinizing hormone-releasing hormone agonist inhibits cyclophosphamide-induced ovarian follicular depletion in rhesus monkeys. Biol Reprod 52:365–372, 1995.
26. Blumenfeld Z, Dann E, Avivi I, et al: Fertility after treatment for Hodgkin's disease. Ann Oncol 13:138–147, 2002.
27. Pereyra Pacheco B, Mendez Ribas JM, Milone G, et al: Use of GnRH analogs for functional protection of the ovary and preservation of fertility during cancer treatment in adolescents: A preliminary report. Gynecol Oncol 81:391–397, 2001.
28. Fox KR, Ball JE, Mik R, Moore HC: Prevention of chemotherapy-associated amenorrhea (CRA) with leuprolide in young women with early stage breast cancer (Abstract). Proc Ann Soc Clin Oncol 25a: 2001.
29. Somers EC, Marder W, Christman GM, et al: Use of gonadotropin-releasing hormone analog for protection against premature ovarian failure during cyclophosphamide therapy in women with severe lupus. Arthr Rheum 52:2761–2767, 2005.
30. Waxman JH, Ahmed R, Smith D, et al: Failure to preserve fertility in patients with Hodgkin's disease. Cancer Chemother Pharmacol 19:159–162, 1987.
31. Sonmezer M, Oktay K: Fertility preservation in female patients. Hum Reprod Update 10:251–266, 2004.
32. Oktay K, Sonmezer M, Oktem O: "Ovarian cryopreservation versus ovarian suppression by GnRH analogues: Primum non nocere": Reply. Hum Reprod 19:1681–1683, 2004.
33. Meduri G, Touraine P, Beau I, et al: Delayed puberty and primary amenorrhea associated with a novel mutation of the human follicle-stimulating hormone receptor: Clinical, histological, and molecular studies. J Clin Endocrinol Metab 88:3491–3498, 2003.
34. Emons G, Grundker C, Gunthert AR, et al: GnRH antagonists in the treatment of gynecological and breast cancers. Endoc-Rel Cancer 10:291–299, 2003.
35. Oktay K, Briggs D, Gosden RG: Ontogeny of follicle-stimulating hormone receptor gene expression in isolated human ovarian follicles. J Clin Endocrinol Metab 82:3748–3751, 1997.
36. Teinturier C, Hartmann O, Valteau-Couanet D, et al: Ovarian function after autologous bone marrow transplantation in childhood: High-dose busulfan is a major cause of ovarian failure. Bone Marrow Transplant 22:989–994, 1998.
37. Meirow D, Lewis H, Nugent D, et al: Subclinical depletion of primordial follicular reserve in mice treated with cyclophosphamide: Clinical importance and proposed accurate investigative tool. Hum Reprod 14:1903–1907, 1999.
38. Chapman RM, Sutcliffe SB: Protection of ovarian function by oral contraceptives in women receiving chemotherapy for Hodgkin's disease. Blood 58:849–851, 1981.
39. Whitehead E, Shalet SM, Blackledge G, et al: The effect of combination chemotherapy on ovarian function in women treated for Hodgkin's disease. Cancer 52:988–993, 1983.
40. Montz FJ, Wolff AJ, Gambone JC: Gonadal protection and fecundity rates in cyclophosphamide-treated rats. Cancer Res 51:2124–2126, 1991.
41. Familiari G, Caggiati A, Nottola SA, et al: Ultrastructure of human ovarian primordial follicles after combination chemotherapy for Hodgkin's disease. Hum Reprod 8:2080–2087, 1993.
42. Tilly JL: Apoptosis and ovarian function. Rev Reprod 1:162–172, 1996.
43. Tilly JL: The molecular basis of ovarian cell death during germ cell attrition, follicular atresia, and luteolysis. Front Biosci 1:d1–d11, 1996.
44. Morita Y, Tilly JL: Oocyte apoptosis: Like sand through an hourglass. Dev Biol 213:1–17, 1999.
45. Tilly JL: Molecular and genetic basis of normal and toxicant-induced apoptosis in female germ cells. Toxicol Lett 102–103:497–501, 1998.
46. Morita Y, Perez GI, Paris F, et al: Oocyte apoptosis is suppressed by disruption of the acid sphingomyelinase gene or by sphingosine-1-phosphate therapy. Nat Med 6:1109–1114, 2000.
47. Howell SJ, Shalet SM: Fertility preservation and management of gonadal failure associated with lymphoma therapy. Curr Oncol Rep 4:443–452, 2002.
48. Covens AL, van der Putten HW, Fyles AW, et al: Laparoscopic ovarian transposition. Eur J Gynaecol Oncol 17:177–182, 1996.
49. Howard FM: Laparoscopic lateral ovarian transposition before radiation treatment of Hodgkin disease. J Am Assoc Gynecol Laparosc 4:601–604, 1997.
50. Hadar H, Loven D, Herskovitz P, et al: An evaluation of lateral and medial transposition of the ovaries out of radiation fields. Cancer 74:774–779, 1994.
51. Treissman MJ, Miller D, McComb PF: Laparoscopic lateral ovarian transposition. Fertil Steril 65:1229–1231, 1996.
52. Yarali H, Demirol A, Bukulmez O, et al: Laparoscopic high lateral transposition of both ovaries before pelvic irradiation. J Am Assoc Gynecol Laparosc 7:237–239, 2000.
53. Clough KB, Goffinet F, Labib A, et al: Laparoscopic unilateral ovarian transposition prior to irradiation: Prospective study of 20 cases. Cancer 77:2638–2645, 1996.
54. Anderson B, LaPolla J, Turner D, et al: Ovarian transposition in cervical cancer. Gynecol Oncol 49:206–214, 1993.
55. Bisharah M, Tulandi T: Laparoscopic preservation of ovarian function: An underused procedure. Am J Obstet Gynecol 188:367–370, 2003.
56. Bidzinski M, Lemieszczuk B, Zielinski J: Evaluation of the hormonal function and features of the ultrasound picture of transposed ovary in cervical cancer patients after surgery and pelvic irradiation. Eur J Gynaecol Oncol 14:77–80, 1993.
57. van Beurden M, Schuster-Uitterhoeve AL, Lammes FB: Feasibility of transposition of the ovaries in the surgical and radiotherapeutical treatment of cervical cancer. Eur J Surg Oncol 16:141–146, 1990.
58. Chambers SK, Chambers JT, Kier R, et al: Sequelae of lateral ovarian transposition in irradiated cervical cancer patients. Int J Radiat Oncol Biol Phys 20:1305–1308, 1991.
59. Morice P, Castaigne D, Haie-Meder C, et al: Laparoscopic ovarian transposition for pelvic malignancies: Indications and functional outcomes. Fertil Steril 70:956–960, 1998.
60. Feeney DD, Moore DH, Look KY, et al: The fate of the ovaries after radical hysterectomy and ovarian transposition. Gynecol Oncol 56:3–7, 1995.
61. Chambers SK, Chambers JT, Holm C, et al: Sequelae of lateral ovarian transposition in unirradiated cervical cancer patients. Gynecol Oncol 39:155–159, 1990.
62. Morice P, Thiam-Ba R, Castaigne D, et al: Fertility results after ovarian transposition for pelvic malignancies treated by external irradiation or brachytherapy. Hum Reprod 13:660–663, 1998.
63. Swerdlow AJ, Jacobs PA, Marks A, et al: Fertility, reproductive outcomes, and health of offspring, of patients treated for Hodgkin's disease: An investigation including chromosome examinations. Br J Cancer 74:291–296, 1996.
64. Fenig E, Mishaeli M, Kalish Y, et al: Pregnancy and radiation. Cancer Treat Rev 27:1–7, 2001.
65. Ovarian tissue and oocyte cryopreservation. Fertil Steril 82:993–998, 2004.
66. Oktay K, Kan MT, Rosenwaks Z: Recent progress in oocyte and ovarian tissue cryopreservation and transplantation. Curr Opin Obstet Gynecol 13:263–268, 2001.
67. Magistrini M, Szollosi D: Effects of cold and of isopropyl-N-phenyl-carbamate on the second meiotic spindle of mouse oocytes. Eur J Cell Biol 22:699–707, 1980.
68. Stachecki JJ, Cohen J, Willadsen S: Detrimental effects of sodium during mouse oocyte cryopreservation. Biol Reprod 59:395–400, 1998.
69. Katayama KP, Stehlik J, Kuwayama M, et al: High survival rate of vitrified human oocytes results in clinical pregnancy. Fertil Steril 80:223–224, 2003.
70. Liebermann J, Tucker MJ, Sills ES: Cryoloop vitrification in assisted reproduction: Analysis of survival rates in > 1000 human oocytes after ultra-rapid cooling with polymer augmented cryoprotectants. Clin Exp Obstet Gynecol 30:125–129, 2003.
71. Yoon TK, Kim TJ, Park SE, et al: Live births after vitrification of oocytes in a stimulated in vitro fertilization–embryo transfer program.

Fertil Steril 79:1323–1326, 2003.
72. Porcu E, Fabbri R, Damiano G, et al: Oocyte cryopreservation in oncological patients. Eur J Obstet Gynecol Reprod Biol 113(Suppl 1):S14–S16, 2004.
73. Wang JX, Yap YY, Matthews CD: Frozen–thawed embryo transfer: Influence of clinical factors on implantation rate and risk of multiple conception. Hum Reprod 16:2316–2319, 2001.
74. Son WY, Yoon SH, Yoon HJ, et al: Pregnancy outcome following transfer of human blastocysts vitrified on electron microscopy grids after induced collapse of the blastocoele. Hum Reprod 18:137–139, 2003.
75. Assisted reproductive technology in the United States: 1998 results generated from the American Society for Reproductive Medicine/Society for Assisted Reproductive Technology Registry. Fertil Steril 77:18–31, 2002.
76. Meniru GI, Craft I: In vitro fertilization and embryo cryopreservation prior to hysterectomy for cervical cancer. Int J Gynaecol Obstet 56:69–70, 1997.
77. Pelinck MJ, Hoek A, Simons AH, et al: Efficacy of natural cycle IVF: A review of the literature. Hum Reprod Update 8:129–139, 2002.
78. Oktay K, Buyuk E, Davis O, et al: Fertility preservation in breast cancer patients: IVF and embryo cryopreservation after ovarian stimulation with tamoxifen. Hum Reprod 18:90–95, 2003.
79. Pena JE, Chang PL, Chan LK, et al: Suprafisiological estradiol levels do not affect oocyte and embryo quality in oocyte donation cycles. Hum Reprod 17:83–87, 2002.
80. Pfister CU, Martoni A, Zamagni C, et al: Effect of age and single versus multiple dose pharmacokinetics of letrozole (Femara) in breast cancer patients. Biopharm Drug Dispos 22:191–197, 2001
81. Mouridsen H, Gershanovich M, Sun Y, et al: Phase III study of letrozole versus tamoxifen as first-line therapy of advanced breast cancer in postmenopausal women: Analysis of survival and update of efficacy from the International Letrozole Breast Cancer Group. J Clin Oncol 21:2101–2109, 2003.
82. Mitwally MF, Casper RF: Aromatase inhibition reduces gonadotrophin dose required for controlled ovarian stimulation in women with unexplained infertility. Hum Reprod 18:1588–1597, 2003.
83. Ginsburg ES, Yanushpolsky EH, Jackson KV: In vitro fertilization for cancer patients and survivors. Fertil Steril 75:705–710, 2001.
84. Oktay K, Buyuk E, Akar Z, et al: Fertility preservation in breast cancer patients: A prospective controlled comparison of ovarian stimulation with tamoxifen and letrozole for embryo cryopreservation. Fertil Steril 82:S1, 2004.
85. Oktay K: Further evidence on the safety and success of ovarian stimulation with letrozole and tamoxifen in breast cancer patients undergoing in vitro fertilization to cryopreserve their embryos for fertility preservation. J Clin Oncol 23:3858–3859, 2005.
86. Oktay K, Buyuk E: The potential of ovarian tissue transplant to preserve fertility. Expert Opin Biol Ther 2:361–370, 2002.
87. Mazur P: The role of intracellular freezing in the death of cells cooled at supraoptimal rates. Cryobiology 14:251–272, 1977.
88. Gosden RG, Baird DT, Wade JC, et al: Restoration of fertility to oophorectomized sheep by ovarian autografts stored at −196° C. Hum Reprod 9:597–603, 1994.
89. Baird DT, Webb R, Campbell BK, et al: Long-term ovarian function in sheep after ovariectomy and transplantation of autografts stored at −196° C. Endocrinology 140:462–471, 1999.
90. Oktay K, Buyuk E, Veeck L, et al: Embryo development after heterotopic transplantation of cryopreserved ovarian tissue. Lancet 363:837–840, 2004.
91. Donnez J, Dolmans MM, Demylle D, et al: Livebirth after orthotopic transplantation of cryopreserved ovarian tissue. Lancet 364:1405–1410, 2004.
92. Meirow D, Levron J, Eldar-Geva T, et al: Pregnancy after transplantation of cryopreserved ovarian tissue in a patient with ovarian failure after chemotherapy. NEJM 353:318–321, 2005.
93. Oktay K, Nugent D, Newton H, et al: Isolation and characterization of primordial follicles from fresh and cryopreserved human ovarian tissue. Fertil Steril 67:481–486, 1997.
94. Aubard Y: Ovarian tissue graft: From animal experiment to practice in the human. Eur J Obstet Gynecol Reprod Biol 86:1–3, 1999.
95. Jeremias E, Bedaiwy MA, Biscotti C, Falcone T: Assessment of injury in cryopreserved ovarian tissue. Fertil Steril 79:651–653, 2003.
96. Jeremias E, Bedaiwy MA, Gurunluoglu R, et al: Heterotopic auto-transplantation of the ovary with microvascular anastomosis: A novel surgical technique. Fertil Steril 77:1278–1282, 2002.
97. Bedaiwy MA, Jeremias E, Gurunluoglu R, et al: Restoration of ovarian function after autotransplantation of intact frozen-thawed sheep ovaries with microvascular anastomosis. Fertil Steril 79:594–602, 2003.
98. Gook DA, Edgar DH, Borg J, et al: Oocyte maturation, follicle rupture and luteinization in human cryopreserved ovarian tissue following xenografting. Hum Reprod 18:1772–1781, 2003.
99. Agarwal A, Ranganathan P, Kattal N, et al: Fertility after cancer: A prospective review of assisted reproductive outcome with banked semen specimens. Fertil Steril 81:342–348, 2004.
100. Viviani S, Santoro A, Ragni G, et al: Gonadal toxicity after combination chemotherapy for Hodgkin's disease. Comparative results of MOPP vs. ABVD. Eur J Cancer Clin Oncol 21:601–605, 1985.
101. Dubey P, Wilson G, Mathur KK, et al: Recovery of sperm production following radiation therapy for Hodgkin's disease after induction chemotherapy with mitoxantrone, vincristine, vinblastine, and prednisone (NOVP). Int J Radiat Oncol Biol Phys 46:609–617, 2000.
102. Meistrich ML, Wilson G, Mathur K, et al: Rapid recovery of spermatogenesis after mitoxantrone, vincristine, vinblastine, and prednisone chemotherapy for Hodgkin's disease. J Clin Oncol 15:3488–3495, 1997.
103. Marmor D, Duyck F: Male reproductive potential after MOPP therapy for Hodgkin's disease: A long-term survey. Andrologia 27:99–106, 1995.
104. Shafford EA, Kingston JE, Malpas JS, et al: Testicular function following the treatment of Hodgkin's disease in childhood. Br J Cancer 68:1199–1204, 1993.
105. Meistrich ML, Wilson G, Brown BW, et al: Impact of cyclophosphamide on long-term reduction in sperm count in men treated with combination chemotherapy for Ewing and soft tissue sarcomas. Cancer 70:2703–2712, 1992.
106. Meistrich M, Shetty G: Suppression of testosterone stimulates recovery of spermatogenesis after cancer treatment. Int J Androl 26:141–146, 2003.
107. Howell SJ, Shalet SM: Effect of cancer therapy on pituitary–testicular axis. Int J Androl 25:269–276, 2002.
108. Shalet S, Tsatsoulis A, Whitehead E, et al: Vulnerability of the human Leydig cell to radiation damage is dependent upon age. J Endocrinol 120:161–165, 1989.
109. Recchia F, Siga G, De Fillipis S, et al: Goserelin as ovarian protection in the adjuvant treatment of premenopausal breast cancer: A phase II pilot study. Anticancer Drugs 13:417–424, 2002.

第六部分 不孕与反复性流产

33 感染与不孕

Kristin A. Englund and Jaswant S. Bal

引言

女性不孕与其丈夫淋病病史的关系于19世纪晚期最先报道,并最终发现淋菌性盆腔炎(PID)是导致年轻女性不孕的一个重要原因。20世纪初,仅有6%的有淋菌性盆腔炎病史的妇女曾经妊娠。外科手术是首选的治疗方法。随着抗生素的诞生,这一局面得到明显改善,现可通过医疗手段帮助PID患者保存生育能力。

不孕是女性生殖道感染最令人烦扰的后果之一。虽然不孕的病因是多方面的,但30%~40%的不孕患者是由于急、慢性盆腔炎继发的盆腔粘连所致。因此,预防是最好的医疗保健方针,如果已经感染,则早期发现,积极治疗十分必要。

性传播疾病(sexually transmitted disease,STD)和盆腔感染与社会经济和文化也密切相关。仅在美国,每年有12亿STD新发病例,其中1/4发生于十几岁的青少年。

与性传播疾病(STD)和盆腔感染有关的特异病原体存在地域依赖性,侧面反映出当地的医疗保健和预防保健情况。例如在印度,15%的继发闭经病例与结核相关。世界卫生组织估计,全球每年新发可医治的STD超过30亿次。在许多发展中国家,感染一种或多种STD者在人口中占很大比例,其中许多由耐药菌引起。

本章我们将讨论世界范围内导致男性和女性生育力低下的各种病原体。另外,还将讨论感染发生的解剖部位和病理特点。通过这种途径,我们希望能指导临床医师在综合考虑患者不孕的感染因素时,进行恰当的诊断及鉴别诊断。最后,我们会对AIDS与生育力的影响做综合评述。

流行病学与病理生理学

已知几种与STD相关的病原体可导致不孕(表33-1)或其他综合征(表33-2)。在西方最常见的是淋病奈瑟球菌(淋球菌)和沙眼衣原体。当然,其他病原微生物也可能影响生育能力。

淋病

仅在美国每年约有600 000例新增淋病病例。其中报道的病例有75%发生于15~29岁的年轻人。在女性,最高感染率发生于15~19岁年龄段,而在男性,则在20~24岁年龄段高发。

表 33-1 性传播疾病
细菌
淋病奈瑟菌
沙眼衣原体
支原体属
梅毒螺旋体
阴道加德纳菌
杜克雷嗜血杆菌
肉芽肿杆菌(腹股沟肉芽肿或性病肉芽肿)
病毒
甲、乙、丙型肝炎
单纯疱疹病毒
人类免疫缺陷病毒1型和2型
人乳头状瘤病毒
原虫
阴道毛滴虫

表33-2
可治性性传播疾病相关症状
盆腔炎
不孕
异位妊娠
下生殖道疾病
外阴炎、阴道炎、宫颈炎
生殖器溃疡或疣
肝病
肝炎
肝硬变
宫颈癌

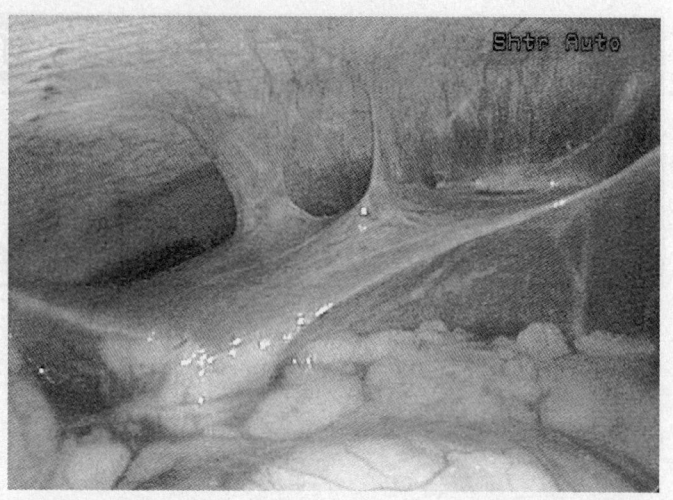

图33-1　（也见彩图33-1）由性传播性疾病（如淋病）所致的盆腔粘连（Fitz-Hugh-Curtis综合征）的腹腔镜下所见。

女性患者感染的主要部位在宫颈内膜。大多数感染者通常有症状出现，从阴道分泌物增多到月经间期出血、性交困难及性交痛，但也可无症状。

淋病奈瑟菌是革兰阴性球菌，成对生长，因此称双球菌。淋菌主要侵犯青春期后女性阴道的柱状上皮和立方上皮细胞，而不侵犯鳞状上皮。附着在上皮黏膜后，淋菌进一步穿透上皮细胞进入黏膜下组织。中性粒细胞引发的炎症反应导致上皮脱落、黏膜下小脓肿及脓腔形成。如果不治疗，中性粒细胞最终将被巨噬细胞和淋巴细胞取代。

淋球菌通常沿毗邻的黏膜面扩散，造成浅表性感染，这一点与葡萄球菌及链球菌常导致深部感染形成鲜明对照。然后，淋球菌通过宫颈口进入宫腔，导致子宫内膜炎。它还可播散到输卵管，引起急性炎症反应，如果不早期治疗，迁延为慢性炎症，损伤输卵管纤毛，并最终形成瘢痕。

淋球菌还可从输卵管伞扩散到结肠旁沟，造成肝周感染，即肝周炎或Fitz-Hugh-Curtis综合征（图33-1）。在特殊病例，淋球菌可导致播散性疾病，患者可有皮疹、感染性关节炎及罕见的心内膜炎。

淋球菌感染的治疗取决于感染部位。CDC建议对局限于宫颈的淋病给予氟喹诺酮类药物、头孢曲松或阿齐霉素（表33-3）。

在远东和夏威夷，对氟喹诺酮类药物耐药的淋球菌已越来越常见，近来它在美国本土的一些人群中也渐渐成为一个重要问题。氟喹诺酮类药物耐药的发生率在男性同性恋者中接近5%，有鉴于此，CDC建议对此人群不使用氧氟沙星[1]。这种耐药性还可波及其他人群，毫无疑问，我们也将会看到推荐用于一般人群的治疗方案的进一步改变。

我们将在本章盆腔炎症性疾病中讲述涉及上生殖道淋球菌感染的治疗。

衣原体

美国每年约有三百万衣原体感染新病例。与大多数性传播感染一样，衣原体感染多见于年轻女性。CDC 2002年性传播疾病监测衣原体部分的报道显示，在计划生育门诊筛查的15~24岁女性中，5%以上发现有衣原体感染；在参加2002年国家工作训练计划的15~24岁女性中，衣原体感染率约为10%；衣原体感染率在未成年人拘留所里的青少年中超过16%。

应用连接酶链反应检测晨起第一次尿样，国家青少年健康纵向研究发现，年轻成年女性衣原体感染率为4%。在少数民族妇女（包括非裔美国人、美国土著人及拉丁美洲人）中，其感染率更高[2]。非洲年轻妇女感染率较白人女性高6倍。从1987—2002年，报道的美国妇女衣原体感染率增加了将近6倍，从大约每100 000妇女中78例增加到455例。大幅度增加的原因可能是多方面的，除感染发生率增加外，可能与筛查增加、应用更敏感的核酸扩增实验（NAT）以及改善了上报系统有关[2]。

表33-3 成人性传播疾病治疗指南	
软下疳	阿奇霉素 1g po×1
	或头孢曲松单剂量 250mg IM
	或环丙沙星 500mg po BID×3d
	或红霉素 500mg po TID×7d
单纯疱疹病毒——原发性	阿昔洛韦 400mg po TID for 7~10d
	或阿昔洛韦 200mg po，每日5次，7~10d
	或泛昔洛韦 250mg po TID×7~10d
	或伐昔洛韦 1g po BID×7~10d
单纯疱疹病毒——复发性	阿昔洛韦 400mg po TID 5d
	或阿昔洛韦 800mg po BID×5d
	或阿昔洛韦 800mg po TID×2d
	或泛昔洛韦 125mg po BID×5d
	或泛昔洛韦 1000mg po BID×1d
	或伐昔洛韦 500mg po BID×3d
	或伐昔洛韦 1000mg po ×5d
单纯疱疹病毒——抑制性	阿昔洛韦 400mg po BID
	或泛昔洛韦 250mg po BID
	或伐昔洛韦 500mg QD
	或伐昔洛韦 1g po QD
梅毒——原发性和继发性	苄星青霉素 240万U IM×1
早期潜伏梅毒	苄星青霉素 240万U IM×1
晚期潜伏梅毒	苄星青霉素总计720万U，IM，分3次给予，每次240万U，隔周一次
神经梅毒	水溶性结晶青霉素G 1800~2400万U每天，300~400万单位，q4h，共10~14d
衣原体宫颈炎	阿奇霉素 1g po ×1d
	或多西环素 100mg BID ×7d
宫颈、尿道及直肠淋菌感染	头孢曲松 125mg IM×1
	或头孢克肟 400mg po ×1
	或环丙沙星* 500mg po ×1
	或氧氟沙星* 400mg po ×1
	或左氧氟沙星* 250mg po ×1
	如果不能除外衣原体感染，要同时治疗
细菌性阴道病	甲硝唑 500mg po BID ×7d
	或0.75%甲硝唑凝胶置阴道，qd×5d
	或2%克林霉素霜阴道用药，qhs×7d
滴虫病	甲硝唑 2g po ×1 或替硝唑 2g po ×1
人乳头瘤病毒——外生殖器疣	患者自用：0.5%普达非洛溶液或凝胶 BID×3d，休息4天，必要时重复4个周期，或5%咪喹莫特霜 qhs 3周，共16周
人乳头瘤病毒——外生殖器疣	提供上药：冷冻疗法每1~2周，休息4天，或10%~25%鬼臼树脂安息香酊剂每周一次，或三氯乙酸每周一次，或外科手术切除

Adapted from CDC Sexually Transmitted Diseases Treatment Guidelines 2006. MMWR 55：1-95，2006.
* 不适用于男性同性性行为者或近期有国外旅行史者或从加利福尼亚或夏威夷获得的感染者[1]。

沙眼衣原体是宫颈和上生殖道衣原体感染的病原体，其某些血清型还可导致一种溃疡性的性传播疾病，即性病性淋巴肉芽肿。

衣原体性宫颈炎具有阴道分泌物增多、月经间期出血、排尿困难和性交困难等症状，在临床上很难与淋球菌性宫颈炎区分。淋病通常有症状，衣原体感染与淋病不同，常无症状，在未察觉的情况下可致生育力永久性损伤。感染可由宫颈上行到子宫内膜，再延伸到输卵管，引起PID。

衣原体可通过对宫颈拭子样本进行核苷酸扩增实验（NAT）来检测。NAT还可用于检测晨尿中的衣原体，是一种有效的筛查工具，其敏感性与宫颈拭子检测法相同，但标本更易获得。

衣原体还可通过血清学检测。血清学检测对于急性宫颈炎或急性上生殖道感染无益，但它是对性病性淋巴肉芽肿进行特定血清学分型诊断的唯一方法。另外，血清学方法还可用于判断不孕患者是否有衣原体感染史，因为其宫颈标本的NAT检测衣原体很可能不呈阳性反应。这种情况下，如果血清学检测呈阳性，可帮助指导不孕的病因诊断。

宫颈和上生殖道衣原体感染可用多西环素、阿奇霉素或红霉素治疗。患者及其性伴侣必须同时接受治疗。治疗方法见表33-3。

梅毒

16世纪时，梅毒被称为大疮，感染了大量欧洲人。虽然美国20世纪70年代至90年代梅毒发病率大大减少，但近期又有抬头趋势，尤其在同性恋和双性恋男性人群中。美国疾控中心（CDC）在2002年收到了6862例新发和继发梅毒病例，另有412例先天梅毒。

梅毒是由梅毒螺旋体感染引起的。梅毒螺旋体非常脆弱，几乎全部是通过与被感染者的性接触传播或通过被感染的妊娠妇女垂直传播给胎儿的。偶尔它也可通过身体其他部位的破损皮肤而引发感染。

梅毒的病程分为四个阶段：一期梅毒、二期梅毒、潜伏梅毒和终末期（或晚期）梅毒。一期梅毒以无痛性溃疡（即软下疳）开始，大约在接触后3周形成，如果病损位于宫颈或阴道壁将很难发现。

二期梅毒平均在接触后6周出现，表现为皮肤弥漫性红疹，典型者累及手掌、足底、生殖器疣状皮损或脱发。如不治疗,二期梅毒可转为长期的无症状梅毒或潜伏梅毒。

潜伏梅毒指未经治疗但不再有症状、也不再具传染性的感染。在许多未经治疗的患者中,进一步的症状和体征将不再出现。

二期梅毒未经治疗者中约有1/3最终转为终末期梅毒。细菌播散全身可导致几乎全身脏器受累,常见损害累及脑、神经系统、骨、关节、心脏和眼。这一阶段可持续数十年,最终导致进行性的神经系统功能障碍、心血管疾病、骨破坏、失明和死亡。

梅毒对于妊娠的影响是不争的事实。梅毒可导致流产、早产、死产、新生儿死亡和婴儿的先天性疾病。梅毒对生育能力的影响还不十分明确,但塞内加尔的一项研究表明,在40岁及以上的妇女中,与从未感染梅毒者相比,无妊娠史在那些既患或处于活动期梅毒的妇女中显著增高[3]。

梅毒的诊断可通过两个梅毒螺旋体筛查实验中的任何一个做出,一个是快速血浆反应素(RPR),另一个是性病研究所实验(VDRL)。这些实验可进行滴度检测,用以评价治疗反应。RPR及VDRL通常在硬下疳发生后2周内呈阳性反应。如果检测结果为阳性,须进行下述两项确诊试验中的一项,即荧光密螺旋体抗体吸收(FTA-ABS)试验或梅毒螺旋体微量血凝测定(MHA-TP)实验。在梅毒患者中,不管治疗与否,这两项检测将终生呈阳性。

虽然梅毒未经治疗可能导致长期的破坏性后果,但一旦确诊却相当容易治疗。青霉素是主要治疗药物(见表33-3)。

毛滴虫

毛滴虫病是一种常见的阴道炎症,它通过性行为传播,美国每年约有5百万生殖道毛滴虫感染。虽然已经明确它是通过性行为传播,但它不是须报告的传染病。因此,只能估计它的患病率,并可能过低估计。

滴虫病是由于阴道毛滴虫——一种会动的单细胞原虫感染引起。男性感染后鲜有症状,女性毛滴虫可导致阴道和宫颈的表浅感染,形成阴道黄色泡沫样白带,引起外阴阴道刺激症状、性交困难、排尿困难,或在许多患者也可无任何症状。虽然在宫颈管可培养出毛滴虫,但并不引起临床宫颈炎。

几项研究已经发现,有阴道毛滴虫感染的患者输卵管性不孕风险增加(高达1.9倍),感染过4次以上者不孕风险增加6倍[4-6]。在有些急性输卵管炎患者的腹腔发现了其他微生物,因此有些学者认为毛滴虫可能携带细菌或病毒到上生殖道[7]。

诊断通常用阴道分泌物湿涂片显微镜下见活动滴虫。滴虫培养是诊断的最佳标准,但在临床中并不常用。应用免疫色谱法可在临床快速检测,报道的敏感性与培养法相近。

滴虫的治疗是应用甲硝唑2g顿服,在美国也可用替硝唑2g顿服,但费用更高(表33-3)。

人乳头瘤病毒

人乳头瘤病毒(HPV)是最常见的性传播疾病之一,根据CDC报道,美国生殖道HPV感染较其他性传播疾病具有更高的发病率。当前感染人数至少有2千万,每年报道5百万以上新发感染病例。

HPV病毒是小的双链环状病毒,有100多种不同类型的HPV病毒存在,但仅有30种通过性传播。许多感染的男女无症状,有症状的女性感染者表现为生殖器疣、宫颈涂片结果异常、宫颈、阴道、外阴和直肠的癌前病变或癌变。

HPV分高危型和低危型。虽然任何类型的感染均可表现为外生殖器疣,但低危型6和11型更常见。这些病损常无症状,也可有疼痛和瘙痒。病变可长大到影响性交。甚至在没有肛交的患者中也可见肛周疣,但肛内疣仅见于肛交者。阴道和宫颈也可见疣状物。

Pap涂片进行核苷酸扩增实验广泛应用于高危型HPV的检测。然而,外生殖器疣并不常规分型。高危型HPV 16、18、33和35型都与肿瘤相关,尤其是宫颈癌。因此,高危型HPV者需要进一步进行阴道镜检查,必要时行宫颈活检。

虽然并未发现HPV感染直接影响女性生育功能,但如果尖锐湿疣大到影响性交就会影响生育。治疗以癌前病变或癌的局部治疗为主(即冷冻、电切环电切,见表33-3),通常不会导致瘢痕形成或影响宫颈黏膜的分泌等妨碍精子通过,进而导致不孕的结果。浸润性宫颈癌需行子宫全切术或其他盆腔手术。

治疗并不能消灭病毒,因此预防此病变得非常重要。最近在对上大学年龄的妇女进行的研究显示,三剂HPV16型病毒疫苗治疗后的头17个月可防止发展成持续性 HVP16 型感染和 HPV16 相关的宫颈病变[8]。这项研究将引出对更多高危型 HPV 病毒疫苗的进一步研究进展。

单纯疱疹病毒

早在 18 世纪早期，就有人描述生殖器疱疹，目前估计美国有近 5 千万生殖器疱疹感染者，并且可见于各年龄段。2 型单纯疱疹病毒（herpes simplex virus，HSV）是生殖器疱疹的主要病原体，但 HSV-1 通过口交传播，这种病毒株生殖道感染的发病率也迅速增加。

最初的临床表现各异，但在生殖器痛性水泡或小脓疱后几天之内伴有发热、不适、头痛和肌痛等全身症状。这些痛性水泡或小脓疱最终形成溃疡。外阴瘙痒、排尿困难、阴道或尿道分泌物和腹股沟淋巴结病也是生殖器疱疹感染的潜在临床表现。

约有 90% 原发性 HSV-2 感染后妇女及 70% 原发性 HSV-1 感染后妇女患单纯疱疹病毒性宫颈炎，反复感染的患者宫颈炎发生率降低到 20% 以下[9]。单纯疱疹病毒侵犯宫颈外的扁平上皮，通常在查体时可看到溃疡性病损。极少数 HSV-1 及 HSV-2 感染病例病变可进一步扩散，引起盆腔炎（PID）[10]。尽管 HSV 可能导致播散感染和 PID，但目前尚无证据表明此感染与不孕相关。治疗应用阿昔洛韦或泛昔洛韦（见表 33-3）。

支原体

支原体是介于细菌和病毒之间的包括 120 多种不同名称种类的一类病原微生物。其中人型支原体、解脲脲原体和生殖器支原体是从人类泌尿生殖道分离出来的，研究发现人型支原体存在于阴道，2/3 以上患者有与细菌性阴道病相似的阴道分泌物异常，约 10% 的妇女无分泌物异常[11]。虽然致病特点与细菌性阴道病非常相像，但其具体致病机制不清。

在腹腔镜诊断为输卵管炎的患者中，10% 的病人可在子宫内膜和输卵管中分离出人型支原体[11]，因为它常与其他病原微生物如淋球菌或衣原体并存，因此人型支原体是否作为初始病原体还不清楚。

同样，人型支原体导致输卵管性不孕的机制也不清楚。血清学表明，在有盆腔炎病史的不孕症患者中出现血清人型支原体抗体比对照组多 3 倍[12]。X 线显微镜检术已可显示人型支原体直接与人类精子结合，由运动的精子带入女性生殖道，导致女性上生殖道疾病[13]。

解脲脲原体很显然是男性非淋菌性尿道炎的病因，在女性也可导致急性尿道症综合征。解脲脲原体已经在盆腔炎妇女输卵管中分离出来，但常与其他已知病原体共存。因此，它在盆腔炎中的直接作用不详[11]。

支原体通过培养诊断，也可进行血清学检查，但不作为常规临床应用。治疗可用多西环素和阿奇霉素。

软下疳

软下疳是一种引起溃疡性病损的性传播疾病，在发展中国家是一个重大健康问题，但在美国却并不常见。

软下疳由革兰阴性厌氧菌杜克雷嗜血杆菌（软性下疳嗜血杆菌）引起，典型者有痛性溃疡性病损和痛性腹股沟淋巴结炎。杜克雷嗜血杆菌不会播散全身或到远处，当然也就不是不孕症的原因。

因为病原体难于培养，通常根据临床表现诊断。推荐的治疗包括阿奇霉素、头孢菌素类、喹诺酮类和大环内酯类（见表 33-3）。

肝炎

甲型、乙型和丙型肝炎是 DNA 病毒，可通过性生活感染。

甲型肝炎通常通过粪-口途径传播，食物传播造成暴发流行多有报道[14]。此外，肛交者可通过性生活传播，通常是男性同性恋。甲型肝炎仅造成急性感染，这种感染通常有自限性，但急性重症型肝炎也可致死。甲型肝炎没有慢性病程。

乙型肝炎通过接触血液和其他体液传播，可导致急、慢性病毒性肝炎。可通过检测血清中乙型肝炎表面抗原（HBsAg）发现慢性乙型肝炎，并可通过乙肝病毒聚合酶链反应来评估病毒血症的程度。三次疫苗序列接种可预防乙型肝炎，虽然目前对儿童进行强制性疫苗接种，仍然还有许多性活跃的青少年和成人需要进行免疫接种。

丙型肝炎是美国最常见的慢性血行传播疾病，将近有390万感染者[15]。在不孕症的例行检查时，通常是在辅助生育过程中筛查发现。此病毒常通过血液或血液制品传播，还发现一些病例可通过性行为传播[15]。与HIV或乙型肝炎相比，其性接触传播的风险很低。据估计，慢性感染者通过性行为传播的风险仅有一个性伴侣者为0～0.6%，而多个性伴侣者为1%[16]。接触病毒后约80%的患者将发展为慢性感染，其中60%发展为慢性活动性肝病。如果妇女患有慢性乙型或丙型肝炎，可能导致卵巢功能明显异常，如无排卵或闭经。乙型或丙型肝炎病毒慢性携带者可成为IVF实验室的一个实际问题。关键是使受病毒感染的组织与未被感染的组织隔离。

阴道致病性菌群

细菌性阴道病是阴道内正常的乳酸杆菌被其他致病菌群取代所表现的一组临床综合征。这些致病菌包括厌氧菌、链球菌和阴道加德纳菌。这些病原体还在PID妇女上生殖道发现。因此，PID常被认为是多种微生物感染。这些菌群可能与传统性传播疾病（如衣原体感染）后盆腔炎的发生有关。

结核

在古埃及人的遗骸中曾经发现结核，但没有造成大范围的结核流行。直到17和18世纪，由于城市人口过密，使得细菌很容易通过呼吸道飞沫传播，因此导致白色瘟疫[17]。

今天，世界范围内结核感染17亿人，约占世界人口比例的1/3，每年约有3百万人死于结核。美国结核患病率在1984年降至低点，但此后又开始回升。部分原因是由于同时存在HIV感染者增加。

尽管结核通常为肺部疾病，但事实上它可侵犯全身任何器官，包括泌尿生殖道。澳大利亚不孕症患者中生殖道结核发病率为0.6%，印度为19%，而在美国因结核而引发的不孕症实为罕见[18]。

结核分枝杆菌是需氧的非芽孢型不动杆菌，抗酸染色阳性。结核分枝杆菌相对较大，无移动性，呈棒状，与放射菌类是远亲。结核分枝杆菌是专性需氧微生物，因此肺结核通常发生于氧合较好的肺上叶。此菌是兼性的细胞内寄生物。

结核通常通过呼吸道飞沫传播。肺结核可血行播散到输卵管，从而蔓延到子宫内膜（50%）、卵巢（30%）、宫颈（5%～15%）和阴道（1%）[17]。

生殖道结核最常见的临床表现是不孕。如果还有其他症状，常表现为局部症状，如月经异常和腹痛。当子宫腔完全被破坏或由于随后的粘连而发生Asherman综合征时可表现为闭经。在宫颈病变可表现为类似肿瘤的溃疡性包块[17]。

当妇女存在盆腔不适或不孕时，肺部原发感染灶的体征可能已完全消失。月经血培养和子宫内膜组织病理学检查可能有阳性结果，但由于抽样误差可能查不到耐酸性杆菌。结核可导致具有特征性子宫输卵管造影征象的输卵管中部梗阻，将在本章输卵管一节讲述。

皮试检测结核的实验叫Mantoux试验（结核菌素皮内试验），即将纯化的蛋白衍生物（PPD）注射到前臂皮下，48～72小时看结果。可对所有不孕妇女进行Mantoux试验。

治疗应根据当地耐药情况选用相应的化学治疗。除大溃疡或耐药病例外，极少选择手术治疗。

临床表现

性传播疾病相关的症状可从轻度刺激症状到危及生命的疾病。可能后果有不孕、宫外孕、肝炎、肝硬化和宫颈癌（见表33-2）。

盆腔炎症性疾病

盆腔炎症性疾病是由下生殖道微生物上行感染到子宫内膜、输卵管、卵巢或其他盆腔器官所致的炎症性和感染性综合征。根据CDC的统计，美国每年有超过1百万的急性盆腔炎病例，并导致每年有超过10万妇女因盆腔炎而不孕，每年有超过150例妇女死于盆腔炎或其并发症[19]。

盆腔炎是造成宫外孕的主要原因。据估计，15～44岁之间患盆腔炎的妇女中约有1%将发生宫外孕，1.7%将患不孕症，近2%将发生慢性盆腔痛[20]。据统计，发生过一次盆腔炎后输卵管梗阻性不孕的发生率为13%，两次者发生率为35%，三次以上者不孕率接近75%。

PID最常见的病原体是性传播的淋病奈瑟菌和沙

眼衣原体。其他引起 PID 的致病性阴道菌群包括厌氧菌、阴道加德纳菌、流感嗜血杆菌、肠道革兰阴性杆菌、无乳链球菌、人型支原体和解脲脲原体。

盆腔炎症性疾病可有症状或无明显症状。症状包括下腹痛、宫颈举摆痛、附件触痛、脓性宫颈炎和发热。但是有些患者可无症状，但同样有上生殖道损伤，导致不孕[21]。

为避免 PID 的远期并发症，早期诊断和治疗十分必要。有症状的盆腔炎患者如延迟治疗（有症状后 3～9 天）其不孕症发生率约为有症状 2 天内治疗者的 2 倍。症状开始后 9 天或以上仍未治疗，不孕症和宫外孕的风险增加到 3.5 倍[22]。诊断的界限必须较低，以确保不遗漏症状轻微的患者。

一些病情较重的 PID 患者需接受住院治疗[23]。住院治疗指征包括：

- 不能除外外科急腹症（如阑尾炎）
- 妊娠
- 口服抗生素治疗无效
- 不能随访或不能耐受门诊应用口服药者
- 症状严重，伴恶心、呕吐或高热
- 输卵管卵巢脓肿

PID 临床健康和评估（PEACH）试验对 831 例轻中度 PID 女性患者进行了门诊和住院治疗的效果评估[24]。这项多中心随机研究发现，其生育结局在门诊和住院治疗间无差异。治疗建议列于表 33-4。

表 33-4 盆腔炎的治疗
非口服药物治疗
疗法 A：头孢替坦 2 g IV q12h 或头孢西丁 2 g IV q6h 加多西环素 100 mg po 或 IV q12h
疗法 B：克林霉素 900mg IV q8h 加庆大霉素 q8h 或每日单次剂量
口服药物治疗
疗法 A：氧氟沙星每日 400mg po，共 14d 或左氧氟沙星 500 mg po qd，共 14 d 伴或不伴甲硝唑 500mg BID 14d
疗法 B：头孢曲松 250mg IM×1 或头孢西丁 2g IM×1 和丙磺舒 1g po×1 或其他非口服第三代头孢菌素加多西环素 100 mg po BID×14d 伴或不伴甲硝唑 500mg BID×14d
Adapted from CDC: STD Guidelines 2006. MMWR 55: 1-95, 2006.

表 33-5 按解剖部位划分的不孕感染原因
宫颈
淋病
衣原体
支原体
毛滴虫
人乳头瘤病毒
子宫内膜
结核
淋病
衣原体
血吸虫病
输卵管
淋病
衣原体
结核
血吸虫病
厌氧菌
放线菌
全身乏力
寄生虫感染
肝炎

涉及的解剖部位

女性生殖道的不同部位都可能被本章第一部分我们所描述病原体侵犯（表 33-5）。以下，是对可能影响生育的生殖道局部病理改变的描述。

宫颈

宫颈黏液是一个健康的介质，在排卵前允许精子自主地通过宫颈进入上生殖道。其由内宫颈腺体分泌细胞产生的，它在月经周期的不同时期经历质和量的变化。在月经周期宫颈也经历解剖学改变，增殖期宫颈外口变宽，排卵前达到最大值。此时，宫颈黏液量多，易于精子穿过。排卵后宫颈口变窄，宫颈黏液分泌减少，变黏稠[25]。

临床工作中宫颈因素不孕约占 5%。宫颈的炎症性过程，如宫颈炎，可改变宫颈黏液的理化组成，阻止精子穿透。病原体包括淋球菌、衣原体、滴虫、阴道加德纳菌、链球菌（B族链球菌）和葡萄球菌。葡萄球菌和链球菌感染一般深入穿透到宫颈壁，累及腺泡。淋球菌则通常沿相邻的黏膜表面扩散，形成表浅感染[25]。

宫颈狭窄可导致不孕，其可由慢性宫颈炎引起，偶尔也由于治疗HPV感染（即冷冻、激光或其他烧灼性操作）后遗留的瘢痕引起。局部烧灼性操作还可由于内宫颈腺体的永久破坏而改变宫颈黏液量。巨大梅毒性下疳或宫颈结核形成的瘢痕很少引起宫颈口闭锁。

子宫内膜

妊娠过程中非常重要的一步即胚胎在子宫内膜种植。种植过程异常是许多不明原因不孕的基础，其中一些是由于未诊断的子宫内膜感染引起的。

免疫细胞是子宫内膜和内膜下区域正常细胞群的一部分，细胞类型依月经周期不同而异。淋巴细胞和中性粒细胞可正常出现在月经期下半周期的子宫内膜，这些炎症细胞的出现并不代表患有子宫内膜炎。然而，浆细胞的出现是异常的，提示有免疫应答，常是对细菌感染的免疫应答[25]。

许多急性盆腔炎的发生是由于在月经期、分娩、流产和手术器械操作过程中保护性的宫颈黏膜屏障被破坏所致。葡萄球菌、链球菌、淋病奈瑟菌和梭菌属是急性子宫内膜炎的重要原因。慢性子宫内膜炎主要是由淋病奈瑟菌、沙眼衣原体、结核杆菌、支原体、真菌、病毒和寄生虫引起。

输卵管炎常与子宫内膜炎合并存在，70%~90%的输卵管炎患者也有子宫内膜炎[26]。子宫内膜活检可用于替代判别是否累及输卵管，因而减少腹腔镜检查。显然，输卵管炎与生育能力明显相关，正确诊断十分重要。

PEACH试验[26]发现，子宫内膜炎本身与轻中度PID妇女妊娠率下降无关。这与Westrom[27]关于PID与不孕关系的里程碑式研究的结论有几点不同。首先，作者得出结论，子宫内膜炎并不一定证实存在输卵管炎，Westrom的研究应用腹腔镜检查诊断输卵管炎作为PID的证据，而PEACH研究应用子宫内膜活检而不是腹腔镜；其次，现阶段抗生素治疗远较Westrom研究阶段有效，治疗失败病例少。

Asherman综合征是指宫腔粘连的状态，多是由刮宫引起，尤其是产后刮宫。Asherman综合征也可由结核或血吸虫病引起。致密粘连、瘢痕组织、宫腔容积变小，甚至消失，均可导致不孕。

输卵管

为维持正常生育能力，输卵管在结构和功能上必须均是通畅的。先前感染（如PID、阑尾炎）引起的外部粘连或子宫内膜异位症均可造成输卵管梗阻。既往不孕症手术、输卵管卵巢脓肿或宫外孕也可导致输卵管梗阻。感染的病原体和炎症可损坏输卵管伞端和纤毛，使输卵管不能运输卵、精子或胚胎，因此，即使输卵管是通畅的，它的功能也不正常。

沙眼衣原体感染是全世界导致输卵管永久性损害的首要原因。衣原体自宫颈上行，优先侵入柱状上皮细胞，而柱状上皮细胞密集存在于输卵管壶腹部纤毛[28]。一旦侵入细胞内，衣原体释放一种特殊的热休克蛋白——Ch-hsp60，可引起局部炎症反应[29]。免疫应答可局限感染，免予扩散到其他细胞，但细胞内的衣原体可逃避免疫攻击，导致慢性感染，引起局部瘢痕形成。可在血清中检出由于慢性感染产生的Ch-hsp60抗体。Ch-hsp60在某些区域与h-hsp60（人类热休克蛋白60）相似，h-hsp60在早孕期胚胎和蜕膜表达。因此，由于输卵管衣原体感染导致Ch-hsp60抗体阳性者可激活其免疫系统，并可能阻止早期胚胎发生[30]。

结核感染产生的特征性病理学改变可通过输卵管碘油造影显示。它表现为宫腔缩小、输卵管或卵巢钙化、双侧输卵管宫角型阻塞、输卵管壶腹部膨大的铅管征或输卵管呈锯齿状改变的输卵管远端梗阻[18]。

血吸虫病导致的输卵管梗阻可导致不孕[31]。血吸虫病可引发宫颈、阴道和外阴炎症，并妨碍性交、生育和阴道分娩[32]。对血吸虫病流行区（曼森血吸虫在非洲、南美洲和加勒比；日本血吸虫在日本、中国和菲律宾；湄公河血吸虫在东南亚；埃及血吸虫在非洲和中东；刚果裂体吸虫在西非和中非）的妇女，在不孕症诊断时要考虑到此病。

以色列放线菌与宫内节育器的应用有关，很少导致盆腔脓肿（见第27章）。

其他不孕原因

一些寄生虫感染可使女性生育力减弱，导致下丘脑-垂体-卵巢轴受损。这些寄生虫病包括阿米巴病、贾第虫病、利什曼病、疟疾、锥形虫症以及由蛔虫或鞭虫感染引起的蠕虫感染。有些寄生虫也可通过直接损伤生殖器官而使生育力下降，包括阿米巴、蛔虫、蛲虫、丝虫、血吸虫和包虫[33]。布鲁塞尔的一项研究显示，拉丁美洲克氏锥虫感染活动期的老鼠其不孕率达到80%，这种原虫感染可导致Chagas病（南美洲锥虫病）[34]。

不孕感染因素的评估

前面已经描述了引起不孕的多种感染，其中，在美国最常见的是衣原体性输卵管炎。在我们进行不孕症评估时还要考虑到其他原因，特别是对于来自世界其他地区的患者。对不孕症夫妇的评估必须从详细询问病史开始，包括STD接触史及其治疗史、结核接触史、所属国家和旅行史。接下来进行彻底检查，包括进行宫颈黏液评估以寻找慢性感染的体征、进行宫颈检查以发现HPV感染病灶、肿瘤、梅毒或结核或前次治疗后瘢痕。可广泛进行宫颈衣原体和淋病的实验室检验。宫颈支原体和解脲脲原体培养在不孕症中的价值尚不确定，但对反复流产者可能有用。

其他检验应在特定临床情况下使用。例如Mantoux试验（结核菌素皮内试验），应在考虑结核时应用，而对怀疑有梅毒的患者可进行RPR实验。腹腔镜检查发现卵巢钙化暗示结核，应在术后进行适当的检查。

衣原体的血清学检查在调查不孕夫妇的病因时也发挥一定作用。初期检查包括子宫输卵管碘油造影正常者，下一步需进行腹腔镜检查。然而，如无STD或慢性盆腔痛病史，就要权衡可能的阳性结果以及手术操作的风险。这种情形下进行衣原体抗体检验可帮助我们决定是否做腹腔镜检查。

衣原体抗体检验是通过血清学实验检测免疫球蛋白G抗衣原体抗体。衣原体抗体检验在衣原体感染引起输卵管损伤的可能性方面已经进行了几年的研究。对此检验敏感性的顾虑基于以下几点：首先，血清学检查并不能区分当前的下生殖道感染和当前或既往的输卵管感染。一些测定方法，肺炎衣原体和革兰阴性细菌多糖存在交叉反应。一项涉及23项研究的荟萃分析，共有2729例患者接受腹腔镜检查和血清衣原体抗体检验，研究发现酶联免疫吸附测定及免疫荧光测定法对诊断输卵管病变最有预测性，与输卵管碘油造影可比[35]。

一项对1009例用衣原体抗体免疫荧光实验和腹腔镜检查的妇女进行的不孕症评估调查发现，血清抗体与输卵管损伤的可能性之间呈线性相关。抗体滴度低并不能完全除外输卵管损伤，但滴度高提示输卵管损伤的可能性大[36]。低抗体滴度的敏感性差可能是由于原发性生殖道衣原体感染后，18%的妇女抗体滴度在4年内下降2倍或以上[37]。

总之，衣原体抗体检验有其局限性，但可用于适当人群（不孕妇女）作为筛查工具，有助于区分哪些需要进行进一步有创检查。

子宫内膜评估包括子宫内膜活检、子宫超声检查和子宫输卵管碘油造影。如果Mantoux试验（结核菌素皮内试验）阳性，则子宫内膜活检组织必须送组织学检查、耐酸杆菌染色和培养。接下来行子宫超声检查和子宫输卵管碘油造影。Asherman综合征、瘢痕或子宫肌瘤导致子宫腔部分或全部闭塞可能在本质上都是感染所致。因此，应根据病人的既往旅行史或种族背景，进一步进行子宫内膜活检以检测血吸虫或其他寄生虫感染。

一些不孕症专家提出先通过血清衣原体检查来估计输卵管病理改变。如果血清衣原体检查阴性，则无需行输卵管碘油造影。如果结合患者既往感染史高度怀疑衣原体感染，或血清学检查阳性，则建议进行输卵管碘油造影或腹腔镜检查。腹腔镜手术可进行输卵管组织或直肠子宫陷凹取样培养，可检出感染的病原体。

人类免疫缺陷病毒（HIV）与获得性免疫缺陷综合征（AIDS）

由于越来越多的妇女罹患人类免疫缺陷病毒（HIV）与获得性免疫缺陷综合征（AIDS），加之现有的治疗可使患者健康存活相当长一段时间，因此HIV/AIDS感染下的妊娠和不孕问题已涉及。虽然有一些相矛盾的数据，但尚未发现HIV本身会影响生育。

孕前应告知HIV/AIDS患者一些关于传播的风险以及可降低这些风险的治疗方法，这很重要。

希望生育的 HIV 感染者其最大风险是垂直传播给胎儿及传染未感染的配偶。如果严格遵循推荐指南的话，垂直传播的风险很低。这种低风险使我们没有足够的根据拒绝对 HIV 患者进行不孕治疗。不进行任何干预的话，HIV 垂直传播的风险约 25%。应用齐多夫定（AZT）这一风险降低到 8.3%[38]。应用高效的抗反转录病毒治疗（HAART）或联合治疗可使控制良好的患者垂直传播风险降低到 1%～2%[39]。对母亲 HIV 感染的最有效控制是关键，应有 HIV 专家共同参与治疗。如果母亲的病毒载量不能维持在 1 000 拷贝以下，目前建议在孕 38 周时择期行剖宫产以避免胎儿在阴道分娩过程中暴露于母亲血液及阴道的体液[39]。

如果夫妇中的一个有 HIV 感染，另一个目的是使 HIV 阴性的配偶免于感染。每次无避孕套防护的性生活 HIV 感染的几率约为 0.1%～0.5%[40]。如果女性 HIV 阳性而男性 HIV 阴性，则可通过助孕技术（如人工授精）将精子运送到阴道，而使男性免于暴露于 HIV 而感染。这最好在 HIV 感染妇女的感染受到理想控制的情况下进行，可减少其将 HIV 病毒传给胎儿的可能性。

男性 HIV 阳性而女性 HIV 阴性者情况更为复杂。病毒可存在于精液中的精浆和白细胞中。虽无决定性结论，但精子似乎并不是病毒的媒介[41]。精液洗涤可将精液中的白细胞和精子分离开来，在 90% 的样本中都是有效的。精液洗涤后，应用反转录和巢氏 PCR 技术确定标本中不携带病毒。在全世界已经进行了几千个 ART 周期，没有发生 HIV 传播，但肯定这种方法没有风险还为时过早[42]。尚需要更多的临床试验来证实。

针对所有血液传播性病毒和 ART 技术的最后一个问题是潜在的实验室内交叉感染。为确保能给患者提供一个安全的技术，需要高度安全的隔离区[43]。

要 点

- 淋病奈瑟菌可感染青春期后妇女宫颈柱状或立方上皮，而不感染鳞状上皮。妇女感染的主要部位是子宫颈内膜。
- 与淋病奈瑟菌感染相似，沙眼衣原体感染为一种上行性感染。
- 在有类似于细菌性阴道炎的阴道分泌物异常者中，2/3 以上的女性阴道可发现人型支原体。
- 丙型肝炎是美国最常见的血液传播的慢性感染。
- 结核常由呼吸道飞沫传播造成，肺部感染血性播散主要在输卵管内膜，从输卵管内膜再播散到子宫内膜、卵巢、宫颈和阴道。
- 结核可通过月经血培养和子宫内膜组织病理学检查阳性而确诊。
- 据估计，1 次盆腔炎症感染发作后，输卵管性不孕发生率为 13%；2 次 PID 发作后，增至 35%；而 3 次发作后，则不孕症发生率增至 75%。
- 慢性子宫内膜炎可由淋球菌、衣原体、结核菌、支原体、真菌、病毒和寄生虫引起。
- HIV 病毒可存在于精液精浆和白细胞中，但似乎并不存在精子中。

（王　颖译　乔　杰校）

参考文献

1. Increases in fluoroquinolone-resistant *Neisseria gonorrhoeae* among men who have sex with men—United States, 2003, and revised recommendations for gonorrhea treatment, 2004. MMWR 53:335–338, 2004.
2. Centers for Disease Control and Prevention: Sexually Transmitted Disease Surveillance 2002 Supplement. Chlamydia Prevalence Monitoring Project Annual Report 2002. Atlanta: U.S. Dept. of Health and Human Services, CDC, 2003.
3. Lagarde E, Guyavarche E, Piau JP, et al: Treponemal infection rates, risk factors and pregnancy outcomes in a rural area of Senegal. Int J STD AIDS 14:208–215, 2003.
4. Soper D: Trichomoniasis: Under control or undercontrolled? Am J Obstet Gynecol 190:281–290, 2004.
5. Sherman KJ, Daling JR, Weiss NS: Sexually transmitted disease and tubal infertility. Sex Transm Dis 14:12–16, 1987.
6. Grodstein F, Goldman M, Cramer D: Relation of tubal infertility to history of sexually transmitted diseases. Am J Epidemiology 137:577–584, 1993.
7. Keith LG, Friberg J, Fullan N, et al: The possible role of *Trichomonas vaginalis* as a "vector" for the spread of other pathogens. Int J Fertil 31:272–277, 1986.
8. Wu TC, Boyd D: HPV-16 vaccine prevented persistent HPV-16 infection and the development of HPV-16 related cervical neoplasia. Evid Obstet Gynecol 5:42–43, 2003.
9. Corey L: Genital herpes. In Holmes KK, et al (eds). Sexually Transmitted Diseases, 2nd ed. New York, McGraw-Hill, 1990, pp 391–413.
10. Lehtinen M, Rantala I, Teisala K, et al: Detection of herpes simplex virus in women with acute pelvic inflammatory disease. J Infect Dis 152:78–81, 1985.
11. Taylor-Robinson D: Infections due to species of *Mycoplasma* and *Urea-*

plasma: An update. Clin Infect Dis 23:671–684, 1996.
12. Moller BR, Taylor-Robinson D, Furr PM, et al: Serological evidence that chlamydiae and mycoplasmas are involved in infertility of women. J Reprod Fertil 73:237–240, 1985.
13. Svenstrup HF, et al: *Mycoplasma genitalium* attaches to human spermatozoa. Hum Reprod 18:2103–2109, 2003.
14. Fiore AE: Hepatitis A transmitted by food. Clin Infect Dis 38:705–715, 2004.
15. Centers for Disease Control and Prevention: Recommendations for prevention and control of hepatitis C virus (HCV) infection and HCV-related chronic disease. MMWR 47(RR19):1–39, 1998.
16. Terrault NA: Sexual activity as a risk factor for hepatitis C. Hepatology 36(Suppl 1):S99–S105, 2002.
17. Haas DW, Des Prez RM: Mycobacterium tuberculosis. In Mandel GL, Bennett JE, Dolin R (eds). Principles and Practice of Infectious Diseases, 4th ed. New York, Churchill Livingstone, 1995, pp 2213–2243.
18. Gurgan T, Demirol A: Tuberculosis in assisted reproduction and infertility. Elsevier International Congress Series 1266:287–294, 2004.
19. Centers for Disease Control: Patient Fact Sheet on PID. May 2004. Available at *http://www.cdc.gov/std/PID/STDFact-PID.htm*. Accessed
20. Critchley HO, Wallace WH: Impact of cancer treatment on uterine function. J Natl Cancer Inst Monogr 34:64–68, 2005.
21. Bath LE, Wallace WH, Critchley HO: Late effects of the treatment of childhood cancer on the female reproductive system and the potential for fertility preservation. BJOG 109:107–114, 2002.
22. Chiarelli AM, Marrett LD, Darlington G: Early menopause and infertility in females after treatment for childhood cancer diagnosed in 1964–1988 in Ontario, Canada. Am J Epidemiol 150:245–254, 1999.
23. Tangir J, Zelterman D, Ma W, et al: Reproductive function after conservative surgery and chemotherapy for malignant germ cell tumors of the ovary. Obstet Gynecol 101:251–257, 2003.
24. Blumenfeld Z: Ovarian cryopreservation versus ovarian suppression by patient treatment strategies for women with pelvic inflammatory disease: Results from the pelvic inflammatory disease evaluation and clinical health (PEACH) randomized trial. Am J Obstet Gynecol 186:929–937, 2002.
25. Bristow RE, Karlan BY: Disorders of the uterine cervix. In Scott JR, Di Daia PJ, Hammond CB, Spellacy WN (eds). Danforth's Obstetrics and Gynecology, 8th ed. Philadelphia, Lippincott Williams &Wilkins, 1999, pp 805–835.
26. Haggerty CL, Ness RB, Amortegui A, et al, for the PID Evaluation and Clinical Health (PEACH) Study. Endometritis does not predict reproductive morbidity after pelvic inflammatory disease. Am J Obstet Gynecol 188:141–148, 2003.
27. Westrom L: Effect of acute pelvic inflammatory disease on fertility. Am J Obstet Gynecol 121:707–713, 1975.
28. Land JA, Evers JLH: Chlamydia infection and subfertility. Best Prac Res Clin Obstet Gynecol 16:901–912, 2002.
29. Paavonen J: Sexually transmitted chlamydial infections and subfertility. Elsevier International Congress Series 1266:277–286, 2004.
30. Witkin SS: Immunological aspects of genital chlamydia infections. Best Prac Res Clin Obstet Gynecol 16:865–874, 2002.
31. Garba M, Almoustapha T, Garba A, Nouhou H: [Extra uterine pregnancy associated with tubal schistosomiasis: *Schistosoma haematobium*. A case report from Niger][in French]. Bull Soc Pathol Exot 97:41–42, 2004.
32. Bullough CHW: Infertility and bilharziasis of the female genital tract. BJOG 83:819, 1976.
33. Sweet RL, Gibbs RS: Parasitic disease in pregnancy. In Sweet RL, Gibbs RS (eds). Infectious Diseases of the Female Genital Tract, 4th ed. Philadelphia, Lippincott Williams & Wilkins, 2002, pp 570–605.
34. Mjihdi A, Lambot MA, Stewart IJ, et al: Acute *Trypanosoma cruzi* infection in mouse induces infertility or placental parasite invasion and ischemic necrosis associated with massive fetal loss. Am J Pathol 161:673–680, 2002.
35. Mol BWJ, Dijkman B, Wertheim P, et al: The accuracy of serum chlamydial antibodies in the diagnosis of tubal pathology: A meta-analysis. Fertil Steril 67:1031–1037, 1997.
36. Akande VA, Hunt LP, Cahill DJ, et al: Tubal damage in infertile women: Prediction using chlamydia serology. Hum Reprod 18:1841–1847, 2003.
37. Gijsen AP, Land JA, Goosens VJ, et al: Chlamydia antibody testing in screening for tubal factor significance of IgG antibody decline over time. Hum Reprod 17:699–703, 2002.
38. Connor EM: Reduction of maternal-infant transmission of human immunodeficiency virus type 1 with zidovudine. Pediatric AIDS Clinical Trials Group Protocol 076 Study Group. NEJM 331:1173–1180, 1994.
39. U.S. Public Health Service Task Force: Recommendations for Use of Antiretroviral Drugs in Pregnant HIV-1-Infected Women for Maternal Health and Interventions to Reduce Perinatal HIV-1 Transmission in the United States. October 12, 2006, pp 1–65. Perinatal HIV-1 Guidelines Working Group. Published at *http://aidsinfo.nih.gov*.
40. DeVincenzi I: A longitudinal study of human immunodeficiency virus transmission by heterosexual partners. NEJM 331:341–346, 1994.
41. Williams CD, Finnerty JJ, Newberry YG, et al: Reproduction in couples who are affected by human immunodeficiency virus: Medical, ethical, and legal considerations. Am J Obstet Gynecol 189:333–341, 2003.
42. Englert Y, et al: Medically assisted reproduction in the presence of chronic viral diseases. Hum Reprod Update 10:149–162, 2004.
43. Gilling-Smith C, Emiliani S, Almeida P, et al: Laboratory safety during assisted reproduction in patients with blood-borne viruses. Hum Reprod 20:1433–1438, 2005.

第六部分 不孕与反复性流产

34 女性不孕

Gary M. Horowitz

引言

在我们社会里，对绝大多数成年人来说，生育孩子是他们生活中最基本的部分。当有些人想要孩子却不能成功怀孕时，这种挫折会转化为绝望和无助，他们会通过母亲、朋友甚至大众媒体等各种渠道来寻求建议。但是普通大众对不孕的原因及治疗的理解常常是不正确的，而且很少能起作用，只会增加病人的焦虑而已。因此，许多患者将表现出对不孕的忧虑、恐惧和充满自责等医学特征。

因此，不孕症检查的基本目的是：（1）确定造成不孕的潜在障碍或障碍的最可能原因并提出最佳的循证治疗方案；（2）取得患者的理解和认同。不论治疗最终成功或失败，患者的这种良好心理状态将有助于引导她们走向成功的结局。

表 34-1 基本定义

不孕	未采取避孕措施1年内没有成功妊娠
生育力低下	与年龄和人口匹配的妊娠能力的降低
受孕力	采取措施后每个月经周期的妊娠的可能性
生殖力	采取措施后每个月经周期活产的可能性
原发不孕	从来没有妊娠者
继发不孕	既往有妊娠史不管结局如何（如自发流产、异位妊娠、死产或活产）
生化妊娠	阳性HCG诊断的妊娠在用其他方式如经阴道超声证实临床妊娠前自发流产
临床妊娠	阳性HCG和常常经阴道超声证实临床妊娠（宫内孕囊或心管搏动）或如果流产经病理检查

定义

不孕

不孕的定义和分类较广，各种组织和个人对其的阐释极为不同（表34-1）。广义地说，不孕描述为妊娠和生育孩子的能力的减弱。

不孕的医学定义为一年内未采取任何避孕措施而没有成功妊娠。根据这种严格定义，不孕是一种普遍问题，至少影响10%～15%的夫妇。基于观测性数据，其余85%～90%尝试妊娠的夫妇将在1年内妊娠[1,2]。

当回顾整个生殖周期时，问题变得更加普遍，超过25%的妇女有过不孕并为此积极寻求医学帮助的经历[3]。这是因为妊娠的强烈愿望能够显著改变妇女的生殖期限，这种期限通常被认为在15～44岁之间。加之夫妇在一年之中可能不会持续地积极尝试妊娠，而是偶尔会跨越较广的时间周期。

必须牢记的是，不孕常常是可以逆转的，生育能力在整个生育周期中处于不断变化的状态，任何实质的变化均可导致周期生育力发生显著变化。因此，进行不孕评估的最佳时间是夫妇正在实际尝试妊娠的时候，实验室评估和临床症状的综合评估在经过了一定时间（即6个月）的跟踪后可以精确反应生育力。

受孕力和生殖力

当夫妇咨询不孕事宜时，当解释普通术语（如妊娠率或成功率）的临床意义时，必须对此予以最大关注。对"成功"进行直接比较最恰当的方法应当包括对受孕力和生殖力的比较。受孕力指单个月经周期采取措施将获得的妊娠的可能性，而生殖力是单个月经周期采取措施获得活产的可能性。

正常生育率

具体治疗的成功率事实上是与自然状态下（即正

常夫妇）相比较而言。每周期获得妊娠的几率可简单评估不同治疗方案的有效性，并帮助患者选择最佳治疗方案。为了评估正常人群与那些生育力低下者的基本差别，首先必须定义何为正常。

在过去 200 多年中，由于体力、环境和社会背景的诸多变化，美国总出生率发生了显著变化。1790 年最早的官方统计数字报道，粗出生率为 5.5%[4]。

美国最近完成的人口普查显示，粗出生率下降到 1.41%，只是最初的 1/4。然而，人类作为生物体，出生率的这种变化并不能反映生育的真实特性。

为了正确评估人类作为生物体的真实生育能力，在所谓自然人口中的生育研究应当密切调查，正常人口是指社会无任何生育限制而普遍允许生育的夫妇[5]。

北美的 Hutterites 是常应用的这样一个自然人口示例[6-8]。瑞士移民的这派最初来自于 16 世纪中期的新世界，最终定居在几个特定区域——北美和加拿大南部。Hutterites 是封闭的和极其封闭的真正群居社会。在整个社会结构中只有 6 个姓。所有家族都是平等的，因此没有直接冲突和动机限制核心家庭的大小。结果，她们绝对拒绝避孕。总的说来，每个妇女妊娠的平均数目是 15 个，活产的数目平均为 11 个。值得注意的是，虽然总生育率只有 2.4%，年龄大的妇女生殖力明显降低，34 岁以上年龄的 Hutterite 妇女最后的活产率为 89%，年龄 40 岁以上者 67%，45 岁以者只有 13%。本章稍后讨论年龄增加的影响。

研究数据显示，妇女的生育高峰期在 20～24 岁[9,10]。直到 30～32 岁仍然相当稳定，此后开始逐渐降低[11,12]。40 岁以后这种降低逐渐加速。因此，在底线，在 20 岁年龄时生育率每周期为 20%。当比较成功率时，这是最高生育高峰率，反映了自然状态，被视为金标准。接下来，生育率在 25～29 岁时降低 4%～8%，30～34 岁时降低 15%～19%，35～39 岁降低 26%～46%，40～45 岁降低 95%[4,13]。

为了完全理解治疗相对成功率的意义，医生和患者必须完全理解这些基本基线数的变化。没有充分理解这些基本概念和生殖生物学的总体限度，就不可能对患者的任何治疗进行合适咨询。

近期，不孕夫妇横断面人口将表现相对统一的形式，换句话，统计学固定比率将用其他治疗周期和随访考虑。然而，长期以来周期生殖力显著降低，而总的累积妊娠率最终持平[14,15]。

总的累积妊娠率从未达到过 100%，最根本的原因是不孕和亚不孕人群的总体异质性所致。那些具有最高相对生育率的夫妇能最快成功妊娠，因此应当将其从这一人群中剔除，只将存有严重问题的夫妇归入不生育人群。Zinaman 和同事报道了一个包括 200 个想生育的健康夫妇的前瞻性观察性研究，并随访了长达 12 个月经周期[16]。

在随访的前 2 个月，生殖率最高，每周期高于 25%，到 6 个月时迅速下降到每周期不到 10%，在试验结束时，每周期的生殖率仅 3%（表 34-2）。

虽然这项研究随访的是已知没有生育问题的夫妇，但同样的基本原则可应用于任何最终推荐给不孕夫妇的治疗。作为自然模型，个体治疗的生殖率同样显示很低。随着每个治疗周期的失败，下一周期的相对成功几率降低。并非所有患者的所有治疗都能成功，也不是所有患者用任何治疗都能妊娠。患者必须充分理解这些治疗观念，这会大大增加对治疗内涵的理解，并对可能出现的治疗失败，更加容易理解。

表 34-2
在健康人群中 12 个月经周期的妊娠率

周期	在开始周期时未妊娠妇女总数	该周期妊娠数	每周期的临床妊娠率
1	200	59	0.30
2	137	41	0.30
3	95	16	0.17
4	78	12	0.15
5	66	14	0.21
6	52	4	0.08
7	48	5	0.10
8	43	3	0.07
9	40	2	0.05
10	38	1	0.03
11	37	2	0.05
12	35	1	0.03

Modified from Zinaman MJ, Clegg ED, Brown CC, et al: Estimates of human fertility and pregnancy loss. Fertil Steril 1996; 65: 503-509

不孕和生育力低下的原因

对于引起不孕的总体医学因素和环境因素，可最简单地区分为男性因素和女性因素。1992年，世界卫生组织不孕症诊断和治疗工作组实施了关于这些分类的最宽泛的研究之一[17]。尽管他们发现随着人群研究的经济环境不同，而有显著差异，但数据明显一致。

在发达国家，女性因素占不孕的37%，男性因素占8%；双方因素占35%，不明原因的不孕（原因不明性不孕）占5%。

已经发现个体因素为不孕原发因素，其实际百分比在不同研究间差异很大。然而，对20多项不孕研究进行的一项荟萃分析发现，首要诊断依次是：排卵障碍（27%）、精液异常（25%）、输卵管异常（22%）、不明原因的不孕（17%）、子宫内膜异位症（5%）及其他（4%）[18]。另外的致病因素是宫颈因素，包括占所有宫颈因素高达5%的宫颈狭窄[19]。

通过对人类的直接观察，我们可以将不孕的原因分为5大类，如表34-3所示。虽然这种分类涉及的根本原因可能不很全面，但可以作为不孕夫妇最初评估的基础。评估的总体目的是确定哪一步需要改进、修正或克服，以成功妊娠。需要对病因问题进行分类，因此初次就诊问的每个问题、需要进行的每项实验室检查、实施的每个诊断性手术均须反映这一需要，并尽可能简单，以提出合理的治疗方案。

不孕与体重

无排卵、少排卵、生育力低下和不孕常见于显著高于或低于理想体重的妇女[20]。

在一项研究中，无排卵性不孕的妇女以体重指数进行分类，并与正常生育对照比较[21]。很明显，与理想体重的偏离越多，排卵异常的总体危险性越高。肥胖（BMI>27kg/m^2）妇女比接近理想体重（BMI 20~25kg/m^2）的妇女无排卵性不孕的相对危险性增加3.1倍。同时，BMI低于17kg/m^{2}的妇女无排卵性不孕的相对危险性增加1.6倍。虽然肥胖妇女无排卵的相对危险性最高，但低体重妇女无排卵的相对危险性也显著增加。

应激

具体评估社会性应激对不孕的影响是很困难的。几项研究清楚证实，应激与辅助生殖技术（ART）的不良结局有关。

表34-3 不孕的原因

精子产生的异常——男性因素
精子发生的激素异常
精子发生的异常
输精管道的阻塞
性功能障碍
产生能受精的卵子的能力异常
排卵因素
生殖发生异常（如Tuner综合征）
卵巢早衰
未破裂卵泡黄素化综合征
卵子池的耗竭
盆腔手术
疾病（如子宫内膜异位症）
炎症（如感染）
化疗
女性生殖管道的异常
输卵管因素
腹膜因素
子宫因素
宫颈因素
阴道发育不良
种植异常
黄体功能缺陷
高泌乳素血症
胰岛素抵抗
胚胎-子宫内膜因素
早期胚胎发生异常
免疫因素
自身免疫性疾病
抗磷脂抗体综合征
血栓征
反复性妊娠丢失

对不孕夫妇的最初评估

基于以下几个原因，医生对不孕夫妇进行的最重要咨询是最初评估。首先，对于所有初次就诊的患者，所收集的均为原始信息。首次评估有助于确定不孕的具体原因，并提出适当治疗建议。如前所述，如经适当的评估和治疗，大多妇女均将妊娠，并且恰当的病因分类极为有助于治疗。

其次，是良好医患关系的开端，使患者夫妇充满能够妊娠的希望。初次就诊有助于建立医患之间所必需的理解和信任，尤其是在情绪主导不孕的情况下。这种理解对克服那些来自朋友、亲戚和媒体的错误信息至关重要。

再次，患者应从最初咨询中了解，尽管他们已经寻求关于不孕的医学建议，但最终他们必须自己独立决定采取何种方法。在这个时代，体外受精-胚胎移植（IVF-ET）、胞浆内单精子注射（ICSI）、赠卵和其他ART技术几乎对所有原因不孕和不孕低下都有医学解决方法。然而，患者必须意识到最终采取接受何种治疗的决定权掌握在自己手里。对于所建议的治疗，他们掌握着治疗方向和治疗强度，并从初次咨询时就应对这些方面进行讨论。

最后，最初评估应给予患者治疗方案可能性的指导，并非所有治疗适合于所有患者，也不是所有患者只要治疗都能妊娠。夫妇应对治疗方案的可能性以及所有做出明智决策所需的信息有一大概了解。当患者参与到治疗决策中来时，他们就更易于接受个体治疗的失败，并当根本不可能成功时，有助于他们及时终止治疗。

不孕的治疗

尤为重要的是必须对夫妇双方同时进行治疗，而非仅治疗一方。生育的途径有双重风险，强烈鼓励夫妇双方尽可能同去就诊，尤其是最初评估时。两人都在场的情况下，才能充分了解他们对不孕的一般态度和对具体治疗的反应，更容易回答他们的问题，也更易于评估挫折水平。治疗失败往往混杂着夫妇双方对失败产生的一般感受，可以识别出来，夫妇共同就诊可减轻这种感受。与一对夫妇共同谈话有助于他们更为充分地理解治疗失败问题错综复杂的所有方面、他们关心的一般危险性问题，医师能回答关于其选择、建议和挫折等他们所关心的任何问题。

最初评估的首要因素

最初评估包括7个首要因素（表34-4）。在向患者提出治疗建议前，应完成全面的初级评估。尽管完成临床状态全面评估远比治疗方案频繁改变并分散进行间歇性检测和分析容易得多，但大多数患者能够接受治疗的临时性拖延。

病史

数据采集作为医学详细病史的一部分，将常常识别具体疾病或原因的体征和症状，从而聚焦于不孕的某些因素进行评估。对许多医师询问病史时应该提出的问题，尤其涉及病史、家族史和先前的评估时，当患者有所准备时，回答得会更为全面。

强烈建议在初次评估前送一张问卷给患者。在初次访问前填写问卷，患者（1）对于不能立即解答的问题，尤其是关于家族史的问题，不得不去寻找答案；（2）可对照来自其他医生的资料—关于已进行过的检查和已尝试过的治疗；（3）来就诊前就已对初次评估的性质有了很好的了解。有几种事先印好的问卷版本，来自美国生殖医学学会或生产诱发排卵药物的制药厂家。

女性不孕患者有关其病因和本质的医学病史涵盖范围很广[22,23]。

表34-4 最初的不孕评估
病史
体格检查
精液分析
激素状态的测定
输卵管通畅的评估
排卵状态的检查
黄素化的评估

在收集资料的过程中，务必注意尽可能详细。

人口统计学

明确患者的居住地非常重要，生殖器外结核分枝杆菌的感染仍然是第三世界国家盆腔炎症性疾病的一个常见原因之一[24-26]。

在诸如越南、菲律宾等结核病流行区域，附睾结核和结核性输卵管炎很常见。如果近期诊断性检验未能进行，亦进行 iPPD 试验，根据其结果决定是否需要进一步检查。即使在美国，也有高达 2%～5% 的输卵管疾病由结核引起[27]。

如怀疑结核病，应进一步评估女性生殖道，如子宫内膜活检和输卵管评估。

月经史

应收集以下几个方面的信息：

- 月经初潮年龄
- 第二性征的发育，如乳房（乳房初发育）、阴毛（阴毛初现）和腋毛以及青春期前生长突增（肾上腺功能初现），如果上述任一出现性质或时间发育延迟或异常，必须提出不同的诊断性问题
- 月经期长短和特征
- 痛经的发作和剧烈程度
- 与周期相关的痛经的时机（如子宫内膜异位症的痛经随着月经血的流出常常减轻）
- 痛经缓解的因素和制剂
- 痛经加重的因素
- 排尿困难的发作和严重程度，尤其是月经来潮时。膀胱的子宫内膜异位病灶在月经期可引起严重排尿困难
- 肛门坠胀感的发作和严重程度。月经来潮时直肠的子宫内膜异位病灶可引起严重疼痛。随着肠蠕动频率和活动的增加，大便的性状发生改变[28,29]
- 月经中期的点滴出血存在与否
- 经前期综合征存在与否

妇科病史

妇产科问诊应包括以下几个方面：

- 既往是否有性传播疾病病史
- 既往宫内节育环（IUD）的使用情况。放线菌的感染与 IUD 的关系已有详细记载[30,31]，应考虑进一步评估，如子宫内膜活检或输卵管评估
- 既往异常的宫颈刮片检查。宫颈人乳头状瘤病毒感染和随后的宫颈上皮内瘤样病变的危险因素与既往未被诊断的性传播疾病一样，宫颈刮片异常应当更加怀疑并存输卵管疾病的可能。另外，诊断和治疗性手术与异常的宫颈病变有关，如冷冻烧灼、环形电切（LEEP），都能导致宫颈瘢痕形成和狭窄，从而导致宫颈因素不孕。
- 既往宫颈内口的手术，如宫颈扩张术。任何仪器通过宫颈内口均能撕裂宫颈的胶原纤维，从而导致宫颈因素不孕。
- 既往有激素类避孕药用药史，包括持续应用时间和停止时间。

产科病史

虽然这一部分在原发性不孕者很简短，但对继发性不孕夫妇应当详细询问以下问题：

- 怀孕、生产、妊娠结局和任何相关并发症
- 每次妊娠所需时间长短，如果女性患者与其配偶有过妊娠史将比其他被评估的因素更重要
- 每次成功妊娠分娩的方式，剖宫产适应证之一是胎位不正，一常见的原因可能是苗勒管异常[32]
- 每一次非成功妊娠的治疗方式，既往流产时宫内是否应用仪器？即使手术者技术最好，仪器也常导致粘连形成，并可能导致 Asherman 综合征。
- 配偶病史。既往妊娠时是否与该配偶？不能假定以前妊娠是与现在的配偶。
- 不孕的持续时间
- 任何以前不孕评估和治疗的结果

内科病史

既往和当前情况下，医生的诊疗非常重要，应询问夫妇双方以下问题：

- 任何处方药和当前正在口服的药物
- 既往住院情况
- 常见的传染性疾病病史，如风疹、麻疹、水痘和

腮腺炎
- 过敏史

手术史

重要的是既往手术、适应证和结局，尤其腹部手术。不管任何器官系统或与生殖似乎缺乏解剖联系的手术都应详细列出。生殖道发育异常与其他解剖部位的异常有关。

家族史

许多常见的遗传性疾病，如先天性肾上腺皮质增生，对排卵和生育有显著影响。这些家族信息将有助于明确是否需要进一步的先证者激发试验。包括如下问题：

- 同胞兄弟姊妹的数目、年龄
- 任何或所有同胞是否有孩子
- 任何或所有同胞生育孩子时是否有困难
- 母亲的年龄、绝经的年龄和原因（即自然绝经或手术引起？），如果手术引起，该次手术的适应证是什么？妊娠时是否困难？如有困难，获得成功妊娠而采取了何种治疗？

对任何人群均应询问以下关于家族史的问题：

- 甲状腺疾病
- 动脉粥样硬化性心血管疾病
- 癌症
- 糖尿病
- 出生缺陷
- 可遗传性疾病。对任何通过医学干预降生的孩子，必须弄清楚其是否存在明显遗传风险。在初次评估时，根据ASRM提出的每条建议，对具有具体遗传性疾病风险的人群进行适当筛查（表34-5）。

社会史

本部分将讨论暴露在不同环境对生育的不良影响，包含下列问题：

- 职业和工作环境中毒物暴露的可能性
- 吸烟史。吸烟对生育有明显的负面影响[33-35]。戒烟应在医学评估中讨论

表34-5 不同种族的遗传筛查		
种族	疾病	筛查试验
德系犹太人	神经节苷脂沉积症 脑白质海绵状变性综合征	血清己糖胺酶或分子分析的降低 DNA分析确定最常见的等位基因
美籍非裔人	镰刀细胞性贫血	镰刀细胞血红蛋白的存在，用血红蛋白免疫电泳证实
地中海人口	β地中海贫血 免疫电泳	平均血球体积（MCV）<80%
东南亚、中国	α地中海贫血	如果平均血球体积<80% 血红蛋白免疫电泳
欧洲血统的白人 德系犹太人	囊性纤维病变	25CFTR基因突变的DNA分析

Adapted from American Society for Reproductive Medicine: A Minimal genetic screening for gamete donors. In 2004 Compendium of ASRM practice committee and ethics committee reports. Fertil Steril 82: s22-s23, 2004.

- 酗酒
- 娱乐性药品或违禁药品的应用
- 草药制剂、维生素补充剂或多种维生素的应用

美国草药制剂的应用相当流行，达到一定比例。其中有高达32%的人会使用某种类型的非处方草药制剂[36]，但当公然询问他们正在服用何种药物时，只有不到8%的人知道这些药物[37]。

其中许多草药制剂含有活性激素、雌激素降解产物、血管活性胺类或抗炎成分，所有这些物质显著影响月经周期和生殖。并非所有这些制剂都禁忌，但医生必须检查这些制剂的成分以免影响生殖。许多在线（www.pda.com or www.NaturalDatabase.com）和印刷的纲要对草药的具体特性和这些非处方补充剂的维生素成分进行了总结[38,39]。

营养史

应该了解患者的营养状态，确保其正在服用足量的叶酸、钙和维生素D。患者应意识到食物链中环境污染的危险，如某种类型鲜鱼的汞污染。

性生活史

性交频率和时间选择

认识到性交时间的选择和成功妊娠可能性的关系非常重要（图34-1），因为活化精子在女性生殖管道内能停留长达80小时[40,41]，长期以来，通常建议在月经周期特定时间性交，以确保在预期排卵后捕获获能精子而受精。然而，如果性交太频繁，会显著影响周期和总妊娠率[42,43]。

重要的是牢记，两个个体之间性交常常是爱的自然而然的表达，如果被安排在特定时间做爱，常导致显著焦虑、性功能障碍和更糟糕事情，反过来更加剧了两人原本就很严重的挫折感。因此，除非有显著的男性因素存在，否则在任何时间建议避免性交都没有明显的医学意义。应建议患者自月经停止后每周至少性交两次。

性功能障碍

无论性功能障碍是否由特定的器官疾病引起，关于对该病的治疗或自己购买的干扰性功能药物的使用，在评估时均应收集。许多物质，如许多降压药、酒精和许多娱乐性药物，均可造成男方勃起功能障碍和女性阶段性功能障碍。

性交困难

关于性交痛问题应具体描述，以确定性功能紊乱的类型。

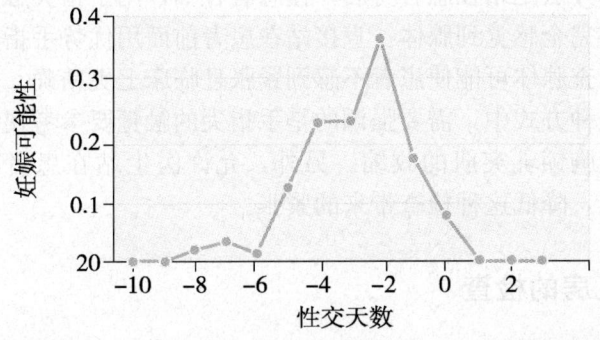

图34-1 根据基础体温（BBT）的升高确定同房天数与妊娠可能性。0显示BBT升高的那天。（Data from From Royston JP: The probability of conception and day of timed intercourse. Biometrics 38: 397, 1982.）

是插入性疼痛吗？开始做爱时缺乏润滑及其产生的疼痛并不一定代表生殖道某个器官出现问题。

患者常规应用人工润滑剂吗？虽然大多数商业性阴道润滑剂本质上并不是杀精子的，但使用后使得射精过程中精液进入阴道后可形成复合物。这降低精子的活力和进入宫颈的精子的数量。应建议患者在生育力相对高的时候改变增加阴道润滑的方法。

存在深插性交困难吗？深插性交困难是妇产科很常见的问题，但常是插曲式、间歇式紊乱[44]。

这种症状的原因主要由于盆腔器官相对固定，性交时宫颈/子宫突然运动造成骶韧带和主韧带迅速延伸引起。也可因直接压迫骶韧带或道格拉斯凹的子宫内膜异位病灶结节引起。深插性交困难应高度怀疑子宫内膜异位症或子宫腺肌病等器质性疾病[45-48]。

随着性高潮而疼痛加剧吗？性高潮为生理性的，兴奋平台和子宫节律性收缩，局部血管充血和肌僵直不自主形成[49]。随着高潮平台时张力的增加被释放，这些收缩被记录为0.8秒的节律，但在子宫张力慢慢增加且更加不规则。子宫收缩的最大力量可能是产时子宫收缩峰值的4~5倍[50]。

子宫内膜异位和腺肌瘤局部产生前列腺素和内皮激素，能增强这些收缩并引起盆腔C传入神经纤维的敏化，因此每一次收缩抽出时更痛[51]。因此，性高潮时显著的疼痛可能是诊断生殖道器质性疾病的诊断性提示[52]。

性倾向

仅在美国就大约有230万妇女确定为同性恋[53]。其中许多妇女单独或双方会因这种绝对的男性不育因素而寻求医学治疗。传统说来，由于同性恋人群似乎缺少明显的炎症性疾病或其他性传播疾病风险因素而使得许多医生改变病史采集方案或诊断方案。然而事实并不总是如此。

许多研究报道，确定自己为同性恋的53%~99%的妇女曾一度与男性有性关系，25%~30%的患者继续与男性保持性关系[54]。

这些人群中高达25%的患者曾有一次妊娠，曾经妊娠过的妇女中有60%以上报告有1次或多次流产史[55]。

因此，尽管对同性恋患者或双方的治疗可能导致不同的法律和伦理途径，但这并不是改变病史采集或医学评估的指征。

对生殖健康和同性恋史的错误设想可能使医师延误察觉风险因素和不良结局的危险增加，反过来可能降低任何治疗的成功率。性倾向应在最初评估中建立，但工作程序应保持标准化。

系统回顾

对女性不孕的评估必须强调一般系统性回顾的几个部分，每一部分显示了与排卵，从而与不孕或生育力低下密切相关的具体激素和生理异常。

头痛

应询问患者非甾体类抗炎药的服用频率和剂量。头痛可能与垂体的损伤有关，如颅咽管瘤[56,57]和催乳素瘤[58,59]。催乳素瘤是无排卵的常见原因。二者均可引起激素紊乱，导致无排卵和不孕。另外，任何原因的频繁头痛均可致使患者自服大剂量 NSAID。据研究，大剂量口服此类药物干扰排卵和种植的炎症过程[60,61]。在治疗过程中应建议患者避免口服这些药物，以预防这些异常。

视力变化

垂体的占位性损伤，如颅咽管瘤和垂体微腺瘤，最常见的特征是视力损伤（70%）[62]。

随着垂体大小的增加，常见视交叉的视神经受压，引起偏盲或外围视野的双侧缺失，但视萎缩导致的全盲很少发生。在体格检查时作面对面视野检查以评估视野异常。

体重的变化

在所有治疗过程中，任一方向的体重的根本变化可能是器官本质问题的表现，应适当检查。

不耐冷和热

不能耐受体温变化是甲状腺功能低下和甲状腺功能亢进的常见临床特征[63,64]。已经显示，甲状腺激素改变的两个极端均可引起月经不规则和不排卵（见第 19 章）。

体格检查

在女性配偶，体格检查能揭示直接影响成功诊断的相关医学因素。对女性不孕的评估应着重强调一般体格检查的几个方面。

体重和体重指数（BMI）

BMI 的增加与无排卵性不孕之间的联系已经在该章不孕和生育能力低下原因中讨论了。当使用 BMI 而非绝对体重和身高的简单罗列时，大样本人群的患者重要统计学资料通常更有可比性。例如，当患者身高不同，200 磅体重结局的是显著不同的。可用 ASRM 的计算 BMI 的标准表格[65]。

甲状腺异常

如本节其他部分所述，甲状腺异常显著影响月经周期，因此影响生育。甲状腺是最大的内分泌腺体，位于颈前部，甲状软骨突正下方。甲状腺由两片不同甲状腺叶和薄的结缔组织，即峡部相连。甲状腺右叶血管一般显著多于左叶，因此常常是两叶中较大的[66]。因此，右叶在弥漫性甲状功能紊乱中常常增大。

对腺体本身进行检查有许多方式。许多医学生学的方法是站在患者身后，让患者吞咽，用手指尖触摸可完全感觉到腺体。直接站在患者前面用优势手指尖检查腺体可能使患者不感到紧张且临床上更精确。在这种方式中，需要强调的是手指尖的触觉要参考视觉上胸锁乳突肌的收缩。另外，允许医生站在患者前面，降低这种检查带来的紧张。

乳房的检查

妇科医生作为初级保健医生，对大多数美国妇女尤其是育龄妇女来说，长期以来一致认为其在乳房疾病的筛查和评估方面很精通。乳房检查的几个方面特别注意几点。

乳房不对称

乳房有一些不对称是很常见的[68]，然而这是在发育过程中发现，而非进行性和进展性发现。乳房大小相对增加的不对称可能与高催乳素血症和器质性疾病有关，如带状疱疹，反过来导致高催乳素血症[69]。

许多患者可意识到乳房大小和形状的相对不同，在检查时应直接询问任何不对称。

溢乳

溢乳是在不合适生理状态下（即非妊娠或哺乳期间）的乳汁分泌。乳汁通常为白色，可用几种方法将其与病理性乳汁分泌区别。首先，激素引起的分泌通常应多个管道开放，多见于双侧，而病理性分泌来自单管道，起初是单侧分泌；第二，可将分泌物置于载玻片上，用刚果红染料检查，以检测是否存在脂肪滴[70]。

除非怀疑有乳房疾病，样本一般无需进行细胞学检查。

腹部

腹部检查应评估是否存在对生殖有负面影响的器官性疾病。例如，可在腹部和臀部皮肤上发现与Cushing综合征相关的紫罗兰色细沟[71]。因此，发现这些紫色条纹或向心性肥胖将提示评估高皮质激素情况。肥胖本身亦应引发BMI对生育影响的关注。

皮肤

多毛

终毛过度增长已于18章简述。然而，简单地说，毛发过度增长的简单含义存在巨大差异。一名患者认为的异常情况可能并非病理性异常。一名检查者认为异常的情况，另一检查者并不一定认同。像Ferriman-Gallwey量表及其改良的标准评分系统对量化毛发的生长有用，但仍受主观特性和评分变异太大所限，而很少用于临床，但可以让我们认识到可能存在雄激素增多症，有助于指导进行进一步的实验室检查。

黑棘皮症

黑棘皮症具有特征性皮肤色素过度沉着、体褶处（如颈部和腋下）光滑斑块，但其他部位也可出现。这些特征性斑块的形成受高胰岛素血症刺激，后者常由肥胖相关胰岛素抵抗所致。因为胰岛素抵抗与多囊卵巢综合征相关，故黑棘皮症的出现是进一步检查的指征。HAIR-AN综合征指具有高雄激素、胰岛素抵抗和黑棘皮症临床相关性的患者。

文身和刺字

过去10年来，无论男性和女性，这种自我表达感情的形式很常见。一旦视为越轨或显著反叛的行为，这种身体装饰表达感情的形式已经发展到如此流行的地步，以致现在必须将其作为主流表达对待[74]。

超过26%的女大学生有过文身，约60%在身体的某些部分有刺字[75]。这些身体装饰的巨大人群导致商业化文身和刺字的暴发性发展。不幸的是，几乎完全缺乏法律规范，在评估女性不孕时必须对这种行为的两个方面予以考虑。

首先，文身和刺字有引起感染的潜在可能。大多数细菌感染轻微，能用抗菌素治疗，但已有性传播疾病（如梅毒）的报道[76]。

潜在的病毒感染可能更为严重。这种行为与血液垂直传播病毒病原体有直接的因果关系，有密切关系，包括乙肝病毒（HBV）、C肝炎病毒（HCV）、HIV-1和HIV-2[77-79]。

这些疾病垂直传播常有报道，对母亲和胎儿均有重大影响。因为生育评估的唯一目的就是希望孕育一个胎儿，因此对包括可能发生垂直传播严重感染的风险，对有文身和刺字的任何患者必须进行适当的筛查。如果文身或刺青发生在检查前1年以上，测定康复期病毒感染水平就足够了[80]。如果不到1年，则应在一年后重复这些病毒筛查。

第二，乳房的刺青如乳头环的放置，必定会刺激催乳素分泌。除此外月经规则的看似健康的妇女可出现溢乳和临床显著的高催乳素血症[81]。

有这些身体装饰的患者应筛查催乳素，也应适当告知患者这些装饰对激素的潜在影响，使其决定是否清除这些身体装饰。

妇科检查

妇科检查的最初目的是识别生殖解剖的异常。检查中发现的异常提示存在能显著影响生殖的具体器质性疾病或结构异常。反过来，这些将使评估和直接的进一步检查聚焦于患者主诉的原因。下面讨论妇科检查容易识别的主要异常。

阴蒂增大

在非勃起状态，阴蒂一般长 0.5～1.5cm，局部被包皮或皮肤覆盖，虽然没有阴蒂增大的一致标准，但可宽泛地定义为长至 20mm 或宽至 10mm 以上。阴蒂的外源性或内源性异常很少。在大多数病例，增大是由于不适当的雄激素暴露所致。如阴蒂存在异常增宽和增长，则需要询问是否摄入外源性雄激素或在子宫时暴露于患者母亲服用了雄激素类物质，当然将确定进行合适的部分内分泌筛查。

当在检查外生殖器时发现阴蒂增大，则须测量阴蒂。纸带应放置在阴蒂帽下端以测量其全长，注意谨慎操作以免纸带损伤器官。

测量长度的一个刺激性小的方法是湿润棉棒，轻轻放置于阴蒂帽的下端并滑至器官根部，手指能区分阴蒂的尖端；然后，按住棉棒对照纸带确定阴蒂的长度。

宫颈

宫颈口异常

传统将子宫颈口描述为经产或未产是不严密的，人群宫颈口的直径和口径如此多变，以致在这两组人群中个体妇女在经产和未产间宫颈口几无差异。

与生育降低有关的最常见宫颈异常是宫颈狭窄。宫颈狭窄减少了精子运输所需的从阴道到宫颈内的黏液桥，从而明显降低生育。过去最早治疗该问题的方案包括宫颈扩张和腹腔内授精。已经证明洗涤精子行宫腔内人工授精（IUI）是最好的治疗方法。

宫颈外口异常

宫颈畸形包括横裂、宫颈领、宫颈帽、鸡冠宫颈、宫颈假孔和宫颈发育不全[82]。这些不常见的畸形可能是特发性发育不全或产科创伤和手术所致。

前几年认为，宫颈畸形通常与己烯雌酚（DES）的应用有关，1940—1970 年早期 DES 常用于妊娠妇女防止流产。虽然年轻妇女不可能存在子宫 DES 暴露，但在 35 岁左右或更老发现有宫颈畸形应当怀疑己烯雌酚的可能。

宫颈举痛

有时轻微向侧面移动宫颈引起宫颈举痛。轻轻向患者右侧运动宫颈能引起右侧韧带向对侧方向延伸，反方向运动将延伸其他韧带。

宫颈举痛既与活动度有关，也与既往的盆腔感染有关，其生理基础是宫颈运动也引起附件运动。如果输卵管或卵巢急性感染，将引起感染的壁腹膜滑到另一面，因此引起内部的反跳疼。所以，如果在妇科检查时宫颈运动引起疼痛反应，应怀疑急性盆腔炎症。然而，也应当考虑宫颈举痛的其他原因。

宫颈举痛的一个重要原因是盆腔粘连，由于盆腔炎症和子宫内膜异位症，附件与周围盆腔结构粘连，即使没有粘连，当子宫内膜异位症牵连到宫颈粘贴的盆腔结构时能引起宫颈举痛，包括阴道穹窿、子宫骶韧带、主韧带和阔韧带的下部。

宫颈异常偏离

在打开阴道镜，看见宫颈时，其应当垂向阴道中部。这是因为粘附在子宫和宫颈两侧的正常结构大小相等，宫颈向侧面偏离表明一侧的支持结构短于另一侧。解剖学上的不等包括：（1）发育异常像苗勒管异常；（2）医源性变化，如手术或产科创伤；（3）炎症后变化，如盆腔炎症或子宫内膜异位症。显著的宫颈偏离应高度怀疑器质性疾病，是生殖道进一步做放射科检查或手术治疗评估的适应证。

宫颈前后偏离与侧面偏离不同，常为正常变异。子宫前屈引起宫颈向后偏离，反之亦然。与普遍观点相反的是，后屈子宫与生殖力降低无关，并且发现约有 1/3 的妇女有这种正常变异。

子宫与附件

子宫异常

妇科检查常能识别与生殖力降低相关的子宫异常，包括平滑肌瘤、子宫内膜异位症或苗勒管异常（表 34-6）。发现子宫增大、不规则或触疼常是进一步评估的指征。

表 34-6 基于双合诊盆腔检查发现的可疑异常	
子宫	平滑肌瘤
	腺肌瘤
	苗勒管异常
	妊娠
输卵管	输卵管积水
	输卵管积脓
	异位妊娠
	Morgagni 囊肿
	输卵管卵巢脓肿
	输卵管卵巢复合体
	盆腔粘连性疾病
卵巢	黄体
	囊状卵泡
	残留卵泡囊肿
	子宫内膜异位囊肿
	硬化囊性卵巢
	输卵管卵巢脓肿
	输卵管卵巢复合体

附件异常

妇科检查时发现任何附件异常均应进行进一步评估。双合诊检查发现的影响生育的最常见异常列于表 34-6。有关这些异常的具体讨论见于本篇其他处。

诊断性试验

完成病史和体格检查后,所需的进一步检查分为两类:(1)每一个想妊娠的妇女都应行孕前筛查;(2)基本的不孕评估包括进一步直接评估和治疗。基于病史或体格检查中的这些实验或具体发现,下一步需要实行更直接和有创性诊断性操作,见表 34-7。

表 34-7 不孕评估因素	
	实验
孕前筛查	当前宫颈刮片
	ABO,RH 因子
	免疫
	风疹滴度
	水痘恢复期滴度
	适当的遗传学筛查(参见表 34-5)
	性传播疾病
	所有患者
	VDRL/RPR
	乙肝表面抗原(HBsAg)
	衣原体(RNA/DNA 为基础的实验)
	高危患者
	丙肝抗体
	淋病
	HIV-1 和 2
	配子赠送和 ART 患者
	上述所有的检查另外包括如下
	巨细胞病毒(CMV)
	人类 T-细胞淋巴病毒(HTLV)
	Ⅰ型和Ⅱ型
不孕的检查	精液分析
	排卵功能
	甲状腺
	泌乳素
	基础体温
	黄体中期孕酮水平
	尿 LH 峰值检查
	雄激素过量
	总睾酮
	DHEAS
	17-OH 孕酮
	怀疑有 Cushing 综合征
	24 小时尿游离皮质醇
	高龄孕妇
	D3FSH
	CCCT
	成像研究
	经阴道超声
	超声宫腔镜
	子宫输卵管造影
	诊断性腹腔镜

孕前筛查

巴氏涂片

美国妇产科医师协会（ACOG）建议追踪宫颈细胞学检查[83]。

如果最近尚未进行评估，应进行巴氏涂片并记录结果。如果不孕治疗时间长于一年或患者经干预性妊娠后返回进行进一步治疗，则应行巴氏涂片检查。

血型筛查

对考虑妊娠的所有女性患者，如果事先不知道血型和RH因子，均需检查[84]。对RH阴性妇女，为防止经治疗后任何胎儿的显著同种异体免疫，也需要抗体实验和配偶的合适血型检查。

风疹和水痘免疫

所有生育年龄无免疫证据的患者均建议测定风疹滴度[85,86]。如发现患者缺乏风疹免疫，她对其进行免疫。迄今尚无直接由衰减活病毒接种所致的先天性风疹综合征的病例报道。尽管如此，由于免疫存在理论上的风险，故CDC当前建议延迟3个月后妊娠[86]。

水痘感染在妊娠期少见，发生率在0.04%～0.07%[87,88]。由于发生率这么低，建议水痘免疫筛查是有争议的，普查并未显示效果[89]。另一方面，CDC认为育龄期非妊娠妇女是高危人群，建议接种[90]。

考虑到这两方面的因素，对积极尝试妊娠，过去无明确水痘感染和血清学阴性随后接种病史的不孕妇女进行筛查是合理的。谈到水痘接种，妊娠期间出现不适当接种所致先天性水痘综合征的几率很低[91]。水痘免疫后也建议延迟3个月后妊娠。

遗传筛查

ACOG、ASRM和美国医学遗传协会建议适当的遗传学筛查为孕前咨询的一部分[92-94]。

已确立了许多针对具体人群的相关建议，针对常染色体隐性遗传性疾病携带者更常见。然而无论你正在评估的是哪个种族，常染色体疾病隐性遗传性疾病均有较高的发生率，扩大筛查似乎是合理的。表34-5列举了美国社会较常见种族的遗传筛查。

实验可并行或序贯进行，这取决于保险赔偿和患者的偏好。并行检查是同时检测夫妇双方。序贯检查是先筛查一方，只当其为携带者时，才检查另一方。这种方法在大多数病例中是合理的。

性传播疾病

性传播疾病的筛查是不孕评估的重要部分，旨在检测当前是否存在感染和确定与先前盆腔感染相关的盆腔粘连高危的患者，即使基于病史和体格检查确定为低危，亦须如此。如果考虑赠送配子或任何ART，则需对双方进行筛查[95]。

CDC当前对妊娠妇女的筛查建议可用于指导不孕妇女[96]。这些建议要求对所有妊娠的妇女筛查梅毒［性病研究实验室试验（VDRL）或快速血清学反应（RPR）］、乙型肝炎［乙型肝炎表面抗原（HbsAg）］和衣原体（基于RNA或DNA的实验）。具有性传播疾病中等或高危风险的患者还应筛查淋病（培养或基于DNA的实验）、丙型肝炎（肝炎C抗体）和HIV-1，2（ELISA）。由于当前的医学环境，HIV的筛查应在知情同意基础上自愿进行。

对考虑捐赠配子或行ART的夫妇，ASRM认为夫妇双方应彻底筛查。筛查实验除了已列出的那些之外，还包括巨细胞病毒抗体（CMV）和1型和2型T淋巴细胞病毒（HTLV）[80,97,98]。

不孕评估

精液分析

不孕夫妇中对男性的评估不太寻常，在于它开始于实验室检查而不是体格检查。精液分析是男性不育问题筛查的基础，实验将提供关于精子质量和数量的重要信息，但不评估精子功能。

精液标本分析精液的量、黏稠度、pH和射出精液的颜色、精子浓度、活率、形态和精子前进的轨迹。白细胞或红细胞提示感染。虽然也常用到计算机辅助精液分析，但这些实验通常在专门的实验室人工操作。

精液分析持续异常的患者应就诊于泌尿科不孕专

家，进行进一步评估，男性的全面评估见第35章。

输卵管和腹膜因素

超声检查

经阴道超声检查是作为体格检查的辅助措施之一（见第30章）。熟练的检查能显示宫颈、子宫内膜、子宫肌层、输卵管、卵巢、附件和子宫直肠陷凹的完整解剖[99,100]。

就像美国医学超声研究所指南所描述的，应强烈建议在这些评估中适当的咨询或全面培训。

超声诊断的情况包括子宫异常、输卵管积水和子宫腺肌瘤。因为这些疾病在体格检查时可能发现不了且常可以治疗，故一些不孕专科医生建议在特殊治疗前行经阴道超声检查。

超声宫腔镜和超声子宫输卵管造影术

超声宫腔镜是与子宫输卵管造影类似的基于超声的检查。将液体介质通过宫颈注入以评估生殖道解剖。长期以来，这种技术被用作检查轻微内膜和腔内损伤，如息肉、纤维腺瘤和子宫内膜癌。

超声宫腔镜是最近发展起来的评估输卵管通畅的超声技术，这种技术添加特别的介质和能量多普勒成像或三维超声仪器[101,102]。

在这项技术的精确度提高前，仍然是实验性技术。

子宫输卵管造影术

HSG是X线照相术评估，可显示子宫和输卵管内部（详见第29章）[103]。X线对比染料，或水溶性或油溶性，通过阴道和宫颈注入子宫腔。如果输卵管通畅，染料充满子宫腔，流入腹腔。

HSG常可显示子宫内膜息肉、黏膜下纤维腺瘤、宫内粘连（synechia）、子宫阴道纵隔宫腔异常或生殖道结核后果。其中许多疾病用阴道超声也很容易看见。

更重要的是，HSG能确定输卵管是通畅还是阻塞，以及阻塞的大约位置在子宫输卵管连接处近段还是远端，常可显示输卵管积水。如果计划行输卵管结扎后再通，HSG将显示输卵管阻塞的部位。虽然盆腔粘连用这种技术常常发现不了，但在某些病例，HSG可检测到盆腔粘连。

虽然HSG最初的目的不是治疗性的，但油性和水溶性介质均显示能增加4倍的后续妊娠率[104]。

诊断性腹腔镜

对许多不孕妇女来说，腹腔镜是诊断性检查的一部分（见第44章）。它是精确诊断子宫内膜异位症和盆腔粘连程度的唯一方法，也是判断子宫、输卵管和卵巢异常的精确方法。

无论诊断为子宫内膜异位症还是盆腔粘连，腹腔镜的另一优点是均可同时进行治疗。腹腔镜可同时进行诊断和治疗，这几乎不增加危险和花费，但却证明可提高妊娠率，即使对病情轻微的病例亦然。

传统上腹腔镜是女性不孕患者基本评估的一部分。然而，由于花费问题，而且此手术风险虽小，但确实存在风险，因此在对其他因素引起的不孕进行试验性治疗（如排卵障碍和男性因素不育）前，并不总是行腹腔镜检查。对于通过病史或体格检查发现的子宫内膜异位症和盆腔粘连高危妇女或有时在应用超促排卵药物之前，大多数生殖内分泌和不孕专家提倡行腹腔镜检查。

排卵评估

排卵唯一的绝对证据是妊娠，其他所有诊断性试验均为间接证据。月经规律和排卵症状（如乳房触疼、胃胀和痛经）显著的妇女排卵可能性最高。然而，更精确的排卵功能测定是不孕检查的重要部分。

基础体温单

基础体温（basal body temperature，BBT）单，最传统的证明排卵的方法，是基于孕酮对基础体温的一般影响所绘制。患者每天早晨测量体温并画出曲线，中期体温的持续升高显示可能发生排卵（图34-2）。

在安静状态，BBT在月经周期的卵泡期一般波动于97°F～98°F，孕激素水平高于5ng/ml使下丘脑基础体温调节的调定点约升高0.6°。合成孕激素，如醋酸甲孕酮和醋酸炔诺酮，可引起同样的致热作用。

为了最大限度的精确性，BBT需在早晨起床之前安静状态下测量基础体温[105]。虽然带刻度的口腔温度计能区分到1/10，但最常应用数字温度计。

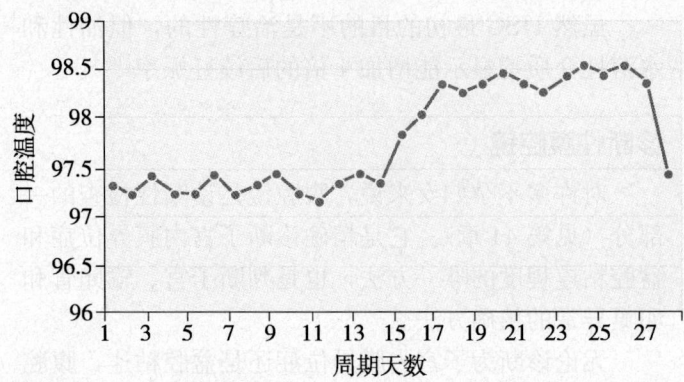

图 34-2 基础体温表。

在大多数排卵的妇女，BBT 持续升高提示排卵，在月经中期 LH 峰值后 1～5 天内和排卵后 4 整天内都有可能发生[106]。

如果在测体温之前没有注意最大限度减少肌肉活动或体温逐渐升高，则不能很好预测排卵，直到卵子从卵巢内排出。

对排卵预测的经典研究和 BBT 的应用发现只有 95% 双相性体温有排卵，只有 80% 的单相周期实际无排卵[107,108]。说明有 5% 的假阳性率和 20% 的假阴性率。

BBT 单的优势在于价廉且允许患者自己直接关注自己的病情。前几个月的数据应记录在同一张监测单上，以进行回顾性评估，并据此推断合适的同房时间。

BBT 的劣势在于很难精确预测、不能前瞻性预测排卵的精确日期。但对大多数夫妇来说，BBT 仍是个好方法，可在评估早期了解自己的生殖周期。随着治疗的进展，BBT 常被尿 LH 试纸或经阴道超声监测排卵前卵泡的生长所取代。

血清孕激素

另一种证明排卵的方法是血清孕激素水平的监测。随着前一周期黄体的溶解，在卵泡阶段孕激素水平保持在 1ng/ml 以下。晚卵泡期升至 1～2ng/ml，促性激素释放激素（GnRH）引起垂体敏感性增加，造成月经中期 LH 峰[109]。

排卵后，孕激素水平平稳地升高，直到排卵后 7～8 天达峰值水平。血清孕激素水平高于 3ng/ml 是卵泡黄素化的证据，然后发生排卵[110]。

一般认为黄体中期孕激素水平高于 12ng/ml 证明有充足排卵，因此黄体期缺陷与孕激素水平不足有关。

有几种方法确定测量黄体中期孕激素水平的时间。过去基于月经周期 28 天，孕激素水平在月经周期的 21 天测量[111]。

遗憾的是，正常月经周期常长于 28 天。可用个体患者平均周期时长来确定可能的时间，在下次月经来潮前第 7 天，应对应于测量黄体中期孕激素的最佳时间。

确定测量黄体中期孕激素水平的时间的最佳方法是用尿 LH 试剂盒。假定排卵发生在尿 LH 峰值后的 24～36 小时，黄体中期孕激素水平可在峰值后的 7～8 天。

虽然测量的血清孕激素水平与 BBT 一样，可用作排卵和充足的黄体期的证明，但不能用于前瞻性预测排卵发生。在某些妇女，对这种方法的另一担心是，实际无卵子排出，但却有黄素化和孕激素产生，即所谓的卵泡未破裂黄素化综合征[112,113]。许多医生不认为这种情况多得足以引起临床重视。

尿 LH 的测量

月经中期 LH 峰值预示即将排卵，正因如此，尿 LH 升高可以预测排卵发生。

有几种非处方试剂可测定尿 LH。当尿 LH 浓度超过一特定阈值时，单一比色法试验改变颜色。这一特定阈值专门设计在只有达到月经中期 LH 峰水平才会被超过。

为了连续测定 LH 峰出现的时间，必须每天检测，一般从预期排卵日 2～3 天开始。假设月经周期是标准的 28 天，则一般约在月经 12 天开始测。因为 LH 峰出现时程短，一般只持续 48～50 小时，在大多数测量周期将只有 1 天阳性。偶尔阳性持续到次日，但因为检测目的是确定 LH 峰起始，故一旦确定即终止测定。

因为比色法试验是基于绝对浓度，所以检测结果随测量时间和患者液体摄入量的不同而不同。一般不限制患者液体入量，仅在检测当时限制。每天第一次尿样不应用作此试验。

由于许多因素，北半球的妇女一般在早晨开始测量尿 LH。因为 LH 出现在尿液中需要几个小时的时间，所以相关最佳结果出现在午后或傍晚（1 600～2 200 小时）[114,115]。

一天测两次将减少假阴性结果，但如规律测定且在标准时间，则并不真的如此必要。排卵将发生于午后或傍晚尿 LH 测定的 14～26 小时内[116]。结果，如果试验被用作指导同房或 IUI，则第一次阳性试验后将得到最高的妊娠率[117]。

虽然许多预测排卵的试剂盒的精确性不一，但最精确的试剂盒预测在 24～48 小时内发生排卵的精确度达 90%[116,118,119]。

大多数试剂盒比较容易阅读、无创且较为低廉，一般每月花费 30～50 元。不利的是，精确阅读对有些患者有困难。

子宫内膜活检

子宫内膜活检不再推荐是标准不孕评估的一部分。过去，基于已知的孕激素分泌对内膜的作用，像黄体期孕激素水平，内膜活检常用作排卵和黄素化的一种检测手段[120]。

虽然存在痛苦和花费增加，这项检查曾被认为是诊断黄体期缺陷的金标准[111]。然而，大型多中心研究令人信服地显示，在不孕和生育妇女间，异相的活检并没有差别[121]。虽然不作为现代不孕评估的标准部分，子宫内膜活检仍是研究内膜超微结构和胚胎种植的一项重要技术。

排卵功能障碍的激素原因评估

促甲状腺素

甲状腺功能减退，作为妇女较常见的问题，表现为很少有症状的排卵功能障碍。甲状腺功能低下最简单的筛查方法就是测定促甲状腺素，可反映对中枢神经系统的所有反馈，直接评估甲状腺健康。因此，在开始评估时，就应检测甲状腺水平。当促甲状腺素升高时，提示甲状腺功能低下，随后应当测量游离 T4 或游离促甲状腺素指数[122]。

当促甲状腺素异常降低时，反映甲状腺功能亢进。需要做进一步检验证实此诊断。

催乳素

高泌乳素血症能引起月经中断、月经减少、闭经，因而造成不孕[123,124]。高泌乳素血症是另一较常见的临床病症，由一系列病理过程引起。催乳素分泌腺瘤是妇女最常见的垂体肿瘤[125]。

因为刺激乳房或乳头会显著增加妊娠期催乳素水平，故而乳腺检查后催乳素测定水平可能出现假性升高，对此过去曾引起一定关注[126]。在某些患者，乳房增大能增加血清催乳素水平[127]。

然而，在非妊娠患者，常规乳房检查不会剧烈改变血清催乳素水平[128]。结果，在最初不孕评估后，催乳素水平即刻下降，几乎无需担心假性升高。

也应当记得促甲状腺激素释放激素（TRH）是潜在的催乳素刺激物[129]。因为 TRH 与促甲状腺素一样，在甲状腺功能减退患者升高，催乳素依然。为避免混淆，应同时描述促甲状腺素和催乳素水平。

宫颈因素

宫颈因素约占所有临床不孕的 5%[19]。这并不令人吃惊，因为宫颈是允许精子进一步进入女性生殖管道的必经之路，而其很窄，只允许最少的精子进入。平均一次射精有 4 千万到 10 千万个精子，只有很少部分设法进入子宫并在输卵管壶腹部受精。充足数目的精子穿过宫颈的能力取决于宫颈外口的直径和宫颈黏液的量和质量。

性交后试验

也许最古老的不孕诊断法之一是性交后试验[19]，1866 年 J. Marion Simms 首次对其进行了描述[130]。对于宫颈因素不孕，本试验评估宫颈黏液的量和质量，常在排卵前同房后 2～12 小时进行。检测到尿 LH 峰后 24 小时或肌内注射人绒毛膜促性激素诱发排卵后 24 小时，为本试验的合适时机。性交后试验太早或太晚能导致假的拙劣的结果。

性交后试验，可放置阴道镜和用镊子获取宫颈黏液或连接有注射器的 18G 导管。评估宫颈黏液的黏稠度、羊齿状结晶和伸展（黏液的拉丝）以及显微镜下评估活动精子和细胞的数目。

性交后试验不再作为不孕评估的重要部分，原因之一是精子数量是性交后试验可预测妊娠的唯一评估因素[130,131]。

另一不赞成的原因是结果很少能改变治疗决策。如果性交后试验反复异常，患者应行 IUI——宫颈因素不孕的最有效治疗。如果性交后试验正常，许多患者仍可行 IUI，因为 IUI 也是不明原因不孕的最有效治疗，不管不孕原因如何，均较其他授精方式提高了妊娠率[132]。

雄激素增多

在最初的病史和体格检查即可描述到高雄激素的症状和体征。当疑有雄激素分泌过多时，患者应当测量血清雄激素水平，以排除卵巢和肾上腺的肿瘤。虽然这些器官产生一定量的雄激素，但如果临床雄激素过多症新形成和迅速发展，而不仅是任何特殊的血清雄激素水平，则应怀疑肿瘤。对雄激素肿瘤的成像研究包括经阴道超声和肾上腺 CT 或 MRI。的血清睾酮和硫酸脱氢表雄酮升高常由多囊卵巢综合征引起（见第 15 章）。

一些临床医生建议，游离睾酮可能是比总睾酮更好的诊断指标[133]。因为绝大多数睾酮与性激素结合球蛋白和白蛋白结合，睾酮的雄激素作用仅由 1% 的游离睾酮产生。因总睾酮水平和游离睾酮水平间的直接相关性极佳，故不再需要测定游离睾酮[134]。总睾酮升高的患者其游离睾酮也会出现同等程度的升高。

在高雄激素血症和有不孕或生育力低下的明显家族史的妇女，应考虑非典型先天性肾上腺皮质增生。在非犹太白人，1%～5% 的高雄激素血症妇女存在肾上腺酶类活性缺陷，后者是产生皮质醇所必需的，最常见的是 21-羟化酶[135]。这种疾病是遗传性的，通过常染色体隐性遗传。对这种非典型先天性肾上腺皮质增生的最好筛查是测量 17-OH 孕酮[136]。

卵巢储备的评估

年龄相关生育力低下主要由于卵子质量的进行性衰减所致，随着年龄增长，卵巢内不仅残存卵泡数目减少，而且残存卵泡对成熟和排卵所必需的促性腺素变得越来越不敏感了。因此，每一妇女生殖周期到此时，用自己的卵子获得妊娠非常困难。

对生殖老化机制的研究在过去 20 年有了很大进步，所有这些研究均尝试描述生育卵巢池的大小和质量，二者值得在此探讨。

第 3 天 FSH

随着剩余卵子池质量的降低，预计垂体分泌的 FSH 会渐进性增加，以驱动功能降低的卵巢发育卵泡。早卵泡期或基础月经第 3 天 FSH 能预测生育的可能性[137-139]。当基础 FSH 水平升高，尤其是高于 10～15IU/L 时，包括 IVF 在内的最为激进的治疗，其成功率都会大大降低[140]。

枸橼酸氯米芬刺激试验

枸橼酸氯米芬刺激试验（CCCT）是内分泌动力学激发试验，是比基础 FSH 更为敏感的卵巢储备能力试验[141]。在这项试验中，在月经第 3 天测定基础 FSH，月经第 5～9 天接着给予枸橼酸氯米芬 100mg/d，月经第 10 天再次测定 FSH 水平。根据实验室情况，如果第 3 天或第 10 天的 FSH 水平高于 10～15IU/L，就认为异常。

CCCT 试验是基于从卵巢到中枢神经系统的雌激素和抑制素 B 对 FSH 分泌的两次负反馈机制。35 岁以下年龄的妇女给予枸橼酸氯米芬通常会诱发促性腺素水平的一过性升高，LH 相对高于 FSH，这是由于发育中的卵泡颗粒细胞分泌的大量抑制素 B 的抑制作用所致[142]。

当 35 岁以上年龄或卵巢储备能力低的妇女给予枸橼酸氯米芬，因卵泡簇较小，导致对 FSH 分泌的抑制反馈小[143]。在这些病例中，基础 FSH 和/或刺激后 FSH 水平升高预示卵巢生殖预后不良。即使基础 FSH 水平正常，但患者第 10 天 FSH 异常升高，则预后也较差。

卵巢储备的其他试验

卵巢储备的其他试验包括血清抑制素、血清抗苗勒管激素和 B 超窦卵泡测定。大多数实验室一般不采用血清检查。窦卵泡计数是测定 2～9mm 卵泡的数量。ART 的成功率与基线超声窦卵泡数量呈一定相关性。

卵巢储备评估的适应证

在下列情况下应进行卵巢储备能力的评估：
- 35 岁以上年龄的患者
- 由于手术、感染或子宫内膜异位症具有显著卵巢外伤史的患者
- 任何年龄的不明原因不孕患者
- 吸烟者
- 放疗或化疗患者

- 有显著自身免疫疾病病史的患者
- 早绝经家族史的患者
- 输卵管结扎的患者
- 既往对促性腺素刺激出现反应不良的患者

治疗

不孕夫妇治疗步骤是首先治疗评估中发现的异常，尽可能个体化治疗。本书先前章节和后续章节重点阐述男性不育、输卵管因素、子宫内膜异位症、宫颈因素和诱发排卵、宫腔内人工授精和体外受精。

如经诊断无任何问题而仍未妊娠，标准步骤是逐步从花费最少、技术最低的治疗开始，根据需要逐步到花费最多、最高的技术治疗，直到妊娠或夫妇决定不再寻求妊娠，通常选择抱养孩子或不要孩子。

在整个过程中医生的作用是辅助夫妇综合考虑医疗状况、情绪状态、财政状况和最终目的，对治疗作最佳决策。当夫妇成功妊娠和生育一个健康孩子，医生的工作就完成了。当夫妇在治疗过程中遭遇困难或不能达到预期目标时，医生参与关照其情感需要或指导帮助她们选择另一种目标变得尤为重要。

情感需要

对不孕夫妇的情感需要不应低估，在她们达到最初的医学评估之前，大多数夫妇因不能妊娠而受挫，害怕自己永远不能妊娠，许多患者都很自责。她们常需向医生和辅助人员表达她们受挫的感觉。

面对患者的情感需要，重要的是承认不孕是医学和情感与各种应激源（包括体力、财力、社会和婚姻）的斗争[144]。对医生和医务人员来说，对夫妇保持情感支持也很重要。不能过分强调家庭中夫妇二者的重要性和价值以及她们对治疗的投入。如果存在显著的情感创伤，医生应以支持小组或专业不孕咨询的形式提供帮助。

除本地资源，还有一些国家支持组织帮助夫妇满足她们的情感需要，包括 RESOLVE（www.resolve.org）、美国生育协会（www.theafa.org）和美国生殖医学学会（ASRM）（www.asrm.org）。

领养

即使缺乏具体病理情况，有 3 年以上不孕病史的夫妇其不良预后将增加。医生作用的重要一部分就是定期讨论不孕夫妇的目的和选择，尤其是那些尽管经广泛的诊断和治疗性干预仍未成功妊娠的夫妇。

许多夫妇通过领养达到一些目的。在领养方面有广泛的选择，社会代理、私人代理和国际领养代理机构。社会领养价格较低，等待时间长，如果想要健康白种男孩，等待时间更长。大龄孩子、其他或混血儿和有明显需要的孩子，更容易领养。私人领养更具体化、更迅速，贵得多。另外，在所有州都是不合法的。许多国际代理组织为第三世界的孩子寻求领养的父母。诊所常向患者指出这些选择。

小结

必须始终记得不孕治疗的两大主要目标，首先是成功妊娠、分娩健康婴儿；第二是无论妊娠与否，获得情感上的满足。对大多数患者来说，不孕是主要的生活危机。治疗包括现时成本、经济成本和情感成本。当治疗失败，夫妇就像面临死亡时的悲痛一样将经受同样的心理历程。

治疗医生必须继续对不孕夫妇及其需求进行评估，以减轻情绪创伤。在所有患者，不管能否生育孩子，最终目标必须是帮助她们恢复幸福和成功的生活。

要 点

- 不同研究发现的不孕主要原因的实际百分比差别很大。然而，最常见的主要诊断包括男性因素、输卵管因素、子宫内膜异位症、排卵障碍和宫颈因素。
- 20 岁年龄妇女的生殖率大约每周期 20%，25～29 岁时，生育率降低 4%～8%；30～34 岁时，降低 15%～19%；35～39 岁时，降低 26%～46%；40～45 岁时，降低 95%。
- 合适的病史和体格检查对明确不孕的原因非常重要。
- 最初的筛查包括对具体病毒（如风疹和水痘）的免疫评估以及可能某种族所特有的遗传病的筛查。
- 对所有不孕患者来说，精液分析、子宫输卵管造影术和基础体温评估或血清孕激素测定均为标准的最初检查。
- 子宫内膜活检和性交后试验不再认为是不孕的基本检查。
- 对所有特发性不孕、吸烟和35岁以上年龄的患者，都要进行卵巢储备能力的检查。

（甄秀梅译　李　蓉校）

参考文献

1. Mosher WD, Pratt WF: Fecundity and infertility in the United States: Incidence and trends. Fertil Steril 56:192-193, 1991.
2. Greenhall E, Vessey M: The prevalence of subfertility: A review of the current confusion and a report of two new studies. Fertil Steril 54:978-983, 1990.
3. Mosher W, Pratt W: Fecundity and Infertility in the United States, 1965-1988. Advance Data from Vital and Health Statistics, No. 192. Hyattsville, Md., National Center for Health Statistics, Dec. 4, 1990.
4. Ventura SJ, Hamilton BE, Sutton PD: Revised birth and fertility rates for the United States, 2000 and 2001. Nat Vital Stat Rep 51:1-17, 2003.
5. Menken J, Trussell J, Larsen U: Age and infertility. Science 233:1389-1394 1986.
6. Tietze C: Reproductive span and rate of reproduction among Hutterite women. Fertil Steril 8:89-97, 1957.
7. White KJ: Declining fertility among North American Hutterites: The use of birth control within a Dariusleut colony. Soc Biol 49:58-73, 2002.
8. Arcos-Burgos M, Muenke M: Genetics of population isolates. Clin Genet 61:233-247, 2002.
9. Maroulis GB: Effect of aging on fertility and pregnancy. Semin Reprod Endocrinol 9:165-179, 1991.
10. Treolar AE: Menarche, menopause and intervening fecundability. Hum Biol 46:89-107, 1974.
11. Henry L: Some data on natural fertility. Eugenics Q 8:81-91, 1961.
12. Stein ZA: A women's age: Childbearing and childrearing. Am J Epidemiol 121:327-342, 1985.
13. Mosher AD: Infertility trends among US couples: 1965-1976. Fam Plann Persp 14:22-26, 1982.
14. Cramer DW, Walker AM, Schiff I: Statistical methods in evaluating the outcome of infertility therapy. Fertil Steril 32:80-86, 1979.
15. Guttmacher AF: Factors effecting normal expectancy of conception. JAMA 161:855-860, 1956.
16. Zinaman MJ, Clegg ED, Brown CC, et al: Estimates of human fertility and pregnancy loss. Fertil Steril 65:503-509, 1996.
17. WHO Scientific Group Report: Recent Advances in Medically Assisted Conception. WHO Technical Report Series 820. Geneva, WHO, 1992.
18. Collins JA: Unexplained infertility. In Keye WR, Chang RJ, Rebar RW, Soules MR (eds). Infertility: Evaluation and Treatment. Philadelphia, WB Saunders, 1995, pp 249-262.
19. Sills ES, Palermo GD: Intrauterine pregnancy following low-dose gonadotropin ovulation induction and direct intraperitoneal insemination for severe cervical stenosis. BMC Pregnancy Childbirth 2:9, 2002.
20. Frisch RE: The right weight: Body fat, menarche and ovulation. Baillieres Clin Obstet Gynecol 4:419-439, 1990.
21. Grodstein F, Goldman MD, Cramer DW: Body mass index and ovulatory infertility. Epidemiology 5:247-250, 1994.
22. American Society for Reproductive Medicine: Optimal evaluation of the infertile female. A practice committee report. Birmingham, Ala., ASRM, 2000.
23. Evers JL: Female subfertility. Lancet 360:151-159, 2002.
24. Myers JA: The natural history of tuberculosis in the human body. III. Tuberculous women and their children. Am Rev Resp Dis 84:558, 1961.
25. Cates W, Rolfs RT, Aral SO: Sexually transmitted diseases, pelvic inflammatory disease, and infertility: An epidemiologic update. Epidemiol Rev 12:199-220, 1990.
26. Wølner-Hanssen P, Kiviat NK, Holmes KK: Atypical pelvic inflammatory disease: Subacute, chronic or subclinical upper genital tract infection in women. In Holmes KK, Mardh P-A, Sparling PF, Weisner PJ (eds). Sexually Transmitted Disease, 2nd ed. New York, McGraw-Hill, 1990, pp 615-620.
27. Daly JW, Monif GRG: In Monif GRG (ed). Infectious Diseases in Obstetrics and Gynecology, 2nd ed. Philadelphia, Harper & Row, 1986, p 303.
28. Donnez J, Nisolle M, Smoes P, et al: Peritoneal endometriosis and "endometriotic" nodules of the rectovaginal septum are two different entities. Fertil Steril 66:362-368, 1996.
29. Vercellini P: Endometriosis: What a pain it is. Sem Reprod Endocrinol 15:251-261, 1997.
30. Schiffer MA, Elguezabal A, Sultana M, Allen AC: Actinomycosis infections associated with intrauterine contraceptive devices. Obstet Gynecol 45:67-72, 1975.
31. Lomax CW, Harbert GM, Thornton WN: Actinomycosis of the female genital tract. Obstet Gynecol 48:341-346, 1976.
32. Cunningham FG, Gant NF, Leveno KJ, et al (eds). Williams Obstetrics, 22nd ed. New York, McGraw-Hill, pp 451-468.
33. Roth L, Taylor HS: Risks of smoking to reproductive health: Assessment of women's knowledge. Am J Obstet Gynecol 184:934-939, 2001
34. Stillman RJ (ed). Seminars in Reproductive Endocrinology: Smoking and Reproductive Health. New York, Thieme, 1989.
35. Laurent SL, Thompson SJ, Addy C, et al: An epidemiologic study of smoking and primary infertility in women. Fertil Steril 57:565-572, 1992.
36. Kaye AD, Clarke AC, Sabar R, et al: Herbal medications: Current trends in anesthesiology practice—a hospital survey. J Clin Anesth 12:468-471, 2000.
37. Ang-Lee MK, Moss J, Yuan CS: Herbal medicines and perioperative care. JAMA 286:208-216, 2001.
38. 2005 Physicians Desk Reference for Herbal Supplements. Montvale N.J., Medical Economics, 2005.
39. Pharmacist's Letter/Prescriber's Letter. Natural Medicines Comprehensive Database, 4th ed. Stockton, Calif., Therapeutic Research Faculty, 2004.
40. Williams M, Hill CJ, Scudamore I, et al: Sperm numbers and distribution within the human fallopian tube around ovulation. Hum Reprod 8:2019-2026, 1993.
41. Gould JE, Overstreet JW, Hanson FW: Assessment of human sperm function after recovery from the female reproductive tract. Biol Reprod 31:888-894, 1984.
42. MacLeod AL, Gold RZ: The male factor in fertility VI: Semen quality and certain other factors in relation to ease of conception. Fertil Steril 4:10-33, 1953.
43. Rantala TA, Coital frequency and long-term fecundity rates. Int J Fertil 33:26-32, 1989.
44. Glatt AE, Zinner SH, McCormack WM: The prevalence of dyspareunia. Obstet Gynecol 75:433-436, 1990.
45. Adamson GD: Diagnosis and clinical presentation of endometriosis. Am J Obstet Gynecol 162:568-569, 1990.
46. Brosens IA, Brosens JJ: Redefining endometriosis: Is deep endometriosis a progressive disease? Hum Reprod 15:1-3, 2000.
47. Nishida M: Relationship between the onset of dysmenorrhea and histologic findings in adenomyosis. Am J Obstet Gynecol 165:229-231, 1991.

48. Reinhold C, Atri M, Mehio A, et al: Diffuse uterine adenomyosis: Morphologic criteria and diagnostic accuracy of endovaginal sonograph. Radiology 197:609–614, 1995.
49. Masters WH, Johnson VE: Human Sexual Response. Boston, Little, Brown, 1966, p 129.
50. Sarrel P: Sexual physiology and sexual functioning. Postgrad Med 1:69–72, 1975.
51. Garcia-Velasco JA, Arici A: Chemokines and human reproduction. Fertil Steril 71:983–993, 1999.
52. Darrow SL, Selman S, Batt RE, et al: Sexual activity, contraception and reproductive factors in predicting endometriosis. Am J Epidemiol 140:500–509, 1994.
53. Lesbian health: Current assessment and directions for the future. Washington, D.C., Institute of Medicine, 1999.
54. Diamant AL, Schuster MA, McGuigan K, Lever J: Lesbians' sexual history with men: Implications for taking a sexual history. Arch Intern Med 159:2730–2736, 1999.
55. Marrazzo JM, Stine K: Reproductive health history of lesbians: Implications for care. Am J Obstet Gynecol 190:1298–1304, 2004.
56. Banna M: Craniopharyngioma: Based on 160 cases. Br J Radiol 49:206–223, 1976.
57. Sklar CA: Craniopharyngioma: Endocrine abnormalities at presentation. Pediatr Neurosurg 21:18–20, 1994.
58. Schlechte J, Sherman B, Halmi N, et al: Prolactin-secreting pituitary tumors. Endocr Rev 1:295–308, 1980.
59. Vallette-Kasic S, Morange-Ramus I, Selim A, et al: Macroprolactinemia revisited: A study on 106 patients. J Clin Endocrinol Metab 87:581–588, 2002.
60. Smith G, Roberts R, Hall C, Nuki G: Reversible ovulatory failure associated with the development of luteinized unruptured follicles in women with inflammatory arthritis taking non-steroidal anti-inflammatory drugs. Br J Rheumatol 35:458–462, 1996.
61. Zanagnolo V, Dharmarajan AM, Endo K, Wallach EE: Effects of acetylsalicylic acid (aspirin) and naproxen sodium (naproxen) on ovulation, prostaglandin, and progesterone production in the rabbit. Fertil Steril 65:1036–1043, 1996.
62. Freda PU, Wardlaw SL, Post KD: Unusual causes of sellar/parasellar masses in a large transsphenoidal surgical series. J Clin Endocrinol Metab 81:3455, 1996.
63. Hurley D, Gharib H: Detection and treatment of hypothyroidism and Grave's disease. Geriatrics 60:41–44, 1995.
64. Krassas GE, Pontikides N, Kaltsas T, et al: Menstrual disturbances in thyrotoxicosis. Clin Endocrinol (Oxf) 40:641–644, 1994.
65. American Society for Reproductive Medicine: Patient's Fact Sheet: Weight and Infertility. Birmingham, Ala., ASRM, 2001.
66. Larsen PR, Ingmar SH: The thyroid gland. In Wilson JD, Foster DW (eds). Williams Textbook of Endocrinology, 8th ed. Philadelphia, WB Saunders, 1992, p 359.
67. Burrow GN, Oppenheimer JH, Volpe B: Thyroid Function and Disease. Philadelphia, WB Saunders, 1990.
68. Drukker BH: Examination of the breast by the patient and by the physician. In Hindle W: Breast Disease for Gynecologists. New York, Appleton & Lange, 1990, pp 52–54.
69. Drukker BH: The diagnosis and management of breast disease. In Sciarra JJ: Gynecology and Obstetrics, Philadelphia, Lippincott, Williams & Wilkins, 1999, pp. 3–4.
70. Leung AK, Pacaud D: Diagnosis and management of galactorrhea. Am Fam Physician 70:543–550, 2004.
71. Miller JW, Crapo L: The medical treatment of Cushing's disease. Endocr Rev 14:443, 1993.
72. Ferriman D, Gallwey JD: Clinical assessment of body hair in women. J Clin Endocrinol Metab 24:1440, 1961.
73. Hatch R, Rosenfeld RL, Kim MH, Tredway D: Hirsutism: Implications and management. Am J Obstet Gynecol 140:815, 1981.
74. Bryant AS, Chen KT, Camann WR, Norwitz ER: Coping with the complications of tattooing and body piercing. Contemp Obstet/Gynecol 50:40–47, 2005.
75. Mayers LB, Judelson DA, Moriarty BW, et al: Prevalence of body art (body piercing and tattooing) in university undergraduates and incidence of medical complications. Mayo Clin Proc 77:29–34, 2002.
76. Metts J: Common complications of body piercing. Lancet 361:1205–1215, 2003.
77. Mele A, Corono R, Tosti ME, et al: Beauty treatments and risk of parenterally transmitted hepatitis: Results from the hepatitis surveillance system in Italy. Scand J Infect Dis 27:441–444, 1995.
78. Pugpatch D, Mileno M, Rich JD: Possible transmission of human immunodeficiency virus type 1 from body piercing. Clin Infect Dis 26:767–768, 1998.
79. Holsen DS, Hartung S, Mymel H: Prevalence of antibodies to hepatitis C and association with intravenous drug abuse and tattooing in a national prison in Norway. Eur J Clin Microbiol Infect Dis 12:673–676, 1993.
80. American Society for Reproductive Medicine: Guidelines for oocyte donation. Fertil Steril 82:S13–S15, 2004.
81. Modest GA, Fangman JJ: Nipple piercing and hyperprolactinemia. NEJM 347:1626–1627, 2002.
82. Herbst AL, Bern HA (eds). Developmental effects of diethylstilbesterol (DES) in pregnancy. New York, Thieme-Stratton, 1981.
83. American College of Obstetrics and Gynecology: Cervical cytology screening. ACOG Technology Assessment Number 2, December 2002. In ACOG: Compendium of Selected Publications. Washington, D.C., ACOG, 2005.
84. American College of Obstetrics and Gynecology: Prevention of Rh D alloimmunization. ACOG Practice Bulletin Number 4, May 1999. In ACOG: Compendium of Selected Publications. Washington, D.C., ACOG, 2005.
85. American College of Obstetrics and Gynecology: Primary and preventative care: Periodic assessments. Committee Opinion Number 292, November 2003. In ACOG: Compendium of Selected Publications. Washington, D.C., ACOG, 2005.
86. Centers for Disease Control and Prevention: Control and prevention of rubella: Evaluation and management of suspected outbreaks, rubella in pregnant women, and surveillance for congenital rubella syndrome. MMWR 50, pp. 1–25, 2001.
87. Enders G: Serodiagnosis of varicella-zoster virus infection in pregnancy and standardization of the ELISA IgG and IgM antibody tests. Dev Biol Stand 52:221–236, 1982.
88. Harger JH, Ernest JM, Thurnan GR, et al: Frequency of congenital varicella syndrome in a prospective cohort of 347 pregnant women. Obstet Gynecol 100:260–265, 2002.
89. Glantz JC, Mushlin AL: Cost-effectiveness of routine antenatal varicella screening. Obstet Gynecol 91:519–528, 1998.
90. Centers for Disease Control and Prevention: Prevention of varicella: Updated recommendations of the Advisory Committee on Immunization Practices (ACIP). MMWR 48:1–23, 1999.
91. Shields KE, Galil K, Seward J, et al: Varicella vaccine exposure during pregnancy: Data from the first 5 years of the pregnancy registry. Obstet Gynecol 98:14–19, 2001.
92. American College of Obstetrics and Gynecology: Prenatal and preconceptual carrier screening for genetic diseases in individuals of eastern European Jewish descent. Committee Opinion Number 298, August 2004. In ACOG: Compendium of Selected Publications. Washington, D.C., ACOG, 2005.
93. American Society for Reproductive Medicine: Appendix A: Minimal genetic screening for gamete donors. Fertil Steril 82:S22–S23, 2004.
94. American College of Obstetrics and Gynecology: Preconception and Prenatal Carrier Screening for Cystic Fibrosis. Washington, D.C., ACOG, 2001.
95. American Society for Reproductive Medicine: Optimal evaluation of the infertile female. A Practice Committee Report. Birmingham, Ala., ASRM, 2000.
96. Centers for Disease Control and Prevention. Sexually transmitted diseases treatment guidelines 2002. MMWR 51:1–36, 2002.
97. American Society for Reproductive Medicine: Guidelines for sperm donation. Fertil Steril 82:S9–S12, 2004.
98. American Society for Reproductive Medicine: Guidelines for cryo-preserved embryo donation. Fertil Steril 82:S16–S17, 2004.

99. Fleischer AC: Sonography in Gynecology & Obstetrics: Just the Facts. New York, McGraw-Hill, 2004.
100. Timor-Tritsch IE, Rottem S (eds). Transvaginal Sonography, 2nd ed. New York, Elsevier, 1991.
101. Tanawattanacharnan S, Suwajanakorn S, Uepairojkit B, et al: Transvaginal hysterosalpino-contrast sonography (HyCoSy) compared with chromolaparoscopy. J Obstet Gynaecol Res 26:71–75, 2000.
102. Sladkevicius P, Ojha K, Campbell S, Nargund G: Three-dimensional power Doppler imaging in the assessment of fallopian tube patency. Ultrasound Obstet Gynecol 16:644–647, 2000.
103. Hurd WW, Wyckoff ET, Reynolds DB, et al: Patient rotation and resolution of unilateral cornual obstruction during hysterosalpingography. Obstet Gynecol 101:1275–1278, 2003.
104. Spring DB, Barkan HE, Pruyn SC: Potential therapeutic effects of contrast materials in hysterosalpingography: A prospective randomized clinical trial. Kaiser Permanente Infertility Work Group. Radiol 214:53–57, 2000.
105. Bates GW, Garza DE, Garza MM: Clinical manifestations of hormonal changes in the menstrual cycle. Obstet Gynecol Clin North Am 17:299–310, 1990.
106. Luciano AA, Peluso J, Koch EI, et al: Temporal relationship and reliability of the clinical, hormonal and ultrasonographic indices of ovulation in infertile women. Obstet Gynecol 75:412–416, 1990.
107. Moghissi KS: Accuracy of basal body temperature for ovulation induction. Fertil Steril 27:1415–1421, 1976.
108. Moghissi KS: Prediction and detection of ovulation. Fertil Steril 34:89–98, 1980.
109. Investigators World Health Organization Task Force: Temporal relationships between ovulation and defined changes in the concentration of plasma estradiol-17β, luteinizing hormone, follicle stimulating hormone and progesterone. Am J Obstet Gynecol 138:383–390, 1980.
110. Wathen NC, Perry L, Lilford RJ, Chard T: Interpretation of single progesterone measurement in diagnosis of anovulation and defective luteal phase: Observations on analysis of the normal range. BMJ 288:7–9, 1984.
111. Noyes RW, Hertig AT, Rock J: Dating the endometrium. Fertil Steril 1:3–25, 1950.
112. Petsos P, Chandler C, Oak M, et al: The assessment of ovulation by a combination of ultrasound and detailed serial hormone profiles in 35 women with long-standing unexplained infertility. Clin Endocrinol (Oxf) 22:739–751, 1985.
113. Daly DC, Soto-Albors C, Walters C, et al: Ultrasonographic assessment of luteinized unruptured follicle syndrome in unexplained infertility. Fertil Steril 43:62–65, 1985.
114. Miller PR, Soules MR: The usefulness of a urinary LH kit for ovulation prediction during cycles of normal women. Obstet Gynecol 87:13–17, 1996.
115. Lang-Dunlop A, Schultz R, Frank E: Interpretation of the BBT chart using the "Gap" technique compared to the colorline technique. Contraception 71:188–192, 2005.
116. Miller PB, Soules MR: The usefulness of a urinary LH kit for ovulation prediction during menstrual cycles of normal women. Obstet Gynecol 87:13–17, 1996.
117. Martinez AR, Bernardus RE, Vermeiden JP, Schoemaker J: Time schedules of intrauterine insemination after urinary luteinizing hormone surge detection and pregnancy results. Gynecol Endocrinol 8:1–5, 1994.
118. Nielsen MS, Barton SD, Hatasaka HH, Stanford JB: Comparison of several one-step home urinary hormone detection kits to OvuQuick. Fertil Steril 76:384–387, 2001.
119. Lloyd R, Coulam CB: The accuracy of urinary luteinizing hormone testing in predicting ovulation. Am J Obstet Gynecol 160:1370–1372, 1989.
120. Wentz AC: Endometrial biopsy in the evaluation of infertility. Fertil Steril 33:121–124, 1980.
121. Coutifaris C, Myers ER, Guzick DS, et al., for the NICHD National Cooperative Reproductive Medicine Network: Histological dating of timed endometrial biopsy tissue is not related to fertility status. Fertil Steril 82:1264–1272, 2004.
122. Spencer C, Eigen A, Shen D, et al: Specificity of sensitive assays of thyrotropin (TSH) used to screen for thyroid disease in hospitalized patients. Clin Chem 33:1391–1396, 1987.
123. Bohnet HG, Dahlen HG, Wutke W, Schneider HPG: Hyperprolactinemic anovulatory syndrome. J Clin Endocrinol Metab 42:132–143, 1976.
124. Moult PJA, Rees LH, Besser GM: Pulsatile gonadotropin secretion in hyperprolactinemic amenorrhoea and the response to bromocriptine therapy. Clin Endocrinol 16:153–162, 1982.
125. Yen SSC, Jaffe RB: Prolactin in human reproduction. In Yen SSC, Jaffe RB, Barbieri RL (eds). Reproductive Endocrinology: Physiology, Pathophysiology and Clinical Management, 4th ed. Philadelphia, WB Saunders, 1999, pp 273–274.
126. Hatjis CG, Morris M, Rose JC, et al: Oxytocin, vasopressin and prolactin responses associated with nipple stimulation. South Med J 82:193–196, 1989.
127. Hartmann BW, Laml T, Kirchengast S, et al: Hormonal breast augmentation: Prognostic relevance of insulin-like growth factor-I. Gynecol Endocrinol 12:123–127, 1998.
128. Hammond KR, Steinkampf MP, Boots LR, Blackwell RE: The effect of routine breast examination on serum prolactin levels. Fertil Steril 65:869–870, 1996.
129. Jacobs LS, Snyder PJ, Wilbur JF, et al: Increased serum prolactin after administration of synthetic thyrotropin releasing hormone (TRH) in man. J Clin Endocrinol Metab 33:966, 1971.
130. Glatstein IZ, Best CL, Palumbo A, et al: The reproducibility of the postcoital test: A prospective study. Obstet Gynecol 85:396–400, 1995.
131. Beltsos AN, Fisher S, Uhler ML, et al: The relationship of the postcoital test and semen characteristics to pregnancy rates in 200 presumed fertile couples. Int J Fertil Menopausal Stud 41:405–411, 1996.
132. Hurd WW, Randolph JF, Ansbacher R, et al: Comparison of intracervical, intrauterine, and intratubal techniques for donor insemination. Fertil Steril 59:339–342, 1993.
133. Loric S, Guechot J, Duron F, et al: Determination of testosterone in serum not bound by sex-hormone binding globulin: Diagnostic value in hirsute women. Clin Chem 34:1826–1829, 1988.
134. Schwartz U, Moltz L, Brotherton J, Hammerstein J: The diagnostic value of plasma free testosterone in non-tumorous and tumorous hyperandrogenism. Fertil Steril 40:66–72, 1983.
135. Azziz R, Dewailly D, Owerbach D: Clinical review 56: Non-classic adrenal hyperplasia: Current concepts. J Clin Endocrinol Metab 78:810–815, 1994.
136. American Society for Reproductive Medicine: The evaluation and treatment of androgen excess. Fertil Steril 82:S173–S180, 2004.
137. Scott RT, Toner JP, Mujasher SJ, et al: Follicle-stimulating hormone levels on cycle day 3 are predictive of in vitro fertilization outcome. Fertil Steril 51:651–654, 1989.
138. Toner JP, Philput CB, Jones GS, Muasher SJ: Basal follicle-stimulating hormone is a better predictor of in vitro fertilization performance than age. Fertil Steril 55:784–791, 1991.
139. Pearlstone AC, Fournet N, Gambone JC, et al: Ovulation induction in women over 40 and older: The importance of basal follicle-stimulating hormone level and chronological age. Fertil Steril 58:674–679, 1992.
140. Scott RT, Hofmann GE: Prognostic assessment of ovarian reserve. Fertil Steril 63:1–11, 1995.
141. Navot D, Rosenwaks Z, Margolioth EJ: Prognostic assessment of female fecundity. Lancet ii:645–647, 1987.
142. Hofmann GE, Danforth DR, Seifer DB: Inhibin-B: The physiologic basis of the clomiphene citrate challenge test for ovarian reserve screening. Fertil Steril 69:474–477, 1998.
143. Yong PY, Baird DT, Thong KJ, et al: Prospective analysis of the relationships between the ovarian follicle cohort and basal FSH concentration, the inhibin response to exogenous FSH and ovarian follicle number at different stages of the normal menstrual cycle and after pituitary down-regulation. Hum Reprod 18:35–44, 2003.
144. Burns LH, Covington SN: When Infertility Strikes The Family: Helping The System Cope. Available at http://www.resolve.org/main/national/familyfriend/strik.jsp. Accessed

第六部分 不孕与反复性流产

35 男性不育的评估

Dana A. Ohl, Timothy G. Schuster, and Susanne A. Quallich

引言

在不育夫妇中，约有半数与男性因素有关。其中以男性因素作为唯一原因的约占30%，另外20%同时伴有女方因素[1]。以往，由于缺乏对男性生殖病理生理学的认识，以及缺少有效的治疗手段，以致在不育评估中常常忽视了对男性因素的考量。在一些病例中，对男方生育能力进行评估之前就给女方进行了有创的检查和治疗，但在其后的精液分析证实为男方因素。而在另外一些病例中，一经发现有精液参数的显著异常，便直接采取卵细胞内单精子注射（ICSI）的方式进行体外受精（IVF），而没有对男方进行全面评估。这些不育夫妇并没有从过去20年男性不育领域诊断和治疗技术的发展中获得最大受益。

本章首先谈论男性不育的检查原则。然后，对标准和先进的诊断技术进行详细描述。最后，对一些特殊诊断的不同治疗模式及其疗效进行阐述。

一般原则

当夫妇发现有男性不育情况，在尝试怀孕之前就有必要找男性不育方面的专家进行评估。有些情况下，非药物治疗能提高受孕几率。另外一些情况，详尽的评估能发现与之相关的医疗问题[2]。对有些寻求治疗的不育夫妇，必须进行遗传学检测以获得遗传风险评估和成功率的预期[3]。对于一些尚不具备可治疗条件的男性患者，应咨询男性不育专家，完成系统的评估程序，并制定综合治疗方案，其中可能包括获取精子进行辅助生殖技术（ART）的治疗。

可以治疗的男性不育因素

许多不育的男性需要进行外科手术或药物治疗。精索静脉曲张的手术治疗的疗效较以往更确切，而且更微创。这得益于手术方式的改进，比如腹股沟下入口的显微外科手术[4,5]。附睾梗阻的外科修复术在引进套入式术式后，其成功率有极大提高[6]。对于伴有确切的内分泌疾患的不育患者，药物治疗对于改善生育能力有明显的效果[7]。

相关医疗问题

男性不育能增加其他一些具有潜在危险的疾病，比如睾丸癌、脊髓和脑肿瘤、泌尿生殖系统畸形，以及染色体异常等[3]。重度少精子症患者在行IVF/ICSI之前，应当就以上这些情况进行全面评估，否则将可能延误对这些疾病的诊断。

遗传学检测

近年来，人们对男性不育相关的遗传学知识有了更多了解。例如，生精功能低下与Y染色体的微缺失有关，因此，目前对无精子症或重度少弱精症的患者常规进行Y染色体微缺失的检测[2]。应用这些方法，发现这些患者中有很多人存在遗传学问题，而在以往，这部分患者就会被归类于特发性的生精功能低下。

另外一个例子是先天性双侧输精管缺如，这占男性不育病人的5%。据观察，囊性纤维化的男性无一例外地存在先天性双侧输精管缺如，但是大多数先天性双侧输精管缺如的男性并没有出现能提示囊性纤维化的呼吸系统和消化系统异常。后续研究显示，一半以上的先天性双侧输精管缺如的患者存在囊性纤维化跨膜传导因子（CFTR）基因的变异，而这一基因也

表 35-1
男性不育的病因

射精问题
  不射精症
  逆行射精
  性功能障碍
环境因素
  高温作业
医源性
  化疗
  放疗
  药物
  外源性激素
获得性
  创伤
  感染
    前列腺炎
    附睾炎
    睾丸炎
  睾丸肿瘤
  全身性疾病
    甲状腺功能减退
    免疫性疾病
    恶性肿瘤
解剖因素
  精索静脉曲张
  梗阻性无精子症
    输精管
    附睾
    射精管
发育和结构异常
  遗传因素
    克氏综合征
    囊性纤维化
    Y-染色体微缺失
    染色体易位
  隐睾
  性腺衰竭（高促性腺素性功能减退症）
    唯支持细胞综合征
  精子运送障碍（输精管蠕动消失）
精子缺陷
  生精阻滞
  精子结构异常
激素原因和雄激素抵抗
  高促性腺素性功能减退症
  高泌乳素血症
  先天性肾上腺增生
  抗雄激素综合征
特发性因素

与囊性纤维化有关。在这些病例中，先天性双侧输精管缺如被认为是囊性纤维化的一种非典型形式，并以常染色体隐性方式遗传。

病理生理学

可能导致男性不育的病因是极其多样的（表35-1）。其病因及影响因素大多能够通过详细地询问病史、体格检查和精液分析来确认。一些最常见的病因在以下的内容中进一步探讨。

精索静脉曲张

在导致精液参数异常的因素中，精索静脉曲张是唯一公认的可以手术治疗的因素。据报道，在查体发现有精索静脉曲张而无临床症状的患者中，有70%的人存在精液参数异常。在原发性不育男性中，精索静脉曲张的发生率为35%～40%；在继发性不育男性中，其发生率为80%[8,9]。然而，并非所有患精索静脉曲张的男性均会导致不育，在男性总体人群中，精索静脉曲张的发生率大约为15%。大多数精索静脉曲张发生在左侧，可以为单侧或双侧发病。

目前，精索静脉曲张的病因学仍不确定。多发于左侧的情况提示精索内静脉压升高可能是其病因。病因学相关的理论包括以下三点：（1）左侧精索内静脉较右侧越长，导致左侧静脉压越高；（2）左侧精索内静脉以锐角汇入左肾静脉，而右侧精索内静脉以钝角汇入下腔静脉；（3）位于肠系膜上动脉和主动脉之间的左肾静脉受到挤压，这种"钳夹现象"也会导致精索内静脉压升高。

精索静脉曲张导致睾丸功能损害的机制尚不十分清楚。目前公认的是精索静脉曲张与睾丸体积的进行性减小、精液质量下降和间质细胞功能减退有关[10]。有研究表明，重度精索静脉曲张比轻度的曲张对睾丸功能的损害要大得多[11,12]。其损害机制包括正常精索逆流机制丧失导致的睾丸温度升高、组织缺氧以及肾或肾上腺激素代谢产物的反流[13-15]。

治疗

精索静脉曲张的治疗方法有几种，包括手术治疗和介入治疗。这些技术会在以后的章节中详细讲解。精索静脉曲张的修复已被证实能改善精子的发生，提高间质细胞的功能，并能防止睾丸容积的进一步减小[16-18]。有关精索静脉曲张治疗对提高妊娠率方面的研究已有很多，但是，大多数的研究是回顾性的，并没有很充分的对照。

目前，只有两份随机、对照、前瞻性的有关精索静脉曲张的研究。第一项研究将患者随机地分为手术治疗组、影像栓塞治疗组，或观察组[19]。遗憾的是，其中有48%的研究样本为Ⅰ度精索静脉曲张，对于这种轻度曲张的患者是否需要治疗尚有争议。尽管该研究显示治疗后精液参数有明显的改善，但妊娠率并没有差别。

第二项研究为交叉研究[20]。这是一项包括45对夫妇的研究，其中一组在发现精索静脉曲张后立即进行手术治疗，另一组在观察一年后，延迟进行手术治疗。第一组在术后第一年的妊娠率为60%，而观察组仅为10%。对于后一组，在手术治疗后一年内，妊娠率升高至44%。

男性不育的遗传学病因

生殖遗传学将在第5章详细讨论。

克氏综合征

克氏综合征是染色体核型异常所导致的，其90%的核型为47,XXY；另外10%为嵌合型，即46,XY/47,XXY[21]。典型的克氏综合征患者表现为身高较高，宦官外貌，精液中没有精子，男性乳房发育，睾丸小而硬。然而有的患者表现各异，尤其是嵌合型的患者。克氏综合征的诊断应严格依照染色体核型。也有报道这类患者通过获取精子行ICSI，但是在治疗前要进行遗传风险的咨询。

囊性纤维化

囊性纤维化是白种人较多见的常染色体隐性遗传性疾病[22]。除了呼吸系统疾病和胰腺外分泌功能障碍以外，这类患者常伴有先天性双侧输精管缺如。这种病人有CFTR基因的变异。该基因编码负责氯离子通道形成的蛋白质，该基因的变异将导致通道失活。该基因变异导致输精管不发育的机制尚不清楚。

对于任何看似健康的无精子症并伴有双侧输精管缺如的患者均应当怀疑为非典型的囊性纤维化[22]。一半以上的这类患者有CFTR基因的变异。由于在人群中囊性纤维化携带者的比例较高，因此先天性双侧输精管缺如的患者及其配偶均应筛查CFTR基因的变异。对于其胚胎有纯合子的囊性纤维化基因变异风险的夫妇，在获取精子进行ICSI之前必须进行遗传学的检测与评估。

Y染色体微缺失

在Y染色体长臂内有三个区域的变异可能导致无精子症或严重少精子症。这些区域被称为无精子因子（AZF），并被分为a、b、c三个区域。在临床上，应对严重少精子症或非梗阻性无精子症的患者进行Y染色体微缺失的检测。

AZFc缺失的患者行ICSI已有成功受孕的报道，但是尚无AZFa或AZFb缺失的患者睾丸活检找到精子的报道[23-25]。尽管AZFc缺失患者的后代身体健康状况无明显异常，但这种基因变异将会遗传给男性后代，其未来也会面临同样的不育问题。

射精功能障碍

尽管射精功能障碍并不常见，但其涵盖了一大类需要个体化治疗的病症。本章节内未能包含所有射精功能障碍的病因，只重点介绍一些常见的情况。

药物因素

有几类较常用的治疗药物能导致射精功能障碍。抗肾上腺素类的抗高血压药物（如甲基多巴、多沙唑嗪等）能导致膀胱颈部关闭不全，引起逆行射精或更严重的不射精。

常用的抗抑郁药〔如选择性5羟色胺再吸收抑制剂（SSRI）和抗精神病药物（如甲硫达嗪、氯氮平）也是较熟知的能导致射精延迟或不射精的药物[26,27]。

糖尿病

尽管在糖尿病患者中勃起功能障碍较为常见，但也有的患者会由于控制膀胱颈的交感神经链的自发性神经病变导致射精功能障碍。将近有32%的糖尿病患者会出现射精功能或精液排出的异常[28]。

脊髓损伤

有报道，脊髓损伤的病人中有 80% 以上会出现射精困难[29]。由于这些病人大多较年轻，因此射精障碍是这些病人脊髓损伤后不育的主要原因。

药物因素与男性不育

有几类药物除了会导致射精功能障碍之外，还会导致勃起功能障碍。另外一些药物或者能直接抑制生精细胞功能，或者通过干扰下丘脑-垂体-性腺轴而间接抑制。

合成糖皮质激素

睾丸内部正常的睾酮水平对于其发挥正常的功能是必需的，而且该水平明显高于外周血内的睾酮水平[30]。使用合成类固醇会抑制正常的睾丸对下丘脑和垂体的负反馈作用，导致睾丸内睾酮水平降低，生精功能受损[31]。停止使用外源性雄激素后通常可以恢复睾丸的正常生精功能。但也有报道，在停止使用合成类固醇后，下丘脑-垂体-性腺轴仍然会有异常。

化疗

许多化疗药物能导致生精上皮的损害。按照一般规律，其生殖毒性的严重程度是剂量依赖的，并且与所使用的化疗药物的类别有关。尽管有的患者在五年之后会恢复生精功能，但仍有一部分人会永久性地丧失生育能力[32]。目前，尚无办法在进行化疗之前预计化疗后生育能力的恢复情况。因此，应该为所有进行化疗的患者事先提供其精子的冷冻储存。

男性不育的评估

男性病史

对于所有不育夫妇，男性方面除了精液检查外，还需要详细地询问病史。通常，如果精液分析有问题，或者以往有异常的病史才需要进行体格检查。男性不育评估的程序列于图 35-1 中。

一般病史

与男性有关的病史应包括夫妇期待受孕而未孕的时间，以往是否有生育史或曾经妊娠试验阳性史，或与之前的伴侣有生育或受孕史，及以往的精液分析结果。还需要了解青春期开始的时间，以及是否有正常的男性生理发育。

医生应当询问夫妇双方以往在男性或女性不育因素方面的评估及治疗，还应该了解在过去半年内是否患有全身性疾病，尤其是发热性疾病[33]。系统回顾应特别包括近期体重的增减、发热、感冒、鼻窦感染、嗅觉缺失、外周视野的问题、乳腺疼痛或泌乳，以及阴囊疼痛。

评估还应包括是否接触环境中的毒性物质，无论是职业性接触还是不良嗜好。这包括高温、辐射、重金属、乙二醇醚或其他有机溶剂等，以上每一个因素均会对睾丸生精产生影响[34]。

既往病史

既往史应询问任何对生殖和内分泌系统有潜在影响的病史。男性不育可以是其他一些严重疾病的表现，需要进行仔细的评估。相关的情况包括隐睾、严重的生殖系统创伤、精索静脉曲张、甲状腺功能减退、或垂体功能障碍。还包括以往治疗的经过，如放疗或化疗。糖尿病、慢性梗阻性呼吸系统疾病、睡眠呼吸暂停、肾功能不全、和肝功能不全均是可能导致男性生育力低下的因素[35]。以往患过性传播疾病能够导致生殖道的梗阻。

手术史

手术史应注意包括任何泌尿生殖系统外科手术，如睾丸固定术、膀胱颈 YV 塑形术、腹股沟疝修补术、尿道上裂或尿道下裂修复术、前列腺手术、膀胱重建、睾丸手术等。另外，需要询问以往睾丸或泌尿系统肿瘤治疗史，包括手术、化疗、或放疗，尤其是输精管切除术。手术史还包括有可能伤及腹膜后交感神经而导致射精功能受损的手术，最常见的是睾丸肿瘤行腹膜后淋巴结清扫术[36]。

性生活史和生育史

应包括所有的性活动史，特别是在配偶排卵期间的[37-39]。应询问以往是否曾使女性受孕或生育，以及配偶是否进行过生育方面的检查与治疗，如使用排卵监测试剂盒或促排卵药物。还应询问性交时是否使用润滑剂，许多市售的润滑剂具有杀精子作用[40]。

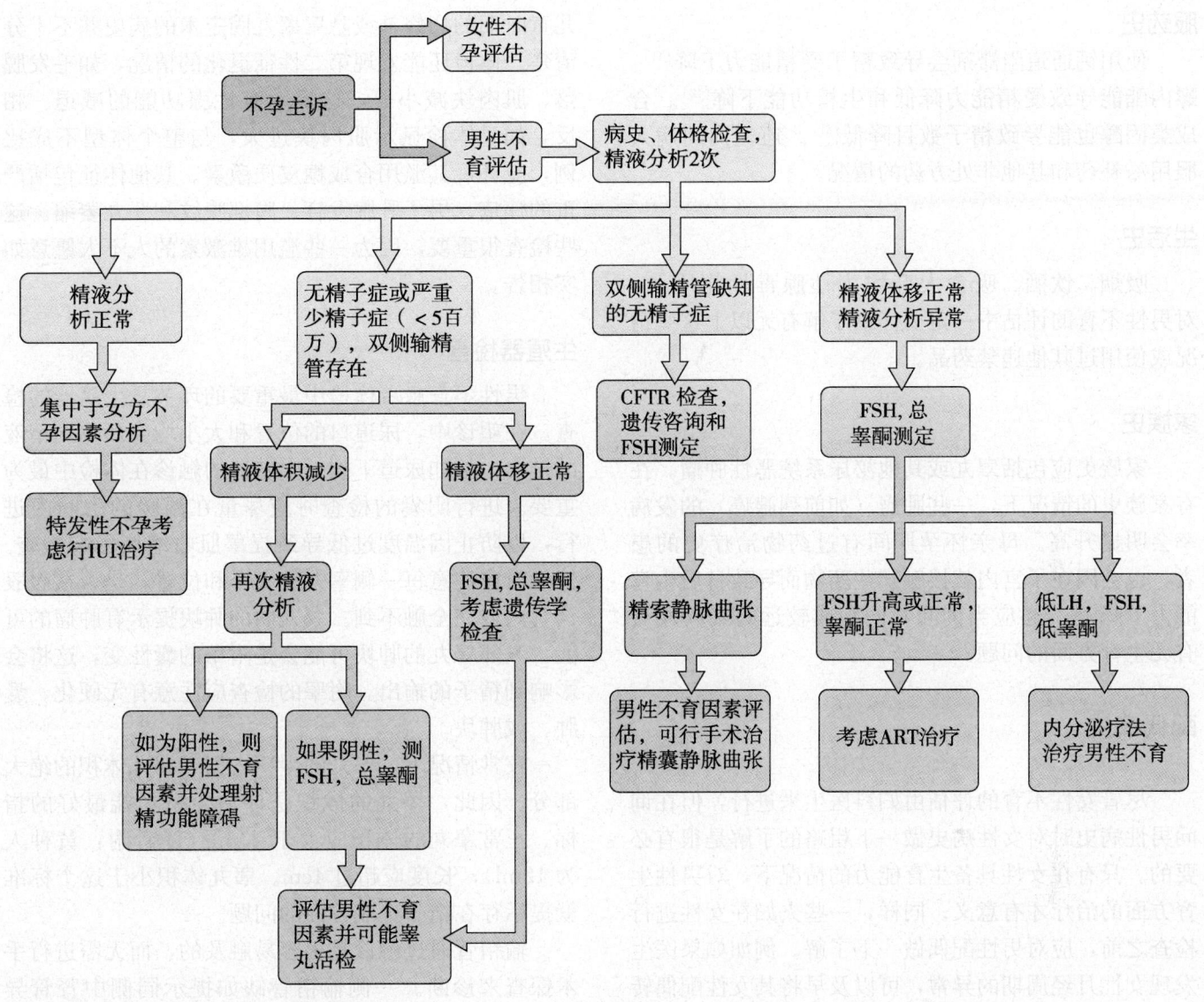

图 35-1 男性不育评估系统。

还应询问性生活的时机与排卵期是否吻合,通过调整性交时机便可增加受孕机会。最新研究数据表明,排卵前五天开始每天同房是增加受孕机会的最佳方案[37]。

还应询问勃起功能、射精和性欲等有助于生育的因素。典型的器质性的勃起功能障碍呈隐匿性和渐进性发展,病程可持续几年。一般患者会提供近期的或进展较快的勃起功能下降的病史,这可能与新近开始药物治疗或生育困难带来的压力有关。

病史中应包括性功能方面的几点:功能障碍的详细情况(如是否能够或维持勃起、硬度不够、插入困难);有无夜间或清晨勃起及其勃起程度;曾尝试药物和非药物治疗等。在有些病例,仅对性功能的治疗就能获得成功的妊娠。

如果患者抱怨性欲低下、郁闷、对日常活动失去兴趣、勃起功能低下、疲劳、肌肉块减小,可能是患有性腺功能减退。应当询问这种情况是新近出现的还是长期存在的。

还应当仔细询问射精情况,包括射精痛和血精。射精障碍通常的包括不射精症(有性高潮的感觉但完全没有精液射出)、性快感缺失(无法达到性高潮)、和逆行射精(表现看起来跟不射精症一样)。不射精症和逆行射精可能是一些手术、进行性神经疾病、或药物治疗的医源性的结果[38]。性快感缺失可能是心理性的,或是医源性的,后者最常见的是抗抑郁治疗使用选择性5羟色胺再吸收抑制剂的结果[39]。

服药史

使用钙通道阻滞剂会导致精子受精能力下降[41]。螺内酯能导致受精能力降低和生精功能下降[42]。合成类固醇也能导致精子数目降低[31]。还应询问病人服用滋补药和其他非处方药的情况。

生活史

吸烟、饮酒、吸食大麻均为性腺毒性物质[35]。对男性不育的评估中一定要仔细了解有无以上这些情况或使用过其他违禁药品。

家族史

家族史应包括睾丸或其他泌尿系统恶性肿瘤。在有家族史的情况下，一些肿瘤（如前列腺癌）的发病率会明显升高。母亲怀孕期间有过药物治疗史的患者，也会因在子宫内就接触某些药物而导致日后生育能力下降[43]。还应当询问其同胞或较远的家族成员有无生育方面的问题。

配偶病史

尽管女性不育的评估由妇科医生来进行，但在询问男性病史时对女性病史做一下粗略的了解是很有必要的。只有在女性具备生育能力的情况下，对男性生育方面的治疗才有意义。同样，一些夫妇在女性进行检查之前，应对男性配偶做一下了解。例如如果医生发现女性月经周期的异常，可以及早将其女性配偶转至女性不育的专家处就诊。

女性配偶的病史应包括以往妊娠史、月经周期的长短、是否进行过或正在进行生育能力的评估以及必须进行哪种类型的治疗。女性病史在本书中的其他章节内详述。

男性体格检查

体格检查是完整的男性生育力评估中必需的一部分，应包括一般检查和生殖器的重点检查。

一般检查

一般检查应包括与年龄相关的男性第二性征的检查。男性乳腺发育提示雌激素过剩。体格检查时还应注意腹部或腹股沟处的手术瘢痕，因为许多男性对于儿童时期的疝修补或隐睾睾丸固定术的病史并不十分清楚。体检还能发现第二性征退化的情况，如毛发脱落、肌肉块减小等，这提示有性腺功能的减退。相反，如果体检显示肌肉块过大，与整个体型不成比例，应怀疑其滥用合成糖皮质激素。其他体征包括严重的痤疮、男子乳腺发育、腹部嗅纹和睾丸萎缩。这些检查很重要，因为一些滥用雄激素的人不太愿意如实相告。

生殖器检查

男性不育患者体检中最重要的环节是生殖器的检查。在望诊中，尿道口的位置和大小均会影响到精液的排出，例如尿道下裂。生殖器的触诊在体检中最为重要。进行阴囊的检查时应尽量在温暖的房间内进行，以防止因温度过低导致提睾肌收缩而影响检查。体检时应注意每一侧睾丸的大小和位置，是否在腹股沟管内或完全触不到。睾丸内的肿块提示有肿瘤的可能。紧邻睾丸的肿块可能会是附睾的囊性变，这将会影响到精子的输出。附睾的检查应注意有无硬化、囊肿、或肿块。

正常情况下，睾丸的生精占据了睾丸体积的绝大部分。因此，睾丸的体积是评估生精功能最好的指标。正常睾丸的体积应大于20ml（译者附：黄种人为12ml），长度应超过4cm。睾丸体积小于这个标准就提示存在精子生成方面的问题。

输精管通过触诊是很容易触及的，而无需进行手术探查来诊断。一侧输精管缺如提示同侧中肾管异常，可出现肾和输尿管缺如。双侧输精管缺如可见于CFTR基因变异的无精子症患者。

男性不育体检中很重要的一部分是检查有无精索静脉曲张。患者取站立位，分别在安静状态检查和采用Valsalva法检查。首先通过肉眼观察是否有精索静脉曲张（图35-2），这些方法有助于对精索静脉曲张进行分级（表35-2）。而后嘱患者平卧，这时扩张的静脉便消失。如果静脉继续保持扩张，则提示腹膜后的病理情况，如肿瘤的可能，或动静脉分流所导致的精索静脉曲张。

精索静脉曲张体检时的不同特点有重要的临床意义。在平卧位时精索静脉曲张不消失，则需要进行腹膜后的影像学检查。医生通常会建议Ⅲ度精索静脉曲张的患者进行手术治疗，因其手术后会有很大的改善。对于青少年患者，如果尚未出现射精无法进行精液检查时，Ⅲ度的精索静脉曲张、双侧曲张、或出现睾丸萎缩的患者均需要手术治疗[11,44]。

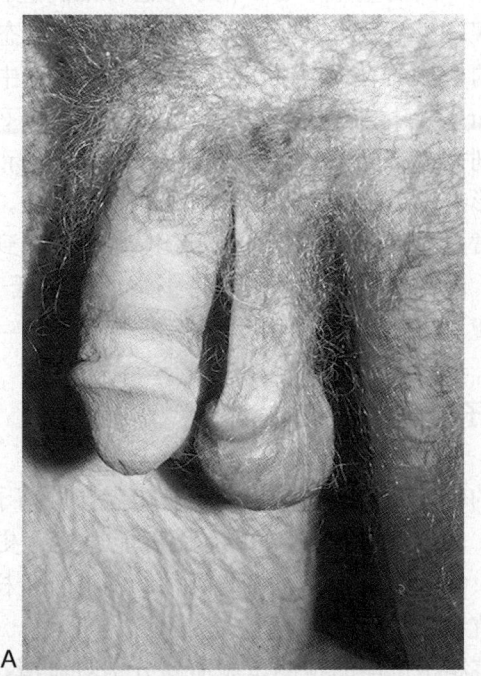

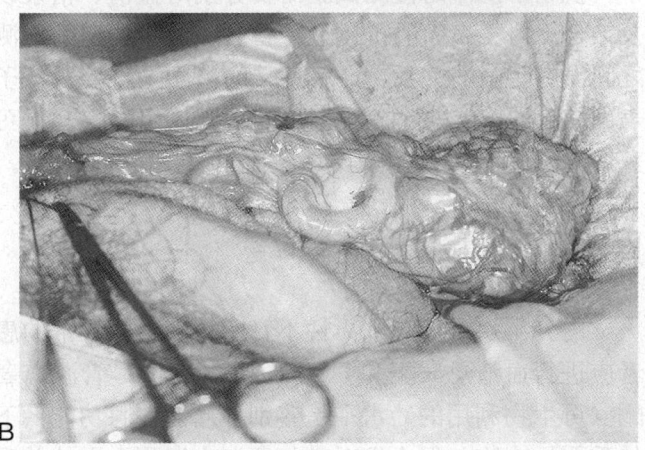

图35-2 A. 患者直立位查体时可见明显的Ⅲ级精索静脉曲张。B. Ⅲ级精索静脉曲张术中所见。注意手术野中扩张的静脉。

\multicolumn{2}{c}{表35-2 精索静脉曲张的临床分级系统}	
级别	临床特征
亚临床	仅在超声发现
1级	仅在站立行Valsalva试验时可以触及
2级	安静站立可以触及
3级	站立时可明显看出

实验室检查

精液分析

精液分析是男性不育最基础的实验室检查[45]。尽管关于这种检查的绝对功效还存在争议。但任何人都不能否认在严重缺乏精子，如无精子症的情况下，精液分析对于判断生育能力方面有极其重要的意义。对于精液质量有微小偏差的患者，其重要性还有待商榷。

标准精液的定义

- 正常精液：所有精子和精浆参数均正常
- 少精子症：精子密度<2千万/ml
- 弱精子症：总活率<75%，前向运动精子<50%
- 畸精子症：正常形态精子<50%，(或Kruger严格标准<15%)
- 少弱畸精症：严重的精子密度、活力、和形态异常
- 无精子症：精液中没有精子
- 无精液症：没有射精

精液的采集

精液的采集应手淫致射精，并将精液收集于无菌的容器内，容器的材质应无杀精子作用。不要使用润滑剂，因其所含杀菌的化学成分有杀精子的作用。对于手淫无法取精的患者可使用无杀精子作用的安全套，通过性交采集精液，但这并非最佳选择。因为，这种方法很可能使得精液收集不完全。

精液检查前需要禁欲2~5天。这只是标准要求，并非必须的，以期精液分析的所有方面达到最佳。例如，禁欲时间过长，精子的密度会变大；但是数天的禁欲将会有精子储存于精囊内，导致精子的活力降低[46]。精子活力检测的最佳禁欲时间是12小时，但这样会使得精子密度减低。

需要切记的是，同一个体在不同时间所采集的精液样品会有很大的差异[47]。因此，每个患者都要进行二至三次的精液分析，每次检查的时间间隔为2到3周。由于精子的生成周期需要70~90天，因此对生精功能的损害或改善生精的治疗都需要跨越这个时间段后才能观察结果。在3个月之内考察对精子干预

的结果是有可能被误导的。

正常精液参数

WHO标准是大型不育门诊最常使用的（表35-3）[45]。当阅读一份精液报道时，如发现其参数的正常范围与WHO标准相差较大，则应考虑该实验室可能在精液分析方面没有太多的经验。

精液分析的标准并非依据于经典的实验室标准的计算，即通常使用的总体平均值±标准差。这样的计算没有多大实用价值。WHO的标准依据于足够大的范围界限，这意味着如超过正常值下限，并非一定能获得生育；而低于此下限，则提示生育能力低下。

精子密度低的患者应进行生精功能的评估。单纯精子活力异常的患者可能与抗精子抗体、采集精液时毒性物质污染、或死精子症有关。完全没有活动力的精子，如果活体染色显示为活精子，则提示有鞭毛的缺陷。通常，精液所有参数异常，可能为精索静脉曲张，或有更严重的缺陷，即遗传方面的异常。

表35-3
WHO精液分析正常值范围[45]

精液参数	正常值
容积	≥2 ml
pH	7.2～8.0
精子密度	≥20×10^6/ml
总精子数	≥40×10^6/一次射精
射精1小时内精子活力	A级≥25%
	A+B级≥50%
形态	≥50% 正常形态（WHO）[45]
	≥15%正常形态 (Kruger 严格形态学)[48]
WBC	<1.0×10^6/ml
活率	≥75%活精子
免疫珠试验	≥10%精子粘附有免疫珠
MAR 试验	<10%精子粘附有红细胞
中性α-糖苷酶	≥20 mU/一次射精
总锌含量	≥2.4 mmol/一次射精
总柠檬酸	≥52 mmol/一次射精
总酸性磷酸酶	≥200 U/一次射精
总果糖	≥13 mmol/一次射精

精子形态

在不同的生殖中心，精子形态标准的选择差异很大。WHO和Kruger（或严格的标准）形态系统有不同的检测方法和不同的正常标准。许多中心使用Kruger形态标准。该系统已经在许多行IVF的患者中得到完善和验证。尽管采用Kruger形态标准显示，正常形态率低于15%时受精率会出现降低，但是直到正常形态率为0～4%时，受精率才会降到极低的水平。因此，许多生殖中心将正常形态率低于5%作为IVF周期内必需行ICSI的标准[48]。

抗精子抗体的检测

约有9%至36%的男性不育患者与抗精子抗体有关[49]。由于抗精子抗体的有无不能通过病史或体检得知，因此应对所有行不育评估的精液分析样本做常规的抗精子抗体的筛查。

抗精子抗体的检测试验需要分别对血清、精浆以及结合于精子表面的抗体进行检测。这些类型的检测之间没有明确的关系，最有意义的检测是直接对精子表面结合的抗体进行检测。目前，最常使用的、也是可获得市售试剂盒的检测是Mar试验和直接免疫珠试验。

内分泌评估

内分泌疾病能导致男性不育。精液参数异常的患者应进行血清总睾酮和FSH的检测[50]。尽管游离睾酮（可生物利用的）水平是鉴别外周性性腺功能低下的重要标志物，但人们对其与睾丸内睾酮水平的关系如何还仅有一些初步的了解[30]。因此，患者不必一定进行这些花费较多的检查。

如患者总睾酮水平降低，就需要进一步的检查，包括血清LH、泌乳素和雌二醇水平。雌二醇水平升高可见于许多种情况，最显著的是肥胖，这是由于外周睾酮在脂肪组织内经芳香化转化为雌二醇。

FSH在鉴别梗阻性和非梗阻性无精子症中有极其重要的作用。无精子症患者FSH水平高于正常范围提示生精功能异常。然而，切记有的生精功能异常的患者FSH水平也会在正常范围内。因此，尽管FSH有益于无精子症的诊断，但并非有绝对的诊断价值。

LH、FSH 和睾酮极度低下的患者可能是原发性低促性腺激素性性腺功能低下（如 Kallmann 综合征），特别是那些没有青春期发育的患者。也可能是继发于下丘脑或垂体病变的垂体功能低下。脑部的 CT 或核磁扫描对于排除占位性病变或空蝶鞍综合征有重要的作用。非特异性的垂体功能低下的患者应进行其他内分泌轴线的检测，如甲状腺素（游离 T4 和促甲状腺素）的检测。一旦证实为非特异性垂体功能低下，就应寻找其潜在的病因（如血色素沉积症）。

遗传检测

遗传检测适用于输精管缺如和生精细胞功能低下的患者，包括小睾丸、血清 FSH 升高、精子密度<$5×10^6$/ml。

先天性双侧输精管缺如

典型的囊性纤维化的男性无一例外地会由于输精管缺如导致不育[51]。一半以上的先天性双侧输精管缺如但没有明显囊性纤维化症状的患者存在 CFTR 基因的变异。事实上，在这类病人中发现基因变异的情况在增加，这与在普通人群中发现以往没有被确认的变异的进展速度相同。

先天性双侧输精管缺如的患者能够通过睾丸或附睾获取精子行 IVF/ICSI 受孕。由于这些患者很有可能存在两份 CFTR 基因的异常拷贝，因此在行辅助生殖治疗之前应对其后代的遗传风险进行评估。在白种人群中，携带 CFTR 变异基因的概率为 4%，对携带者及其配偶进行基因分型是减少其后代发生囊性纤维化的重要措施[52]。无论女方是否为携带者，患者均应被告知其后代出现双侧输精管缺如或囊性纤维化的风险，以及其后代可能为携带者的提示。

严重少精子症

无精子症或严重少精子症（精子密度<$5×10^6$/ml）患者应进行染色体核型的检测[53]。最为常见的核型异常是 47,XXY（即克氏综合征），另外还有其他性染色体异常。尽管常染色体在控制精子生成方面有何作用还不甚清楚，但从罗伯逊易位可以看到。男性染色体核型的平衡易位会导致胚胎染色体核型的不平衡，从而发生习惯性流产。

克氏综合征的患者有可能通过睾丸获取精子，而且到目前为止尚未出现核型为 47,XXY 的后代。然而，到目前为止，这种患者很少见，并且要想进行这方面的尝试时应须谨慎。并应事先告知其后代患有克氏综合征的风险尚不清楚。

对于所有非梗阻性无精子症的患者均应进行 Y 染色体微缺失的检测，其原因有二：评估遗传风险和预测获取精子的可能性。每个通过睾丸获取精子行 ICSI 所生的男性后代均极有可能呈现与其父亲完全一致的 Y 染色体异常。尽管如此，许多夫妇还是会继续治疗以期受孕，但是医生应让患者在完全知情的情况下做出决定。如果发现 Y 染色体的微缺失局限于 AZFc 区，则很可能成功地从睾丸内获取精子。最新研究表明，AZFa 或 AZFb 区缺失的患者试图从睾丸获取精子是无意义的[54]。正常染色体核型以及伴有 Y 染色体微缺失的 XX 的男性见于图 35-3。

影像学检查

阴囊超声

阴囊超声可作为评估睾丸或其他阴囊肿块的辅助检查。同时，阴囊超声还可以测量睾丸的大小、明确查体所发现的睾丸内或睾丸外的肿块或囊肿。输精管的存在与否可以仅凭查体就可确定，不必进行超声检查。在单侧输精管缺如的患者往往会伴有肾脏的异常，因此需要进行肾脏超声或静脉肾盂造影以检查同侧的肾脏[55]。

尽管精索静脉曲张的诊断可以通过查体来完成，但在选择病人时超声会有助于诊断。超声诊断精索静脉曲张有不同的标准。有的学者认为，任何阴囊内的静脉直径达到 2～3mm 即可确诊；还有的学者认为，应有三条以上的静脉出现扩张，而且其中至少一条静脉在安静状态下直径超过 3mm 才可确诊[56,57]。另外，多普勒超声检查在 Valsalva 试验时出现血液反流，也可以作为临床诊断的依据。精索静脉曲张的超声图像见图 35-4。

尽管就超声在诊断精索静脉曲张方面的价值有一些报道，但这种方法的有效性仍有争议。超声诊断精索静脉曲张方面存在的问题包括对超声图像判读的差异性和缺乏明确的诊断标准。再者，新近报道提出了亚临床的精索静脉曲张（即精索静脉曲张仅仅通过超声诊断,而查体没有明确的发现)并没有实际的临床意义。有一项研究显示,与通过体检确诊的精索静脉曲张患者不同,亚临床的精索静脉曲张患者经手术治疗后并没有改善精液的质量[21]。

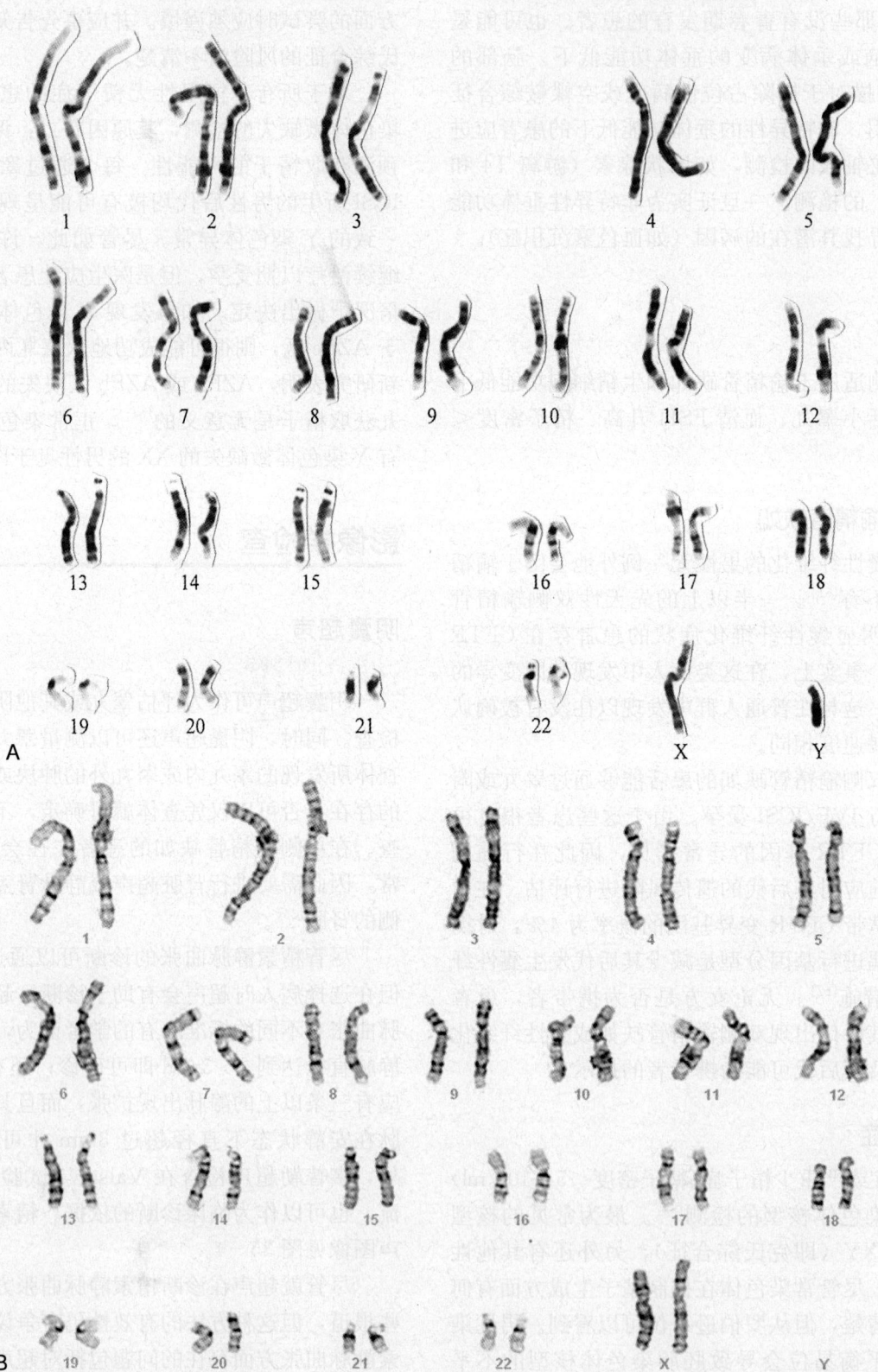

图35-3 A,正常男性核型46,XY。B.46,XX男性核型。所有常染色体正常,但Y染色体缺失,并在第二条X染色体上存在多余的遗传物质,提示与Y染色体有遗传物质的易位。

(续)

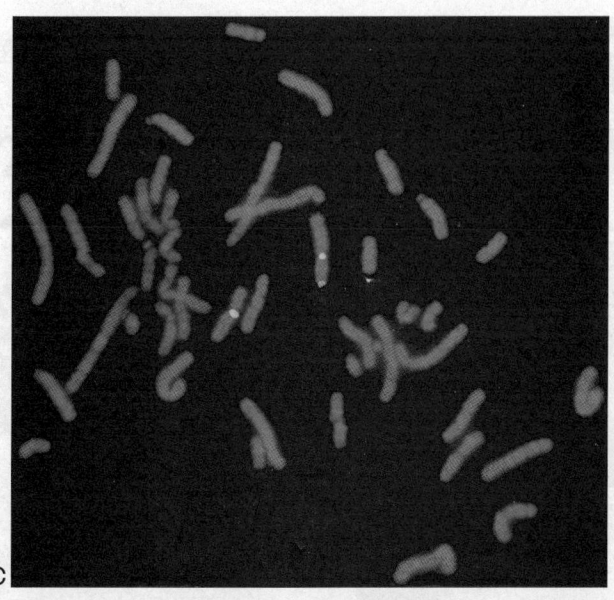

图 35-3（续） C，荧光原位杂交显示 SRY 基因（红）与 X 染色体（绿）易位。该男性的 SRY 基因编码睾丸的发育，但是由于整个 AZF 区域缺失导致无精子生成。

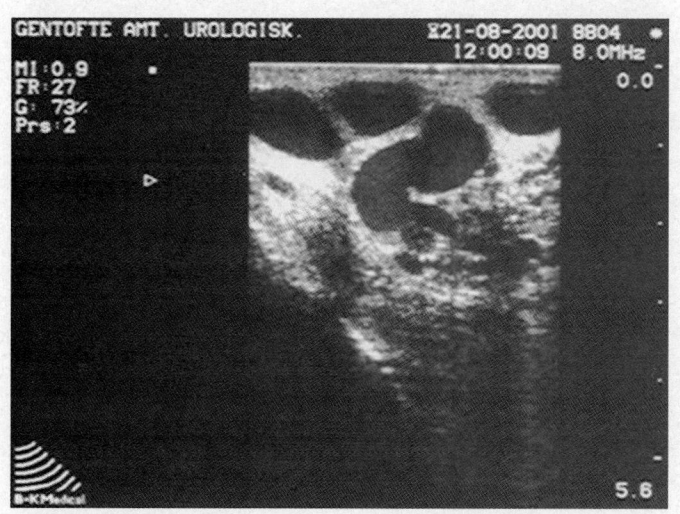

图 35-4 临床精索静脉曲张患者的阴囊超声，显示静脉明显扩张。

输精管造影

输精管造影是通过往输精管管腔内注入造影剂，在屏幕下观察造影剂的流动或摄片。其目的是定位精子输出通道梗阻的部位。这种检查仅适合于要对输精管道进行修复之前。但往往输精管造影是由非专业人士在进行睾丸活检的同时进行，而且会由于造影剂注入处瘢痕形成而增加了梗阻的部位。因此，要避免这种现象只有在确定要进行输精管道再通时才做此项检查。图 35-5 是某射精管梗阻的患者输精管造影的平片。

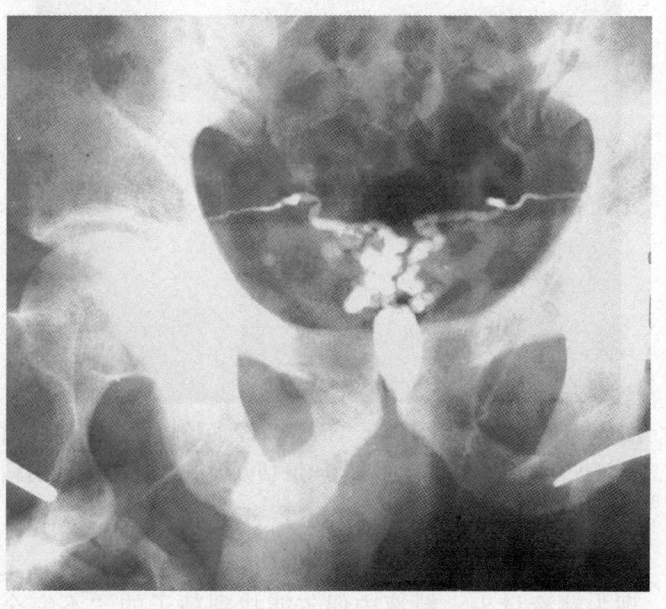

图 35-5 术中精囊造影显示射精管梗阻。该检查应在明确进行修复术的同时进行。

经直肠超声

经直肠超声在评估男性不育中有重要的价值。对于精液量少的无精子症患者，可能存在完全性射精管梗阻。没有梗阻的射精管直径为 4～8mm，超声下很难显示图像[58]。但是一旦出现梗阻，便会发现精囊扩张（前后径大于 15mm），中线钙化，出现苗勒管或中肾管囊肿（图 35-6）。

第六部分 不孕与反复性流产

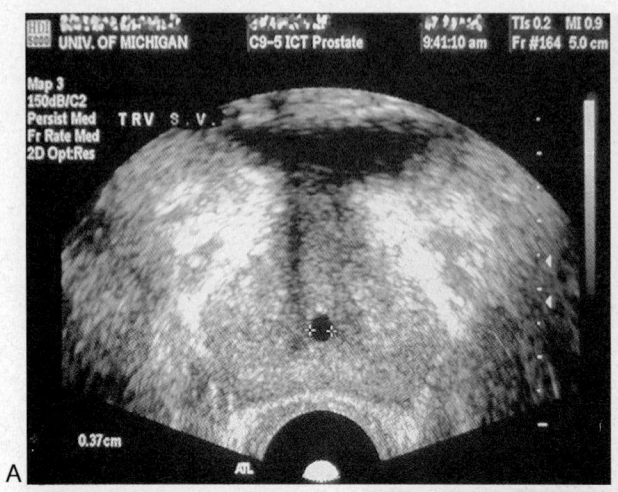

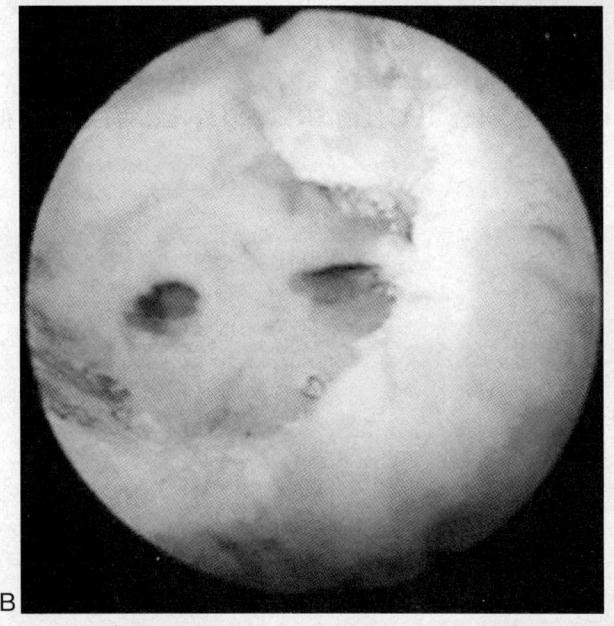

图 35-6 （也见彩图 35-6）A. 经直肠超声显示导致射精管梗阻的中线囊肿；B. 经尿道切开囊肿开口，通过射精管可见囊肿内部。

类似的情况出现于部分性射精管梗阻的患者，表现为精液量少、精液中偶尔能找到精子的"不完全的"无精子症。经直肠超声还可用于怀疑有输精管异常的患者，尤其是在查体时输精管触诊似有似无的情况下（较少见，通常输精管是非有即无的）。这些患者还可能存在单侧或双侧精囊闭锁。

男性不育的治疗

干预性治疗方法

对于因轻度的男性因素而不育的夫妇，常常采用

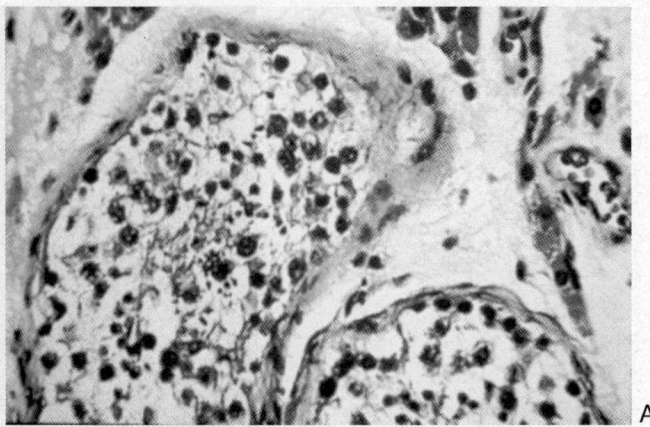

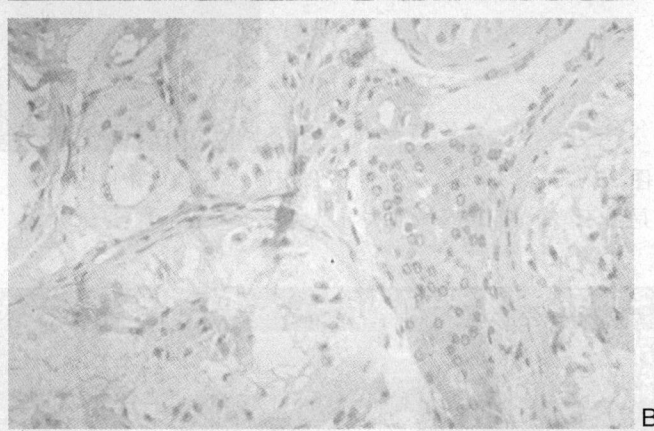

图 35-7 （也见彩图 35-7）A. 正常睾丸病理；B. 克氏征患者睾丸病理，显示生精细胞完全缺失，间质细胞增生。

宫腔内人工授精治疗（见第 36 章）。男性不育的手术治疗的细节见第 53 章。以下列举的是干预性方法在一些特殊病例的诊断或治疗中的应用。

睾丸活检

随着非梗阻性无精子症患者成功地获取精子并应用于辅助生殖技术，睾丸活检的作用已经在改变[59]。然而，在无精子症的评估中，睾丸活检仍然保留着诊断的作用。

诊断性睾丸活检用于鉴别梗阻性和非梗阻性无精子症。在临床上，睾丸体积小、血清 FSH 水平升高的无精子症患者并无需睾丸活检来证实生精功能的异常。但是，对于临床表现不明显的患者，睾丸活检是有帮助的。例如，对于一位睾丸体积为 20ml，FSH 水平接近正常上限的无精子症患者，睾丸活检的目的是判断是否有正常生精功能。如有正常生精，则提示有梗阻的情况，并可能通过外科手术治疗。图 35-7 显示了正常的睾丸活检病理与唯支持细胞综合征患者

的对比。

对于生精功能障碍的患者，睾丸活检通常是作为获取精子行 IVF/ICSI 的治疗手段。

精囊穿刺抽吸

精囊穿刺抽吸可作为超声诊断射精管梗阻的辅助方法。Jarow[60] 发现正常男性射精后行精囊穿刺未能发现精子。只有当禁欲时间达到 5 天以上时，精囊中才会有精子储存。他还发现射精管梗阻的患者射精后在精囊液中找到大量精子（未离心，每高倍镜视野 >10 精子）。因此，Jarow 认为精囊穿刺是较超声检查测量精囊直径更好的方法来鉴别射精管梗阻[60]。

由于通常男性在长时间禁欲后精子会积聚，这项检测能间接地提供单侧输精管梗阻的证据。我们刻意地建议患者禁欲 3 周，然后进行精囊穿刺抽吸，结果显示一侧精囊没有精子，而另一侧有大量精子，这说明前者存在输精管梗阻[61]。

诱导射精

对于因不射精而不能进行辅助生殖治疗的患者，可以尝试诱导射精，方法包括电刺激射精和阴茎振动刺激[38]。最多采用该方法且最有效的是脊髓损伤的患者，因为脊髓损伤后仍能保持射精功能的不到 20%。

电刺激射精的程序包括将电极插入直肠，通入电流导致勃起并射精。如果有直肠刺激症状则不应采取此方法。阴茎振动刺激是通过振动器刺激阴茎导致射精。

脊髓损伤的患者采用此两种方法均有很好的耐受性，大多数的患者没有疼痛，但有同时出现胃痉挛的情况。整个过程需要监测血压，一些患者需要服用单次剂量的药物以预防血压升高。必要时需要行麻醉。

脊髓损伤的患者通过以上方法获取精液后，通常精液质量相对较差，常常需要采用 IUI 或 IVF/ICSI 的方法受孕。

药物治疗

男性不育的药物治疗可能对生育能力有一定帮助，且易于实施，最常使用的是激素类药物。例如对于低促性腺激素性性腺功能低下的患者使用人类绝经期促性腺激素（FSH 和 LH）治疗通常是成功的。对于激素缺乏的患者，应用激素或类似物会改善精液参数，例如甲状腺功能低下的患者使用左甲状腺素治疗。继发于垂体腺瘤的高泌乳素血症的患者可以使用多巴胺激动剂，如溴隐亭，来成功地治疗。必须注意，使用雄激素治疗激素缺乏的患者时，将会通过增加下丘脑水平的负反馈作用而导致精子数目的降低。

经验性地使用枸橼酸氯米芬治疗

睾酮水平高的低生育力男性可以口服人工合成的抗雌激素制剂枸橼酸氯米芬来治疗，剂量为 25mg 每日一次。氯米芬能通过抑制下丘脑水平的负反馈，增加 FSH 和 LH 的分泌，以增加睾酮和精子的水平。几项非对照组的研究显示，氯米芬治疗男性不育是有效果的。有一项包括 23 名男性参加的对照组研究显示，虽然氯米芬治疗能够导致 FSH、LH 和睾酮的升高，但是在治疗组与安慰剂组之间精液参数或妊娠率没有差异[62]。

拟交感药物

对于逆行射精或射精量少的患者，试验性使用拟交感神经药物是有效的。治疗的目的是将逆行射精转变为正常或部分正常射精。使用一些药物，如 α-肾上腺素能激动剂-美速胺，能获得不同程度的成功[38]。这些方法对于射精功能进行性下降的患者，如神经系统疾病的效果好于因手术损伤而突发的病例。

左旋肉碱（左卡尼丁）

左旋肉碱的使用已经被提倡作为改善精子活力和密度的辅助方法。然而其作用还有待证实。尽管肉碱在精子的成熟方面可能有一定的作用，但其对男性不育治疗效果的评定方面还存在方法学的问题，因此还有许多工作有待进行[63]。

要 点

- 不育夫妇中，以男性因素为主要病因的占 30%，另外与男性有关的占 20%。
- 精液分析异常的患者应针对以下因素进行完全的评估：（1）是否存在与不育相关的严重性疾病；（2）是否存在与不育相关的遗传学因素；（3）有些男性不育是可以通过病因治疗获得妊娠的，而

- 无需采取辅助生殖技术；（4）这可以使有无法解决的男性因素的患者得到最佳的辅助生育技术治疗。
- 男性不育的基本评估包括询问病史，体格检查，以及两次结果大致相似的精液分析。其他实验室检查可以对评估起到辅助作用。
- 无精子症或重度少精子症的患者应进行遗传学检测，包括染色体核型和Y染色体微缺失的检测。
- 睾丸活检可同时作为诊断和治疗手段。
- 经直肠超声常有助于男性不育的诊断。
- 精索静脉曲张是男性不育最为常见的病因之一。尽管以往存在争议，但目前有证据支持对其进行治疗。
- 阴囊超声对于精索静脉曲张的诊断意义有限。如果在临床查体中没有发现静脉曲张，不一定对其采取治疗措施。
- 先天性双侧输精管缺如的患者存在囊性纤维化基因变异的概率在一半以上。因此，在治疗前应对其后代出现囊性纤维化的风险进行评估。
- Y染色体AZFa区和AZFb区缺失的男性不会有精子产生。而AZFc区缺失的男性是有可能从睾丸获取精子的。

（白　泉译　乔　杰校）

参考文献

1. Macleod J: Semen quality in 1000 men of known fertility and 800 cases of infertile marriages. Fertil Steril 62:862–868, 1994.
2. Pryor JL, Kent-First M, Muallem A, et al: Microdeletions in the Y chromosome of infertile men. NEJM 336:534–539, 1997.
3. Jarow JP: Life-threatening conditions associated with male infertility. Urol Clin North Am 21:409–415, 1994.
4. Goldstein M, Gilbert BR, Dicker AP, et al: Microsurgical inguinal varicocelectomy with delivery of the testis: An artery and lymphatic sparing technique. J Urol 148:1808–1811, 1992.
5. Marmar JL, Kim Y: Subinguinal microsurgical varicocelectomy: A technical critique and statistical analysis of semen and pregnancy data. J Urol 152:1127–1132, 1994.
6. Berger RE: Triangulation end-to-side vasoepididymostomy. J Urol 159:1951–1953, 1998.
7. European Metrodin HP Study Group: Efficacy and safety of highly purified urinary follicle-stimulating hormone with human chorionic gonadotropin for treating men with isolated hypogonadotropic hypogonadism. Fertil Steril 70:256–262, 1998.
8. Gorelick JI, Goldstein M: Loss of fertility in men with varicocele. Fertil Steril 59:613–616, 1993.
9. Witt MA, Lipshultz LI: Varicocele: A progressive or static lesion? Urology 42:541–543, 1993.
10. World Health Organization: The influence of varicocele on parameters of fertility in a large group of men presenting to infertility clinics. Fertil Steril 57:1289–1293, 1992.
11. Jarow JP, Ogle SR, Eskew LA: Seminal improvement following repair of ultrasound detected subclinical varicoceles. J Urol 155:1287–1290, 1996.
12. Steckel J, Dicker AP, Goldstein M: Relationship between varicocele size and response to microsurgical ligation of the spermatic veins. J Urol 149:769–771, 1993.
13. Zorgniotti AW, MacLeod J: Studies in temperature, human semen quality, and varicocele. Fertil Steril 24:854–863, 1973.
14. Tanji N, Tanji K, Hiruma S, et al: Histochemical study of human cremaster in varicocele patients. Arch Androl 45:197–202, 2000.
15. Ozbek E, Yurekli M, Soylu A, et al: The role of adrenomedullin in varicocele and impotence. BJU Int 86:694–698, 2000.
16. Kass EJ, Chandra RS, Belman AB: Testicular histology in the adolescent with a varicocele. Pediatrics 79:996–998, 1987.
17. Su LM, Goldstein M, Schlegel PN: The effect of varicocelectomy on serum testosterone levels in infertile men with varicoceles. J Urol 154:1752–1755, 1995.
18. Dubin L, Amelar RD: Varicocelectomy: 986 cases in a 12 year study. Urology 10:446–449, 1977.
19. Nieschlag E, Hertle L, Fischedick A, et al: Update on treatment of varicocele: Counseling as effective as occlusion on the vena spermatica. Hum Reprod 13:2147–2150, 1998.
20. Madgar I, Weissenberg R, Lunenfeld B, et al: Controlled trial of high spermatic vein ligation for varicocele in infertile men. Fertil Steril 63:120–124, 1995.
21. Jaffe T, Oates RD: Genetic abnormalities and reproductive failure. Urol Clin North Am 21:389–408, 1994.
22. Phillipson G: Cystic fibrosis and reproduction. Reprod Fertil Dev 10:113–119, 1998.
23. Mulhall JP, Reijo R, Alagappan R, et al: Azoospermic men with deletion of the DAZ gene cluster are capable of completing spermatogenesis: Fertilization, normal embryonic development and pregnancy occur when retrieved testicular spermatozoa are used for intracytoplasmic sperm injection. Hum Reprod 12:503–508, 1997.
24. Oates RD, Silber S, Brown LG, Page DC: Clinical characterization of 42 oligospermic or azoospermic men with microdeletion of the AZFc region of the Y chromosome, and 18 children conceived via ICSI. Hum Reprod 17:2813–2824, 2002.
25. Page DC, Silber S, Brown LG: Men with infertility caused by AZFc deletion can produce sons by intracytoplasmic sperm injection, but are likely to transmit the deletion and infertility. Hum Reprod 14:1722–1726, 1999.
26. Hendry WF: Disorders of ejaculation: Congenital, acquired and functional. Br J Urol 82:331–341, 1998.
27. Waldinger MD, Hengeveld MW, Zwinderman AH, Olivier B: Effect of SSRI antidepressants on ejaculation: A double-blind, randomized, placebo-controlled study with fluoxetine, fluvoxamine, paroxetine, and sertraline. J Clin Psychopharmacol 18:274–281, 1998.
28. Dunsmuir WD, Holmes SA: The aetiology and management of erectile, ejaculatory, and fertility problems in men with diabetes mellitus. Diabet Med 13:700–708, 1996.
29. Griffith ER, Tomko MA, Timms RJ: Sexual function in spinal cord-injured patients: A review. Arch Phys Med Rehabil 54:539–543, 1973.
30. Jarow JP, Wright WW, Brown TR, et al: Bioactivity of androgens within the testes and serum of normal men. J Androl 26:343–348, 2005.
31. Knuth UA, Maniera H, Nieschlag E: Anabolic steroids and semen parameters in body builders. Fertil Steril 52:1041–1047, 1989.
32. Howell SJ, Shalet SM: Testicular function following chemotherapy. Hum Reprod Update 7:363–369, 2001.
33. Carlsen E, Andersson AM, Petersen JH, Skakkebaek NE: History of febrile illness and variation in semen quality. Hum Reprod 18:2089–2092, 2003.

34. Sheiner EK, Sheiner E, Hammel RD, et al: Effect of occupational exposures on male fertility: Literature review. Indust Health 41:55–62, 2003.
35. Burrows PJ, Schrepferman CG, Lipshultz LI: Comprehensive office evaluation in the new millennium. Urol Clin North Am 29:873–894, 2002.
36. Ohl DA, Denil J, Bennett CJ, et al: Electroejaculation following retroperitoneal lymphadenectomy. J Urol 145:980–983, 1991.
37. Wilcox AJ, Weinberg CR, Baird DD: Timing of sexual intercourse in relation to ovulation. Effects on the probability of conception, survival of the pregnancy, and sex of the baby. NEJM 333:1517–1521, 1995.
38. Schuster TG, Ohl DA: Diagnosis and treatment of ejaculatory dysfunction. Urol Clin North Am 29(4):939–948, 2002.
39. Rosen RC, Lane RM, Menza M: Effects of SSRIs on sexual function: A critical review. J Clin Psychopharmacol 19:67–85, 1999.
40. Kutteh WH, Chao CH, Ritter JO, Byrd W: Vaginal lubricants for the infertile couple: Effect on sperm activity. Int J Fertil Menopausal Studies 41:400–404, 1996.
41. Hershlag A, Cooper GW, Benoff S: Pregnancy following discontinuation of a calcium channel blocker in the male partner. Hum Reprod 10:599–606, 1995.
42. Brugh VM, Matschke HM, Lipshultz LI: Male factor infertility. Endocrinol Metab Clin North Am 32:689–707, 2003.
43. Stillman RJ: In utero exposure to diethylstilbestrol: Adverse effects on the reproductive tract and reproductive performance and male and female offspring. Am J Obstet Gynecol 142:905–921, 1982.
44. Sigman M, Jarow JP: Ipsilateral testicular hypotrophy is associated with decreased sperm counts in infertile men with varicoceles. J Urol 158:605–607, 1997.
45. World Health Organization: WHO Laboratory Manual for the Examination of Human Semen and Sperm–Cervical Mucus Interaction. Cambridge, Cambridge University Press, 1999.
46. Jarow JP: Seminal vesicle aspiration of fertile men. J Urol 156:1005–1007, 1996.
47. Mallidis C, Howard EJ, Baker HW: Variation of semen quality in normal men. Int J Androl 14:99–107, 1991.
48. Grow DR, Oehninger S, Seltman HJ, et al: Sperm morphology as diagnosed by strict criteria: Probing the impact of teratozoospermia on fertilization rate and pregnancy outcome in a large in vitro fertilization population. Fertil Steril 62:559–567, 1994.
49. Ohl DA. Naz RK. Infertility due to antisperm antibodies. Urology 46:591–602, 1995.
50. Sharlip ID, Jarow JP, Belker AM, et al: Best practice policies for male infertility. Fertil Steril 77:873–882, 2002.
51. Sokol RZ: Infertility in men with cystic fibrosis. Curr Opin Pulmon Med 7:421–426, 2001.
52. Gregg AR, Simpson JL: Genetic screening for cystic fibrosis. Obstet Gynecol Clin North Am 29:329–340, 2002.
53. Vicdan A, Vicdan K, Gunalp S, et al: Genetic aspects of human male infertility: The frequency of chromosomal abnormalities and Y chromosome microdeletions in severe male factor infertility. Eur J Obstet Gynecol Reprod Biol 117:49–54, 2004.
54. Hopps CV, Mielnik A, Goldstein M, et al: Detection of sperm in men with Y chromosome microdeletions of the AZFa, AZFb and AZFc regions. Hum Reprod 18:1660–1665, 2003.
55. Schlegel PN, Shin D, Goldstein M: Urogenital anomalies in men with congenital absence of the vas deferens. J Urol 155:1644–1648, 1996.
56. McClure RD, Khoo D, Jarvi K, Hricak H: Subclinical varicocele: The effectiveness of varicocelectomy. J Urol 145:789–791, 1991.
57. Gonda RL Jr, Karo JJ, Forte RA, O'Donnell KT: Diagnosis of subclinical varicocele in infertility. AJR 148:71–75, 1987.
58. Pryor JP, Hendry WF: Ejaculatory duct obstruction in subfertile males: Analysis of 87 patients. Fertil Steril 56:725–730, 1991.
59. Chan PT, Schlegel PN: Diagnostic and therapeutic testis biopsy. Curr Urol Rep 1:266–272, 2000.
60. Jarow JP: Diagnosis and management of ejaculatory duct obstruction. Tech Urol 2:79–85, 1996.
61. Seifman BD, Ohl DA, Jarow JP, Menge AC: Unilateral obstruction of the vas deferens diagnosed by seminal vesicle aspiration. Tech Urol 5:113–115, 1999.
62. Sokol RZ, Steiner BS, Bustillo M, et al: A controlled comparison of the efficacy of clomiphene citrate in male infertility. Fertil Steril 49:865–870, 1988.
63. Siddiq FM, Sigman M: A new look at the medical management of infertility. Urol Clin North Am 29:949–963, 2002.

第六部分 不孕与反复性流产

36 人工授精

Ashok Agarwal and Shyam S. R. Allamaneni

引言

人工授精是一种助孕方法，能选择性地治愈部分不孕症患者。人工授精的理论是增加受精部位的精子浓度[1]。人工授精技术能有效治疗某些特发性不孕症患者的特定亚群，如特发性不孕、宫颈因素导致的不孕症或者轻度的男性不育症（见表36-1）[2,3]。人工授精技术与其他辅助生育技术（ART）相比，费用低、创伤轻[4]。

本章全面阐述了人工授精技术的适应证，赠精前的若干问题，宫腔内人工授精技术（intrauterine insemination，IUI）的并发症，人工授精成功率的影响因素，以及目前能证明人工授精治疗不同适应证的有效性证据。

表36-1 夫精人工授精有效治疗不孕症的类型
特发性不孕
宫颈因素性不孕
轻度男性因素不孕
引自 Cohlen BJ: Should we continue performing intrauterine inseminations in the year 2004? Gynecol Obstet Invest 59：3-13，2004.

发展史

人工授精技术用于临床治疗不孕症已有200多年历史。1785年，来自伦敦苏格兰的外科医生John Hunter，让一位尿道下裂患者收集自己的精液，然后注射到其妻子的阴道内。这是文献记载的第一例采用人工授精技术治疗人类不孕症的成功报道。

19世纪下半叶，法国、英国、德国和美国等国家大量报道了人类人工授精技术。1909年美国出现了赠精人工授精技术，并获得成功。到1949年，改良的冻融精子技术也见诸于报道。

目前，人工授精技术已成为多种不孕症的常规治疗技术，包括排卵障碍、宫颈性不孕、不明原因性不孕以及由于子宫内膜异位症、男性因素和免疫性因素造成的不孕等。赠精人工授精技术作为助孕方法之一也在临床广泛应用。

总论

精液来源

人工授精技术中使用的精液来源一是女方患者的丈夫，一是匿名赠精者。在"赠精人工授精技术"最初被广泛应用之前，通常使用"同种人工授精"和"异种人工授精"的概念区分上述两种不同精液来源。然而，这些生物医学词汇的应用与其科学的含义不同，科学的含义指代不同的物种或有机体（如同种组织或异种组织移植）。

20世纪下半叶，人们普遍使用"人工授精技术"、"赠精人工授精技术（AID）"和"夫精人工授精技术（AIH）"等概念。但是由于"AIDS"作为获得性免疫缺陷综合征的英文首字母缩拼词已被广泛应用，因此 AID 被更替为 TDI（治疗性赠精人工授精技术）。然而 AIH 的概念没有发生变化，部分原因是越来越多的女性其性伴侣未必是其合法丈夫。在本章节，按照上述两种精液来源的标准，人工授精技术被简单分为性伴侣人工授精和赠精人工授精技术两种。

技术

人工授精使用过几种技术。最初用于人工授精的技术是经阴道人工授精技术，临床应用超过整整一个世纪。其中使用的精液未经过实验室处理，被直接注射到阴道深处。

20世纪下半叶，宫颈帽被发展用来维持宫颈外口较高的精子浓度。不久，人们发现把精液标本放入宫颈内口（经宫颈人工授精）获得的妊娠率与使用宫颈帽后的妊娠率相似[5]。

宫腔内人工授精与宫颈内人工授精技术

在20世纪60年代，该项技术发生了一个重大突破，即人类发展了从精液中提取能动精子浓缩标本的方法。这些纯化后的精子标本中不含蛋白和前列腺素，因此可以通过一种技术把这些精子标本直接放置于子宫腔内，这种技术就是宫腔内人工授精技术（IUI）。该技术的妊娠率是宫颈内人工授精技术的2~3倍。但是，在某些情况下仍然使用宫颈内人工授精技术[5]。

为了进一步提高妊娠率，人工授精技术发展到将洗涤后的精液标本通过一根穿越宫颈的细管直接注射到输卵管内（经输卵管人工授精），或者抽吸到穿刺针内从直肠子宫陷凹注入腹膜腔内（经腹腔人工授精）。欧洲出现了另一种人工授精技术，被称为输卵管内精子灌注法，即把大量经过洗涤的精子（4ml）加压注射到宫腔内，同时把宫颈口封闭以防精液倒流，以保证精子流入输卵管内[6]。在不明原因性不孕症患者身上，这项技术取得了较IUI更高的妊娠率。其余的人工授精技术并未取得更高的妊娠率。一项前瞻性的随机对照研究发现IUI同时行输卵管内人工授精实际上降低了妊娠率[7]。在美国目前的临床治疗中，IUI仍然是主要的人工授精技术。

评估

男性评估

精液分析

男方的初步评估是完全精液分析和筛查抗精子抗体。通常1~2个月内最少分析两份精液标本，如果这两份标本分析存在异常，还需要做第三次精液分析。其中所有精液标本要求禁欲48~72小时后收集，并且在收集后2小时内完成分析过程。

抗精子抗体

约10%不孕症患者的精液标本中能检查出抗精子抗体。精子表面黏附抗精子抗体导致的不孕，属于免疫性不孕症。抗精子抗体黏附于精子表面，导致精子相互黏着成簇，或者造成精子制动，从而使受精能力降低。目前已经鉴定出大量对应于多种精子成分的抗体。

目前已经发现有多种风险因素可以产生抗精子抗体[8]。大多数男性在输精管切除术后体内产生抗精子抗体。而患者在成功施行输精管吻合术后，半数以上患者可检测到精子结合抗体。我们知道，妊娠率取决于多种因素，包括抗精子抗体的效价以及凝集的数量。任何因素（如输精管缺如、膀胱纤维化、婴儿疝气修补术后等）导致的梗阻性无精症产生抗精子抗体的风险有所增加。而生殖系统感染（如附睾炎、前列腺炎、睾丸炎等）也与抗精子抗体产生相关。

在不孕因素的初步评估过程中，抗精子抗体检测是完全精液分析中的常规内容。在临床最常用的检查方法可能就是免疫珠试验[8]。这项定量分析可以评估活精子，并提示结合精子的比率、抗体亚型以及结合的部位等。作为常规筛查内容，有些男科学实验室采用商品化的混合抗球蛋白反应测定方法（SpermMar）。

当抗精子抗体水平高于50%时，男性低生育力的风险明显增加[9,10]。抗精子抗体能阻碍精子与透明带的结合，妨碍胚胎分裂和早期发育。

全面评估

一旦精液分析异常结果持续存在，就要完整了解病史，行体格检查并辅以实验室检查以发现一些潜在的可逆的异常问题，并进行治疗（见第35章）。

女性评估

接受人工授精治疗前，女方患者应该行基本不孕因素的评估，以发现可治疗的不孕因素，并进行治疗（见34章）。对于拟行夫精或赠精人工授精的患者，除了详细了解病史和行体格检查之外，还应进行影像学检查，通常采用输卵管造影来评估输卵管的通畅情况。除非患者使用口服或注射药物促排卵治疗，否则均应进行排卵功能评价，包括尿LH试剂盒测定和黄体中期血清孕酮水平检测。如果患者出现任何临床或实验室检查异常都需要进一步评估。

过去，人们花费大量时间来检查宫颈因素在不孕中的作用，例如，采用性交后试验检查围排卵期宫颈黏液性质及精子在其中的存活情况。但是，由于这种检测方法更依赖于月经周期与激素状态的同步性，而非宫颈的静态特点，因此会出现很多假阳性结果。在盆腔检查中常规进行定时宫颈黏液-精子相互作用检测以排除宫颈炎，但是在生育力检查中这并不是常规检查内容。因为对于多数不能怀孕的患者来说，不论宫颈炎的诊断明确与否，性伴侣精液人工授精是一种增强生育力的基本方法。

适应证

夫精人工授精

夫精人工授精最早是用于治疗男性因素的不孕症。随着IUI的出现，在其他诊断或治疗措施的基础上，夫精人工授精成为一系列不孕症的有效治疗方法，包括宫颈性不孕、不明原因不孕、低生育力等（表36-2）。不需考虑患者的诊断结果，夫精人工授精具有改善妊娠成功率的能力，这使得该项技术成为目前治疗不孕症的基本方法之一。

男性因素不孕症

如果患者的不孕是由于性交时任何因素造成精子难以到达阴道深处，那么夫精人工授精的疗效是非常显著的。导致男性出现这种状况的因素被定义为男性射精障碍，最常见原因有阳痿、重度尿道下裂和逆向射精。对于继发阳痿的脊髓损伤患者来说，夫精人工授精不失为一种独特的治疗方法[11]。

夫精人工授精也常用于治疗反复精液分析异常的男性因素不孕症。对于轻度弱精患者（指前向运动精子占20%～30%），人工授精预后是很好的。在理论上，如果造成不孕的主要因素是精子数量或活力的下降，那么增加接触卵子的活动精子数量是可以改善生育力的。

然而，严重男性不育症行夫精人工授精后获得的

表36-2
夫精人工授精的适应证和禁忌证

适应证	禁忌证
男方因素不孕	**绝对禁忌证**
精液密度、精子活力和形态异常（轻度精子减少症、精子活力不足症、畸形活精子症）	Rh血型不合 危及生命的疾病 对方有遗传性疾病 宫颈肿瘤
免疫因素	双侧输卵管梗阻
射精障碍	任何一方处于生殖道感染活动期
解剖结构异常（尿道畸形、尿道下裂）	
女方因素不孕	**相对禁忌证**
宫颈因素	精液分析参数严重异常
阴道痉挛	多次夫精人工授精失败史
轻度子宫内膜异位症	近期有放化疗史
排卵障碍	多种不孕因素共存
	盆腔手术史
	高龄妇女
不明原因不孕	

妊娠率并不令人满意[12]。究其原因，可能是常规精液分析所提示的严重异常精子其本身存在缺陷从而导致受精能力降低。这类缺陷并不能通过增加受精发生部位的精子数量而克服。精液严重异常的患者，以及其他不适合行夫精人工授精的男性不育患者，更为有效的治疗方法是赠精人工授精或者体外受精技术（IVF）中的卵母细胞胞浆内单精子注射技术（ICSI）。

女性因素不孕

女性生殖系统异常亦可造成性交过程中精子到达阴道深处困难，例如重度阴道痉挛、心理因素、罕见的解剖结构异常等。夫精人工授精对这些疾病的治疗是有帮助的。但目前有关这方面的临床成功率的数据报道很少。

夫精人工授精同样有利于治疗宫颈因素性不孕。因为这种方法直接越过宫颈输送精液进到子宫腔内，因此不受宫颈异常的影响。例如慢性非感染性宫颈炎所致的宫颈黏液异常、黏液过少或者宫颈狭窄（常见于宫颈手术后）等。当然，宫颈及黏液条件好的患者也可从IUI技术中受益，因为宫颈环境可能是精子到

达输卵管授精部位的制约因素。

其他不孕症治疗的辅助措施

排卵功能障碍的不孕症患者促排卵后进行夫精人工授精可以提高周期生育力[13]。采用氯米芬促排卵的患者，夫精人工授精可以克服因服用氯米芬导致的宫颈黏液减少问题[14]。采用促性腺激素促排卵的患者，外周血雌激素和孕激素会出现显著变化，由此导致精子在子宫或输卵管内的运输发生轻微变化，行夫精人工授精能弥补这些不足。

夫精人工授精有助于轻度子宫内膜异位症患者获得妊娠。这些患者经适当的手术治疗后，夫精人工授精可以提高周期妊娠率，其效果与特发性不孕相似[15]。

重度子宫内膜异位症或输卵管疾病的妇女生育力更加低下，且发生异位妊娠的风险增加。因此，这些患者选择超促排卵结合 IVF 治疗比夫精人工授精效果好。

不明原因性不孕

不孕症患者在排除所有的不孕病因后，方可诊断为不明原因性不孕，即特发性不孕。这些病例的精液分析往往正常，女性亦不存在任何不孕因素（如排卵障碍、输卵管因素、子宫内膜异位症、宫颈因素等）。不明原因性不孕约占不孕症人群的 15%。

对于不明原因性不孕的夫妇，采用促排卵联合夫精人工授精方案，可以提高其妊娠率[13]。对不明原因性不孕症患者的近 1000 个促排卵周期进行 Meta 分析发现，夫精人工授精的妊娠率（20%）大约是指导同房妊娠率（11%）的 2 倍。

夫精人工授精似乎解决了目前尚不能查明的某些不孕问题。理论上讲，当存在精子异常或者精子运输机制异常时，人工授精可能缩短了精子从阴道游动到输卵管的过程，有助于提高受孕力。另外，对于受精能力低的患者，人工授精则可能增加了到达卵子部位的精子的绝对数量，从而提高了受精的机会。

赠精人工授精

过去，严重男性因素不孕患者（如重度少精症、夫精人工授精失败等）若想生育孩子，唯一有效的方法是赠精人工授精或者领养孩子。自从有了运用 ICSI 的 IVF 技术后，很多严重男性不育症患者选择这种技术来生育自己遗传意义上的孩子。然而，赠精人工授精仍然是 IVF/ICSI 失败患者获得妊娠的可选途径。此外，赠精人工授精技术造成的创伤更轻，即使精源有限也更易于成功妊娠，因此，有些原本拟行 IVF/ICSI 的患者最终放弃 IVF 而选择做赠精人工授精。

另外，有一些妇女选择做赠精人工授精是因为她们不适合做 IVF/ICSI，其中最明显的情况可能就是有妊娠愿望但无性伴侣的妇女。赠精人工授精的适应证还包括男方精子无活力（如无精症）或 IVF/ICSI 失败者。此外，已知有遗传异常的男方常常选择赠精人工授精以获得健康的孩子。

赠精的选择

不孕症夫妇根据非代表身份特征的信息选择一份精源，包括供精者的种族背景、血型、体格特征以及某些社会信息等。有些患者在成功后希望使用同一份精液以获得再次妊娠。

供精者的评估

为避免潜在性性传播疾病或已知的遗传病传播，对每一个供精者（非直接性伴侣）进行检查评估是非常有必要的[16]。所有供精者必须接受相关医学记录的综合分析，全面了解个人及家族史，行体格检查等。正常精液特征的检测也是非常重要的。另外还必须进行血型分析和染色体核型分析。

每位供精者必须通过传染病发病的危险因素及临床感染证据的筛查，包括：

- 人类免疫缺陷病毒 1 型和 2 型
- 人类 T-淋巴细胞病毒 Ⅰ 和 Ⅱ 型
- 乙型肝炎病毒和丙型肝炎病毒
- 巨细胞病毒
- 人类传染性海绵状脑病病毒（包括克雅病）
- 梅毒螺旋体
- 沙眼衣原体
- 淋病奈瑟菌

如果供精者符合标准，并充分认识到供精相关伦理、法律知识后，方可采集精液。所有采集的精液都要冻存并隔离检疫 6 个月。在精液标本被用于人工授精之前，供精者将再次接受相关检查以最终确定是否

成功率

赠精人工授精的周期妊娠率受多种因素影响。7个研究结果的 Meta 分析显示使用冻存精液进行 IUI 的周期成功率高于行宫颈内人工授精[17]。总的来说，赠精人工授精平均周期妊娠率约 10%[18]。

IUI 的时机、费用和频率

时机

人工授精的时机选择与排卵密切相关，是决定其最终成功的关键因素之一。尽管精子在女性生殖道内存活时间长达 120 小时，但是 IUI 手术时间越靠近排卵，其获得妊娠的几率越高[19, 20]。

过去，需要在平时月经周期中监测基础体温，推测其升高日为排卵日，并进行人工授精。然而，为了更有利于受精，更好的授精时机选择需要依赖尿 LH 峰的监测或者超声监测下的适时人绒毛膜促性腺激素（hCG）注射来诱发排卵。

LH 峰

判断 IUI 时机的一种常用方法是监测尿 LH 峰值。排卵发生在 LH 峰出现后的 40~45 小时[21]。因此，人工授精就安排在 LH 峰出现后的一天进行。这种方法最简单、经济，能间接预测排卵时间，与复杂的监测方法相比，能获得相似的临床妊娠[22, 23]。

超声检查和人绒毛膜促性腺激素

临床上广泛采用阴道超声来监测卵泡生长，并预测排卵时间。卵泡直径发育到 2~3mm 即可被检测到，而到 8mm 以后，则以约 2~3mm/d 的速度呈线性生长。自然周期中优势卵泡达到 15~24mm 时即可发生排卵。

当至少有一个卵泡直径达 17~21mm 时注射 hCG，以诱导发生预期的排卵。为获得更好的妊娠率，常选择在注射 hCG 后 24~36 小时进行人工授精。

IUI 费用

在决定治疗不孕症的最合适方法时，费用效应是一个重要的因素[24]。目前，人工授精的费用各家不一，但每次不超过 500 $，包括精液处理费和注射费，因此与其他辅助生育技术相比，患者更易于接受。即使增加诱导排卵和监测卵泡的费用，超促排卵后 IUI 的每个活婴出生周期累积费用也不及 IVF 费用的一半[25]。

IUI 频率

每个周期可行 IUI 1~2 次，其中不能确定准确排卵时间的周期行两次 IUI 可能更有利。尽管每周期做 2 次 IUI 似乎理所当然应提高生育力，但是与单次 IUI 相比，患者的费用翻番以及由此带来的不便是否物有所值目前尚无定论[26-30]。最近，一个包含 1000 多个 IUI 周期的 Meta 分析显示，2 次 IUI（14.9%）比单次 IUI（11.4%）能轻度提高生育力，但统计学差异无显著性[31]。因此，单次的时机恰当的 IUI 是疗效和费用的最佳平衡。

IUI 前的精子准备

在 IUI 前，精子准备是至关重要的，其方法是处理精液标本以有效地把活动精子从精浆中分离出来，避免 IUI 时把精浆中的蛋白成分和前列腺素注射到宫腔内[32]。尽管精浆能保护精子免受应激损伤（如氧化应激）[33]，但其中也含有抑制精子受精能力的物质，妨碍精子获能[34, 35]。精液处理包括有效快速地去除精浆，剔除死精子、白细胞、未成熟精子细胞、上皮细胞和微生物污染等。目前有几种常用处理方法（表 36-3）。

表 36-3 宫腔内人工授精前精液处理的常用方法
洗涤法
上游法
沉淀上游法
精液上游法
精液加入透明质酸上游法
密度梯度离心法
玻璃纤维过滤法
机械法

理想的精液处理方法能够得到大量的有功能的精子,能提高精子的质量和功能,却不会造成任何损伤。这也有成本效应,即一次可以处理大量的精液,获得最多可利用精子[36]。这些方法可以最大程度地减少氧化物的产生,以避免精子DNA的完整性和功能在体外受到损伤[33,37]。有几种方法还结合使用黄嘌呤和己酮可可碱(pentoxifyllines)提高精子活力来改善受精结局。

精液处理的第一步是根据世界卫生组织制定的标准进行精液分析,以判定处理前精液的质量。在精液分析和处理的全过程中,无菌操作以及使用无菌培养液是非常重要的,这不仅使得发生医源性宫腔内感染的危险性降至最低,同时能避免细菌污染对精子造成的损伤。

上游法

上游法以活动精子能自主迁移到洗涤液中的能力为基础。精子主动从射精液游离出来能取代离心过程,以避免离心对精子造成的氧化应激损伤。然而,由于活动精子获得率与精子能动性有关,因此这种上游法仅适用于处理含大量前向运动精子的精液。

上游时,将一层洗涤液轻轻置于精液层上方共培养,活动精子就从精液层游到洗涤液层,然后小心分离得到洗涤液,留作IUI备用。如果处理前精液分析结果正常,那么上游后获得精子的数量应该是合理的,其中活动精子常规能达到90%以上。上游法全过程需约2小时。

基本洗涤法

精液洗涤法是最古老、最简单的方法,能够去掉精浆及其中的少量运动精子。精液标本置于锥形离心管洗涤液中(含有抗生素和蛋白添加剂),稀释洗涤,离心,所有细胞在管底集聚成团块状,然后吸走上清液。细胞团再次悬浮在洗涤液中洗涤、离心,最后得到的细胞团已经彻底去掉精浆,再次重悬于小体积的洗涤液中备IUI用。整个过程不到1小时。

密度梯度离心法

密度梯度离心法处理精液,不仅可以去掉精浆,还可以把活精子从其他成分(如死精子、白细胞、细菌等)中分离出来。通过把不同浓度的硅烷包被的硅颗粒(如Percoll)分层置于锥形离心管中,密度越高者越靠上层,这样就形成密度梯度。精液标本液化后被置于密度梯度层的最上层,离心,去除上清液,保留细胞团。同法重复洗涤1次。最终得到的细胞团悬浮在少量的洗涤液中备IUI用。密度梯度离心法处理过程约需1小时。

玻璃纤维滤过法

玻璃纤维滤过法是去除精浆分离活精子的另一种精液处理方法。首先稀释精液并离心(方法同精液洗涤法)。细胞团重悬于洗液中置于玻璃纤维柱(玻璃纤维置于3ml注射器的桶内)上。然后,精子利用重力作用,通过玻璃柱过滤,收集滤过液以备IUI用。

何种精液处理方法最好?

目前,IUI精液处理方法选择标准尚未达成共识。总的说来,上游法、简单精液洗涤法、密度梯度离心法、玻璃纤维过滤法均能有效制备出足量的精液标本。但是,不同的处理方法又各自适用于某种特殊精液的处理。因此,精液处理方法应根据个体情况而定。

目前最常用的两种精液处理方法是双密度梯度离心法和玻璃纤维过滤法。这两种方法能够提高IUI备用液中形态正常、染色体凝集正常的A级活动精子数量[38-40]。而且,能降低活性氧物质和白细胞,减少染色体和核DNA异常,提高核成熟率。

有一项研究认为,对于精子参数正常或相对正常的精液,上游法和密度梯度离心法获得的妊娠率比洗涤法、下游法、冷冻/肝素等方法相对较高[41]。如果精液质量差,那么密度梯度离心法和玻璃纤维过滤法似乎更有优势。对于少弱精标本,洗涤法处理的精液精子数量最高,包括运动精子和非运动精子。

IUI技术

IUI是通过几种商业化的宫腔内人工授精导管连接2ml的注射器来完成的(图36-1)。患者意识完全清醒，仰卧取膀胱截石位，利用双瓣阴道窥器暴露宫颈，清除宫颈外口处过量的阴道分泌物，把细软的导管伸入子宫腔，把不足 1ml 的精子悬液注射入子宫腔深处。如注射过程中阻力不断增加，提示导管可能扭结或其头部被埋入子宫内膜或伸入输卵管口。此时应把导管回抽 1cm，然后再试行注射。IUI 结束后，缓慢抽出导管，患者仰卧 10 分钟，以防注射后出现血管迷走反应。

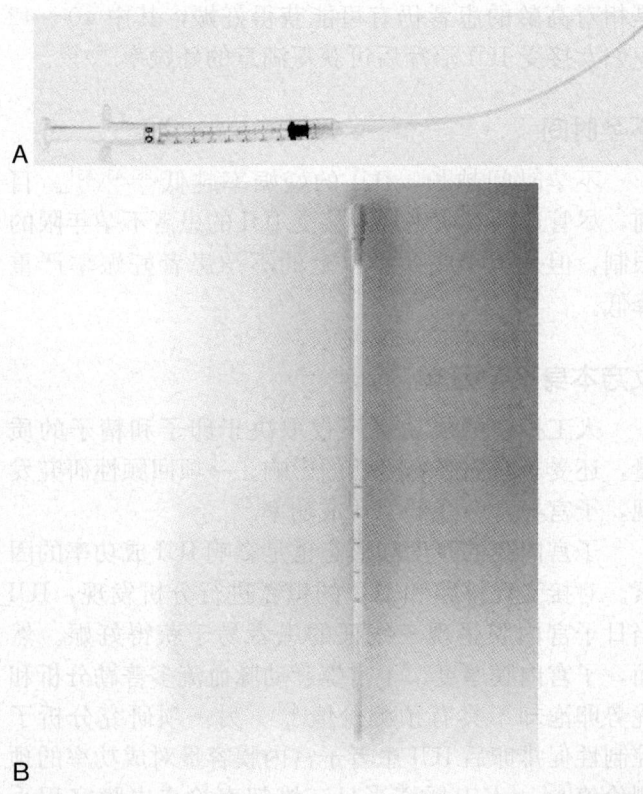

图 36-1 宫腔内人工授精管：A. Tefcat 管与注射器相连 (Cook Group, Bloomington, Ind.)；B. 冷冻生物系统管 (CryoBioSystem, Paris)。

导管头部在穿过宫颈内管到达宫腔的曲折路程中偶尔会遇到困难，此时有两种办法可通过此区。最常采用的是一种记忆软导管（外径不足 2mm），其头部可以弯曲 20～90 度。因此在缓慢进管时，能轻柔弯曲导管以改变前行方向，导管遇到阻力时需要回抽几毫米再前行。在导管进入宫腔 5～6cm、前行无阻力之前都要坚持按上述原则进管。很少情况下，宫颈管特别弯曲，需要宫颈钩在直视下牵拉宫颈以尽量伸直宫颈管。

另一种方法是使用非记忆性半硬性有弹性的导管[42]。给予外力以迫使导管沿着宫颈管的形状前行。这种方法常需要宫颈钩对宫颈行对抗牵引。此外，因为有些导管直径较大（大于 3cm），对于宫颈狭窄的患者还要进行宫颈口扩张术。

妊娠率的预测因素

IUI 3～4 个周期的妊娠率最高[43]。平均每周期活婴出生率大约 10%[18]。累积妊娠率取决于不孕夫妇的特征。大多数研究认为，IUI 施行 3～6 个周期后，其累积妊娠率进入平台期。

很难确切预测妊娠是否会发生，许多模型被提出但都未得到验证[44,45]。

影响 IUI 成功率的男性因素

与精液分析异常患者相比，精液正常患者利用 IUI 更能获得成功的妊娠。这可能与两个因素有关。首先，精液分析异常往往与受精力受损有关；其次，IUI 妊娠率与活动精子收集的总量正相关，而分析异常的精液往往回收精子数量也低。

精液特性分析

精液特性明显影响 IUI 结局[46]。男性轻度不孕是指活动精子总数达 5 百万以上，Kruger 精子多于 5%[47]。IUI 是成功治疗这些患者的措施，有研究发现，轻度男性不育患者 IUI 周期活胎出生率达 19%[47]。

评估 IUI 受精准备液的特性时，精子形态与 IUI 妊娠率的相关性最大。采用严格的形态学标准 (Kruger) 对六项研究进行 Meta 分析发现，若洗涤前精液中正常形态精子数量超过 4%，IUI 妊娠成功率就会明显增加[48]。如果采用 WHO 精液分析标准，异常形态精子超过 30% 就会降低妊娠率[49]。

活动精子总量计数

最能影响 IUI 妊娠率的精液要素是洗涤或上游后活动精子的总量。一项对 9963 个 IUI 周期进行的回顾性研究发现，IUI 所用精液标本中活动精子总数超过 4 百万，比例达 60% 以上就可显著增加妊娠几率[50]。另一项对 332 例患者 1115 个 IUI 周期的研究也发现结局受到活动精子总数的影响[51]，其中处理前精液中活动精子少于 $1×10^6$ 的患者无妊娠。

精子 DNA 损伤检测

对于分析异常的精液标本，人们一直致力于寻找能够评价精子质量并预测妊娠结局的客观指标。检测精子 DNA 损伤的三种实验方法是精子染色质结构分析、DNA 碎片指数和 TUNEL 法。

精子染色质结构分析能客观评价精子染色质的完整性，是反映生育力的有效标志[52]。最近有研究认为，用此方法检测到的精子 DNA 损伤程度能够预测 IUI 结局。

DNA 碎片指数（DFI）与 IUI、IVF 或 ICSI 患者的总妊娠率呈负相关[53]。当精子 DFI 大于 27% 时，IUI 后的妊娠率明显降低[54]。

TUNEL 主要用来评估 DNA 碎片及其稳定性[55]。有项研究显示，精液处理后的精子 DNA 碎片越少，IUI 妊娠率越高；而 TUNEL 阳性精子超过 12% 的患者，无一例妊娠。

渗透肿胀试验

渗透肿胀试验能评估精子尾部质膜的完整性，能发现精子表面存在的差异，并能检测精子质膜一些特征的细微损伤，这些损伤往往降低精子受精发育成胚胎的能力。IUI 的精液标本经过渗透肿胀试验必须有 50% 的精子发生肿胀才是合格的[55]。肿胀试验失败的精子往往受精力差，IUI 妊娠率低；使用肿胀精子小于 50% 精液标本的患者流产率高。

抗精子抗体

IUI 和 IVF 均可有效治疗抗精子抗体阳性的轻度男性不育患者，其中 IVF/ICSI 的周期妊娠率比 IUI 高[58]。然而，迄今为止，尚无大样本的前瞻性、随机、对照研究对抗精子抗体阳性的男性不育患者进行 IUI 和 IVF 治疗的比较分析。抗精子抗体强阳性的患者，尤其是精子头部受累时，往往需要 IVF/ICSI 才能获得妊娠[59, 60]。

预测 IUI 成功率的女方因素

很多研究分析了影响 IUI 妊娠率的各种因素[25, 61-64]，例如个人生活方式（如吸烟、咖啡因摄入、体重）。虽然其对妊娠率的影响还不明确，但可能是最显著的。IUI 后能预测妊娠率的几个重要因素包括不孕时间、女方年龄及女方不孕因素[65]。

女方年龄

女方年龄是反映卵子质量的一个间接指标，对妊娠率有显著影响。在行 IUI 治疗的妇女中发现，女方生育力的下降与年龄相关[43, 64]。女性到 35 岁以上时妊娠成功率就开始下降，40 岁以上则急剧降低。但是相对高龄的患者仍有可能获得妊娠，其中 40～42 岁妇女接受 IUI 治疗后可获得满意的妊娠率[66, 67]。

不孕时间

不孕时间越长，IUI 的妊娠率越低[25, 43, 65]。目前，尽管还没有明确规定接受 IUI 的患者不孕年限的限制，但是 3 年或 3 年以上的不孕患者妊娠率严重降低。

女方本身不孕因素

人工授精的成功率不仅取决于卵子和精子的质量，还受子宫内膜容受性的影响。一项回顾性研究发现，子宫异常会降低 IUI 成功率[65]。

子宫内膜的厚度和形态也是影响 IUI 成功率的因素。对接受促排卵和 IUI 的患者进行分析发现，IUI 当日子宫内膜呈现三线征的患者易于获得妊娠。然而，子宫内膜厚度、子宫螺旋动脉血流多普勒分析和优势卵泡却不具有预测价值[68]。另一项研究分析了控制性促排卵后 IUI 患者子宫内膜容量对成功率的预测价值[69]。人工授精当日三维超声检查内膜容积小于 2ml 的患者，其获得成功的可能性小。

IUI 妊娠率还与输卵管的捡卵和运输功能有关。因此，输卵管因素和子宫内膜异位症等不孕女性 IUI 治疗的成功率降低。

风险和并发症

IUI 的并发症是非常少见的。多数并发症是接受 IUI 之前采用促排卵药物引起的。

盆腔感染

IUI 过程中使用导管或宫颈钩可引起子宫轻度痉

挛，这是很常见的现象，具有自愈性，常在IUI结束后几小时内恢复。若不适持续存在，常提示可能是活动期盆腔感染，发生概率不到2/1000[63]。对这些少数患者来说，早期诊断和治疗是关键，能降低IUI诱发盆腔炎的风险，尤其是继发生育力下降的患者。

血管迷走反应

对宫颈进行操作可引起血管迷走反应，包括血管舒张、心率减慢，进而低血压，临床表现为仰卧患者出汗；坐立或站立时出现昏厥，而仰卧位不会。患者仰卧交叉双腿时可使症状持续性存在[70]。反应更严重的患者可能需要肌肉注射阿托品来缓解症状（0.5mg）。

变态反应

变态反应，包括过敏反应，可能是因为IUI精液准备时所用洗涤液中含有潜在的过敏源。有文献认为是对其中的牛血清白蛋白或抗生素（青霉素和链霉素）过敏[71, 72]。其中青霉素过敏反应最常见，轻者表现为轻度皮疹，重者则喉部水肿、支气管痉挛、血压过低，危及生命。对于有IUI过敏史的患者，建议在处理精液时使用无血清白蛋白、无抗生素的洗涤液。

抗精子抗体

最初开展IUI时，人们最关心的问题是IUI注射过程能否导致女方生殖系统产生抗精子抗体。幸运的是，经过40年的临床实践证明，IUI中女方内生殖道暴露于洗涤后的精子悬液时并不刺激生殖系统产生具有临床意义的抗精子抗体[73]。

妊娠相关的并发症

多胎妊娠

IUI不会增加多胎妊娠的风险。然而，为募集多个卵泡而服用促排卵药物，则增加了多胎妊娠的风险。氯米芬促排卵可伴有5%～10%的双胎率，多于双胎的情况很少。注射促性腺激素可伴有14%～39%的多胎妊娠率[74-76]。仔细监测排卵前卵泡数目和雌激素峰值有助于减少多胎妊娠的风险[61, 74, 77]。

总之，当女性年龄小于30岁，排卵前卵泡多于6个，血清雌激素峰值高于1000pg/ml，其发生多胎妊娠的风险很高。

自然流产和异位妊娠

IUI患者的自然流产率较正常人群高，大约为20%～25%[1, 78]。自然流产可能不是IUI直接导致的，很有可能是患者潜在的不孕问题所致。同样，异位妊娠多是因为输卵管疾病等诱发因素，而非IUI操作所引起[79]。

赠精人工授精的心理、伦理和法律问题

患者

与夫精人工授精相比，赠精人工授精有更多的心理问题。在赠精人工授精之前，需要充分的知情讨论，包括双方组建家庭的愿望和需要，有无其他方法可以生育自己遗传意义上的孩子，经济问题等。

在做赠精人工授精之前要建议患者进行充分咨询，以做好心理准备面对不孕、赠精以及其他有关问题。男方自尊心可能受到伤害，害怕因为自己不育而失去对方。双方也可能因为不育而感到内疚或生气。不育可能拆散一对夫妻，尤其当其中一方不肯合作时。因此，群体支持或专业咨询对患者是有帮助的。

后代

对于是否向赠精人工授精生育的后代告知真实身份，各家说法不一。不孕夫妇在接受赠精IUI之前，需要决定是否把赠精人工授精这项治疗的性质和生物学意义告诉亲朋好友，甚至自己的孩子。如果亲朋好友知道了这件事，那么就可能有人把这件事告诉孩子，即使父母不这样做。这些未知问题无法预期其发生，但如果不及时解决，必定带来不必要的痛苦。

法律问题

不孕夫妇必须了解赠精人工授精的相关法律问题。在治疗之前，双方需要签订知情同意书，明确标明赠精所有参与者以及孩子的权利和义务。尽管不同

地区法律规定不同，但是有一点是一致的，即赠精者无权知道受精者夫妇的身份。如果患者选择已知赠精者的精子，则需要请律师起草合适的协议，终止赠精者作为父母的一切权利，给予受精者出生后代的全部监护权，并具有法律效力。有些国家，赠精人工授精出生的孩子在成年后有权知道赠精者的身份等信息。

要 点

- 人工授精选择性地治疗某些不孕症，有效、经济。
- 宫颈因素或轻度男性因素（无女方因素）所致不孕，可以选择宫腔内人工授精，无需促排卵。
- 若严格适应证，那么人工授精较 IVF/ICSI 更经济、简单。
- 尽管进行了大量研究，但是对某些特殊患者仍然无法预测人工授精的结局。
- 不孕时间与人工授精成功率呈负相关。
- 不明原因不孕患者采用人工授精较指导同房成功率高。
- 不明原因不孕患者可采用控制性促排卵方案联合人工授精技术治疗。

（张秋芳译 李 蓉校）

参考文献

1. Allen NC, Herbert CM 3rd, Maxson WS, et al: Intrauterine insemination: A critical review. Fertil Steril 44:569–580, 1985.
2. Keck C, Gerber-Schafer C, Wilhelm C, et al: Intrauterine insemination for treatment of male infertility. Int J Androl 20(Suppl 3):55–64, 1997.
3. Cohlen BJ: Should we continue performing intrauterine inseminations in the year 2004? Gynecol Obstet Invest 59:3–13, 2004.
4. Goverde AJ, McDonnell J, Vermeiden JP, et al: Intrauterine insemination or in vitro fertilisation in idiopathic subfertility and male subfertility: A randomised trial and cost-effectiveness analysis. Lancet 355:13–18, 2000.
5. Coulson C, McLaughlin EA, Harris S, et al: Randomized controlled trial of cervical cap with intracervical reservoir versus standard intracervical injection to inseminate cryopreserved donor semen. Hum Reprod 11:84–87, 1996.
6. Cantineau AE, Heineman MJ, Al-Inany H, Cohlen BJ: Intrauterine insemination versus Fallopian tube sperm perfusion in non-tubal subfertility: A systematic review based on a Cochrane Review. Hum Reprod 19:2721–2729, 2004.
7. Hurd WW, Randolph JF Jr, Ansbacher R, et al: Comparison of intracervical, intrauterine, and intratubal techniques for donor insemination. Fertil Steril 59:339–342, 1993.
8. Ombelet W, Menkveld R, Kruger TF, Steeno O: Sperm morphology assessment: Historical review in relation to fertility. Hum Reprod Update 1:543–557, 1995.
9. Bronson R, Cooper G, Rosenfeld D: Sperm antibodies: Their role in infertility. Fertil Steril 42:171–183, 1984.
10. Barratt CL, McLeod ID, Dunphy BC, Cooke ID: Prognostic value of two putative sperm function tests: Hypo-osmotic swelling and bovine sperm mucus penetration test (Penetrak). Hum Reprod 7:1240–1244, 1992.
11. Ohl DA, Wolf LJ, Menge AC, et al: Electroejaculation and assisted reproductive technologies in the treatment of anejaculatory infertility. Fertil Steril 76:1249–1255, 2001.
12. Montanaro Gauci M, Kruger TF, Coetzee K, et al: Stepwise regression analysis to study male and female factors impacting on pregnancy rate in an intrauterine insemination programme. Andrologia 33:135–141, 2001.
13. Zeyneloglu HB, Arici A, Olive DL, Duleba AJ: Comparison of intrauterine insemination with timed intercourse in superovulated cycles with gonadotropins: A meta-analysis. Fertil Steril 69:486–491, 1998.
14. Sovino H, Sir-Petermann T, Devoto L: Clomiphene citrate and ovulation induction. Reprod Biomed Online 4:303–310, 2002.
15. Tummon IS, Asher LJ, Martin JS, Tulandi T: Randomized controlled trial of superovulation and insemination for infertility associated with minimal or mild endometriosis. Fertil Steril 68:8–12, 1997.
16. ASRM: New guidelines for the use of semen donor insemination: 1990. The American Fertility Society. Fertil Steril 53:1S–13S, 1990.
17. Goldberg JM, Mascha E, Falcone T, Attaran M: Comparison of intrauterine and intracervical insemination with frozen donor sperm: A meta-analysis. Fertil Steril 72:792–795, 1999.
18. Rowell P, Braude P: Assisted conception. I—General principles. BMJ 327:799–801, 2003.
19. Weinberg CR, Wilcox AJ: A model for estimating the potency and survival of human gametes in vivo. Biometrics 51:405–412, 1995.
20. Gould JE, Overstreet JW, Hanson FW: Assessment of human sperm function after recovery from the female reproductive tract. Biol Reprod 31:888–894, 1984.
21. Lenton EA, Woodward B: Natural-cycle versus stimulated-cycle IVF: Is there a role for IVF in the natural cycle? J Assist Reprod Genet 10:406–408, 1993.
22. Zreik TG, Garcia-Velasco JA, Habboosh MS, et al: Prospective, randomized, crossover study to evaluate the benefit of human chorionic gonadotropin-timed versus urinary luteinizing hormone-timed intrauterine inseminations in clomiphene citrate-stimulated treatment cycles. Fertil Steril 71:1070–1074, 1999.
23. Deaton JL, Clark RR, Pittaway DE, et al: Clomiphene citrate ovulation induction in combination with a timed intrauterine insemination: The value of urinary luteinizing hormone versus human chorionic gonadotropin timing. Fertil Steril 68:43–47, 1997.
24. Van Voorhis BJ, Sparks AE, Allen BD, et al: Cost-effectiveness of infertility treatments: A cohort study. Fertil Steril 67:830–836, 1997.
25. Nuojua-Huttunen S, Tomas C, Bloigu R, et al: Intrauterine insemination treatment in subfertility: An analysis of factors affecting outcome. Hum Reprod 14:698–703, 1999.
26. Matilsky M, Geslevich Y, Ben-Ami M, et al:. Two-day IUI treatment cycles are more successful than one-day IUI cycles when using frozen–thawed donor sperm. J Androl 19:603–607, 1998.
27. Ransom MX, Blotner MB, Bohrer M, et al: Does increasing frequency of intrauterine insemination improve pregnancy rates significantly during superovulation cycles? Fertil Steril 61:303–307, 1994.
28. Cohlen BJ, te Velde ER, van Kooij RJ, et al: Controlled ovarian hyperstimulation and intrauterine insemination for treating male subfertility: A controlled study. Hum Reprod 13:1553–1558, 1998.
29. Arici A, Byrd W, Bradshaw K, et al: Evaluation of clomiphene citrate

and human chorionic gonadotropin treatment: A prospective, randomized, crossover study during intrauterine insemination cycles. Fertil Steril 61:314–318, 1994.
30. Alborzi S, Motazedian S, Parsanezhad ME, Jannati S: Comparison of the effectiveness of single intrauterine insemination (IUI) versus double IUI per cycle in infertile patients. Fertil Steril 80:595–599, 2003.
31. Osuna C, Matorras R, Pijoan JI, Rodriguez-Escudero FJ: One versus two inseminations per cycle in intrauterine insemination with sperm from patients' husbands: A systematic review of the literature. Fertil Steril 82:17–24, 2004.
32. Alvarez JG: Nurture vs nature: How can we optimize sperm quality? J Androl 24:640–648, 2003.
33. Saleh R, Agarwal A: Oxidative stress and male infertility: From research bench to clinical practice. J Androl 23:737–752, 2002.
34. Mortimer D: Sperm preparation methods. J Androl 21:357–366, 2000.
35. Rogers BJ, Perreault SD, Bentwood BJ, et al: Variability in the human–hamster in vitro assay for fertility evaluation. Fertil Steril 39:204–211, 1983.
36. Yamamoto Y, Maenosono S, Okada H, et al: Comparisons of sperm quality, morphometry and function among human sperm populations recovered via SpermPrep II filtration, swim-up and Percoll density gradient methods. Andrologia 29:303–310, 1997.
37. Aitken RJ, Clarkson JS: Significance of reactive oxygen species and antioxidants in defining the efficacy of sperm preparation techniques. J Androl 9:367–376, 1988.
38. Erel CT, Senturk LM, Irez T, et al: Sperm-preparation techniques for men with normal and abnormal semen analysis. A comparison. J Reprod Med 45:917–922, 2000.
39. Sakkas D, Tomlinson M: Assessment of sperm competence. Semin Reprod Med 18:133–139, 2000.
40. Hammadeh ME, Kuhnen A, Amer AS, et al: Comparison of sperm preparation methods: Effect on chromatin and morphology recovery rates and their consequences on the clinical outcome after in vitro fertilization embryo transfer. Int J Androl 24:360–368, 2001.
41. Carrell DT, Kuneck PH, Peterson CM, et al: A randomized, prospective analysis of five sperm preparation techniques before intrauterine insemination of husband sperm. Fertil Steril 69:122–126, 1998.
42. Makler A: A simple technique to increase success rate of artificial insemination. Int J Gynaecol Obstet 18:19–21, 1980.
43. Plosker SM, Jacobson W, Amato P: Predicting and optimizing success in an intra-uterine insemination programme. Hum Reprod 9:2014–2021, 1994.
44. Agarwal A, Sharma RK, Nelson DR: New semen quality scores developed by principal component analysis of semen characteristics. J Androl 24:343–352, 2003.
45. Bedaiwy MA, Sharma RK, Alhussaini TK, et al: The use of novel semen quality scores to predict pregnancy in couples with male-factor infertility undergoing intrauterine insemination. J Androl 24:353–360, 2003.
46. Hendin BN, Falcone T, Hallak J, et al: The effect of patient and semen characteristics on live birth rates following intrauterine insemination: A retrospective study. J Assist Reprod Genet 17:245–252, 2000.
47. Zayed F, Lenton EA, Cooke ID: Comparison between stimulated in vitro fertilization and stimulated intrauterine insemination for the treatment of unexplained and mild male factor infertility. Hum Reprod 12:2408–2413, 1997.
48. Van Waart J, Kruger TF, Lombard CJ, Ombelet W: Predictive value of normal sperm morphology in intrauterine insemination (IUI): A structured literature review. Hum Reprod Update 7:495–500, 2001.
49. van Noord-Zaadstra BM, Looman CW, Alsbach H, et al: Delaying childbearing: Effect of age on fecundity and outcome of pregnancy. BMJ 302:1361–1365, 1991.
50. Stone BA, Vargyas JM, Ringler GE, et al: Determinants of the outcome of intrauterine insemination: Analysis of outcomes of 9963 consecutive cycles. Am J Obstet Gynecol 180:1522–1534, 1999.
51. Campana A, Sakkas D, Stalberg A, et al: Intrauterine insemination: Evaluation of the results according to the woman's age, sperm quality, total sperm count per insemination and life table analysis. Hum Reprod 11:732–736, 1996.
52. Richthoff J, Spano M, Giwercman YL, et al: The impact of testicular and accessory sex gland function on sperm chromatin integrity as assessed by the sperm chromatin structure assay (SCSA). Hum Reprod 17:3162–3169, 2002.
53. Saleh RA, Agarwal A, Nada EA, et al: Negative effects of increased sperm DNA damage in relation to seminal oxidative stress in men with idiopathic and male factor infertility. Fertil Steril 79(Suppl 3):1597–1605, 2003.
54. Bungum M, Humaidan P, Spano M, et al: The predictive value of sperm chromatin structure assay (SCSA) parameters for the outcome of intrauterine insemination, IVF and ICSI. Hum Reprod 19:1401–1408, 2004.
55. Duran EH, Morshedi M, Taylor S, Oehninger S: Sperm DNA quality predicts intrauterine insemination outcome: A prospective cohort study. Hum Reprod 17:3122–3128, 2002.
56. Tartagni M, Schonauer MM, Cicinelli E, et al: Usefulness of the hypo-osmotic swelling test in predicting pregnancy rate and outcome in couples undergoing intrauterine insemination. J Androl 23:498–502, 2002.
57. Ombelet W, Deblaere K, Bosmans E, et al: Semen quality and intra-uterine insemination. Reprod Biomed Online 7:485–492, 2003.
58. Ohl DA, Naz RK: Infertility due to antisperm antibodies. Urology 46:591–602, 1995.
59. McLachlan RI: Basis, diagnosis and treatment of immunological infertility in men. J Reprod Immunol 57:35–45, 2002.
60. Lombardo F, Gandini L, Dondero F, Lenzi A: Antisperm immunity in natural and assisted reproduction. Hum Reprod Update 7:450–456, 2001.
61. Dickey RP, Olar TT, Taylor SN, et al: Relationship of follicle number, serum estradiol, and other factors to birth rate and multiparity in human menopausal gonadotropin-induced intrauterine insemination cycles. Fertil Steril 56:89–92, 1991.
62. Dickey RP, Olar TT, Taylor SN, et al: Relationship of follicle number and other factors to fecundability and multiple pregnancy in clomiphene citrate-induced intrauterine insemination cycles. Fertil Steril 57:613–619, 1992.
63. Mathieu C, Ecochard R, Bied V, et al: Cumulative conception rate following intrauterine artificial insemination with husband's spermatozoa: Influence of husband's age. Hum Reprod 10:1090–1097, 1995.
64. Tomlinson MJ, Amissah-Arthur JB, Thompson KA, et al: Prognostic indicators for intrauterine insemination (IUI): Statistical model for IUI success. Hum Reprod 11:1892–1896, 1996.
65. Steures P, van der Steeg JW, Mol BW, et al: Prediction of an ongoing pregnancy after intrauterine insemination. Fertil Steril 82:45–51, 2004.
66. Haebe J, Martin J, Tekepety F, et al: Success of intrauterine insemination in women aged 40–42 years. Fertil Steril 78:29–33, 2002.
67. Khalil MR, Rasmussen PE, Erb K, et al: Homologous intrauterine insemination. An evaluation of prognostic factors based on a review of 2473 cycles. Acta Obstet Gynecol Scand 80:74–81, 2001.
68. Tsai HD, Chang CC, Hsieh YY, et al: Artificial insemination. Role of endometrial thickness and pattern, of vascular impedance of the spiral and uterine arteries, and of the dominant follicle. J Reprod Med 45:195–200, 2000.
69. Zollner U, Zollner KP, Blissing S, et al: Impact of three-dimensionally measured endometrial volume on the pregnancy rate after intrauterine insemination. Zentralbl Gynakol 125:136–141, 2003.
70. Krediet CT, van Dijk N, Linzer M, et al: Management of vasovagal syncope: Controlling or aborting faints by leg crossing and muscle tensing. Circulation 106:1684–1689, 2002.
71. Smith YR, Hurd WW, Menge AC, et al: Allergic reactions to penicillin during in vitro fertilization and intrauterine insemination. Fertil Steril 58:847–849, 1992.
72. Sonenthal KR, McKnight T, Shaughnessy MA, et al: Anaphylaxis during intrauterine insemination secondary to bovine serum albumin. Fertil Steril 56:1188–1191, 1991.
73. Moretti-Rojas I, Rojas FJ, Leisure M, et al: Intrauterine inseminations with washed human spermatozoa does not induce formation of anti-sperm antibodies. Fertil Steril 53:180–182, 1990.
74. Valbuena D, Simon C, Romero JL, et al: Factors responsible for multiple

pregnancies after ovarian stimulation and intrauterine insemination with gonadotropins. J Assist Reprod Genet 13:663–668, 1996.
75. Goldfarb JM, Peskin B, Austin C, Lisbona H: Evaluation of predictive factors for multiple pregnancies during gonadotropin/IUI treatment. J Assist Reprod Genet 14:88–91, 1997.
76. Tur R, Buxaderas C, Martinez F, et al: Comparison of the role of cervical and intrauterine insemination techniques on the incidence of multiple pregnancy after artificial insemination with donor sperm. J Assist Reprod Genet 14:250–253, 1997.
77. Pasqualotto EB, Falcone T, Goldberg JM, et al: Risk factors for multiple gestation in women undergoing intrauterine insemination with ovarian stimulation. Fertil Steril 72:613–618, 1999.
78. Lalich RA, Marut EL, Prins GS, Scommegna A: Life table analysis of intrauterine insemination pregnancy rates. Am J Obstet Gynecol 158:980–984, 1988.
79. Aboulghar MA, Mansour RT, Serour GI: Ovarian superstimulation in the treatment of infertility due to peritubal and periovarian adhesions. Fertil Steril 51:834–837, 1989.

第六部分 不孕与反复性流产

37 诱发排卵

Mohamed F. Mitwally and Robert F. Casper

引言

诱发排卵或刺激卵巢卵泡的发育可应用在几种不同的临床过程中，包括无排卵妇女的恢复排卵、排卵妇女的促排卵（促使多于一个成熟卵泡的发育）和辅助生殖技术中控制性超促排卵（刺激多个成熟卵泡的发育）。

这一章节回顾了各种诱发排卵的口服药物的使用依据和临床指导方针。重点讨论口服制剂，包括枸橼酸氯米芬、胰岛素敏感剂和芳香化酶抑制剂。用于辅助生殖技术的其他药物，包括 preantral medications（肌注促性腺激素和促性腺激素释放激素激动剂）和应用特殊疾病的具体制剂，如高催乳素血症引起的无排卵需应用降低催乳素的制剂，在第 22 和 38 章中讨论。

卵泡发育和排卵的生理基础

了解正常的生理状态是理解诱发排卵的重要基础，排卵在第 3 章中已经详细讨论过了，这里关于诱发排卵仅做简短的描述。

滤泡生成

卵巢内滤泡生成是由内分泌和调节细胞增殖和分化的卵巢内机制共同调控的。卵巢皮质中的卵泡主要是原始卵泡——由停滞在第一次有丝分裂的双线期的卵母细胞和即将发育成颗粒细胞的少量扁平细胞包绕而成[1]。在未知信号的调节下，原始卵泡逐渐并继续募集生长。

初始卵泡的生长

初始卵泡的生长不依赖于垂体的促性腺激素，由于缺乏 FSH 的卵泡仍能发育成早期窦状卵泡，因此卵泡刺激素（FSH）对早期卵泡的发育并非必需的。然而，小卵泡的发育则需要 FSH 及颗粒细胞中出现的 FSH 受体支持。体外实验也证明，FSH 可以刺激颗粒细胞增殖和分化并减少闭锁卵泡的数目[2]。这种促有丝分裂的作用由局部生长因子调控，这些因子的产生和作用可能由 FSH 调节[3]。

在性腺功能缺陷的小鼠的体内，卵母细胞可以生长到正常大小并可获得发育能力，为此推断促性腺激素对卵母细胞本身的发育并不是必要的。然而，目前仍认为促性腺激素在卵母细胞的全面成熟过程中起了综合作用[4]。

早期卵泡的发育

卵泡发育的早期阶段，窦前卵泡由生长的卵母细胞和增殖的颗粒细胞构成。在窦前卵泡阶段，周围的间质细胞开始分化成卵泡膜细胞，一旦卵泡达到一定大小，在颗粒细胞层内便形成液体腔称为窦腔[5]，窦状卵泡的生长发育是依赖促性腺激素的。卵泡的生长从原始卵泡到窦前卵泡是连续不断的，然而，在出生时只有不到 1% 的原始卵泡能发育到排卵阶段，大多数卵泡闭锁退化[6]。

在黄体期的后期，随着黄体的退化和雌激素水平的下降，促性腺激素水平增加，导致有限的一群卵泡继续发育。在卵泡期，依赖于促性腺激素的继续刺激，这批卵泡继续发育。

FSH 的阈值

卵泡发育前 FSH 的浓度必须达到一定的水平[7]，在正常周期中，当超过 FSH 的阈值时，一批小的窦状卵泡被刺激且向排卵前卵泡发育（图 37-1）[8]。在早中卵泡期，由于雌激素升高导致的负反馈作用引起 FSH 降低，从而使得阈值超过 FSH 窗口期的持续时间受限。

延长该窗口将允许更多的卵泡继续发育。在正常周期中，当其余卵泡由于 FSH 水平的降低而出现闭锁时，尽管 FSH 水平降低，但由于卵泡对 FSH 的敏感性增加而继续发育，如图 37-1 所示。

当卵泡发育到一定大小时，由于排卵前卵泡产生持续性的高雌激素水平将引起月经中期促黄体生成素（LH）的峰值触发排卵。这峰值将引起颗粒细胞的基因的级联反应，引起黄素化的发生，卵母细胞开始进行减数分裂，导致卵泡壁的破裂[9]。

黄体的形成

排卵前促性腺激素达峰值，诱发排卵，残余卵泡细胞的分化从而形成黄体，并且以很高的速率产生雌激素和孕激素。卵泡膜细胞表达的酶类将胆固醇转化成雄激素，但缺少雄激素转化成雌激素的酶。相反，颗粒细胞产生孕酮但不能将孕烯醇酮或孕酮转化成雄激素。

排卵前 LH 峰值水平导致颗粒细胞和卵泡膜细胞黄素化，改变类固醇生成途径，以致黄素化后产生类固醇激素的前体——孕酮。然而，黄体保持产生雌激素的能力，分泌充足的黄体激素以利于妊娠直到妊娠源性的孕酮产生——胎盘能产生充足的甾体激素支持妊娠[10]。

诱发排卵

适应证

正常卵泡发育到极点，成熟卵母细胞产生，随后黄体发育产生足量的孕激素。这一系列的变化是由卵巢局部的因子和来自远处组织包括垂体和下丘脑的内分泌因子的协同作用。另外，其他内分泌腺体如甲状腺、肾上腺的适当功能对于精心安排下丘脑、垂体和卵巢的相互作用，从而导致排卵是非常重要的。

任一环节的紊乱都可能导致卵泡的发育异常甚至排卵失败。尽管有排卵发生，但细微的紊乱至少对一部分被认为是不明原因性不孕和子宫内膜异位症相关的不孕负有责任。

排卵功能障碍的分类

临床明显的无排卵和稀发排卵在传统上分为 3 类：世界卫生组织 Ⅰ、Ⅱ、Ⅲ 型无排卵[11]。

WHO Ⅰ 型是下丘脑/垂体水平的缺陷。常伴有雌激素缺乏，FSH 或催乳素正常或较低和下丘脑/垂体区域的空蝶鞍，典型的表现为闭经或对孕激素刺激试验无反应，无阴道流血。

WHO Ⅱ 型是无雌激素缺乏，FSH 和催乳素水平正常，常常表现稀发排卵，但可能有无排卵周期或闭经，对孕激素有反应而有阴道流血，这一型的患者包括多囊卵巢综合征（PCOS）。

WHO Ⅲ 型包括促性腺激素的升高，主要由于卵巢储备功能的消失和卵巢内卵泡数目的减少导致继发和原发性卵巢功能衰竭。这些妇女对卵巢刺激的不同方法有抵抗，对这些无排卵性不孕的最好解决方法是赠卵。

卵泡刺激的药物

刺激卵泡发育的可用药物包括口服制剂，主要是

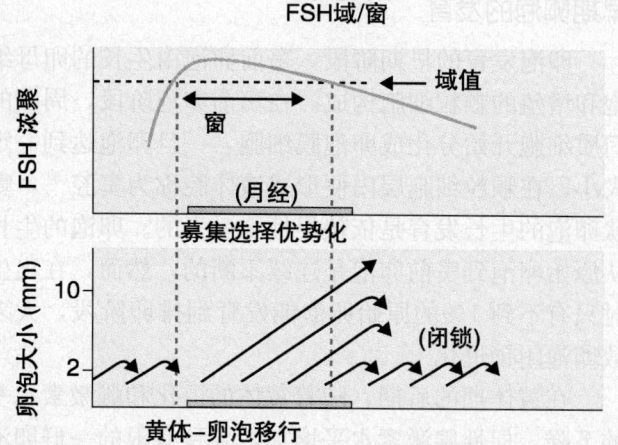

图 37-1 周期中 FSH 升高超过一定域值有助于卵泡的募集和进一步发育。在募集发生时，卵泡募集的数目由 FSH 窗（血清 FSH 高于一定的域值）决定。（Adapted From Fauser BC, van Heusden AM: Manipulation of human ovarian function: Physiological concepts and clinical consequences. Endocr Rev 18: 71, 1997.）

抗雌激素的，也被称为选择性雌激素受体调节剂（SERM）以及注射用制剂：促性腺激素和GnRH激动剂。经过40年的发展，口服制剂氯米芬和注射用促性腺激素几乎专用于刺激卵泡的发育。

Gemzell于1958年首次宣布应用人垂体促性腺激素诱发排卵，并于1960年首次妊娠[12,13]。一年后Bettendorf和其小组报道同样的经验[14]。1961年Greenblatt公布了应用枸橼酸氯米芬诱发排卵获得的首次结果（那时著名的MRL/41）[15]。

在过去10年，胰岛素敏感制剂进入PCOS患者和明显胰岛素抵抗患者诱发排卵的临床实践中。尤其最近芳香化酶抑制剂已经替代枸橼酸氯米芬诱发排卵，或改善促性腺激素控制性超促排卵的结局。

枸橼酸氯米芬

40多年来，枸橼酸氯米芬成为最常用的诱发排卵的口服制剂。尽管有甾体激素免疫测定的出现、超声技术对周期监测的进展以及更为精确测定月经中期LH峰值的商业化排卵试剂盒的引入，从20世纪60年代早期以来，枸橼酸氯米芬治疗的结局没有发生客观的变化。

有趣的是枸橼酸氯米芬被认为有X类妊娠风险。在兔子和小鼠的试验研究中显示了几种类型的畸形和死亡率，呈剂量依赖型。尤其其有相对长的半衰期（大约5天到3周，依赖于同分异构体）和可能在体内脂肪储存[16-18]。幸运的是，在人类研究中还没有发现枸橼酸氯米芬与先天性缺陷之间有联系。

结构与药代动力学

从化学结构上看，枸橼酸氯米芬是非类固醇的三苯乙烯衍生物，与己烯雌酚和他莫昔芬类似。像他莫昔芬一样，枸橼酸氯米芬可被认为是SERM，依赖于内源性雌激素的水平而显示其雌激素或抗雌激素的作用。当内源性雌激素水平极其低时才显示雌激素激动剂的活性，反之，则主要表现雌激素拮抗剂的作用[16]。

枸橼酸氯米芬通过肝脏清除，在大便中排泄，虽然仍有微量长时间保留在血循环中，但大约6天后，给药量的85%即可被清除[17]。枸橼酸氯米芬是两个具有特性的不同立体异构体恩氯米芬和珠氯米芬形成的消旋混合物。证据显示恩氯米芬是更具有抗雌激素效应的异构体，在枸橼酸氯米芬中起主要的诱发排卵作用[16-18]。

给药后恩氯米芬的水平迅速升高，几天后降至无法检测的水平；枸橼酸氯米芬的反异构体珠氯米芬清除较慢，治疗1个月后血循环中仍能检测到这种活性差的异构体并且可能在连续治疗周期中继续累积[18]。

药效动力学和作用方式

由于结构上与雌激素相似，氯米芬与雌激素受体结合，然而不像自然的雌激素只结合雌激素受体几小时，枸橼酸氯米芬结合雌激素受体的时间延长至几周，这种长期结合最终通过干扰雌激素受体的补充而耗竭雌激素受体的浓度[15]。

枸橼酸氯米芬的抗雌激素受体效应作用在下丘脑和垂体，这是其卵巢刺激的主要机制。下丘脑中雌激素受体的耗竭影响了对血循环中雌激素水平的正常诠释；雌激素的浓度被错误理解为降低，导致了雌激素负反馈，下丘脑产生GnRH，垂体产生促性腺激素（FSH，LH）。

在正常的排卵妇女，发现枸橼酸氯米芬治疗能增加GnRH脉冲频率，因此认为下丘脑是该药主要的作用部位[19]。然而，枸橼酸氯米芬治疗对垂体也起一定的作用，因为PCOS的无排卵妇女的脉冲频率早就是增高的，经该药治疗后GnRH振幅也变大[20]。

在枸橼酸氯米芬治疗过程中，FSH和LH水平增加，经典的5天治疗过程完成后再次下降。在成功治疗周期中，一个或更多的主导卵泡出现和成熟，产生雌激素的高潮，最终诱发月经中期的LH峰值及排卵[19,20]。

适应证

枸橼酸氯米芬治疗的两大适应证是：①无排卵不孕妇女的诱发排卵；②有排卵的不孕妇女刺激多个卵泡排卵和增强排卵（如不明原因的不孕）。

枸橼酸氯米芬是大多数无排卵或排卵少，甲状腺功能和催乳素正常且有充足的雌激素血循环水平的妇女的首要选择（WHO Ⅱ型，如PCOS）。对无排卵性不孕，枸橼酸氯米芬只有在充足的雌激素水平且雌激素负反馈产生促性腺激素的情况下才起效，且能被枸橼酸氯米芬的抗雌激素作用对抗。对枸橼酸氯米芬无反应的妇女是那些血循环雌激素水平很低的妇女，如 WHO Ⅰ 型和 Ⅲ 型或 Sheehan 和 Kallmann 综合征的下丘脑、垂体缺陷的妇女。

对不明原因的不孕，枸橼酸氯米芬可能减轻了微小的排卵功能障碍，通过刺激多个卵泡的发育明显增加妊娠的几率，但同时增加了多胎妊娠和双胎妊娠的风险。

枸橼酸氯米芬的给药

枸橼酸氯米芬在自然月经或黄体酮诱发月经来潮的 2～5 天中任何一天开始给药，口服 5 天。在无排卵妇女中，排卵率、妊娠率和妊娠结局是相似的，不论治疗是否开始于周期的 2，3，4，或 5 天。在第 5 天给药的理论优势是在治疗前有更多的时间确定是否有正常月经（希望降低已妊娠的风险）。

经典的治疗是每天给予 50mg，连续 5 天，在后续的治疗周期中每个周期增加 50mg，直到诱发排卵为止，一旦枸橼酸氯米芬的有效剂量建立，就没有指征进一步增加剂量除非排卵效应消失。高剂量并不能提高妊娠的可能性，但卵巢过度刺激综合征和多胎妊娠的发生率会增加。

虽然诱发排卵的剂量与体重指数相关，但没有方法能精确预测体内有效剂量。因此，枸橼酸氯米芬诱发排卵的剂量是经验性的，需对每一个体建立最低的有效剂量。

虽然发现一些妇女对枸橼酸氯米芬敏感，只需要 12.5～25mg/d，但对大多数妇女来说，枸橼酸氯米芬的有效剂量为 50～250mg/d。大多数妇女将在低剂量排卵，50mg/d 时 52% 的患者排卵，而 22% 的患者须经 100mg/d 的治疗才可排卵。虽然有时需要高剂量，但排卵率常常较低，150mg/d 时 12% 发生排卵，200mg/d 时 7% 发生排卵，250mg/d 时 5% 发生排卵。对 150mg/d 的枸橼酸氯米芬没有反应者将最终更换或结合其他治疗[21,22]。

一旦最低治疗剂量确定，重复使用同样的剂量直至获得妊娠或达到最多的治疗周期——6 周。枸橼酸氯米芬治疗的最初的 3 个周期的妊娠率最高。随后的周期妊娠率显著降低，6 个周期后几乎很难获得妊娠（图 37-2）。因此，不建议治疗 6 个周期后继续采用枸橼酸氯米芬治疗[21]。

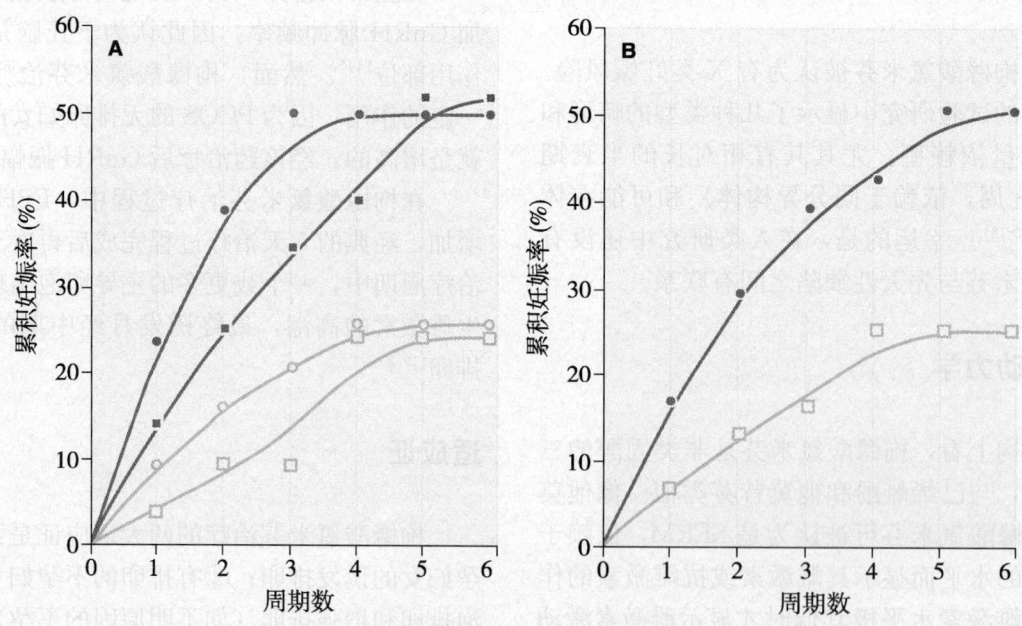

图 37-2　（也见彩图 37-2）用枸橼酸氯米芬和宫腔内人工授精治疗排卵和无排卵性不孕。通过 Kaplan-Meier 表分析累积妊娠率。A，实心圆点，年龄≤30 岁；实心方框，年龄 31～35 岁；空心圆点，年龄 36～40 岁；空心方框，年龄≥41 岁。B，分为两组：实心圆点，年龄≤35 岁；空心方框，年龄＞35 岁。（From Agarwal SK, Buyalos RP: Clomiphene citrate with intrauterine insemination: Is it effective therapy above the age of 35 years? Fertil Steril 65: 759-763, 1996.）

对于无排卵性不孕推荐治疗剂量是清楚的（50mg的增量直至排卵，然后维持该剂量）。然而，在排卵性不孕推荐剂量却不清楚，关于这些妇女什么剂量或什么反应（成熟卵泡的数目）的研究尚不明确。这个不确定性与个体对枸橼酸氯米芬治疗的变异性（不考虑治疗剂量）有关，与妊娠率和成熟卵泡的数量或枸橼酸氯米芬的用量之间缺乏明确的关系有关。而且，枸橼酸氯米芬对于排卵性不孕获得妊娠的治疗价值受到质疑[22]，而且也没有被大的队列研究证实。

治疗监测

确定枸橼酸氯米芬治疗周期是否排卵必须监测，对大多数应用枸橼酸氯米芬治疗的患者，卵泡监测是一般妇产科临床工作中花费很低、方便易行的方法，排卵的证据和黄体功能是成功治疗的关键，选择是多样的，应根据患者的个体需要[23]。

基础体温的测定

基础体温（BBT）测定是评估治疗反应中的一个简单易行的方法，在该试验中，患者每天早晨测定并绘其体温，月经中期的相移表示排卵发生。

尿 LH 检测试剂盒

排卵预测试剂盒能识别月经中期尿 LH 峰值，能更精确地确定生育高峰期（峰值检测和随后 2 天）[24]。通常 LH 峰值出现在枸橼酸氯米芬最后一片的 5~12 天[25]。排卵一般将发生在 LH 峰值后的 14~26 小时，因此，首次 LH 阳性后指导同房和宫腔内人工授精（IUI）妊娠率最高。

黄体中期的孕激素

BBT 和尿 LH 检测的试剂盒能证实排卵的发生但不能记录黄体功能的质量，需要进一步测定——传统的方法是血清孕激素测定和子宫内膜的活检。

孕酮水平高于 3ng/mL 证明有排卵[26]，黄体中期的孕酮浓度（BBT 相移后 7 天或尿 LH 峰值后 7~9 天）将提供更多的信息，其水平超过 10ng/mL 常常显示黄体功能良好[27]。孕酮的作用导致活检内膜显示分泌期的组织学改变也提供排卵的证据。根据子宫内膜的组织学改变可提示黄体功能是否充足[28]。

然而，仍然不能完全根据血清孕酮的水平或子宫内膜活检确定黄体功能是否缺陷，这反映了我们在子宫内膜容受性和种植机制方面知识的欠缺[29,30]。

对枸橼酸氯米芬治疗结局更复杂的检测包括经阴道卵泡超声扫描和血清雌二醇和 LH 水平的测定，常常在较专业的生殖内分泌中心就可进行，由于相关的花费和统计需要，这些方法一般用于那些简单的方法不能提供更多的信息和那些有重度并发症（如严重的卵巢过度刺激综合征和多胎妊娠发生风险）的患者[23]。

在过去，一般认为接受枸橼酸氯米芬治疗的患者在开始一个新的治疗周期前应接受检查，以确保没有残留的卵巢增大或卵巢卵泡囊肿。然而，小的卵泡囊肿在继续治疗周期并不增大[31]，因此，在每一个新的治疗周期前基础超声检查没有必要。然而，当大的囊肿或总的卵巢体积增大出现症状时停止治疗是合理的[23]。

枸橼酸氯米芬治疗的结局

对于合适的患者，据报道枸橼酸氯米芬治疗后成功诱发排卵率在 60%~80%，超过 70% 的患者对枸橼酸氯米芬 50~100mg 治疗都有反应。在年轻的无排卵的妇女中如果仅因为无排卵影响妊娠，经过 3 个周期的成功诱导排卵累积妊娠率达 60%~70%，5 个周期达 70%~85%，总的说来，周期妊娠率在对治疗有反应的妇女中大约为 15%[21]。

在日常临床工作中，尤其是在专治不孕的中心，枸橼酸氯米芬诱导排卵妊娠率低，不利于治疗结局的重要因素是年龄的增加（尤其是年龄大于 35 岁）、存在其他已治疗或未治疗的不孕因素和不孕年限的延长[32]。闭经的妇女比少排卵的妇女更可能妊娠，可能因为有排卵合并其他不孕因素。一般来说，经过 6 个周期枸橼酸氯米芬诱导排卵而不能妊娠是进一步明确诊断评估的指征，需进一步排除其他因素，改变总的治疗措施或二者皆有[23]。

枸橼酸氯米芬的副反应和风险

对枸橼酸氯米芬一般能耐受，一些副作用相对普通，很少持续或严重到足以威胁全面治疗。虽然枸橼酸氯米芬治疗有一些内在的风险，但较温和，易于控制。不良影响一般分为与枸橼酸氯米芬自身有关的副作用和一般的诱发排卵相关的副作用。

副作用

由于枸橼酸氯米芬抗雌激素特性引起的脸红呈剂量依赖性，且大约10%的枸橼酸氯米芬治疗的妇女可发生，症状是暂时的，轻微的，治疗结束后很快消失。

视觉障碍，包括视力模糊或复视，暗或光敏感，一般不常见（<2%发病率）并且可逆，然而，有个例报道治疗后该症状长期持续存在，并发生更严重的并发症如视神经病变。当视觉障碍一旦确诊，应停止治疗而考虑其他的诱发排卵的方法。

较少见的特异的副作用包括胸部的触痛、盆腔不适和恶心，2%～5%的枸橼酸氯米芬治疗的妇女可观察到上述情况[33]，另外在枸橼酸氯米芬治疗的妇女相对常见的是经前期紧张综合征[34]。

先天异常

没有证据证明枸橼酸氯米芬增加出生缺陷的总风险或特异性异常[35,36]。早期提出神经管缺陷的发生率在枸橼酸氯米芬治疗的妊娠妇女中可能较高，但近期的许多研究未被证实[37]，一项关于妊娠结局的研究披露枸橼酸氯米芬在妊娠前3个月不增加先天异常的发生率[38]。

妊娠丢失

不止一篇研究显示枸橼酸氯米芬治疗后，妊娠自然流产的风险高于自然妊娠。一项研究回顾了1744例枸橼酸氯米芬治疗后妊娠与3245例自然妊娠的结局[39]，在这项研究中，妊娠丢失分为临床妊娠丢失（超声下可看到妊娠囊或6周以后的妊娠）或潜伏期妊娠丢失（定量的hCG大于等于25IU/L和未见妊娠囊或流产发生在早期）。在这项研究中当综合考虑临床妊娠丢失和潜伏期妊娠丢失时，枸橼酸氯米芬组妊娠的流产率稍高于自然妊娠组（23.7% vs 20.4%）；当单独考虑潜伏期妊娠丢失时，枸橼酸氯米芬组流产率也是增加的（5.8% vs 3.9%），患者年龄在30岁以上时是8.0% vs 4.9%，而年龄30岁以下的年轻妇女是3.7% vs 3.0%；相反，当单独考虑临床妊娠流产时，枸橼酸氯米芬并不增加流产率（18.0% vs 16.4%），但对年龄小于30岁的妇女流产率是增加的（15.9% vs 11.2%）。

最近一项研究观察了美国诊所1996—1998年的ART妊娠的62 228例临床妊娠的自然流产率，发现应用枸橼酸氯米芬的自然流产的风险是增加的[40,41]，然而这些研究的结论并不让人信服。经枸橼酸氯米芬治疗后的妊娠丢失可能与患者合并的其他并发症相关，如胰岛素抵抗、与PCOS相关的遗传因素或不明原因的不孕、子宫内膜异位症和母亲年龄的增加[42]。

抗雌激素的作用和生育

枸橼酸氯米芬治疗伴随的抗雌激素的作用也许会对生育有负面影响，由于枸橼酸氯米芬异构体的半衰期相对长，因此枸橼酸氯米芬的不可避免的抗雌激素作用会影响宫颈、子宫内膜、卵巢、卵母细胞和胚胎。关于妇女和多种模式系统的研究描述了其对宫颈黏液、子宫内膜的生长和成熟、卵泡或黄体的甾体激素的合成、卵母细胞的受精和胚胎发育的数量或质量有影响。

这些副作用可解释观察到的枸橼酸氯米芬治疗的患者排卵率和妊娠率之间的偏差。这些副作用在高剂量和长期持续治疗时更明显，提议用外源性雌激素补充能改善副作用[43,44]，然而，很少有有说服力的证据支持雌激素替代有利于对抗这种抗雌激素的副作用[23]。

枸橼酸氯米芬治疗不但影响宫颈黏液的生成，也影响子宫内膜的结构[45-47]。然而，宫颈黏液的评分（基于数量和质量）还没发现对治疗结局有预测价值（如妊娠的完成）。

子宫内膜被认为是枸橼酸氯米芬抗雌激素作用的最重要的靶器官之一，这也许与枸橼酸氯米芬的低妊娠率和高流产率有关。成功的着床需要子宫内膜的容受性、腺体和间质的同步发育[48]。

许多研究报道枸橼酸氯米芬对子宫内膜的作用有冲突[45-47,49-51]，可能与子宫内膜不同的评估方法有关。然而最近的一项前瞻性研究中应用子宫内膜形态学分析，定量而客观地研究了枸橼酸氯米芬对正常妇女子宫内膜的影响。在这项研究中，发现枸橼酸氯米芬对子宫内膜有有害的作用，证实可减少腺体的密度和增加空泡细胞的数目[51]。另外，在高于30%的接受枸橼酸氯米芬治疗诱发排卵的不明原因性不孕时，子宫内膜厚度低于正常的维持种植所需的水平[45]。这项研究得到其他研究证实[46,47]。

在黄体早期和围着床期子宫血流的减少至少可部

分解释的枸橼酸氯米芬治疗的不良结局[51]，其他研究显示存在与枸橼酸氯米芬治疗失败相关的未被认知的其他因素[52-54]。此外，有一些证据显示枸橼酸氯米芬对受精、小鼠和兔子的早期胚胎发育有直接负面影响[55,56]。另外有一些报道显示枸橼酸氯米芬治疗与卵母细胞质量差有关。然而，枸橼酸氯米芬在一些动物中的研究没被其他一些动物试验证实[53,54]，目前枸橼酸氯米芬对人类卵母细胞和人类胚胎的发育有无直接的负面影响尚未明确。

由于上述提到的枸橼酸氯米芬治疗的抗雌激素作用，几项研究尝试同时给予雌激素来逆转这种作用。一些研究报道用这种方法增加子宫内膜的厚度和提高妊娠率[57,58]，其他研究报道认为该用法没有益处[44]，甚至雌激素的应用存在有害作用[59]。另一些处理是在月经周期的早期给予枸橼酸氯米芬而不是在月经的第5天[60]，希望抗雌激素的作用在排卵前和种植前有某种程度的减弱。根据枸橼酸氯米芬异构体的长半衰期，这种处理不可能成功。第三种方法是合并应用其他SERM（如他莫昔芬），从而产生更强的雌激素拮抗效应，或用他莫昔芬替代枸橼酸氯米芬[61]。然而没有一个方法能成功避免枸橼酸氯米芬治疗的抗雌激素作用。最近的一项已发表的研究显示高剂量的豆黄碱可能克服枸橼酸氯米芬治疗时的抗雌激素作用对子宫内膜的影响[62]，这样的报道有待于被其他学者证实。

总之，从现有的证据和累积的临床经验来看，很难得出枸橼酸氯米芬治疗的妇女不良的抗雌激素作用对妊娠结局的影响的精确意义，似乎存在着关于枸橼酸氯米芬的外周抗雌激素作用的敏感性的个体差异性，这可能是由于雌激素受体再补充和激活的复杂性和枸橼酸氯米芬药代动力学的个体差异性。不明原因性不孕和PCOS的妇女对枸橼酸氯米芬治疗获得妊娠的成功率的差异（PCOS妇女较高）显示PCOS妇女可能对枸橼酸氯米芬的抗雌激素的外周组织有弱的易受损性。近期研究显示PCOS患者受体表达水平的差异（雄激素受体，雌激素受体和孕激素受体）和PCOS患者子宫内膜和子宫肌层的辅助因子的差异，这项近期研究支持了此假说[63]。例如，甾体激素受体共激活剂的p160家族，贯穿存在于月经周期中，有促进甾体激素受体的活性，被发现在PCOS妇女的子宫内膜中过度表达[80]。然而在非PCOS妇女，枸橼酸氯米芬治疗的不良结局的原因是存在不孕因素，而不是枸橼酸氯米芬的抗雌激素作用的敏感性的增加。

枸橼酸氯米芬治疗失败

病因

就枸橼酸氯米芬治疗而论，我们定义两种治疗的失败：第一种，氯米芬促排卵的失败（氯米芬抵抗），包括用枸橼酸氯米芬诱发排卵失败的患者；第二种情况，氯米芬妊娠失败，包括枸橼酸氯米芬能诱发排卵但未妊娠的患者，第二种情况也包括排卵性不孕的妇女经枸橼酸氯米芬治疗后未获得妊娠。

氯米芬诱发排卵失败

氯米芬诱发排卵失败的两种主要原因是胰岛素抵抗（PCOS的妇女）和枸橼酸氯米芬不适当的适应证（如WHO Ⅰ型或Ⅲ型无排卵，或由于医学疾病需要特殊治疗的排卵障碍的妇女如甲状腺紊乱、先天性肾上腺皮质增生和高催乳素血症）。

氯米芬妊娠失败

氯米芬妊娠失败的原因（对枸橼酸氯米芬治疗后有反应能排卵但不能获得妊娠）可能与广泛多样的不孕因素有关，如男性因素不孕、子宫内膜异位症、未被诊断的输卵管因素或子宫内膜容受性因素。然而，许多这样的妇女可应用注射用的尿促性腺激素或芳香化酶抑制剂等其他的卵巢刺激方案获得妊娠，这点支持了枸橼酸氯米芬相关的抗雌激素的作用可能对妊娠率和排卵率之间存在的差异起主要的作用[64-66]。

氯米芬治疗失败的其他选择

一些对标准的枸橼酸氯米芬治疗方法无效的妇女改变枸橼酸氯米芬治疗方案会有反应而出现排卵，包括增加枸橼酸氯米芬的剂量和延长应用时间。例如，当短疗程失败后，应用时间持续8天或每日剂量200~250mg时可能有效。然而，长期或高剂量治疗与更高的抗雌激素效应有关，即使有排卵也降低妊娠的机会[23]。

几种辅助治疗显示能克服枸橼酸氯米芬的抵抗作用，包括胰岛素增敏剂（如二甲双胍）、外源性的HCG、合并应用枸橼酸氯米芬和外源性的促性腺激素序贯治疗和腹腔镜下卵巢打孔术。除非确切地诊断为 CAH，类固醇不能应用到诱发排卵中。很显然，治疗的选择不应太武断，应根据患者的病史、试验室的评估结果和先前枸橼酸氯米芬治疗周期的观察而定。在这一章中，我们简单概述 PCOS 患者联合应用药物诱发排卵。

胰岛素增敏剂

胰岛素抵抗和高胰岛素血症被公认为是 PCOS 的特征。高胰岛素血症显著导致高雄激素血症和慢性无排卵。能提高体内胰岛素反应的制剂（胰岛素增敏剂）通过降低胰岛素水平帮助胰岛素抵抗的 PCOS 不孕患者诱发排卵。

这对枸橼酸氯米芬治疗无效的 PCOS 患者中尤其重要。De Leo 和其同事总结了 PCOS 患者胰岛素增敏剂的应用[67]，广泛讨论了这些制剂对内分泌、代谢和生殖功能的影响。

虽然在 PCOS 患者观察到胰岛素增敏剂的治疗对内分泌和生殖的益处是令人信服的，能改善胰岛素抵抗，但在这些患者中胰岛素增敏剂可能通过其他机制诱发排卵。其中之一是直接影响卵巢甾体激素的生成，有证据表明胰岛素增敏剂、二甲双胍、噻唑烷二酮类通过直接抑制甾体激素酶的产生而调节甾体激素的产生。研究发现曲格列酮抑制人的黄体颗粒细胞产生孕激素和鼠的卵泡膜细胞产生雄激素[68,69]。也有研究发现直接抑制 3β 脱氢酶导致猪颗粒细胞孕激素的分泌[70]。曲格列酮和其他噻唑烷二酮抑制中国仓鼠卵巢细胞的胆固醇生物合成和人的颗粒细胞芳香化酶的活性[72]。

二甲双胍

几篇研究显示单用胰岛素增敏剂二甲双胍使得许多闭经的 PCOS 患者能恢复月经和周期性排卵[16,73]，这让一些人提倡二甲双胍作为有胰岛素抵抗的 PCOS 不孕患者的一线治疗（1000～2000mg/d），对那些单用无反应的患者添加枸橼酸氯米芬。然而，与枸橼酸氯米芬相比，每周期相对高的花费、二甲双胍治疗的复杂性和显著的胃肠道反应（恶心、呕吐、腹泻）使得对氯米芬抵抗的患者宁愿不用二甲双胍的治疗。那些有潜在的肝肾功能损害的患者谨慎使用。建议在开始治疗前应检测肌酐水平和肝功能[73]。

不幸的是，迄今已经发表的 PCOS 患者应用二甲双胍的研究都没有采取随机化研究，或者随机化研究只包含了少量患者而不能给予确定性结论。然而，先前临床研究的综合性结果的 Meta 分析得出二甲双胍治疗后 PCOS 患者的排卵和妊娠率有显著性改善，重要的是注意排卵和妊娠之间的差异。

二甲双胍的有效性

一篇近期的 Cochrane Meta 分析显示二甲双胍对 PCOS 患者排卵有效，二甲双胍与安慰剂相比 OR 为 3.88（可信区间 [CI]，2.25-6.69），二甲双胍联用枸橼酸氯米芬与单用枸橼酸氯米芬相比 OR 为 4.41（CI，2.37-8.22）。对妊娠率的分析显示二甲双胍和枸橼酸氯米芬合用有显著治疗效果（OR，4.40；CI，1.96-9.85）。研究得出二甲双胍对无排卵性的 PCOS 有效，作为一线治疗制剂的选择似乎是合理的[73]。

最近有一个 PCOS 患者应用二甲双胍的系统综述，包括队列和随机研究、二甲双胍与安慰剂的对照研究、二甲双胍与枸橼酸氯米芬的对照研究、二甲双胍＋枸橼酸氯米芬与安慰剂＋枸橼酸氯米芬的对照研究。作者发现二甲双胍诱发排卵比安慰剂好 50%（RR，1.50；95%CI，1.13-1.99），然而，单用二甲双胍在获得妊娠方面与安慰剂相比没有证实有益处（RR，1.07；CI，0.20-5.74）；然而，二甲双胍＋枸橼酸氯米芬在诱发排卵（RR，3.04；CI，1.77-5.24）和获得妊娠方面（RR，3.65；CI，1.11-11.99）是单用枸橼酸氯米芬的 3 倍。因此作者推断二甲双胍诱发排卵是有效的，二甲双胍＋枸橼酸氯米芬在获得妊娠方面与单用枸橼酸氯米芬相比更有效[74]。在一项前瞻性、随机、双盲、对照的临床试验中比较了枸橼酸氯米芬和二甲双胍作为 PCOS 非肥胖的无排卵妇女诱发排卵的一线治疗的效果，显示二甲双胍 850mg 一天两次比枸橼酸氯米芬从黄体酮撤退性出血第 3 天起每天给予 150mg 连续 5 天有较高的妊娠率（69% vs 34%）[75]，也有较高的出生率倾向。在最近的一项多中心随机的以安慰剂作对照的试验中，当枸橼酸氯米芬作为一线药物治疗 PCOS 不孕妇女时，显示添加二甲双胍不能增加诱发排卵和妊娠的可能性[76]。因此，在大多数情况下，枸橼酸氯米芬是 PCOS 无排卵妇女不孕治疗的用药选择，如果枸橼酸氯米芬诱发排卵失败则加用二甲双胍。

胰岛素增敏剂的选择

其他胰岛素增敏剂如噻唑烷二酮类（曲格列酮、

罗格列酮、匹格列酮）和 chiroinositol[77-84] 已经用在胰岛素抵抗的 PCOS 患者诱发排卵的小的临床试验中。然而，由于二甲双胍有较高的安全性、长期的临床经验和花费低，其他胰岛素增敏剂局限在二甲双胍治疗有抵抗时应用[85]。最后，在总结这一部分胰岛素增敏剂在 PCOS 不孕患者中的应用之前，有必要强调增强胰岛素功能和降低胰岛素抵抗的其他非药物治疗方法，包括节食、降低体重和锻炼。胰岛素增敏剂应作为这些非药物治疗的辅助治疗。

人绒毛膜促性腺激素

在枸橼酸氯米芬治疗过程中 hCG 应用旨在取代（在内源性的 LH 峰值出现前）或支持内源性的 LH 峰值。这可能对适时人工授精或指导同房有重要意义。

许多临床试验研究那些对单用枸橼酸氯米芬不能诱发排卵的妇女应用 hCG 作为内源性 LH 峰值的疗效[31,86,87]。在无排卵不孕妇女的临床研究中显示当主导卵泡的直径在 19～30mm（平均值经在 25mm）[87]，自然的 LH 峰值成功诱导枸橼酸氯米芬排卵周期，排卵前卵泡的平均生长速率大约是 2mm/d，LH 峰值的发生大约在 5 天内。正常情况下，排卵前卵泡在成熟高峰期通过产生和维持高于一定限度的雌激素水平引起 LH 峰值触发排卵。因此，自然 LH 峰值的时间总是最佳的，而 hCG 应用后 LH 峰值时间只是推测而已。

在那些 hCG 治疗可能是有效和必要的特殊情况下，hCG 应用最好延迟到主导卵泡平均直径达到或超过 20mm[23]。偶尔的，夫妇由于无排卵合并男性因素可应用枸橼酸氯米芬＋IUI 治疗。目前清楚的是，受精的准确时间对治疗的成功至关重要。

疗效

在一项包含 2000 例连续的指导同房或 IUI 完整的卵巢刺激周期的综述中，与 hCG＋枸橼酸氯米芬给予相比，LH 峰值的发生有较高的妊娠率，但与 hCG＋促性腺激素相比，则有较低的妊娠率，提示对枸橼酸氯米芬治疗来说，等待 LH 的峰值发生可能有较好的结局[88]。

缺点

hCG 的应用确有潜在的缺点和不良后果，这是因为为了给药时间恰当，卵泡的发育需经阴道超声连续检查，而这种检查花费高且没有必要。这种复杂的步骤与枸橼酸氯米芬诱发排卵的主要益处（如简单、价廉）相抵触。而且，即使在仔细监测周期时，外源性 hCG 的最佳给予时间也很难确定。

促性腺激素

枸橼酸氯米芬和促性腺激素的续贯治疗对于那些最终需要外源性促性腺激素获得排卵的枸橼酸氯米芬抵抗的无排卵妇女而言，枸橼酸氯米芬和促性腺激素的续贯治疗是有益处的。续贯的枸橼酸氯米芬和促性腺激素（hMG 或 FSH）治疗对那些枸橼酸氯米芬治疗失败的患者，枸橼酸氯米芬和促性腺激素（hMG 或 FSH）续贯治疗越来越容易产生过度排卵[89,90]。

在卵巢超排卵过程中，增加枸橼酸氯米芬的价值在于降低获得最佳刺激的 FSH 的剂量。然而，在监测中必须小心仔细，因为枸橼酸氯米芬应用造成的周围组织的抗雌激素作用，可能抵消 FSH 剂量的缩减效应[91]。

腹腔镜下卵巢打孔术

卵巢打孔对枸橼酸氯米芬抵抗的 PCOS 妇女是否有效存在着强烈的争议，该技术包括腹腔镜下烧灼、透热疗法或多位点的激光汽化疗法，目的是通过减少卵巢间质的体积（经典的卵巢楔形切除手术）来降低循环或卵巢内的雄激素水平。

据报道卵巢打孔可重新恢复自然排卵或至少恢复枸橼酸氯米芬治疗的敏感性。术后粘连的形成可能影响生育是常见的[92]。在数月的时间，血清睾酮的浓度典型的下降大约是 40%～50%。选择合适的患者行打孔术后大约 70%～90% 将有排卵，50%～80% 的患者将妊娠。因此，对于枸橼酸氯米芬抵抗的妇女，实际上考虑到花费和逻辑性就会排除其他治疗（如外源性促性腺激素）而采用卵巢打孔[23]。卵巢打孔似乎没有改善胰岛素抵抗和脂代谢紊乱[93]。

芳香化酶抑制剂

枸橼酸氯米芬治疗是诱发排卵治疗的中坚力量，因为其他治疗方法没有像它那样的优点，如药物可以口服、不需要监测、轻微的副作用、相对低的花费和低得多胎妊娠的风险。然而，治疗应采用最低有效剂量，这是由治疗经验决定，并且不应超过6个治疗周期。枸橼酸氯米芬成功诱导排卵但未怀孕者应进一步评估以除外其他的合并存在的不孕因素或改变总的治疗策略。对于PCOS患者，二甲双胍毋庸置疑是重要的下一步，也或许是下一步最先开始的。然而，其他药物也是可以选择应用的。

芳香化酶概述

芳香化酶是细胞色素P450血红素蛋白包含酶复合超级家族（P450arom，CYP19基因的产物）的一名成员，芳香化酶催化雌激素生成的限速步骤，也就是说，雄烯二酮和睾酮经三个羟基化步骤分别转化成雌酮和雌二醇[94]。芳香化酶的活性出现在许多组织如卵巢、脑组织、脂肪组织、肌肉、肝、乳腺组织和一些恶性的乳腺肿瘤中。循环中雌激素的主要来源是绝经前妇女的卵巢和绝经后妇女的脂肪组织[95]。因为雌激素的产生是生物合成的最终步骤，芳香化酶是选择性抑制的最佳目标（表37-1）。

芳香化酶抑制剂的类型

芳香化酶抑制剂发展至今，已有30年的历史，第三代芳香化酶抑制剂主要在绝经后期乳腺癌的治疗中得到认可[96]，芳香化酶抑制剂有不同的分类：甾体和非甾体，根据发展的阶段分为第一代、第二代和第三代。

临床上第一代芳香化酶抑制剂是氨鲁米特，通过抑制许多涉及甾体激素合成的相关酶类造成药物性肾上腺切除[97]。虽然氨鲁米特是绝经后乳腺癌的有效激素制剂，其作用是复杂的，需要与皮质醇类固醇

表37-1 用芳香化酶抑制剂诱发排卵的潜在优势
妊娠率高
大多数无排卵患者诱发单卵泡发育
由于短的半衰期和副作用较少有高的安全性
降低多胎妊娠的几率
降低严重卵巢过度刺激综合征的风险
控制性卵巢刺激降低FSH剂量
改善反应不良的FSH的反应
治疗的花费低（平均每周期30～100美元）
给药的方便性：口服途径、不同制剂、包括单剂量制剂

激素替代合并应用，另外它的副作用（包括昏睡、皮疹、恶心和发热）导致8%～15%的患者停止治疗[98]。由于氨鲁米特特异性的缺乏和毒性使得人们寻求更特异性的芳香化酶抑制剂。另外，早期的芳香化酶抑制剂不能彻底抑制绝经前妇女芳香化酶的活性。

已上市的第三代芳香化酶抑制剂包括两种非类固醇类制剂——阿那曲唑和来曲唑以及一种类固醇制剂——依西美坦[99-101]。在北美、欧洲和世界的其他地区，对绝经后乳腺癌临床上可以使用阿那曲唑和来曲唑。这些三唑（抗真菌药）衍生物是可逆的，是比氨鲁米特拥有更大效能的竞争性芳香化酶抑制剂（100倍以上），1～5mg/d的剂量可以抑制雌激素97%～99%以上以至于最敏感的免疫试剂盒也不能检测出。口服后芳香化酶抑制剂可完全吸收，平均终末半衰期大约为45小时（范围30～60小时），主要通过肝脏清除。大多数副反应是轻微的胃肠道紊乱，很少限制治疗，根据绝经后妇女的研究，其他的副作用包括虚弱、热潮红、头痛和背痛[99-101]。

诱导排卵的作用机制

最近，用芳香化酶抑制剂成功诱导排卵已见报道[102-109]，对这些药物治疗诱导排卵有效性的根本机制有几种假说[110]。

中央假说

可能是模拟枸橼酸氯米芬的作用，在月经周期的早期给予芳香化酶抑制剂，雌激素受体不会耗竭。有证据显示血循环的雌激素（卵巢产生）和局部产生的雌激素（脑组织中产生）对促性腺激素的释放发挥了负反馈[111-114]。通过抑制芳香化酶将解除雌激素对下丘脑-垂体轴的负反馈，从而增加了促性腺激素的分泌，导致卵巢卵泡的刺激。这种选择性的非类固醇芳香化酶抑制剂，与枸橼酸氯米芬相比有相对短的半衰期（大约45小时），因此可迅速从体内消除[115,116]。另外，没有雌激素靶组织的副作用，因为没有雌激素受体降调节的发生，与在枸橼酸氯米芬治疗周期中观察到得雌激素受体的消耗刚好相反。

在芳香化酶抑制剂应用中，除消失的雌激素-负反馈引起促性腺激素的原始反应外，其他的中枢调节作用机制可能是不依赖于GnRH介导的促性腺激素的释放。累积证据显示雌激素能调节激活素/抑制素/

卵泡抑素系统[117-120]，通过直接影响到垂体促性腺物质导致 FSH 的产生。激活素由许多组织产生，包括垂体[121]和直接作用促性腺物质刺激 FSH 的合成[122]。卵泡抑素由下垂体产生，是活性凝结蛋白质，通过分离活性素降低 FSH 的合成[123]。雌激素，通过激活素的抑制[124]，经 GnRH 非依赖机制选择性抑制 FSH 而不是 LH[124-126]。

在 PCOS 的妇女，FSH 的过度抑制可能是卵巢组织中产生的过多的雄激素，而后在脑组织中通过芳香化作用转化成雌激素的结果。芳香化酶抑制剂抑制卵巢组织和脑组织中雌激素的产生，因此在 PCOS 中，芳香化酶抑制剂导致 FSH 释放增加和卵泡刺激及排卵。在 PCOS 患者中实际 FSH 的释放可能被循环中高的抑制素所抑制[127-130]，这点也不能被芳香化酶抑制剂所改变。小的窦状卵泡数目增加引起抑制素 A 和 B 浓度增加[129]。此外，由于芳香化酶抑制剂不能对抗脑组织中的雌激素受体，卵泡生长的初期伴随着雌激素和抑制素浓度的增加，导致正常第二反馈环限制 FSH 的反应，因此避免了多发排卵和 OHSS 的风险。

周围假说

解释芳香化酶抑制剂在卵巢刺激中的作用的第二个假说涉及卵泡对 FSH 敏感性增加的作用机制。这可能是由于卵巢内雄激素的暂时积累引起的，因为芳香化酶抑制剂阻碍了雄激素底物转化成雌激素。最近数据支持在灵长类早卵泡期中睾丸激素的刺激作用[131]。发现睾酮增加灵长类卵泡 FSH 受体的表达，显示雄激素通过增强 FSH 作用促进卵泡的生长并间接促进雌激素的生物合成[132,133]。而且，卵泡内雄激素积聚刺激胰岛素样生长因子（IGF-1）产生，进而协同 FSH 共同促进滤泡生长[134-137]。PCOS 妇女卵巢内芳香化酶相对缺乏可能导致卵巢内雄激素的增加[138,139]，引起多个小卵泡的发育，形成多囊卵巢的形态学改变。雄激素也可能增加 FSH 受体，使得这些 PCOS 卵巢对 FSH 的增加非常敏感；而 FSH 的增加或者是通过外源性促性腺激素引起（因此有高的 OHSS 的风险），或者是由于芳香化酶抑制剂诱发的雌激素负反馈减弱导致内源性 FSH 增加。后者因为正常的抑制素/雌激素负反馈环，相对小的 FSH 增加一般造成单卵泡排卵，因此避免了 OHSS 的发生。

外围假说的另一方面是子宫内膜的雌激素受体，芳香化酶抑制剂抑制了血循环和外围靶组织中的雌激素水平，导致了子宫内膜雌激素受体的上调，一旦雌激素的分泌被恢复则子宫内膜迅速增长。雌激素通过刺激雌激素受体泛素化造成受体快速降解。雌激素缺乏的情况下，泛素化作用降低，引起雌激素受体上调和后续的雌激素给予的敏感性增加[140]。这可能增加子宫内膜对雌激素的敏感性，造成子宫内膜上皮细胞和基质的快速增殖，增加流向子宫和内膜的血流[141]。因此，在芳香化酶抑制剂治疗周期中即使雌激素水平低于正常，到卵泡成熟时也可形成正常的子宫内膜和厚度[102-109]。

与枸橼酸氯米芬相比潜在的优势

与枸橼酸氯米芬相比，第三代芳香化酶抑制剂的半衰期相对短（大约 45 小时），很快可从体内清除[115,116]。不像枸橼酸氯米芬那样普遍发生，芳香化酶抑制剂没有雌激素受体的降调节的发生，没有对雌激素靶组织产生副作用。因此芳香化酶抑制剂是令人感兴趣的枸橼酸氯米芬的替代剂，尤其是对于在这一章前面讲到的反复性枸橼酸氯米芬治疗失败的患者。然而，对于严重的胰岛素抵抗或枸橼酸氯米芬不适宜治疗（如下丘脑性的闭经或卵巢衰竭）引起的枸橼酸氯米芬抵抗的患者（排卵失败），芳香化酶抑制剂也不可能成功。用胰岛素增敏剂纠正胰岛素抵抗从逻辑上是合理的。替代治疗应考虑其他问题，如下丘脑性闭经的外源性促性腺激素的注射和卵巢衰竭的患者应考虑赠卵。

最近几年，支持芳香化酶抑制剂在不孕治疗的证据逐渐增多[102-109]。大多数研究应用来曲唑，然而，另一种第三代芳香化酶抑制剂阿那曲唑与来曲唑相似，被用于其他研究[107,142,143]。目前不明确的是来曲唑和阿那曲唑之间在临床上是否有任何显著的药理学的差异[144]。最近的安全性研究发现，阿那曲唑在动物胚胎发育方面没有畸形和诱裂反应[145,146]。

芳香化酶抑制剂和外源性促性腺激素

芳香化酶抑制剂可以单独应用诱发排卵，也可作为辅助用药与外源性 FSH 或其他药物联用改善诱发排卵的结局。

芳香化酶抑制剂单独应用的一个主要优点是在月经的早期用大剂量[102,103,105]或单剂量[147]的芳香化酶抑制剂可使无排卵性不孕患者恢复单个卵泡发育排卵的能力。单剂量使用方便，但由于大剂量的给予可能使潜在的副作用增加。然而，单剂量多次给药与单次给予的大剂量相比，没有观察到明显的副作用[148,149]。

芳香化酶抑制剂可与 FSH 联合应用增加排卵前卵泡的数目以改善治疗的结局。即使在卵巢反应不良[106]的患者，芳香化酶抑制剂与 FSH 联合应用可明显降低 FSH 的用量，获得最佳的卵巢刺激效果[105]。芳香化酶抑制剂的降低雌激素的超生理水平的效应也可改善多个卵泡发育时的治疗结局[110]。

总的说来，当单独应用时，芳香化酶抑制剂导致一或两个成熟卵泡发育，显著降低卵巢过度刺激综合征和多胎妊娠的风险[150]。为了获得多发排卵，芳香化酶抑制剂联用 FSH 似乎是必要的。

芳香化酶抑制剂对子宫内膜异位症相关性不孕

令人兴奋的是，芳香化酶在子宫内膜异位组织的表达对局部雌激素的产生和子宫内膜异位症的发展具有重要的作用[151,152]，提示芳香化酶抑制剂对子宫内膜异位相关性不孕中有好处。芳香化酶抑制剂应用后诱发排卵与其抑制子宫内膜植入部位的局部雌激素的产生和周围雌激素水平的降低有关，在某种程度上可抑制不孕症治疗中子宫内膜异位症的进展。

芳香化酶抑制剂的担忧

对于芳香化酶抑制剂诱发排卵的担忧包括芳香化酶抑制剂的潜在的副作用、低的雌激素水平和卵巢内雄激素的暂时增加。在临床应用中，非甾体类的芳香化酶抑制剂一般容易耐受。主要的副作用是面潮红、胃肠道反应（恶心和呕吐）和腿痛性痉挛。总的说来，在一线或二线 3 期临床试验中很少有患者由于芳香化酶抑制剂的副作用而退出治疗[153,154]。每天给予芳香化酶抑制剂治疗数月的年龄大的晚期乳腺癌患者，可观察到这些副作用。短期应用芳香化酶抑制剂诱发排卵的健康年轻妇女很少有这些副作用。

低或很低的卵泡内雌激素水平是否与卵泡的发育、排卵和黄体的形成相协调这个问题在前文已经讨论过了[155]。已知卵泡内雌激素水平显著减少到缺乏与卵泡增大、可受精卵母细胞的重获和表正常的胚胎发育相协调[156-160]。芳香化酶抑制剂的迅速清除、酶抑制的可逆本质和 FSH 水平的升高，诱导了新的芳香化酶的表达，这些因素限制了雄激素的积聚，导致雌激素产生增加。

口服诱发排卵制剂的副作用和相关影响

多胎妊娠

在过去 10 年，许多国家多胞胎的发生率显著增加，几乎全部是促性腺激素和其他诱发排卵制剂应用的结果[161]，根据 2001 年国家发病统计报告，双胎率比 1990 年增加 33%，比 1980 年增加 59%。此外，三胞胎和更多胎的比率比 1980 年增加 400%[162]。2001 年 1.6% 单胎、11.8% 双胎、36.7% 三胎、64.5% 四胎、78.6% 的五胎在妊娠 32 周前出生[162]。更值得注目的是，三胎、四胎极早产的发生率（28 周前出生）高达 14%[163,164]。

与多胎妊娠相关的母亲和新生儿并发症的发生率也在增加[165,166]，全国卫生统计系统中心的数据发现双胎出生后第一个月死亡率是单胎的 4 倍，三胎可达 10 倍以上。

每一个双胎和三胎婴儿的医院内花费是单胎花费的 2～3 倍，社区和医疗保健系统的一生的花费可能是单胎的 100～200 倍[167]。对影响医院支出的变量进行控制后 1991 年单胎分娩的家庭支出是 9845 美元，双胎是 37 947 美元（18 974 美元/胎），三胎 109765 美元（36 588 美元/胎）[167]。不幸的是，目前存在需要增加不孕症患者治疗成功率的强大压力。采用的治疗策略是诱发排卵时给予外源性的促性腺激素增加成熟卵泡的数目，增加 IVF 时胚胎和配子的数目。这些策略在增加成功妊娠儿率的同时实质上也增加了多胎妊娠的可能性，进而也增加了产科和新生儿入院人数。许多人害怕通过降低卵泡刺激的数目或胚胎移植的数目来降低多胎妊娠的风险，但也可能导致低妊娠成功率，从而使治疗周期增加。然而，欧洲的经验是限制胚胎移植的数目为两个，甚至在预后好的患者（斯堪的纳维亚）胚胎移植数目限制为一个，但妊娠率并没有实质性的降低，而双胎率降低了将近 10%[168]。

更多的困难是诱发排卵＋IUI 后的多胎妊娠问题。在美国报道卵巢刺激后的多胎妊娠率高达 30%，更常见与 IUI 有关[169]。单用促性腺激素刺激多胎妊娠率为 10%～15%，而促性腺激素与 IUI 联合应用高达 15%～29%[170]。用枸橼酸氯米芬治疗，多个卵泡发育相对常见，多胎妊娠的风险明显增加（大约 8%）。枸橼酸氯米芬治疗后的多胎大多数是双胎妊娠，三胎妊娠和更多胎的妊娠很少见但确有发生。最近的几项国家研究证实绝大多数的多胎妊娠（63%～80%）是由于促性腺激素的刺激引起，主要是FSH+IUI，而不是胚胎移植的IVF引起[165,172]。美国从1997年起每个治疗周期胚胎移植数目的减少引起三胎或多胎妊娠率的降低[172]。

显然，最后的策略是预防多胎妊娠的发生而不是发生后如何处理这些问题（如多胎妊娠减灭术）。选择性减胎对许多夫妇来说是伦理问题，承担失去所有胎儿的风险和增加多年来不孕夫妇的心理紧张[173,174]。其他着重于加强产前监测和采取干预措施的预防早产的策略只是在控制多胎妊娠的并发症方面取得局部成功[175]。这些所提到的每种改善多胎妊娠结局的方法依赖于多胎妊娠已经建立后的应用策略。如前所述，更好的和更经济的解决方法是避免多胎妊娠。

一些研究显示，通过加强监测而慎重应用卵巢刺激制剂[176,177]，或采用不是普遍应用的但诱发排卵安全的制剂如脉冲式GnRH[170]，多胎妊娠数降低了。这些策略通过减少多个卵泡发育、或采用更激进的消减策略，或转为IVF而降低多胎妊娠的发生[169]。De Geyter和其同事应用超声介导下抽吸多余的卵泡而不减少周期作为避免多胎妊娠的方法[178]。Pasqualotto研究发现卵泡的总数目不能预测多胎妊娠的发生。然而，其他研究显示多胎妊娠与15mm或以上的卵泡数目有关[180]。替代多余卵泡抽吸或消减术的安全选择是从IUI转化为IVF，从而临床医生可以控制放入子宫内的胚胎数目。IVF虽然增加了花费，但转化为一种可能妊娠的途径避免了完全的财务损失和取消周期所遭受的挫折[181]。因此，卵巢刺激+IUI后没有一种方法能降低多胎妊娠的风险、不显著降低成功率或转化为IVF后不增加花费。在大多数周期获得单卵泡发育并与FSH刺激获得旗鼓相当的成功率的诱发排卵制剂联合IUI将是一种振奋人心的改善多胎妊娠风险的方法。

卵巢过度刺激综合征

枸橼酸氯米芬治疗的妇女和为IUI进行的轻度促性腺激素刺激的OHSS的发生率很难确定，因为研究中该病的定义范围很广，轻度的OHSS（中等的卵巢增大）是相对常见的但不需要积极处理。当枸橼酸氯米芬诱发排卵建立最小的有效剂量时，严重的OHSS的风险（巨大的卵巢增大、渐进性的体重增加、严重的腹痛、恶心和呕吐、血容量减少、腹水和少尿）是很小的[23]。该并发症在第40章详细讨论。

卵巢癌

过去10年出版的研究发现，卵巢癌和枸橼酸氯米芬治疗间的关系不确定。第一种是病例对照研究，认为接受各种不孕治疗的妇女（包括枸橼酸氯米芬治疗）卵巢癌的风险增加了近3倍。该项研究方法广泛受到批评，其中一个最重要的原因是将接受不孕治疗的不孕妇女和已经生育的妇女进行比较，而不是与未治疗的不孕妇女进行比较，即使长期以来不孕和未产被视为卵巢癌的危险因素。已经接受治疗的已妊娠的妇女卵巢癌的风险没有明显的增加。第二项研究是队列研究，得出结论是枸橼酸氯米芬治疗的妇女卵巢肿瘤的风险增加[183]。枸橼酸氯米芬治疗的队列研究中显示少于12个周期的治疗不增加其风险。这项研究也备受批评，主要是因为其包含了不同类型的癌症和低度潜在恶性肿瘤（如上皮细胞、生殖细胞、间质细胞）；而且各自的病理生理学也不同。

后来的研究结果是可靠的，但诱发排卵药物的治疗是否增加卵巢肿瘤或癌症的风险的问题仍未解决也不能马上排除[184-187]。当然，诱发排卵和卵巢癌有无因果关系还没建立。对于关心这个问题的父母可以告知这种药物增加卵巢癌的风险是可能的但不是肯定的。另外，足月妊娠和口服避孕药2年或以上显著降低了总的卵巢癌的风险[188-190]，并且可抵消生育治疗所增加的潜在的风险。在处方上没有变化是正当的，但延长枸橼酸氯米芬的治疗一般是没有价值的，因此应当避免，主要是因为这样做成功的希望也很渺茫[23]。

要点

- 化学上，枸橼酸氯米芬是非甾体类三苯乙烯衍生物，与已烯雌酚和他莫昔芬相关。
- 枸橼酸氯米芬主要作用是抗雌激素的作用。
- 枸橼酸氯米芬结合雌激素受体时间长达几周，自然的雌激素是几个小时。
- 下丘脑、垂体的抗雌激素的作用是枸橼酸氯米芬诱发排卵的主要机制。

- 认为下丘脑是作用的主要部位,因为在正常的排卵妇女,枸橼酸氯米芬治疗后发现增加 GnRH 的脉冲频率。
- 在枸橼酸氯米芬治疗中,完成 5 天的标准治疗后 FSH、LH 增加,随后下降。
- 典型的治疗是每天 50mg 连续 5 天,后续的治疗周期逐渐增加 50mg 直到诱发排卵成功。通常枸橼酸氯米芬最后一片治疗后 5~12 天常常出现 LH 峰值。
- 在合适的患者枸橼酸氯米芬治疗的诱发排卵的成功率在 60%~80%。
- 虽然与不孕因素的合并存在有关,但枸橼酸氯米芬治疗与妊娠丢失的风险增加有关。
- 初步研究显示在诱发和增加排卵方面,芳香化酶抑制剂可能是有效的、安全的枸橼酸氯米芬替代物。
- 枸橼酸氯米芬诱发排卵失败的两个主要的原因是胰岛素抵抗(PCOS 的妇女)和枸橼酸氯米芬的不合适的适应证。
- 在 PCOS 妇女胰岛素增敏剂治疗改善了胰岛素抵抗,被认为是在治疗过程中主要的内分泌和生殖益处。
- 几项研究显示在闭经的 PCOS 妇女应用胰岛素增敏剂二甲双胍治疗能够恢复月经和周期性排卵。
- 二甲双胍对诱发排卵是有效的,二甲双胍联合枸橼酸氯米芬治疗比单独应用枸橼酸氯米芬治疗能获得更高的妊娠。
- 芳香化酶催化雌激素生成的限速步骤,雄烯二酮和睾酮经 3 个羟化作用分别转化成雌酮和雌二醇。
- 芳香化酶抑制剂口服后完全被吸收,平均终末半衰期大约是 45 小时(30~60 小时)。主要被肝脏从循环系统清除。
- 在枸橼酸氯米芬治疗周期中可观察到雌激素受体的消耗,芳香化酶抑制剂没有雌激素受体的降调节,因此对雌激素的靶组织没有明显的副作用。
- 芳香化酶抑制剂的主要优点是在无排卵性不孕中获得单卵泡排卵的能力。

(甄秀梅译 李 蓉校)

参考文献

1. Bao B, Garverick HA: Expression of steroidogenic enzyme and gonadotropin receptor genes in bovine follicles during ovarian follicular waves: A review. J Anim Sci 76:1903–1921, 1998.
2. Roy SK, Treacy BJ: Isolation and long-term culture of human preantral follicles. Fertil Steril 59:783–790, 1993.
3. Zeleznik A, Hillier SG: The ovary: Endocrine function. In Hillier SG, Kitchener HC, Neilson JP (eds). Scientific Essentials of Reproductive Medicine. Philadelphia, WBSaunders, 1996, pp 133–147.
4. Eppig JJ, O'Brien MJ, Pendola FL, Watanabe S: Factors affecting the developmental competence of mouse oocytes grown in vitro: Follicle-stimulating hormone and insulin. Biol Reprod 59:1445–1453, 1998.
5. Gosden RG, Telfer E: Scaling of follicular sizes in mammalian ovaries. J Zool 211:157–168, 1987.
6. Erickson BH: Development and senescence of the postnatal bovine ovary. J Anim Sci 25:800–805, 1966.
7. Brown JB: Pituitary control of ovarian function—concepts derived from gonadotrophin therapy. Aust NZ J Obstet Gynaecol 18:46–54, 1978.
8. Fauser BCJM, van Heusden AM: Manipulation of human ovarian function: Physiological concepts and clinical consequences. Endocr Rev 18:71–106, 1997.
9. Richards JS, Russell DL, Robker RL, Et al: Molecular mechanisms of ovulation and luteinization. Mol Cell Endocrinol 145:47–54, 1998.
10. Niswender GD, Juengel JL, Silva PJ, et al: Mechanisms controlling the function and life span of the corpus luteum. Physiol Rev 80:1–29, 2000.
11. Breckwoldt M, Peters F, Geisthovel F: Classification and diagnosis of ovarian insufficiency. In Insler V, Lunenfeld B (eds). Infertility: Male and Female. New York, Churchill Livingstone, 1986, pp 191–212.
12. Gemzell CA, Diczfalusy E, Tillinger KG: Clinical effects of human pituitary follicle stimulating hormone FSH. J Clin Endocrinol Metab 18:138–148, 1958.
13. Gemzell CA, Diczfalusy E, Tillinger KG: Human pituitary follicle stimulating hormone. 1. Clinical effects of partly purified preparation. Ciba Found Colloq Endocrinol 13:191, 1960.
14. Bettendorf G, Apostolakis M, Voigt KD: Darstellung hochaktiver Gonadotropinfraktionen aus menschlichen Hypophysen und deren anwendung bei Menschen. Proceedings, International Federation of Gynecology and Obstetrics, Vienna, 1961, p 76.
15. Greenblatt RB, Barfield WE, Jungck EC, Ray AW: Induction of ovulation with MRL/41. JAMA 178:101–105, 1961.
16. Practice Committee of the American Society for Reproductive Medicine: Use of clomiphene citrate in women. Fertil Steril 82(Suppl 1):S90–S96, 2004.
17. Mikkelson TJ, Kroboth PD, Cameron WJ: Single dose pharmacokinetics of clomiphene citrate in normal volunteers. Fertil Steril 46:392–396, 1986.
18. Young SL, Opsahl MS, Fritz MA: Serum concentrations of enclomiphene and zuclomiphene across consecutive cycles of clomiphene citrate therapy in anovulatory infertile women. Fertil Steril 7:639–644, 1999.
19. Kerin JF, Liu JH, Phillipou G, et al: Evidence for a hypothalamic site of action of clomiphene citrate in women. J Clin Endocrinol Metab 61:265–268, 1985.
20. Kettel LM, Roseff SJ, Berga S, et al: Hypothalamic-pituitary-ovarian response to clomiphene citrate in women with polycystic ovary syndrome. Fertil Steril 59:532–538, 1993.
21. Agarwal SK, Buyalos RP: Clomiphene citrate with intrauterine insemination: Is it effective therapy above the age of 35 years? Fertil Steril 65:759–763, 1996.

22. Athaullah N, Proctor M, Johnson NP: Oral versus injectable ovulation induction agents for unexplained subfertility. Cochrane Database Syst Rev 2002;3:CD003052.
23. Usadi RS, Fritz MA: Induction of ovulation with clomiphene citrate. In Schiarra JJ. Obstetrics and Gynecology. 2nd ed. Philadelphia, Harper and Row, 1976.
24. Wilcox AJ, Weinberg CR, Baird DD: Timing of sexual intercourse in relation to ovulation: Effects on the probability of conception, survival of the pregnancy, and sex of the baby. NEJM 333:1517–1521, 1995.
25. Ho Yuen B, Pride SM, Sime MO: Successful induction of ovulation and conception with pulsatile intravenous administration of human menopausal gonadotropins in anovulatory infertile women resistant to clomiphene and pulsatile gonadotropin-releasing hormone therapy. Am J Obstet Gynecol 148:508–512, 1984.
26. Wathen NC, Perry L, Lilford RJ, et al: Interpretation of single progesterone measurement in diagnosis of anovulation and defective luteal phase: Observations on analysis of the normal range. BMJ 288:7–9, 1984
27. Hull MG, Savage PE, Bromham DR, et al: Value of a single serum progesterone measurement in the midluteal phase as a criterion of a potentially fertile cycle derived from treated and untreated conception cycles. Fertil Steril 37:355–360, 1982.
28. Noyes RW, Hertig AI, Rock J: Dating the endometrial biopsy. Am J Obstet Gynecol 122:262–263, 1975.
29. Jordan J, Craig K, Clifton DK, Soules MR: Luteal phase defect: The sensitivity and specificity of diagnostic methods in common clinical use. Fertil Steril 62:54–62, 1994.
30. Coutifaris C, Myers ER, Guzick DS, et al, for the NICHD National Cooperative Reproductive Medicine Network: Histological dating of timed endometrial biopsy tissue is not related to fertility status. Fertil Steril 82:1264–1272, 2004.
31. Hoff JD, Quigley ME, Yen SSC: Hormonal dynamics at midcycle: A reevaluation. J Clin Endocrinol Metab 7:792–796, 1983.
32. Imani B, Eijkemans MJC, Velde ER, et al: Predictors of chances to conceive in ovulatory patients during clomiphene citrate induction of ovulation in normogonadotropic oligomenorrheic infertility. J Clin Endocrinol Metab 84:1617–1622, 1999.
33. Purvin V: Visual disturbance secondary to clomiphene citrate. Arch Ophthalmol 113:482–484, 1995.
34. Maruncic M, Casper RF: The effect of luteal phase estrogen antagonism on luteinizing hormone pulsatility and luteal function in women. J Clin Endocrinol Metab 64:148–152, 1987.
35. Hack M, Brish M, Serr DM, et al: Outcome of pregnancy after induced ovulation: Follow-up of pregnancies and children born after clomiphene therapy. JAMA 220:1329–1333, 1972.
36. Correy JF, Marsden DE, Schokman FC: The outcome of pregnancy resulting from clomiphene induced ovulation. Austral NZ J Obstet Gynecol 22:18–21, 1982.
37. Whiteman D, Murphy M, Hey K, et al: Reproductive factors, subfertility, and risk of neural tube defects: A case-control study based on the Oxford Record Linkage Study Register. Am J Epidemiol 152:823–828, 2000.
38. Carlier P, Choulika S, Efthymiou ML: Clomiphene-exposed pregnancies: Analysis of 39 information requests including 25 cases with known outcome. Therapie 51:532–536, 1996.
39. Dickey RP, Taylor SN, Curole DN, et al: Incidence of spontaneous abortion in clomiphene pregnancies. Hum Reprod 11:2623–2628, 1996.
40. Schieve LA, Tatham L, Peterson HB, et al: Spontaneous abortion among pregnancies conceived using assisted reproductive technology in the United States. Obstet Gynecol 1015(Pt 1):959–967, 2003.
41. Hsu CC, Kuo HC, Wang ST, Huang KE: Interference with uterine blood flow by clomiphene citrate in women with unexplained infertility Obstet Gynecol 866:917–921, 1995.
42. Hakim RB, Gray RH, Zacur H: Infertility and early pregnancy loss. Am J Obstet Gynecol 1725:1510–1517, 1995.
43. Bateman BG, Nunley WC, Kolp LA: Exogenous estrogen therapy for treatment of clomiphene citrate-induced cervical mucus abnormalities: Is it effective? Fertil Steril 54:577–579, 1990.
44. Ben-Ami M, Geslevich Y, Matilsky M, et al: Exogenous estrogen therapy concurrent with clomiphene citrate: Lack of effect on serum sex hormones and endometrial thickness. Gynecol Obstet Invest 37:180–182, 1994.
45. Gonen Y, Casper RF: Sonographic determination of an adverse effect of clomiphene citrate on endometrial growth. Hum Reprod 5:670–674, 1990.
46. Nelson LM, Hershlag A, Kurl RS, et al: Clomiphene citrate directly impairs endometrial receptivity in the mouse. Fertil Steril 53:727–731, 1990.
47. Li TC, Warren MA, Murphy C, et al: A prospective, randomised, cross-over study comparing the effects of clomiphene citrate and cyclofenil on endometrial morphology in the luteal phase of normal fertile women. BJOG 99:1008–1013, 1992.
48. Hammond M, Halme J, Talbert L: Factors affecting the pregnancy rate in clomiphene citrate induction of ovulation. Obstet Gynecol 62:196–202, 1983.
49. Fritz MA, Holmes RT, Keenan EJ: Effect of clomiphene citrate treatment on endometrial estrogen and progesterone receptor induction in women. Am J Obstet Gynecol 165:177–185, 1991.
50. Yeko TR, Nicosia SM, Maroulis GB, et al: Histology of midluteal corpus luteum and endometrium from clomiphene citrate-induced cycles. Fertil Steril 57:28–32, 1992.
51. Sereepapong W, Triratanachat S, Sampatanukul P, et al: Effects of clomiphene citrate on the endometrium of regularly cycling women. Fertil Steril 73:287–229, 2000.
52. Oktay K, Berkowitz P, Berkus M, et al: The re-incarnation of an old question: Clomid effect on oocyte and embryo? Fertil Steril 74:422–423, 2000.
53. Branigan EF, Estes MA: Minimal stimulation IVF using clomiphene citrate and oral contraceptive pill pretreatment for LH suppression. Fertil Steril 733:587–590, 2000.
54. Zayed F: Outcome of stimulated in vitro fertilisation (SIVF) using clomiphene citrate and human menopausal gonadotropin in different infertility groups. Clin Exp Obstet Gynecol 263/264:227–279, 1999.
55. Schmidt GE, Kim MH, Mansour R, et al: The effects of enclomiphene and zuclomiphene citrates on mouse embryos fertilized in vitro and in vivo. Am J Obstet Gynecol 1544:727–736, 1986.
56. Yoshimura Y, Hosoi Y, Atlas SJ, Wallach EE: Effect of clomiphene citrate on in vitro ovulated ova. Fertil Steril 456:800–804, 1986.
57. Shimoya K, Tomiyama K, Hashimoto K, et al: Endometrial development was improved by transdermal estradiol in patients treated with clomiphene citrate. Gynecol Obstet Invest 474:251–254, 1999.
58. Gerli S, Gholami H, Manna A, et al: Use of ethinyl estradiol to reverse the antiestrogenic effects of clomiphene citrate in patients undergoing intrauterine insemination: A comparative, randomized study. Fertil Steril 73:1:85–89, 2000.
59. Bateman BG, Nunley WC Jr, Kolp LA: Exogenous estrogen therapy for treatment of clomiphene citrate-induced cervical mucus abnormalities: Is it effective? Fertil Steril 54:577–579, 1990.
60. Wu CH, Winkel CA: The effect of therapy initiation day on clomiphene citrate therapy. Fertil Steril 52:564–568, 1989.
61. Saleh A, Biljan MM, Tan SSSL, Tulandi T: Effects of tamoxifen (Tx) on endometrial thickness and pregnancy rates in women undergoing superovulation with clomiphene citrate (CC) and intrauterine insemination (IUI). Fertil Steril 74(Suppl1):S90, 2000. (Abstract.)
62. Unfer V, Casini ML, Costabile L, et al: High dose of phytoestrogens can reverse the antiestrogenic effects of clomiphene citrate on the endometrium in patients undergoing intrauterine insemination: A randomized trial. J Soc Gynecol Invest 11:323–328, 2004.
63. Vienonen A, Miettinen S, Blauer M, et al: Expression of nuclear receptors and cofactors in human endometrium and myometrium. J Soc Gynecol Invest 112:104–112, 2004.
64. Franks S, Adams J, Mason H, Polson D: Ovulatory disorders in women with polycystic ovary syndrome. Clin Obstet Gynaecol 12:605–632, 1985.
65. Hull MGR: The causes of infertility and relative effectiveness of treatment. In Templeton AA, Drife JO (eds). Infertility. London, Springer-Verlag, 1992, pp 33–62.

66. Wysowski DE: Use of fertility drugs in the United States, 1979 through 1991. Fertil Steril 60:1096–1098, 1993.
67. De Leo V, la Marca A, Petraglia F: Insulin-lowering agents in the management of polycystic ovary syndrome. Endocr Rev 245:633–667, 2003.
68. Mitwally MFM, Witchel SF, Casper RF: Troglitazone: A possible modulator of ovarian steroidogenesis. J Soc Gyn Invest 9:163–167, 2002.
69. Veldhuis JD, Zhang G, Garmey JC: Troglitazone, an insulin-sensitizing thiazolidinedione, represses combined stimulation by LH and insulin of de novo androgen biosynthesis by thecal cells in vitro. J Clin Endocrinol Metab 873:1129–1133, 2002.
70. Bodenburg Y, Nagamani M, Green A, Urban RJ: Troglitazone inhibits progesterone production in porcine granulosa cells. Endocrinology 139:4962–4966, 1998.
71. Wang M, Wise SC, Leff T, Su TZ: Troglitazone, an antidiabetic agent, inhibits cholesterol biosynthesis through a mechanism independent of peroxisome proliferator-activated receptor-γ. Diabetes 48:254–260, 1999.
72. Mu YM, Yanase T, Nishi Y, et al: Insulin sensitizer, troglitazone, directly inhibits aromatase activity in human ovarian granulosa cells. Biochem Biophys Res Commun 271:710–713, 2000.
73. Lord JM, Flight IH, Norman RJ: Insulin-sensitising drugs metformin, troglitazone, rosiglitazone, pioglitazone, D-chiro-inositol for polycystic ovary syndrome. Cochrane Database Syst Rev 2003:CD003053.
74. Kashyap S, Wells GA, Rosenwaks Z: Insulin-sensitizing agents as primary therapy for patients with polycystic ovarian syndrome. Hum Reprod 1911:2474–2483, 2004.
75. Palomba S, Orio F Jr, Falbo A, et al: Prospective parallel randomized double blind double dummy controlled clinical trial comparing clomiphene citrate and metformin as the first-line treatment for ovulation induction in nonobese anovulatory women with polycystic ovary syndrome. J Clin Endocrinol Metab 90:4068–4074, 2005.
76. Moll E, Bossuyt P, Korevaar JC, et al: Effect of clomiphene citrate and placebo on induction of ovulation in women with newly-diagnosed polycystic ovary syndrome: Randomized double-blind clinical trial. BMJ 332:1485–1493, 2006.
77. Dunaif A, Scott D, Finegood D, et al: The insulin-sensitizing agent troglitazone improves metabolic and reproductive abnormalities in polycystic ovary syndrome. J Clin Endocrinol Metab 81:3299–3306, 1996.
78. Ehrmann DA, Schneider DJ, Sobel BE, et al: Troglitazone improves defects in insulin action, insulin secretion, ovarian steroidogenesis, and fibrinolysis in women with polycystic ovary syndrome. J Clin Endocrinol Metab 82:2108–2116, 1997.
79. Hasegawa I, Murakawa H, Suzuki M, et al: Effect of troglitazone on endocrine and ovulatory performance in women with insulin resistance-related polycystic ovary syndrome. Fertil Steril 71:323–327, 1999.
80. Mitwally MFM, Kuscu NK, Yalcinkaya TM: High ovulatory rates with use of troglitazone in clomiphene-resistant women with polycystic ovary syndrome. Hum Reprod 14:2700–2703, 1999.
81. Azziz R, Ehrmann D, Legro RS, et al: Troglitazone improves ovulation and hirsutism in the polycystic ovary syndrome: A multicenter, double blind placebo-controlled trial. J Clin Endocrinol Metab 86:1626–1632, 2001.
82. Ghazeeri GC, Haas D, Ke RW, et al: The use of rosiglitazone in ovulation induction in clomiphene-resistant obese women with polycystic ovary syndrome. Fertil Steril 76(3S1):S36–S37, 2001.
83. Mitwally MFM, Greenblatt EM, Casper RF: Rosiglitazone improves endocrine and reproductive performance in women with polycystic ovary syndrome (PCOS) who failed to respond to metformin. Fertil Steril 76:S206, 2001. (Abstract).
84. Cataldo NA, Abbasi F, McLaughlin TL, et al: Rosiglitazone in insulin-resistant women with polycystic ovary syndrome PCOS: Effects on ovarian function and metabolism. Fertil Steril 78:S36, 2002. (Abstract).
85. Norman RJ, Wang JX, Hague W: Should we continue or stop insulin sensitizing drugs during pregnancy? Curr Opin Obstet Gynecol 163:245–250, 2004.
86. Zreik TG. Garcia-Velasco JA, Habboosh MS, et al: Prospective, randomized, crossover study to evaluate the benefit of human chorionic gonadotropin-timed versus urinary luteinizing hormone-timed intrauterine inseminations in clomiphene citrate-stimulated treatment cycles. Fertil Steril 71:1070–1074, 1999.
87. Opsahl MS, Robins ED, O'Connor DM, et al: Characteristics of gonadotropin response, follicular development, and endometrial growth and maturation across consecutive cycles of clomiphene citrate treatment. Fertil Steril 66:533–539, 1996.
88. Mitwally MF, Abdel-Razeq S, Casper RF: Human chorionic gonadotropin administration is associated with high pregnancy rates during ovarian stimulation and timed intercourse or intrauterine insemination. Reprod Biol Endocrinol. 2:55, 2004.
89. Kemmann E, Jones JR: Sequential clomiphene citrate–menotropin therapy for induction or enhancement of ovulation. Fertil Steril 39:772–779, 1983.
90. Rose BI: A conservative, low-cost superovulation regimen. Int J Fertil 37:339–342, 1992.
91. Mitwally MF, Casper RF: Aromatase inhibition reduces gonadotrophin dose required for controlled ovarian stimulation in women with unexplained infertility. Hum Reprod 188:1588–1597, 2003.
92. Greenblatt EM, Casper RF: Adhesion formation following laparoscopic ovarian cautery for polycystic ovarian syndrome: Lack of correlation with pregnancy rate. Fertil Steril 60:766–770, 1993.
93. Lemieux S, Lewis GF, Ben-Chetrit A, et al: Correction of hyperandrogenemia by laparoscopic ovarian cautery in women with polycystic ovarian syndrome is not accompanied by improved insulin sensitivity or lipid-lipoprotein levels. J Clin Endocrinol Metab 8411:4278–4282, 1999.
94. Cole PA, Robinson CH: Mechanism and inhibition of cytochrome P-450 aromatase. J Med Chem 33:2933–2944, 1990.
95. Santen RJ, Manni A, Harvey H, Redmond C: Endocrine treatment of breast cancer in women. Endocrine Rev 11:1–45, 1990.
96. Buzdar A, Howell A: Advances in aromatase inhibition: Clinical efficacy and tolerability in the treatment of breast cancer. Clin Cancer Res 7:2620–2635, 2001.
97. Santen RJ, Lipton A, Kendall J: Successful medical adrenalectomy with aminoglutethimide: Role of altered drug metabolism. JAMA 230:1661–1665, 1974.
98. Newsome HH, Brown PN, Terz JJ, et al: Medical and surgical adrenalectomy in patients with advanced breast carcinoma. Cancer 39:542–546, 1977.
99. Winer EP, Hudis C, Burstein HJ, et al: American Society of Clinical Oncology technology assessment on the use of aromatase inhibitors as adjuvant therapy for women with hormone receptor-positive breast cancer: Status report 2002. J Clin Oncol 2015:3317–3327, 2002.
100. Buzdar A, Jonat W, Howell A, et al: Anastrozole, a potent and selective aromatase inhibitor, versus megestrol acetate in postmenopausal women with advanced breast cancer: Results of overview analysis of two phase III trials. J Clin Oncol 14:2000–2011, 1996.
101. Brueggemeier RW: Update on the use of aromatase inhibitors in breast cancer. Expert Opin Pharmacother 7:1919–1930, 2006.
102. Mitwally MFM, Casper RF: Aromatase inhibition: A novel method of ovulation induction in women with polycystic ovarian syndrome. Reprod Technol 10:244–247, 2000.
103. Mitwally MFM, Casper RF: Use of an aromatase inhibitor for induction of ovulation in patients with an inadequate response to clomiphene citrate. Fertil Steril 75:305–309, 2001.
104. Mitwally MFM, Casper RF: Single dose administration of an aromatase inhibitor for ovarian stimulation. Fertil Steril 83:229–231, 2005.
105. Mitwally MF, Casper RF: Aromatase inhibition reduces the dose of gonadotropin required for controlled ovarian hyperstimulation. J Soc Gynecol Invest 11:406–415, 2004.
106. Mitwally MFM, Casper RF: Aromatase inhibition improves ovarian response to follicle-stimulating hormone in poor responders. Fertil Steril 774:776–780, 2002.
107. Al-Omari WR, Sulaiman WR, Al-Hadithi N: Comparison of two aromatase inhibitors in women with clomiphene-resistant polycystic ovary syndrome. Int J Gynaecol Obstet 853:289–291, 2004.

108. Fatemi HM, Kolibianakis E, Tournaye H, et al: Clomiphene citrate versus letrozole for ovarian stimulation: A pilot study. Reprod Biomed Online 75:543–546, 2003.
109. Healey S, Tan SL, Tulandi T, Biljan MM: Effects of letrozole on superovulation with gonadotropins in women undergoing intrauterine insemination. Fertil Steril 806:1325–1329, 2003.
110. Mitwally MF, Casper RF: Aromatase inhibitors in ovulation induction. Semin Reprod Med 2:61–78, 2004.
111. Kamat A, Hinshelwood MM, Murry BA, Mendelson CR: Mechanisms in tissue-specific regulation of estrogen biosynthesis in humans. Trends Endocrinol Metab 133:122–128, 2002.
112. Naftolin F, MacLusky NJ: Aromatization hypothesis revisited. In M Serio (ed). Differentiation: Basic and Clinical Aspects. New York, Raven Press, 1984, pp 79–91.
113. Naftolin F, MacLusky NJ, Leranth CZ, et al: The cellular effects of estrogens on neuroendocrine tissues. J Steroid Biochem 30:195–207, 1988.
114. Naftolin F: Brain aromatization of androgens. J Reprod Med 39:257–261, 1994.
115. Sioufi A, Gauducheau N, Pineau V, et al: Absolute bioavailability of letrozole in healthy post-menopausal women. Biopharm Drug Dispos 18:779–789, 1997.
116. Sioufi A, Sandrenan N, Godbillon J, et al: Comparative bioavailability of letrozole under fed and fasting conditions in 12 healthy subjects after a 25 mg single oral administration. Biopharm Drug Dispos 186:489–497, 1997.
117. DePaolo LV: Inhibins, activins, and follistatins: The saga continues. Proc Soc Exp Biol Med 214:328–339, 1997.
118. Nett TM, Turzillo AM, Baratta M, Rispoli LA: Pituitary effects of steroid hormones on secretion of follicle-stimulating hormone and luteinizing hormone. Domest Anim Endocrinol 23:33–42, 2002.
119. Welt C, Sidis Y, Keutmann H, Schneyer A: Activins, inhibins, and follistatins: From endocrinology to signaling. A paradigm for the new millennium. Biol Med (Maywood) 2279:724–752, 2002.
120. McNeilly AS, Crawford JL, Taragnat C, et al: The differential secretion of FSH and LH: Regulation through genes, feedback and packaging. Reprod Suppl 61:463–476, 2003.
121. Roberts V, Meunier H, Vaughan J, et al: Production and regulation of inhibin subunits in pituitary gonadotropes. Endocrinology 124:552–554, 1989.
122. Mason AJ, Berkemeier LM, Schmelzer CH, Schwall RH: Activin B: Precursor sequences, genomic structure and in vitro activities. Mol Endocrinol 3:1352–1358, 1989.
123. Mather JP, Roberts PE, Krummen LA: Follistatin modulates activin activity in a cell- and tissue-specific manner. Endocrinology 132:2732–2734, 1993.
124. Baratta M, West LA, Turzillo AM, Nett TM: Activin modulates differential effects of estradiol on synthesis and secretion of follicle-stimulating hormone in ovine pituitary cells. Biol Reprod 64:714–719, 2001.
125. Shupnik MA, Rosenzweig BA: Identification of an estrogen-responsive element in the rat LH β gene. DNA–estrogen receptor interactions and functional analysis. J Biol Chem 66:17084–17091, 1991.
126. DiGregorio GB, Nett TM: Estradiol and progesterone influence the synthesis of gonadotropins in the absence of GnRH in the ewe. Biol Reprod 35:166–172, 1995.
127. Roberts VJ, Barth S, El-Roeiy A, Yen SSC: Expression of inhibin/activin system messenger ribonucleic acids and proteins in ovarian follicles from women with polycystic ovarian syndrome. J Clin Endocrinol Metab 79:1434–1439, 1994.
128. Yamoto M, Minami S, Nakano R: Immunohistochemical localization of inhibin subunits in polycystic ovary. J Clin Endocrinol Metab 77:859–862, 1993.
129. Anderson RA, Groome NP, Baird DT: Inhibin A and inhibin B in women with polycystic ovarian syndrome during treatment with FSH to induce mono-ovulation. Clin Endocrinol Oxf 48:577–584, 1998.
130. Lockwood GM, Muttukrishna S, Groome NP, et al: Mid-follicular phase pulses of inhibin B are absent in polycystic ovarian syndrome and are initiated by successful laparoscopic ovarian diathermy: A possible mechanism regulating emergence of the dominant follicle. J Clin Endocrinol Metab 83:1730–1735, 1998.
131. Weil SJ, Vendola K, Zhou J, et al: Androgen receptor gene expression in the primate ovary: Cellular localization, regulation, and functional correlations. J Clin Endocrinol Metab 837:2479–2485, 1998.
132. Weil S, Vendola K, Zhou J, Bondy CA: Androgen and follicle-stimulating hormone interactions in primate ovarian follicle development. J Clin Endocrinol Metab 848:2951–2956, 1999.
133. Vendola KA, Zhou J, Adesanya OO, et al: Androgens stimulate early stages of follicular growth in the primate ovary. J Clin Invest 10112:2622–2629, 1998.
134. Vendola K, Zhou J, Wang J, et al: Androgens promote oocyte insulin-like growth factor I expression and initiation of follicle development in the primate ovary. Biol Reprod 612:353–357, 1999.
135. Adashi E: Intraovarian regulation: The proposed role of insulin-like growth factors. Ann NY Acad Sci 687:10–12, 1993.
136. Giudice LC: Insulin-like growth factors and ovarian follicular development. Endocr Rev 13:641–669, 1992.
137. Yen SSC, Laughlin GA, Morales AJ: Interface between extra-and intra-ovarian factors in polycystic ovary syndrome (PCOS). Ann NY Acad Sci 687:98–111, 1993.
138. Agarwal SK, Judd HL, Magoffin DA: A mechanism for the suppression of estrogen production in polycystic ovary syndrome. J Clin Endocrinol Metab 8110:3686–3691, 1996.
139. Jakimiuk AJ, Weitsman SR, Brzechffa PR, Magoffin DA: Aromatase mRNA expression in individual follicles from polycystic ovaries. Mol Hum Reprod 41:1–8, 1998.
140. Nirmala PB, Thampan RV: Ubiquitination of the rat uterine estrogen receptor: Dependence on estradiol. Biochem Biophys Res Commun 2131:24–31, 1995.
141. Rosenfeld CR, Roy T, Cox BE: Mechanisms modulating estrogen-induced uterine vasodilation. Vascul Pharmacol 382:115–125, 2002.
142. Krasnopolskaya K, Kaluina A: Application of aromatase inhibitors Anastrosol in IVF program for the treatment of infertility associated with severe endometriosis. In Program and abstracts of the 18th Annual Meeting of the European Society for Human Reproduction and Embryology (ESHRE). Vienna, 2002, 17:75, P-438.
143. Tredway DR, Buraglio M, Hemsey G, Denton G: A phase I study of the pharmacokinetics, pharmacodynamics, and safety of single- and multiple-dose anastrozole in healthy, premenopausal female volunteers. Fertil Steril 82:1587–1593, 2004.
144. Ligibel JA, Winer EP: Clinical differences among the aromatase inhibitors. Clin Cancer Res 91(Pt 2):473S–479S, 2003.
145. Hu Y, Cortvrindt R, Smitz J: Effects of aromatase inhibition on in vitro follicle and oocyte development analyzed by early preantral mouse follicle culture. Mol Reprod Dev 614:549–559, 2002.
146. Guo Y, Guo KJ, Huang L, et al: Effect of estrogen deprivation on follicle/oocyte maturation and embryo development in mice. Chin Med J Engl 1174:498–502, 2004.
147. Mitwally MFM, Casper RF: Single dose administration of an aromatase inhibitor for ovarian response. Fertil Steril 83:229–231, 2005.
148. Letrozole (Femara) package insert. Novartis, East Hanover, N.J., July 1997.
149. Anastrozole (Arimidex) package insert. Astra-Zeneca, Wilmington, Del., September 2005.
150. Mitwally MFM, Casper RF: Pregnancy outcome after the use of an aromatase inhibitor for ovarian stimulation. Am J Obstet Gynecol 192:381–386.
151. Bulun SE, Zeitoun KM, Takayama K, Sasano H: Estrogen biosynthesis in endometriosis: Molecular basis and clinical relevance. J Mol Endocrinol 1:35–42, 2000.
152. Vignali M, Infantino M, Matrone R, et al: Endometriosis: Novel etiopathogenetic concepts and clinical perspectives. Fertil Steril 78:665–678, 2002.
153. Hamilton A, Piccart M: The third-generation nonsteroidal aromatase inhibitors: A review of their clinical benefits in the second-line hormonal treatment of advanced breast cancer. Ann Oncol 10:377–384, 1999.
154. Goss PE: Risks versus benefits in the clinical application of aromatase inhibitors. Endocr Relat Cancer 6:325–332, 1999.

155. Palter SF, Tavares AB, Hourvitz A, et al: Are estrogens of import to primate/human ovarian folliculogenesis? Endocr Rev 223:389–424, 2001.
156. Yanase T, Simpson ER, Waterman M: 17-hydroxylase/17,20-lyase deficiency: From clinical investigation to molecular definition. Endocr Rev 12:91–108, 1991.
157. Rabinovici J, Blankstein J, Goldman B, et al: IVF and primary embryonic cleavage are possible in 17-hydroxylase deficiency despite extremely low intrafollicular 17β E2. J Clin Encrinol Metab 68:693–697, 1989.
158. Schoot DCJM, Herjan JT, Bennink C, et al: Human recombinant FSH induced growth of preovulatory follicles without concomitant increase in androgen and estrogen biosynthesis in a woman with isolated GT deficiency. J Clin Endocrinol Metab 74:1471–1473, 1992.
159. Shoham Z, Mannaerts B, Insler V, Coelingh HB: Induction of follicular growth using recombinant human follicle-stimulating hormone in two volunteer women with hypogonadotropic hypogonadism. Fertil Steril 59:738–742, 1993.
160. Shoham Z, Balen A, Patel A, Jacobs HS: Results of ovulation induction using human menopausal gonadotropins or purified follicle-stimulating hormone in hypogonadotropic hypogonadism patients. Fertil Steril 56:1048–1053, 1991.
161. Dawood MY: In vitro fertilization, gamete intrafallopian transfer and superovulation with intra-uterine insemination: Efficacy and potential health hazards on babies delivered. Am J Obstet Gynecol 174:1208–1217, 1996.
162. Births: Final data for 2001. Natl Vital Stat Rep Volume 51, 2003.
163. Collins MS, Bleyl JA: Seventy-one quadruplet pregnancies: Management and outcome. Am J Obstet Gynecol 162:1384–1392, 1990.
164. Kaufman E, Malone FD, Harvey-Wilkes KB, et al: Neonatal morbidity and mortality associated with triplet pregnancy. Obstet Gynecol 91:342–348, 1998.
165. Botting BJ, Davies IM, Macfarlane AJ: Recent trends in the incidence of multiple births and associated mortality. Arch Dis Child 62:941–950, 1987.
166. Lipitz S, Frenkel Y, Watts C, et al: High-order multifetal gestation—management and outcome. Obstet Gynecol 76:215–218, 1990.
167. Callahan L, Hall JE, Ettner SL, et al: The economic impact of multiple-gestation pregnancies and the contribution of assisted-reproduction techniques to their incidence. NEJM 331:244–249, 1994.
168. Thurin A, Hausken J, Hillensjo T, et al: Elective single-embryo transfer versus double-embryo transfer in in vitro fertilization. NEJM 351:2392–2402, 2004.
169. Adashi EY, Barri PN, Berkowitz R, et al: Infertility therapy-associated multiple pregnancies births: An ongoing epidemic. Reprod Biomed Online 75:515–542, 2003.
170. Martin KA, Hall JE, Adams JM, Crowley WF Jr: Comparison of exogenous gonadotropins and pulsatile gonadotropin-releasing hormone for induction of ovulation in hypogonadotropic amenorrhea. J Clin Endocrinol Metab 77:125–129, 1993.
171. Schenker JG, Jarkoni S, Granat M: Multiple pregnancies following induction of ovulation. Fertil Steril 35:105–123, 1981.
172. Jain T, Missmer SA, Hornstein MD: Trends in embryo-transfer practice and in outcomes of the use of assisted reproductive technology in the United States. NEJM 35016:1639–1645, 2004.
173. Wapner RJ, Davis GH, Johnson A, et al: Selective reduction of multifetal pregnancies. Lancet 335:90–93, 1990.
174. Berkowitz RL, Lynch L, Lapinski R, Bergh P: First-trimester trans-abdominal multifetal pregnancy reduction: A report of two hundred completed cases. Am J Obstet Gynecol 169:17–21, 1993.
175. Gilstrap LC III, Brown CE: Prevention and treatment of preterm labor in twins. Clin Perinatol 15:71–77, 1988.
176. Lipitz S, Reichman B, Paret G, et al: The improving outcome of triplet pregnancies. Am J Obstet Gynecol 161:1279–1284, 1989.
177. Corson SL, Dickey RP, Gocial B, et al: Outcome in 242 in vitro fertilization–embryo replacement or gamete intrafallopian transfer-induced pregnancies. Fertil Steril 51:644–650, 1989.
178. De Geyter C, De Geyter M, Nieschlag E: Low multiple pregnancy rates and reduced frequency of cancellation after ovulation induction with gonadotropins, if eventual supernumerary follicles are aspirated to prevent polyovulation. J Assist Reprod Genet 15:111–116, 1998.
179. Pasqualotto E, Falcone T, Goldberg J, et al: Risk factors for multiple gestation in women undergoing intrauterine insemination with ovarian stimulation. Fertil Steril 72:613–618, 1999.
180. Richmond JR. Deshpande N, Lyall H, et al: Follicular diameters in conception cycles with and without multiple pregnancy after stimulated ovulation induction. Hum Reprod 20:756–760, 2005.
181. Antman AM, Politch JA, Ginsburg ES: Conversion of high-response gonadotropin intrauterine insemination cycles to in vitro fertilization results in excellent ongoing pregnancy rates. Fertil Steril 77:715–720, 2002.
182. Whittemore AS, Harris R, Itnyre J, et al: Characteristics relating to ovarian risk: Collaborative analysis of 12 US case-control studies. Am J Epidemiol 136:1184–1203, 1992.
183. Rossing MA, Daling JR, Weiss NS, et al: Ovarian tumors in a cohort of infertile women. NEJM 331:771–776, 1994.
184. Venn A, Watson L, Lumley J, et al: Breast and ovarian cancer incidence after infertility and in vitro fertilization. Lancet 346:995–1000, 1995.
185. Modan B, Ron E, Lerner-Geva L, et al: Cancer incidence in a cohort of infertile women. Am J Epidemiol 147:1038–1042, 1998.
186. Mosgaard BJ, Lidegaard O, Kjaer SK, et al: Infertility, fertility drugs, and invasive ovarian cancer: A case-control study. Fertil Steril 67:1005–1012, 1997.
187. Potashnik G, Lerner-Geva L, Genkin L, et al: Fertility drugs and the risk of breast and ovarian cancers: Results of a long-term follow-up study. Fertil Steril 71:853–859, 1999.
188. Pike MC, Pearce CL, Wu AH: Prevention of cancers of the breast, endometrium and ovary. Oncogene 23:6379–6391, 2004.
189. Khoo SK: Cancer risks and the contraceptive pill. What is the evidence after nearly 25 years of use? Med J Aust 17:185–190, 1986.
190. Fathalla MF: Factors in the causation and incidence of ovarian cancer. Obstet Gynecol Surv 2711:751–768, 1972.

第六部分 不孕与反复性流产

38 辅助生殖技术：临床部分

Michael P. Steinkampf and Beth A. Malizia

引言

对于不孕症的诊疗来说，体外受精（in vitro fertilization，IVF）具有非常重要的科学意义。IVF在人类最初的发展主要归功于Patrick Steptoe博士和Robert Edwards博士组成的研究小组。Edwards博士于1969年首次宣布：人类卵子可以在体外进行培养并获得受精，这可能对人类卵子受精的临床应用和科学研究是有帮助的[1]。这一简短的结论标志着在实验室中人类卵子受精的尝试首次获得成功。

目前在美国每年有超过10万个周期的IVF和类似技术获得实施，因此而诞生的婴儿超过4万。IVF同较少使用的输卵管内配子移植术（GIFT）、合子输卵管内移植术（ZIFT）一起被称为辅助生殖技术（assisted reproductive technologies，ART）。今天在美国近1%的孩子是经过ART后而出生的[2]。

辅助生殖技术

ART是一种与生育相关的治疗技术，即从女性的卵巢内获得卵子并在实验室内与精子结合，包括IVF、GIFT和ZIFT。

体外受精

作为不孕症的一种治疗方法，IVF的含义是直白的：从卵巢内获得卵子，在含有培养基的培养皿中与精子混合，受精后将其移植回妇女的体内，然而这项技术的发展却耗费了100多年的时间。

1891年，首次报道在两个种系兔子间，实现从一种动物体内获得的胚胎成功移植到另一种动物体内并获得出生。然而这些胚胎是在体内受精后获得的。由于对成熟卵子和精子受精和胚胎发展理解的局限性，使得最终发展到IVF的进程相当缓慢。1959年有报道用兔子成功地进行了IVF[3]。

1978年首次报道，在英国人类的IVF后代成功出生[4]。John和Lesley Brown夫妇具有9年的双侧输卵管梗阻性不孕的病史，Patrick Steptoe医生在自然周期从Lesley的卵巢内通过手术获得一枚成熟的卵子，Robert G Edwards博士在实验室内将John的精子与该卵子混合几天后，将获得的胚胎移回Lesley的子宫内。1978年7月25日，孕约37周的Louise Joy Brown经剖宫产分娩，重5磅12盎司。

虽然首次人类IVF后代出生是在自然月经周期经过手术程序获得的卵子，但目前通行的IVF则多是经卵巢刺激后在阴道超声介导下穿刺获得多个卵子的，现在在美国超过99%的ART是IVF和经宫颈移植胚胎的。

配子输卵管内移植

GIFT与IVF一样经卵巢刺激获得卵子，获卵后即可将卵子和精子移回输卵管，省却了IVF和培养基，GIFT之所以能得以发展是因为对于受精和早期胚胎发育来说，输卵管内的环境要优于体外培养所需的培养基。

虽然早期报告显示GIFT较IVF有更高的妊娠率，但培养基成分和其他实验室技术的不断改进已使得IVF与GIFT具有相同的成功率[5,6]。GIFT的一个缺点是它只能在输卵管正常时才进行；与IVF比较，GIFT的另一个缺点则是普遍需要腹腔镜的检查，导致了门诊手术的相关风险及费用的增加。当前，在美国GIFT在ART治疗中不足0.2%。

合子输卵管内移植

ZIFT介于IVF和GIFT之间，经阴道的穿刺针取卵后，体外受精并过夜培养，合子阶段的胚胎大约在取卵后 24 小时经腹腔镜移植到输卵管。ZIFT 具备 IVF 直观的优点。如果有必要可注射精子于卵子内。为了胚胎的优化发育 ZIFT 将胚胎移植到输卵管内。

虽然有些研究比较了 ZIFT 和常规 IVF，发现 ZIFT 占优势，而其他研究则很少显示有差异[7,8]，这种不确定性以及 ZIFT 操作的难度（要经历两种手术，经阴道取卵和腹腔镜下胚胎移植）限制了这种技术的普及。然而，在治疗先天或后天性的宫颈异常和反复性 IVF 妊娠失败时，ZIFT 可能是一种选择[9,10]，目前在美国 ZIFT 大约占 ART 治疗的 0.5%。

辅助生殖技术的适应证

输卵管因素不孕

输卵管粘连

输卵管粘连占女性不孕的 30%～40%，由输卵管炎、阑尾炎、子宫内膜异位症或既往盆腔手术引起输卵管损伤和附件的粘连所致。在病变轻微的妇女，腹腔镜手术去除粘连和疏通输卵管可获得 50% 以上的妊娠率[11]。严重输卵管损伤或广泛的致密粘连，手术不可能获得妊娠，这些患者以及上述手术后仍未能妊娠的患者应行 IVF。

输卵管积水

对那些有输卵管积水而又准备 IVF 的妇女，输卵管手术也是其适应证，输卵管积水与 IVF 的低妊娠率和低出生率具有相关性[12]，虽然这之间的病理生理学的联系的并不十分清楚，但两侧输卵管切除后却可以提高后续的 IVF 妊娠率，尤其是双侧输卵管积水的患者。

输卵管结扎

25% 的已经行输卵管结扎的妇女后悔并且还希望生育，后悔输卵管结扎的风险因素包括结扎时年轻、再婚、丧子和产后或流产后即行结扎的患者。超过 5% 的患者将求助于输卵管吻合术，对于适当的患者这是一个高效的治疗方法[13]，其成功率取决于吻合的部位、残留输卵管的长度、患者的年龄和其他不孕原因的存在。

对那些已经行输卵管结扎的患者，IVF 是有效的手术替代方法，尤其是对那些残留输卵管的长度不够，非手术适应证者以及那些不愿意手术的患者；对那些已经行输卵管吻合但在 12 个月之内仍未妊娠的患者，IVF 也是一种选择。

患者对于 IVF 和输卵管手术的选择常常基于两者的相对成功率和花费，如果 IVF 或手术完全或部分被保险公司负责，被保险的一种将会被更多的人选择。

子宫内膜异位症

子宫内膜异位症是不孕和疼痛的常见原因（见 49 章），子宫内膜异位症影响生育，但并不能通过促性腺激素联合人工授精的方法来完全解决[14]。虽然子宫内膜异位症的分期与手术治疗的妊娠几率的相关性差[15]，但每个周期妊娠率的降低与疾病的严重程度大致相关。

对那些希望通过非侵袭性治疗而获得妊娠的子宫内膜异位症的妇女来说，IVF 是一种有效的治疗。一些但不是全部的研究显示子宫内膜异位症影响 IVF 的成功。子宫内膜异位症暗示存在卵巢储备下降、卵子和胚胎质量不佳和种植不良[16-21]。用促性激素释放激素激动剂延长激素的抑制似乎可以提高子宫内膜异位症患者的 IVF 成功率[22]。

男性因素的不孕

至少 40% 的不孕夫妇存在着精液分析的异常[23]，少弱精的行常规 IVF 时常常面临着由于受精失败而令人失望的结局[24]。男性不孕的治疗由于胞浆内单精子注射（intracytoplasmic sperm injection，ICSI）的发展而有了很大的提高[25]，将单个精子注入卵子内明显解决了男性不孕的受精失败问题，目前，ICSI 大约占 ART 治疗周期的一半，这种技术将在 39 章详细讨论。

抗精子抗体

抗精子抗体相对不常见，对于不明原因不孕症及有抗精子抗体，甚至抗体滴度较高的患者，IVF+ICSI 是有效的治疗方法[26]，在一项研究中抗精子抗体阳性的患者 IVF+ICSI 治疗后有 32% 的临床妊娠率[27]，因为抗精子抗体相对不常见，IVF 前对抗精子抗体并不进行常规筛查[28]。

不明原因的不孕

超过 30% 的不孕夫妇存在着不明原因的不孕[29]，

对不明原因的不孕治疗包括枸橼酸氯米芬和促性腺激素在内的卵巢刺激合并应用宫腔内人工授精。对不明原因不孕的夫妇经此方法治疗失败后，IVF是有效的治疗方法。不明原因不孕患者IVF的成功率可与输卵管损伤和子宫内膜异位症患者相比[24]。

诱发排卵后妊娠失败

诱发排卵后妊娠失败的妇女，IVF是个比较好的选择。不幸的是，对于多囊卵巢综合征（PCOS）的患者，IVF的妊娠率低且并发症的发生率高。在一项研究中，进行IVF/ICSI的110名PCOS妇女中，与体重指数（BMI）≤29的患者相比，BMI高于$29kg/m^2$的患者每取卵周期的妊娠率较低且卵巢过度刺激综合征的发生率较高[30]。据报道，二甲双呱可降低PCOS患者的胰岛素水平，在进行IVF时可提高妊娠率[31]。

己烯雌酚接触

我们熟知女性胎儿时期在宫内接触己烯雌酚（EDS）会增加其成年后不孕的风险[32]。这些妇女由于生殖管道的异常（如T形或发育不全的宫腔、纵隔子宫或子宫粘连）造成的妊娠并发症的风险也增加了[33]。DES接触的妇女在卵巢的反应性和胚胎质量方面的IVF治疗结局与其他相比无差异，但分娩率低，可能与子宫异常有关[33]。

患者的选择——IVF成功的预测

理论上，一个成功的IVF需要3个要素：卵子、精子和胚胎移植的子宫。虽然不孕的检查在34和35章已经讲述，接下来讲述ART治疗具体评估的某些方面。

子宫的评估

宫腔的评估可通过经阴道超声、宫腔镜或子宫输卵管造影进行。经阴道超声发现子宫异常可以通过向宫腔内注入液体提高其敏感性，在IVF周期前行经阴道超声检查以确保没有子宫异常的发生。

子宫内膜息肉

子宫内膜息肉为某些因素造成的子宫内膜组织局部良性过度增生，30岁以上的无症状绝经前妇女的发生率可达10%[34]。子宫内膜息肉降低生育力，正因如此，IVF前所有大的息肉都应去除掉。

IVF时卵巢刺激过程中首次出现的小的息肉，最佳的治疗需要视情况而定。问题在于去除息肉要终止周期和延迟IVF。在49例妇女中，IVF前没有去除直径小于2cm的子宫内膜息肉，虽然有较高的流产倾向，但妊娠率和流产率与IVF正常人群相比没有差异[35]。在当前，不管息肉继续治疗或停止周期去除息肉需要具体情况具体对待。

输卵管积水

文献报道输卵管积水的出现降低了IVF的成功率[36]，但积水切除后妊娠率是否提高，目前尚无定论。最近，一项对3个随机对照研究的荟萃分析显示IVF后的活产的几率经输卵管切除预处理后升高2倍[12]，而在双侧输卵管积水及超声可见积水的妇女中效果尤为显著[37]。在取卵时引流积水是否提高IVF的妊娠率，尚不明确。当前，许多IVF中心对有超声可见的输卵管积水患者，会建议其行输卵管切除的预处理。

卵巢的评估

卵巢对刺激的反应性，是决定患者是否适合辅助生殖技术的重要参考因素。患者的年龄仍然是卵巢反应性最强的预测因子，而关于卵巢储备功能的激素和超声指数也是有参考意义的。

年龄

众所周知，随着年龄的增加生殖能力是逐渐下降的[38]。女性生育力随年龄增加而降低，部分归因于妇女生殖细胞数目的有限及不可增补性。生殖细胞的数目在胎儿期的中期最多，随后持续降低，在37~38岁时卵子数目加速下降[39]。卵巢储备功能是一个常用于描述生殖能力的降低的术语，与卵巢卵泡耗竭和卵子质量减少相关。

随着年龄增加，IVF成功率也会降低（图38-1）。对进行IVF的患者，卵巢储备的降低与卵巢对促性腺激素反应不良、滤泡太少而取消诱导排卵（cycle cancellation）及低妊娠率有关。尽管已熟知年龄和卵巢储备之间的相关性，但患者之间仍然存在着巨大差异。因此，有必要寻找卵巢储备的多种衡量指标，以弥补 IVF 过程中仅用年龄作为卵巢刺激反应的预测的局限性。及时认识到卵巢储备功能的降低，对于 IVF 前前来就诊的患者来说是非常重要的。

基础的 FSH

在月经周期的早卵泡期（D3）测量血清卵泡刺激素的水平，广泛应用于评估潜在的卵巢反应，并在某种程度上可以预测之后的 IVF 的妊娠率。基础 FSH 的测定相对价廉且方便易行，然而对 IVF 前前来就诊的患者来说，将基础 FSH 值作为评估的主要指标仍备受争议。

一项 441 例患者 758 个周期的研究发现，基础 FSH 值和 IVF 结局直接相关[40]。基础 FSH 水平高于 25mIU/ml，继续妊娠率只有 3.6%；当基础 FSH 水平低于 15mIU/ml 时，妊娠率则为 17%。高 FSH 水平组获得的卵泡数、卵子数目及可利用移植的胚胎均少于低 FSH 水平组。

最近一篇包括 21 项研究的荟萃分析显示，基础 FSH 水平对卵巢反应不良有一定的预测意义但并不能很好地预测妊娠结局。40 岁以上的妇女，基础 FSH 和刺激后的 FSH 水平〔枸橼酸氯米芬刺激试验（CCCT）〕均不能够预测 IVF 妊娠结局。然而，当基础 FSH 水平高于 11.1mIU/ml 或 CCCT FSH 水平高于 13.5mIU/ml（D10 的血清 FSH）时，没有患者可以妊娠到 20 周以上。

许多 IVF 方案中采用基础 FSH 的界定值作为是否取消周期的标准，连续 230 个应用拮抗剂的 IVF 周期的研究发现，97.5% 的妊娠患者基础 FSH 水平在 10mIU/ml 以下。当基础 FSH 高于此界定值时应告知患者其妊娠的可能性极小。

然而，值得注意的是，就像不同的激素测定一样，基础的 FSH 在同一患者不同周期也有较大的波动。因此，对于每一种方案来说，评估激素水平的正常范围值且充分考虑患者测定值的可重复性，是非常关键的。

月经周期第 3 天（D3）雌二醇的水平

月经周期第 3 天的基础血清雌二醇水平也能预测随后的 IVF 妊娠率。一项研究发现 D3 雌二醇的水平低于 30pg/ml 时，持续妊娠率明显高于雌二醇水平在 31～75pg/ml 的患者[41]，而雌二醇水平高于 75pg/ml 时则没有妊娠的发生。另一项研究报道，D3 雌二醇值在 56pg/ml 时对妊娠率有 97.5 百分位数的预测价值。

基础雌二醇而非 FSH 的升高是卵巢刺激反应不良的一个独立指标，这是因为循环中高水平的血清雌二醇抑制了 FSH 的分泌。这个假说在一项 225 个患者的研究中被证实，即在 D3 雌二醇水平高于 100pg/ml 时，尽管所有患者 FSH 水平低于 15mIU/ml，但 IVF 后仍无妊娠的发生[42]。在一项关于 2476 个 D3 FSH 水平正常的 IVF 患者的研究报道，当其 D3 雌二醇水平低于 20pg/ml 或高于 80pg/ml 时，周期取消率增加[43]。然而，一旦患者有 3 个以上成熟的卵泡时，雌二醇的水平对妊娠率则不再有预测意义。

抑制素 B

FSH 水平的升高，部分是由发育卵泡抑制素分泌的减少所致，由此可见，抑制素水平也能预测 IVF 成功率。抑制素是由两种分泌方式分泌的二聚体组成：抑制素 A 和抑制素 B。一项 IVF 研究报道，抑制素 B 的浓度低于 45pg/ml 的患者与抑制素 B 的浓度大于等于 45pg/ml 的患者相比，其雌二醇水平低，获卵数少，周期取消率高，且临床妊娠率低[44]。然而，另一项有 120 妇女的 IVF 研究发现，与患者的年龄和基础的 FSH 水平相比，抑制素 B 的水平并没有提高对 IVF 成功率的预测。

抗苗勒管激素

抗苗勒管激素是由发育中的颗粒细胞产生。最近一项关于 130 个首次行 IVF 的妇女的研究发现，低抗苗勒管激素与获卵数少及周期取消率增加有关[45]。另

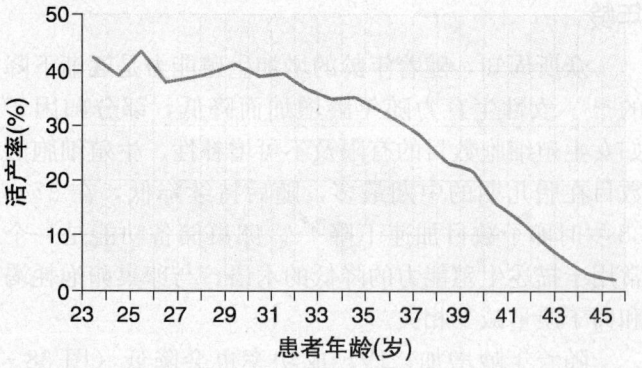

图 38-1 随着妇女年龄的增长每个周期的活产率。2003 年美国进行的周期数。（From Centers for Disease Control and Prevention: 2003 Assisted Reproductive Technology Success Rates. Available at http://www.cdc.gov/reproductivehealth/ART/index.htm. Accessed 17 September 2005.）

一项研究显示，基础的抗苗勒管激素水平可能比 FSH、雌二醇或抑制素水平能更好地预测 IVF 的结局[46]。

窦卵泡数目

在早卵泡期经阴道超声检测窦卵泡数目是另一种预测卵巢反应性的方法。一项 130 名小于 45 岁的行 IVF 的妇女的回顾性研究显示，D3 窦卵泡数目比年龄、基础 FSH、雌二醇或抑制素 B 对卵巢刺激反应不良的预测价值更高。另一项 120 名妇女的 IVF 研究也发现，窦卵泡数目可以预测卵巢的反应性，虽然预测的精确度需要在随后的周期中重复计数来提高且应选用两次计数中的较高者[47]。窦卵泡的精确数目对妊娠结局的预测仍然不明确。

枸橼酸氯米芬刺激试验

Navot 和同事首次将 CCCT 描述为一种动态反应卵巢反应性的方法[48]。测量 D3 基础的 FSH（D2 也可以），给予枸橼酸氯米芬（100mg，D5-9），然后 D10 天再次测量 FSH（D9 和 D11 天均可）。试验异常定义为枸橼酸氯米芬刺激后 FSH 水平高于基础的 2 个标准差，而许多临床医生则将 FSH 水平在 D3 或 D10 高于 12mIU/ml 视为 CCCT 异常。

一项 198 个妇女的研究显示，若将 IVF 周期取消作为预测终点的话，CCCT 有 43% 的敏感性和 76% 的特异性[49]，阳性和阴性预测价值分别是 37% 和 80%。卵巢刺激的雌二醇的水平、获卵的数目和移植周期率在 CCCT 异常的患者中显著降低，43% 异常的试验结果中只是 D10 或 D11 FSH 水平异常而非基础 FSH 水平。然而，每一个起始周期的妊娠率并没有显示统计学差异，可能是患者数较少所致。

最近一项涉及 1352 名患者的 12 项关于基础 FSH 的研究和 7 项关于 CCCT 的研究的荟萃分析显示，FSH 预测 IVF 周期中不能获得妊娠的敏感性为 6.6%，特异性为 99.6%，而 CCCT 敏感性是 25.9%，特异性 98.1%[50]。这项研究显示基础 FSH 和 CCCT 在临床妊娠预测能力方面是相似的，虽然正常试验没有益处，异常试验在预测 IVF 不能妊娠方面有很高的价值。基于此，作者认为基础 FSH 因其简便易行且费用较低而比 CCCT 更有应用价值。

综合性筛查指标

很明显上述提到的卵巢刺激的卵巢反应指标都有一定的局限性，因此，多个指标综合评价要比单一指标预测能力高。可将基础 FSH 联合雌二醇预测 IVF 结局。有研究报道，FSH 水平高于 17mIU/ml 和基础雌二醇的高于 45pg/ml 时，没有一例妊娠[41]。一项 74 例 FSH 均低于 15mIU/ml 的 IVF 患者的研究通过计算 FSH/LH 的比值[51]发现，FSH/LH 高于 3.6 时，与 D8 低雌二醇、低雌二醇峰值及小于 15mm 的卵泡数目少有关。

一项 110 例患者的随机研究发现，评估了关于卵巢储备的多种标记物，包括外源性的 FSH 储备试验，在月经第 3 天给予 300IU 的 rFSH（Gonal-F），在给药之前和 24 小时后测定 FSH、E2 和抑制素 B。得出结论：外源性的 FSH 储备能力试验比 CCCT 在预测控制性超促排卵的大卵泡数目方面更有价值[52]。

结论

目前，在美国许多 IVF 中心仍将基础的 FSH 测定作为一种筛查指标。值得注意的是，不同的测定方法标准不同、实验室之间以及卵巢储备功能反应指标周期之间也是存在差异的。卵巢储备试验的结果可能是与不孕夫妇商榷治疗方案时的一个重要依据。没有一个试验是绝对敏感和特异的；然而，试验异常的患者考虑选择其他的治疗如赠卵或抱养仍是合理的。没有数据显示，单一或多个试验可以精确地将病人排除在治疗范围之外。而最终的治疗方案应是在不孕妇女或夫妇与医生之间形成的一种个体化的治疗方案。

IVF 的卵巢刺激

如上所述，首例人类成功 IVF 周期是自然月经周期。然而，后来的调查发现，如果应用卵巢刺激可以获得较高的妊娠率。结合阴道超声和血清雌二醇的水平可以进行卵巢刺激反应性的监测。一些方案中也对孕激素和 LH 水平进行监测，在现代刺激方案中这种额外的监测被认为有局限性。

枸橼酸氯米芬

Wood 和其同事首次报道，枸橼酸氯米芬治疗后，随后给予 hCG，促进卵子的成熟，可以提高 IVF 成功率及获卵率[53]。在美国早期 IVF 方案中枸橼酸氯米芬是普遍应用的，直到有报道称应用人绝经期促性腺激素可以获得更高的妊娠率。

在月经周期的第2~3天开始口服枸橼酸氯米芬50~150mg/d,连服5天,当优势卵泡直径达18mm时,给予hCG(5000~10 000IU,肌肉注射)。虽然促性腺激素是IVF标准刺激方案,但枸橼酸氯米芬的服用方便及低花费使其成为预后好的IVF患者的一种不错的治疗选择[54-56]。

促性腺激素

注射用促性腺激素FSH的应用,无论是否含有LH,防止了优势卵泡发育过程中FSH的自然降低。这实际上挽救了自然周期生理性闭锁的卵泡,因为自然周期只有一个优势卵泡可以发育成熟。在美国,人绝经期促性腺激素的应用(含有FSH和LH)引起人们的注意,24名经腹腔镜取卵的患者中5名妊娠(21%),而同时期经其他刺激方案的IVF妊娠率不足10%[57]。虽然初始的成功可能有赖于实验室技术的提高和患者的选择,但很快注射促性腺激素便成为取卵患者标准的治疗方法。

注射人绒毛膜促性腺激素5000~10000IU是用于模拟LH峰值并促进促性腺激素周期中的卵子成熟。取卵在注射hCG后的34~36小时进行,尿hCG和重组的hCG有同等的效果[58]。

人绝经期促性腺激素的早期制剂包含等量的FSH和LH,是从绝经期妇女的尿液中提取的,实际上也包含了尿白蛋白和球蛋白,最近基因重组的FSH和LH已经上市。

不同促性激素制剂的相对优劣性已有大量的研究和争论[59,60]。在美国许多IVF中心,已经将注意力集中在一些重组的FSH和LH以及GnRH类似剂上。重组和尿FSH产品似乎可以导致同样的妊娠率[61]。在促性激素周期中用氯米芬辅助治疗可以降低促性腺激素的总用量,但由于自发排卵的风险而存在争议。

促性腺激素释放激素激动剂

早期的IVF有超过1/4的刺激周期不能维持到取卵阶段[62],主要原因是LH峰的早发。长方案中GnRH激动剂的使用可以刺激LH和FSH释放,即火焰效应或激发阶段,而在随后2周内被促性腺激素的释放所抑制,这种效应在IVF周期中应用了20多年[63]。最初,这种药物应用在LH峰早发的患者,随着常规应用后妊娠率提高的报道增多,其应用激增[64]。

在美国,最常用的GnRH激动剂是醋酸亮丙瑞林,皮下注射0.25~1.0mg/d,常规应用GnRH激动剂提高了IVF的成功率,降低了周期取消率。但每个移植胚胎的妊娠率也增加了,可能是因为获卵数增加,进而对可移植的胚胎有了更多的选择[65]。

长方案

GnRH激动剂被经典地应用于长方案中,火焰效应和降调节作用发生在促性腺激素给予之前,而激动剂则在黄体中期给予,或在无排卵妇女月经后开始应用。在应用药物1~2周月经来潮后测定雌二醇水平以证实其降调节作用,随后开始给予促性腺激素。一些中心简单地将月经来潮作为雌二醇水平压抑的征象。

许多中心在GnRH激动剂给予之前先给患者口服避孕药1~2个月,这有助于安排一系列的患者、有利于垂体降调节并预防激动剂应用后卵巢囊肿的发生。

激发方案

GnRH激动剂可在早卵泡期与促性腺激素一起或稍提前于促性腺激素应用,GnRH激动剂激发方案降低了卵泡发育所需要的促性腺激素的剂量,尤其在对促性腺激素反应不良的患者,然而对反应不良的患者长方案和短方案的妊娠率似乎是一样的[66]。一项研究发现,与长方案相比,GnRH激动剂激发方案常规应用的妊娠率较低,可能是因为LH在卵泡期的刺激阻碍了正常卵子的成熟[67]。

促性腺激素释放激素拮抗剂

促性腺激素释放激素拮抗剂已商业化并应用于临床。早期拮抗制剂应用会产生严重的局部和系统的组胺释放有关的副作用,新拮抗剂——加尼瑞克和西曲瑞克似乎不存在组胺释放的问题。促性腺激素释放激素拮抗剂的优点是,在卵泡期给予时,并不存在促性腺激素的激发效应。最近一项关于促性腺激素释放激素拮抗剂醋酸加尼瑞克与促性腺激素释放激素激动剂亮丙瑞林[68]比较的多中心研究显示,促性腺激素释放激素拮抗剂平均需要给予时间为4天,而促性腺激素释放激素激动剂则需要19天，但是拮抗剂组的获卵数较少。

促性腺激素释放激素拮抗剂的剂量影响IVF成功。促性腺激素释放激素拮抗剂对LH和孕酮的过度或不充分抑制会降低临床妊娠率[69]。在反应不良的IVF患者，应用促性腺激素释放激素拮抗剂的妊娠率低于激动剂激发方案[70]。一项包含5项关于促性腺激素释放激素拮抗剂和激动剂的随机对照研究的荟萃分析表明，拮抗剂与低妊娠率有关[71]，拮抗剂应用的经验缺乏可能是导致这种差异的原因。较激动剂而言，促性腺激素释放激素拮抗剂具有潜在的优点，因此其在IVF中的应用将被继续研究。

自然周期IVF

只有通过刺激方法获得成熟卵子并在体外受精，IVF才会有临床应用价值。尽管如此，卵巢刺激的并发症和费用常常成为许多妇女诊疗的障碍，尤其是那些反应不良和反应过度的患者以及在癌症治疗前想取卵以保存生育能力的患者。虽然可以周期性评估自然周期IVF的可行性，但因为刺激周期的有效性和成功率，IVF周期大多数在刺激周期进行[72-74]。最近，在自然月经周期获得多个未成熟卵子的可能性已经解决了自然周期IVF的某些局限性。

未成熟卵子体外培养

哺乳动物的卵子在卵泡发育的大多数时间均停止在减数分裂阶段，第一次减数分裂的恢复被排卵前LH峰值诱导，在IVF周期中可通过肌肉注射hCG代替。虽然这种调控卵子成熟的精确机制仍然不清楚，但人们认识到未成熟卵子通过体外培养从窦状卵泡到自然成熟并不需要激素的刺激，已经有70年的时间[75]。

不幸的是，体外成熟的卵子其形成胚胎并获得后代的能力降低。

未成熟卵子可在月经周期的中或晚卵泡期获得。在取卵前36小时给予hCG以利于卵子成熟[76]。因为体外成熟的卵子体外受精率降低，应常规应用ICSI。如果在同一周期移植，用雌激素和孕激素进行子宫内膜准备是必要的。

迄今为止，卵子体外成熟大多成功地应用于有多个窦状卵泡且在常规IVF中也有较高妊娠率的年轻妇女。尽管存有选择偏倚，IVF妊娠率实质上低于刺激周期[77]。然而在癌症的患者，与传统IVF周期相关的时间和激素环境可能影响患者的生存，因此体外成熟技术可能有一定优势。同样，PCOS患者诱发排卵易并发卵巢过度刺激，可能是体外成熟的候选者。

卵巢刺激的监测

IVF卵巢刺激的目的是刺激多个含有成熟卵子的卵泡发育。HCG对时机的改善和随后的卵子获得是提高IVF妊娠率的重要因素。最初IVF的时间的选择由尿或血清的雌二醇的水平决定，不幸的是，单纯雌激素水平测定不能区分是单个排卵前卵泡还是多个未成熟卵泡的发育。幸运的是，卵泡的大小与卵子的成熟度有关，当将超声应用于监测诱发排卵时，开始是经腹部后改为经阴道，IVF的妊娠率提高了。迄今临床上，促性腺激素刺激辅助经阴道超声检查被广泛应用。

超声监测

在自然周期，排卵前卵泡直径常达20~24mm。然而，在早期IVF中建议，促性腺激素诱导卵泡时，当优势卵泡14mm时给予HCG即可获得妊娠。最初的IVF周期，优势卵泡达到多大可以给予hCG，是没有明确界定的，部分是因为设备和测量技术的差异。早期推荐hCG应选择优势卵泡直径在12~20mm时注射，目前许多中心选择至少两个卵泡平均直径达到18mm时注射hCG。在IVF周期高雌二醇水平（大于3000pg/ml）、优势卵泡直径达16mm时可作为hCG注射的标准来限制卵巢过度刺激综合征的发生。对促性腺激素低反应的患者，优势卵泡直径达20mm时，在不牺牲优势卵泡过度成熟的情况下允许次级卵泡尽可能成熟。当只有1~2个成熟卵泡发育时周期常常被取消。

因为在刺激周期多个卵泡在卵巢皮质内相互挤压而形状不规则，所以卵泡直径取2~3个径线的平均值。除非卵泡形状是非常显著的椭圆体，两个平面的平均值与卵泡的体积是相符的。在这些病例，三维的平均值可能会更好地反应体积。虽然三维超声和彩色多普勒的临床有效性仍在研究中，这项技术可用于监测IVF周期。

子宫内膜的监测

在卵泡发育过程中，子宫发生声像的改变。随着雌激素的增加，子宫内膜的厚度增加并在晚卵泡期呈现典型的三线征。在治疗周期通过超声检查内膜预测妊娠已是 IVF 临床医生的目标。

子宫内膜的厚度

近排卵期的子宫内膜的厚度（通过测量子宫内膜的前径和后径而得到）在获得妊娠的 IVF 周期中较厚[78]。研究显示 IVF 周期中 HCG 注射日子宫内膜厚度达 9～12mm 时妊娠可能性最大，厚于此厚度时妊娠率降低。

可获得妊娠的子宫内膜厚度的最小值仍不十分确定，虽然内膜厚度小于 8mm 时妊娠率已经很低，但内膜厚度薄到 4mm 时也有妊娠的报道。范围如此之大的原因并不明确，因为测量者间对内膜条纹测量的差异均值也只有 1mm。

子宫内膜的结构

Smith 与其同事[79]描述了 IVF 周期卵巢刺激时几种超声下所见的内膜结构。高分辨率超声下的两种近排卵期内膜的形状得到公认：①低回声图像，通常有三层；②单一的强回声图像[79]。一些研究报道，具有单一强回声内膜的 IVF 患者，其妊娠率低于三层低回声图像的内膜者，其他研究并没有证实此观点。

推测超声下所见的内膜形状是子宫血流变化的一种反映。一项研究报道，在 96 个 IVF 周期中行彩色血流超声多普勒检查，强回声内膜影像的妇女有 24% 内膜下未见血流，而三层内膜形态的妇女只有 4% 未见血流[80]。在这项研究中，未探测到内膜血流的 8 名患者均未妊娠。在一项关于 IVF 卵巢刺激前内膜下血流指数的研究中，螺旋动脉或子宫动脉的多普勒超声并不能预测随后的 IVF 周期的结局[81]。

异常子宫内膜血管供应的治疗

如果子宫内膜的发育不良在某种程度上与 IVF 的失败有关，那如何改善子宫内膜的血液供应呢？一项小的接受赠卵的研究，将既往周期内膜厚度不能发育到 8mm 的受卵者，随机分至低剂量的阿司匹林（81mg/d）治疗组或非阿司匹林治疗组。研究发现阿司匹林并没有增加子宫内膜的厚度，然而接受阿司匹林治疗的妇女如果最终治疗周期子宫内膜厚度达 8mm 或以上时，其妊娠的可能性则很大。

阿司匹林作为 IVF 卵巢刺激的辅助药物，可改善卵巢和子宫血流，并在促性腺激素治疗过程中提高妊娠率[82]。然而，两项比较大的研究结果并未证实这种作用[83,84]。

已有研究者提出给予昔多芬（伟哥），一种 5 磷酸二酯酶抑制剂能松弛血管平滑肌，可能会增加子宫动脉血流。虽然一系列小的 IVF 研究显示在卵巢刺激前或刺激中阴道给予昔多芬妊娠机会大大增加，但随后的随机对照试验没有显示其对子宫内膜厚度或子宫血流有任何影响[85]。

雌二醇监测

在 IVF 卵巢刺激周期中并没有发现监测雌二醇水平对 hCG 注射的时机选择有何意义，但在调整促性腺激素剂量和预测卵巢过度刺激综合征的风险方面还是有价值的。要在卵泡数目和雌二醇水平的基础上决定何时上调或下调促性腺激素的剂量或取消周期。虽然精确的标准在各个中心差异很大，但如果到刺激周期的第 8 天雌二醇水平还不能达到 300pg/ml，许多患者将取消 IVF 周期。基于此，如果雌二醇水平每 48 小时升高 50%～100%，促性腺激素的剂量通常是不变的。如果在多囊卵巢妇女 HCG 注射日雌二醇水平高于 3800pg/ml 或下丘脑性闭经的妇女雌二醇水平高于 2400pg/ml 时，严重卵巢过度刺激综合征的风险增加。

取卵

取卵技术

取卵通常在 hCG 给予后 34～36 小时进行，以卵子充分成熟而且避免排卵。如上所述，最初是在腹腔镜下取卵的。这种技术可以在腹腔镜下直视卵巢，一些 IVF 中心有时在 IVF 周期前进行腹腔镜筛查以确认卵巢是否易于取卵。随后，超声引导下取卵技术逐渐发展起来，在没有全身麻醉或直视卵巢的情况下取卵。虽然在过去曾行经腹部或经尿道周边取卵，但事实上，经阴道取卵现已成为 IVF 的标准技术。

经阴道取卵需要穿刺针固定于在高频率的阴道探

头上（图38-2），典型的IVF取卵程序的房间布局很小（图38-3）。患者取膀胱截石位，会阴和阴道用无菌生理盐水冲洗。虽然IVF结局可能受抗生素的影响，但一些中心在此之前仍采用含抗生素的清洗剂[86]。在取卵前常常静脉或口服广谱抗生素，例如，自取卵日起口服多西环素100mg/d，连续4天。盆腔感染较少见，但有子宫内膜异位囊肿的患者即使手术期间应用抗生素，其感染的风险依然较高[87]。

麻醉

据报道经阴道取卵手术有多种麻醉技术，如局部的、硬膜外的、脊柱的和全身麻醉，但许多IVF中心采用静脉镇静/镇痛法[88]。通常应用的是短期麻醉如芬太尼联合苯二氮卓类或异丙酚[89]，可通过面罩或鼻套管给予氧气供应。虽然有报道称全身麻醉会降低IVF的妊娠率，但并没有研究证实麻醉技术的选择和IVF结局之间有明确的关系[88]。

胚胎移植

在取卵和胚胎移植间最关键的部分发生在胚胎实验室（见39章）。患者取卵后被告知多少卵子受精（图38-4），胚胎在发育到着床前的什么时间移回子宫。首例IVF的成功妊娠发生在单个囊胚移植，但是无法重复，于是临床医师转而在取卵后2~3天进行胚胎移植，因而解决了培养技术的局限性。目前，美国许多IVF中心在取卵后3天移植胚胎，但在第2天移植胚胎有同样的效果[2,90]（图38-5）。将受精后1天的受精卵移植回子宫妊娠也会发生。

随着高质量商业化IVF培养液的诞生，有人提出移植1~2个受精后5~6天的胚胎（在囊胚阶段）可能会减少多胎妊娠的风险且能保持满意的妊娠率。囊胚移植有几个潜在的优势：①延迟到受精后5~6天进行胚胎移植，可对胚胎形态进行更为精细的检查（图38-6）；②胚胎于受精后2天其基因组可被激

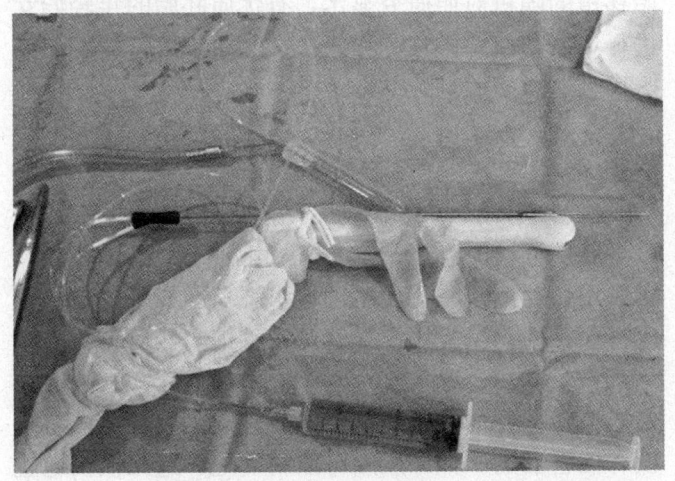

图38-2 经阴道取卵的探头，探头用无菌手套和长护套覆盖，特殊的探头护套也可商业获得。

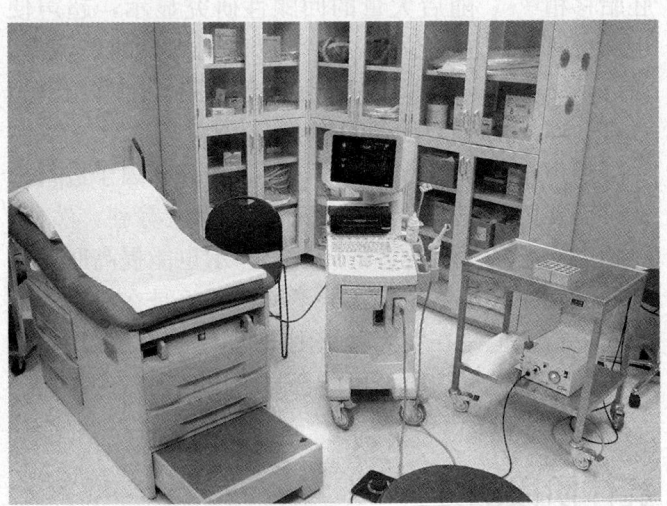

图38-3 经阴道取卵的程序室，一个用作卵泡抽吸的脚踩真空吸引器，在抽吸过程中保持卵泡抽吸液保温的温热台。

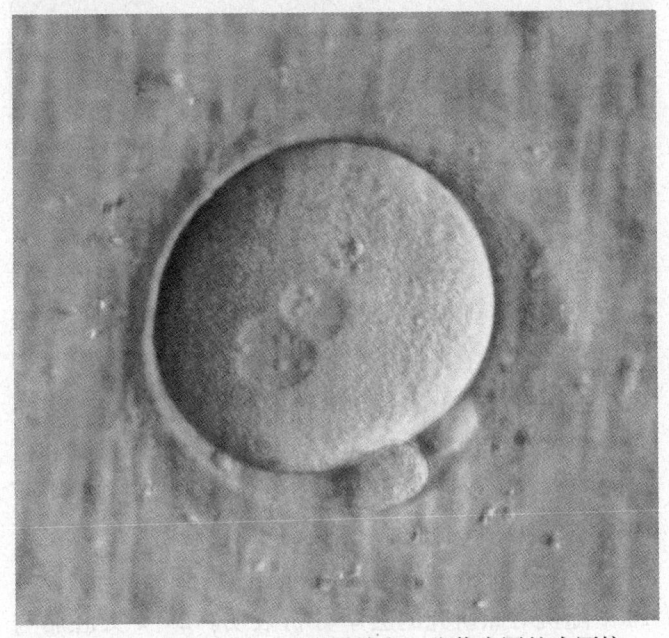

图38-4 经体外受精后获得受精卵，胞浆内圆的为原核。

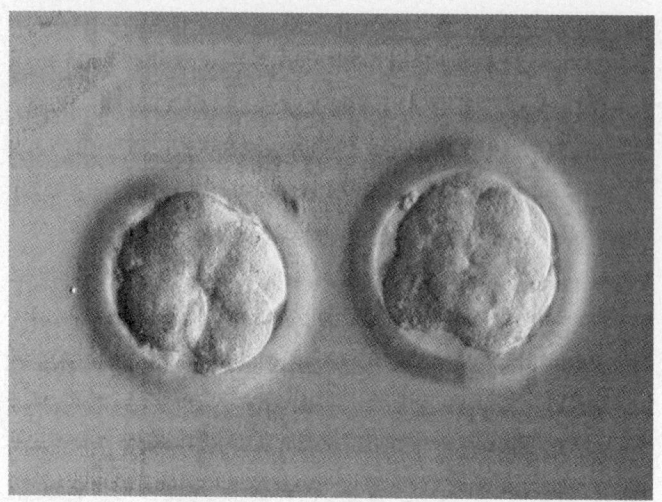

图38-5 发育第3天的2个胚胎,由于相互挤压细胞膜变得不清晰。这些胚胎将移植到一个单身孕母身上。

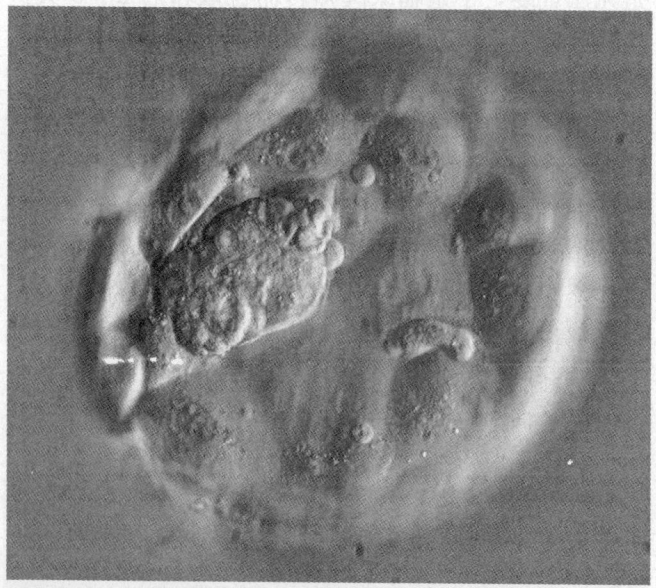

图38-6 发育第5天的扩张的囊胚,内细胞团(最终发育至胎儿)明显。

活,延迟培养便于选择更为健康的胚胎;③在体内着床前的胚胎直到第4~5天才到达子宫腔[91]。子宫提供与输卵管完全不同的营养环境,由此推测第2~3天胚胎移回宫腔可能会降低植入率[92]。

然而,延长胚胎的培养期可能会降低其发育和植入的能力。依据胚胎的质量和培养条件,在一些IVF周期,很少或没有胚胎可以发育到囊胚阶段,以至于很少或没有胚胎可供移植或冻存[93]。最近一项包含16个随机对照研究的荟萃分析表明,2~3天胚胎与5~6天胚胎移植在妊娠率、出生率、多胎妊娠率或高危多胎妊娠率方面没有显著性差异(表38-1)。选择2~3天移植的夫妇,其胚胎冻存率较高,而在5~6天随机移植的患者其无胚胎可移的几率可能比前者高3倍。在只有预后结局较好的患者被选入的研究中,研究结果与以上结果相似。新鲜的和冻存的胚胎的累积的妊娠率被详细区分时,研究显示第2或3天移植组的妊娠几率更高。

如何平衡多个胚胎移植的风险和益处,仍然是ART最头痛的问题。多于1个胚胎的移植增加妊娠的几率,但同时也增加了多胎妊娠的风险。辅助生殖技术协会建议在35岁以下有良好的妊娠预后的患者移植胚胎数不超过2个[95]。最近一项关于单胎和双胎移植的随机对照研究显示,有优质胚胎的年轻妇女进行单胎移植并常规冻存第二个胚胎,可得到相似妊娠率且避免多胎妊娠[96]。

胚胎移植技术

胚胎移植时患者取膀胱截石位,窥器插入阴道,宫颈用培养液或用无菌生理盐水洗净。如果以前没有进行过移植,可先用空导管试验移植,然后再将胚胎移入微量的培养液(5~20μl)中。胚胎移植管种类多样,包括硬的或软的、侧面载重或纵向载重,有或没有插管器的。如果胚胎可以精确地、毫无损伤地置入子宫,IVF的妊娠机会最大。

1985年Strickler和同事首次在超声指导下进行胚胎移植[97]。随后大量的回顾性研究显示,超声便于确定宫腔的植入位置,并可以得到满意的妊娠率。最近,一项随机对照研究显示,超声指导下移植的患者有50%妊娠而对照组只有34%[98]。

超声指导下胚胎移植的好处,部分归因于进行检查时需要膀胱充盈,这显示对胚胎移植有利。然而,经超声指导(没有充盈的膀胱)显示也能提高胚胎移植的成功率。虽然超声指导下移植并不是在所有IVF周期进行,但是在实际移植困难时,尤其是在用软管移植缺乏触觉反馈时,可能会显示出其独特的作用。

黄体阶段的处理

除非进行激素补充,否则ART周期获得妊娠的能力将受损。取卵时颗粒细胞的吸出损坏了黄体功能,

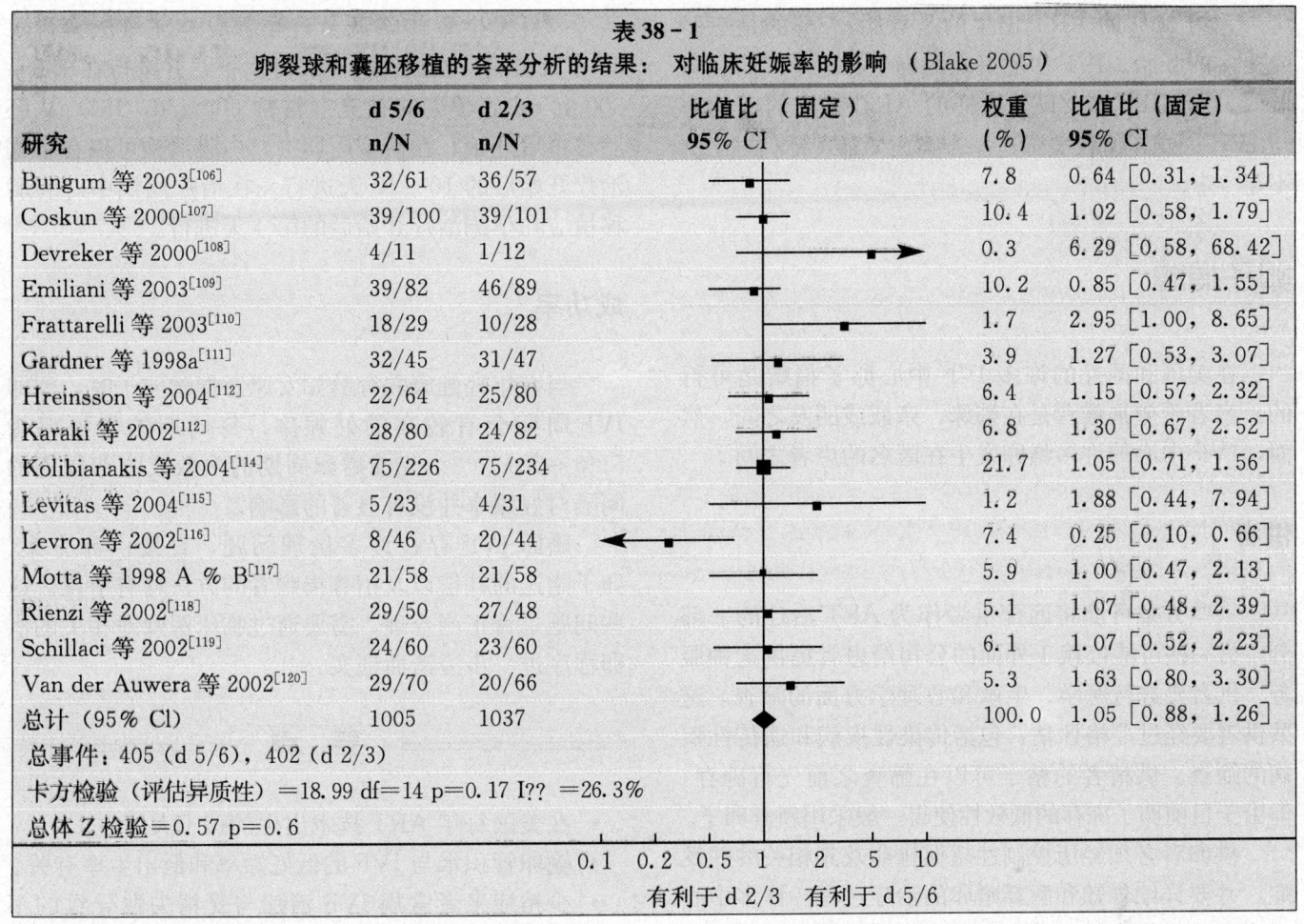

表38-1 卵裂球和囊胚移植的荟萃分析的结果：对临床妊娠率的影响（Blake 2005）

研究	d 5/6 n/N	d 2/3 n/N	比值比（固定）95% CI	权重（%）	比值比（固定）95% CI
Bungum 等 2003[106]	32/61	36/57		7.8	0.64 [0.31, 1.34]
Coskun 等 2000[107]	39/100	39/101		10.4	1.02 [0.58, 1.79]
Devreker 等 2000[108]	4/11	1/12		0.3	6.29 [0.58, 68.42]
Emiliani 等 2003[109]	39/82	46/89		10.2	0.85 [0.47, 1.55]
Frattarelli 等 2003[110]	18/29	10/28		1.7	2.95 [1.00, 8.65]
Gardner 等 1998a[111]	32/45	31/47		3.9	1.27 [0.53, 3.07]
Hreinsson 等 2004[112]	22/64	25/80		6.4	1.15 [0.57, 2.32]
Karaki 等 2002[112]	28/80	24/82		6.8	1.30 [0.67, 2.52]
Kolibianakis 等 2004[114]	75/226	75/234		21.7	1.05 [0.71, 1.56]
Levitas 等 2004[115]	5/23	4/31		1.2	1.88 [0.44, 7.94]
Levron 等 2002[116]	8/46	20/44		7.4	0.25 [0.10, 0.66]
Motta 等 1998 A % B[117]	21/58	21/58		5.9	1.00 [0.47, 2.13]
Rienzi 等 2002[118]	29/50	27/48		5.1	1.07 [0.48, 2.39]
Schillaci 等 2002[119]	24/60	23/60		6.1	1.07 [0.52, 2.23]
Van der Auwera 等 2002[120]	29/70	20/66		5.3	1.63 [0.80, 3.30]
总计（95% CI）	1005	1037		100.0	1.05 [0.88, 1.26]

总事件：405（d 5/6），402（d 2/3）
卡方检验（评估异质性）=18.99 df=14 p=0.17 I??=26.3%
总体Z检验=0.57 p=0.6

就像应用GnRH激动剂而限制了黄体阶段的LH的分泌一样，结果是可能造成医源性黄体功能缺陷[99]。

IVF后用hCG或黄体酮支持黄体会使妊娠率增加。HCG的应用并没有显示比肌注黄体酮效果好，但却与卵巢过度刺激综合征的风险有关。黄体酮可口服、或经阴道和肌肉注射给药。黄体酮最佳的给药方式还不确定，但肌肉注射妊娠率可能较高[100]。

许多IVF中心仍然于取卵日起给予肌注黄体酮50mg/d。妊娠的患者继续进行黄体支持直至超声下可见胎心搏动。一项包含有300个IVF周期的随机对照研究显示，早孕时持续应用黄体酮和在第一次妊娠试验阳性后停止应用比较，妊娠成功率没有差异，提示可能没有必要持续应用[101]。

辅助生殖成功

许多终点可用作验证IVF是否成功，包括妊娠试验、超声下可见的妊娠、胎儿心脏搏动和有生机儿的出生。大多数患者关心的是"抱婴率"（从医院出生后获得健康新生儿带回家）。累积统计结果显示过去几年来生殖医学的临床成功。

如何选择计算成功率的分母也存在问题。最常见的是将所有的发动了的周期都包括在内。然而，有些报道是将进行到取卵的周期或行胚胎移植的周期进行计算。最有意义的计算应该是采用启动周期的总数，但用一个取卵周期或胚胎移植周期更可能反映IVF试验室的质量。

所有新鲜IVF周期（用患者自己的非冷冻胚胎）其活产率不足30%。如果IVF患者卵巢刺激反应良好但却在首个IVF周期没有妊娠，那么她在接下来的每一IVF周期的成功几率都会降低2%～5%[102,103]。

IVF的成功率很大程度上依赖于患者的年龄，初始周期的活产率从23岁时的40%下降到40岁时的15%。成功率的降低取决于卵子的老化，因为赠卵IVF的成功率不依赖于受者的年龄。

大约30%的ART出生的是双胎，3%的是三胎或更多的胚胎。IVF多胎妊娠的出生在近十年明显降低[2]。如GIFT或ZIFT这样的ART方案的成功率与IVF一样，但在美国这些方案占ART周期的比例不足5%。

卵子捐赠

在美国和国外的许多IVF中心卵子捐赠是可行的。患者希望捐赠者是在姊妹、亲戚或朋友之间，然而，IVF中心的许多赠卵发生在匿名的患者之间。

供者

一些方案可能将匹配供者作为ART治疗的一部分，另一些可能依赖于外面的公司给患者提供这种服务。供者要进行医学、生殖和心理学方面的筛查。这些供者要经过严格评估，包括传染性疾病和遗传性疾病的筛查。供精者的精子可以在筛查之前先行冻存，但由于目前卵子冻存的低效性使得一般采用新鲜卵子。

供卵者必须经历控制性超促排卵及其相关的并发症，并要详细告知和解释赠卵的治疗过程。许多中心也为那些有指定供者的患者对治疗后可能引起的诉讼问题进行法律咨询。

赠卵治疗包括用促性腺激素进行的控制性超促排卵，在刺激周期中要求供者禁止性生活以降低多胎妊娠和异位妊娠的风险。

受者

受者的子宫必须预处理，使子宫内膜做好准备接受受精的胚胎，这要求要有显著的协调性。许多中心会让受者在接受供卵周期前经历"模拟"周期，确保得到充足的子宫内膜厚度。这些周期常常包括内膜的活检，以证实内膜对外源性激素有组织学的反应[104]。

子宫内膜的准备的所用药物前面已有描述，也有供卵胚胎移植在自然周期中成功妊娠的报道。如果受者没有基础的卵巢功能，则不需要降调节。如果受者有内源性的卵巢功能，GnRH激动剂治疗在月经周期的第21天即前一周期的黄体期开始。

一旦发生垂体降调节，受者应补充雌激素，每3~7天监测一次血清的雌二醇水平，并维持在150~300pg/mL。孕酮的补充（常常50mg/d，IM）从胚胎移植后开始。在模拟周期中，内膜活检可以在孕酮治疗开始后的10~12天进行。在治疗周期中，胚胎移植应在孕酮治疗开始后的第4天进行。

成功率

当有年轻健康的育龄妇女愿意捐赠卵子时，赠卵IVF周期会有较高的妊娠率，每周期的妊娠率为51%~58%[105]。先前赠卵周期的次数或赠卵周期的间隔对妊娠率并没有显著的影响。

赠卵IVF存在许多伦理问题，直接供卵方案、卵子赠送的补偿以及招募捐赠者的方法均有争议。这些问题是否正当合理，需要通过临床医师对相关的供卵程序进一步澄清而证实。

要 点

- 在美国每年ART技术出生的孩子大约占1%。
- 输卵管积水与IVF的低妊娠率和低出生率有关。
- 少精症患者常规IVF治疗与受精失败导致的不良结局有关。
- PCOS患者IVF后的妊娠率低且并发症多。
- IVF前的筛查应包括宫腔和输卵管的评估，以排除可能影响成功的子宫和输卵管的病变。
- 在IVF前大于2cm的子宫息肉和超声可见的输卵管积水应当切除。
- 评估卵巢储备的方法包括D3血清FSH、枸橼酸氯米芬刺激试验、D3血清抑制素或雌二醇、抗苗勒管激素以及窦卵泡数目。
- 在美国许多中心倾向于使用FSH和LH的混合制剂，联合GnRH激动剂。
- GnRH激动剂被典型地应用于长方案，于应用促性腺激素之前发生激发和降调节作用。
- 卵泡的生长可在经阴道超声下进行监测。
- 许多中心在至少两个卵泡的直径达到18mm时给予hCG。
- 在整个刺激周期中内膜的形态和厚度均被监测，三线征及内膜厚度为9~12mm时似乎是理想的反应。

- 在患者清醒镇静的情况下，经阴道超声介导取卵。
- 胚胎通常在超声介导取卵后的第 3 天（卵裂胚）或第 5 天（囊胚）移植。
- IVF 后用 hCG 和孕酮进行黄体支持可获得高的妊娠率。
- hCG 与卵巢过度刺激综合征的高风险有关。

（甄秀梅译　李　蓉校）

参考文献

1. Edwards RG, Bavister BD, Steptoe PC: Early stages of fertilization in vitro of human oocytes matured in vitro. Nature (London) 221:632–635, 1969.
2. Centers for Disease Control and Prevention: 2003 Assisted Reproductive Technology Success Rates. Available at http://www.cdc.gov/reproductivehealth/ART/index.htm. Accessed 17 September 2005.
3. Chang MC: Fertilisation of rabbit ova in vitro. Nature (London) 179:466–467, 1952.
4. Australian Broadcasting Corporation. Interview with Roberts Edwards. The Health Report. 25 April 2005. Available at http://www.abc.net.au/rn/talks/8.30/helthrpt/stories/s1349685.htm. Accessed on 18 September 2005.
5. Sayama M, Araki S, Motoyama M, et al: The clinical efficacy of gamete intrafallopian transfer by minilaparotomy versus in vitro fertilization and embryo transfer. J Obstet Gynaecol Res 22:409–416, 1996.
6. Pandian Z, Bhattacharya S, Nikolaou D, et al: The effectiveness of IVF in unexplained infertility: A systematic Cochrane review. Hum Reprod 18:2001–2007, 2003.
7. Van Voorhis BJ, Syrop CH, Vincent RD, et al: Tubal versus uterine transfer of cryopreserved embryos: A prospective randomized trial. Fertil Steril 63:578–583, 1995.
8. Levran D, Mashiach S, Dor J, et al: Zygote intrafallopian transfer may improve pregnancy rate in patients with repeated failure of implantation. Fertil Steril 69:26–30, 1998.
9. Fluker MR, Bebbington MW, Munro MG: Successful pregnancy following zygote intrafallopian transfer for congenital cervical hypoplasia. Obstet Gynecol 84:659–661, 1994.
10. Levran D, Farhi J, Nahum H, et al: Prospective evaluation of blastocyst stage transfer versus zygote intrafallopian tube transfer in patients with repeated implantation failure. Fertil Steril 77:971–977, 2002.
11. Valle RF: Tubal cannulation. Obstet Gynecol Clin North Am 22:519–540, 1995.
12. Johnson NP, Mak W, Sowter MC: Surgical treatment for tubal disease in women due to undergo in vitro fertilisation. Cochrane Database Syst Rev2004, CD002125.pub2.
13. Hanafi MM: Factors affecting the pregnancy rate after microsurgical reversal of tubal ligation. Fertil Steril 80:434–440, 2003.
14. Hughes EG: The effectiveness of ovulation induction and intrauterine insemination in the treatment of persistent infertility: A meta-analysis. Hum Reprod 12:1865–1872, 1997.
15. Guzick DS, Silliman NP, Adamson GD, et al: Prediction of pregnancy in infertile women based on the American Society for Reproductive Medicine's revised classification of endometriosis. Fertil Steril 67:822–829, 1997.
16. Olivennes F, Feldberg D, Liu HC, et al: Endometriosis: A stage by stage analysis— role of in vitro fertilization. Fertil Steril 64:392–398, 1995.
17. Pellicer A, Oliveira N, Ruiz A, et al: Exploring the mechanism(s) of endometriosis related infertility: An analysis of embryo development and implantation in assisted reproduction. Hum Reprod 10:91–97, 1995.
18. Brizek CL, Schlaff S, Pellegrini VA, et al: Increased incidence of aberrant morphological phenotypes in human embryogenesis: An association with endometriosis. J Assist Reprod Genet 12:106–112, 1995.
19. Tinkanen H, Kujansuu E: In vitro fertilization in patients with ovarian endometriomas. Acta Obstet Gynecol Scand 79:119–122, 2000.
20. Diaz I, Navarro J, Blasco L, et al: Impact of stage III—IV endometriosis on recipients of sibling oocytes: Matched case control study. Fertil Steril 74:31–34, 2000.
21. Barnhart K, Dunsmoor-Su R, Coutifaris C: Effect of endometriosis on in vitro fertilization. Fertil Steril 77:1148–1155, 2002.
22. Practice Committee of the American Society for Reproductive Medicine: Endometriosis and infertility. Fertil Steril 82(Suppl 1):S40–S45, 2004.
23. Schlegel PN, Girardi SK: Clinical review 87: In vitro fertilization for male factor infertility. J Clin Endocrinol Metab 82:709–716, 1997.
24. Guzick DS, Wilkes C, Jones HW Jr: Cumulative pregnancy rates for in vitro fertilization. Fertil Steril 46:663–667, 1986.
25. Palermo G, Joris H, Devroey P, Van Steirteghem AC: Pregnancies after intracytoplasmic injection of single spermatozoon into an oocyte. Lancet 340:7–8, 1992.
26. Nagy ZP, Verheyen G, Liu J, et al: Results of 55 intracytoplasmic sperm injection cycles in the treatment of male-immunological infertility. Hum Reprod 10:1775–1780, 1995.
27. Lahteenmaki A, Rasanen I, Hovatta O: Low dose prednisolone does not improve the outcome of in vitro fertilization in male immunologic infertility. Hum Reprod 10:3124–3129, 1995.
28. Culligan PJ, Crane MM, Boone WR, et al: Validity and cost-effectiveness of antisperm antibody testing before in vitro fertilization. Fertil Steril 69:894–898, 1998.
29. Crosignani PG, Collins J, Cooke ID, et al: Recommendations of the ESHRE workshop "Unexplained Infertility." Hum Reprod 8:977–980, 1993.
30. Kolibianakis E, Zikopoulos K, Albano C, et al: Reproductive outcome of polycystic ovarian syndrome patients treated with GnRH antagonists and recombinant FSH for IVF/ICSI. Reprod Biomed Online 7:313–318, 2003.
31. Stadtmauer LA, Toma SK, Riehl RM, Talbert LM: Impact of metformin therapy on ovarian stimulation and outcome in "coasted" patients with polycystic ovary syndrome undergoing in vitro fertilization. Reprod Biomed Online 5:112–116, 2002.
32. Palmer JR, Hatch EE, Rao RS, et al: Infertility among women exposed prenatally to diethylstilbestrol. Am J Epidemiol 154:316–321, 2001.
33. Kerjean A, Poirot C, Epelboin S, Jouannet P: Effect of in utero diethylstilboestrol exposure on human oocyte quality and fertilization in a programme of in vitro fertilization. Hum Reprod 14:1578–1581, 1999.
34. Clevenger-Hoeft M, Syrop CH, Stovall DW, Van Voorhis BJ: Sonohysterography in premenopausal women with and without abnormal bleeding. Obstet Gynecol 94:516–520, 1999.
35. Lass A, Williams G, Abusheikha N, Brinsden P: The effect of endometrial polyps on outcomes of in vitro fertilization (IVF) cycles. J Assisted Reprod Genet 16:410–415, 1999.
36. The influence of hydrosalpinx on IVF and embryo transfer: A review. Hum Reprod Update 6:387–395, 2000.
37. Strandell A, Lindhard A, Waldenstrom U, Thorburn J: Hydrosalpinx and IVF outcome: Cumulative results after salpingectomy in a randomized controlled trial. Hum Reprod 16:2403–2410, 2001.
38. Tietze C: Reproductive span and rate of reproduction among Hutterite women. Fertil Steril 8:89–97, 1957.
39. Faddy MJ, Gosden RG, Gougeon A, et al: Accelerated disappearance of ovarian follicles in mid-life: Implications for forecasting menopause. Hum Reprod 7:1342–1346, 1992.

40. Scott RT, Toner JP, Muasher SJ, et al: Follicle-stimulating hormone levels on cycle day 3 are predictive of in vitro fertilization outcome. Fertil Steril 51:651–654, 1989.
41. Licciardi FL, Liu H-C, Rosenwaks Z: Day 3 estradiol serum concentrations as prognosticators of stimulation response and pregnancy outcome in patients undergoing in vitro fertilization. Fertil Steril 64:991–994, 1995.
42. Smotrich D, Widra E, Gindoff P, et al: Prognostic value of day 3 estradiol on in vitro fertilization outcome. Fertil Steril 64:1136–1140, 1995.
43. Frattarelli JL, Bergh PA, Drews MR, et al: Evaluation of basal estradiol levels in assisted reproductive technology cycles. Fertil Steril 74:518–524, 2000.
44. Seifer DB, Lambert-Masserlian B, Hogan JW, et al: Day 3 serum inhibin-B is predictive of assisted reproductive technologies outcome. Fertil Steril 67:110–114, 1997.
45. van Rooij IA, Broekmans FJ, te Velde ER, et al: Serum anti-Müllerian hormone levels: A novel measure of ovarian reserve. Hum Reprod 17:3065–3071, 2002.
46. Hazout A, Bouchard P, Seifer DB, et al: Serum antimüllerian hormone/müllerian-inhibiting substance appears to be a more discriminatory marker of assisted reproductive technology outcome than follicle-stimulating hormone, inhibin B, or estradiol. Fertil Steril 82:1323–1329, 2004.
47. Bancsi LF, Broekmans FJ, Looman CW, et al: Impact of repeated antral follicle counts on the prediction of poor ovarian response in women undergoing in vitro fertilization. Fertil Steril 81:35–72, 2004.
48. Navot D, Rosenwaks Z, Margalioth EJ: Prognostic assessment of female fecundity. Lancet 1:645–647, 1987.
49. Kahraman S, Vicdan K, Isik A, et al: Clomiphene citrate challenge test in the assessment of ovarian reserve before controlled ovarian hyperstimulation for intracytoplasmic sperm injection. Eur J Obstet Gynecol Reprod Biol 73:177–182, 1997.
50. Jain T, Soules M, Collins J: Comparison of basal follicle-stimulating hormone versus the clomiphene citrate challenge test for ovarian reserve screening. Fertil Steril 82:180–185, 2004.
51. Mukherjee T, Cooperman AB, Sandler B, et al: An elevated day three follicle-stimulating hormone:luteinizing hormone ratio (FSH:LH) in the presence of a normal day 3 FSH predicts a poor response to controlled ovarian hyperstimulation. Fertil Steril 65:588–593, 1996.
52. Kwee J, Elting MW, Schats R, et al: Comparison of endocrine tests with respect to their predictive value on the outcome of ovarian hyperstimulation in IVF treatment: Results of a prospective randomized study. Hum Reprod 18:1422–1427, 2003.
53. Wood C, Trounson A, Leeton J, et al: A clinical assessment of nine pregnancies obtained by in vitro fertilization and embryo transfer. Fertil Steril 35:502–508, 1981.
54. Steinkampf MP, Kretzer PA, McElroy E, Conway-Myers BA: A simplified approach to in vitro fertilization. J Reprod Med 37:199–204, 1992.
55. Corfman RS, Milad MP, Bellavance TL, et al: A novel ovarian stimulation protocol for use with the assisted reproductive technologies. Fertil Steril 60:864–870, 1993.
56. Hurd WW, Randolph JF Jr, Christman GM, et al: Luteal support with both estradiol and progesterone after clomiphene citrate stimulation for in vitro fertilization. Fertil Steril 66:587–592, 1996.
57. Jones HW Jr, Jones GS, Andrews MC, et al: The program for in vitro fertilization at Norfolk. Fertil Steril 38:14–21, 1982.
58. Al-Inany HG, Aboulghar M, Mansour R, Proctor M: Recombinant versus urinary human chorionic gonadotrophin for ovulation induction in assisted conception. Cochrane Database Syst Rev 2005:CD003719.
59. Gleicher N, Vietzke M, Vidali A: Bye-bye urinary gonadotrophins? Recombinant FSH: A real progress in ovulation induction and IVF? Hum Reprod 18:476–482, 2003.
60. Lunenfeld B: Historical perspectives in gonadotropin therapy. Hum Reprod Update 10:453–467, 2004.
61. Al-Inany H, Aboulghar M, Mansour R, Serour G: Meta-analysis of recombinant versus urinary-derived FSH: An update. Hum Reprod 18:305–313, 2003.
62. In vitro fertilization/embryo transfer in the United States: 1987 results from the National IVF-ET Registry. Fertil Steril 51:13–19, 1989.
63. Porter RN, Smith W, Craft IL, et al: Induction of ovulation for in-vitro fertilisation using buserelin and gonadotropins. Lancet 2:284–285, 1984.
64. Meldrum DR, Wisot A, Hamilton F, et al: Routine pituitary suppression with leuprolide before ovarian stimulation for oocyte retrieval. Fertil Steril l 51:455–459, 1989.
65. Hughes EG, Fedorkow DM, Daya S, et al: The routine use of gonadotropin-releasing hormone agonists prior to in vitro fertilization and gamete intrafallopian transfer: A meta-analysis of randomized controlled trials. Fertil Steril 58:888–896, 1992.
66. Confino E, Zhang X, Kazer RR: GnRHa flare and IVF pregnancy rates. Int J Gynaecol Obstet 85:36–39, 2004
67. Cramer DW, Powers DR, Oskowitz SP, et al: Gonadotropin-releasing hormone agonist use in assisted reproduction cycles: The influence of long and short regimens on pregnancy rates. Fertil Steril 72:83–89, 1999.
68. Barmat LI, Chantilis SJ, Hurst BS, Dickey RP: A randomized prospective trial comparing gonadotropin-releasing hormone (GnRH) antagonist/recombinant follicle-stimulating hormone (rFSH) versus GnRH-agonist/rFSH in women pretreated with oral contraceptives before in vitro fertilization. Fertil Steril 83:321–330, 2005.
69. Huirne JA, van Loenen AC, Schats R, et al: Dose-finding study of daily GnRH antagonist for the prevention of premature LH surges in IVF/ICSI patients: Optimal changes in LH and progesterone for clinical pregnancy. Hum Reprod 20:359–367, 2005.
70. Mohamed KA, Davies WA, Allsopp J, Lashen H: Agonist "flare-up" versus antagonist in the management of poor responders undergoing in vitro fertilization treatment. Fertil Steril 83:331–335, 2005.
71. Al-Inany H, Aboulghar M: GnRH antagonist in assisted reproduction: A Cochrane review. Hum Reprod 17:874–885, 2002.
72. Paulson RJ, Sauer MV, Francis MM, et al: In vitro fertilization in unstimulated cycles: The University of Southern California experience. Fertil Steril 57:290–293, 1992.
73. Taymor ML Ranoux CF, Gross GL: Natural oocyte retrieval with intravaginal fertilization: A simplified approach to in vitro fertilization. Obstet Gynecol 80:888–891, 1992.
74. Elizur SE, Aslan D, Shulman A, et al: Modified natural cycle using GnRH antagonist can be an optional treatment in poor responders undergoing IVF. J Assisted Reprod Genet 22:75–79, 2005.
75. Pincus G, Enzmann EV: The comparative behaviour of mammalian egg in vivo and in vitro. J Exper Med 62:655–675, 1935.
76. Chian RC, Gulekli B, Buckett WM, Tan SL: Priming with human chorionic gonadotropin before retrieval of immature oocytes in women with infertility due to the polycystic ovary syndrome. NEJM 341:1624–1626, 1999.
77. Mikkelsen AL: Strategies in human in vitro maturation and their clinical outcome. Reprod Biomed Online 10:593–599, 2005.
78. Glissant A, de Mouzon J, Frydman R: Ultrasound study of the endometrium during in vitro fertilization cycles. Fertil Steril 44:786–790, 1985.
79. Smith B, Porter R, Ahuja K, Craft I: Ultrasonic assessment of endometrial changes in stimulated cycles in an in vitro fertilization and embryo transfer. J In Vitro Fertil Embryo Transfer 1:233–239, 1984.
80. Zaidi J, Campbell S, Pittrof R, Tan SL: Endometrial thickness, morphology, vascular penetration and velocimetry in predicting implantation in an in vitro fertilization program. Ultrasound Obstet Gynecol 6:191–198, 1995.
81. Schild RL, Holthaus S, d'Alquen J, et al: Quantitative assessment of subendometrial blood flow by three-dimensional-ultrasound is an important predictive factor of implantation in an in-vitro fertilization programme. Hum Reprod 15:89–94, 2000.
82. Rubinstein M, Marazzi A, Polak de Fried E: Low-dose aspirin treatment improves ovarian responsiveness, uterine and ovarian blood flow velocity, implantation, and pregnancy rates in patients undergoing in vitro fertilization: A prospective, randomized, double-blind placebo-controlled assay. Fertil Steril 71:825–829, 1999.
83. Lok IH, Yip SK, Cheung LP, et al: Adjuvant low-dose aspirin therapy in poor responders undergoing in vitro fertilization: A prospective,

randomized, double-blind, placebo-controlled trial. Fertil Steril 81:556–561, 2004.
84. Pakkila M, Rasanen J, Heinonen S, et al: Low-dose aspirin does not improve ovarian responsiveness or pregnancy rate in IVF and ICSI patients: A randomized, placebo-controlled double-blind study. Hum Reprod 20:2211–2214, 2005.
85. Check JH, Graziano V, Lee G, et al: Neither sildenafil nor vaginal estradiol improves endometrial thickness in women with thin endometria after taking oral estradiol in graduating dosages. Clin Exper Obstet Gynecol 31:99–102, 2004.
86. van Os HC, Roozenburg BJ, Janssen-Caspers HA, et al: Vaginal disinfection with povidone iodine and the outcome of in vitro fertilization. Hum Reprod 7:349–350, 1992.
87. Younis JS, Ezra Y, Laufer N, Ohel G: Late manifestation of pelvic abscess following oocyte retrieval, for in vitro fertilization, in patients with severe endometriosis and ovarian endometriomata. J Assist Reprod Genet 14:343–346, 1997.
88. Ditkoff EC, Plumb J, Selick A, Sauer MV: Anesthesia practices in the United States common to in vitro fertilization (IVF) centers. J Assisted Reprod Genet 14:145–147, 1997.
89. Hadimioglu N, Aydogdu Titiz T, Dosemeci L, Erman M: Comparison of various sedation regimens for transvaginal oocyte retrieval. Fertil Steril 78:648–649, 2002.
90. Oatway C, Gunby J, Daya S: Day three versus day two embryo transfer following in vitro fertilization or intracytoplasmic sperm injection. Cochrane Database Syst Rev 2004, CD004378.
91. Croxatto HB, Fuentaealba B, Diaz S, et al: A simple nonsurgical technique to obtain unimplanted eggs from human uteri. Am J Obstet Gynecol 112:662-668, 1972.
92. Gardner DK, Lane M, Calderon I, Leeton J: Environment of the preimplantation human embryo in vivo: Metabolite analysis of oviduct and uterine fluids and metabolism of cumulus cell. Fertil Steril 65:349–353, 1996.
93. Tsirgotis M: Blastocyst stage transfer: Pitfalls and benefits—too soon to abandon practice? Hum Reprod 13:3285-3295, 1998.
94. Blake D, Proctor M, Johnson N, Olive D:. Cleavage stage versus blastocyst stage embryo transfer in assisted conception. Cochrane Database Syst Rev 2005: CD002118.pub2.
95. The Practice Committee of the Society for Assisted Reproductive Technology and the American Society for Reproductive Medicine: Guidelines on the number of embryos transferred. Fertil Steril 82:773–774, 2004.
96. Thurin A, Hausken J, Hillensjo T, et al: Elective single-embryo transfer versus double-embryo transfer in in vitro fertilization. NEJM 351:2392–2402, 2004.
97. Strickler RC, Christianson C, Crane JP, et al: Ultrasound guidance for human embryo transfer. Fertil Steril 43:54–61, 1985.
98. Coroleu B, Carreras O, Veiga A, et al: Embryo transfer under ultrasound guidance improves pregnancy rates after in vitro fertilization. Hum Reprod 15:616–620, 2000.
99. Macklon NS, Fauser BCJM: Impact of ovarian hyperstimulation on the luteal phase. J Reprod Fertil 55(Suppl):101–108, 2000.
100. Daya S, Gunby J: Luteal phase support in assisted reproduction cycles. Cochrane Database Syst Rev 2004: CD004830.
101. Nyboe Andersen A, Popovic-Todorovic B, Schmidt KT, et al: Progesterone supplementation during early gestations after IVF or ICSI has no effect on the delivery rates: A randomized controlled trial. Hum Reprod 17:357-361, 2002.
102. Meldrum DR, Silverberg KM, Bustillo M, Stokes S: Success rate with repeated cycles of in vitro fertilization–embryo transfer. Fertil Steril 69:1005–1009, 1998.
103. Silberstein T, Trimarchi JR, Gonzalez L, et al: Pregnancy outcome in in vitro fertilization decreases to a plateau with repeated cycles. Fertil Steril 84:1043–1045, 2005.
104. Sauer MV, Paulson RJ, Moyer DL: Assessing the importance of endometrial biopsy prior to oocyte donation. J Assist Reprod Genet 14:125, 1997.
105. Opsahl MS, Blauer KL, Black SH, et al: Pregnancy rates in sequential in vitro fertilization cycles by oocyte donors. Obstet Gynecol 97:201, 2001.
106. Bungum M, Bungum L, Humaidan P, et al: Day 3 versus day 5 embryo transfer: A prospective randomized study. Reprod BioMed Online 7:98–104, April 2003.
107. Coskum S, Hollanders J, Al-Hassan S, et al: Day 5 versus day 3 embryo transfer: A controlled randomized trial. Hum Reprod 15:1947–1952, 2000.
108. Devreker F, Delbaere A, Emiliani S, et al: Prospective and randomized comparison between transfer on day 2 or day 5 for patients with more than four IVF attempts. ESHRE P135, 2000.
109. Emiliani S, Delbaere A, Vannin A, et al: Similar delivery rates in a selected group of patients, for day 2 and day 5 embryos both cultured in sequential medium: A randomized study. Hum Reprod 18:2145–2150, 2003.
110. Frattarelli JL, Leondires MP, McKeeby JL, et al: Blastocyst transfer decreases multiple pregnancy rates in vitro fertilization cycles: A randomized controlled trial. Fertil Steril 79:228–230, 2003.
111. Gardner DK, Schoolcraft WB, Wagley L, Schlenker T, Stevens J, Hesla J. A prospective randomized trial of blastocyst culture and transfer in in-vitro fertilization. Hum Reprod 13:3434–3440, 1998.
112. Hreeinsson J, Rosenlund B, Fridstrom M, et al: Embryo transfer is equally effective at cleavage stage and blastocyst stage: A randomized prospective study. Eur J Obstet Gyn Reprod Biol 117:194–200, 2004.
113. Karaki RZ, Samarraie SS, Younis NA, et al: Blastocyst culture and transfer: A step toward improved in vitro fertilization outcome. Fertil Steril 77:114–118, 2002.
114. Kolibianakis EM, Zilopoulos K, Verpoest W, et al: Should we advise patients undergoing in vitro fertilization to start a cycle leading to a day 3 or day 5 transfer? Hum Reprod 19:2550–2554, 2004.
115. Levitas E, Lunenfeld E, Har-Vardi I, et al: Blastocyst-stage embryo transfer in patients who failed to conceive in three or more day 2-3 embryo transfer cycles: A prospective, randomized study. Fertil Steril 81:567–571, 2004.
116. Levron J, Shulman A, Bider D, et al: A prospective randomized study comparing day 3 with blastocyst-stage embryo transfer. Fertil Steril 77:1300–1301, 2002.
117. Motta LA, Alegretti JR, Pico M, et al: Blastocyst vs. cleaving embryo transfer: A prospective randomized trial. Fertil Steril 70(Suppl 1):S17, 1998.
118. Rienzi I, Ubaldi F, Iacobelli M, et al: Day 3 embryo transfer with combined evaluation at the pronuclear and cleavage stages compares favourably with day 5 blastocyst transfer. Hum Reprod 17:1852–1855, 2002.
119. Schillaci R, Castelli A, Vassiliadis A, et al: Blastocyst stage versus day 2 embryo transfer in IVF cycles. Abstracts of the 18th Annual Meeting of ESHRE. Vienna, 2002, p 418.
120. Van der Auwera I, Debrock S, Spiessens C, et al: A prospective randomized study: Day 2 versus day 5 embryo transfer. Hum Reprod 17:1507–1512, 2002.

第六部分　不孕与反复性流产

39　辅助生育技术：实验室方面

Damon Davis, Cristine Silva, Melissa Hiner, and Gary D. Smith

引言

自从第一例试管婴儿在 1978 年诞生于英格兰以来，实验室技术和培养条件已经取得了极大的进展。上千个受益于体外受精（in vitro fertilization，IVF）及其相关技术即辅助生育技术（assisted reproduction technologies，ART）的孩子已经出生，这些技术很多源自动物科学领域。

辅助生育技术实验室被认为是高度复杂的实验室，因为执行 ART 必要程序需要专业知识、责任心和精确性。临床男性学家/胚胎学家必须认识到小心注意所有过程的细节将能最大程度地优化 IVF 周期成功的机会。本章重点讲述 ART 实验室中常用的技术以及影响不孕症治疗成功的实验室因素。

人类精液：准备和评估

精液质量的评价是评估不孕症夫妇关键性的第一步。精液质量的实验室评估涉及精子受精能力的评价。然而，目前实验室用于精子功能评估的手段很有限。尽管如此，预测受精的可能性对决定采取何种特殊的 ART 程序很重要。

另一个重要的实验室步骤是准备授精用的精子或含精子的组织。

基本精液评估

精液分析是不孕男性进行实验室评估的一个关键组成部分。尽管它是诊断的基础，但应该知道的是精液分析不是检测生育能力的独立指标。除了射出精液的质量外，完全的勃起和足够的射精量以及射出的精子穿透宫颈黏液经子宫和输卵管与卵子结合的能力，这些都是决定男性生育潜能的因素。然而，一份准确的精液分析可以提供一些描述性的指标，根据这些参数可能作出初步的临床诊断和决定。

精液采集

基本的精液分析最常用于不孕症的评估。另一个常见的医学指征是输精管切除绝育术后的追踪观察。担忧将来生育能力的男性在冻存精液之前也进行精液分析。

不管精液分析的原因如何，对某些患者来说，精液标本的产生和提交可能很困难、尴尬或难受，认识到这一点是很重要的。一些正进行不孕症检查的患者可能内心有挫折感，精液标本的采集对他们而言是一种压力或不愉快的事情。因此必须让有经验的工作人员为这类患者精液采集做好足够的准备。在计划采集精液之前，应该给予清晰的口头和书面指导。告知患者在精液采集前应禁欲 2~5 天。为了降低样本间的差异，患者重复进行精液检查时，这个期限应该保持一致。

如果患者第一次的精液报告结果正常，很多临床医生会仅仅根据这一次的精液结果来进行男性不育症的评估。然而，一个全面的不孕症评估需要两次的精液分析，而且采集的间隔应小于一个月，因为精液质量随时间波动较大[1]。如果两次精液中的一次有异常，应该再次取精分析。有些临床医生建议所有存在生育问题的患者在治疗期间每年进行一次或两次精液检查。对于手术后的患者可能需要更加频繁的分析以作为常规随访的一部分。

手淫取精是一种可以得到一份完全和无污染精液标本的较好方法。用湿毛巾洗干净阴茎，避免使用肥皂。因为多数油性润滑液对精子有毒，所以也应该避免使用。在有些情况下，患者手淫取精困难，可采用性交中断法，但需要用一种特殊的避孕套专门收集精液。一般情况下，应该避免使用性交中断法，因为阴道分泌物可能污染标本，而且难于保证采集完全。由于传统的乳胶避孕套含有杀精剂，能快速降低精子活力，所以也应该避免使用。后面还将讨论其他一些精液采集方法。

精液标本收集区靠近男性学评估区比较合理。指定的精液采集房间应该位于一个安静的区域，门上贴上"请勿打扰"的标志。为一些取精困难的患者准备一些成人杂志和/或录像。

给患者提供一个干净的、贴有合适标签的广口容器用来收集精液。塑料容器应该无毒和无菌。患者在家中自备的容器可能会残余一些清洁剂或肥皂，这些对精子是有毒的。

取精后在一小时内快速把标本送到实验室是保证准确检测的关键性步骤。在这段时间内，应避免标本过冷或过热。在转运过程中，尽量使标本维持在体温水平。避免使标本延长暴露在直射的阳光中。在分析前、分析中以及分析后，所有标本的操作都应该遵循安全指导。

精液指标

精液外观

首先在室温下直接观察精液。正常精液为均质、灰白色、灰黄或黄色。如果精子密度低，标本可能显得较清亮。棕色或红色可能是射出的精液中含红细胞（血性精液）。一些药物如 Pyridium 或亚甲基蓝可能分别使精液呈橙色或蓝色。

精液体积

用一根刻度吸量管测量精液的体积。正常量一般是 2.0~5.0ml。精浆的主要成分来自精囊腺（1.5~5.0ml）和前列腺（0.2~1ml），很少一部分来自尿道球腺（0.1~0.2ml）。大多数射出的精子（0.2ml）来自附睾尾部，射出量小于总射出量的 1%。

英语单词后缀 "-spermic" 是指精液的体积。如果性高潮后没有排精称为无精液症（aspermic）；如果射出的精液量小于 0.55ml 称为少精液症（hypospermic）；如果射出的精液量超过 6ml 称为多精液症（hyperspermic）。多数情况下射出量少是因为收集不全。在收集过程中出现任何异常或中断射精都应该记录。标本损失成分常常不同，有的富含精子，有的却仅有很少的精子。禁欲时间过短也可能是精液量少的一个原因。多精液症在临床上罕见，尚未清楚有何意义。尽管精子密度可能降低，但活力没有改变[2]。

精液 pH 值

在某些影响精液质量的疾病中，精液 pH 值可能是一个有用的诊断指标。正常精液呈碱性，pH 在 7.2 到 8.0 之间[3]。也曾发现正常标本中 pH 超过 8.5 的。pH 测定最简便易行的方法是用 pH 试纸。

精液的液化

正常精液射出后快速凝结成胶状，室温下 5 到 25 分钟内液化。精液凝结是由于射出的精液的最后部分含有精囊腺分泌的凝结蛋白；而液化是因为精液的最初部分含有来自尿道球腺和前列腺的分泌产物[4]。

如果射出精液无凝结，可能提示精囊缺如或功能低下，或射出管道梗阻。反之，液化时间延长可能是由于来自前列腺的某些物质缺乏，如前列腺特异性抗原、淀粉酶和血浆原性激活因子[5]。尽管在正常生育的男性中也常常可见液化功能受损，然而不液化可能引起不孕。

精液黏稠度

评价液化精液黏稠度的方法是用一根针或吸管推动液化的精液，观察标本的流动。正常精液在管口形成不连续的滴。黏度异常时精滴将形成线状或超过 2 厘米的拉丝。与处理不液化方法一样，黏稠度过高可以通过反复用粗头的针管吹打或应用促液化药物来处理。

精子密度

基本精液分析中关键的一项分析指标是精子数目的测定。精子密度是指精液中每单位体积的精子数目。通常用百万/ml 表示。单独的精子密度并不能反映出射出精子的总数目。精子计数应该根据精子密度和射出的精液体积来计算。

目前有两种成熟的方法来测定精液密度，这两种方法都能在一个特殊的计数池中计算出液化精液部分的精子数目。不管采用哪种方法，应该确保标本很好混匀。轻柔地摇动容器足以保证标本的混匀。避免剧烈摇动或震荡。

精液中的精子密度可用 Neubauer 血细胞计数板来测定。这是目前采用的几种特殊计数池中的一种。用一个正向置换型加样器将混匀的稀释精液加入两边的计数池。静置 5 分钟使精子沉淀。每个计数格内的形态完整的精子才能被计数。仅余头部、尾部或其他一些的生殖细胞不应该被计数。应该计数上下两边计数池的精子数目，得到一个平均值；如果每个池的精子数目超过平均值的 5%，应该重滴一张片计数。如果两个池的精子数目都在平均值的 5% 之内，则可用该平均数来计算精子的密度。均数除以计数的区域，再乘以稀释倍数可得到原始精液的密度（百万/ml）。精子密度乘以射出的精液体积可以得到精子的总数。

Makler 计数池（Sefi 医疗器械，以色列）是一种专用于快速分析精液的仪器。从 1980 年使用以来，Makler 计数池已经得到广泛使用，目前很多实验室都在应用。Makler 计数池优于 Neubauer 红细胞计数板的一个主要方面是前者可直接用于高密度的精子计数，而不需要进行精液稀释。此外，在检测精子密度的同时，它可以评估精子活力和前向运动的精子。尽管 Makler 计数池使精液分析中精子密度检测简单化，然而这种方法缺乏传统红细胞计数板的准确性，可能容易发生错误[6]。

后缀 "-zoospermia" 表示射出的精液中有精子存在。精子密度小于 20×10^6/ml 定义为少精症 (oligozoospermic)。射出的精液中没有精子存在定义为无精症 (azoospermic)。只有在原始精液标本离心后的沉渣中也未发现精子才能做出无精症的诊断。

精子活力和前向运动

尽管具有运动能力的精子总数是生育潜能评估的一个重要指标，但精子运动的质量也必须被检测。因此，应常规记录运动精子的数目和质量。应该在精液采集后的 1~2 小时内评估精子的活力和运动能力，注意使标本保持室温或维持体温以避免精子活力的降低。

定量分析时，至少观察 5 个独立的视野，对 200 个精子进行分级，把精子分为正常运动、异常运动或不运动。精子活力根据各级精子所占的百分比来计算。除了定量评估外，还有其他几种分类系统用于评价精子前向运动的特征。有的先分类单个精子的运动，再分别计算；有的则把分级作为有活力精子的模态 (modal compent)。

世界卫生组织（WHO）在 1999 年将精子运动分为四类：A 代表快速前向运动；B 代表慢速或呆滞的前向运动；C 代表非前向运动；D 代表不动[7]。报告每类精子的百分比。一份正常精液标本应该至少有 50% 的前向运动精子（modal progression class＞2，WHO 标准中的 A 和 B 类）。前向运动精子比率小于 50% 定义为弱精症。

精子形态

精子形态的评估为精子生成的质量和生育潜能提供了一个敏感的指标。很多结构异常的精子与不孕有关。精液标本的形态学检查是精液分析的一个重要组成。目前正在使用的精子形态学分类系统有多种。很多系统受观察者的主观因素影响，不同观察者得出的异常率相差很大。需要发展更新的方法以使精子形态学评估更标准化。

1986 年，Kruger 和他的合作者提出了一个区分正常和异常精子形态的严格分类标准[8]。这个标准也称 Tygerberg 严格分类标准，是对每个精子的形态进行客观的评定。根据这个系统，精子只有符合以下几个标准才能被评为形态正常：①精子头部长 5~6μm，宽 2.5~3.5μm；②顶体区占精子头部的 40%~70%；③中段为精子头部长度的 1.5 倍，宽度＜1μm；④尾部长约 45μm，均一、不卷曲；⑤胞浆小滴应小于头部的一半，仅见于中段。在这个分类体系中，所有处于临界范围的精子均被列为异常。

精子密度大于 2 千万/ml 以及活力大于 30% 的男性，根据 Tygerberg 的严格分类标准，如果其形态正常的精子超过 14%，IVF 周期的受精率为 91%；如果形态正常的精子小于 14%，IVF 周期的受精率仅为 37%[8]。这项研究建立了一个正常参考值，即正常形态精子比率应该大于 15%。

1992 年，在 Tygerberg 严格分类标准基础上，WHO 采用了一个新的分级标准[3]。这个标准认为符合以下条件的精子为正常精子：①精子头部长 4~5.5μm，宽 2.5~3.5μm；②顶体区占精子头部的 40%~70%；③精子无颈部、中段或尾部的缺陷；④胞浆小滴应小于头部的三分之一。虽然这些指标与 Tygerberg 标准相似，但正常精子形态的参考值增加到大于 30%。不同实验室可能采用这两种分类体系的一种。

精子活率

精子存活率可通过精子质膜排出染料或其他物质的能力来测定。因为活精子的比率稍高于有活力的精子比率，所以通常仅在精子活力小于40%的情况下才检测精子存活率。

伊红-苯胺黑试验常用于检测精子活率。不动的活精子能排出伊红；死精子则显示红色。苯胺黑作为复染剂能更好观察清楚未染色的活细胞。将等量体积的液化精液和染料混合均匀，滴在一张清洁干燥的玻片上，在显微镜下观察。记录标本中未着色的精子，再计算存活精子的百分率。

另一个评估精子活率的方法是低渗肿胀试验。其原理是活精子能够耐受中等程度的低渗压力。死精子在低渗状态下不会出现肿胀，活精子会肿胀，呈现典型卷尾特征[9]。

精子功能试验

尽管有时精液指标正常，但精子的功能其实已经受损，从而不能完成受精所需要的必要步骤。目前已经有几种试验可以用来评估精子的受精功能。然而，这些试验中得到的预测值仍存在疑问，它们在不孕症治疗中的作用也尚存争议。

顶体反应

精子在受精之前必须发生顶体反应。顶体反应涉及顶体膜和相连接的质膜的融合。融合可引起顶体内容物的释放。精子顶体功能活性的评定可用下面的方法：将获能精子与顶体反应的诱导剂混匀，然后在荧光显微镜下观察精子的荧光染色，从而判断精子顶体膜的状态。

透明带结合试验

透明带结合试验是另一种检测精子功能的实验方法。这项试验用来评估精子与透明带外层结合的能力，这是精子进入卵母细胞的先决条件。透明带结合试验是将透明带显微切割成对等的两半，每一半分别与相同浓度的检测精子和正常对照精子进行反应，镜下计数与透明带外层结合的精子。患者的精子结合数除以正常对照的精子结合数得到的值称为半透明带指数，当指数大于60%时，IVF的成功率增高[10]。

仓鼠卵母细胞穿透试验

透明带，包绕卵子的糖蛋白层，调节种属特异性受精。当去除卵母细胞的透明带后，则可以用精子穿透试验来研究不同物种间的精子-卵母细胞相互作用。这个试验通过检测人类精子穿透仓鼠卵母细胞的能力来评估人类精子的受精能力[11]。研究已经显示人类精子穿透仓鼠卵母细胞的能力与人类精子穿透人卵母细胞能力相关[12]。

精子染色质结构分析/单细胞凝胶电泳

精子DNA完整性试验可用来评估精子细胞核内染色体单倍体状态。染色质的成熟度和形态决定了染色体的质量。目前临床上用于精子染色质完整性分析的两个重要方法是精子染色质结构分析（sperm chromatin structure assay，SCSA）和单细胞凝胶电泳（也称彗星试验）。

直接染色和精子染色质评估的试验能检测精子遗传物质的完整性。通过这些试验，能有效检测精子DNA是否存在遗传损伤。简而言之，可用这些方法来检测完整的双链DNA到变性的单链DNA之间的转变[13]。DNA的完整性与受精潜能、胚胎发育潜能以及生殖毒素的影响相关[14]。

用特殊方法采集精液进行评估和处理

大多数健康男性均能通过手淫取精方法采集精液。然而，对射精功能异常或无精症的患者，需要应用其他的方法来获得精液进行生育评估或治疗。无法射精的患者可能需要用临床上的辅助方法进行精液采集；无精症的患者可能需要通过手术取精。

手淫取精的步骤

精子与精浆接触以后可导致精子活力和活率的降低。如果在精浆中暴露时间过长，精子的受精潜能将降低。为了得到最满意的精液标本用于精子功能的实验室检测以及临床应用，射精以后必须把精子从精浆中分离出来。目前有三种基本的方法用于分离精子和精浆：精子洗涤法、精子上游法以及精子密度梯度离心法。这些处理精子的方法既能用于宫腔内人工授精（intrauterine insemination，IUI），也能用于IVF中。

精子洗涤法

精子洗涤法是最常用的一种精子分离方法。洗涤不仅能快速和有效地去除精浆中的不利因子，而且能浓缩精子。用合适的含蛋白的培养液与精液标本混匀，然后离心，含精子的部分沉淀到离心管的底部。小心吸走上清液，重新悬浮精子沉淀。当精液标本中高活力的精子浓度较高，而非精子细胞很少时推荐采用这种方法。

精子上游技术（Swim-up Method）

在女性生殖道，精子游进围排卵期的宫颈黏液使一部分有潜能的精子分离出来。虽然简单的精子洗涤方法能去除精浆，但达不到分离这部分精子的目的。从精液标本中富集有活力的精子或形态学正常的精子的技术能用于 IUI 和 IVF，这些技术包括经典的精子上游试验。在精子上游试验中，有活力的精子能游到培养液的上层，从而富集到大量的有活力的精子。

常用的精子上游试验有两种。第一种是从精液中直接上游。新鲜液化的精液被分成几份，然后放入装有低黏稠度培养液的试管的下层。第二种方法是从精液沉淀中上游。新鲜的精液先进行洗涤，离心后得到沉淀，然后把培养液轻轻加到沉淀的上方。在这两种方法中，有活力的精子在 37℃孵育时均能自然地从下层（新鲜精液层或沉淀的精子层）游到上层的培养液中。

在富集有活力的精子前对标本进行洗涤的方法（从精液沉淀中上游法）已受到批评，因为原始标本中的死精子和异常的精子仍存在沉淀中。Aitken 和 Clarkson 研究发现，与直接分离方法得到的有活力的精子相比，从沉淀中分离的精子受精潜能受损[15]。作者认为沉淀中的异常精子产生的氧自由基可能使有活力的精子细胞损伤，导致精子功能异常。此外，过厚的离心沉淀也是一个干扰，沉淀底层的有活力的精子难以游进上层培养液中。

密度梯度离心法

密度梯度离心法其原理是依据分离的液体具有不同的密度梯度，在离心状态下，可以将精子按不同活力、大小和密度进行分离。目前在临床上已有许多应用连续或不连续梯度液的分离技术，市场上也有许多商品化的分离液供应。将一份精液标本轻轻地加在梯度分离液中，离心后取沉淀部分进行洗涤，然后根据所需的浓度加入培养液混合成悬浮液。此外，还可以将精液通过梯度密度离心并洗涤后，再在 37℃ 的 CO_2 培养箱中继续做精子上游，这样所获得的精子具有更好的活力，有利于利 IVF 授精使用。

逆向射精的精液处理方法

逆向射精是指性高潮时将精液射入膀胱。在正常的射精过程中，尿道括约肌关闭以防止精液逆向流入膀胱；如果括约肌的功能不全或丧失，精液将会首先流入膀胱而非尿道。逆向射精是导致男性不育的一个罕见原因。对于少精或无精的患者应考虑到患者是否存在逆向射精的可能。任何可能影响膀胱颈的神经协调性或血管功能的因素均可导致逆向射精。逆向射精可以通过检测性高潮后的尿液中是否有精子来诊断。如果每个高倍视野中可见 10～15 个精子则可诊断为逆向射精，此项标准也可用于与不射精的鉴别诊断。

对于药物治疗无效的逆向射精患者可以通过收集其性高潮后的尿液获得活精子[16]。由于尿液是酸性的，它会对精子产生毒性作用，因此首先应该改变膀胱的化学环境来尽量减少其对精子的毒性作用。可以建议患者在取精前几日口服碳酸氢钠，这样尿液可以得到碱化（pH>7.5）。手淫取精前应排空膀胱，性高潮后应立即排出尿液至一个无菌容器中，随后将标本送至实验室进行精液处理。此外，对于那些无法自主排尿的患者，可以在膀胱放置导尿管，用新鲜的调好 pH 值的精子处理液进行冲洗。灌洗后，膀胱内会残留数毫升处理液。然后嘱患者手淫，在其达到性高潮后，再次放置导尿管，收集膀胱内的逆向射精精液；马上送至实验室进行分离。实验室的处理方法是首先进行离心，去除精子中的尿液，余下的步骤与前文提到的手淫取精处理过程相同。

震动刺激射精或电刺激射精的精液处理方法

射精失败通常被认为是不射精。脊髓损伤是导致不射精的主要原因，另外还有一些其他原因与逆向射精的原因相似。绝大多数射精障碍的患者对拟交感神经药物治疗无效，他们通常需要利用外界刺激工具达到射精。最常见的刺激方法是阴茎震动刺激和直肠电刺激。阴茎震动刺激是利用阴茎震动器刺激龟头达到反射性射精。这种方法可以诱发大约 70% 因脊髓损伤导致不射精的患者射精[17]。

脊髓损伤在 T10 节段以上的患者比损伤在 T10

以下的患者更易通过刺激方法获得射精。震动刺激也无法射精的患者可以通过电刺激获得射精。电刺激首先要在直肠内放置一个探头，然后对其施以间歇的电流，以刺激前列腺周围神经丛。电刺激的范围包括前列腺肌肉组织、精囊腺、血管以及附睾，并能促使精液射入尿道。这种方法对大约75%的患者有效[18,19]。患者射精后，可以通过收集尿道排出液获取精子。如果患者是逆向射精，首先要在刺激前碱化尿液，并用精子处理液灌洗膀胱，待射精后收集膀胱内液体。

电刺激的风险包括直肠热损伤或穿孔。电刺激前后应该用直肠镜检查直肠。T6以上脊髓损伤的患者会发生危及生命的自主神经反射失调或大量、非协调性的交感神经物质释放。因此对这些患者监测血压是非常必要的。通过电刺激或震动刺激获得的精液量比较少、精子密度高，但是活力较差；这可能是由于精子都淤积在生殖道中的缘故[20]。通过震动刺激或电刺激获得的精液其处理过程同手淫取精的精液处理过程相同。

手术取精的精子处理过程

ICSI（卵细胞浆内单精子显微注射）技术使得严重的不育男性获得了能够生育子代的希望。由于每个卵子受精只需一个精子，因而在ICSI技术帮助下，IVF过程中获得的卵子只需少量的精子便足够授精。手术取精技术的发展与ICSI技术相结合使得既往因某些男性因素无法生育的患者有机会实现生育的愿望。梗阻性和非梗阻性无精症患者均可通过手术方法获得精子。第53章讨论了有关手术取精的详细过程。

有许多手术方式可以从附睾或睾丸中获取活精子。通常由于手术取精只能获取数量较少的精子，并且质量也不好，因而需要进行一些特殊的处理后才能用于ICSI。

显微附睾穿刺取精术

显微附睾穿刺取精术（microsurgical epididymal sperm aspiration，MESA）适用于可逆的或不可逆的梗阻性无精症。MESA是一个相对简单的手术，只需在局部麻醉或一般的麻醉下进行。MESA的具体过程是首先暴露附睾组织，然后在显微镜下从单根附睾管中获取精子。首先要切开阴囊皮肤、筋膜、睾丸鞘膜，然后暴露睾丸或附睾组织，在选定的附睾管上做一个切口，然后用一根细针或中空玻璃细管从附睾管腔中吸出附睾液。

虽然MESA与经皮附睾穿刺取精术（percutaneous epididymal sperm aspiration，PESA）有相似的妊娠率，但是MESA是一种更好的方法，因为其创伤性小，还可以在手术过程中纠正可逆性无精症的病因。此外，MESA能获得更多的精子[21]。

睾丸切开取精术/睾丸抽吸取精术

睾丸切开取精术（testicular sperm extraction，TESE）为ICSI技术提供了所需要的精子。TESE的适应证包括非梗阻性无精症患者和附睾取精失败的梗阻性无精症患者[22]。TESE是通过睾丸组织活检获取精子。手术过程包括切开阴囊皮肤、筋膜、睾丸鞘膜，进而暴露睾丸组织；打开白膜后，轻轻挤压睾丸组织，将生精小管挤出。切除一小块生精小管并立即放入培养液中进行后续操作。

睾丸抽吸取精术（testicular sperm aspiration，TESA）是一种简单的手术。它利用一根标准的细针和注射器经皮穿刺睾丸组织获取精子。TESA是所有睾丸取精手术中损伤性最小的一种手术，它可以在局麻下进行；其适应证是梗阻性无精症患者。手术时将一根带有斜面针头的10ml注射器通过阴囊皮肤刺入睾丸组织。对注射器施以负压，并轻轻移动针头，直到将睾丸组织吸入注射器；退针后将吸到的组织放入无菌的培养液中，再进行后续操作。

显微睾丸取精术

显微睾丸取精术（micro TESE）是一项较新的技术，仅取最少的睾丸组织但获取最大量的精子，适用于梗阻性无精症患者[23]。与常规手术相比，它有几大优点：利用手术显微镜，micro TESE技术可以清楚看见小血管，并尽可能减少对血管的损伤。另外，非梗阻性无精症的患者睾丸各处的生精功能并不恒定，通常只有局灶生精功能，而大部分睾丸组织无生精功能，micro TESE能够在有生精功能的睾丸组织中做活检。

Schlegel的研究表明，具有生精功能的生精小管通常比无生精功能的生精小管大而饱满。利用micro TESE技术会比TESE更能有效地找到这些有生精活力的区域。micro TESE所活检的组织相对更小一些，这也可以避免由于TESE切除睾丸组织后所引起的睾酮分泌不足[24]。

和 TESE 一样，micro TESE 也要暴露睾丸组织并切开睾丸被膜，在显微镜下找到一个相对无血管区域，在此区域利用显微刀做一小切口，暴露出生精小管。挑选大而饱满的生精小管，然后用锋利的弯剪刀取下该处组织。切下的组织放入培养液中，镜检有无精子存在。如果所检的组织中没有找到精子，可以在对侧睾丸再做活检。

经附睾或睾丸组织中找到的精子尚未完全成熟。从这些组织中分离出来的精子有些是活动的，然而睾丸组织中的精子通常是不活动的。从附睾或睾丸获取的精子的活力是影响 ICSI 成败的一个重要因素。另外睾丸组织中的精子应首先被游离出来才能进行下一步的操作。也有文献记载了促进手术获取的精子恢复和成熟的方法[25]。MESA 取精后，将标本放入少量培养液中，如果有精子存在，浓缩精子并判断其活力。新鲜的附睾精子可以直接用于 ICSI 或被冷冻保存。

对于来自睾丸的组织，则将标本放入少量培养液中，并用无菌剪刀剪碎。然后在显微镜下用一根细针撕碎每段生精小管，使得精子释放至培养液中。再用一根细的玻璃管将生精小管吸走，只留下精子悬液。确定有精子后，小心将标本稀释成精子悬液（应最小程度地稀释），然后培养 24～48 小时，以获得最多的活力好的精子。

精子的保存

人类精子的冷冻保存始于 1949 年，当时 Polge 发现在冷冻剂中加入甘油可以冷冻保存家禽的精子。此后不久，Sherman 也成功地冷冻保存了人类精子，并在解冻后获得了妊娠[26]。从那时起，许多研究者开始关注冷冻过程中所涉及的生理和化学反应，并且通过改善冷冻技术和试剂以提高冷冻效率。尽管冷冻生物学的很多进展研究超出了本书的范围，但一些重要的基本原理也在此进行了讨论。

冷冻保存已成为辅助生殖技术的一个重要组成部分。射精功能障碍的患者通过震动刺激或电刺激射出的精液可以冷冻保存，这样可以满足几个辅助生育周期的精子需求而无需重复取精过程。也有学者建议将手术取精得到的精子冷冻起来，以供日后 IVF 周期中 ICSI 使用，从而避免再次手术[27]。供精也需建立在可靠的、有大量存储能力的基础之上。有些患者准备接受可能有损生育能力的医学治疗，他们在治疗前也可以选择冷冻精液，以备将来之用。

卵母细胞的准备和评估

过去的数年里，培养液成分的改进明显地影响了胚胎的质量和妊娠率。目前所有用于 ART 的培养液都已经商品化生产。在使用之前，必须对这些培养液的胚胎毒性以及维持胚胎发育和生长的能力进行检测。打开培养液以及添加蛋白时，应该在层流超净台内操作，注意整个过程保持无菌。

卵子处理区

为了保证每个步骤达到最好的结果，建立一个实验室之前必须进行全面的考虑。实验室应该尽可能地靠近取卵室和胚胎移植室。必须保证环境中无毒性物质存在。实验室推荐使用正压空气层流；控制最佳温度和光线。任何培养液的准备以及配子和胚胎的操作必须在层流超净台内进行。

IVF 实验室内的所有设备必须每天进行检测。为了保证胚胎实验室结果的一致性，必须建立严格的质量控制系统。所有的培养液、设备以及其他物质如与配子和胚胎接触的培养皿和吸管都应该对哺乳动物胚胎是生物可容性的。鼠胚试验能用于检测毒素以及不利的培养条件。整个试验包括鼠胚在实验室检测条件中从合子期培养到囊胚期。

实验室和培养液的准备

ART 试验过程中用到两类基本的液体，一种是在 CO_2 培养箱外操作配子和胚胎的液体，称为处理液；另一种用于在 CO_2 培养箱内培养配子和胚胎，称为培养液。两种液体均含有维持早期胚胎代谢以及合适 pH 值和渗透压的必需营养成分。使用时都必须添加某种蛋白质，如白蛋白或合成血清，浓度大致在 2～15mg/L。添加蛋白不仅使渗透压和 pH 维持稳定，而且能降低细胞对任何表面的黏附，从而有利于卵子和胚胎的体外操作。

处理液是进行了改良的培养液，添加了一种称为 HEPES 的缓冲剂，可以使培养液在 CO_2 培养箱外的环境中维持稳定的 pH 值。然而，HEPES 可以改变质膜的离子通道活性，可能有一定的毒性，其毒性与暴露浓度、温度和时间相关。因此，配子和胚胎应该最低限度地暴露在 HEPES 缓冲的培养液中。取卵时，在冲洗卵子用的操作液中可加入抗凝结因子，如低浓度的肝素以防止血块凝集，这些凝集的血块使卵冠丘复合物难以被发现。

用于胚胎培养的培养液通常用重碳酸盐缓冲系统，因此使用时必须放入 CO_2 培养箱中。培养液维持稳定的 pH 和温度是很重要的，因为胚胎对这两种因素的变化非常敏感。用于胚胎在培养箱内发育的培养液在使用之前应该是在 CO_2 环境内平衡好的。建议使用矿物油覆盖培养液，因为当培养皿暂时拿出 CO_2 环境外时，油层的覆盖能防止培养液的蒸发以及增加 pH 的稳定性。此外，还能提供一个有效的屏障，防止空气中的挥发性有机化合物进入，后者如果进入培养液中可引起胚胎毒性。

卵母细胞的采集和评估

取卵之前，必须建立一个最佳条件的实验室，保证快速、有效和安全的卵母细胞采集和放置。正确的步骤能最大限度地减少培养箱外的卵母细胞环境的变化。

室内条件

采集卵母细胞之前，实验室内所有的室内条件必须确保稳定。所有表面应该干净，热台应该维持在 37℃，保证收集卵泡液的试管温度恒定。建议所有的吸管和培养皿在使用之前均用培养液冲洗。

培养液

建议在取卵前一天备好处理液和培养液。装有培养液的培养皿准备好后放入 CO_2 培养箱内过夜。处理液使用前必须在水浴锅或干燥的温箱内加热。在 ART 过程中，所有的培养液应该维持在 37℃。

卵母细胞的采集

准备好装有含肝素的处理液的试管。无菌条件下放在取卵室的热台上。卵泡液被采集进装有蛋白的加工好的 37℃培养基后马上送入实验室。

在实验室内，快速检查穿刺液内是否有卵冠丘复合物。确定有卵母细胞后，将其拣出来，用处理液清洗，快速分级，然后放入预先平衡好的培养皿中，再放回 CO_2 培养箱。这个过程必须尽可能地快速和有效。当实验室和取卵室距离较远时，实验室的工作人员可能需要用可移动设施在取卵室先找到卵，然后运送到实验室。在转运过程中，必须保证卵母细胞所需的最佳条件。常常用配有显微镜的儿科用早产儿保育箱来完成这个过程。

卵母细胞的评估

在培养之前对卵冠丘复合物进行评分。在取卵的时候对卵母细胞的成熟度进行准确评估可能有利于选择授精的时间和判断受精成功的机会，以及可能判断出一些异常的卵母细胞。卵母细胞初步分级是直接在显微镜下观察卵冠丘复合物的形态，主要根据卵丘和放射冠的特征来评分。在找卵的过程中快速完成这项观察。在传统方法授精的 IVF 过程中，放射冠在授精前不会被去掉，因此这种观察的有效性受到限制。

不成熟卵母细胞是指处于减数分裂Ⅱ期中期相之前的减数分裂期的卵母细胞。包括减数分裂Ⅰ期前期的卵母细胞，镜下可见生发泡或胞质中有核膜存在，而卵周隙没有极体（图 39-1），卵丘细胞和放射冠常常很致密。当前期Ⅰ期重新开始以后，卵母细胞进入减数分裂Ⅰ期的中期，此时生发泡消失，但第一极体仍未出现（图 39-2），这是形成成熟卵母细胞的一个中间阶段。减数分裂Ⅰ期的卵母细胞卵丘可能扩张，但放射冠仍然致密。第一极体排出标志着进入成熟卵母细胞，此时处于减数分裂Ⅱ期（图 39-3）。中期Ⅱ的卵母细胞通常有充分扩张的卵丘。在正常情况下，卵母细胞停止在减数分裂Ⅱ期直到受精，减数分裂Ⅱ期重新开始后，第二极体排出，形成雌雄原核（图 39-4）。

去除卵丘细胞以后再进行卵母细胞的评估能更真实地从形态学上显示卵母细胞的质量。胞质、透明带以及极体的外观都能作为评估指标。高质量的卵母细胞具有均匀的胞质、一致的颜色和颗粒，卵周隙不大。空泡、胞质发黑、细胞皱缩或胞质颗粒粗都从形态学方面提示卵母细胞质量欠佳。透明带的形状和厚度可能比较重要；透明带应该不被挤压，具有有利于胚胎发育阶段的合适厚度。

目前有很多卵母细胞形态学评分系统。以下举一个基于肉眼外观的例子：

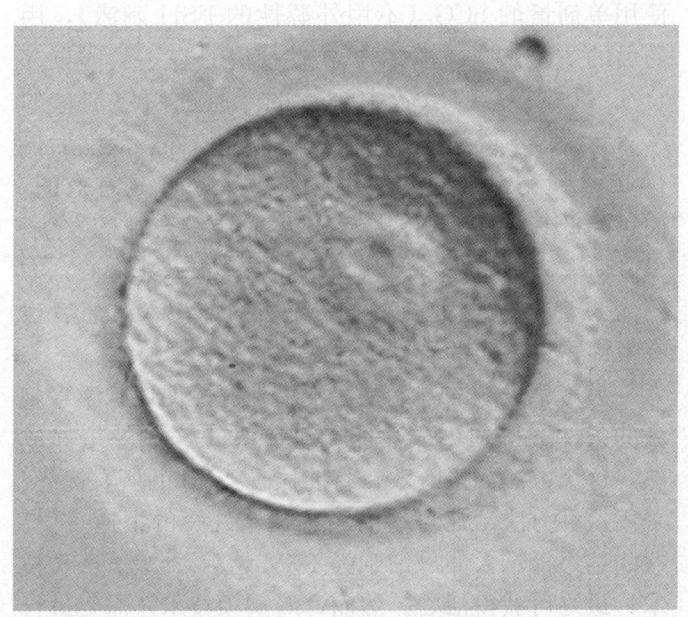

图39-1 去除卵丘后可见到完整的生发泡，为不成熟卵母细胞。（Courtesy of Kathleen A. Miller, Reproductive Medicine Associations of New Jersey, Morriston, N. J.）

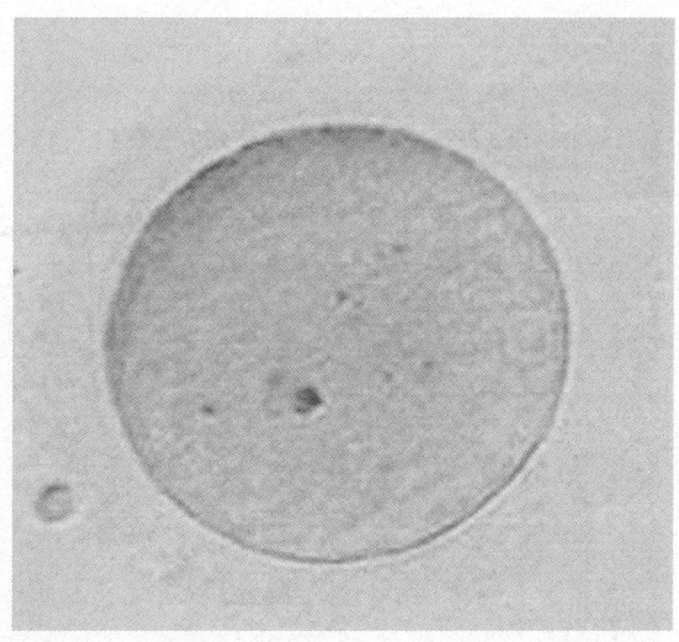

图39-2 去除卵丘后见到的中期I（MI）人卵母细胞，此时无第一极体。（Courtesy of Kathleen A. Miller, Reproductive Medicine Associations of New Jersey, Morriston, N. J.）

A

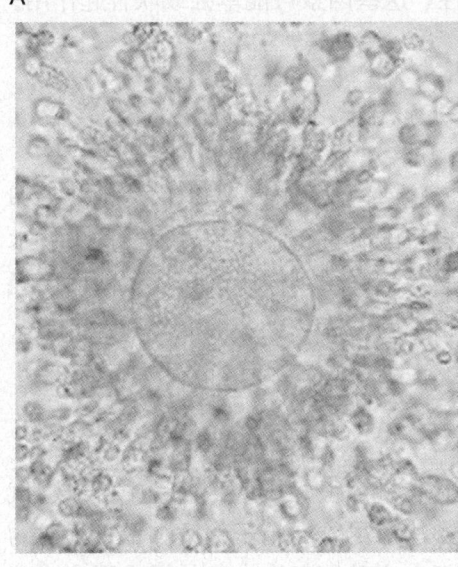

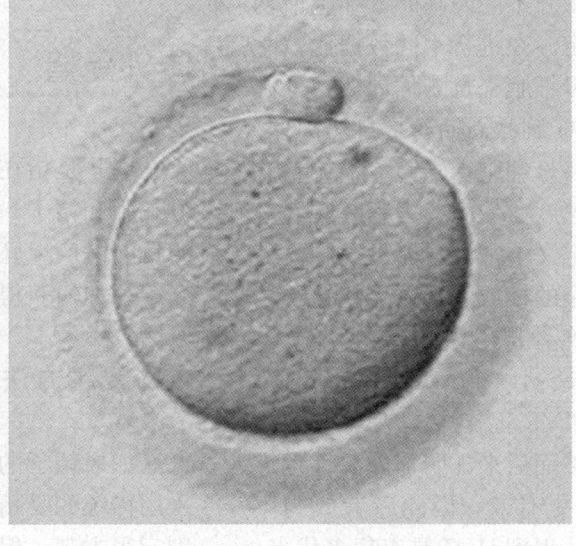

图39-3 （也见彩图39-3）中期Ⅱ（成熟）卵母细胞。A. 卵冠丘复合物；B. 去卵丘后可见到第一极体。（Courtesy of Kathleen A. Miller, Reproductive Medicine Associations of New Jersey, Morriston, N. J.）

B

0＝闭锁退化的卵母细胞。

1＝可见到生发泡。卵母细胞很不成熟。

2＝生发泡消失，放射冠致密或发黑。卵丘细胞开始松散，但难以看清卵母细胞。卵母细胞仍然不成熟。

3＝放射冠呈放射状，开始松散，卵丘松散。能看见卵母细胞，但仍无第一极体。卵母细胞仍未成熟，但可能将在几小时内排出第一极体。

4＝最佳成熟期的卵母细胞，已准备好受精。卵母细胞有完全扩张的卵丘，可见到第一极体。

卵母细胞的体外成熟

卵母细胞的体外成熟（in vitro maturation，IVM）是指获得的不成熟期卵母细胞在体外培养和

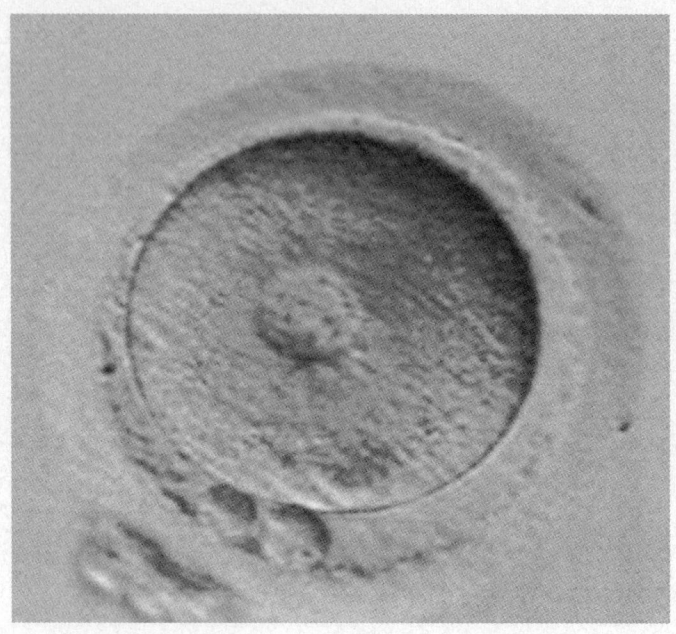

图 39-4 正常的合子，可见到两个极体和两个原核。(Courtesy of Kathleen A. Miller, Reproductive Medicine Associates of New Jersey, Morriston, N.J.)

成熟的过程。在这个定义中并不能明确卵母细胞最初的状态和最终成熟点的测定。在进行不同数据比较时特别需要注意的一点是卵母细胞来自哪种周期：外源性激素刺激周期、仅用 hCG 刺激周期还是自然周期。尽管从这些周期中得到的卵母细胞在光镜下最初状态可能是一样的，但胞质成熟度、受精能力和胚胎发育潜能是不同的。此外，从定义上来说，卵母细胞体外成熟真正成功的标志是完全的核成熟，以及能够受精并且发育成胚胎，直至分娩活婴。

人卵母细胞体外成熟最初由 Edward 在 1965 年提出。这项技术在早期的 IVF 工作中是为了得到更多卵母细胞而提出来的，然而后来证明加外源性促性腺激素刺激后再进行 IVF 更有效，因此后者成为不孕症治疗的金标准。因为认识到 IVM 具有很多优点，所以学者们对这个领域一直很感兴趣，并坚持不懈地进行研究。用传统的 FSH 刺激加 hCG 方案获得的不成熟卵母细胞经体外培养成熟、体外受精及胚胎移植后已经有妊娠的病例报道[28-30]。然而，这种方案减少了 IVM 的优势。此外，这种方案是否代表卵母细胞真正的体外成熟还存在争议，因为使用了外源性促性腺激素促卵泡发育，这种条件下可能促进了卵母细胞胞浆的成熟，而核成熟迟滞。

最近一些研究报道在患者月经周期的 10~14 天使用单剂量的 hCG（不用外源性的 FSH 刺激），用药后的 36 小时取卵[31,32]。这些研究是在多囊卵巢综合征（PCOS）的患者中进行的。通过用单剂量的 hCG，获得不成熟卵母细胞进行体外培养，成熟后再行 ICSI 授精，这种方法对这类患者来说是有效的，而且降低其治疗费用，减少过度刺激综合征的发生。尽管研究人数很少，但其临床妊娠率很鼓舞人心，大约为 39%[32]。这种治疗方案是否对非 PCOS 患者也有效尚需进一步的研究。

另一个极端的方案是在不用外源性促性腺激素刺激的条件下得到不成熟卵母细胞真正经体外培养成熟。这个方法如果有效，将能体现 IVM 的所有优势。采用这种方法治疗目前已经有临床妊娠的报道[33-35]。这些结果提示人卵母细胞经 IVM 培养，结合 IVF 技术，最终可获得活婴。然而，对这项技术还需要进行深入的评估，因为按活婴计算的话，这些研究中的累积成功率还小于 5%。可能有很多因素导致了 IVM 后的 IVF 成功率极低，如卵母细胞的质量、培养条件以及子宫内膜容受性，这些因素可能单独或联合起作用。

体外受精

IVF 是指在实验室内从一对夫妇体内分别获得卵母细胞和精子，再将配子进行结合的过程。这项技术的目的是产生胚胎，最终得到健康的后代。前面已经介绍了如何获得精子的方法。

传统受精方法

如果精子的质和量都很好，IVF 过程中可以尝试采用传统的受精方法。尽管"精子的质和量很好"的判定很主观，但每个实验室都有自己的标准用来决定采取哪种受精方式：传统的授精方式还是 ICSI 受精。精子可以用不同的方法来处理。其处理的主要目的是去除精浆，尽可能地将有活力的正常形态的精子与非配子细胞分离开。这些处理方法包括精液洗涤法、密度梯度离心法和上游法。

不管精子准备的方法如何，建议将处理后的精子放入含蛋白质的培养液内，并且放在 CO_2 培养箱内孵育 4 小时左右使精子获能。精子获能是指精子获得能结合卵母细胞透明带、穿透透明带与卵母细胞质膜以及使卵母细胞受精的能力。在受精之前应该对精子的密度和活力进行评估。根据这些指标计算出授精液中应该加入的精子数目。

常规取卵后3~6小时受精，根据卵母细胞成熟程度决定孵育时间。可以单个或把几个卵母细胞放在一起受精。几个卵母细胞一起授精时可以放在组织培养皿、四孔盘或试管内，平衡好的培养液可以盖油或不盖油。单个卵母细胞也可以放在培养皿的小滴内授精，用平衡好的培养液做成30~50μl的小滴并盖上油。在小滴内受精时加入的精子数目应该减少。由于个人经验不同，不同实验室在受精时加入的有活力的精子数目也不一样。精子浓度太高导致多精受精（一个以上的精子进入一个卵母细胞）的比率增高。浓度太低可能影响受精率。一般有活力的精子浓度在5万~10万/ml。可能需要根据精子的活力和形态做一些相应的调整。

胞质内单精子注射

胞质内单精子注射（intracytoplasmatic sperm injection, ICSI）是指将单个精子直接注入卵母细胞细胞质内。这项技术在1994年首次成功应用于人类卵母细胞，此后，彻底改变了严重的男性因素引起的不孕症的治疗手段。通过将单个精子直接注入卵母细胞细胞质内，很多精子受精前所必需的发展和变化步骤都被绕过，然而受精率并不受到影响。ICSI的适应证目前还有不少争议。有些指导中很随意地应用这种技术，但另一些却很保守。以下是应用ICSI的明确指征：

- 有传统授精方法失败史的夫妇。
- 总的活动精子密度小于1千万/ml。
- 根据严格标准分类，正常形态的精子小于4%（这可能需参考其他的精液参数，如密度、活力和体积）。

技术

ICSI所需要的设备和其他显微操作程序中的一样，由倒置相差显微镜组成，同时配有显微操作仪和注射仪。尽管有些研究小组已经报道显微操作过程中不用热台也能得到较好的结果[36]，但我们仍推荐在显微镜上使用热台，以使操作过程中维持恒定的温度。显微操作仪的压力系统在工作时应该最大限度地保持精确，显微镜应该放置在很稳定的区域。

ICSI时去除卵母细胞周围的卵丘和放射冠细胞是很重要的。去除卵丘细胞后可以看清卵母细胞，同时不影响卵母细胞的注射。可能需要用两根针切下卵丘细胞，将大多数卵丘细胞与卵母细胞分开，仅余少数卵丘细胞与卵母细胞相连。再将卵母细胞放入含80IU/mL透明质酸酶的处理液中最多30秒，用吸管吹打去除剩余的卵丘细胞。然后马上移入无透明质酸酶的处理液中，用一根内径稍大于卵母细胞的拉长的吸管反复吹洗。

实际使用的操作皿可用多种方法来准备。可以在一个培养皿中用加了蛋白质的处理液做一些5μl的小滴，再盖上油。中间的一个做成含7%PVP的5μl小滴。在注射之前在PVP小滴内加入1μl左右的精子悬液。PVP溶液较黏稠，可以使精子运动减慢，有利于精子的制动和吸取。此外，它还可以预防精子黏附到注射针的内壁。在操作时，脱去卵丘的卵母细胞被放在PVP小滴四周的5μl的小滴内。每次取两个卵母细胞进行操作，避免卵母细胞长时间暴露在培养箱外的环境中。

用注射针吸取精子。首先挑选形态学正常、有活力的精子，用注射针划破精子尾部使精子制动，再吸精子，先将尾部吸进注射针内，然后将注射针移到有卵母细胞的小滴内。用持卵针操作卵母细胞，极体放在12点或6点的位置上。用负压将卵母细胞固定以利于精子的注射。注射针放在卵母细胞外3点的位置。

然后将精子放在注射针的尖端，对着透明带。用注射针向前刺破透明带进入卵母细胞膜。吸取少量胞质，确定质膜已经破裂，然后将精子释放到胞质中，退出注射针。避免将任何培养液注入胞质中。图39-5显示了完整的ICSI流程。

合子和胚胎的准备及评估

受精

无论是传统IVF授精还是ICSI授精，一般在授精后的15~18小时检查卵母细胞受精情况。必须在这个时间内检查卵母细胞或合子，因为此时能看清原核和极体。在原核形成之前或消失以后检查受精将导致合子的错误分类，可能认为卵母细胞没受精或不能判别异常受精的卵母细胞。检查受精应该快速和有

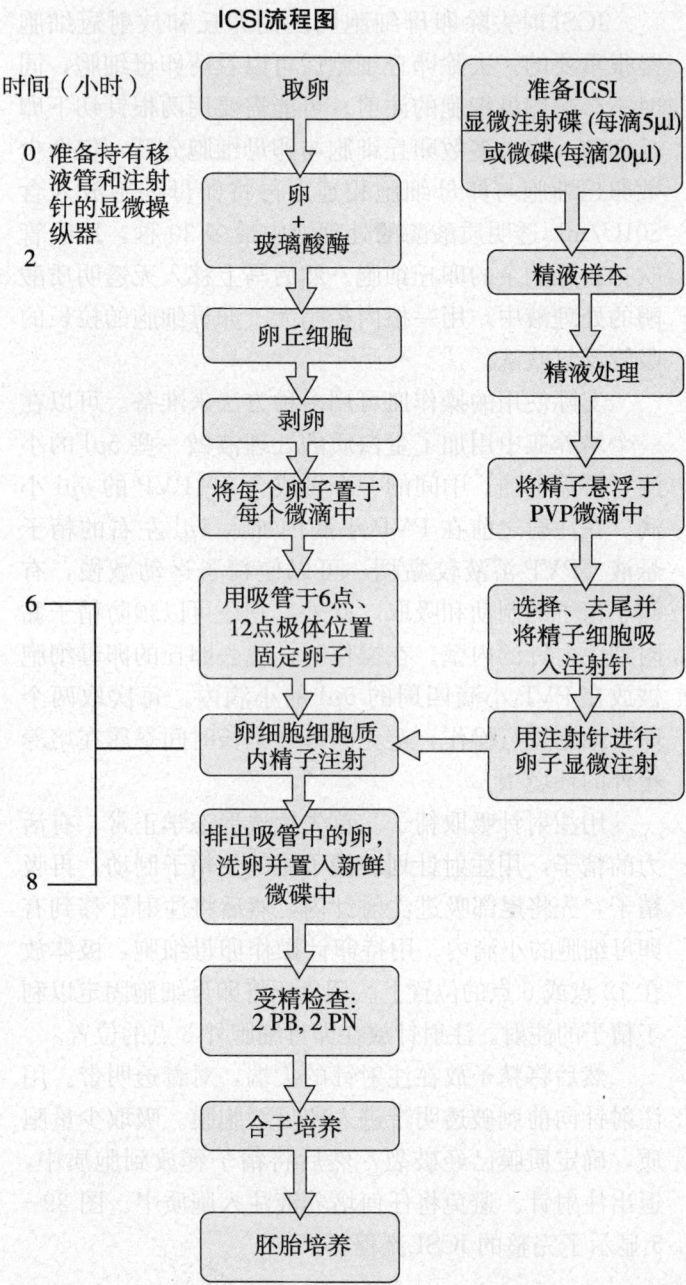

图39-5 ICSI流程图。（University of Michigan ART Laboratory Procedures Manual.）

效。如果卵母细胞进行的是传统的IVF授精，则必须去除卵丘细胞才能看清卵母细胞或合子。用一根内径稍大于卵母细胞或合子的拉长的尖吸管反复吹打即可脱去卵丘细胞。

正常受精的特征是胞质中出现两个原核，一个雄原核和一个雌原核，而卵周隙可见两个极体。极体可能变碎，所以有时呈现两个以上的极体。异常受精时合子可能可见到多个原核（胞质内有两个以上的原核）。异常受精可分为几类：多精受精，超过一个以上的精子进入卵母细胞；或者多雌，原因在于卵母细胞第二次减数分裂出现紊乱、第二极体排出迟滞，两个雌原核形成。一个多原核的合子也能发育到植入前的胚胎，但其遗传物质是异常的。因此在检查受精时发现的所有多原核合子都应该被丢弃。

异常受精也可能表现为原核减少，即合子内仅有一个原核。有些情况下卵母细胞是孤雌激活或精子头解浓缩失败，这些情况下仅见一个原核和两个极体。也可能是第二个原核比第一个原核出现晚，此时建议4小时后再检查一次。

没有原核存在以及第一或第二极体呈退化状态提示受精失败。卵母细胞受精失败原因很多，包括卵母细胞质量差、精卵结合障碍、精子顶体反应障碍或培养条件欠佳。

胚胎的评估

胚胎培养过程中每天能进行评估和分级。可以应用一个标准的形态学分级方法，观察胚胎的发育直到第3天胚胎移植日或第5天的囊胚期。目前有很多评分方法用于评估胚胎的发育。评分标准包括胚胎的分裂速度（根据卵裂球的数目来判断）、卵裂球的大小、形状、对称性和胞质的外观以及胞质碎片。在选择移植或冷冻的胚胎时，传统的方法是根据胚胎的形态来决定。记录下卵裂的时间段和胚胎碎片的多少。以下列举一个卵裂期胚胎的两步评分系统，根据细胞数和形态进行评分的：

A：授精后40小时至少达到4细胞期；授精后64小时至少达到8细胞。

B：授精后40小时至少达到2细胞期；授精后64小时至少达到4细胞。

C：授精后64小时至少达到2细胞。

D：没有分裂。

有碎片存在时以上评分将降低，具体如下：

- 卵裂球呈球形，胚胎没有碎片：不用降低评分
- 卵裂球呈球形，胚胎内碎片<20%：评分降低一级
- 卵裂球轻微不规则，胚胎内碎片<50%：评分降低两级
- 卵裂球大小不规则，胚胎内碎片>50%：评分降

低三级

下面是一个如何应用这个评分系统的例子：

- 一个授精后 40 小时达到 3 细胞的胚胎，碎片 15%：评为 3 细胞/C
- 一个授精后 40 小时达到 4 细胞的胚胎，碎片 10%：评为 4 细胞/B
- 一个授精后 64 小时达到 7 细胞的胚胎，没有碎片：评为 7 细胞/B
- 一个授精后 64 小时达到 8 细胞的胚胎，没有碎片：评为 8 细胞/A

必须明确的一点是单独的形态学评估和评分比较主观，可能并没有显示胚胎真正的发育潜能。目前有很多研究小组正在进行一些研究，期待发现提示胚胎发育和种植潜能的生物学标记物，从而通过这些非损伤方法来评估胚胎。这些评估方法，结合形态学和遗传学分析（参看本章节讨论的植入前遗传学诊断），将来能够更好地实际应用于胚胎的选择。

胚胎培养

随着胚胎培养系统和培养液的改进，胚胎已能够在体外培养到囊胚期（第 5 或 6 天）。一些卵巢储备功能好的年轻妇女（年龄小于 36 岁）或一个周期中好质量胚胎多于 5 个的年龄较大的妇女可以考虑做囊胚培养。影响囊胚培养和移植成功的一个重要因素是第 3 天的胚胎质量和数量。已经有学者提出了一个有效的囊胚评分系统，根据滋养层细胞和内细胞团的发育程度评分，以数字和英文字母来表示[37]。囊胚培养之前应该考虑每个患者及此周期的优势和不足之处。

辅助孵化

有一些发育潜能很好的胚胎总是不能着床，这是 IVF 过程中没能解决的最常见的问题之一。有人提出这可能是因为透明带及子宫内膜容受性的缺陷、胚胎过多的碎片、冷冻和解冻的影响，甚至可能是培养条件不好所致。辅助孵化可克服透明带的潜在缺陷。这项操作是在一定条件下将透明带做一个切口以利于胚胎种植。它是根据以下的假说提出的：将透明带打一个孔或改变透明带的稳定性可以使透明带的作用变微弱，这将有利于胚胎孵出和着床，但前提是在其他潜在影响因素都不存在时才可能有作用。辅助孵化目前正得到广泛应用，但它的真正价值仍需要探讨。

临床上最常用 Tyrode 酸和激光法对 6～8 细胞期的胚胎进行辅助孵化。Tyrode 酸可以在实验室准备，根据标准的方案操作，pH 调整到 2.5[38]；也可以用商品化的试剂。用这种酸做辅助孵化时，重要的一点是应该认识到靠近喷酸点的卵裂球可能受到损害。在错误操作的情况下，可能影响胚胎的活力。操作过程中，用持卵针固定好胚胎，将孵化用的针靠近胚胎透明带，然后喷出酸。当透明带出现一个孔后，立刻吸走胚胎，避免过多的酸进入卵周隙以及和卵裂球接触。将胚胎洗几次以后再继续培养。激光法辅助孵化带来的损伤可能比 Tyrode 酸少，但它的应用还不是太确定，可能对胚胎产生热效应或引起基因突变。这两种技术都有风险。

植入前遗传学筛查

植入前遗传学筛查（preimplantation genetic screening，PGS）最早是通过检测植入前胚胎中的单个分裂球以避免先天性疾病。这项技术对那些可能生育遗传病患儿的夫妇很有价值。最初应用于有 X 连锁疾病的患者，通过分子生物学方法检测胚胎的性别[39]。PGS 技术包括两个步骤：显微操作和活检；配子或胚胎的 DNA 分析。

活检可用机械法切开透明带，如果活检卵母细胞或合子，则取走 1～2 个极体分析；如果是胚胎，则取走 1 个卵裂球。简要流程图见图 39-6。目前主要用两种方法来分析 DNA：聚合酶链反应（polymerase chain reaction，PCR）检测单基因疾病；荧光原位杂交（fluorescence in situ hybridization，FISH）用于非整倍体分析。

单基因缺陷

PCR 技术可以对一段特异性 DNA 序列进行扩增。在每一个循环周期中，DNA 片断的数目增加一倍，PCR 最终产物用放射性标记、溴化乙啶、荧光染料或银染等方法观察是否存在某些基因或是否有基因突变。每一个 PCR 周期根据引物特异性基因序列的增殖可分为三步为。

首先双链 DNA 在高温（>90℃）条件下变性成为单链。第二步是退火，将温度降低，特异序列的引

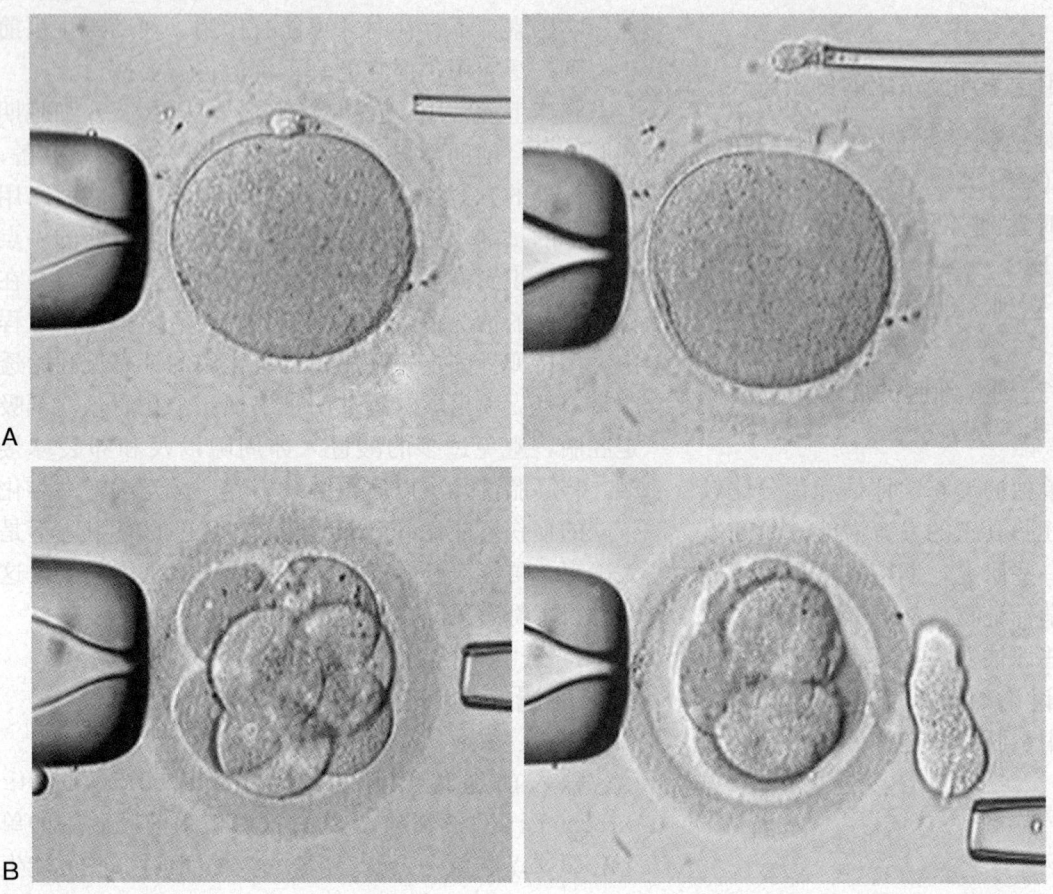

图 39-6 PGS前的活检程序。A. 极体活检，图示取出第一极体和第二极体；B. 卵裂球活检，图示取出两个分裂球。(Courtesy of Kathleen A. Miller, Reproductive Medicine Associates, New Jersey, Morriston, N. J.)

物与单链 DNA 配对；第三步是延伸，加入热稳定性的多聚酶，使核苷酸从引物退火处延伸。通过这个扩增过程可以检测出存在的特异基因或突变基因。

虽然 PCR 扩增可以产生高拷贝数目的片断，但单细胞 PCR 扩增得到的产物可能仍然不足以进行遗传学分析。应用两步巢式 PCR 技术能提高 PCR 的有效性和特异性[40]。

必须认识到很多因素能影响 PCR 分析的可信性，这是很重要的一点。因此必须采取很多措施保证质量，防止错误结果，保证最终结果的可信度。

荧光原位杂交

另一种 PGS 方法是用 FISH 技术分析染色质。这种方法是用直接标记的荧光核酸探针与标本上固定了的已经分离好的染色质或染色体杂交，探针是特异性的，其序列与标本的 DNA 序列互补[41-44]。从极体或卵裂球得到的染色质处理固定后可用于进行 FISH 分析。FISH 过程包括破坏细胞膜，去除胞质，将细胞核铺展固定到玻片中。然后将染色质变性，与染色质特异性的荧光探针进行杂交。在荧光显微镜下可以计数特殊的染色体，因此可鉴定出正常或异常的染色体数目（图 39-7）。

目前 FISH 中最常用的计数探针是针对 13、16、18、21、22、X 和 Y 染色体的[45]。与 PCR 方法一样，实验室应用 FISH 技术进行 PGS 时也应该有对照和严格的质量保证系统。

冷冻保存

配子和胚胎的冷冻保存使 IVF 周期中妊娠的成功机会最大化，同时防止了标本的浪费。目前胚胎冷冻在大多数 ART 实验室已经被普遍接受，被认为是一项必不可少的技术。美国生殖医学学会伦理委员会也确定了这一技术的重要性[46]。有效的冷冻保存过程能降低多胎妊娠、患者的费用、再次进入周期所需的激素刺激以及防止胚胎浪费。然而，重要的一点是应该意识到胚胎的保存涉及很多伦理、宗教、法律以

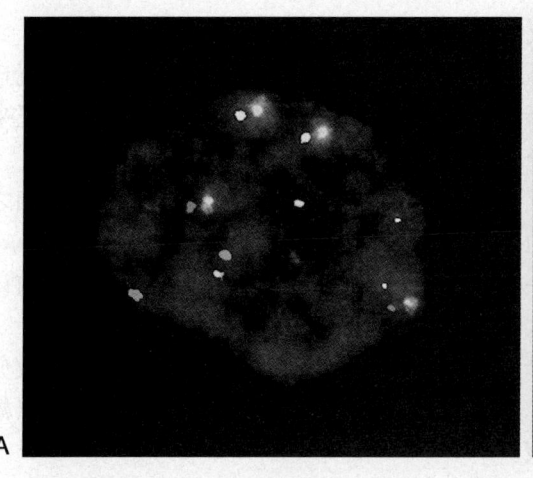
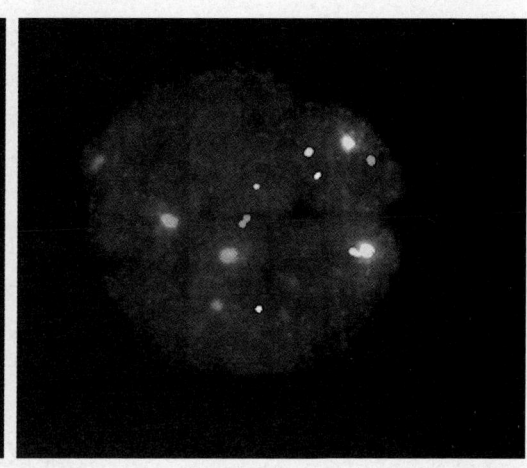

图 39-7 （也见彩图 39-7）FISH 分析示范。A. 正常女性；B. 21 三体（绿色）。(Courtesy of Kathleen A. Miller, Reproductive Medicine Associates, New Jersey, Morriston, N. J.)

及社会方面的问题。有些国家，如意大利、德国、澳大利亚、瑞士、丹麦以及瑞典，对胚胎冷冻有严格限制或禁止胚胎冷冻[47]。

技术

成功的冷冻保存需要用冷冻剂，这些化学物质加入到冷冻保护液中，能防止细胞在冷冻、储存或解冻过程中可能发生的损伤。根据冷冻保护剂能否穿过细胞膜将其分为两类：渗透性和非渗透性。渗透性冷冻保护剂通常是一些冻点较低的低分子量化合物，如甘油、乙二醇、丙二醇和二甲基亚砜。非渗透性冷冻保护剂有助于细胞在冷冻前和复苏再水化过程中的渗透性皱缩。因此这些非渗透性冷冻保护剂（通常用单糖和双糖）是非常关键的物质，它们能阻止细胞在降温和复苏过程中由于渗透性休克引起的潜在性不良影响。非渗透性保护剂中最常用的是蔗糖。

冷冻压力能导致冷冻保存过程中的细胞损伤，如暴露在有毒冷冻剂中的时间、冰晶形成或冷冻过程中的渗透性休克。目前配子和胚胎的冷冻主要有两种方案：慢速冷冻和玻璃化冷冻。

慢速冷冻

目前胚胎冷冻最常用的方法是慢速冷冻。在选择渗透性保护剂、非渗透性保护剂以及降温和复苏的速度方面有不同的方案。因此常常很难比较冷冻结果。下面列举一个较常用的卵裂期胚胎慢速冷冻方案。

在冷冻前，选出符合冷冻标准的胚胎。用含有 12~15mg/ml 蛋白质的操作液（基础液）洗胚胎，再放入含有 1.5mol/L 丙二醇的基础液内，最后转入含 1.5mol/L 丙二醇和 0.1mol/L 蔗糖的基础液中。胚胎被装入塑料麦管或小管内，放入程序冷冻仪，以每分钟降低 2℃的速度从室温降至 -4℃~-6℃，在此温度平衡 5 分钟后诱导"结冰"，并在这个温度持续一段时间，再以每分钟降低 0.3℃的速度降至 -32℃。然后可将冷冻管直接投入液氮罐内保存。

解冻过程是先将冷冻管暴露在室温，再放入 37℃。然后从冷冻管中取出胚胎放进解冻液中。最先进入的解冻液中非渗透性冷冻保护剂浓度应该稍微高一点，这有助于防止渗透性休克和细胞崩解，有利于渗透性保护剂的去除。随后的解冻液中含有的丙二醇的浓度降低。

玻璃化冷冻

玻璃化冷冻是一种快速冷冻过程，冷冻保护剂的浓度很高，在超冷状态下呈固化，不会形成冰晶。冰晶是造成细胞内冷冻损伤的主要原因。"玻璃化冷冻"这个词来源于拉丁文"vitreous"，它的意思是像玻璃一样。玻璃化冷冻方法最初是用于哺乳动物胚胎冷冻的一种不平衡低温冷冻方法[48]。

玻璃化固态液含有原始液体的正常分子量和离子分布，是一种非常黏稠、超冷的液体。在这项技术中，卵母细胞和胚胎在高浓度的冷冻保护剂中脱水后直接投入到液氮中。卵母细胞和胚胎的玻璃化冷冻目前在很多临床实验室或啮齿动物、家养动物实验室中应用。在一篇综述文献中很全面地阐述了玻璃化冷冻的历史和潜在的优势[49]。

不管冷冻的方法如何，配子和胚胎最终被储存于液氮中，保持在－196℃。细胞内的转化和反应在这个温度下都停止。因此，从这点来看，配子和胚胎可以无限期地长期保存。然而，已经有学者推测经过数百年后环境中的离子放射性能够引起其损伤。

要 点

- 辅助生育技术实验室被认为是高度复杂的实验室，因为执行 ART 必要程序需要专业知识、责任心和精确性。
- 一个全面的不孕症评估需要两次的精液分析。因为精液质量随时间波动较大，所以采集的间隔应小于一个月。
- 英语单词后缀"-spermia"是指精液的体积。如果性高潮后没有排精称为无精液症（aspermic）；如果射出的精液量小于 0.55ml 称为少精液症（hypospermic）。
- 正常精液室温下 5 到 25 分钟内液化。
- 后缀"- zoospermia"表示射出的精液中有精子存在。精子密度小于 2 千万/ml 定义为少精症（oligozoospermic）。射出的精液中没有精子定义为无精症（azoospermic）。
- 前向运动精子比率小于 50% 定义为弱精症。
- 根据 Tygerberg 严格分类标准，正常形态精子比率应该大于 15%。根据 WHO 标准，正常形态精子比率应该大于 30%。
- 精子洗涤法是最常用的一种把精子从精浆中分离出来的方法。
- 人类精子的冷冻保存已经成为 ART 的一个重要组成部分。
- 卵母细胞初步分级是直接在显微镜下观察卵冠丘复合物的形态，主要根据卵丘和放射冠的特征来评分。
- 不成熟卵母细胞是指处于减数分裂Ⅱ期中期相之前的减数分裂期的卵母细胞。
- 第一极体排出标志着进入成熟卵母细胞，目前认为这时的卵母细胞处于减数分裂Ⅱ期。
- 卵母细胞停止在减数分裂Ⅱ期直到受精，减数分裂Ⅱ期重新开始后，第二极体排出，形成雌雄原核。
- 将单个精子直接注入卵母细胞胞质内，很多精子受精前所必需的发展和变化步骤都被绕过，然而受精率并不受到影响。
- 正常受精的特征是胞质中出现两个原核，一个雄原核和一个雌原核，而卵周隙可见到两个极体。
- 胚胎质量的评分标准包括胚胎的分裂速度（根据卵裂球的数目来判断）、卵裂球的大小、形状、对称性和胞质的外观以及胞质碎片。
- PGS 技术包括两个步骤：显微操作和活检；配子或胚胎的 DNA 分析。
- 目前主要用两种方法来分析 DNA：PCR 技术检测单基因疾病；FISH 用于非整倍体分析。
- 配子和胚胎的冷冻保存使 IVF 周期中妊娠的成功机会最大化，同时防止了标本的浪费。
- 玻璃化冷冻是一种快速冷冻过程，利用高浓度的玻璃化的冷冻保护剂，冷冻时不会形成冰晶。

（陈咏健译　乔　杰校）

致谢

作者感谢 Carrie Cosola - Smith, Thomas Pool, Timothy Schuster, and Theodore Thomas 对文章所做的修改和建议。

参考文献

1. Mortimer D, Templeton AA, Lenton EA, Coleman RA: Influence of abstinence and ejaculation-to-analysis delay on semen analysis parameters of suspected infertile men. Arch Androl 8:251–256, 1982.
2. Dickerman Z, Sagiv M, Savion M, et al: Andrological parameters in human semen of high (≥6ml) and low (≤1 ml) volume. Andropologia 21:353–362, 1989.
3. World Health Organization: The WHO Laboratory Manual for the Examination of Human Semen and Sperm–Cervical Mucus Interaction, 3rd ed., Cambridge, Cambridge University Press, 1992.
4. Lilja H, Oldbring J, Rannevik G, Laurell CB: Seminal-secreted proteins and their reactions during gelation and liquefaction of human semen. J Clin Invest 80:281–285, 1987.
5. Propping D, Tauber PF, Zaneveld, LJD, Schumacher GFB: Purification and characterization of two plasminogen activators from human seminal plasma. Fed Proc 33:289–293, 1974.
6. Keel BA, Webster BW: The Handbook of Laboratory Diagnosis and Treatment of Infertility. Boca Raton, Fla., CRC Press, 1990.
7. World Health Organization: The WHO Laboratory Manual for the Examination of Human Semen and Sperm–Cervical Mucus Interaction, 4th ed. Cambridge, Cambridge University Press, 1999.
8. Kruger TF, Menkveld R, Stander FS, et al: Sperm morphologic features as a prognostic factor in in vitro fertilization. Fertil Steril 46:1118–1123, 1986.
9. Jeyendran RS, Van der Van HH, Perez-Pelaez M, et al: Development of an assay to assess the functional integrity of the human spermatozoa membrane and its relationship to other semen characteristics. J Reprod Fertil 70:219–228, 1984.
10. Burkman LJ, Coddington CC, Fraken DR, et al: The hemizona assay (HZA): Development of a diagnostic test for the binding of human spermatozoa to the human hemizona pellucida to predict fertilization potential. Fertil Steril 49:688–697, 1988.
11. Yanagamachi R, Yanagamachi H, Rogers BJ: The use of zona-free animal ova as a test system for the assessment of fertilizing capacity of human spermatozoa. Biol Reprod 15:471–476, 1976.
12. Rogers BJ, Van Campen H, Ueno M, et al: Analysis of human spermatozoa fertilizing ability using zona-free ova. Fertil Steril 32:664–670, 1979.
13. Evenson DP, Jost LK, Baer RK, et al: Individuality of DNA denaturation patterns in human sperm as measured by the sperm chromatin structure assay. Reprod Toxicol 5:115–125, 1991.
14. Hayes WA (ed): Principles and Methods of Toxicology. New York, Raven Press, 1994.
15. Aitken RJ, Clarkson JS: Cellular basis of defective sperm function and its association with the genesis of reactive oxygen species by human spermatozoa. J Reprod Fertil 91:459–469, 1987.
16. Mahadevan M, Leeton JF, Trounson AO: Noninvasive method of semen collection for successful artificial insemination in a case of retrograde ejaculation. Fertil Steril 36:243–247, 1981.
17. Ohl DA, Menge AC, Sonksen J: Penile vibratory stimulation in spinal cord injured men: Optimized vibration parameters and prognostic factors. Arch Phys Med Rehabil 77:903–905, 1996.
18. Brindley GE: Electroejaculation: Its technique, neurological application implications and uses. J Neurol Neurosurg Psych 44:9–18, 1981.
19. Ohl DA, Bennett CJ, McCabe M: Predictors of success in electro-ejaculation of spinal cord injured men. J Urol 142:1483–1486, 1989.
20. Ohl DA, Menge AC, Jarow JP: Seminal vesicle aspiration in spinal cord injured men: Insight into poor sperm quality. J Urol 162:2048–2051, 1999.
21. Sheynkin YR, Ye Z, Menendez S, et al: Controlled comparison of percutaneous and microsurgical sperm retrieval in men with obstructive azoospermia. Hum Reprod 13:3086–3089, 1998.
22. Schlegel PN, Palermo GD, Goldstein M, et al: Testicular sperm extraction with intracytoplasmic sperm injection for nonobstructive azoospermia. Urol 49:435–440, 1997.
23. Schlegel PN: Testicular sperm extraction: Microdissection improves sperm yield with minimal tissue excision. Hum Reprod 14:131–135, 1999.
24. Manning M, Junemann KP, Alken P: Decrease in testosterone blood concentrations after testicular sperm extraction for intracytoplasmic sperm injection in azoospermic men. Lancet 352:37, 1988.
25. Zhu JJ, Tsirigotis M, Pelekanos M, Craft IL: In vitro maturation of human testicular spermatozoa. Hum Reprod 111:231–232, 1996.
26. Sherman JK: Freezing and freeze-drying of human spermatozoa. Fertil Steril 14:49–64, 1953.
27. Tournaye H, Merdad T, Silber S: No differences in outcome after intracytoplasmic sperm injection with fresh or with frozen–thawed epididymal spermatozoa. Hum Reprod 14:90–95, 1999.
28. Veeck LL, Wortham JW, Witmyer J, et al: Maturation and fertilization of morphologically immature human oocytes in a program of in vitro fertilization. Fert Steril 39:594–602, 1983.
29. Prins GS, Wagner C, Weidel L, et al: Gonadotropins augment maturation and fertilization of human immature oocytes cultured in vitro. Fertil Steril 47:1035–1037, 1987.
30. Nagy ZP, Cecile J, Liu J, et al: Pregnancy and birth after intracytoplasmic sperm injection of in vitro matured germinal-vesicle stage oocytes: Case report. Fertil Steril 65:1047–1050, 1996.
31. Chian RC, Buckett WM, Too LL, Tan SL: Pregnancies resulting from in vitro matured oocytes retrieved from patients with polycystic ovary syndrome after priming with human chorionic gonadotropin. Fertil Steril 72:639–642, 1999.
32. Chian RC, Buckett WM, Tulandi T, Tan SL: Prospective randomized study of human chorionic gonadotrophin priming before immature oocyte retrieval from unstimulated women with polycystic ovarian syndrome. Hum Reprod 15:165–170, 2000.
33. Cha KY, Koo JJ, Ko JJ, et al: Pregnancy after in vitro fertilization of human follicular oocytes collected from nonstimulated cycles, their culture in vitro and their transfer in a donor oocyte program. Fertil Steril 55:109–113, 1991.
34. Trounson A, Wood C, Kausche A: In vitro maturation and the fertilization and developmental competence of oocytes recovered from untreated polycystic ovarian patients. Fertil Steril 62:353–362, 1994.
35. Russell JB, Knezevich KM, Fabian KF, Dickson JA: Unstimulated immature oocyte retrieval: Early versus midfollicular endometrial priming. Fertil Steril 67:616–620, 1997.
36. Atiee SH, Pool TB, Martin JE: A simple approach to intracytoplasmatic sperm injection. Fertil Steril 63:652–655, 1995.
37. Gardner DK, Lane M: Blastocyst transfer. Clin Obstet Gynecol 46:231–238, 2003.
38. Hogan B, Constantini F, Lacy E: Manipulating the mouse embryo: A laboratory manual. New York, Cold Spring Harbor Laboratory Press, 1986.
39. Yaron Y, Gamzu R, Malcov M: Genetic analysis of the embryo. In Gardner DK, Weissman A, Howles CM, Shoham Z (eds). Textbook of Assisted Reproductive Techniques: Laboratory and Clinical Perspectives. New York, Taylor & Francis, 2004, pp 319–332.
40. Wells D, Delhanty JD: Preimplantation genetic diagnosis: Applications for molecular medicine. Trends Mol Med 7:23–30, 2001.
41. Dyban A, Freidine M, Severova E, et al: Detection of aneuploidy in human oocytes and corresponding first polar bodies by FISH. J Assist Reprod Genet 13:73–78, 1996.
42. Verlinsky Y, Cieslak J, Lifches A, et al: Birth of healthy children following preimplantation diagnosis of common aneuploidies by polar FISH analysis. Fertil Steril 65:358–360, 1996.
43. Harper JC, Dawson K, Delhanty JDA, Winston RML: Use of fluorescent in situ hybridization (FISH) for the analysis of in vitro fertilization embryos: A diagnostic tool for the infertile couple. Hum Reprod 10:3255–3258, 1995.
44. Wilkinson DG: The theory and practice of in situ hybridization. In: Wilkinson DG (ed). In Situ Hybridization: A Practical Approach. New York, Oxford University Press, 1992, pp 1–13.
45. Verlinsky Y, Kuliev A: Preimplantation diagnosis of common aneuploidies in infertile couples of advanced maternal age. Hum Reprod

10:2076–2077, 1996.
46. The Ethics Committee of the American Fertility Society: Ethical considerations of assisted reproductive technologies. The cryopreservation of pre-embryos. Fertil Steril 62:56s–59s, 1994.
47. Porcu E: Oocyte cryopreservation. In Gardner DK, Weissman A, Howles CM, Shoham Z (eds). Textbook of Assisted Reproductive Techniques: Laboratory and Clinical Perspectives, 2nd ed. New York, Taylor & Francis, 2004, pp 233–242.
48. Rall W, Fahy G: Ice-free cryopreservation of mouse embryos at –196° C by vitrification. Nature 313:573–575, 1985.
49. Liebermann J, Tucker MJ, Graham JR, et al: Blastocyst development after vitrification of multipronuclear zygotes using flexipet denuding pipette. Reprod Biomed Online 4:146–150, 2002.

第六部分 不孕与反复性流产

40 辅助生殖技术的并发症

James M. Goldfarb, Cynthia Austin, Nina Desai, Hanna Lisbona, and Barry Peskin

引言

从 1978 年 Louise Brown 出生至今,依靠辅助生殖技术（ART）诞生的婴儿已经超过一百万。ART 操作被普遍认为是安全的。但是任何一种医疗操作,都有其潜在的并发症。而人类的目标就是最大限度地发挥其优势,而将其危险降到最小。

在本章中,我们讨论了最常见的两种并发症:卵巢过度刺激综合征（OHSS）与多胎妊娠;概括了 ART 对胎儿造成的危险,包括先天性畸形;最后,讨论了取卵过程中的罕见并发症、生育药物与卵巢癌的关系等问题。

卵巢过度刺激综合征

在 ART 的卵巢超促排卵过程中,尤其在体外受精（IVF）过程中,OHSS 是最常见、最具潜在危险的并发症。此综合征包括卵巢增大及与病情严重程度相关的一系列并发症（图 40-1）。在轻度病例中,患者的自觉症状仅有盆腔不适与恶心;较严重的病例会出现呕吐、腹胀与腹水;最严重的患者出现呼吸困难、少尿、血液浓缩与血栓。极少数病例有死亡报道。

高危患者的鉴别、卵巢刺激方案的慎重选择、早期的积极处理是降低 OHSS 发生、减轻 OHSS 病情的必要措施。

发病率

大多数 OHSS 病例的发生与注射促性腺激素进行卵巢刺激有关。而应用氯米芬后发生 OHSS 的病

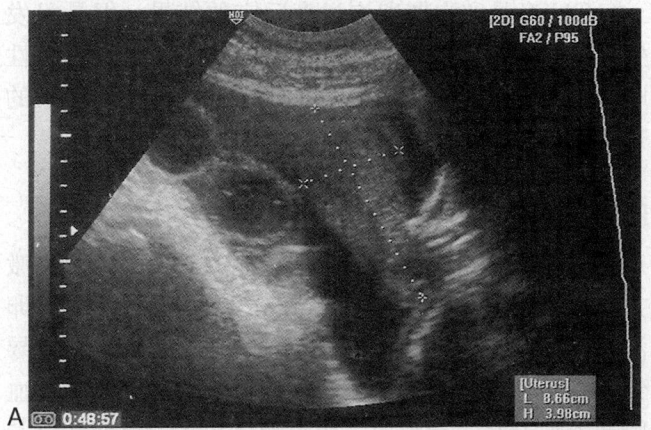

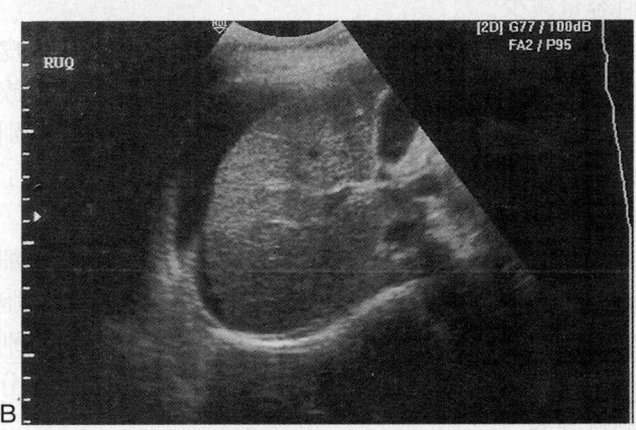

图 40-1 A. 卵巢过度刺激综合征（OHSS）的患者经阴道超声显示卵巢增大（囊性结构）伴随腹水的图像。子宫外液体清晰的轮廓。B. 经腹部超声显示肝周积液。

例偶有报道,极个别病例发生在未有卵巢刺激而自然受孕的早孕期[1,2]。偶尔报道的家族自发性 OHSS 病例可能由于 FSH 受体的变异,导致对 hCG 的过度敏感[3,4]。然而,大多数病例是发生在体外受精（IVF）前注射促性腺激素进行卵巢刺激后。

OHSS 的实际发生率取决于患者因素、监测方法

与治疗措施。轻度病例发生于30%或更多的IVF周期中用促性腺激素进行控制性卵巢过度刺激的病例，而且由于症状与体征轻微往往没被发现[5]。一般来说，IVF中不到5%的患者预期可能发展为中度OHSS，不到1%的患者将发展为重度OHSS[6,7]。然而，至今仍不清楚为何许多高危促排卵周期未发生重度OHSS，而另一些则发生了。

发病机制

OHSS是卵泡期卵泡过度反应的结果，但是只发生在黄体期LH峰后或注射hCG排卵后。应用外源性hCG进行黄体支持，及病人妊娠后内源性hCG水平的升高，都会增加OHSS的严重性与持续时间[1,5,8]。

血管活性物质

OHSS是正常的排卵生理功能的放大。IVF刺激方案通常引起每侧卵巢多达10~20个不同大小的卵泡成熟。OHSS是由于卵巢对hCG或LH的反应导致血管活性物质释放所致。这些血管活性物质引起血管通透性升高，导致第三腔隙液体积聚、血液浓缩与血容量减少。

可能参与OHSS病生理学的因子包括血管内皮生长因子（VEGF）、前列腺素、其他细胞因子家族与内皮素以及肾素-血管紧张素系统构成成分，特别是血管紧张素Ⅱ[9-13]。所有这些因子已被确认参与了卵泡与黄体生成的正常生理过程[14,15]。

与OHSS通透性增加相关的首要因子可能是细胞因子VEGF[9,10]。VEGF是在晚卵泡期由颗粒细胞与卵泡膜细胞分泌的。血管发生，是卵泡发生（特别是黄体发生）所必需的，在很大程度是由VEGF分泌诱导的[11-13]。

卵巢过度刺激综合征被认为最可能是VEGF过度分泌引起血管再生导致血管通透性过高的结果。颗粒细胞中VEGF的表达被hCG升调节，非结合性VEGF的水平与OHSS的严重性相关[16,17]。抑制VEGF能够改善血管的通透性[18,19]。有证据显示，OHSS患者过多的卵泡是超生理水平的VEGF的主要来源[20]。VEGF与其他因子直接或间接协同进入腹腔，引起广泛的血管内皮通透性增加。通过腹腔穿刺减少这些物质有助于毛细血管通透性的降低，在临床上就可以观察到病情改善[21]。

液体的动态平衡

OHSS最主要的功能障碍是富含蛋白的液体从血管腔渗出进入腹腔，偶尔进入胸腔与心包腔，引起不同程度的血液浓缩与低血容量。

与OHSS有关的血液浓缩导致血液呈现高凝状态，增加血栓栓塞的危险，尤其是同时伴有血栓形成倾向或其他凝血疾病发生时[22,23]。也有证据显示OHSS可能导致一种与血液浓缩无关的原发性高凝状态[24]。

OHSS所致的低血容量可以引起低血压与中心静脉压的降低，继而肾灌注减少。肾灌注的减少导致在肾小管近端部位的钠潴留与钠增高、肾小管远端部位的钾与氢减少的改变，可能引起并发肾脏氮质血症、低钠血症与高钾性酸中毒的少尿[25]。继发于OHSS的并发症包括肾功能不全、成人呼吸窘迫综合征、肝细胞损伤、低血容量性休克、弥漫性血管内凝血与血栓形成[5]。

高危因素

没有单个的临床特征或综合特征能够100%预测OHSS。然而，任何增加卵巢反应的因素都可以提高它的发生率（表40-1）。重度的OHSS高危患者有以下指征：

- E_2峰值超过6000pg/ml；多于30个卵泡。
- 据报道，对于具有以上两个高危因素的患者，重度OHSS的发生率高达80%[26]。

OHSS的发生可能与卵巢刺激的程度有关，而不是促性腺激素的剂量与使用时间[27-29]。OHSS通常多发生在卵巢对FSH刺激高度敏感的妇女，特别是年轻妇女与多囊卵巢综合征妇女[28,30]。高剂量促性腺激素也与OHSS的发病率增高有关，但是仅指更高

表40-1 卵巢过度刺激综合征（OHSS）的高危因素
年轻
低体重指数
多囊卵巢综合征
对刺激高反应 　雌激素大于4000pg/ml 　大量的中小卵泡
hCG黄体支持
既往OHSS史

剂量引起更大程度的卵巢刺激[29]。大量卵泡的存在，特别是中小卵泡的存在，在首次 hCG 应用时是 OHSS 的正性高危因素[2]。发育卵泡产生的雌激素可以作为一个卵巢过度刺激程度的指标。超过 4000pg/ml 的雌激素水平被特别认为与大量的中小卵泡的存在有关，而非少数大的或成熟的卵泡[1,28,31]。

临床症状

分级

OHSS 被认为是一系列广泛的、持续的症状与体征[27,28]。然而，因为治疗与报告的目的，OHSS 通常被分为轻、中、重三个级别（表 40-2）。轻度 OHSS 是自限性的，具有临床良性特征，包括卵巢增大（通常小于 5cm）、腹胀与不适。中度 OHSS 指卵巢进一步增大与明显的症状，在院外处理困难。重度 OHSS 包括卵巢囊肿增大超过 10cm，张力性腹水伴或不伴胸水[27]。

症状的起始

LH 峰或排卵的 hCG 水平后伴随多个黄体瘤形成与异常增大的卵巢囊肿。OHSS 的发生早至排卵或取卵后几日，或者直至周期的最后一周，由于胚胎着床引起 hCG 升高才出现症状。

通常情况下，患者最常见的主诉有腹胀、呼吸急促、恶心、非正常的体重增加与尿量减少。重度 OHSS 患者看来像生病，最明显的就是继发于腹水的腹胀。她们经常在仰卧位时出现明显的呼吸短促，这也是继发于腹腔积液。实验室的发现包括血细胞比容升高、白细胞增多、低钠血症、高钾血症、血尿素氮/肌酐比值升高，偶尔伴有肝功能轻度升高。超声上，卵巢增大、有囊性改变，伴随有腹腔不同程度的游离腹水。偶尔患者会出现胸水，通常多数在右侧，伴或不伴有腹水[29]。

临床过程

OHSS 具有自限性。如未妊娠它将在周期结束时随着黄体溶解的开始自然恢复。OHSS 的恢复首先表现为腹水的进行性减少与尿量的迅速增多。然而，如果患者发生妊娠，症状与体征将在排卵后的第二周由于升高的内源性 hCG 将持续甚至恶化。进一步的观察与医疗措施经常是必需的，直至超过月经周期时间。尽管 hCG 水平持续性升高，然而大多数病例将维持稳定，并且在 6 周超声前开始逐渐改善。

表 40-2 卵巢过度刺激综合征的分级
轻度 卵巢增大（≤5cm） 腹部不适
中度 卵巢增大（6～10cm） 恶心或胃肠道反应 腹部不适 实验室评估正常 轻度腹水，无临床体征
重度 以上症状与其他症状，如呼吸困难 卵巢增大 重度腹水（有临床体征） 胸水 血细胞比容升高（HCT>45%） 白细胞计数升高（WBC>15 000/μl） 肌酐升高 电解质紊乱（低钠血症、高钾血症） 肝功能升高

危重（作为重度的亚分级）
严重的内器官功能异常
  少尿、肌酐>1.6mg/dl
  严重呼吸困难
血栓并发症
感染
严重血液浓缩
  HCT>55%
  WBC>25 000/μl

Modified from Navot D, Bergh PA, Laufer N: Ovarian hyperstimulation syndrome in novel reproductive technologies: Prevention and treatment. Fertil Steril 58: 249-261, 1992.

预防

避免过度刺激

尽管防止所有过度刺激综合征的发生是不可能的，但确认高危患者及慎重应用促性腺激素治疗方案能够减少 OHSS 的发生。促性腺激素的使用剂量应当根据每位患者的临床特点谨慎考虑。对于那些可能反应过度敏感的患者，特别是年轻的和 PCOS 患者，应当考虑采取低剂量促性腺激素及更多次的监测。频繁的，甚至有时每天监测血清雌激素水平与卵泡生长有助于调节促性腺激素剂量，限制雌激素水平的升高，而对卵泡生长没有不良作用。

如果迅速升高的雌激素水平达到或危险到难以接受的水平时，停止每日促性腺激素的剂量可以减少 OHSS 的发生与严重程度。这一方法，即 Coasting，在某些病例中可能引起所有或多数卵泡的退化或闭锁；然而在多数病例中，hCG 的应用应推迟到雌激素水平回复至一个更能接受的水平时，这对卵子、胚胎的质量及妊娠率没有不良的影响[33-36]。研究发现，Coasting 与卵泡中 VEGF 水平的降低有关，并且显著性降低重度 OHSS 的发生率[37]。当血清雌激素水平超过 3000pg/ml 并且主导卵泡直径超过 14mm 时，Coasting 是最成功的。如果主导卵泡继续生长，hCG 的应用可以推迟 4 天，直到血中雌激素降到可接受的水平。Coasting 时间延长超过 4 天与种植率与妊娠率的降低有关[38]。

停用 hCG

过度刺激的临床症状与体征不会发展，直到最后 hCG 或 LH 引起卵泡成熟与黄体形成时才会出现，因此根据卵泡的数量、大小与雌激素水平，对于那些最可能发生超刺激的患者停用促排卵的 hCG 是最明智之举[31,33]。尽管最终放弃周期的决定变成临床判断问题，一般而言我们的措施是在大量小卵泡存在和雌激素水平峰值超过 4000pg/ml 时才停用 hCG。

静脉注射白蛋白

对于高危患者，取卵时静脉注射有渗透活性的胶体物质似乎可以降低 OHSS 的危险与严重程度。对于雌激素峰值达到 3000pg/ml 的患者，或有大量中小卵泡的患者，推荐在取卵时或取卵后即刻静脉注射白蛋白 25g[39]。依据 Cochrane 标准进行的 meta 分析，估计每 18 个白蛋白治疗的患者中，有 1 例患者将避免发生 OHSS[40]。然而，对高危患者预防性应用白蛋白存在争议，因为正如同它的花费与安全性问题一样[41]，白蛋白的有效性也存在相互矛盾的数据。

静脉注射白蛋白的作用机制并不清楚。最初的推测是白蛋白通过增加血管内渗透压来发挥作用。然而，因为分子量小，白蛋白在取卵后在很短时间内即从循环系统清除；其他的可能机制包括增加与血浆中涉及 OHSS 病理生理的因子结合。其他的胶体物质也有应用后取得成功的，包括 5% 贺斯（hydroxyethylstarch）与 3.5% 降解明胶多肽（尿素交联明胶）[42-44]。

卵泡抽吸

临床经验提示，卵泡抽吸提供了对过度刺激综合征的部分保护作用。在取卵时应尽可能吸空尽量多的卵泡。

黄体期支持

黄体生成促进 OHSS，黄体溶解抑制 OHSS。抑制 OHSS 的严重性与持续时间的策略是限制黄体形成与促进黄体溶解。在雌激素峰值超过 3000pg/ml 的患者，黄体支持不该应用 hCG，因为 hCG 通过促进黄体生成增加了 OHSS 的持续时间与严重性。应用伴或不伴雌激素的孕酮是安全的选择。

在黄体期早期应用 GnRH 拮抗剂将导致黄体更早溶解[45]。因为 OHSS 的缓解涉及黄体，重度 OHSS 的临床过程可以通过这一途径得以减轻甚至限制。如果刺激方案不包括 GnRH-a 降调节，促性腺激素刺激后可用 GnRH-a 促卵泡成熟，排卵后几乎立即出现不可逆的黄体溶解[18,46-51]。

应用 GnRH 拮抗剂/促性腺激素方案后，垂体对 GnRH-a 的反应被保存（preservesed）起来了。如果在黄体过早溶解的周期进行胚胎移植，外源性的激素\被要求使用以维持子宫内膜的成熟与种植[52]。或者选择冻存胚胎，在以后的时间移植[53]。

OHSS 的处理

诊断

在 OHSS 症状与体征出现时，早期给予患者积极的处理可能改善 OHSS 的严重程度[54]。患者通常存在有腹胀、呼吸短促与恶心的主诉。有症状的患者应及时就诊并迅速被评估。临床参数应该包括含有胸部与腹部检查的体格检查（但是不含盆腔双合诊），以及盆腔或腹部超声观察卵巢增大与腹水情况以排除卵巢扭转。

实验室检查应包括全血细胞计数、电解质、尿素氮与肌酐。血液浓缩（血细胞压积>45%）预示腹水的发展、肾灌注降低、尿量减少与血栓形成的危险性增加[55]。

多数 OHSS 患者伴有不同程度的腹水（表 40-3）。通常，很少患者发展成胸水，胸水多数单侧发生（通常位于右侧），并且不伴有明显的腹水。高度怀疑并谨慎评估从而与肺栓塞相鉴别是非常重要的[32]。

表 40-3
OHSS 相关的并发症
腹水
肺部
胸水
成人呼吸窘迫综合征
肺栓塞
肺水肿
肺膨胀不全
肺出血
栓塞
静脉（主要）
上肢、头与颈静脉
动脉
颅内
败血症
肝功能障碍
肾衰竭
卵巢囊肿
附件扭转
囊肿破裂
囊肿出血

表 40-4
OHSS 住院患者的常规处理原则
每日体检，避免盆腔检查
监测生命体征，包括氧饱和度（脉冲血氧剂）
密切监测尿量
每日测体重与腹围
每日测 HCT、HB、WBC、肝酶、血清电解质、BUN、Cr
静点正常的生理盐水或胶体液以维持足够的尿量，并治疗血液浓缩
皮下预防性应用抗凝剂
如需要，行腹穿或胸穿

Adapted from Avecillas JF, Falcone T, Arroliga AC: Ovarian hyperstimulation syndrome. Criti Care Clin 20：679-695, 2004.

治疗

OHSS 在症状与体征早期出现时积极处理可以避免住院，并减轻 OHSS 的进程与并发症[54]。高危患者应被告知要监测液体入量、尿量与每日体重（表 40-4）。口服液体应鼓励补充富含电解质的运动饮料。

静点液体与电解质可以在门诊进行。患者存在的血液浓缩可以被高于基础值的血细胞比容证实，特别是达到 50% 时，伴随白细胞增多、低钠血症、高钾血症或尿量减少，要求用晶体液静脉扩容[8]。

在有明显腹水的患者中，腹腔穿刺应在超声介导下经腹部或是经阴道安全操作[55]。对于存在明显的血液浓缩但没有明显腹水的患者，应密切监测补液后血管外液体的积聚。腹穿会明显改善尿量与血液浓缩，可能是通过减少腹内压对腔静脉的压力[8,56,57]。有效体积的渗透性扩容，最多用的是白蛋白，与静脉注射晶体液和腹腔穿刺共同应用，也能够被用来减少血液浓缩，并维持血容量[43,54,58]。如果静脉补液或扩容后血液浓缩仍不能改善，或者患者处于高凝状态，例如 V 因子的缺失，抗凝剂应被考虑。

对于某些患者在门诊治疗后仍感到不适，或发展为严重的医学并发症，住院治疗是有必要的[59]。重度 OHSS 的少见并发症包括低血容量、成人呼吸窘迫综合征、肾衰竭与静脉血栓。对于重度 OHSS 最严重症状的患者，除去上述治疗，还需要其他治疗，包括中心导管放置与中心静脉压监测（见表 40-3）。

对于这些极端病例的处理，作为最后的方法，建议使用手术破坏黄体或中止妊娠[60]。对于高危患者的有效处理与进一步治疗，在 OHSS 临床处理中应非常谨慎地应用[6]。然而，如果与 OHSS 有关的卵巢囊肿发生扭转、出血或破裂，手术介入是必须的。

多胎妊娠

多胎妊娠是 ART 最常见的、严重的并发症。无法妊娠的重大压力，常常使不孕的夫妇双方与医疗保健提供者忘记了 ART 的明显目标，即并非仅仅获得妊娠，而是获得健康的孩子。

可能是由于想获得妊娠的强烈愿望，或者缺乏对与多胎妊娠相关的发病率的知识，很多夫妇似乎没有适当地关注多胎妊娠。对于 77 位正在进行促排卵或 IVF 的妇女的调查显示，95% 的妇女宁可获得三胎而非未妊娠，68% 的妇女宁可获得四胎而非未妊娠[61]。另一个关于患者意向的调查报告显示，多于 20% 的进行不孕治疗的妇女倾向于多胎妊娠而非单胎妊娠[62]。非常显著的是，这些喜欢多胎妊娠的患者中，4%的患者选择四胎作为她们最希望获得的结局。依据这些调查，进行IVF的夫妇对移植胚胎的数量通常是过激的态度就不足为怪了。

有些夫妇认为，她们从来未能获得妊娠，因此她们不需要担心多胎问题。相同地，有些患者在首次IVF移植两个胚胎失败后，在下个周期移植更多的胚胎，她们不会感到不适。这些可理解的感情因素，结合IVF所要求的难以抗拒的商业投资需求，导致了美国高于必然的多胎妊娠。

IVF项目报道高成功率以维持竞争优势，使得这种倾向进一步恶化。尽管人们越来越强调IVF中多胎妊娠的不可取性，IVF中心的成功仍然毫无疑问主要根据获得婴儿率来判断，它并没有考虑显著的经济花费与多胎妊娠的发病率（图40-2）。

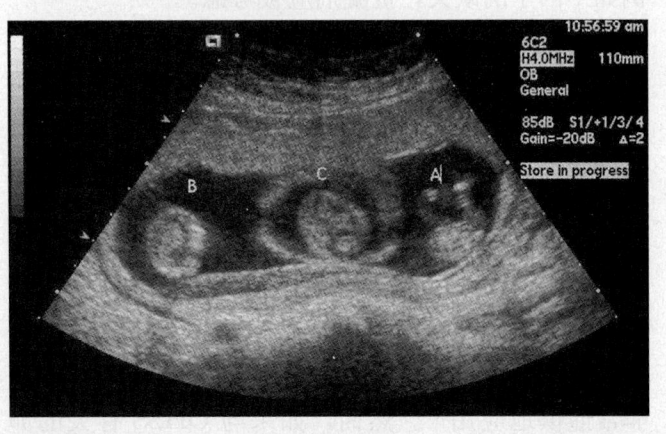

图40-2 与ART相关的多胎妊娠。阴道超声下宫内三胎囊图像。

ART中多胎妊娠问题的严重性

自1980年起，美国的多胎妊娠明显增加。尽管增加的小部分多胎妊娠率是由于其他因素，例如母亲年龄的增加，但是大部分是由于不孕治疗。从1980年到1999年，多胎妊娠率增加了近60%，从总婴儿的1.9%增长到3.1%。这些多数是双胎妊娠。然而更多胎妊娠的风险从37/100 000出生婴儿增加到193/100 000出生婴儿，即增高400%[63]。

对于更多胎妊娠，生育治疗的影响，特别是ART的影响重大。尽管ART出生儿仅占新生儿的0.4%，但13.9%的双胎出生率及41.8%的更多胎妊娠率与此有关（表40-5）[64]。更多胎妊娠与大量的医疗问题有关[65-70]。

ART治疗的应用看来增加了单卵双胎与双卵双胎的危险以及更多胎分娩的危险。与普通人群的0.4%的发生率相比，促排卵治疗将单卵双胎的发生率增加到1.2%[71,72]。IVF增加了单卵双胎，尤其是囊胚期移植。卵裂期移植约2%发生单卵双胎，而囊胚期移植获得的妊娠中约5.6%发生单卵双胎[74]。另外，多个孕囊的存在，增加了单卵双胎的危险[75-77]。

与多胎妊娠相关的问题

早产

显然，多胎妊娠发病的主要原因是早产。1/3的三胎妊娠与2/3的四胎妊娠将在孕32周前出生[66]。将近25%的双胎妊娠与75%的三胎妊娠将入住新生

表40-5
美国2001年ART相对总体出生率的作用

	ART出生婴儿数*† （%/总数）	美国总体出生婴儿数§ （%/总数）	美国ART占总体出生婴儿的比率（%）
单胎分娩活产数	17 123(46.2%)	3 897 216(96.8%)	0.4
多胎分娩活产数	19 964(53.8%)	128 717(3.2%)	15.5
双胎分娩	16 838(45.4%)	121 246(3.0%)	13.9
三胎及三胎以上分娩	3 126(8.4%)	7471(0.2%)	41.8
活产总数	37 087	4 025 933	0.9

* 来源：辅助生殖技术检测系统；
† ：包括2000年行ART后妊娠并于2001年分娩出生的婴儿，以及在2001年接受ART技术妊娠并于2001年分娩的婴儿；
§ 来源：美国出生率档案，CDC，国家卫生统计中心．

儿监护病房（NICU）。这些婴儿在 NICU 的住院时间一般为双胎 18 天，三胎 30 天，四胎 58 天[67]。

小于孕龄儿

除了胎儿未成熟以外，多胎妊娠也增加了小于孕龄儿（SGA）的危险，其比率随着孕龄而增加。对于双胎，孕 34 周时 28% 将是 SGA，达 37 周时这一比率升到了 40%[67]。对于三胎，达 35 周时 50% 将为 SGA。

脑瘫与其他障碍

所有的多胎妊娠后遗症中，脑瘫可能是最令人烦恼的。很显然，早产与 SGA 导致双胎的脑瘫率增加 5.5 倍，而三胎的危险性增加了近 20 倍[68,69]。

其他缺陷也因为多胎妊娠明显增加。双胎中全部缺陷增加了 39%，严重缺陷增加了 30%[70]。三胎妊娠中全部缺陷增加了 97%，严重缺陷增加了 71%。

出生缺陷也由于多胎妊娠而增加。单卵双胎的先天畸形是双卵双胎的两倍。有一项研究显示，三胎中明显的先天异常的风险是 5%[69]。

婴儿死亡率

多胎妊娠的婴儿死亡率大大增加。三胎妊娠围产期死亡率，包括所有的胎死宫内与妊娠 20 周后的分娩，在许多研究中都大于 10%[69]。

多胎妊娠胎死宫内的危险性因为一些原因增加了。除先天畸形引起的死亡与 SGA 相关的风险外，胎儿合并羊水过少、脐带意外与双胎输血综合征的风险增加。

新生儿死亡率增加，主要原因是早产。多数常见的与死亡相关的情况是呼吸窘迫综合征，约一半的早产儿死亡与之相关。

而婴儿死亡（超过 1 岁）并非如讨论的那样是多胎妊娠的后遗症。美国人口统计资料显示，相对于单胎，双胎婴儿死亡总数增加 6 倍，而三胎增加 17 倍[70]。

孕妇并发症

由于多胎的发生，基本上所有孕期的并发症都增加了。除了早产，还包括胎膜早破、先兆子痫、妊娠期糖尿病、贫血、产后出血、甚至相当少见的妊娠期急性脂肪肝等[69]。

经济费用

多胎妊娠的经济花费也是巨大的。一家波士顿医院自 1986 年至 1991 年的一项出生评估发现，由于双胎与三胎以上妊娠等与多胎妊娠相关的额外花费分别将近 38 000 与 110 000 美元[77]。Goldfarb 与其同事[78]对 1991 至 1992 年期间在 IVF 中心妊娠分娩的妇女所增加的花费（即高于正常单胎分娩的花费）进行了估算。这些增加的花费包括 IVF 过程的花费、早产住院、离职时间、早产儿监护费用等。作者发现，每位 IVF 患者分娩增加的花费单胎与双胎将近 39 000 美元、三胎与四胎将近 343 000 美元。

养育问题

多胎妊娠增加的出生婴儿的心理影响未能被正确评估。一份 IVF 双胎的父母的评估报告发现养育并未像她们想象的那样满意[79]。再者，IVF 双胎父母好像比自然受孕的双胎的父母有更多的压力。

减少与 ART 相关的多胎妊娠问题的措施

IVF 后胚胎移植数量

一些欧洲国家的法律严格限制，绝大多数患者移植胚胎的数量最多为 2 个。在美国，由于父母关于移植胚胎数量的权利及高妊娠率与高多胎率之间的权衡等问题，胚胎移植政策存在争议。美国生殖医学委员会（ASRM）建立了 IVF 周期移植胚胎数量的规范，最近的规定在 2004 年发表[80]。这些规范建议，35 岁以下患者在没有特殊情况时移植 2 个胚胎。由于认为 ART 的目标仅应是获得一个健康的单活胎，多数情况应强烈提倡并严格执行规范[81]。

对于一些患者，通过在囊胚期移植单个胚胎，获得了非常好的成功率[82]。鉴于这一点，2004 年 ASRM 规范提出，对于多数具有良好预后的患者应考虑给予单个胚胎移植[80]。当然，单个胚胎移植，特别在囊胚期，不能排除多胎妊娠的危险。

保险范畴（保险数量与保险内容）似乎影响了胚胎移植的数量。在有保险的州，移植三个或更多胚胎的发生率低于没有保险的州[83]。然而，保险对于多胎妊娠的全部作用是有限的。人们猜测，只有保险范畴与 IVF 后的移植胚胎数量的限制相结合，其对于多胎妊娠的实质作用才会生效[84]。

另一减少多胎妊娠危险的方法是修正评估IVF中心成功的方法。在美国获婴率是判断IVF中心的标准，多胎妊娠率相对较少被检查。胚胎着床率是一个判断IVF中心质量的非常好的指标，已被辅助生殖技术委员会（SART）列入报告程序。

毫无疑问，对于ART与多胎问题无法简单回答，需要努力面对许多问题。保险内涵与胚胎移植数量的合理限制以及SART的强调着床率的报告系统结合起来，是非常有帮助的。尤其非常重要的是，对患者进行多胎妊娠危险性的宣教是必要的。我们最终的目标不应只是让患者获得妊娠，而应是帮助她们建立一个健康的家庭。

与多胎妊娠无关的新生儿危险

与自然受孕的单胎相比，IVF后的单胎出生增加了先天畸形、宫内生长受限与早产的危险。在一些研究中，主要的先天性畸形的危险在单胎中是增加的。是否是由于IVF技术还是潜在的不孕原因还不确定。一项Meta分析显示，混合的优势比约1.31（95%CI是1.17~1.45）[85]。这结果提示先天性畸形的危险增加了约30%~40%。因为先天性畸形的综合危险约1%~3%，这提示IVF后危险性增加了约1.3%~3.9%。细胞内单精子注射（ICSI）可能与性染色体与常染色体异常的危险升高有关[86]。

经阴道超声介导下卵泡抽吸的并发症

经阴道超声介导卵泡抽吸取卵是IVF过程中选择的方法。这个过程的并发症是少见的，使得很难真正评价它的影响。其中有些并发症可能是非常严重的，并且有生命危险；因此为了正确诊断与紧急处理，必须了解它的发生。主要的并发症是阴道壁、卵巢或其他盆腔血管的出血；盆腔感染；相关的盆腔组织损伤，例如肠管与尿道等。

出血

在取卵后的例行检查中可以观察到从阴道穹隆穿刺点看到出血，这并不少见。8.6%的病例发生阴道出血（2 670患者中229例）[87]。0.8%的患者阴道出血量多于100ml。紧密压迫几分钟后，没有手术后遗症。

报道严重腹腔内出血率低于总病例的0.1%[88]。足以引起腹腔内积血的可能来源有卵泡穿刺、卵巢血管或髂血管出血。需要紧急开腹手术的巨大腹膜后血肿可能发生于髂静脉的出血。

盆腔感染

阴道穿刺引起低于1%的盆腔感染危险。感染的形式可能为盆腔手术后的感染，或是盆腔脓肿，后者在某些病例需要手术引流[87,88]。

从取卵到盆腔脓肿的症状出现的时间可能相当长。尽管多数病例在取卵后3周内能作出诊断，也有间隔56天的报道[87]。有一例报道IVF取卵后获得双胎的患者在中孕晚期发生了双侧卵巢脓肿破裂[89]。

取卵后盆腔感染的原因被认为是阴道微生物的直接接种感染。阴道的机会厌氧菌被发现是阴道取卵后盆腔脓肿的致病因子，包括埃希大肠杆菌、脆弱杆菌、肠球菌与消化球菌[87,88]。取卵前被要求预防性应用抗生素，特别在高危患者中，例如那些有输卵管炎、子宫内膜异位症、盆腔粘连、输卵管积水或有盆腔手术史的患者。尽管当前不同意应用最好的抗生素，动物试验提示氨卞西林或多西环素可能优于头孢菌素[91]。

用1%的碘伏进行阴道消毒似乎是有效的，但是研究显示妊娠率在用碘伏消毒的组中相较于正常盐水冲洗组明显降低[91]。

其他并发症

其他潜在的有生命危险的并发症在超声介导取卵后极少发生。有一例报导取卵后双侧子宫内膜异位囊肿感染，另一例在取卵时意外穿刺到皮样囊肿而发生急腹症[92,93]。在取卵时避免穿刺超声下不透明的囊肿是明智的。如果穿刺时意外发现脂质物质，对可能存在的皮样囊肿进行大量的冲洗，这能降低由渗漏物质引起穿刺后腹膜炎的危险。

有一例关于埃希大肠杆菌引起的脊椎骨髓炎的报道[94]。患者取卵后出现明显的后背下部疼痛1周。

另一些潜在的并发症是相关盆腔器官的损伤,包括肠管、子宫与膀胱。

卵巢癌与生育药物:一个虚假警报?

在美国,每年有将近24 000位妇女被诊断为卵巢癌。不孕症、不孕药物的应用与卵巢癌的关系已有很多争议[95-109]。虽然卵巢癌并不是最常见的妇科恶性肿瘤,但它却是最易死亡的肿瘤,将近一半的卵巢癌妇女将死于这个疾病[110]。人们相信,限制促排卵周期的数量可以减少卵巢癌的危险,因为多产与长期用避孕药减少了这个危险。基于这个已知的关联,假设反过来可能也是对的:用助孕药物促使大量卵泡排卵可能增加卵巢癌的危险[98]。

90年代早期,一些小的回顾性研究显示了助孕药物与卵巢癌之间的相关性[95,99-101]。Whittemore的一项研究提示,助孕药物可能使卵巢癌的危险增加2.8倍,这一结果引起人们更大的兴趣与关注[95,97]。

一些大样本研究与Meta分析相继发表,提示并未发现卵巢癌增加的危险性与助孕药物的应用有关[103-108]。这些研究中不止一项报道初次IVF后的第一年诊断的卵巢癌的数量异乎寻常,这显然是由于超声监测的紧密应用[105,106]。一项10个研究的meta分析显示,不孕妇女更有可能发生卵巢癌,这与她们是否应用助孕药物无关[107]。这也提示导致不孕的潜在缺陷可能增加了卵巢癌的风险。

幸运的是,大量证据有力地显示助孕药物与卵巢癌之间并无因果关联。基于这些情况,ASRM的实施委员会建议,不孕患者应被告知促排卵药物与卵巢癌之间并无已经确定的因果关联[108]。

要 点

- 大多OHSS病例的发生与注射促性腺激素引发的卵巢刺激相关。
- 偶尔报道的家族性特发的OHSS的病例可能是由于FSH受体突变,导致黄体对hCG过度敏感。
- 作为对hCG或LH的应答,血管活性物质的释放诱发OHSS。
- OHSS的主要的功能障碍是富含蛋白质的液体从血管渗出进入腹腔或其他腔隙,导致不同程度的血液浓缩与低血容量。
- 重度OHSS的高危患者是那些雌激素峰值超过6000pg/ml或多于30个卵泡的患者。
- 对于雌激素峰值大于3000pg/ml的患者,hCG黄体支持不应使用;孕酮是一个安全的选择。
- OHSS患者通常表现为腹胀不适、呼吸短促与恶心。
- OHSS的积极治疗是必要的液体与电解质补充。
- 尽管增加的多胎妊娠率小部分是由于其他原因造成的,例如母亲年龄的增大,大部分还是由于不孕治疗造成。
- ASRM已经制定规范以降低多胎率。这些规范建议,除非特殊情况,对于小于35岁的患者一般移植2个胚胎。
- (经阴道卵泡抽吸的)主要并发症是阴道壁、卵巢或其他盆腔血管的出血;盆腔感染;相邻盆腔器官的损伤,如肠管与子宫。

(范燕宏译 李 蓉校)

参考文献

1. Blankstein J, Shalev J, Saadon T, et al: Ovarian hyperstimulation syndrome prediction by number and size of preovulatory ovarian follicles. Fertil Steril 47:597, 1987.
2. Pride SM, Jame CSJ, Yuen BH: The ovarian hyperstimulation syndrome. Semin Reprod Endocrinol 62:554, 1990.
3. Kaiser U: The pathogenesis of the ovarian hyperstimulation syndrome. NEJM 349:729, 2003.
4. Smits C, Olatunbosun O, Delbaere A, et al: Hyperstimulation syndrome resulting from a mutation in the follicle-stimulating hormone receptor. Obstet Gynecol Surv 59:38, 2004.
5. Schenker JG, Weinstein D: Ovarian hyperstimulation syndrome: A current survey. Fertil Steril 30:255, 1978.
6. Navot D, Bergh PG, Laufer N: Ovarian hyperstimulation syndrome in novel reproductive technologies: Prevention and treatment. Fertil Steril 58:249, 1992.
7. Hugues JN: Ovarian stimulation for assisted reproductive technologies. In Vayena E, Rowe PJ, Griffin PD (eds) Current Practices and Controversies in Assisted Reproduction. Geneva, World Health Organization, 2002.

8. Borenstein R, Elhalah U, Lunenfeld B, et al: Severe ovarian hyperstimulation syndrome: A re-evaluated therapeutic approach. Fertil Steril 51:791, 1989.
9. McClure N, Healy DL, Rogers PA, et al: Vascular endothelial growth factor as capillary permeability agent in ovarian hyperstimulation syndrome. Lancet 344:235, 1994.
10. Ratcliffe EK, Anthony FW, Richardson MC, et al: Morphology and functional characteristics of human ovarian microvascular endothelium. Hum Reprod 14:1549, 1999.
11. Dvorak HF, Brown LF, Detmar M, et al: Vascular permeability factor/vascular endothelial growth factor, microvascular hyperpermeability, and angiogenesis. Am J Pathol 146:1029, 1995.
12. Ferrara N, Chen H, Davis-Smyth T, et al: Vascular endothelial growth factor is essential for corpus luteum angiogenesis. Nat Med 4:336, 1998.
13. Folkman J, Klagsbrun M: Angiogenic factors. Science 235:442, 1987.
14. Kamat B, Brown L, Manseau E, et al: Expression of vascular permeability factor/vascular endothelial growth factor by human granulose and theca lutein cells. Am J Pathol 146:157, 1995.
15. Manau D, Arroyo V, Jimenez W, et al: Chronology of hemodynamic changes in asymptomatic in vitro fertilization patients and relationship with ovarian steroids and cytokines. Fertil Steril 77:1178, 2002.
16. Wang, T, Horng S, Chang C, et al: Human chorionic gonadotropin-induced ovarian hyperstimulation syndrome is associated with up-regulation of vascular endothelial growth factor. J Clin Endocrinol Metab 87:3300, 2002.
17. McElhinney B, Ardill J, Caldwell C, et al: Preventing ovarian hyperstimulation syndrome by inhibiting the effects of vascular endothelial growth factor. J Reprod Med 48:243, 2003.
18. Emperaire JC, Ruffie A: Triggering ovulation with endogenous luteinizing hormone may prevent the ovarian hyperstimulation syndrome. Hum Reprod 6:506, 1991.
19. Abramov Y, Barak V, Nisman B, et al: Vascular endothelial growth factor plasma levels correlate to the clinical picture in ovarian hyperstimulation syndrome. Fertil Steril 67:261, 1997.
20. McElhinney B, Ardill J, Caldwell C, et al: Variations in serum vascular endothelial growth factor binding profiles and the development of ovarian hyperstimulation syndrome. Fertil Steril 78:286, 2002.
21. Revel A, Barak V, Lavy Y, et al: Characterization of intraperitoneal cytokines and nitrites in women with severe ovarian hyperstimulation syndrome. Fertil Steril 66:66, 1996.
22. Fabregues F, Tassies D, Reverter JC, et al: Prevalence of thrombophilia in women with severe ovarian hyperstimulation syndrome and cost-effectiveness of screening. Fertil Steril 81:989, 2004.
23. Horstkamp B, Lubke M, Kentenich H, et al: Internal jugular vein thrombosis caused by resistance to activated protein C as a complication of ovarian hyperstimulation after in vitro fertilization. Hum Reprod 11:280, 1996.
24. Rogolino A, Coccia ME, Gedi S, et al: Hypercoagulability, high tissue factor and low tissue factor pathway inhibitor levels in severe ovarian hyperstimulation syndrome: Possible association with clinical outcome. Blood Coagul Fibrinolysis 14:277, 2003.
25. Haning R, Strawn E, Nolten W: Pathophysiology of the ovarian hyperstimulation syndrome. Obstet Gynecol 66:220, 1985.
26. Asch R, Li H, Balmaceda J, et al: Severe ovarian hyperstimulation syndrome in assisted reproductive technologies: Definition of high risk groups. Hum Reprod 6:1395, 1991.
27. Golan A, Ron-El R, Soffer Y, et al: Ovarian hyperstimulation syndrome: An update review. Obstet Gynecol Surv 44:430, 1989.
28. Navot D, Relou A, Birkenfeld A, et al: Risk factors and prognostic variables in the ovarian hyperstimulation syndrome. Am J Obstet Gynecol 159:210, 1988.
29. Blankstein J, Shalev J, Saadon T, et al: Ovarian hyperstimulation syndrome: Prediction by number and size of preovulatory ovarian follicles. Fertil Steril 47:597, 1987.
30. Charbonnel B, Krempt M, Blanchard P, et al: Induction of ovulation in polycystic ovary syndrome with a combination of luteinizing hormone releasing hormone analogue and exogenous gonadotropins. Fertil Steril 47:920, 1987.
31. Haning RV, Austin CW, Carlson H, et al: Plasma estradiol is superior to ultrasound and urinary estradiol glucuronide as a predictor of ovarian hyperstimulation during induction of ovulation with menotropins. Fertil Steril 40:31, 1983.
32. Roden S, Juvin K, Homasson JP, et al: An uncommon etiology of isolated pleural effusion: The ovarian hyperstimulation syndrome. Chest 118:256, 2000.
33. Benadiva CA, David O, Kligman I, et al: Withhold gonadotropins administration is an effective alternative for prevention of ovarian hyperstimulation syndrome. Fertil Steril 67:724, 1997.
34. Dhont M, Van der Straeten F, DeSutter P: Prevention of severe ovarian hyperstimulation by coasting. Fertil Steril 70:847, 1998.
35. Sher G, Salem R, Feinman M, et al: Eliminating the risk of life-endangering complication following overstimulation with menotropin fertility agents: A report on women undergoing in vitro fertilization and embryo transfer. Obstet Gynecol 81:1009, 1993.
36. Sher G, Zouves C, Feinman M, et al: "Prolonged coasting": An effective method for preventing severe ovarian hyperstimulation syndrome in patients undergoing in vitro fertilization. Hum Reprod 10:3107, 1995.
37. Tozer AJ, Iles RK, Iammarrone E, et al: The effects of "coasting" on follicular fluid concentrations of vascular endothelial growth factor in women at risk of developing ovarian hyperstimulation syndrome. Hum Reprod 19:522, 2004.
38. Levinsohn-Tavor O, Friedler S, Schachter M, et al: Coasting—what is the best formula? Hum Reprod 18:937, 2003.
39. Shalev E, Giladi Y, Matilsky M, et al: Decreased incidence of severe ovarian hyperstimulation syndrome in high risk in vitro fertilization patients receiving intravenous albumin: A prospective study. Hum Reprod 10:1373, 1995.
40. Aboulghar M, Evers JH, Al-Inany H: Intravenous albumin for preventing severe ovarian hyperstimulation syndrome: A Cochrane review. Hum Reprod 17:3027, 2002.
41. Belliver J, Munoz EA, Soares SR, et al: Intravenous albumin does not prevent moderate-severe hyperstimulation syndrome in high-risk IVF patients: A randomized study. Hum Reprod 18:2283, 2003.
42. Graf MA, Fischer R, Naether OG, et al: Reduced incidence of ovarian hyperstimulation syndrome by prophylactic infusion of hydroxyethyl starch solution in an in vitro fertilization programme. Hum Reprod 12:2599, 1997.
43. Gamzu R, Almog B, Levin Y, et al: Efficacy of hydroxyethyl starch and Haemaccel for the treatment of severe ovarian hyperstimulation syndrome. Fertil Steril 77:1302, 2002.
44. Rabinerson D, Ben Rafael Z, Keslin J, et al: 10% hydroxyethyl starch for plasma expansion in the treatment of severe ovarian hyperstimulation syndrome: A case report. J Reprod Med 46:68, 2001.
45. de Jong D, Macklon NS, Mannaerts BM, et al: High dose gonadotrophin-releasing hormone antagonist (ganirelix) may prevent ovarian hyperstimulation syndrome caused by ovarian stimulation for in vitro fertilization. Hum Reprod 13:573, 1998.
46. Imoedemhe DAG, Chan RCW, Sigue AB, et al: A new approach to the management of patients at risk of ovarian hyperstimulation in an in vitro fertilization. Hum Reprod 6:1088, 1991.
47. Itskovitz J, Boldes R, Barlev A, et al: The induction of LH surge and oocyte maturation by GnRH analogue (buserelin) in women undergoing ovarian stimulation for in vitro fertilization. Gynecol Endocrinol 2:165, 1988.
48. Itskovitz-Eldor J, Kor S, Mannaerts B: Use of a single bolus of GnRH agonist triptorelin to trigger ovulation after GnRH antagonist ganirelix treatment in women undergoing ovarian stimulation for assisted reproduction, with special reference to the prevention of ovarian hyperstimulation syndrome: Preliminary report: Short communication. Hum Reprod 15:1965, 2000.
49. Lanzone A, Fulghesu AM, Villa P, et al: Gonadotropin-releasing hormone agonist versus human chorionic gonadotropin as a trigger of ovulation in polycystic ovarian disease gonadotropin hyperstimulated cycles. Fertil Steril 62:35, 1994.
50. Lewit N, Kol S, Manor D, et al: The use of GnRH analogs for induction of the preovulatory gonadotropin surge in assisted

reproduction and prevention of the ovarian hyperstimulation syndrome. Gynecol Endocrinol 4:13, 1995.
51. Lewit N, Kol S, Manor D, et al: Comparison of GnRH analogs and hCG for the induction of ovulation and prevention of ovarian hyperstimulation syndrome (OHSS): A case-control study. Hum Reprod 11:1399, 1996.
52. Kol S: Luteolysis induced by a gonadotropin-releasing hormone agonist is the key to prevention of ovarian hyperstimulation syndrome. Fertil Steril 81:1, 2004.
53. Tummon IS, Contag SA, Thornhill AR, et al: Cumulative first live birth after elective cryopreservation of all embryos due to ovarian hyperresponsiveness. Fertil Steril 81:309, 2004.
54. Olivennes F, Fanchin R, Bouchard P, et al: Triggering of ovulation by a gonadotropin-releasing hormone (GnRH) agonist in patients pretreated with a GnRH antagonist. Fertil Steril 66:151, 1996.
54. Fluker M, Copeland J, Yuzpe AA: An ounce of prevention: Outpatient management of the ovarian hyperstimulation syndrome. Fertil Steril 73:821, 2000.
55. Aboulghar M, Mansour R, Serour G, et al: Ultrasonically guided vaginal aspiration of ascites in the treatment of severe ovarian hyperstimulation syndrome. Fertil Steril 53:933, 1990.
56. Levin I, Amog B, Avni A, et al: Effect of paracentesis of ascitic fluid on urinary output and blood indices in patients with severe ovarian hyperstimulation syndrome. Fertil Steril 77:986, 2002.
57. Padilla S, Zamaria S, Baramki T, et al: Abdominal paracentesis for the ovarian hyperstimulation syndrome with severe pulmonary compromise. Fertil Steril 53:365, 1990.
58. Aboulghar MA, Mansour RT, Serour GI, et al: Management of severe hyperstimulation syndrome by ascitic fluid aspiration and intensive intravenous fluid therapy. Obstet Gynecol 81:18, 1993.
59. Avecillas JF, Falcone T, Arroliga AC: Ovarian hyperstimulation syndrome. Crit Care Clin 20:679–695, 2004.
60. Amarin ZO: Bilateral partial oophorectomy in the management of severe ovarian hyperstimulation syndrome. Hum Reprod 18:659, 2003.
61. Goldfarb J, Kinzer DJ, Boyle M, et al: Attitudes of in vitro fertilization and intrauterine insemination couples toward multiple gestation pregnancy and multifetal pregnancy reduction. Fertil Steril 65:815, 1996.
62. Ryan GL, Zhang SH, Dokras A, et al: The desire of infertile patients for multiple births. Fertil Steril 81:500, 2004.
63. Mathews TJ, MacDorman MF, Menacker F: Infant mortality statistics from the 1999 period linked birth/infant death data set. Nat Vital Stat Rep 50:11, 2002.
64. Norwitz ER. Multiple pregnancy: Trends past, present and future. Infertil Reprod Med Clin North Am 9:351, 1998.
65. Martin JA, Hamilton BE, Venture SJ, et al: Births: Final data for 2001. Nat Vital Stat Rep 51:104, 2002.
66. Newman RB, Luke B: Neonatal and post-neonatal considerations. In RB Newman, B Luke (eds). Multifetal Pregnancy. Philadelphia, Lippincott Williams & Wilkins, 2000, p 243.
67. Alexander G, Kogan M, Martin J: What are the fetal growth patterns of singletons, twins and triplets in the USA? Clin Obstet Gynecol 41:115, 1998.
68. Pharoah PO, Cooke T: Cerebral palsy and multiple births. Arch Dis Child Fetal Neonatal Ed 75:174, 1996.
69. Devine PC, Malone FD, Athanassiou A, et al: Maternal and neonatal outcome of 100 consecutive triplet pregnancies. Am J Perinatol 18:225–235, 2001.
70. Luke B, Keith LG: The contribution of singletons, twins and triplets to low birth weight, infant mortality and handicap in the United States. J Reprod Med 37:661, 1992.
71. Derom C, Vlietinck R, Derom R, et al: Increased monozygotic twinning rate after ovulation induction. Lancet 1:1236, 1987.
72. Bulmer MG: The Biology of Twinning in Man. Oxford, Clarendon Press, 1970.
73. Milki AA, Jun SH, Hinckley MD, et al: Incidence of monozygotic twinning with blastocyst transfer compared to cleavage-stage transfer. Fertil Steril 79:503, 2003.
74. Wenstrom KD, Syrop CH, Hammit DG, et al: Increased risk of monochorionic twinning associated with assisted reproduction. Fertil Steril 60:510, 1993.
75. Machin G, Bamforth F, Innes M, et al: Some perinatal characteristics of monozygotic twins who are dichorionic. Am J Med Genet 55:71, 1995.
76. Su LL: Monoamniotic twins: Diagnosis and management. Acta Obstet Gynecol Scand 81:995, 2002.
77. Callahan TL, Hall JE, Ettner SL, et al: The economic impact of multiple-gestation pregnancies and the contribution of assisted-reproduction techniques to their incidence. NEJM 339:573, 1998.
78. Goldfarb JM, Austin C, Lisbona H, et al: Cost-effectiveness of in vitro fertilization. Obstet Gynecol 87:18, 1996.
79. Cook R, Bradley S, Golombok S: A preliminary study of parental stress and child behaviour in families with twins conceived by in vitro fertilization. Hum Reprod 13:3244, 1998.
80. The Practice Committee of the Society for Assisted Reproductive Technology and the American Society for Reproductive Medicine: Guidelines on number of embryos transferred. Fertil Steril 82:773, 2004.
81. Healy D: Damaged babies from assisted reproductive technologies: Focus on the BESST (birth emphasizing a successful singleton at term) outcome. Fertil Steril 81:512, 2004.
82. Gardner DK, Surrey E, Minjarez D, et al: Single blastocyst transfer: A prospective randomized trial. Fertil Steril 81:551, 2004.
83. Reynolds MA, Schieve LA, Jeng G, et al: Does insurance coverage decrease the risk for multiple births associated with assisted reproductive technology? Fertil Steril 80:16, 2003.
84. Reynolds MA, Schieve LA, Peterson HB: Insurance is not a magic bullet for the multiple birth problem associated with assisted reproductive technology. Fertil Steril 80:32, 2003.
85. Hansen M, Bower C, Milne E et al: Assisted reproductive technologies and the risk of birth defects—a systematic review. Hum Reprod 20:328, 2005.
86. Van Steirteghem A, Bonduelle M, Devroey P, et al: Follow up of children born after ICSI. Hum Reprod Update 8:111, 2002.
87. Bennett SJ, Waterstone JJ, Cheng WC, et al: Complications of trans-vaginal ultrasound-directed follicle aspiration: A review of 2670 consecutive procedures. J Assist Reprod Genet 10:72, 1993.
88. Govaerts I, Devreler F, Delbaere A, et al: Short-term medical complications of 1500 oocyte retrievals for in vitro fertilization and embryo transfer. Eur J Obstet Gynecol Reprod Biol 77:239, 1998.
89. den Boon J, Kimmel CEJM, Nagel TC, et al: Pelvic abscess in the second half of pregnancy after oocyte retrieval for in vitro fertilization: Case report. Hum Reprod 14:2402, 1999.
90. Chetkowski RJ, Nass TE: Anesthesia and antibiotics in assisted reproduction. Assist Reprod Rev 2:36, 1992.
91. Van Os HC, Roozenburg BJ, Jansen-Caspers HAB, et al: Vaginal disinfection with povidone-iodine and the outcome of in vitro fertilization. Hum Reprod 7:349, 1992.
92. Yaron Y, Peyser MR, Samuel D, et al: Infected endometriotic cysts secondary to oocyte aspiration for in vitro fertilization. Hum Reprod 9:1759, 1994.
93. Coccia ME, Becattini C, Bracco GL, et al: Acute abdomen following dermoid cyst rupture during transvaginal ultrasonographically guided retrieval of oocytes. Hum Reprod 11:1897, 1996.
94. Almog B, Rimon E, Yovel I, et al: Vertebral osteomyelitis: A rare complication of transvaginal ultrasound-guided oocyte retrieval. Fertil Steril 73:1250, 2000.
95. Whittemore AS, Harris R, Itnyre J, et al: Characteristics relating to ovarian cancer risk: collaborative analysis of 12 US case-control studies. Am J Epidemiol 136:1184, 1992.
96. Cohen J, Forman R, Harlap S, et al: IFFS expert group report on the Whittemore study related to the risk of ovarian cancer associated with the use of infertility agents. Hum Reprod 8:966, 1993.
97. Fischel S, Jackson P: Follicular stimulation for high tech pregnancies: Are we playing it safe? BMJ 299:309, 1989.
98. Heintz APM, Hacker NF, Lagasse LD: Epidemiology and etiology of ovarian cancer: A review. Obstet Gynecol 66:127, 1985.

99. Goldberg GL, Runowicz CD: Ovarian carcinoma of low malignant potential, infertility, and induction of ovulation—is there a link? Am J Obstet Gynecol 166:853, 1992.
100. Rossing MA, Daling JR, Weiss NS, et al: Ovarian tumors in a cohort of infertile women. NEJM 331:771, 1994.
101. Priore GD, Robischon K, Phipps WR. Risk of ovarian cancer after treatment for infertility. NEJM 332:1300, 1995.
102. Potashnik G, Lerner-Geva L, Genkin L, et al: Fertility drugs and the risk of breast and ovarian cancers: Results of a long-term follow-up study. Fertil Steril 71:853, 1999.
103. Mosgaard BJ, Lidegaard O, Kjaer SK, et al: Infertility, fertility drugs, and invasive ovarian cancer: A case-control study. Fertil Steril 67:1005, 1997.
104. Dor J, Lerner-Geva L, Rabinovici J, et al: Cancer incidence in a cohort of infertile women who underwent in vitro fertilization. Fertil Steril 77:324, 2002.
105. Venn A, Watson L, Bruinsma F, et al: Risk of cancer after use of fertility drugs with in vitro fertilization. Lancet 354:1586, 1999.
106. Doyle P, Maconochie N, Beral V, et al: Cancer incidence following treatment for infertility at a clinic in the UK. Hum Reprod 17:2209, 2002.
107. Kashyap S, Moher D, Fung Kee Fung M, et al: Assisted reproductive technology and the incidence of ovarian cancer: A meta-analysis. Obstet Gynecol 103:785, 2004.
108. Practice Committee of the American Society of Reproductive Medicine. Fertility drugs and the risk of ovarian cancer. Nov. 2003. Accessible at *www.asrm.org*
109. Cancer Statistics 2001. CA Cancer J Clin 51:15, 2001.

第六部分 不孕与反复性流产

41 反复妊娠丢失

Anne S. Devi Wold, Aydin Arici, and William H. Kutteh

引言

对于希望成为父母的夫妇来说，反复妊娠丢失（又称反复性流产）给她们带来极大痛苦；对她们的医生来说，这更是一项艰巨的挑战。育龄妇女中，自然流产在所有临床诊断的妊娠中发生率大约为15%，而反复妊娠丢失的发生率大约为1%～2%[1]。关于这种异质性疾病的发病率和多样性已经取得了重要进展，通过系统评估，大约2/3的夫妇可以找到明确病因[2]。一套完整的评估包括遗传、内分泌、解剖、免疫、微生物、血栓性疾病和心理等因素。反复妊娠丢失可能会导致巨大的心理压力，部分情况可能需要加强支持性监护。2/3以上的夫妇可以成功妊娠[3]。

流产定义

反复妊娠丢失的传统定义包括连续3次或3次以上的自然流产。异位妊娠和葡萄胎通常不包括在内。对于多次自然流产之间曾有过正常分娩的患者并无特殊分类，通过敏感hCG检测发现的早早孕流产是否应该包括在此范围内并不清楚。

研究显示连续2次流产后再次发生流产的风险和连续3次流产后相似。因此，在连续发生2次或2次以上流产时开始评价妊娠丢失的原因是合理的，尤其是35岁以上的妇女和同时存在受孕困难的夫妇[3,4]。发生在妊娠20周以前的为流产。一些学者进一步将其分类，妊娠9周之前为胚胎流产，第9～20周为胎儿流产，但是并无相应的研究证实它们的区别。原发性反复妊娠丢失是指从未分娩过活婴，继发性反复妊娠丢失是指曾妊娠20周以上，之后发生反复流产。还有学者认为曾经多次流产，间有正常分娩的妇女，若发生过3次流产，则认为是反复妊娠丢失。

危险因素

自发流产的夫妇主要关注的是造成流产的原因和反复流产的风险。所有临床确认的首次妊娠中，妊娠丢失的发生概率为15%[5,6]。然而，据估计真正早早孕流产的概率大约为50%，这是因为在错过的月经之前发生妊娠丢失的占很高的比率。根据高敏感性的定量hCG检测，评估妊娠丢失发生率的研究表明20～30岁妇女流产（包括临床确认的妊娠和生化妊娠）发生率为25%左右；而40岁及以上妇女的流产发生率至少是前者的两倍[7,8]。对于发生过一次流产的妇女，再流产发生率稍高一些，为14%～21%；而2～3次流产后，再流产发生率则分别增长到24%～29%和31%～33%[9]。是否再次发生流产受以下几个因素的影响。

母亲年龄

母亲高龄会导致正常和异常孕体的流产几率升高[10,11]。由此可见：该群体的卵子质量较差，内分泌功能较低。对1百万例孕妇进行的研究发现，自发流产的总概率为11%，不同年龄的产妇中，临床确认的流产比率分别为9%～17%（20～30岁）、20%（35岁）、40%（40岁）和80%（45岁）[10]。

流产原因

妊娠丢失的某些特殊原因会影响日后的妊娠结局。比如13∶14染色体平衡易位的携带者发生自发流产的风险大约为25%。21:22号染色体平衡易位的携带者几乎总是会流产。若不经治疗，黏膜下肌瘤患者发生反复流产的概率为70%。

妊娠结局

尽管流产风险随流产次数的增加而增加，但正常妊娠并分娩后，再次妊娠发生流产的概率会有所下降[12,13]。

产次

产次增加与自发流产的概率增加有关[14]。这部分是由于产次与母亲的年龄相关造成的。

妊娠年龄

患者发生流产时的年龄与流产的发生及反复发生流产都有一定关系。随着发生妊娠丢失的年龄增长，反复妊娠丢失的风险也会不断增加[11,15]。

月经稀发

在我们的研究中，月经周期长于34天是预测流产最重要的指标[13]。

反复妊娠丢失的病因

遗传因素

单基因遗传病、染色体遗传病、X-连锁染色体遗传病或多因素疾病都可导致特发性流产或反复妊娠丢失。

染色体异常

反复妊娠丢失的夫妇中，3%～5%存在染色体异常，而一般人群中的比率仅为0.2%。染色体异常包括易位、倒转和相对少见的环形染色体。反复妊娠丢失者中，染色体异常以平衡易位最为常见[16]。女性发生染色体异常的概率更高，与男性之比大约为2:1～3:1。

易位

染色体易位指非同源染色体间染色体片段的交换。有两种类型易位：相互易位和罗伯逊易位。在相互易位中，重排的类型取决于非同源染色体发生断裂，断裂片段相互交换。通常只涉及两条染色体，由于交换是相互的，总染色体数目没有改变。相互易位相对常见，约500名新生儿中出现1例。与平衡结构的重排相同，它们也会导致不平衡配子和异常后代的发生率增加。

罗伯逊易位是两条有近端着丝粒的染色体（13、14、15、21或22号）在近着丝点区融合，同时失去短臂。虽然罗伯逊易位的患者表型正常，但是有存在不平衡配子的风险，因此后代可能是不平衡的。流产的发生率因易位类型和携带者的性别而不同。罗伯逊易位是一个更同源的染色体组合，所以它们的信息是最为一致的。研究表明，当母亲发生罗伯逊易位时，胎儿表型不平衡的风险更高[17]。

Neri等发现这些易位携带者的自然流产率为20%～25%。唯一的例外是同源染色体之间的易位。例如：如果22号染色体与其副本发生融合，携带者会产生22三体或单体，这些都可能导致流产。因此，这种易位类型的携带者会100%发生妊娠丢失，但是有报道两例这种类型的携带者拥有正常的后代，原因很难解释[18,19]。

倒转

染色体倒转的发生率较平衡易位低。倒转是指一条染色体出现两处断裂后，中间片段发生倒转后重新组合。倒转分为两种类型：臂内倒转，指两处断裂在同一条臂内；臂间倒转，指每一条臂都有一处断裂。倒转携带者通常表现正常，因为这是一个平衡重排。其临床意义在于后代，任何一种倒转的携带者都可能产生异常配子，从而可能导致妊娠丢失。女性倒转携带者的后代表现异常的概率约为8%；男性携带者则仅为4%[20]。

环形染色体

环形染色体是指一条染色体在两处断裂，染色体断端重新连接形成环形结构。环形染色体很罕见，由于有丝分裂的不稳定，在部分细胞内发现环形染色体并不少见。有关的医学文献目前仅限于个案报道，因此环形染色体对反复妊娠丢失的特殊作用尚不确定[21]。

重复性非整倍体

首次报道的流产儿染色体异常发生在 1961 年，此后有大量关于自然流产时胚胎染色体异常的研究数据。自然流产中染色体异常的发生率至少为 50%。其中，以染色体数目异常最为常见：三倍体为 52%，单倍体 45，X 为 29%，三倍体为 16%，四倍体为 6%，结构重组为 4%[22]。流产发生越早，染色体异常的可能性越高。Boue[22]的研究发现，妊娠 2~7 周的自然流产中 66% 为染色体异常，而妊娠 8~12 周时将降至 23%。

研究表明，一些夫妇由于反复发生非整倍体会存在受孕困难。一般认为，分娩过一次三倍体胎儿的母亲再次妊娠三倍体胎儿的几率增加 1%[23]。唐氏综合征患者多次发现生殖系嵌合体，这可能也是导致复发性非整倍体的原因[24]。

单基因突变

分子水平上的单基因突变对于反复妊娠丢失的作用尚不确定。对转基因大鼠的研究发现，某些选择性基因突变或特定的转录因子失活可能导致妊娠失败[25]。研究还发现，人类胚胎、胎盘和心血管系统发育中需要相似的基因突变，这可能也会导致流产。

X染色体失活

雌性哺乳动物的体细胞中，只有一条 X 染色体具有活性。胚胎早期灭活另一条 X 染色体可以达到与男性相同的剂量补偿（遗传学上是指一种使正常女性两条 X 染色体的作用和正常男性一条 X 染色体的作用一致的理论）。失活的 X 染色体可能是来自父方也可能是来自母方；这是一个机会使这一对失活。有时会发生一个等位基因的优先失活。极度不对称的 X 染色体失活是指一个等位基因有超过 90% 失活，有 2% 新生儿和 4.5% 生育年龄女性可以有这种情况[26]。

有些学者发现：在表型正常、反复发生妊娠丢失的女性体内存在偏性 X 染色体失活[27,28]。还有学者发现，若家庭成员携带偏性 X 染色体失活，则自然流产的概率显著升高[29]。推测这些妇女存在 X 连锁基因突变或胚系嵌合体。

内分泌因素

8%~12% 的反复妊娠丢失可能是由内分泌因素所致。孕酮对于受精卵的顺利植入和维持妊娠是必需的。因此，孕激素生成减少或活性降低也可能导致妊娠失败。其中包括黄体功能不足、高催乳素血症、多囊卵巢综合征（polycystic ovary syndrome，PCOS）等。其他会增加流产风险的内分泌因素包括糖尿病、甲状腺疾病、卵巢功能下降等。

黄体期缺陷

早孕的维持依赖于黄体产生孕酮。在妊娠 7~9 周，开始由发育中的胎盘产生孕酮。黄体功能不足是指黄体无法分泌足够的孕酮或黄体期过短。据报道，反复流产的妇女中 35% 存在黄体期异常[30]。

多种潜在的机制可能导致黄体期缺陷：黄体产生孕酮过少、卵泡期 FSH 水平下降、LH 分泌异常、分泌孕酮后子宫内膜的反应性下降、泌乳素水平升高。一些有力的证据显示，黄体功能不全是发生于排卵前，很可能与排卵前雌激素刺激变化有关，这种变化可能导致卵母细胞质量和黄体功能下降[31,32]。

一般根据子宫内膜活检的结果做出诊断。当病理组织学日期较月经期推迟 2 天以上，则被认为子宫内膜存在异常。然而，活检结果的阐述在观察者自身以及观察者间存在明显的差异。而且黄体功能不足的表现通常并不一致，正常女性子宫内膜组织学检查经常也提示黄体期缺陷。基于以上这些问题，只有当连续两次活检提示均提示晚于月经周期方可诊断黄体期缺陷。行子宫内膜活检应是 LH 峰后 10 天或周期为 28 天的第 24 天。

一些作者提倡通过黄体期检测血清孕酮水平来诊断黄体功能不全，认为低于 10ng/ml 为异常[33]。然而，由于 LH 呈脉冲式的释放，所以孕酮水平波动较大。此外，血清孕酮水平与子宫内膜组织缺乏相关性[34]。尽管如此，在黄体中期血清孕酮水平达到 10ng/ml 或更高可除外黄体功能不足。

未治疗的甲状腺功能低下

未治疗的甲状腺功能低下可能增加流产几率。一项研究显示，在 700 多位反复妊娠丢失患者中约 7.6% 的患者有甲状腺功能低下[35]。通过检测甲状腺激素很容易诊断甲状腺功能低下，在尝试下一次怀孕前需进行治疗而达到甲状腺功能正常。反复妊娠丢失的妇女中，甲状腺抗体水平较高。对 700 位反复妊娠丢失的患者进行回顾性研究发现 158 名妇女呈甲状腺抗体阳性,而仅23人甲状腺激素水平异常存在甲状腺功能低下[36]。抗甲状腺抗体可提示T细胞功能异常;因此,流产更可能是由免疫功能障碍而不是内分泌紊乱所致。

胰岛素抵抗

糖尿病控制较差的患者发生自然流产的几率较高,而血糖控制在正常范围的糖尿病妇女发生自然流产的几率则可降至正常[37]。高血糖和血管并发症导致子宫血流异常,从而可能导致流产。众所周知,PCOS妇女的流产率较高。虽然机制尚不清楚,但可能与血清LH水平升高和睾酮及雄烯二酮水平升高有关,这对子宫内膜存在不良影响[38]。与这些妇女的高胰岛素抵抗可能也有关[39]。检测空腹胰岛素和血糖水平很简单,应用胰岛素增敏剂可以降低反复妊娠丢失的风险[40]。

月经第三天FSH水平升高

对于体外受精(in vitro fertilization IVF)的妇女,月经第三天FSH升高与其妊娠率下降有关。虽然反复妊娠丢失妇女的月经第三天FSH升高的发生率与不孕人群的相似,但是反复妊娠丢失发生的概率随FSH水平的增加而增加[41]。因此推测反复妊娠丢失和月经第三天FSH水平升高的妇女可能存在卵细胞质量下降和遗传性染色体异常有关。虽然没有可行的治疗方法,但是35岁以上的反复妊娠丢失妇女应该进行检查及适当的咨询。

高催乳素血症

血清催乳素水平正常对维持早期妊娠可能具有重要的作用。动物研究显示泌乳素水平升高可能影响黄体的功能;然而,在人类中没有得到证实[42]。最近,对64位高泌乳素血症患者的研究显示溴隐亭的治疗与妊娠率升高有关,而且流产妇女的泌乳素水平明显较高[43]。

解剖因素

连续三次及以上的自然流产患者中,子宫解剖缺陷者占15%～20%[2]。这些解剖异常可分为先天性和获得性。子宫畸形者更容易出现生殖困难,包括早孕及中孕期流产、早产及胎儿异常。

先天性子宫发育异常

先天性生殖道畸形是由双侧苗勒管延长、融合、成管或纵隔退化障碍引起的。行子宫输卵管造影或宫腔镜检查后发现,连续三次或以上自然流产的妇女中8%～10%有苗勒管畸形[2,44]。畸形部位血管分布不足、胎盘形成缺陷、宫腔容积减少等可能与流产发生有关。

与流产相关的最常见的畸形是子宫纵隔,自然流产率高,在部分研究中可达到65%[45]。纵隔主要由缺乏血供的肌纤维组织构成(图41-1)。血管分布少则可能影响蜕膜及胎盘的生长。子宫纵隔也可使内膜容积和体积减少,从而影响胎儿的生长发育[45]。非对照研究提示:行子宫纵隔切除术的女性具有较高的分娩率。双子宫、双角子宫、单角子宫等其他先天畸形与中孕期流产和早产有关。

己烯雌酚的使用

己烯雌酚(DES)是一种口服合成活性雌激素,19世纪40年代开始用于治疗反复妊娠丢失、早产及其他妊娠合并症。1971年禁止孕期应用DES[46]。

胚胎时期宫内接触DES的女性69%有子宫畸形[46]。最常见的畸形是T形宫腔(70%),其他畸形包括小子宫、限制环、宫腔充盈缺陷等。另外,DES接触的妇女中44%有宫颈结构改变、宫颈前唇嵴、宫颈环、宫颈发育不全、假性息肉等。胚胎期宫内接触DES的妇女其不良妊娠结局风险较大,其中自然流产率增加2倍,异位妊娠率增加9倍[47]。

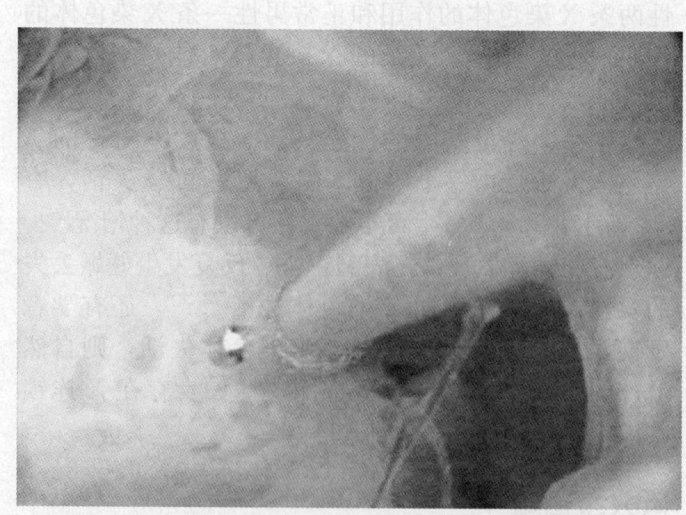

图41-1 宫腔镜切除子宫纵隔。注意纵隔上的血管组织。

获得性子宫异常

宫腔粘连

因子宫内膜诊刮过度或流产后子宫内膜炎导致的宫腔内损伤是发生宫腔粘连的常见原因。宫腔粘连是后天获得的与反复妊娠丢失相关的子宫缺陷,粘连程度可以从很小到整个宫腔。Ashermen综合征通常指的是因宫腔粘连所致的闭经。这些粘连会干扰正常的植入,治疗多考虑宫腔镜手术。

宫腔内肿物

宫腔容积异常,如子宫肌瘤和息肉,可以导致流产。关于子宫肌瘤是如何导致反复妊娠丢失的,目前有几种假说。由于肌瘤大小和部位不同,可能会使宫腔部分闭塞或改变宫腔形态,导致植入时子宫内膜血运缺乏,或者影响胎盘生长。子宫肌瘤和内膜息肉可能像IUD一样导致亚急性子宫内膜炎。目前认为只有黏膜下子宫肌瘤可在下次妊娠前通过手术切除。最近,另一些研究发现,合并肌壁间子宫肌瘤(30mm)的IVF妇女着床率显著较低[48]。当发现更小的子宫肌瘤时,子宫肌瘤切除术是否有益还不能确定[49]。

宫颈功能不全

宫颈功能不全是一种与反复妊娠丢失相关的获得性子宫异常。由于宫颈无痛性扩张导致宫颈失去维持妊娠的能力,这是诊断宫颈功能不全的根据。宫颈功能不全所致的流产多在中孕期,可能与先天性子宫畸形有关,如纵隔子宫、双角子宫等,但很少是由于胎儿期接触DES所致[47]。有报道终止妊娠时锥切、电切术、扩张宫颈所致的宫颈创伤或B超显示的宫颈短都会增加宫颈功能不全的风险[50]。

免疫因素

免疫系统的基本作用是识别和清除机体内潜在的病原组织。要了解免疫系统是如何影响妊娠的,应对正常的免疫应答具有基本的理解。免疫应答由两部分组成:固有性的或非特异性的免疫应答和获得性的或继发的免疫应答。

先天性和获得性免疫应答

先天性免疫应答是一种快速但是相对较弱并且非特异性的免疫应答。这是抵抗病原体侵袭的第一道防线,由非特异性可溶性产物(溶菌酶、补体及急性期蛋白)和巨噬细胞、自然杀伤细胞(NK)等宿主防御细胞介导的。NK细胞是大颗粒淋巴细胞,非B细胞、T细胞系统,NK细胞的作用是直接杀伤病毒感染细胞、细胞因子产物,导致一种快速、相对非特异性的应答。通过产生干扰素γ(IFN-γ),在协助T细胞转化为Th1细胞过程中也起着重要的作用。

获得性或继发性免疫应答是抗原特异性的,具有记忆功能,但是需要4~7天才可以产生。这些应答主要由T细胞、B细胞和小部分NK细胞参与介导。B细胞在骨髓内分化,组织内T细胞、B细胞数量大致相等。T细胞介导的细胞免疫也是B细胞发挥功能所必需的[51]。

人类白细胞抗原

T细胞可识别经过加工的与细胞表面分子相关的抗原多肽,这种细胞表面分子叫人类白细胞抗原(human leukocyte antigen,HLA)。HLA是主要组织相容复合物(MHC)的一组基因表达产物,位于人类第6条染色体上。HLA分子是一种细胞表面糖蛋白,表达于人类每个细胞表面,对于防御细胞内病原体有重要作用,如病毒或癌基因。它们构成了个体的组织类型。T细胞起源于骨髓,后迁移至胸腺,并在胸腺发育成熟。在此过程中,只有与HLA或自身多肽结合力低的T细胞可以向CD4+或CD8+T细胞分化成熟。总之,只有可识别非我又不与自我反应的T细胞才能被选择。T细胞识别抗原是通过其表面的T细胞受体。

T辅助淋巴细胞

T细胞可以在受到免疫刺激后产生一系列细胞因子。细胞因子的类型决定T细胞分化为Th1或Th2。Th1分泌白介素(IL-2)和IFN-γ并产生一种炎症前环境。相反,Th2可分泌细胞因子,如IL-4、IL-10,主要在抗原刺激下诱导抗体产生。这两种淋巴细胞反应相互影响、共同作用,参与细胞因子的相互调节。

激素对此具有重要的作用。在育龄期内，机体更倾向于 Th1 反应以抵御感染源或抗原，而在妊娠期内，Th2 占主导[52]。

自身免疫因素：母体自身免疫反应

在某些情况下，由于正常调控机制失衡，会导致针对自身抗原的免疫反应[53]。对磷脂、甲状腺抗原、核抗原及其他已知抗原的自身抗体可导致流产发生[35]。抗磷脂抗体包括狼疮抗凝因子和心磷脂抗体。虽然目前对其他磷脂的检测试验尚存在争议，但越来越多的试验证实磷脂酰丝氨酸自身抗体与流产相关[54]。

系统性红斑狼疮

许多临床研究发现系统性红斑狼疮（systemic lupus erythematosus，SLE）的妇女较正常妇女更容易发生流产[55]。一项大型研究发现 SLE 妇女发生自然流产的几率为 21%[56]。近 3/4 的流产发生于 4~6 个月或 7~9 个月[57]。大多数死胎的 SLE 妇女与抗磷脂抗体有关[55,58]。在一项对 SLE 和反复妊娠丢失妇女的研究中，抗磷脂抗体阳性的妇女流产率是患 SLE 但抗磷脂抗体阴性妇女的 10 倍[55]。在该人群中，导致流产的其他因素包括孕前的疾病活动状态、妊娠期间 SLE 的发生和潜在的肾脏疾病。建议 SLE 活动期的妇女将怀孕推迟到狼疮缓解后。建议中度肾功能不全的妇女采取避孕措施。SLE 的妇女发生先兆子痫及早产的风险更大[57]。

抗磷脂抗体综合征

抗磷脂抗体综合征是一种自身免疫病，其特点为产生血清中、高滴度抗磷脂抗体并有特定的临床表现。在怀孕期间出现抗磷脂抗体（狼疮抗凝因子和抗心磷脂抗体）是出现不良妊娠结局的主要危险因素[59]。在对反复流产的一项大型荟萃分析中，抗磷脂抗体综合征的发生率为 15%~20%，相比之下，在不存在产科合并症病史的非怀孕妇女中发病率为 5%[60]。目前尚不清楚这些患者的抗磷脂抗体是如何升高的。基因和感染可能在其中起作用。抗磷脂综合征患者的抗体可以识别磷脂结合蛋白的抗原决定基，与梅毒及 Lyme 病感染后产生的抗体不同，后者可以直接识别磷脂[61]。

目前已经提出了一些机制来解释抗磷脂抗体是如何介导流产发生的。在与磷脂结合形成血栓的过程中似乎有多种胶原蛋白参与，这可以解释为何有人容易形成血栓。而抗磷脂抗体可以加速血栓形成，减少胎盘血管中前列环素的合成。其导致的血栓前状态会促进血管收缩、血小板附着及胎盘梗死[60]。抗磷脂抗体还会干扰蛋白 C 抗凝通路的多个部分，包括抑制凝血酶形成、通过血栓调节蛋白—凝血酶复合物降低蛋白 C 活化、抑制蛋白 C 解聚、抑制活化蛋白 C 的活性、与因子 Va、Ⅷa 结合而保护其不被活化的蛋白 C 水解等[61]。另一种机制认为是胎盘抗凝因子、膜联蛋白 V 的干扰。膜联蛋白 V 的水平在抗磷脂抗体阳性的反复妊娠丢失妇女中是降低的[62]。抗磷脂抗体还能识别肝素及肝素样分子，因此可以抑制抗凝血酶Ⅲ的活性[63]。抗磷脂抗体还可以与体外培养的血管内皮细胞相互作用，导致损伤和活化[61]。抗磷脂抗体还能直接作用于滋养层细胞，因此可以解释为何抗磷脂抗体可导致早期流产。抗磷脂抗体可以抑制人胎盘绒毛膜促性腺激素的分泌并抑制滋养层细胞黏附分子（α_1、α_5 整合素及 E-、VE-黏附素）的表达[64]。

抗甲状腺抗体

据报道，反复妊娠丢失的妇女中，与抗甲状腺抗体（甲状腺过氧化物酶抗体、甲状腺球蛋白抗体）有关的比例逐渐升高。然而，如果患者甲状腺功能正常，即使出现甲状腺抗体也不会影响妊娠的结果[65]。甲状腺抗体阳性而甲状腺功能正常的妇女在产后发生甲状腺功能低下的风险较高。这些妇女应每三月复查一次甲状腺素水平，产后要注意甲状腺炎可能[66]。

抗核抗体

无论有无流产病史，大约 10%~15% 的妇女可检出抗核抗体。其成功妊娠的机会与是否出现抗核抗体无关。治疗（如类固醇治疗）会增加母婴合并症且不增加获益[67]。因此，不适宜进行抗核抗体的常规检查和治疗。

同种免疫因素：母体对滋养细胞的免疫应答

着床是胚胎与母体子宫和血液细胞紧密接触的过程。着床的胚胎具有来自父亲的抗原，因此会被当作异物排斥。然而，大多数情况下，胎儿不会被母体免疫系统排斥，而其中的机制尚未明确。同种免疫因子被认为与反复妊娠丢失相关。HLA共享被认为与反复妊娠丢失有关,因为母体免疫应答下降和封闭性抗体产生减少。然而近期的大型研究并未发现HLA纯合子与反复妊娠丢失相关[68]。其他研究者认为妊娠丢失的妇女存在胚胎毒性因子如TNF-α、IFN-δ,位于外周血淋巴细胞表面,但这点并未经过独立研究的证实。反复妊娠丢失妇女子宫内膜的免疫表型证明NK(CD56+)细胞群发生改变。部分学者提示NK细胞增加与流产相关,而另一部分认为NK细胞减少与流产相关。但这些发现与流产的相关性并不明确,因此,并不推荐相应的检查[69]。还有一些假说试图解释蜕膜的免疫赦免状态。

滋养层细胞的机械屏障作用

妊娠期子宫具有由滋养层细胞及蜕膜细胞组成的机械屏障,可以阻止外周血活性T细胞进入着床部位。与此相似,这个屏障可以隔离胎儿,阻止胎儿细胞进入母体。然而,一些研究发现在母体—胎儿界面存在物质的双向转运。

全身免疫抑制反应

一些研究提示妊娠相关血清蛋白A、人类胎盘催乳素、人类胎盘蛋白14及雌激素可抑制淋巴细胞的活性[52]。

人白细胞抗原表达缺陷

与机体其他细胞不同,滋养层细胞不表达MHC-Ⅰ分子HLA-A和HLA-B。细胞滋养层细胞可进入子宫蜕膜表达HLA-C、E、G抗原,而绒毛膜滋养层细胞与母体绒毛膜表面和母体血液有关,也是MHC-Ⅰ阴性。

MHC基因表达的明显不足提示胎儿能避免MHC限制T细胞的直接攻击。然而,因为天然免疫系统的NK细胞可以识别并杀伤MHC阴性的细胞,滋养层细胞及胎儿就易被广泛进入着床部位的NK细胞攻击。而滋养层细胞表达的HLA-C、E、G可以保护其免受NK细胞介导的杀伤并调节胎儿—母体界面的细胞因子表达[70]。

细胞因子转移

在滋养层-母体面有大量细胞因子产生。这些细胞因子可以调节母体的免疫反应并对成功妊娠有重要作用。Th1细胞因子(促炎症因子)与Th2细胞因子(抗炎症因子)的平衡对于能否顺利妊娠有关键作用。随正常妊娠的进展,炎性及危害性Th1细胞因子如IL-2、TNF-α、IFN-γ等将被抑制,而抗炎因子如IL-4、6、10的生成将升高。

局部免疫抑制

母体T细胞在妊娠期处于可逆的免疫耐受状态,在此期间免疫系统不再识别来自父体的抗原,在产后恢复正常[71]。

微生物因素

在自然流产妇女中,细胞培养更常发现某些特定的感染源,包括解脲尿原体、支原体及衣原体等[72]。其他较少见的病原体包括弓形虫、风疹病毒、单纯疱疹病毒、麻疹病毒、巨细胞病毒、牛痘病毒、李斯特单胞菌等。重要的是我们要认识到,尚没有发现任何一种病原体与反复妊娠丢失有直接关系。因为有个别流产的患者与感染有关而且易于诊断,因此反复妊娠丢失的妇女应对最常见的三种病原体进行培养,如果检测阳性,夫妇均应接受治疗。

血栓性因素

稳态系统对妊娠和维持妊娠有重要的作用。易栓性指的是具有形成血栓的倾向。一些学者发现易栓性与反复妊娠丢失有关。可能的机制包括纤溶系统抑制、胎盘血栓形成、胎盘梗死、前列环素代谢异常及直接细胞毒作用[73]。因为母体绒毛血流在怀孕8周以前都不会有明显变化,因此在妊娠前三个月内因易栓倾向导致流产的学说受到质疑。然而,近期两项对易栓性及早期反复妊娠丢失的荟萃分析确立了两者的关系[74,75]。与易栓性有关的其他产科合并症包括妊娠中期的流产、死产、重度先兆子痫、胎儿宫内发育迟缓及胎盘早剥等[74-76]。

最常见的遗传易栓症是因子V-Leiden杂合(G1691A)、因子Ⅱ变异(G20210A)、高同型半胱氨酸血症(亚甲基四氢叶酸还原酶C677T及A1298C)。其他导致高凝状态的异常包括抗凝血酶缺陷、蛋白C缺陷、蛋白S缺陷及因子Ⅷ升高(表41-1)。

表 41-1
与反复妊娠丢失相关的常见血栓性疾病

血栓性疾病	遗传	发病率*	DVT 危险度†
因子 V-Leiden G1691A 突变（蛋白 C 活性抵抗）	常染色体显性遗传	2%～15%	(3～8)×
因子 Ⅱ G20210A 突变（凝血酶原突变）	常染色体显性遗传	2%～3%	3×
MTHFR C677T 和 A1298C 突变（高同型半胱氨酸血症）	常染色体隐性遗传	11%	(2.5～4)×
抗凝血酶缺乏	常染色体显性遗传	0.02%	(25～50)×
蛋白 C 缺乏	常染色体显性遗传	0.2%～0.3%	(10～15)×
蛋白 S 缺乏	常染色体显性遗传	0.1%～0.2%	2×
因子 Ⅷ 升高	X 染色体遗传	5%～15%	5×

* 发病率是指在一般人群中，但此类疾病在不同种族间的区别也是显而易见的。
† 深静脉血栓的危险度是合并易栓症的非孕妇女与没有易栓症的非孕妇女的比较。

因子 V-Leiden 变异

1994 年，发现因子 V-Leiden 变异为最常见的导致易栓倾向的单基因病[77]。大约 3%～6% 的欧洲家族个体成员携带该基因。因子 V-Leiden 变异是单个核苷酸变异，位于 1691 位核苷的 G 变成 A，从而导致因子 V 的 506 位氨基酸变异（精氨酸变成谷氨酸）。在正常情况下，活化的蛋白 C 可以通过特殊位点的剪切作用灭活 Va、Ⅷa。因子 V 变异后，该因子的剪切将被抑制，而导致血栓及血凝块形成。该突变属于常染色体显性遗传。因子 V-Leiden 变异携带者发生流产和死产的风险较高，该变异的杂合子发生妊娠丢失或流产的几率是正常的 2 倍[78]。

凝血酶原 G20210A

1996 年发现了另一个导致易栓症的因子：点突变，位于凝血酶原基因 3' 端不可翻译序列 20210 位点的核苷酸由 G 变成 A[79]。这个突变与血清凝血酶原浓度升高有关，可增加凝血酶的生成，增加静脉及动脉血栓形成的风险。该变异的杂合子见于 2%～3% 的白种人群中。

高同型半胱氨酸血症

同型半胱氨酸是一种蛋氨酸代谢中形成的含巯基非必需氨基酸。多种遗传及获得性疾病中，同型半胱氨酸的水平较高。高同型半胺酸血症与静脉或动脉血栓有关[80]。在正常妊娠时，同型半胱氨酸的水平会降低，并且这与叶酸的摄入无关[81]。高同型半胱氨酸水平与多种妊娠合并症有关，包括神经管缺陷、胎盘梗死、胎儿宫内发育受限及胎盘早剥等。

叶酸代谢缺陷是导致高同型半胱氨酸血症的最常见原因。一种常见的遗传因素是基因多态性，就是在亚甲基四氢叶酸还原酶（MTHFR）基因的 677 位点 C 到 T 转换，而将丙氨酸转变为缬氨酸残基[82]。该变异的纯合个体（在白人中 6%～12%）血清半胱氨酸水平明显升高并倾向于早发动脉粥样硬化。MTHFR 活性减低及继发的高同型半胱氨酸血症可能只有在叶酸代谢缺陷或维生素 B6、维生素 B12 缺陷存在时才会明显[83]。足量的叶酸摄入可以预防该基因变异的表达。

母体高同型半胱氨酸血症会通过影响绒毛膜血管形成而影响胎儿发育[84]。对 MTHFR 与 16 周前发生流产的相关性进行荟萃分析后，发现两者有较弱的相关性，其 OR 值为 1.4（95% CI 1.0～2.0）；然而，空腹血清同型半胱氨酸升高与早期流产有显著性的相关性，OR 值 2.7（95% CI 1.4～5.2）[78,85]。

抗凝血酶缺陷

抗凝血酶（过去叫抗凝血酶Ⅲ）是一种丝氨酸蛋白酶抑制物，由肝脏产生，具有天然的抗凝活性。它可以抑制凝血酶及多种凝血因子Ⅸa、Ⅹa、Ⅺa、Ⅻa 也能加快膜结合组织因子——Ⅶa 复合物的解离。抗凝血酶缺陷通过常染色体显性遗传。其杂合体携带者的发生率大约为 1/2000～1/5000[86]。大约 1% 的静脉血栓患者中 1% 存在抗凝血酶缺陷，这是遗传性易栓症最常见的原因，一生中 50% 的时间处于血栓的高危状态[87]。抗凝血酶缺陷与死产（OR 5.25，95% CI 1.5～18.1）和流产（OR 1.7，95% CI 1.0～2.8）有关[88]。

蛋白 C 和蛋白 S 缺陷

蛋白 C 和蛋白 S 是肝脏内合成的一种维生素 K 依赖性丝氨酸蛋白酶抑制物。蛋白 S 也可以在内皮细胞和巨核细胞中产生。蛋白 C 和蛋白 S 在因子 X → Xa 及凝血酶原→凝血酶的转变过程中起抗凝作用。蛋白 C 缺陷的人群发生率为 0.15%～0.8%，而在具有静脉血栓病史的患者中，2.7%～4.5% 存在蛋白 C 缺陷[86]。蛋白 S 缺陷在人群中的发生率小于 0.1%，而这类患者有 2.2% 发生静脉血栓栓塞。蛋白 C 和 S 缺陷并不增加妊娠前三个月内的风险，但与妊娠中期的流产和死产相关[88,89]。

合并血栓形成

合并血栓形成似乎可以增加反复妊娠丢失的风险[88]。在一项研究中，尽管因子 V-Leiden 在妊娠丢失的妇女中更为常见，但因子 Ⅱ G20210A 和 MTHFR C677T 纯合只有在合并其他易栓缺陷时才会导致妊娠丢失[90]。

继发性危险因素

多种继发性危险因素可能参与流产和增加流产风险。其中包括糖尿病和抗磷脂抗体综合征等特殊疾病状态。生理或医源性状态，如雌激素治疗（口服避孕药、激素替代治疗）、妊娠、肥胖或手术后状态均可能增加不良事件的风险。存在遗传性危险因素的个体应减少或避免继发性危险因素。

男性因素

男方因素之于反复妊娠丢失的作用大多并不清楚。通过对减数分裂的研究发现，大约 6% 的患者精原细胞染色体异常，而体细胞染色体正常[91]。辅助生育技术的初步研究数据显示，在流产中可能存在父亲的因素。观察 IVF 结果及胞浆内单精子注射（intracytoplasmic sperm injection，ICSI）治疗周期的多个研究显示，精子 DNA 整合的情况与这些周期的结果存在相关性[92,93]。另外，丈夫精子形态异常的妇女发生自然流产的风险也较高。这些研究中，精子的超微结构研究显示染色质浓缩并出现核空泡[94]。这些报道提示异常的精子染色体可能与反复妊娠丢失有关。

生活方式和环境毒素

反复妊娠丢失的夫妇经常关心环境中的毒物可能与他们的生育问题有关。咨询师应当详细了解目前患者生活环境中接触的物质，准确地回答患者关心的各种问题。

吸烟

吸烟可降低受孕率，增加自然流产率。评估吸烟与流产的研究数据有很多（大约 100 000 名受试者）。虽然这些研究具有临床异质性，但它们表明吸烟的有害性具有明显的剂量依赖性，轻度吸烟者（10～20 支/日）流产的相对危险度为 1.1～1.3[95]。

饮酒

每天饮酒两次以上者发生自然流产的风险是对照组的 2 倍[96]。增加流产发生率的最低阈剂量为 2 盎司/周[97]。当吸烟和嗜酒发生在同一个体时，流产率可增加 4 倍。夫妇应当就这些习惯进行咨询，并建议他们在下次妊娠前终止这些不良嗜好[98]。

咖啡因

没有证据显示适量摄入咖啡因（150mg/d 或每天 1.5 杯咖啡）可能导致早孕期自然流产或胎儿畸形的风险率上升。然而一些研究表明每日超过 300mg/d（每天 3 杯咖啡）可能导致流产概率轻度升高，但是这之间的因果关系还不明确[99]。

放射线

对于日本原子弹爆炸后幸存者的一项研究表明宫

内受到高剂量辐射后可以使自然流产率、早产、死产率升高[100,101]。早孕期小于5拉德的诊断性X线检查不会致畸[102]。大剂量（360~500拉德）放疗在大部分病例中显示可以导致流产发生。长期低剂量的放射线对生殖的影响还不明确[95]。

有机溶剂

有机溶剂是多种化学物质的总称。全氯乙烯、甲苯、二甲苯、苯乙烯在实验动物和人类中都报道与不良妊娠结局有关。画家、橡胶工人、半导体及干洗行业工人接触的溶剂可能导致职业性危害[95]。1966—1994年一项荟萃分析研究表明母体职业因素导致吸入有机溶剂与自然流产率小幅度升高有关[103]。大体上说，有机溶剂尤其是甲苯，高剂量接触后有致畸的作用。没有总结性证据显示低剂量接触会导致先天畸形或其他妊娠不良结局的风险增加[95]。

重金属

有机汞化合物例如甲基汞或乙基汞等可能通过食用含汞的鱼类或电池释放的汞、体温计内的汞、牙科所用的汞合金等途径接触。甲基汞可以通过胎盘在胚胎和胎儿组织内蓄积，尤其在脑组织中，当达到母体内的浓度时即可导致神经系统发育异常。非人类灵长类长期暴露于低剂量甲基汞，生育失败率明显高于对照组[104]。但是在人类环境中接触汞则没有表现出类似的关系[105]。

虽然联邦指南杜绝铅的应用，但被不同来源污染的残积土壤中仍然可以接触到，包括铅焊剂、管道、蓄电池、含铅涂料、染料、木材防腐剂等。接触高剂量铅可以导致胚胎中毒、生长及智力发育迟缓，使围生期死亡率升高。在19世纪，接触高剂量铅的女性发生流产的风险较高。事实上，在19世纪末20世纪初，铅丸被当作堕胎药出售[95]。母体血中铅浓度不能超过 $25\mu g/dl$。联邦标准规定女性不得在空气中铅含量超过 $50\mu g/cm^3$ 的地方工作，因为这可以导致血中铅浓度在 $25\sim30\mu g/dl$[106]。

其他暴露

大量前瞻性对照研究表明接触电磁场及视频显示器终端与流产率增加无关[107]。飞机旅行、微波放疗、超声等接触也没有增加自然流产率。也没有证据显示化学甜味剂（阿斯帕甜、糖精）或巧克力会增加自然流产率[95]。母体接触杀虫剂与妊娠结局之间的关系是一种猜测，尚无定论[108]。

流产的评价

通常情况下，不建议仅自然流产过一次的健康妇女进行相应的评估，因为这可能是相对常见而且偶发的事件。两次流产后再次流产的几率稍低于（24%~29%）三次及以上自发流产者[4,109]。因此，对连续两次自然流产的妇女进行评价和治疗是合理的。当临床医生决定对反复妊娠丢失妇女进行评估时，建议进行一套完整的诊断性检测。这包括完整的病史（含前次妊娠的情况、前次流产后病理检查、慢性或急性感染性疾病的证据、近期躯体或精神创伤、前次流产腹痛阴道流血情况）、家族史、既往妇科手术史及合并症等。对于反复妊娠丢失患者的诊断及处理包括以下几个方面：遗传、内分泌、解剖、免疫、微生物、医源性和易栓症等原因的检查（表41-2）。

遗传

夫妇染色体核型是评估反复妊娠丢失的一部分。在多次自然流产的夫妇中，近3%~5%可发现其中一方存在染色体异常。对流产胎儿的细胞组织分析也是很重要的，因为这可能是重要的预测指标，可指导未来的干预方法。异常的染色体核型通常足以解释不能存活的妊娠，也可以提示父母染色体异常。流产胎儿的细胞分析依赖于传统的组织培养和染色体核型分析。这种技术是实验室的，与体外污染、培养失败、母体细胞的选择性生长等问题有关。现在正在努力发展能避免这些问题的方法，如比较基因组杂交技术等[110]。这项技术是组织培养的旁枝，因为它需要从样品中提取DNA，通过对整套染色体组的筛查发现染色体异常[111]。

内分泌

诊断性的检查应该包括TSH和催乳素水平。在

LH峰后10天或28天理想月经周期的第24天，行子宫内膜活检可以诊断黄体功能不足。子宫内膜活检后延应该在连续两个周期中同时出现才可诊断黄体功能不足。最新数据对内膜活检诊断黄体功能不足的概念提出了挑战（见第8章）。实践中，许多临床医生会应用黄体中期孕酮水平低于10ng/ml诊断黄体功能不足。空腹血糖—胰岛素比例检测也推荐用于月经稀发或有其他PCOS症状和体征的患者。在肥胖PCOS患者和血糖/胰岛素比例小于4.5的患者中，应进行2小时糖耐量实验。评价卵巢储备功能应该在月经第三天检测FSH和雌激素水平。FSH高于15mIU/ml以及血清雌激素浓度大于80pg/ml与卵母细胞数目下降有关。另外，可以应用枸橼酸氯米芬激发试验（月经周期第5～9天应用氯米芬100mg/d）评价卵巢储备功能。月经第3、10天FSH的正常水平应低于15mIU/ml。

解剖

反复流产的解剖因素一般通过超声、子宫输卵管碘油造影（hysteosalpingography，HSG）或经阴道超声宫腔造影进行诊断。必要时也可行宫腔镜、腹腔镜或磁共振（MRI）。最近经阴道三维超声开始应用，能够非侵入性地准确诊断先天性子宫异常。

经阴道超声应作为反复妊娠丢失的常规检查。该技术具有最低限度的侵入性，能够准确地诊断子宫异常、子宫肌瘤，可以提示内膜息肉。若内膜线增厚或不规则，可应用经阴道超声宫腔造影。

生理盐水灌注声学子宫造影指在进行阴道超声检查时经宫颈向子宫内灌注液体。这种技术清楚的描绘出宫腔内轮廓，提供了子宫体外超声伴随的显影。这比HSG或单纯超声提供了更多的子宫异常的信息。理想情况下，应在月经终止后早滤泡期进行。

子宫输卵管造影用来评价输卵管通畅，也可以发现黏膜下肌瘤及大多数子宫畸形，宫腔粘连等。纵隔和双角子宫通过HSG不容易被区分，因为只能看到宫腔的轮廓。宫底轮廓需要超声或腹腔镜检查。

对于性活跃的妇女，HSG应该在月经后早滤泡期进行。操作前1小时服用非甾体抗炎药（布洛芬600～800mg）可以明显降低不适感（见第29章）。

宫腔镜能够诊断多种宫内异常，在充分麻醉下，

表41-2 反复妊娠丢失的诊断和治疗

病因	诊断	占反复妊娠丢失比率%	治疗
遗传	夫妇双方染色体核型 POC核型	3%～5%	遗传咨询 供精或供卵； PGD
解剖	输卵管碘油造影 宫腔镜 经阴道超声宫腔造影 阴道三维超声	15%～20%	子宫纵隔切除 黏膜下子宫肌瘤切除 宫腔粘连分离
内分泌	黄体中期孕激素 促甲状腺激素 催乳素 空腹胰岛素： 血糖 月经第三天 FSH，雌二醇	8%～12%	孕激素 甲状腺素 嗅隐亭， 卡麦角林 二甲双胍 咨询
免疫	狼疮抗凝因子 抗磷脂抗体 胚胎毒性试验* 免疫表型*	15%～20%	阿司匹林 肝素+Asprin γ球蛋白静脉注射*
微生物	宫颈分泌物培养	5%～10%	抗菌素治疗
易栓性	抗凝血酶活性 蛋白C活性 蛋白S活性 因子V-Leiden突变 因子Ⅱ（凝血酶原突变） 高同型半胱氨酸血症	8%～12%	肝素+Asprin LMW肝素 叶酸
心理性	访谈 问卷	变异	支持小组 咨询
医源性	吸烟，酗酒 接触有毒或化学物质	5%	减少摄入 降低暴露

POC，妊娠产物；PGD，移植前基因诊断；FSH，促卵泡刺激素；LMW，低分子量。
* 作为诊断和治疗尚未明确确立的指征。

可以同时进行治疗。此外，子宫内膜息肉、黏膜下子宫肌瘤、子宫异常均可以通过宫腔镜发现。不过，一大缺憾是无法区分纵隔及双角子宫。如果之前不能明确宫底情况，则需要同时行腹腔镜检查了解宫底情况。

现代影像技术可以在宫腔镜使用前明确子宫轮廓[112]。MRI和超声已经用于测量子宫尺度，而且不像腹腔镜那样有侵入性。这些技术在明确形态缺陷上有潜在的优势，而且可以提示可能成功的手术干预。有些研究显示，通过对超声、HSG和腹腔镜的比较发现，三者对子宫畸形的诊断高度一致[113,114]。

免疫

2006年公布了一个国际统一的诊断抗磷脂抗体综合征的分类标准[115]。根据这个标准，诊断抗磷脂综合征需要一个或多个临床和实验室特征（表41-3）。临床特征须包括发生过一次或多次确诊的血管血栓（静脉、动脉、小血管）或妊娠并发症（三次及以上连续孕10周以内的自然流产，或一次及以上大于孕10周胎死宫内，或一次及以上小于34周早产继发于先兆子痫或胎盘缺陷）。实验室特征应该包括血浆抗心磷脂抗体阳性（IgG或IgM大于40磷脂单位）或血浆狼疮抗凝物质阳性。实验室异常应该在至少间隔12周的2次或以上均发现。

表41-3 抗磷脂综合征的临床表现和实验室诊断	
临床表现	实验室检查
妊娠发病率 ≥1次的妊娠10周及以上的不明原因胎儿死亡或≤34周合并重型先兆子痫的早产或≥3次不足10周的流产	IgG aCL（≥40 GPL） IgM aCL（≥40 MPL） 狼疮抗凝因子阳性
血栓 静脉 动脉，包括卒中	抗B2-糖蛋白-1 IgG 或IgM

患者至少符合一项临床表现和一项试验室检查，方可确诊。实验室检查应当至少为间隔12周2次阳性。
GPL，IgG磷脂单位；MPL，IgM磷脂单位。
Modified from Miyakis S, Lockshin MD, Atsumi T, et al: International consensus statement on an update of the classification criteria for definite antiphospholipid syndrome. J Thromb Haemost 4: 295-306, 2006.

抗核抗体的检测没有明显的作用，因为有此抗体孕妇妊娠结局没有差异。检测其他抗磷脂抗体可以提示妇女的反复妊娠丢失和已知的自身免疫性疾病。检测Th1和Th2分布，双亲的HLA分布、同种抗体，抗双亲细胞毒性抗体或胚胎毒性因子等临床意义还不明确。

微生物

因为某些微生物与自然流产之间正性相关，反复妊娠丢失的妇女应进行宫颈分泌物培养、聚合酶链反应（polymerase chain reaction，PCR）等方法筛查衣原体、支原体、脲原体等。

易栓性

因为易栓性被认为与一半以上的孕期母体血管内血栓有关，所有存在个人或家族血栓栓塞史的患者均应该进行易栓性检查。若存在产科并发症，例如死产、反复妊娠丢失，或其他家庭成员被诊断出易栓性，也提示应当进行该检查。建议进行如下检查：

- V因子Leiden筛查应用第二代凝血序列激活蛋白C抵抗。这可能是最有成本-效益最佳的方法。低APC抗率（<2.0）的患者应该检测基因型是否有V因子Leiden突变
- 应用PCR检查凝血酶原G20210A基因突变
- 抗凝血酶原活动度正常水平在75%～130%
- 蛋白S活动度正常水平在60%～145%
- 蛋白C活动度正常水平在75%～150%
- 快速血浆同型半胱氨酸 正常水平在5～10.4μmol/L。高同型半胱氨酸血症分为轻度（10.4～30μmol/L），中度（30～100μmol/L）和重度（>100μmol/L）

反复妊娠丢失的治疗

反复妊娠丢失的治疗应当对症下药。鉴于很多反复妊娠丢失夫妇在没有进行任何治疗的情况下能够获得良好的妊娠结局，我们很难向患者推荐那些无法证明有效性的治疗方法，尤其是那些侵入性、昂贵的疗法[44]。解释和适当的情感支持也许是治疗中最重要

的两个方面。事实上，一项研究发现，对于没有阳性发现但反复流产的夫妇，给予孕前咨询和心理治疗可获得86%的成功妊娠率，而相比起来，没有心理咨询的患者妊娠成功率仅有33%[44]。

遗传因素

在任何治疗计划中，遗传咨询都是重要的一部分。流产的复发率经常依赖于遗传异常的发现。存在明确的染色体易位或倒转的患者往往可以获得一个好的妊娠结局。其他人可能需要供卵或供精来避免下一代的致命性异常[116]。移植前基因诊断（preimplantation genetic diagnosis，PGD）是目前的一大进展。该技术可以从移植前的六或八细胞胚胎阶段取1～2个细胞进行产前细胞遗传学诊断，发现孟德尔疾病。无论是否存在不孕症，准备进行PGD的夫妇必须通过IVF受孕。一些研究发现，PGD筛查单倍体可以增加着床率，降低自然流产率，似乎可以改善反复妊娠丢失或不孕症患者的妊娠结局[117,118]。进一步的研究应该是确定这些初步发现的临床应用价值。

内分泌异常

黄体功能不全的治疗目的是通过加强卵泡期子宫内膜的接受性，改善子宫内膜容受性。黄体期缺陷的治疗目前已有多种，包括促排卵治疗如氯米芬或促性腺激素，预期排卵期内注射hCG，以及黄体期和早孕期补充孕激素[119,120]。如果患者存在黄体期缺陷，同时伴有泌乳素血症，建议选用嗅隐亭或卡麦角林[121]。但是这些治疗是否能够增加反复流产患者的妊娠率还不清楚。随机试验的荟萃分析没有发现孕激素治疗对维持妊娠有帮助的证据[122]。也有些医生选择注射黄体酮或阴道用药（50～100mg，每日2次，从出现LH峰的第三天开始直至妊娠8～10周），或肌内注射（50mg，肌注，每日1次），或口服微粒化黄体酮（100mg，每日2～3片）。约60%～70%的黄体功能不全患者经过上述治疗，再次妊娠顺利进行。

由于肥胖和胰岛素抵抗与流产风险增加关系密切，减肥就成为流产患者治疗的第一步。二甲双胍似乎证实可以改善妊娠结局，但这只局限于少量的队列研究。二甲双胍在早孕期使用属于B类药物，基本是安全的。其他内分泌异常，如甲状腺功能异常和糖尿病，均应当在妊娠前纠正。

解剖异常

无论先天性还是后天性解剖异常，多需要手术矫正。对于存在反复流产病史的患者，建议进行宫腔镜切除子宫纵隔、宫腔镜分离宫腔粘连或宫腔镜下切除子宫内膜息肉或黏膜下肌瘤。有些医生建议分离宫腔粘连后，于宫腔内放置球囊并留置一周，预防再次发生粘连。在此期间，可以应用多西环素（100mg，每日2次）预防子宫内膜炎。也可以使用雌孕激素治疗一个月（倍美力1.25mg/天，共25天，后10天加用孕酮10mg/天）。大的黏膜下子宫肌瘤严重影响宫腔结构，且没有发现其他异常时建议手术切除。双子宫或双角子宫的成形术并不能改善妊娠结局。宫颈环扎术适用于有明确宫颈功能不全病史或存在其他流产高危因素的患者。

免疫障碍

用以改善妊娠结局的抗磷脂综合征治疗原本是通过抑制免疫反应，而目前则以抗凝治疗为主。小剂量肝素（5000～10 000单位，皮下注射，每12小时）联合用药很有效，可以使54%的抗磷脂综合征患者获得正常妊娠[123]。单独使用阿司匹林似乎不能降低流产率[124]。一项随机对照试验比较了小剂量肝素（10 000单位，皮下注射，每12小时一次）和泼尼松（20mg，每12小时一次），发现二者在预防流产的效果相似，但无论哪种治疗都应当在观察到胎心搏动后开始。此外，由于使用泼尼松治疗可能会导致一些并发症（如胎膜早破、先兆子痫），因此并不是最佳治疗方案[123]。在孕前应用肝素存在妊娠时出血的潜在危险。阿司匹林可以在孕前开始使用，而肝素最好在第一次妊娠试验阳性后开始使用[125]。治疗应当坚持到分娩结束，因为在孕期患血栓的风险是不断增加的。产后短期内应注意预防血栓发生。阿司匹林的副作用包括出血、血小板减少、骨质疏松甚至骨折。每日补充钙（600mg，每日2次）和维生素D（400IU，每日2次），并鼓励进行适当的体育锻炼以减少骨质疏松的发生。开始使用肝素时应注意检测血小板，最初2周每周1次，之后每4～6周1次。

在孕期，低分子量肝素（low molecular weight

heparin，LMWH）作为一种抗凝血剂较普通肝素似乎更加安全。它半衰期较长，抗凝效果更容易预测，且每日注射一次即可。不必频繁地监测部分凝血活酶时间，骨质疏松和血小板减少的风险都较低。小分子量肝素无法通过胎盘，对胎儿相对安全[126]。但是，应用于抗磷脂综合征的最佳治疗剂量尚未确定。

在对反复妊娠丢失患者进行观察研究后发现，静脉注射免疫球蛋白（intravenous immunoglobulin, IVIG）可能有效[127]。然而随机试验尚未确定其作用，因此不建议采用免疫治疗预防流产的发生[123,128,129]。

免疫治疗

同种免疫障碍的免疫治疗是母体对胎儿免疫适应的失败并导致某种免疫排斥而引起的。尚无任何同种异体免疫耐受机制能全面地解释流产的发生。但是，目前一些免疫治疗被主张用于反复妊娠丢失患者，改善活产率。

三种免疫治疗已经描述。父亲淋巴细胞免疫治疗是最早通过提高母体对胎儿的免疫识别而进行的免疫治疗。这种治疗的价值尚无得到证实，目前也不推荐使用。滋养细胞免疫治疗是另一种形式的主动免疫，然而其对反复妊娠丢失患者的疗效也没有被证实。IVIG注射是一种被动免疫治疗，以产生免疫调节效应为目的，包括中和抗体环境、抑制补体介导的细胞毒性、调节淋巴细胞释放细胞因子[130]。尽管一些随机双盲试验显示成功妊娠结局会增加，但这也有一些研究没有得到明确的结论[131-133]。尚无强有力的证据证明这些治疗是有益的[134]。

综述19项不同免疫方法治疗的研究，发现治疗组与对照组不存在显著性差异[135]。糖皮质激素可以抑制NK细胞活性并具有抗炎效应。口服糖皮质激素已应用于治疗反复妊娠丢失，但并不推荐采用，因为其不确定的效应并有增加妊娠期并发症的可能[67]。

感染

确诊存在宫颈感染时，应采取适当的抗感染治疗。衣原体、人型支原体及解脲支原体感染用多西环素治疗，口服，100mg，每日2次，共14天。妊娠期或对多西环素过敏的患者可应用红霉素，口服400mg，每日3次，共14天。性伴侣需同时治疗。如培养证实治疗失败可考虑疗程增至30天或氧氟沙星300mg，每日1次，共14天，夫妇双方同时治疗。

易栓症

尽管遗传易栓症与反复妊娠丢失的关系仍有争议，但几项研究发现抗凝治疗可以改善母亲和胎儿的结局。在一项研究中，50名患有不同原因的遗传易栓症的患者经过每天服用伊诺肝素40～120mg，妊娠成功率达75%，显著高于在确认遗传易栓症前妊娠20%的成功率[136]。既往没有血栓病史的患者，可以选择普通肝素或低分子量肝素治疗。

普通肝素皮下注射，每12小时一次，通过鱼精蛋白滴定试验测试血清肝素水平维持在0.1～0.2U/ml。也可以选择早孕期每12小时注射5 000～7 500单位，中孕7 500～10 000单位，晚孕注射10 000单位。若部分凝血活酶时间延长，则减低剂量。

低分子量肝素如伊诺肝素（Lovenox）40～60mg，皮下注射，每日。如患者肥胖，剂量应调整为每日1mg/kg。监测抗凝血因子Xa水平，使注射后4小时维持在0.1～0.2U/ml。第二个方案是皮下注射法安明（Fragmin）5 000U/天，如果是肥胖患者，剂量应当适当调整（每天200IU/kg）。

避免分娩过程中使用抗凝剂。在分娩开始时，中止普通肝素。低分子量肝素在妊娠36周时停止使用，并以普通肝素替代，以减少麻醉所致的硬膜外血肿。在手术前18～24小时和手术后12小时内不应使用低分子量肝素。紧急情况下可使用硫酸鱼精蛋白对抗抗凝状态。

半胱氨酸水平升高的患者应当在孕前补充适量的维生素B_6、B_{12}和叶酸，一旦半胱氨酸水平正常即可尝试妊娠[137]。治疗应维持整个孕期，甚至一生以预防血栓的发生。尚无随机对照试验支持这一治疗，但此项治疗基本没有任何毒副作用，而且叶酸已经被证实能够有效预防神经管畸形的发生。有血栓病史的患者应当考虑预防性使用肝素，而同型亚甲基四氢叶酸还原酶突变的患者补充维生素则无任何疗效。

环境因素

鼓励吸烟或酗酒的妇女停止这些不良行为。暴露于有毒环境的患者应尽量停止或减少接触有毒物质。

结局

所有反复妊娠丢失患者经过系统评估,大约70%可以发现可能的病因[2,138]。再次妊娠前,应纠正发现的异常情况。如果没有发现病因,大部分夫妇通过支持治疗可以获得成功的妊娠[44,139]。一旦发现怀孕,应当密切监测血 hCG 水平(至少每周两次),并且使用足够剂量的孕激素。妊娠早期应进行超声检查,并通过交流给予患者积极的鼓励。在反复妊娠丢失患者中,妊娠6至8周超声检查提示的正常胎心与82%的活产率相关。

患有反复妊娠丢失的夫妇都非常渴望知道流产的原因。原因不明的生育失败可能导致愤怒、内疚和沮丧。由于无法解决他们的生育问题,可能会直接迁怒于医生。患者在流产发生后的悲伤和内疚感基本等同于经历死胎的夫妇,也可能与家中成年人死亡的打击非常相似。应该让这些夫妇明白,体育锻炼、性交和饮食的不注意都不会导致流产。如果夫妇生活习惯有问题,则应当进行讨论。

与那些从未怀孕、患有不孕症的妇女相比,经历反复妊娠丢失的妇女无论从情感上还是生理上都已经开始为孩子的到来做准备。当流产发生时,夫妇双方很难将这个消息告知他们的朋友和家人。无助的感觉可能会一直持续到流产后很久一段时间。患者可能一直非常悲伤,并且在预产期或流产的日子不断发生抑郁症。参与一些援助机构或心理咨询对很多患者有帮助(SHARE,Pregnancy and Infant Loss Support,Inc.,www.nationalshareoffice.com)。

要点

- 对反复妊娠丢失患者进行完整的评价,70%可发现可能的病因。
- 如果决定对夫妇进行评价,则要实施完整的检查(包括遗传、内分泌、解剖、免疫、微生物、血栓性及医源性因素)。
- 无论是原发性反复妊娠丢失还是继发性反复妊娠丢失,其病因都是多种多样的,因此都应当认真进行相应评价。
- 发生两次自然流产患者与三次及以上的自然流产患者一样存在相应的病因,因此应该在发生两次流产后即开始相应检查。
- 通过以上完整评价没有发现病因的患者,大约65%再次妊娠可以获得成功。

(王 妍译 李 蓉校)

参考文献

1. Kutteh WH: Recurrent pregnancy loss. In Rebar RW. An update in Obstetrics and Gynecology. Washington, D.C., American College of Obstetrics and Gynecology, 2002, pp 151–161.
2. Stephenson MD: Frequency of factors associated with habitual abortion in 197 couples. Fertil Steril 66:24–29, 1996.
3. Kutteh WH: Recurrent pregnancy loss. Semin Reprod Med 24:3–4, 2006.
4. Carson SA, Branch DW: Management of early recurrent pregnancy loss. ACOG Educ Bull 24:1–12, 2001.
5. Stirrat GM: Recurrent miscarriage. Lancet 336:673–675, 1990.
6. Scott JR: Recurrent miscarriage: Overview and recommendations. Clin Obstet Gynecol 37:768–773, 1994.
7. Clifford K, Rai R, Regan L: Future pregnancy outcome in unexplained recurrent first trimester miscarriage. Hum Reprod 12:387–389, 1997.
8. Mills JL, Simpson JL, Driscoll SG: Incidence of spontaneous abortion among normal women and insulin-dependent diabetic women whose pregnancies were identified within 21 days of conception. NEJM 319:1617–1623, 1998.
9. Stirrat GM: Recurrent miscarriage I: Definition and epidemiology. Lancet 336:673–675,1990.
10. Nybo Andersen AM, Wohlfahrt J, Christens P: Maternal age and fetal loss: Population-based register linkage study. BMJ 304:1708–1712, 2000.
11. Scott JR: Recurrent miscarriage: Overview and recommendations. Clin Obstet Gynecol 37:768–773, 1994.
12. Harger JH, Archer DF, Marchese SG, et al: Etiology of recurrent pregnancy losses and outcome of subsequent pregnancies. Obstet Gynecol 62:574–581, 1983.
13. Quenby SM, Farquharson RG: Predicting recurring miscarriage: What is important? Obstet Gynecol 82:132–138, 1993.
14. Roman E: Fetal loss rates and their relationship to pregnancy order. J Epidemiol Community Health 38:29, 1984.
15. Hatasaka HH: Recurrent miscarriage: Epidemiologic factors, definitions, and incidence. Clin Obstet Gynecol 37:625–634, 1994.
16. Sierra S, Stephenson M: Genetics of recurrent pregnancy loss. Semin Reprod Med 24:17–24, 2006.
17. Boué A, Gallano P: A collaborative study of the segregation of inherited chromosome structural arrangements in 1356 prenatal diagnoses. Prenatal Diagn 1984:45–67, 1984.
18. Kirkels VG, Hustinx TW, Scheres JM: Habitual abortion and translocation (22q;22q): Unexpected transmission from a mother to her phenotypically normal daughter. Clin Genet 18:456–461, 1980
19. Palmer CG, Schwartz S, Hodes ME: Transmission of a balanced homologous t(22q;22q) translocation from mother to normal daughter. Clin Genet 17:418–422, 1980.
20. Byrne JL, Ward K: Genetic factors in recurrent abortion. Clin Obstet

Gynecol 37:693–704, 1994.
21. Lacassie Y, Arriaza MI, Vargas A, La Motta I: Ring 2 chromosome: Ten-year follow-up report. Am J Med Genet 85:177–122, 1999.
22. Boué A, Boué J, Gropp A: Cytogenetics of pregnancy wastage. Annu Rev Genet 14:1–57, 1985.
23. Stene J, Stene E, Mikkelsen M: Risk for chromosome abnormality at amniocentesis following a child with a non-inherited chromosome aberration. Prenatal Diagn 4:81–495, 1984.
24. Sachs ES, Jahoda MG, Los FJ, et al: Trisomy 21 mosaicism in gonads with unexpectedly high recurrence risks. Am J Med Genet 7:186–188, 1990.
25. Copp AJ: Death before birth: Clues from gene knockouts and mutations. Trends Gene 11:87–93, 1995.
26. Busque L, Mio R, Mattioli J, et al: Nonrandom X-inactivation patterns in normal females: Lyonization ratios vary with age. Blood 88:59–65, 1996.
27. Sangha KK, Stephenson MD, Brown CJ, Robinson WP: Extremely skewed X-chromosome inactivation is increased in women with recurrent spontaneous abortion. Am J Hum Genet 65:913–917, 1999.
28. Lanasa MC, Hogge WA, Kubik C, et al: Highly skewed X-chromosome inactivation is associated with idiopathic recurrent spontaneous abortion. Am J Hum Genet 65:252–254, 1999.
29. Pegoraro E, Whitaker J, Mowery-Rushton P, et al: Familial skewed X inactivation: A molecular trait associated with high spontaneous-abortion rate maps to Xq28. Am J Hum Genet 61:160–170, 1997.
30. Insler V: Corpus luteum defects. Curr Opin Obstet Gynecol 4:203–211, 1992.
31. Tuckerman E, Laird SM, Stewart R, et al: Markers of endometrial function in women with unexplained recurrent pregnancy loss. Hum Reprod 19:196–205, 2004.
32. Jacobs MH, Balasch J, Gonzalez-Merlo JM: Endometrial cytosolic and nuclear progesterone receptors in the luteal phase defect. J Clin Endocrinol Metab 64:472–478, 1987.
33. Cumming DC, Honore LH, Scott JZ, Williams KP: The late luteal phase in infertile women: Comparison of simultaneous endometrial biopsy and progesterone levels. Fertil Steril 43:715–719, 1985.
34. Shepard MK, Senturia YD: Comparison of serum progesterone and endometrial biopsy for confirmation of ovulation and evaluation of luteal function. Fertil Steril 28:541–548, 1977.
35. Ghazeeri GS, Clark DA, Kutteh WH: Immunologic factors in implantation. Infertil Reprod Med Clin North Am 12:315–337, 2001.
36. Kutteh WH, Yetman DL, Carr AC, et al: Increased prevalence of antithyroid antibodies identified in women with recurrent pregnancy loss but not in women undergoing assisted reproduction. Fertil Steril 71:843–848, 1999.
37. Mills JL, Simpson JL, Driscoll SG, et al: Incidence of spontaneous abortion among normal women and insulin-dependent diabetic women whose pregnancies were identified within 21 days of conception. NEJM 319:1617–1623, 1998.
38. Okon MA, Laird SM, Tuckerman EM, Li TC: Serum androgen levels in women who have recurrent miscarriages and their correlation with markers of endometrial function. Fertil Steril 69:682–690, 1998.
39. Craig LB, Ke RW, Kutteh WH: Increased prevalence of insulin resistance in women with a history of recurrent pregnancy loss. Fertil Steril 78:487–490, 2002.
40. Sills ES, Perloe M, Palermo GD: Correction of hyperinsulinemia in oligo-ovulatory women with clomiphene-resistant polycystic ovary syndrome: A review of therapeutic rationale and reproductive outcomes. Eur J Obstet Gynecol Reprod Biol 91:135–141, 2000.
41. Hofmann GE, Khoury J, Thie J: Recurrent pregnancy loss and diminished ovarian reserve. Fertil Steril 74:1192–1195, 2000.
42. Dlugi AM: Hyperprolactinemic recurrent spontaneous pregnancy loss: A true clinical entity or a spurious finding? Fertil Steril 70:253–255, 1998.
43. Hirahara F, Andoh N, Sawai K, et al: Hyperprolactinemic recurrent miscarriage and results of randomized bromocriptine treatment trials. Fertil Steril 70:246–252, 1998.
44. Stray-Pedersen B, Stray-Pedersen S: Etiologic factors and subsequent reproductive performance in 195 couples with a prior history of habitual abortion. Am J Obstet Gynecol 148:140–146, 1984.
45. Propst AM, Hill JA 3rd: Anatomic factors associated with recurrent pregnancy loss. Semin Reprod Med 18:341–350, 2000.
46. Kaufman RH, Adam E, Binder GL, Gerthoffer E: Upper genital tract changes and pregnancy outcome in offspring exposed in utero to diethylstilbestrol. Am J Obstet Gynecol 137:299–308, 1980.
47. Goldberg GM, Falcone T: Effect of diethylstilbestrol on reproductive function. Fertil Steril 72:1–7, 1999.
48. Stovall DW, Parrish SB, Van Voorhis BJ, et al: Uterine leiomyomas reduce the efficacy of assisted reproduction. Hum Reprod 13:192–197, 1998.
49. Surrey ES, Lietz AK, Schoolcraft WB: Impact of intramural leiomyomata in patients with a normal endometrial cavity on in vitro fertilization–embryo transfer cycle outcome. Fertil Steril 75:405–419, 2001.
50. Devi Wold AS, Pham N, Arici A: Anatomic factors in recurrent pregnancy loss. Semin Reprod Med 24:25–32, 2006.
51. Vince GS, Christmas SE, Johnson PM: Understanding cellular and humoral immunity. Infertil Reprod Med Clin North Am 13:1–17, 2002.
52. Mor G: Immunology of implantation. Infertil Reprod Med Clin North Am 13:113–128, 2002.
53. Kutteh WH: Immunology of multiple endocrinopathies associated with premature ovarian failure. Endocrinologist 6:462–466, 1996.
54. Franklin RD, Kutteh WH: Antiphospholipid antibodies (APA) and recurrent pregnancy loss: Treating a unique APA positive population. Hum Reprod 17:2981–2985, 2002.
55. Kutteh WH, Lyda EC, Abraham SM, Wacholtz MC: Association of anticardiolipin antibodies and pregnancy loss in women with systemic lupus erythematosus. Fertil Steril 60:449–455, 1993.
56. Petri M, Allbriton J: Fetal outcome of lupus pregnancy: A retrospective case-control study of the Hopkins Lupus Cohort. J Rheumatol 20:650–656, 1993.
57. Fausett MB, Branch DW: Autoimmunity and pregnancy loss. Semin Reprod Med 18:379–392, 2000.
58. Ogasawara M, Aoki K, Hayashi Y: A prospective study on pregnancy risk of antiphospholipid antibodies in association with systemic lupus erythematosus. J Reprod Immunol 28:159–164, 1995.
59. Out HJ, Bruinse HW, Christians CML, et al: A prospective, controlled multicenter study of the obstetric risks of pregnant women with antiphospholipid antibodies. BJOG 167:26–32, 1992.
60. Wu S, Stephenson MD: Obstetrical antiphospholipid syndrome. Semin Reprod Med 24:40–53, 2006.
61. Rand JH: The antiphospholipid syndrome. Annu Rev Med 54:409–424, 2003.
62. Rand JH, Wu XX, Guller S, et al: Reduction of annexin-V (placental anticoagulant protein-I) on placental villi of women with antiphospholipid antibodies and recurrent spontaneous abortion. Am J Obstet Gynecol 171:1566–1572, 1994.
63. Shibata S, Harpel PC, Gharavi A, et al: Autoantibodies to heparin from patients with antiphospholipid antibody syndrome inhibit formation of antithrombin III–thrombin complexes. Blood 83:2532–2540, 1994.
64. Di Simone N, Ferrazani S, Castellani R, et al: Heparin and low-dose aspirin restore placental human chorionic gonadotropin secretion abolished by antiphospholipid antibody containing sera. Hum Reprod 12:2061–2065, 1997.
65. Rushworth FH, Backos M, Rai R, et al: Prospective pregnancy outcome in untreated recurrent miscarriers with thyroid autoantibodies. Hum Reprod 15:1637–1639, 2000.
66. Esplin MS, Branch DW, Silver R, Stagnaro-Green A: Thyroid autoantibodies are not associated with recurrent pregnancy loss. Am J Obstet Gynecol 179:1583–1586, 1998.
67. Laskin CA, Bombardier C, Hannah ME, et al: Prednisone and aspirin in women with autoantibodies and unexplained recurrent fetal loss. NEJM 337:148–153, 1997.
68. Ober C, Karrison T, Odem RR, et al: Mononuclear-cell immunisation in prevention of recurrent miscarriages: A randomised trial. Lancet

354:365–369, 1999.
69. Laird SM, Tuckerman EM, Cork BA, et al: A review of immune cells and molecules in women with recurrent miscarriage. Hum Reprod Update 9:163–174, 2003.
70. King A, Hiby SE, Gardner L, et al: Recognition of trophoblast HLA class I molecules by decidual NK cell receptors—a review. Placenta 21(SupplA14):S81–S85, 2000.
71. Tafuri A, Alferink J, Moller P, et al: T cell awareness of apternal alloantigens during pregnancy. Science 270:630–633, 1995.
72. Penta M, Lukic A, Conte MP, et al: Infectious agents in tissues from spontaneous abortions in the first trimester of pregnancy. New Microbiol 26:329–337, 2003.
73. Kutteh WH, Triplett DA. Thrombophilias and recurrent pregnancy loss. Semin Reprod Med 24:54–65, 2006.
74. Kovalevsky G, Gracia CR, Berlin JA, et al: Evaluation of the association between hereditary thrombophilias and recurrent pregnancy loss: A meta-analysis. Arch Intern Med 164:558–563, 2004.
75. Rey E, Kahn SR, David M, Shrier I: Thrombophilic disorders and fetal loss: A meta-analysis. Lancet 361:901–908, 2003.
76. Regan L, Rai R: Thrombophilia and pregnancy loss. J Reprod Immunol 55:163–180, 2002.
77. Bertina RM, Loelman BP, Koster T, Rosendaal FR: Mutation in blood coagulation factor V associated with resistance to activated protein C. Nature 369:64–67, 1994.
78. Krabbendam I, Francks A, Bots ML, Fijnheer R, Bruinse HW. Thrombophilias and recurrent pregnancy loss: A critical appraisal of the literature. Eur J Obstet Gynecol Reprod Biol 118:143–153, 2005.
79. Poort SR, Rosendaal FR, Reitsma PH, Bertina RM: A common genetic variation in the 3′-untranslated region of the prothrombin gene and the risk for arterial thrombotic disease. Blood 88:3698–3703, 1996.
80. Welch G, Loscalzo J: Homocysteine and artherothrombosis. NEJM 338:1042–1051, 1998.
81. Bonnette RE, Caudill MA, Boddie AM, et al: Plasma homocysteine concentrations in pregnant and non-pregnant women with controlled folate intake. Obstet Gynecol 92:167–170, 1999.
82. Frosst P, Blom HG, et al: MR: A candidate genetic risk factor for vascular disease: A common mutation in the methylene tetrahydrofolate reductase. Nature Genet 10:111–113, 1995.
83. Jacques P, Bostom A, Williams R: Relation between folate status and a common mutation in the methylenetetrahydofolate reductase and plasma homocysteine concentrations. Circulation 93:7–9, 1996.
84. Nelen WL, Bulten J, Steegers EA, et al: Maternal homocysteine and chorionic vascularization in recurrent early pregnancy loss. Hum Reprod 15:954–960, 2000.
85. Nelen WL, Blom HJ, Steegers EA, et al: Hyperhomocysteinemia and recurrent early pregnancy loss: A meta-analysis. Fertil Steril 74:1196–1199, 2000.
86. Tait R, Perry D, et al: Prevalence of antithrombin deficiency in the healthy population. Br J Haematol 87:106–112, 1994.
87. Adelberg AM, Kuller JA: Thrombophilias and recurrent miscarriage. Obstet Gynecol Survey 57:703–709, 2002.
88. Preston FE, Rosendaal FR, Walker ID, et al: Increased fetal loss in women with heritable thrombophilia. Lancet 348:913–916, 1996.
89. Coumans AB, Huijgens PC, Jakobs C, et al: Haemostatic and metabolic abnormalities in women with unexplained recurrent abortion. Hum Reprod 14:211–214, 1999.
90. Sarig G, Younis JS, Hoffman R, et al: Thrombophilia is common in women with idiopathic pregnancy loss and is associated with late pregnancy wastage. Fertil Steril 77:342–347, 2002.
91. De Braekeleer, Dao TN: Cytogenetic studies in male infertility: A review. Hum Genet 6:245–250, 1991.
92. Lopes S, Sun JG, Juriscova A, et al: Sperm deoxyribonucleic acid fragmentation is increased in poor-quality semen samples and correlates with fertilisation in ICSI. Fertil Steril 69:528–532, 1998.
93. Sakkas D, Turner F, Bizzaro D, et al: Sperm nuclear DNA damage and altered chromatin structure: Effect on fertilisation and embryo development. Hum Reprod 13(Suppl4):11–19, 1998.
94. Gopalkrishnan K, Padwal V, Meherji PK, et al: Poor quality of sperm as it affects repeated early pregnancy loss. Arch Androl 45:111–117, 2000.
95. Gardella JR, Hill JA 3rd: Environmental toxins associated with recurrent pregnancy loss. Semin Reprod Med 18:407–424, 2000.
96. Harlap S, Shiono PH: Alcohol, smoking, and incidence of spontaneous abortions in the first and second trimester. Lancet 2:173–178, 1980.
97. Kline J, Shroat P, Stein ZA, et al: Drinking during pregnancy and spontaneous abortion. Lancet 2:176–180, 1980.
98. Ness RB, Grisso JA, Hrischinger N, et al: Cocaine and tobacoo use and the risk of spontaneous abortion. NEJM 340:333–339, 1999.
99. Dlugosz L, Bracken MB: Reproductive effects of caffeine: A review and theoretical analysis. Epidemiol Rev 4:83–100, 1992.
100. Miller RW: Effects of ionizing radiation from the atomic bomb on Japanese children. Pediatrics 41:257, 1968.
101. Yamazaki JN, Schull WH: Perinatal loss and neurological abnormalities among children of the atomic bomb: Nagasaki and Hiroshima revisited, 1949 to 1989. JAMA 264:605–609, 1990.
102. Brent RL: The effects of embryonic and fetal exposure to x-ray, microwaves, and ultrasound. Clin Perinatol 13:615–648, 1986.
103. McMartin KI, Chu M, Kopecky E, et al: Pregnancy oucome following maternal organic solvent exposure: A meta-analysis of epidemiologic studies. Am J Indust Med 34:288–292, 1998.
104. Burbacher TM, Monett C, Grant KS, Mottet NK: Methylmercury exposure and reproductive dysfunction in the nonhuman primate. Toxicol Applied Pharmacol 75:18–24, 1984.
105. Brodsky JB, Cohen EN, Whitcher C, et al: Occupational exposure to mercury in dentistry and pregnancy outcome. J Am Dental Assoc 111:779,1985.
106. CDC: Preventing lead poisoning in young children in the United States. MMWR 34:66, 1985.
107. Schnorr TM, Grajewski BA, Hornung RW, et al: Video display terminals and the risk of spontaneous abortion. NEJM 325:811–813, 1991.
108. Nurminen T: Maternal pesticide exposure and preganacy outcome. J Occupation Environ Med 37:935–940, 1995.
109. Stirrat GM: Recurrent miscarriage. Lancet 336:673–675, 1990.
110. Daniely M, Aviram-Goldring A, Barkai G, Goldman B: Detection of chromosomal aberration in fetuses arising from recurrent spontaneous abortion by comparative genomic hybridization. Hum Reprod 13:805–809, 1998.
111. Bryndorf T, Kirchhoff M, Maahr J, et al: Comparative genomic hybridization in clinical cytogenetics. Am J Hum Genet 57:1211–1220, 1995.
112. Salim R, Jurkovic D: Assessing congenital uterine anomalies: The role of three-dimensional ultrasonography. Best Pract Res Clin Obstet Gynaecol 18:29–36, 2004.
113. Jurkovic D, Geipel A, Gruboeck K, et al: Three-dimensional ultrasound for the assessment of uterine anatomy and detection of congenital anomalies: A comparison with hysterosalpingography and two-dimensional sonography. Ultrasound Obstet Gynecol 5:233–237, 1995.
114. Raga F, Bonilla-Musoles F, Blanes J, Osborne NG: Congenital Müllerian anomalies: Diagnostic accuracy of three dimensional ultrasound. Fertil Steril 65:523–528, 1996.
115. Miyakis S, Lockshin MD, Atsumi T, et al: International consensus statement on an update of the classification criteria for definite anti-phospholipid syndrome (APS). J Thromb Haemost 4:295–306, 2006.
116. Munne S, Morrison L, Fung J, et al: Spontaneous abortions are reduced after preconception diagnosis of translocations. J Assist Reprod Genet 15:290–296, 1998.
117. Gianaroli L, Magli MC, Ferraretti AP, et al: The role of preimplantation diagnosis for aneuploidies. Reprod Biomed Online 4(Suppl 3):31–36, 2002.
118. Rubio C, Simon C, Vidal F: Chromosone abnormalities and embryo development in recurrent miscarriage couples. Hum Reprod 18:182–188, 2003.
119. Karamardian LM, Grimes S: Luteal phase deficiency: Effect of treament on pregnancy rates. Am J Obstet Gynecol 167:1391–1398, 1992.
120. Kutteh WH: Recurrent Pregnancy Loss. Stamford, Conn., Appleton and Lange, 1998.

121. Roberts CP, Murphy AA: Endocrinopathies associated with recurrent pregnancy loss. Semin Reprod Med 18:357–362, 2000.
122. Goldstein P, Berrier J, Rosen S, et al: A meta-analysis of randomized control trials of progestational agents in pregnancy. BJOG 96:265–274, 1989.
123. Empson M, Lassere M, Craig JC, Scott JR: Recurrent pregnancy loss with antiphospholipid antibody: A systematic review of therapeutic trials. Obstet Gynecol 99:135–144, 2002.
124. Pattison NS, Chamley LS, Birdsall M, et al: Does aspirin have a role in improving pregnancy outcome for women with the antiphospholipid syndrome? A randomized controlled trial. Am J Obstet Gynecol 183:1008–1012, 2000.
125. Kutteh WH: Antiphospholipid antibody-associated recurrent pregnancy loss: Treatment with heparin and low-dose aspirin is superior to low-dose aspirin alone. Am J Obstet Gynecol 174:1584–1589, 1996.
126. Silver RM, Branch DW: Immunologic Disorders. Philadelphia, WB Saunders Co, 1999.
127. Vaquero E, Lazzarin N, Valensise H, et al: Pregnancy outcome in recurrent spontaneous abortion associated with antiphospholipid antibodies: A comparative study of intravenous immunoglobulin versus prednisone plus low-dose aspirin. Am J Reprod Immunol 45:174–179, 2001.
128. Branch DW, Porter TF, Paidas MJ, et al: Obstetric uses of intravenous immunoglobulin: Successes, failures, and promises. J Allergy Clin Immunol 108(4 Suppl):S133–S138, 2001.
129. Triolo G, Ferrante A, Ciccia F, et al: Randomized study of subcutaneous low molecular weight heparin plus aspirin versus intravenous immunoglobulin in the treatment of recurrent fetal loss associated with antiphospholipid antibodies. Arthritis Rheum 48:728–731, 2003.
130. Li TC, Makris M, Tomsu M, et al: Recurrent miscarriage: Aetiology, management and prognosis. Hum Reprod Update 8:463–481, 2002.
131. Coulam CB, Krysa L, Stern JJ, Bustillo M: Intravenous immunoglobulin for treatment of recurrent pregnancy loss. Am J Reprod Immunol 34:333–337, 1995.
132. Jablonowska B, Selbing A, Palfi M, et al: Prevention of recurrent spontaneous abortion by intravenous immunoglobulin: A double-blind placebo-controlled study. Hum Reprod 14:838–841, 1999.
133. Stephenson MD, Dreher K, Houlihan E, Wu V: Prevention of unexplained recurrent spontaneous abortion using intravenous immunoglobulin: A prospective, randomized, double-blinded, placebo-controlled trial. Am J Reprod Immunol 39:82–88, 1998.
134. Daya S, Gunby J, Porter F, et al: Critical analysis of intravenous immunoglobulin therapy for recurrent miscarriage. Hum Reprod Update 5:475–482, 1999.
135. Scott JR: Immunotherapy for recurrent miscarriage. Cochrane Database Syst Rev2003:CD000112.
136. Brenner B, Hoffman R, Blumenfeld Z, et al: Gestational outcome in thrombophilic women with recurrent pregnancy loss treated by enoxaparin. Thromb Haemost 83:693–697, 2000.
137. Quere I, Mercier E, Bellet H, et al: Vitamin supplementation and pregnancy outcome in women with recurrent early pregnancy loss and hyperhomocysteinemia. Fertil Steril 75:823–825, 2001.
138. Jaslow CR, Carney J, Norman L, Fong S, Ke RW, Kutteh WH: Etiology of recurrent pregnancy loss in 1018 women. Fertil Steril 86:S472, 2006.
139. Brigham SA, Conlon C, Farquharson RG: A longitudinal study of pregnancy outcome following idiopathic recurrent miscarriage. Hum Reprod 14:2868-2871, 1999.

第七部分 生殖医学手术

42 诊断性和手术宫腔镜：息肉切除、子宫肌瘤切除和子宫内膜消融

Linda D. Bradley

引言

宫腔镜是准确评价宫腔内情况和治疗多种疾病的手术方法。其基本原理是利用液体或气体膨宫后，经宫颈将镜头及光源系统插入宫腔内。现代宫腔镜大多都特别增加了摄像和视频监视系统。手术宫腔镜使用的是电外科电切镜，或钳夹、活检以及采用剪刀或激光进行手术切除的操作通道。

如今，宫腔镜不仅是一种准确的诊断方法，对于治疗子宫异常出血、不孕和流产等疾病也是一种非常有效的微创方法。宫腔镜治疗最常见的子宫病变是子宫内膜息肉和黏膜下子宫肌瘤。对于药物治疗无效且没有明确子宫病变的子宫异常出血病例，施行宫腔镜子宫内膜消融术已明显降低其子宫切除率。

本章将介绍诊断性及手术宫腔镜的标准操作方法，然后详细介绍子宫内膜息肉和肌瘤的宫腔镜治疗，包括黏膜下和有蒂的宫腔病变。还将介绍子宫内膜消融技术，包括传统的宫腔镜子宫内膜切除和一些创新性方法。

历史

宫腔镜最早出现于 1800 年代后期，但在之后的一百多年中都未得到广泛的临床应用。1869 年，Pantaleoni 首次使用改良的膀胱镜观察宫腔并烧灼出血性赘生物，从而完成了第一例诊断及治疗性宫腔镜[1]。早期的宫腔镜采用一根管子机械性地扩张宫腔，以暴露视野。大约在 20 世纪初期，Isidor C. Rubin 博士，一位因 "Rubin 试验" 而广为人知的纽约妇科医生，首次用 CO_2 作为宫腔镜膨宫介质。几乎在同一时期，一位德国外科医生 C. J. Gauss 教授，著名数学家的后代，首次采用液体作为宫腔镜膨宫介质[2]。然而，在随后的半个世纪中，宫腔镜仍然未能被广泛接受[3]。

在 20 世纪 70 年代，随着诊断性和手术腹腔镜的飞速发展，宫腔镜重新得到了关注。其最重要的进步应该是膨宫方法的改进，包括黏性和低密度液体的应用。几乎在同一时期，出现了专为 CO_2 及液体介质设计的高压、低流量灌注机，而不是应用于腹腔镜的低压、高流量灌注设备[4-6]。CO_2 膨宫通常用于诊断性宫腔镜，而液体则是手术宫腔镜的标准膨宫介质。研究发现等渗液体对于大多数手术操作非常理想，然而，电外科手术则需要使用绝缘的低渗膨宫介质。

随着光学、光源系统的发展，视频摄像监视系统的使用，宫腔镜技术在 20 世纪 80 年代得到了广泛应用，针对各种宫腔内病变的手术技术不断开展。其中最突出的是利用增强的泌尿外科前列腺电切镜切除黏膜下肌瘤[7]、子宫纵隔切除[8]以及采用激光[9]、电切环[10]或滚球[11]等技术进行子宫内膜切除或消融。目前，宫腔镜已经成为大多数妇科医师所使用的标准诊断及治疗技术。

适应证

诊断性宫腔镜

诊断性宫腔镜最常见的适应证是评价异常子宫出血和不孕患者的宫腔。虽然子宫输卵管造影术（hysterosalpingography，HSG），以及现代的超声影像学技术对宫腔内异常的检测相对比较敏感，但诊断性宫腔镜检查仍然是目前明确看见宫颈管和宫腔病变情况的最为准确的方法。目前，对于子宫腔的初始评价仍有两派观点。虽然许多临床医师应用 HSG、经阴道超声以及子宫声像学等方法诊断宫腔内病变，但许多

妇科医师仍然选择在诊断室里进行诊断性宫腔镜检查。此外，大多数妇科医师将宫腔镜检查与诊断性刮宫技术（dilation and curettage, D&C）相结合，以除外之前未发现的局灶性病变，并用于确认手术是否彻底切除息肉。

手术宫腔镜

手术宫腔镜最常见的适应证包括以下两个方面：（1）局部病灶的镜下活检；（2）宫腔内病变的治疗，包括子宫内膜息肉和宫腔内子宫平滑肌瘤、子宫纵隔和宫角部输卵管梗阻。子宫纵隔切除和插管治疗宫角部梗阻的方法将在第43章和第47章介绍。

另外一些较少见的宫腔镜手术适应证包括取出尾丝缩入宫腔而"遗失"的宫内节育器（详见第27章）。宫腔镜还可用于早期妊娠的绒毛活检。其最新适应证是在输卵管间质部放置避孕环以达到永久绝育的目的（详见第28章）。

过去，宫腔镜常用于子宫内膜切除术，而如今不使用宫腔镜的子宫内膜自动化消融术更为常见。

宫腔镜的基本设备及技术

宫腔镜的种类

所有宫腔镜都具有一套光学系统（包括目镜和物镜）和光导纤维管直径达4mm的光源。最常用的硬性宫腔镜，其物镜位于末端且与水平线成12°～30°角，不过也有0°镜以及其他角度的镜头。

硬性宫腔镜

脊状宫腔镜带有可以通过其注入膨宫介质的套管。诊断性宫腔镜套管直径最大为4.5mm，而且通常只有一个注入膨宫介质的管道。手术宫腔镜套管的直径为8～9mm，并且有3个管道，包括介质的进出通道以及直径2mm、半硬式手术操作器械的手术通道。这些手术操作器械包括剪子、活检钳以及抓钳，从而足以完成所有的宫腔镜手术操作。经此操作通道还可以使用激光光导纤维和同轴双极电极。

电切镜与泌尿外科使用的电切镜相似，直径9mm，内置的机械装置可由拇指控制单极电切装置伸出和收回。单极电切装置可以是用于切除息肉、子宫纵隔或子宫平滑肌瘤的直径5～7mm的电切环，也可以是用于子宫内膜切除或消融的滚球或柱状电极。

软性宫腔镜

软性宫腔镜与短结肠镜相似，直径3.1～5.0mm不等。较大的宫腔镜有直径1.8mm的操作器械通道，可通过一些设计精巧的柔韧的操作器械。通过目镜附近的一个拇指控制装置可使宫腔镜前端偏转最大160°。由于这种宫腔镜直径小（不需要扩张宫颈），因此常可在诊室中使用。除了作为诊断性宫腔镜外，还可以用于完成一些小手术，如子宫内膜镜下活检、绒毛活检、输卵管疏通或取出"遗失的"宫内节育器等。

膨宫介质

子宫腔是一个潜在的腔隙，必须注入气体或液体使其膨胀，才能观察到子宫内膜及宫腔内病灶的三维结构。过去，接触性宫腔镜不使用膨宫介质，对子宫内膜进行诊断性评价主要依据颜色、结构及外形。目前，诊断性和手术宫腔镜最常使用液体作为膨宫介质。

二氧化碳

由于在不出血的情况下视野非常清晰，CO_2常常用于诊断性宫腔镜。与液体膨宫介质相比，在放大倍数较小的情况下其视野更宽，并且更为清晰。但是当有出血时，则很难清洁镜头，从而造成视野受限。

目前CO_2的应用较以前减少有以下几个原因。使用CO_2膨宫最主要的缺点是，需要一种特殊设计的宫腔镜灌注机，以在较低流率的条件下（40～60ml/min）产生更高的压力（高达100mmHg）。这与腹腔镜气腹机有所不同，腹腔镜气腹机是在高流率（高达6L/min）下，产生较低的压力（小于25 mmHg）。

另一个宫腔镜检查中应用CO_2的问题是发生率极低的致死性空气栓塞。虽然少量CO_2可以被快速吸收，并且通过呼吸排出体外，但宫腔内开放的血管可导致足够量的气体进入静脉系统，导致致命的心脏阻滞[12]。为了使这一风险最小化,建议在使用 CO_2 膨宫的宫腔镜操作时避免膀胱截石位(头低脚高位),不应扩张宫颈,而且不应进行手术操作。

右旋糖酐 70

高黏度的右旋糖酐 70 是最早应用的液体膨宫介质之一。含 32% 右旋糖酐 70 和 10% 葡萄糖的水溶液为不含电解质的绝缘液体,与糖浆黏度相似,可用于诊断性及手术宫腔镜。由于黏度高,右旋糖酐 70 从宫颈及管道的漏出量极小。由于其与血液不相溶,手术过程中能保持极好的清晰度。在宫腔镜操作中最常用的是用注射器将右旋糖酐 70 缓慢地注入宫腔。

目前,在宫腔镜操作过程中已很少使用右旋糖酐 70 作为膨宫介质,其原因是存在以下一些相关问题[13]。从手术的角度来看,如果右旋糖酐 70 溶液在抓钳和剪子等器械上存留,干涸后将造成这些工具再也不能使用。为了避免这一问题,通常在操作结束后短时间内就立即清洁器械。

体液过多是右旋糖酐 70 渗入血管内所导致的最常见的严重问题之一。每吸收 100ml 右旋糖酐 70 可导致血管内容量增加 800ml。因此,要求每次宫腔镜操作中该溶液的用量不应多于 500ml。

右旋糖酐 70 渗入血管后的另一风险是导致弥漫性血管内凝血。这一罕见并发症的机制可能源于右旋糖酐 70 对肺毛细血管的毒性作用。

最后,对右旋糖酐 70 过敏反应曾有报道。据估计,在使用右旋糖酐 70 进行宫腔镜时发生过敏反应的风险为 1/1500[14]。

低黏度液体

由于低黏度液体在诊断性和手术宫腔镜时都可使用,而且相对便宜,风险相对较低,因此是目前最常用的膨宫介质。等渗电解质溶液可以用于除传统的电外科手术外的所有宫腔镜手术,随着技术进步,等渗电解质溶液甚至也可以在传统的电外科手术中使用。然而,大多数电外科手术(即电切镜)都使用低渗非电解质溶液。

对于使用手工操作器械、激光以及最近可用的双极能量器械的诊断性和手术宫腔镜,等渗电解质溶液是最常用的膨宫介质。常用的两种是生理盐水和乳酸 Ringer 溶液。

当使用单极电切镜时要求使用低渗非电解质溶液,有许多种可供选择。最常用的溶液是 5% 甘露醇、3% 山梨醇以及 1.5% 甘氨酸。理论上,5% 甘露醇的优点是可以很快地在肝脏被降解成为糖原,并可从肾脏排泄,半衰期为 100 分钟[15]。

与 CO_2 和右旋糖酐 70 相比,低黏度液体的优点是能够很容易地将血液、黏液、气泡及组织碎片冲洗到视野和宫腔外。但是,右旋糖酐 70 的支持者指出,血液与低黏度液体容易混合,而可能造成视野清晰度较低。

所有作为膨宫介质的低黏度液体主要风险是可能血液吸收过多而造成致死性的液体负荷过重。此外,低渗非电解质膨宫介质还可能导致急性低钠血症,而具有致死性的风险。因此,在使用低黏度液体膨宫进行宫腔镜手术的整个操作过程中,需要密切监测液体用量和回收量。一些医院为此使用了液体监测控制系统(例如 Dolphin II,CIRCON,British Columbia,Canada)。

当非电解质液体的出入量相差 1 000ml 时,应抽血测定电解质水平,终止操作,并在严密监测电解质的情况考虑给予利尿剂。宫颈注射 3～4ml 稀释的神经垂体素(10 单位加入 50ml 盐水中),既可以减少术中出血,也可以至少在 20～30 分钟内减少液体吸收入血[16]。

镇痛和麻醉

直径小于 4mm 的细的刚性和柔韧性宫腔镜通常不用扩张宫颈即可进入宫腔。因此,常常只需在口服镇痛药或联合宫颈旁阻滞麻醉条件下,即可在门诊中使用。

手术操作时使用的宫腔镜或电切镜直径更粗,需扩张宫颈方能进入宫腔,因此,通常需要在手术室内全身或局部麻醉下进行。

能量器械

应用最早、可能也是用途最广的宫腔镜能量器械为单极电刀。带有细环状电极的电切镜可用于切除子宫肌瘤或切开子宫纵隔。这一方法对于切除致密组织和止血是很理想的。由于是单极设备,因而必须使用绝缘的低渗膨宫介质。目前已经开发出双极和绝缘单极系统,其优势在于使用更为安全的等渗膨宫介质,由于电极是一次性使用的，因此费用更为昂贵。

人们开发出了多种激光治疗器具用于子宫内膜消融，包括磷酸钛氧钾（KTP）激光、氩激光及Nd：YAG（neodymium：yttrium-alumimum-garnet）激光器。各有其自身的优缺点，与电外科技术相比，需要更高的技术要求，而且更昂贵。

诊断性宫腔镜

在20世纪的大部分时间里，除子宫切除术外，能直接观察到宫腔内病变的唯一办法是刮宫术（D&C）。在20世纪70年代，光学系统、光源及膨宫介质的飞速发展使宫腔镜得以广泛应用，以准确地诊断（通常可以治疗）宫腔内病变。

20世纪80年代，由于小直径宫腔镜（小于4mm）的开发，可以不用扩张宫颈和麻醉即可行宫腔镜检查。因此，门诊宫腔镜检查已成为了一项普及性操作，并且其在患者接受度、诊断准确性和成本-效益的优势也是有据可查的[17]。宫腔镜检查对于确认子宫内膜活检时常被漏掉的局部病变尤其有效[18]。

门诊宫腔镜检查

门诊宫腔镜检查具有舒适、快捷等特点，并且并发症发生率低。可以通过口服或阴道用米索前列醇软化宫颈，从而使操作过程更容易被接受，特别是对于那些存在宫颈狭窄风险的妇女。布洛芬等口服镇痛药也是有帮助的。

如果由熟练的医师操作，门诊宫腔镜检查的并发症率较低（小于1%）。常见并发症包括子宫穿孔、感染、大出血以及与膨宫介质相关的并发症[19]。

常见病变

宫腔镜可以辨别的病变类型有很多，包括子宫内膜息肉、黏膜下和肌壁间子宫肌瘤、粘连、残留的妊娠物质、异物、宫颈管内病变、子宫内膜萎缩、子宫内膜增生、子宫内膜癌、动静脉畸形、妊娠滋养细胞疾病、剖宫产瘢痕缺陷、不全流产以及妊娠。部分情况下可以观察到子宫腺肌病相关性腺体开口。理论上讲，对于异常子宫出血的患者，宫腔镜的特异性和阳性预测值应为100%；然而，假阴性率实际上为2%～4%，这是操作者未能正确识别子宫内膜病变所致。

方法

缓慢而全面地检查对于识别宫颈管、宫底和输卵管口的病变很重要。如果宫腔镜插入过快，会很容易漏诊位于宫颈管及子宫下段的肌瘤。同样，如果宫腔镜很快地掠过宫腔内的病变，也有可能将其漏诊。

病灶大小

与阴道超声相比，宫腔镜下很难准确判断病灶的大小。这是由于宫腔镜目镜的焦点在无穷远处，因此造成距离近的物体看上去被放大了，而距离远的物体被缩小了[20]。这一现象可能在手术过程中造成一些意外情况，特别是在病灶大小方面，尤其是黏膜下肌瘤，其大小可能会被低估。

消失现象

当宫腔镜应用CO_2膨宫时，由于宫内压高的关系，可能会出现假阴性的情况。消失现象即子宫内膜息肉变平，导致假阴性宫腔镜结果。为避免这一问题，可以在结束操作时降低宫内压后再次检查子宫内膜腔。

宫腔镜息肉切除术

子宫内膜息肉是子宫腔内的良性赘生物。通常没有任何症状，且可能存在数十年而未被发现。对于无症状的妇女，通常是在由于其他无关疾病（例如疼痛或检查不孕原因）而行B超检查时而被发现的。

子宫内膜息肉通常有症状。在子宫异常出血的患者，通过检查可发现子宫内膜息肉。与子宫内膜息肉相关的症状包括异常子宫出血、性交后出血、慢性阴道异常分泌物或痛经。子宫内膜息肉相关性出血的特点是血块增多、月经间期或月经前点滴出血、月经量多。已经证实子宫内膜息肉会降低生育率，切除息肉会增加妊娠的几率[21]。

除了异常子宫出血和不孕的妇女之外，其他导致子宫内膜息肉的风险包括他莫昔芬治疗和宫颈管息肉，其中四分之一的宫颈息肉会合并子宫内膜息肉。

很显然，症状性子宫内膜息肉应予切除。但是，切除无症状的子宫内膜息肉也很重要，特别是对于绝经后妇女[22]。虽然绝大多数息肉是良性的，子宫内膜息肉中发现了子宫内膜癌和子宫内膜增生，以及其他部位子宫内膜同时存在恶性病变者仅2%。在一项1400多例的子宫内膜息肉的研究中，27例（1.8%）子宫内膜息肉中发现了子宫内膜癌[22]。除1例外，所有病例都是绝经后妇女，并且26%是没有症状的。

宫腔镜子宫肌瘤切除术

在美国，每年有65万例子宫切除术，其中40%以上是因为子宫肌瘤[23]。黏膜下子宫肌瘤占所有子宫肌瘤的10%~20%，其中许多可以通过宫腔镜手术切除。与子宫切除术相比，宫腔镜手术除在很多情况下可以保留生育功能外，其恢复期较短、并发症发生率较低、费用较低。

为了手术的成功，术前判定子宫肌瘤的大小、数量、位置以及突向肌壁的深度非常重要。子宫肌瘤的大小、数量和位置决定了其能否被完全切除，以及完整切除需要的手术操作次数、手术持续时间以及发生液体负荷过量相关并发症的风险[24]。

大量的研究证明，对于子宫肌瘤，术前盐水灌注子宫声学造影可以比宫腔镜提供更多的信息。超声检查及子宫声学造影问题详见第30章。

子宫肌瘤的宫腔镜分类

分类系统对于正确地选择子宫肌瘤切除术的适当术式，以及评价患者的手术风险及预后是非常重要的。欧洲宫腔镜协会的分类系统是根据子宫肌瘤的位置以及突向或侵犯子宫内膜腔的程度[25]。在这一分类系统中，0型子宫肌瘤是有蒂的，子宫肌瘤完全在子宫内膜腔内（图42-1）。Ⅰ型子宫肌瘤是广基的，突向肌壁间的部分小于50%（图42-2）。Ⅱ型子宫肌瘤位于黏膜下，突向肌壁间部分大于50%。其中包括由黏膜下至浆膜的肌壁间肌瘤。当在宫腔镜下观察时，Ⅱ型子宫肌瘤表现为宫腔内的一个突起。如图42-3所示的多发子宫肌瘤，未被归入这一分类中。此类肌瘤不宜经宫腔镜进行处理。

这一分类系统最初是依据宫腔镜下所见对子宫肌瘤进行分类。不过，这一方法有其明显的局限性。在宫腔镜操作过程中，由于膨宫介质的压力作用，子宫肌瘤会受到挤压并回缩进入肌壁，妨碍对子宫肌瘤的全面观察。因此，要求术前应用超声准确地评价子宫肌瘤的数量及其突入子宫肌层的深度。

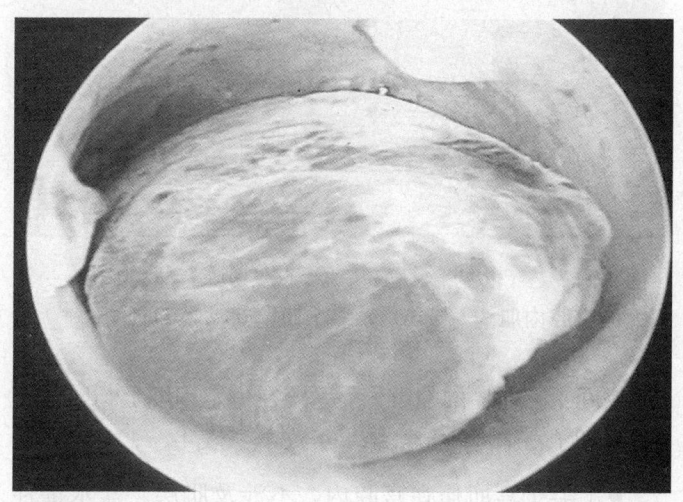

图42-1 （也见彩图42-1）0型子宫肌瘤的宫腔镜下所见，肌瘤是有蒂的且100%在宫腔内。

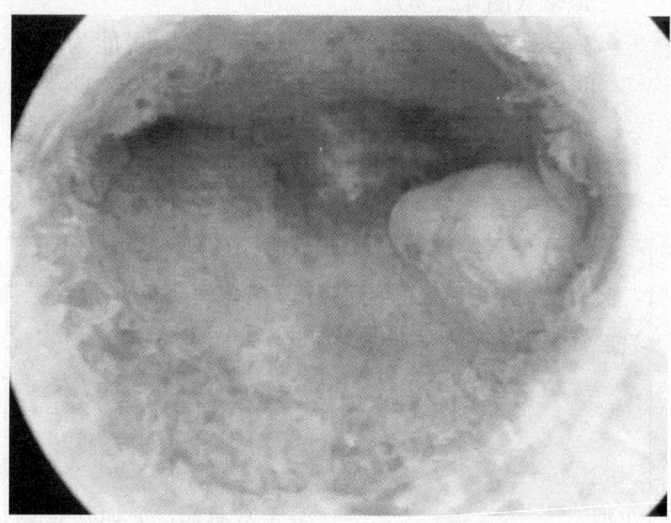

图42-2 （也见彩图42-2）Ⅰ型子宫肌瘤的宫腔镜下所见，在子宫肌层内的部分小于50%。

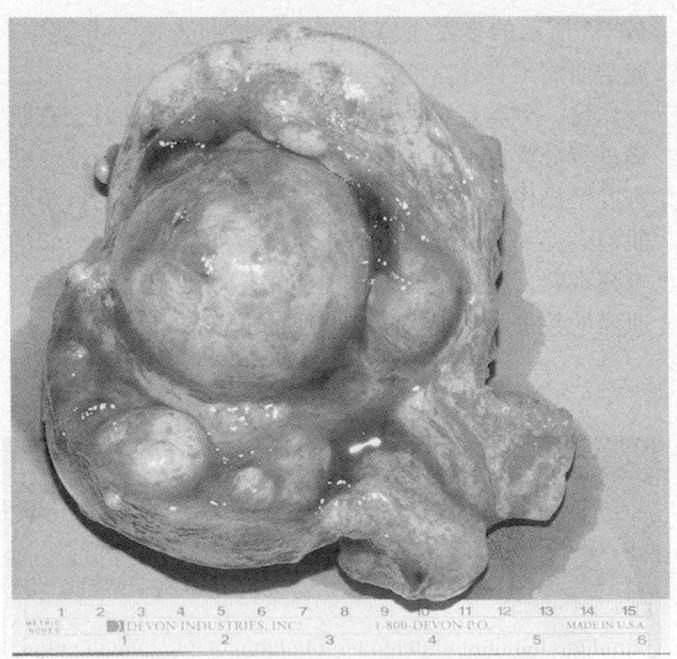

图 42-3 （也见彩图 42-3）子宫切除标本，内有一个大的宫腔内肌瘤（6cm）及多个肌壁间黏膜下肌瘤。

肌壁间子宫肌瘤的超声分类系统在一定程度上与宫腔镜分类和子宫输卵管造影结果一致[26]（表 42-1）。

- 1 类子宫肌瘤在宫腔内，不涉及肌层。盐水灌注子宫声学造影可以观察到基底部或蒂部（图 42-4）。
- 2 类子宫肌瘤部分突向肌层内，肌壁内部分小于 50%（图 42-5）。
- 3 类子宫肌瘤肌壁间部分大于 50%。可能为肌壁间的，可以在黏膜下至浆膜的任何部位。此类肌瘤宫腔镜下所见通常为黏膜下突起或凹陷（图 42-6）。

表 42-1 突向子宫腔内肌瘤的宫腔镜及子宫声学造影分类系统		
宫腔镜类型	子宫声学造影分类[26]	描述
0 型	1 类	有蒂子宫肌瘤，子宫肌瘤 100% 在宫腔内，无肌壁间部分
Ⅰ 型	2 类	广蒂子宫肌瘤，突向肌壁内部分小于 50%
Ⅱ 型	3 类	黏膜下子宫肌瘤，大于 50% 在肌壁间

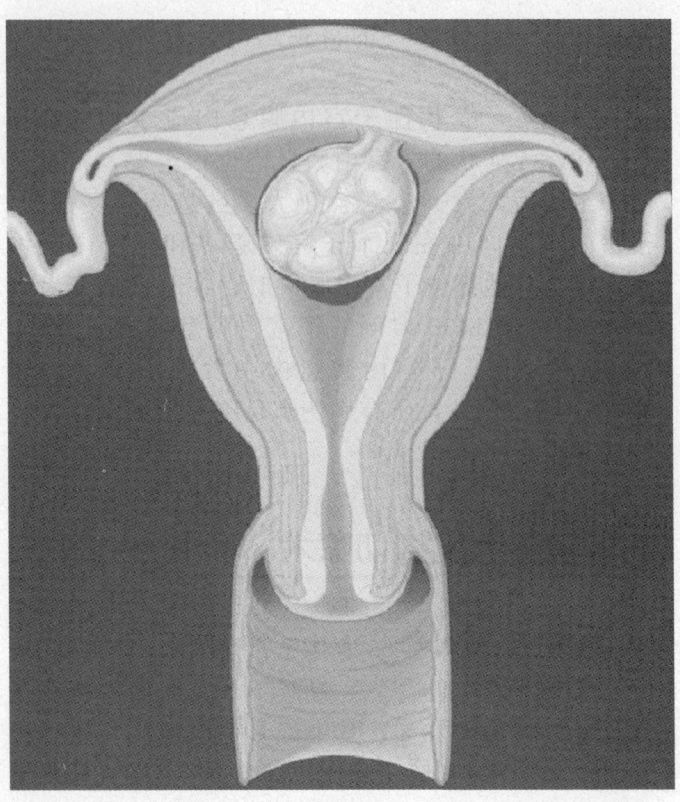

图 42-4 1 类子宫肌瘤，完全在子宫腔内，无肌壁间部分。盐水灌注经子宫声学造影可见基底部或蒂部。

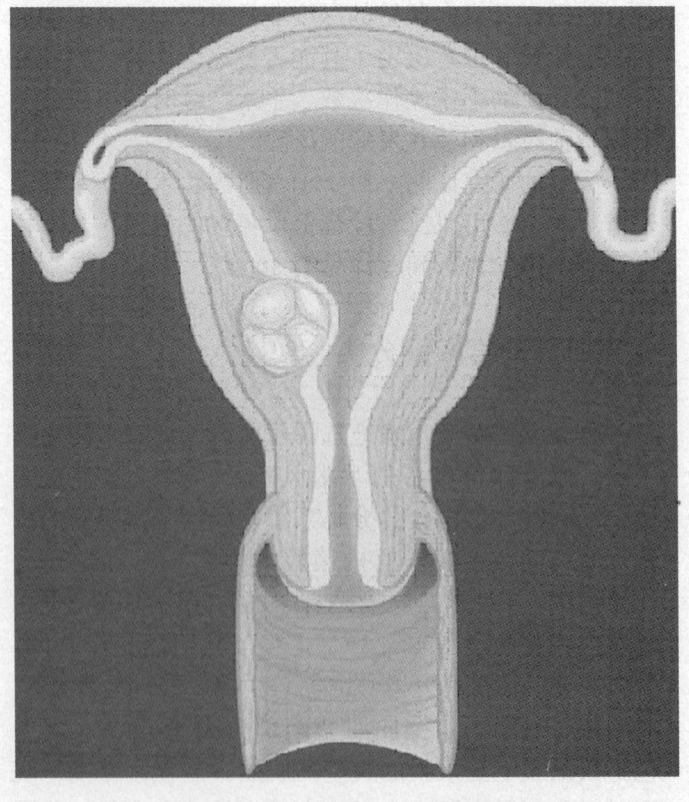

图 42-5 2 类子宫肌瘤，突入肌壁间部分小于 50%。

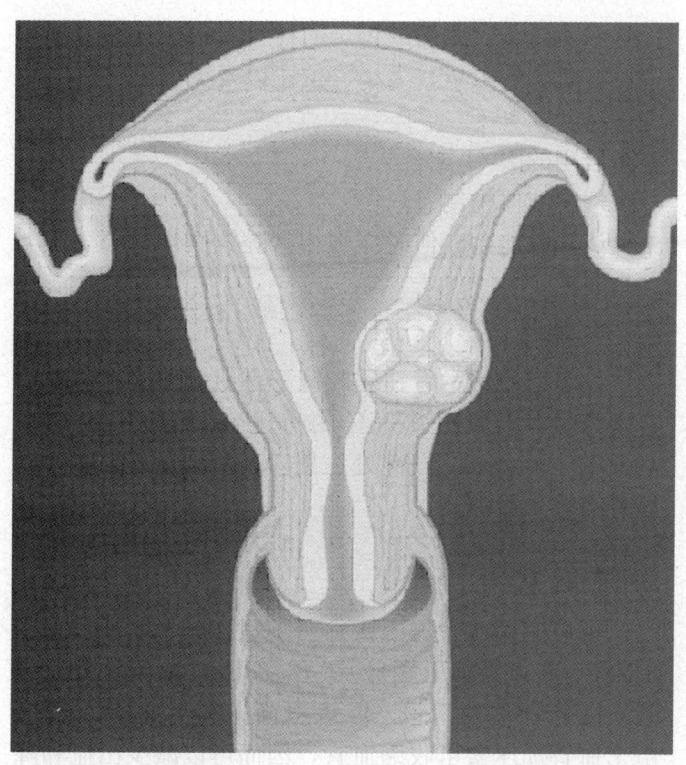

图42-6 3类子宫肌瘤,肌壁间部分大于50%。

不同分期的术式

手术难度以及因此给患者带来的风险与子宫肌瘤突入子宫肌层的深度和大小有关。直径3cm以内、宫腔镜0型或子宫声学造影1类、有蒂的子宫肌瘤通常很容易通过宫腔镜切除,虽然较大(>3cm)的宫腔镜0型和宫腔镜Ⅰ型(子宫声学造影2类)子宫肌瘤可以用宫腔镜切除。但由于手术时间延长以及术中子宫肌层静脉开放,液体吸收入血的风险明显增加。因为宫腔内空间有限,以及膨宫介质膨宫能力的限制、宫腔内大量肌瘤"碎片"积聚造成可见度低,使得宫腔镜手术的难度进一步加大。通常,较大的子宫肌瘤需分两次或两次以上手术切除。只有最有经验的宫腔镜术者才能尝试用宫腔镜切除5cm或以上的宫腔内子宫肌瘤。体积较大和多发的子宫肌瘤(图42-3)不宜采用宫腔镜切除。

对于宫腔镜Ⅱ型(或子宫声学造影3类)子宫肌瘤,只有最有经验的宫腔镜术者可以尝试使用宫腔镜切除,而更常见的是经腹腔镜或开腹手术方式切除。宫腔镜切除Ⅱ型子宫肌瘤时,液体吸收入血及子宫穿孔的风险明显增加,而且通常需要二次甚至更多次手术才能完全切除。Ⅱ型子宫肌瘤宫腔镜切除可造成子宫内膜广泛损伤,增加了Asherman综合征、生育力降低和月经量少的风险。为了尽量减少宫腔粘连,通常在术后给患者应用雌激素和孕激素、宫腔内支架或宫腔镜"二探",但是尚无关于这些方法有效性的研究。由于上述风险,对于今后有生育要求的妇女,通常不采用宫腔镜切除Ⅱ型子宫肌瘤。

患者选择

最适宜实行宫腔镜子宫肌瘤切除术的条件如下:

- 宫腔内单发子宫肌瘤,或子宫肌层部分小于50%,且直径小于3cm的子宫肌瘤。
- 子宫体积小于12~14周。
- 血红蛋白和电解质正常。

对于有生育要求的妇女,经验丰富的宫腔镜术者可切除多发的宫腔内子宫肌瘤。这些患者的子宫肌瘤可以分两次采用宫腔镜切除,即一次手术仅切除一侧子宫壁的子宫肌瘤。其目的是降低子宫壁对合及术后发生宫腔内粘连的风险。

术前用药

宫颈准备

建议用扩张棒(昆布属植物)或米索前列醇促进宫颈扩张。此外,加用软化宫颈的药物可降低宫颈裂伤、子宫穿孔的风险,并且不必再进行宫颈强力扩张。宫腔镜手术操作最常见的并发症是宫颈裂伤(见表42-2)。

表42-2 子宫内膜消融和切除相关并发症的风险[13,14]	
并发症	发生率
术中并发症	
宫颈裂伤	4%
子宫穿孔	1.4%
肠道/膀胱/血管损伤	罕见
液体过量	罕见
术后并发症	
感染	0.4%
子宫积血	1%~2%
迟发并发症	
出血需要再次手术	10%
继发性子宫内膜癌	罕见

可以在术前12～24小时将扩宫棒（昆布属植物）插入宫颈。该法可以促进宫颈扩张，但需要患者另外就诊一次，并且不能用于对贝壳类生物或碘剂过敏的患者。

阴道应用或口服米索前列醇可用以软化宫颈，但该适应证尚未得到食品与药物管理局（Food and Drug Administration，FDA）的批准。与对照组相比较，术前8～12小时阴道应用米索前列醇（200～400μg）可减少扩张宫颈的需要、宫颈并发症，并缩短手术时间[27]。还可以选择术前12～24小时口服米索前列醇（400μg）软化宫颈，使宫颈扩张更容易[28]。与米索前列醇相关的不良反应包括下腹痛和少量阴道出血。

预防性应用抗生素

绝大多数外科医师在子宫肌瘤切除术前并不常规术前给予抗生素。但是，对于高危患者应预防性应用抗生素，例如具有盆腔炎症病史、前次输卵管卵巢脓肿病史、确诊输卵管积水的患者。应用抗生素的适应证还包括曾行人工关节、髋关节置换，或二尖瓣脱垂合并反流病史的患者。预计手术时间将超过30分钟，或术前计划或术中发现不应完全切除肌瘤时，许多外科医师也会预先应用抗生素。

宫腔镜子宫肌瘤切除方法

切除有蒂的或黏膜下子宫肌瘤的方法包括撕扯、剪切、双极或单极电切环切割、汽化、粉碎、或激光汽化。在许多情况下，需联合应用几种技术以完全切除子宫肌瘤。最初的技术是应用大抓钳，如使用Corson抓钳撕扯子宫肌瘤；但是，如果没有宫腔镜，可能无法准确地判定子宫肌瘤是否完全切除。

1978年，Neuwirth首先报道了用前列腺单极电切镜切除黏膜下子宫肌瘤[29]。宫腔镜环状电极切除是目前切除子宫肌瘤最常用的方法，但已经出现了许多新技术。

由于持续灌流电切镜的开发，应用液体膨宫成为可能，并且可以去除血液和碎屑。光学系统、视频监视系统、双极技术及膨宫系统的进一步改善使得宫腔镜手术的安全性更高。

施行宫腔镜子宫肌瘤切除术需要以下四项基本条件：

- 术前对子宫肌瘤进行全面评价，包括详细了解子宫肌瘤的数量、大小、位置以及突入子宫肌层的深度。
- 恰当的眼-手配合。
- 理解液体控制。
- 认知并能判断何时应中止宫腔镜操作。

宫颈旁阻滞

许多宫腔镜术者在宫腔镜子宫肌瘤切除术前进行宫颈旁阻滞。应用0.25%的布比卡因溶液，分别在宫颈12、3、6、9点钟处注射10ml溶液。该法可以显著减轻术后痛经。

血管加压素

也可应用血管加压素稀释液（100ml生理盐水中加入20ml血管加压素），在12、3、6、9点钟处宫颈间质内分别注射5ml。但该法尚未得到FDA批准。由于血管加压素可收缩血管，因而可以减少出血和降低膨宫剂渗入血管的量[30,31]。必要时可45～60分钟重复注射一次，应密切监测血压、心率和心律失常。

宫颈扩张

用扩张器扩张宫颈以便宫腔镜能够进入。大多数手术宫腔镜为#7～#10 F。曾行宫颈环状电极电切、锥切活检或未生产过的绝经后妇女有时可能存在明显的宫颈狭窄。然而，即使是宫颈完全正常的妇女，也有可能需要行宫颈切开术。宫颈切开术采用电刀，在宫颈12和6点钟处线状切开，从而扩张宫颈，使电切镜更容易进入宫腔。对于有明显的宫颈狭窄的患者，腹部B超有助于评估宫颈扩张和降低子宫穿孔的风险。

膨宫

为了最大限度减少吸收入血的膨宫介质，应在保证视野清晰的情况下保持最低的宫内压（即膨宫压）。在多数情况下，宫内压达到70～80mmHg即可；但在少数情况下，可能需要在短时间内使宫内压达到100～150mmHg，以保证视野足够清晰。只要膨宫的电解质液体或非电解质液体尚未达到最大出入量差，较高的宫内压也可以接受。

应连续监测膨宫液出入量差，最好采用自动化系统。如果使用非电解质液体（即糖溶液、山梨醇或甘露醇），当膨宫液出入量差达到 1000ml 即应终止操作，并立即测定血清电解质水平。

如果使用电解质溶液（例如生理盐水），当膨宫液出入量差达到 1500～2000ml 时，宜终止操作，并应用利尿剂以降低肺水肿的风险。

宫内压应间断地降至 30mmHg 或尽可能降至最低。快速降低宫内压有助于剔除子宫肌瘤，通过减压机制可使子宫肌瘤自包膜内剥离。子宫肌瘤的大小看上去可能会增大。实际上，子宫肌瘤突向子宫腔的部分越大，越可能完全切除子宫肌瘤，且不必切开子宫肌层。

自动膨宫泵、提高膨宫液袋悬挂高度以及使用加压气袋压迫膨宫介质造成的较高的宫内压在一定程度上可推压子宫肌瘤或其他的微小病变，造成宫腔镜下医源性的阴性表现。反复降低宫内压有助于全面评价子宫肌瘤的大小。

宫腔镜检视

手术宫腔镜应在清晰的视野中进入宫腔，而且推进力度要适当。12°或 30°宫腔镜的视野向前倾斜。许多术者更喜欢用 12°宫腔镜进行诊断或手术操作。术者应看到宫颈，并在直视下推进宫腔镜。

辨认标志在宫腔镜手术中是非常重要的。插入宫腔镜过程中应全面检视宫颈管内膜、子宫下段、子宫腔、输卵管开口以及既往子宫下段剖宫产手术的瘢痕。

环状电极切除

一旦确诊子宫黏膜下肌瘤或者宫腔局部病变，应在清晰的视野下将环状电极伸出，然后向术者方向收回。在使用单极时，电切电流通常设定为 60～80W，并需要一个型号适中的接地负极板。纤维成分含量高、致密或者钙化的子宫肌瘤所需的电切功率较高。当使用双极电切时，设备会自动将能量设置调整到默认状态。

随着金属电切环被拉向术者，会切下新月状的子宫肌瘤"碎屑"或碎片。子宫肌瘤的旋涡状纤维结构与其深面肌层柔软的纤维束结构截然不同。另外，如果子宫肌层被切开，子宫肌层创面的出血和吸收入血的膨宫液会明显增加。子宫肌瘤应切除干净，直至创面充血红润。

如果肌瘤的碎片不影响手术视野，可以任其自由漂浮。肌瘤碎片可用息肉钳、Corson 抓钳、吸刮器或用金属电切环将其取出。器械盲插进入宫腔取出肌瘤碎片时需要格外小心。仔细操作可降低子宫穿孔的风险。应将所有"自由漂浮"的碎片组织取出送病理组织学检查，以防止阴道分泌物持续时间延长、分泌物恶臭、粘连和感染的风险。

特殊技术

生育保护

如果患者有生育要求，必须避免对子宫肌层的过度切除。如果在切除广基的子宫肌瘤时，将其表面大部分的子宫内膜一并切除，可能会发生 Asherman 综合征。对于有生育要求并且宫腔内多发子宫肌瘤患者，特别是肌瘤位于位置相对的肌壁时，可能需要分两次手术切除，以最大限度减少术后发生宫腔粘连的几率。

对于希望保留或保护生育能力的患者，在切除较大的子宫肌瘤或"接吻病变"后，许多妇科医师会根据经验给予大剂量雌激素，以促进子宫内膜再生，降低宫腔粘连的风险。通常联合给予雌激素 0.625～1.25mg，每日 2 次，或雌二醇 2mg，每日 2 次，持续 25 天后给予甲羟孕酮，每天 10mg，持续 12 天。

另外一种方法是术后放置宫腔内支架。可以选择儿童用导尿管，向气囊内注入膨胀剂 15～20ml，或用专门设计的球形子宫腔支架，最好放置 7～10 天以预防宫腔粘连。

最后，在子宫肌瘤切除术后 4～7 天内行诊断性宫腔镜检查，以评价子宫内膜的粘连情况。如果早期发现，此时的粘连极薄，用宫腔镜末端即可分离。部分情况下可能需要每 7～10 天做一次宫腔镜检查，直到证实子宫内膜已再生，并将菲薄的粘连分离。如果检查太迟，可能已形成致密的纤维粘连，需要宫腔镜手术分离粘连。

体积较大的子宫肌瘤

对于较大的子宫肌瘤（直径大于 3cm），宜先使其"缩小"，可以使用大块汽化电极（汽化电极，ACMI, Southborough, Mass），或将其分为四块，并用 Corson 抓钳取出。汽化电极呈凹槽状或锥形，有许多锋刃，像一排窄幅电极，每个锋刃都可以汽化邻近的组织。体积较大的组织可以被迅速脱水、汽化，并清除堆聚的组织碎片。

为达到这一效果,所要求的输出功率要高出数倍。例如,Valleylab Force F/X 电极所需要的功率为 200~220W。应避免在子宫角或子宫峡部使用这种方法,以降低电切穿孔的风险。

许多术者使用针状金属电切环将较大的圆形子宫肌瘤分为四部分。一旦子宫肌瘤被分成四块,每块都可以撕脱而经扩张的宫颈取出。

前列腺素 $F_{2\alpha}$ 类似物

尽管已有了术前评价,有些子宫肌瘤的切除在技术上很具挑战性,或很难区分其周围的假包膜。肌壁间部分较多的子宫肌瘤需要非常有经验的宫腔镜专家才能切除。最近的研究表明,前列腺素 $F_{2\alpha}$ 甲基化类似物卡前列素有助于剔除肌瘤。

该用药方法尚未经过 FDA 的批准。最近一篇报道介绍了在 10 名妇女中通过成功应用卡前列素而辅助宫腔镜子宫肌瘤切除术[32]。卡前列素可使子宫肌层收缩,将位于肌壁间尚未切除的子宫肌瘤部分挤压至子宫腔,进而有助于实施宫腔镜切除。

其副作用包括一过性的发热、恶心、腹泻和呕吐。另外,子宫收缩强烈会妨碍视野,有时需要提高宫腔内压力以进行膨宫和电切镜操作。

术中超声

当用宫腔镜切除界限不清的子宫肌瘤或纵隔时,术中超声的引导是很有帮助的。超声引导下,切除手术不受通常情况下宫腔镜所确定界限的限制。

双极技术

使用含电解质的膨宫介质(即生理盐水),双极技术使得妇科医师能够诊断和治疗多种宫腔内良性病变,包括子宫肌瘤和息肉。目前有多种创新性的电极设计可进行汽化、切割和组织脱水,其中包括滚球、钩状电极、弹簧装置,以及通过 5F 设备通路传导双极能量。使用双极技术所采用的手术方法和注意事项与之前讨论过的单极技术相似。

术后处理

大多数患者在宫腔镜子宫肌瘤切除术后会感到轻微的疼痛。轻微的绞痛通常可以通过应用非甾体类抗炎药(NSAID)而得到缓解,少数患者需要使用阿片类药物。通常,患者在术后 48 小时内可恢复正常活动。肌瘤切除术后即可以洗澡,术后一周可以恢复性活动。

大多数患者术后阴道浆液性分泌物会持续 1~4 周。如果切除不完全,部分患者可在术后数周自阴道排出子宫肌瘤碎片,阴道异常分泌物的时间会延长。应当告知患者术后有感染的风险,而且一旦出现感染征象即应返诊。

子宫内膜消融

子宫内膜消融是一种小手术,用于药物治疗无效、难治性月经过多,且没有生育要求的妇女。每年有近 200 000 名妇女接受内膜消融。与子宫切除术相比,内膜消融术的优势在于可以避免手术相关的疾病和术后较长的恢复期,而且可以保留子宫。

在过去的十年中,子宫内膜消融术的技术已经发展到不再需要宫腔镜。对于子宫相对正常的妇女,这一不使用宫腔镜的方法已被证实与使用宫腔镜的方法同样有效,而且更安全、技术要求更低。这里将分别介绍使用宫腔镜的传统子宫内膜消融术及不使用宫腔镜的现代子宫内膜消融术。

术前评估

由于许多严重疾病都可以表现为子宫异常出血,因此术前全面评估非常必要。子宫异常出血的检查和处理方法参见第 21 章。为了强调术前适当评价的重要性,这里做一简叙。

术前评估从详细的病史、查体以及超声检查开始。对月经过多妇女进行评估时,重要的实验室检查包括妊娠试验、促甲状腺素水平以及全血细胞计数(含血小板计数)。许多临床医生建议进行血小板功能的筛查以及 von willebrand 病利托菌素辅因子的检测。如果血小板功能筛查异常,应做 von Willebrand 病相关的检查。一项近期的研究报道,育龄期月经失调妇女中 47% 患有凝血功能异常,例如血小板功能异常、血友病或凝血因子缺乏[33]。

子宫内膜活检

对于 40 岁以上的妇女,应行子宫内膜活检,以除外子宫内膜增生性或恶性病变。对于 40 岁以下，但存在子宫内膜增生和子宫内膜癌高危因素的妇女，例如糖尿病、长时间使用类固醇药物、肥胖、有长时间的月经周期紊乱、无对抗的雌激素治疗或多囊卵巢综合征，也应行子宫内膜活检。对于存在子宫内膜增生的妇女，无论有无非典型增生，都不应行子宫内膜消融。

风险

子宫内膜消融的并发症很少见，其中许多并发症在新的内膜消融方法中甚至比传统的宫腔镜方法更少见。术中风险因素包括液体过量、子宫穿孔、宫颈裂伤以及肠管损伤（见表 42-2）。这些并发症在进行传统宫腔镜消融和切除的妇女中更常见。

术后并发症包括子宫积血和感染。通常会预防性地应用抗生素，但并不能降低感染的风险。

远期并发症为持续大量出血，以致需要再次消融或行子宫切除术。早些年对消融的担忧是它可能会掩盖子宫内膜癌早期出血的表现，使得子宫内膜癌无法得到早期诊断。尽管存在消融术后诊断子宫内膜癌的报道，但尚没有延误诊断的报道。如果子宫内膜消融后的妇女需要激素替代治疗，则需要孕酮治疗，因为无对抗的雌激素治疗有导致残留的子宫内膜发生增生甚至恶变的风险。

消融术后持续月经并不是并发症。有报道宫腔镜或非宫腔镜消融术后闭经的发生率高达 40%。如患者愿意接受术后月经正常、月经过少或持续出血，而不是闭经，才能行子宫内膜消融。

子宫内膜消融术

目前有 8 种不同的子宫内膜消融法。第一代宫腔镜方法有 3 种，包括子宫内膜肌层电切、电滚球消融和激光消融。

第二代技术，又称"整体法"（global method），可以不使用宫腔镜进行消融。这些方法中只有一种需要宫腔镜作为整体的一部分（即 Hydro ThermAblator）。但是，许多临床医生都在使用"整体法"之前进行宫腔镜检查。

第一代宫腔镜子宫内膜消融

20 世纪 80 年代早期，子宫内膜消融术成为一种替代全子宫切除术治疗月经失调妇女难治性月经过多的方法。子宫内膜消融是模拟 Asherman 综合征的生理效应，其最终结果是造成严重的子宫内膜瘢痕和继发性闭经。最初，Goldrath 等报道了通过宫腔镜的手术操作通道插入 Nd：YAG 激光纤维进行子宫内膜消融。然而由于花费过高，以及由缺乏经验者操作的并发症风险问题，这一方法未能得到广泛应用[9]。

DeCherney 和 Polan 在 1983 年率先报道了使用前列腺电切镜进行子宫内膜切除[34]。该技术使用的是单极电凝器和不含电解质的低渗膨宫介质。这一方法是宫腔镜滚球子宫内膜消融的前身，滚球方法已经成为了所有新方法都要与之相比较的"金标准"。这一方法也同样使用电切镜，是由 Vancaillie 在 1989 年推广普及[11]。这些方法可损坏子宫内膜的基底层，目的是造成月经量减少或闭经。

对于宫腔镜子宫内膜消融的最初十年进行回顾，显示出相对好的临床结果，同时也有一定的难度。笨重的设备，患者的安全性，需要训练有素的手术室工作人员，能见度受限，以及术中和术后的并发症，均阻碍了宫腔镜子宫内膜消融的广泛应用。

第二代子宫内膜消融设备

第二代子宫内膜消融，或称"整体法"子宫内膜消融，即在不使用宫腔镜引导的情况下将设备盲置入宫腔，以达到破坏子宫内膜的目的。当使用第二代设备进行子宫内膜消融术时，几乎甚至根本不需要宫腔镜操作技术。目前，在美国，FDA 批准的第二代设备包括子宫热球、热盐水灌注、冷冻、射频、微波等。

第二代技术的优势在于操作时间短，同时保持了治疗结果的满意率与传统的滚球消融方法相似。但是，第二代设备在对于子宫内膜病变的治疗方面受到了限制，甚至无法治疗。目前只有两种第二代消融设备可以治疗子宫内膜息肉（NovaSure）或息肉加子宫肌瘤（微波子宫内膜消融法）。由于这一原因，对于常规使用这类消融设备的临床医生而言，熟练掌握宫腔镜手术是非常重要的，以便在需要的时候同时治疗子宫腔内病变。

消融前子宫内膜准备

子宫内膜消融的目的是破坏子宫内膜的基底层。

在激素的调控下，子宫内膜的厚度在整个月经周期变化很大。月经期子宫内膜最薄（<4mm），在增殖期逐渐增长（4～10mm），在分泌期最厚（10～15mm）。在分泌期和月经期，基质的水肿和碎片也增多。

患者最好应当安排在增殖早期手术。若非如此，应使用激素抑制子宫内膜，使其保持薄的状态，以增加成功消融的几率。用激素抑制还能提高视野的清晰度，缩短手术时间，降低液体过量的风险，并且提高闭经或月经过少的概率。但是尚未研究证明激素抑制可以改善远期结局。

用于子宫内膜抑制的激素有以下几种选择，包括醋酸亮丙瑞林缓释剂、达那唑、口服避孕药以及单一孕激素片，术前应用4～8周。也有消融术前应用行吸宫术或刮宫术作为手术前准备的成功报道。

宫腔镜滚球子宫内膜消融

宫腔镜子宫内膜消融最基本的理念是彻底破坏子宫内膜基底层、宫角以及子宫下段的内膜。目前，宫腔镜子宫内膜消融的方法有三种：滚球脱水、子宫内膜肌层切除和脱水、激光子宫内膜脱水，但目前后一种方法已很少应用，因此，现只介绍前两种方法。

血管加压素

应用血管加压素可以降低液体吸收、液体过量及术中出血的风险。将稀释的血管加压素（50ml生理盐水中加入10单位），在宫颈12、3、6、9点钟处的宫颈间质各注射5ml。可使动脉和子宫肌壁强烈收缩20～45分钟，但神经垂体素的这一用法尚未通过FDA的批准，而且高血压患者不能使用。

支持治疗

子宫内膜消融术后子宫绞痛是很常见的。为了减少术后绞痛的发生，可以应用宫颈旁阻滞（0.25%布比卡因，不加肾上腺素）或静脉应用非甾体类抗炎药（酮咯酸氨丁三醇30～60mg）。建议术中应用止吐药物以减少术后恶心的发生。

滚球电极

子宫内膜凝固的深度取决于组织及设备因素。组织相关因素包括子宫内膜的厚度以及与局部操作次数相关的组织阻抗的变化。设备相关因素包括电极的直径和形状、使用电流的波形和能量、电极的洁净程度、电极接触子宫内膜的时间、电极对组织的压力和电极的移动速度。用于宫腔镜子宫内膜消融的电极有许多不同形状，包括球形、圆柱形、椭圆形以及大口径的环状电极。

为了能包括子宫下段和宫角区的全部子宫内膜，多数术者用3mm的球状电极进行滚球子宫内膜脱水。在子宫内膜直接、持续的观察下，应用与电源匹配的膨宫介质进行子宫内膜消融。单极电外科设备要求应用不含电解质的膨宫介质，例如葡萄糖、山梨醇或甘露醇溶液。双极设备要求含电解质的膨宫介质中，例如生理盐水溶液。

电能设置

单极消融的单纯切割电流应设置为60～100W。虽然有的术者更喜欢使用凝固电流，但其他人都认为由于该类电流的间断性，导致其与蛋白作用的效果不均匀，在理论上，可降低对组织作用的均一性。表层组织过早的凝固会导致阻抗增加，可进一步降低电流向深层组织的传导。

消融的系统规划

遵循系统的手术计划可以保证最好的临床结局。必须保证整个宫腔和宫颈管的视野清晰。在开始手术之前，应在宫腔镜下全面仔细观察每个宫腔内标志。在对子宫内膜进行了全面观察后，术者应确认是否存在之前未发现的病变。如果发现了微小的病变，应直接用金属环状电极进行切割活检，并且分别标记、送病理检查。

一旦术者看过了所有宫腔内标志后，应在子宫下段环形电灼一圈，以标记子宫内膜消融的结束点和最低水平。应避免对宫颈管的消融，以降低宫颈狭窄的风险。宫颈狭窄可能导致周期性疼痛、痛经，严重情况下可能导致宫腔积血。

在辨别出子宫下段并环形电灼后，应从宫角和宫底开始治疗。将滚球伸入宫底，接着用"接触技术"指向宫角，以使宫角处内膜脱水。必须牢记子宫最弱的部分是宫角和子宫下段剖宫产术瘢痕。需要特别注意避免向前加压，否则可能造成穿孔。由于滚球不能完全沿宫底滚动，因此最难治疗的部分是宫底部。

接下来的治疗顺序依次是子宫后壁、侧壁和前壁。传统技术是直接接触组织，因此滚球的一半没入子宫内膜与肌层的结合处。当电极向术者方向移动时，一定踩一下踏板。为避免穿孔的风险，术者应避免在电极工作时向前方移动，以降低灼伤盆腔脏器的风险。可能需要不时地清洁滚球，除去碎屑，保证视野的清晰。

结束子宫内膜消融术时，应降低宫腔内压力，以发现小的出血点，并可用凝固电流止血。

子宫内膜肌层切除方法

DeCherney 等是子宫内膜肌层切除技术的先驱[10]。通常用 90°、3~4mm 深的环状金属电极没入子宫内膜中，用 60~80W 单纯切割电流，在直视子宫下段的情况下前进。被切除的子宫内膜肌层结合处呈新月状的组织碎片。

子宫内膜消融失败的原因

绝大多数进行子宫内膜消融的患者对其治疗结局都是满意的；至少 90% 的患者症状显著改善。但是，5%~10% 的患者最终需要进一步的治疗，例如再次消融或全子宫切除。

导致子宫内膜消融失败最常见的因素包括以下几种：

- 术前检查不充分
- 同时存在大于 3cm 的肌壁间子宫肌瘤
- 未能治疗宫腔内子宫内膜息肉或黏膜下子宫肌瘤
- 宫腔深度大于 12cm
- 弥漫性的子宫腺肌病
- 缺乏宫腔镜操作技巧

在月经结束后立即安排子宫内膜消融术可改善治疗结局。增殖早期手术的结局优于分泌期手术。预先用达那唑或 GnRHa 等药物治疗，也可以改善治疗结局。

宫腔镜子宫内膜消融是一种门诊手术，术后患者可以很快返回工作岗位，而且并发症少、患者满意度高。在接受滚球子宫内膜消融术的患者中，近 20%~60% 可达到闭经的效果，65%~70% 的患者会出现月经过少，5%~10% 的患者失败。在用子宫内膜消融术治疗的患者中，近 10% 需要再次手术[35]。在术前接受了恰当咨询的妇女，就会发现这一方法在治疗月经异常方面的吸引力。

局部法子宫内膜消融

自 1997 年 12 月起，美国 FDA 批准了以下 5 种设备应用于子宫内膜消融：

- ThermaChoice 子宫热球治疗（UBT）系统（Gynecare, Ethicon Inc., Somerville, N.J.）
- HerOption 子宫冷冻消融治疗系统（CryoGen, San Diego, Calif.）
- Hydro ThermAblator（HTA）（BEI Medical/Boston Scientific, Natick, Mass.），热盐水灌注系统
- NovaSure 子宫内膜消融系统（Novacept, Palo Alto, Calif.），一种射频子宫内膜消融系统
- 微波子宫内膜消融（MEA）系统（Microsulis Medical Ltd., Pompano Beach, Fla.）

表 42-3 列出了不同设备及相应的患者特征。理论上，所有上述设备都可以在诊断室中应用。

ThermaChoice UBT 系统

ThermaChoice UBT 系统是最早的第二代子宫内膜消融技术，并在 1997 年通过了 FDA 的批准。因此，与其他第二代方法相比，其有最长时间的关于治疗结局的数据。最初，这一设备是由一个乳胶球囊组成的，而且没有内置的推进器；不过，技术上已经有所改进。

目前，这一设备是单独包装的，包括一次性的有内置推进器的硅胶球囊套管、控制电缆、可重复使用的持续检测宫腔内压力、温度以及治疗时间的控制器。已有报道多种麻醉方式均适用于这种手术方法，包括全身麻醉、宫颈旁局部阻滞辅以静脉镇静药以及区域性阻滞麻醉。在扩张宫颈后，确定宫腔深度再将球囊插入，并注入 5% 葡萄糖溶液（D_5W）。术者观察控制器，并持续扩张球囊，直到宫腔内压力达到 160~180mmHg，最大注水量为 35ml。绝大多数宫腔只需要 6~15ml。在压力稳定 30~45 秒后，即可

表 42-3
子宫内膜消融患者的选择标准及预处理

	ThermaChoice UBT 系统	热水消融系统	HerOption 子宫冷冻消融治疗系统	NovaSure 子宫内膜消融系统	微波子宫内膜消融系统
最大探测长度	10cm	10.5cm	10cm	10cm	14cm
合并息肉	否	否	否	是（小于2cm）	是
合并子宫黏膜下肌瘤	否	否	否	是（小于2cm）	是（小于3cm）
合并宫腔变形	否	否	否	否	是
先天畸形	否	否	否	否	是
子宫内膜预处理	是（扩张和刮宫）	是（醋酸亮丙瑞林7.5mg）	是（醋酸亮丙瑞林3.75mg）	否	是（醋酸亮丙瑞林3.75mg）

开始治疗。当温度到达 87℃（华氏 188°）时，开始最初的增温循环。术者通过按需缓慢注入 D_5W，可将宫腔内压力维持在 160~180mmHg。在整个治疗过程中，宫腔内压力维持在 160~180mmHg，可使闭经率较高。8 分钟后，治疗完成，控制器会自动终止，将球囊内液体抽出、取出球囊并丢弃。术者可以不断地监控温度、治疗时间和宫腔内压力。

FDA 主持的临床试验中，用 ThermaChoice 进行消融之前，先进行 3 分钟的吸宫术。目前，医师们大多将手术安排在患者的增殖早期，或用 GnRHa、口服避孕药或达那唑进行预处理。

最近开发的 Therma Choice Ⅲ 对球囊进行了改进，增强了设备的性能及安全性。改进的方面包括硅胶材料、更深的热损伤以及一根可以存放 35ml 液体的扩张性导管，可以对子宫下段及宫角部分进行更有效的治疗。最近的临床数据表明，Therma Choice Ⅲ 在治疗成功或闭经方面的整体性能均优于 Therma Choice Ⅰ。

虽然最初没有对用于子宫肌瘤治疗方面进行评价，但大量病例已经证明了其性能[36]。这些数据显示月经血量显著减少，血红蛋白值显著升高，并且没有术中并发症。

在应用 Therma Choice Ⅲ 设备时，术者参与整个治疗过程。宫腔受热可能会引起子宫收缩，并且宫内压突然增加。当出现宫内压升高时，术者必须迅速做出反应，打开压力调节阀门，放出一小部分液体从而维持理想的压力。小号的导管几乎不需要扩张宫颈，因此减小了宫颈裂伤和子宫穿孔的风险。一旦发生子宫穿孔，压力将突然下降，应立刻终止治疗。

如果在设备启动后，压力达到 210mmHg 或小于 45mmHg，设备内的安全措施将终止操作过程。如果球囊内的温度超过了 95℃（华氏 203°）2 秒，降低至 75℃（华氏 167°）下 15 秒，或预热 4 分钟无法达到 87℃（华氏 188°），控制器将自动终止操作。

HerOption 子宫冷冻消融治疗系统

2001 年 4 月，HerOption 子宫冷冻消融治疗系统成为第二个通过 FDA 批准的第二代子宫内膜消融技术。这一技术应用一种冷冻器及专用的混合压缩气体，将子宫内膜冷冻至 −100℃ 以下，从而破坏子宫内膜层。在所有第二代设备中，该设备所致的坏死深度最大（9~12mm）。在 FDA 主持的临床试验中，采用了单次醋酸亮丙瑞林（3.75mg 肌内注射）进行预处理。该系统由一个控制台、冷冻器及其配套的保护套组成。FDA 指南要求治疗过程中使用经腹超声监测术中冷冻球的进程。

该设备仅要求宫颈扩张到 5~6mm 以插入冷冻器头。在将冷冻器头置入子宫腔后，应进行超声检查以确定该设备已置入在宫腔内。系统将预先启动 3~5 分钟预冻处理，将组织加热至 37℃。向设备内注入盐溶液以排空气体，并开始消融。FDA 主持的临床试验中，采用先在宫角处进行 4 分钟冷冻。每次治疗后都会有一次短暂的加热，以去除黏附的子宫内膜，然后在对侧的宫角进行6分钟冷冻。超声监测可实现根据冷冻球产生的进程而进行个体化的监测。每次治疗达10分钟时，设备将自动终止治疗。

新的程序化治疗过程增加了对子宫下段进行的治疗，以提高闭经率。如果怀疑穿孔，但其没有内设的安全性措施以自动终止操作过程。患者几乎感觉不到疼痛，可以在诊断室中进行操作。该方法最主要的局限在于超声检查很难清晰地看到肥胖患者的子宫。

热水消融（HTA）System

热水消融也是在2001年得到批准的，是一种程序化控制的宫腔镜热消融系统，由一个操作元件、加热罐，以及无菌操作设备套件组成。另外，这一系统还需要USP标准的生理盐水以及一个小的、硬性宫腔镜。静水压使宫腔内压力维持在50～55mmHg之间（低于使输卵管打开的阈值），同时保证了操作的安全性。

开始灌注时，室温的生理盐水在重力作用下在灌流设备中循环2分钟。治疗开始后，加热元件启动。当盐水的温度到达80℃时，开始10分钟的治疗周期，温度将持续上升至90℃；治疗完成后开始降温；治疗后1分钟内冲洗完成，并可取出设备。这样降低了宫颈、外阴以及阴道烫伤的风险。

与其他第二代设备不同，HTA的安全性包括在术前、术中及术后持续的宫腔镜监测。子宫内膜碎片以及热盐水的湍流可能干扰宫腔镜的视野。

有报道在FDA主持的试验研究中，13%的患者由于热损伤导致宫颈溃疡，但无须任何治疗即可在1个月内恢复。患者在术前3周采用双倍剂量醋酸亮丙瑞林（7.5mg 肌内注射）治疗。也有报道在使用这一设备时发生严重的阴道或外阴烫伤。

NovaSure 子宫内膜消融系统

NovaSure子宫内膜消融系统在2001年9月得到了FDA的批准。NovaSure系统包括一次性的设备、射频（radiofrequency，RF）控制器、CO_2 罐、干燥剂、脚踏及电源线。该设备产生的射频能量可用于宫腔子宫内膜的治疗。将一次性设备经由宫颈插入宫腔。宫腔的深度（探查中测量）和宽度（该设备测量）由键盘输入到RF控制器，可自动计算出给定宫腔大小治疗所需要的能量水平。踩下脚踏开始宫腔完整性评估，当宫腔完整性评估分析顺利完成时，再次踩下脚踏即开始消融。RF治疗平均大约需要90秒。

系统连续自动监测组织的电流阻抗（电阻），并在阻抗达到50Ω时，停止操作。既不需要宫腔镜监测，也无需子宫内膜预处理。通过全自动宫腔整体性评估系统，可确定是否存在畸形或子宫穿孔，设备的位置反馈系统可检查设备是否被插入假道中。

NovaSure设备与其他方法相比，治疗时间最短，而且与其他设备不同的是，FDA主持的临床试验可在月经周期的任何时间进行，术前无需采用亮丙瑞林或刮宫对子宫内膜进行预处理，这是该法的优点所在。其缺点是一旦发生宫颈过度扩张，即会造成CO_2 宫腔完整性检测的失败，并可能需要钳夹宫颈以使宫颈闭合。

微波子宫内膜消融系统

Microsulis微波子宫内膜消融系统在2003年9月得到了FDA的批准。固定频率为9.2GHz的高频微波能量使子宫内膜呈半球形地脱水。该设备的特点是具有内置微处理器的触摸屏、微波发生器和两根导线（微波线和数据线）。治疗包括破坏5～6mm深的子宫内膜，治疗过程中温度升至70～80℃。在临床随机试验中，所有患者均采用GnRHa进行治疗。由于存在术中损伤风险，必须严格遵守指南规定的操作规程。

术前的全面评估必须包括采用阴道超声测量子宫肌层厚度。子宫肌层厚度至少为10mm才能使用该设备。如果在测量子宫肌层的基础值后应用GnRH治疗，必须在术前10～14天再次进行超声测量，以确保GnRH的使用没有使子宫肌层厚度小于10mm。子宫肌层厚度的记录应作为门诊患者病历中的永久性记录之一。

在手术当天，探查宫腔后扩张宫颈至9mm，必须在术中行宫腔镜，须看到所有标志，包括宫底、内膜和输卵管口，确定没有子宫穿孔。由于诊刮术理论上会使子宫肌层变薄，增加患者热损伤的风险，因此刮宫时不得采用微波技术。

将射频电极置入宫腔后5秒内，温度升高门控系统（temperature rise gate，TRG）可计算宫腔内温度的升高。如果温度正常升高，操作过程将继续，否则操作过程将自动终止。如果出现异常的TRG信号，则提示置入错误或电极穿孔。接下来，将电极置入宫底附近，并且由一侧向另一侧移动，直至温度上升至70℃。在宫底升温完成后，将电极在宫腔内由宫角向宫体依次移动，直至到达宫颈，从而完成对余留内膜的治疗。内置的计算机连接使术者可以监测整个治疗过程。总体治疗时间通常为2～5分钟。

与其他消融方法相比，该系统的优点包括治疗次数少，意向治疗组的闭经率最高，且其能治疗宫腔最大深度为14cm。

要 点

- 术前子宫腔盐水声学造影的应用对于评价子宫肌瘤的可切除性是非常重要的。
- 单独应用宫腔镜不能判断子宫肌瘤侵入肌层的深度。
- 只有经验丰富的医师才能尝试用宫腔镜切除直径>3cm的带蒂肌瘤或广基肌瘤。
- 子宫肌瘤较大的患者发生切除不净或需再次手术的风险较大。
- 如果子宫肌瘤的肌壁部分>50%，不应尝试用宫腔镜切除。
- 用米索前列醇及海藻棒进行术前宫颈准备，对于避免宫颈损伤是非常重要的。
- 最好在应用激素类药物进行子宫内膜准备后，或在滤泡期进行滚球子宫内膜消融。
- 与其他方法相比，ThermaChoice方法随访时间最长、应用病例数最多。在FDA试验中，术前都进行了吸宫。
- 冷冻消融方法需要超声引导。在肥胖患者中，视野可能会受到影响。FDA主持的临床试验术前使用了醋酸亮丙瑞林。在诊断室操作即能很好地耐受。
- 热水灌注子宫内膜消融在热水循环的同时使用直接可视系统。由于漏水可能造成烫伤，因此不要过度扩张宫颈是非常重要的。FDA主持的临床试验在术前应用了醋酸亮丙瑞林。
- NovaSure设备采用双极射频治疗方法，完成治疗仅需90秒左右。FDA试验没有行任何术前准备。
- 微波子宫内膜消融系统被批准可用于直径>3cm的子宫肌瘤或子宫内膜息肉，或子宫腔深度为14cm以内的患者。FDA主持的临床试验在术前使用了醋酸亮丙瑞林。必须在术前评价子宫肌层厚度，以确定肌层的厚度处于安全范围内。

（杨　硕译　熊光武校）

参考文献

1. Schenk LM, Coddington CC 3rd: Laparoscopy and hysteroscopy. Obstet Gynecol Clin North Am 26:1–22, 1999.
2. Gauss CJ: Hysteroskopie. Arch Gynaekol 133:18–24, 1928.
3. Neuwirth RS: Hysteroscopy and gynecology: Past, present, and future. J Am Assoc Gynecol 8:193–198, 2001.
4. Edstrom K, Fernstrom I: The diagnostic possibilities of a modified hysteroscopic technique. Acta Obstet Gynecol Scand 79:327–330, 1970.
5. Lindemann HJ: Eine neue Untersuchungsmethode fur die Hysteroskopie. Endoscopy 4:194–197, 1971.
6. Quinones R, Alvaredo-Duran A, Aznar-Ramos R: Tubal catheterization: Application of a new technique. Am J Obstet Gynecol 114:164–169, 1972.
7. Neuwirth RS, Amin HK: Excision of submucous fibroids with hysteroscopic control. Am J Obstet Gynecol 126:95–99, 1976.
8. Daly DC, Tohan N, Walters C, Riddick DH: Hysteroscopic resection of the uterine septum in the presence of a septate cervix. Fertil Steril 39:560–563, 1983.
9. Goldrath MH, Fuller TA, Segal S: Laser photovaporization of the endometrium in the treatment of menorrhagia. Am J Obstet Gynecol 140:14–19, 1981.
10. DeCherney AH, Diamond MP, Lavy G, Polan ML: Endometrial ablation for intractable uterine bleeding: Hysteroscopic resection. Obstet Gynecol 70:668–670, 1987.
11. Vancaillie TG: Electrocoagulation of the endometrium with the ball-end resectoscope. Obstet Gynecol 74:425–427, 1989.
12. Loffer FD: Complications of hysteroscopy—their cause, prevention, and correction. J Am Assoc Gynecol Laparosc 3:11–26, 1995.
13. Cooper JM, Brady RM: Intraoperative and early postoperative complications of operative hysteroscopy. Obstet Gynecol Clin North Am 27: 347–366, 2000.
14. Ahmed N, Falcone T, Tulandi T, Houle G: Anaphylactic reaction because of intrauterine 32% dextran-70 instillation. Fertil Steril 55:1014–1016, 1991.
15. Marlow JL: Media and delivery systems. Obstet Gynecol Clin North Am 22:409–422, 1995.
16. Corson SL, Brooks PG, Serden SP, et al: Effects of vasopressin

administration during hysteroscopic surgery. J Reprod Med 39:419–423, 1994.
17. Bradley L, Widrich T: State-of-the-art flexible hysteroscopy for office gynecologic evaluation. J Am Assoc Gynecol Laparosc 2:263–267, 1995.
18. Nagele F, O'Connor H, Davies A, et al: 2500 outpatient diagnostic hysteroscopies. Obstet Gynecol 88:87–92, 1996.
19. Serden SP: Diagnostic hysteroscopy to evaluate the cause of abnormal uterine bleeding. Obstet Gynecol Clin North Am 27:277–286, 2000.
20. Apgar B, Dewitt D: Diagnostic hysteroscopy. Am Family Phys 46:19S–26S, 1999.
21. Perez-Medina T, Bajo-Arenas J, Salazar F, et al: Endometrial polyps and their implication in the pregnancy rates of patients undergoing intrauterine insemination: A prospective, randomized study. Hum Reprod 20:1632–1635, 2005.
22. Martin-Ondarza C, Gil-Moreno A, Torres-Cuesta L, et al: Endometrial cancer in polyps: A clinical study of 27 cases. Eur J Gynaecol Oncol 26:55–58, 2005.
23. Farquhar CM, Steiner CA: Hysterectomy rates in the United States 1990–1997. Obstet Gynecol 99:229–234, 2002.
24. Emanuel MH, Verdel MJ, Wamsteker K: A prospective comparison of transvaginal ultrasonography and diagnostic hysteroscopy in the evaluation of patients with abnormal uterine bleeding: Clinical implications. Am J Obstet Gynecol 172:547–552, 1995.
25. Wamsteker K, de Kruif J: Transcervical hysteroscopic resection of submuous fibroids for abnormal uterine bleeding: Results regarding the degree of intramural extension. Obstet Gynecol 82:736–740, 1993.
26. Bradley LD, Falcone T, Magen AB: Radiographic/imaging techniques for the diagnosis of abnormal uterine bleeding. Obstet Gynecol Clin North Am 27:245–276, 2000.
27. Preutthipan S, Herabutya Y: Vaginal misoprostol for cervical priming before operative hysteroscopy: A randomized controlled trial. Obstet Gynecol 96:890–894, 2000.
28. Thomas JA, Leyland N, Durand N, Windrim RD: The use of oral misoprostol as a cervical ripening agent in operative hysteroscopy: A double-blind, placebo-controlled trial. Am J Obstet Gynecol 186:876–879, 2002.
29. Neuwirth RS: A new technique for and additional experience with hysteroscopic resection of submucous fibroids. Am J Obstet Gynecol 131:91–94, 1978.
30. Phillips DR, Nathanson HG, Milim SJ, et al: The effect of dilute vasopressin solution on blood loss during operative hysteroscopy: A randomized controlled trial. Obstet Gynecol 88:761–766, 1996.
31. Goldenberg M, Zolti M, Bider D, et al: The effect of intracervical vasopressin on the systemic absorption of glycine during hysteroscopic endometrial ablation. Obstet Gynecol 87:1025–1029, 1996.
32. Indman PD: Use of carboprost to facilitate hysteroscopic resection of submucous myomas. J Am Assoc Gynecol Laparosc 11:68–72, 2004.
33. Philipp CS, Faiz A, Dowling N, et al: Age and the prevalence of bleeding disorders in women with menorrhagia. Obstet Gynecol 105:61–66, 2005.
34. DeCherney A, Polan ML: Hysteroscopic mangement of intrauterine lesions and intractable uterine bleeding. Obstet Gynecol 61:392–397, 1983.
35. Stabinsky S, Einstein M, Breen J: Modern treatments of menorrhagia attributable to dysfunctional uterine bleeding. Obstet Gynecol Surv 54:251–262, 1999.
36. Soysal ME, Soysal SK, Vicdan K: Thermal balloon ablation in myoma-induced menorrhagia under local anesthesia. Gynecol Obstet Invest 51:128–133, 2001.

第七部分 生殖医学手术

43 宫腔粘连与子宫纵隔的宫腔镜治疗

Kelly Pagidas

引言

宫腔粘连和子宫纵隔是两个重要的子宫病理性改变，可能引起妊娠丢失。两种疾病的治疗均需要一定的技巧。1894年，Heinrich Fritsch最早描述了因产后刮宫引起的宫腔粘连。因为一些中心有大量手术经验，所以宫腔粘连的发生已经有所下降。子宫纵隔大多没有症状，虽然此病比较常见，但是何时需停手术仍不清楚。

宫腔粘连

病因学

宫腔粘连（synechiae）是指将子宫前后壁粘合在一起的粘连，或称之为宫腔内的粘连（adhesion within the uterine cavity）。1948年，Asherman最早描述了宫腔粘连的发生率以及相关的病因学症状[1]。从此以后，宫腔粘连常常又被称为Asherman综合征[1,2]。Netter于1956年最早描述了生殖器结核。其典型表现是子宫内膜慢性炎症引起的宫腔严重粘连，并且常常导致子宫内膜的完全毁损，又称Netter综合征。显然，宫腔粘连的形成至少与子宫创伤和局部感染两者之一有密切关系，如果不是与二者都有关系的话。

宫腔粘连的一个主要易患因素是产后或流产后过度刮宫。因此，预防宫腔粘连的关键就是避免不必要的刮宫。在宫腔手术，刮宫或自然流产后早期宫腔探查早期发现和松解已经形成的早期疏松粘连是预防宫腔粘连的又一关键[4,6]。

患病率

宫腔粘连在育龄女性中的确切发病率还不清楚，但它并不是引起继发闭经、不孕和反复妊娠丢失的常见因素。经宫腔镜诊断的宫腔粘连发生率只有1%，而总体发生率大约是1.5%[6,7]。但是，子宫输卵管造影（HSG）的妇女中，子宫内粘连的发生率是2.7%；在生育能力低下的妇女中，粘连的发生率是4%[8,9]。

Dicker等[4]回顾144位妇女的病历后发现，有流产史并不增加宫腔粘连的患病率，因此，简单的刮宫术后宫腔粘连的发生率是2.1%。在一组因流产或不全流产而刮宫的病例中，Asherman综合征的发生率在17%左右；但根据文献报道，其发生率高达30%，其中大多数粘连的程度较轻[10-13]。而且，在那些产后或者不全流产的高危病例中，宫腔粘连的发生率甚至更高[14,15]。

在对50例产后刮宫或因自然流产、人工流产不全而反复刮宫的病例的前瞻性研究中，宫腔粘连的发生率是40%。按照欧洲宫腔镜协会的分类标准，其中75%为Ⅱ～Ⅳ级宫腔粘连[21]。在月经异常的妇女中，中重度Asherman综合征的发生率增加12倍，具有统计学意义。既往流产史及手术感染会使Asherman综合征的风险略有增加，但没有统计学意义。

危险因素

增加宫腔粘连可能性的危险因素包括产后或流产后刮宫引起的月经紊乱[11]。Friedler等人[11]报道了单次或多次流产后宫腔粘连的发生率。1次、2次、3次及3次以上的流产后，宫腔粘连的发生率分别为16.3%、14%和32%。若曾发生2次或以上的流产，宫腔粘连的严重性将较高。在无症状的妇女中，宫腔粘连的发生率和宫内操作次数并无相关性，但在有月经异常的妇女中存在显著的相关性。该研究还发现，既往宫腔操作的感染会增加宫腔粘连的发生率，但是尚不具有统计学意义。

病理生理学

任何损伤子宫内膜的操作都有可能导致对侧子宫壁上的子宫肌层发生粘连。宫腔粘连的关键预测因素是经产的子宫。怀孕时子宫的变化以子宫壁变软最为明显，宫腔操作会对基底层产生更大的损伤。基底层是子宫内膜的生发层[16]。

最常见的发病因素是产后或流产后过度刮宫。经产子宫在受损伤后最易发生宫腔粘连的时间是产褥期的前4周。其机制可能是继发于损伤的过度修复。91%的病例都是与妊娠相关的，其中66.7%是流产后刮宫，21.5%是产后刮宫，2%是剖宫产，只有0.6%发生于葡萄胎排出后[16]。既往宫腔操作造成的感染是否是导致宫腔粘连的因素尚不清楚，仍然有争议[13,17-19]。其他导致宫腔粘连的原因包括生殖器结核和既往子宫手术，如子宫肌瘤剔除术[20]。

子宫腔的大体病理变化包括边缘性地粘连到子宫腔的完全闭塞。粘连程度从显著致密粘连到膜状粘连不等。宫腔粘连附近一般是子宫内膜硬化的区域，特别是致密粘连的周围[21]。

决定粘连松解术后子宫内膜再生的关键预后因素是子宫内膜基底层的存在，它作为一个锚定点，由此生发新的子宫内膜。因此，肌层粘连的预后最差，因为可再生的基底层已经没有或者很少[22]。宫腔粘连的来源可以是子宫内膜、肌纤维或结缔组织，每一种都有不同的特点。

宫腔粘连可使子宫肌肉的活性降低，子宫内膜的血流灌注下降，从而导致子宫内膜萎缩，使得可供胚胎正常植入的子宫内膜面积减少[23]。已经植入的胚胎不能正常生长和发育的原因是胚胎的血液供应受损，并且可利用的空间有限[22]。宫腔粘连的妇女生育能力低下或反复妊娠丢失的基本机制是子宫内膜萎缩和血管形成缺陷导致的胚胎植入障碍。

血供受损而生长不良的子宫内膜缺乏对雌激素刺激的反应性，与宫腔粘连的严重程度相关[23,24]。位于输卵管开口附近的宫腔粘连可引起输卵管开口处闭塞或阻塞，从而进一步妨碍胚胎植入。

分类

宫腔粘连的分类系统包括两种，分别是根据病理位置或宫腔镜下粘连的位置和范围来分类。另外，还有一些是根据月经状况进行的与预后相关的分类方法[6]。最常用的分类方法包括：Valle 和 Sciarra 分类法[25]、Donnes 和 Nisolle 分类法[26]、欧洲宫腔镜协会分类法[27]、March 分类法[28]、美国生殖医学协会（ASRM，前美国生育协会）分类法[29]以及 Nasr 分类法[30]。

将月经状况作为预后因素进行分类的方法仅有 ASRM 分类和 Nasr 分类[29,30]。包含是否有月经异常的分类方法的潜在价值对粘连松解术后可能再生的子宫内膜数量具有预示作用，从而具有预测预后的意义。

March 分类系统是宫腔镜下宫腔粘连分类系统[28]，分为轻、中、重三类（表43-1）。简而言之，粘连可分为子宫前后壁之间的各种形状的无血管的纤维条索；含有无功能性子宫内膜或子宫肌纤维的有血管的致密粘连；或没有明显子宫内膜基底层的肌性粘连。

March 分类系统

宫腔粘连可根据宫腔受累范围进一步分类[28]。轻度粘连是指<1/4的宫腔受累且为疏松的膜状粘连，宫底部和输卵管口仅有细小粘连或根本没有粘连。中度粘连是指1/4~3/4的宫腔有粘连，没有肌壁的融合，只有粘连存在，宫底部和输卵管口只有部分封闭。重度粘连是指>3/4的宫腔有粘连，有肌壁

表43-1 March 宫腔粘连分类系统	
分级	表现
轻度	不足1/4的宫腔有疏松的膜状粘连，宫底和输卵管口没有粘连
中度	1/4~3/4的宫腔有粘连，没有肌壁的融合，只有粘连存在。宫腔上部和输卵管口只有部分封闭
重度	超过3/4的宫腔有粘连，有肌壁融合或粗大的粘连带。宫腔上部和输卵管口全部封闭

Adapted from March CM, Israel R, March AD: Hysteroscopic management of intrauterine adhesions. Am J Obstet Gynecol, 1978; 130: 653-657.

融合或粗大的粘连带，宫腔上部和输卵管口全部封闭。March 分类系统比较简单而且易于应用，但是它不能提示预后[28]。描述粘连位置及致密程度最准确的分类方法是欧洲宫腔镜协会的分类系统，但在临床上使用非常困难[27]。

美国生殖医学协会（ASRM）分类系统

根据 1988 年的 ASRM 分类系统，宫腔粘连可分为三期，其中Ⅲ期是宫腔完全闭锁（表 43-2）[11]。ASRM 分类系统提供了应用宫腔造影和宫腔镜对宫腔粘连进行的间接和直接分级。假如大多数胚胎植入都发生在宫底部，宫角处的粘连还会引起输卵管闭塞，那么粘连部位则可能是与生殖结局相关的预后因素。

另外，与 March 分类系统不同，ASRM 包含了月经状况的评分，并考虑到了子宫内膜硬化和萎缩的意义。然而，随着超声影像学和宫腔镜技术的进步，ARSM 分类系统要求使用的分期方法 HSG 检查已经不再是诊断宫腔粘连的常规手段。

选用统一的分类系统可以确保获取粘连程度，并能将粘连的严重程度与生殖结局联系起来。只有对疾病采用准确而统一的描述，才可能对现有研究进行对比，并应用于更广泛的人群。

表 43-2 美国生殖协会宫腔粘连分类系统			
宫腔受累范围	<1/3	1/3-3/2	>2/3
	1	2	4
粘连类型	膜状	膜状或致密	致密
	1		4
月经周期	正常	月经过少	闭经
	0	2	4
预后分类		HSG 得分*	宫腔镜得分
1 期（轻度）	1~4		
2 期（中度）	5~8		
3 期（重度）	9~12		

*所有粘连都应该视为是致密的
American Fertility Society: The American Fertility Society classi. cation of adnexal adhesions, distal tubal occlusion, tubal occlusion, secondary to tubal ligation, tubal pregnancies, müllerian anomalies, and intrauterine adhesions. Fertil Steril 49: 944-955, 1988.

临床表现

宫腔粘连最常见的临床表现是月经紊乱或生育功能异常（不孕或者反复妊娠丢失）。即使受孕成功，也可能会早产或合并胎盘位置异常，如前置胎盘或胎盘植入。月经异常通常分为闭经、月经过少或月经稀发，但是宫腔粘连也会见于月经正常的妇女。

最常见的单一症状是不孕，占报道病例的 43%；第二是月经过少，占 37%[31]。虽然胎盘异常在宫腔粘连患者中发生率高，但胎盘异常是宫腔粘连病例中最不常见的表现。

诊断

放射影像学

过去，宫腔粘连的诊断以往是靠 HSG 和宫腔镜。HSG 曾经是诊断宫腔粘连最主要的诊断方法；然而，随着超声影像学技术的进步，它已经不再是常规检查了。HSG 已经不认为是一项重要的宫腔粘连筛查手段，因为它假阳性率高，不能确定病变的确切范围和严重程度。目前已经推出了超声和宫腔镜等新的子宫成像方法。

经阴道超声（transvaginal ultrasonography, TVUS）已经替代经腹超声成为诊断子宫疾病的影像学手段[32]。评估 200 名不孕症患者进行的 TVUS 检查，发现诊断内膜病变的总敏感性是 98.9%，其中阳性预测值是 94.3%，假阳性率是 5.5%[32]。对于超声显示正常的病例，TVUS 总敏感性是 31.3%，阴性预测值是 71.4%。然而，由于报告正常的病例数量较少，上述数据是非常有限的。该研究中，对宫腔粘连的阳性预测值是 98.5%[32]。这些患者的超声检查都是在月经周期中的排卵期进行的。

另有一篇报告通过 74 名进行宫腔镜检查的不孕症妇女对 TVUS 进行了评估。对宫腔粘连特异性诊断的敏感性、特异性、阳性预测值及阴性预测值分别是 80%、100%、100% 及 97%[33]。然而，在另一组病例中，TVUS 未能对所有宫腔粘连病例做出诊断，其中 3 例为假阳性[34]，其敏感性和阳性预测值为 0%。这种矛盾结果可能是由于技术水平的差异造成的，特别是进行检查的月经周期时间不同。

某些中心采用宫腔灌注盐水再行超声检查的方法来提高 TVUS 的诊断率，也就是子宫超声造影。子宫超声造影通常采用 TVUS，可提高对宫腔粘连的诊断率。盐水溶液作为一种均质的无回声介质，比单纯 TVUS 能够更好地使宫腔显像。Alborzi 等人以腹腔镜和宫腔镜为金标准，对 HSG 和子宫超声造影的诊断准确性进行了评估，这是迄今为止数量最大的一组病例[34]。这项前瞻性的研究包含了 86 名不孕症妇女。该研究中，子宫超声造影比 HSG 对 Asherman 综合征有更高的诊断率，敏感性为 76.8%，特异性为 100%，阳性预测值为 100%，阴性预测值为 97.7%。

另外一项研究认为 HSG 和子宫超声造影的诊断准确性相似[36]。二者的敏感性均为 75%，HSG 的阳性预测值为 43%，子宫超声造影的阳性预测值为 50%。两项研究的阴性预测值均接近 100%[35]。磁共振成像（magnetic resonance imaging，MRI）对宫腔粘连的诊断作用仍有待于阐明[36]。

技术

TVUS 应在滤泡晚期或早黄体期（在月经周期的第 7、14 或 21 天）进行，使用实时扇形扫描探头，成像频率为 5~7.5MHz。实际上，围排卵期是评价宫腔轮廓的最佳时间，因为有足够厚的子宫内膜以显示更好的回声图像，而且不会太厚以致中线模糊。典型的三线征子宫内膜比月经后的子宫内膜（<3mm）薄，可以使子宫病变更好地成像。

从矢状（长轴）面和横切面显示肌层与内膜之间的不规则层和声像图，从而检视宫腔的轮廓。宫腔粘连的诊断标准是围排卵期中线回声中断。其典型表现是在两层子宫内膜基底层之间的无回声区见到灶性、强回声、不规则、条索状结构，子宫内膜腔的连续性中断。这些宫腔内结构大小不等（2~6mm）[33]。

宫腔镜检查

采用盐水或 CO_2 作为膨宫剂，使用 3mm 或 5.5mm 的宫腔镜，在最低限度镇痛条件下，在门诊即可安全地施行宫腔镜检查。宫腔镜检查是诊断宫腔粘连的金标准，与 HSG 和子宫超声造影相比，具有明显的优越性，尤其是在假阳性率方面。HSG 及子宫超声造影都有很高的假阳性率。宫腔镜检查可通过粘连的位置、形状、大小和类型对宫腔粘连进行准确的分类和评价。

手术治疗

传统和不常用的技术手段

传统的盲法操作扩刮术已经逐渐被宫腔镜下宫腔粘连松解术所取代[16,22,25,37,38]。宫腔镜检查可以在门诊进行，可在直视下确定宫腔粘连的范围，并可同时进行及时的治疗。一些研究报告了子宫切开术条件下的宫腔粘连切除术。在已发表的报告 12 篇，患者 31 名，只有 16 名患者（52%）受孕，其中 8 名自然分娩活胎，4 名因胎盘植入而进行剖宫产和子宫切除术[16]。

作为宫腔粘连治疗的选择之一，宫腔镜手术已经代替了盲法操作的扩刮术[16,22,25,37,38]。

宫腔镜手术

宫腔粘连最主要的治疗方法是早期发现并尽早手术治疗，以最大限度减少远期并发症。宫腔镜不仅是一种准确诊断宫腔粘连的方法，更是一种主要的治疗手段。行宫腔镜粘连松解术的指征是中重度的宫腔粘连或输卵管口闭塞。虽然对轻度宫腔粘连的重要性仍有争议，但是，对于其他所有引起不孕或反复妊娠丢失的原因已经排除或已成功纠正后仍然持续不孕者，应考虑手术治疗。在采用辅助生育技术（ART）治疗前恢复宫腔正常形态显然也是比较明智的，但其证据仍不充分[4]。

虽然缺少足够的数据，但是宫腔镜的另一用途是在胚胎移植前对生殖器结核引起的宫腔粘连进行治疗，而且报道的矫正率高达 100%[37]。

技术

宫腔镜手术常规在全麻下进行，可选用宫腔镜或电切镜。宫腔镜下宫腔粘连松解术可在门诊于局麻下进行，可加用或不用镇痛药物[16]。如果采用电切，则应使用低张、非电解质溶液膨宫并监测宫腔压力。最常使用的溶液是甘氨酸（1.5%）、山梨醇（2.7%）及甘露醇（0.54%）。其基本技术包括锐性或者钝性切除宫腔粘连。通过使用半硬式剪刀、电切或者激光光导纤维等锐性切除的方法，可以成功地完成宫腔镜切除术。

现行的宫腔粘连松解的宫腔镜手术技术，包括使用硬式或半硬式宫腔镜，经 5.5mm 宫腔镜的操作通道使用♯7F 可曲式剪刀，或者电切镜下使用单极电切系统。持续灌流的经宫颈电切镜通常使用♯27F 观察镜，其内鞘和外鞘分别为 8mm 和 9mm。

粘连切开常使用手动高频电极来完成，电极呈 90°的环状。理论上，使用电切需要当心对子宫内膜和子宫肌纤维造成热损伤的副作用，有可能导致以后妊娠时子宫破裂的潜在风险。如果松解粘连的范围较严重，提倡在腹腔镜监视下操作，以降低子宫穿孔的风险[16,25,28]。也有报道术中透视监控下分离粘连，但粘连松解通常不彻底[39]。不过，通过宫腔镜手术操作通道使用激光或电外科手术器械松解宫腔粘连与使用宫腔镜剪刀相比，并无明显优势。最近也有使用同轴双极系统来治疗宫腔粘连的报道，但病例数量有限。其有效性和安全性与之前的传统技术相似，但还需要进一步的研究[40,41]。

一篇病例报道介绍了一名不孕症和宫腔粘连患者，而引入了腹腔镜超声引导宫腔镜松解粘连的概念[42]。经 10mm 套管针放入 7.5MHz 腹腔镜超声探头，将探头的扫描面贴紧子宫浆膜，从而获得高质量的实时图像并安全切除粘连。与传统的经腹技术相比较，其可能的益处是可以正确定位宫腔镜器械的位置，能更好地确定子宫肌壁的厚度，从而最大限度地减少子宫穿孔。这项技术很有希望替代其他技术，但在此之前还需要进一步的研究[42-44]。

粘连松解术从下部开始，逐渐向上，直到可以看到子宫腔全貌和输卵管开口为止。粘连松解术是从宫颈内口开始，先切开膜状粘连和中央部粘连，最后切开边缘部位和致密的粘连[39]。持续的足够的膨宫是成功切除粘连的关键。Valle 和 Sciara[25] 描述了当难以分辨宫腔粘连与正常子宫内膜界限时，经宫腔镜下方的管道注射亚甲蓝的方法。这种技术有助于标示出清除平面，保证粘连松解术的安全。手术时机取决于当前粘连的严重程度，并且常常可能需要二次手术才能充分切除。手术操作时间 10～60 分钟不等，平均 30 分钟。

已有的研究报告显示，应用同轴双极电外科系统可以达到与常规手术方法相似的效果[40,41,45-47]。在 50 例患者（12 例患宫腔粘连，12 例患子宫纵隔）中，成功完成了纵隔成形术和粘连松解术，没有严重并发症的发生[40]。双极汽化电切系统耐受性良好且安全，堪称传统宫腔镜下治疗宫腔粘连的有效替代。

一个重要优势在于其电极直径小，很容易通过 5.5mm 宫腔镜的 5F 操作管道插入；另外，使用生理盐水作膨宫介质，可减少低钠血症的发生率。

存在严重粘连、宫腔完全闭塞的病例是最为棘手的。治疗成功的关键是界定正确的切割平面而不引起子宫穿孔[28]。McComb 和 Wagner[48] 介绍了一种简化的技术，可以治疗严重 Asherman 综合征患者。有 6 例成功完成宫腔粘连松解术的患者是首先用 Pratt 宫颈扩张器扩宫，这样就使得开始宫腔镜手术有一定的操作空间。弯头指向侧方的与子宫体部侧壁相连续的宫角部。该技术从两侧开始，可将闭锁的宫腔转换成子宫纵隔的结构模式。

然后，将宫腔镜沿着宫颈扩张器创建的通道伸入宫角处，采用子宫纵隔切除的方式切割。然而，即使采用这项技术，在早期探查时仍然出现了 3 例子宫中央部位的穿孔。6 例中有 5 例妊娠，但其中 4 例出现早产或异常胎盘。虽然这项技术使得分辨宫腔侧面界限成为可能，并可将瘢痕组织分离开，但其并发症几率仍然很高。

应用透视引导的相似技术也得到了类似结果，即沿着 5mm 的宫腔镜侧方插入 16G80mm 长的 Tuohy 针[39]。其目的是通过扩宫棒或 Tuohy 针，为随后用宫腔镜剪刀进行直视下粘连松解术打开通路。这些专门的技术常常需要多步骤操作才能彻底完成粘连松解术[39,49,50]。

放射影像学技术

用人工授精或 HSG 的球囊导管钝性分离粘连也曾被描述过[51,52]。透视引导下宫腔粘连分解术最早是由 Ikeda 等[51] 报告的，然后被 Karande 等[52] 进一步发展。两种操作都可以在诊断性 HSG 时进行。Karande 描述了一小组在门诊实施粘连松解术的病例，即在妇科放射技术监控下，应用 HSG 球囊导管或者宫腔镜剪刀，通过导管主管插入宫腔。81.2%的患者成功进行了手术，但对于中重度宫腔粘连病例，这种方法引起明显不适且只能松解部分粘连而被放弃。

最近的报道也描述了子宫超声造影治疗宫腔粘连的作用。Coccia 等[53] 新近发展了一项基于子宫超声造影治疗宫腔粘连的新技术。这项技术是在一定压力下向宫腔中灌注盐水，从而机械性分离粘连。首先，缓慢注入盐水（5～10ml），然后逐渐增加压力，直到患者有疼痛感，停止灌注。这样反复操作数次，直到看见宫腔完全膨胀，没有中断的宫腔内膜线残留，也没有充盈缺损。

操作完成后，预防性使用抗生素和雌/孕激素治疗，这称为超声引导下压力灌注（pressure lavage under ultrasound guidance，PLUG；见第30章）法；但是，鉴于所报道的病例数太少（7人），其推广应用价值有限。这种操作方法耐受性好，不需要局部或全身麻醉；平均耗时17分钟。该技术对轻度宫腔粘连的分离更为有效。在中重度粘连的患者中，由于粘连松解不完全的几率较高，故术后复发率也高。所有患者都恢复了月经的周期性，但是生育能力恢复的数据很少。3例合并不孕妇女中只有1例分娩了活胎。

术后处理

尽管粘连松解术技术仍在发展进步，但这些操作的不良预后所带来的两大问题仍然存在：对广泛或重度粘连治疗无能为力，并且目前缺乏预防粘连术后复发的有效方法。术后使用宫内节育器、Foley导尿管、抗生素、糖皮质激素以及大剂量雌激素预防复发的方法仍然存在广泛争议，尚未达成共识[16]。

宫内节育器

预防宫腔粘连术后复发的两种最常用方法是放置宫内节育器（intrauterine device，IUD）或儿童用的Foley导尿管（8F），以及雌-孕激素序贯（非持续性）治疗。预防性和术后使用抗生素也并不是一直被推荐的。另外，在宫腔镜粘连松解术之前使用任何抑制性治疗似乎都是没有价值的。

在重度Asherman综合征病例中，推荐术后使用IUD；放置时间视粘连程度的不同而异，1周~1个月不等，以最大限度减少术后子宫壁创面再次形成粘连。但缺少关于其功效的良好证据。

以往通常使用IUD。然而，现代常用的IUD，如含铜IUD和Progestasert（含孕激素IUD），可能因表面积太小或者引起的炎症反应过重而不能带来任何益处。

据报告称，应优先选择Lippes双S形节育环（Lippes Loop IUD）[16,54]。IUD价值在于保持原本新鲜的创面在愈合初始阶段分离，以期减少再次粘连的机会。

现在，大多数手术医生选择使用Foley气囊导尿管以保持新鲜的子宫内壁创面。在大多数情况下，于宫腔镜手术后将Foley导尿管插入宫腔内，并留置大约1周。但膨胀的球囊对子宫壁的直接压力可能阻碍子宫内膜的再生，因而有人不推荐该法[16]。经过改进的子宫气囊支架（Cook OB/GYN，Spencer，Ind.）是一个心形、扁平的囊，可以更好地适应子宫腔，目前尚无相应的研究数据。

Schenker[16]报道，在使用IUD治疗的642名月经紊乱病例中，92%月经恢复正常，8%月经过少。在405例不孕症患者中，55%妊娠，其中61%足月分娩，25%流产，7%早产，7%发生胎盘异常（胎盘植入）。167名患者在粘连松解术后宫腔内放置Foley导尿管球囊，47%妊娠，其中68%足月分娩，8%早产，18%流产，5%发生胎盘植入。在292名轻度宫腔粘连且未经治疗的患者中，133例（45%）妊娠，其中30%足月分娩，23%早产，40%流产，13%发生胎盘植入。

激素治疗

提倡在粘连松解术后序贯使用共轭雌激素和孕激素60天来刺激子宫内膜生长和恢复，使之重新上皮化，但缺乏强有力的证据证明其有效性。经典的术后用药方案是：1.25mg共轭雌激素（1~25天）加10mg醋酸甲羟孕酮（16~25天）1个月；或者每天服用戊酸雌二醇4mg加微粒化的黄体酮600mg，连服2个月。

预防

有报道称，粘连预防屏障也可以用来预防刮宫术后的宫腔粘连。最近，一项随机对照前瞻性试验研究选择有或没有至少一次或多次刮宫史的不全流产或稽留流产患者150例，刮宫术后宫腔内放置可吸收生物膜。没有既往刮宫历史的患者中，使用可吸收生物膜的患者在粘连松解术后8个月内全部妊娠；而没有使用可吸收生物膜的病例只有54%妊娠。既往有刮宫历史、使用可吸收生物膜而未受孕的患者中，90%未发现再次粘连；而未使用可吸收生物膜者只有50%没有再次粘连。在提倡常规使用之前，还需要进一步研究[55]。

并发症

宫腔镜粘连松解术的并发症与其他各种宫腔镜手术包含同样的标准风险。然而，分娩期末的表现（包括子宫破裂）虽然很少见，但却是十分危险的。宫腔镜手术后病例，无论其是否有术中子宫穿孔，都有术后分娩期子宫破裂的报道。

宫腔镜粘连松解术的并发症可分为两大类：一类是宫腔镜手术的固有并发症，另一类是与粘连松解术相关并发症。宫腔镜手术相关的并发症将在第 45 章详细阐述。总的来说，宫腔镜手术相关并发症包括可能发生水中毒、穿孔以及盆腔脏器损伤（包括脏器热损伤）。宫腔镜手术相关并发症的总体发病率约为 2.7%[45,46]。此外，使用电外科手术系统还有潜在的风险，如生殖器官灼伤[57,58]。

宫腔镜手术中，子宫穿孔的几率不足 2%（1.6%），其中大部分（97%）是在术中发现的。宫腔粘连松解术或者宫腔镜下粘连松解术中，子宫穿孔的风险最高[16,59]。术后感染性并发症几率为 1.42%，其中，粘连松解术和子宫纵隔术等其他宫腔镜手术发生术后早发型子宫内膜炎的风险为最高[59]。

除非发生广泛的热损伤或者子宫底部穿孔，通常建议宫腔镜粘连松解术后采取经阴道分娩。子宫穿孔后妊娠或分娩，或者分娩期发生子宫穿孔的风险尽管少见，但一旦发生便十分危险。胎盘异常的发生率约为 8%，推测可能与粘连松解术后子宫内膜基底层缺陷有关[60]。建议进行孕期监测，以检查或排除胎盘异常的存在，如果未能及时发现胎盘异常，将对母儿带来严重的不良后果。

手术结果

可通过再次宫腔镜检查、影像学检查以及采用简便的撤退性出血试验，来评价手术成功与否，撤血试验阳性可提示子宫内膜再生满意。对于想要受孕的妇女，成功妊娠也是手术成功的标志，这似乎也与宫腔粘连的严重程度相关。

宫腔镜手术治疗宫腔粘连的结局研究报告有很多，但缺少随机临床试验研究。也有少数关于未治疗宫腔粘连病例的报道。Schenker[16]报道，292 例未予治疗的轻度宫腔粘连病例，其中 133 名（45%）妊娠，妊娠者中 30% 足月分娩，23% 早产，40% 流产，13% 为胎盘植入。

据报道，因宫腔粘连而反复妊娠丢失（24 例）或不孕（16 例）的一组患者共 40 例，轻度或中度宫腔粘连的手术治疗效果良好[38]。根据 March 分类系统，40 例患者中，10 例轻度粘连，20 例中度粘连，另外 10 例为重度粘连[28]。采用宫腔镜剪刀或者单极电外科系统完成宫腔镜粘连松解术；预防性地使用抗生素；术后宫腔内插入儿童用导尿管并使用雌激素治疗。在以月经过少为主诉的妇女中，67% 在粘连松解术后月经周期正常。所有反复妊娠丢失的患者术后受孕；其中 71% 足月产或早产，新生儿存活。不孕患者中，62% 妊娠，活产率 37.5%。轻度到中度粘连病例术后很少再发生粘连或没有粘连，报道的数据是 0～10%。然而，在重度粘连病例中，60% 术后再次发生粘连；所有重度粘连患者术后都没有受孕。只有一例重度粘连患者在手术时发生子宫穿孔。

Valle 和 Sciarra[25]总结了 81 例不孕患者的资料，结论是轻、中及重度宫腔粘连患者在术后足月妊娠率分别为 81%、66% 和 15%。其中曾有反复妊娠丢失的轻、中、重度宫腔粘连患者术后足月妊娠率分别是 94%、89% 和 65%。文献结果是一致的，而且很显然，即使是经过了宫腔镜粘连松解术，重度宫腔粘连患者的生殖预后仍然很差[25,28]。Valle 和 Sciarra 所研究的 30 例不孕和重度宫腔粘连患者中，43% 的妇女术后受孕，但仅有 10% 的活产率。宫腔粘连松解术后粘连再发生率和生殖预后都与初始治疗前粘连的严重程度密切相关。重度粘连的复发率是 48.9%，再次松解粘连后的复发率降至 35%[25]。

Zikopoulos 等[41]报道了 46 例采用电切镜或共轴双极电切系统进行宫腔镜粘连松解术的患者。这是应用共轴双极电切系统数量最多的一组病例。其中，3 例因术后粘连进行了第二次手术，并且 1 例进行了第三次手术。月经过少或闭经的妇女中 93% 恢复月经。

粘连松解术后平均随访 39.2 月（±4.5 月），总活产率是 43.5%。自然受孕者的活产率为 61.9%，而经体外受精（in vitro fertilization, IVF）受孕者的活产率为 28%。采用电切镜抑或共轴双极电切系统后的自然受孕率相近。受孕所需时间平均为 12.2 个月，粘连松解术后 2 年内所有病例均已获得妊娠。

妊娠并发症的情况为早产率为50%,并且20例中有2例(10%)因胎盘异常(胎盘植入)而行子宫切除术。另外,Zikopoulos等[41]对现有的文献资料进行了回顾,发现过去十年中对宫腔镜粘连松解术后患者分娩率进行的队列研究共7项。分析所有研究后,发现总分娩率为38.1%(48/126)。

Pabuccu等[3]的研究中,反复流产患者的分娩率达到70.8%,而不孕患者的分娩率仅37.5%,是目前最高的成功率。该报告首先对之前发表的报道进行了回顾,发现共有775例患者,其中302例(38.9%)足月分娩,该研究的总体分娩率与Siegler和Valle[60]1988年的报道相似。

即使采取宫腔镜粘连松解术后,生殖器结核继发性宫腔粘连的病例预后仍然较差[37]。在一组共尝试了15次宫腔镜粘连松解术的12例患者中,尽管术后宫腔恢复满意,但其术后的再粘连率高达100%,子宫穿孔率为15%。继发于结核的重度宫腔粘连预后很差;这些作者建议如果首先进行粘连松解手术失败,则应考虑选择其他的辅助生殖方法,比如代孕母亲。

子宫纵隔

子宫纵隔常见于育龄期妇女。其对生殖结局的影响仍然存在争议。本部分将对子宫纵隔的病理生理学、诊断和治疗的基本原则进行讨论。

生殖管道的胚胎学

先天性子宫畸形基本上源于三类部分性或完全性苗勒管发育缺陷。这三类包括苗勒管发育、成形以及融合的紊乱,会导致子宫阴道始基发育停滞(发育不良)、成管失败、融合失败或重吸收失败。纵隔子宫源于两侧苗勒管间中隔的部分性或完全性重吸收失败。女性生殖道胚胎学已在第12章详细描述过了。

简而言之,在受孕5~8周内,即胚胎发育的未分化时期,Wolff管(中肾管)和苗勒管(副中肾管)同时存在。发育中的睾丸Sertoli细胞所产生的苗勒管抑制物缺乏的条件下,苗勒管发育成为子宫、输卵管以及阴道上段和穹窿。Wolff管因缺乏雄激素的作用而逐渐退化。苗勒管尾部融合形成"Y"字形结构,称为子宫阴道始基。子宫阴道始基的尾端插入泌尿生殖窦的背侧壁,融合并管道化形成直到处女膜的全部生殖管道。这个过程从孕9周开始,到孕20周完成[61]。

由于苗勒管缺陷的存在无法由单向性理论得到解释,因而经典单向性理论,即尾端向头端融合受到了挑战。正如Crosby和Hill[62]在1962年所描述的一样,这些类型的畸形与苗勒管从尾端到头端的线性融合是矛盾的。该理论的基础是,在胚胎的11~13周时苗勒管融合而发育成子宫,此融合的过程是由最尾端的所谓苗勒管结节开始,向头端的方向逐渐发展的。中隔的吸收被认为在此后的短期内开始,可以从融合的任意部位开始,向任意方向或者双向推进。

另一种理论是由Musset等人[63]和Muller等人[64]提出的,即苗勒管的中线部分从中段开始融合,同时向尾端和头端扩展;然后在两管之间的细胞快速增殖,形成子宫体和子宫颈,然后重吸收中隔;所有这些过程都是同时双向进行的。泌尿生殖窦和子宫峡部之间的苗勒管中线部分的融合大约是在胚胎10周左右时,并且同时向头端和尾端发展;在孕13周时,子宫底部会形成一条厚厚的隔。中隔的吸收在孕13~20周从峡部开始,同时向两个方向发展。苗勒管融合失败是在孕10周,中隔吸收失败是在孕20周。

病因学

纵隔子宫的病因学仍有待阐明。一些分散的家系病例报告提示其有一定的家族聚集性,但没有明确的与纵隔子宫形成相关的遗传因素[65-67]。有少数研究显示,不仅同胞姐妹可同时患有相似的苗勒管畸形,母亲和女儿之间也可发生垂直遗传。虽然一些基因及其与环境影响因素的相互作用在纵隔子宫的形成过程中可能起一定作用,但其真正的病因仍然不明了[68]。

总的来讲,存在先天性子宫畸形的妇女中,92%的染色体核型是正常的,即46,XX;大约8%存在染色体核型异常[69]。在个别情况下,宫内早期暴露于放射线、风疹病毒等感染和致畸因子(己烯雌酚、沙立度胺)可能是子宫畸形的致病因素。此外,苗勒管畸形可与其他器官系统的畸形同时存在,特别是泌尿生殖管,但很少见于纵隔子宫。因而,对可能与苗勒管畸形有关的包含所有器官系统的全面诊断性检查应当谨慎,应根据子宫畸形的类型而定。

分类

苗勒管畸形的分类系统有很多种。应该统一采用某一种分类系统，以便于对所有患者进行恰当的分类，并可对使用相同分类系统的国内外数据进行比较。Buttram和Gibbons[70]以6组苗勒管畸形为基础，提出了一种分类系统。1988年，ARSM根据现有的子宫解剖学类型对Buttram分类系统进行了修订（表43-3）[29]。1988年，ASRM提出的分类系统是目前对苗勒管缺陷进行描述和定义时最常用的分类系统。

这种分类系统将畸形分为6种主要的子宫解剖学类型或者类别。其中，两种基本的子宫畸形类别是继发于苗勒管部分或完全性吸收失败，即第Ⅴ或Ⅵ类。根据ASRM分类系统，纵隔子宫属于垂直型融合缺陷，为第Ⅴ类；第Ⅴa类是完全纵隔子宫，Ⅴb类是部分纵隔子宫（见本书的图12-3）。

表43-3 苗勒管畸形 ASRM 分类
Ⅰ. 增殖不良/发育不全
a. 阴道
b. 子宫颈
c. 子宫底部
d. 输卵管
e. 联合
Ⅱ. 单角子宫
a. 相互连接
b. 不连接
c. 无宫腔
d. 无宫角
Ⅲ. 双子宫
Ⅳ. 双角子宫
a. 完全性
b. 部分性
Ⅴ. 纵隔子宫
a. 完全性
b. 部分性
Ⅵ. 弓状子宫
Ⅶ. 己烯雌酚相关性

ASRM分类系统中的第Ⅵ类是弓状子宫（见图12-3）[29]。在ASRM分类中，弓状子宫是一个单独的分类，但如果在外形上相似，并且胚胎起源上与纵隔子宫相同（即中隔重吸收失败），则可以划为一种部分纵隔子宫。ASRM分类之所以将弓状子宫分为单独的一种类型，是基于它的良性行为和通常不需要手术治疗的前提[29]。因此，弓状子宫通常划为一种存在小纵隔和宫底部的细小切迹（浅凹陷）的纵隔子宫。

纵隔子宫的特点是子宫底部外观轮廓平滑，存在两个子宫腔。纵隔的长度或分隔的程度不一，可以从细小的中隔直至完全的重吸收失败导致的完全性纵隔子宫，甚至合并阴道纵隔。相关的宫颈和阴道畸形尚未归入标准化ASRM分类系统，它们与苗勒管发育的单向性理论并不一致。ASRM分类系统被广大作者和临床医师们最广为接受和应用；但一些新近发现的子宫畸形并不符合现有的分类系统，若能有一种修订的分类系统能够包括它们，那就更好了。这些畸形现在只能作为个案来报道。

MRI的到来进一步证实完全性子宫纵隔、双宫颈及阴道纵隔的存在和特征；这种畸形与Buttram和Gibbons分类系统并不相符[70]。病例报道证明了双宫颈、双阴道合并纵隔子宫的存在[71-73]。Toaff等人将这种畸形划归为第1A类；这进一步支持了Musset关于苗勒管发育的理论[63]，后来得到McBean和Brumsted[73]的进一步倡导。

发病率

先天性子宫畸形在全部人群中的真实发生率仍然不清楚，各研究对发病率的报道各不相同。确定子宫畸形真实发病率的困难主要在于大多数畸形是无症状的。然而，最近对子宫影像学技术的改进提高了子宫畸形的检出率。

据报告，育龄期女性苗勒管或子宫畸形的发病率约为0.5%～6%，生育结局不良妇女中的发病率最高。据估计，在所有妇女中，子宫畸形的发病率是2%～3%[74-76]。

在一篇综述中发现，679例原本生育力正常，但行腹腔镜绝育或开腹手术绝育的妇女中，子宫畸形率为3.2%，其中90%为纵隔子宫，5%为双角子宫，5%为双子宫[75]。

在另一篇类似的综述中，323 例生育力正常妇女经宫腔镜绝育术后子宫畸形的发生率为 6%[76]。子宫畸形的类型主要是纵隔子宫和双角子宫。其他报道也得到了相似的结果[77]。在一项前瞻性研究中，采用宫腔镜手术评估患者不孕的原因，发现 336 例中苗勒管畸形占 5.4%，与一般人群中的发生率相似。相反，228 例子宫畸形病例中，可以用其他原因解释的不孕占 9.1%[78]。

在生育结局不良的妇女中，最常见的子宫畸形类型是纵隔子宫和双角子宫，这两种畸形的患病率分布相等。在 Acien[74] 的报道中，苗勒管畸形的总发病率在有正常生育史的妇女中是 5%，在不孕妇女中是 3%，在孕早期反复流产的妇女中是 5%～10%，而在早孕晚期和中孕早期的妊娠丢失以及早产患者中的发病率大于 25%。这篇关于发病率的报道除外了弓状子宫的病例。综合有关多项研究中的不孕和正常妇女，畸形的发生概率由高到低依次为双角子宫、弓状子宫、不完全纵隔子宫、双子宫、完全纵隔子宫和单角子宫[74]。在这一组妇女中，双角子宫和完全性或部分性纵隔子宫（包括了弓状子宫）占子宫畸形的 74%，平均分布在不孕组和正常组中。

根据手头的文献，综合分析 5 项重要的研究，共计 2992 例子宫畸形病例，发现子宫畸形在生育能力正常的一般人群中总体平均发病率为 4.3%[79]。排除由于影像学技术的局限性而将纵隔子宫误诊为双角子宫的早期发病率研究，剩余的 1392 例中，各种子宫畸形的频率分布如下：弓状子宫 18.3%；纵隔子宫 34.9%；双角子宫 26%；其余是单角子宫、双子宫和苗勒管发育不全。因此，大约 1/3 的病例是可用宫腔镜成功治愈的纵隔子宫。

该报告还进一步细分了不孕和反复妊娠丢失妇女发生的苗勒管畸形[79]。根据回顾的文献，在不孕妇女中，苗勒管畸形发生率在 1%～26% 不等。根据现有研究中的 3640 个病例，在不孕患者中，苗勒管畸形的总体发生率是 3.4%，与一般人群中的发病率（4.3%）相似，从而提示纵隔子宫不会影响生育。

纵隔子宫的主要表现是很难维持妊娠，而受孕能力不会降低（不孕）。在反复妊娠丢失的妇女中，总体平均发病率是 12.6%，高于一般人群和不孕症患者中的发病率[79]。晚期流产和早产患者中的发病率也高于早期流产患者。

在反复妊娠丢失的妇女中，纵隔子宫和双角子宫的相对频度不太清楚。这主要是因为以往的手术数据通常未能将纵隔子宫与双角子宫明确地区分开来。采用腹腔镜或子宫超声造影对反复妊娠丢失患者进行评估的最大规模的一项研究中，反复妊娠丢失妇女中纵隔子宫比对照组更为常见[80]。几组病例报告提示，反复妊娠丢失妇女中纵隔子宫比双角子宫更多见[81,82]。

35 例反复妊娠丢失的妇女分别在子宫影像学检查或门诊宫腔镜检查时疑似双角子宫或纵隔子宫，后经宫腔镜和腹腔镜手术证实，所有患者为纵隔子宫而不是双角子宫。总的说来，纵隔子宫是反复妊娠丢失患者中最常见的子宫畸形。

病理生理学

纵隔子宫能够增加发生早晚期流产和早产的风险或者发生率，并会增加产科并发症的发生率，从而会损害正常的生育能力。在一组没有纠正子宫畸形的病例中，有 48% 的纵隔子宫患者足月分娩，15% 的患者早产，双角子宫的患者有 39% 足月分娩，有 21% 的患者早产[83]。胎儿的存活率在两组病例中都很高（50%～60%）。另一则报告认为，早孕期自然流产与纵隔子宫有关而与双角子宫无相关。不孕症与子宫畸形之间的联系缺乏确凿的证据。纵隔子宫患者的受孕能力似乎并未受到影响。

这些数据确实证实了子宫纵隔会增加反复妊娠丢失的风险。未纠正子宫纵隔的患者发生早孕期和中孕期自然流产的风险很高，而早产和胎先露异常较少见[83,84]。子宫纵隔和妊娠丢失之间的联系尚不明了，有些数据甚至是相互矛盾的。

在一组原因不明的不孕症病例中，纵隔子宫患者的自然流产率为 22%，而双角或单角子宫患者的自然流产率大约是 35%[85]。在不孕评估中偶然发现子宫纵隔的患者，其妊娠丢失的风险尚不明了[86,87]。

纵隔子宫的妇女妊娠并发症的发病机制尚未完全阐明。最广为接受的理论包括纤维组织构成的纵隔血管化不良，子宫肌层和子宫内膜层血管之间的关系发生改变，从而对胎盘形成产生负面影响。

纵隔主要是由无血管的纤维肌肉组织组成的。因此，推测纵隔表面的子宫内膜对雌激素的反应差，导致不规则的分化和雌激素成熟[23,88-90]。在缺乏血管的纤维化纵隔处着床则会导致胚胎种植异常、胚胎发育不良和继发流产[87,91,92]。子宫腔体积缩小也可能对妊娠丢失具有一定作用。

子宫纵隔越长，不良妊娠结局的风险似乎越高。不及宫腔一半的小纵隔较少引起反复妊娠丢失。所谓小纵隔是指长度小于子宫长度一半的子宫纵隔，与较大的子宫纵隔相比，它引起反复妊娠丢失的可能性较小；但是，小纵隔仍然可能导致反复妊娠丢失[93]。

诊断

放射影像学

子宫影像学诊断技术的发展使得对子宫畸形类型的诊断更为准确，可以明确分辨出纵隔子宫、双角子宫和弓状子宫。用于子宫畸形检查的子宫影像学技术包括子宫输卵管X线摄影术（HSG）、有或没有三维或四维成像技术的阴道超声（TVUS）、盐水灌注的子宫超声造影以及磁共振成像。

HSG是诊断先天性或获得性子宫缺陷和输卵管通畅情况时最常用的放射诊断技术。月经周期的第5~12天行HSG。HSG检查通常只是疑诊纵隔子宫，但常常会误诊[94]。HSG是一项简单、安全、相对无创的放射影像学检查方法，并且在透视引导下进行，可呈现宫腔形态，但其对于纵隔子宫和双角子宫的鉴别能力有限（见第29章）。因此，由于HSG的局限性，需要我们通过手术干预、最近更常用的超声、MRI等手段来评价子宫的外形轮廓或构造，从而得出明确的诊断。

HSG是一项有效的筛查手段，应作为评价宫腔形态的首选步骤。宫腔镜和腹腔镜联合检查是对子宫畸形进行准确、恰当分类的金标准，特别是对于宫底轮廓需要进一步确认的患者。对于高危病例（如存在盆腔炎或者心脏疾病史者），推荐预防性应用抗生素。最常用的抗生素是多西环素。因为这项检查引起的不适感很轻微，并且可以提前30~60分钟给予抗炎药物减轻这种不适，所以没有必要常规使用镇静药物。具体操作详见第29章。

在一项研究中，在因不孕而进行HSG和宫腔镜检查的336例不孕妇女中，26例诊断为苗勒管畸形。其中18例已在HSG下确诊为苗勒管缺陷[95]。其他研究也都得出了相似的结论；但其敏感性和阳性预测值高度依赖于被检子宫畸形的类型[96,97]。

经腹部或经阴道超声因价格低廉、无侵入性，且易于操作，都是评估疑似纵隔子宫极好的方法。另外，因其易于携带，还可在手术中应用。对纵隔子宫的诊断，TVUS检查优于经腹部超声检查。所使用的是实时机械式扇形经阴道探头，成像频率为5MHz和7.5 MHz。

子宫纵隔的最佳诊断方法是TVUS横断面扫描。其典型表现是肌层回声将子宫底部的内膜分为了两部分（见图43-1）。利用三维或四维超声成像技术对于诊断子宫纵隔可能更为有效，但目前尚未发现其比标准的TVUS更有益处。

在诊断子宫缺陷方面，子宫超声造影比传统TVUS具有一定优势。操作过程中，所用的是频率5MHz的常规TVUS探头、带或不带末端球囊的子宫腔注射器以及生理盐水。生理盐水缓慢注入以充分膨胀子宫腔，同时进行宫腔横切和纵切扫描以评估各种子宫缺陷。由熟练的操作者完成，该过程平均需要5~10分钟。由于这项操作只有轻微的不适，所以常规不需要镇痛和镇静。子宫超声造影的主要并发症与HSG相似，据报道，其风险为1%~2%，主要继发于盆腔炎性疾病[97-99]。详细操作方法见第30章。

一项对200例不孕患者的研究发现术前TVUS与宫腔镜所见具有相关性[32]。TVUS对子宫内膜病变的总体阳性预测值是94.3%，敏感性是98.9%，假阳性率是5.5%。采用TVUS检测子宫畸形的阳性预测值中，子宫纵隔为最高，为100%。

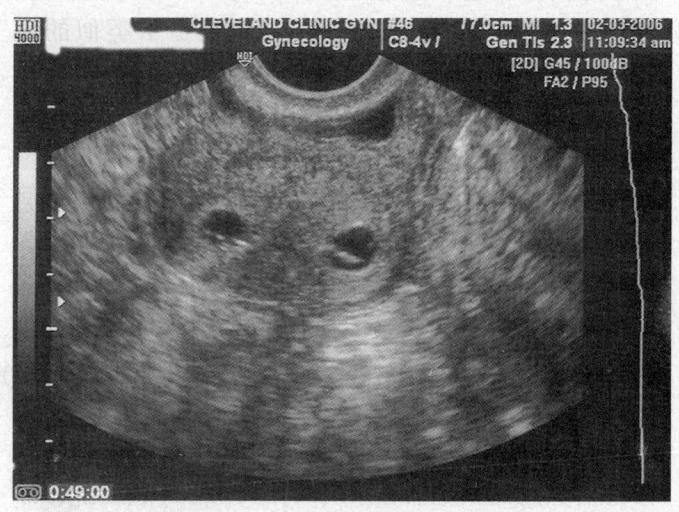

图43-1 子宫肌层回声分割底部子宫内膜的典型超声图像。

曾有一项研究将65例不孕妇女采取其他影像学诊断技术的诊断准确性与宫腔镜检查结果的进行比较研究[97]。TVUS和子宫超声造影的假阳性率均为0%，特异性和阳性预测值均为100%。而HSG的特异性和阳性预测值分别为96.4%和66.7%。子宫超声造影的敏感性为77.8%，而HSG和TVUS均为44.4%。这些数据表明子宫超声造影可取代HSG而成为子宫纵隔的首选检查方法。

另一项较大样本量（86例）的研究将HSG和子宫超声造影的诊断精确度与腹腔镜和宫腔镜检查结果进行了比较[34]。子宫超声造影诊断子宫畸形的敏感性为94%，特异性为100%，阳性预测值为100%，阴性预测值为96.2%。这些数据和前一研究[97]类似，但数据意义较之相对不足，子宫超声造影的主要局限在于弓状子宫的检测。

MRI能够准确判断是否存在子宫畸形，并且已经成为确诊其他方法所不能确定的检查结果的影像学手段。最近许多研究显示了MRI在子宫畸形评价中的有效性[71,100-103]。MRI对于鉴别包括弓状子宫在内不同类型的子宫畸形，具有一定的敏感性和特异性。

MRI的明显优势包括分辨子宫肌层和内膜组织的能力、多平面子宫成像和确定子宫外形轮廓[100,104-106]。MRI能精确探测宫底的轮廓，包括测量两侧宫角的间距，从而区别双角子宫和纵隔子宫。纵隔子宫的宫底平滑，两侧宫角的间距小于4cm。此外，Fedele等[100]认为，纵隔子宫MRI影像区别于双角子宫的依据是，宫底凹陷小于10mm，两侧腔内侧缘的夹角小于60°。其他研究者也报道了类似的发现[71]（见第31章）。

另外，子宫纵隔的另一个特点是，隔板上存在或者缺失子宫肌层组织和血管形成，或只有一层贯穿整个纵隔的纤维连接。子宫纵隔MRI检查的阳性预测值据报道高达100%[106]。多篇研究报道，MRI作为手术的辅助检查，其诊断子宫畸形的正确率为100%[101,102]。在另一篇23例苗勒管畸形的回顾性分析中，MRI的正确诊断率达到96%，而TVUS为85%[102]。

MRI的另一项优势是能够同时检测出苗勒管畸形患者典型的其他器官系统的相关畸形，如肾和泌尿道畸形[106]。与其他影像学检查方法相比，MRI的主要缺点是便携性差和费用昂贵。

腹腔镜和宫腔镜联合检查已经成为子宫纵隔的检查和确证的常规方法。一项前瞻性随机研究[106]发现，对于不孕患者宫腔的评估，宫腔镜、盐水灌注的子宫超声造影和TVUS之间无显著性差异。宫腔镜的主要局限性在于不能确定子宫的外形轮廓，因而不能鉴别子宫畸形的类型，如双角子宫和纵隔子宫。

在手术中诊断纵隔子宫的标准是外凸、平坦、平滑或微小切迹（1cm或更小）的宫底部外形轮廓。宫腔分隔可由术中超声或宫腔镜确定。如果影像学检查结果不确定，现在多采用手术切除前腹腔镜探查最后确定纵隔子宫的诊断。

手术治疗

历史回顾

子宫纵隔手术修复的目的是恢复正常的宫腔。然而，恢复正常宫腔的一般手术却并不意味着好的生育结局，因为子宫的血管形成也可能受到损害。Ruge于1884年最早报道了有记载的首例子宫纵隔切除术。子宫纵隔的切除是通过子宫颈切除完成的。这项技术因被经腹操作取代而弃用。

1907年，Strassman描述了经腹子宫成形术。这是一种将双角子宫和双子宫合二为一的手术技术[108]。Jones和Jones[108]以及Tompkins[109]分别在1953年和1962年对这种经腹部子宫成形术进行了改进。虽然腹部子宫成形术获得了很好的手术效果，但还是存在许多主要技术相关性缺陷，足以导致这种技术被弃用[110,111]。这些缺陷包括出血风险、显著的盆腔粘连、术后并发症发生率高致使恢复时间延长、妊娠后需要手术分娩（剖宫产）[108,109]。

随着宫腔镜手术技术的进步，经宫颈子宫纵隔切除术作为门诊手术而再次提出。由于宫腔镜子宫成形术具有手术病率低、恢复快，并且感染、出血、粘连风险低等益处，已经成为首选方法。此外，大部分患者避免了腹部和子宫肌层的切口，因而没有并发症的病例不需要手术分娩。

在切除手术后2个月即可尝试怀孕，而经腹子宫成形术则需要3~6个月。目前，宫腔镜子宫成形术已经成为治疗子宫纵隔的手术技术[112,113]。

适应证

子宫纵隔切除术最常见和公认的手术适应证是妊娠早期和中孕早期反复妊娠丢失。对于单纯原发性不育而无妊娠丢失的患者是否实施手术修复，目前仍有争议。纵隔子宫对辅助生育技术的影响尚未明确。对于有明确证据表明能够正常妊娠的纵隔子宫患者，在发生妊娠丢失之前手术切除子宫纵隔是否有益仍有争议。其原发性或继发性流产、不良生育结局的真实风险尚未可知，因而对于纵隔子宫患者为采取这种预防性措施而提供恰当的咨询是很困难的。

患有纵隔子宫的原发性不孕并不是宫腔镜子宫成形术的适应证，但在其他不孕原因经过恰当评价和治疗失败后应考虑手术，大部分研究都支持这种观点。宫腔镜子宫成形术操作简便、术后并发症发生率低，已经使得许多专家都建议切除纵隔，特别是对年龄较大的妇女。

即使第一次妊娠正常，预防性治疗对于预防以后不良生育结局的效果尚缺乏数据支持。Acien 对 176 例未治疗苗勒管缺陷患者的妊娠结局[74]。他报告了首次和后续妊娠的结局。首次妊娠的流产率与后续妊娠相同，但后续妊娠的结局比首次妊娠差，足月产的比例较低，早产比例较高。在纵隔子宫患者亚组中，31 例患者 89 次妊娠，首次妊娠和所有后续妊娠的结局是：自然流产率分别为 21% 和 23%，早产率为 8% 和 23%，足月产率为 71% 和 54%。因此，纵隔子宫患者后续妊娠的结局要比首次妊娠差。而子宫正常者的流产率为 8%，早产率为 6%，足月产率为 85%。

宫腔镜技术

宫腔镜手术通常在全身麻醉下，使用手术宫腔镜或电切镜进行。若使用单极电切器械，则用不导电的低渗溶液膨宫。若使用双极电切器械，可选用等渗盐溶液膨宫。使用单极电切系统时，最常用的溶液是甘氨酸（1.5%）、山梨糖醇（2.7%）和甘露醇（0.54%）；双极电切系统时，选用生理盐水。基本技术通常是纵隔切开，而不是摘除或切除。然而，一些大的基底部宽的纵隔应考虑部分切除。

在已发表的宫腔镜子宫成形术的大宗研究报告中，大多数选择微型手术剪进行纵隔切除手术[112-114]。两种最常用的纵隔切开或切除器械是硬式或半硬式柔韧剪刀（图 43-2）。它们是 7F 器械，可通过宫腔镜手术操作通道。另外，可经电切镜的 21F 外鞘安装电切环。双极电切系统可使用标准的手术宫腔镜，电切器械通过操作通道插入进行切割。微型手术剪的局限性是宽基底纵隔的切开或和切削较为困难。理论上，使用电切操作的问题是对子宫内膜和子宫肌层热损伤的负面效应，后续妊娠时可能存在子宫破裂的潜在风险。

据报道，使用激光进行宫腔镜子宫成形术也有相同的术后结果。然而，它之于其他技术的优势还未证实[115-116]。许多研究证实了宫腔镜子宫成形术中使用 Nd:YAG 激光的有效性和安全性[117]。传统方法也有相似的妊娠结局。Nd:YAG 激光的明显优势是手术不出血和切割纵隔的速度快。其另一优势是，可以在纤维软镜下使用，而不需扩张宫颈。但由于费用过高而限制了其应用。

宫腔镜子宫成形术最好是在月经周期的卵泡期施行，此时子宫内膜薄，因而不需要任何的子宫内膜准备。连续液体灌注进行膨宫。通常主张使用腹腔镜监护，通过透光试验以评价子宫底部肌层的厚度和确定纵隔切除是否达到最佳状态，避免子宫穿孔。然而，大多数情况下并不必要。如果使用环状电极的电切镜，电切电流应设置在 100～120W 以下，电凝不应超过 50W。

同轴双极电切系统切除子宫纵隔可使用生理盐水溶液。双极器械可以通过 5.5mm 宫腔镜的 5F 手术操作通道[45,118,120]。所使用的技术包括纵隔汽化或切除两种。所采用的模式为汽化切割和干燥脱水，功率设置范围可调（1～200W），前者对于不孕患者更为有利。迄今为止，使用这种能量模式的宫腔镜子宫成形术的经验仍然有限，但由于理论上作为膨宫介质的生理盐水引起液体负荷过重的风险更低、生殖器电损伤风险最小化，这种技术可能很有前景[45,118-120]。Fernandez 等[120]报告，使用这种同轴双极电切系统进行 12 例纵隔成形术，效果与传统的手术技术类似。同轴双极电切系统安全、耐受性良好，可能是替代传统宫腔镜技术的有效方法，但进一步的研究有待完成。

目前，腹腔镜联合宫腔镜手术已经成为子宫纵隔切除的金标准，但最近的数据表明术中使用经腹超声监护既安全，又令人满意。然而，这方面的研究很少，且样本量小[121,122]。纵隔切除手术中应用经腹超声监护的另一优势在于它能够确定子宫壁的厚度，尽可能减少肌层的切除。然而，现在尚无数据证实使用腹腔镜或术中超声会比单独使用宫腔镜具有更好的结局。

第七部分 生殖医学手术

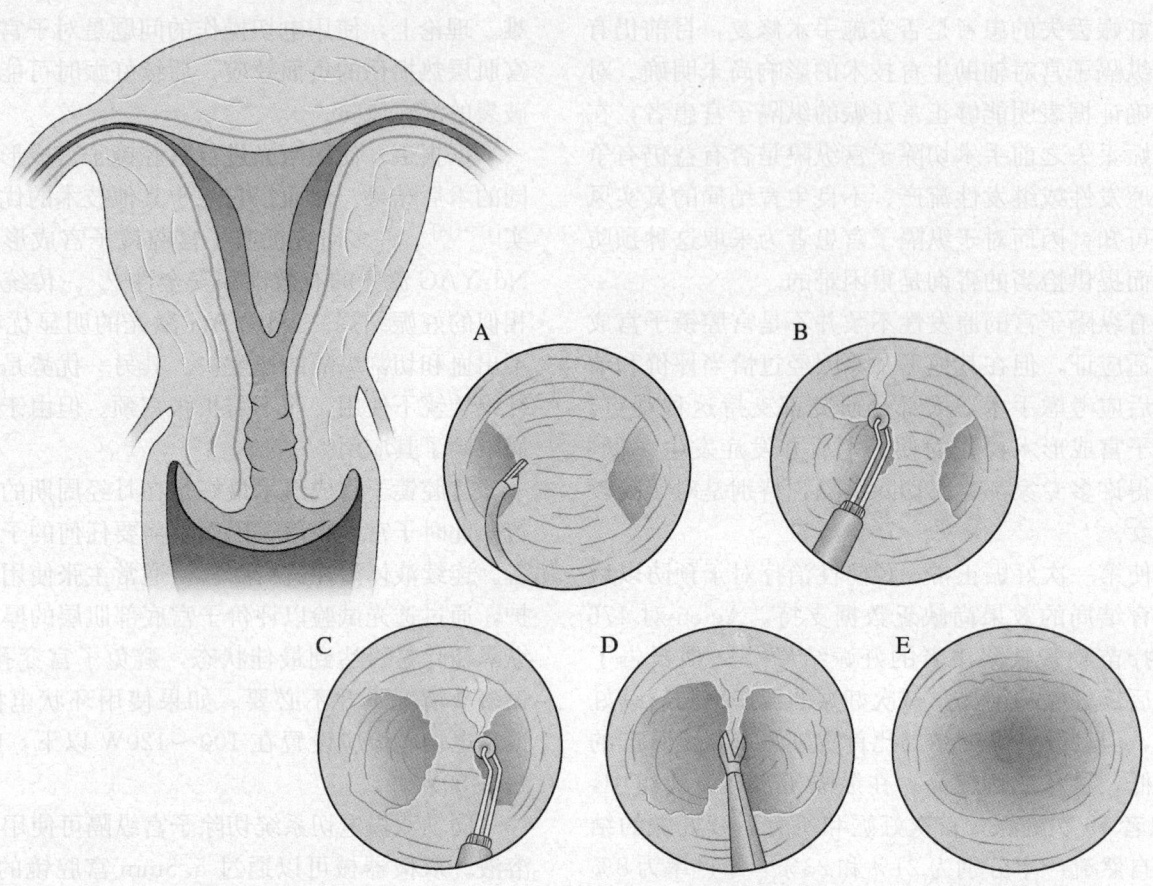

图43-2 宫腔镜子宫纵隔切除术。可使用电切或剪刀,最重要的是切割平面位于纵隔中部。

纵隔的切除或横向切开从纵隔的较低边缘开始,然后始终保持在纵隔的中线部位和横向切面,向头侧继续切割,直到输卵管开口处;应尽可能少切开肌层,始终保持在最表浅的肌层纤维为度。如果发现出血增加,则提示已经达到纵隔的基底部。终止切除的指征包括:从白色没有血管的纵隔过渡到看见粉红色的血管化的肌层;切割部位与输卵管开口的关系;腹腔镜或超声监测提示切割部位已接近子宫浆膜。子宫纵隔的成功切除是指可同时看到双侧输卵管开口,且两开口之间无分隔组织;宫腔容积扩大;子宫形态完全改善。纵隔切除结束时,宫腔形态恢复正常,宫底容易看见,镜头能够很容易地在两输卵管开口之间扫动。不管使用什么技术,其目标都是减少纵隔的表面积,使宫腔成为一体。

完全性子宫纵隔的手术切除技术是:通过一侧宫颈插入塑料子宫扩张器、HSG 导管球囊或 Foley 球囊以顶压纵隔,同时可防止膨宫液从另一宫颈口溢出[123]。然后,经另一侧宫颈插入宫腔镜,从被顶压

处开始切割以保证安全。确定宫颈上方切割起始点非常重要。一旦确立切割位置,则在保护好宫颈组织的条件下完成切割。建议保护好宫颈和保留宫颈内口以下的纵隔,这样可以使术后妊娠时宫颈功能不全的风险降到最低,不过这方面的研究较少[123-125]。

腹部子宫成形术

极少数情况下,经宫腔镜途径不能切除纵隔时,应考虑经腹子宫成形术。然而,这项技术不常用使得很难找到有经验的医生完成该手术。

Jones 子宫成形术涉及楔形切除包括纵隔在内的子宫底部。在子宫前壁和后壁做三角形切口。切开子宫时,推荐子宫肌壁注射血管加压素(10 单位/30ml 生理盐水)以尽可能减少出血。可使用子宫肌瘤切除术中所使用的技术减少动脉出血,包括止血带束扎子宫下段而暂时阻断子宫动脉。

首先推荐的是张力缝合三角形切缘的侧面。楔形切除组织直到宫腔合二为一,然后从楔形切除的基底

部开始重建子宫，缝合三层。第一层采用连续或间断缝合，使得子宫前壁或后壁切缘之间相互靠近，线节打在宫腔内，用 2-0 可吸收线对合子宫内膜和少部分肌层。第二层间断缝合关闭肌层。第三层是用 3-0 可吸收线连续或间断缝合浆肌层，包括浆膜层和浅表肌层。

与 Jones 方法不同的是，Tompkins 子宫成形术不切除子宫组织，而是在子宫前后壁中线上切开，直到看见宫腔为止；然后去除纵隔组织并缝合关闭宫腔。Tompkins 子宫成形术的优点是由于正常的子宫组织没有被切除，因而合二为一后的宫腔更大。

放射学技术

曾有采用放射学技术切除子宫纵隔的报道[126,127]。Karande 和 Gleicher 报告，14 例患者在透视监控下接受了子宫纵隔切除术。纵隔切除所采用的技术与宫腔粘连中相同，使用了宫腔镜剪刀和特殊设计的球囊导管或在经过挑选的病例使用 2mm 微型腹腔镜剪刀。所有患者均成功切除，且把主要不适减少到最低。整个过程大约在 20~30 分钟内完成，放射暴露时间不足 7 分钟。然而，研究中并无妊娠结局的报道。其潜在的优势包括，无需麻醉，可在诊断室操作，切割深度有透视监控，且完全没有液体负荷过重的风险。目前尚无直接对比放射学技术引导下的纵隔切除和宫腔镜子宫成形术的临床研究。虽然这项技术有潜力，但仍需进一步研究。宫腔镜子宫成形术仍然还是子宫纵隔切除的标准方法。

术后处理

许多预防粘连的技术已经在宫腔镜子宫成形术中阐述，包括术后雌激素或宫内节育器等的使用。然而，宫腔镜子宫纵隔切除术患者的随机研究表明，无论采用哪一种预防粘连的方法，或者是采用 HSG 或宫腔镜等影像学方法随访观察，术后宫腔粘连的发生率都没有差异[114,128,129]。而且，使用促性腺激素释放激素激动剂、孕激素或达那唑等进行子宫内膜准备既无效，也不必要，因为卵泡期子宫内膜足够薄。此外，术后也不必使用抗生素。术后宫腔内粘连和术后感染都很少见。正如 Candiani 等[130]所报道的，单纯在刺激子宫内膜再上皮化的内源性雌激素作用下，新的子宫内膜在宫腔镜术后 2 个月内即可完全覆盖创面。

并发症

宫腔镜子宫成形术是公认的纵隔子宫的治疗方法[112]。虽然手术过程相对安全，且有文献记载其确实能改善反复妊娠丢失患者的生育结局，但也不是没有并发症。据报道，宫腔镜手术并发症发生率为 2.7%，包括子宫穿孔、出血过多、空气栓塞、肺水肿、过量甘氨酸吸收和感染[87]。宫腔镜子宫成形术后的子宫壁被认为是非常坚固的，足以承受分娩的牵张。然而，最具灾难性的是发生在产程中的事件，如子宫破裂[131]。在简单的没有发生子宫破裂的宫腔镜术后，以及在宫腔镜子宫成形术中发生子宫穿孔之后，都有发生产程中子宫破裂的报道[131-137]。

宫腔镜子宫成形术的并发症分为两大类：宫腔镜手术本身固有的并发症和纵隔切除所用技术和器械相关的并发症。与宫腔镜手术相关的并发症详见第 45 章有详细叙述。总之，宫腔镜手术相关的并发症可能包括液体负荷过重、子宫穿孔以及盆腔器官损伤（包括使用电外科系统引起点的热损伤）。据报道，宫腔镜手术并发症的总体发生率为 2.7%[87]。在使用单极电外科系统时，膨宫介质通常是山梨醇或甘氨酸。因此纵隔切除术需要限定时间，使液体负荷过重、低钠血症、脑水肿或可能的死亡降到最低限度。在宫腔镜手术或使用双极电切系统时，使用生理盐水可降低因大量液体吸收引起电解质平衡紊乱和低钠血症的风险，但这种风险不能完全消除。仍然有因使用生理盐水引起液体负荷过重、肺水肿和脑水肿的报道[45]。此外，电外科系统的潜在风险包括生殖器的电灼伤，大多发生在使用单极电外科系统时[57,58]。

使用电外科系统时，最主要需要关注的是热损伤引起子宫壁薄弱后，在妊娠时纵隔处发生子宫破裂。子宫纵隔切除术中，子宫穿孔的发生率低于粘连松解术，据报道低于 1%[59]。宫腔镜子宫成形术后的患者仍推荐经阴道分娩，除非热损伤部位广泛或宫底部穿孔。可能发生的灾难性事件虽然罕见，但仍然存在，如以后妊娠或分娩时的子宫穿孔。在简单的和发生术中子宫穿孔的宫腔镜子宫成形术患者都有子宫破裂的报道。这种破裂最常发生在宫底部，可从一侧宫角扩展到另一侧宫角，可继发于纵隔切除广泛且深入到肌层或者使用电外科系统引起的热损伤等所致子宫肌层薄弱，或继发于未能诊断的子宫穿孔[131-138]。然而，无论采用什么方法，即使没有发生子宫穿孔，子宫成形术都可能使子宫壁薄弱。Angell 等[136]回顾了有或没有子宫穿孔患者足月妊娠时子宫破裂的文献，纵隔子宫可能天生薄弱，因而在子宫成形术以前就已存在固有的风险。在后来的妊娠中，一旦发生子宫破裂即行剖宫产有可能获得良好的结局[139]。

结局

关于宫腔镜子宫成形术的术前和术后结局都有许多研究。然而，目前尚无关于治疗后与未治疗的有症状患者妊娠结局的临床随机对照试验研究的报道。因此，纵隔子宫治疗后手术结局都是基于评价患者生育结局的回顾性研究，通常是以患者自身为对照。目前报道的宫腔镜子宫成形术后的总体妊娠率为 85%～90%[78,108,113,116]。Hickok[90]在包括 40 例患者的小样本回顾性研究中报道，手术前流产率为 77.4%，分娩率为 22.6%，无并发症分娩率为 6.5%；相比之下，手术后流产率为 18.2%，分娩率为 81.8%，而无并发症分娩率为 77.3%。

Venturoli 等[140]回顾了因部分性纵隔子宫（ASRM Vb 类）接受宫腔镜子宫成形术患者 141 例。两组患者分为：组Ⅰ（69 例）为不明原因的原发性不孕至少 2 年，组Ⅱ（72 例）近 3 年内两次或两次以上反复妊娠丢失且无分娩史。两组间平均年龄相似，只有渴望受孕的患者纳入该研究中。平均术后随访时间为 36 个月（±19.5 月）。纵隔切除术后，组Ⅰ和组Ⅱ妊娠率分别为 52.1% 和 52.7%，自然流产率分别为 20% 和 25%。两组间早产和足月产率相似，其中足月产率分别为 10% 和 15.5%，早产率分别为 52.5% 和 46.2%。

Kupesic[141]回顾了 13 份未治疗的纵隔子宫患者生育结局研究报告，妊娠共 1304 次，流产率为 81.9%，早产率为 9.6%，但作者警告说，该组病例可能存在偏倚，患有纵隔子宫而生育结局正常的患者应剔除出去。Kupesic 还回顾了有关纵隔子宫患者宫腔镜子宫成形术前与术后生育结局的现有文献。388 例患者，子宫成形术前妊娠 1059 次，术后妊娠 362 次。术前流产、早产和足月分娩率分别为 87.8%、9.0% 和 3.2%，而术后则分别为 14.6%、5.2% 和 80.1%。

然而，仍有关于子宫成形术能否改善反复妊娠丢失患者预后的争论。Kirk 等[142]报告，146 例子宫纵隔患者子宫成形术后活婴的数量并未增加。

宫腔镜子宫成形术并不影响反复妊娠丢失患者的生育潜能。多项研究表明，反复妊娠丢失患者和生育力正常的妇女在宫腔镜子宫成形术后都至少能够妊娠一次。她们都有正常的月生育力[79,115,143]，受孕机会并不受患者年龄、既往流产次数、纵隔切除方法（微剪刀、电切镜或激光）、纵隔类型、部分性或完全性等因素的影响[91,92]。

相反，合并不孕的纵隔切除患者累计妊娠率及活产率均较低。这可能是由于其他不孕因素降低了妊娠机会，或者纵隔本身并不是不孕的原因[115]。对于原发性不孕的纵隔子宫患者，纵隔切除能否改善妊娠率还缺乏数据。

纵隔子宫对 ART 的预后可能存在不利影响仍有争论。现有的研究表明，纵隔子宫等苗勒管畸形患者的着床率并未降低，卵巢对刺激的反应能力并未减弱。然而，如果纵隔不予矫正，流产率和早产率确实较高[79,144,145]。虽然宫腔镜子宫成形术并不意味着生育力提高，但它可改善妊娠结局，特别是对于辅助生育多次失败者。

要　点

- 产后刮宫或流产后刮宫后宫腔粘连的发生率为 17%。
- 宫腔镜仍然是诊断和治疗宫腔粘连的最佳方法。
- 粘连松解术对于轻度或中度粘连能够改善生育结局。
- 粘连松解术对于重度粘连可能不能改善生育结局，而且那些术后妊娠者产科并发症常见。
- 子宫纵隔的发病率为 2%～3%，是最常见的生殖道畸形之一。
- 子宫纵隔在不孕症患者和整个人群中的发病率相同。
- 反复妊娠丢失患者子宫纵隔的发病率增加了倍。
- 子宫超声造影和 MRI 对于子宫纵隔有很好的诊断准确性，已经取代宫腔镜作为诊断手段。
- 已经证明宫腔镜子宫纵隔切除术是安全的，可以降低反复妊娠丢失的风险。

（王雅楠译　熊光武校）

参考文献

1. Asherman JG: Amenorrhea traumatica. J Obstet Gynaecol Br Emp 55:23-30, 1948.
2. Asherman JG: Traumatic intrauterine adhesions. BJOG 57:892-896, 1950.
3. Netter AP, Musset R, Lambert A, Salomon Y: Traumatic uterine synechiae: A common cause of menstrual insufficiency, sterility and abortion. Am J Obstet Gynecol 71:368-375, 1956.
4. Dicker D, Ashkenazi J, Dekel A, et al:. The value of hysteroscopic evaluation in patients with preclinical in vitro fertilization abortions. Hum Reprod 11:730-731, 1996.
5. Taskin O, Sadik S, Onoglu A, et al: Role of endometrial suppression on the frequency of intrauterine adhesions after resectoscopic surgery. J Am Assoc Gynecol Laparosc 7:351-354, 2000.
6. Al-Inany H: Intrauterine adhesions. An update. Acta Obstet Gynecol Scand 80:986-993, 2001.
7. Fedorkow D, Pattinson HA, Taylor PJ: Is diagnostic hysteroscopy adhesiogenic? Int J Fertil 36:21-22, 1991.
8. Sweeney WJ: Intrauterine synechiae. Obstet Gynecol 27:284-289, 1966.
9. Sirbu P, Coman A, Vexler E: Gynecol Obstet (Paris) 56:521-528, 1957.
10. Adoni A, Palti Z, Milwidsky A: The incidence of intrauterine adhesions following spontaneous abortions. Int J Fertil 27:117-178, 1982.
11. Friedler S, Margalioth EJ, Kafka I, Yaffe H: Incidence of post-abortion intra-uterine adhesions evaluated by hysteroscopy—a prospective study. Hum Reprod 8:442-444, 1993.
12. Golan A, Schneider D, Avrech O: Hysteroscopic findings after missed abortion. Fertil Steril 58:508-510, 1992.
13. Romer T: Postabortion hysteroscopy—a method for early diagnosis of congenital and acquired intrauterine causes of abortions. Eur J Obstet Gynecol Reprod Biol 57:171-173, 1994.
14. Lurie S, Appelman Z, Katz Z: Curettage after midtrimester termination of pregnancy—is it necessary? J Reprod Med 36:786-788, 1991.
15. Westendorp ICD, Ankum WM, Mol BWJ, Vonk J: Prevalence of Asherman's syndrome after secondary removal of placental remnants or a repeat curettage for incomplete abortion. Hum Reprod 13:3347-3350, 1998.
16. Schenker JG: Etiology and therapeutic approach to synechia uteri. Eur J Obstet Gynecol Reprod Biol 65:109-113, 1996.
17. Jensen PA, Stromme WB: Amenorrhea secondary to puerperal curettage (Asherman's syndrome). Am J Obstet Gynecol 113:150-157, 1972.
18. Taylor PJ, Cumming DC, Hill PJ: Significance of intrauterine adhesions detected hysteroscopically in eumenorrheic infertile women and the role of antecedent curettage in their formation. Am J Obstet Gynecol 139:239-242, 1981.
19. Polishuk WZ, Schenker JG: Induction of intrauterine adhesions in the rabbit with autogenous fibroblast implants. Am J Obstet Gynecol 115:789-794, 1973.
20. Yaffe H, Ron M, Polishuk WZ: Amenorrhea, hypomenorrhea and uterine fibroids. Am J Obstet Gynecol 130:599-601, 1978.
21. Sugimoto O: Diagnostic and therapeutic hysteroscopy for traumatic intrauterine adhesions. Am J Obstet Gynecol 131:539-547, 1978.
22. March CM: Update: Intrauterine adhesions. Fertil News XVIV, 1996.
23. Sparac V, Kupesic S, Ilijas M, et al: Histologic architecture and vascularization of hysteroscopically excised intrauterine septa. J Am Assoc Gynecol Laparosc 8:111-116, 2001.
24. Polishuk WZ, Siew FP, Gordon R, et al: Vascular changes in traumatic amenorrhea and hypomenorrhea. Int J Fertil 22:189-192, 1977.
25. Valle RF, Sciarra JJ: Intrauterine adhesions: Hysteroscopic diagnosis, classification, treatment and reproductive outcome. Am J Obstet Gynecol 158:1459-1470, 1988.
26. Donnez J, Nisolle M: Hysteroscopic lysis of intrauterine adhesions (Asherman's syndrome). In Donnez J (ed). Atlas of Laser Operative Laparoscopy and Hysteroscopy. New York, Press-Parthenon Publishers, 1994, pp 305-322.
27. Wamsteker K, DeBlok SJ: Diagnostic hysteroscopy: Technique and documentation. In Sutton C, Diamond M (ed). Endoscopic Surgery for the Gynecologist. New York, Lippincott Williams and Wilkins, 1995. pp 263-276.
28. March CM, Israel R, March AD: Hysteroscopic management of intrauterine adhesions. Am J Obstet Gynecol 130:653-657, 1978.
29. American Fertility Society: The American Fertility Society classifications of adnexal adhesions, distal tubal occlusion, tubal occlusion secondary to tubal ligation, tubal pregnancies, Müllerian anomalies, and intrauterine adhesions. Fertil Steril 49:944-955, 1988.
30. Nasr AL, Al-Inany HG, Thabet SM, Aboulghar M: A clinico-hysteroscopic scoring system of intrauterine adhesions. Gynecol Obstet Invest 50:178-181, 2000.
31. Schenker JG, Margalioth EJ: Intrauterine adhesions. An updated appraisal. Fertil Steril 37:593-610, 1982.
32. Narayan R, Gosway RK: Transvaginal sonography of the uterine cavity with hysteroscopic correlation in the investigation of infertility. Ultrasound Obstet Gynecol 3:129-133, 1993.
33. Shalev J, Meizner I, Bar-Hava I, et al: Predictive value of transvaginal sonography performed before routine diagnostic hysteroscopy for evaluation of infertility. Fertil Steril 73:412-417, 2000.
34. Alborzi S, Dehbashi S, Khodaee R: Sonohysterosalpingographic screening for infertile patients. Int J Gynecol Obstet 82:57-62, 2003.
35. Fedele L, Bianchi S, Dorta M, Vignali M: Intrauterine adhesions: Detection with transvaginal ultrasound. Radiology 199:757-759, 1996.
36. Bacelar AC, Wilcock D, Powell M, Worthington BS: The value of MRI in the assessment of traumatic intra-uterine adhesions (Asherman's syndrome). Clin Radiol 50:80-83, 1995.
37. Bukulmez O, Yarali H, Gurgan T: Total corporal synechiae due to tuberculosis carry a very poor prognosis following hysteroscopic synechialysis. Hum Reprod 14:1960-1961, 1999.
38. Pabuccu R, Atay V, Orhon E, et al: Hysteroscopic treatment of intra-uterine adhesions is safe and effective in the restoration of normal menstruation and fertility. Fertil Steril 68:1141-1143, 1997.
39. Broome JD, Vancaillie TG: Fluoroscopically guided hysteroscopic division of adhesions in severe Asherman syndrome. Obstet Gynecol 93:1041-1043, 1999.
40. Fernandez H, Gervaise A, de Tayrac R: Operative hysteroscopy for infertility using normal saline solution and a coaxial bipolar electrode: A pilot study. Hum Reprod 15:1773-1775, 2000.
41. Zikopoulos KA, Kolibianakis AM, Plateau P, et al: Live delivery rates in sub fertile women with Asherman's syndrome after hysteroscopic adhesiolysis using resectoscope or the Versapoint system. RBM Online 8:720-725, 2004.
42. Bulent Tiras M, Oktem M, Noyan V: Laparoscopic intracorporeal ultrasound guidance during hysteroscopic adhesiolysis. Eur J Obstet Gynecol Reprod Biol 108:80-84, 2003.
43. Goldberg BB, Liu JB, Kuhlman K, et al: Endoluminal gynecologic ultrasound: Preliminary results. J Ultrasound Med 10:583-590, 1991.
44. Goldberg BB, Liu JB, Merton DA, et al: Sonographically guided laparoscopy and mediastinoscopy using miniature catheter-based transducers. J Ultrasound Med 12:49-54, 1993.
45. Vilos GA: Intrauterine surgery using a new coaxial bipolar electrode in normal saline solution (Versa point*): A pilot study. Fertil Steril 72:740-743, 1999.
46. Lindheim SR, Kavic S, Shulman SV, Sauer MV: Operative hysteroscopy in the office setting. J Am Assoc Gynecol Laparosc 7:65-69, 2000.
47. Marwah V, Bhandari SK: Diagnostic and interventional microhysteroscopy with the use of the coaxial bipolar electrode system. Fertil Steril 79:413-417, 2003.
48. McComb PF, Wagner BL: Simplified therapy for Asherman's syndrome. Fertil Steril 68:1047-1050, 1997.
49. Lancet M, Mass N: Concomitant hysteroscopy and hysterography in Asherman's syndrome. Int J Fertil 26:267-272, 1981.

50. Neuwirth RS, Hussein AR, Schiffman BM, Amin HK: Hysteroscopic resection of intrauterine scars using a new technique. Obstet Gynaecol 60:111-113, 1982.
51. Ikeda T, Morita A, Imamura A, Mori I: The separation procedure for intrauterine adhesions (synechia uteri) under roentgengraphic view. Fertil Steril 36:333-338, 1981.
52. Karande V, Levrant S, Hoxsey R, et al: Lysis of intrauterine adhesions using gynaecoradiological techniques. Fertil Steril 68:658-662, 1997.
53. Coccia ME, Becattini C, Bracco GL, et al: Pressure lavage under ultrasound guidance: A new approach for outpatient treatment of intrauterine adhesion. Fertil Steril 75:601-606, 2001.
54. Massouras HG: Intrauterine adhesions: A syndrome of the past, with the use of the Massouras duck's Foot No.2 intrauterine contraceptive device. Am J Obstet Gynecol 116:576-578, 1973.
55. Tsapanos VS, Stathopoulou LP, Papathanassopoulou VS, Tzingounis VA: The role of Seprafilm bioresorbable membrane in the prevention and therapy of endometrial synechiae. J Biomed Matern Res 63:10-14, 2002.
56. Propst AM, Liberman RF, Harlow BL, Ginsburg ES: Complications of hysteroscopic surgery: Predicting patients at risk. Obstet Gynecol 96:517-520, 2000.
57. Vilos GA, D'Souza I, Huband D: Genital tract burns during roller ball endometrial coagulation. J Am Assoc Gynecol Laparosc 4:273-276, 1997.
58. Vilos GA, Brown G, Graham G, et al: Genital tract electrical burns during hysteroscopic endometrial ablation: A report of 13 cases in United States and Canada. J Am Assoc Gynecol Laparosc 7:141-144, 2000.
59. Agostini A, Cravello L, Shojai R, et al: Postoperative infection and surgical hysteroscopy. Fertil Steril 77:766-768, 2002.
60. Siegler AM, Valle RF: Therapeutic hysteroscopic procedures. Fertil Steril 50:685-701, 1988.
61. Lin PC, Bhatnagar KP, Nettleton GS, Nakajima ST: Female genital anomalies affecting reproduction. Fertil Steril 78:899-915, 2002.
62. Crosby WM, Hill EC: Embryology of the müllerian duct system. Obstet Gynecol 20:507-515, 1962.
63. Musset R, Muller P, Netter A, et al: Etat du haut appareil urinaire chez les porteuses de malformations uterines, Etude de 133 observations. Presse Med 75:1227-1232, 1967.
64. Muller PP, Musset R, Netter A, et al: Etat du haut appareil urinaire chez les porteuses de malformations uterines, Etude de 133 observations. Presse Med 75:1331-1336, 1967.
65. Ergun A, Pabuccu R, Atay V, et al: Three sisters with septate uteri: Another reference to bi-directional theory. Hum Reprod 12:140-142, 1997.
66. Elias S, Simpson JL, Carson SA, et al: Genetic studies in complete mullerian fusion. Obstet Gynecol 63:276-281, 1984.
67. Verp MS, Simpson JL, Elias S, et al: Heritable aspects of uterine anomalies. I. Three families aggregates with Müllerian fusion anomalies. Fertil Steril 40:80-86, 1983.
68. Simpson JL: Genes and chromosomes that cause female infertility. Fertil Steril 44:725-739, 1985.
69. Harger JH, Archer DF, Marchese SG, et al: Etiology of recurrent pregnancy loss and outcome of subsequent pregnancies. Obstet Gynecol 62:574-581, 1983.
70. Buttram VC, Gibbons WE: Müllerian anomalies: A proposed classification (an analysis of 144 cases). Fertil Steril 32:140-146, 1979.
71. Hundley AF, Fielding JR, Hoyte L: Double cervix and vagina with septate uterus: An uncommon Müllerian malformation. Obstet Gynecol 98:982-985, 2001.
72. Toaff ME, Lev-Toaff AS, Toaff R: Communicating uteri: Review and classification with introduction of two previously unreported cases. Fertil Steril 41:661-679, 1984.
73. McBean JH, Brumsted JR: Septate uterus with cervical duplication: A rare malformation. Fertil Steril 62:415-417, 1994.
74. Acien P: Incidence of Müllerian defects in fertile and infertile women. Hum Reprod 12:1372-1376, 1997.
75. Simon C, Martinez L, Pardo F, et al: Müllerian defects in women with normal reproductive outcome. Fertil Steril 56:1192-1193, 1991.
76. Cooper JM, Houck RM, Rigberg HS: The incidence of intrauterine abnormalities found at hysteroscopy in patients undergoing elective hysteroscopic sterilization. J Reprod Med 28:659, 1983.
77. Ashton D, Amin HK, Richart RM, Neuwirth RS: The incidence of asymptomatic uterine anomalies in women undergoing transcervical tubal sterilization. Obstet Gynecol 72:28-30, 1988.
78. Heinonen PK, Pystynen PP: Primary infertility and uterine anomalies. Fertil Steril 40:311-316, 1983.
79. Grimbizis GF, Camus M, Tarlatzis BC, et al: Clinical implications of uterine malformations and hysteroscopic treatment results. Hum Reprod 7:161-174, 2001.
80. Stephenson MD: Frequency of factors associated with habitual abortion in 197 couples. Fertil Steril 66:24-29, 1996.
81. Raga F, Bauset C, Remohi J, et al: Reproductive impact of congenital Müllerian anomalies. Hum Reprod 12:2277-2281, 1997.
82. Raga F, Bonilla-Musoles F, Blanes J, Osborne NG: Congenital Müllerian anomalies: Diagnostic accuracy of three-dimensional ultrasound. Fertil Steril 65:523-528, 1996.
83. Ludmir J, Samuels P, Brooks S, Mennuti MT: Pregnancy outcome of patients with uncorrected uterine anomalies managed in a high risk-obstetric setting. Obstet Gynecol 75:906-910, 1990.
84. Ben-Rafael Z, Seidman DS, Recabi K, Bider D: Uterine anomalies. A retrospective, matched-control study. J Reprod Med 36:723-727, 1991.
85. Jewelewicz R, Husarni N, Wallach EE: When uterine factors cause infertility. Contemp Obstet Gynecol 16:95, 1980.
86. DeCherney AH, Russell JB, Graebe RA, Polan ML: Resectoscopic management of mullerian fusion defects. Fertil Steril 45:726-728, 1986.
87. Propst AM, Hill JA: Anatomic factors associated with recurrent pregnancy loss. Semin Reprod Med 18:341-350, 2000.
88. Pellerito J, McCarthy S, Doyle M, et al: Diagnosis of uterine anomalies: Relative accuracy of MR imaging, endovaginal sonography, and hysterosalpingography. Radiology 183:795-800, 1992.
89. Dabirashrafi H, Bahadori M, Mohammad K, et al: Septate uterus: New idea on the histologic features of the septum in this abnormal uterus. Am J Obstet Gynecol 172:105-107, 1995.
90. Hickok LR: Hysteroscopic treatment of the uterine septum: A clinician's experience. Am J Obstet Gynecol 182:1414-1420, 2000.
91. Fedele L, Dorta M, Brioschi D, et al: Pregnancies in septate uteri: Outcome in relation site of uterine implantation as determined by sonography. Am J Radiol 152:781-784, 1989.
92. Fedele L, Bianchi S, Marchini M, et al: Ultrastructural aspects of endometrium in infertile women with septate uterus. Fertil Steril 65:750-752, 1996.
93. Proctor JA, Haney AF: Recurrent first trimester pregnancy loss is associated with uterine septum but not with bicornuate. Fertil Steril 80:1212-1215, 2003.
94. Sheth SS, Sonkawde R: Uterine septum misdiagnosed on hysterosalpingogram. Int J Gynecol Obstet 69:261-263, 2000.
95. Preutthipan S, Linasmita V: A prospective comparative study between hysterosalpingography and hysteroscopy in the detection of intrauterine pathology in patients with infertility. J Obstet Gynaecol Res 29:33-37, 2003.
96. Fayez JA, Mutie G, Schneider PJ: The diagnostic value of hysterosalpingography and hysteroscopy in infertility investigation. Am J Obstet Gynecol 156:558-560, 1987.
97. Soares SR, dos Reis MMBB, Camargos AF: Diagnostic accuracy of sonohysterography, transvaginal sonography, and hysterosalpingography in patients with uterine diseases. Fertil Steril 73:406-411, 2000.
98. Soules MR, Spadoni LR: Oil versus aqueous media for hysterosalpingography: A continuing debate based on many options and few facts. Fertil Steril 38:1-11, 1982.
99. Keltz MD, Olive DL, Kim AH, Arici A: Sonohysterography for screening in recurrent pregnancy loss. Fertil Steril 67:670-674, 1997.
100. Fedele L, Dorta M, Brioschi D, et al: Magnetic resonance imaging of double uteri. Obstet Gynecol 74:844-847, 1989.
101. Carrington BM, Hriacak H, Nuruddin RN, et al: Müllerian duct anomalies: MR imaging and detection. Radiology 176:715-720, 1990.

102. Doyle MB: Magnetic resonance imaging in müllerian fusion defects. J Reprod Med 37:33–38, 1992.
103. Saleem SN: MR imaging diagnosis of uterovaginal anomalies: Current state of the art. Radiographics 23:e13, 2003.
104. Mintz M, Thickman D, Gussman D, Kressel H: MR evaluation of uterine anomalies. Am J Roentgenol 148:287–290, 1987.
105. Pellerito JS, McCarthy SM, Doyle MB, et al: Relative accuracy of MR imaging, endovaginal sonography, and hysterososalpingography. Radiology 183:795–800, 1992.
106. Takagi H, Matsunami K, Noda K, et al: Magnetic resonance imaging in the evaluation of double uterus and associated urinary tract anomalies: A report of five cases. J Obstet Gynaecol 23:525–527, 2003.
107. Brown SE, Coddington CC, Schnorr J, et al: Evaluation of out patient hysteroscopy, saline infusion hysterosonography, and hysterosalpingography in infertile women: A prospective randomized study. Fertil Steril 74:1029–1034, 2000.
108. Jones HW, Jones GES: Double uterus as an etiological factor of repeated abortion, indication and surgical repair. Am J Obstet Gynecol 65:325–331, 1953.
109. Tompkins P: Comments on the bicornuate uterus and twinning. Surg Clin North Am 42:1049–1055, 1962.
110. Ayhan A, Yucel I, Tuncer ZS: Reproductive performance after conventional metroplasty: An evaluation of 102 cases. Fertil Steril 57:1194–1196, 1992.
111. Candiani GB, Fefele L, Parazzini F, Zamberletti D: Reproductive prognosis after abdominal metroplasty in bicornuate or septate: A life table analysis. BJOG 97:613–617, 1990.
112. Israel R, March CM: Hysteroscopic incisions of the septate uterus. Am J Obstet Gynecol 149:66–73, 1984.
113. March CM, Israel R: Hysteroscopic management of recurrent abortion caused by septate uterus. Am J Obstet Gynecol 156:834–842, 1987.
114. Vercellini P, Fedele L, Arcaini L, et al: Value of intrauterine device insertion and estrogen administration after hysteroscopic metroplasty. J Reprod Med 34:447–450, 1989.
115. Fedele L, Arcaini L, Parazzini F, et al: Reproductive prognosis after hysteroscopic metroplasty in 102 women: Life table analysis. Fertil Steril 59:768–772, 1993.
116. Choe JK, Baggish MS: Hysteroscopic treatment of septate uterus with neodymium-YAG laser. Fertil Steril 57:81–84, 1992.
117. Jourdain O, Dabysing F, Harle T, et al: Management of septate uterus by flexible hysteroscopy and Nd:YAG laser. Int J Gynecol Obstet 63:159–162, 1998.
118. Kung RC, Vilos GA, Thomas B, Riddick DH: A new bipolar system for performing operative hysteroscopy in normal saline. J Am Assoc Gynecol Laparosc 6:331–336, 1999.
119. Lindheim SR, Kavic S, Shulman SV, Sauer MV: Operative hysteroscopy in the office setting. J Am Assoc Gynecol Laparosc 7:65–69, 2000.
120. Fernandez H, Gervaise A, Tayrac R: Operative hysteroscopy for infertility using normal saline solution and a coaxial bipolar electrode: A pilot study. Hum Reprod 15:1773–1775, 2000.
121. Dabirashrafi H, Mohammed K, Moghadami-Tabbriz N: Three-contrasts method hysteroscopy: The use of real-time ultrasonography for monitoring intrauterine operations. Fertil Steril 57:450–452, 1992.
122. Letterie GS, Kramer DJ: Intraoperative ultrasound guidance for intrauterine endoscopic surgery. Fertil Steril 62:654–656, 1994.
123. Romer T, Lober R: Hysteroscopic correction of a complete septate uterus using a balloon technique. Hum Reprod 12:478–479, 1997.
124. Daly DC, Tohan N, Walters C, et al: Hysteroscopic resection of the uterine septum in the presence of a septate cervix. Fertil Steril 39:560–563, 1983.
125. Rock JA, Murphy AA, Cooper IV, WH: Resectoscopic techniques for the lysis of a class V complete uterine septum. Fertil Steril 48:495–496, 1987.
126. Gleicher N, Pratt D, Levrant S, et al: Gynaecoradiological uterine resection. Hum Reprod 10:1801–1803, 1995.
127. Karande VC, Gleicher N: Resection of uterine septum using gynaecoradiological techniques. Hum Reprod 14:1226–1229, 1999.
128. Assaf A, Serour G, Elkady A, El Agizy H: Endoscopic management of the intrauterine septum. Int J Gynaecol Obstet 32:43–51, 1990.
129. Dabirashrafi H, Mohammad-Tabrizi M: Is estrogen necessary after hysteroscopic incision of the uterine septum? J Am Assoc Gynecol Laparosc 3:623–625, 1996.
130. Candiani GB, Vercellini P, Fedele L, et al: Repair of the uterine cavity after hysteroscopic septal incision. Fertil Steril 54:991–994, 1990.
131. Kerimis P, Zolti M, Sinwany G, et al: Uterine rupture after hysteroscopic resection of uterine septum. Fertil Steril 77:618–620, 2002.
132. Lobaugh ML, Bammel BM, Duke D, Webster BW: Uterine rupture during pregnancy in a patient with a history of hysteroscopic metroplasty. Obstet Gynecol 83:838–840, 1994.
133. Tannous W, Hamou J, Henry-Suchet J, et al: Uterine rupture during labor following hysteroscopy. Presse Med 25:159–161, 1996.
134. Gabriele A, Zanetta G, Pasta F, Colombo M: Uterine rupture after hysteroscopy metroplasty and labor induction. A case report. J Reprod Med 44:642–644, 1999.
135. Halvorson LM, Aserkoff RD, Oskowitz SP: Spontaneous uterine rupture after hysteroscopic metroplasty with uterine perforation. A case report. J Reprod Med 38:236–238, 1993.
136. Angell NF, Domingo JT, Siddiqi N: Uterine rupture at term after uncomplicated hysteroscopic metroplasty. Obstet Gynecol 100:1098–1099, 2002.
137. Howe RS: Third-trimester uterine rupture following hysteroscopic uterine perforation. Obstet Gynecol 81:827–829, 1993.
138. Creinin M, Chen M: Uterine defects in a twin pregnancy with a history of hysteroscopic fundal perforation. Obstet Gynecol 79:879–880, 1992.
139. Al Sakka M, Dauleh W, AL Hassani S: Case series of uterine rupture and subsequent pregnancy outcome. Int J Fertil Womens Med 44:297–300, 1999.
140. Venturoli S, Colombo FM, Vianello F, et al: A study of hysteroscopic metroplasty in 141 women with a septate uterus. Arch Gynecol Obstet 266:157–159, 2002.
141. Kupesic S: Clinical implications of sonographic detection of uterine anomalies for reproductive outcome. Ultrasound Obstet Gynecol 18:387–400, 2001.
142. Kirk EP, Chuong CJ, Coulam CB, Williams TJ: Pregnancy after metroplasty for uterine anomalies. Fertil Steril 59:1164–1168, 1993.
143. Homer HA, Li TC, Cooke ID: The septate uterus: A review of management and reproductive outcome. Fertil Steril 73:1–14, 2000.
144. Marcus S, Al-Shawaf T, Brinsden P: The obstetric outcome of in vitro fertilization and embryo transfer in women with congenital uterine malformation. Am J Obstet Gynecol 175:85–89, 1996.
145. Guirgis RR, Shrivastav P: Gamete intrafallopian transfer (GIFT) in women with bicornuate uteri. J In Vitro Fertil Embryo Transfer 7:283–284, 1990.

第七部分 生殖医学手术

44 妇科腹腔镜

William W. Hurd, Janice Duke, and Tommaso Falcone

引言

在过去的 25 年间,妇科腹腔镜已经从只能作诊断性检查和输卵管结扎手术发展成为可以施行多种外科手术的主要方式。实际上,在今天的美国,腹腔镜已经成为最常用的手术方式之一。对于许多妇科疾病的治疗,比如宫外孕和子宫内膜异位,腹腔镜手术已被证实具有良好的成本-效益,特别是从费用和安全性来看。对于其他术式而言,如腹腔镜辅助的子宫切除术和妇科癌症手术,腹腔镜手术的相对危险性和疗效尚不确定。

本章对腹腔镜的历史和现代进展进行了回顾。腹腔镜的并发症和特殊技术将在之后的章节中阐述。

历史

第一例实验性腹腔镜手术(ceolioscopy)是由 Georg Kelling 博士于 1901 年在柏林完成的;Kelling 博士将一个膀胱镜置入狗的腹部,以判断腹腔内充气对胃肠道出血的止血效果[1]。瑞典的 Hans Christian Jacobaeus 博士于 1910 年首次发表了应用腹腔镜诊断腹腔结核的文章。但是,在第一次世界大战前的时期,腹腔镜在临床方面的应用没有明显的进展。直到 20 世纪 60 年代,美国和欧洲才逐渐接受腹腔镜技术为一种安全并且有价值的手术方式。

妇科腹腔镜在很多年来一直只能用来进行诊断性检查和绝育术。直到 20 世纪 70 年代,腹腔镜开始用于粘连松解术和子宫内膜异位的治疗[2]。在其后的 30 年中,腹腔镜的技术和设备迅速发展,目前在妇科有很广泛的应用领域,包括宫外孕和卵巢囊肿的治疗、子宫切除术、尿失禁的治疗以及妇科恶性肿瘤的处理。

腹腔镜的常规技术

第一个 Trocar 的放置

很多年以来,腹腔镜手术建立气腹和放置 trocar 包括开放式和闭合式两种方法。在过去的几十年中,有很多关于 trocar 置入方法和位置选择的报道。最常见的四种方法为:

1. 标准的闭合式方法(气腹针穿刺充气,然后置入第一个 trocar)
2. 直接放置 trocar(trocar 放置前无气腹)
3. 开放式腹腔镜
4. 腹部左上象限置入技术

可重复使用的器械和一次性器械都很常用。在众多新技术和器械中尚未证实哪种是最安全的。

标准闭合式技术:气腹针和第一个 Trocar 的放置

几十年来,腹腔镜穿刺的标准闭合式技术几乎是唯一应用的方法,而且至今仍在广泛应用。气腹针和第一个 trocar 的放置均是采用盲穿法,通过脐部切口穿刺进入腹腔。采用这个方法以及可重复使用的器械,损伤腹膜后血管、膀胱或者肠管的总危险性低于 1/1000[3]。这种方法已经成为判断其他技术方法的一个金标准。

应用标准穿刺法时,病人取平卧位,手抓提皮肤和皮下组织提起腹壁。这样可以最大程度的增加脐部与腹膜后血管的距离。另一种方法是用巾钳在脐根部提起腹壁。

对于一个理想体重[体重指数(BMI)$<25kg/m^2$]或者轻微超重(BMI $25\sim30kg/m^2$)的妇女,抓提起前腹壁,气腹针沿着朝向骶骨 45°的方向穿刺(图 44-1)[4]。对于很瘦的女性,腹膜后血管到腹壁的距

离会近很多，皮肤到腹膜后血管间的距离可短至4cm，出现穿刺危险的可能增加。对于肥胖病人（BMI>30kg/m²；体重通常大于200磅），因为腹壁厚度增加，需要采取更加垂直的穿刺方向，进入腹腔时的穿刺角度应接近70°～80°。

可以采用多种方法来验证气腹针的针尖是否进入腹腔，包括悬滴实验、通过气腹针注入和抽吸液体以及观察CO_2进入腹腔时腹腔内压力的变化。气腹形成后，取出气腹针，放置第一个trocar（一般直径为5或10mm），置入的角度与气腹针穿刺的角度完全相同。

直接置入trocar

Trocar直接置入术是指不用气腹针穿刺，在腹腔未充入CO_2气体的情况下，直接放入第一个trocar[5]。放入的角度与前文闭合式技术中描述的角度一致。然后，通过脐部trocar通路向腹部充入CO_2。这种方法可以让医生首先肯定第一个trocar的位置位于腹腔后，再给予腹腔充气，从而减少皮下气肿的发生。虽然关于这方面的研究多为小样本的随机对照研究，还未能证实这种方法会增加损伤的风险，但研究结果仍然提示我们，这种穿刺方法可能会增加肠损伤的风险[5,6]。因此，进一步的大样本研究还有待进行。

开放式腹腔镜

Harrith Hasson博士最早在1971年报道，开放式腹腔镜是指通过一个腹壁小切口放置trocar，从而

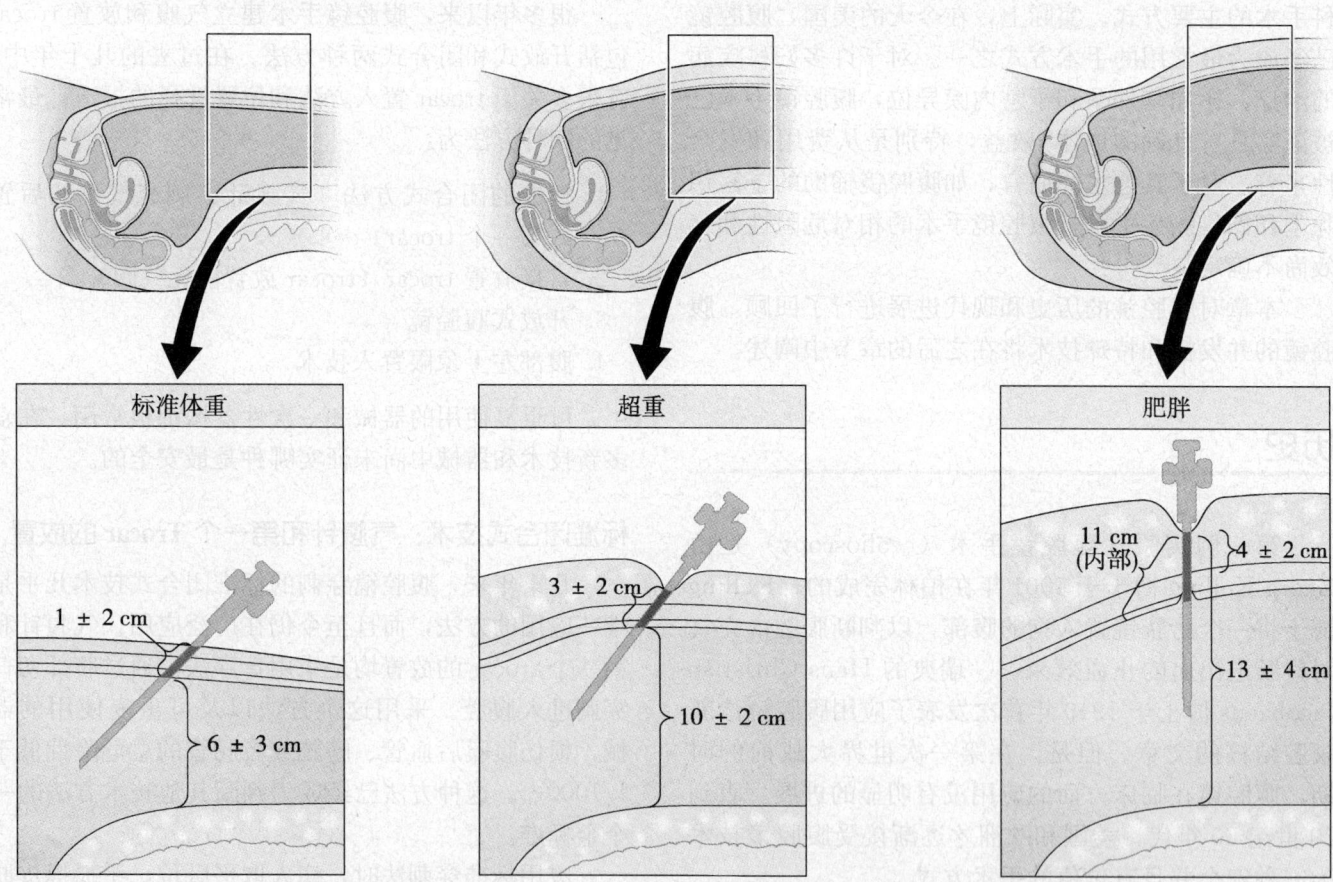

图44-1 不同体重时前腹壁解剖的变化。图表显示的是三组不同体重病人MRI和CT检查矢状面的影像。A. 标准体重（BMI<25 kg/m²）。B. 超重（BMI 25～30 kg/m²）。C. 肥胖（BMI>30 kg/m²）。三张图像对放置的11.5cm气腹针进行比较。（from Hurd WW, Bude RO, DeLancey JOL, et al: Abdominal wall characterization by magnetic resonance imaging and computed tomography: The effect of obesity on laparoscopic approach. J Reprod Med 36: 473-476, 1991.）

避免锋利的 trocar 的穿刺[7,8]。用刀切开皮肤和腹直肌前筋膜，然后用 Kelly 钳或者 Crile 钳钝性分离，进入腹腔。将钝头的 trocar 放入腹腔，建立腹腔镜的通路。若采用这个方法，需要缝合筋膜以保持气腹状态[7]。这种方法可以完全避免腹膜后血管损伤的危险，因而被许多腔镜学家所钟爱。虽然开放式腹腔镜并不能完全避免肠管的损伤，但对于既往有手术史、怀疑盆腹腔有粘连的病人，很多腹腔镜学家采用这个方法来尽量降低手术风险。

左上象限技术

这项技术的发展，缘于一些病人既往有手术史，而且怀疑或已知有脐周肠粘连的存在。操作方法是指采用左上象限这个部位来放置气腹针和第一个 trocar。这个穿刺点，有时被称为 Palmer 点，位于锁骨中线上肋骨下缘的下方。

应用这个技术必须了解左上象限的解剖。这个区域离穿刺点最近的器官是胃和肝左叶[9]。一项小样本的研究显示这种穿刺方法的并发症很少，但其出现并发症的相对危险性还需要大样本研究进一步证实[10]。

次级 Trocar 的放置

当今大部分妇科腹腔镜手术都需要放置次级 trocar。通过在腹腔内镜子的光线，透过腹壁观察和识别腹壁上血管，（避开血管）进行 1～3 个次级 trocar 的穿刺，具体数目根据手术的需要来确定[11]。中线部位的穿刺孔可以选择在耻骨联合上 3～4cm 处。侧方的 trocar 应放置在耻骨联合上中线外 8cm 处，以避免腹壁上血管的损伤（图 44-2）[12]。右侧方的穿刺位置位于右下象限的 McBurney（麦氏）点，即髂前上棘与耻骨联线外 1/3 处（见图 44-2）。对于大多数手术来说，术者需要另一个穿刺孔。穿刺位置常规选择在脐侧方水平、腹直肌的外缘。这个位置使得术者双手操作更加方便，而且可以对盆腔和腹腔大多数区域进行手术操作。

第二个 trocar 孔的穿刺多使用带有锐利穿刺芯的 trocar 进行操作，在直视下可以做到避免腹腔内器官的损伤。这些 trocar 应直接放入，不需要做隧道。取出 trocar 后，腹腔内压力降低，这时可以观察有无腹壁血管损伤的征象。如果穿刺孔的直径>10mm，应全层缝合筋膜和腹膜，减少术后切口疝的发生。

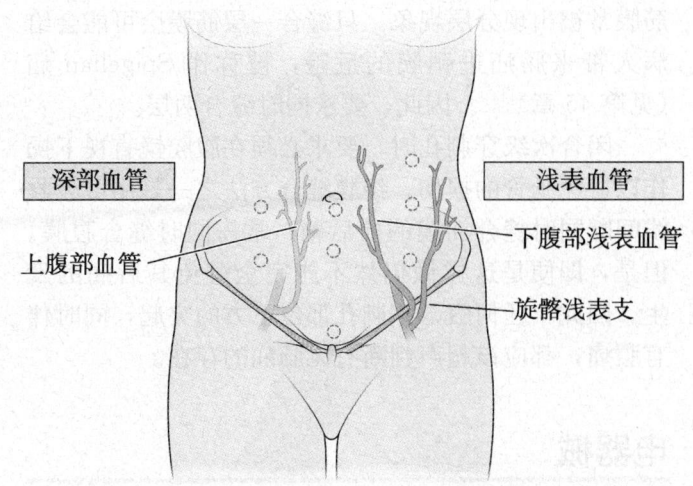

图 44-2 （也见彩图 44-2）相对前腹壁浅深血管的理想穿刺部位。

Trocar 的取出和穿刺部位的缝合

取出 Trocar 时，可以采用几种措施以减少病人的风险。第二个 Trocar 的取出需要在腹腔镜直视下操作，以发现任何由于 trocar 压迫或者高腹压掩盖的腹壁出血。很显然，任何带有螺纹的 trocar 在取出时，都应逆时针将之旋转取出，因为任何用力直接拉出的方法都会造成腹壁筋膜缺陷的扩大。

在取出脐部 trocar 之前，应排尽所有用来产生气腹的 CO_2。这样不仅能够减轻和避免术后肩痛，而且有助于避免在气体溢出时将肠管推向切口。一些外科医生建议在脐部提起和摇晃腹壁，以松解掉可能已部分附着于脐部的肠管或者大网膜，这样做是由于取出腹腔镜后已经无法直视到此区域的情况。

很明确，如果不能安全缝合较大 trocar 的穿刺部位，那么虽然几率很低，但不能排除局部肠疝的发生[13]。甚至，有腹水的病人、化疗或者为了预防粘连盆腔放入液体的病人，术后都有发生穿刺部位漏液的风险。由于这些问题，我们建议对于脐部穿刺孔大于 8mm，或者脐部反复进出 trocar 致使筋膜缺陷扩大的情况，应进行手术缝合。虽然脐部疝发生的几率很低，但医生们还是建议最好缝合筋膜。

相对来说，缝合中线部位的穿刺孔的价值是明确的，因为腹直肌的前后鞘在中线部位融合。可以用 Kocher 钳夹持筋膜，直视下可吸收线间断缝合。

对于侧方的穿刺孔的缝合更加富有挑战性，因为筋膜常被出现分层现象。只缝合一层筋膜会可能会给病人带来肠疝进鞘膜的危险，被称作 Spigelian 疝（见第 45 章）[14]。因此，要求同时缝合两层。

闭合次级穿刺孔时，要求必须在腹腔镜直视下操作以避免肠管的损伤。经腹缝合方法之一是用可吸收线间断同时缝合筋膜的前后鞘，常需同时缝合腹膜。但是，即便是这样做仍然不能完全避免其后疝的发生。因此，任何腹部穿刺孔部位下方的突起，同时伴有腹痛，都应该超声判断有无肠疝的存在。

电器械

腹腔镜操作时经常需用到电器械，因为那些在开腹手术时很常用的缝合和结扎止血手段，在腔镜下操作会很困难。电凝可能是腹腔镜中第一个应用的电器械[2]。电流通过这个器械尖部的抓持部分，产生热效应，从而达到凝固组织的作用。

在过去的 30 年间，很多方法，特别是电外科器械得到了迅速发展。单极电器械是电流通过病人的身体来切断和电凝组织。双极电器械的应用，是为了尽可能减少邻近脏器的不慎损伤（特别是肠损伤）。因为双极电器械电流局限在仪器尖部，因而提高了手术操作的安全性，但切割能力降低了。激光的热效应破坏组织的作用更加准确、快捷和精确；但止血作用降低而且费用很高。超声刀是一种超声激活的仪器，不需要热和电能量，通过产生的每秒 55 000 Hz 的频率纵向震动，能够切割和凝结小血管。仪器的尖部有抓持尖、切割尖、镰状尖和球状尖等类型。在第 45 章会对这些仪器作更深入的阐述。

大血管闭合技术

闭合和切割大血管，如卵巢和子宫的血管，是很多高级妇科腔镜手术，如子宫切除术和卵巢切除术很重要的部分。需要镜下进行缝合，然后体内或体外打结，这对很多腹腔镜医生来说操作会较慢而且困难。开始时，采用圈套线或线状 U 形夹的方式在腹腔镜下闭合这些大血管。随着经验的增多，发现这些大血管可以通过电器械，如双极电凝和超声抓持钳有效地闭合。在切除子宫时，采用这些器械闭合子宫动脉，都存在输尿管损伤风险。

腹腔镜手术操作

诊断性腹腔镜

对于有急性和慢性盆腔疼痛的病人，可疑宫外孕、子宫内膜异位症、附件扭转或其他盆腔异常的病人，腹腔镜是一个有价值的诊断方法。在很多情况下，如果只行检查，腹腔镜是通过脐下 trocar 置入，探查器械通过位于耻骨上的第二个穿刺孔置入来操作盆腔脏器。如果需要进行手术操作，在下腹部的左侧和右侧需要放置辅助的 trocar。对一些更进一步的手术，辅助的 trocar 可以放在脐水平腹直肌侧方，使主要术者操作更加方便。如果要检查输卵管的通畅性，需要通过宫颈口向宫腔注入稀释的美蓝，这个操作被称为输卵管通色素液法。

开始任何手术前，需要进行全面的腹腔探查。通过术者移动镜子，仔细探查腹腔的每一个象限以及盆腔的情况。除非在较瘦的女性，一般很难看到脾（图 44 - 3）。需要仔细探查阑尾、大网膜、覆膜表面、胃、肠管表面、横膈和肝（图 44 - 4 和 44 - 5）[15]。如果发现可疑，应在行冰冻活检之前留取腹腔冲洗液进行细胞学检查。

输卵管绝育术

腹腔镜在全世界都是最常应用的进行绝育手术方式之一（见第 28 章）。最初的腹腔镜手术是应用电烧

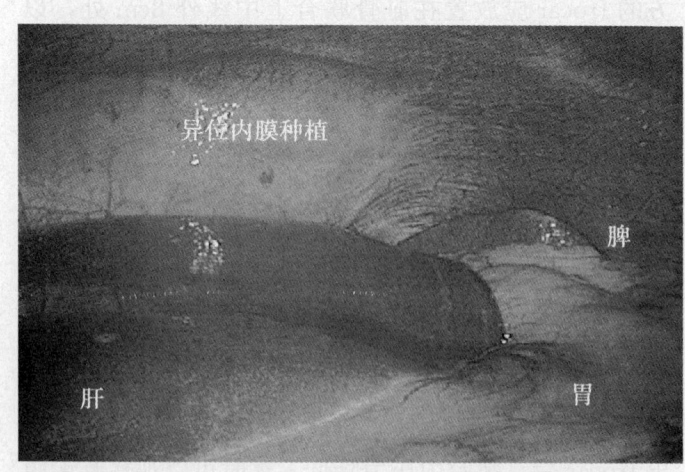

图 44 - 3　（也见彩图 44 - 3）腹部左上象限的解剖。

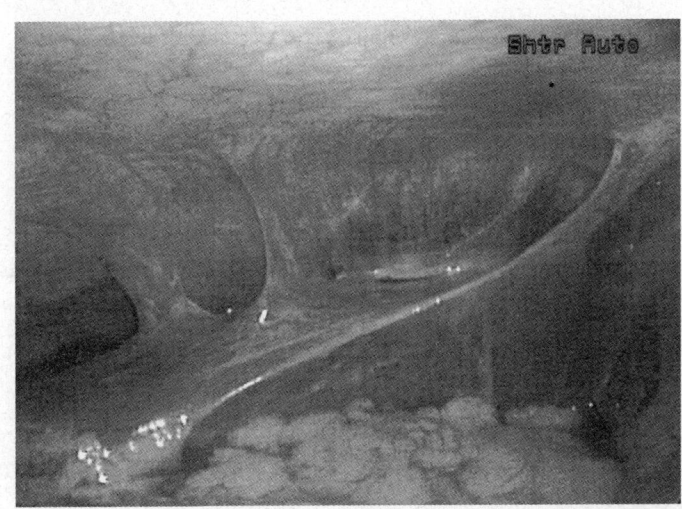

图 44-4 （也见彩图 44-4）Fitz-Hugh-Curtis 综合征的横膈粘连。Curtis 和 Fitz-Hugh 于 1934 年描述了淋球菌感染与粘连的关系。

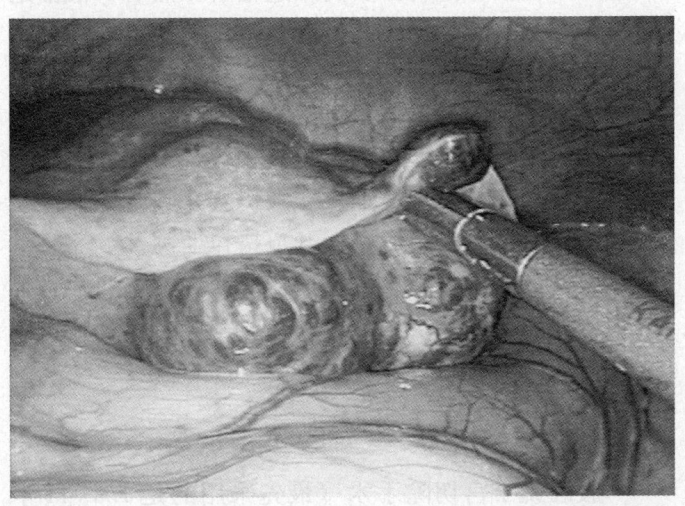

图 44-5 （也见彩图 44-5）肝血管瘤。

或者电外科技术，凝结输卵管中段。另外一些手术技术，如夹子、硅橡胶环，也被普遍接受。妊娠率因年龄而异，术后 10 年的妊娠率从 1%～3% 不等[16]。

粘连松解和输卵管重建术

粘连常常是既往盆腔感染的结果，可继发于盆腔炎症性疾病或阑尾穿孔、子宫内膜异位症或先前的手术。这些粘连可以导致不育和慢性盆腔疼痛。使用剪刀或者电器械，采用钝性或锐性分离的方法行粘连松解术。但粘连距输尿管或肠管的距离小于 1cm 时，应用单极电器械需要特别注意，因为存在不可预测的电穿透作用。在分离邻近肠管的粘连时，其他一些电器械，如超声刀，应该是更好的选择，特别是对那些应用单极电器械缺乏经验的医生。

即使是在试管婴儿技术已很成熟的今天，输卵管重建术仍在应用，而且无一例外地采用腹腔镜方式。提高生育能力的手术包括粘连松解、伞端成形术和输卵管远端造口术。在术前或术中，需要通过宫颈的插管将稀释的美兰注入宫腔，来显示输卵管近端是否通畅。腹腔镜手术需遵循显微外科的原则，尽量避免组织损伤，需要小心抓持组织，尽量少用电凝止血。

对于那些输卵管问题较轻且保留伞端的病人，腹腔镜术后会有很好的妊娠比率。虽然这些病人之后仍有异位妊娠风险，但如可成功宫内妊娠，则可避免与 IVF 相关的多胎妊娠风险。

不幸的是，粘连松解后常会重新形成粘连。医生采用了很多技术和方法以努力避免粘连的重新形成（见第 52 章）。轻柔提拉组织和良好地止血非常重要。临床研究亦显示屏障隔理的方法可以减少粘连发生，但是尚未证实能够更有效地缓解疼痛和提高将来的受孕能力。

子宫内膜异位症电灼术

腹腔镜技术的最先应用为子宫内膜异位症的治疗。可以应用剪刀或者其他电器械，切除或烧灼子宫内膜异位症病灶。这些治疗可以帮助提高病人的妊娠能力，并能够减轻盆腔疼痛（见第 49 章）。

异位妊娠的治疗

对大多数需要手术的异位妊娠来说，腹腔镜已经成为首选（见第 48 章）[17]。可以通过纵行切开输卵管（线状输卵管切开）或者切除部分输卵管（输卵管切除术）的方法，取出胚胎和妊娠囊。即便输卵管妊娠已发生破裂，只要病人的血液动力学稳定，仍然可以采用腹腔镜的手术方式。

卵巢囊肿剔除术和卵巢切除术

卵巢的病理情况，如卵巢囊肿，常会导致病人疼痛等不适的主诉。异常情况包括卵巢的生理性或者自限性功能性囊肿、卵巢扭转、卵巢良性肿瘤以及恶性肿瘤。卵巢囊肿常通过超声的方式诊断，多根据囊肿的大小和可疑恶性的程度来选择腹腔镜或开腹手术（见第 50 章）[18]。在附件手术中，一个很重要的理念是，要尽可能避免囊内容物的溢出。

子宫肌瘤切除术

很多有子宫肌瘤症状的妇女为保留子宫或保留生育功能，更愿意行子宫肌瘤剔除术，而不行子宫切除术（见第 46 章）[19]。一些情况下，肌瘤剔除术可以通过腹腔镜完成。肌壁间肌瘤手术的挑战之处在于如何有效止血、闭合肌瘤剔除后的腔隙以及从腹腔取出肌瘤组织。子宫注射血管加压素可以帮助止血。切除的肌瘤可以采用肌瘤粉碎器或者 culpotomy 取出。电动的肌瘤粉碎器可以加快这个过程。屏障性隔离技术可以用来减少术后粘连形成。一些早期个案研究提示，同开腹肌瘤剔除术相比，腹腔镜肌瘤剔除术会增加病人妊娠时子宫破裂的危险[20]。但是，几项随机对照研究的结果显示，如果由熟练医生进行操作，腔镜手术并不增加上述风险[21]。腹腔镜肌瘤剔除手术只能由在腔镜缝合方面训练有素的妇科专家来进行。

腹腔镜下子宫神经切断术治疗盆腔疼痛

许多妇女有很严重的难以用常规医疗手段解决的痛经，但她们仍然希望保留生育功能。对这些病人，腹腔镜的处理手段取得了一定的疗效。腹腔镜下宫骶神经切除术（LUNA），是指单独应用电/激光或结合剪刀的应用，分离和切断每一个子宫骶骨韧带的手术。需要十分小心避免输尿管的损伤。这种方法显示有一定的近期疗效，但最近的一个循证综述对这种手术的疗效提出了质疑[22]。

腹腔镜下骶前神经切断术是治疗中心型疼痛的第二种方法。这种技术具有挑战性，需要在右侧髂总动脉与位于左侧的跨过左髂总动静脉的肠系膜下动脉间仔细分离腹膜后组织。骶前神经丛，其中包含骶前神经，从左侧髂总静脉和骶骨岬的骨膜处被分离下来，并切除 2~3cm 长的神经段。手术风险包括血管并发症以及一些远期并发症，如便秘，与 LUNA 相比更加常见。虽然腹腔镜下宫骶神经切断术和骶前神经消融术看起来至少可以暂时缓解一些病人的中心型疼痛，但是很多医生认为，不管何种理由，建议病人应用神经切断技术来治疗痛经，仍缺乏足够的依据[22]。

子宫切除术

腹腔镜子宫切除术首先由 Harry Reich 博士在 1992 年报道，现已广泛应用[23]。腹腔镜子宫切除的三个基本术式包括，腹腔镜辅助的阴式子宫切除术（LAVH）腹腔镜子宫切除术和腹腔镜子宫次全切除术。虽然关于这三种术式的技术手段已相当成熟，但关于各个手术的危险性、效益和指征方面，仍然存在争议。

腹腔镜辅助的阴式子宫切除术

在三种术式中，LAVH 最常用而且在技术方面最易接受。应用 3~4 个穿刺通路，探查腹腔情况，而且如果需要，进行必要的粘连松解。然后，根据是否保留卵巢行骨盆漏斗韧带或者卵巢固有韧带凝切术。切断圆韧带，切开子宫膀胱腹膜返折，从子宫前方分离开膀胱。这个步骤同开腹手术和阴式手术相比，膀胱损伤的几率较高。虽然相比于开腹和阴式手术输尿管损伤的几率增加，一般仍会在腹腔镜下凝固和切断子宫动脉。最后，切开道格拉斯窝。

下面的手术步骤由阴式操作完成：前方切开膀胱阴道隔，进入盆腔，结扎子宫血管，取出子宫和卵巢，然后关闭阴道穹窿。

腹腔镜子宫切除术

腹腔镜子宫切除手术（最先采用的是 LAVH 术式）指镜下切除整个子宫，是常见的镜下子宫切除术的第二种术式。当子宫下垂很轻或无下垂时，阴式操作常较困难，此时常采用这种手术方法。

凝切骨盆漏斗韧带（卵巢固有韧带）和圆韧带后，自子宫前方分离膀胱。识别输尿管，凝切子宫血管和宫骶韧带。打开子宫直肠陷凹，沿穹窿环状切开阴道，自阴道取出标本。腔镜下或阴式缝合阴道穹窿。

子宫次全切除术

在因良性指征而行的子宫切除术中，子宫次全切除术位居第三位[24]。这一技术开始时采用的方法与 LAVH 和腹腔镜子宫全切术的方法一致。但在切除宫颈前，切除的根部应该位于子宫体和宫颈连接处。为最大限度减少残存环状组织阴道出血和降低残端宫颈组织非典型增生或者发生癌症的可能，需要芯环状切除或烧灼破坏宫颈内管的腺体。应用电动子宫肌瘤粉碎器处理标本，然后通过一个12mm的腹部trocar将之取出。

腹腔镜子宫次全切除术可以避免阴道和腹部切口，因而可以降低感染的风险。输尿管损伤的危险亦会降低，因为手术步骤限于宫颈内口水平以上。但是，有再发宫颈残端组织非典型增生和肿瘤的危险。正是由于这个原因，这些病人需要常规行Pap涂片检查，而且一些病人会因为宫颈异常需要进行进一步的手术。此外，至少有两项随机对照研究显示，次全子宫切除术患者没能具有更好的膀胱功能和性功能[25,26]。研究结果确实显示因为出血和脱垂而导致较高的再次手术几率。

虽然一些小样本研究曾经试图评价腹腔镜全子宫切除术的价值，但一项大样本多中心随机对照研究将腹腔镜子宫切除术分别与阴式子宫切除术及开腹手术的情况进行了比较[27]。研究结果证实腹腔镜子宫切除术并不优于阴式子宫切除手术，但同开腹子宫切除术相比，腹腔镜手术的术后疼痛较轻，住院时间短，并且术后恢复快。但腔镜手术的泌尿系统损伤率略有升高。腔镜手术住院时间较短，一定程度上抵消了由于腔镜手术占用手术室时间较长和一次性耗材导致的费用增加[28]。

腹腔镜肿瘤手术

腹腔镜在恶性肿瘤中的应用开始于术后和化疗后的二探手术。最近，腹腔镜被用于妇科恶性肿瘤的初次分期手术中，手术内容包括：腹腔冲洗、活检、部分大网膜切除、盆腔和腹主动脉旁淋巴结切除术。腹腔镜还进一步应用于腹腔镜辅助的阴式广泛子宫切除术中。

腹腔镜在妇科恶性肿瘤中的应用还存在很多争议。有人顾虑腹腔镜可能会增加卵巢癌的腹膜转移。对于妇科恶性肿瘤，在能够证实腹腔镜手术具有同开腹手术同样的危险性、效益和长期预后结果之前，腹腔镜治疗妇科恶性肿瘤仍然需要缜密的考虑。

腹腔镜的危险性

腹腔镜手术同开腹手术相比，可以降低一些传统风险，如感染和出血。然而，腹腔镜手术有其特有的并发症。包括与CO_2充气相关的静脉气体栓塞和trocar损伤，如膀胱、肠管和血管损伤。腹腔镜子宫切除术与开腹和阴式子宫切除术相比，会增加膀胱和输尿管损伤的风险[29]。避免、诊断以及治疗腹腔镜并发症的方法见第45章。

熟练性

很明显，腹腔镜的进步需要特别的训练。成功完成一例手术所需要的手术熟练程度取决于很多参数。用来确定熟练水平的标准包括下列方面：

- 手术时间
- 中转开腹的比率
- 术中失血量
- 术中并发症

很重要的是，当每一名外科医生需要着手进行复杂的腹腔镜手术时，都应该明白自己手术能力的局限性。

小结

随着腹腔镜经验增多，以及先进的技术和仪器的支持，使得腹腔镜可以安全地完成更多手术，从而使得妇科腹腔镜的应用领域更加广泛。当今已经非常普及的一些腹腔镜手术，在不久前还只能通过开腹的方式完成。腹腔镜已经成为很多妇科疾病最主要和首选的手术方式，包括输卵管结扎术、子宫内膜异位症和盆腔粘连的治疗、宫外孕和附件手术。关于妇科一些更加复杂的情况，包括恶性肿瘤的治疗，腹腔镜应用的最终价值还有待进一步研究明确。

=== 要 点 ===

- 腹腔镜是妇科医生可以应用的重要手术方式之一，是多种腹腔内问题手术治疗的手段。
- 需要知识以及正确地判断以明确哪些情况可以采用腔镜手术，哪些不可以。
- 仔细的技术方法可以最大限度地减少腹腔镜的并发症，但不能做到完全避免。

- 改变穿刺角度、穿刺部位，根据病人的体型和手术史的情况适当调整穿刺方式，在腹腔镜手术中是非常重要的。
- 腹腔镜的主要优势是可以减少病人的术后不适和对术后劳动力的影响。在很多情况下，腹腔镜手术的费用也是相对较低的。
- 腹腔镜的主要劣势是行子宫切除术时，增加了膀胱和输尿管损伤的危险；对于恶性肿瘤预后的影响不能确定。

（郭红燕译 乔 杰校）

参考文献

1. Litynski GS: Laparoscopy—the early attempts: Spotlighting Georg Kelling and Hans Christian Jacobaeus. JSLS 1:83–85, 1997.
2. Semm K: Endocoagulation: A new and completely safe medical current for sterilization. Int J Fertil 22:238–242, 1977.
3. Yuzpe AA: Pneumoperitoneum needle and trocar injuries in laparoscopy. A survey on possible contributing factors and prevention. J Reprod Med 355:485–490, 1990.
4. Hurd WW, Bude RO, DeLancey JOL, et al: Abdominal wall characterization by magnetic resonance imaging and computed tomography: The effect of obesity on laparoscopic approach. J Reprod Med 36:473–476, 1991.
5. Kaali SG, Barad DH: Incidence of bowel injury due to dense adhesions at the sight of direct trocar insertion. J Reprod Med 37:617–618, 1992.
6. Mintz M: Risks and prophylaxis in laparoscopy: A survey of 100,000 cases. J Reprod Med 18:269–272, 1977.
7. Hasson HM: Open laparoscopy: A report of 150 cases. J Reprod Med 12:234–238, 1974.
8. Hurd WW, Ohl DA: Blunt trocar laparoscopy. Fertil Steril 61:1177–1180, 1994.
9. Tulikangas PK, Nicklas A, Falcone T, Price LL: Anatomy of the left upper quadrant for trocar insertion. J Am Assoc Gynecol Laparosc 7:211–214, 2000.
10. Tulikangas PK, Robinson DS, Falcone T: Left upper quadrant cannula insertion. Fertil Steril 79:411–412, 2003.
11. Hurd WW, Amesse LS, Gruber JS, et al: Visualization of the bladder and epigastric vessels prior to trocar placement in diagnostic and operative laparoscopy. Fertil Steril 80:209–212, 2003.
12. Hurd WW, Bude RO, DeLancey JOL, Newman JS: The location of abdominal wall blood vessels in relationship to abdominal landmarks apparent at laparoscopy. Am J Obstet Gynecol 171:642–646, 1994.
13. Montz FJ, Holschneider CH, Munro M: Incisional hernia following laparoscopy: A survey of the American Association of Gynecologic Laparoscopists. J Am Assoc Gynecol Laparosc 1:S23–S24, 1994.
14. Cottam DR, Gorecki PJ, Curvelo M, et al: Preperitoneal herniation into a laparoscopic port site without a fascial defect. Obes Surg 12:121–123, 2002.
15. Tulandi T, Falcone T: Incidental liver abnormalities at laparoscopy for benign gynecologic conditions. J Am Assoc Gynecol Laparosc 5:403–406, 1998.
16. Westhoff C, Davis A: Tubal sterilization: Focus on the U.S. experience. Fertil Steril 73:913–922, 2000.
17. Tulandi T, Saleh A: Surgical management of ectopic pregnancy. Clin Obstet Gynecol 42:31–38, 1999.
18. Mettler L, Semm K, Shive K: Endoscopic management of adnexal masses. JSLS 1:103–112, 1997.
19. Miller CE: Myomectomy. Comparison of open and laparoscopic techniques. Obstet Gynecol Clin North Am 27:407–420, 2000.
20. Hockstein S: Spontaneous uterine rupture in the early third trimester after laparoscopically assisted myomectomy. A case report. J Reprod Med 45:139–141, 2000.
21. Falcone T, Bedaiwy MA: Minimally invasive management of uterine fibroids. Curr Opin Obstet Gynecol 14:401–408, 2002.
22. Proctor ML, Farquhar CM, Sinclair OJ, Johnson NP: Surgical interruption of pelvic nerve pathways for primary and secondary dysmenorrhea. Cochrane Database Syst Rev 2003:CD001895.
23. Reich H: Laparoscopic hysterectomy. Surg Laparosc Endosc 2:85–88, 1992.
24. Johns A: Supracervical versus total hysterectomy. Clin Obstet Gynecol 40:903–913, 1997.
25. Kuppermann M, Summitt R, Varner E, et al: Sexual function after total compared with supracervical hysterectomy: A randomized trial. Obstet Gynecol 105:1309–1318, 2005.
26. Thakar R, Ayers S, Clarkson P, et al: Outcomes after total versus subtotal abdominal hysterectomy. NEJM 347:1318–1325, 2002.
27. Garry R, Fountain J, Mason S, et al: The eVALuate study: Two parallel randomised trials, one comparing laparoscopic with abdominal hysterectomy, the other comparing laparoscopic with vaginal hysterectomy. BMJ 328:129–135, 2004.
28. Falcone T, Paraiso MF, Mascha E: Prospective randomized clinical trial of laparoscopic assisted vaginal hysterectomy versus total abdominal hysterectomy. Am J Obstet Gynecol 180:955–962, 1999.
29. Johnson N, Barlow D, Lethaby A, et al: Methods of hysterectomy: Systematic review and meta-analysis of randomized controlled trials. BMJ 330:1478, 2005.

第七部分 生殖医学手术

45 腹腔镜与宫腔镜手术的并发症

Howard T. Sharp, Tommaso Falcone, and William W. Hurd

引言

距离 Jacobaeus 经 Nitze 膀胱镜（内含一个白炽灯铂金电线回路和镜片系统）插入患者腹部进行腹腔镜检查，已经将近一个世纪了。从那时起，科学技术的飞速进步使原来只能通过腹部和阴道进行的妇科手术得以通过腹腔镜来完成。

遗憾的是，腹腔镜的很多进步都伴随着发病率和死亡率相当高的试验和失误[1]。由于电外科手术、自动吻合器、患者体位保持和穿刺器的使用，腹腔镜手术损伤产生其所独有的致伤机制，其中许多因素无法预料。新技术和新方法何时才能被认为是安全的呢？在一位医生精通腹腔镜技术之前，要做多少例腹腔镜操作呢？最近有研究显示，腹腔镜辅助阴式子宫切除术（laparoscopically assisted vaginal hysterectomies, LAVH）的学习曲线表明，一名妇科医生必须有30例以上的手术经验，手术并发症发生率才会明显降低[1]。

本章主要讨论腹腔镜和宫腔镜手术最常见的风险，包括神经损伤、结构损伤（血管、肠管、膀胱、输尿管）以及腹腔镜所致的电外科学损伤。目的在于提供解剖和技术知识，从而让妇科医生更好地认识、防止和处理腹腔镜与宫腔镜手术的并发症。

腹腔镜

神经损伤

损伤机制

在腹腔镜手术中，神经损伤发生的基本机制存在三种可能。最常见的损伤机制与患者的体位有关，截石位使下肢的许多神经被拉伸或压迫，导致患者醒后暂时的感觉异常。不幸的是，手术中神经牵拉和压迫时间过长可导致神经损伤，需数月方能恢复，甚至经久不愈。在手术前需注意摆放患者体位，特别是手术时间长的患者，要注意避免过度屈曲或外展，并应注意患者的受压部位。

腹腔镜手术中发生神经损伤的第二个机制，是通过前腹壁插入穿刺器及随后缝合切口时，损伤腹壁神经。这类神经损伤不常见，但因为这些神经很难辨认，而且其解剖位置变异很大，所以损伤难以完全避免。因此，其诊断和治疗变得极其重要。

最后一种机制是后腹膜切开时盆腔神经丛的直接损伤，包括严重子宫内膜异位症手术和恶性肿瘤分期手术行淋巴清扫。术者需要充分了解这些神经的解剖学位置，才能把损伤风险减到最小。

神经损伤的分类

神经科专家将神经损伤按损伤程度分类，最终反映患者的预后。神经挫伤，即神经麻痹，是指神经功能性损伤，而神经结构保有连续性。肌电图显示传导阻滞为诊断要点。轻度损伤会导致损伤部位出现传导阻滞，但远端传导正常。较严重的损伤导致局部脱髓鞘病变，不伴轴突的断裂，引起损伤部位传导速度减慢；髓鞘再生在6周之内可使神经功能恢复正常。

更严重的损伤被称为轴突断裂，这时外周神经的轴突和髓鞘断裂，但是神经再生鞘（即神经内膜、神经束膜和神经外膜）保留。这类更严重的神经损伤会导致损伤部位远端的轴突退行性变。Waller 退行性变的特点是轴索增大和断裂，以及 Schwann 细胞摄取髓鞘碎片。轴突的自发退行性变通常致使功能恢复需要6个月到1年。

最严重的神经损伤是神经的完全断裂，称为神经断伤，在轴突、髓鞘、神经再生鞘断裂后，发生 Waller 退行性变。如果没有进一步治疗，这类损伤无法恢复。在手术修复神经损伤后，预后差异很大，从完全愈合到永久致残均有可能。

幸运的是，腹腔镜手术中，与患者体位有关的绝大多数神经损伤并不会导致神经分离，可随时间自然愈合[2]。相比之下，与根治术相关的损伤会更加严重而持久。

特殊神经损伤

股神经

股神经是腰骶神经丛最大的神经，是脊髓 L2、L3 和 L4 后神经根的分支（图 45-1）。它穿过腰大肌，走行于肌肉的下外侧，出现在髂腰肌和腰大肌之间，之后在腹股沟韧带下方进入股动脉旁的股鞘内。

股神经由运动神经和感觉神经组成。运动神经支配髂腰肌、股四头肌、缝匠肌和耻骨肌，可以屈髋和伸腿。股神经的主要感觉支为股中间和内侧皮神经，还有支配下肢内侧的隐神经。

腹腔镜时股神经损伤经常源于手术时髋部过屈或外展，或者是手术时间过长[2]。行阴式或腹腔镜手术的患者摆截石位时大腿屈曲不能超过90°，外展不能超过 45°。如果术中变换体位，亦需注意保持以上各点。

股神经受损的症状包括腹股沟疼痛、伸膝和屈腿无力，膝反射通常消失。肌电图和神经传导实验方面的研究可以发现股神经反应时间延长，股四头肌去神经化。

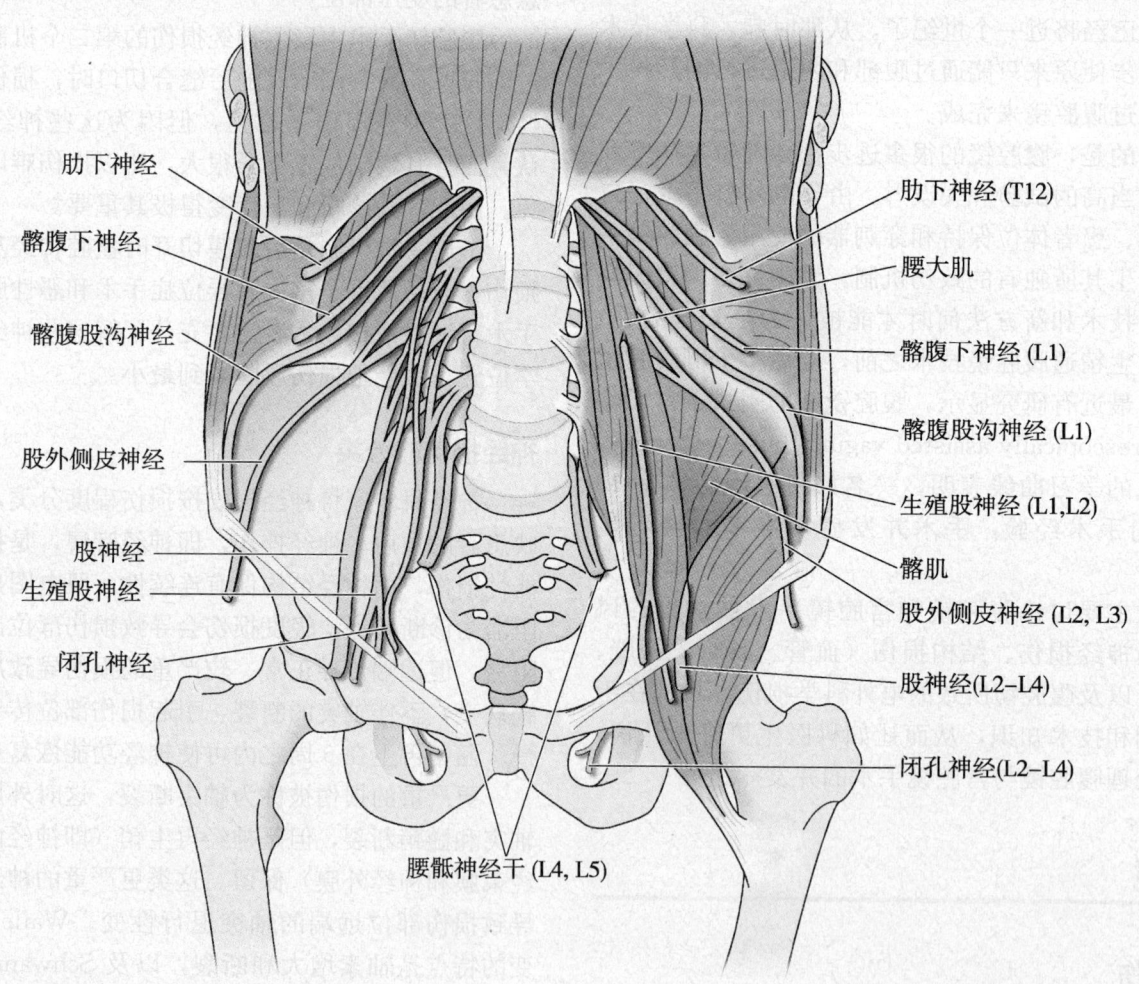

图 45-1 图示腹腔镜下可能损伤的神经。（Reproduced from Drake R, Vogl W, Mitchell AWM: Gray's Anatomy for Students. Philadelphia, Elsevier, 2005.）

闭孔神经

闭孔神经源于 L2、L3 和 L4 的前神经根（图 45-1）。它穿过腰大肌下降，中段沿骨盆边缘走行，穿过闭孔到达股部。其主要功能是使大腿内收，支配股薄肌、闭孔肌、长收肌、耻骨肌和内收肌。

闭孔神经损伤最常见的原因是妇科手术中根治性盆腔手术和淋巴结清扫时的直接损伤。闭孔神经血管束在腹腔镜耻骨后切开，尤其是针对阴道前壁旁侧缺陷进行阴道旁修补时也容易损伤。进行此部位手术的术者应精通闭孔神经的解剖。

闭孔神经损伤也可缘于过度屈髋[3]。其发生机制是解剖原因。当闭孔神经离开闭孔就紧贴骨骼走行，在过度屈髋时，特别是手术时间也较长时，会严重成角和变形。闭孔神经的损伤通常表现为臀部内收无力和大腿上内侧感觉缺失。

前腹壁和腹股沟区神经的损伤：髂腹股沟神经、髂腹下神经和生殖股神经

就皮肤感觉而言，髂腹股沟神经、髂腹下神经和生殖股神经在感觉区域上有重叠，这常造成它们之间难以区分。这些神经的走行也有很大差异。髂腹下神经与髂腹股沟神经起源于 T12 和 L1 神经根的腰骶丛（图 45-1）。它们横跨前方腰肌，在髂前上棘水平穿过腹横肌[4]。生殖股神经起源于 L1 和 L2 神经根，在腰大肌前方走行（图 45-1）。髂腹下神经支配耻骨上区的感觉，髂腹股沟神经支配腹股沟管的感觉。生殖股神经支配阴唇皮肤（生殖支）和大腿上部感觉（股支）。

这些神经最常见的损伤是由腹部和盆腔切开以及之后的缝合结扎或纤维化压迫所致。若采用 Pfannenstiel 切开术，当切口超过了鞘膜、筋膜并暴露到腹内斜肌中缘时，最可能发生这种损伤[5]。在行腹腔镜穿刺时，当穿刺部位在髂前上棘下方时，这些神经损伤的风险也会增加[4,6]。穿刺前触摸髂前上棘有助于定位。

这些神经受损通常表现为锐痛、烧灼痛和感觉异常。局部浸润麻醉使神经支配区域的疼痛缓解和感觉异常消失有助于准确诊断。因为这些神经的走行差异，不论是否预防，都可能发生损伤。因此，尽早诊断和治疗对于避免症状长期存在是很重要的。

坐骨神经损伤

从 L4～S3 发出的坐骨神经是人体最大的外周神经，有胫神经和腓总神经两个分支。它位于梨状肌前方，穿过坐骨大孔沿大腿后面向下走行。它支配腓肠肌的运动，使下肢屈曲，大腿伸展。它在腘窝上部分支，胫支在小腿后部下行，支配足底屈肌和足固有屈肌，还支配脚趾和足底的感觉。腓总神经绕胫骨头后于胫前走行，支配足部背屈和外转功能，也传导下肢外侧与足背的感觉。

妇产科手术时坐骨神经损伤的最常见机制是长时间屈髋导致神经拉伸和牵张。在屈髋位时，如果膝关节伸直或过度旋转，神经牵张会加剧。在屈髋并伸展下肢时，坐骨神经可以伸长约 1.5 英寸。因此要注意将患者腿部放在腿架上甚或是悬吊起来时，不要使髋部过屈。有报道称在妇科手术应用悬吊式腿架时，最短 35 分钟就可以发生这种损伤[7]。

发生坐骨神经损伤风险最高的是长腿、肥胖或身材矮小的患者。长腿或肥胖的患者有髋关节外旋的倾向；在身材矮小的患者，常有膝关节屈曲不足的趋势。腿架对于大多数患者都是最适用的，除非过于矮小的患者。

坐骨神经损伤的症状取决于损伤的水平，因为神经分成了两个独立分支。神经干的损伤导致下肢无力，表现为膝部屈曲受损。胫神经损伤的患者可发生背屈无力和垂足。

神经损伤的治疗

对于明显神经损伤的病例，第一步是咨询神经科医师或物理治疗师，以辅助诊断和治疗。治疗通常包括给予适当的功能性支架和物理康复。

口服止痛药、三环类抗抑郁药和抗惊厥药物对疼痛的患者可能有所帮助。不过，阿片类药物往往难以控制神经性疼痛，有效的替代药物是中枢镇痛药曲马多，用量是每 6 小时 50～100mg。阿米替林和地昔帕明也可能有效，初始剂量每天 25mg，如果需要，可逐渐增加到每天 150mg，分次服用。抗惊厥药物加巴喷丁比大部分三环类抗抑郁药的嗜睡作用小，初始剂量为每日 3 次，每次 100mg，最大剂量可达 1200mg，每天 3 次。

CO_2 注入和静脉气体栓塞

CO_2 吸收的作用

CO_2 是腹腔镜手术获得气腹时所用的气体。CO_2 高溶于血,可大量溶解入血,又可迅速排出。CO_2 还容易经腹膜快速吸收。在腹腔镜手术的前 15～30 分钟内,在腹内压小于 15mmHg,动脉血 CO_2 分压($PaCO_2$)升高。通常情况下,麻醉师会调整每分通气量以代偿这种变化。妊娠患者行腹腔镜手术时,通常可发现动脉 CO_2 分压下降(代偿性呼吸性碱中毒),这一点要考虑到,以避免胎儿酸中毒。从最初的 CO_2 分压上升和潮气末 CO_2 分压($ETCO_2$)稳定之后,任何随后发生的指标升高都不能单独归咎于 CO_2 的注入。手术中如果没有特殊情况,氧分压(PaO_2)通常不变。

对于健康妇女,CO_2 分析图($ETCO_2$)和脉搏血氧饱和度测定是检测动脉血气的有效指标。这可能不适用于美国麻醉师协会(American Society of Anesthesiologists,ASA)Ⅱ级或Ⅲ级患者。$ETCO_2$ 升高通常是从腹膜腔中吸收 CO_2 所致。但多种临床情况可能会导致肺通气/灌注比率失衡(ventilation/perfusion mismatch,V/Q),而使得肺的生理性无效腔增大。采取头低位和腹内压增加可加剧这种失衡,在肥胖患者尤其如此。气腹会降低肺的顺应性,肥胖会进一步降低肺的顺应性[8],并增加通气所需气道压。心输出量降低同样也会加剧 V/Q 失衡,而导致 $ETCO_2$ 增加。

其他会增加 $ETCO_2$ 的临床事件包括皮下间隙中存在大量 CO_2(皮下气肿)、CO_2 气胸和 CO_2 气体栓塞。CO_2 气胸通常是因为 CO_2 气体通过横膈缺陷漏入胸膜腔。皮下气肿不会造成去饱和状态或增加气道压力。腹部常有气肿和捻发音,有时甚至会波及阴唇。大量 CO_2 气体栓塞最初可能会导致 $ETCO_2$ 升高。但比较典型的气体栓塞时,常见 $ETCO_2$ 升高后又下降的情况。

气体栓塞

气体栓塞是腹腔镜与宫腔镜潜在的危险并发症。经气腹针或穿刺器将 CO_2 气体直接注入静脉可导致气体栓塞。因为腹腔内压力高于静脉压,气体栓塞也可发生于大静脉明显破损的情况下。CO_2 气体栓塞在诊断性宫腔镜检查时也偶有发生,但其机制不明。在宫腔镜手术时不应使用 CO_2。

CO_2 的物理性质是高溶解性和可快速清除,使得气体栓塞的临床症状得以很快缓解。尽管最初可能发生 $ETCO_2$ 升高,但所有气体栓塞包括 CO_2 栓塞时最典型的表现是 $ETCO_2$ 下降。

据报道,许多妇科手术中都可发生静脉气体栓塞,比如子宫切除术、剖宫产术、宫腔镜、刮宫术以及正常阴道分娩。室内气体进入静脉通常需要一定的压力梯度。由于气体入口(血管破口)的位置高于心脏,所以该处的局部压力较低,压力梯度的存在可加快气体进入静脉。理论上讲,当宫腔镜位置比心脏位置高时,空气也可进入静脉。因此在行手术性宫腔镜操作时要小心,不要将患者摆为 Trendelenburg 位(头低脚高位)。宫腔镜检查时,管腔内的空气没有排出时不得向宫腔内注入 CO_2。子宫内手术应用激光后不能将气体作为冷却系统使用。

静脉气体栓塞的病理生理学基础是 V/Q 失衡,这会导致生理性无效腔增加和发生右向左分流。气体栓塞的最早表现之一是 $ETCO_2$ 降低,其原因是 V/Q 的失衡与生理性无效腔增加,气胸也可使 $ETCO_2$ 降低。静脉气体栓塞和气胸都可导致低氧血症。

麻醉状态下,气体栓塞最典型的临床发现是心脏杂音。通常只会发生收缩期杂音,如果右心室内有大量气体,则出现典型的水轮样杂音。其他表现包括心动过速、心律失常和低血压以及中心静脉压和肺动脉压的升高。如果患者是有意识的,可能会主诉胸痛和呼吸困难,而且可能有意识状态的改变。除呼吸急促外,体检会发现相同体征。麻醉医师会发现 $ETCO_2$ 突然下降。气体栓塞最初的血气分析与静脉血栓(栓子)的表现相似,均表现为 V/Q 失衡所致的低氧血症。如果患者是清醒的,还可能表现为呼吸急促所致的呼吸性碱中毒。治疗主要包括以下措施:

- 停止气体注入
- 拔除气腹针
- 将患者置于头低脚高位或左侧卧位,以减少右心室流出道梗阻
- 100%氧纠正低氧血症
- 使用中心静脉管或心脏按压,排出右心房气体
- 小心寻找静脉破损证据,必要时开腹探查
- 如果没有发现静脉破损,则患者需留观过夜。

目前已有成功抢救静脉大量 CO_2 栓塞患者的

报道[9,10]。

腹腔镜手术中的血管损伤

腹腔镜手术最主要的优点是腹部切口非常小。但这些小切口导致了腹腔镜最严重的并发症。第一和第二穿刺点常伴发小量但不可避免的前腹壁血管损伤出血，并有损伤腹膜后大血管的风险。这些小切口减少了术后不适，但也限制了任何血管损伤的发现和及时治疗。另外，应用 CO_2 扩张腹腔会使患者发生静脉内注入气体的生命危险。因为这些损伤的性质严重，每一位腹腔镜术者都应该在这些并发症出现前制定措施来应对。以下将对避免损伤的方法以及如何识别损伤和处理进行讨论。

气腹针的损伤

绝大部分的腹腔镜术者在穿刺器置入之前都应用气腹针穿刺向腹腔内注入 CO_2。尽管这项技术已成功应用了 30 年，但却有一项罕见但致命的风险，就是当气腹针不慎刺入大血管时会导致气体栓塞。

当气腹针刺入主动脉或其他动脉时，由于动脉压通常高于气体灌注的压力（16～20mmHg），通常不会发生气体栓塞。这时动脉出血是主要并发症（见本章"腹膜后血管损伤"一节）。相比之下，当气腹针针尖刺入大静脉时，如下腔静脉，会导致大量气体进入中心循环，而很少有早期预警体征。无论如何，结果都是致命的。

预防

为避免损伤，腹腔镜术者必须以正确的角度和方向刺入气腹针（见"腹膜后血管损伤"一节）。一旦气腹针插入，术者应在注气之前，证明气腹针已进入腹腔正确位置。

有许多方式可以证明气腹针进入腹腔的位置。尽管从未经过实验验证，但临床经验使我们相信，这些技术有时可使我们在注气前发现气腹针穿刺位置不当。首先，穿刺时气腹针的活瓣应打开，这样一旦插入动脉血管会立即有血喷出。其次，在置入气腹针后，注射器应回抽以确认是否已经进入血压较低的静脉。接下来是悬滴试验，在气腹针末端滴一滴生理盐水。提起腹壁，如果针尖已经进入了低压的腹腔，那这滴盐水通常会消失；如果针尖未进入腹膜或插入了其他组织，这滴盐水通常不会消失。

一些人将 Waggle 试验作为辨别穿刺针尖是否刺入腹膜后的最后一种方法。如果穿刺针进入合适位置，用很小的力量即可向两侧轻轻摆动针尾。若穿刺针不能向侧方移动，则说明针尖插入了前腹壁腹膜外不可移动的部位，应该慢慢将穿刺针拔出来，直到能够向侧方移动。这项技术对肥胖者不适用，因为他们的腹壁过厚，即便是从脐部以正确角度穿刺，腹壁本身也会限制气腹针的活动。

腹膜后血管损伤

腹部主要血管损伤是腹腔镜一种罕见的但却可以治疗的致命性并发症，大约每 1 万例腹腔镜手术发生 3 例[11]。这类损伤最常发生于穿刺气腹针或第一个穿刺器时。

预防

在穿刺气腹针或第一个穿刺器时，采取正确的穿刺方向和角度通常可以避免主动脉与下腔静脉的损伤。因为腹膜后血管自脐水平开始分叉[12]，所以将气腹针和第一个穿刺器指向中线穿刺入腹是腹腔镜手术的常识。但是，由于患者被手术单盖住后，通常很难精确地判断中线的位置，所以进针角度就显得尤为重要。

患者的体重指数（$BMI = kg/m^2$）（见第 44 章）不同，最佳进针角度也不同。对于理想体重或超重的患者（相应的 BMI 分别是 $25kg/m^2$ 与 $25～30kg/m^2$），气腹针及第一个穿刺器应以与水平线 45°角刺入[13]。角度较大会增加腹膜后血管损伤的风险，因为许多人的血管分叉在脐下方，并且多数人的左髂总动脉在脐下方[12]。这对非常瘦的患者很重要，因为他们从脐到腹膜后血管的距离可能只有 2～3cm[13]。

在 BMI 为 $30kg/m^2$ 的肥胖女性（如重 200 磅、高 67 英寸的女性）中，穿刺角度就应该增加到与水平线成 70°～80°。因为前腹壁会随体重的增加而显著增厚。幸运的是，这类患者脐部与血管的距离较远，并且脐部与主动脉分叉的距离也相应变远了。

当估计气腹针和穿刺器进针角度时，了解患者体位与地面的角度很重要，因为医生通常用地平面作为进针角度的对照。当患者被摆放成头低脚高位时，穿刺针与地面的夹角必须减小以避开腹膜后血管。因此在置入首个穿刺器前，患者不应被摆成头低脚高位。

开放性腹腔镜手术是将腹膜后血管损伤风险降到近乎为零的有效替代方式。

识别

快速识别大血管损伤对于防止大出血是必需的。当气腹针或穿刺器插入后,血液从穿刺器流出或者患者的生命体征提示出血性休克时,必须立即采取措施。在有些情况下,血管损伤的第一个征象是腹腔镜视野完全被新鲜血液模糊。有时大血管损伤表现为进行性增大的腹膜后血肿,这与腹腔内大出血的处理方式相同。

处理

当用气腹针和第一个穿刺器进行闭合穿刺时,大血管损伤是罕见但无法避免的腹腔镜并发症。每一位腹腔镜术者都应有大血管损伤的处理计划。术者还应确定开腹探查的器械、血制品、血管钳以及外科会诊等是否已经准备好。在独立门诊实施手术时,这些尤为重要。

当怀疑大血管损伤时,应毫不迟疑地采取以下措施:

- 通知手术室护士准备急诊开腹探查
- 立即通知麻醉师,另外开放静脉通道,联系血液和更多人支援
- 马上经腹正中切口开腹
- 直接压迫出血部位控制出血
- 最好请创伤外科或血管外科医生来修复损伤
- 在无有血管外科经验的医师时,腹腔镜术者必须准备打开后腹膜止血
- 如果没有合适的人员和条件修复血管损伤,必须立即将患者转诊至有良好设备的创伤中心

如果没有完全准备好相应的外科医生和设备来处理大血管的损伤,应该考虑应用开放式腹腔镜技术或在其他地方进行闭合穿刺。

腹壁血管损伤

在使用腹正中线外侧的穿刺孔来进行复杂的手术操作之前,腹腔镜损伤腹壁血管的风险是非常小的。有损伤风险的前腹壁血管可分为深浅两类。表浅血管包括位于皮下组织的腹壁浅动脉和旋髂浅动脉,深部血管包括腹直肌下腹膜上的腹壁下动、静脉。

深部血管损伤通常会立即导致快速失血,而浅部血管损伤通常只导致移动穿刺器时血液持续的渗出。术后浅表血管损伤(图45-2)典型表现为穿刺点疼痛和可触及包块,深部血管损伤可表现为疼痛逐渐加重和血细胞比容下降,腹部触不到肿块,因为血管位于腹直肌后方,血液可以直接流入腹腔。CT扫描可以发现血肿部位。

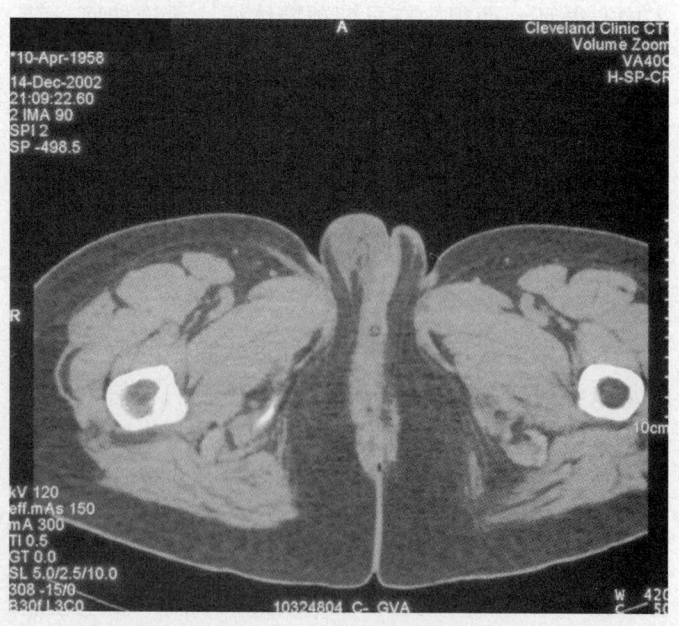

图45-2 A. 穿刺部位可触及包块的患者的CT扫描,血肿局限于患者右侧,直肠筋膜及腹斜肌前方。B. 因为腹壁前部血液反流,阴唇可见血肿。

预防

要避免这些血管的损伤,最主要的办法是在两侧穿刺器穿刺之前辨认血管走行。有两个办法可以达到这一目的:透视法和腹腔镜下直接观察法。用腹腔镜光源的光透过腹壁,观察前腹壁血管的走行非常有效,对于90%的患者可以看到浅表血管[14]。由于下腹壁血管位于腹直肌和筋膜下方,所以不能通过透光试验看到。但有60%的患者,下腹壁血管走行于圆韧带进入腹股沟的入口处与脐内侧襞之间,可以通过腹腔镜下直接观察到(见第7章)。

当看不到这些血管时,了解通常情况下这些血管的走行位置可以降低损伤的风险。因为深浅血管平均距中线5.5cm,所以第二个穿刺点距中线8cm、且在耻骨联合上8cm时可以将腹壁血管损伤的风险降到最小。这个位置接近McBurney点,为髂前上棘到脐连线的1/3处,左侧相应的就是Hurd点。

即使在最理想的穿刺点,由于个体间解剖变异的存在,仍然可能损伤一些看不到的血管。为使血管损伤风险降到最小,应当分外小心,包括尽可能使用小穿刺器(5mm vs 10～12mm),进行腹侧壁穿刺时使用圆锥形穿刺器,而不用锥形穿刺器。

处理

不论如何防范,前腹壁血管的损伤仍然时有发生。因此,每位腹腔镜术者都应做好快速、有效处理这些损伤的准备。

当取出穿刺器时,如发现表浅血管出血,最有效的止血办法是用止血钳夹住血管,然后电凝或结扎。在止血钳不能钳夹的部位,加压包扎通常有效。下腹壁血管损伤后,通常穿刺点马上会大量出血,处理方式包括以下步骤:

- 提醒手术室护士和麻醉师,如果患者的血流动力学情况不稳定,需要另外开放静脉通道并且联系血制品。
- 当侧腹壁使用了大穿刺器时,应使用与关闭各层筋膜组织相同的器械(如使用Endoclose装置)和技术来精确缝合伤口的上下方,缝线应在筋膜上方的皮肤处打紧。
- 如果不能马上缝合,在穿刺部位放置一个Foley导尿管可以临时减慢出血。导尿管直接经穿刺套管放入腹腔,注入盐水后水囊膨胀,取出穿刺套管,将导尿管回拉并紧紧将水囊压在腹膜上,可以用止血钳于皮肤处固定导尿管来维持牵引力,这仅仅是进行下一步处理前的权宜之计。
- 试验在伤口上下方使用腹腔镜下双极电凝来关闭损伤的血管,松开Foley导尿管,用从对侧穿刺口深入的双极电凝止血。
- 如果使用双极电凝止血也失败了,应使用侧腹壁应用了大穿刺器时的缝合技术和器械,缝合伤口的上下方,深至筋膜,缝线应在筋膜上方的皮肤处打紧。
- 如果仍不能止血,必须延长切口并且单独结扎损伤的血管。穿刺口需横向延长到至少4～6cm,切开腹直肌前鞘,将腹直肌外缘向中间分离。在伤口上下方用止血钳钳夹血管并结扎。

当CO_2排出,腹内压下降时,可能发生延迟性出血,特别是当患者从麻醉中苏醒并被搬动时,原来的止血方式可能出现松脱。恢复室内患者的血流动力学不稳定是重回手术室的指征,因为腹壁下动脉的损伤出血不经控制可以是致命的。

胃肠道损伤

尽管腹腔镜的器械和技术都有了长足的进步,胃肠道损伤仍然是常见的腹腔镜并发症。在过去的30年间,这一并发症的风险从大约0.03%升高到0.13%[11,15]。许多肠管的损伤发生在气腹针或首个穿刺器入腹时,因为既往有手术史患者肠管粘连于前腹壁上[16]。其他胃肠道损伤缘于手术操作,包括粘连松解、组织切开、止血和热损伤。

通过预防和早期发现来减少胃肠道损伤的发病率非常重要。尽管我们对此越来越了解,但胃肠道损伤仍然是腹腔镜损伤中最致命的类型之一,据报道,死亡率高达3.6%[15]。如果肠管损伤未及时发现,诊断延迟,则病死率高。凡是术后恶心、腹痛、腹胀或发热加重的患者,都应该怀疑胃肠道损伤。反跳痛与白细胞(WBC)计数升高或降低伴核左移、腹平片发现肠梗阻或膈下游离气体均高度提示损伤的发生。CO_2可迅速吸收,术后36小时膈下仍有游离气体,特别是伴有临床症状时,都需要进一步检查胃肠道损伤。

预防措施

迄今为止,尚未发现能够完全避免腹腔镜手术胃肠道损伤的手段[17]。但既往有手术史的患者发生胃肠道损伤的风险较大，因为大约25%的患者可能发生术后肠管与前腹壁的粘连。因此，需要采取措施避免这类患者的胃肠道损伤。

对于高危患者，一般采用两种技术，包括由Hasson首先报道的开放性腹腔镜和左上象限利用Palmer点封闭穿刺[17-20]。不幸的是，即使采用了这些手段，肠管损伤也可能发生[17,21,22]。

另一种替代办法是使用可视穿刺器，这类装置的设计是通过在穿刺时观察腹壁的每一层来提高安全性。但不幸的是，这些装置也有胃肠道损伤的报道，但与其相关的胃肠道损伤实际发生率仍不清楚[23]。

气腹针损伤

腹腔镜的标准封闭穿刺技术起源于14号穿刺针的盲穿，这种气腹针的针尖可回弹。尽管其针尖设计可以降低对可自由移动肠管的损伤，但不能降低粘连肠管或被其他组织限制了活动的肠管的损伤几率（例如横结肠）[24]。一般情况下，气腹针造成的肠穿孔，只要没有活动出血或肠内容物流出，就无需修补。

胃部损伤

腹腔镜手术中胃损伤非常少见，据报道腹腔镜应用早期也只有不到万分之三的几率[25]。危险因素包括上腹部手术史和麻醉困难，因为胀气的胃可以降到脐水平以下。在穿刺前通过胃管行胃肠减压可以降低这一风险，特别是在左上象限穿刺时。

穿刺器损伤胃后需要手术修补。尽管常规需要开腹进行手术，但是腹腔镜手术已有报道[26]。损伤应该用延迟吸收线分层缝合，最好是由有丰富胃肠手术经验的外科医生完成。腹腔需要冲洗，清理所有的食物残渣和胃液。术后进行鼻胃管负压吸引，直至肠管恢复正常蠕动。

小肠损伤

术中小肠损伤通常不能及时发现。一旦前腹壁存在多处粘连，就应怀疑小肠损伤。若第一个穿刺器和管鞘完全穿透粘连在脐周的小肠前后壁，则无法看到损伤。只要常规360°的检查发现腹腔内穿刺处附近有粘连的肠管，就应当在下腹部放置一个5mm的腹腔镜来检查脐周穿刺点有无损伤。气腹针或穿刺器经第一穿刺孔损伤未粘连的肠管或粘连分解时，损伤肠管可能无法看到。如果怀疑这类损伤存在，就应该在腹腔镜下用肠钳检查或是直接开腹检查，直到完全除外肠损伤。

术中未能发现的穿刺器造成的小肠损伤，通常术后2~4天表现出不断加重的恶心、呕吐、厌食、腹痛以及腹膜刺激征，并可能会出现发热。尽管小肠内细菌较少，但内容物并非无菌，小肠损伤不能及时发现后经常会导致败血症。

小肠超过5mm的全层损伤应双层缝合，并与小肠长轴垂直以避免组织狭窄形成，可以使用3-0的延迟吸收线缝合黏膜下层和肌层，浆膜层则一般采用3-0延迟吸收线间断缝合。通常通过开腹或经脐小切口，将肠管拉出体外进行修复。极富经验的外科医生在腹腔镜下进行修复也有报道[27]。如果小肠破口超过小肠直径的一半，我们推荐行小肠部分切除。

大肠损伤

穿刺器损伤大肠的几率大约为0.1%[28]。由于大肠内高浓度的细菌，未及时发现的损伤可能导致严重的腹腔内感染，会很快发展到危及生命。术中发现并给予适当处理可大大降低后续并发症。

一旦怀疑大肠损伤，则应用无创伤肠钳仔细检查。如果粘连或解剖原因使检查相对困难，就应该行开腹探查。隐蔽的直肠乙状结肠损伤可以通过乙状结肠漏气试验进行检查，检查方法是将子宫直肠陷窝注满生理盐水，然后用乙状结肠镜或尿管插入肛门，注入气体[29]。如果在腹腔镜下看到小水泡冒出，则提示大肠损伤。

大肠损伤的处理取决于损伤的大小、部位以及破损与诊断的间隔时间。一旦诊断结肠损伤，应立即给予广谱抗生素，并请有相关经验的外科医生会诊。如果损伤小，肠内容物渗出少，可进行双层缝合并充分冲洗。如果破口较大或有肠系膜损伤，有时需要行造瘘术。对于（术后）诊断不及时的组织炎症，通常需行肠造瘘术。

肠管的热损伤

在腹腔镜使用早期，肠管的热损害与使用电外科器械相关，是由于器械与技术的局限性所致。在现代腹腔镜中，器械与技术的提高降低了肠管热损伤的发生率，但仍不能完全避免[30]。

肠管的热损伤在病理上与机械损伤不同，因此应当采取不同的治疗处理措施[31]。热损伤存在凝固坏死，既无新生血管形成，也没有白细胞浸润。因为凝固坏死发展成可见损伤常需要数天时间，因此热损伤需要切除肉眼可见损伤外围更多的外观正常的肠管。

穿刺部位疝

中线上的穿刺点

腹腔镜的前20年，穿刺点几乎仅在中线上腹直肌前后筋膜融合处。通常包括一个脐部的10mm穿刺点和一个耻骨联合上的5mm穿刺点。在这些部位都很少发生疝，报道通常仅限于脐部的大网膜疝。

人们提出许多建议来避免脐部疝，但尚无一条建议被证明是有效的。这些建议包括在移除脐部穿刺器前排出所有腹腔内CO_2气体以免拔穿刺器时形成负压、将腹腔镜和穿刺器一起拔出或拔时打开气阀，还有在移除脐部穿刺器时避免患者从麻醉中醒转（会使腹压升高）等[32]。

侧方穿刺点

采用侧方穿刺点进行更为复杂的手术使得穿刺点疝的报道急剧增多，在一项回顾性调查中，3500例手术中发生了5例疝（0.17%），都是在侧方穿刺点大于10mm的情况下[33]。肠管可以嵌顿在两层筋膜之间，称为Spigelian疝。

为了尽量避免侧方穿刺导致疝的形成，所有10mm及以上的穿刺口在术后都要将两层筋膜仔细缝合。缝合通常在现代器械的辅助下完成，同时缝合腹膜和这两层筋膜。不幸的是，即使仔细的筋膜缝合也不能完全避免疝的发生。

通常不推荐拔除5mm穿刺器后缝合筋膜层。尽管也有5mm创口处发生疝的报道，但发生率极低，而缝合这些筋膜层需要扩大皮肤切口。

穿刺部位疝通常表现为在做捏鼻闭嘴呼气动作（Valsalva动作）时，穿刺部位皮下可触及包块。持续包块伴疼痛说明可能为嵌顿疝，需要马上手术（图45-3）。标准处理包括仔细手术探查疝的位置和内容物，尽管大部分健康患者只要修复腹膜和筋膜缺损即可，但还是有一些患者需要合成网片修复。

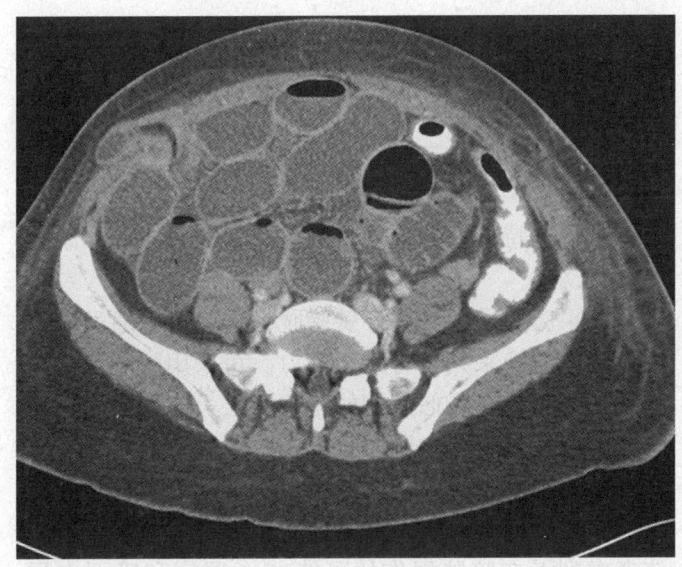

图45-3 急性肠梗阻患者的腹部CT，右侧穿刺器置入部位可见肠管疝出。

泌尿道损伤

膀胱损伤

穿刺器损伤

腹腔镜手术中穿刺所致膀胱损伤较不常见，通常与膀胱充盈时穿入首个穿刺器，或者在膀胱顶因前次手术向上粘连而在耻骨上方腹正中线处穿刺有关[35]。

在首个穿刺器穿刺入腹腔前插入导尿管引流尿液可以降低穿刺器损伤膀胱的风险。在既往有下腹部手术史的患者中，穿刺点应在上次皮肤切口的上方。所有患者在耻骨联合上方穿刺之前都应该通过腹腔镜观察膀胱上缘[14]。如果无法看到膀胱上缘，可以向膀胱内灌注300ml生理盐水，以便更好地辨认膀胱边缘。或用侧方穿刺点代替耻骨上穿刺点，尽管这能减低膀胱损伤的风险，但却增大了腹壁血管损伤的风险。

手术损伤

腹腔镜手术相关的膀胱损伤发生率已急剧升高，每300例中会发生1例。膀胱损伤最常见的原因是膀胱周围电手术锐性分离[36]。大部分损伤发生在LAVH或膀胱颈悬吊时，膀胱损伤的风险分别为2.8%和1.9%[37-39]。切除子宫膀胱窝前部的子宫内膜异位症病灶也是一个危险因素。

识别

腹腔镜手术下，经常难以识别膀胱损伤。在Foley尿管持续导尿时，不大可能看到尿液漏出。膀胱损伤的常见表现是在血管相对较少的耻骨上穿刺部位有明显出血。明显血尿则提示全层损伤。膀胱损伤一个不常见但特异性的表现是腹腔镜下通过Foley尿管注入CO_2[40]。

如果腹腔镜手术中怀疑膀胱损伤，可以通过尿管注入美蓝溶液来判断有无小创口。可采用膀胱镜甚至膀胱切开来检查疑似病例的膀胱肌层，或者明确损伤的程度以及是否存在输尿管损伤。

术后识别膀胱损伤同样困难。无论患者在腹腔镜术后多少天回到医院，只要他有腹部查体异常，就应该考虑到潜在膀胱损伤的可能[35]。尿痛和镜下血尿时应进行膀胱损伤的鉴别诊断（表45-1）。血尿素氮和肌酐水平升高提示尿液漏入腹腔被腹膜重吸收。通过向膀胱内注入美蓝，耻骨上切口流出美蓝液也有助于判断病情。

术后诊断为膀胱损伤时，应行膀胱逆行造影来了解膀胱损伤的程度。如果因不明原因腹膜炎体征需要手术，开腹探查前行膀胱镜可能对决定术式有帮助。

处理

若只有膀胱顶部小面积损伤，而没有并发症，则只需要通过尿管引流来治疗[41]。10天后行膀胱逆行造影，据报告，85%的患者可以自行愈合。如果有血块或持续出血，Foley尿管不能进行充分引流，则可能需要行手术修复。

对于较大的损伤，以及累及膀胱的重要结构（如膀胱三角）的损伤，特别是可能还有输尿管或尿道损伤时，应首先进行手术修复。应使用可吸收线进行多层缝合。只要输尿管与膀胱颈均未受累，并且手术经验足够、暴露充分，损伤面积较小，即可在腹腔镜下进行修复。

表45-1 术后发现膀胱损伤的征象
血尿
少尿
血尿素氮和肌酐水平提高
腹膜炎/败血症
瘘管形成

输尿管损伤

腹腔镜中输尿管损伤的发生率大约是1%[42]。LAVH中发生输尿管损伤的风险极高，LAVH已经成为最常导致输尿管损伤的腹腔镜手术，并且常与电外科手术相关[36]。

术中通常无法诊断腹腔镜输尿管损伤[43]，诊断经常会延迟到术后2～7天，最晚可在术后33天之久。最常见的症状是腹痛、发热、血尿、腰痛、腹膜炎体征以及白细胞增多。

输尿管损伤修复应该在泌尿外科医师的合作下完成。在大部分病例可成功应用经皮或经膀胱镜插管。对严重病例，需要开腹行输尿管端端吻合术或者输尿管膀胱再移植。腹腔镜下行输尿管修复也有报道[44]。

电外科损伤

腹腔镜下电外科手术会导致一类特别的并发症，其中很多难以在术中发现。尽管我们对腹腔镜电外科学的了解不断提高，但与其相关的并发症仍时有发生[45]。正规的电外科学培训尚不多见。而且与医学激光不同的是，电外科学安全课程或许可证方面的要求很少[46]。本章回顾了电外科手术的基本情况，因为它与妇科电外科手术的安全性有关。表45-2列举了一些最常见的术语。

"电烙术"与电外科学

许多妇科医生错误地用电烙术（electrocautery）这个词来代表电外科学（electrosurgery）。电烙术是指使用热金属丝烫烙组织，现在很少用于腹腔镜手术。电外科学使用交流电使组织凝结、干燥或者气化。这些被导入患者体内的交流电，根据使用单极或双极的不同，可能包括1～2个回路。

能源的频率

在电外科学中，60Hz的交流电频率被转换到200 000Hz以上，后者处于放射频率范围内。这对最大限度减少神经和肌肉刺激是必需的，因为它们在频率100 000Hz以下受到刺激。在这样高的频率下，电外科手术的能量通过患者体内时对神经肌肉的刺激最小，而且没有将患者电死的风险。

表 45-2
电外科学术语
安培（A）：电流通过的速度
双极电凝系统：电流从正电极流出，穿过组织，达到切和凝的效果，经回路电极回到电外科仪器，不需要在患者身上放置回路垫。
电容耦合：电能量从绝缘的正电极传导至邻近的导体。
烧灼：使用加热元件封闭。
电凝电流（间断电流或衰减电流）：突然加大的电流被间断阻断，使峰极性与零极性交替。
电流（I）：以库仑为单位的电子每秒通过的速度或者1V电压作用于1Ω电阻产生的电流。
电流密度：在某一截面积上通过的电流，记为安培/平方米。
电切电流（持续电流或非衰减电流）：持续高频、低电压电流，正峰与负峰交替，不在零极停留。
干灼：通过脱水的办法使目标血管凝结。
电灼：使用长电火花凝结出血表面。
赫兹（Hz）：频率的单位，以每秒转数表示。
欧姆（Ω）：组织对电流的阻碍程度。
功率（P）：单位时间内作的功。
射频：电外科学中电流频率的单位，其处于射频范围内（500 000～4 00 000Hz）
单极系统：电流从正电极流出，穿过组织，达到切和凝的效果，再通过患者身体，通过患者身上，且经常经大腿上的回路回到电外科仪器。
气化：通过能量使细胞达到其沸点（100℃）。
伏特（V）：电压的强度单位。
瓦特（W）：作工总量或每秒做1J的功。
公式
能量＝功率×时间
瓦特＝电压×电流

组织效应

波形：电切与电凝

电外科手术对组织的作用涉及多种因素。

电外科学器械可以产生两种不同的波形，其产热速率有所区别。产热速率决定了组织被气化或者凝结：高热量导致组织气化，低热量导致组织凝结。连续波形也就是电切频率，可以迅速产热，然后使组织气化并被切断（图45-4）。其缺点是不能非常有效地使血管凝结。电切频率使细胞达到它们的沸点（100℃），却不使周围组织明显升温，将热量传递减到最小。

间断波形也就是电凝电流，产热量较小。作用时

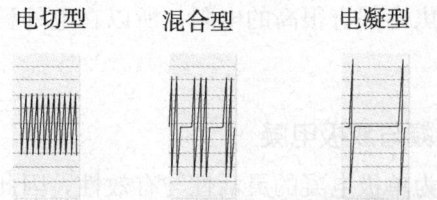

图45-4 腹腔镜电外科学手术中常用的波形。

间较短，但峰电压较高。可通过电凝凝结封闭血管，从而用来止血。

混合电流是混合电路，它的作用时间比电凝频率长，非作用时间比电凝频率短，依据作用时间长短不同，同时具备电切和电凝功效。

功率设置

功率设置影响组织效果。电外科学功率设置的范围通常在10～60W之间。了解所使用的电外科器械的功率很重要，如果需要更高功率才能达到相应临床效果，说明你的机器很有可能发生了故障。高功率设置和机器故障都可能导致患者的损伤。

电极型号

小电极头使电流更加集中。电极头大小和功率的乘积称为电流密度。因此，小电极头在低功率时也能获得同样的效果，这也是患者与大回路垫接触处不发生烧伤，而电极头与紧贴患者的金属拉钩接触很少却导致组织损伤的原因。

时间

无论使用多少功率或多大电极头，长时间接触都会产生很多热量，直到组织完全被灼干。更多的热和更高的温度增加邻近组织电损害，称为边缘热传导。

电切与电凝

对电极的操纵可以决定是电切还是电凝。将电极放在与组织较远的位置，导致高电流密度，可以形成高热，切开组织。将电极与组织表面直接接触会减少交流电密度，所以更利于止血。

组织类型

组织的电阻和密度各不相同。皮下组织传导较好、易于切开；纤维组织传导较差、不易切开。其他多数组织介于这二者之间。电凝时组织上和电极头上

产生的焦痂都有很高的电阻，所以在电外科手术中需要清除。

单极电凝与双极电凝

因为单极电凝的灵活性与有效性，因此应用最为广泛。在使用单极电凝时，活动的电极头可用于手术位点的切割和凝固，电极回路垫则可固定于患者身体的任意部位，电流从激活电极流向回路。这种类型的电极头与电容耦合、回路部分灼伤有关。

在双极电凝中，活动电极与回路电极都是在手术部位使用器械的一部分。因此不需要远端回路电极，只有两个电极中间的组织在电流循环中，没有电流通过患者身体。因为电流局限在两个电极之间，人们认为这种电外科学手段更加安全。

有趣的是，当使用双极电凝凝结血管或组织时，拉紧组织的同时采用电切电流通常可使血管灼干。这会使内皮细胞脱水，形成纤维粘连，而不存在明显的周围散热。

电损伤的偶然因素

电容耦合

两个导体被绝缘体隔开就形成了电容。当电能近距离地从一个绝缘体向一个导体传递时，就发生了电容耦合。在这种情况下，导体无意中接触到组织时，会向组织传递能量。

腹腔镜手术中使用混合式穿刺器（市面上已不再有售）时，最可能发生电容耦合。当带有塑料鞘（绝缘体）的单极电凝（导体）进入装有塑料圈（绝缘体）的金属穿刺器套管（导体）就组成了电容。此时，套管鞘内形成电容耦合，能量在腹壁上无法消除。这个问题现在已经通过去除穿刺器套管上的塑料圈得到解决。"全金属"系统使电流通过低电流密度的腹壁得以消除。"全塑料"系统就更加安全，因为这样电极就被塑料绝缘且被塑料穿刺鞘环绕，也就消除了第二个导体。并且电切回路的应用由于所需电压的降低而更加安全。

绝缘失败

在电容耦合时，尽管应用了合适的穿刺套管鞘，绝缘失败也可能导致意外的腹腔镜电损伤。已有证明有故障的器械可以在术中形成杂散电流，造成腹腔镜手术损伤。漏电可能在单极电凝杆的任意部位或者是绝缘线的位置发生，所有反复使用的电外科仪器都应定期检查有无破损，并定期由合格的生物医学技师进行检测。

其他能量形式

机械能（超声刀）和激光（阳离子聚焦发射）在妇科手术中的应用不如电能那样广泛。各种能量类型之间相差无几。激光能源的使用要求具备很多相关的安全知识。不同介质可用来制造激光，比如CO_2气体或者磷酸钛氧钾（potassium-titanyl-phosphate，KTP）晶体。CO_2激光属于红外线光谱，所以肉眼不可见，其可被水吸收，且穿透深度有限（0.1～0.2mm）。尽管加大光斑可有些凝结作用，但其止血效果有限。尽管肉眼不可见，手术时还需要戴防护镜。它的穿透深度有限，可用来切开组织，清除表面的病变。

氩激光和KTP激光的波长比CO_2激光短，更容易被血红蛋白吸收。它们可通过弹性石英纤维传导。这些激光的穿透深度较深（0.3～1mm），非常适用于凝结组织。掺钕钇铝石榴石（Nd:Yag）激光的波长比氩激光和KTP激光长，可通过纤维传导，用于宫腔镜手术。其穿透力可达3～7mm（非接触模式）。空气冷却系统有气体栓塞的危险。它通常通过蓝宝石尖部与组织直接接触。

宫腔镜

像大多数并发症一样，宫腔镜手术并发症的准确数字无法得知，并且文献在报道宫腔镜手术并发症的发生情况时有低估其发生率的趋势。表45-3列出了最常报道的并发症。最常见的并发症可能是因经验不足或宫腔视野无法充分暴露而导致无法完成手术。

宫腔镜手术最常见的损伤与将其插入宫腔相关。进镜困难是由宫颈破损或者进镜通道有误造成。如果患者不对甲壳类过敏，可以经宫颈塞昆布条（Laminaria Tents）或者使用米索前列醇（超出药物标注的使用范围）来减少插入困难。其效果取决于使用剂量、频率、时间、应用途径以及绝经状态的不同。在宫腔镜术前12和24小时口服400μg米索前列醇对绝经前后的妇女均有效，有的患者服药后会出现下腹绞

表 45-3 宫腔镜相关并发症
短期
创伤
宫颈破损
进入异常位置
子宫穿孔
出血
术中
术后
感染
膨宫剂
CO_2 气体栓塞
液体超负荷
低钠血症
气体栓塞
长期
术后宫腔积血
子宫内膜消融术后癌症
子宫内膜消融术后妊娠
绝育术后综合征
月经紊乱复发

痛或者出血。

子宫穿孔通常发生于扩宫或者宫腔镜手术时。绝经后女性、有剖宫产瘢痕或腺癌患者更容易发生子宫穿孔。与穿孔最相关的因素包括子宫纵隔、粘连或肌瘤的切除。大多数子宫穿孔很小且位于宫底，不需要特殊治疗。如果穿孔发生在两侧，必须行腹腔镜检查，确定有无子宫动脉损伤。如果发生在宫底，应考虑行腹腔镜探查。在腹腔镜下，无活动性出血的小破损不需要处理，但要告知患者，如果她再怀孕的话，子宫破裂的风险会增加。如果穿孔与能量形式（如电切环）有关，则应行腹腔镜或开腹探查评估有无肠管灼伤。术后若出现持续性或逐渐加重的恶心或发热等症状，则提示存在并发症，如肠损伤。术中子宫穿孔的表现是因液体流入腹腔导致宫内液体严重不足，所以难以维持子宫良好扩张。有报道宫腔镜下子宫纵隔切除术未发生子宫穿孔，但足月妊娠时发生子宫破裂[47]。

子宫出血

子宫出血缘于切除宫内的任何病损。在错误的部位切除子宫隔会导致子宫出血，切除子宫黏膜下肌瘤可导致大量出血。宫内压力通常可以压住许多出血的血管，稍微降低压力可以辨别出血的血管，从而进行电凝。如果宫内持续出血造成视野不好，则需终止手术，放置压迫物。最简单的办法是插入儿科 Foley 导尿管，在宫内打入一个 5～10ml 的水球，导管留置 6～8 小时。在这段时间内，如果有血压下降却没有血从尿管流出，则提示腹腔内的大出血，需要马上手术。

膨宫介质

膨宫介质的选择和正确使用对于手术安全是至关重要的。通常采用 CO_2 进行宫腔镜诊断，而不用于宫腔镜手术。CO_2 经特殊装置注入，最大流量 100ml/min，最大压力 100mmHg。有报道应用 CO_2 气体可造成栓塞等并发症，特别是注入 CO_2 同时使用掺钕钇铝石榴石（Nd：Yag）激光进行宫腔镜手术时。

膨宫液相关并发症很少，但可能导致较高的发病率和死亡率。其并发症缘于液体的吸收，过多液体吸收可以导致容量负荷过大且可能导致电解质失衡。宫腔镜手术中的液体吸收与几个相关因素有关：

- 膨宫液体造成的宫内压力（应控制在 70mmHg 左右）
- 子宫的手术损伤
- 手术时间长短
- 流入流出比例

最早使用的一种膨宫液是含 32% 右旋糖苷的 10% 葡萄糖液，这是一种高黏度、有分支的多聚糖。尽管在这种液体中可视度很好，但它容易在器械上形成结晶。通常需要压力灌注。因为这种液体的亲水性，即使注入 500ml 也可能发生容量超负荷。每吸收 100ml 这种溶液，血浆容量就要增加 860ml。容量负荷过重可能导致肺水肿，非心源性肺水肿亦有报道。另外还可能发生凝血障碍和轻度的电解质紊乱。建议用量不超过 500ml。也有应用少量即发生过敏反应的报道[48]。

单极电凝中应用的膨宫液无钠离子。膨宫液中含有电解质会使单极电凝电流分散。含电解质的液体如生理盐水可以用于双极电凝。所有膨宫液都可能产生液体超负荷的并发症。无钠膨宫液也可导致血电解质失衡。宫腔镜手术时使用的无钠膨宫液有1.5%的甘氨酸、5%的甘露醇和3%的甘梨醇。因为5%右旋糖酐可导致明显的低钠血症，所以已经不再使用了。甘氨酸在肝内代谢成氨，肝病患者使用可能存在问题。如果患者出现一过性视觉障碍或者神经系统症状，可能是由氨中毒所致，而非电解质紊乱，特别是在有肝病病史的患者。

溶质溶于液体形成液体渗透压。张力或有效渗透压的形成是因为溶质不能自由通过细胞膜，因此造成液体的转移。正常血浆渗透压是280mOsm/L，是通过下丘脑感受渗透压的细胞调控神经垂体释放血管紧张素（arginine vasopressin，AVP）来控制的。液体从细胞外到细胞内的转移，使细胞内外渗透压相等，细胞会很快发生水肿或脱水以保持组织张力。

宫腔镜膨宫液使用的溶质（甘露醇、山梨醇、甘氨酸）最初限于细胞外液体间隙。甘氨酸和山梨醇都是低张性的（178mOsm/L），5%甘露醇的渗透压则为275mOsm/L。大量注入这类液体会导致低钠血症。低钠会导致渗透压感受器抑制血管紧张素的分泌，但是术后呕吐、疼痛或止痛药等因素会促进血管紧张素的分泌。如果术后静脉内用的液体是低张性的，如半张力生理盐水，则会出现自由水的吸收，而加重低钠血症。建议术后静脉补充乳酸Ringer液或生理盐水。Addison病等疾病也会使之更加严重。

术中患者低钠血症的体征通常不显著，但可能包括寒颤、低体温和低氧症。术后患者主诉可能与其他大多数术后患者相似，比如头痛、恶心等（表45-4）。液体转移入脑细胞可以导致脑水肿、颅内压增高，还可能发生脑干疝。脑内液体增加可导致脑渗透压的下降。大脑可能很快适应低钠、低钾和低氯状态，并慢慢适应低渗状态。

表45-4 低钠血症症状
头痛
恶心、呕吐
无力、谵妄、精神状态改变
癫痫

有症状的急性低钠血症患者是医疗急症。血钠水平在120～128mmol/L之间就可以造成永久性脑损害。必须收入院密切观察，并限水（800ml/日）、静脉给予生理盐水，并依据尿量调整其比例。可以静脉给予呋塞米20mg，有助于减少低张性液体丢失。每2小时监测一次血清钠。对保守治疗无效的症状性患者，可考虑用高渗盐水（3%）治疗。目标是每小时缓慢纠正钠0.5～1mmol/L，3小时缓慢纠正钠水平。然后复查血清电解质。通常增加3～7mmol/L就足够了。输入1升电解质液体对血钠水平的影响可以用下列公式计算：

$$血清钠改变 = \frac{输入钠浓度 - 血清钠浓度}{身体总含水量[0.5 \times 体重(kg)] + 1}$$

例如，如果血清钠水平是124mmol/L，输入液体是0.9%氯化钠（154mmol/L），身体总含水量是30L（0.5×58kg），那么1L将使血清钠水平增加1mmol/L。需要的液体量可能太多了。如果用3%的氯化钠溶液（513mmol/L），增加1mmol/L血清钠水平所需要的液体就少多了。血清钠升高太快可导致渗透性脱髓鞘综合征。桥脑神经元脱髓鞘可导致四肢瘫和其他神经系统异常。使用甘氨酸的患者可能由于氨中毒而出现严重症状，应采取透析治疗[49]。

宫腔镜术中应注意避免水电解质紊乱等并发症，通过灌注系统快速计算液体不足有助于发现这些异常。如果术中使用了无电解质液体，大量注入时就应该注意检查血钠。当注入液量达到1L时就应该考虑终止手术。如果使用等张液体如生理盐水，健康女性则可以负荷大约1.5～2L的入液量。这些患者容量高负荷通常表现为呼吸困难、低氧血症，但血电解质水平通常正常。

感染

感染是宫腔镜不常见的并发症，大多数宫腔镜手术或诊断不需要预防性应用抗生素。各种内膜去除术后均有子宫内膜炎的报道。其中有些非常严重，以致需要手术干预，如切除子宫或附件。

其他急慢性并发症

宫腔镜的并发症有许多种，包括肠管灼伤、阴道灼伤、大血管损伤、输尿管损伤，甚至死亡。据报道，输卵管结扎的妇女在子宫内膜去除术后可能有周期性痉挛痛，通常认为是宫角残留的子宫内膜所致，周围粘连将子宫内膜脱屑局限于此。B超可以看到宫角周围的积液。宫腔镜下分离宫角部粘连可能有助于解决此问题。被分隔开的有功能的子宫内膜可导致子宫积血，伴周期性或非周期性腹痛。宫腔镜下松解粘连也有助于解决该问题。

宫腔镜内膜消融术后的患者在绝经后使用无对抗雌激素已有罹患癌症的文献报道。子宫内膜增生伴不典型增生的患者行内膜消融术后亦可进展为癌。

如果子宫内膜消融术后的患者怀孕，流产率明显增加，胎盘并发症增多。必须告知患者消融术并不能替代适当的避孕。表45-5和表45-6列出了宫腔镜并发症的预防和识别原则。

表45-5
宫腔镜并发症的避免
术前评估
肌瘤剔除前宫腔注入盐水行超声检查
注意液体平衡
监测膨宫液入量
评估宫内压力
无钠液注入超过1L后应停止
无钠液注入接近1L后测血钠
直视下插入宫腔镜
切忌在术者可视范围外操作

表45-6
宫腔镜并发症的识别
出现下列情况应怀疑宫腔镜并发症：
体温降低
氧饱和度下降
潮气末CO_2降低

要点：腹腔镜

- 需要行经阴道手术或腹腔镜手术的患者摆截石位时，大腿屈曲不要超过90°，外展不要超过45°。
- 正确的穿刺方向和角度可以使气腹针与第一穿刺器造成的血管损伤减到最小，但并不能完全避免。第二穿刺器应在直视下小心插入。
- 胃肠道损伤是腹腔镜手术中最致命的损伤，文献报道死亡率高达3.6%，降低死亡率的关键是预防和及早识别。
- 膀胱与输尿管的损伤经常不能在术中发现，且大多数与LAVH和锐性电手术切开相关。
- 抓持出血部位后应用切割电流可产生更好的止血效果，向周围热传导更少，较低电压即可完成。
- 绝缘失败可能发生在单极电凝工具的任何部位，当绝缘皮破损时还能发生在外科手术器械的电线上，所有器械都应该定期检查有无破损，并由生物医学技师定期检查。

要点：宫腔镜

- 宫腔镜手术应该非常注意体液的平衡，如用不含钠液体使用超过1升应测血钠水平。
- 必须在直视下插入宫腔镜。
- 永远也不要让电极操作置于视野之外
- 永远也不要忽视$ETCO_2$值的下降。

（梁华茂译 李 蓉校）

参考文献

1. Altgassen C, Michels W, Schneider A: Learning laparoscopic-assisted hysterectomy. Obstet Gynecol 104:308–313, 2004.
2. Irvin W, Andersen W, Taylor P, Rice L: Minimizing the risk of neurologic injury in gynecologic surgery. Obstet Gynecol 103:374–382, 2004.
3. Pellegrino MJ, Johnson EW: Bilateral obturator nerve injuries during urologic surgery. Arch Phys Med Rehabil 69:46–47, 1988.
4. Whiteside JL, Barber MD, Walters MD, Falcone T: Anatomy of ilioinguinal and iliohypogastric nerves in relation to trocar placement and low transverse incisions. Am J Obstet Gynecol 189:1574–1578, 2003.
5. Sippo WC, Burghardt A, Gomez AC: Nerve entrapment after Pfannenstiel incision. Am J Obstet Gynecol 80:420–421, 1992.
6. El-Minawi AM, Howard FM: Iliohypogastric nerve entrapment following gynecologic operative laparoscopy. Obstet Gynecol 91:871, 1998.
7. Batres F, Barclay DL: Sciatic nerve injury during gynecologic procedures using the lithotomy position. Obstet Gynecol 62:92S–94S, 1983.
8. Sprung J, Whalley DG, Falcone T, et al: The impact of morbid obesity, pneumoperitoneum, and posture on respiratory system mechanics and oxygenation during laparoscopy. Anesth Analg 94:1345–1350, 2002.
9. Haroun-Bizri S, ElRassi T: Successful resuscitation after catastrophic carbon dioxide embolism during laparoscopic cholecystectomy. Eur J Anaesthesiol 18:118–121, 2001.
10. Cottin V, Delafosse B, Viale JP: Gas embolism during laparoscopy: A report of seven cases in patients with previous abdominal surgical history. Surg Endosc 10:166–169, 1996.
11. Mintz M: Risks and prophylaxis in laparoscopy: A survey of 100,000 cases. J Reprod Med 18:269–272, 1977.
12. Hurd WW, Bude RO, DeLancey JOL, Pearl ML: The relationship of the umbilicus to the aortic bifurcation: Implications for laparoscopic technique. Obstet Gynecol 80:48–51, 1992.
13. Hurd WW, Bude RO, DeLancey JOL, et al: Abdominal wall characterization by magnetic resonance imaging and computed tomography: The effect of obesity on laparoscopic approach. J Reprod Med 36:473–476, 1991.
14. Hurd WW, Amesse LS, Gruber JS, et al: Visualization of the bladder and epigastric vessels prior to trocar placement in diagnostic and operative laparoscopy. Fertil Steril 80:209–212, 2003.
15. Van Der Voort M, Heijnsdijk EA, Gouma DJ: Bowel injury as a complication of laparoscopy. Br J Surg 91:1253–1258, 2004.
16. Bateman BG, Kolp LA, Hoeger K: Complications of laparoscopy—operative and diagnostic. Fertil Steril 66:30–35, 1996.
17. Jansen FW, Kolkman W, Bakkum EA, et al: Complications of laparoscopy: An inquiry about closed- versus open-entry technique. Am J Obstet Gynecol 190:634–638, 2004.
18. Hasson HM: A modified instrument and method for laparoscopy. Am J Obstet Gynecol 110:886–887, 1971.
19. Tulikangas PK, Nicklas A, Falcone T, Price LL: Anatomy of the left upper quadrant for trocar insertion. J Am Assoc Gynecol Laparosc 7:211–214, 2000.
20. Tulikangas PK, Robinson DS, Falcone T: Left upper quadrant cannula insertion. Fertil Steril 79:411–412, 2003.
21. Vilos GA: Laparoscopic bowel injuries: Forty litigated gynaecological cases in Canada. J Obstet Gynaecol Can 24:224–230, 2002.
22. Chapron C, Cravello L, Chopin N, et al: Complications during set-up procedures for laparoscopy: Open laparoscopy does not reduce the risk of major complications. Acta Obstet Gynecol Scand 82:1125–1129, 2003.
23. Sharp HT, Dodson MK, Watts DA, et al: Complications associated with optical-access laparoscopic trocars. Obstet Gynecol 99:553–555, 2002.
24. Chee SS, Godfrey CD, Hurteau JA, et al: Location of the transverse colon in relationship to the umbilicus: Implications for laparoscopic techniques. J Am Assoc Gynecol Laparosc 5:385–388, 1998.
25. Loffer F, Pent D: Indications, contraindications and complications of laparoscopy. Obstet Gynecol Surv 30:407–427, 1975.
26. Spinelli P, Di Felice G, Pizzetti P, Oriana R: Laparoscopic repair of full-thickness stomach injury. Surg Endosc 5:156–157, 1991.
27. Nezhat C, Nezhat F, Ambrose W, Pennington E: Laparoscopic repair of small bowel and colon. A report of 26 cases. Surg Endosc 7:88–89, 1993.
28. Krebs HB: Intestinal injury in gynecologic surgery: A ten-year experience. Am J Obstet Gynecol 155:509–514, 1986.
29. Nezhat C, Seidman D, Nezhat F, Nezhat C: The role of intraoperative proctosigmoidoscopy in laparoscopic pelvic surgery. J Am Assoc Gynecol Laparosc 11:47–49, 2004.
30. Chapron C, Pierre F, Harchaoui Y, et al: Gastrointestinal injuries during gynaecological laparoscopy. Hum Reprod 14:333–337, 1999.
31. Levy BS, Soderstrom RM, Dail DH: Bowel injuries during laparoscopy. J Reprod Med 30:660–663, 1985.
32. Leung TY, Yuen PM: Small bowel herniation through subumbilical port site following laparoscopic surgery at the time of reversal of anesthesia. Gynecol Obstet Invest 49:209–210, 2000.
33. Kadar N, Reich H, Liu CY, et al: Incisional hernias after major laparoscopic gynecologic procedures. Am J Obstet Gynecol 168:1493–1495, 1993.
34. Montz FJ, Holschneider CH, Munro MG: Incisional hernia following laparoscopy: A survey of the American Association of Gynecologic Laparoscopists. Obstet Gynecol 84:881–884, 1994.
35. Godfrey CD, Schilder JM, Rothenberg JM, et al: Occult injuries to the bladder during laparoscopy: report of two cases. J Laparoendosc Surg 9:341–345, 1999.
36. Ostrzenski A, Radolinski B, Ostrzenska KM: A review of laparoscopic ureteral injury in pelvic surgery. Obstet Gynecol Surv 58:794–799, 2003.
37. Gill IS, Clayman RV, Albala DM, et al: Retroperitoneal and pelvic extraperitoneal laparoscopy: An international perspective. Urology 52:566–571, 1998.
38. Wang PH, Lee WL, Yuan CC, et al: Major complications of operative and diagnostic laparoscopy for gynecologic disease. J Am Assoc Gynecol Laparosc 8:68–73, 2001.
39. Soulie M: Multi-institutional study of complications in 1085 laparoscopic urologic procedures. Urology 58:899–903, 2001.
40. Classi R, Sloan PA: Intraoperative detection of laparoscopic bladder injury. Can J Anaesth 42:415–416, 1995.
41. Gomez RG, Ceballos L, Coburn M, et al: Consensus statement on bladder injuries. BJU Int 94:27–32, 2004.
42. Harkki-Siren P, Sjoberg J, Kurki T: Major complications of laparoscopy: A follow-up Finnish study. Obstet Gynecol 94:94–98, 1999.
43. Oh BR, Kwon DD, Park KS, et al: Late presentation of ureteral injury after laparoscopic surgery. Obstet Gynecol 95:337–339, 2000.
44. Tulikangas PK, Gill IS, Falcone T: Laparoscopic repair of ureteral injuries. J Am Assoc Gynecol Laparosc 8:259–262, 2001.
45. Shen CC, Wu MP, Lu CH, et al: Small intestine injury in laparoscopic-assisted vaginal hysterectomy. J Am Assoc Gynecol Laparosc 10:350–355, 2003.
46. Lo KW, Yuen P: Mortality following laparoscopic surgery. Gynecol Obstet Invest 48:203–204, 1999.
47. Kerimis P, Zolti M, Sinwany G, et al: Uterine rupture after hysteroscopic resection of uterine septum. Fertil Steril 77:618–620, 2002.
48. Ahmed N, Falcone T, Tulandi T, Houle G: Anaphylactic reaction because of intrauterine 32% dextran-70 instillation. Fertil Steril 55:1014–1016, 1991.
49. Adrogue HJ, Madias NE: Hyponatremia. NEJM 342:1581–1589, 2000.
50. Drake R, Vogl W, Mitchell AWM: Gray's Anatomy for Students. Philadelphia, Elsevier, 2005.

第七部分 生殖医学手术

46 子宫平滑肌瘤

Shahryar K. Kavoussi, Layne Kumetz, and Gregory M. Christman

引言

平滑肌瘤是来源于平滑肌细胞的良性单克隆肿瘤。绝大多数发生于子宫体部,但也可发生于全身任何含平滑肌的组织。平滑肌瘤通常不是恶性的,但常需要外科处理,包括行子宫切除术。虽然症状通常与肿瘤大小有关,但大肿瘤可能没有症状,而小肿瘤却可以有症状。本章将回顾子宫平滑肌瘤的病理生理学和治疗。

病患率

子宫平滑肌瘤(亦称纤维瘤或肌瘤)是女性最常见的盆腔良性肿瘤。50%的生育年龄妇女有临床可见的平滑肌瘤,25%的妇女存在症状性平滑肌瘤。病理检查发现:切除的子宫标本中77%有一或多个子宫平滑肌瘤[1]。

子宫平滑肌瘤虽然是良性的,但可有明显症状,包括异常子宫出血、慢性盆腔疼痛、不孕及反复妊娠丢失。在美国,平滑肌瘤是子宫切除术的主要适应证,每年超过25万例,每年消耗卫生保健费用超过50亿美元[2]。

分类

根据子宫平滑肌瘤在子宫壁上的位置,可将其划分为几个亚族。浆膜下肌瘤邻近子宫浆膜层。此类肌瘤常有宽基底或带蒂,并可延伸至阔韧带两皱襞之间。肌壁间肌瘤位于子宫肌层内,如生长过大,可使子宫腔或浆膜面变形。黏膜下肌瘤在子宫内膜下生长,逐渐突向宫腔内。此类肌瘤也可为有蒂或宽基底。宫颈肌瘤起源于

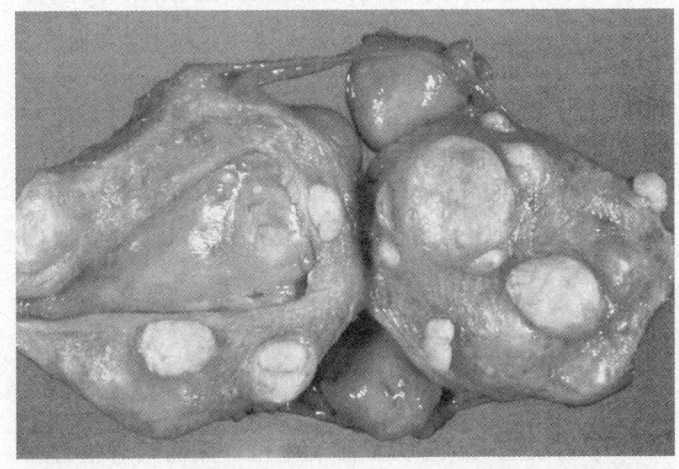

图 46-1 子宫切除标本,显示肌壁间、黏膜下和浆膜下肌瘤。

宫颈细胞,而不是子宫体细胞(图46-1)。

平滑肌瘤可单发,但常为多发。大小差异很大,显微镜下可见到重达50磅的多结节肿瘤,患者的子宫如同足月妊娠子宫外观。体格检查时,有平滑肌瘤的子宫常常以相应孕周的子宫来比较并描述大小。

临床表现

虽然至少50%的子宫平滑肌瘤是无症状的,但也有许多妇女有明显症状,而影响生活质量,需要治疗。子宫平滑肌瘤的主要临床表现大致可分为三类:子宫出血增加、盆腔压迫症状或疼痛以及生殖障碍。

异常子宫出血

异常子宫出血是子宫平滑肌瘤最常见的症状。大量出血常见于肌壁间或黏膜下肌瘤。最常见的症状是

经量增多和经期延长。月经间期的出血提示宫腔内肌瘤或子宫内膜特异的病理状态。因此，这些患者必须进行更详细的宫腔检查。严重阴道出血可导致缺铁性贫血，必要时需要输血治疗，并且需要频繁更换卫生巾，这给她们的工作和社会活动造成苦恼[3]。

慢性盆腔疼痛

盆腔疼痛或压迫症状是子宫肌瘤患者第二常见的主诉，通常与孕期子宫增大所致的不适相似。疼痛可发生于出血时或出血间期。后壁肌瘤可引起腰骶痛，而前壁肌瘤可压迫膀胱。肌瘤增大到充满盆腔时会影响排尿、排便或造成性交痛。过大的肌瘤有时可能血供不足，导致组织缺血坏死，临床表现为急性剧烈的盆腔疼痛。有蒂的肌瘤发生扭转，也可造成缺血和急性腹痛。已知妊娠期肌瘤可发生红色变性，此时肌瘤内出血，也可导致急性腹痛[3]。

生殖功能

子宫肌瘤可从多方面影响生殖，然而其对生育的直接影响仍有很大争议。随着母亲年龄增加，不孕和子宫肌瘤发生率均增加，且没有证据可确定是否子宫肌瘤患者中不孕妇女的比例高于可生育者。

不过，却有大量间接证据。在一项回顾性研究中，子宫肌瘤患者宫腔变形和未变形患者的妊娠率分别为9%和35%，而无子宫肌瘤者为40%[4]。此外，多篇关于不孕妇女子宫肌瘤切除术后成功怀孕的报道强烈提示两者之间存在联系[5-7]。

虽然生殖障碍确切的生理机制仍不清楚，但现在有许多假说。其中一种生育力降低的可能机制是：如果肌瘤发生在子宫角部将造成输卵管的机械梗阻[3]。大的子宫肌瘤可能影响子宫的节律性收缩，从而影响精子活动[8]。还有研究显示，子宫内膜的组织学表现随肌瘤位置的不同而异。黏膜下肌瘤造成的子宫内膜萎缩和血流改变可能阻止胚胎着床，阻止与植入有关的激素或生长因子的释放，干扰对妊娠的正常免疫反应[9-11]。使宫腔变形的黏膜下肌瘤与流产、早产、胎位异常和产后出血有关[12]。

考虑到辅助生育技术（assisted reproductive technology, ART）的作用，认为肌瘤会降低ART的效果。早期证据显示肌壁间或黏膜下肌瘤患者的妊娠率和着床率均显著降低[13,14]。在一项研究中，肌壁间肌瘤可使每次体外受精后的妊娠率下降50%[15]。最新证据显示浆膜下肌瘤患者的ART结果与无肌瘤患者一致。

子宫肌瘤的流行病学

在整个育龄期内，子宫肌瘤的诊断率随年龄增长而增长，50多岁时最多见。大量出血最常见于肌壁间和黏膜下肌瘤，这两种肌瘤倾向于被早期诊断，在黑人妇女中较为严重（肌瘤更大和贫血发病率更高）[18,19]。

未产妇比经产妇的肌瘤发生率高，且肌瘤发生的危险随生育数量的增加而递减[20]。初潮年龄早使子宫肌瘤发生的风险增加2~3倍[21]。

肌瘤是激素依赖性的，因为肌瘤在青春期后发生，在孕期可增大，绝经后萎缩。然而，外源性激素治疗的研究，包括口服避孕药和激素替代治疗，显示了不一致的结果。无法推断两者间具有明确相关性[22]。

双胞胎和家族研究提示肌瘤具有家族易患性，虽然尚未进行关于肌瘤遗传学的进一步研究[22]。这些研究因为肌瘤在一般人群的发生率很高而不易开展。

根据一些研究，体重指数（body mass index, BMI）在2~3，子宫肌瘤的发病风险增加，且证据提示成人后发生肥胖而不是儿童期超重与上述风险相关。然而，其他研究并未观察到与BMI增加相似的关系[21]。

大多数流行病学研究发现，吸烟者通过不明机制可使子宫肌瘤发生风险减少20%~50%，且这种负相关关系独立于BMI。尚未明确其是否与吸烟年限有关。肌瘤与特定饮食因素或运动未发现明确关系[21]。

病理和病理生理学

遗传学

平滑肌瘤被定义为良性平滑肌细胞的单克隆增殖[23]。每一个单克隆肌瘤都可能与各种染色体易位、重复和缺失有关[24]。许多肌瘤存在细胞遗传学异常，但并非所有肿瘤均如此。子宫肌染色体的核型正常——通常包括染色体 7、12 和 14。大多数突变发生于细胞生长或与结构转录相关的基因上。

在已报道的两种遗传疾病中，子宫肌瘤是综合征的一部分，这证明了肌瘤形成可能有遗传因素。其中一种是遗传性平滑肌瘤和肾细胞癌综合征。这是一种常染色体显性疾病，伴有子宫、皮肤和肾平滑肌瘤。另一种是肺平滑肌瘤病和淋巴管平滑肌瘤病（lymphangiomyomatosis，LAM）综合征，是由于与结节性硬化有关的两个基因之一发生突变所致，结节性硬化是一种导致多发错构瘤的综合征。

病理学

大体形态上，肌瘤表现为孤立的圆形肿物，外观珍珠白色，较周围肌层色淡。组织学特点包括平滑肌细胞纤维交错呈束状，束间有纤维组织（详见第 8 章）。

内分泌学

糖皮质激素的影响是子宫肌瘤克隆增殖学说的核心内容。肌瘤对雌激素和孕激素产生反应性，在育龄妇女更易增大并出现相关症状。而未发现雌激素和孕酮的血清浓度增高。

肿瘤启动因子和目前尚未确定的遗传因素与关键的体细胞突变有关，后者促使正常肌细胞转变为雌激素和孕激素依赖的平滑肌细胞。雌激素受体、孕激素受体和表皮生长因子受体（epidermal growth factor receptors，EGFR）在肌瘤生长是必需的[25]。研究表明，与正常子宫肌组织相比，肌瘤的雌激素和孕激素受体浓度较高[26,27]。

肌瘤过度表达芳香化酶 p450[28,29]。因此，除了作用于雌激素受体的循环雌激素外，循环中雄激素局部转化为雌激素，也可能对增强雌激素对平滑肌细胞的作用十分重要（图 46-2）[30]。

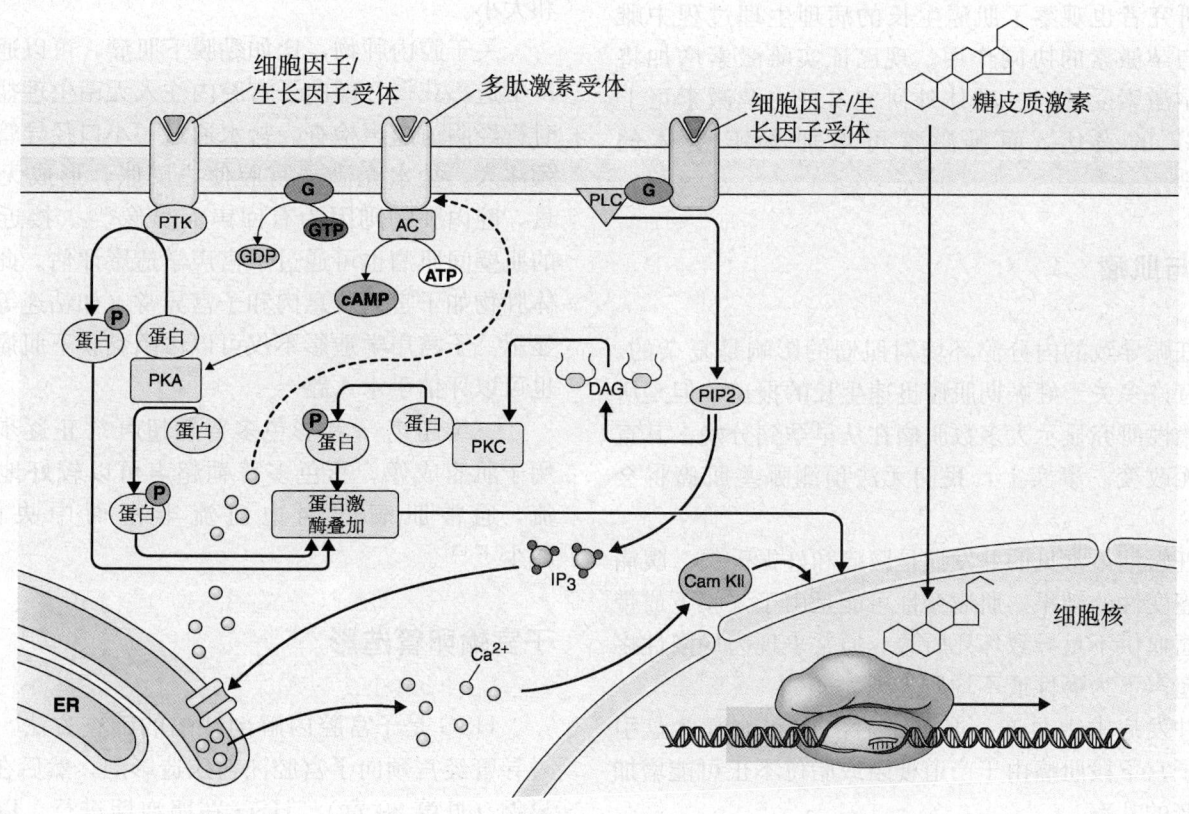

图 46-2　性激素作用。雌激素与孕激素通过与特定受体结合发挥作用，然后与 DNA 的特殊反应部位结合。雌激素与孕激素与不同基因结合在不同细胞有不同的作用。图片由 Fisher Scientific, Inc 提供（www.fishersci.com）。

雌激素往往被认为是肌瘤生长最主要的激素调节剂。虽然孕激素已应用于有症状的肌瘤出血的治疗，但最新研究表明，孕激素作为肌瘤生长的介质比我们以往想像的可能有更大的作用[31]。抗孕激素药物RU486（米非司酮）已被证实可使肌瘤缩小[32,33]，另一项研究显示分泌期肌瘤的有丝分裂数大于增殖期[34]。

肿瘤生长是细胞加速增殖的结果，这种增殖不受细胞凋亡的抑制。在子宫肌瘤中，凋亡受到抑制。孕激素可增加抗凋亡蛋白bcl-2的水平[35]。因此，肌瘤的发展可能是孕激素抑制凋亡的结果。体外观察发现，与对照组相比，将孕激素加入培养的肌瘤细胞可增加bcl-2的表达[35]。正常子宫肌层在孕激素作用下bcl-2的表达不增加。

凋亡的复杂过程不止涉及bcl-2家族，还包括Fas/FasL和Rb-1[36]。Martel及其同事发现了肌瘤缺乏的多种凋亡途径，以及肌瘤可能的相应治疗靶点。凋亡在肌瘤发病机制中的作用是未来研究中有前景的领域，并有巨大的临床应用潜力。

研究者也观察了肌瘤生长的病理生理过程中雌激素与孕激素的协同作用。现已证实雌激素增加将增加孕激素受体。一项体外研究发现，孕激素可上调EGF的表达，而雌激素可增加EGF受体的表达[25]。

妊娠与肌瘤

妊娠导致的内分泌环境对肌瘤的影响是复杂的。虽然有许多关于妊娠期肌瘤迅速生长的报道，但是所有前瞻性研究显示大多数肌瘤在从早孕到分娩，其直径并无改变。事实上，我们无法预测哪些肌瘤将会生长。

妊娠期最常见的并发症是腹痛和妊娠丢失。腹痛是肌瘤变性的结果。肌瘤变性可能是由于浆膜下或带蒂肌瘤血供不足导致坏死所致。通常表现为局限性疼痛，超声下为囊性或不均质表现。

并发症常由早产、严重产后出血和前置胎盘引起。子宫下段肌瘤由于产道梗阻或胎位不正可能增加剖宫产的几率。

影像学诊断与肌瘤

影像学已成为肌瘤评估不可缺少的一部分。通过影像学方法可以不同程度地评估肌瘤的大小与位置。超声、子宫输卵管造影（hysterosalpingography, HSG）和磁共振成像（magnetic resonance imaging, MRI）是现在肌瘤成像中最常用的影像检查方法。

超声

传统超声是一项性价比较高的子宫肌瘤检查技术（详见第30章）。经阴道超声较腹部超声更为准确。然而，当子宫体积较大时，腹部超声是经阴道超声的有效辅助手段[22]。超声可以发现子宫肌瘤，表现为子宫增大或结节样外形，也可表现为子宫肌层内散在的局灶团块[37,38]。与子宫肌层相比，肌瘤的超声表现为低回声或不均质回声，有时可表现为钙化和后方声影[37,39]。矢状位和轴位观察有助于了解肌瘤位置和大小。

关于腔内肿物，比如黏膜下肌瘤，可以通过子宫声学造影获得，即向子宫腔内注入无菌生理盐水，同时行经阴道超声检查。盐水通过一小口径导管经子宫颈注入。盐水充满子宫腔使之膨胀，形成无回声背景，腔内肿物则因为有回声而显像[40]。接近子宫腔的肌壁间肌瘤也可通过子宫声学造影评估。此外，实体肿物如子宫内膜息肉和子宫异常（如粘连等）也可显示。子宫声学造影不仅可以诊断黏膜下肌瘤，同时也可以评估手术入路[41]。

三维超声[42]和彩色多普勒超声[43]正逐步广泛应用于肌瘤成像。彩色多普勒超声可以较好地显示血流，通常肌瘤的周边血流丰富而中央的血流减少[42,43]。

子宫输卵管造影

HSG是子宫腔内解剖缺陷的筛查方法，需要通过导管经宫颈向子宫腔注射碘造影剂，然后在透视下显像（见第29章）。HSG在卵泡期进行，以避免影响排卵或可能存在的妊娠。HSG的造影剂含碘，所以碘过敏患者需在检查前应用激素和抗组胺类药物[44]。

因为子宫腔被造影剂充盈，所以子宫输卵管造影可以很好地显示黏膜下肌瘤。黏膜下肌瘤可改变子宫的大小和轮廓。肌壁间肌瘤可使子宫腔增大呈球形，子宫底的肌瘤可增大子宫角间的距离。浆膜下肌瘤在HSG的表现不典型。然而浆膜下肌瘤足够大时，作为影响子宫腔的肿物，亦可被检出[23]。当HSG下黏膜下肌瘤必须与子宫内膜息肉相鉴别时，可采用宫腔镜和子宫声学造影作为有效的辅助手段。

磁共振成像

MRI在肌瘤成像的应用正日益广泛。MRI较超声可以更准确地对肌瘤定位。现常用于为制定手术计划而对肌瘤进行精确定位或子宫动脉栓塞术前的定位。

MRI的缺点包括价格高、设备少，并且不能用于过度肥胖和幽闭恐怖症患者。过去，高价格是其主要的缺点。而现在，随着MRI费用的降低，已可更广泛地应用于临床及术前评估。MRI的禁忌证包括装有起搏器、除颤器、金属异物及罕见的钆过敏[45]。

在T_2加权像，子宫内膜带显示为中央高信号，结合带为低信号，子宫肌层为中信号[40]。肌瘤可表现为各种信号，大多情况下为低信号、边界清楚的肿块。而富于细胞[47]和变性则表现为高信号[46]。

在T1加权像，子宫内膜层、结合带和子宫肌层的区别不大。这些组织通常表现为相近的信号，因此图像较模糊。脂肪变性和出血性变性表现为高信号[46]。详见第31章。

肌瘤的治疗

既往子宫肌瘤常需要治疗。月经异常患者使用口服避孕药已获成功，肌瘤亦不是其禁忌证。如果口服避孕药治疗失败，则通常考虑手术治疗。然而，新的药物治疗可能将改变这一治疗模式。

肌瘤治疗的重要理念是无症状肌瘤不需要干预。过去认为，如果不能触及附件，就需要处理。人们认为，治疗能够防止症状出现和避免未来更复杂的手术。现在这些都不再是手术的理由了。过去认为肌瘤快速生长是恶变的信号。现在，仅有快速生长而无其他症状不再被当作是肉瘤的预兆。

有妊娠并发症史的患者有手术指征。如果存在子宫变形，不孕也是手术治疗的适应证。有时，长期不孕而无其他明确原因的患者也考虑手术，但关于后者争议很多。

肌瘤的药物治疗

药物治疗用于腹痛和月经失调，尚无药物用于治疗不孕和妊娠相关并发症的研究。

促性腺激素释放激素激动剂

促性腺激素释放激素（gonadotropin-releasing hormone，GnRH）激动剂是治疗有症状的子宫肌瘤的有效药物。GnRH激动剂最初可导致黄体生成素（LH）和卵泡刺激素（FSH）一过性增高，然后通过作用于垂体受体对下丘脑-垂体-卵巢轴产生降调作用。FSH和LH的短暂增高是由于GnRH激动剂和垂体受体结合的一过性刺激作用。之后，随着受体去敏感，FSH和LH的分泌也逐渐降低[49]，导致雌激素分泌减少。

促性腺激素释放激素激动剂可直接抑制平滑肌瘤细胞芳香化酶p450的表达[50]，因此可能减少平滑肌细胞内雄激素向雌激素的局部转化。一些研究推断GnRH激动剂可能通过作用于GnRH外周受体，而直接诱导凋亡并抑制肌瘤细胞增殖。

GnRH激动剂治疗3个月内子宫平均体积减小最为显著。体积通常可减小40%～80%。然而一旦停止继续用药，肌瘤可在数月内快速生长到治疗前的大小[51]。

GnRH激动剂的优点包括在围绝经期妇女与反向添加疗法合用可避免子宫切除。此外，术前应用GnRH激动剂可使腹腔镜肌瘤剔除术更容易操作，并且能增加经阴道子宫切除的机会，而无需经腹切口完成。在一项随机临床试验中，试验组（GnRH激动剂和铁剂治疗）相比于对照组（单用铁剂治疗）的术前血液学指标有改善[52]。

虽然可减小肿瘤体积并减少相关症状，但长期应用GnRH激动剂仍可能存在不良反应。因此目前推荐GnRH激动剂治疗不超过6个月。常见不良反应包括潮热、阴道干涩、头痛和性情改变。最严重的是在骨骼健康状况方面，治疗可造成骨密度减低[53]。

虽然反向添加甾体激素目的在于减少骨质丢失，但长期 GnRH 激动剂合并反向添加治疗是不实际且不推荐的，尤其是对年轻患者。单纯孕激素反向添加疗法将拮抗 GnRH 激动剂减小子宫体积的作用。在一项随机交叉试验中，患者被分为单纯使用 GnRH 激动剂组和 GnRH 激动剂及孕激素合用组。单纯使用 GnRH 激动剂组子宫体积降到了基线的 73%。而合用孕激素则使子宫体积向基线增长。如果从 GnRH 激动剂治疗一开始即加用孕激素，子宫体积将不会减小。这是由孕激素对肌瘤的直接作用引起的[54]。

选择性雌激素受体调节剂

选择性雌激素受体调节剂（selective estrogen receptor modulatos，SERM），如他莫昔芬（tamoxifen）和雷洛昔芬（raloxifene），可与雌激素受体结合起激动或拮抗作用，这取决于组织的特异性。此类药物已用于治疗和预防雌激素反应型乳腺癌。他莫昔芬，一种三苯乙烯类衍生物，在乳腺为拮抗作用，在骨骼和心血管系统发挥我们所希望的激动作用，而在子宫内膜为温和的激动作用[55]。雷洛西芬，一种苯并噻吩类衍生物，具有相似的作用，其优点为对子宫内膜无激动作用[56]。

在动物模型 SERM 可有效减少肌瘤的生长。带有结节性硬化症基因缺陷的 Eker 小鼠可自发产生平滑肌瘤。研究显示，SERM 与抑制 Eker 小鼠肌瘤形成有关[57,58]。豚鼠发生肌瘤需长期雌激素作用。比较两组卵巢切除后豚鼠的肌瘤生长，一组用只用雌激素，而另一组雌激素加用雷洛西芬。观察结果表明加用雷洛西芬组的肌瘤体积缩小[59]。

在人体，雷洛西芬可显著缩小绝经后妇女肌瘤的体积[60]，但对绝经前妇女作用不明显[61]。一项最近的研究证明，联用雷洛西芬和 GnRH 激动剂比单用 GnRH 激动剂能更有效地缩小肌瘤体积[62]并防止骨密度降低[63]。

选择性孕激素受体调节剂

这类药物对孕激素受体有激动或拮抗作用，取决于组织特异性[64]。最近开发的选择性孕激素受体调节剂 asoprisnil 与其主要代谢产物 J912，对孕激素受体亲和力高，与生长激素受体结合力中等，与雄激素受体结合力较低（图 46-3）。Asoprisnil 与雌激素受体和盐皮质激素受体无亲和力[65]。它不同于孕激素对子宫内膜的长期作用，它可以快速达到闭经而无突破性出血[66]。随着进一步临床试验中的研究和测试，Asoprisnil 和其他同类药物可能将应用于肌瘤的临床治疗，尤其是对有月经过多症状而又想避免手术或保留生育功能的患者。

肌瘤的手术治疗

手术是肌瘤治疗的主要手段。子宫切除术是唯一肯定的治愈性治疗手段。而子宫肌瘤剔除术、子宫内膜消融术和子宫肌瘤溶解术作为可选的疗法，应用也越来越广泛。手术治疗适应证包括药物疗效欠佳、阴道出血加剧、可疑恶性及反复流产。对于绝经后妇女，若存在较大的盆腔肿物和异常出血，强烈建议手术治疗。绝经后妇女中肉瘤的发生仍不常见，但高于绝经前的发病率，为 1%～2%[67]。

子宫切除术

子宫切除术对有症状的肌瘤是一种肯定的治疗方法。对于那些仔细选择的患者，即有症状的肌瘤且不需保留生育功能者，手术是十分有效的。根据 20 世纪 80 年代末和 90 年代初的数据，治疗子宫肌瘤的子宫切除术分经腹和经阴道两种途径，经腹手术占近 75%[68]。

经阴道子宫切除术的并发症发生率更低，输血可

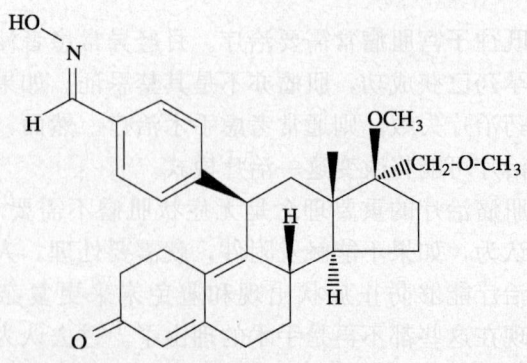

图 46-3 Asoprisnil 的化学结构。

能性更小，且手术时间更短[69]。肌瘤的大小、位置、子宫总体积及术者的技术都是决定经阴道子宫切除可行性的因素。

相比于经阴道和经腹子宫切除术，微创手术如腹腔镜辅助阴式子宫切除术、腹腔镜下全子宫切除术及腹腔镜次全子宫切除术，术后疼痛减轻，恢复时间缩短[70]。由于器械和手术时间的原因，这些微创术式可能增加患者住院费用，但其具备的上述优点是公认的。此外，如果患者同时主诉盆腔痛，这些术式也可同时探查盆腔。

子宫肌瘤剔除术

长久以来，子宫切除术被认为是有症状的子宫肌瘤的经典治疗方法。但随着越来越多的女性推迟生育年龄，不孕妇女中子宫肌瘤发病率增加，子宫切除术开始不为患者所接受。因此，经腹、腹腔镜和宫腔镜肌瘤切除术成为肌瘤合并不孕患者越来越普遍的治疗手段。宫腔镜肌瘤切除术详见第42章。

子宫肌瘤剔除术适用于希望保留生育功能或保留子宫的患者，对浆膜下肌瘤，尤其是带蒂的浆膜下肌瘤及肌壁间肌瘤效果较好。肌瘤剔除术即肌瘤剜出。手术采用尽可能小的切口以减少粘连形成，并尽可能保留子宫肌层的完整性。

为保留子宫内膜的完整性，手术医师需注意子宫的定位，尤其是在修补过程中。根据子宫大小不同，肌瘤剔除术可有多种经腹切口。在子宫下段用止血带压迫子宫动脉，以及应用低浓度加压素等方法可以降低经腹手术的失血量（图46-4）。

减少术后粘连的方法包括使用永久性或可吸收材料和较好的外科技术将组织损害降到最低，使用无反应缝线，避免组织干燥和烧灼等。子宫前壁切口较后壁切口更少发生粘连。考虑到子宫破裂的风险，美国妇产科医生协会不推荐子宫肌瘤剔除术后的试产[71]。

腹腔镜子宫肌瘤剔除术

腹腔镜子宫肌瘤剔除术作为一种微创手术，有许多优点。但要求手术医师经过充分的训练，有高超的内镜技术，常用于肌瘤容易看到和触到的情况。

腹腔镜手术的优点已被许多研究证实。Mais等随机分组20位患者行腹腔镜肌瘤切除术，20位行开

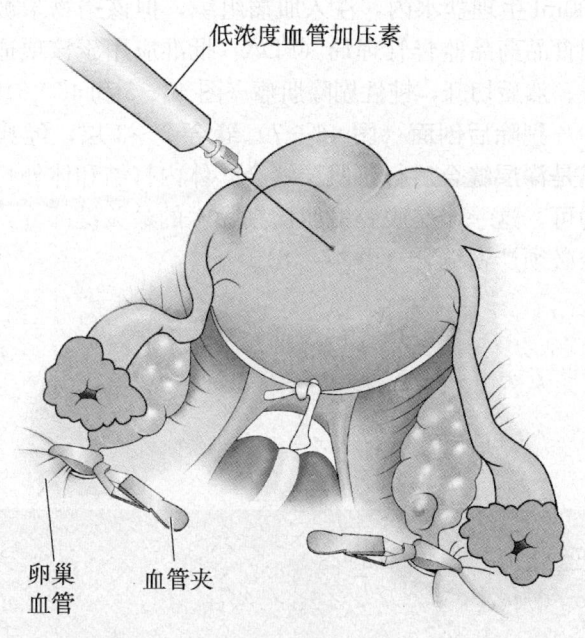

图46-4 （也见彩图46-4）打开腹腔，止血带（例如一根红色的橡胶导管）系于子宫下段。卵巢血管可上血管夹。低浓度加压素注入肌瘤床。

腹手术。腹腔镜组术后疼痛的发生较少，且术后2天不再疼痛，术后3天出院及术后15天完全康复的患者数量更多[72]。另一项研究中131位肌瘤剔除的患者随机分组行腹腔镜和开腹手术，Seracchioli等发现腹腔镜手术的术中出血量更少且术后住院时间更短。此外，在术后生育功能、自发流产率、早产率和剖宫产率两组无显著差异。该项研究还发现腹腔镜治疗组术后发热率低[67]。

一项评价术后粘连形成的回顾性研究，通过腹腔镜观察28例行腹腔镜或开腹子宫肌瘤剔除术患者的情况[73]。研究发现，行腹腔镜手术患者的粘连发生率较低。其他两项研究也有类似的结果[74,75]。

腹腔镜子宫肌瘤剔除术的缺点包括无法在术中触摸子宫，可能导致术后肌瘤复发率增高[76,77]，这一观点目前尚有争议[78]。另一缺点是对术者的依赖性较高，且修复肌瘤剔除面的技术难度大，如缝合不当有导致将来妊娠时子宫破裂的风险。

技术事项

腹腔镜子宫肌瘤剔除术通常采用标准的3～4个穿刺点。可以给予低浓度加压素，即20个单位溶于

100ml生理盐水内，注入肌瘤组织，但该药物未被美国食品药品监督管理局（FDA）批准应用于该项适应证。然后切开，钝性剔除肌瘤（图46-5和46-6）。

剔除后创面（图46-7）缝合2～3层，经典方式是深层缝合后行浆肌层缝合。体内打结和体外打结均可。这一步是腹腔镜肌瘤剔除术的最关键部分，空腔必须严密缝合（图46-8）。

子宫动脉/肌瘤栓塞术

对于有症状的肌瘤，除了子宫切除术和肌瘤剔除术外的另一个微创选择是子宫动脉栓塞（uterine artery embolization，UAE）或子宫肌瘤栓塞术（uterine fibroid embolization，UFE）（图46-9～46-12）。UAE最初是用于控制盆腔出血的，自1995年以来用于子宫肌瘤的治疗[79]。这项治疗有良好的临床疗效和较高的患者满意度。据报道成功率为90%以上[80,81]。与治疗前相比，子宫和主要肌瘤的大小可缩少45%[25]。

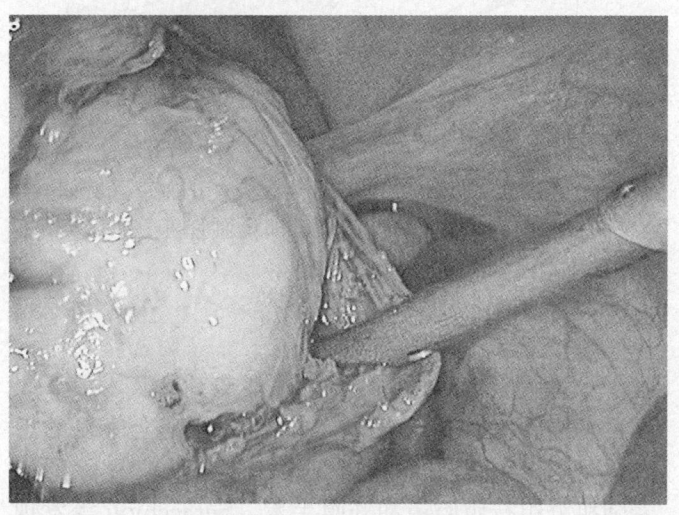

图46-5 （也见彩图46-5）在开腹手术中，通常钝性剥离肌瘤。（Courtesy of Dr. T. Falcone.）

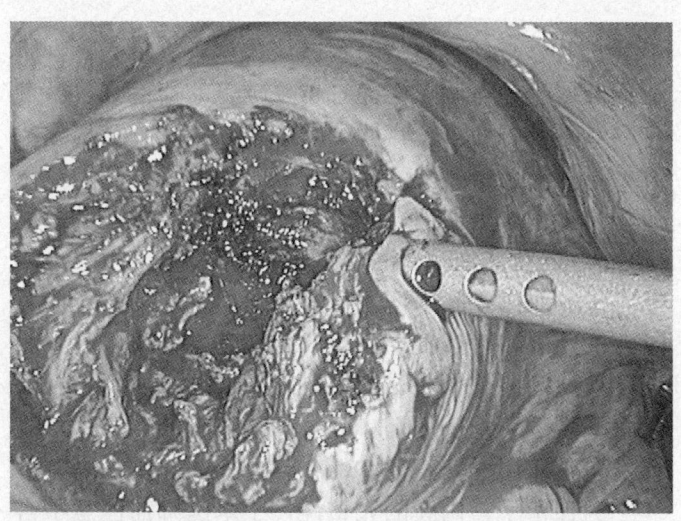

图46-7 （也见彩图46-7）肌瘤剔除后遗留大块肌层缺损。需用延迟吸收线紧密缝合2～3层。（Courtesy of Dr. T. Falcone.）

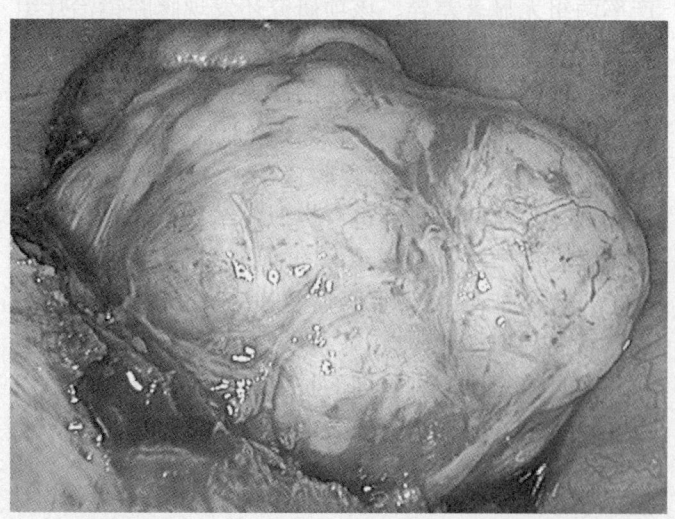

图46-6 （也见彩图46-6）肌瘤几乎已完全剔除。肌瘤底部的血管需被烧灼。（Courtesy of Dr. T. Falcone.）

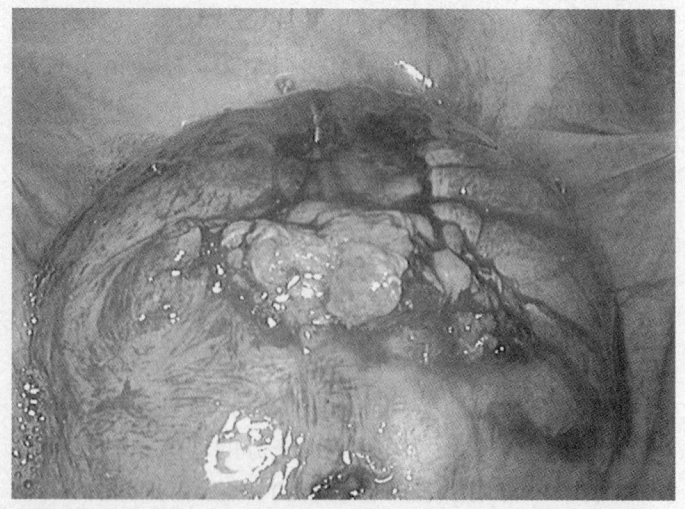

图46-8 （也见彩图46-8）肌层缺损被紧密缝合。（Courtesy of Dr. T. Falcone.）

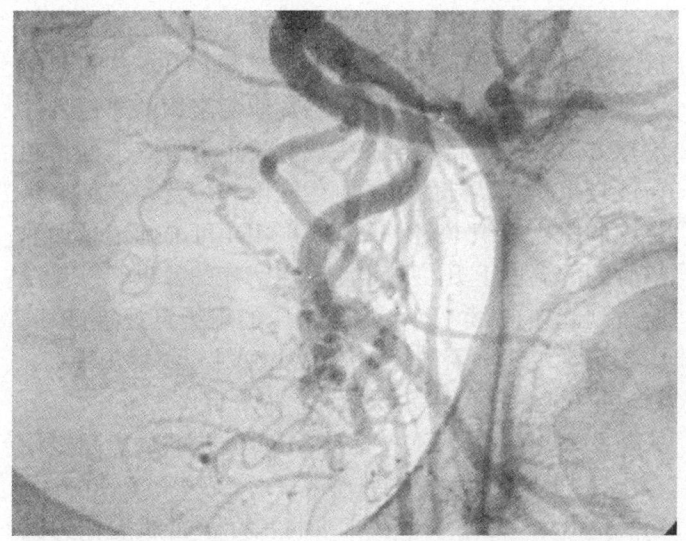

图 46-9 左下腹血管造影。臀上动脉是水平向患者左侧延伸的大血管,臀下动脉是 S 型纵向分支的大血管,而子宫动脉是纵向多分支横向臀下的小血管。多分支和肌瘤内高密度分布是其鉴别要点。骨骼亦显像。(Courtesy of Dr. James Newman, Department of Diagnostic Radiology, Cleveland Clinic.)

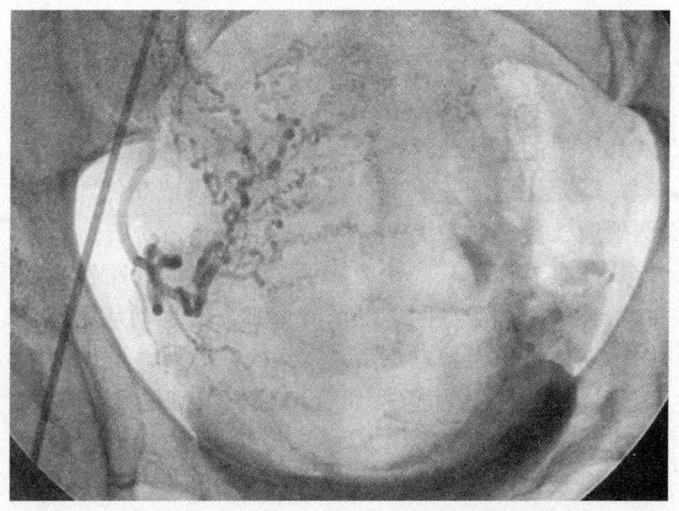

图 46-11 同一名患者的选择性右侧子宫动脉造影。几分钟前左侧子宫动脉被栓塞。注意显像膀胱的顶部受子宫下段肌瘤的压迫。注意导管尖端下右侧子宫动脉纵向分支,短直的中间段,上升的子宫底段分出粗大的肌瘤分支。(Courtesy of Dr. James Newman, Department of Diagnostic Radiology, Cleveland Clinic.)

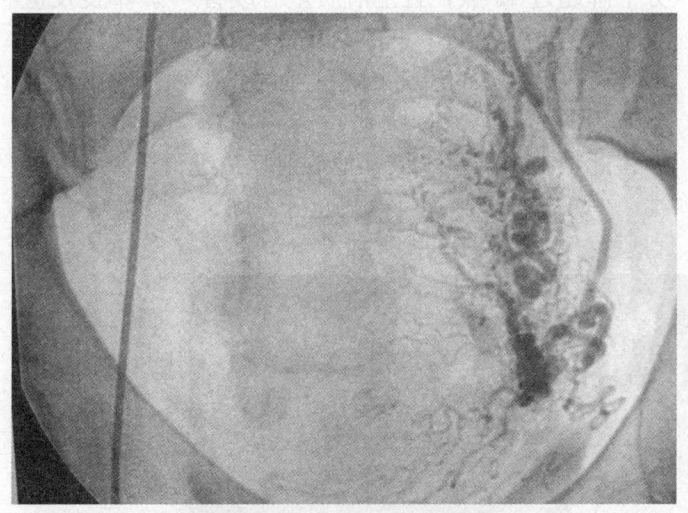

图 46-10 导管被选择性置入左侧子宫动脉,此处只有左侧子宫动脉显像。注意导管尖端下的动脉弯曲和分支,在动脉向头部转向和沿子宫体侧壁上升之前,其短水平中间段分出宫颈动脉和阴道动脉。注意子宫底部粗大的分支供应左侧子宫体的肌瘤。大部分头侧的分支最终沿阔韧带向卵巢横向走行(通常不显像,因为大部分血流流向肌瘤,而卵巢大多 96% 由同侧的卵巢动脉供应)。这里显示的导管位置可以进行栓塞。大多数注射的栓塞微粒将到达肌瘤附近的血管丛,导致该处肌瘤梗死。(Courtesy of Dr. James Newman, Department of Diagnostic Radiology, Cleveland Clinic.)

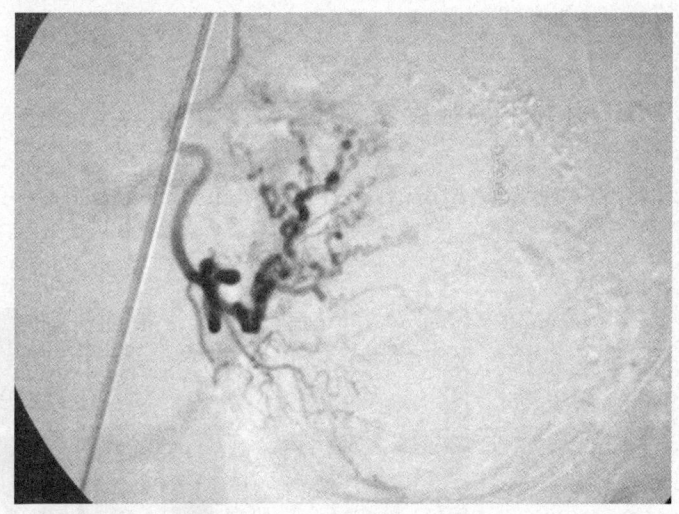

图 46-12 与图 45-11 同一造影图,抑制了骨显像。水平段的弯曲阻碍了导管的前进,在此处导管显像处成功完成栓塞。(Courtesy of Dr. James Newman, Department of Diagnostic Radiology, Cleveland Clinic.)

术前可通过 MRI 进行定位,确定肌瘤的位置。然后在透视引导下由股动脉插入导管,用聚乙烯醇颗粒或丙烯酸明胶微球行子宫动脉栓塞。通常 UFE 在清醒镇静下进行[31]。

栓塞后随访包括临床检查和 MRI 随访,以评价和监测肌瘤和子宫最终体积的大小。肌瘤变性和去血管化在 MRI 的 T1 像为高信号, T2 像为低信号[82-84]。UFE 术后 1 年或更长时间，肌瘤体积会继续缩小。较高比例患者 UFE 术后疼痛减轻，月经过多和压迫的症状改善，故患者满意率较高[80]。

需要注意的一点是，目前已有术后成功妊娠的病例报道[85,86]。现在已经发现在年纪较大的妇女可能导致卵巢早衰。一些研究表明 UFE 术后妊娠发生宫内生长受限和胎盘问题的风险增加。这项治疗不推荐用于期望将来生育的患者。

UFE 的并发症包括血管造影相关问题[31]、过敏反应[87]、子宫穿孔[88]以及感染[83,87]。如果卵巢的侧支血供被栓塞，则有发生不孕、闭经和过早绝经的潜在风险[81,89]。坐骨神经损伤可能导致臀部跛行[88]，也是目前已知的 UFE 的潜在并发症。深静脉血栓和肺栓塞罕见，常致死亡[88,90,91]。据报道 UFE 的死亡率为 3/10 000，而子宫切除术的发生率为 1/1000[92]。

栓塞后综合征较常见，包括术后恶心、呕吐、疼痛和一过性白细胞升高。大多数患者在 UFE 术后 48 小时内会不同程度发生此综合征，但严重患者只占约 15%[93]。

MRI 引导下高强度聚焦超声治疗

高强度聚焦超声治疗 (high-intensity focused ultrasound, HIFU) 是超声治疗领域的新进展。HIFU 融合了两种技术：超声治疗与 MRI 诊断，是一种通过准确而可控的技术破坏肌瘤组织的非侵入性治疗方法。通过将超声探头放置于患者腹壁上并将超声能量聚焦于特定的可控制的深度和位置，破坏聚焦带内的肌瘤组织（图 46-13）。MRI 可准确记录加热随时间的温度上升，以监测超声治疗的效果。一旦温度达到 57℃ 持续 1 秒，聚焦带内的组织迅速被破坏。由于正常组织和需破坏组织的准确划分，聚焦带 2~3mm 内的组织不会受影响。

2004 年 10 月 FDA 批准 MRI 引导下聚焦超声用于子宫肌瘤的治疗。ExAblate 系统（InSightec 公司，Dallas）是第一个被批准将治疗子宫肌瘤作为其主要适应证的医疗器械。一般的患者选择标准包括：肌瘤大小为 4~10cm、皮下组织到肌瘤的最大深度小于 12cm、已生育、绝经前期以及肌瘤可在 MRI 清晰显像。根据一项 6 个月随访研究的数据，HIFU 术后肌瘤体积平均减小 13.5cm³，无血流的平均体积为 51.2cm³。此外，调查问卷显示 79.3% 的患者症状评分下降超过 10 点，且生活质量有改善[94]。不良反应包括 4% 的患者发生小部分皮肤烧伤，4% 月经过多加重，仅有 1% 的患者因恶心而住院，1% 的患者发生非靶向的子宫浆膜损伤[94]。目前尚无随机临床试验将此项技术与手术或其他放射疗法进行比较。

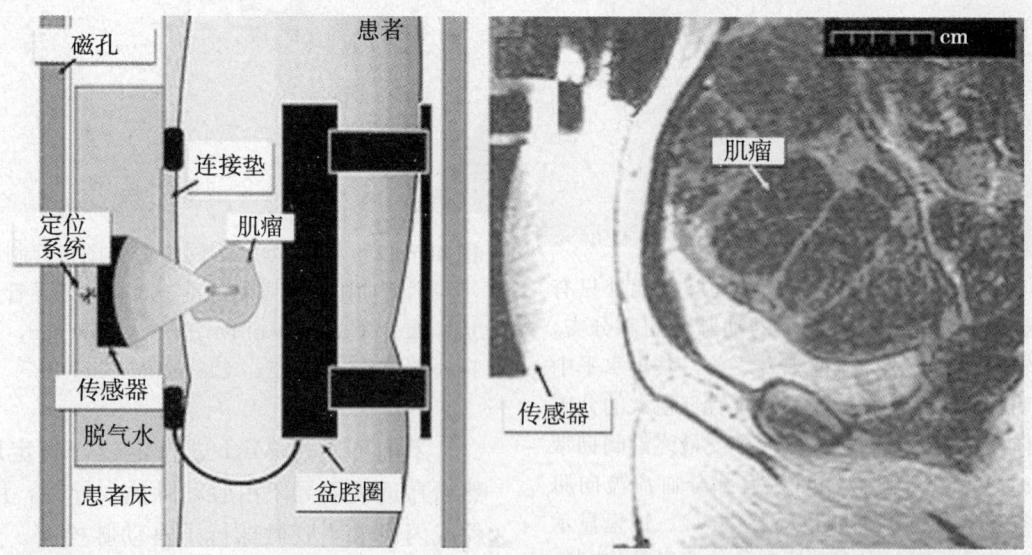

图 46-13 左图为超声聚焦系统侧位图和患者位置。右图为患者矢状位 MRI 快速 SET2 加权像。（From Clare M. C. Temany, Elizabeth A. Stewart, Nathan McDannold, Bradley J. Quade, Ferenc A. Jolesz, and Kullervo Hynynen. MR Imaging-guided Focused Ultrasound Surgery of Uterine Leiomyomas: A Feasibility Study. Radiology 226: 897, 2003.）

肌瘤冷冻消解术

子宫肌瘤冷冻消解术过去是在腹腔镜下进行的。近几年来发展的 MRI 引导下肌瘤冷冻消解术对人体创伤更小。肌瘤冷冻消解术需将直径 2cm 的冷冻探针直接置于子宫肌瘤内。冷冻探针放置好后，通过灌输冷冻介质进行肌瘤冷冻消解。一项 20 位患者的研究显示，腹腔镜子宫肌瘤冷冻消融治疗肌瘤合并异常子宫出血、盆腔疼痛/压迫和/或尿频有效[95]。

MRI 引导下肌瘤冷冻消解术的创伤更小且更为准确。MRI 可以准确显像冰球形成，冰球环绕肌瘤，由于固态水分子中氢离子自旋减慢或消失而显像为黑色。

一篇关于 10 例行 MRI 引导下肌瘤冷冻消解术治疗子宫肌瘤患者的报道显示，术后 48～334 天 MRI 可见子宫体积明显缩小，平均体积缩小 65%。无论是出血或压迫症状，所有患者症状均有所改善。1 例患者术后子宫出血 2 个月，随后自行缓解。另一位患者有残余黏膜下肌瘤，日后行宫腔镜下切除。并发症包括一位患者肌瘤表面浆膜血管破裂，需行开腹肌瘤剔除修补。另一并发症为腓神经损伤且轻度足下垂，症状数月后缓解。轻微并发症包括恶心和轻度腹部不适，可服用 NSAID 缓解[96]。

另一项研究包括 14 位患者，评价了术前应用 GnRH 激动剂 2 个月后腹腔镜下直接肿瘤冷冻消融的治疗效果[97]。GnRH 激动剂在术前即刻停止使用。术后 4 个月，随访 MRI 显示冷冻肌瘤的体积平均缩小 10%，而其他子宫组织回复到 GnRH 激动剂治疗前的大小。

腹腔镜下子宫动脉结扎

腹腔镜下子宫动脉结扎是打算保留子宫患者的另一选择。一项比较此技术与 UAE 的研究显示，子宫体积在 3 个月后略有缩小，6 个月时稳定，体积平均缩小 58.5%[98]。作者的结论是腹腔镜下子宫动脉结扎和 UAE 均是子宫切除术外较好的选择。

结论

我们关于子宫肌瘤发病机制、遗传学和治疗方法的知识在过去十年内飞速发展。科学发展总是产生令人振奋的新发现，包括基于患者独特遗传因素进行治疗和基于最新高效技术更好地应用微创技术。

目前每年用于子宫肌瘤诊断和治疗的花费约为 50 亿美元。因此最近投入大量资金，以扩大公共和工业研究经费，用于发展新的治疗方法。

未来子宫肌瘤治疗的目标将从子宫切除术和肌瘤剔除术发展为针对组织特异启动子的药物治疗，以减轻症状而不伴有副作用。即使不是所有，也是大部分重要的新疗法，将来源于对促进肌瘤生长生理因素更好的理解。展望未来，新的治疗方法可能将以靶向药物治疗和有效的预防措施为基础。

要 点

- 子宫肌瘤是女性最常见的盆腔肿瘤。
- 至少 50% 的子宫肌瘤是无症状的。
- 有严重出血的常见肌瘤类型是肌壁间和黏膜下肌瘤。
- 不孕与肌瘤的关系尚不清楚。许多患有肌瘤的女性有正常生育力。
- 平滑肌瘤的定义为良性平滑肌细胞的单克隆增殖。每一个单克隆肌瘤都与各种染色体的易位、重复和缺失有关。
- 肌瘤是雌激素和孕激素依赖的。血循环中雌激素和孕激素浓度未见增高。
- 研究表明，与正常子宫肌层相比，肌瘤的雌激素和孕激素受体浓度增高。
- 肌瘤的刺激性生长可能是孕激素抑制凋亡的结果。
- 口服避孕药可成功用于月经异常患者，且子宫肌瘤并非其禁忌证。
- 肌瘤治疗的重要概念是无症状肌瘤不需处理。
- 肌瘤快速生长可能提示恶性可能。但仅有快速生长而无其他临床表现不提示肉瘤。
- 如果有子宫腔变形，不孕也是外科治疗的适应证。
- GnRH 激动剂治疗后平均子宫体积最大程度缩

小发生在用药3个月内。
- 体积缩小通常在40%～80%之间。
- 单纯使用孕激素的反向添加疗法将拮抗GnRH激动剂缩小子宫体积的作用。
- 选择性雌激素受体调节剂（如雷洛昔芬）不能有效减小绝经前患者肌瘤的体积。
- 选择性孕激素受体调节剂可有效减小肌瘤体积。
- 对于希望保留生育功能或保留子宫的有症状的肌瘤患者，子宫肌瘤剔除术是可选的治疗方法。
- 子宫前壁切口比后壁切口更少发生粘连。
- 如果采用相同的手术原则，如子宫肌层紧密缝合，腹腔镜肌瘤剔除术与开腹手术疗效相同。
- 子宫动脉栓塞或子宫肌瘤栓塞（uterine fibroid embolization，UFE）可以有效治疗肌瘤导致的疼痛与月经问题。

（梁华茂译　李　蓉校）

参考文献

1. Cramer SF, Patel A: The frequency of uterine leiomyomas. Am J Clin Pathol 94:435–438, 1990.
2. Lepine LA, Hillis SD, Marchbanks PA, et al: Hysterectomy surveillance—United States, 1980–1993. MMWR 46:1–15, 1997.
3. Stovall DW: Clinical symptomatology of uterine leiomyomas. Clin Obstet Gynecol 44:364–371, 2001.
4. Donnez J, Jadoul P: What are the implications of myomas on fertility? A need for debate? Hum Reprod 17:1424–1430, 2002.
5. Bulletti C, De Zieger D, Polli V, Flamigni C: The role of leiomyomas in infertility. J Am Assoc Gynecol Laparosc 6:441–445, 1999.
6. Vercellini P, Maddalena S, De Giorgi O, et al: Determinants of reproductive outcome after abdominal myomectomy for infertility. Fertil Steril 72:109–114, 1999.
7. Dubuisson J-B, Chapron C, Chalet X, et al: Infertility after laparoscopic myomectomy of large intramural myomas: Preliminary results. Hum Reprod 11: 518–522, 1996.
8. Coutinho EM, Maia HS: The contractile response of the human uterus, fallopian tunes and ovary to prostaglandins in vivo. Fertil Steril 22:539–543, 1971.
9. Deligdish L, Loewenthal M: Endometrial changes associated with myomata of the uterus. J Clin Pathol 23:676–679, 1970.
10. Farrer-Brown G, Beilby JO, Tarbit MH: Venous changes in the endometrium of myomatous uteri. Obstet Gynecol 38:743–746, 1971.
11. Ng EHY, Ho PC: Doppler ultrasound examination of uterine arteries on the day of oocyte retrieval in patients with uterine fibroids undergoing IVF. Hum Reprod 17:765–770, 2002.
12. Katz VL, Dotters DJ, Droegemueller W: Complications of uterine leiomyomas in pregnancy. Obstet Gynecol 73:593–596, 1989.
13. Eldar-Geva T, Meagher S, Healy DL, et al: Effects of intramural, subserosal and submucosal uterine fibroids on the outcome of assisted reproduction technology treatment. Fertil Steril 70:687–691, 1998.
14. Stovall DW, Parrish SB, Van Voorhis BJ, et al: Uterine leiomyomas reduce the efficacy of assisted reproduction cycles: Results of a matched follow-up study. Hum Reprod 13:192–197, 1998.
15. Hart, R. Khalaf Y, Yeong CT, et al: A prospective controlled study of the effect of intramural uterine fibroids on the outcome of assisted conception. Hum Reprod 16:2411–2417, 2001.
16. Oliveira FG, Abdelmassih VG, Diamond MP, et al: Impact of subserosal and intramural uterine fibroids that do not distort the endometrial cavity on the outcome of in vitro fertilization–intracytoplasmic sperm injection. Fertil Steril 81:582–587, 2004.
17. Yarali H, Bukulmez O: The effect of intramural and subserous uterine fibroids on implantation and clinical pregnancy rates in patients having intracytoplasmic sperm injection. Arch Gynecol Obstet 266:30–33, 2002.
18. Marshall LM, Spiegelman D, Barbieri RL, et al: Variation in the incidence of uterine leiomyoma among premenopausal women by age and race. Obstet Gynecol 90:967–973, 1997.
19. Kjerulff HK, Langenberg P, Seidman JD, et al: Uterine leiomyomas. Racial differences in severity, symptoms and age at diagnosis. J Reprod Med 41:483–490, 1996.
20. Ross RL, Pike MC, Vessey MP, et al: Risk factors for uterine fibroids: Reduced risk associated with oral contraceptives. BMJ (Clin Res Ed) 293:359–362, 1986.
21. Treloar SA, Martin NG, Dennerstein L, et al: Pathways to hysterectomy: Insights from longitudinal twin research. Am J Obstet Gynecol 167:82–88, 1992.
22. Leibman AJ, Kruse B McSweeney MB: Transvaginal sonography: Comparison with transabdominal sonography in the diagnosis of pelvic masses. Am J Radiol 151:89–92, 1988.
23. Stewart EA: Uterine fibroids. Lancet 357:293–298, 2001.
24. Catherino W, Salama A, Potlog-Nahari C, et al: Gene expression studies in leiomyomata: New directions for research. Semin Reprod Med 22:83–90, 2004.
25. Shimomura Y, Matsuo H, Samoto T, Maruo T: Upregulation by progesterone of proliferating cell nuclear antigen and epidermal growth factor expression in human uterine leiomyoma. J Clin Endocrinol Metab 83:2192–2198, 1998.
26. Brandon DD, Betheq CL, Strawn EY, et al: Progesterone receptor messenger ribonucleic acid and protein are over expressed in human uterine leiomyomas. Am J Obstet Gynecol 169:78–85, 1993.
27. Brandon DD, Erickson TE, Keenan EJ, et al: Estrogen receptor gene expression in human uterine leiomyomata. J Clin Endocrinol Metab 80:1876–1881, 1995.
28. Folkerd EJ, Newton CJ, Davidson K, et al: Aromatase activity in uterine leiomyomata. J Steroid Biochem 20:1195–1200, 1984.
29. Bulun SE, Simpson ER, Word RA: Expression of the *CYP19* gene and its product aromatase cytochrome p450 in human uterine leiomyoma tissues and cells in culture. J Clin Endocrinol Metab 78:736–743, 1994.
30. Shozu M, Sumitani H, Segawa T, et al: Over expression of aromatase p450 in leiomyoma tissue is driven primarily through promoter 14 of the aromatase p450 gene (*CYP19*). J Clin Endocrinol Metab 87:2540–2548, 2002.
31. Rein MS, Barbieri RL, Friedman AJ: Progesterone: A critical role in the pathogenesis of uterine myomas. Am J Obstet Gynecol 172:14–18, 1995.
32. Kettel LM, Murphy A, Morales AJ, Yen SS: Clinical efficacy of the antiprogesterone RU486 in the treatment of endometriosis and uterine fibroids. Hum Reprod 9:116–120, 1994.
33. Murphy AA, Kettel L, Morales AJ, et al: Regression of uterine leiomyomata in response to the antiprogesterone RU486. J Clin Endocrinol Metab 76: 513–517, 1993.

34. Kawaguchi K, Fujii S, Konishi I, et al: Mitotic activity in uterine leiomyomas during the menstrual cycle. Am J Obstet Gynecol 160:637–641, 1989.
35. Matsuo H, Maruo T, Samoto T: Increased expression of Bcl-2 protein in human uterine leiomyoma and its upregulation by progesterone. J Clin Endocrinol Metab 82: 293–299, 1997.
36. Martel KM, Ko AC, Christman GM, Stribley JM: Apoptosis in human uterine leiomyomas. Semin Reprod Med 22:91–103, 2004.
37. Karasick S, Lev-Toaff AS, Toaff ME: Imaging of uterine leiomyomas. Am J Radiol 158:799–805, 1992.
38. Zawin M, McCarthy S, Scoutt LM, Comite F: High-field MRI and US evaluation of the pelvis in women with leiomyomas. Magnet Reson Imag 8:371–376, 1990.
39. Weintraub JL, Romano WJ, Kirsch MJ, et al: Uterine artery embolization: Sonographic imaging findings. J Ultrasound Med 21:633–637, 2002.
40. ACOG Technology Assessment: Saline infusion sonography. Obstet Gynecol 102:659–662, 2003.
41. Wamsteker K, Emanuel MH, de Kruif JH: Transcervical hysteroscopic resection of submucous fibroids for abnormal uterine bleeding: Results regarding the degree of intramural extension. Obstet Gynecol 82:736–740, 1993.
42. Jurkovic D: Three-dimensional ultrasound in gynecology: A critical evaluation. Ultrasound Obstet Gynecol 19:109–117, 2002.
43. Fleischer AC: Color Doppler sonography of uterine disorders. Ultrasound Q 19:179–183, 2003.
44. Baramki TA: Hysterosalpingography. Fertil Steril 83:1595–1606, 2005.
45. Mueller GC, Gomez J, Carlos RC: Diagnostic imaging and vascular embolization for uterine leiomyomas. Semin Reprod Med 22:131–142, 2004.
46. Lee JK, Gersell DJ, Balfe DM, et al: The uterus: In vitro MR-anatomic correlation of normal and abnormal specimens. Radiology 157:175–179, 1985.
47. Yamashita Y, Torashima M, Takahashi M, et al: Hyperintense uterine leiomyoma at T2-weighted MR imaging: Differentiation with dynamic enhanced MR imaging and clinical implications. Radiology 89:721–725, 1993.
48. Okizuka H, Sagimura K, Takemori M, et al: MR detection of degenerating uterine leiomyomas. J Comput Assist Tomogr 17:760–766, 1993.
49. Friedman AJ, Label SM, Rein MS, Barbieri RL: Efficacy and safety considerations in women with uterine leiomyomas treated with gonadotropin-releasing hormone agonists: The estrogen threshold hypothesis. Am J Obstet Gynecol 163:1114–1119, 1990.
50. Shozu M, S. H., Segawa T, et al: Inhibition of in situ expression of aromatase p450 in leiomyoma of the uterus by leuprolide acetate. J Clin Endocrinol Metab 86:5405–5411, 2001.
51. De Leo V, Morgante G, La Marca A, et al: A benefit-risk assessment of medical treatment for uterine leiomyomas. Drug Safety 25:759–779, 2002.
52. Stovall TG, Muneyyirici-Delale O, Summitt RL, Scialli AR: GnRH agonist and iron versus placebo and iron in the anemic patient before surgery for leiomyomas: A randomized controlled trial. Leuprolide Acetate Study Group. Obstet Gynecol 86:65–71, 1995.
53. Dawood M, Lewis V, Ramos J: Cortical and trabecular bone mineral content in women with endometriosis: Effect of gonadotropin-releasing hormone agonist and danazol. Fertil Steril 52:21–26, 1998.
54. Carr BR, Marshburn PB, Weatherall PT, et al: An evaluation of the effect of gonadotropin releasing hormone analog and medroxyprogesterone acetate on uterine leiomyoma volume by MRI: A prospective randomized double blind placebo controlled cross over trial. J Clinic Endocrinol Metab 76:1217–1223, 1993.
55. Guetta V, Lush RM, Figg WD, et al: Effects of the antiestrogen tamoxifen on low-density lipoprotein concentrations and oxidation in postmenopausal women. Am J Cardiol 76:1072–1073, 2005.
56. Delmas PD, Bjarnason NH, Mitlak BH, et al: Effects of raloxifene on bone mineral density, serum cholesterol concentrations, and uterine endometrium in postmenopausal women. NEJM 337:1641–1647, 1997.
57. Fuchs-Young R, Howe S, Hale L, et al: Inhibition of estrogen-stimulated growth of uterine leiomyomas by selective estrogen receptor modulators. Mol Carcinog 17:151–159, 1996.
58. Walker CL, Burroughs K, Davis B, et al: Preclinical evidence for therapeutic efficacy of selective estrogen receptor modulators for uterine leiomyoma. J Soc Gynecol Invest 7:249–256, 2000.
59. Porter KB, Tsibris JC, Porter GW, et al: Effects of raloxifene in a guinea pig model for leiomyomas. Am J Obstet Gynecol 179:1283–1287, 1998.
60. Palomba S, Sammartino A, Di Carlo C, et al: Effects of raloxifene treatment on uterine leiomyomas in postmenopausal women. Fertil Steril 76:38–43, 2001.
61. Palomba S, Orio F, Morelli M, et al: Raloxifene administration of women treated with gonadotropin-releasing hormone agonist for uterine leiomyomas: Effects on bone metabolism. J Clin Endocrinol Metab 87: 4476–4481, 2002.
62. Palomba S, Orio F, Morelli M, et al: Raloxifene administration in premenopausal women with uterine leiomyomas: A pilot study. J Clin Endocrinol Metab 87:3603–3608, 2002.
63. Palomba S, Rosso T, Orio F, et al: Effectiveness of combined GnRH analogue plus raloxifene administration in the treatment of uterine leiomyomas: A prospective, randomized, single-blind, placebo-controlled trial. Hum Reprod 17:3213–3219, 2002.
64. Chwalisz K, De Manno D, Garg R, et al: Therapeutic potential for the selective progesterone receptor modulator asoprisnil in the treatment of leiomyomata. Semin Reprod Med 22:113–9.
65. Elger W, Bartley J, Schneider B, et al: Endocrine-pharmacological characterization of progesterone antagonists and progesterone receptor modulators (PRMs) with respect to PR-agonistic and antagonistic activity. Steroids 65:713–723, 2000.
66. Chwalisz K, Elger W, McCrary K, et al: Reversible suppression of menstruation in normal women irrespective of the effect on ovulation with the novel selective progesterone receptor modulator (SPRM) J867. J Soc Gynecol Invest 9 (Suppl): 2002.
67. Seracchioli R, Rossi S, Govoni F, et al: Fertility and obstetric outcome after laparoscopic myomectomy of large myomata: A randomized comparison with abdominal myomectomy. Hum Reprod 15: 2663–2668, 2000.
68. Wilcox LS, Koonin LM, Pokras R, et al: Hysterectomy in the United States, 1988–1990. Obstet Gynecol 83:549–555, 1994.
69. Ribeiro SC, Ribeiro RM, Santos NC, Pinotti JA: A randomized study of total abdominal, vaginal and laparoscopic hysterectomy. Int J Gynecol Obstet 83:37–43, 2003.
70. Reich H: Laparoscopic hysterectomy. Surgical Laparoscopy and Endoscopy 2:85–8, 1992.
71. ACOG: Surgical Alternatives to Hysterectomy in the Management of Leiomyomas. Compendium of Selected Publications. ACOG Practice Bulletin no.16, May 2000, pp 776–784.
72. Mais V, Ajossa S, Guerriero S, et al: Laparoscopic versus abdominal myomectomy: A prospective, randomized trial to evaluate benefits in early outcome. Am J Obstet Gynecol 174:654–658, 1996.
73. Bulletti C, Polli V, Negrini V, et al: Adhesion formation after laparoscopic myomectomy. J Am Assoc Gynecol Laparosc 3:533–536, 1996.
74. Takeuchi H, Kinoshita K: Evaluation of adhesion formation after laparoscopic myomectomy by systematic second-look microlaparoscopy. J Am Assoc Gynecol Laparosc 9:442–446, 2002.
75. Dubuisson JB, Fauconnier A, Chapron C, Kreiker G, Norgaard C: Second look after laparoscopic myomectomy. Hum Reprod 13:2102–2106, 1998.
76. Doridot V, Dubuisson J-B, Chapron C, et al: Recurrence of leiomyomata after laparoscopic myomectomy. J Am Assoc Gynecol Laparosc 8: 495–500, 2001.
77. Nezhat FR, Roemisch M, Nezhat CH, et al: Recurrence rate after laparoscopic myomectomy. J Am Assoc Gynecol Laparosc 5:237–240, 1998.
78. Rossetti A, Sizzi O, Soranna L, et al: Long-term results of laparoscopic myomectomy: Recurrence rate in comparison with abdominal myomectomy. Hum Reprod 16:770–774, 2001.
79. Ravina JH, Herbreteau D, Ciraru-Vigneron N, et al: Arterial embolisation to treat uterine myomata. Lancet 346:671–672, 1995.

80. Worthington-Kirsch RL, Popky GL, Hutchins FL Jr: Uterine arterial embolization for the management of leiomyomas: Quality-of-life assessment and clinical response. Radiology 208:625-629, 1998.
81. Spies JB, Ascher SA, Roth AR, et al: Uterine artery embolization for uterine leiomyoma. Obstet Gynecol 98:29-34, 2001.
82. Burn PR, McCall JM, Chinn RJ, et al: Uterine fibroleiomyoma: MR imaging appearances before and after embolization of uterine arteries. Radiology 214:729-734, 2000.
83. deSouza NM, Williams AD: Uterine arterial embolization for leiomyomas: Perfusion and volume changes at MR imaging and relation to clinical outcome. Radiology 222:367-374, 2002.
84. Jha RC, Ascher SM, Imaoka I, Spies JB: Symptomatic fibroleiomyomata: MR imaging of the uterus before and after uterine arterial embolization. Radiology 217:228-235, 2000.
85. Walker WJ, Pelage JP: Uterine artery embolisation for symptomatic fibroids: Clinical results in 400 women with imaging follow up. BJOG 109:1262-1272, 2002.
86. Watson GM, Walker WJ: Uterine artery embolisation for the treatment of symptomatic fibroids in 114 women: Reduction in size of the fibroids and women's views of the success of the treatment. BJOG 109:129-135, 2002.
87. Spies JB, Ascher SM, Roth AR, et al Complications after uterine artery embolization for leiomyomas. Obstet Gynecol 100:873-880, 2002.
88. Goodwin SC, Wong GC: Uterine artery embolization for uterine fibroids: A radiologist's perspective. Clin Obstet Gynecol 44:412-424, 2001.
89. Chrisman HB, Saker MB, Ryu RK, et al: The impact of uterine fibroid embolization on resumption of menses and ovarian function. J Vasc Intervent Radiol 11:699-703, 2000.
90. Lanocita R, Frigerio L, Patelli G, et al: A fatal complication of percutaneous transcatheter embolization for the treatment of fibroids. Second International Symposium on Embolization of Uterine Myomata/Society for Minimally Invasive Therapy, 11th International Conference, Boston, 1999.
91. de Blok S, de Uries C, Prinssen H, et al: Fatal sepsis after uterine artery embolization with microspheres. J Vasc Intervent Radiol 14:779-783, 2003.
92. Wingo PA, Hunter C, Rubin GL, et al: The mortality risk associated with hysterectomy. Am J Obstet Gynecol 152:803-808, 2000.
93. Hurst BS, S. D., Matthews ML, Marshburn PB: Uterine artery embolization for symptomatic uterine myomas. Fertil Steril 74:855-869, 2000.
94. Stewart EA, Gedroyc W, Tempany C, et al: Focused ultrasound treatment of uterine fibroid tumors: Safety and feasibility of a noninvasive themoablative technique. Am J Obstet Gynecol 189:48-54, 2003.
95. Zupi E, Piredda A, Marconi D, et al: Directed laparoscopic cryomyolysis: A possible alternative to myomectomy and/or hysterectomy for symptomatic leiomyomas. Am J Obstet Gynecol 190:639-643, 2004.
96. Cowan BD: Myomectomy and MRI-directed cryotherapy. Semin Reprod Med 22:143-148, 2004.
97. Zriek TG, Rutherford TJ, Palter SF, et al: Cryomyolysis, a new procedure for the conservative treatment of uterine fibroids. J Am Assoc Gynecol Laparosc 5:33-38, 1998.
98. Park KH, Kim JY, Shin JS, et al: Treatment outcomes of uterine artery embolization and laparoscopic uterine artery ligation for uterine myoma. Yonsei Med J 44:694-702, 2003.

第七部分 生殖医学手术

47 输卵管疾病

Raedah Al-Fadhli and Togas Tulandi

引言

输卵管疾病是不孕症最常见的病因,并且这类疾病在绝大多数情况下是可以预防的。因为输卵管疾病通常是由性传播疾病引起,所以治疗输卵管疾病所导致的不孕症的关键应该是预防。过去,针对于输卵管疾病的娴熟的手术操作可以使一个不孕症专家在同行中脱颖而出。体外受精(in vitro fertilization,IVF)的诞生使针对重度输卵管疾病的输卵管重建手术的重要性受到了冲击,但是,对于轻度和中度输卵管疾病而言手术重建仍然是一种备选方案。由于不孕夫妇对于自然妊娠以及降低多胎妊娠风险的渴望,输卵管重建手术对许多不孕夫妇是有吸引力的。

这一章主要讲述输卵管疾病的分类、评估,以及常用的影像学方法和手术技术。这里,我们主要关注的是输卵管积水病人的 IVF 治疗,并且还涉及了该类病人的其他治疗方案。

病因与分类

输卵管性不孕占女性不孕的 25%～35%,而导致输卵管损伤的主要原因是盆腔炎(pelvic inflammatory disease,PID)(图 47-1A;表 47-1)。而且,继发性输卵管梗阻的发生率和 PID 的发生率直接相关[1]。造成输卵管损伤的病因还包括异位妊娠和绝育手术。感染因素导致的不孕详见第 33 章。小规模研究表明,胎儿宫内暴露于己烯雌酚,会导致输卵管形态的异常,如缩短、囊袋状或者扭曲[2]。

输卵管闭锁可以发生在多个部位。但是,根据闭锁的部位可以将其分为输卵管近端闭锁、中段闭锁和远端闭锁。输卵管重建术后的生殖能力取决于输卵管损伤的部位和程度。输卵管广泛损伤的女性怀孕的几率比较小,IVF 可以提高她们的受孕率。

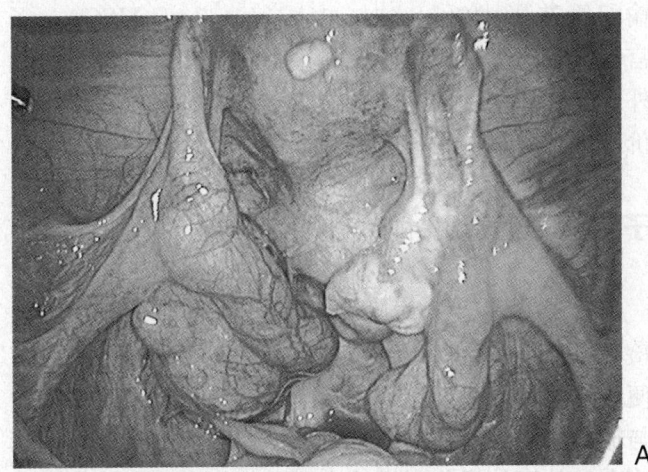

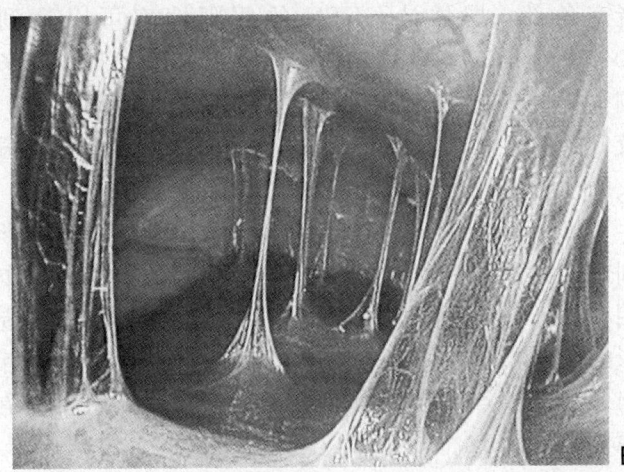

图 47-1 (也见彩图 47-1)(A)有慢性盆腔炎和(B)肝周粘连(Fitz-Hugh-Curtis 综合征)通常与患者既往淋病和衣原体感染有关。

表47-1
输卵管疾病的原因

病因	发生率
盆腔炎性疾病	50%
既往盆腔手术史	27%
输卵管绝育术	1%～3%
子宫内膜异位症	7%～14%
输卵管先天异常	少见

输卵管疾病的评估

评价输卵管状态的方法有很多种，其中包括子宫输卵管造影术（hysterosalpingography，HSG）、子宫输卵管声学造影、腹腔镜检查和输卵管镜检查。此外，还提倡应用衣原体的血清学对输卵管状态进行评价。但是，每一种检查方法都存在着自身的局限性。

子宫输卵管造影术

HSG是一种通过造影剂显示输卵管和子宫腔的检查方法。它之所以被广泛应用，主要是因为操作简便、性价比高以及副作用小。输卵管远端的阻塞通常与输卵管积水有关。但是，HSG可能会导致输卵管痉挛，从而使操作者误认为梗阻部位在输卵管近端或者宫角部。据估计，HSG的假阳性率可以达到50%[3]。Hurd等人报道：病人可以通过改变体位来调整梗阻部位在盆腔中所处的位置，当梗阻部位处于较低的位置时，大于50%的疑似单侧输卵管梗阻病人的梗阻问题会迎刃而解[4]。

HSG后有些患者是能够怀孕的，这可能与造影剂对输卵管腔中的黏液栓或者坏死组织碎屑的冲刷作用有关。一项随机性研究表明：在做过子宫输卵管造影的无输卵管阻塞患者当中，使用油性造影剂后有64%的患者会怀孕，而使用水溶性造影剂的患者怀孕率为56%[5]。

子宫输卵管声学造影

子宫输卵管声学造影也称子宫对比声学造影（Hy Cosy），可替代HSG。该项检查一般应用于门诊病人，整个操作过程大概需要20分钟。进行该项检查时需要向宫腔中注射生理盐水，它作为一种无回声的对比剂，可以帮助我们对宫腔的状况进行评估。另外，在进行该项检查时我们也可以选择一些强回声的对比剂，比如空气、含有微气泡的白蛋白或者含有微气泡的半乳糖。这些造影剂可显示高回声，用来勾勒输卵管的形态[6]。

在一项涵盖了1000名妇女的荟萃分析当中，发现子宫输卵管声学造影、HSG以及腹腔镜检查在输卵管的病变诊断方面的作用是相近的[7]。与腹腔镜下输卵管通液术相比，子宫输卵管声学造影的假阳性率为10%；与HSG相比，子宫输卵管声学造影的假阳性率为13%。

腹腔镜检查

腹腔镜下输卵管通液术

该项技术是诊断输卵管通畅的金标准。此外，在腹腔镜下我们可以直接观察到整个腹腔的状况以及包括肝周粘连在内的一些病变（图47-1B）。具体的操作过程详见第44章。

注水腹腔镜

该项技术需要使用小型内镜从后穹窿路径探查整个盆腔，操作过程中要求病人采取膀胱截石位。检查时所使用的水溶性膨胀剂可以使子宫以及输卵管-卵巢的结构在背面观时被充分的暴露。在整个操作过程中，由于不断的滴注生理盐水，卵巢和输卵管始终处于悬浮状态。该项技术的优点在于它可在门诊应用；而缺点是不能对整个腹腔和盆腔的状况进行评估，此外还有损伤肠管的可能，发生率大概在0.65%[8]。

输卵管镜检查

这种内镜技术可以观察输卵管的管腔内结构，检查时需要用一种硬质输卵管镜[9]。该输卵管镜是通过腹腔镜的操作孔被引导进入腹腔的。一个无创性的钳子从第二穿刺孔进入腹腔，用于钳夹和固定输卵管的壶腹部，然后输卵管镜从伞端进入输卵管并缓慢地向前推进直至输卵管子宫口。并且以生理盐水为膨胀剂。通过此项检查，直至输卵管口的整个输卵管内部结构可以一览无余。

根据输卵管镜检查的结果可以将输卵管黏膜的状况划分为五级：Ⅰ级代表正常黏膜皱襞；Ⅱ级表示大皱襞稀疏而平坦；Ⅲ级说明存在局灶性损害，比如粘连、息肉或者狭窄；Ⅳ级表明黏膜皱襞有广泛的缺损；Ⅴ级表示黏膜皱襞完全缺失。累计怀孕率与输卵管损害的程度成反比[10,11]。此外，输卵管镜检查也可以通过经阴道注水腹腔镜路径进入腹腔[12]。

经子宫颈行输卵管套管插入术

这是一项经阴道的内镜检查[13]，检查时需要使用一种直径为0.45mm至0.5mm的微型内镜，在局麻下经子宫颈行输卵管套管插入术。镜下我们可以对输卵管的全貌进行观察。该检查涉及两项技术：其一为宫腔镜操作技术（同轴技术），被软导管所包被的柔韧的导丝被引导进入子宫输卵管口，导管和导丝可以缓慢向前推进大约12cm或者直到遇见阻力为止，然后移去导丝使输卵管镜在导管的引导下进入输卵管腔。一项多中心实验表明，经HSG检查诊断为正常输卵管的女性当中有40%的人在输卵管镜下表现出异常[14]。这项同轴技术的缺点在于它缺乏统一的评估系统，而且图像处理的效果不太好。第二项技术需要使用一种线性的可翻转的导管，该导管经阴道途径进入管腔，但是并不需要使用宫腔镜[15]。这项技术同样受到图像处理方面的困扰。两种技术在临床上都不常用。

输卵管性不孕的治疗

输卵管损伤的类型与程度不同，治疗的方法也不同。治疗方法的选择主要取决于患者的年龄、卵巢功能以及是否合并男性不育的因素。较之手术，IVF可以给双侧输卵管多部位阻塞或者重度盆腔粘连的患者带来更多的益处。

输卵管手术的基本原则

绝大多数生殖手术都是在腹腔镜下完成的。和开腹手术相比，腹腔镜手术的风险比较低，术后疼痛比较轻，而且通常不需要住院治疗。但是，腹腔镜手术要求在对组织进行处理的过程中操作轻柔、止血充分、分离组织谨慎。

在腹腔镜手术的过程中，最好锐性分离组织，尽量避免应用电能或者激光，因为热损伤会加重组织的粘连。缝合技术也应该尽量少应用，而在必须缝合时则应该选用不会引起不良反应的较细缝合材料（如6-0聚乙醇酸缝合线）。同时，要尽量避免组织的嵌顿。一般用微双极电凝来止血。

输卵管近端阻塞

输卵管近端梗阻占女性输卵管疾病的10%至25%，这主要归因于结节性输卵管峡部炎，其他的原因还包括慢性盆腔炎、先天性畸形和输卵管痉挛等。结核所致的输卵管损坏可以表现为多种形式，轻者仅表现为微小的病灶，重者发生输卵管近端广泛的梗阻[16]。在输卵管近端存在着生理性括约肌，管腔比较狭窄，因此该部位很可能被黏液栓阻塞[17]。

近段输卵管梗阻的治疗方法包括：选择性输卵管造影、透视下输卵管插管再通术、宫腔镜下经宫颈输卵管插管再通术以及输卵管离断加吻合术。

选择性输卵管造影和透视下输卵管插管再通术

这两种方法能够有效地诊断和治疗输卵管近端梗阻（图47-2）。先通过宫颈插入导管至输卵管近端，然后在透视的引导下注射放射性显影剂。与HSG的原理相似，注射液的压力有可能克服阻力使梗阻部位再通。否则，就要利用导丝来打通梗阻部位。

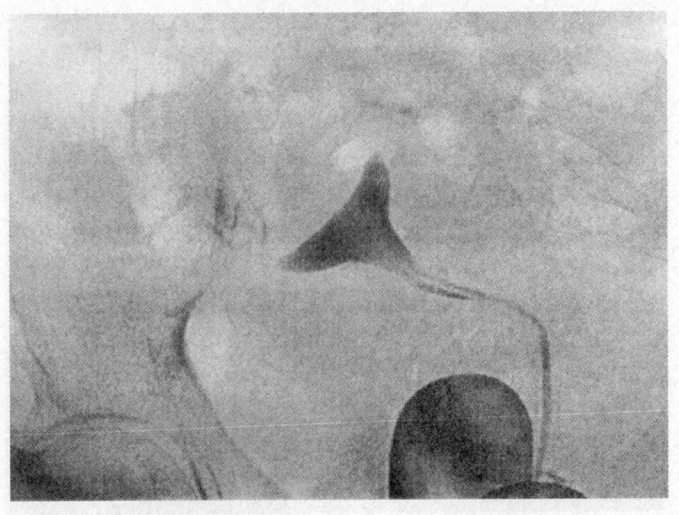

图47-2 选择性输卵管插管术显示双侧宫角部阻塞。

有许多不同管径的导管可供选择。其中，BEI Medical Systems（Hackensack，N.J.）开发的三导管系统包括宫颈导管、用于选择性输卵管造影的管口导管以及用于透视下输卵管插管再通术的宫角导管。

麻醉方式为宫颈旁阻滞，必要时可联合应用静脉镇静。第一根导管，即宫颈导管，在引导下通过宫颈进入子宫腔，然后扩张球囊使其嵌顿在宫颈处。第二根导管，即用于选择性输卵管造影的管口导管，通过宫颈导管的管腔缓慢向前推进直至子宫角。直接在管腔中注入不能被射线穿透的造影剂（图47-3），然后通过连续造影来了解整个输卵管近端和远端的情况以及是否有造影剂的腹膜涂布现象。

如果选择性输卵管造影失败，可以使用带有导丝的第三根导管（宫角导管）行输卵管插管再通术。通过导管将无创性导丝插入子宫输卵管口以及输卵管峡部从而打通梗阻。85%的病例可以通过上述方法实现输卵管再通，但是发生再次梗阻的几率也很高，大约为30%。在所有的病例当中，输卵管穿孔的发生率为3%到11%，但是这种穿孔通常是可以自愈的而不需要任何治疗。患者在选择性输卵管造影和输卵管插管再通术后的怀孕率大约为50%（表47-2）。如果发生了输卵管的再次梗阻可以重复上述操作。如果操作失败，患者还可以选择IVF或者输卵管重建的治疗方法。

表47-2 选择性输卵管插管术后的妊娠率

技术	妊娠率（%）	宫外孕率（%）
透视下插管术	50%	2%~9%
宫腔镜下插管术	50%	5%

宫腔镜下经宫颈输卵管套管插入术

这个宫腔镜手术的操作与宫腔镜选择性输卵管造影术和输卵管的导管插入术相似。典型的手术方式是应用 Novy 角式套管插入装置（Cook Ob/Gyn，Spencer，Ind.）。套管在宫腔镜的引导下到达输卵管开口处，然后楔形插入输卵管口（图47-4）。从导管注入稀释后的靛胭脂红并通过腹腔镜观察伞端染料的漏出情况。如果没有液体溢出，则需采用带导丝的内导管。导丝穿过子宫输卵管接合处后进入输卵管，然后再置入内导管，此时应全无阻力。随后拔出导丝，再注入稀释后的靛胭脂红。

显微外科切除吻合术

进行显微外科手术的指征是套管插入失败或结节性输卵管峡炎引起的近端输卵管闭锁。可通过开腹手术或腹腔镜手术进行，技术实质是相同的。首先，向子宫宫角处注入加压素的稀释溶液（0.2 units/mL），血管会发生收缩，然后可以把阻塞的输卵管部分同肌层分离。用微小的双极镊子止血。输卵管被微小剪刀以2-mm的间隔横断，直到子宫腔中的亚甲蓝可以通过。

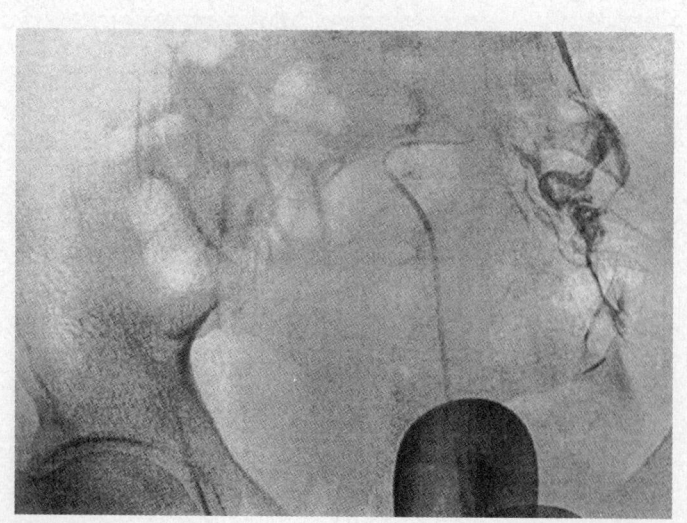

图47-3 导管插入子宫角部，放射性造影剂推入输卵管。

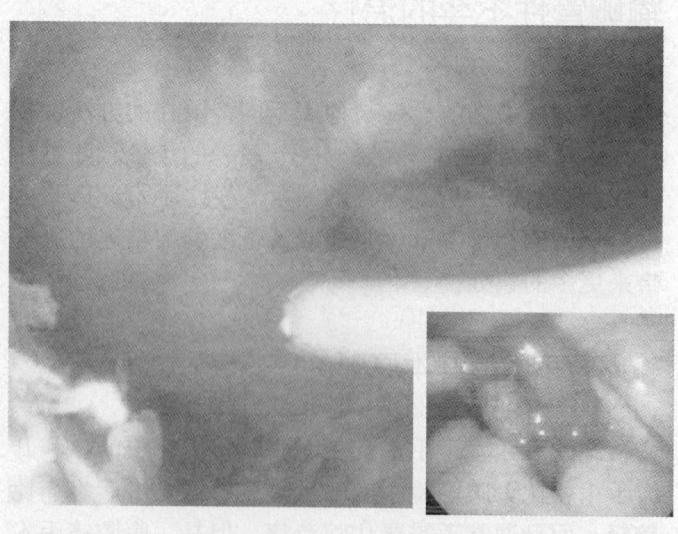

图47-4 （也见彩图47-4）宫腔镜下见主导管硬管弯向输卵管口。

表47-3
子宫角部外科重建后的生殖结局

作者	例数	手术方法	宫内孕	宫外孕
Ransom & Garcia, 1997[18]	21	显微外科手术	43%	10%
Gillette & Herbison, 1989[19]	42	显微外科手术	56%	
Donnez et al, 1987[20]	82	显微外科手术	44%	7%
Lavy et al, 1986[21]	8	显微外科手术	38%	25%
Gomel, 1983[22]	48	显微外科手术	63%	6%
Diamond, 1979[23]	16	显微外科手术	75%	0%
	31	宏观外科手术	26%	16%
Grant, 1971[24]	73	宏观外科手术	30%	4%

断口要在显微镜或紧密接触的腹腔镜下检查。依据腹腔镜及其与组织的距离，最大可以放大10倍的视野。两个断端用6-0的羟乙酸乳酸聚酯线在输卵管系膜处间断缝几针。再用7-0的羟乙酸乳酸聚酯线在周围的黏膜和肌层缝3到4针。宫角部吻合术后的妊娠率大概是50%（表47-3）。荟萃分析显示宫角梗阻后显微手术修复后的妊娠率约58.9%，其中异位妊娠率约7.4%[25]。大部分患者在输卵管插管失败后会选择IVF，而不是手术治疗。

输卵管中段闭锁

输卵管结扎是女性最常见的永久性避孕方式。但是，有约1%的女性在输卵管结扎后想通过再通恢复怀孕能力。2253名妇女参加的研究显示，后悔情绪与年龄和婚姻状态的改变明显相关[26]。

输卵管再通是输卵管中段外科手术最常见的原因（图47-5）。详细技术请参考图47-6到图47-10。首先，闭锁的情况应根据美国生殖医学会（原美国生育学会）的输卵管结扎后闭锁的标准分型（图47-11）[27]。

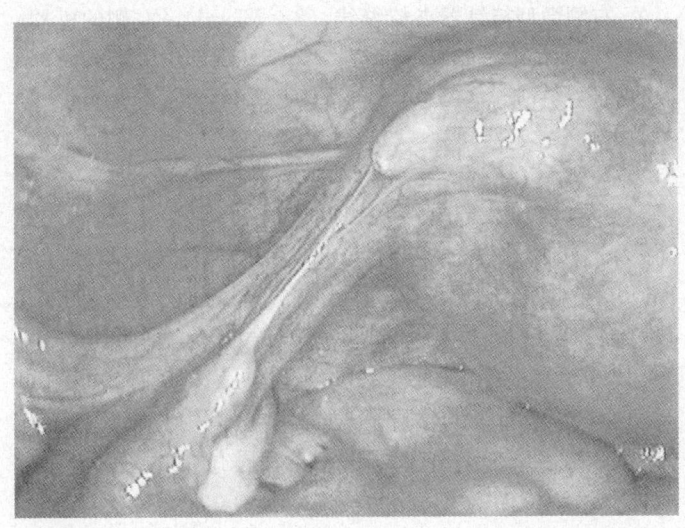

图47-5 （也见彩图47-5）中间部分的输卵管而由于输卵管结扎术缺如。

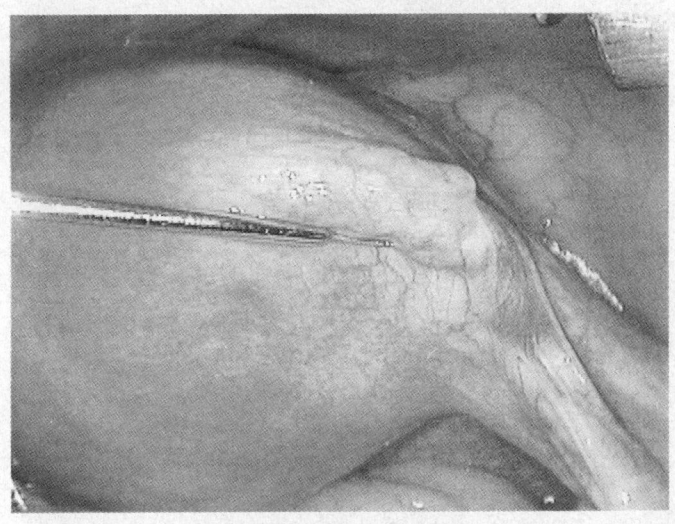

图47-6 （也见彩图47-6）将稀释的血管加压素0.2 u/ml注射到阻塞部位邻近的输卵管系膜。

第七部分 生殖医学手术

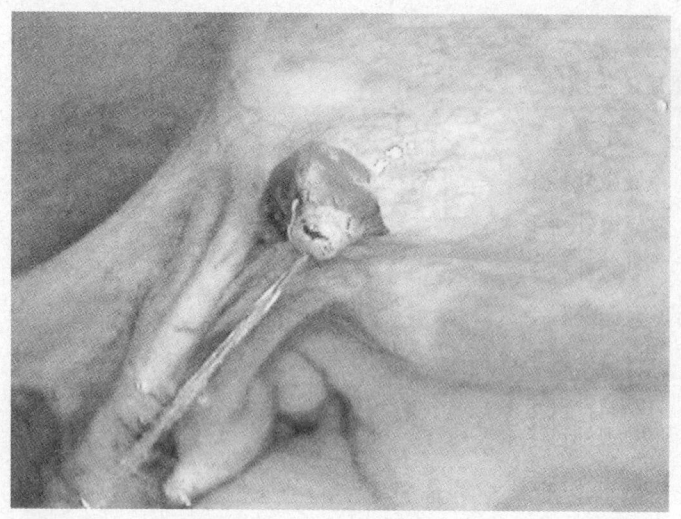

图 47-7 （也见彩图 47-7）输卵管近端环状切入。美蓝染色提示近段通畅。

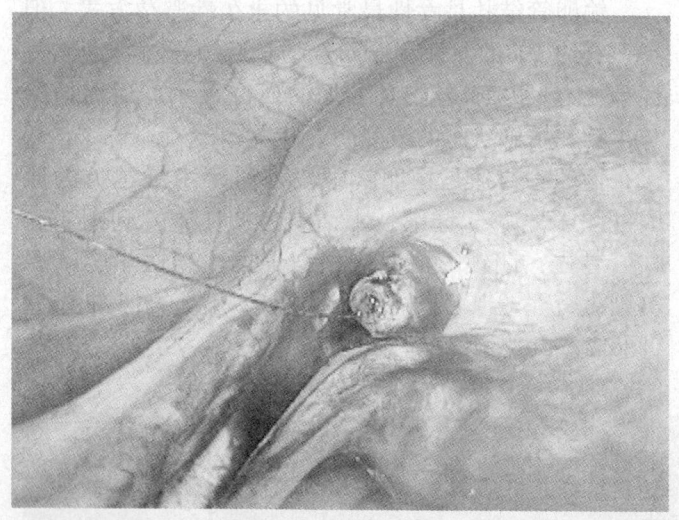

图 47-8 （也见彩图 47-8）缝合输卵管的黏膜层和肌层。

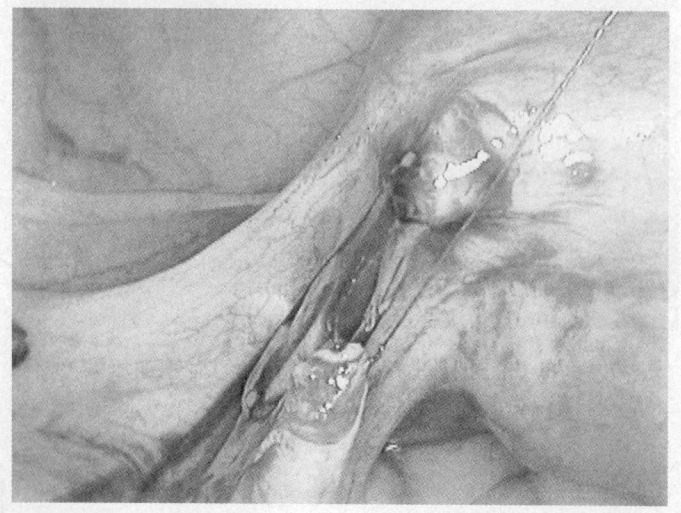

图 47-9 （也见彩图 47-9）显示缝合处的输卵管部分。

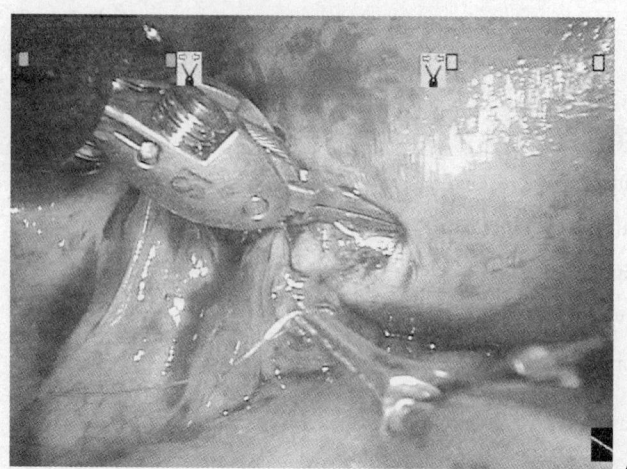

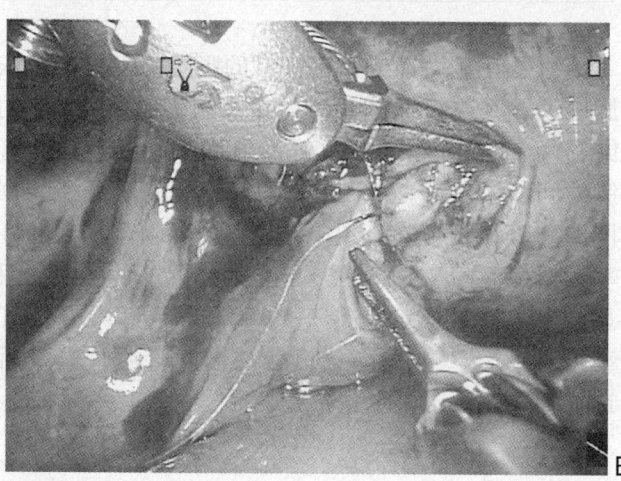

图 47-10 （也见彩图 47-10）峡部的端-端吻合术。A. 右侧微型持针器夹持缝线（8-0 Vicryl），左侧的机器人手臂抓持近端的复通部位。B. 于 6 点部位针进入峡部的输卵管管腔。（Pictures courtesy of Dr. T. Falcone.）。

峡部的端-端输卵管吻合术后妊娠率最高，为 81%。腹腔镜手术也有类似的妊娠率（表 47-4）。Yoon 等报道妊娠率在 82.8%[28]。目前还没有随机试验比较腹腔镜手术和剖腹输卵管吻合术。Hawkins 及其同事用生存曲线得来的比较显示，腹腔镜下输卵管吻合术和剖腹的输卵管吻合术在累积妊娠率上没有差别[29]，18 个月追踪调查显示异位妊娠率分别为 11.8% 和 12%。

用腹腔镜完成这项手术的难度使得人们在经典的两层缝合的基础上做了新的改进。应用"一针"技术之后 Dubuisson 和 Chapron 等报道复通率为 87.5%，宫内孕率为 53.1%，异位妊娠率为 6.25%[35]。Falcone 等报道了应用机械臂辅助手术的结果[36]。da-

Vinci 机械臂可以旋转 360 度从而在理论上可帮助腹腔镜下的缝合（图 47-10）。虽然最初的报告显示这会增加手术时间，但是随着技术进步手术时间会缩短。

美国输卵管结扎术后的阻塞分型

患者姓名 _____ 日期 _____ 表# _____
年龄 _____ 孕 _____ 产 _____ Sp Ab _____ VTP _____ 异位妊娠 _____ 不孕 是 ____ 否 ____
其他有意义的病史 _____
（如手术，感染等）
HSG _____ 超声 _____ 摄片 _____ 腹腔镜 _____ 开腹手术 _____

举例
不同部位：间质-峡部　间质-壶腹　间质-壶腹
相同部位：壶腹-壶腹　峡部-峡部

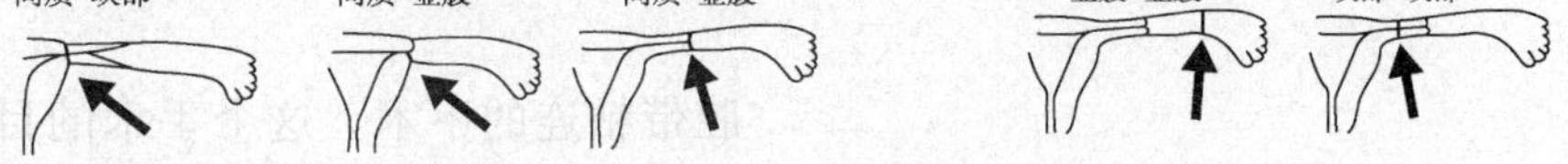

节段长度(cm)　　　修复后　　　　其他发现：_____
(壁外)　　　近端　　远端
右 _____ _____
左 _____ _____

治疗（手术作）

解剖学	右	左
IM–IS		
IM–AM		
IS–IS		
IS–AM		
AM–AM		

其他：
_____
_____

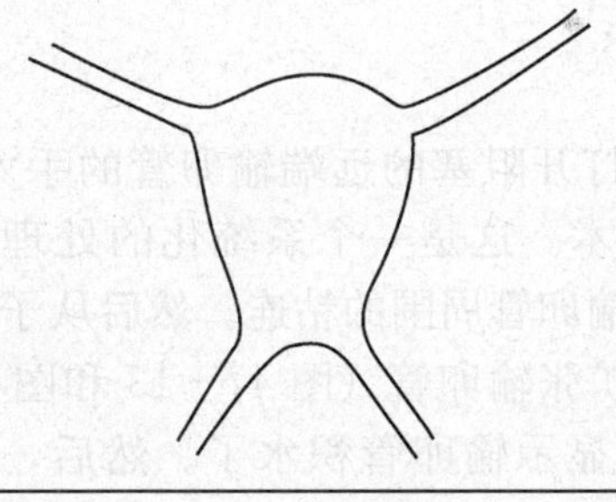

妊娠及活产儿预后*
____ 优 (>75%)
____ 良 (50–75%)
____ 中等 (25%–50%)
____ 差 (<25%)
*医生基于附件的病理学评估

推荐的后续治疗：
_____
_____

L　图　R

图 47-11　美国生殖医学协会（ASRM）关于绝育术后输卵管梗阻的分类。

表 47-4
绝育术后复通的妊娠结局

作者	例数	方法	宫内孕	宫外孕
Gomel, 1983[22]	118	显微外科手术	81%	2%
DeCherney et al, 1983[30]	124	显微外科手术	68%	6%
Paterson, 1985[31]	147	显微外科手术	63%	3%
Lu, 1989[32]	246	显微外科手术	72%	NA
Kim et al, 1997[33]	1118	显微外科手术	45%	4%
Bisonnette et al, 1999[34]	102	腹腔镜检查	63%	5%
Yoon et al, 2001[28]	202	腹腔镜检查	76%	3%

仅大于100例的研究包括在内
NA，不可用

远端输卵管阻塞

远端输卵管病变占输卵管性不孕的85%。远端输卵管阻塞的病因是盆腔炎和腹膜炎及既往手术史。我们应该引入一个标准化的手术报告方法。目前存在一些不同的远端输卵管疾病的评分但是最广泛应用的是美国生殖医学协会对远端输卵管阻塞的分类方法。（图47-12）[27]。

输卵管造口术

输卵管造口术即打开阻塞的远端输卵管的手术，也叫末端输卵管造口术。这是一个系统化的处理方法。首先，应该松解输卵管周围的粘连。然后从子宫内插管，注入造影剂扩张输卵管（图47-13和图47-14）。然后，就可以显示输卵管积水了。然后，用腹腔镜的剪刀从无血管的白线处剪开积水的输卵管（图47-15）。用举宫器和腹腔镜抓钳固定输卵管。用6-0的羟乙酸乳酸聚酯线间断缝合，可以使黏膜瓣外翻（图47-16）。输卵管边界5mm左右的浆膜瓣轻度电凝也可以使黏膜瓣外翻（图47-17）。

根据输卵管损伤的严重程度，输卵管造口术后的总受孕率在10%~35%（表47-5）。分析显示显微镜下的输卵管造口术相对于宏观手术方法可以取得更高的足月妊娠和更低的异位妊娠[37]。研究还显示腹腔镜探查使子宫内妊娠率显著下降。但是这个结论仅依据4个非随机研究的结果。

输卵管伞成形术

输卵管伞成形术是解除输卵管伞部或伞周围腹腔带粘连的手术。这个手术的目的是解除输卵管包茎，一种输卵管伞部的不完全阻塞。一些粘连以伞周围微小聚集的形势存在。应该用剪刀进行轻柔分离。

在更严重的病例中，远端输卵管虽通，但也可能扩张。腹腔的粘连通过腹腔镜剪刀来分开。也可以向输卵管内伸入两个抓钳将它们分开。在严重病例，需要用6-0的羟乙酸乳酸聚酯线间断缝合来保持输卵管开放。表47-6描述了腹腔镜的输卵管伞成形术的结局[47-50]。

输卵管切除术

一些研究显示了输卵管积水对体外受精-胚胎移植的有害作用[51-55]。这或许是由于输卵管积水中的毒素进入宫腔，损害移植的胚胎。回顾性研究的分析表明输卵管积水患者体外受精怀孕的成功率是其他原因输卵管不孕患者的一半，流产率却加倍[56,57]。为了提高移植的成功率，这种病人移植之前应该切除输卵管[58,59]，特别是那些超声可以看到积水的病人。然而，对于仅仅从子宫输卵管造影中见到积水的轻症病人切除是否必要尚无定论。有趣的是，单侧输卵管积水行输卵管切除术或近端输卵管堵塞可以提高自然怀孕的概率[60]。与IVF相关的输卵管积水处理方法有抽吸积水、输卵管造口术、近端输卵管结扎和输卵管切除术。

抽吸积水可以在IVF周期之前或者采卵的时候通过阴道针在超声指引下进行抽吸，这种方法的效果不详，积液也会在排水后重新累积。

美国生殖医学协会远端输卵管阻塞分类

患者姓名 _____ 日期 _____ 表# _____
年龄 _____ 孕 _____ 产 _____ Sp Ab _____ VTP _____ 异位妊娠 _____ 不孕 是 _____ 否 _____
其他有意义的病史
(如手术、感染等)

子宫输卵管造影 _____ 超声 _____ 摄片 _____ 腹腔镜 _____ 开腹手术 _____

	<3 cm	3–5 cm	>5 cm
管壁厚度	1	4	6
	1	4	6
	正常/薄	中度增厚或水肿	厚 & 硬
管壁厚度	1	4	6
	1	4	6
	正常/>75%保留	35%~75%保留	35%保留
造口处的黏膜层	1	4	6
	1	4	6
	无/微/轻	中度	广泛
粘连范围	1	3	6
	1	3	6
	无/膜性	中度致密（或管状）	致密
粘连类型	1	2	4
	1	2	4

远端预后分类
输卵管(输卵管造口术)

左 　　　　　　　右
A. 轻度 _____ 1–3 _____
B. 中度 _____ 9–10 _____
C. 重度 _____ >10 _____

治疗（手术）：
　　　输卵管　　L　　　R
　　A. 远端 _____ _____
　　B. 壶腹部 _____ _____
其他：_____

其他发现：_____

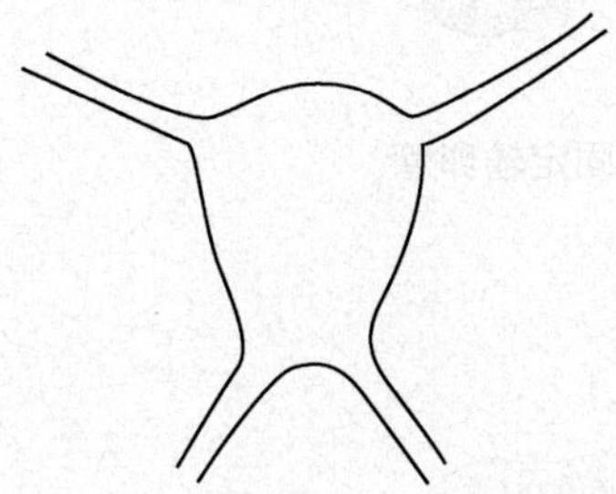

妊娠及活产儿预后*
____ 优 (>75%)
____ 良 (50%~75%)
____ 中等 (25%~50%)
____ 差 (<25%)
*医生基于病变最轻附件的判断

推荐的后续治疗：_____

图 47-12　美国生殖医学协会（ASRM）关于输卵管末端梗阻的分类。

输卵管造口术尤其适合年轻患者，她们通常不希望切除输卵管而丧失自然受孕的能力。不过，有输卵管再次积水的风险。输卵管造口术后体外受精的成功率是否能像输卵管切除术后一样高也仍属未知。

近端输卵管闭合对行体外受精的输卵管积水患者是有益的。近端输卵管闭合之后的怀孕率和输卵管切除术之后的相似[61]。回顾性研究显示腹腔镜下的输卵管切除术和近端输卵管闭合对体外受精-胚胎移植

第七部分 生殖医学手术

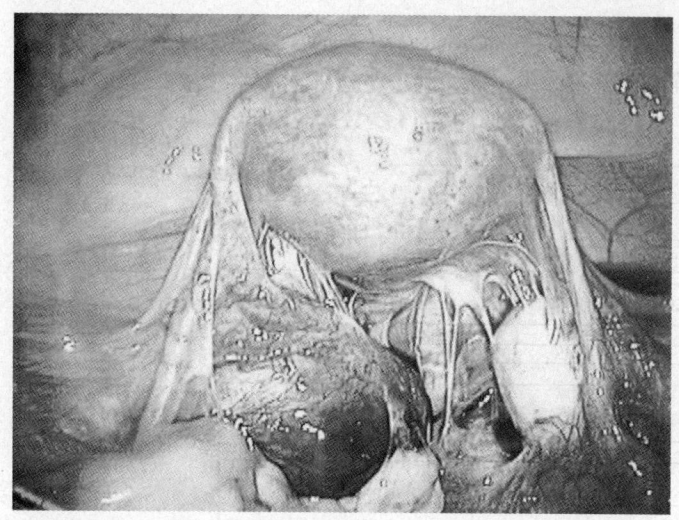

图 47-13 （也见彩图 47-13）输卵管卵巢周围的致密粘连。聚集的色素提示双侧输卵管梗阻。

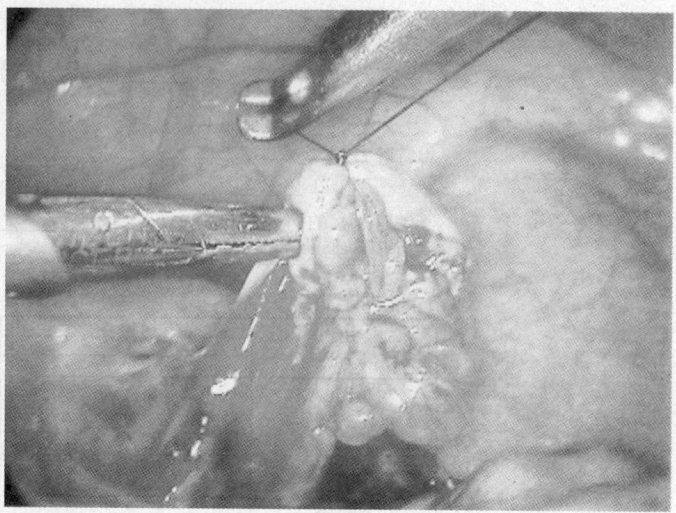

图 47-16 （也见彩图 47-16）缝合反转输卵管伞部黏膜行造口术。

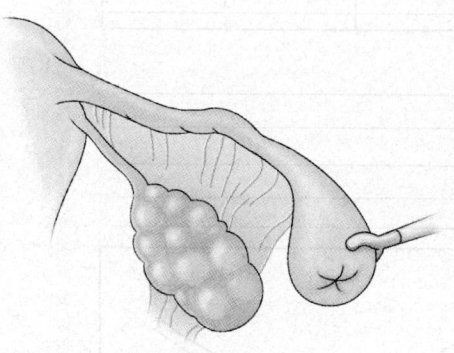

图 47-14 有齿抓钳固定输卵管。

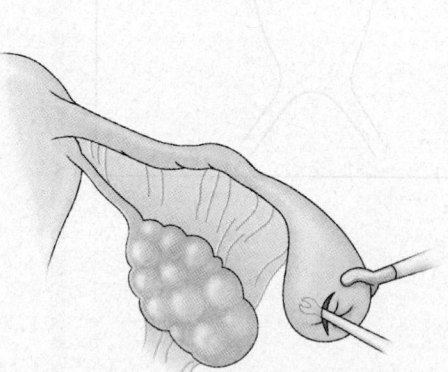

图 47-15 腹腔镜下在输卵管盲端无血管区造口。

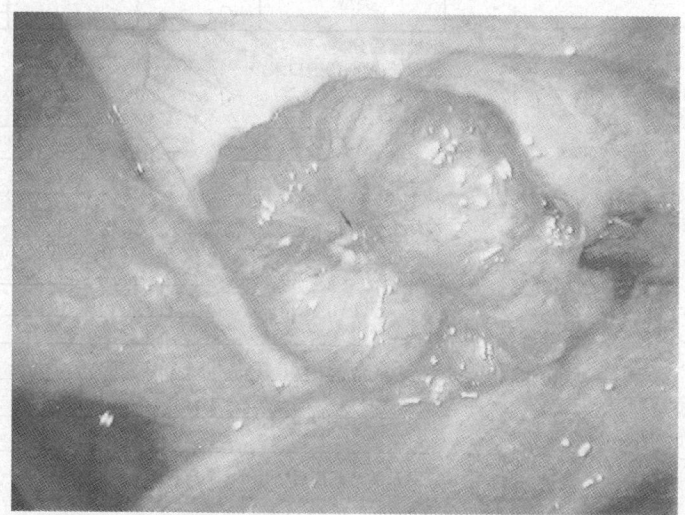

图 47-17 （也见彩图 47-17）输卵管造口术完成。

有着相似的作用[61]。近端输卵管闭合手术简单且更适于盆腔存在严重粘连的病人。近期的一些病例报告提示宫腔镜介导的近端输卵管闭合用于高并发症风险的盆腔疾病合并输卵管积水的病人是可行的。

表 47-5 腹腔镜下输卵管造口术的生殖结局			
作者	例数	宫内孕	宫外孕
Daniell 等，1986[38]	48	21%	10%
Canis 等，1991[39]	87	33%	7%
Dubuisson 等，1994[40]	90	32%	4%
Sasse 等，1994[41]	81	23%	14%
Dequesne，1994[42]	43	10 (20%)	2 (4.6%)
Oh，1996[43]	82	35%	10%
Kasia，1997[44]	86	11%	6%
Milingos 等，2000[45]	61	23%	3%
Taylor 等，2001[46]	139	32%	17%
仅大于 40 例的研究包括在内。			

表47-6 腹腔镜下输卵管伞成形术的生殖结局			
作者	例数	宫内孕	宫外孕
Dubuisson等，1990[47]	31	35%	12.9%
Gomel & Erenus，1990[48]	40	48%	5%
Dequesne，1994[42]	63	64%	4.7%
Dlugi等，1994[49]	113	20.3%	5.3%
Kasia等，1997[44]	108	36%	5.8%
Audebert等，1998[50]	35	74.3%	22.9%

输卵管切除术被显示有效。一项针对输卵管积水患者体外受精的随机试验显示，腹腔镜下输卵管切除术后的怀孕率和生产率分别为37%和29%，而未处理的患者其怀孕率和生产率分别为24%和16%[59]。显而易见，输卵管切除术对于IVF很有价值[62]。切除输卵管的手术可能影响卵巢的血供，所以切除时必须小心应对。

对输卵管积水的病人，至少在理论上说预防性抗生素治疗对于提高移植成功率是必要的。回顾性研究显示强力霉素治疗可能提高IVF的妊娠率[63]。然而总体来说，输卵管闭锁的方法是被推荐使用的。

附件周围的粘连

生殖手术可以造成粘连。生殖器官的大部分手术并不是针对不孕症，而是针对患有肌瘤、卵巢囊肿之类的想要怀孕的妇女。仔细处理组织，等渗液频繁冲洗，轻柔分离，加强止血等措施可减少但不能完全消除粘连的形成。辅助治疗如预防性的抗生素，腹膜内给以皮质激素以及防止粘连的物质也不能进一步改善这些妇女的生殖情况（见第52章）。

输卵管周围与卵巢周围的粘连通过影响配子转移和拾卵过程损害生殖能力。去除这些粘连和生殖能力的增强相关。美国生殖医学会（American Fertility Society，ASRM）对附件周围粘连分类请参照图47-18[27]。Tulandi和他的同事评估了患有附件周围粘连的不孕妇女的妊娠表现[64]。开腹松解治疗后患者的妊娠率显著高于未处理的患者。12个月和24个月随访的累计妊娠率分别为40%和42%，而未处理组分别为8%和13%，异位妊娠率相似。输卵管的内在损伤在异位妊娠中的作用要大于粘连。

粘连可以通过腹腔镜、电灼术或激光等方法消除，各种方法疗效相似[65-68]。带血管的粘连应先凝血或用激光汽化，然后用抓钳固定粘连保持张力以利于剪开粘连。菲薄的粘连可以被分离，但致密的粘连应切除。腹腔镜下的输卵管-卵巢松解术后总妊娠率是60%，异位妊娠率为5%[65]。然而患严重和致密粘连的病人输卵管-卵巢松解术后怀孕率仍然很低（10%～15%）。这些病人最好采取IVF。

回顾研究表明显微手术和腹腔镜下的松解术后累积怀孕率没有显著性差异[66]。而且显微手术和腹腔镜下的松解术后的粘连分数也没有显著性差异。然而，腹腔镜下的松解术仍具有优势，例如术后痛苦小、恢复快、住院周期短、感染率和血栓栓子意外事件概率低。

Tulandi和他的同事在一项前瞻性的随机试验中研究了二次腹腔镜（second look luparoscopy）的益处[68]。在生殖手术后1年行二次腹腔镜手术，怀孕率没有明显增长，异位妊娠率也没有明显下降。

结论

子宫输卵管造影术仍然是应用最广的评估输卵管开放程度的技术。它简单、经济，并且有可能导致怀孕。然而，它通常会产生近端闭锁，的假象，这是由于输卵管痉挛或黏膜的碎屑造成。因此不显影的输卵管不一定就是真的闭锁，应该随后进行选择性导管插入术以证实。如果插入失败，病人最好进行IVF。

输卵管中段闭锁最常见的原因是医源性的输卵管绝育术。逆转输卵管绝育术的输卵管再吻合术是最成功的输卵管重建手术。而对一些年龄大的患者可施行辅助生殖技术。

总而言之，输卵管积水的病人在输卵管切除后妊娠率提高了。输卵管积水影响胚胎的种植。对于年轻的希望自然生产的女性可以行腹腔镜下输卵管重建手术。高龄的绝经前妇女和患有严重输卵管病变的妇女应行IVF。

美国不育协会对附件粘连的分类

患者姓名 _____ 日期 _____ 表# _____

年龄 _____ 孕 _____ 产 _____ Sp Ab _____ VTP _____ 异位妊娠 _____ 不孕 是 _____ 否 _____

其他有意义的病史（即手术、感染等） _____

HSG _____ 超声 _____ 摄片 _____ 腹腔镜 _____ 剖宫产手术 _____

	粘连	<1/3 阻塞	1/3–2/3 阻塞	>2/3 阻塞
卵巢	右 稀疏	1	2	4
	致密	4	8	16
	左 稀疏	1	2	4
	致密	4	8	16
输卵管	右 稀疏	1	2	4
	致密	4*	8*	16
	左 稀疏	1	2	4
	致密	4*	8*	16

* 如果输卵管伞端完全阻塞，则评为16分

附件粘连的预后分类

　　　　　　　左　　　　　　　右
A. 极轻度 _____ _____
B. 轻度 _____ _____
C. 中度 _____ _____
D. 重度 _____ _____

其他 _____

治疗（手术）： _____

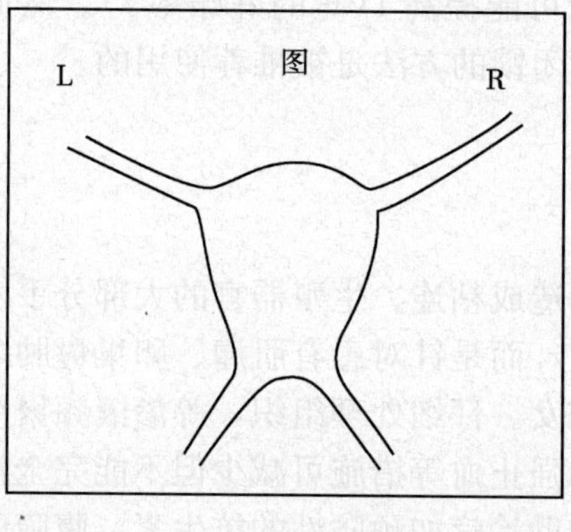

妊娠及活产儿预后**
_____ 优 (>75%)
_____ 良 (50%~75%)
_____ 中等 (25%~50%)
_____ 差 (<25%)

**医生基于病变最轻附件的判断

推荐的后续治疗：_____

图 47-18　美国生殖医学会关于附件粘连的分类（ASRM）。

要　点

- 输卵管疾病仍然是造成不孕的最常见病因。
- 子宫输卵管造影术仍然是应用最广的评价输卵管疾病的技术。
- 子宫输卵管造影术常常产生近端闭锁的假象，因此应该复查。
- 检验近端输卵管闭锁的最好方法是透视下或宫腔镜下的套管插入术。

- 输卵管中段闭锁最常见的原因是既往的输卵管结扎，可以通过腹腔镜下输卵管吻合术再通。
- 严重的远端输卵管闭锁要行 IVF，不严重的可以行外科手术处理。
- 输卵管的外科手术会增加异位妊娠的概率。
- 严重的尤其是超声可见的输卵管积水应该在 IVF 之前被切除。

（张　梦译　王海燕校）

参考文献

1. Westrom L: Incidence, prevalence, and trends of acute pelvic inflammatory disease and its consequences in industrialized countries. Am J Obstet Gynecol 138:880–892, 1980.
2. DeCherney AH, Cholst I, Naftolin F: Structure and function of the fallopian tubes following exposure to diethylstilbestrol (DES) during gestation. Fertil Steril 36:741–745, 1981.
3. Novy M, Thurmond AS, Patton P, et al: Diagnosis of cornual obstruction by transcervical fallopian tube cannulation. Fertil Steril 50:434–440, 1988.
4. Hurd WW, Wyckoff ET, Reynolds DB, et al: Patient rotation and resolution of unilateral cornual obstruction during hysterosalpingography. Obstet Gynecol 101:1275–1278, 2003.
5. Steiner AZ, Meyer WR, Clark RL, Hartmann KE: Oil- Soluble contrast during hysterosalpingography in women with proven tubal patency. Obstet Gynecol 101:109–113, 2003.
6. Ekerhoved E, Fried G, Granberg S: An ultrasound-based approach to the assessment of infertility, including the evaluation of tubal patency. Best Pract Res Clin Obstet Gynecol 18:13–28, 2004.
7. Holz K, Becker R, Schurmann R: Ultrasound in the investigation of tubal patency. A meta-analysis of three comparative studies of Echovist-200 including 1007 women. Zentralblatt fur Gynekologie 119:366–373, 1997.
8. Gordts S, Watrelot R, Campo R, Brosens I: Risk and outcome of bowel injury during transvaginal pelvic endoscopy. Fertil Steril 76:1238–1241, 2001.
9. Brosens IA, Boeckx W, Delattin P, et al: Salpingoscopy: A new preoperative diagnostic tool in tubal surgery. BJOG 94:768–773, 1987.
10. Marana R, Catalano GF, Muzii L, et al: The prognostic role of salpingoscopy in laparoscopic tubal surgery. Hum Reprod 14:2991–2995, 1999.
11. Marchino GL, Gigante V, Gennarelli G, et al: Salpingoscopic and laparoscopic investigation in relation to fertility outcome. J Am Assoc Gynecol Laparosc 8:218–221, 2001.
12. Gordts S, Campo R, Puttemans P, et al: A one-step outpatient endoscopy based approach. Hum Reprod 17:1684–1687, 2002.
13. Kerin J, Daykhosky L, Segalowitz J, et al: A microendoscopic technique for visual exploration of the human fallopian tube from the uterotubal ostium to the fimbriae using a transvaginal approach. Fertil Steril 54:390–400, 1990.
14. Surrey ES, Adamson GD, Surrey MW, et al: Introduction of new coaxial falloposcopy system: A multicenter feasibility study. J Am Assoc Gynecol Laparosc 4:473–478, 1997.
15. Pearlstone AC, Surrey ES, Kerin F: The linear everting catheter: A nonhysteroscopic transvaginal technique for access and microendoscopy of the fallopian tube. Fertil Steril 58:854–857, 1992.
16. Malik S: Genital tuberculosis and implantation in assisted reproduction. Rev Gynecol Pract 3:160–164, 2003.
17. Sulak PJ, Letterie GS, Coddington CC, et al: Histology of proximal tubal occlusion. Fertil Steril 48:437–440, 1987.
18. Ransom M, Garcia A: Surgical management of cornual–isthmic tubal obstruction. Fertil Steril 68:887–891, 1997.
19. Gillette WR, Herbison GP: Tubocornual anastomosis: Surgical considerations and coexistent infertility factors in determining the prognosis. Fertil Steril 51:241–246, 1989.
20. Donnez J, Casanas-Roux F, Nisolle-Pochet M, et al: Surgical management of tubal obstruction at the uterotubal junction. Acta Eur Fertil 18:5–9, 1987.
21. Lavy G, Diamond MP, DeCherney AH: Pregnancy following tubocornual anastomosis. Fertil Steril 46:21–25, 1986.
22. Gomel V: An odyssey through the oviduct. Fertil Steril 39:144–156, 1983.
23. Diamond E: A comparison of gross and microsurgical techniques for the repair of cornual occlusion in infertility: A retrospective study, 1968–1978. Fertil Steril 32:370–376, 1979.
24. Grant A: Infertility surgery of the oviduct. Fertil Steril 22:496–503, 1971.
25. Honere GM, Holden AE, Schenken RS: Pathophysiology and management of proximal tubal blockage. Fertil Steril 71:785–795, 1999.
26. Platz-Christensen JJ, Tronstad SE, Johansson O, Carlsson SA: Evaluation of regret after tubal sterilization. Int J Gynaecol Obstet 38:223–226, 1992.
27. American Fertility Society: Classification of adnexal adhesions, distal tubal occlusion, tubal occlusion secondary to tubal ligation, tubal pregnancies, müllerian anomalies and intrauterine adhesions. Fertil Steril 49:944–955, 1988.
28. Yoon TK, Sung HR, Kang HG, et al: Laparoscopic tubal anastomosis: Fertility outcome in 202 cases. Fertil Steril 72:1121–1126, 1999.
29. Hawkins J, Dube D, Kaplow M, Tulandi T: Cost analysis of tubal anastomosis by laparoscopy and by laparotomy. J Am Assoc Gynecol Laparosc 9:120–124, 2002.
30. DeCherney AH, Mezer HC, Naftolin F: Analysis of failure of microsurgical anastomosis after mid-segment, non-coagulation tubal ligation. Fertil Steril 39:618–622, 1983.
31. Paterson PJ: Factors influencing the success of microsurgical tuboplasty for sterilization reversal. Clin Reprod Fertil 3:57–64, 1985.
32. Lu ZY: Tubal anastomosis for reversal of sterilization with microsurgical technique in 246 women. Zhonghua Fu Chan Ke Za Zhi 24:203–205, 1989.
33. Kim SH, Shin CJ, Kim JC, et al: Microsurgical reversal of tubal sterilization: A report on 1118 cases. Fertil Steril 68:865–870, 1997.
34. Bisonette F, Lapensee L, Bouzayen R: Outpatient laparoscopic tubal anastomosis and subsequent fertility. Fertil Steril 72:549, 1999.
35. Dubuisson JB, Chapron CL: Single suture laparoscopic tubal re-anastomosis. Curr Opin Obstet Gynecol 10:307–313, 1998.
36. Falcone T, Goldberg JM, Margossian H, Stevens L: Robotically assisted laparoscopic microsurgical tubal anastomosis: A human pilot study. Fertil Steril 73:1040–1042, 2000.
37. Watson A, Vandekerckhove P, Lilford R: Techniques for pelvic surgery in subfertility. Cochrane Database Syst Rev 2003; 3:CD000221.
38. Daniell JF, Diamond MP, McLaughlin DS, et al: Clinical results of terminal salpingostomy with the use of the CO_2 laser: Report of the intra-abdominal laser study group. Fertil Steril 45:175–178, 1986.

39. Canis M, Mage G, Pouly JL, et al: Laparoscopic distal tuboplasty: Report of 87 cases and a four years experience. Fertil Steril 56:616–621, 1991.
40. Dubuisson JP, Chapron C, Morice P, et al: Laparoscopic salpingostomy: Fertility results according to the tubal mucosal appearance. Hum Reprod 9:334–339, 1994.
41. Sasse V, Karageorgieva E, Keckstein J: Laparoscopic treatment of distal tubal occlusion-reocclusion and pregnancy rate. J Am Assoc Gynecol Laparosc 1:S32, 1994.
42. Dequesne JG: CO_2 laser laparoscopy in tubo-ovarian infertility. J Am Assoc Gynecol Laparosc 1:S10, 1994.
43. Oh ST: Tubal patency and conception rates with three methods of laparoscopic terminal salpingostomy. J Am Assoc Gynecol Laparosc 3:519–523, 1996.
44. Kasia J, Raiga J, Doh A, et al: Laparoscopic fimbrioplasty and neosalpingostomy: Experience of the Yaounde General Hospital, Cameroon (report of 194 cases). Eur J Obstet Gynecol Reprod Biol 73:71–77, 1997.
45. Milingos SD, Kallipolitis GK, Loutradis DC, et al: Laparoscopic treatment of hydrosalpinx: Factors affecting pregnancy rate. J Am Assoc Gynecol Laparosc 7:355–361, 2000.
46. Taylor RC, Berkowitz J, McComb PF: Role of laparoscopic salpingostomy in the treatment of hydrosalpinx. Fertil Steril 75:594–600, 2001.
47. Dubuisson PJ, Bouquet De Joliniere J, Aubriot FX, et al: Terminal tuboplasties by laparoscopy: 65 consecutive cases. Fertil Steril 54:401–403, 1990.
48. Gomel V, Erenus M: Prognostic value of the American Fertility Society's (AFS) classification for distal tubal occlusion (DTO). In American Fertility Society 46th Annual Meeting program Supplement (p097). Washington, D.C., American Fertility Society, 1990, p S106.
49. Dlugi AM, Reddy S, Saleh WA, et al: Pregnancy rates after operative endoscopic treatment of total (neosalpingostomy) or near total (salpingostomy) distal tubal occlusion. Fertil Steril 62:913–920, 1994.
50. Audebert A, Pouly JL, Von Theobald P: Laparoscopic fimbrioplasty: An evaluation of 35 cases. Hum Reprod 13:1496–1499, 1998.
51. Anderson AN, Yue Z, Meng FJ, Petersen K: Low implantation rate after in vitro fertilization in patients with hydrosalpinges diagnosed by ultrasonography. Hum Reprod 9:1935–1938, 1994.
52. Strandell A, Waldenstrom NL, Hamberger L: Hydrosalpinx reduces in vitro fertilization/embryo transfer pregnancy rates. Hum Reprod 9:861–863, 1994.
53. Vandromme J, Chasse E, Lejeune B, et al: Hydrosalpinges in in vitro fertilization: An unfavorable feature. Hum Reprod 10:576–579, 1995.
54. Bedaiwy MA, Goldberg JM, Falcone T, et al: Relationship between oxidative stress and embryotoxicity of hydrosalpingeal fluid. Hum Reprod 17:601–604, 2002.
55. Bedaiwy MA, Falcone T, Goldberg JM, et al: The relationship between cytokines and the embryotoxicity of hydrosalpingeal fluid. J IVF Genet 22:171–176, 2005.
56. Blazar AS, Hogan JW, Seifer DB, et al: The impact of hydrosalpinx on successful pregnancy in tubal factor infertility treated by in vitro fertilization. Fertil Steril 67:517–520, 1997.
57. Camus E, Poncelet C, Goffinet F, et al: Pregnancy rates after in vitro fertilization in cases of tubal infertility with and without hydrosalpinx: A meta-analysis of published comparative studies. Hum Reprod 14:1243–1249, 1999.
58. Zeyneloglu HB, Arici A, Olive D: Adverse affects of hydrosalpinx on pregnancy rates after in vitro fertilization–embryo transfer. Fertil Steril 11:208–2084, 1998.
59. Strandell A, Lindhard A, Waldenstrom U, Thorburn J: Hydrosalpinx and IVF outcome: Cumulative results after salpingectomy in a randomized controlled trial. Hum Reprod 16:2403–2410, 2001.
60. Sagoskin AW, Lessey BA, Mottla GL, et al: Salpingectomy or proximal tubal occlusion of unilateral hydrosalpinx increases the potential for spontaneous pregnancy. Hum Reprod 18:2634–2637, 2003.
61. Surrey ES, Schoolcraft WB: Laparoscopic management of hydrosalpinges before in vitro fertilization–embryo transfer: Salpingectomy versus proximal tubal occlusion. Fertil Steril 75:612–617, 2001.
62. Johnson N, Mak W, Sowter M: Laparoscopic salpingectomy for women with hydrosalpinges enhances the success of IVF: A Cochrane review. Hum Reprod 17:543–548, 2002.
63. Hurst BS, Tucker KE, Awoniyi CA, Schlaff WD: Hydrosalpinx treated with extended doxycycline does not compromise the success of in vitro fertilization. Fertil Steril 75:1017–1019, 2001.
64. Tulandi T, Collins JA, Burrows E: Treatment-dependent and treatment-independent pregnancy among women with periadnexal adhesions. Am J Obstet Gynecol 162:354–357, 1990.
65. Tulandi T, Bugnah M: Operative laparoscopy: Surgical modalities. Fertil Steril 63:237–245, 1995.
66. Saravelos HG, Li TC, Cooke ID: An analysis of the outcome of microsurgical and laparoscopic adhesiolysis for infertility. Hum Reprod 10:2887–2894, 1995.
67. Tulandi T: Salpingo-ovariolysis: A comparison between laser surgery and electrosurgery. Fertil Steril 45:489–491, 1986.
68. Tulandi T, Falcone T, Kafka I: Second-look operative laparoscopy one year following reproductive surgery. Fertil Steril 52:421–424, 1989.

第七部分 生殖医学手术

48 异位妊娠

Beata Seeber and Kurt Barnhart

引言

异位妊娠是指受精卵种植于子宫腔外，它是仅发生于灵长类的特殊现象。实验动物不会患此病，也没有驯养动物或农场动物患此病的报道。另外也没有此病的动物模型。

如果未能得到及时诊断和治疗，异位妊娠可造成输卵管破裂和大量腹腔内出血。在美国，过去十年里因异位妊娠造成的死亡约占与妊娠相关的母体死亡的9%[1]。因为异位妊娠的诊断和治疗已从住院部转到门诊部，加之缺乏明确的报告标准，所以所能得到的最近的发病率、患病率和死亡率的统计数字还要追溯到20世纪90年代中期[1]。

值得庆幸的是，因为临床医生和公众对异位妊娠意识的提高，加上诊断和治疗方法的改良，异位妊娠的结局有所改善。目前，异位妊娠并发症多是由于误诊或延迟就医造成的，而不再是由于对该疾病临床知识的欠缺或诊断手段不足而造成漏诊。尽管如此，本病仍是育龄妇女发病和死亡的一个最主要原因。

本章将综述异位妊娠的流行病学和病理生理学、临床表现和诊断、手术和药物治疗及生殖结局。

流行病学

据估计，在美国约2%的妊娠是异位妊娠。有资料表明，在1970年到1992年间，异位妊娠的数量增加了6倍[2-4]。在欧洲，法国、瑞典和荷兰异位妊娠发生率似乎较稳定，但在挪威其发生率持续增加[4]。美国医疗保健统计数字表明，1992年，共有108 800例妇女诊断为异位妊娠，其中，58 000需住院治疗，总花费为11亿美元[5]。最近的门诊治疗该病的趋势和相应的住院治疗的减少可能导致少报漏报，从而使美国政府在官方的数字中低估了其发病率。

异位妊娠发病率增加的原因似乎是多方面的，一个重要的原因是性传播疾病的增加，导致临床和亚临床输卵管感染发病率增加。另一个因素是对异位妊娠早期确诊能力的提高。最后，辅助生育技术应用的增多也对发病率的增加起一定作用。

异位妊娠多发生于输卵管（超过90%），其中80%~90%发生于输卵管壶腹部，5%~10%发生于输卵管峡部，5%发生于伞端，约2.4%发生于角部（间质部）。其他部位包括卵巢（3.2%）、腹腔妊娠（1.3%）、宫颈妊娠（小于0.15%）[6-8]。

病因学

任何延迟或阻碍受精卵进入宫腔的因素都可导致异位妊娠的发生。输卵管部分或完全梗阻可将经过的胚胎阻止于输卵管管腔。即使输卵管通畅，炎症或感染可能损伤输卵管内腔。由此引起的纤毛功能异常被认为会妨碍胚胎通过输卵管[9]，这类输卵管损伤最常见的原因是由于沙眼衣原体或淋球菌导致的临床或亚临床感染。

据推测，在某些病例，胚胎因素（包括细胞遗传学异常）可导致胚胎过早种植在子宫内膜以外部位。然而近期对染色体异常在异位妊娠中的作用的研究并不支持前面所述的遗传学异常在异位胚胎发生率高的病例报告。在22例外科手术清除的输卵管妊娠中，只发现1例染色体异常[10]。在另一项分析了62例染色体组型的异位妊娠的回顾研究中，4.8%显现染色体异常，这一数值与相应母体年龄和孕龄的期望染色体异常值相匹配[11]。

危险因素

与异位妊娠相关的危险因素是多方面的（表48-1）[12]，最主要的是既往盆腔炎感染史（PID）、既往异位妊娠史和输卵管手术史（包括既往输卵管结扎）。这些情况可改变输卵管完整性，妨碍受精卵到宫腔的移动。

异位妊娠与下述因素的相关性较弱：不孕（部分患者存在亚临床输卵管感染的一个标志）、吸烟（认为可能影响输卵管运动）、年龄增加、1个以上性伴侣、盆腔或腹部手术史（剖宫产除外）、性传播疾病史。尽管与对照组相比宫内节育器（IUD）的应用并不增加异位妊娠风险，但妊娠试验阳性的IUD妇女异位妊娠发生率高于宫内孕，这点与行输卵管结扎的妇女相似[13]。这些危险因素的灵敏度很低，约有50%诊断为异位妊娠的妇女没有任何以上这些因素[13]。

异位妊娠与口服避孕药、既往选择性妊娠终止、自发性流产或剖宫产之间的关系不确定[9,10]。

诊断的进展

由于妊娠试验的敏感性和盆腔超声诊断水平的提高，异位妊娠诊断准确率也提高了。放射性免疫测定和 β-hCG 特异血清测定可准确定量测定 β-hCG 并可严密随访其升降[14]。带有多普勒血流的高分辨率阴道超声使附件包块显示更清晰，包括妊娠早期的异位妊娠。

辅助生育技术

由于母体存在的病理改变和技术本身的影响，辅助生育技术（ART）可致发生异位妊娠的危险增加。不仅许多生育力低的妇女存在输卵管异常，而且促排卵治疗导致激素水平的波动可改变一些妇女的输卵管蠕动。取卵后，体外受精，胚胎移植，输卵管妊娠发生率可高达4.5%[15]。

宫内外同时妊娠

IVF可增加宫内外同时妊娠的几率，称为宫内外同时妊娠[16]。在20世纪40年代晚期，宫内外同时妊娠发生率约为1:30 000次妊娠[17]。而现在在普通人群中发病率为1:4000次妊娠，在IVF者中则高达1:100次妊娠[15,18,19]。这种明显升高可能是由于多胎妊娠的增加和某些影响输卵管蠕动功能的未知因素，加之ART本身的有创操作。临床医生必须注意虽然超声证实宫内妊娠者其异位妊娠的可能性很低，但并不能完全排除，尤其是ART妊娠者。

异位妊娠破裂

尽管对输卵管妊娠的高度重视及诊断手段的提高，继发于异位妊娠的输卵管破裂还是相对常见。这是由于输卵管破裂和末次月经至输卵管破裂的时间、体检、症状或 β-hCG 水平之间无明显相关性或相关性甚微。在一项对700例异位妊娠妇女的大样本回顾性研究中，输卵管破裂的发生率为34%，1/3患者输卵管破裂前无任何症状[20]。该研究发现输卵管破裂的主要危险因素是既往无异位妊娠史及经产妇。

同样，异位妊娠症状出现与随后输卵管破裂之间几乎没有关系。在一项输卵管总破裂率为32%的研究中，不足1/4的患者其破裂发生于异位妊娠症状出现后48小时内[21]。在随后的2周内，未经处理的病人输卵管破裂以每天2.5%的较稳定比例发生。

输卵管破裂与血 β-hCG 水平之间没有相关性。在一项研究中，11%发生输卵管破裂的患者其 β-hCG 小于100IU/L[16]。即使 β-hCG 水平下降也不是完全安全的，因为输卵管可在 β-hCG 呈下降趋势时破裂，也可在 β-hCG 处于很低水平时破裂[22,23]。

表48-1 异位妊娠危险因素
高度相关
输卵管手术
盆腔炎
前次异位妊娠史
弱相关
不孕
吸烟
年龄增长
一生有一个以上性伴侣
腹部或盆腔手术史
性传播疾病（淋病和/或衣原体）
放置宫内环
无明确相关
应用口服避孕药
前次自然流产
前次选择性终止妊娠
剖宫产

临床表现

症状

异位妊娠最常见的症状是腹痛或盆腔痛和阴道流血或妊娠试验阳性者出现点滴出血。然而所有这些症状的灵敏性和特异性都不高。在一些病例，这些症状可为阵发性的或无任何症状。视症状的程度不同，它们有时可与正常月经或早孕流产混淆。因此一些患者最初向大夫描述时可能并未提供这个病史。纵使这些症状可能是由于其他情况造成的，早孕期的疼痛和出血总是除外异位妊娠的指征。

疼痛

与异位妊娠有关的疼痛可从轻度到重度，可为单侧亦可为双侧。其疼痛可能与绒毛增生导致输卵管扩张和输卵管腔出血有关；血液流入腹腔刺激腹膜也会产生疼痛。

阴道流血

超过50%的异位妊娠者有阴道出血，从少量点滴出血到大量阴道出血。阴道出血可能是由于异常的激素环境不足以维持妊娠后增厚的子宫内膜而引起。从理论上讲，在多数异位妊娠情况下，β-hCG生成降低，因而刺激黄体产生的孕酮量不足。有些患者会报告阴道里有组织样物排出。须谨记这些患者子宫内膜腔脱出的"蜕膜管型"很易被误诊为组织样物，仅经显微镜确认的绒毛才能证实妊娠为宫内妊娠[17]。

体格检查

体检所见变异很大，不一定与异位妊娠病灶大小或是否破裂有关。未破裂者通常生命体征正常，虽然与疼痛相关的心动过速较常见。患侧常有下腹部压痛，对侧也可有压痛，有时与黄体囊肿有关。临床医生须谨记体检正常不能除外异位妊娠。

盆腔检查

盆腔检查时，宫颈口常常闭合，伴或不伴出血。对可疑异位妊娠者禁忌用双合诊检查附件区包块；存在附件区压痛者，最好通过超声检查附件包块的大小和性质。双合诊时用双手压迫易脆的异位妊娠部位可导致其破裂，将一病情稳定的患者变为需急诊手术者。超过10%的异位妊娠患者中可触及附件包块，其中1/3的包块最终被证实与异位妊娠无关（如黄体囊肿）[17]。

输卵管妊娠破裂

输卵管破裂常常（但不总是）伴随腹膜刺激征，如反跳痛和肌紧张。血压下降和心动过速是即刻静脉补液和急诊手术的指征。如不影响手术的话，可通过床旁超声证是否有腹腔内出血。

诊断

妊娠早期，通常很难区分能存活的妊娠和即将自然流产或异位妊娠。因此异位妊娠的诊断是应用非侵入性的诊断方法进行排除诊断。

超声检查

评估妊娠的第一步是确定存活性。如果妊娠是无存活力的，接下来应区分异常的宫内妊娠（自然流产）和异位妊娠。因此诊断异位妊娠的第一步是确定或排除宫内妊娠（正常和异常），因为即使IVF后宫内外同时妊娠的可能性也是非常低的。

确定宫内妊娠

确诊宫内妊娠需用阴道超声确定一系列结构，包括妊娠囊、卵黄囊、有或无胎心搏动的胎芽。最早能看到的是妊娠囊，为偏向一侧的子宫内膜线部位的厚的环状回声，围绕一个圆形的无回声区，常被称为双蜕膜征。卵黄囊约在孕5周时可见，为一亮的中间透声好的回声环。胎芽是沿着卵黄囊边缘发育变厚的部分，在末次月经后5½～6周时可见胎心搏动，即便是多胎妊娠也是如此。对5½周以上的妊娠，阴道超声诊断宫内妊娠的准确性接近100%[24]。

有时假孕囊被误认为是妊娠囊。假孕囊其实是子宫腔内由于宫外孕时蜕膜化的子宫内膜出血所形成的液体，通常可用囊在子宫内膜腔内的位置来区分真假孕囊。

附件区所见

阴道超声常可看到附件区的异位妊娠。最常见是为不均质包块,在某些报道中,约在半数患者中见到不均质包块[25]。在少数患者,可见到围绕妊娠囊的强回声包块。

异位妊娠的发现最终取决于超声仪器的质量和检查者的经验。即使在最佳情形下,宫内外均无妊娠迹象的发现常常随后被证实为异位妊娠。

人绒毛膜促性腺激素

β-hCG 定量测定是在正常妊娠头三个月判断孕周的非常精确的方法[26]。在异位妊娠的诊断中也极其重要,因为在初次就诊时,患者常常不太确定其月经或受孕日期,因此不能知道确切的孕周。应用放射免疫测定血清 β-hCG 的方法大大缩短了测定时间,并提高了其精确性。

辨别区

用阴道超声决定妊娠的存活性和妊娠部位时,一个重要因素是辨别区。辨别区定义为用阴道超声可见到正常宫内单胎妊娠时的 β-hCG 水平[28]。多数机构,应用阴道超声时,单胎妊娠的辨别区是在 1500 到 2500mIU/mL 之间(采用 WHO 第三次国际标准或国际参照标准)[2]。

每个临床医生在临床工作中需确定自己的辨别区。重要的变量包括 β-hCG 检测方法、超声检查者的专业技巧、超声设备的质量。如果辨别区设置过高,将会延误异位妊娠的诊断;如果设置过低,干预正常宫内妊娠的危险增加。这对于 ART 后妊娠的妇女尤为重要,因为多胎妊娠者血 β-hCG 水平可远在阴道超声能够发现宫内妊娠前就在辨别区以上。

临床上,辨别区可用作指南而不是绝对的诊断。对于 β-hCG 水平在辨别区以上但宫内未见妊娠囊的有症状患者进行干预常常是正确的;相反,对于同样但无症状的患者,重复检查常常发现为有存活力的正常妊娠,有时为多胎妊娠。如同所有医学诊断均存在不确定区一样,在作出确定诊断前,应教育患者尽量缓解紧张情绪并避免危险因素。

β-hCG 连续测定

为区分宫内正常妊娠和无存活性的宫内妊娠或异位妊娠,应进行血 β-hCG 动态检测。现已明确,β-hCG 浓度在正常发育的胚胎早期几乎呈线性上升趋势,每 1.4~2.1 天翻一倍[27-29]。许多临床医生依据以往研究发现的 β-hCG 每 2 天至少增长 66% 来判断妊娠情形[27,30-33]。最新证据表明 β-hCG 升高幅度可能慢于先前报道的,99% 的正常有存活力的宫内妊娠 β-hCG 每天至少增加 24%,每 2 天至少增加 53%[34]。当 2 天血 β-hCG 增加在 53%~66% 时,对妊娠进行干预可导致胚胎停育。

宫腔取样

如果 β-hCG 水平升高异常且在辨别区以上,而超声没有发现宫内妊娠,此时可以较为肯定地诊断为异常或无存活力的妊娠。为区分自然流产与异位妊娠,可行宫腔取样以确定是否有绒毛。通常行刮宫术。没能确切找到绒毛的存在可导致对没有异位妊娠妇女不必要的外科手术和医疗干预。

当肉眼下看不到妊娠产物(妊娠囊或胎儿部分)时,证实绒毛存在将是个难题,因为用病理学标本确诊要 24 小时才能有结果。一个解决方法是刮宫时取得冰冻切片,已经证实此法可准确辨别妊娠产物,几乎没有假阳性结果[35]。

其他鉴别绒毛的技术的灵敏度较差。在盐水中漂洗组织物可使训练有素的妇科医生辨别出 60% 经组织学确定的绒毛[36]。应用立体显微镜可明显增加分辨绒毛的能力,但在一般临床工作中立体显微镜较少[37]。对门诊患者用 pipelle 进行宫腔活检灵敏度相对较差,仅有 30%~63%[38,39]。将来可能出现其他更微创的子宫内膜取样方法,如手提式手动真空抽吸器,可有助于提高妊娠产物诊断的灵感度。

其他诊断实验

还可用其他技术来诊断异位妊娠。在高精确度超声出现以前,后穹隆穿刺术曾被用于诊断急性腹腔内出血。这种经阴道穿刺技术是应用骨髓穿刺针在子宫直肠窝后穿刺吸取腹腔内液体,常引起疼痛。穿刺抽出凝固血液说明存在由于急性出血引起的腹腔积血,因为出血一段时间后,血液开始溶化,呈非凝固状态。目前腹腔积血通过阴道超声诊断,妊娠试验阳性有血流动力学改变者,腹腔内可见游离液体。

血清孕酮水平也可用来辅助诊断异位妊娠。一般来说，异位妊娠者血清孕酮水平低于宫内妊娠者[40]。孕酮小于 5ng/mL 时，几乎总是为无存活性妊娠（99.8%），它们可能为异常宫内妊娠（即将发生的自然流产）或异位妊娠[41]。相反，孕酮大于 17.5ng/mL 时很少有异位妊娠，仅有 8% 左右异位妊娠孕酮大于 17.5ng/mL。

尽管孕酮水平浓度梯度的高低两端都与异位妊娠有明显的相关，但其对异位妊娠的诊断价值有限，因为许多患者的孕酮水平在上述两个极端值之间，过多的重叠使其不能作为辨别的依据[42]。另外，许多医院实验室血孕酮不能当天测定、当天出结果，使其在急诊情况下使用受限。

其他可用于诊断异位妊娠的实验方法包括血管内皮生长因子（VEGF）、CA-125、胎儿纤连蛋白和肌酸激酶[43-49]。与血清孕酮一样，正常与异常妊娠者检测值重叠使所有这些标记物不能用于区分宫内和宫外孕。应用基因组学方法，其他血清蛋白标记物最终区分宫内和宫外孕[50]。

诊断规则系统

一个简单的诊断规则系统是应用超声和血 β-hCG（图 48-1）[51]。当早孕妇女有腹痛或阴道出血，第一步应行阴道超声检查。如果为无存活力的宫内妊娠（如即将发生的自然流产）影像，根据症状决定处理原则。同样，如果附件区发现异位妊娠包块，治疗原则就非常清楚。

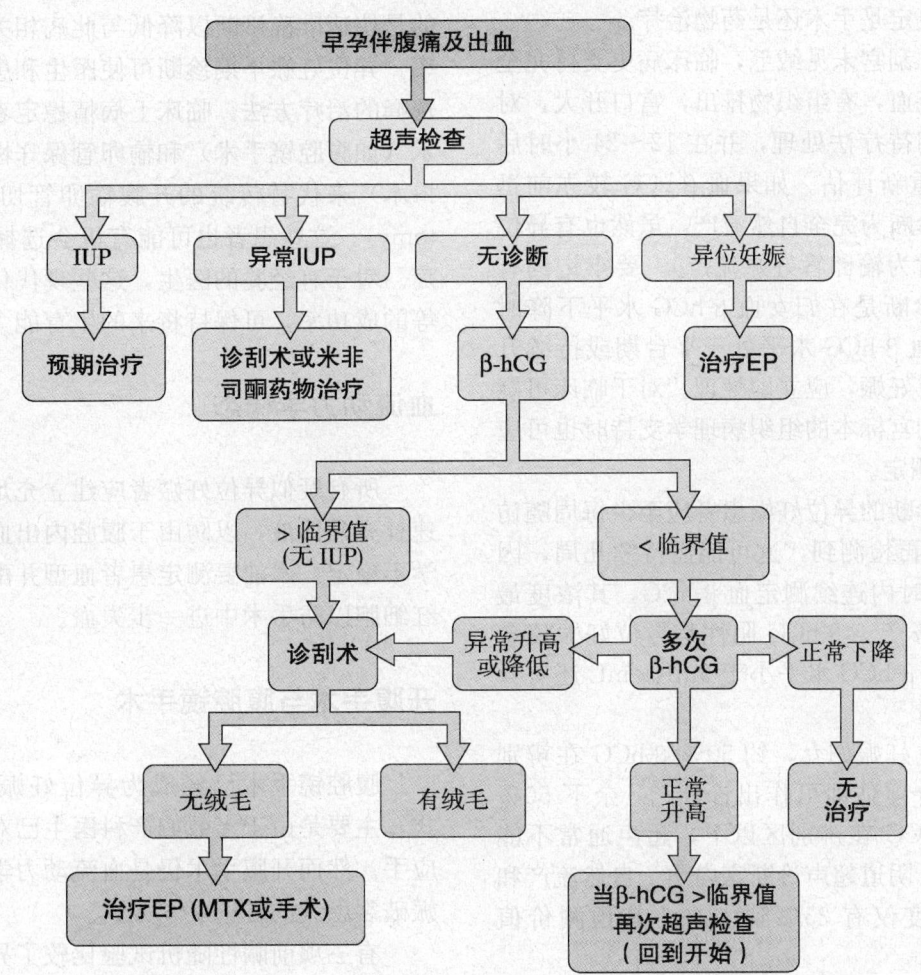

图 48-1　诊断流程图。(adapted from Gracia CR, Barnhart KT: Diagnosing ectopic pregnancy: A decision analysis comparing six strategies. Obstet Gynecol 97: 464-470, 2001.)

如果超声不能诊断，提示可能为宫内孕或宫外孕，如果血β-hCG在辨别区以下最可能的诊断为宫内孕，需进一步确定胚胎是否具有存活能力。为区别继续生长的胚胎和无活力胚胎，需行β-hCG动态监测。只要血β-hCG正常升高，可行期待疗法。如果血β-hCG升高不足，或持续不变或下降，提示胚胎无生存活力，需行刮宫术来区分是异常宫内妊娠还是异位妊娠。同样，当阴道超声不能诊断而最初或随后的血β-hCG高于辨别区水平，对有症状妇女的下一步诊治是刮宫术。对于血β-hCG在辨别区水平或略高于辨别区水平的无症状妇女要加倍小心，因为有活力的多胎妊娠可在超声检测出妊娠前即有高水平的β-hCG。

在刮宫标本中分辨出绒毛可确诊为自然流产，基本不需进一步治疗。如果找不到绒毛则应高度怀疑异位妊娠，这时需决定是手术还是药物治疗。

在某些病例，刮宫未见绒毛，临床病史支持完全流产，阴道多量流血，有组织物排出，宫口开大，对此类患者可先行期待疗法处理，并在12～24小时后测定血β-hCG再重新评估。如果血β-hCG较先前迅速下降，大多可诊断为完全自然流产，虽然也有异位妊娠的可能（有时为输卵管妊娠流产）。要牢记约有35%的异位妊娠诊断是在妇女血β-hCG水平下降时作出的[28]。如果血β-hCG水平处于平台期或持续升高，高度可疑异位妊娠，应立即处理。对于临床可疑异位妊娠而没有刮宫标本的组织病理学支持时也可应用血β-hCG连续测定。

所有需鉴别诊断的异位妊娠患者应至少每周随访血β-hCG，至不能再检测到，这可能需持续几周，因为完全流产48小时内连续测定血β-hCG，其浓度最少下降21%～35%[52]。β-hCG阴性是异位妊娠痊愈的唯一可靠方法。β-hCG水平小于5mIU/mL还有异位妊娠破裂的报道[53]。

有症状的异位妊娠妇女，约50% β-hCG在辨别区以上，因此综合评估即可作出诊断[3]。余下50%就诊时发现其β-hCG在辨别区以下，超声通常不能发现异常。这时，阴道超声诊断宫内孕、自然流产和异位妊娠的灵敏度仅有25%到33%，其预测价值较低[54]。

无症状患者的筛查

异位妊娠高危者在出现症状前进行筛查可能有益[55]。高危因素包括：异位妊娠史、输卵管手术史、PID、绝育术、IUD避孕、子宫输卵管造影术或腹腔镜检查发现输卵管病变者。在对143例有高危因素的无症状妇女研究中，孕7周后开始筛查，进行动态β-hCG测定和超声检测。在这项研究中，5.6%被诊断为异位妊娠。筛查潜在的益处包括减少并发症风险及增加患者安全性，是否强过假阳性诊断，增加费用及精神紧张的缺点，尚需进一步确定[56]。因此，尚不能推荐对全部异位妊娠高危妇女进行筛查。

治疗

20世纪前，由于诊断的延误和缺乏有效的治疗手段，异位妊娠几乎全是致命的。现在我们首要的目的是快速准确诊断以降低与此病相关的发病率和死亡率。异位妊娠早期诊断可使医生和患者均有许多可供选择的治疗方法。临床上病情稳定者常可采用微创手术（如腹腔镜手术）和输卵管保守性手术（输卵管造口术）来代替传统的开腹输卵管切除术（salpingectomy）。这些患者也可能有机会选择应用甲氨蝶呤治疗。对于有经验的医生，这些现代化的治疗模式有同等的成功率，可保持将来的生育能力。

血流动力学稳态

所有疑似异位妊娠者应建立充足的静脉通路以快速补充晶体液，以防由于腹腔内出血造成的血流动力学不稳定。术前要测定患者血型并配数个单位的压积红细胞以防手术中进一步失血。

开腹手术与腹腔镜手术

腹腔镜手术已经成为异位妊娠最常见的手术方式，主要是由于多数妇产科医生已对腹腔镜手术得心应手。然而开腹手术仍是血流动力学不稳定的异位妊娠破裂患者的首选手术方式。

有三项前瞻性随机试验比较了异位妊娠开腹手术与腹腔镜手术[57-59]。每个的结论都是腹腔镜手术优于开腹手术。与开腹手术相比，腹腔镜手术失血少，镇痛需求少，住院时间短，此外三项研究都发现腹腔镜手术费用相对较低。异位妊娠外科治疗的Cochrane

综述同样认为腹腔镜手术对适宜的患者是首选的治疗方法[60]。

剖腹探查术：病情不稳定的患者

剖腹探查术仍是输卵管妊娠破裂腹腔内出血、血容量不足导致血流动力学不稳定的患者的治疗方法。这类患者急诊就诊时，生命垂危，伴有低血压和心动过速。如果不尽快治疗，将发展为低血容量性休克。迅速评估和稳定病情，紧接着需在全麻下立即手术。虽然开腹手术常常是最能应急的方法，但如果通过静脉补液可重新建立血流动力学稳态，一些有经验的妇科医生觉得即使对于异位妊娠破裂腹腔内出血者，打一个直径10mm的较大的孔，用吸引器吸净腹腔内出血，看清盆腔情况，进行腹腔镜手术更令人满意。

不管用什么方法，对于有早期失血性休克征象者应首选液体或血液制品替代物。应快速建立大孔径的静脉通道，补充患者丢失的血容量。在开始手术前应交叉配血，至少准备4单位的压积红细胞，因为开腹后腹压降低，可能还会有额外的血容量丢失。麻醉科医生可根据患者生理情况及是否需要胶体液决定压积红细胞输血。要谨记年轻的、健康的病人对贫血耐受性好。每输入4单位压积红细胞，同时要输入2单位新鲜冰冻血浆常用于代替凝血因子。整个过程中需严密监测患者的血细胞计数和凝血功能。

开腹手术通常可迅速进入腹腔。一旦能看到盆腔结构，可立刻发现异位妊娠种植位点。应用Kelly钳钳夹宫角附近输卵管组织。这种做法可进一步止血，因为输卵管血供大部分来自子宫动脉的分支，另一把Kelly钳沿输卵管系膜钳夹，与宫角处的第一把钳汇合。如同Damario和Rock描述的那样，钳夹时应注意Kelly钳尽量贴近输卵管钳夹系膜[61]，切除整条输卵管。断端以2-0或3-0 vicryl或其他合成的可吸收线缝合，确保已经止血后，彻底清理盆腔内血和凝血块，失血总计可达数升（表48-2）。

开腹手术除了用于血流动力学不稳定的患者，其他临床适应证包括：①既往多次盆腔手术史或高度可疑盆腔广泛粘连，②存在不能耐受腹腔镜手术的病情，③输卵管以外的异位妊娠，对此腹腔镜手术切除在技术上有困难，④缺乏用腹腔镜手术切除输卵管的器械和经验。

表48-2 经腹或腹腔镜输卵管切除术——外科手术步骤
经腹耻骨上Pfannensteil切口
用Allis或Babcock钳提起输卵管
Kelly夹或止血钳紧贴输卵管钳夹输卵管系膜
于靠近宫角位置去除输卵管
用2-0或3-0可吸收线（如Vicryl）间断闭合残端
检查有无出血
或
经腹腔镜手术，放置腹腔镜穿刺器（脐部及至少2个附加穿刺点）
于腹腔内钳夹提起输卵管
靠近子宫烧灼并离断输卵管宫角侧
双极电凝尽量贴近输卵管凝切输卵管系膜 　可从宫角侧向输卵管伞端或从伞端向近心端切除
标本放于取物袋中，从大的穿刺器口取出

腹腔镜手术

腹腔镜手术是外科治疗大多数异位妊娠常用的技术。一般需打三个孔以便操作或切除病变输卵管。通常在脐部的为腹腔镜孔，另外两个5mm孔为手术器械孔。一个器械孔选在耻骨联合中线上4cm，另一个器械孔置于异位妊娠部位对侧耻骨联合上8cm、中线外8cm（避免损伤腹壁下血管）。其中的一个常需扩大以取出切除的输卵管，特别是在输卵管切除术者。可应用取物袋收集盆腔标本，使其易于完整地从10mm操作口中取出。

输卵管切除术

腹腔镜输卵管切除术步骤同开腹手术[56,62]，吸引和冲洗清理腹腔内积血及凝血块以充分暴露受累输卵管。用钳子钳夹拟切除的输卵管部位的近端，可能的话，应在最靠近宫角的地方开始切除直至输卵管伞端。如果受累输卵管暴露得不理想的话，可从相反方向切除输卵管。

使用双极电凝可轻松确保在最靠近子宫处切除输卵管。应用电凝技术，用双极电凝凝结输卵管系膜，然后分离。如果没有单极凝、切设备，可用双极钳夹替代腹腔镜剪。切除输卵管系膜时要尽量靠近输卵管以保存系膜内血管，为卵巢供血。其他腹腔镜输卵管切除术包括内镜缝合和打结技术。

输卵管造口术

异位妊娠保守性治疗有输卵管造口术和输卵管受累部位分段切除。大多的输卵管受累部位分段切除术都是用于输卵管峡部妊娠，因为和输卵管壶腹部相比，峡部管径更窄，肌层更厚[63]。这种解剖学差异可导致输卵管峡部造口术后输卵管梗阻的发生率增加。

输卵管分段切除的目的是保留通过显微外科技术重新连接输卵管片段的可能性。显微外科技术可在异位妊娠手术时或以后的手术时实施。随着IVF成功率的提高，而IVF根本与输卵管无关，因此现在异位妊娠后输卵管重建术很少被用，其不再有实用意义。

另一方面，尽管输卵管造口术可通过开腹手术完成，但目前它已成为异位妊娠腹腔镜切除术的标准程序。确认异位妊娠部位后，以无创的腹腔镜抓钳固定输卵管，在输卵管最膨胀部位的系膜游离部表面做10~15mm切口。可用激光刀、超声刀、单极电凝针或单极剪的尖部做切口。随后可将异位妊娠物冲洗出输卵管，或做钝性分离，使妊娠物突出于开口外，以便易于钳取。

异位妊娠多发生在邻近输卵管膨大的部位，伴有远端的出血和凝血块（多为输卵管膨大的原因）。因此非常重要的一点是确认所有的滋养层组织已被完全从输卵管剔除干净，从而阻断持续异位妊娠的风险。清除组织物时应防止损伤，因为用外科钳钳出可造成假象，使部分滋养层组织被保留的发生率增加。

输卵管切口和异位妊娠点出血可用双极电凝或（在必要的情况下）单极电凝止血。电凝止血应尽量局限于出血点以避免多余的输卵管损伤。另一个减少出血的方法是在切开输卵管前向输卵管系膜注射10ml稀释的血管加压素（10IU加入50ml生理盐水）[61]，用这个方法引发暂时血管痉挛是为了减少电凝方法的使用，从而减轻异位妊娠清除时对输卵管黏膜的损伤。

在妊娠组织剔除和止血后，轻轻冲洗输卵管，让其通过伤口自然愈合过程而闭合创面。输卵管造口部位的伤口迅速而有效的闭合，几乎不存在粘连的危险。在开腹手术或腹腔镜手术中缝合造口部位已被证实无益，并且可能增加组织局部缺血和粘连形成风险[64-66]。一项前瞻性研究比较了腹腔镜异位妊娠部位剔除后是否行缝合者的结局，结果发现输卵管通畅度、手术后粘连率或累积妊娠率在两者间没有差别（表48-3）[66]。

无论是用腹腔镜手术还是开腹手术方式，输卵管造口术后生育结局良好，宫内妊娠率约60%，重复异位妊娠发生率约15%[14]。在此我们将讨论比较不同治疗方式的生殖结局。

持续性异位妊娠

虽然输卵管造口术后输卵管通畅率和宫内妊娠率均较高，但如果未能完全清除妊娠物，将导致持续性异位妊娠，其在接受输卵管造口术者中的发生率为5%~20%[67-69]。一项研究表明腹腔镜输卵管造口术后持续性异位妊娠的发生率是经腹输卵管造口术的2倍[14]。

异位妊娠输卵管造口术后1天应查血β-hCG，较术前水平下降小于50%者发生持续性异位妊娠的相对危险度为3.51[70]；而当血β-hCG较术前水平下降大于76%时无一例持续性异位妊娠发生。为确保彻底清除异位妊娠物，应每周测血β-hCG直至测不出。

β-hCG术后不能降至测不出水平提示有活性的绒毛存留。发生持续性异位妊娠的危险因素包括妊娠时间过短、异位妊娠病灶小于2cm或术前血β-hCG水平过高。

表48-3 腹腔镜输卵管造口术——外科手术步骤
放置腹腔镜穿刺器（脐部、耻骨上以及在异位妊娠部位对侧下腹部1/4位置至少另打一孔）
用吸引清洗器清除腹腔积血
应用内置的无创输卵管钳拉紧输卵管
激光、单极电凝、endosheers刀用于在沿输卵管系膜对侧的输卵管上做线性切口
应用水分离术或轻轻挤压输卵管挤出妊娠产物
组织物放于取物袋中自腹腔取出
最低限度电凝冲洗输卵管
输卵管开放愈合

持续性异位妊娠的治疗包括药物和二次手术。总体上说，如果没有输卵管破裂征象（即使 β-hCG 水平下降也可能发生），可应用 MTX 单次肌肉注射药物治疗。一些学者提倡在保守性手术后即刻用 MTX 做预防性治疗，一项随机研究结果支持该倡议，显示单次给予 MTX（1mg/kg IM）后持续性异位妊娠发生率从 14.5% 降到 1.9%[71]。最近的决策分析发现，与期待疗法相比，预防性 MTX 治疗降低了输卵管破裂的发生，减少了医疗程序，其费用也很低[72]。在某临床机构，手术后观察者中持续性异位妊娠发生率在 9% 以上，而在预防性 MTX 治疗者中其发生率低于 5%，因为持续性异位妊娠破裂的可能性超过 7.3%，而与预防性化疗相关的并发症不超过 18%。所以预防性 MTX 优化了异位妊娠的治疗方案。在没有持续性异位妊娠征兆时，静观乃是上策。除非有更多的证据，监测患者 β-hCG 动态变化而不进行预防性 MTX 仍然是适当的治疗策略。

输卵管切除术与输卵管造口术

异位妊娠手术治疗时常很难决定应行输卵管切除术还是输卵管造口术。如果输卵管破裂或广泛损坏，或较大的输卵管妊娠（>5cm），应首选输卵管切除术，并且它可能是唯一的选择。同样，如果保守性手术不能控制种植部位出血，也要选择输卵管切除术，因为止血部位过度凝结可能导致输卵管腔的广泛破坏。选择输卵管切除术也可用于有既往同一部位输卵管妊娠史的妇女或无生育要求的妇女。在这些病例中，术前应与患者讨论是否结扎对侧输卵管。

对有生育要求的患者，做输卵管切除还是输卵管造口的决定取决于其他的几项考虑。输卵管切除术应用于输卵管广泛粘连或以往有输卵管手术史者（包括输卵管吻合术）。

不论输卵管被切除或保留，重复发生异位妊娠的风险相似，因为异位妊娠的危险因素常累及双侧输卵管。然而保留患侧输卵管似乎可增加将来的生育力。对于既往有两次以上异位妊娠史者尽早选择 IVF 助孕可能获得成功妊娠。

MTX 治疗的医学管理

MTX 被证实是治疗异位妊娠的安全与有效方法。1982 年首次应用，现在它已成为治疗一些经过适当选择的异位妊娠病例的常用治疗方式。药物治疗的主要优点是可避免与手术有关的疾病和风险。除了作为异位妊娠的主要治疗方法外，MTX 还可应用于治疗输卵管造口术后持续性异位妊娠，作为预防性方法用于降低保守性手术后持续性异位妊娠的发生风险，以及作为主要的治疗方法用于特殊部位的异位妊娠。

作用机制

MTX 可抑制快速分裂的细胞，特别是能使异位妊娠细胞滋养层有丝分裂停止。它是叶酸拮抗剂，可抑制二氢叶酸盐还原酶活性。二氢叶酸盐还原酶作用于叶酸盐和一碳组化合物的反应，将叶酸盐还原为四氢叶酸酯，四氢叶酸酯随后在 DNA 和 RNA 前体的合成中被转运。通过抑制该酶的活性，MTX 导致 DNA 和 RNA 合成过程中辅助因子的消耗。通过阻断 DNA 和 RNA 合成，减少细胞存活所需的关键蛋白的合成，MTX 可对处在不同细胞分裂期的细胞起作用[73]。MTX 还可导致二氢叶酸在细胞内聚集，二氢叶酸本身有毒性，并且可延长 MTX 在细胞内的作用[73,74]。

亚叶酸钙有时可用于"解救"二氢叶酸还原酶被灭活的细胞。亚叶酸钙是叶酸的还原型，它通过载体介导系统进入细胞，不需要二氢叶酸还原酶还原即可转化为对 DNA 和 RNA 合成有活性的叶酸辅助因子。正因为这些原因，亚叶酸钙可防止其他一些抑制性的副作用，允许应用较高剂量的 MTX。当应用较高剂量或 MTX 多次给药方案时，通常应用亚叶酸钙解毒。

MTX 主要通过肾脏清除，通过尿液排出体外，因此肾功能不全患者要慎重应用，并且要调整用药剂量[74]。

明确诊断

为加速异常妊娠的治疗，一些临床医生在明确诊断前试用 MTX 治疗。这种用法在临床上常见于：① 缺乏正常宫内妊娠体征，血 β-hCG 在辨别区以上者，② β-hCG 水平稳定在辨别区以下。虽然这种策略确实避免了侵入性干预，但不应推荐。约有 40% 推测的异位妊娠诊断被证实是不正确的[75]，因此，如果在未确诊异位妊娠前应用 MTX，那将有很多人接受不必要的化疗。另外，MTX 用于终止早期妊娠约有

30%的失败率，因此不适用于异常宫内妊娠[75]。因为MTX为一种已知的致畸剂，如果最终证实妊娠是可存活的，先天畸形的风险会显著增高。

未确定诊断前就用MTX治疗的另一个问题是误诊会给患者贴上错误的诊断标记，影响其将来的治疗：异位妊娠的病人很容易就被建议用IVF助孕。因为其输卵管会被假定有问题，但对误诊的病人来说，该问题并不存在。另外，对于有异位妊娠高危因素的妇女根据假定的诊断治疗并不会减少费用、降低副作用和节约时间[76]。

适应证和禁忌证

MTX是一普遍接受的治疗方法，用于治疗无输卵管破裂征象的异位妊娠，包括血流动力学稳定或没有腹腔内积血征象的。必须确保患者能回院随访。

为减少药物治疗后输卵管破裂的风险，MTX治疗相关的禁忌证已有文献描述[77]。虽然不是所有的临床医生都同意，但对于异位妊娠包块直径大于3.5cm者，超声可检测到胎心搏动者或血β-hCG大于15 000 mIU/ml者，许多医生不用MTX治疗[77]。

MTX治疗的绝对禁忌证包括免疫缺陷、MTX代谢器官功能受损（如肝和肾）、先前存在可能因MTX而恶化的疾病（如胃溃疡，恶病质，活动性肺病）和母乳喂养者（见表48-4）。

治疗前的评估

在给予MTX治疗前要对一些实验室化验结果进行评估。患者需查全血细胞计数、肝功能检查、血肌酐测定。有肺部疾病史者需行胸片检查因为用药后有发展为间质性肺炎的风险。如果病人的血天冬氨酸转氨酶超过50或是正常的2倍，血肌酐大于1.3～1.5mg/dl，血白细胞计数小于3 000/μl，血小板计数小于100μ000/μl，对这些病人不能应用MTX化疗[78,79]。

MTX治疗方案

应用MTX治疗异位妊娠最好采用肌肉注射。先前报道了应用口服给药治疗异位妊娠的成功案例，但对这种给药方法没有很好地进行研究[80]。

两个最常用的MTX治疗异位妊娠的方案是多次给药方案和单次给药方案。多次给药方案在治疗的第1、3、5、7天每天给予MTX 1mg/kg的氯化钠液，肌肉注射[81]，因为此种方法总用药量相对大，需在治疗的第2、4、6、8天给予亚叶酸钙0.1mg/kg，肌肉注射解毒。病人可接受多至四剂的用量（1MTX/1亚叶酸钙），直到β-hCG在间隔两天的连续两次测量中至少下降15%。当然有些患者可能仅需要一到两剂药物，其他则需要应用全疗程。为确保异位妊娠完全消退，所有患者均需随访到血里测不出β-hCG。在某些病例，如果连续两次血β-hCG增高或维持不变，可在一周后给予第二个四剂疗程。然而在这种情况下，大多数临床医生会选择手术治疗。

MTX单次给药方案是近期才应用的，给药简单，患者随访次数少[82]。这种给药方法根据患者体表面积单次给予MTX 50 mg/m² 肌肉注射。体表面积计算公式：

$$BSA (m^2) = \left[\frac{身高(cm) \times 体重(kg)}{3600}\right]^{1/2}$$

不需亚叶酸钙解毒。单次给药的称法并不准确，因为如果给药后第4天的与第7天的血β-hCG相比下降不到15%的话，可在1周后再次用药。

应用已知单次给药方案，约20%的妇女需给药1次以上以彻底清除异位妊娠物[83]。如果治疗后患者血β-hCG逐渐下降，需继续监测其血β-hCG直至测不出（表48-5，表48-6）。

表48-4
MTX治疗的绝对禁忌证
母乳喂养
有明显的免疫缺陷或有实验室证据
酒精中毒，酒精性肝病或其他慢性肝病
存在血液恶病质（骨髓再生不良、白细胞减少、血小板减少、明显贫血）
已知MTX过敏
活动性肺病
消化性溃疡
肝、肾或血液功能障碍

Adapted from ACOG: Medical Management of Tubal Pregnancy. Washington, DC, ACOG Practice Bulletin No. 3, 1998.

异位妊娠 第48章

表 48-5 多剂量 MTX 方案		
治疗天数	实验室检查	处理
预处理	β-hCG，CBC 及分类，LFT，血肌酐，Rh 血型测定	排除 SAB 如果 Rh 阴性，测定抗 Rh 球蛋白
1	β-hCG	MTX 1.0 mg/kg
2		LEU 0.1 mg/kg
3	β-hCG	如果从第 1～3 天 β-hCG 下降 <15%，再给 MTX 1.0 mg/kg；如果 β-hCG 下降 >15% 停止治疗，开始监测
4		LEU 0.1 mg/kg
5	β-hCG	如果从第 3～5 天 β-hCG 下降 <15%，给予 MTX 1.0 mg/kg；如果 β-hCG 下降 >15% 停止治疗，开始监测
6		LEU 0.1 mg/kg
7	β-hCG	如果从第 5～7 天 β-hCG 下降 <15%，给予 MYX 1.0 mg/kg；如果 β-hCG 下降 >15% 停止治疗，开始监测
8		LEU 0.1 mg/kg
每 7 天监测一次，直至 β-hCG <5		

β-hCG，β-人绒毛膜促性腺激素；CBC，全血细胞计数；LFT，肝功能试验；SAB，自然流产；MTX，氨甲蝶呤；LEU，亚叶酸钙。

表 48-6 单剂量 MTX 方案		
治疗天数	实验室检查	处理
预处理	β-hCG，全血细胞计数及分类，LFT，血肌酐，Rh 血型测定	排除自然流产，如果 Rh-阴性，测定抗 Rh 球蛋白
0	β-hCG	MTX 50 mg/m² * IM
4	β-hCG	
7	β-hCG	如果 β-hCG 在第 4～7 天下降 <15%，则 MTX 50 mg/m² * IM
每 7 天监测一次，至 β-hCG <5		

β-hCG，β-人绒毛膜促性腺激素；LFTs，肝功能试验；SAB，自然流产；MTX，氨甲蝶呤。
* 应用计算图根据体表面积计算化疗剂量。

副作用

MTX 应用虽安全，但也有一些与剂量相关的副作用。作为叶酸拮抗剂，MTX 影响分裂活跃的细胞，特别是胃肠道和骨髓的细胞。

MTX 治疗异位妊娠过程中常见症状包括腹部绞痛，阴道流血或点滴出血，胃肠道症状（如恶心、呕吐、消化不良），以及全身症状（如疲乏、头晕或眩晕）[77,79]。

严重副作用不常见，包括肝功能受损、皮肤光敏性增加、口腔炎、胃肠炎、暂时性脱发、骨髓抑制和肺炎[3,14,60]。出血性小肠炎表现为恶心、呕吐、血性腹泻、体重减轻。骨髓抑制导致患者血小板减少，网状细胞减少，淋巴细胞和粒细胞减少，特别严重病例可导致致命性出血和全身感染。也有少数患者发生秃头和过敏反应[84,85]。

幸运的是，MTX 治疗异位妊娠的主要副作用罕见，在一项研究中，2% 患者患口腔炎，3% 患者有暂时性转氨酶升高，所有这些均可自愈[82]。单次给药方案的副作用似乎更少（OR = 0.44；0.31 - 0.63）[86]。但是在校正治疗前血 β-hCG 值后，单次给药方案与多次给药方案的副作用相当。

治疗后的临床过程

患者和医生都要注意 MTX 治疗异位妊娠后的临床过程，这一点很重要。1/3 到 2/3 的患者主诉治疗后 6～7 天腹痛加重[14,78,87]，这归因于输卵管流产或血肿形成导致的输卵管膨胀。只要患者其他情况稳定，可应用止痛药物而无需手术干预[88]。

注射 MTX 后 β-hCG 可稳定在一定水平，甚至升高。这是因为，尽管 MTX 阻止细胞滋养层细胞的有丝分裂，但合体滋养层细胞可继续产生激素[89]。同样由于出血导致输卵管内腔膨胀，超声可显示包块增大。

MTX 的疗效

MTX 能有效地治疗异位妊娠。总的来说，MTX 治疗对于未存活胚胎，较小的妊娠包块（<3.5 cm），附件区包块血流信号不丰富，初始血 β-hCG 水平低者更有效，尽管后者在不同研究中 β-hCG 的绝对值不同[87,90-92]。文献综合分析发现应用 MTX 单次给药或多次给药成功率可达 87%～93%，治疗后输卵管

通畅率约75%～81%，后续的妊娠率为60%，再次发生异位妊娠率为7%～8%[4]。然而大多数研究都没采用双盲法，且没有直接比较两种不同的给药方案。

一项包括1372例妇女应用MTX治疗异位妊娠数据的汇总分析比较单次给药方案和多次给药方案的疗效[86]。化疗总成功率（定义为无需手术治疗）为89%，多次给药方案为92.7%，而单次给药方案为88.1%，差异有统计显著性。单次给药方案较多次给药方案相比治疗失败几率显著增加（OR 1.71；1.04-2.82）。然而经过调整那些能独立影响成功率的混杂因素（如初始血β-hCG，存在原始胎心管搏动）后，与多次给药方案相比，单次给药方案的失败率相对更高（OR 4.74，1.77-2.62）。

也有人评估了上述两种方案实际给药剂量频率，结果发现15%的接受单次给药方案治疗的患者实际上接受一次以上的MTX治疗。在接受多次给药方案治疗的病人中，成功清除异位妊娠所需药剂次/量也存在明显的变化。上述数据支持这种论点：单次给药方案可能效果较低，MTX治疗异位妊娠的最佳剂量可能在上述两种方案所荐的剂量间（如2次剂量）。

MTX与手术疗效的比较

药物与手术治疗异位妊娠的比较已多有研究[93,94]。MTX多次给药方案疗效与腹腔镜输卵管造口术相似。在一项多中心随机前瞻性研究中，通过对100例经腹腔镜证实异位妊娠的患者的调查发现82%的患者在应用MTX一个疗程后治愈，4%的患者需要第二疗程，14%的患者由于异位妊娠破裂或活动性出血需手术治疗[93]。在输卵管造口术组，72%的治愈，8%的患者由于持续性出血需行输卵管切除术，20%的由于滋养细胞持续存在需MTX辅助化疗。

并非所有的研究都得出MTX化疗与外科手术效果相当的结论。在一项比较MTX单次给药和腹腔镜输卵管造口术疗效的较小规模的随机分组研究中，MTX组成功率为65%，而手术组为93%，因此MTX单次给药方案的效果受到质疑[95]。另一项服务于贫困人群的教学医院所做的回顾性研究同样比较了MTX单次给药方案和手术治疗[96]。MTX化疗组的总成功率（79%）明显低于腹腔镜保守性手术组（90%），并且11%的化疗者需二次给予MTX。

直接注射MTX或其他制剂

可通过腹腔镜、宫腔镜、宫颈输卵管插管或超声引导下经阴道直接向异位妊娠囊内注射MTX[97-100]。该方法的优点是可准确无误地在异位妊娠种植部位释放高一些的药物剂量，减少全身对药物的吸收及药物副作用。然而不像肌肉注射，这种给药方法是有创的，需要由有一定经验的医生操作，常常需用麻醉。

没有证据表明MTX直接注射法优于肌肉注射。同样，Cochrane小组在综合回顾了许多小的研究后得出的结论是异位妊娠部位局部注射MTX效果较腹腔镜输卵管造口术差。基于对上述方法的耐受性，全身MTX用药仍然是广为接受的治疗方案。

其他药物

向异位妊娠部位注射其他药物也有报道。超声引导下局部注射氯化钾可导致胎心停跳和随后的异位妊娠病灶被吸收[101,102]。然而，因为氯化钾对滋养细胞生长并无影响，滋养细胞可继续增生，可导致输卵管破裂[103]。也有腹腔镜下注射高渗性葡萄糖有效的病例报道[104]，但其成功率较腹腔镜下输卵管造口术低[105]。因为在大多这类报道中涉及的病例少，其后的输卵管功能和生育结局无法确定，所以目前没有得到广泛应用。

期待疗法

在现代的早期诊断、迅速治疗异位妊娠之前，许多异位妊娠可能在没有任何治疗的情况下被自然吸收。在20世纪50年代，Lund将异位妊娠患者随机分为期待处理组和外科治疗组[106]。在期待疗法组，57%的异位妊娠被自然吸收。但是，那些没有发生自然吸收的异位妊娠患者出现了明显症状，表现为腹腔内出血和输卵管破裂。

一近期综述包括了10个共计347例患者的前瞻性检查期待疗法功效的研究[14]。这些研究中的患者均为血流动力学稳定且血β-hCG水平动态下降者。虽然诊断的确定方法、包块大小、异位妊娠部位在这些研究间不完全相同，其总的成功率为69%，单一研究的成功率在47%到100%之间。

一些学者试图找出能预示期待疗法成功的预后因素[107,108]。虽然自然吸收率在初始血β-hCG水平低和超声未见妊娠囊者中增加，但至今仍然没有建立期待疗法的适合病人标准，因为尽管密切随访，甚至在 β-hCG 下降的情况下，输卵管破裂仍可发生[14]。

一个大样本队列研究将异位妊娠患者分为两组：急性起病和慢性起病[109]。慢性起病的患者其异位妊娠的诊断往往是延迟的，但却发现这些患者很少有急性病程，输卵管破裂率也低。作者推测这些差异是由于多方面因素，如不同的滋养细胞自然侵袭能力、种植部位或宿主反应的不同造成的。

医生和患者都应警惕选择期待疗法而不用已经被证实了的保守性手术或者 MTX 治疗的潜在风险。除非有更多的研究能够阐明这些潜在的不同临床体现的原因并能论证选择某一治疗途径的合理性，期待疗法只有在征得患者知情同意后慎重使用。

输卵管外异位妊娠的治疗

虽然大多数异位妊娠发生于输卵管壶腹部、峡部或伞端，仍有一小部分种植于其他不寻常部位。在所有的异位妊娠中，约 2.4% 发生于间质部或宫角，3.2% 发生于卵巢，1.3% 发生于腹腔，不足 0.15% 发生于宫颈[6-8]。只要能早期明确诊断这些罕见部位的异位妊娠，对血流动力学稳定的患者，保守性治疗通常是可行的。

我们在这里总结了这些特殊部位异位妊娠的治疗证据。应注意到由于这些情况非常罕见，大多数主要证据来自于个案报道和少量病例报道，而不是来自随机分组试验。

宫角（间质部）妊娠

输卵管间质部是指近端包含于子宫肌壁的输卵管部分，这部分大约长 1～2cm，宽 0.7mm。由于有肌层包绕，此部位妊娠可膨大直至妊娠 7～16 周破裂[110]。临床上可见此部位的妊娠为一圆韧带侧面的包块。对疑为宫角（间质部）妊娠的患者，超声标准包括宫腔内未见妊娠物，绒毛膜囊可分辨并距离宫腔最外侧缘 1cm 以上，以及包绕绒毛膜囊的薄的肌层[111,112]。

外科治疗

间质部异位妊娠传统疗法是经腹宫角切除术，该法仍旧用于治疗病情不稳定的患者。腹腔镜手术被提议用于病情稳定且不愿意接受药物治疗者。文献中描述的方法包括子宫肌层注射垂体加压素以减少出血，在输卵管妊娠部位做线性切开，应用冲洗器冲掉整块的妊娠产物[110]。有些作者提倡缝合宫角缺损，其他人则用电凝止血，让创面自然闭合[113]。也有应用宫腔镜处理治愈输卵管间质部妊娠的报道[114]。

药物疗法

应用 MTX 治疗输卵管间质部妊娠的结果不一。在一项对 14 例输卵管间质部妊娠的研究中，应用 MTX 单次给药获得 100% 成功，仅有 1 例因给药后第 4 天和第 7 天的血 β-hCG 下降幅度不够而追加一次给药[115]。在另一项对 20 例输卵管间质部妊娠的综述中，MTX 治疗成功率仅为 35%[53]。另一项对 41 例患者的综述显示，应用 MTX 全身用药、局部注射或二者兼有的化疗，总成功率为 83%，血 β-hCG 在局部给药治疗者中消退更快[110]。基于上述及其他文献，对于病情稳定的输卵管间质部妊娠患者，除开腹手术之外，也可采用腹腔镜或多次给药的 MTX 治疗方案。

卵巢妊娠

卵巢妊娠与输卵管妊娠在手术前还是很难鉴别，因为超声不易区分卵巢或输卵管包块。由于卵巢的血管分布，卵巢妊娠症状较早出现，且常在破裂后才发现[116]。在病理检查发现绒毛前，卵巢妊娠常与黄体囊肿破裂出血相混淆。

卵巢妊娠的治疗传统上采用经腹卵巢切除术。近年来有采用卵巢楔形切除和腹腔镜手术治疗的报道[117]。也有应用 MTX 治疗成功的报道[118]。

腹腔妊娠

腹腔妊娠的发生率约为 10：100 000 次活产和 9：1000 次异位妊娠。最常见的胚胎种植位点为 Douglas 窝，尽管有腹腔妊娠发生于其他部位的报道，包括肝、脾和网膜。腹腔妊娠可能是因为输卵管妊娠被挤出管外，孕囊随后种植于临近的腹腔脏器表面而引起。

尽管传统的腹腔妊娠的治疗方法是剖腹手术，超声早期诊断有时能让我们选择保守性处理。最近的一些个案报道显示，应用腹腔镜法可成功治疗腹腔妊娠，在有些个案中，兼用 MTX 辅助化疗[119-122]。

宫颈妊娠

据报道宫颈妊娠的发生率约为 1∶1000～1∶18 000次妊娠。结构上，宫颈90%由胶原纤维组成，仅有少量肌肉组织，其血供丰富。因此宫颈几乎不能通过收缩来减少出血。当宫颈妊娠自然流产或采用手术清除妊娠产物时，如果没有适当准备，可能发生严重出血。

在清宫手术前，为了尽量减少清宫术后出血的严重风险，可采用血管闭塞法，如经阴道结扎子宫动脉宫颈支或采用介入子宫动脉栓塞，已有成功地采用这些血管闭塞法的报道[123]。通过放射介入方法形成动脉栓塞比动脉结扎侵入性小。

最常用的外科治疗宫颈妊娠的方法是刮宫术，尽管也有应用宫腔镜成功切除宫颈妊娠病灶的报道[124]。去除宫颈妊娠后，术后出血可用Foley尿管的球囊压迫控制，这种方法已被证实比阴道填塞更有效[125]。对无生育要求的妇女可采用子宫切除术去除宫颈妊娠，它可能是控制与治疗操作相关的出血的最可靠方法。

对有生育要求的患者，与手术治疗相比，药物治疗宫颈妊娠可能降低出血的风险[123,126]。药物治疗包括局部注射MTX、前列腺素或高渗葡萄糖，伴或不伴病灶刮除术[123,126,127]。MTX局部注射在治疗宫颈妊娠时似乎优于全身用药。无论何时应用化疗，哪怕是对有生育要求的患者，医生都必须准备好用一切必要手段，包括子宫切除术，来控制致命性的大出血。

异位妊娠后的生育结局

外科手术后的生育力

重复性异位妊娠

重复性异位妊娠的风险在10%到27%间，高于一般人群5至10倍[128-132]。因为许多异位妊娠是由于输卵管功能异常造成的，因此不难理解其复发倾向。

做过异位妊娠输卵管切除术的妇女在对侧输卵管再次发生异位妊娠的风险增高，这是因为其病因可能对双侧输卵管起一样作用（见表48-7）。那些经历了保存输卵管的保守治疗如输卵管造口术或MTX治疗者，其每侧输卵管发生重复性异位妊娠的风险相近。同样，输卵管切除术后复发性异位妊娠的风险（7%～17%）似乎并不高于输卵管造口术（8%～16%）[14,136,137]。

对有异位妊娠病史者，某些因素可使其发生重复性异位妊娠的风险比前次更高，包括盆腔手术史（包括第一次异位妊娠手术史）和前次活产或自然流产史[133]。在这项研究中，还发现淋球菌或衣原体感染史、盆腔炎症性疾病、剖宫产术或终止妊娠并不增加重复性异位妊娠的风险。对这些发现的一个可能的解释是，与微生物培养和临床病史相比，第一次异位妊娠可能是一更敏感的亚临床盆腔感染所导致的输卵管受损的标志。

异位妊娠后的生育力

异位妊娠后的生育率似乎不受腹腔镜手术还是开腹手术治疗的影响。多项研究都没能发现宫内妊娠率在腹腔镜输卵管切除手术（56%～61%）和经腹输卵管切除手术（58%～61%）存在差异[14,57,59,138]。因为腹腔镜手术后与开腹手术后的生育力相似，但腹腔镜手术治疗后病人出血少，住院时间短，术后恢复时间短，所以它已成为血流动力学稳定患者的首选手术方式。

虽然从理论上讲输卵管造口术后生育率应高于输卵管切除术后，但几个研究都没能证实这一点。经汇总9个回顾性研究的数据发现，术后宫内妊娠率在输卵管造口术（53%）和输卵管切除术（49%）间无差

表48-7
重复性异位妊娠的处理

研究者	危险因素	重复性异位妊娠发生率
Butts 等[133]	既往异位妊娠史	10%～27%
Ego 等[134]	一次	13%
Tulandi[135]	两次	28%
	异位妊娠治疗：	
Pisarska 等[4]	MTX	6%～8%
	腹腔镜	
Pisarska 等[4]	输卵管造口术	13%
Barnhart 等[38]	输卵管切除术	17%
	开腹	
Barnhart 等[38]	输卵管造口术	16%
Yao & Tulandi[14]	输卵管切除术	10%

别[14]。另一个大样本的回顾性研究也发现，只要剩余输卵管通畅，宫内妊娠率在输卵管造口术后和输卵管切除术后无显著差异（分别为36%和40%）[136]。当对侧输卵管梗阻或缺失时，输卵管造口术后的宫内妊娠率下降一半（18%）[136]。第三个研究发现输卵管造口术后宫内妊娠率几乎是输卵管切除术后的2倍，然而经多变量分析发现其差异没有达到统计学显著性水平[40]。最近的一项研究发现累积妊娠率在输卵管造口术后（88%）高于输卵管切除术后（66%）[137]。

在缺乏随机分组试验结果的情况下，对有生育要求的患者如其输卵管外观相对正常，似乎应尽可能选择输卵管造口术。如果输卵管破裂或受损严重，或患者无生育要求，此时最好选择输卵管切除术，有时它是唯一的选择（表48-8）。

如果怀疑双侧输卵管都受损，医生可与患者探讨是否在行异位妊娠手术时切除双侧输卵管，如患者有生育要求，将来可用IVF助孕。IVF成功率在最近已大幅度提高，已迅速成为输卵管受损或有多次异位妊娠史者的治疗选择。

MTX治疗后的生育力

MTX治疗后的生育结局与手术治疗后相似，有资料提示，MTX治疗后重复性异位妊娠发病率可能低些。一项综述在检查了含有MTX一次剂量、多次剂量和直接注射治疗异位妊娠的40个研究后发现，MTX治疗后输卵管通畅率较高，为75%～80%。另外，该综述显示，MTX治疗后宫内妊娠发生率为57%～61%，异位妊娠发生率为6%～8%。一队列研究，通过对病人的18个月随访，比较了MTX多次全身给药后和腹腔镜输卵管造口术后的生育结局，该研究发现，累积自然宫内妊娠率在MTX组为36%而手术组为43%[137]。在另一项小样本的随机分组实验中，与腹腔镜输卵管造口术组相比，MTX治疗组总的宫内妊娠率（包括应用ART者）较高，并且其异位妊娠率较低，但该研究由于样本量小，缺乏得出肯定结论的统计把握度。

如果用治疗后宫内妊娠率为指标的话，可以肯定地说，MTX的生育结局不会比输卵管造口术差。有资料提示，MTX治疗后重复性异位妊娠发病率也可能低些。在权衡选择对异位妊娠患者的治疗方案时，这些因素应体现在决策过程中。

概要

在过去的几十年里，异位妊娠的诊断和治疗已经得到显著进展。随着妊娠试验的改进和超声检测手段的出现，异位妊娠的诊断通常可在输卵管破裂前的早期作出。诊断法则可帮助临床医生作出正确的诊断和处理。早期诊断可提供更多的治疗选择，包括保守性手术和药物治疗。科学研究将进一步评估这些方法，从而帮助临床医生提高基于循证医学实践作出治疗决策的能力。现行的研究着重于新的诊断模式，以及应用生物化学和基因组技术试图了解异位妊娠发生的分子机制。

表48-8
输卵管切除术适应证
输卵管破裂
输卵管广泛破坏 　输卵管致密粘连 　输卵管伞锤形损坏
尝试输卵管造口术过程中输卵管不可控制地出血
同一输卵管重复性异位妊娠
无生育要求

要　点

- 异位妊娠的重要危险因素包括既往输卵管手术史、异位妊娠或PID史。
- 血hCG水平和超声检查对于决定异位妊娠的潜在风险至关重要。
- MTX是对无医疗禁忌证病情稳定患者的一项治疗选择。
- 如果患者想绝育或前次异位妊娠发生于同一输卵管可考虑手术治疗。
- 输卵管造口术是外科治疗的一种选择。
- 如果输卵管损害严重，或在同一输卵管发生重复性异位妊娠，或有子宫破裂，或无法控制的腹腔内出血或大的异位妊娠应考虑输卵管切除术。

（王丽娜译　李　蓉校）

参考文献

1. Centers for Disease Control and Prevention: Ectopic pregnancy—United States, 1990–1992. MMWR 44:46–48, 1995.
2. Fylstra DL: Tubal pregnancy: A review of current diagnosis and treatment. Obstet Gynecol Surv 53:320–328, 1998.
3. Barnhart K, Esposito M, Coutifaris C: An update on the medical treatment of ectopic pregnancy. Obstet Gynecol Clin North Am 27:653–667, 2000.
4. Pisarska MD, Carson SA, Buster JE: Ectopic pregnancy. Lancet 351:1115–1120, 1998.
5. Washington AE, Katz P: Ectopic pregnancy in the United States: Economic consequences and payment source trends. Obstet Gynecol 81:287–292, 1993.
6. Bouyer J, Coste J, Fernandez H, et al: Sites of ectopic pregnancy: A 10-year population-based study of 1800 cases. Hum Reprod 17:3224–3230, 2002.
7. Gun M, Mavrogiorgis M: Cervical ectopic pregnancy: A case report and literature review. Ultrasound Obstet Gynecol 19:297–301, 2002.
8. Parente JT, Ou CS, Levy J, Legatt E: Cervical pregnancy analysis: A review and report of five cases. Obstet Gynecol 62:79–82, 1983.
9. Hunter RHF: Tubal ectopic pregnancy: A patho-physiological explanation involving endometriosis. Hum Reprod 17:1688–1691, 2002.
10. Goddijn M, van der Veen F, Schuring-Blom GH, et al: Cytogenetic characteristics of ectopic pregnancy. Hum Reprod 11:2769–2771, 1996.
11. Coste J, Fernandez H, Joye N, et al: Role of chromosome abnormalities in ectopic pregnancy. Fertil Steril 2000;74:1259–1260.
12. Ankum W, Mol B, Van de Veen F, Bossuyt P: Risk factors for ectopic pregnancy: A meta-analysis. Fertil Steril 65:1093–1099, 1996.
13. Della-Giustina D, Denny M: Ectopic pregnancy. Emerg Med Clin North Am 21:565–584, 2003.
14. Yao M, Tulandi T: Current status of surgical and nonsurgical management of ectopic pregnancy. Fertil Steril 67:421–433, 1997.
15. Maymon R, Shulman A: Controversies and problems in the current management of tubal pregnancy. Hum Reprod Update 2:541–551, 1996.
16. DeVoe RW, Pratt JH: Simultaneous intrauterine and extrauterine pregnancy. Am J Obstet Gynecol 56:1119, 1948.
17. Dart RD, Kaplan B, Vavaklis K: Predictive value of history and physical examination in patients with suspected ectopic pregnancy. Ann Emerg Med 33:283–290, 1999.
18. Richards SR, Stempel LS, Carlton BD: Heterotopic pregnancy. Reappraisal of incidence. Am J Obstet Gynecol 142:928–930, 1982.
19. Goldman GA, Fisch B, Ovadia J, Tadir Y: Heterotopic pregnancy after reproductive technologies. Obstet Gynecol Surv 47:217–221, 1992.
20. Saxon D, Falcone T, Mascha EJ, et al: A study of ruptured tubal ectopic pregnancy. Obstet Gynecol 90:46–49, 1997.
21. Bickell NA, Bodian C, Anderson RM, Kase N: Time and the risk of ruptured tubal pregnancy. Obstet Gynecol 104:789–794, 2004.
22. Tulandi T, Hemmings R, Khalifa F: Rupture of ectopic pregnancy in women with low and declining serum β-human chorionic gonadotropin concentrations. Fertil Steril 56:786–787, 1991.
23. Irvine LM, Padwick ML: Serial serum hCG measurements in a patient with an ectopic pregnancy: A case for caution. Hum Reprod 15:1646–1647, 2000.
24. Goldstein SR, Snyder JR, Watson C, Danon M: Very early pregnancy detection with endovaginal ultrasound. Obstet Gynecol 72:200–204, 1988.
25. Condous G, Okaro E, Khalid A, et al: The accuracy of transvaginal ultrasonography for the diagnosis of ectopic pregnancy prior to surgery. Hum Reprod 20:1404–1409, 2005.
26. Barnhart K, Mennuti MT, Benjamin I, et al: Prompt diagnosis of ectopic pregnancy in an emergency department setting. Obstet Gynecol 184:1010–1015, 1994.
27. Kadar N, Caldwell BV, Romero R: A method of screening for ectopic pregnancy and its indications. Obstet Gynecol 52:162–166, 1981.
28. Kadar N, Romero R: Observations on the log human chorionic gonadotropin-time relationship in early pregnancy and its practical implications. Am J Obstet Gynecol 157:73–78, 1987.
29. Romero R, Kadar N, Copel JA, et al: The value of serial human chorionic gonadotropin testing as a diagnostic tool in ectopic pregnancy. Am J Obstet Gynecol 155:392–394, 1986.
30. Pittaway DE, Wentz AC: Evaluation of early pregnancy by serial chorionic gonadotropin determinations: A comparison of methods by receiver operating characteristic curve analysis. Fertil Steril 43:529–533, 1985.
31. Kadar N, Freedman M, Zacher M: Further observation on the doubling time of hCG in early asymptomatic pregnancy. Fertil Steril 54:783–787, 1990.
32. Fritz M, Guo S: Doubling time of hCG in early normal pregnancy: Relationship to hCG concentration and gestational age. Fertil Steril 47:584–589, 1987.
33. Lenton EA, Neal LM, Sulaiman R: Plasma concentrations of human chorionic gonadotropin from the time of implantation until the second week of pregnancy. Fertil Steril 37:773–778, 1982.
34. Barnhart K, Sammel MD, Rinaudo PF, et al: Symptomatic patients with an early intrauterine pregnancy: hCG curves redefined. Obstet Gynecol 104:50–55, 2004.
35. Spandorfer SD, Menzin AW, Barnhart KT, et al: Gynecology: Efficacy of frozen-section evaluation of uterine curettings in the diagnosis of ectopic pregnancy. Am J Obstet Gynecol 175:603–605, 1996.
36. Lindahl B, Ahlgren M: Identification of chorionic villi in abortion specimens. Obstet Gynecol 67:79–81, 1986.
37. Kristiansen JD, Clausen I, Nielsen MN, Thomsen SG: Stereomicroscopic demonstration of chorionic villi: Differentiation between miscarriage and ectopic pregnancy. BJOG 100:839–841, 1993.
38. Barnhart KT, Gracia CR, Reindl B, Wheeler JE: Usefulness of Pipelle endometrial biopsy in the diagnosis of women at risk for ectopic pregnancy. Am J Obstet Gynecol 188:906–909, 2003.
39. Ries A, Singson P, Bidus M, Barnes JG: Use of the endometrial Pipelle in the diagnosis of early abnormal gestations. Fertil Steril 74:593–595, 2000.
40. Mol BW, Lijmer JG, Ankum WM, et al: The accuracy of single serum progesterone measurement in the diagnosis of ectopic pregnancy: A meta-analysis. Hum Reprod 13:3220–3227, 1998.
41. McCord ML, Muran D, Buster J, et al: Single serum progesterone as a screen for ectopic pregnancy: Exchanging specificity and sensitivity to obtain optimal test performance. Fertil Steril 66:513–516, 1996.
42. Buckley RG, King KJ, Riffernburgh RH, et al: Serum progesterone testing to predict ectopic pregnancy in symptomatic first-trimester patients. Ann Emerg Med 36:95–100, 2000.
43. Ness RB, McLaughlin MT, Heine RP, et al: Fetal fibronectin as a marker to discriminate between ectopic and intrauterine pregnancies. Am J Obstet Gynecol 179:697–702, 1998.
44. Vitoratos N, Gregoriou O, Papadias C, et al: Clinical value of creatinine kinase in the diagnosis of ectopic pregnancy. Gynecol Obstet Invest 46:80–83, 1998.
45. Daniel Y, Geva E, Lerner-Geva L, et al: Levels of vascular endothelial growth factor are elevated in patients with ectopic pregnancy: Is this a novel marker? Fertil Steril 72:1013–1017, 1999.
46. Predanic M: Differentiating tubal abortion from viable ectopic pregnancy with serum CA-125 and beta-human chorionic gonadotropin determinations. Fertil Steril 73:522–525, 2000.
47. Saha PK, Gupta I, Ganguly NK: Evaluation of serum creatine kinase as a diagnostic marker for tubal pregnancy. Austral NZ J Obstet Gynecol 39:366–367, 1999.

48. Felemban A, Sammour A, Tulandi T: Serum vascular endothelial growth factor as a possible marker for early ectopic pregnancy. Hum Reprod 17:490–492, 2002.
49. Fasouliotis SJ, Spandorfer SD, Witkin SS, et al: Maternal serum vascular endothelial growth factor levels in early ectopic and intrauterine pregnancies after in vitro fertilization treatment. Fertil Steril 82:309–313, 2004.
50. Gerton GL, Fan XJ, Chittams J, et al: A serum proteomics approach to the diagnosis of ectopic pregnancy. Ann NY Acad Sci 1022:306–312, 2004.
51. Gracia CR, Barnhart KT: Diagnosing ectopic pregnancy: A decision analysis comparing six strategies. Obstet Gynecol 97:464–470, 2001.
52. Barnhart K, Sammel MD, Chung K, et al: Decline of serum hCG and spontaneous complete abortion: Defining the normal curve. Obstet Gynecol 104:975–981, 2004.
53. Barnhart K, Spandorfer S, Coutifaris C: Medical treatment of interstitial pregnancy: A report of three unsuccessful cases. J Reprod Med 42:521–524, 1997.
54. Barnhart KT, Simhan H, Kamelle S: Diagnostic accuracy of ultrasound above and below the beta-hCG discriminatory zone. Obstet Gynecol 94:583–587, 1999.
55. Mol BW, Hajenius PJ, Ankum WM, et al: Screening for ectopic pregnancy in symptom-free women at increased risk. Obstet Gynecol 89:704–707, 1997.
56. Mol BW, van der Veen F, Bossuyt PM: Symptom-free women at increased risk of ectopic pregnancy: Should we screen? Acta Obstet Gynecol Scand 81:661–672, 2002.
57. Vermesh M, Silva PD, Rosen GF, et al: Management of unruptured ectopic gestation by linear salpingostomy: A prospective, randomized clinical trial of laparoscopy versus laparotomy. Obstet Gynecol 73:400–404, 1989.
58. Lundorff P, Thorburn J, Lindblom B: Fertility outcome after conservative surgical treatment of ectopic pregnancy evaluated in a randomized trial. Fertil Steril 57:998–1002, 1992.
59. Murphy AA, Nager CW, Wujek JJ, et al: Operative laparoscopy versus laparotomy for the management of ectopic pregnancy: A prospective trial. Fertil Steril 57:1180–1185, 1992.
60. Hajenius PJ, Mol BWJ, Bossuyt PMM, et al: Interventions for tubal ectopic pregnancy. Cochrane Database Syst Rev 2003 3:CD000324.
61. Damario MA, Rock JA: Ectopic pregnancy. In Rock JA, Jones HW (eds). TeLinde's Operative Gynecology, 9th ed. Philadelphia, Lippincott Williams & Wilkins, 2003, pp 507–536.
62. Ory SJ: Ectopic pregnancy. In Endoscopic Management of Gynecologic Disease. Adamson GD, Martin DC (eds). Philadelphia, Lippincott-Raven Publishers, 1996, pp. 97–108.
63. Balasch J, Barri PN: Treatment of ectopic pregnancy: The new gynaecological dilemma. Hum Reprod 9:547–548, 1994.
64. McComb P, Gomel V: Linear ampullary salpingotomy heals better by secondary versus primary closure. Fertil Steril 41:454, 1984.
65. Tulandi T, Guralnick M: Treatment of tubal ectopic pregnancy by salpingotomy with or without tubal suturing and salpingectomy. Fertil Steril 56:374–375, 1991.
66. Fujishita A, Masuzaki H, Newaz Khan K, et al: Laparoscopic salpingotomy for tubal pregnancy: Comparison of linear salpingotomy with and without suturing. Hum Reprod 19:1195–1200, 2004.
67. DiMarchi JM, Kosasa TS, Kobara TX, Hace RW: Persistent ectopic pregnancy. Obstet Gynecol 70:555–560, 1987.
68. Vermesh M, Silva PD, Sauer MV, et al: Persistent tubal ectopic gestation: Patterns of circulation of beta-human chorionic gonadotropin and progesterone, and management options. Fertil Steril 50:584–590, 1988.
69. Seifer DB, Gutman JN, Grant WD, et al: Comparison of persistent ectopic pregnancy after laparoscopic salpingostomy versus salpingostomy at laparotomy for ectopic pregnancy. Obstet Gynecol 81:378–382, 1993.
70. Spandorfer SD, Sawin SW, Benjamin I, Barnhart KT: Postoperative day 1 serum human chorionic gonadotropin level as a predictor of persistent ectopic pregnancy after conservative surgical management. Fertil Steril 68:430–434, 1197.
71. Graczykowski JW, Mishell DR: Methotrexate prophylaxis of persistent ectopic pregnancy after conservative treatment by salpingostomy. Obstet Gynecol 89:118–122, 1997.
72. Gracia CR, Brown HA, Barnhart KT: Prophylactic methotrexate after linear salpingostomy: A decision analysis. Fertil Steril 76:1191–1195, 2001.
73. Barnhart K, Coutifaris C, Esposito M: The pharmacology of methotrexate. Expert Opin Pharm 2:409–417, 2001.
74. Calabresi P, Chabner B: Antineoplastic agents. In Gilman A, Goodman LS, Goodman A (eds). The Pharmacologic Basis of Therapeutics, 8th ed. New York, Macmillan, 2005, pp. 1275–1276.
75. Barnhart K, Katz I, Hummel A, Gracia CG: Presumed diagnosis of ectopic pregnancy. Obstet Gynecol 100:505–510, 2002.
76. Ailawadi M, Lorch SA, Barnhart KT: Cost effectiveness of presumptively medically treating women at risk for ectopic pregnancy compared to first performing a D&C. Fertil Steril 83:376–382, 2005.
77. American College of Obstetricians and Gynecologists: Medical Management of Tubal Pregnancy. Washington, DC, ACOG Practice Bulletin no. 3, 1998.
78. Glock JL, Johnson JV, Brumsted JR: Efficacy and safety of single-dose systemic methotrexate in the treatment of ectopic pregnancy. Fertil Steril 62:716–721, 1994.
79. Stovall TG, Ling FW: Single dose methotrexate: An expanded clinical trial. Am J Obstet Gynecol 168:1759–1765, 1993.
80. Lipscomb GH, Meyer NL, Flynn DE, et al: Oral methotrexate for treatment of ectopic pregnancy. Am J Obstet Gynecol 186:1192–1195, 2002.
81. Stovall TG, Ling FW, Buster JE: Outpatient chemotherapy of unruptured ectopic pregnancy. Fertil Steril 51:435–438, 1989.
82. Stovall TG, Ling FW, Gray LA: Single-dose methotrexate for treatment of ectopic pregnancy. Obstet Gynecol 77:754–757, 1991.
83. Lipscomb GH, Bran D, McCord ML, et al: Analysis of 315 ectopic pregnancies treated with single-dose methotrexate. Am J Obstet Gynecol 178:1354–1358, 1998.
84. Trout S, Kemmann E: Reversible alopecia after single-dose methotrexate treatment in a patient with ectopic pregnancy. Fertil Steril 64:866–867, 1995.
85. Straka M, Zeringue E, Goldman M: A rare drug reaction to methotrexate after treatment for ectopic pregnancy. Obstet Gynecol 103:1047–1048, 2004.
86. Barnhart KT, Gosman G, Ashby R, Sammel M: The medical management of ectopic pregnancy: A meta-analysis comparing "single dose" and "multidose" regimens. Obstet Gynecol 101:778–784, 2003.
87. Lipscomb GH, McCord ML, Stovall TG, et al: Predictors of success of methotrexate treatment in women with tubal ectopic pregnancies. NEJM 341:1974–1978, 2000.
88. Lipscomb GH, Puckett KJ, Bran D, Ling FW: Management of separation pain after single-dose methotrexate therapy for ectopic pregnancy. Obstet Gynecol 93:590–593, 1999.
89. Thompson GR, O'Shea RT, Harding A: Beta-HCG levels after conservative treatment of ectopic pregnancy: Is a plateau normal? Aust NZ J Obstet Gynecol 34:96–99, 1994.
90. Elito J, Reichmann AP, Uchiyama MN, Camano L: Predictive score for the systemic treatment of unruptured ectopic pregnancy with a single dose of methotrexate. Int J Gynecol Obstet 67:75–79, 1999.
91. Tawfiq A, Agameya A-F, Claman P: Predictors of treatment failure for ectopic pregnancy treated with single-dose methotrexate. Fertil Steril 74:877–880, 2000.
92. Potter MB, Lepine LA, Jamieson DJ: Predictors of success with methotrexate treatment of tubal ectopic pregnancy at Grady Memorial Hospital. Am J Obstet Gynecol 188:1192–1194, 2003.
93. Hajenius PJ, Engelsbel S, Mol BWJ, et al: Randomized trial of systemic methotrexate versus laparoscopic salpingostomy in tubal pregnancy. Lancet 350:774–779, 1997.
94. Saraj AJ, Wilcox JG, Najmabadi S, et al: Resolution of hormonal markers of ectopic gestation: A randomized trial comparing single-dose intramuscular methotrexate with salpingostomy. Obstet Gynecol 92:989–994, 1998.

95. Sowter MC, Farquhar CM, Petrie KJ, Gudex G: A randomized trial comparing single dose systemic methotrexate and laparoscopic surgery for the treatment of unruptured tubal pregnancy. BJOG 108:192-203, 2001.
96. Lewis-Bliehall C, Rogers RC, Kammerer-Doak DN, et al: Medical vs. surgical treatment of ectopic pregnancy. J Reprod Med 46:983-988, 2001.
97. Feichtinger W, Kemeter P: Conservative treatment of ectopic pregnancy by transvaginal aspiration under sonographic control and injection of methotrexate. Lancet 1:381-382, 1987.
98. Pansky M, Bukovsky I, Golan A: Local methotrexate injection: A nonsurgical treatment of ectopic pregnancy. Am J Obstet Gynecol 161:393-396, 1989.
99. Risquez F, Mathieson J, Pariente D, et al: Diagnosis and treatment of ectopic pregnancy by retrograde selective salpingography and intraluminal methotrexate injection. Hum Reprod 5:759-762, 1990.
100. Goldenberg M, Bider D, Oelsner G, et al: Treatment of interstitial pregnancy with methotrexate via hysteroscopy. Fertil Steril 58:1234-1236, 1992.
101. Robertson DE, Smith W, Moye MA, et al: Reduction of ectopic pregnancy by injection under ultrasound control. Lancet 1:974-975, 1987.
102. Timor-Tritsch I, Baxi L, Peisner DB: Transvaginal salpingocentesis: A new technique for treating ectopic pregnancy. Am J Obstet Gynecol 160:459-460, 1989.
103. Pansky M, Golan A, Bukovsky I, Caspi E: Nonsurgical management of tubal pregnancy: Necessity in view of the changing clinical appearance. Am J Obstet Gynecol 164:888-895, 1991.
104. Yeko TR, Mayer JC, Parsons AK, Maroulis GB: A prospective series of unruptured ectopic pregnancies treated by tubal injection with hyperosmolar glucose. Obstet Gynecol 85:265-268, 1995.
105. Laatikainen L, Tuomivara L, Kaar K: Comparison of local injection of hyperosmolar glucose solution with salpingostomy for the conservative treatment of tubal pregnancy. Fertil Steril 60:80-84, 1993.
106. Lund JJ: Early ectopic pregnancy. J Obstet Gynaecol Br Empire 62:70-75, 1955.
107. Trio D, Strobelt N, Picciolo C, et al: Prognostic factors for successful expectant management of ectopic pregnancy. Fertil Steril 63:469-472, 1995.
108. Korhonen J, Stenman UH, Ylostalo P: Serum chorionic gonadotropin dynamics during spontaneous resolution of ectopic pregnancy. Fertil Steril 61:632-636, 1994.
109. Barnhart KT, Rinaudo P, Hummel A, et al: Acute and chronic presentation of ectopic pregnancy may be two clinical entities. Fertil Steril 80:1344-1351, 2003.
110. Lau S, Tulandi T: Conservative medical and surgical management of interstitial ectopic pregnancy. Fertil Steril 72:207-215, 1999.
111. Jafri SZ, Loginsky SJ, Bouffard JA, Selis JE: Sonographic detection of interstitial pregnancy. J Clin Ultrasound 15:253-257, 1987.
112. Timor-Tritsch IE, Monteagudo A, Matera C, Veit CR: Sonographic evolution of cornual pregnancies treated without surgery. Obstet Gynecol 79:1044-1049, 1992.
113. Grobman WA, Milad MP: Conservative laparoscopic management of a large cornual ectopic pregnancy. Hum Reprod 13:2002-2004, 1998.
114. Sanz LE, Verosko J: Hysteroscopic management of cornual ectopic pregnancy. Obstet Gynecol 99:941-944, 2002.
115. Rodriguez L, Takacs P, Kang L: Single-dose methotrexate for the management of interstitial pregnancy. Intl J Obstet Gynecol 84:271-272, 2004.
116. Gaudoin MR, Coulter KL, Robins AM, et al: Is the incidence of ovarian ectopic pregnancy increasing? Eur J Obstet Gynecol 70:141-143, 1996.
117. Hage PS, Arnouk IF, Zarou DM, et al: Laparoscopic management of ovarian ectopic pregnancy. J Amican Assoc Gynecol Laparosc 1:283-285, 1994.
118. Chelmow D, Gates E, Penzias AS: Laparoscopic diagnosis and methotrexate treatment of an ovarian pregnancy: A case report. Fertil Steril 62:879-881, 1994.
119. Ginath S, Malinger G, Golan A, et al: Successful laparoscopic treatment of a ruptured primary abdominal pregnancy. Fertil Steril 74:601-602, 2000.
120. Mitra A, LeQuire MH: Minimally invasive management of 14.5-week abdominal pregnancy without laparotomy. J Ultrasound Med 22:709-714, 2003.
121. Gerli S, Rossetti D, Baiocchi G, et al: Early ultrasonographic diagnosis and laparoscopic treatment of abdominal pregnancy. Eur J Obstet Gynecol 113:103-105, 2004.
122. Rahaman J, Berkowitz R, Mitty H, et al: Minimally invasive management of an advanced abdominal pregnancy. Obstet Gynecol 103:1064-1068, 2004.
123. Yao M, Tulandi T: Surgical and medical management of tubal and non-tubal ectopic pregnancies. Curr Opin Obstet Gynecol 10:371-374, 1998.
124. Ash S, Farrell S: Hysteroscopic resection of a cervical ectopic pregnancy. Fertil Steril 66:842-844, 1996.
125. Ushakov FB, Elchalal U, Aceman PJ, Schenker JG: Cervical pregnancy: Past and future. Obstet Gynecol Surv 52:45-59, 1996.
126. Mitra AG, Harris-Owens M: Conservative medical management of advanced cervical ectopic pregnancies. Obstet Gynecol Surv 55:385-389, 2000.
127. Cepni I, Ocal P, Erkan S, Erzik B: Conservative treatment of cervical ectopic pregnancy with transvaginal ultrasound-guided aspiration and single-dose methotrexate. Fertil Steril 81:1130-1132, 2004.
128. Hallatt J: Repeat ectopic pregnancy: A study of 123 consecutive cases. Am J Obstet Gynecol 45:542-546, 1975.
129. Schoen JA, Nowak RJ: Repeat ectopic pregnancy: A 16-year clinical survey. Obstet Gynecol 45:542-546, 1975.
130. Paavonen J, Varjonen-Toivonen M, Komulainen M, Heinonen PK: Diagnosis and management of tubal pregnancy: Effect on fertility outcome. Int J Gynaecol Obstet 23:129-133, 1985.
131. Sandevei R, Bergsjo P, Ulstein M, Steier JA: Repeat ectopic pregnancy: A 20-year hospital survey. Acta Obstet Gynecol Scand 6:635-640, 1987.
132. Skjeldestad FE, Hadgu A, Eriksson N: Epidemiology of repeat ectopic pregnancy: A population-based prospective cohort study. Obstet Gynecol 91:129-135, 1998.
133. Butts S, Sammel M, Hummel A, et al: Risk factors and clinical features of recurrent ectopic pregnancy: A case control study. Fertil Steril 80:1340-1344, 2003.
134. Ego A, Subtil D, Cosson M, et al: Survival analysis of fertility after ectopic pregnancy. Fertil Steril 75:560-566, 2001.
135. Tulandi T. Reproductive performance of women after two tubal ectopic pregnancies. Fertil Steril 50:164-166, 1998.
136. Korell M, Albrich W, Hepp H: Fertility after organ-reserving surgery of ectopic pregnancy: Results of a multicenter study. Fertil Steril 68:220-223, 1997.
137. Bangsgaard N, Lund CO, Ottesen B, Nilas L: Improved fertility following conservative surgical treatment of ectopic pregnancy. BJOG 110:765-770, 2003.
138. Vermesh M, Presser SC: Reproductive outcome after linear salpingostomy for ectopic pregnancy: A prospective 3-year follow-up. Fertil Steril 57:682-684, 1992.
139. Dias Pereira G, Hajenius PJ, Mol BWJ, et al: Fertility outcome after systemic methotrexate and laparoscopic salpingostomy for tubal pregnancy. Lancet 353:724-725, 1999.
140. Fernandez H, Yves Vincent SCA, Pauthier S, et al: Randomized trial of conservative laparoscopic treatment and methotrexate administration in ectopic pregnancy and subsequent fertility. Hum Reprod 13:3239-3242, 1998.

第七部分 生殖医学手术

49 子宫内膜异位症

Robert Hemmings and Tommaso Falcone

引言

子宫内膜异位症是一种复杂的疾病，典型的表现为慢性病程，主要的症状为疼痛和不孕。许多病人需要住院和手术治疗。

子宫内膜异位症在普通人群中的发病率尚不清楚，由于尚未找到一种可靠的可应用于大样本非选择性人群的无创检查方法，子宫内膜异位症在普通人群中的发病率一直未能得到清楚统计。目前诊断子宫内膜异位症的标准方法是有创的外科手术，因此所有被研究的人群都是有症状的，代表了偏倚的部分人群。在这些有症状的人群中，报道的发病率在过去的 20 年里持续升高，这可能与人们对子宫内膜异位症微小病变的认识以及诊断性腹腔镜更广泛的应用有关[1]。这一结果也说明可能由于社会、环境及遗传因素导致子宫内膜异位症的发病率确实增加了。

子宫内膜异位症的类型

子宫内膜异位症微观的定义是子宫内膜腺体和间质出现在子宫腔被覆内膜和宫体肌层以外的部位。20世纪 60 年代后期腹腔镜应用后，黑色突起的腹膜病灶是最先被认识的子宫内膜异位症病灶。20 世纪 80 年代中期，人们认识了不同类型的不含色素的病灶也具有子宫内膜异位症的组织学特点。深部浸润的子宫内膜异位症[2,3]被认为是另一种临床疾病，在腹腔镜下很容易被漏诊，可能与典型的腹膜和卵巢病变有不同的病因。

病灶可表现为红色、白色或棕/黑色。典型的子宫内膜异位症病灶表现为黑色的突起，通常位于盆腔器官的腹膜表面。组织学上，其棕色或黑色的外观是由反复出血后含铁血红素在巨噬细胞内沉积所致。其他重要的组织学特点包括继发于炎症反应的纤维素沉积，血管生成因子的产生导致的新生血管形成和纤维化。腹腔镜下的表现是所有这些因素共同作用的结果。

目前认为典型的棕色/黑色病灶是微小病变经过多年进展的最终结果[4]。新生病变外观为红色，之后由于脱落和生长转变为白色，最终由于含铁血红素的沉积和腔内碎片而变为黑色。这些病变在患者中出现的平均年龄支持了这一病变发展理论。红色病变主要在年轻患者中出现；黑色和白色病变通常会在年龄较大的患者中观察到[5]。与红色和白色病灶相比，黑色病灶的大小和浸润深度均可能不同。红色病灶的代谢活性最高，而白色病灶的活性最低。

卵巢子宫内膜异位症

卵巢子宫内膜异位症（或卵巢子宫内膜异位囊肿）随着年龄的增长而增加，通常与疾病的晚期阶段相关[6]。系列超声检查诊断此类型子宫内膜异位症的准确性很高[7]。主要的鉴别诊断是黄体血肿，其会在几个月后消失。虽然仅有一小部分腹膜种植的病人会最终发展为子宫内膜异位囊肿，但是卵巢型子宫内膜异位症通常合并腹膜种植病灶。卵巢子宫内膜异位囊肿可以是单房或多房。由于腹膜种植多发生于左侧盆腔，卵巢子宫内膜异位囊肿通常位于左侧卵巢[8]。

深部型子宫内膜异位症

子宫内膜异位症浸润深度超过 5mm 时与疼痛加重相关[9]。这些病变用下述方法分类：硬化的白色病灶环绕大部分区域（Ⅰ型），肠道表面（Ⅱ型），阴道直肠膈结节（Ⅲ型），侵入乙状结肠的硬化的子宫内膜异位症（Ⅳ型）。由于上述病变主要在腹膜后，因此很难在腹腔镜下对其进行分类。月经期的三合诊检查或腹腔镜前麻醉下全面的检查，可能会提示术者上述类型病灶的存在。

子宫内膜异位症的流行病学

过去的 30 年中，在盆腔痛和不孕的病人中，子宫内膜异位症的发病率有所增加，有报道高达 80%[10]。这一增长与术者对微小病灶和深部病灶的注意是成正比的。如果包括微观意义上的子宫内膜异位症，几乎所有盆腔痛或不孕的女性都有某些类型的子宫内膜异位症。典型的病灶通常在晚些年表现出来，在有盆腔痛或不孕的病人中，发病率高达 70%[11]。

卵巢子宫内膜异位囊肿（子宫内膜异位囊肿）的发病率随年龄而增高[6]，但其发病率及进展在 35 岁以上的病人中趋于稳定。一般人群中子宫内膜异位症的发病率约为 1%～3%。在因为盆腔痛或不孕而行腹腔镜的病人中，发现有近 10%～20% 的病人有深部子宫内膜异位症[6]。

子宫内膜异位症的分类

子宫内膜异位症的分类是个逐渐发展的过程。最先得到广泛接受的是 1973 年 Acosta 及其同事的分类系统[12]，将子宫内膜异位症分为轻、中、重三型，且与妊娠率呈反比。1978 年，美国生殖协会（American Fertility Society，AFS，现在称为美国生殖医学协会，American Society for Reproductive Medicine，ASRM）成立了一个委员会制定分类系统，并于 1979 年发表[13]。这一分类包括四期，并应用疼痛加权评分，评估内容包括子宫内膜异位病灶的面积、外观，与腹膜、卵巢和输卵管的粘连范围，子宫内膜异位症病灶是单侧或是双侧，子宫内膜异位囊肿的大小，以及粘连是疏松的还是致密的。

由于原来的 AFS 分类不能预测妊娠情况，因此于 1985 年[14]对其进行了修订。现在该分类包括对病灶三维的评估，将浅表病灶与浸润性病灶区分开来（图 49-1 及图 49-2）。该分类方法还将输卵管及卵巢周围的粘连情况包括在内，并以伞端是否完全闭锁来区分，如果伞端闭锁则直接被分至中度。子宫直肠陷凹的粘连占很大比重，完全封闭是疾病严重的特征，被分至Ⅳ期。如果有直径大于 3cm 的子宫内膜异位囊肿，则至少为Ⅲ期。

在 1996 年[15]，对 AFS 分类（ASRM）进行了进一步修订，尝试将分类结果与疼痛联系起来。包括对病灶的描述和照相。病灶被分为红色（红色、粉红、无色、白色、棕黄和腹膜缺损）和黑色（蓝色和黑色）（图 49-34 和图 9-4）。同时记录上述病灶所占比例。除了上述改进，疾病分期与妊娠可能性之间尚缺乏相关性，或许能够在将来的分类中得到进一步改善[16]。

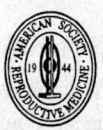

美国生殖医学协会对子宫内膜异位的修订分类

患者姓名			日期		
Ⅰ期(最轻)	1-5		腹腔镜检查 ____ 剖宫产术 ____ 影像学 ____		
Ⅱ期(轻度)	6-15		建议治疗 ____		
Ⅲ期(中度)	16-40				
Ⅳ期(重度)	>40				
总分			预后 ____		

	子宫内膜异位	<1cm	1-3cm	<3cm
腹膜	表面	1	2	4
	深部	2	4	6
卵巢	R 表面	1	2	4
	深部	4	16	20
	L 表面	1	2	4
	深部	4	16	20

子宫直肠凹陷	部分	完全
	4	40

粘连		<1/3阻塞	1/3-2/3阻塞	>2/3阻塞
卵巢	R 稀疏	1	2	4
	致密	4	8	16
	L 稀疏	1	2	4
	致密	4	8	16
输卵管	R 稀疏	1	2	4
	致密	4*	8*	16
	L 稀疏	1	2	4
	致密	4*	8*	16

*如果输卵管伞端完全闭锁，则评为16分
根据表面种植物表现分为红色[(R)，红色，粉红，火焰般，清晰泡状]，白色[(W)，浑浊状，腹膜缺陷，棕黄或黑色[(B)黑色，含缺血黄素沉着，蓝色]。总体描述为R-%、W-%和B-%。总分为100%。
根据表面种植物表现定义为红色[(R)，红色，粉红，火焰般泡状，清晰泡状

其他部位子宫内膜异位：____ 相关病变：____

适用于正常卵巢和输卵管 | 适用于异常卵巢和/或输卵管

图 49-1　ASRM 提出的子宫内膜异位症分期。

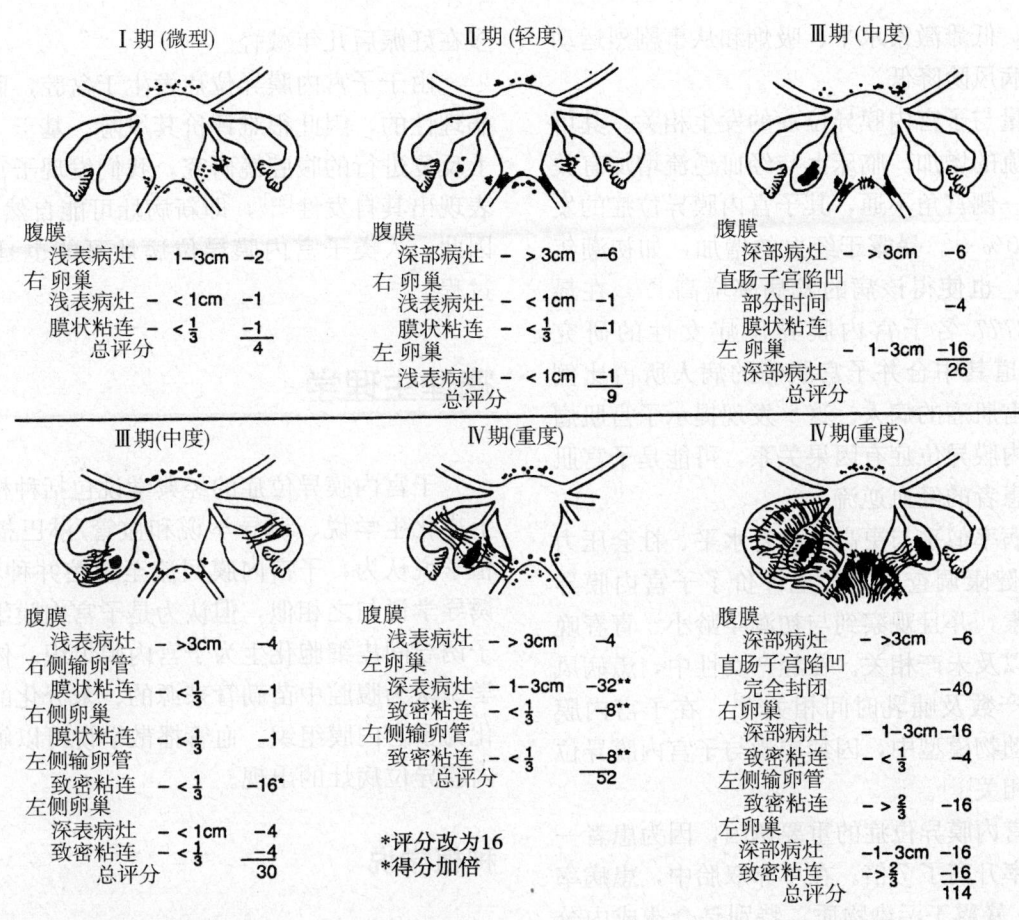

图 49-2　分期举例（ASRM）。

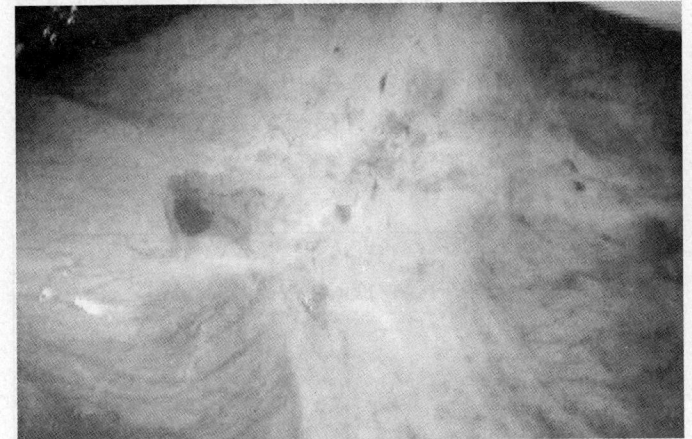

图 49-3　盆腔腹膜典型的黑色和白色病灶，并且有致密的粘连和回缩。

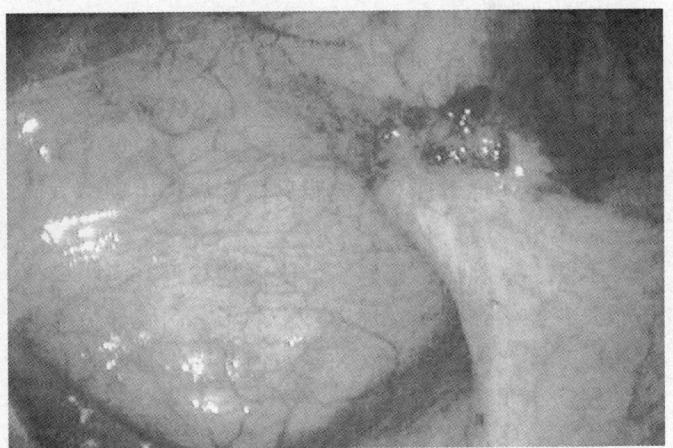

图 49-4　右侧宫骶韧带典型的红色病灶。

ASRM 分类的另外一个局限性是由于这一分类方法主要用于评估患者的生育能力，而与疼痛程度缺乏相关性。许多学者[17]发现疼痛程度与 ASRM 分类系统无关联。然而，疼痛与疾病浸润深度（大于等于 5mm）之间似乎有关联[9]。

子宫内膜异位症的易患因素

子宫内膜异位症主要发生在生育年龄，绝经后疾病会随之退化，提示子宫内膜异位症的生长是雌激素依赖的。而且，低雌激素水平、吸烟和从事剧烈运动的女性，其患病风险降低。

月经血流量与子宫内膜异位症的发生相关。其可能导致经血逆流的增加。临床上与经血逆流增加有关的情况，例如一侧宫角不通，其子宫内膜异位症的发生率几乎为100%[2]。暴露于经血的增加，如初潮年龄早或未产妇，也使得该病的发病率增高[18]。在最近一项关于2777名子宫内膜异位症女性的研究中[19]，作者报道其中合并子宫肌瘤的病人所占比例明显高于无子宫肌瘤的病人。这一发现提示子宫肌瘤的存在和子宫内膜异位症有因果关系，可能是子宫肌瘤加重了上述患者的经血逆流。

该病的发病率似乎与更高的教育水平、社会压力相关[19]。护士健康调查前瞻性地评价了子宫内膜异位症的易患因素，并且观察到与初潮年龄小、青春晚期月经周期短以及未产相关。在经产女性中，患病风险的降低与活产数及哺乳时间相关[20]。在子宫内膜异位症的最佳动物模型中，囚禁应激与子宫内膜异位症发病率增高相关[21]。

遗传是子宫内膜异位症的重要诱因，因为患者一级亲属的患病率升高了7倍。在单卵双胎中，患病率升高15倍[22]。暴露于污染物质，特别是会造成内分泌紊乱的化合物，例如二噁英或多氯联苯，可能在子宫内膜异位症的易患性方面也起了一定作用。例如狒狒，暴露于更大剂量的二噁英，与子宫内膜异位症的发病率和严重程度相关[23]。体外试验表明，二噁英可影响间质孕激素受体的表达[24]。一些人体数据也支持上述毒素在子宫内膜异位症病理生理学方面起一定作用[25]。

不孕、盆腔痛、痛经、性交痛均与子宫内膜异位症相关。虽然在不孕女性中，Ⅰ期子宫内膜异位症的发病率并不比能生育的女性高，但Ⅱ期子宫内膜异位症的发病率明显升高[26]。

虽然一些作者发现酒精与子宫内膜异位症相关，但这一结果未能得到完全证实。应用口服避孕药导致子宫内膜异位症的患病风险增高，[27]但其他研究也发现了其有保护作用[28]或无明显关系[19]。应用宫内节育器不会增高子宫内膜异位症的发病率[19]。体重指数与子宫内膜异位症的发病率无关。节食和锻炼是否能阻止或限制子宫内膜异位症的进展尚不清楚。及早妊娠可能有助于降低子宫内膜异位症的发生。事实上，与子宫内膜异位症相关的症状，例如盆腔痛，大多在妊娠后几年减轻。

由于子宫内膜异位症发生于盆腔，而且不一定是病理性的，因此很难评价其风险。基于一项在狒狒身上反复进行的腹腔镜研究，我们发现子宫内膜异位症表现出其自发性[29]，即新病灶可能自然出现或消失。因此，人类子宫内膜异位病灶可能也是连续的发展过程。

病理生理学

子宫内膜异位症的经典学说包括种植学说、体腔上皮化生学说、诱导学说和血管/淋巴播散学说。种植学说认为，子宫内膜回流至腹腔并种植在腹膜上。诱导学说与之相似，但认为是子宫内膜细胞或其他因子诱导间皮细胞化生为子宫内膜组织。体腔上皮化生学说认为腹腔中苗勒管来源的、未分化的细胞可以分化为子宫内膜组织。血管播散学说可以解释远处子宫内膜异位病灶的出现。

种植学说

这一疾病过程的基本组成部分包括异常的子宫内膜、腹膜的侵入、血管生成以及免疫应答和炎症（表49-1、图49-5）。Sampson的种植学说是该病最被广泛接受的病因学观点。在1927年，Sampson提出子宫内膜细胞通过输卵管反流，并且种植在腹膜表面，导致子宫内膜异位症。不过，必须存在三个要素

表49-1
子宫内膜种植的重要构成部分
异常子宫内膜
基因异常表达
黏附和侵入腹膜
MMP表达的改变
结合珠蛋白
新生血管
VEGF
炎症
巨噬细胞
吞噬能力降低
细胞因子和生长因子
MMP，基质金属蛋白酶
VEGF，血管内皮生长因子

以支持 Sampson 的这一理论，首先，子宫内膜细胞必须在月经期通过输卵管反流；其次，上述细胞必须有生长活性；第三，反流细胞应在反流入腹腔的基础上行解剖性质的种植。

通过腹腔镜进行了大量的研究和临床观察，证实在月经期，子宫内膜细胞经常通过输卵管反流。实际上，已经观察到在子宫内膜异位症患者中，月经期反流的血量和子宫内膜组织碎片量均较大。这可能是由于子宫输卵管结合处的张力低或宫颈对经血向阴道排出的阻力增加。经血培养和对含脱落子宫内膜细胞的腹水进行的培养已经证实了脱落子宫内膜细胞的生长活性。

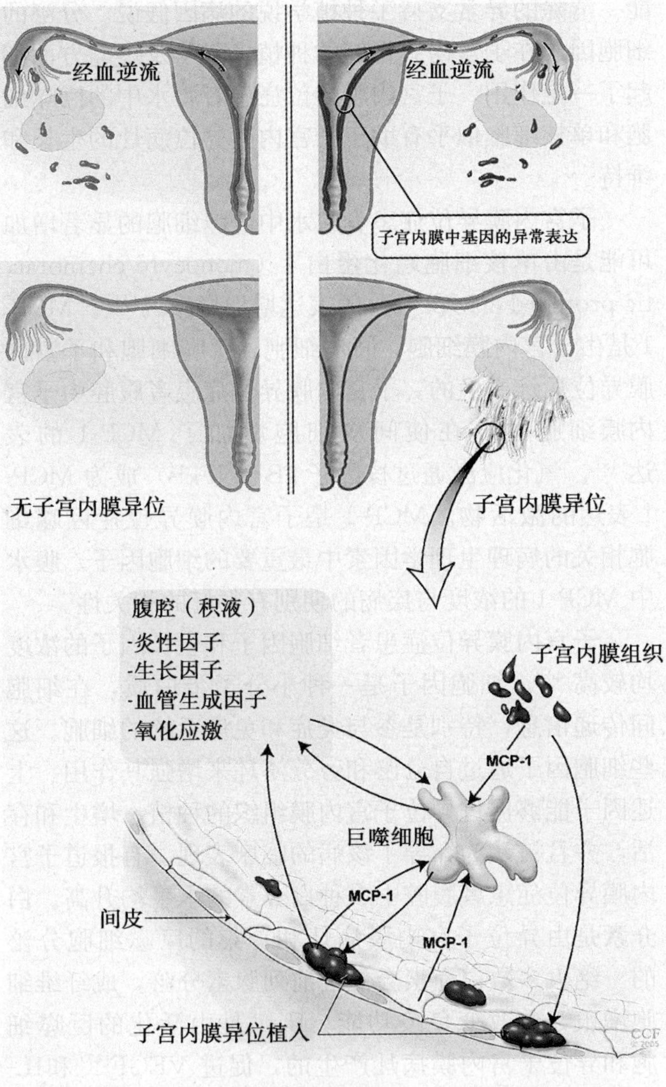

完整的腹膜表面并不能成为子宫内膜异位形成的屏障[30]。不过，子宫内膜组织要侵入并持续存在需要一些特定条件。近期文献中的数据提示，在子宫内膜异位症发展过程中的患者，其子宫内膜与无子宫内膜异位症的患者有本质上的不同。

子宫内膜本质的异常

凋亡

凋亡在正常的子宫内膜功能中起重要作用[31]。这一过程有助于在分泌晚期和月经期自功能层清除衰老的细胞。Bcl-2 和 Fas/FasL 系统控制正位和异位子宫内膜的凋亡。Bcl-2 系统抑制凋亡，而 Fas/FasL 系统促进凋亡。这一过程在子宫内膜异位症患者的子宫内膜中发生了改变，表现为凋亡减少，可能导致有生长活性的反流的子宫内膜细胞的增加。

孕激素敏感性下降

子宫内膜异位症患者的子宫内膜对孕激素的敏感性降低。大量孕激素反应性基因可能异常表达。在这些基因中，最重要的可能是与组织重塑相关的基因。基质金属蛋白酶（MMPs）和其天然组织抑制因子都是酶类，介导正常的组织转化，包括子宫内膜的正常分解。在子宫内膜异位症患者的子宫内膜中，许多 MMPs 在黄体期不恰当地表达。正常情况下，由于孕激素和其他局部因子的作用，MMPs 在这一时期应被抑制。子宫内膜异位症患者中 MMPs 的持续表达，最可能与子宫内膜对孕激素的反应性改变有关。

基质金属蛋白促进肿瘤细胞侵入组织。因此这些酶的改变可能会增加反流的子宫内膜的侵入潜能[32,33]。此外，子宫内膜异位症患者中这些酶在黄体期表达的改变可能与其植入紊乱有关。

为了能够黏附到腹膜表面，子宫内膜细胞必须与细胞外基质（extracellular matrix，ECM）结合。在子宫内膜细胞黏附至腹膜表面后，子宫内膜腺体必须侵入腹膜表面。这些组织可能是通过反流的子宫内膜组织中持续表达的 MMP，以降解间皮细胞间细胞外基质的。已经在子宫内膜异位症的红色病灶中发现了 MMP 的表达[32]，而且子宫内膜异位囊肿不依赖月经

图 49-5 在子宫内膜异位症患者中，子宫内膜、腹腔巨噬细胞、间皮细胞和子宫内膜种植之间有复杂的相互作用。未发展成子宫内膜异位症的患者可以清除反流的组织。MCP-1，单核细胞趋化蛋白 1（monocyte chemotactic protein-1）。

周期。已经在子宫内膜异位症患者的腹水中检测到Ⅲ型前胶原——一种ECM代谢的副产物[34]。

血管生成因子

血管生成因子可能在种植的子宫内膜的存活方面起一定的作用。58%子宫内膜异位症患者的腹水中存在血管生成因子[35]。血管内皮生长因子（vascular endothelial growth factor，VEGF）可以由活化的腹腔巨噬细胞、反流的子宫内膜细胞及子宫内膜异位病灶产生。VEGF[36]为新种植的子宫内膜细胞提供新的血供。子宫内膜异位症患者的腹水中，VEGF的水平升高，并且与疾病的分期相关。与更成熟的黑色病灶相比，红色病灶周围的VEGF水平更高。子宫内膜异位组织还表达其他血管生成因子，例如白细胞介素-1（interleukin 1，IL-1）和IL-6。一旦种植病灶周围形成瘢痕组织，新生血管形成将受到限制[37]。

免疫系统异常

免疫细胞

自然杀伤细胞是免疫系统的重要组成部分，由于其细胞毒性作用而有抗肿瘤作用。在子宫内膜异位症的患者中，这一腹腔内细胞毒性作用降低[38]。T淋巴细胞与细胞免疫相关，在子宫内膜异位症患者的腹水中增多[39]。其两种亚型，辅助性T淋巴细胞和抑制性T淋巴细胞似乎均升高。但它们在子宫内膜异位症的发展中所起的作用尚不清楚。相当多的证据还提示子宫内膜异位症与自身抗体中的IgG和IgA增高相关。已有报道在子宫内膜异位症患者中存在针对卵巢和子宫内膜细胞的自身抗体[40]。

炎症细胞和细胞因子

由于腹腔内环境的失调，造成了复杂的免疫级联反应（表49-2）。巨噬细胞是腹水中最多的有核细胞，在子宫内膜异位症患者中增多。增多的数量与子宫内膜异位症的期别无关[41]。巨噬细胞的活性增高与细胞因子的分泌增多相关但与其吞噬功能无关。这些巨噬细胞的吞噬功能是降低的，导致对子宫内膜细胞的吞噬减少[42]。异位子宫内膜上皮细胞中一种与结合珠蛋白相似的蛋白可能降低了巨噬细胞的吞噬功

表49-2 腹腔环境异常
活化的巨噬细胞增加
腹腔氧化应激 　脂质过氧化
细胞因子分泌增加 　IL-1、IL-6和IL-8 　肿瘤坏死因子 　RANTES
自然杀伤细胞活性降低

能。清除的异常支持了种植学说的病因假说。分泌的细胞因子在子宫内膜组织的种植，不孕及疼痛方面都起了一定作用。子宫内膜异位症患者腹水中的巨噬细胞和单核细胞似乎有助于子宫内膜异位病灶的生长和维持[43]。

子宫内膜异位症患者腹水中巨噬细胞的显著增加可能是由单核细胞趋化蛋白1（monocyte chemotactic protein-1，MCP-1）的表达增加导致的[44]。MCP-1是由子宫内膜细胞、间皮细胞、巨噬细胞和子宫内膜异位病灶产生的。子宫内膜异位症患者腹腔中子宫内膜细胞的存在使间皮细胞增加了MCP-1的表达[45]。氧化应激通过核因子κB（NFκB）成为MCP-1表达的激活物。MCP-1是子宫内膜异位症巨噬细胞相关的病理生理学因素中最重要的细胞因子。腹水中MCP-1的浓度与疾病的期别有很好的相关性。

子宫内膜异位症患者细胞因子和生长因子的浓度均较高[46]。细胞因子是一种小分子蛋白质，在细胞间传递信息，特别是参与炎症和免疫系统的细胞。这些细胞因子通过自分泌和旁分泌环来增强其作用。上述因子能够促进异位子宫内膜组织的种植、增生和存活，并且被认为介导了该病的临床表现。有报道子宫内膜异位症患者腹腔中多种白介素的水平均升高。白介素是由异位子宫内膜病灶和募集的巨噬细胞分泌的。绝大多数白介素会促进前列腺素分泌，成纤维细胞增殖，并改变免疫功能。IL-1是由活化的巨噬细胞和异位子宫内膜病灶产生的，促进VEGF[47]和IL-6分泌。IL-6在腹水中并未表现出一致性的升高，但其在血清中更可能升高。IL-6是由内皮细胞、成纤维细胞、单核细胞，以及正位和异位的子宫内膜细胞产生的。其有很广泛的生理生殖功能，例如促进子宫内膜增殖和激活巨噬细胞。

白介素-8在子宫内膜异位症患者的腹水中也有所升高。IL-8能够促进腹腔中异位子宫内膜的种植和生长。其还会刺激子宫内膜基质细胞与纤连蛋白的黏附，从而增加了子宫内膜细胞与间皮细胞间的黏附。IL-8还能通过增加金属蛋白酶的分泌而促进子宫内膜细胞的侵入[48]，在体外试验中还可以刺激子宫内膜细胞的增殖和血管形成。

另一种单核细胞趋化因子称为正常T细胞表达和分泌活性因子（Regulated on Activation, Normal T-cell Expressed and Secreted, RANTES)[49]，在子宫内膜异位症患者腹水中高水平表达，而且其水平与疾病分期相关。其数量的增多是异位子宫内膜病灶对趋化因子的反应。肿瘤坏死因子（tumor necrosis factor, TNF）是另一种在子宫内膜异位症患者的腹水中产生的数量增加，浓度增高的细胞因子[50]。被认为是腹水中最常升高的细胞因子[50]。其会增加子宫内膜细胞黏附至间皮细胞，并且可能由于对精子动力的不良影响和对胚胎的毒性作用而造成不孕[36]。

子宫内膜异位症患者的子宫内膜产生的细胞间黏附因子（Intercellular Adhesion Molecule 1, sICAM-1）的可溶形式增多，已经证明其与盆腔内异位子宫内膜种植的数量相关[51]。一项前瞻性队列研究发现，sICAM-1与CA-125联合应用是腹腔深部子宫内膜异位症的良好标志物[52]。

瘦素是一种脂源性激素，可以由异位的子宫内膜组织产生[53]。其在腹腔内的浓度与疾病的期别呈负相关[54]。

巨噬细胞迁移抑制因子是一种由巨噬细胞、异位子宫内膜间质和腺体细胞产生的促炎细胞因子。TNF-α能促进其产生。最近发现子宫内膜异位症患者的腹水中，巨噬细胞迁移抑制因子的浓度显著升高，但是其水平与疾病的范围或浸润深度无关[55]。

腹膜型子宫内膜异位症中的氧化应激

子宫内膜异位症患者腹水中的巨噬细胞产生氧活性产物[56]，可能导致允许细胞黏附的基因表达[57]。当氧活性产物的水平大大超过机体抗氧化系统的能力时，就会发生氧化应激。子宫内膜异位症患者腹腔中氧化应激的概念，是该疾病慢性炎症本质的延伸。许多研究表明，子宫内膜异位症中抗氧化系统可能发生了变化，导致发生氧化应激的风险升高。子宫内膜异位症患者的腹水中可能会含低水平的维生素E（一种抗氧化剂）。已经证明米非司酮（RU486）可以通过其抗氧化作用而抑制子宫内膜细胞的生长[58]。由于对配子或配子间相互作用的影响，氧化应激可能在一定程度上造成了不孕[36]。

子宫内膜异位症的遗传学

已经发现了两大组基因与子宫内膜异位症有关。第一组是可能增加该疾病易感性的基因，例如参与环境污染物解毒的基因。第二组是异常表达的，有助于组织种植或者该疾病表型表达的基因。

子宫内膜异位症患者其子宫内膜大量基因都是异常表达的，提示其病因有很强的遗传学基础。大量的流行病学研究支持其有遗传易感性：

1. 在人类[59]和恒河猴（最佳动物模型）中均有家族聚集性
2. 单卵双胎的一致性[60]
3. 在患病的非双胎姐妹中，发病年龄相似[61]
4. 与普通人群相比，一级亲属的患病率增高6～9倍[61]
5. 在Ⅲ到Ⅳ期子宫内膜异位症患者的一级亲属中，核磁共振（magnetic resonance imaging, MRI）发现的子宫内膜异位症患病率为15%[62]。

将单卵双胎与双卵双胎的患病率进行比较，发现该疾病51%归因于遗传因素。由于女性人群中特定环境因素的影响，很难将其与遗传因素对该疾病的影响区分开来。因此，应用动物模型，例如猴子，也许能对上述因素在更可控的条件下进行评价。在猴子群体中，有家族聚集性的证据[63]——全同胞家系的风险高于半同胞家系（母亲或父亲）。在冰岛进行[64]的对所有确诊子宫内膜异位症患者的人口研究表明，其共同亲属与未患病的对照组女性相比，患病程度更高，证实了子宫内膜异位症人群是源于一小部分原代女性。挪威的一项研究[65]表明患严重子宫内膜异位症的女性，其家族相关性更大。因此，遗传因素可能对病情严重患者的亲属，有更显著的影响。上述观点在英国的一项研究中[61]也得到了证实。这一发现是多基因遗传病的特点，例如糖尿病、哮喘和高血压。

研究者提出，子宫内膜异位症患者中，一些基因的变异率更高，例如GALT和ICAM-I——一种黏附分子编码基因。参与卵巢类固醇合成的基因也与之相关,包括编码雌激素受体和孕激素受体的基因。子宫内膜异位病灶中芳香化酶基因的表达增多。在正常位置子宫内膜中通常不表达这种酶,其表达增多可能导致局部高浓度。这或许可以解释罕见的绝经后女性有活动的子宫内膜异位病灶。有报道这些罕见病例中,一部分用芳香化酶抑制剂治疗有效。在子宫内膜异位症患者中发现,其纤溶酶原激活物抑制物(plasminogen activator inhibitor-1,PAI-1)的4G等位基因出现率更高[62]。导致低纤维蛋白溶解以及纤维蛋白基质的持续存在,从而有助于子宫内膜异位病灶最初的形成。

分化潜能假说:体腔上皮化生学说

子宫内膜异位囊肿

子宫内膜异位囊肿形成的病因仍然是有争论的(图49-6)。Hughesdon[66]在对一系列卵巢子宫内膜异位囊肿的切片进行分析后,提出90%的子宫内膜异位是由于卵巢与其周围组织粘连而形成的,并导致种植在卵巢表面的子宫内膜反复出血,之后进行性地陷入卵巢皮质。事实上可能形成一个假囊肿。许多研究者也提出,子宫内膜异位囊肿可能是由于异位子宫内膜的功能性囊肿浸润造成的。Donnez及其同事[67]基于内陷的上皮包涵物发生体腔上皮化生,提出了另外一种病理生理学可能。

卵巢表面的盆腔间皮细胞可能发生化生。这一理论是基于以下一些发现:

1. 12%的子宫内膜异位囊肿不固定在相邻的盆腔结构。
2. 子宫内膜异位囊肿通常是多部位的。
3. 在卵巢子宫内膜异位囊肿的一系列切片中,经常能够看到间皮细胞包涵物,并且已经完成了向子宫内膜异位症的转化。
4. 在先天性无子宫(Roktansky-Kuster-Hauser综合征)及尚未有月经的女性中也发现有子宫内膜异位囊肿。

胸膜的体腔上皮化生或许可以解释偶发的肺部子宫内膜异位症。

直肠阴道子宫内膜异位症

经常可以在直肠宫颈或直肠阴道间隙内找到子宫内膜腺体或间质。这些病灶的组织学与浅表的子宫内膜异位病灶不同[67]。平滑肌增生和纤维化持续存在,与子宫腺肌病结节相似,因此在进行直肠阴道壁触诊时,其常表现为结节状病灶。这些病灶将会很典型地导致长期疼痛和深部性交痛。可以在宫骶韧带、阴道后壁或直肠前壁找到上述病灶[68]。其甚至可以横向发展,影响子宫。依据Donnez及其同事的研究[69],病灶的组织学提示其不是源于病灶向深部浸润,而更像是苗勒管残余细胞化生的结果。这些结节一旦被切除,复发的可能性很小[70,71]。这些均提示这类病灶是源于苗勒管残余细胞的化生而不是浅表子宫内膜异位病灶的浸润。在黄体期,这类病灶通常没有分泌的改变,提示其不受生理水平孕激素的影响。这类病灶中波形蛋白和细胞角蛋白的共表达是中胚层苗勒管来源的特征[69]。

但是,绝大多数上述深部浸润病灶与浅表种植、子宫内膜异位囊肿以及盆腔粘连相关,提示这些病灶可能与腹膜子宫内膜异位症有共同的病理生理学改变。可能仅代表了一种疾病过程的不同表型。

其他关于子宫内膜异位症病因的理论包括"诱导"学说,静脉或淋巴栓子学说。诱导学说认为外部因素会诱导间皮细胞转化为异位子宫内膜种植灶。静脉或淋巴栓子学说试图解释发生远处部位子宫内膜异位症的原因,例如肺。

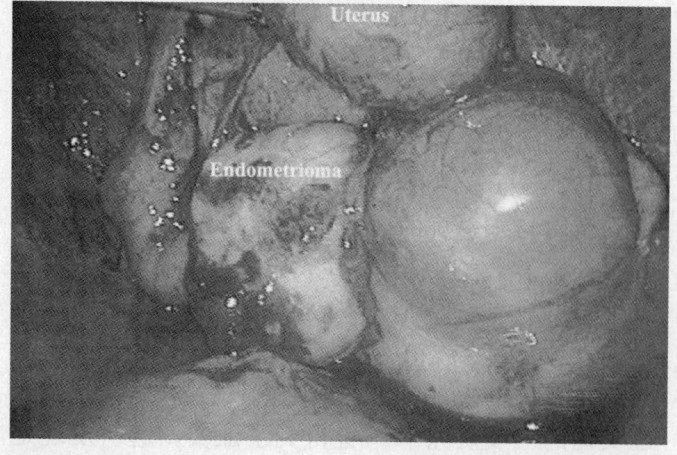

图49-6 (也见彩图49-6)子宫内膜异位症Ⅳ期:双侧卵巢子宫内膜异位囊肿。

子宫内膜异位症的解剖部位

子宫内膜异位症最常在盆腔和近输卵管伞端的部位被发现[72]。最常见的部位，依次为卵巢、子宫直肠陷凹的前后壁、阔韧带以及宫骶韧带。左侧盆腔比右侧更常见，64%发生在左侧。子宫内膜异位囊肿在左侧卵巢更常见，可能由于乙状结肠影响了腹腔内液体的流动。输卵管子宫内膜异位相对少见，约占所有病例的5%[73]。不过，输卵管伞端的轻度粘连相对常见。肠管是最常见的生殖器外子宫内膜异位部位[74]。

肠管病灶常见的部位依次为：直肠、乙状结肠、盲肠以及回肠末端。绝大多数肠管的病灶是浅表的，并且局限于浆膜。偶尔会穿透肠管肌层，可能导致周期性腹泻、直肠出血、腹胀，在罕见的情况下还可能造成肠梗阻。仅有1%的病例尿路受到侵犯[75]，最常侵犯的部位是膀胱。症状与复发性膀胱炎相似[76]。如果出现周期性的泌尿系症状，应怀疑尿路的子宫内膜异位症。0.14%~1%的病例输尿管受侵犯，且以左侧更常见（63%）。

盆腔外子宫内膜异位症

子宫内膜细胞可在手术后种植在瘢痕上，因此，已有报道子宫切除术后、阑尾切除术后及腹腔镜术后腹部瘢痕的子宫内膜异位症[77]。偶尔还可见到会阴侧切瘢痕的子宫内膜异位症。也有许多子宫下段剖宫产瘢痕子宫内膜异位症的病例报道。还有罕见的肺部子宫内膜异位症的报道，并导致咯血甚至气胸[78]，意味着子宫内膜细胞有可能通过血行或淋巴播散。这一机制也解释了其他罕见部位的播散，例如大脑。罕见情况下，子宫内膜异位症还可以发生在肝、胰腺、肾、输尿管、脊椎或骨。

子宫内膜异位症导致不孕的病理生理学

虽然已经确认不孕与子宫内膜异位症相关[79]，这一关联的机制仍然很复杂并且尚不完全清楚[80]。许多子宫内膜异位症患者仍然有生育能力，而且生育能力随ASRM评分的升高而下降[81]。以下因素或许可以解释这种情况发生的原因：

解剖改变

当患中或重度子宫内膜异位症时，常会导致不同盆、腹腔脏器之间的粘连[81]。输卵管或卵巢周围的粘连以及输卵管壁的纤维化会降低输卵管的动力及拾卵能力[82]。在输卵管腔内也可发现轻微的粘连，这可能降低了其运输卵母细胞的能力。

免疫因素

子宫内膜异位症患者的腹腔内环境发生了很大改变，包括细胞因子、生长因子和炎症细胞水平异常，可能是子宫内膜异位病灶种植的病因之一[83]。上述因素对精子动力、卵母细胞成熟、受精、胚胎成活及输卵管功能均会产生不良影响。已经观察到子宫内膜异位症患者腹水中巨噬细胞的数量增多，并导致巨噬细胞吞噬精子的活性增高[83]及一氧化氮合成酶的活性升高。较高的一氧化氮水平可能有胚胎毒性，对精子功能有不利影响，而且抑制胚胎着床[84]。子宫内膜异位症患者的腹水对精子-卵子之间的相互作用有抑制作用，并且表现为剂量依赖性[85]。

氧化应激与配子及胚胎毒性相关。例如，在胚胎培养基中加用维生素C和维生素E等抗氧化物，可增加氧化应激胚胎的囊胚发育率[86]。氧化应激还与男性因素不孕患者中DNA破坏的增加相关[87]。

卵母细胞成熟

子宫内膜异位症患者转铁蛋白的水平升高[88]，已经发现该水平会降低由卵泡雌激素调节的颗粒细胞的分化，可能导致卵巢功能异常。子宫内膜异位症患者的卵巢颗粒细胞中VEGF水平较低[89]，VEGF是重要的血管生成和变异因子。可能因此阻碍卵母细胞的成熟。子宫内膜异位症患者颗粒细胞中TNF的水平[90]升高，可能影响卵母细胞成熟。

对胚胎发育和着床的影响

Ⅰ期和Ⅱ期子宫内膜异位症的患者，抗子宫内膜抗体水平升高[91]，可能抑制着床。子宫内膜异位症患者腹水中较高水平的IL-1和IL-6[92]有胚胎毒性。可能还与降低生育能力有关。早期的研究中子宫内膜异位症患者黄体功能不全的发生率更高[46]，但这一结果尚未被其他研究证实。在月经周期中的分泌期，HOXAI 和 HOXAII 基因[93]的表达通常会被上调，但子宫内膜异位症患者中无这一上调节机制。最近有报道上述基因调节整合素的表达[94]，其在胚胎黏附到子宫内膜的能力方面起重要作用。

据报道，子宫内膜异位症患者的 β_3 整合素表达降低，可能解释了种植能力的降低[95]。细胞黏附因子例如 β_3 整合素可能参与了胚胎最初的黏附。实际上，研究者已经发现了子宫内膜异位症患者胚胎着床过程中，有100种基因表达异常[96]。这些基因影响细胞黏附因子、分泌蛋白、转运蛋白及免疫调节剂。但尚不清楚究竟是哪些基因的异常导致了生育能力的下降。

子宫内膜中自由基的存在可能也降低了卵母细胞和胚胎的质量[97]。子宫内膜异位症患者正位子宫内膜中参与自由基生成和清除平衡的酶表达异常。

在与子宫内膜异位症相关的不孕中，卵泡发育障碍、黄体激素水平异常、高泌乳素血症、黄体功能不全及未破裂卵泡黄素化综合征等异常似乎均未发挥主要作用。自然流产率也未增加。最重要的发病机制，有可能是免疫功能或腹腔内环境的异常。

子宫内膜异位症引起疼痛的机制

与子宫内膜异位症相关的疼痛非常复杂，而且与疾病发展的 ASRM 分类无直接相关[15,98]。子宫内膜异位病灶的深度与疼痛的表现相关，特别是痛经。晚期子宫内膜异位症导致的疼痛可能是由于广泛的粘连、卵巢囊肿或子宫内膜异位病灶深部浸润造成的。神经生长因子的表达与子宫内膜异位症的疼痛相关。但是，粘连部位的神经纤维与盆腔疼痛之间并无关联。

即使是早期子宫内膜异位症的患者（散在的种植灶）也可能出现疼痛。这些患者体内前列腺素水平的升高可部分解释疼痛的原因。与正常的子宫内膜相比，异位的子宫内膜（子宫内膜异位症）至少有两种分子异常，导致逐渐增多的雌二醇和前列腺素 PGE_2 的积聚[99]。第一种异常，即编码芳香化酶（CYP99）的基因活性增加，导致子宫内膜组织中芳香化酶的活性增加。PGE_2 能够刺激其活性，而且是子宫内膜间质细胞中最有效的芳香化酶活性诱导剂。子宫内膜组织中第二种重要的分子异常是雌二醇对环氧化酶-2（COX-2）的刺激增加，导致 PGE_2 的产生增加。这就形成了一循环作用，导致了子宫内膜组织中重要的 PGE_2 的积聚。

子宫内膜异位症的诊断

只有手术才能确诊子宫内膜异位症。但是，有多种无创性的方法可供选择。子宫内膜异位症典型的症状是痛经、非周期性的盆腔痛、性交痛和不孕。提示晚期子宫内膜异位症的特异的体征见表 49-3。不幸的是，大多数患者在查体时仅有非特异性的体征。在月经期查体能够更敏感地发现盆腔子宫内膜异位症。如果出现任何典型的子宫内膜异位症症状，其阳性预

表 49-3 子宫内膜异位症的症状和体征
症状
生殖道
不孕
痛经
性交痛
非周期性盆腔痛
胃肠道
腹泻和/或便秘
肠道运动性疼痛
腹部绞痛
周期性直肠出血
泌尿系统
其他
腰背痛
体征
附件区肿物
附件区压痛
子宫压痛
子宫直肠陷凹
触痛
结节
肿物
宫骶韧带
触痛
结节
阴道病灶
宫颈病灶

测值为 56%，阴性预测值为 78%。另外，其敏感性为 76%，特异性为 58%。但是，这其中包括了卵巢子宫内膜异位囊肿的患者。如果除外卵巢子宫内膜异位症，上述症状的诊断意义则下降。查体中的发现可以提高诊断的准确性[100]。痛经的症状越重，则子宫内膜异位病灶浸润程度越深。

还没有实验室检查可以高度敏感并且特异地确诊子宫内膜异位症。在晚期子宫内膜异位症中 CA-125 的水平可能会升高，但在疾病早期绝大多数是正常的。总体上，已报道其敏感性为 24%～94%，特异性为 83%～93%[101]。一项关于 CA-125 诊断价值的荟萃分析证实了上述结论[102]。目前正在积极研究这一疾病的生物标志物。血清 IL-6 和腹腔 TNF-α 有很高的诊断准确性（敏感性，90%～100%；特异性，67%～89%）[50]。在应用于临床之前还需要进一步的研究。其他有可能的标志物有子宫内膜遗传标志物，例如芳香化酶 P450 或胎盘蛋白 14。

超声诊断卵巢子宫内膜异位症（见图 49-6）的准确性很高。但是不能诊断非卵巢的子宫内膜异位症。另外，其他影像学方法，例如 CT 和 MRI，并不能在本质上提高超声对非卵巢子宫内膜异位症诊断的准确性。但是在诊断包括子宫直肠陷凹在内的深部浸润的病灶，或诸如坐骨神经等罕见部位的病灶方面，有一定作用。对于有胃肠道症状的患者，结肠镜或钡餐等检查可能是完全正常的，偶尔有狭窄表现。有明显泌尿系统症状的患者，应行泌尿系检查以除外间质性膀胱炎或膀胱子宫内膜异位症的可能。

对于慢性疼痛并且可能为子宫内膜异位症的患者，鉴别诊断的范围相当广泛。最常见的是粘连、慢性盆腔炎、间质性膀胱炎、肠易激综合征及骨骼肌疾病（例如肌筋膜痛及神经痛）。

手术诊断

典型的子宫内膜异位病灶被分为有色素的（火药灼伤样、棕色、蓝黑色和黄色）及无色素的（无色、白色、红色息肉样或火焰状）病灶（见图 49-3 及 49-4）。腹膜缺损或腹膜窗处可能有上述病灶。粘连可能很轻，可能在伞端周围，或有血运丰富的严重致密的粘连，包括输卵管和卵巢。子宫内膜异位症评分系统，ASRM 分类，在临床上已广泛应用，但是在观察者内和观察者间存在很大变异（38% 至 52%）[15,103]。

目前认为腹腔镜直视下子宫内膜异位症的阳性预测值为 50%。典型的病灶，例如红色或黑色病灶，肉眼观察的准确性为 90% 至 100%。子宫内膜异位症白色病灶较少见[104]。可能与子宫内膜异位症相混淆的病变有输卵管内膜异位症、纤维化、间皮细胞增生、前次手术后的积炭以及恶性肿瘤。罕见情况下，血管瘤、残余肾上腺及脾种植也有可能与子宫内膜异位症相混淆。因此，在诊断性腹腔镜中，对于不确定的子宫内膜异位症，一定要对病灶进行活检。子宫内膜异位症治疗的临床试验必须经过活检确诊。

相关疾病

对子宫内膜异位症患者的调查提示，其过敏性疾病及其他自身免疫性疾病（如甲状腺疾病）的发病率升高。纤维肌痛及慢性疲劳综合征常有报道。子宫内膜异位症与卵巢癌（尤其是子宫内膜样和透明细胞型）、非霍奇金淋巴瘤、混合痣及黑素瘤的发病率升高相关。近 75% 子宫内膜异位症合并的肿瘤源自卵巢。多数为子宫内膜样（90%）；5% 为透明细胞型。盆腔外与子宫内膜异位症相关的恶性肿瘤多为腺癌。但是，肉瘤也有报道[105]。

子宫内膜异位症不孕夫妇的治疗

不明原因不明的不孕女性（即盆腔正常），其 3 年内的累计自然妊娠率显著高于未经治疗的微小或轻度子宫内膜异位症女性（54.6% vs 35.5%；$P=0.048$）[106]。有报道，在不孕合并 1 期或 2 期子宫内膜异位症的夫妇中，其月妊娠率为每周期 3%。两组中，吸烟均会降低妊娠及活产的可能。口服避孕药或促性腺激素释放激素激动剂（gonadotropin-releasing hormone agonist, GnRH agonist）进行药物抑制治疗，不会升高妊娠率。

手术治疗

手术治疗微小或轻度的子宫内膜异位症可增加自然妊娠率。但是绝对数量还在讨论中。已经有两项关于这一问题的随机临床试验：加拿大和意大利的多中心试验[107,108]。加拿大的试验结果为妊娠率显著提高且有统计学意义。治疗组持续妊娠率为27%，未治疗组为17%。需要治疗的数量——即需要手术治疗以便能够再次妊娠的人数——为9名（95 CI，5-33）。意大利的试验表明妊娠率未能得到提高。对上述研究的荟萃分析表明，妊娠率有所提高，但是意大利的比率较加拿大试验低。术后的药物抑制治疗不能提高生育能力。药物治疗唯一的价值体现在中、重度病例体外受精（in vitro fertilization，IVF）前治疗。

如果疾病早期患者手术治疗失败或不愿接受手术治疗，下一步治疗应为氯米芬和宫腔内受精（intrauterine insemination，IUI）[109]，随之是促性腺激素释放激素及IUI。每种应尝试三个周期。

对于晚期子宫内膜异位症患者，手术治疗能提高生育能力。但是手术会很复杂并且需要小心操作。如果疾病晚期初次手术治疗失败，再次手术以达到妊娠目的的成功率低于IVF，因此对需要治疗疼痛的患者采取手术治疗[110]。对输卵管正常且轻微粘连的中、重度患者采取氯米芬、促性腺激素释放激素及IUI治疗。在促性腺激素释放激素及IUI周期前应用GnRH激动剂并未出现确切的疗效。

体外受精

一项对观察研究的荟萃分析表明，与输卵管因素引起的不孕相比，子宫内膜异位症的诊断与较低的IVF妊娠率相关[111]，尤其是晚期疾病。尚不清楚晚期子宫内膜异位症患者这一显著降低的IVF妊娠率是与前次手术相关还是仅与该晚期疾病本身相关[112]。

子宫内膜异位囊肿

应切除子宫内膜异位囊肿（见图49-6）以确认其是否为良性。切除囊肿可提高自然生育能力。据报道无论有无子宫内膜异位囊肿，其IVF结局相似。但是与没有子宫内膜异位囊肿的患者相比，曾治疗过子宫内膜异位囊肿的患者其卵母细胞数量、受精率、得到胚胎的数量均较低。与IVF相关的，由卵巢子宫内膜异位囊肿引起的问题有很多：

- 子宫内膜异位囊肿的存在是否影响IVF结局？对此无相关的随机临床试验。似乎小的子宫内膜异位囊肿（小于等于4cm）并不影响IVF成功率，因此并不需要手术治疗。
- 切除子宫内膜异位囊肿是否影响IVF结局？大量的证据提示，对于有症状的患者，可以放心地切除其子宫内膜异位囊肿，且不影响其卵巢功能和辅助生育的成功率。另外，切除大的子宫内膜异位囊肿时（大于等于4cm），常常需要同时切除一部分卵巢组织。取卵时意外地刺破子宫内膜异位囊肿可能会导致感染。对大的子宫内膜异位囊肿，需组织学诊断以确定其是否为良性。

许多试验均试图评价切除子宫内膜异位囊肿的何种手术方式对卵巢的损伤最小。囊肿剥除术会导致标本内有被切除的卵巢组织，这种情况出现在50%以上的病例中。在有真包膜的病例中，这一现象的发生率仅为6%[113]。不过，在与子宫内膜异位囊肿一同被切除的卵巢组织中，几乎没有卵泡。随机试验表明，与开窗术及双极电凝术相比，子宫内膜异位囊肿切除术的复发率较低，且妊娠率较高[114]。子宫内膜异位囊肿的单纯引流是无效的。

慢性盆腔痛患者的治疗

药物治疗

治疗子宫内膜异位症引起的慢性盆腔痛的一线方法是口服避孕药和非甾体类抗炎药（nonsteroidal anti-inflammatory drug，NSAID）。但是，最近一项系统评价的结论是，几乎没有数据支持上述药物在此类患者治疗中的有效性[115]。

传统上，有许多种药物应用于治疗子宫内膜异位症引起的疼痛（表49-4）：GnRH激动剂，孕激素（例如炔诺酮醋酸酯、醋酸甲羟孕酮）和达那唑。在除外了其他引起慢性盆腔痛的常见病因后，不行腹腔镜检查而直接经验性地应用GnRH激动剂进行治疗被认为是可行的[116]。因此，这一治疗有效并不能确诊子宫内膜异位症。Ling的一项研究中，80%以上应用GnRH激动剂治疗的患者疼痛得到缓解，但39%应用安慰剂治疗的患者疼痛也有所减轻。在手术治疗的子宫内膜异位症患者中，也发现有一定的安慰剂作用。

表 49-4
子宫内膜异位症的药物治疗
用于子宫内膜异位症的药物
促性腺激素释放激素（GnRH）激动剂
孕激素
醋酸甲羟孕酮
炔诺酮醋酸酯
达那唑（17-乙炔基睾酮衍生物）
可能用于治疗子宫内膜异位症的新药
肿瘤坏死因子α阻滞剂
芳香化酶抑制剂
金属蛋白酶基质（MMP）抑制剂
抗血管生成因子
选择性雌激素β受体激动剂

孕激素

美国食品药品管理局（Food and Drug Administration，FDA）已经批准皮下注射醋酸甲羟孕酮（甲羟孕酮皮下避孕针，Depo-SubQ-Provera 104）治疗子宫内膜异位症引起的盆腔痛。这一配方含 104mg 醋酸甲羟孕酮。与注射甲羟孕酮避孕针（Depo-Provera）避孕相似，但激素含量较小。用药方法为每 12～14 周皮下注射。主要担心骨密度（bone mineral density，BMD）降低的可能。与应用 GnRH 激动剂而不进行反向添加相比，上述方法骨质丢失较少。该药也可以用于避孕，功效与 GnRH 激动剂相似。Depo-SubQ-Provera 104 的脊柱骨质丢失率大约为 1.1%，而 GnRH 激动剂为 3.9%。治疗 6 个月后，Depo-SubQ-Provera 104 组其骨质丢失可以在 12 个月内恢复，而 GnRH 激动剂组的骨质丢失则持续存在。但是，目前尚没有长期应用 Depo-SubQ-Provera 104 的数据，建议除非其他方法无效，否则应用该药物避孕不宜超过 2 年。另外，对于停药后有妊娠计划的女性，应告知其可能会延迟恢复排卵的情况。

其他多种孕激素也用于治疗子宫内膜异位症导致的盆腔痛。每日 30～50mg 醋酸甲羟孕酮也是有效的。但是，其副作用耐受性较差，包括体重增长、情绪改变及不规则出血。FDA 也批准了炔诺酮醋酸酯每天 5mg，联合应用 GnRH 激动剂。

左炔诺孕酮宫内系统（曼月乐）已经成功用于有症状的子宫内膜异位症患者。一项试验也证实了其可以缓解疼痛、减少月经量。在应用一年后，其续用率降至 68%，并在之后稳定在这一水平。患者停用的原因为不规则阴道出血和持续性疼痛。但是，持续应用该装置的患者，疼痛均得到了很好的控制。

促性腺激素释放激素激动剂

这类药物对缓解子宫内膜异位症引起的疼痛非常有效。此类药物可以肌肉注射（醋酸亮丙瑞林）、皮下注射（戈舍瑞林）或鼻腔用药（那法瑞林）。其在用药的最初 10 天增加促性腺激素释放激素的释放，之后通过 GnRH 受体的降调节而减少垂体激素的分泌。初次用药疗程多为 6 个月。在所有临床试验中，绝大多数患者（75% 至 80%）有效。但是，许多患者的疼痛会复发。Dlugi 及其同事的一项研究中，在 6 个月疗程结束后，54% 中到重度疼痛的患者在 3 个月内复发[119]。1 年后，仅有 37% 的患者疼痛未复发。其他中心也报道了相似的结果。Miller 及其同事报道，疼痛复发的中位时间为 5.2 个月[120]。在疼痛复发的患者中，再进行 6 个月 GnRH 激动剂治疗的有效率约 60%。但是，主要的担忧为 BMD 的进行性下降。最后一次注射后 2～3 个月将恢复月经，但 BMD 的恢复则需要更长时间。

反向添加治疗是一种可以降低 GnRH 激动剂低雌激素副作用的方法，特别是 BMD 的降低以及血管舒缩症状和阴道萎缩。其他症状例如失眠、情绪障碍和认知功能障碍仍然有可能发生。应用 GnRH 激动剂治疗 1 年而不联合反向添加，BMD 平均降低 3% 至 7%。

反向添加治疗有短期（不超过 6 个月）和长期（多于 6 个月）两种方法。许多研究表明，其疗效不会降低。炔诺酮（每天 5mg 口服）是最常用的治疗方案。炔诺酮可以加用低剂量雌激素（结合雌激素 0.625mg），不会影响对症状的控制。更高剂量的雌激素可能影响疼痛的缓解效果。应用雌激素造成的突破性出血可能导致痛经。孕激素最常见的副作用是情绪改变和体重增长。如果应用较高剂量的孕激素出现副作用，可以尝试较低剂量的孕激素，例如醋酸甲羟孕酮 2.5～5mg 口服。也可以尝试低剂量雌激素例如经皮雌二醇 25μg。但是上述低剂量的雌、孕激素可能无法完全阻止骨质的丢失。反向添加治疗可以与 GnRH 激动剂同时开始应用，或在数月后开始应用。所有患者每天均应服用 1000～1500mg 钙和 400～

800IU 维生素 D。如果不能应用激素反向添加治疗，可以加用双磷酸盐以预防骨痛。加用该类药物对于尝试妊娠的女性的远期影响还不清楚。

雄激素

达那唑是 17-乙炔基睾酮的衍生物，治疗子宫内膜异位症引起疼痛的效果与 GnRH 激动剂相似。该类药物的副作用与其雄激素作用相关，包括体重增长、水肿、痤疮、多毛和肌痛。该类药物还可能导致雄激素源性的血脂改变和肝酶升高。应用传统剂量的达那唑可以抑制黄体生成素和 FSH，并导致闭经。大多数为每天 400~800mg，应用 6 个月。疼痛复发的比率及时间与应用 GnRH 激动剂相似。新的阴道制剂可能在不影响疼痛缓解效果的同时减少全身副作用。

孕三烯酮是一种 19-去甾体类衍生物，有雄激素受体激动剂作用，同时与孕激素受体间也有相互作用。其效果和副作用与达那唑相似。

目前正在研究的药物包括 TNFα 阻滞剂[121]，MMP 抑制剂[122]，抗血管生长因子[123]，及选择性雌激素 B 受体（ERB）激动剂[124]。ERB 激动剂可能主要作用于免疫系统。芳香化酶抑制剂已经成功应用于一部分子宫及双侧附件切除术后疾病仍然存在的病例，也有未手术的病例。推测其机制为抑制子宫内膜异位病灶芳香化酶的活性，从而降低局部雌激素的产生。代表性的芳香化酶抑制剂例如阿那曲唑，每日 1mg，与低剂量口服避孕药（20μg 雌二醇）同时应用，以预防卵巢囊肿的形成及可能出现的 BMD 丢失[125]。在 GnRH 激动剂的基础上加用阿那曲唑，可以延长症状复发时间并且降低复发比率。但是，加用芳香化酶抑制剂后 BMD 的丢失更严重[126]。

手术治疗

两项前瞻性的临床随机对照研究清楚地表明，与其他治疗方法相比，手术治疗在缓解子宫内膜异位症疼痛方面没有任何优势[127,128]。

从上述研究中可以得出一些结论：

1. 在治疗子宫内膜异位症导致的疼痛方面，手术比仅行诊断性腹腔镜有效。
2. 手术有明显的安慰剂作用，特别是在早期（3 个月），在近 20% 的患者中可持续存在。
3. 20%~40% 的患者手术治疗无效，并且会继续疼痛。
4. 手术治疗是早期疾病治疗效果最差的方法。

尚不清楚切除子宫内膜异位病灶是否优于单纯地行灼烧或激光消融治疗。但是，对于子宫内膜异位病灶深部浸润的患者，应行切除术以确保完全清除病灶。

术前应用 GnRH 激动剂等进行药物抑制治疗并不能改善手术结局或降低手术难度。术后应用 GnRH 激动剂进行抑制治疗 6 个月可能推迟症状的复发。

神经切断术

切断宫骶韧带，即宫骶神经切除，可以阻断宫颈和子宫的感觉神经，但无远期疗效[129]。对于有慢性盆腔痛及子宫内膜异位症的患者，手术治疗子宫内膜异位病灶的同时行骶前神经切断术是有好处的[130]。这一方法对缓解中线部分的疼痛比两侧的疼痛更有效。这一手术成功的要点是在上部的腹下神经丛（骶前神经）发出大量的分支前将其切断。其切断位置应在腰椎前方。右侧的标志是输尿管及右侧髂总动脉；左侧为乙状结肠和肠系膜下动脉。腰椎前间隙水平包括左侧髂总静脉。最常见的术后并发症是便秘和尿急。

子宫切除术

对于药物治疗无效且没有生育要求的女性，可以考虑行子宫切除加/不加双侧附件切除术。绝大多数研究表明这一确定性手术可以显著缓解疼痛。对于较年轻的女性，行附件切除术应谨慎。但是保留卵巢可能会增加疼痛复发及需要再次手术的可能性。

子宫切除术后复发

5%~10% 行子宫加双侧附件切除术的子宫内膜异位症患者术后复发[131]。手术去势后的激素替代疗法在其中所起的作用仍然是有争议的，有症状或疾病复发的可能性。另一方面，有严重的血管舒缩症状或骨质疏松的可能性。没有高质量的数据能够提供较好的建议。一项随机化、没有安慰剂对照的试验评估了双侧附件切除术后（90%患者也切除了子宫），激素替代治疗患者子宫内膜异位症的复发率。应用经皮每日释放 50μg 雌二醇及周期性微粉化孕激素进行激素替代治疗。患者随访的中位时间为 45 个月。治疗组及未治疗组的复发率分别为 3.5% 和 0[132]。在病灶可能没有完全去除的女性中，观察到子宫内膜异位症复发的病例。激素替代治疗并不是禁忌，应就药物的疗效与风险与患者进行沟通。

阴道直肠子宫内膜异位症

阴道直肠子宫内膜异位症的治疗常常是非常困难的，而且其经常侵犯直肠乙状结肠。患者常常有严重的症状，可能包括胃肠道症状例如便秘、腹泻和腹痛。

但是，有些直肠阴道子宫内膜异位症的患者没有症状。这些患者无需治疗。对大量无症状的、未治疗的、子宫直肠陷凹有病灶的患者进行的随访证实，大多数患者不会出现症状或疾病进展[133]。许多患者未行手术切除病灶也可以妊娠。

非生殖道器官子宫内膜异位症的治疗

胃肠道子宫内膜异位症

虽然在子宫内膜异位症患者中，胃肠道症状相当常见，肠道受侵犯的整体发病率为 5%～10%。子宫内膜异位症在胃肠道系统最常见的部位是直肠或直肠乙状结肠（图 49-7）。子宫及卵巢切除术后复发的病例，更常侵犯肠道。术中常发现子宫直肠陷凹完全封闭。这些患者除典型的慢性盆腔痛外，还常合并胃肠道症状。可开腹或腹腔镜行病灶切除术或病变肠管切除术[134]。有报道的最严重并发症是阴道直肠瘘和脓肿形成。

呼吸系统

横膈子宫内膜异位症可能没有症状只是偶尔在诊断性腹腔镜下被发现（图 49-8）。有症状的患者常表现为与月经相关的右侧胸痛或肩痛，偶尔向颈部及臂部放射，并有呼吸困难。上述症状有时也可在非月

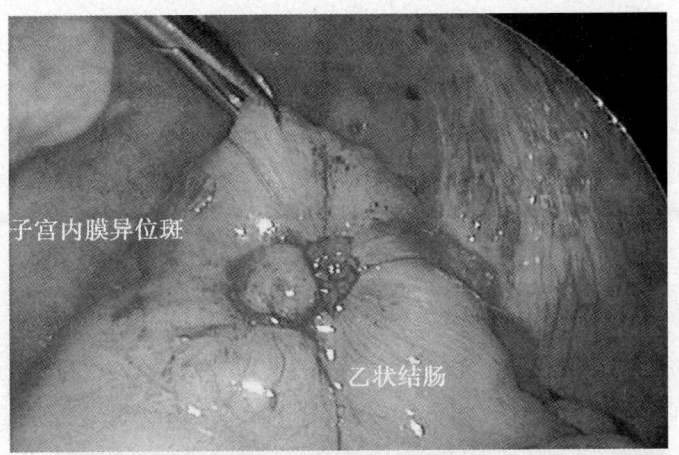

图 49-7　（也见彩图 49-7）乙状结肠子宫内膜异位症。

经期出现。患者可能会同时有盆腔子宫内膜异位症，程度轻到重度不等。更多见右侧横膈被侵犯。典型情况下，在更明显的病灶出现于背部横膈前，会有一些较小的前哨病灶出现。在脐部放置腔镜时，许多右侧横膈明显的病灶通常无法发现，需要经右上腹置镜。进行电外科、激光切除或手术切除时需非常小心，因为横膈的厚度仅有 1～5mm。据报道，用 GnRH 激动剂进行药物治疗的结果尚不明确。也有尝试进行手术去势，但对于有症状的患者，结果尚不明确。无症状的横膈病灶无需治疗。

胸部子宫内膜异位症最常表现为月经期右侧气胸，也可以表现为血胸、咯血或肺部结节。典型的症状为胸痛和呼吸困难。在手术治疗胸部病灶时，不是所有患者均有盆腔子宫内膜异位症。诊断的胸膜或横膈子宫内膜异位症的病例不到 25%[135]。胸部 CT，特别是在月经期进行时，可能发现肺部或胸膜结节。与激素治疗相比，化学性胸膜粘连与较少见的反复月经期气胸相关。不过，最初应选择激素治疗。月经期胸痛可能在胸膜粘连后仍持续存在，并且需要内分泌治疗以维持低雌激素状态。

泌尿生殖系统

子宫内膜异位症常常侵犯输尿管表面的腹膜。但是，输尿管直接受到侵犯的较少，据报道，不到患者总数的 1%。直肠阴道子宫内膜异位症患者中，其发病率较高。输尿管受侵犯可能是由于其周围的子宫内膜异位病灶显著纤维化而造成的外源性压迫。输尿管

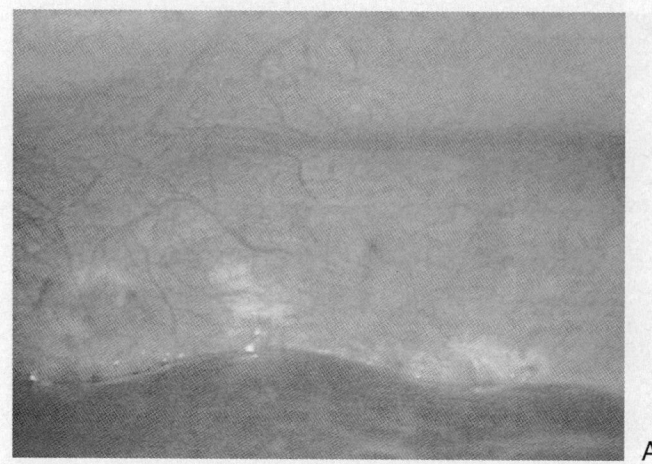

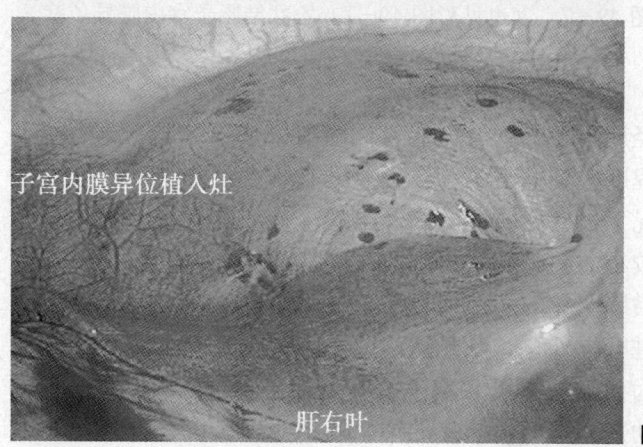

图 49-8 （也见彩图 49-8）A. 右侧横膈纤维化型子宫内膜异位病灶。病灶在肝的上方。大多数会被肝遮挡。B. 右侧横膈出血型子宫内膜异位病灶。

内部的子宫内膜异位症病灶表现为输尿管壁的腺体和间质受累，而不是自周围组织的延伸。这种情况下，可能造成肾功能损伤。上述患者通常有严重的盆腔痛、痛经和性交痛。一部分患者有相关的泌尿系统症状，例如血尿和尿痛。大多数患者有明显的阴道直肠隔受累，表现为其内结节，通常大于3cm。术前应行影像学检查，例如磁共振造影，以评价有阴道直肠病灶患者的泌尿系统情况。超声常常无法发现病灶。药物治疗已经成功地应用于有限的患者。大多数输尿管子宫内膜异位的患者，可以通过切除输尿管周围的纤维化病灶及活动的病灶而进行治疗，无需行输尿管切除术。

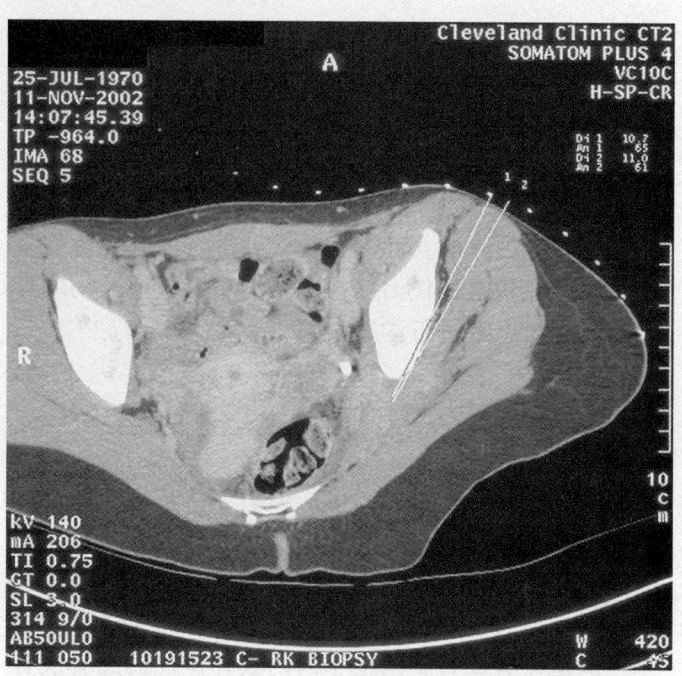

图 49-9 CT引导下左侧坐骨神经处子宫内膜异位灶穿刺术。穿刺针穿过臀肌到达梨状肌。可以看到右侧坐骨神经在梨状肌中清晰可见，而左侧由于周围纤维化而显示不清。

坐骨神经受累

坐骨神经受累的子宫内膜异位症患者表现为髋关节疼痛，通常位于臀部。疼痛向下肢背侧放射，并且坐骨神经支配的范围会有麻木感。典型症状会伴随月经期出现，但之后会出现在月经周期的其他时间。进行性的腿部与足部肌肉无力，肌电图可以表现为去神经支配。MRI可以有代表性地显示病灶对坐骨神经的浸润。可以通过CT引导下活检而确诊（图49-9）。2/3的病例病灶位于右侧。大多数患者同时合并盆腔子宫内膜异位症，有月经期坐骨神经痛而没有典型的影像学表现。已经证明，用GnRH激动剂（醋酸亮丙瑞林 3.7mg 每28天）联合反向添加治疗（透皮雌激素 25μg）可以逆转神经病变。如果症状持续存在，同时肌电图持续恶化；或者药物治疗后复发，应手术治疗。对于已生育的患者，可以选择手术去势同时进行替代治疗。如果该方法失败或者患者尚未生育，建议行坐骨神经病灶切除。但是由于病灶通常自梨状肌处的腰骶神经丛开始，并穿过坐骨切迹，所以这一手术较复杂。

要 点

- 已经确认，患子宫内膜异位症的女性，其子宫内膜有内在的异常。
- 已经发现一些基因的异常可能导致某些女性更易患子宫内膜异位症。
- 子宫内膜异位症的患者的子宫内膜中，许多基因异常表达。
- 免疫系统，特别是腹腔内免疫系统功能的异常，与子宫内膜异位症相关。
- 腹腔内巨噬细胞及其分泌的因子在子宫内膜异位症的致病过程中起重要作用。
- 腹腔内的氧化应激在本病的致病过程中很重要。
- TNF 是腹水中最常见的细胞因子。
- 子宫内膜异位症的手术治疗提高了妊娠率，但是药物治疗则不能。
- 药物治疗子宫内膜异位囊肿复发率高；治疗应选择手术切除。
- GnRH 激动剂可以缓解大多数患者子宫内膜异位症导致的疼痛，但复发很常见。
- GnRH 激动剂联合反向添加治疗能够有效缓解疼痛症状，并减少副反应。
- 对子宫内膜异位病灶进行积极的手术切除，可以缓解绝大多数患者的疼痛，并且有显著的安慰效果。
- 子宫内膜异位症患者，其 IVF 妊娠率可能降低。

（杨 硕译 马彩虹校）

参考文献

1. Janson RPS, Russel P: Nonpigmented endometriosis: Clinical, laparoscopic, and pathologic definition. Am J Obstet Gynecol 155:1154–1159, 1986.
2. Cornillie FJ, Oosterlynck D, Lauweryns JM, Koninckx PR: Deeply infiltrating pelvic endometriosis: Histology and clinical significance. Fertil Steril 53:978–983, 1990.
3. Koninckx PR, Meuleman C, Oosterlynck D, Cornillie FJ: Diagnosis of deep endometriosis by clinical examination during menstruation and plasma CA-125 concentration. Fertil Steril 65:280–287, 1990.
4. Brosens IA: Is mild endometriosis a progressive disease? Hum Reprod 9:2209–2211, 1994.
5. Redwine DB: Age-related evolution in color appearance of endometriosis. Fertil Steril 48:1062–1063, 1987.
6. Koninckx PR, Meuleman C, Demeyere S, et al: Suggestive evidence that pelvic endometriosis is a progressive disease, whereas deeply infiltrating endometriosis is associated with pelvic pain. Fertil Steril 55:759–765, 1991.
7. Alcazar JL, Laparte C, Jurado M, Lopez GG: The role of transvaginal ultrasonography combined with color velocity imaging and pulsed Doppler in the diagnosis of endometrioma. Fertil Steril 67:487–491, 1997.
8. Fozan H, Tulandi T: Left lateral predisposition of endometriosis and endometrioma. Obstet Gynecol 101:164–166, 2003.
9. Koninckx PR, Martin DC: Deep endometriosis: A consequence of infiltration or retraction or possibly adenomyosis externa? Fertil Steril 58:924–928, 1992.
10. Wheeler JM: Epidemiology of endometriosis-associated infertility. Med Obstet Gynecol 34:41–46, 1989.
11. Walter AJ, Hentz JG, Magtibay PM, et al: Endometriosis: Correlation between histologic and visual findings at laparoscopy. Obstet Gynecol 184:1407–1411, 2001.
12. Acosta AA, Buttram VC, Besch PK, et al: A proposed classification of pelvic endometriosis. Obstet Gynecol 42:19–25, 1973.
13. American Fertility Society: Classification of endometriosis. Fertil Steril 32:631–634, 1979.
14. American Fertility Society: Revised American Fertility Society classification. Fertil Steril 43:351, 1985.
15. American Society for Reproductive Medicine: Revised American Society for Reproductive Medicine classification of endometriosis: 1996. Fertil Steril 65:817–821, 1997.
16. Guzick DS, Silliman NP, Adamson GD, et al: Prediction of pregnancy in infertile women based on the American Society for Reproductive Medicine's revised classification of endometriosis. Fertil Steril 67:822–829, 1997.
17. Vercellini P, Bocciolone L, Vendola N, et al: Morphologic appearance in women with chronic pelvic pain. Peritoneal endometriosis. J Reprod Med 36:533–536, 1991.
18. Moen MH, Schei B: Epidemiology of endometriosis in a Norwegian county. Acta Obstet Gynecol Scand 76:559–562, 1997.
19. Hemmings R, Rivard M, Olive D, et al: Evaluation of risk factors assicated with endometriosis. Fertil Steril 81:1513–1521, 2004.
20. Missmer SA, Hankisson SE, Spiegelman D, et al: Reproductive history and endometriosis among premenopausal women. Obstet Gynecol 104:965–974, 2004.
21. D'Hooghe TM, Bambra CS, De JI, et al: The prevalence of spontaneous endometriosis in the baboon (*Papio anubis, Papio cynocephalus*) increases with the duration of captivity. Acta Obstet Gynecol Scand 75:98–101, 1996.
22. Zondervan KT, Cardon LR, Kennedy SH: The genetic basis of endometriosis. Curr Opin Obstet Gynecol 13:309–314, 2001.
23. Rier SE, Martin DC, Bowman RE, et al: Endometriosis in azsa Rhesus monkeys (*Macaca mulatta*) following chronic exposure to 2,3,7,8-tetrachlorodibenzo-*p*-dioxin. Fund Appl Toxicol 21:433–441, 1993.
24. Igarashi TM, Bruner-Tran KL, Yeaman GR, et al: Reduced expression of progesterone receptor-β in the endometrium of women with endometriosis and in cocultures of endometrial cells exposed to 2,3,7,8-tetrachlorodibenzo-*p*-dioxin. Fertil Steril 84:67–74, 2005.
25. Heilier JF, Nackers F, Verougstraete V, et al: Increased dioxin-like

compounds in the serum of women peritoneal endometriosis and deep endometriotic (adenomyotic) nodules. Fertil Steril 84:305–312, 2005.
26. Matorras R, Rodriguez F, et al: Women who are not exposed to spermatozoa and infertile women have similar rates of stage I endometriosis. Fertil Steril 76:923–928, 2001.
27. Parazzini F, Ferraroni M, Bocciolone L, et al: Contraceptive methods and risk of pelvic endometriosis. Contraception 49:47–55, 1994.
28. Sangi-Haghpeykar H, Poindexter AN: Epidemiology of endometriosis amoung parous women. Obstet Gynecol 85: 983–992, 1995.
29. D'Hooghe TM, Bamra CS, Isahakia M, Koninckx PR: Evolution of minimal endometriosis in the baboon (Papio anubis, Papio cynocephalus) over a 12 month period. Fertil Steril 5:409–412, 1992.
30. Witz CA, Allsup KT, Montoya-Rodriguez IA, et al: Pathogenesis of endometriosis—current research. Hum Fertil 6:34–40, 2003.
31. Harada T, Kaponis A, Iwabe T, et al:Apoptosis in human endometrium and endometriosis. Hum Reprod 19:29–38, 2004.
32. Kokorine I, Nisolle M, Donnez J, et al: Expression of interstitial collagenase (matrix metalloproteinase-1) is related to the activity of human endometriotic lesions. Fertil Steril 68:246–251, 1997.
33. Osteen KG, Igarashi TM, Yeaman GR, Bruner-Tran KL: Steroid and cytokine regulation of matrix metalloproteinases and the pathophysiology of endometriosis. Gynecol Obstet Invest 21:155–163, 2003.
34. Spuijbroek MD, Dunselman GA, Menheere PP, Evers JL: Early endometriosis invades the extracellular matrix. Fertil Steril 58:929–933, 1922.
35. Halme PR: Angiogenic activity of peritoneal fluid from women with endometriosis. Fertil Steril 59:778–782, 1993.
36. Said TM, Agarwal A, Falcone T, et al: Infliximab may reverse the toxic effects induced by tumor necrosis factor α in human spermatozoa: An in vitro model. Fertil Steril 83:1665–1673, 2005.
37. Nisolle M, Casanas-Roux F, Anaf V, et al: Morphometric study of the stromal vascularization in peritoneal endoemtriosis. Fertil Steril 59:681–684, 1993.
38. Oosterlynck DJ, Cornillie FJ, Waer M, et al: Women with endometriosis show a defect in natural killer activity resulting in a decreased cytotoxicity to autologous endometrium. Fertil Steril 56:45–51, 1991.
39. Dmowski WP, Gebel HM, Braun DP: The role of cell-mediated immunity in pathogenesis of endometriosis. Acta Obstet Gynecol Scand 159:7–14, 1994.
40. Mathur S, Peress MR, Wiliamson HO, et al: Autoimmunity to endometrium and ovary in endometriosis. Clin Exp Immunol 50:25–26, 1982.
41. Olive DL, Winberg JB, Haney AF: Peritoneal macrophages and infertility: The association between cell number and pelvic pathology. Fertil Steril 44:772–777, 1985.
42. Sidell N, Han SW, Parthasarathy S: Regulation and modulation of abnormal immune responses in endometriosis. Ann NY Acad Sci 655:159–173, 2002.
43. Lebovic DI, Mueller MD, Taylor R: Immunobiology of endometriosis. Fertil Steril 75:1–10, 2001.
44. Arici A, Oral E, Attar E, et al: Monocyte chemotactic protein-1 concentration in peritoneal fluid of women with endometriosis and its modulation of expression in mesothelial cells. Fertil Steril 67:1065–1072, 1997.
45. Rong R, Ramachandran S, Santanam N, et al: Induction of monocyte chemotactic protein-1 in peritoneal mesothelial and endometrial cells by oxidized low-density lipoprotein and peritoneal fluid from women with endometriosis. Fertil Steril 78: 843–848, 2002.
46. Fakih H, Bagget B Holtz G, et al: Interleukin-1: Possible role in the infertility associated with endometriosis. Fertil Steril 47:213–217, 1987.
47. Lebovic DI, Bentzien F, Chao VA, et al: Induction of an angiogenic phenotype in endometriotic stromal cell cultures by interleukin-1β. Mol Hum Reprod 6:269–275, 2000.
48. Arici A, Head JR, MacDonald PC, Casey ML: Regulation of interleukin-8 gene expression in human endometrial cells in culture. Mol Cell Endocrinol 94:195–204, 1993.
49. Khorram O, Taylor RN, Ryan IP, et al: Peritoneal fluid concentrations of the cytokine RANTES correlate with the severity of endometriosis. Am J Obstet Gynecol 169:1545–1549, 1993.
50. Bedaiwy MA, Falcone T, Sharma RK, et al: Prediction of endometriosis with serum and peritoneal fluid markers: A prospective controlled trial. Hum Reprod 17:426–431, 2002.
51. Vigano P, Somigliana E, Gaffuri B, et al: Endometrial release of soluble intercellular adhesion molecule 1 and endometriosis: Relationship to the extent of the disease. Obstet Gynecol 95:115–118, 2000.
52. Somigliana E, Vigano P, Candiani M, et al: Use of serum-soluble intercellular adhesion molecule-1 as a new marker of endometriosis. Fertil Steril 77:1028–31, 2002.
53. Wu MH, Chuang PC, Chen HM et al: Increased leptin expression in endometriosis cells is associated with endometrial stromal cell proliferation and leptin gene up-regulation. Mol Hum Reprod 8:456–464, 2002.
54. Bedaiwy MA, Falcone T, Goldberg JM, et al: Peritoneal fluid leptin is associated with chronic pelvic pain but not infertility in endometriosis patients. Hum Reprod 21:788–791, 2006.
55. Mahutte NG, Matalliotakis IM, Goumenou AG, et al: Elevations in peritoneal fluid macrophage migration inhibitory factor are independent of the depth of invasion or stage of endometriosis. Fertil Steril 82:97–101, 2004.
56. van Langendonckt A, Casanas-Roux F, Donnez J: Oxidative stress and peritoneal endometriosis. Fertil Steril 5:861–870, 2002.
57. Guérin P, El Mouatassim S, Ménézo Y: Oxidative stress and protection against reactive oxygen species in the preimplantation embryo and its surroundings. Hum Reprod Update, 7:175–189, 2001.
58. Murphy A, Zhou MG, Malkapuram S, et al: RU486-induced growth inhibition of human endometrial cells. Fertil Steril 74:1014–1019, 2000.
59. Kennedy S, Mardon H, Barlow D: Familial endometriosis. J Assist Reprod Genet 12:32–34, 1995.
60. Hadfield RM, Mardon HJ, Barlow DH, Kennedy SH: Endometriosis in monozygotic twins. Fertil Steril 68:941–942, 1997.
61. Coxhead D, Thomas EJ: Familial inheritance of endometriosis in a British population: A case control study. J Obstet Gynaecol 13:42–44, 1993.
62. Bedaiury MA, Falcone T, Mascha ED, Casper RF: Genetic polymorphism in the fibrinolytic system and endometriosis. Obstet Gynecol 108:162–168, 2006.
63. Hadfield RM, Yudkin PL, Coe CL, et al: Risk factors for endometriosis in the rhesus monkey (Macaca mulatta): A case-control study. Hum Reprod 3:109–115, 2002.
64. Stefansson H, Geirsson RT, Steinthorsdottir V, et al: Genetic factors contribute to the risk of developing endometriosis. Hum Reprod 17:3–9, 2002.
65. Moen MH, Magnus P: The familial risk of endometriosis. Acta Obstet Gynecol Scand 72:560–564, 1993.
66. Hughesdon PE: The structure of endometrial cysts of the ovary. J Obstet Gynecol Br Empire 44:69–84, 1957.
67. Donnez J, Nisolle M, Gillet N, et al: Large ovarian endometriomas. Hum Reprod 11:641–646, 1996.
68. Donnez J, Donnez O, Squifflet J, Nisolle M: The concept of "adenomyotic disease of the retroperitoneal space" is born. Gynaecol Endosc 10:91–94, 2001.
69. Donnez J, Nisolle M, Smoes P, et al: Peritoneal endometriosis and "endometriotic" nodules of the rectovaginal septum are two different entities. Fertil Steril 66:362–368, 1996.
70. Adamyan L: Gynecologic and obstetrics surgery. Additional international perspectives. In Nichols DH (ed) Vaginal Surgery. St-Louis, Mosby Year Book, 1993, pp 1043–1046.
71. Donnez J, Nisolle M, Casanas-Roux F, et al: Rectovaginal septum, endometriosis or adenomyosis: Laparoscopic management in a series of 231 patients. Hum Reprod 2:230–235, 1995.
72. Jenkins S, Olive DL, Haney AF: Endometriosis: Pathogenetic implications of the anatomic distribution. Obstet Gynecol 67:335, 1986.
73. Lyons R, Djahanbakhch O, Saridogan E, et al: Peritoneal fluid, endometriosis, and ciliary beat in the human fallopian tube. Lancet 360:1221–1222, 2002.

74. Bergqvist A: Different types of extragenital endometriosis: A review. Gynecol Endocrinol 3:207, 1993.
75. Vercellini P, Meschia M, De Giorgi O, et al: Bladder detrusor endometriosis: Clinical and pathogenetic implactions. J Urol 155:84-86, 1995.
76. Vercellini P, Pisacteta A, Pesole S, et al: Is ureteral endometriosis an asymptomatic disease? BJOG 107:559-561, 2000.
77. Chatterjee SK. Scar endometriosis: A clinicopathologic study of 17 cases. Obstet 56:81-84, 1980.
78. Moffatt S. Mitchell J: Massive pleural endometriosis. Eur J Cardiothorac Surg 22:321-323, 2002.
79. Decker WH, Lopez H: Conservative surgical treatment of endometriosis and infertility. Infertil 2:155-164, 1979.
80. Olive DL, Schwartz LB: Endometriosis. Infertil 328:1759-1769, 1979.
81. Thornton JG, Morley S, Lilleyman J, et al: The relationship between laparoscopic disease, pelvic pain and infertility: An unbiased assessment. Eur J Obstet Gynecol Reprod Biol 74:57-62, 1997.
82. Frackiewicz EJ, Zarotsky V: Diagnosis and treatment of endometriosis. Expert Opin Pharmacother 4:67-82, 2003.
83. Halme J: Role of peritoneal inflammation in endometriosis-associated infertility. Ann NY Acad Sci 622:266-274, 1991.
84. Osborn BH, Haney AF, Misukonis MA, Weinberg JB: Inducible nitric oxide synthase expression by peritoneal macrophages in endometriosis-associated infertility. Fertil Steril 77:46-51, 2002.
85. Coddington CC, Oehninger S, Cunningham DS, et al: Peritoneal fluid from patients with endometriosis decreases sperm binding to the zona pellucida in the hemizona assay: A preliminary report. Fertil Steril 57:783-786, 1987.
86. Wang X, Falcone T, Attaran M, et al: Vitamin C and vitamin E supplementation reduces oxidative stressed induced embryo toxicity and improves blastocyst development rates. Fertil Steril 78: 1272-1277, 2002.
87. Wang X, Sharma RK, Sikka SC, et al: Oxidative stress is associated with increased apoptosis leading to spermatozoa DNA damage in patients with male-factor infertility. Fertil Steril 80: 531-535, 2003.
88. Treloar SA, Hadfield RM, Montgomery G, et al: The International Endogene Study: A collection of families for genetic research in endometriosis. Fertil Steril 78:679-685, 2002.
89. Mathur SP: Autoimmunity in endometriosis: Relevance to infertility. Am J Reprod Immunol 44:89-95, 2000.
90. Yamashita Y, Ueda M, Takehara M, et al: Influence of severe endometriosis on gene expression of vascular endothelial growth factor and interleukin-6 in granulosa cells from patients undergoing controlled ovarian hyperstimulation for in vitro fertilization-embryo transfer. Fertil Steril 78:865, 2002.
91. Carlberg M, Nejaty J, Froysa B, et al: Elevated expression of tumour necrosis factor α in cultured granulosa cells from women with endometriosis. Hum Reprod 15:1250-1255, 2000.
92. Ulcova-Gallova Z, Bouse V, Svabek L, et al: Endometriosis in reproductive immunology. Am J Reprod Immunol 47:269-274, 2002.
93. Pittaway DE, Maxson W, Daniell J, et al: Luteal phase defects in infertility patients with endometriosis. Fertil Steril 39:712-713, 1983.
94. Taylor HS, Bagot C, Kardana A, et al: HOX gene expression is altered in the endometrium of women with endometriosis. Hum Reprod 14:1328-1331, 1999.
95. Lessey BA, Castelbaum AJ, Sawin SW, et al: Aberrant integrin expression in the endometrium of women with endometriosis. J Clin Endocrinol Metab 79:643-649, 1994.
96. Ota H, Igarashi S, Sato N, et al: Involvement of catalase in the endometrium of patients with endometriosis and adenomyosis. Fertil Steril 78:804-809, 2002.
97. Daftary GS, Troy PJ, Bagot CN, et al: Direct regulation of $β_3$-integrin subunit gene expression by HOXA10 in endometrial cells. Mol Endocrinol 16:571-579, 2002.
98. Whiteside JL, Falcone T: Endometriosis-related pelvic pain: What is the evidence? Clin Obstet Gynecol 46:824-830, 2003.
99. Bulun SE, Zeitoun KM, Takayama K, et al: Aromatase as a therapeutic target in endometriosis. Trends Endocrinol Metab 11:22-26, 2000.
100. Eskenazi B, Warner, M, Bonsignore L, et al: Validation study of nonsurgical diagnosis of endometriosis. Fertil Steril 76:929-395, 2001.
101. Bedaiwy MA, Falcone T: Laboratory testing for endometriosis. Clinic Chim Acta 340:41-56, 2004.
102. Mol BWJ, Bayram N, Lijmer JG, et al: The performance of CA-125 measurement in the detection of endometriosis: A meta-analysis. Fertil Steril 70:1101-1108, 1998.
103. Hornstein MD, Gleason RE, Orav J, et al: The reproducibility of the revised AFS classification of endometriosis. Fertil Steril 59:1015-1021, 1993.
104. Mettler L, Schollmeyer T, Lehmann-Willenbrock E, et al: Accuracy of laparoscopic diagnosis of endometriosis. JSLS 7:15-18, 2003.
105. Jelovsek JE, Brainard J, Winans C, Falcone T: Endometriosis of the liver containing Müllerian adenosarcoma. Am J Obstet Gynecol 191:1725-1727, 2004.
106. Akande VA, Hunt LP, Cahill DJ, Jenkins JM: Differences in time to natural conception between women with unexplained infertility and infertile women with minor endometriosis. Hum Reprod 19:96-103, 2004.
107. Marcoux S, Maheux R, Berube S: Laparoscopic surgery in infertile women with minimal and mild endometriosis. NEJM 337:217-222, 1997.
108. Gruppo Italiano per lo Studion dell'endometriosi: Ablation of lesions or no treatment in minimal-mild endometriosis in infertile women: A randomized trial. Hum Reprod 14:1332-1334, 1999.
109. Deaton J, Gibson M, Blackmer K, et al: A randomized, controlled trial of clomiphene citrate and intrauterine insemination (IUI) in couples with unexplained infertility or surgically corrected endometriosis. Fertil Steril 54:1083-1089, 1990.
110. Pagidas K, Falcone T, Hemmings R, Miron P: Comparison of reoperation for moderate (stage III) and severe (stage IV) endometriosis infertility with in vitro fertilization-embryo transfer. Fertil Steril 65:791-795, 1996.
111. Barnhart K, Dunsmoor-Su R, Coutifaris C: Effect of endometriosis on IVF. Fertil Steril 77:1148-1155, 2002.
112. Pal L, Shifren JL, Isaacson KB, et al: Impact of varying stages of endometriosis on the outcome of IVT-ET. J Assist Reprod Genet 15:27-31, 1998.
113. Muzii L, Bianchi A, Croce C, et al: Laparoscopic excision of ovarian cysts: Is the stripping technique a tissue-sparing procedure? Fertil Steril 77:609-614, 2002.
114. Beretta P, Franchi M, Ghezzi F, et al: Randomized clinical trial of two laparoscopic treatments of endometriomas: Cystectomy versus drainage and coagulation. Fertil Steril 70:1176-1180, 1998.
115. Moore J, Kennedy S, Prentice A: Modern combined oral contraceptives for pain associated with endometriosis. Cochrane Database Syst Rev 2004:CD00474.
116. ACOG: However patients without endometriosis also obtain relief from pain with a GnRH agonist. Washington, DC, ACOG Practice Bulletin no. 51, March 2004.
117. Ling FW: Randomized controlled trial of depot leuprolide in patients with chronic pelvic pain and clinically suspected endometriosis. Pelvic Pain Study Group. Obstet Gynecol 93:51-58, 1999.
118. Lockhat FB, Emembolu O, Konje JC: The efficacy, side effects and continuation rates in women with symptomatic endometriosis undergoing treatment with an intra-uterine administered progestogen (levonorgestrel): A 3 year follow up. Hum Reprod 20:789-793, 2005.
119. Dlugi AM, Miller JD, Knittle J, for the Lupron Study Group: Lupron Depot (leuprolide acetate for depot suspension) in the treatment of endometriosis: A randomized, placebo controlled, double blind study. Fertil Steril 54: 419-427, 1990.
120. Miller JD, Shaw RW, Casper RF, et al: Historical prospective cohort study of the recurrence of pain after discontinuation of treatment with danazol or a GnRH agonist. Fertil Steril 70:293-296, 1998.
121. Nothnick WB, D'Hooghe TM: Medical management of endometriosis: Novel targets and approaches towards the devlopment of future treatment regimens. Gynecol Obstet Invest 55:189-198, 2003.
122. Osteen KG, Yeaman GR, Bruner-Tran KL: Matrix metalloproteinases and endometriosis. Semin Reprod Med 21:155-163, 2003.

123. Hull ML, Charnock-Jones DS, Chan CLK, et al: Antiangiogenic agents are effective inhibitors of endometriosis. J Clin Endocrinol Metab 88:2889–2899, 2003.
124. Harris HA, Bruner-Tran KL, Zhang X, et al: A selective estrogen receptor B (ERB) agonist causes lesion regression in an experimentally induced model of endometriosis. Hum Reprod 20:936–941, 2005.
125. Amsterdam LL, Gentry W, Jobanputra S, et al: Anastrozole and oral contraceptives: A novel treatment for endometriosis. Fertil Steril 84:300–304, 2005.
126. Soysal S, Soysal ME, Ozer S, et al: The effects of post-surgical administration of goserelin plus anastrozole compared to goserelin alone in patients with severe endometriosis: A prospective randomized trial. Hum Reprod 19:160–167, 2004.
127. Sutton CJG, Ewen SP, Whitela N, Haines P: Prospective randomized double blind controlled trial of laser laparoscopy in the treatment of pelvic pain associated with minimal, mild and moderate endometriosis. Fertil Steril 62:696–700, 1994.
128. Abbott J, Hawe J, Hunter D, et al: Laparoscopic excision of endometriosis: A randomized, placebo controlled trial. Fertil Steril 82:878–884, 2004.
129. Proctor ML, Farquhar CM, Sinclair OJ, Johnson NP: Surgical interruption of pelvic nerve pathways for primary and secondary dysmenorrhea. Cochrane Satabase Syst Rev 2003:CD01317.
130. Zullo F, Palomba S, Zupi E, et al:. Effectiveness of presacral neurectomy in women with severe dysmenorrhea caused by endometriosis who were treated with laparoscopic conservative surgery: A 1 year prospective randomized double-blind controlled trial. Am J Obstet Gynecol 189:5–10, 2003.
131. Clayton RD, Hawe JA, Love JC, et al: Recurrent pain after hysterectomy and bilateral salpingo-oophorectomy for endometriosis: Evaluation of laparoscopic excision of residual endometriosis. BJOG 106:740–744, 1999.
132. Matorras R, Elorriaga MA, Pijoan JI, et al: Recurrence of endometriosis in women with bilateral adnexectomy (with or without total hysterectomy) who received hormone replacement therapy. Fertil Steril 77:303–308, 2002.
133. Fedele L, Bianchi S, Zanconato G, et al: Is rectovaginal endometriosis a progressive disease? Am J Obstet Gynecol 191:1539–1542, 2004.
134. Duepree HJ, Senagore AJ, Delaney CP, et al: Laparoscopic resection of deep pelvic endometriosis with rectosigmoid involvement. J Am Coll Surg 195:754–758, 2002.
135. Joseph J, Sahn SA: Thoracic endometriosis syndrome: New observations from an analysis of 110 cases. Am J Med 100:164–170, 1996.

第七部分 生殖医学手术

50 附件肿物的腹腔镜治疗

James L. Whiteside

引言

腹腔镜治疗附件肿物最早报道于 30 多年前。在过去的十年中，腹腔镜已经成为大多数附件肿物的主要治疗方法。奇怪的是，人们在几乎没有任何实验证据支持的情况下，相信腹腔镜是一种比开腹手术更好的手术方式。这与腹腔镜胆囊切除术被广泛接受的情况相似，虽然有一项随机、单盲研究证实，开腹胆囊切除术更好[1]。

安全有效地插入套管并实施腹腔镜手术需要技巧及经验。另外，还需要正确地判断病人是否适合腹腔镜手术。本章内容不仅介绍腹腔镜下如何切除卵巢肿物，还包括腹腔镜手术适合何类患者以及手术时机。

手术治疗卵巢肿物时未能发现其为恶性是最严重的错误。这至少会导致不能对患者的疾病作出恰当的分期，更严重的是由于肿瘤腹腔内种植使患者的分期在不知情的情况下增加。遗憾的是目前没有联合诊断性的检查或计算方法可以准确地区分附件良、恶性肿物。相反，错误地将所有盆腔肿物都估计为恶性肿物，将增加不必要的手术干预带来的风险和花费。

手术者在盆腔肿物手术前需要了解：①卵巢肿物的鉴别诊断和生物学行为；②如何利用检查和其他诊断信息以缩小鉴别诊断的范围；③如何及何时手术评估并切除肿物。卵巢肿物的腹腔镜治疗要求术者兼具技巧和智慧，使潜在不良结局的发生率降到最低。

附件肿物：鉴别诊断和生物学行为

附件肿物常常给诊断带来挑战，部分是由于附件肿物可能源自许多不同的器官。另外，卵巢肿物也可能源自许多不同的病理类型。

非卵巢的附件肿物

虽然附件肿物最常见的来源是卵巢，还可能来自输卵管、子宫，甚至肠管。肿物可能是其中任一器官的增生、肿瘤或感染。一项对 656 例持续存在附件肿物的病例研究发现，9% 的肿物源自卵巢以外的器官。因此，附件肿物的鉴别诊断应永远包括卵巢及非卵巢来源（表 50-1）。

卵巢肿瘤

为了最佳诊断和治疗附件肿物，了解全部良性及恶性卵巢肿物的生物学变化是非常重要的。

功能性卵巢囊肿

许多女性得知患卵巢囊肿时都非常担心。重要的是临床医师应牢记有排卵的女性正常情况下每月都会产生直径 2~3cm 的卵巢囊肿。这些囊肿可能是生理性的，如优势卵泡或黄体，也可能是功能性的。"功能性"一词是指囊肿是与排卵相关的生理性过程中产

表 50-1 常见的非卵巢来源的附件肿物
异位妊娠
输卵管积水
输卵管-卵巢脓肿
卵巢周围囊肿
腹膜囊肿
平滑肌瘤
输卵管肿瘤
肠脓肿或肿瘤

生的。功能性卵巢囊肿虽不是新生物，却是查体和/或超声检查中最常见的卵巢肿物。大多数病例中上述功能性囊肿直径大于2cm，并且可能在较瘦的患者盆腔检查时触及包块和疼痛。超声可能显示充满液体的低回声单纯囊肿。

尽管这些生理性或功能性的囊肿会随着时间自然消退，但是在腹腔镜手术评估并处理的附件肿物中，超过30%最终证实为功能性或单纯卵巢囊肿[3]。

在一些情况下，由于排卵时出血排至功能性囊肿内，可能导致卵巢增大和持续疼痛。此类病例中，超声检查会发现典型的复合囊肿，部分区域为高回声。月经中期突然出现症状并且在数周或数月后囊肿自行消退，有助于黄体囊肿出血与子宫内膜异位囊肿或其他恶性病变鉴别。

连续的超声检测是处理卵巢功能性囊肿的最常用方法。4～6周的超声随访通常可以发现囊肿部分或全部消退。虽然当功能性囊肿直径大于2cm时，可能增加扭转风险，但不应因这一相对罕见的急症情况而行更积极的预防性治疗。

有卵巢功能性囊肿的患者如出现严重疼痛，且持续时间长、药物治疗无效时，应手术治疗，以除外扭转或其他病变。

切除功能性囊肿常常会造成一定的出血，并且几乎都会造成囊肿破裂。幸运的是，并没有发现功能性囊肿破裂的不良影响。有时，可以把菲薄的囊壁从其附着的卵巢上皮处完整地剥离。但大多数情况下由于囊壁很脆，很难将其完整剥离，可以送检一小部分做组织学检查，以确定其性质为功能性囊肿。

卵巢子宫内膜异位囊肿

卵巢子宫内膜异位囊肿的治疗是个挑战。子宫内膜异位症最可能的病因是经血逆流，由Sampson在1927年首先提出。由于子宫内膜细胞的逆流存在于90%的女性中，但是绝大多数女性从未患子宫内膜异位症，因此人们认为患此病的患者存在其他缺陷[4]。

理论上，当子宫内膜异位病灶种植在卵巢表面并侵入内部形成一个囊肿时，便形成了卵巢子宫内膜异位囊肿。活动的子宫内膜异位病灶与囊壁合为一体，持续释放血液及细胞物质，并积聚成为巧克力囊肿。由于上述子宫内膜细胞种植在卵巢上皮，并且侵入卵巢间质，在行囊肿切除术时常很难找到清晰的分离层次。

卵巢肿瘤

卵巢肿瘤可以是良性的，也可以是恶性的，并且可以进一步依据其细胞来源类型分成三组（表50-2）：

- 上皮细胞肿瘤
- 生殖细胞肿瘤
- 性索间质细胞肿瘤

恶性的风险受细胞来源类型的影响，近90%的恶性肿瘤源自上皮细胞。卵巢肿瘤细胞来源与女性年龄相关。

表50-2 卵巢肿瘤的分类
上皮-间质肿瘤
浆液性、黏液性、子宫内膜样、透明细胞
良性
交界性
恶性
上皮-间质
腺癌
移行细胞（Brenner型和非Brenner型）
生殖细胞肿瘤
成熟囊性畸胎瘤
未成熟畸胎瘤
单胚畸胎瘤（例如，卵巢甲状腺囊肿）
无性细胞瘤
卵黄囊瘤（内胚窦瘤）
胚胎癌
绒癌
性索-间质肿瘤
颗粒细胞肿瘤
卵泡膜细胞瘤
Sertoli-Leydig细胞瘤
Sertoli细胞瘤
Leydig细胞瘤
纤维瘤
纤维肉瘤
硬化间质瘤
转移性肿瘤
乳腺癌

上述三组肿瘤有一定的解剖相关性。卵巢表面由上皮细胞覆盖，其余由卵巢间质组成，分为皮质和髓质部分。生殖细胞主要存在于卵巢皮质部分，而性索细胞主要存在于髓质部分。整个卵巢都含有间质细胞。

已经发现许多临床危险因素增加卵巢肿物为恶性肿瘤的风险。其中最重要的是年龄。小于15岁的女性中许多卵巢肿瘤是恶性的[5]。20~45岁之间的女性，仅有一小部分卵巢肿瘤是恶性的。其后，恶性风险随年龄增长，60~69岁间发现的卵巢肿瘤，其为恶性的风险比20~29岁间的女性高12倍[6]。其他卵巢恶性肿瘤的危险因素包括阳性家族史和未产。

特发性卵巢肿瘤

卵巢的结构复杂而且是动态的，与许多良性及恶性肿瘤相关，妇产科医师必须熟悉所有类型。下面对最常见的几种卵巢肿瘤进行简单的介绍。

上皮细胞肿瘤

最常见的卵巢上皮细胞肿瘤是浆液性和黏液性肿瘤，其中大多数是良性的（表50-3）。由于其大部分为良性，因此可以行腹腔镜手术。

表50-3
卵巢恶性肿瘤的发生率

类型	肿瘤类型所占百分比
浆液性	
良性	60%
交界性	15%
恶性	25%
黏液性	
良性	80%
交界性	10%
恶性	10%
畸胎瘤	
良性	96%
恶性	4%

From Cotran RS, Kumar V, Collins T, Robbins SL: Robbins Pathologic Basis of Disease. Philadelphia, WB Saunders, 1999

浆液性

浆液性囊腺瘤和囊腺癌很常见，大约占所有卵巢肿瘤的30%及卵巢恶性肿瘤的40%。组织学检查中会发现浆液性肿瘤内层为纤毛柱状上皮。近60%的卵巢浆液性肿瘤是良性的，15%是交界性的，25%是恶性的。良性浆液性囊腺瘤占所有良性卵巢肿瘤的25%，其中25%是双侧的。

恶性浆液性囊腺癌是最常见的卵巢恶性肿瘤，占所有卵巢恶性肿瘤的近50%，在美国女性恶性肿瘤中占第五位。此类肿瘤常见于40~65岁女性，其中65%的病例是双侧的。

与良性或恶性的卵巢肿瘤相比，交界性卵巢肿瘤最少见，其中30%的病例是双侧的。

在阴道超声下，浆液性囊腺瘤通常为大的、薄壁的卵巢囊性肿物，其回声与水相似。内有分隔或实性成分提示恶性。腹腔镜下，肿瘤壁不规则（乳头状或结节状）、固定于周围组织、或含有实性成分，均提示恶性。患浆液性囊腺癌的女性，其10年生存率近15%。

黏液性

黏液性囊腺瘤和囊腺癌并非很常见，占卵巢肿瘤的20%及恶性肿瘤的10%。其体积可以是巨大的，常充满整个盆腔及下腹部。与浆液性肿瘤相比，其常为单侧的、大的并且是多房的，每个腔内含有浓稠胶冻状液体。组织学检查中会发现黏液性肿瘤内层为非纤毛柱状上皮。近80%的卵巢黏液性肿瘤是良性的，10%是交界性的，10%是恶性的。

黏液性囊腺癌占所有卵巢良性肿瘤的25%。其发病高峰年龄为30~50岁，5%的病例是双侧的。

交界性和恶性黏液性肿瘤倾向于在年龄偏大的女性中发病，发病高峰年龄为40~70岁。恶性黏液性囊腺癌占原发卵巢恶性肿瘤的10%，大于20%的病例为双侧。10年生存率近34%。

黏液性肿瘤可能与一种罕见的称为腹膜假性黏液瘤的恶性肿瘤相关。该病的特征是，分化良好的分泌黏液的柱状细胞广泛地沿腹膜表面转移、播散，通常起自原发于阑尾的黏液性肿瘤。人们认为交界性或恶性卵巢黏液性肿瘤的内容物溢至腹腔可导致此病。不过，大多数与腹膜假性黏液瘤相关的卵巢黏液性肿瘤，均发现来自原发的阑尾肿瘤。

子宫内膜样癌和透明细胞癌分别占卵巢恶性肿瘤的 20% 及 6%，其中 40% 的病例是双侧的。

生殖细胞肿瘤

畸胎瘤

畸胎瘤是最常见的卵巢生殖细胞肿瘤，可以是良性的（成熟的）或是恶性的（未成熟的）。成熟性囊性畸胎瘤是良性肿瘤，通常被称为皮样囊肿，占卵巢肿瘤的 25%。最常见于生育年龄，通常偶然被发现。虽然 20% 的皮样囊肿是双侧的，但如果术前超声检查未发现对侧卵巢皮样囊肿，不建议术中切开卵巢探查。

成熟性囊性畸胎瘤至少源自三胚层外胚层、内胚层和中胚层中的两层。多数情况下，囊壁内含有有皮脂腺及毛囊的皮肤，因此会有油腻的、黄色的皮脂物质及毛发。少数情况下肿瘤内会包含软骨、骨、甲状腺组织或其他结构。卵巢甲状腺囊肿是成熟性畸胎瘤的一种特殊类型，其 80% 以上由甲状腺组织组成，并且可能造成甲状腺功能亢进。

未成熟畸胎瘤很少见，仅占卵巢畸胎瘤的 4%。但与多数卵巢肿瘤不同，未成熟畸胎瘤在较年轻的女性中更常见，并且最常出现在 18 岁之前。组织学上，未成熟畸胎瘤由部分分化的类似胎儿或胚胎细胞组成。常见神经结构、软骨和上皮组织。未成熟畸胎瘤常为实性；与成熟性囊性畸胎瘤不同，大多数为单侧的。

未成熟畸胎瘤的治疗包括手术切除患侧卵巢及术后化疗。对于较年轻的女性，应争取保留子宫及对侧卵巢以保留生育功能。根据肿瘤分化级别和分期的不同，5 年生存率在 60%～90% 之间。

化学性腹膜炎

在良性囊性畸胎瘤的治疗中，唯一令人担忧的是如果肿瘤内油脂样的内容物漏至腹腔而未予处理有可能导致化学性腹膜炎。患者的临床表现主要为术后发热和肠梗阻，并且可以发展为腹腔肉芽肿、粘连，甚至肝周肿物[7,8]。

化学性腹膜炎的风险对腹腔镜术者有两点提示。首先，如果腹腔镜术中破裂的囊肿内含油脂的物质，应立即行囊肿切除术或卵巢切除术。对漏液的畸胎瘤置之不理会导致严重的后果。第二，如果腹腔镜下切除皮样囊肿，囊肿破裂（有报道发生率近 50%），必须予以适当的处理，即进行大量的冲洗（即 2 至 5 升）直至液体表面无漂浮的油脂[9-11]。成熟性囊性畸胎瘤漏液后应用这一方法，尚未有随后发生腹膜炎的报道。

性索-间质细胞肿瘤

此类肿瘤源自性腺的间质细胞，占所有卵巢肿瘤的 5%～10%。此类肿瘤最特殊的方面可能是其中许多肿瘤可以合成和分泌类固醇激素。

颗粒细胞肿瘤是此类肿瘤中最常见的，并占所有卵巢恶性肿瘤的 5%。它们可能是无功能的、产生雌激素的或极少见的可产生雄激素的。近 5% 发生在青春期前，与性早熟有关。最常见于生育年龄，与子宫内膜癌相关。组织学上的特征是 Call-Exner 小体。除了复发倾向外，此类肿瘤预后较好。

纤维瘤是实性的良性肿瘤，完全由纤维组织组成，并且不分泌激素，占卵巢肿瘤的近 4%，并且与罕见的 Meigs 综合征相关，即卵巢纤维瘤同时合并腹水和胸腔积液。

卵巢肿物的术前评估

术前最需要明确的诊断问题是：①肿物是何来源？②是良性还是恶性？虽然盆腔双合诊是一种应用已久的检查盆腔肿物的方法，但是其对附件肿物的评估是非常有限的，特别是对于肥胖、子宫增大或腹部有瘢痕的患者[12]。病史、体格检查和超声通常能够确定附件肿物的来源。

对于卵巢肿物，盆腔检查、超声和血清 CA-125 水平检测的联合应用是确定恶性风险的最佳方法[12-14]。已发现一些特征性的超声影像与恶性高度相关（见第 30 章）。如果超声提示肿物为多房、有分隔、囊实性混合、双侧或合并腹水，提示卵巢肿瘤可能为恶性[15]。不过，几乎 2/3 的多房性及实性肿瘤是良性的[16,17]。

已将血清 CA-125 与上述超声标准结合，作为绝经后女性的恶性指数[15]。另外一些研究者发现彩色多普勒血流对鉴别恶性有帮助。当卵巢实性肿物有中心血流时，其为恶性的可能性增大[18]。

已经发展了多种附件肿物的术前评估模式[16-28]。但大多数模式都是在同一人群中发展及验证的，具有局限性。Mol及其同事验证了其中多数模式的外部效度，发现虽然有一定的术前评估价值，但均不如其原始出版物中报道的诊断价值[27]。

似然比是指患目标疾病的患者得到指定检查结果的可能性与未患目标疾病的患者得出相同检查结果的可能性之比。没有一种外部效能的似然比足以得出诊断性的结论[27]。虽然似然比不像敏感性和特异性那样为人熟知，但是似然比可由敏感性和特异性数据计算得出并且在理解诊断价值方面更合理。给定检查的验前概率与似然比相乘可得出验后概率。似然比的值可能是正值（支持诊断）或负值（除外诊断）。

这些模式中有一个问题是似然比结果与其他信息如年龄、绝经情况之间的相对相容性如何。在各种研究中，上述信息对似然比结果均无显著影响。然而无论用何标准及分界值，上述模式有显著的假阴性和假阳性比率。美国妇产科学会（The American College of Obstetricians and Gynecologists，ACOG）和妇科肿瘤学会（Society of Gynecologic Oncologists，SGO）共同发表了一份指南，以帮助确定新诊断出盆腔肿物的女性何时应去妇科肿瘤医师处就诊（表50-4）[29]。这一保守的模式能准确地预测卵巢肿物恶性的可能性低的女性，绝经前女性的阴性预测值为92%，绝经期后的为91%[30]。但是，高风险的女性依据这一模式，常常预测为良性病变，绝经前的阳性预测值为34%，绝经后的女性为60%。

手术方法

腹腔镜与开腹手术

对卵巢肿物的患者，需要明确的是用腹腔镜还是开腹方式切除肿物。这一答案并不简单，最终需要根据医师的经验、原则以及患者的意愿决定。

已提出对盆腔肿物女患者进行评价的有效方法，将每位患者分入三个患恶性肿瘤的危险分级：低、中、高（图50-1）[22]。低风险的女性，根据患者的选择，可以观察三个月或行诊断性腹腔镜评估。对中度风险的女性，行诊断性腹腔镜评价。对于没有外科

表50-4
妇科肿瘤学会及美国妇产科学会关于新的诊断盆腔肿物的指南*

绝经前女性
  CA-125＞200U/ml
  腹水
  腹腔或远处转移的证据（通过体格检查或影像学检查）
  乳腺癌或卵巢癌家族史（一级亲属）

绝经后女性
  CA-125＞35U/ml
  腹水
  结节状或固定的盆腔肿物
  腹部或远处转移的证据（通过体格检查或影像学检查）
  乳腺癌或卵巢癌家族史（一级亲属）

*符合上述标准的有盆腔肿物的女性，应至妇科肿瘤医师处就诊。
From ACOG: The role of the generalist obstetrician-gynecologist in the early detection of ovarian cancer. ACOG Committee Opinion no. 280. December 2002. Obstet Gynecol-100: 1413-1416, 2002.

学证据表明肿物为恶性的患者，宜选用腹腔镜治疗。高风险的女性（10%或更高）应手术评价，最常行开腹手术。在特殊情况下，也可用腹腔镜进行手术评价，前提是腹腔镜术者必须有丰富经验而且有妇科肿瘤医师的支持。

术中肿瘤破裂

无论用何种术前标准或手术方式，均无法避免术中破裂的卵巢囊肿随后发现为恶性的情况。一项包括32位患者的研究指出，腹腔镜手术肿瘤破裂率为25%，而开腹手术为9%[31]。虽然有不一致的数据，但肿瘤破裂似乎会使患者的预后更差。虽然一些研究发现术中肿瘤破裂对生存率没有影响[32-34]，但另外一些研究发现生存率降低[35-38]。

唯一一项关于术中肿瘤破裂影响的前瞻性评估发现，Ⅰ期卵巢癌破裂后的女性，生存率显著降低，但是不像术前肿瘤自发破裂的女性那样低[38]。受术中肿瘤破裂影响最大的是浆液性肿瘤，9年生存率由86%降至50%。另外，分化良好的Ⅰa期肿瘤常无需化疗，但许多肿瘤医师建议，若术中破裂应行化疗。当然，如果有卵巢恶性肿瘤的可能，应避免囊肿内容物流入腹腔。

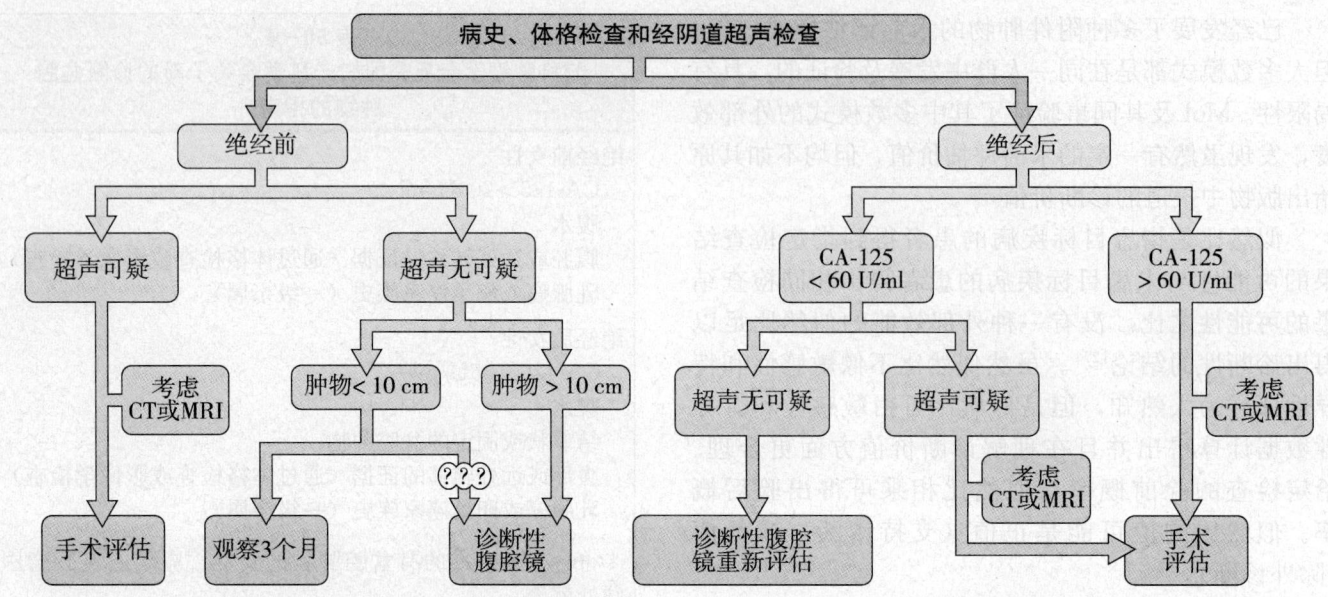

图 50-1 术前评估卵巢囊肿的方法。此处将诊断性腹腔镜和手术评估区分开来。依据术者的技巧、是否有妇科肿瘤医师的支持以及临床上怀疑为恶性的可能,手术评估可包括腹腔镜,然而在此类情况下也可考虑行开腹手术。

手术分期

无论用何种手术方法治疗卵巢恶性肿瘤,必须进行恰当的手术分期(表 50-5)。一项研究包括 100 位患卵巢癌的女性,均在手术诊断后至妇科肿瘤医师处就诊,发现仅有 25% 的患者有恰当的手术分期[39]。最终发现高于 30% 的患者疾病分期比初次手术的分期更晚。

导致初次手术不适当分期的一个因素是术中冰冻切片与随后的石蜡切片诊断不符。冰冻切片诊断交界恶性是非常困难的。许多研究证实,上述两种方法的不一致率高于 5%[40,41]。

问题是根据术中冰冻切片结果错误地诊断为良性疾病后,则不可能进行恰当的分期。由于冰冻切片固有的不准确性,对于可疑的卵巢肿物,即使术中诊断为良性的,术者也应对患者进行分期。另外,无论采用何种术式,术者应在术前与患者就术中诊断的局限性进行沟通。

卵巢肿物的腹腔镜手术

对如何选择适当的卵巢肿物进行腹腔镜治疗,已

表 50-5
卵巢癌的手术分期
评估
肿瘤是单侧的或双侧的?
肿瘤是否在卵巢的外表面?
肿瘤的包膜是否完整?
肿瘤是否破裂?
活检
所有可疑的病灶
盆腔腹膜的三个部位
子宫直肠陷凹处腹膜
右侧及左侧腹沟
右侧横膈下表面
部分网膜切除
主动脉旁和盆腔淋巴结
腹膜冲洗

经成为现代妇产科学的重要部分[3]。一项对 396 位行腹腔镜治疗低危附件肿物的女性进行的研究发现,仅 2% 最终发现为恶性[3]。这一低比率与两方面有关,即普通人群女性恶性卵巢囊肿发病率低以及术前诊断性检查的有效性。由于卵巢肿物术前无法除外恶性的可能,对可疑恶性肿物应考虑在患者知情同意后行开腹手术分期。

卵巢切除与囊肿切除

常用于评价和治疗卵巢囊肿的两种方法是卵巢切除和囊肿切除。卵巢切除，保留/不保留输卵管，适用于没有生育要求女性以及任何中或高度恶性可能的病变，以降低术中破裂的风险。囊肿切除适用于恶性可能性低而且希望保留生育功能的女性，以及仅有一侧卵巢要维持内分泌功能的年轻女性。

通常不应选择囊肿不完全切除术，但有时是必须的。对于小的，有可能是生理性的囊肿，将囊内容物吸出行细胞学检查，之后囊壁全层活检，是去除囊肿同时确定其不是肿瘤的合理方法。没有明确囊壁界线的子宫内膜异位囊肿，先将其内的巧克力样内容物吸出，之后需要将囊内壁消融，但是会增加复发风险。每个病例都应行囊壁的全层活检，行病理检查。

腹腔镜的操作

任何标准的腹腔镜进腹方法都可以使用。当病变较大时应谨慎地操作，应用开放式或在左上腹处进腹。后者特别适用于妊娠期患者。如果应用脐开放技术，肿物也可以从该处取出。在取出过程中，将腔镜置入另外的入口处，以观察整个取出过程。

大多数腹腔镜术者选用两到三个5mm的入口以进行手术操作。最常选用的位置是耻骨联合上3～4cm的耻骨上入口和右侧麦氏点以及对侧麦氏点，注意避免损伤胃上血管。许多腹腔镜术者不选择耻骨上入口，而在脐上、左侧腹直肌外侧水平处。后者使术者可以舒适地双手操作。

为了取出标本常需要一个10cm或更大的第二入口。可以在最初放置时即选用较大的切口，或将5mm的切口延长至10mm。

盆腔冲洗和腹腔探查

在手术操作开始前，应收集盆腔冲洗液。对于没有腹水的患者，应在腹腔内注入50～100ml生理盐水，并自直肠子宫陷凹、结肠旁沟及双侧横膈下方吸出。应仔细探查腹腔，观察子宫、输卵管、卵巢、盲肠、结肠旁沟、结肠、肝、胆囊、横膈、网膜以及腹膜表面，注意有无转移的征象。注意观察卵巢包膜是否完整，是否已被肿瘤穿透。任何可疑的赘生物均应取活检并送病理检查。如果为恶性，应在术中请妇科肿瘤医师会诊。如果是恶性但无肿瘤医师，建议尽量减少操作，并冲洗Trocar部位。尽快二次手术预后最好。

腹腔镜卵巢切除

腹腔镜卵巢切除是妇产科医师必须掌握的一项重要技术。除了减少术中卵巢囊肿内容物漏出的风险外，还应努力避免输尿管损伤。

熟知输尿管的走行及其与卵巢血管间的关系是非常重要的。卵巢动脉发自腹主动脉，并且与卵巢静脉及淋巴管伴行，穿过骨盆漏斗韧带（即卵巢悬韧带）。在骨盆漏斗韧带的上端，输尿管在卵巢血管的下方穿过。然后输尿管立刻走行在卵巢下方的后腹膜与腹膜的间隙中。在卵巢切除术中，可能在上述两个部位损伤输尿管。

腹腔镜卵巢切除的第一步骤是辨认输尿管。如果可以透过腹膜清楚地辨认出蠕动的输尿管，而且其在骨盆漏斗韧带下方的安全位置，则可以不打开盆壁侧腹膜而行卵巢切除术。但是，如果由于肥胖、粘连或腹膜增厚而无法看见输尿管时，应打开盆壁侧腹膜。应使骨盆漏斗韧带有张力，并打开腹膜以辨认输尿管。可以用以下方法分离或夹闭卵巢血管：双极电凝、超声刀、钉或内结扎（图50-2）。用剪刀或上述有效方法分离、切断子宫卵巢韧带，并同时分离卵巢输卵管周围相连的组织。应仔细探查分离面并止血，然后将卵巢自腹腔内取出。手术结束前，应在降低腹腔内气腹压力时再次确定所有血管断端已经止血。

腹腔镜卵巢囊肿切除术

对于卵巢囊肿恶性可能性低并希望保留生育功能的女性，卵巢囊肿切除术常常是最好的选择。除了功能性囊肿或子宫内膜异位囊肿，卵巢良性肿瘤的囊壁常常可以很容易地自卵巢皮质分离，囊肿可以完整地切除并自腹腔取出。应尽量保留正常的卵巢皮质，因为这一部位有原始卵泡。对于剩余卵巢组织很少的病例，剩余的组织对生育及激素分泌的价值很低。

与卵巢切除术相同，卵巢囊肿切除术也从收集腹腔冲洗液及仔细探查腹腔有无种植征象开始。完整切

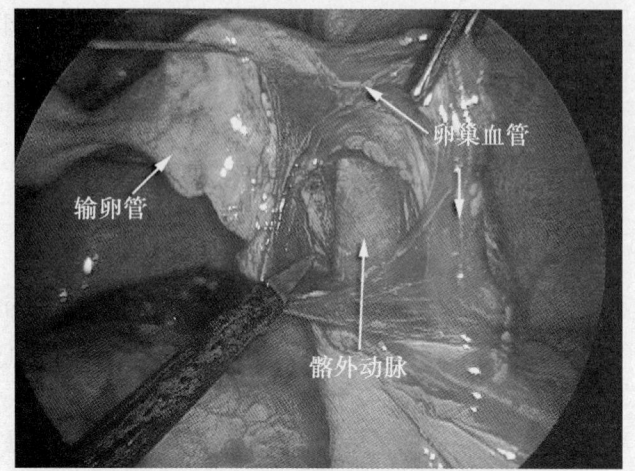
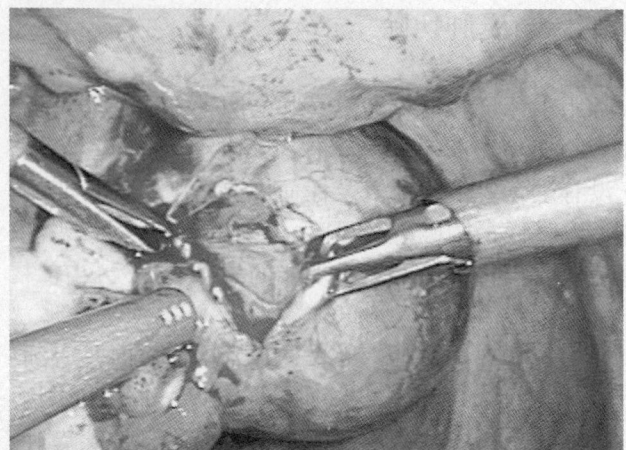
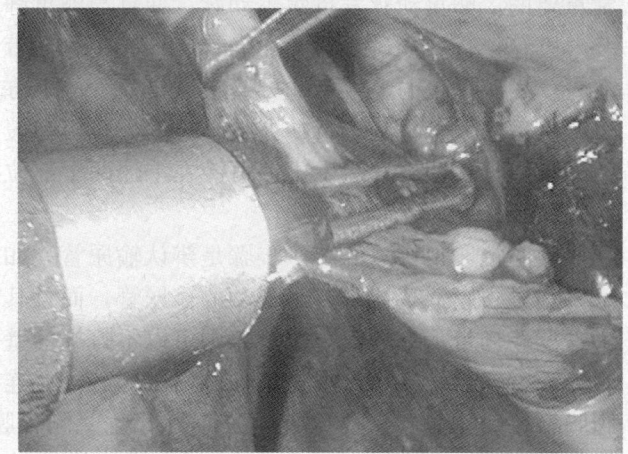

图50-2 （也见彩图50-2）A. 打开后腹膜间隙，双侧卵巢血管均向侧方收缩。输尿管在腹膜切口的中叶。B. 自周围结构中游离卵巢血管后，即可安全地应用双极设备。

图50-3 （也见彩图50-3）A. 将卵巢皮质切开以辨别其下的囊肿。B. 将皮质自囊肿剥除，并完整地游离囊肿。

除卵巢囊肿而不漏出内容物需要许多方法。卵巢囊肿通常包含在一层卵巢上皮下，可能非常薄。必须将囊肿表面的卵巢组织小心切开而不破坏囊肿。在小心探查卵巢后，应选择以下部位开始手术：①皮质与囊肿壁之间最薄的部位；②腹腔镜下容易暴露。一些术者用单极电刀切开囊肿表面的卵巢组织，并将切除电流设置在10安培。其他术者则选择锋利的剪刀小心地剪开组织。

囊肿表面的卵巢组织打开缺口后，可以钝性分离卵巢组织与囊肿壁（图50-3A）。用钳子夹住卵巢皮质，并且小心地将其下的囊肿剥除（见图50-3B）。用腹腔镜吸引-冲洗装置进行水流剥离有助于这一操作。在皮质与囊壁间相连不易分离的部位，应锐性分离以避免囊肿破裂及液体漏出。

自腹腔内取出卵巢或囊肿

一旦切除了卵巢或囊肿，接下来的挑战是将标本自腹腔内取出且囊内液不漏入腹腔。理想的方法是将整个标本完整地放入取物袋后取出。

取物袋

取物袋有许多种类型和型号可供选择。主要可以分为两大类：透明的高分子聚合物袋和不透明的织物袋。高分子聚合物袋的优点是腹腔内操作更容易且视野更好，但是其通常很脆，在取出标本时常常被刺破或扯破。织物袋更结实，甚至在取出较Trocar切口更大的标本而用力时也不会被扯破。将其放入腹腔有些难度而且可视性降低了。无论如何，重要的是选择足够大的袋子尽可能完整地放入标本。

在袋内吸出囊内液并行分碎术

当将标本放入回收袋后，将袋口收紧并放入其中一个切口套管中。常用的是耻骨上或两侧的 10mm 切口处。如果腔镜被放置在其他位置，也可以选择脐部的切口。应用吸附材料包绕选定的切口，以预防在取出标本时液体污染皮下组织。袋子的开口在套管内，当自腹壁取出套管时，就可将袋子的开口自套管切口处取出（图 50-4）。

这样可从卵巢囊肿内将内容物吸出而几乎没有漏入腹腔的风险。要特别小心避免吸引头刺破高分子聚合物袋。当卵巢的实性部分过大而无法自筋膜切口处取出时，必须将剩余的组织粉碎。当标本仍然在腹腔中的袋子内时，可以用 Kocher 钳抓取小的碎片组织并取出。当取出足够的组织后，可以适当牵引扭转袋子，将其内剩余的内容物自切口取出。用力过大则会使高分子聚合物袋破裂，其内容物则漏入腹腔。有时必须扩大筋膜切口。应该记住，大多数取物袋生产者不建议在袋内进行粉碎，宜扩大切口以完整取出囊肿。

取出较大标本的另一种方法是应用阴道切口，因为阴道和腹膜比腹壁肌肉和筋膜更有弹性。在将标本放入袋子后，用阴道探头撑起子宫直肠陷凹，用切割装置在腹腔镜下行阴道切开术。用抓取器将封口的袋子自阴道取出。或者，将 10mm 的腹腔镜探头小心地放入阴道后穹隆以维持正常的气腹，并且使用标准的腹腔镜器械取出标本。可以在腹腔镜下或经阴道缝合阴道切口。

虽然冰冻不如石蜡病理检查准确，但可疑的肿物取出后，应送冰冻病理检查以确定其是否为恶性。剩余的手术操作应根据术前诊断进行。通常不缝合卵巢的缺损。缝合卵巢皮质会增加粘连的形成。有时，大的缺损可以在腔的底部间断缝合，以恢复被切成两瓣的卵巢。

腹腔内漏液的处理

如果可疑卵巢囊肿的囊内液漏入腹腔，首要的处理是大量冲洗。用 2L 以上的清洗液以清除所有可见的囊内容物并不少见。用加温的冲洗液可以降低由于大量冷冲洗液导致的低钠血症的风险。如果肿物随后证实为恶性，应提醒妇科肿瘤医师曾经发生过囊内液漏出。

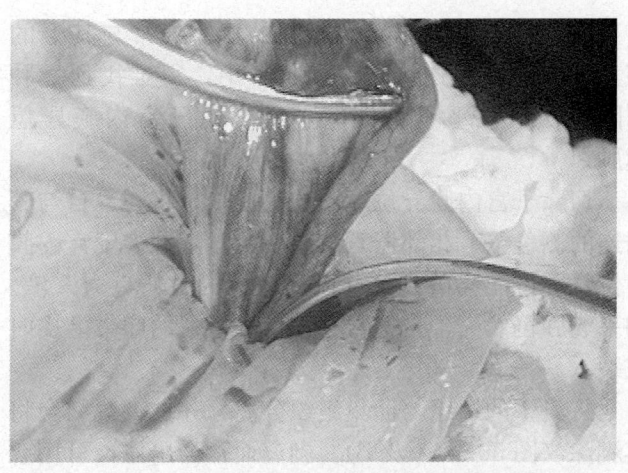

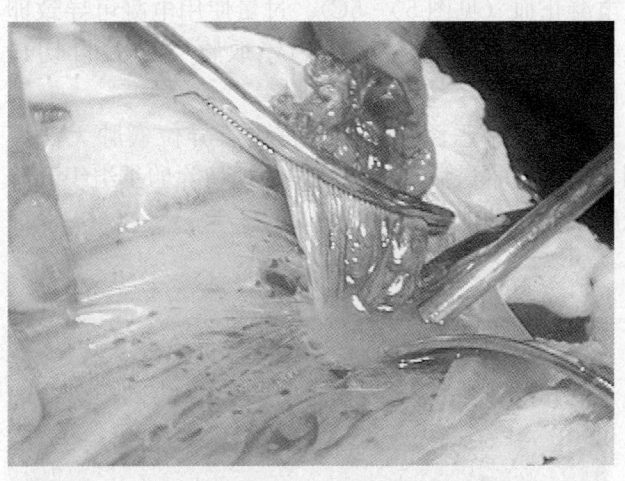

图 50-4　（也见彩图 50-4）在回收袋内刺破囊肿并将其分碎而不漏入腹腔中。

大囊肿

一些卵巢囊肿可能过大，以致引流前无法置入取物袋中。此时，需要在腹腔镜切除前行引流术。由于恶性的风险随着囊肿体积增大而升高，避免腹腔漏液变得更加重要。有必要术前告知病人这一不可避免的风险。

术中可以用腹腔镜吸引针或用吸引器套管从腹壁直接穿入，行大卵巢囊肿的穿刺吸引。可以在刺破囊肿前在穿刺点行荷包缝合，或在囊肿减压后在其引流点处进行内结扎，以减少腹腔内漏液（但不能完全预防）。卵巢囊肿减压后，则可以自腹腔取出。

腹腔镜卵巢子宫内膜异位囊肿切除

卵巢子宫内膜异位囊肿切除属于前面提到过的囊肿切除术，但这一手术与用于其他卵巢囊肿时有明显不同。子宫内膜异位囊肿的囊壁通常与其上的卵巢组织致密粘连。在许多患者中，很难找到囊肿切除层次，几乎不可能完整地切除子宫内膜异位囊肿。

切除子宫内膜异位囊肿的第一步是将卵巢自与其粘连的侧盆壁、相邻器官游离。此时，许多子宫内膜异位囊肿可能会破裂，并流出浓稠的"巧克力"液。如果囊肿仍然完整，通常会在切开被覆的卵巢上皮时破裂。

将囊壁的边缘与卵巢组织分离，并钝、锐结合将其剥除（图50-5A及B）。剥离面常会出血，可用双极电凝止血（见图50-5C）。过量使用电凝可导致卵巢损伤。之后将囊壁置入内镜取物袋中并自切口取出。

由于有时恶性肿物与子宫内膜异位囊肿无法鉴别，应将标本送病理检查。过多地切除卵巢组织会降低卵巢储备功能。

结论

腹腔镜已经成为治疗女性低风险盆腔肿物的首要选择。与开腹手术相比，腹腔镜手术有其显著的优越性，包括费用低、患者更加舒适及恢复快，并且已经证实了其安全性。腹腔镜手术最令人担心的是术中妇科恶性肿物的不慎腹腔内漏液。选择适当的患者及小心操作均可降低这一风险。如果外表良性的囊肿随后证明为恶性的，在妇科肿瘤医师的帮助下进行及时以及适当的手术治疗对改善长期预后是非常重要的。

要 点

- 育龄女性的囊肿大多数是功能性的，仅需观察。
- 育龄女性持续存在的囊肿大多数是良性的，可行腹腔镜囊肿切除术。

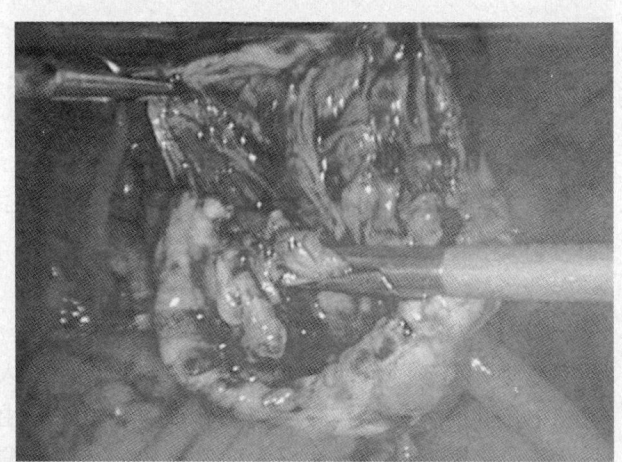

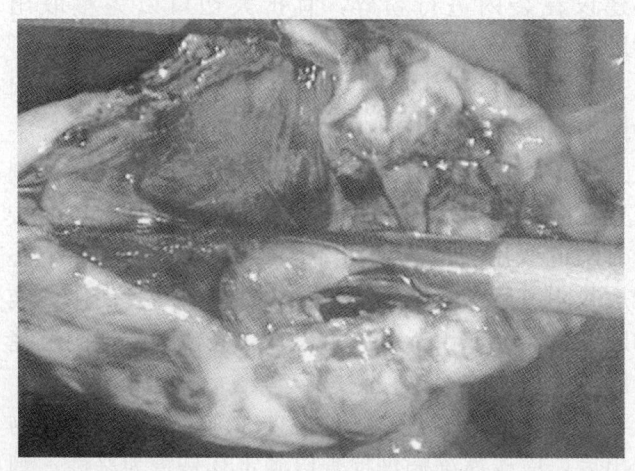

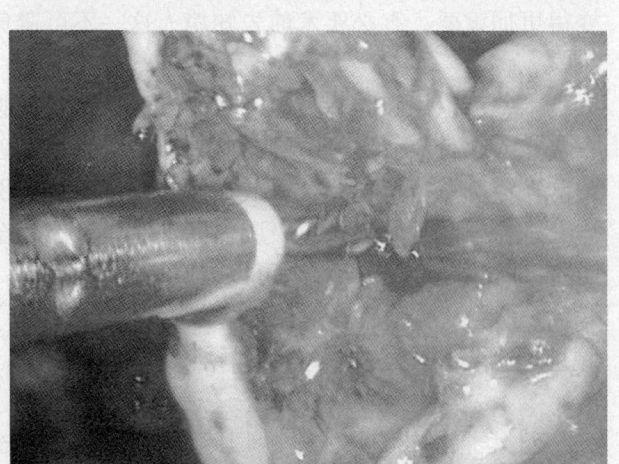

图50-5 （也见彩图50-5）A、B. 正在将子宫内膜异位囊肿囊壁自卵巢剥除。注意大多数皮质被完整保留。C. 可以用双极电凝进行止血，并破坏未能切除的囊肿组织。

- 适当的术前评估可以减少对卵巢恶性肿物腹腔镜治疗时疏忽大意的处理。
- 应努力完整切除囊肿并保持不破裂。之后应将囊肿置入取物袋中。
- 如果发生了破裂应彻底冲洗。
- 卵巢的切口通常无需缝合。

（杨　硕译　马彩虹校）

参考文献

1. Majeed AW, Troy G, Nicholl JP, et al: Randomised, prospective, single-blind comparison of laparoscopic versus small-incision cholecystectomy. Lancet 347:989–994, 1996.
2. Guerriero S, Alcazar JL, Ajossa S, et al: Comparison of conventional color Doppler imaging and power Doppler imaging for the diagnosis of ovarian cancer: Results of a European study. Gynecol Oncol 83:299–304, 2001.
3. Havrilesky LJ, Peterson BL, Dryden DK, et al: Predictors of clinical outcomes in the laparoscopic management of adnexal masses. Obstet Gynecol 102:243–251, 2003.
4. Attaran M, Falcone T, Goldberg J: Endometriosis: Still tough to diagnose and treat. Cleve Clin J Med 69:647–653, 2002.
5. Norris HJ, Jensen RD: Relative frequency of ovarian neoplasms in children and adolescents. Cancer 30:713–719, 1972.
6. Koonings PP, Campbell K, Mishell DR Jr., Grimes DA: Relative frequency of primary ovarian neoplasms: A 10-year review. Obstet Gynecol 74:921–926, 1989
7. Huss M, Lafay-Pillet MC, Lecuru F, et al: [Granulomatous peritonitis after laparoscopic surgery of an ovarian dermoid cyst. Diagnosis, management, prevention: A case report]. J Gynecol Obstet Biol Reprod (Paris) 25:365–372, 1996.
8. Chen L, Nelson SD, Berek JS: Recurrent mature cystic teratoma presenting as a perihepatic mass. Obstet Gynecol 94:856, 1999.
9. Lin P, Falcone T, Tulandi T: Excision of ovarian dermoid cyst by laparoscopy and by laparotomy. Am J Obstet Gynecol 173:769–771, 1995.
10. Nezhat CR, Kalyoncu S, Nezhat CH, et al: Laparoscopic management of ovarian dermoid cysts: Ten years' experience. JSLS 3:179–184, 1999.
11. Templeman CL, Hertweck SP, Scheetz JP, et al: The management of mature cystic teratomas in children and adolescents: A retrospective analysis. Hum Reprod 15:2669–2672, 2000.
12. Padilla LA, Radosevich DM, Milad MP: Accuracy of the pelvic examination in detecting adnexal masses. Obstet Gynecol 96:593–598, 2000.
13. Schutter EM, Kenemans P, Sohn C, et al: Diagnostic value of pelvic examination, ultrasound, and serum CA 125 in postmenopausal women with a pelvic mass. An international multicenter study. Cancer 74:1398–1406, 1994.
14. Guerriero S, Mallarini G, Ajossa S, et al: Transvaginal ultrasound and computed tomography combined with clinical parameters and CA-125 determinations in the differential diagnosis of persistent ovarian cysts in premenopausal women. Ultrasound Obstet Gynecol 9:339–343, 1997.
15. Andersen ES, Knudsen A, Rix P, Johansen B: Risk of malignancy index in the preoperative evaluation of patients with adnexal masses. Gynecol Oncol 90:109–112, 2003.
16. Finkler NJ, Benacerraf B, Lavin PT, et al: Comparison of serum CA 125, clinical impression, and ultrasound in the preoperative evaluation of ovarian masses. Obstet Gynecol 72:659–664, 1988.
17. Granberg S, Wikland M, Jansson I: Macroscopic characterization of ovarian tumors and the relation to the histological diagnosis: Criteria to be used for ultrasound evaluation. Gynecol Oncol 35:139–144, 1989.
18. Guerriero S, Ajossa S, Garau N, et al: Ultrasonography and color Doppler-based triage for adnexal masses to provide the most appropriate surgical approach. Am J Obstet Gynecol 192:401–406, 2005.
19. Davies AP, Jacobs I, Woolas R, et al: The adnexal mass: Benign or malignant? Evaluation of a risk of malignancy index. BJOG 100:927–931, 1993.
20. Strigini FA, Gadducci A, Del Bravo B, et al: Differential diagnosis of adnexal masses with transvaginal sonography, color flow imaging, and serum CA 125 assay in pre- and postmenopausal women. Gynecol Oncol 61:68–72, 1996.
21. Predanic M, Vlahos N, Pennisi JA, et al: Color and pulsed Doppler sonography, gray-scale imaging, and serum CA 125 in the assessment of adnexal disease. Obstet Gynecol 88:283–288, 1996.
22. Roman LD, Muderspach LI, Stein SM, et al: Pelvic examination, tumor marker level, and gray-scale and Doppler sonography in the prediction of pelvic cancer. Obstet Gynecol 89:493–500, 1997.
23. Alcazar JL, Jurado M: Using a logistic model to predict malignancy of adnexal masses based on menopausal status, ultrasound morphology, and color Doppler findings. Gynecol Oncol 69:146–150, 1998.
24. Guerriero S, Ajossa S, Risalvato A, et al: Diagnosis of adnexal malignancies by using color Doppler energy imaging as a secondary test in persistent masses. Ultrasound Obstet Gynecol 11:277–282, 1998.
25. Alcazar JL, Errasti T, Zornoza A, et al: Transvaginal color Doppler ultrasonography and CA-125 in suspicious adnexal masses. Int J Gynaecol Obstet 66:255–261, 1999.
26. Kobal B, Rakar S, Ribic-Pucelj M, et al: Pretreatment evaluation of adnexal tumors predicting ovarian cancer. Int J Gynecol Cancer 9:481–486, 1999.
27. Mol BW, Boll D, De Kanter M, et al: Distinguishing the benign and malignant adnexal mass: An external validation of prognostic models. Gynecol Oncol 80:162–167, 2001.
28. Mancuso A, De Vivo A, Triolo O, Irato S: The role of transvaginal ultrasonography and serum CA 125 assay combined with age and hormonal state in the differential diagnosis of pelvic masses. Eur J Gynaecol Oncol 25:207–210, 2004.
29. ACOG: The role of the generalist obstetrician-gynecologist in the early detection of ovarian cancer. ACOG Committee Opinion no. 280, December 2002. Obstet Gynecol 100:1413–1416, 2002.
30. Im SS, Gordon AN, Buttin BM, et al: Validation of referral guidelines for women with pelvic masses. Obstet Gynecol 105:35–41, 2005.
31. Gal D, Lind L, Lovecchio JL, Kohn N: Comparative study of laparoscopy vs. laparotomy for adnexal surgery: Efficacy, safety, and cyst rupture. J Gynecol Surg 11:153–158, 1995.
32. Vergote I, De Brabanter J, Fyles A, et al: Prognostic importance of degree of differentiation and cyst rupture in stage I invasive epithelial ovarian carcinoma. Lancet 357:176–182, 2001.
33. Sainz de la Cuesta R, Goff BA, Fuller AF Jr, et al: Prognostic importance of intraoperative rupture of malignant ovarian epithelial neoplasms. Obstet Gynecol 84:1–7, 1994.
34. Kodama S, Tanaka K, Tokunaga A, et al: Multivariate analysis of prognostic factors in patients with ovarian cancer stage I and II. Int J Gynaecol Obstet 56:147–153, 1997.
35. Dembo AJ, Davy M, Stenwig AE, et al: Prognostic factors in patients with stage I epithelial ovarian cancer. Obstet Gynecol 75:263–273, 1990.
36. Ahmed FY, Wiltshaw E, A'Hern RP, et al: Natural history and prognosis of untreated stage I epithelial ovarian carcinoma. J Clin Oncol 14:2968–2975, 1996.
37. Sjovall K, Nilsson B, Einhorn N: Different types of rupture of the tumor capsule and the impact on survival in early ovarian carcinoma. Int J Gynecol Cancer 4:333–336, 1994.
38. Mizuno M, Kikkawa F, Shibata K, et al: Long-term prognosis of stage I ovarian carcinoma. Prognostic importance of intraoperative rupture. Oncology 65:29–36, 2003.

39. Young RC, Decker DG, Wharton JT, et al: Staging laparotomy in early ovarian cancer. JAMA 250:3072–3076, 1983.
40. Rose PG, Rubin RB, Nelson BE, et al: Accuracy of frozen-section (intraoperative consultation) diagnosis of ovarian tumors. Am J Obstet Gynecol 171:823–826, 1994.
41. Boriboonhirunsarn D, Sermboon A: Accuracy of frozen section in the diagnosis of malignant ovarian tumor. J Obstet Gynaecol Res 30:394–399, 2004.
42. Cotran RS, Kumar V, Collins T, Robbins SL: Robbins Pathologic Basis of Disease. Philadelphia: W.B. Saunders Company, 1999.

第七部分 生殖医学手术

51 苗勒管和外生殖道畸形的手术治疗

Marjan Attaran, Gita Gidwani, and Jonathan Ross

引言

苗勒管和外生道畸形对生殖潜能和性功能有明显的影响。当患者存在畸形时，我们需要花费大量的精力与时间作出正确的诊断和给予随后的治疗。对于外生殖道畸形更需要这样做，然而，对于性别的指定和其后的性功能可否恢复，仍然不明确。

在这一章节中，我们回顾这类畸形的诊断和术前评估。大部分章节用于阐述用外科技术纠正畸形的基本原则，生殖道畸形的病生理学在12章中阐述。

分类

苗勒管畸形的分类既有助于诊断也有助于对各种治疗方法预后的比较。然而，已发表的文献中没有一种分类能够涵盖所有的畸形[1-3]。

依据病生理学的基础，苗勒管畸形可以根据发育机制障碍导致畸形作出广义的分类。畸形常被分为相关的①发育不全；②垂直融合缺陷；③横向融合缺陷[4]。

子宫和阴道发育不全是相对常见的畸形。其他苗勒管结构发育不全非常罕见。垂直融合缺陷是由阴道板管道化的异常造成的，导致阴道横膈以及无孔处女膜。横向融合障碍可以对称或不对称发生，包括阴道或子宫纵隔，以及单角或双角子宫和相关的畸形。

由美国生殖医学学会（ASRM）发表的对于子宫畸形的分类是被大多数人接受的，其依据畸形的外观将子宫畸形分为明确的类别（表51-1）[5]。因为阴道的畸形没有包括在其中，他们必须与子宫畸形一同被描述。这种分类方法并不是以病生理学为基础的，但是对于交流治疗和预后的观察是一种有效的方法。

苗勒管发育不全

临床表现

苗勒管发育不全（即 Mayer-Rokitansky-Küster-Hauser 综合征）于1829被首次报道，在新生女婴中发病率为1/5000[6]。由于这种疾病的阴道和子宫并不发育，在ASRM分类中为苗勒管畸形ⅠA类。典型的患者存在青春期原发性闭经。作为原发性闭经的原因，苗勒管发育不全仅次于性腺发育不全[7]。

苗勒管发育不全的患者可出现正常的青春期和第二性征，看似月经初潮延迟。她们不会有苗勒管梗阻

**表 51-1
苗勒管畸形的 ASRM 分类**

Ⅰ. 发育不全
  a. 阴道
  b. 宫颈
  c. 宫体
  d. 输卵管
  e. 复合的

Ⅱ. 单角
  a. 交通的
  b. 无交通的
  c. 无腔
  d. 无角

Ⅲ. 双子宫

Ⅳ. 双角
  a. 完全性
  b. 部分性

Ⅴ. 隔膜
  a. 完全性
  b. 部分性

Ⅵ. 弓形

Ⅶ. 己烯雌酚相关

性畸形患者的周期性盆腔痛的主诉。外生殖器外观完全正常，阴毛正常生长，小阴唇大小正常，这一点与雄激素不敏感综合征的患者完全不同。由于她们没有阴道口，婚姻生活会有明显的不同。盆腔内没有包块说明没有积血，与完全阴道横膈可以鉴别。

因为这种患者的染色体是46,XX，盆腔内有正常的卵巢，基础体温的波动可以证实患者有排卵。这些患者的激素水平是正常的，依据激素的研究她们的月经周期是30至34天[8]，另外她们可有每月一次的疼痛（经间痛），这是排卵的征象。

相关畸形

有一些但并非所有的畸形都可以追溯到胚胎发育的异常[9-12]。已有苗勒管发育不全的患者有听力障碍的报道[10-11]，苗勒管发育异常的患者较苗勒管发育正常的患者有更高的听力缺陷比率[12]。

苗勒管发育不全的患者往往合并肾脏或骨骼系统的畸形。40%患者合并肾脏畸形，包括肾脏发育不全、异位肾及肾脏结构的改变[13]。12%的患者合并骨骼系统畸形，包括原发性脊柱畸形以及四肢和肋骨发育畸形[14]。苗勒管发育不全的患者应该注意这些系统是否存在发育异常。

病因学

苗勒管发育不全的病因至今不明。似乎是受多基因遗传影响，但是很少有家族性病例的报道。看来也不是常染色体显性遗传方式，因为在女性苗勒管发育不全患者的女儿中（经IVF和代孕出生）没有发现患阴道发育不全的病例[9]。

诊断

影像

苗勒管发育不全可以通过影像技术证实。腹部超声图像可以显示缺失子宫和存在卵巢。存在中线肿物伴积血块往往说明有苗勒管梗阻性异常。苗勒管发育不全与苗勒管梗阻性疾病的鉴别很重要，因为错误的诊断可以严重地影响治疗方案的选择。

随着MRI的问世，腹腔镜技术不再被认为是诊断的必要手段。盆腔内典型表现包括正常的卵巢和输卵管，在正常的输卵管附近通常还会发现小的苗勒管残迹附着在输卵管近端，这个残迹可能是实性的或是含有功能性子宫内膜组织。

在研究影像学资料前与放射科医生做相关鉴别诊断的直接交流非常重要。偶尔，放射学专家也会将这种始基子宫认为是子宫，当我们仔细注意到这种组织结构非常小的时候，医生就会改变这种诊断。

向患者解释病情

这种疾患通常是在青春早期作出诊断，我们在向患者解释病情时要有很大的灵敏度。作为一个与她平等的人的身份与她交流是很重要的，对这种病情的知晓对于患者来说是心理上的一个创伤。我们必须打消患者的疑虑，她的外生殖器外观是正常的，在进行阴道成形术后可以有正常的性生活。虽然没有人直接说明，但是对于青春期的这些患者而言，不能生育仍然会使她们很失望。幸运的是，借助辅助生育技术，包括IVF和代孕，可以使这些年轻的患者有一个自己的遗传学的孩子。

阴道成形术

对于苗勒管发育不全的患者第一个治疗目标就是制造一个有功能的阴道以进行性生活。1938年Frank首先提出了用扩张器进行阴道扩张术来制造一个新的阴道[15]。然而，在很多年的时间中，外科阴道成形术仍然是这种疾病首选的治疗方法。任何一种技术的成功都很大程度上依赖于患者的情感上的成熟。治疗前进行咨询，治疗过程中继续心理支持是很重要的。

阴道扩张术

由于阴道扩张术简便易行，而且较外科手术而言，并发症的发病率较低，这使它成为大多数苗勒管发育不全患者的最初治疗方案。美国妇产科大学最近发表了一篇委员会声明，推荐对于苗勒管发育不全的患者，将非手术治疗作为首选的治疗方式[16]。

Frank的阴道扩张技术主要是将扩张器用力放入阴道窝内（图51-1）。患者不仅要采取很难掌握的姿势，而且放置扩张器的手也会很累。1981年，Ingram引入了被动扩张的概念，患者坐在自行车座

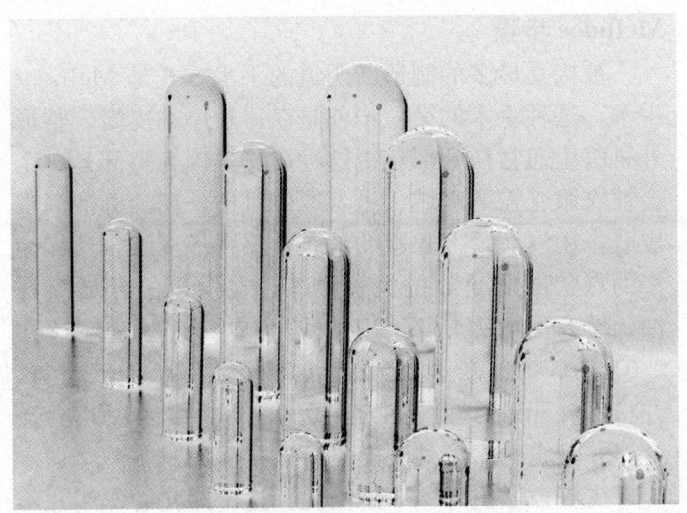

图 51-1　不同型号的阴道扩张棒。

位上使用扩张器扩张阴道[17]。

Roberts 报道采用 Ingram 的阴道扩张方法，坚持每日 3 次，每次 20 分钟，成功率可以达到 92%[18]。制造一个有功能的阴道的平均时间是 11 个月。这些事实表明对于原始阴道窝小于 0.5cm 的患者进行充分的阴道扩张是必要的。有趣的是，这项技术的失败并不在于阴道原始陷窝的长度不够，而是这些患者太年轻。大多数失败的患者年龄小于 18 岁。

步骤

当患者有着手治疗的愿望时，我们告诉她阴道窝的正确位置和放置阴道扩张器的轴向（图 51-2）。最初使用最小的扩张器放入阴道窝内，轻度前倾地坐在板凳上对扩张器的远端持续加压。当这个扩张器适应时，换用下一个型号的扩张器。建议患者使用这种方法每次至少 20 分钟，每天 2~3 次。当患者意志力很强时，在 12 周内可做出一个有功能的阴道。

咨询和心理支持是成功治疗的一部分[19-21]。医生应该经常询问患者的情况，监督进程，提供指导，并回答患者的问题。当患者可以轻松地适应最大号的扩张器时，他们可以尝试进行性生活。

目前市场上有多种按大小排列、由不同材料制成的扩张器。没有发现哪种扩张器是最优越的。患者可以停止并随时重新开始这种阴道扩张术而没有任何长期的负面影响。治疗的时机主要依赖于患者治疗的愿望，大多数患者喜欢在大学开学前开始这项治疗，因为这时她们已经足够成熟，并且有阴道成形的愿望。平均开始治疗的时间是 17 岁[22]，恰当地选择有治疗

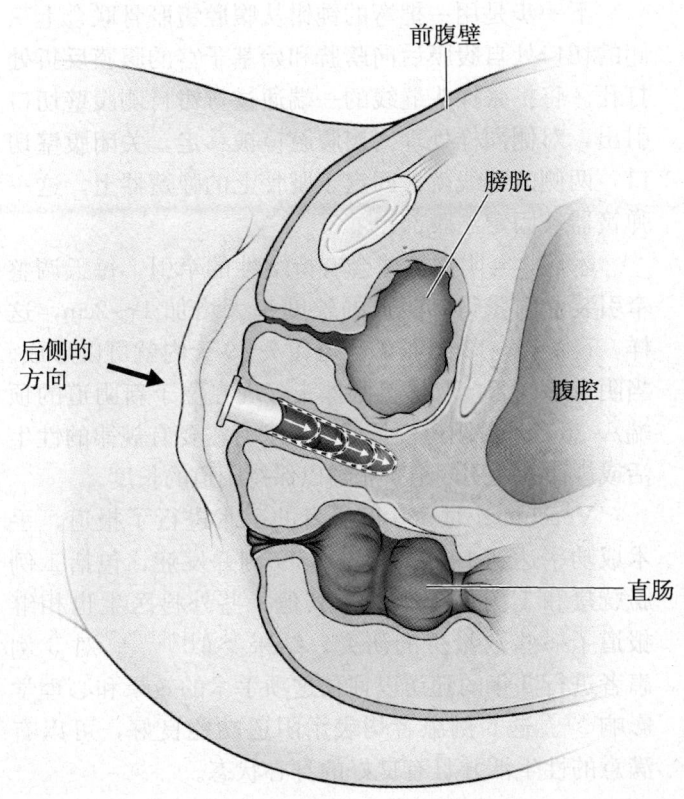

图 51-2　扩张器放置的示意图。病人取膀胱截石位，轴的方向与膀胱相反。

动机的患者，这项治疗的成功率可以高达 90%[23]。

Vecchietti 方法

Giuseppe Vecchietti 于 1965 年提出了这种阴道成形术[24]。与阴道扩张术相似，这种方法没有使用移植物，可以在 7 天内一步制造一个新的阴道，这个技术应用后腹膜缝线连接一个树脂的扩张探头，通过下腹部的弹簧张力装置连接这个探头。尽管这一技术的原始记录中需要开腹进行手术，现在这项技术多在腹腔镜下完成[25,26]。

步骤

这种方法的第一步就是在腹腔镜的指导下用一把锐性带线针（与 Stamey 针相似）将缝线的一端通过阴道窝在膀胱和直肠之间置入膀胱腹膜反折的腹腔内。这种 2 号聚乙酸缝线的另一端被穿入一根 3cm 长的树脂的扩张探头，就如同它的另一端通过阴道窝放入腹腔内一样。

下一步是用一把弯的钝钳从腹腔镜耻骨联合上一侧的切口处自腹膜后向膀胱和始基子宫的腹膜反折处打孔。将扩张探头缝线的一端通过弯钳自侧腹壁切口引出，对侧同样处理。当腹腔镜被移走，关闭腹壁切口，两侧的缝线就被固定于耻骨上的弹簧器上，这一弹簧器被固定于腹部[25]。

术后，会阴橄榄球会有持续性的牵引，每天调整牵引装置的张力。阴道的长度每天增加1～2cm，这样，1个10～12cm长的阴道在7～9天内就可以形成。当阴道形成后，取出扩张探头（现在位于新阴道的顶端），患者带着阴道模具回家。术后需要有规律的性生活或规律的使用阴道扩张器以保持阴道的长度。

Vecchietti对500例患者的手术进行了报道，手术成功率达到100%，且只有9例并发症，包括1例膀胱瘘和1例直肠瘘[27]。其他一些外科医生也相继报道了一些数量少的研究，结果类似[28,29]。对5例患者进行3年的随访以评估这项手术的效果和心理学影响[30]。这5例患者均表示阴道功能良好，可以有满意的性生活并且有良好的身心状态。

阴道成形术技术

治疗阴道发育不全的传统手术方式是造出阴道间隙并在表面放一内衬防止阴道狭窄。多种组织材料以及至少一种人造材料被用于覆盖腔隙。不同的组织防止阴道狭窄的成功率有很大的不同（表51-2）。

表51-2 Neovagina重建的手术方法
会阴切开
皮肤移植物厚度（McIndoe术）
足够厚的皮瓣
腹膜（Davydov术）
羊膜
肌肉和皮瓣
粘连屏障
组织扩展
小肠代阴道成形术
乙状结肠
外阴阴道袋
Williams阴道成形术
直肠会阴牵拉术
Vecchietti术

McIndoe步骤

被接受最多的制造新阴道的手术方式是McIndoe手术。这种手术的第一步就是获得较厚的皮瓣。整形外科医生通常从臀部获得这种皮瓣，因为臀部是一个会被衣服遮盖的区域。患者取侧卧位，用消毒液消毒皮肤，用浸润肾上腺素的纱布覆盖臀部皮肤，这样使小的点状出血的部位血管收缩，在供皮的区域涂抹油，然后用电刀切下厚的皮瓣。皮瓣的厚度应该在0.015～0.018英寸。消毒后，供区用Op-Site覆盖，并将Op-Site用缝线固定。2～3周内供区皮肤会愈合，并且它的瘢痕外观上是可以接受的。

皮瓣被做出1:5的网孔，这个网孔的作用并不是要伸展皮肤，而是要引流其下方的小血块或浆液。用4/0的可吸收线将皮瓣围绕模具缝合1周（图51-3）。模具必须被完全覆盖，因为任何没有被覆盖的部位，不论是因为组织不够，或是缝合的过程中出现漏洞，都将形成粗糙的组织。因此，这个步骤中我们必须足够的小心以获得足够数量的组织。

患者取膀胱截石位，在阴道前庭的尿道口与直肠之间做一个横切口（图51-4）。对于一个既往这个区域无手术史或放射史的患者而言，这是一个疏松组织。这个组织很容易用手指或黑格尔扩张器从中分离（图51-5），继续分离至模具的长度并不进入腹腔。剪开中间致密组织，向两侧的分离通道就会相通。如果是按照这种方式进行分离，出血将会很少。任何出血的部位我们都必须小心处理，否则皮瓣组织将会从新生成的阴道壁上脱落，并形成随后的不能附着与坏死。

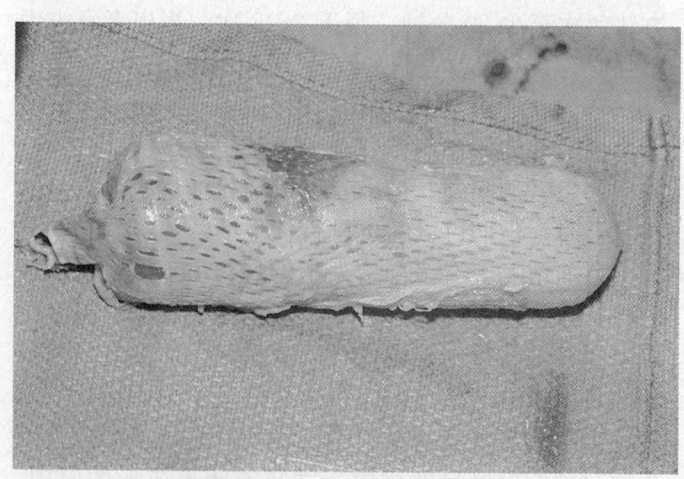

图51-3 （也见彩图51-3）模型周围皮瓣缝合。

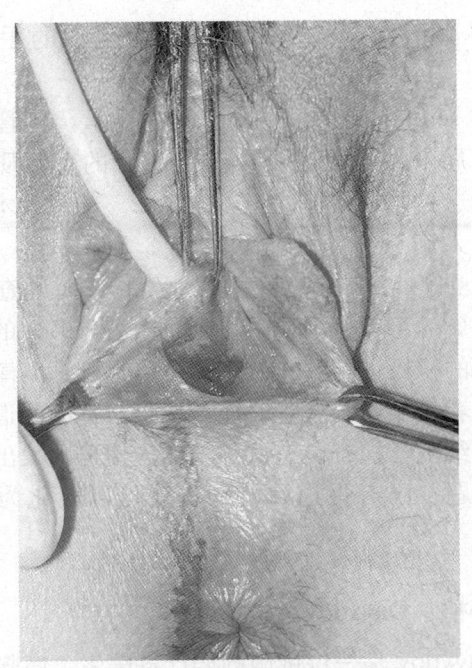

图 51-4　（也见彩图 51-4）纤维组织横断和原始空间形成。

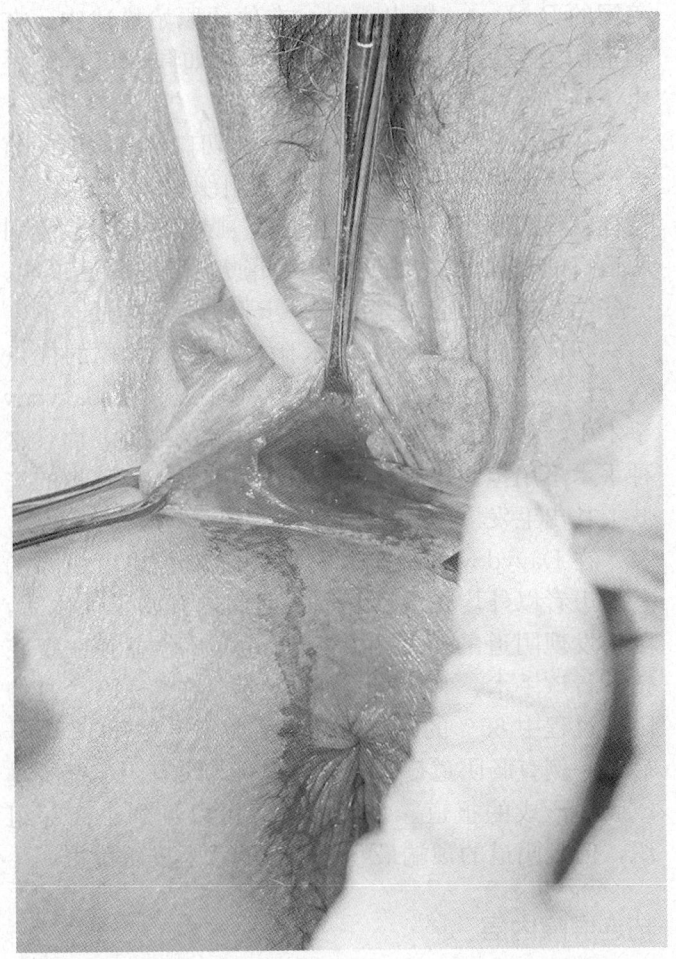

图 51-5　（也见彩图 51-5）Hagar 扩张器代替移植物。Hagar 扩张器方向向后。

当我们制造出阴道间隙后，将覆盖有皮瓣组织的模具放入这个腔内（图 51-6）。在阴道口，用 3/0 的可吸收缝线将皮瓣组织固定。为了固定模具，可以用反应小的不可吸收的缝线如 2/0 丝线将小阴唇缝在中线位置上。

接下来的一周，患者需要卧床休息，并应用广谱抗生素，少渣饮食，并应用减少胃肠道蠕动的药物，而且需要留置尿管。1 周后在手术室小心地取出模具。用温盐水冲洗阴道腔，仔细检查皮瓣部位有无坏死或血肿。接下来放置一个较软的模具并除了大小便的时候在阴道腔中保持 3 周的时间，建议接下来的 6 个月的时间在夜间使用这种模具。为防止阴道挛缩，指导患者在没有性生活的时候置入模具。

有前次手术的患者，在分离新的阴道间隙时会很困难，并且会增加出血以及瘘形成的可能。其他可能遇到的问题包括耻骨弓狭窄，肛提肌强壮，会阴体缩短，早先的处女膜切开及天生的较深的子宫直肠陷窝[31]。

考虑到由于模具的压力会使组织坏死继而形成窦道，在这一手术中我们应该准备硬和软的两种模具（图 51-7 和图 51-8）。窦道往往是由于组织缺血坏死形成的，而从理论上讲，软的模具可以减少窦道形成。软的模具可以用避孕套套在泡沫橡皮塞上制成[32]。

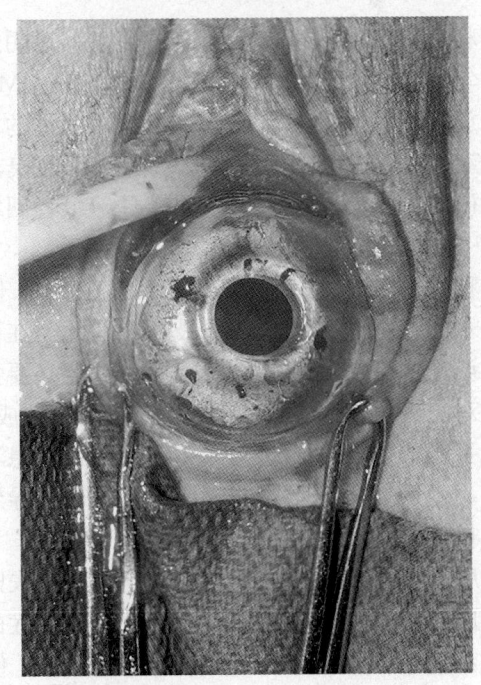

图 51-6　（也见彩图 51-6）移植物模型放置于穴道内。注意调节模型适应穴道的大小。

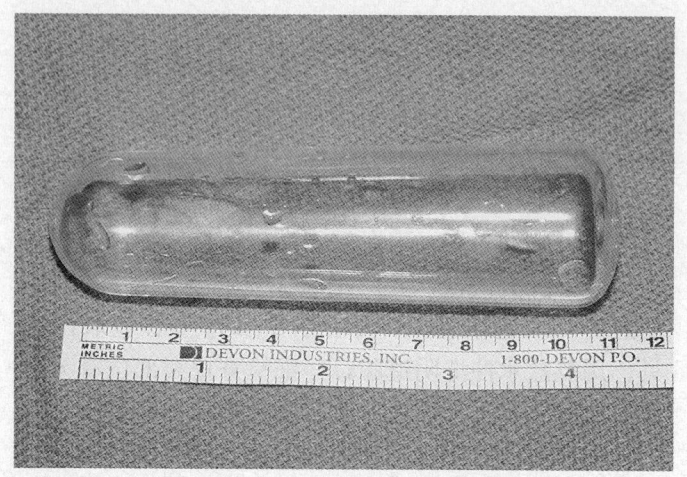

图 51-7 玻璃模型。

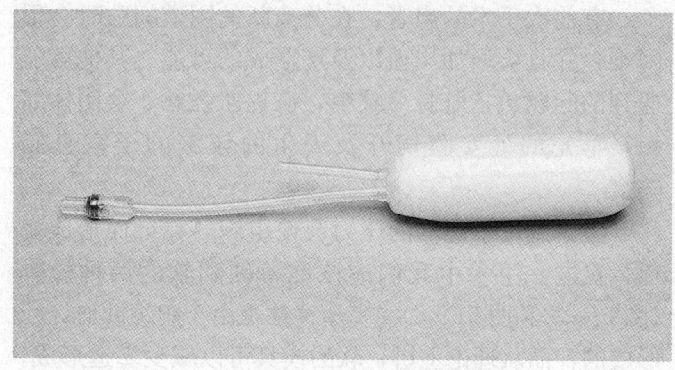

图 51-8 可调节阴道模型 (Mentor, Minneapolis)。

泡沫塑料可以膨胀以适应新阴道的间隙,对阴道壁全部有均匀的压力。然而,一项对 201 位通过 McIndoe 手术后放置硬模具的患者的调查指出,窦道的发病率小于 1%。关于这项手术,没有专门对比硬模具和软模具的研究。通常让患者先用硬模具,患者回家后用软模具[34]。

这种手术的成功率为 80%。因为在从未做过阴道成形术的患者中手术成功率最高,因此,在手术前应该强调让患者明白术后长期应用模具的必要性。术前应该对患者进行全面的评估,包括患者的成熟性、患者对手术的渴求度,这些都关系到是否为患者应用扩张器。术后使用扩张器的依从性差的话会导致阴道挛缩、长度缩短。

术后并发症包括感染、出血、皮瓣移植失败、肉芽组织形成以及窦道形成。一般而言,并发症的发生率很低:直肠穿孔率 1%,皮瓣感染率 4%,供皮区的感染率 5.5%[33]。对 50 例患者的系统综述发现,2 例发生阴道瘘,1 例发生皮瓣移植失败[31]。5 例患者需要再次手术,85% 的患者认为他们的手术是成功的。

对 McIndoe 手术的长期调查显示,尽管手术有一定的局限性,但是可以改善患者的生活质量。44 位接受这种阴道再造的患者中,82% 的患者术后阴道功能令人满意[35]。阴道长度为 3.5~15cm。另外一项对接受了 McIndoe 手术的妇女的长期调查研究显示,79% 的患者生活质量得到了改善,91% 的患者有性生活的积极性,75% 的患者可以达到性高潮[36]。

患者每年盆腔检查时应该检查再造的阴道,定期做阴道细胞学检查。有些移植的皮瓣再次长出毛发而成为问题。已有报道移植的皮瓣可以转化为鳞状细胞癌[37,38]。

腹膜移植:Davydov 手术

Davydov 是一位俄国的妇产科医生,使腹膜再造阴道这种手术推广普及。这种手术首先于 1972 年由美国的 Rothman 提出[39-41]。在他的原始描述中,在制造阴道腔后需要进行开腹手术,如同 McIndoe 手术一样。

在覆盖新阴道的腹膜上做一个切口。将腹膜的前后侧壁纵形缝合,然后将缝合的组织拉入阴道腔内,这样就将腹膜组织拉入了阴道口。腹膜的边缘被缝到阴道口的黏膜上。在腹腔侧关闭腹膜形成阴道顶端。一些学者也对腹腔镜完成这一步骤进行了描述[42-44]。

与传统的 McIndoe 手术比较,这个术式的优点在于没有皮瓣移植供区皮肤的手术瘢痕。在 Davydov 手术中,从外表看不出应用皮瓣移植的痕迹,而且这种手术不用担心皮瓣移植的组织不够,或者移植的皮肤上长出毛发。

在 Davydov 的最初道中,他的 30 位患者中除了一位患者以外均在术后几周的时间内开始了性生活,随访发现阴道的长度为 8~11cm。18 位患者在腹腔镜下行该手术,对他们的研究显示,在 8~40 个月的随访过程中 85% 的患者对性生活满意。尽管 18 个月后有一例直肠阴道瘘的报道,但是却没有阴道壁脱垂或肠疝形成的报道。在阴道边缘可以见到小肉芽组织,但是阴道的顶端最终还是被鳞状上皮所覆盖。

粘连屏障内层

Jackson 首先于 1994 年报道了应用粘连屏障再造阴道[45]。利用氧化再生的纤维素(Interceed;Johnson and Johnson Patient Care Inc, New Brunswick, N.J.) 在一个赤裸的表面上形成凝胶状的屏障以防止粘连形成。在造出阴道间隙后，薄外衣样氧化的再生纤维素板被覆盖于模具上，类似于 McIndoe 方法一样放置于阴道内。这个再造的阴道间隙必须完善止血。3~6 个月后阴道内上皮化。在阴道的顶端可以见到小的肉芽形成，应用硝酸银后这个问题可以得到解决。阴道的平均深度为 6~12cm，鼓励患者继续应用模具直到阴道完全上皮化。

有学者对 10 位接受这种治疗的先天性阴道发育不全的患者的预后进行了评估[46]。完全鳞状上皮化生发生在 1~4 个月内，与正常的阴道相比，阴道 pH 为酸性，且有 FERN 形成。然而，没有患者抱怨阴道干涩或白带有异味，性活跃的患者也没有抱怨有什么不适感。

利用氧化再生的纤维素的优势是可以不产生瘢痕，材料易得，且花费低。而且，外科手术步骤简化到一步即可完成。尽管报道的数据令人振奋，但在毫无保留的推荐使用氧化再生的纤维素前我们还得进行细致的研究。

羊膜代阴道

羊膜也已经被应用于做新阴道腔的内衬[47]。优点包括无需移植，不会发生排异反应，有潜在的抗菌作用，而且不会表达组织相容性抗原[48,49]，在将羊膜移入阴道腔内 8~10 周后发现上皮组织与正常的上皮组织类型一样[50]。然而，由于在美国证实了应用羊膜可以传播一种感染，因此它的应用受到了限制。

肌肉和皮瓣

这些方法并不作为阴道发育不全的患者的治疗选择。然而，可以应用于那些阴道放射治疗后或阴道有多次手术要求阴道重建的患者。应用全层的厚皮瓣的优势在于与断层中厚皮瓣相比可以避免挛缩的问题。

有报道应用股薄肌肌皮瓣或腹直肌肌皮瓣进行阴道再造[51,52]。但是这种方法会有明显的瘢痕组织，而且失败率会很高。新加坡的 Wee 和 Joseph 设计了保存良好血运和神经组织分布的皮瓣[53]。众所周知，这是一项应用阴部腹股沟皮瓣的阴道成形术，对于外阴发育异常的患者，这项手术成功率很高[54]。在一项研究中报道了对苗勒管发育不全的患者，重建一个有功能的阴道的成功率是 100%[55]。

患者自身的大小阴唇也可以用来再造阴道[56]。提倡利用组织的延展性来制造阴道阴唇皮瓣，然后用这个皮瓣来被覆新阴道[57,58]。其他改良的术式也有报道。[59,60]

肠管阴道成形术

对于阴道发育不全的患者，这并不是一种手术选择。这种手术，也被认为是阴道直肠吻合术，将保留血运的一部分大肠蒂部缝合放置进新生成的阴道内。近些年，推荐使用乙状结肠。

尽管使用回肠时有收缩的现象，不必要连续使用扩张器。据报道成功率可以高达 90%。报道并发症包括阴道大量排液、脱垂、阴道狭窄、肠梗阻以及结肠炎[61,62]。最后，有报道称用乙状结肠再造阴道，黏液腺癌发病率升高[63]。

有文献描述腹腔镜下此种手术的步骤[64,65]。考虑到并发症的发病率提高，对于前次阴道成形术失败或有泌尿生殖道多发性畸形的患者等复杂情况，应该限制这种治疗方案。

梗阻的始基子宫

苗勒管发育不全的患者通常可以在腹腔镜检查或 MRI 检查时发现苗勒管始基结构。MRI 可以辅助诊断在这些始基结构中是否有子宫内膜组织存在（图 51-9，图 51-10）。对于有正常子宫内膜组织的患者可以表现为没有症状，多年后出现每月子宫内膜脱落而导致的周期性盆腔痛，有报道这种患者可以发生子宫内膜异位症。对于有症状的患者应该通过腹腔镜或开腹切除残基结构。

手术技术

手术的第一步是对于残基子宫的同侧施加牵引。抓住圆韧带，打开前腹膜，这样就制造了一个膀胱瓣。进入后腹膜间隙，找到子宫，横断子宫卵巢韧带，继续分离，找到并结扎子宫动脉。最后切断残基子宫和固定它的一些纤维组织。

图 51-9 残角子宫 MRI。

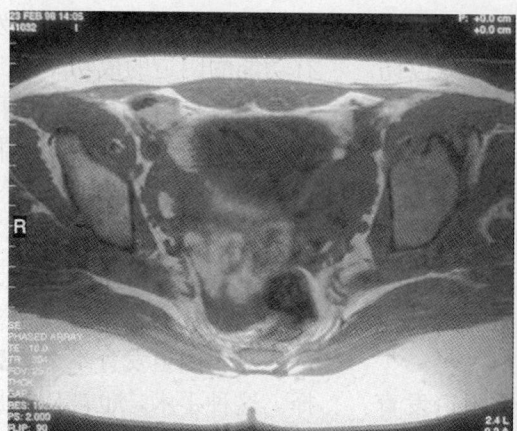
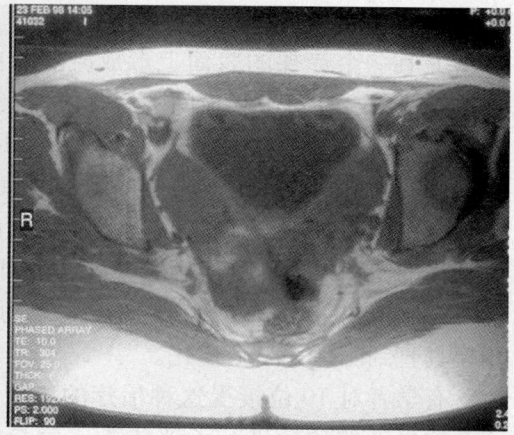

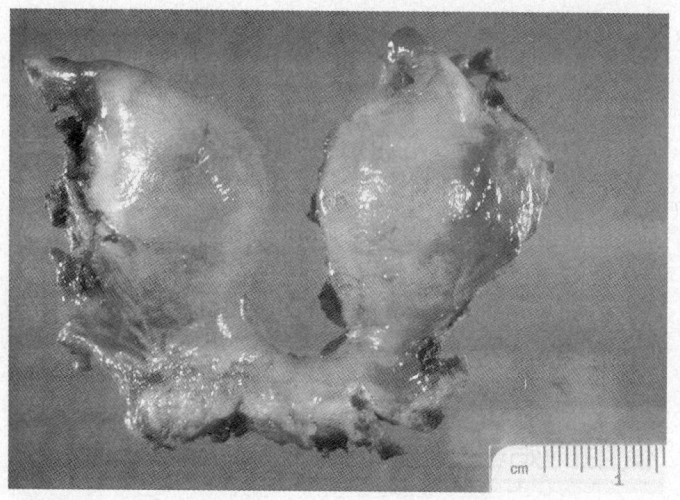

图 51-10 （也见彩图 51-10）残角子宫切除标本。

宫颈发育不全

宫颈发育不全是苗勒管发育不全中一种罕见的疾病，尽管很多文献都对这种疾病进行了报道但是它确切的发病率还不清楚[66]。宫颈畸形的程度不同，从生殖力障碍到无生殖力都已有描述[67]。宫颈发育不全的患者可以有或无阴道。在 58 位宫颈闭锁的患者中，48%的患者仅存在宫颈闭锁却有正常的阴道[68]。其余的患者或者只存在阴道窝或者阴道完全闭锁。

诊断

与其他苗勒管畸形的患者不同，宫颈发育不全的患者在早青春期即有临床表现。典型的表现是，患者在 12~16 岁可以表现为继发于子宫月经血流的梗阻而出现盆腔痛。开始，疼痛为周期性的，但是随着时间的进展，疼痛可能发展为持续性的。经常儿科医生会将患者的腹痛诊断为其他原因引起的腹痛。尽管这些女孩没有月经，但是这种症状并没有引起人们的注意，因为这些患者年龄很小，没有月经也不会引起医生的关注。在一个梗阻的子宫内持续的月经来潮会形成血肿，可能形成输卵管积血、子宫内膜异位症、盆腔粘连（图 51-11，图 51-12）。

这种患者的盆腔影像学检查可以导致误诊。医生会认为是盆腔包块引起的腹痛而为患者进行手术，手术后却仅仅发现他们患有生殖道畸形。尽管 B 超对于寻找宫颈有一定帮助，但是医生必须将临床的可疑之处与放射科医生及时沟通。核磁对宫颈的显示很有帮助，可以精确诊断宫颈是否存在[69-71]。

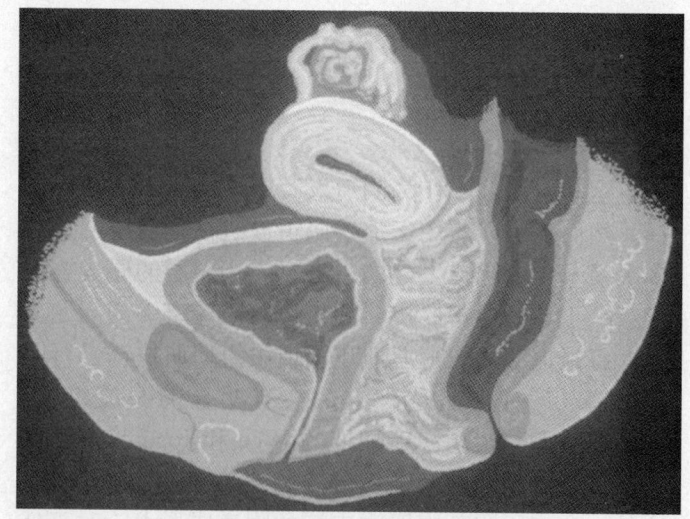

图 51-11 宫颈发育不全示意图。

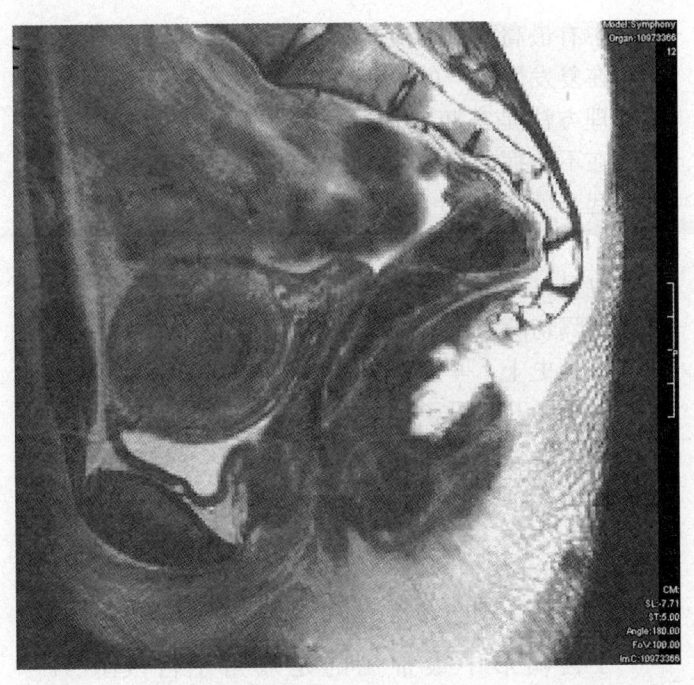

图51-12 宫颈发育不全的 MRI。宫腔因积血扩张。

宫颈发育不全合并先天性无阴道的患者必须与高位梗阻的阴道隔相鉴别。MRI 在鉴别诊断中很有帮助，对于高位阴道横膈的患者 MRI 可以显示阴道上部积血并可以显示宫颈。没有阴道积血可以诊断宫颈发育不全。理论上讲，MRI 可以发现无宫颈，但不能准确地区分宫颈发育不全的程度。

处理

控制疼痛

控制疼痛应该是治疗的第一个目标。尽管可能需要麻醉，但是剧烈的疼痛在几天内是可以解决的。在进行外科手术前可以进行对症治疗以预防子宫内膜的进一步脱落。用于这种对症治疗的常用口服药物是持续口服避孕药、醋酸炔诺酮、长效醋酸甲羟孕酮及促性腺激素释放激素激动剂或拮抗剂。

大多数的青春期患者既没有在感情上做好准备也没有对像做全子宫切除术这样大创伤的手术做好准备。因此，一旦对症治疗如口服避孕药或长效醋酸甲羟孕酮可以缓解患者的疼痛，大多数人会选择延缓手术，直至她们完全理解这种疾病所带来的全部后果。另外，患者的父母要对女儿未来的生育问题作出决定，应用对症治疗可以缓解她们身上的重担。

手术治疗

文献中并没有专门的指南指明正确的手术步骤。然而，很清楚，每个患者都应该有其个体化的评估。对于宫颈发育不全的患者最明确、最安全的治疗方法仍然是经腹全子宫切除术，全子宫切除术可以减轻持续性的躯体疼痛和不适感。另外，随着代理助孕技术的出现，早期行全子宫切除术可以保留更多的卵巢组织，从而可以通过代理助孕和体外受精达到怀孕。但是另一方面，在这样小的年纪就切除全子宫是一个很令人畏惧的决定。

治疗宫颈发育不全的其他手术包括宫颈穿通造口术或子宫阴道吻合术。有很多文献报道了宫颈穿通造口术和支架植入术[72-74]。尽管有报道称可以成功地恢复患者的月经，但很多患者会因为宫颈纤维化和梗阻而需要再次手术。另外，受孕率也很低。一项对于宫颈发育不全的患者的研究显示，59% 接受宫颈造口术的患者可以恢复正常的月经。23 位患者中的 4 位有明显的宫颈畸形则需要接受多次手术[68]。如果患者合并阴道畸形则需要进行阴道重建手术，这项手术将更令人畏惧。

有很多形式的宫颈生殖障碍会与宫颈发育不全相混淆[75]。对于没有宫颈的患者可以考虑全子宫切除术，对于有梗阻的宫颈和阴道的患者可以考虑行宫颈造口术或子宫阴道吻合术。尽管宫颈造口术的最终目的是保留生育功能，但也有报道这种手术后可以导致脓毒血症和死亡[76]。而且接下来的受孕率会很低[73,77]。

受孕率低可以归因于几个因素。诊断的延迟可以导致子宫内膜异位症病变广泛以及盆腔粘连的形成。而且尽管宫颈造口术和支架植入术可以为经血的流出创造一个出口，但是这个窦道没有上皮化，这不仅增加了纤维化的危险，而且妨碍精子进入宫腔。在 Rock 的报道中唯一一位怀孕的患者是在造口区应用了皮肤全层皮瓣移植[75]。最近有报道应用膀胱黏膜组织构成新的宫颈通道[72]。

完成术前评估和制定手术计划后，如果患者确实存在阴道闭锁，术者必须准备继续完成阴道成形术。患者在术前应该被告知术后可能会延长应用模具的时间。

先进的人工助孕技术使宫颈发育不全的患者也可以怀孕。因此，很多患者更喜欢选择持续性抑制子宫内膜的保守疗法，而不愿接受手术治疗，这样还可以保留一丝生育的希望。随着时间流逝，当这些患者进入成人期也许他们可以更好地接受这个诊断以及这种疾病所带来的后果。

子宫融合缺陷

子宫融合缺陷包括子宫纵隔、双角子宫、双子宫。有这种子宫畸形的患者往往没有症状。往往是在检查不孕症、复发性自然流产或产科并发症的过程中作出这种诊断。

对这种畸形作出准确的诊断是很重要的，因为他们的治疗方案非常不同[78]。这种诊断通常是在影像学的基础上做出的，包括超声、子宫输卵管碘油造影、MRI以及腹腔镜或宫腔镜检查。尽管放射学可以对这些疾病作出鉴别诊断，这些畸形的多发性变异为正确的诊断提出巨大的挑战。

子宫纵隔

子宫纵隔的患者较其他子宫融合缺陷的患者更容易出现生育障碍。子宫纵隔的患者在子宫融合缺陷的患者中有最高的自然流产率。

在复发性流产的患者中发现子宫纵隔，这种情况的处理方法是宫腔镜切除子宫纵隔（见43章）。然而，在不孕症的检查过程中发现子宫纵隔，这种情况处理起来就没有那么直接了[78]。尽管纵隔不会直接引起不孕，但是在不孕症治疗后可引起自然流产，这一点也足以让医生为患者在不孕症治疗前先行宫腔镜子宫纵隔切除术。

在历史上，早期Jones或Tompkins子宫成形术中，有时开腹沿子宫中线切开将子宫纵隔切除。这种极端的路径现在已经完全被宫腔镜纵隔成形术所替代，这在43章中讲述。

双角子宫

子宫畸形中最常见的是双角子宫（图51-13）[79]。这种畸形通常是在进行不孕症或复发性自然流产的检查过程中偶然发现的。

双角子宫和子宫纵隔的鉴别诊断很重要。单纯依靠输卵管碘油造影是不能鉴别诊断的，因为这种影像学手段不能看清子宫的外形轮廓。在最近的过去，主要应用腹腔镜进行鉴别诊断；现代的影像学技术，包

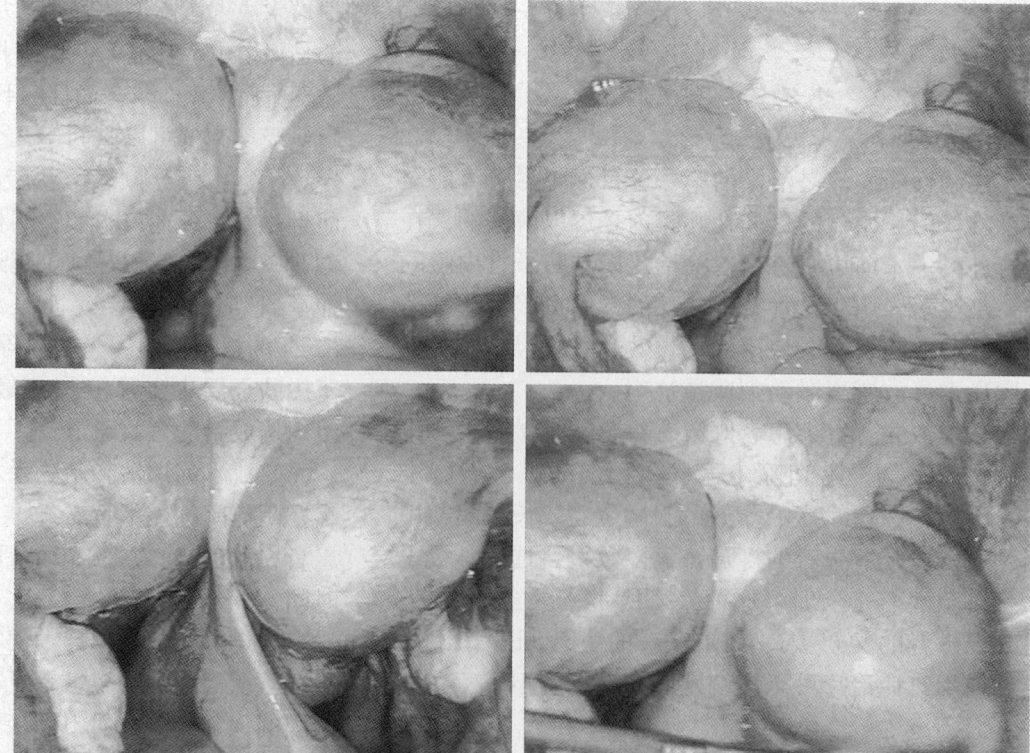

图51-13 （也见彩图51-13）腹腔镜下双角子宫所见。注意双角间的腹膜带。

括B超MRI可以对这两种疾病进行充分的鉴别（详见31章）。

影像学上用于鉴别双角子宫和子宫纵隔的标准有所发展[80,81]。纵隔子宫宫底平坦或中央向外突起，或宫底切迹小于10mm。纵隔相对比较窄，这样，两个半腔之间的内侧缘之间的角度小于60度。双角子宫有两个宫底，中间的切迹至少10mm。多数情况下，双角子宫两个半腔内侧缘之间的角度大于60度。

在MRI检查中，T_2像无法显示分隔两个宫腔的纵隔[80,81]。相反，T_2像上双角子宫将显示两个高信号宫腔影，并且每个宫腔都有中等信号的子宫内膜结合带。

对于双角子宫的患者人们通常并不认为这是一个问题[78]。然而据报道这类患者有较高的早产率（19%）和自发流产率（42%）[82]。子宫胎盘功能不足和宫颈功能不全是造成产科并发症高的主要原因。这样，治疗双角子宫的治疗方案包括Strassman子宫成形术和宫颈环扎术。因为从来没有对照研究子宫成形术的益处，因此，这种手术通常在多次自然流产以及有并发症的时候才使用[83]。

手术技术：Strassman子宫成形术

通常在确诊为双角子宫的情况下才会选择Strassman子宫成形术[13]。经开腹手术，在双角子宫的宫底部做一个横切口，对这个开放的腔隙进行前后壁的修复。因为对于双角子宫的患者而言，每自然流产一次再次妊娠的时间将会延长（由于子宫内膜延展或一些未知的因素），因此子宫成形术总是最后的治疗选择。

双子宫

双子宫被定义为有两个完全分开的子宫和宫颈。它占全部子宫畸形的10%[79]，B超可以清楚显示两个子宫体并且可以延续至各自的宫颈。

对于这种患者并不建议手术治疗。对49位双子宫的患者进行长期随访发现，89%的渴望妊娠的患者都至少有一个健康的孩子。自然流产率21%，只有一位发生了宫外孕。最常见的问题是早产，占所有妊娠的24%。幸运的是，只有7%的新生儿出生体重小于1 500g。新生儿中臀先露占51%，因此剖宫产率增加。

单角子宫和残角子宫

单角子宫可以合并有与之相通或不相通的残角子宫。不论哪种情况患者都会有规律的月经。如果残角是与单角子宫腔相通，或残角与单角子宫腔不相通但没有功能，患者不会有严重的痛经。这种疾病通常是在患者进行不孕症的检查，或者产科并发症（如复发性流产）或在剖宫产的过程中发现的。相反，如果残角子宫有功能但与宫腔不相通，多数患者会有严重的药物治疗无效的痛经。（图51-14）。

诊断

盆腔检查可以发现子宫偏向一方或有附件区包块。B超检查发现一侧为单角子宫，另一侧为残角子宫或带蒂的肌瘤或卵巢子宫内膜异位囊肿。HSG（输卵管碘油造影）可以显示单角子宫，并且在残角与宫腔相连的时候通常（但不总是）可以显示出来。当诊断不明确时，MRI有助于确定诊断。

治疗

治疗有赖于残角是否有功能以及是否与宫腔相通。一个没有功能、不与宫腔相通的残角不需要切除，因为患者没有症状而且不会给患者带来任何风险。

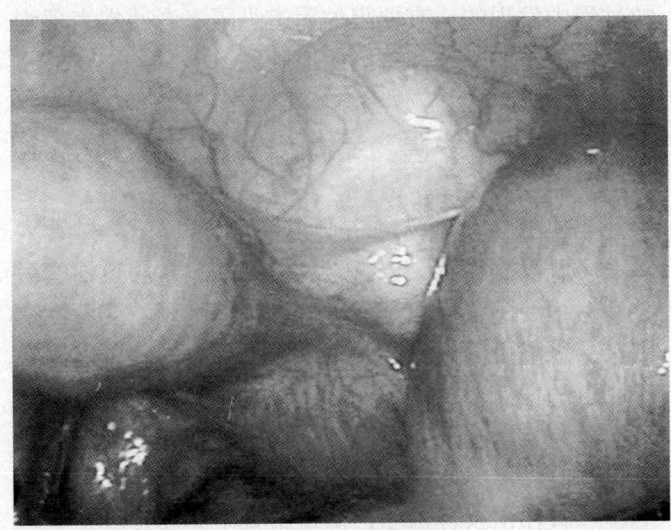

图51-14 （也见彩图51-14）腹腔镜下无交通的子宫角。

相反一个有功能的且不与宫腔相通的残角一旦诊断明确即应切除以缓解患者严重的痛经以及避免残角子宫妊娠破裂出血的危险[85]。

有功能的与宫腔相通的残角应该被保留，因为这种情况下患者一般没有症状。但是这种情况一旦在残角子宫内怀孕而又没有诊断出来，将可能导致继发破裂[86]。因此，建议准备怀孕前切除这个残角。

外科手术：切除残角

可以经腹腔镜或开腹用相同的技术切除残角，这有赖于术者的经验[87]。开口进入盆腔后，首先确定与残角相连的圆韧带，将圆韧带结扎、切断。进入腹膜后间隙，确认子宫，将残角下界与膀胱分离。

残角应该与其同侧的输卵管一起切除，以防止精子在移入闭锁的输卵管内形成宫外孕。当将输卵管从输卵管系膜切断后，可以横断子宫卵巢韧带，这样卵巢可以被保留下来。

残角子宫可以和单角子宫共用子宫肌层或者通过纤维组织带相连[87,88]。当二者通过纤维组织条带相连时，通常可以在条带中发现血供。因此，就需横断并电凝该条带。

阴道纵隔

纵向的阴道纵隔可以出现梗阻或无梗阻。无梗阻的阴道纵隔通常没有症状，通常是在盆腔检查或分娩的过程中发现的。有梗阻的阴道纵隔患者通常表现为进行性加重的痛经和单侧阴道肿物。

非梗阻的阴道纵隔

非梗阻的阴道纵隔占阴道畸形的12%。尽管大多数患者没有症状，也有患者抱怨在放入阴道棉塞后会有持续的阴道出血，或者取出棉塞困难，或者性交困难。纵隔可以是完整的也可以是部分的，可以存在于阴道的任何部位（图51-15）。隔膜可以很小以至于在盆腔检查时很容易漏诊，尤其是存在一个优势的阴道腔时。

一旦作出这种诊断，应该检查子宫和肾脏是否存在畸形。一项研究表明，60%的阴道纵隔的患者合并双角子宫[89]。其他一些学者发现，在这种病例中双

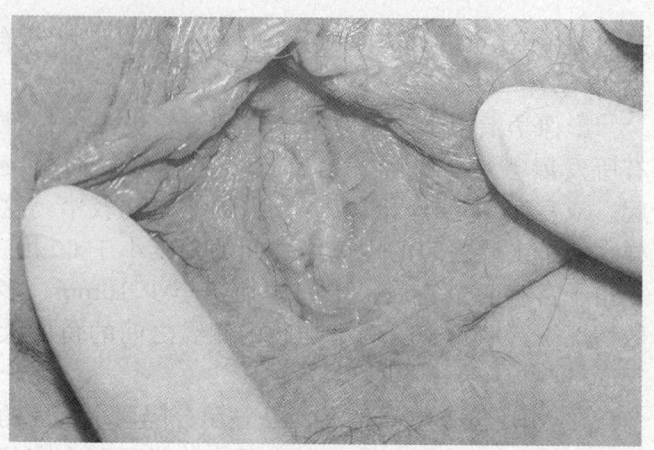

图51-15 （也见彩图51-15）非梗阻性阴道纵隔。

角子宫的发病率很高[90]。

对于主诉性交困难或想用阴道棉塞的患者应该切除阴道纵隔。对于双子宫的患者，切除阴道纵隔是有必要的，这样可以分别对每个宫颈行宫颈刮片检查。

一些产科专家建议在分娩前切除阴道纵隔以避免潜在的难产因素和纵隔的裂伤[89]。患有阴道纵隔的患者成功的自然分娩率还不清楚。但是有报道在分娩时急诊切除阴道纵隔以解决难产[91]。比较厚的子宫纵隔应该在怀孕前切除，如果是妊娠期发现的子宫纵隔也最好在分娩前切除。

手术切除

手术的目的是切除这种楔形组织而不损伤宫颈、膀胱或直肠。膀胱内留置Foley导尿管。因为纵隔组织血运丰富，用单极电刀切除纵隔的前缘及后缘。必须很注意，不要紧邻阴道壁切除纵隔，因为这样会导致大面积的黏膜缺损。黏膜缺损的边缘用2-0的可吸收线缝合，术后应用无需应用阴道模具。

有梗阻的阴道纵隔

有梗阻性阴道纵隔的患者通常有正常的月经初潮，并出现进行性加重的痛经。这些患者通常合并双子宫，双子宫中的一个有开放的出口，另外一个是梗阻的（图51-16）。

如果梗阻发生在阴道的下部，在阴道的下段也许可以摸到一个结节。然而，在青春期患者中，一个高位的阴道纵隔仅仅靠视觉检查是很容易漏诊的。指诊检查可以摸到阴道前壁有一个明显有张力的膨出（图

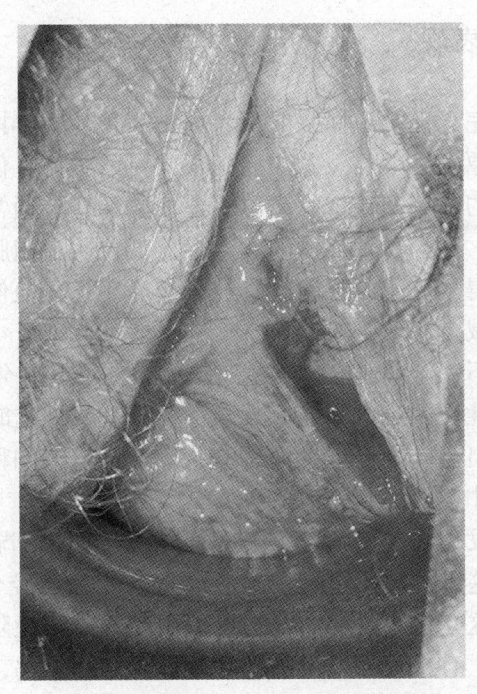

图 51-16 （也见彩图 51-16）梗阻性阴道纵隔多见阴道膨出。

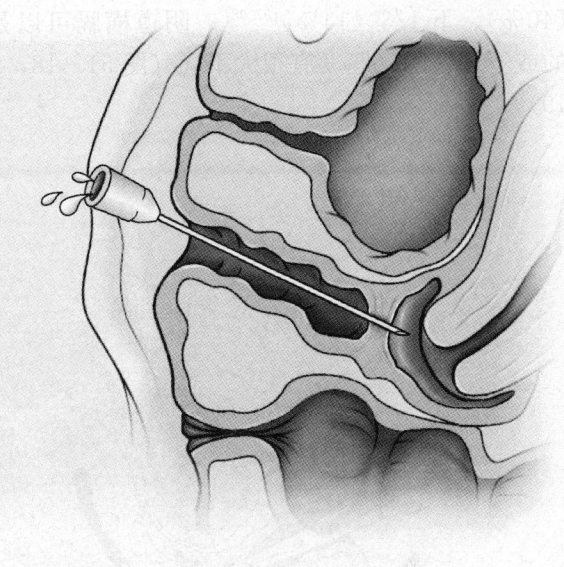

图 51-17 横膈的插管造影所见。

51-17）。通常，膨出物位于阴道前壁12点到3点或9点到12点的位置，与两个宫颈之间的位置有关。

盆腔超声检查通常可以显示盆腔包块，因此很容易误诊，除非在鉴别诊断中已经考虑到阴道纵隔。MRI是用于诊断这种畸形的最准确的影像学检查。像其他的苗勒管畸形一样，阴道纵隔可以同时合并肾脏畸形，包括肾缺如、盆腔肾以及双尿道[92]。

一些阴道纵隔仅为部分性梗阻，在月经时仔细观察可以发现在阴道纵隔上有一个小孔。患者的症状不同，可以有阴道不规则出血和月经期延长，也可以有阴道分泌物增多。偶尔，这个开放的小孔可以让微生物进入梗阻的阴道，可以导致盆腔感染和阴道积脓。盆腔检查时也许无法摸到有张力的膨出，但是在阴道旁区域可以触及饱满感。

外科手术

对非交通性阴道纵隔畸形的正确的评估是手术切除的首要条件。第一步是将一根针扎入阴道壁来确定切除的平面。一旦有血自针扎处吸出，用电刀将临近组织切开进入到梗阻的阴道。用 Allis 钳将切开的边缘夹住，可以将这个腔隙暴露。当切除阴道纵隔的中央时必须仔细操作，以避免损伤尿道和宫颈。阴道纵隔应该被完全切除，这样我们可以很容易对第二个宫颈进行宫颈刮片检查。暴露的黏膜边缘应该用2-0的可吸收线缝合。术后不必应用模具，因为术后阴道狭窄的情况很少发生。在一些困难的病例中，也有应用经尿道的前列腺切除器或宫腔镜切除阴道纵隔的报道[93,94]。

原来隐藏的宫颈和梗阻的阴道通常外观是正常的。宫颈通常是充血的，阴道穹隆是红斑性的并有肉芽。组织学上，阴道和纵隔的梗阻侧表现为柱状上皮细胞和腺体囊腔[92]。一些患者主诉阴道纵隔切除术后阴道分泌物增多。阴道黏膜自发育不全的上皮细胞转化至成熟的鳞状上皮细胞需要很多年的时间。

除非 MRI 检查不明确或其他的影像学检查显示盆腔有包块，不建议在切除阴道纵隔的同时行腹腔镜检查。像其他苗勒管梗阻性畸形一样，通常会发生子宫内膜异位症，即使纵隔梗阻仅是部分性的[95,96]。即使有子宫内膜异位症，也不建议在手术时同时切除异位的子宫内膜异位病灶，因为这些病灶在梗阻解除后会自行消退[95]。

这些患者的产科结局与双子宫患者的情况相似。据报道妊娠率为87%，活产率为77%[92]。

阴道横膈

阴道横膈的发病率为 1/21 000 ～ 1/72 000[67]。

阴道横膈可以位于阴道的上 1/3（46%）、中 1/3（40%）、下 1/3（14%）[97,98]。阴道横膈可以是完整的或不完整的，厚度有很大不同（图 51-18，图 51-19）。

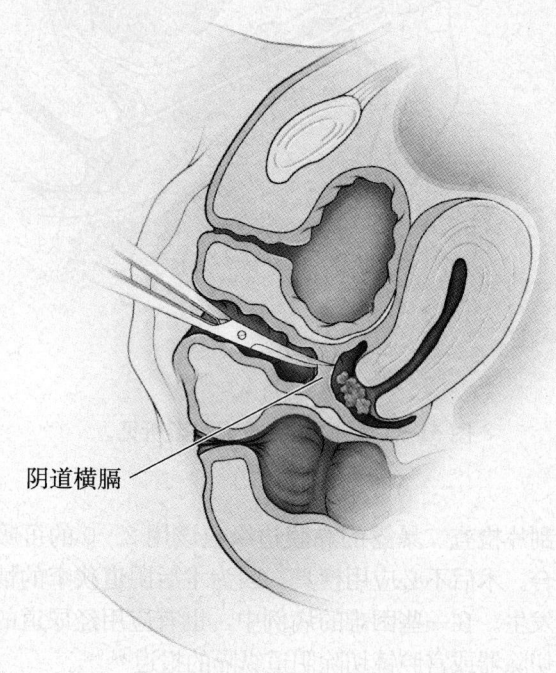

图 51-18　膈膜切开角度。

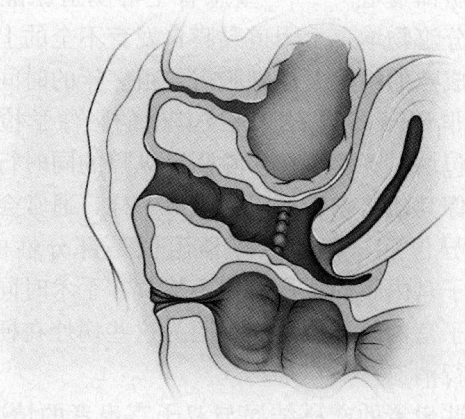

图 51-19　膈膜切除后阴道远端和近端的黏膜。

临床表现

完全性阴道横膈的患者通常表现为青春期早期至中期原发性闭经。盆腔痛是很常见的主诉，但并不是所有的患者都这样。高位阴道横膈的患者通常会有盆腔痛，而且这种疼痛的发生会比低位阴道横膈的患者发生得早。原因可能是月经来潮后阴道积血使得阴道空间减少所致。

不完全阴道横膈的患者通常主诉阴道分泌物增多，性交困难，不能塞入阴道棉条，或性交时有破裂感而出血。如果患者没有症状，通常直到妇科常规检查时才被发现。

发现婴儿或者小孩的阴道横膈这种情况非常罕见。这种情况阴道潴留黏液通常表现为盆腔包块[67]。如果这个包块足够大，它可以引起输尿管梗阻继发肾积水。有报道会发生静脉受压以及心肺衰竭。

诊断

手诊和窥器检查可以为阴道横膈的诊断提供最重要的信息。如果横膈位置很低，在外阴也许看不到阴道口。视诊时低位的阴道横膈与处女膜闭锁很难鉴别。增加腹腔压力，使闭锁的处女膜向外膨出，Valsalva 动作可以进一步帮助鉴别诊断。

如果阴道内发现开口，指诊检查或窥器检查可以暴露高位的阴道横膈。直肠指诊对于发现阴道内积血块很有帮助，能够很容易就触及膨出的包块。

经会阴或经腹部的 B 超有时可以诊断和确定阴道横膈的厚度。然而，大多数需要盆腔的 MRI 检查来鉴别阴道横膈和其他苗勒管畸形，如宫颈发育不全。

这些患者同样要进行相关脏器畸形的检查，包括大动脉狭窄、房间隔缺损、泌尿系畸形以及腰椎畸形[99]。

手术技术

一经确诊应该尽快切除阴道横膈以避免继续经血逆流。在阴道横膈的患者中子宫内膜异位症很常见。但是并不建议手术切除子宫内膜异位症的病灶，因为梗阻一经缓解异位的病灶会自行消退。

阴道横膈诊断或治疗延迟将会使生育能力下降，

这主要是继发于不可逆转的盆腔粘连、输卵管积血以及子宫内膜异位症。对19位阴道横膈的患者进行长期随访，妊娠率仅为47%[99]。然而，芬兰一项小规模的调查研究显示，非常早期诊断并治疗阴道横膈的患者有明显高的活产率[100]。

早期外科治疗的缺点在于阴道狭窄率增高。通常是因为在青春早期患者没有坚持使用阴道扩张器，而对于较厚的阴道横膈的患者而言，这是一项重要的治疗措施。

对于年纪小的患者除手术外另外一项治疗选择是用甲羟孕酮这类药物终止子宫内膜的周期性脱落从而推迟手术[101]。我们可以建议这些小患者扩张阴道远端黏膜从而延展阴道黏膜以减少皮瓣的应用，并为术后应用阴道扩张器做准备。

横膈的厚度和位置将决定最佳手术方式。薄的、低位的阴道横膈通常要比厚的、高位的阴道横膈的手术准备简单得多。

外科手术：薄的阴道横膈

薄的、位置低的阴道横膈很容易就能手术切开。如果可以看见却不能触及阴道壁的膨出物，可以用一根静脉留置针穿过横膈（图51-20）。如果静脉留置针回吸有血，那么切开这个水平就变得清楚。用单极电刀或剪刀穿过阴道横膈可以进入阴道上腔（图51-21）。

阴道横膈被完整切除，用2/0的可吸收线将阴道上部的黏膜和阴道下部的黏膜进行缝合（图51-22）。多数情况下，为预防阴道壁狭窄，会在术后几周内持续应用阴道模具。

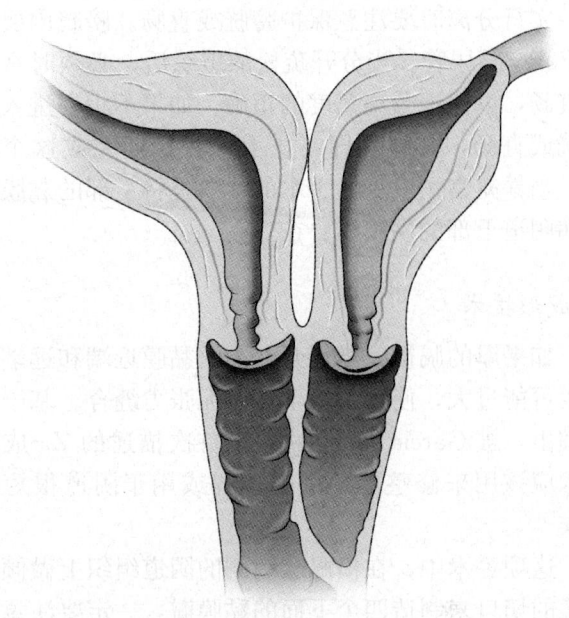

图51-21 梗阻性纵隔示意图。

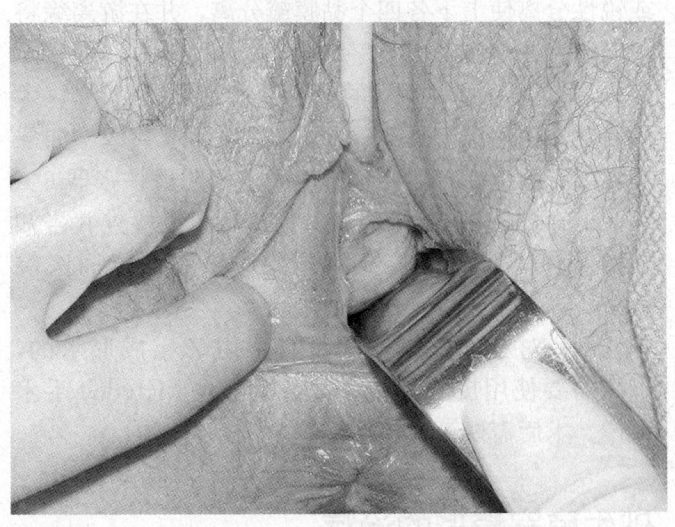

图51-22 （也见彩图51-22）部分性横膈。

外科手术：厚的阴道横膈

处理厚的阴道横膈非常具有挑战性。术前，患者必须做好长期应用阴道模具并有可能移植分层中厚皮瓣来被覆阴道的准备。主要关心的是潜在的肠道损伤；因此推荐术前做肠道准备。

术中，由于阴道横膈厚，不能看到阴道壁凸起。可在B超的引导下，将一根血管导管针插入阴道积血内以确定正确的分离角度。在困难的病例中，可以经腹腔镜或开腹手术经宫底进入横膈[67]。

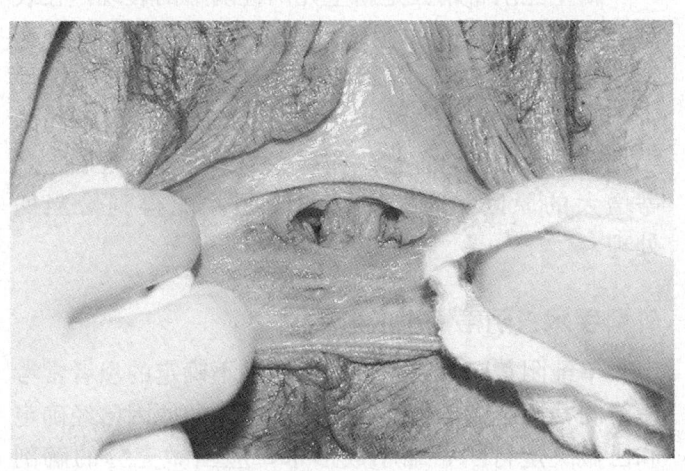

图51-20 （也见彩图51-20）完全性横膈。注意Valsalva术中，无孔处女膜没有膨出。

实行分离时要注意保护膀胱或直肠。膀胱内要置入 Foley 导尿管。当分开疏松的组织后，必须时常检查直肠，以保证分离角度的正确。如果不小心进入了膀胱或直肠，必须立即终止手术并择期完成这个手术。当暴露宫颈以后，手术的目的是将上部的黏膜组织和阴道下部的黏膜缝合在一起。

Z-成形技术

如果厚的膈被完全切开，阴道黏膜近端和远端的间距可能过大，使得两端不能做无张力缝合。基于这个理由，被 Garcia 和他的同事首次描述的 Z-成形技术应该用来修整厚的阴道横膈或用于阴道很短的时候[102]。

这项手术中，在横膈会阴侧的阴道组织上做倾斜交叉的切口来制造四个下面的黏膜瓣，一定要注意不能损伤膀胱或直肠[103]。在横膈积血侧的阴道壁上做倾斜交叉的切口来制造四个上面的黏膜瓣。通过钝性或锐性分离使上下各四个黏膜瓣分离，并在游离缘将他们缝合在一起形成 Z 字缝合。

13 位接受这种手术的患者手术效果很好[103]。术后需要使用阴道模具 5～8 周以预防阴道狭窄。如果患者没有性生活，需要延长夜间使用阴道扩张器 6～8 个月。我们应该指导患者如何进行自己检查并告知她如果有任何阴道狭窄的迹象应该立即返回医院就医。

万一对厚的阴道横膈没有采用 Z 字成形术的，可能需要使用皮瓣移植。这种手术与 McIndoe 手术很像。术后需要延长使用模具。

外生殖器畸形的治疗

外生殖器畸形很少见，但是这种疾病的治疗对于患者的配合程度和手术技术都有很高的要求。医生的一个重要职责是评估患者的性别。第 12 章中对这种疾病的病生理学和处理方法有详细的描述。

性别评估和手术时机的选择

对两性畸形的患者进行性别委派并进行生殖器手术仍然有争议。在婴儿时期行女性生殖器成形术将会使以后的性别再评估受到很大的影响。据报道，婴儿时期仅根据解剖结构而被确定为女性的一些患者会出现性烦躁[104]。这种性烦躁也许基于雄激素在胎儿大脑留下的迹象所致。然而，两性畸形患者真正性烦躁的原因还不清楚。

对于两性畸形患者的常用治疗方法是：①早期评估患者性别后进行生殖器重建手术，②早期进行性别评估，延期手术。

第一种治疗措施，即婴儿期进行外生殖器的重建手术，这时手术的优势在于患者在性觉醒前进行了性别手术，心理上有安慰作用。还有一种理论认为婴儿期进行手术可以愈合得更快更完善。

第二种手术的优势在于患者可以参与最终手术方案的制订。理论上讲，这样也可以使问题最小化，不会发生患者最终对性别的选择与设计的性别相违背的情况。如果患者喜欢作女性，那么即使她的阴蒂比较大也比切除她的阴蒂出现其他的并发症会让她容易接受。

对外阴结构性别不明确的婴儿进行性别评估前，应该与患者的家属进行坦率的交流。与患者家属交流的人员包括外科医生、内分泌专家、心理学家/从事这一专业的心理师。患者的父母应该对医生所交代的每一项事宜进行充分的考虑，就手术、心理问题、社会舆论等每个问题与成员组的每位专家进行充分的讨论。尽管对于早期手术仍然存在伦理上的争议，大多数医生最终会尊重患者父母的选择。

阴蒂增大

新生儿阴蒂增大是新生儿两性畸形的表现。在表型为女性的新生儿中阴蒂增大的原因包括染色体为 XY 的个体部分雄激素不敏感、XX 患者轻度先天性肾上腺皮质增生（图 51-23）以及其他一些不同的罕见畸形。因此，评估这些患者的第一步就是确定阴蒂增大的原因，这样原发的问题才能得到恰当的处理。

外科手术：阴蒂缩小成形术

单纯阴蒂肥大或外生殖器性别不确定的患者常考虑行阴蒂缩小成形术。一旦阴蒂肥大的原因已经确定和已做决定行阴蒂缩小成形术，应当做充分的解剖评估。

从历史观点上说，对单纯阴蒂增大的处理是行阴供达到保留性功能的目的，同时切除大部分勃起的组织来预防勃起痛。

进行阴蒂缩小成形术的第一步是确定阴道的开口位置。然后进行阴蒂环切术使阴蒂被完整地套袖式切除（图51-24）。环切的基底部应在尿道水平。保留切下的组织，在阴道成形术中如果需要可以用作皮瓣组织。

勃起的组织从阴道被膜上分离出来，其上有血管神经走行（图51-25A）。勃起的组织在根部或阴蒂处被切开离断，保留被膜的神经血管束（图51-25B）。

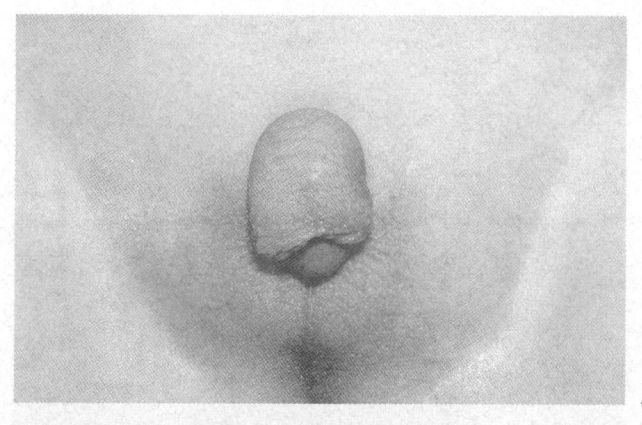
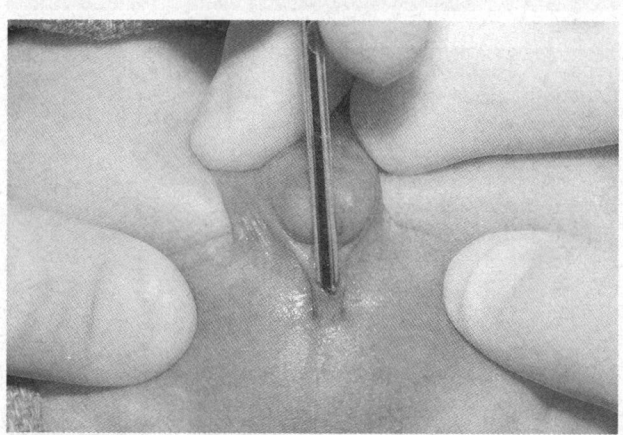

图51-23 A. 6个月大的先天性肾上腺皮质增生症女婴的术前情况。B. 探针置入尿生殖窦。

蒂切除术。然而，对保留性功能的注重使得我们现在放弃了阴蒂切除这种手术方式而改用阴蒂缩小术。阴蒂缩小术是将阴蒂体折叠并将其包埋于耻骨联合处。然而，这些患者在有性刺激时通常会感到勃起痛。这些就使得阴蒂缩小术继续发展。

阴蒂缩小成形术的目的是通过保留神经功能和血

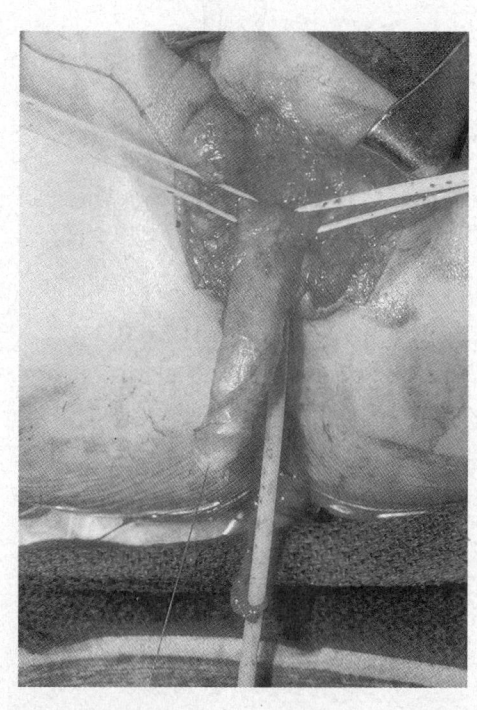

图51-24 （也见彩图51-24）环切后，阴茎可以完全进入。尿道和膀胱内放置Foley尿管。

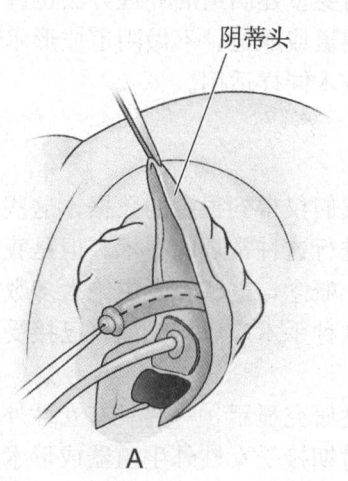
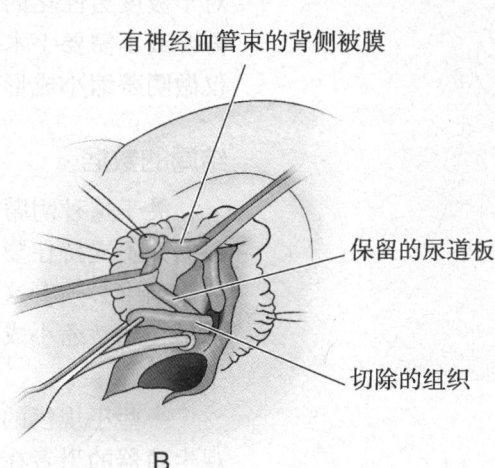

图51-25 A. 侧面切开阴蒂体腹侧的神经血管体。B. 自背侧被膜和尿道板间分离阴蒂组织并切除。

将阴蒂放置在耻骨联合处并以可吸收线缝合固定。将阴蒂腹部切除以进行阴蒂缩短术。然而，一般不需要进行这步手术，而且这样会损伤残留的阴蒂组织神经。

在背膜上做切口，并将切口用可吸收线缝合至阴蒂的背中线上（图51-26）。将任何一边的皮瓣组织拉下来重建小阴唇（图51-27），最终的结果列于图51-28。

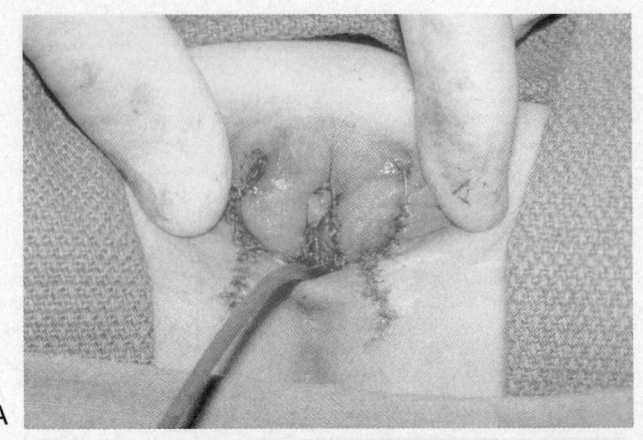

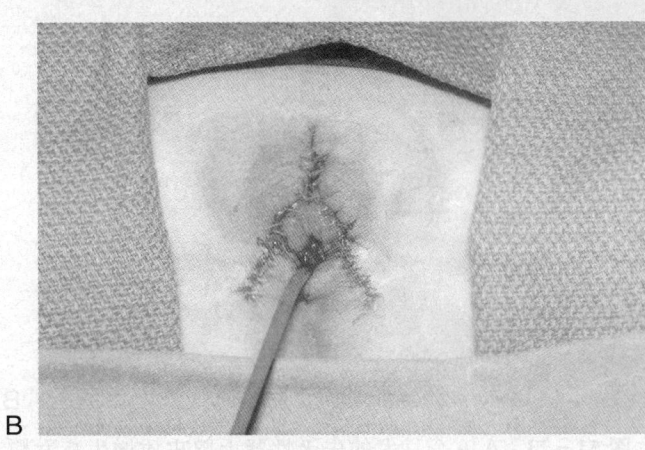

图51-28　缩小成形手术的最终结果。留置Foley尿管。

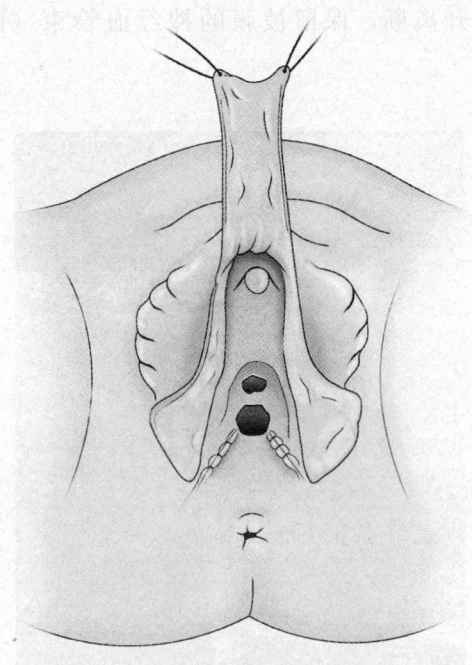

图51-26　龟头陷入耻骨联合。阴茎皮肤再造。

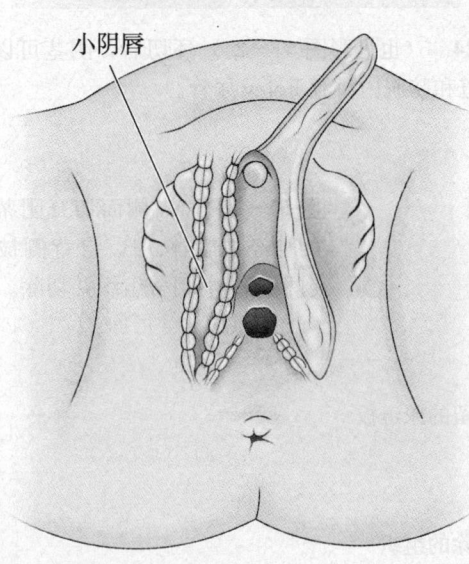

图51-27　皮瓣再造小阴唇。

同时进行阴道成形术

大多数阴蒂增大的患者同时合并阴道男性化，因此也需要做阴道成形术。尽管阴道成形术的时机还存在争论，从手术的角度考虑，阴蒂缩短术和阴道成形术同时进行将会得到最好的结果。

两性畸形的患者通常进行会阴皮瓣阴道成形术。对于极度男性化的患者需要重建阴道的处理方法也许需要或不需要手术分离阴道或尿道。不做阴道成形术仅做阴蒂缩小成形术的技术同样适用。

结局的数据

关于这种阴蒂手术我们仅得到很少的数据，这些数据并不支持在婴儿期进行这种常规的手术。但是我们头脑中必须有这样一个概念，这些患者中绝大多数都早在阴蒂缩小成形术这种手术广泛接受前就已接受了手术。

一些小规模的回顾性研究显示，一些具有女性外观生殖器的患者在婴儿时期接受女性外生殖器成形术后有性交困难，阴蒂感觉缺失，无性兴奋，并对自己性生活不满意的发生率很高[104-108]。一小部分患有两性畸形的患者发现在婴儿时期进行阴蒂手术与那些非婴儿时期进行阴蒂手术的患者相比性生活的问题明显增多[105]。在婴儿时期进行阴蒂手术后美容效果通常不好，通常术后需要再次手术[106]。

保留神经的手术并不见得结果会好很多。对6位儿童时期接受保留神经血运的阴蒂手术的患者进行的调查发现他们每个人的阴蒂感觉异常[107,109]。另一项对婴儿时期进行了保留神经的阴蒂缩短术的患者进行的调查研究显示，其中2~3位患者性高潮很困难。

很明显，需要对女性外生殖器成形术进行详细的多中心的研究。在这些研究完成之前，术前应该告知患者及家属术后有可能需要再次手术并且即使应用最现代的手段也可能无法保留阴蒂神经，进而导致术后性生活不满意。

要　点

- 苗勒管发育不全的患者通常在青春早期即表现出典型的原发性闭经的症状。
- 苗勒管发育不全通常合并肾脏及骨骼系统畸形。
- 随着MRI的问世，腹腔镜检查不再是诊断苗勒管发育不全的必要条件。
- 美国妇产科大学最近公布了一项委员会决议，建议对于苗勒管发育不全的患者非手术治疗是首选治疗。
- 用于阴道重建的最为广泛接受的术式是McIndoe手术。
- 据报道McIndoe手术的成功率为80%。
- 宫颈发育不全的患者通常于12至16岁出现原发性盆腔痛的症状，这主要继发于子宫梗阻。
- 宫颈发育不全合并阴道缺如的患者必须与阴道横膈高位梗阻的患者相鉴别。
- 鉴别双角子宫和纵隔子宫是很重要的。单独应用HSG不能鉴别这两种疾病。
- 现在的观念认为双角子宫的患者并没有太大的问题。然而，据报道，这种患者有较高的早产率和自然流产率。
- 单角子宫通常合并交通性或非交通性残角子宫。
- 患有梗阻性阴道纵隔的患者通常有正常的月经初潮，并表现出进行性加重的痛经。
- 完全性阴道横膈的患者在青春中期表现为原发性闭经。
- 对于阴道横膈的患者除在青春期行手术治疗外，另外的治疗选择是应用安宫孕酮阻止子宫内膜的周期性脱落来延迟手术。
- 对于阴蒂增大或两性畸形的患者通常行阴蒂缩小成形术。

（韩劲松译　乔　杰校）

参考文献

1. Buttram VC Jr, Gibbons WE: Müllerian anomalies: A proposed classification. Fertil Steril 32:40–46, 1979.
2. Toaff ME, Lev-Toaff AS, Toaff R: Communicating uteri: Review and classification with introduction of two previously unreported types. Fertil Steril 41:661–679, 1984.
3. Acien P, Acien M, Sanchez-Ferrer M: Complex malformations of the female genital tract. New types and revision of classification. Hum Reprod 19:2377–2384, 2004.
4. Jones HW Jr: Reproductive impairment and the malformed uterus. Fertil Steril 36:137–148, 1981.
5. The American Fertility Society classifications of adnexal adhesions, distal tubal occlusion, tubal occlusion secondary to tubal ligation, tubal pregnancies, müllerian anomalies and intrauterine adhesions. Fertil Steril 49:944–955, 1988.
6. Aittomaki K, Eroila H, Kajanoja P: A population-based study of the incidence of müllerian aplasia in Finland. Fertil Steril 76:624–625, 2001.
7. Reindollar RH, Byrd JR, McDonough PG: Delayed sexual development: A study of 252 patients. Am J Obstet Gynecol 140:371–380, 1981.
8. Fraser IS, Baird DT, Hobson BM, et al: Cyclical ovarian function in women with congenital absence of the uterus and vagina. J Clin Endocrinol Metab 36:634–637, 1973.
9. Petrozza JC, Gray MR, Davis AJ, Reindollar RH: Congenital absence of the uterus and vagina is not commonly transmitted as a dominant genetic trait: Outcomes of surrogate pregnancies. Fertil Steril 67:387–389, 1997.
10. Strubbe EH, Cremers CW, Dikkers FG, Willemsen WN: Hearing loss and the Mayer-Rokitansky-Küster-Hauser syndrome. Am J Otol 15:431–436, 1994.
11. Willemsen WN: Renal, skeletal, ear, and facial anomalies in combination with the Mayer-Rokitansky-Küster (MRK) syndrome. Eur J Obstet Gynecol Reprod Biol 14:121–130, 1982.
12. Letterie GS, Vauss N: Müllerian tract abnormalities and associated auditory defects. J Reprod Med 36:765–768, 1991.
13. Buttram VC Jr: Müllerian anomalies and their management. Fertil Steril 40:159–163, 1983.

14. Griffen JE, Creighton E, Madden JD, et al: Congenital absence of the vagina: The Mayer-Rokitansky-Küster-Hauser syndrome. Ann Intern Med 85:224–236, 1976.
15. Frank RT: The formation of an artificial vagina without operation. Am J Obstet Gynecol 35:1053–1057, 1938.
16. Committee on Adolescent Health Care. American College of Obstetricians and Gynecologists: Nonsurgical diagnosis and management of vaginal agenesis. ACOG Committee Opinion no. 274, July 2002. Int J Gynaecol Obstet 79:167–170, 2002.
17. Ingram JM: The bicycle seat stool in the treatment of vaginal agenesis and stenosis: A preliminary report. Am J Obstet Gynecol 140:867–873, 1981.
18. Roberts CP, Haber MJ, Rock JA: Vaginal creation for müllerian agenesis. Am J Obstet Gynecol 185:1349–1352, 2001.
19. Poland ML, Evans TN: Psychologic aspects of vaginal agenesis. J Reprod Med 30:340–344, 1985.
20. Weijenborg PT, ter Kuile MM: The effect of a group programme on women with the Mayer-Rokitansky-Küster-Hauser syndrome. BJOG 107:365–368, 2000.
21. Edmonds DK: Congenital malformations of the genital tract. Obstet Gynecol Clin North Am 27:49–62, 2000.
22. Robson S, Oliver GD: Management of vaginal agenesis: Review of 10 years practice at a tertiary referral centre. Aust NZ J Obstet Gynaecol 40:430–433, 2000.
23. Costa EM, Mendonca BB, Inacio M, et al: Management of ambiguous genitalia in pseudohermaphrodites: New perspectives on vaginal dilation. Fertil Steril;67:229–232, 1997.
24. Vecchietti G: Neovagina nella sindrome di Rokitansky Küster-Hauser. Attual Obstet Gynecol 11:131–147, 1965.
25. Veronikis DK, McClure GB, Nichols DH: The Vecchietti operation for constructing a neovagina: Indications, instrumentation, and techniques. Obstet Gynecol 90:301–304, 1997.
26. Chatwani A, Nyirjesy P, Harmanli OH, Grody MH: Creation of neovagina by laparoscopic vecchietti operation. J Laparoendosc Adv Surg Tech 9:425–427, 1999.
27. Borruto F: Mayer-Rokitansky-Küster syndrome: Vecchietti's personal series. Clin Exp Obstet Gynecol 19:273–274, 1992.
28. Fedele L, Bianchi S, Zanconato G, Raffaelli R: Laparoscopic creation of a neovagina in patients with Rokitansky syndrome: Analysis of 52 cases. Fertil Steril 74:384–389, 2000.
29. Borruto F, Chasen ST, Chervenak FA, Fedele L: The Vecchietti procedure for surgical treatment of vaginal agenesis: Comparison of laparoscopy and laparotomy. Int J Gynaecol Obstet 64:153–158, 1999.
30. Kaloo P, Cooper M: Laparoscopic-assisted Vecchietti procedure for creation of a neovagina: An analysis of five cases. Aust NZ J Obstet Gynaecol 42:307–310, 2002.
31. Buss JG, Lee RA: McIndoe procedure for vaginal agenesis: Results and complications. Mayo Clin Proc 64:758–761, 1989.
32. Counseller VS, Flor FS: Congenital absence of the vagina. Surg Clin North Am 37:1107, 1957.
33. Alessandrescu D, Peltecu GC, Buhimschi CS, Buhimschi IA: Neocolpopoiesis with split-thickness skin graft as a surgical treatment of vaginal agenesis: Retrospective review of 201 cases. Am J Obstet Gynecol 175:131–138, 1996.
34. Hojsgaard A, Villadsen I: McIndoe procedure for congenital vaginal agenesis: Complications and results. B J Plastic Surg 48:97–102, 1995.
35. Mobus VJ, Kortenhorn K, Kreienberg R, Friedberg V: Long-term results after operative correction of vaginal aplasia. Am J Obstet Gynecol 175:617–624, 1996.
36. Klingele CJ, Gebhart JB, Croak AJ, et al: McIndoe procedure for vaginal agenesis: Long-term outcome and effect on quality of life. Am J Obstet Gynecol 189:1569–1572, 2003.
37. Hopkins MP, Morley GW: Squamous cell carcinoma of the neovagina. Obstet Gynecol 69:525–527, 1987.
38. Baltzer J, Zander J: Primary squamous cell carcinoma of the neovagina. Gynecol Oncol 35:99–103, 1989.
39. Davydov SN: [12-year experience with colpopoiesis using the peritoneum]. Gynakologe 13:120–121, 1980.
40. Davydov SN: [Colpopoeisis from the peritoneum of the uterorectal space]. Akush Ginekol (Mosk) 45:55–57, 1969.
41. Rothman D: The use of peritoneum in the construction of a vagina. Obstet Gynecol 40:835–838, 1972.
42. Soong YK, Chang FH, Lai YM, Lee CL, Chou HH: Results of modified laparoscopically assisted neovaginoplasty in 18 patients with congenital absence of vagina. Hum Reprod 11:200–203, 1996.
43. Templeman CL, Hertweck SP, Levine RL, Reich H: Use of laparoscopically mobilized peritoneum in the creation of a neovagina. Fertil Steril 74:589–592, 2000.
44. Rangaswamy M, Machado NO, Kaur S, Machado L: Laparoscopic vaginoplasty: Using a sliding peritoneal flap for correction of complete vaginal agenesis. Eur J Obstet Gynecol Reprod Biol 98:244–248, 2001.
45. Jackson ND, Rosenblatt PL: Use of Interceed absorbable adhesion barrier for vaginoplasty. Obstet Gynecol 84:1048–1050, 1994.
46. Motoyama S, Laoag-Fernandez JB, Mochizuki S, et al: Vaginoplasty with Interceed absorbable adhesion barrier for complete squamous epithelialization in vaginal agenesis. Am J Obstet Gynecol 188:1260–1264, 2003.
47. Ashworth MF, Morton KE, Dewhurst J, et al: Vaginoplasty using amnion. Obstet Gynecol 67:443–446, 1986.
48. Akle CA, Adinolfi M, Welsh KI, et al: Immunogenicity of human amniotic epithelial cells after transplantation into volunteers. Lancet 2:1003–1005, 1981.
49. Robson MC, Krizek TJ: The effect of human amniotic membranes on the bacteria population of infected rat burns. Ann Surg 177:144–149, 1973.
50. Dhall K: Amnion graft for treatment of congenital absence of the vagina. BJOG 91:279–282, 1984.
51. Tobin GR, Day TG: Vaginal and pelvic reconstruction with distally based rectus abdominis myocutaneous flaps. Plast Reconstr Surg 81:62–73, 1988.
52. McCraw JB, Massey FM, Shanklin KD, Horton CE: Vaginal reconstruction with gracilis myocutaneous flaps. Plast Reconstr Surg 58:176–183, 1976.
53. Wee JT, Joseph VT: A new technique of vaginal reconstruction using neurovascular pudendal-thigh flaps: A preliminary report. Plast Reconstr Surg 83:701–709, 1989.
54. Joseph VT: Pudendal–thigh flap vaginoplasty in the reconstruction of genital anomalies. J Pediatr Surg 32:62–65, 1997.
55. Monstrey S, Blondeel P, Van Landuyt K, et al: The versatility of the pudendal thigh fasciocutaneous flap used as an island flap. Plast Reconstr Surg 107:719–725, 2001.
56. Song R, Wang X, Zhou G: Reconstruction of the vagina with sensory function. Clin Plast Surg 9:105–108, 1982.
57. Belloli G, Campobasso P, Musi L: Labial skin-flap vaginoplasty using tissue expanders. Pediatr Surg Int 12:168–171, 1997.
58. Chudacoff RM, Alexander J, Alvero R, Segars JH: Tissue expansion vaginoplasty for treatment of congenital vaginal agenesis. Obstet Gynecol 87:865–868, 1996.
59. Fliegner JR: A simple surgical cure for congenital absence of the vagina. Aust NZ J Surg 56:505–508, 1986.
60. Fliengrer JR: Congenital atresia of the vagina. Surg Gynecol Obstet 165:387–391, 1987.
61. Parsons JK, Gearhart SL, Gearhart JP: Vaginal reconstruction utilizing sigmoid colon: Complications and long-term results. J Pediatr Surg 37:629–633, 2002.
62. Syed HA, Malone PS, Hitchcock RJ: Diversion colitis in children with colovaginoplasty. BJU Int 87:857–860, 2001.
63. Hiroi H, Yasugi T, Matsumoto K, et al: Mucinous adenocarcinoma arising in a neovagina using the sigmoid colon thirty years after operation: A case report. J Surg Oncol 77:61–64, 2001.
64. Darai E, Soriano D, Thoury A, Bouillot JL: Neovagina construction by combined laparoscopic-perineal sigmoid colpoplasty in a patient with Rokitansky syndrome. J Am Assoc Gynecol Laparosc 9:204–208, 2002.
65. Ota H, Tanaka J, Murakami M, et al: Laparoscopy-assisted ruge

procedure for the creation of a neovagina in a patient with Mayer-Rokitansky-Küster-Hauser syndrome. Fertil Steril 73:641–644, 2000.
66. Edmonds DK: Diagnosis, clinical presentation and mangement of cervical agenesis. In Gidwani G, Falcone T (eds). Congenital Malformations of the Female Genital Tract: Diagnosis and Management. Philadelphia, Lippincott Williams & Wilkins 1999, pp 169–176.
67. Rock J, Breech L: Surgery for anomalies of the müllerian ducts. In Rock JA, Jones HW 3rd (eds). Te Linde's Operative Gynecology, 9th ed. Philadelphia, Lippincott Williams & Wilkins 2003, pp 705–752.
68. Fujimoto VY, Miller JH, Klein NA, Soules MR: Congenital cervical atresia: Report of seven cases and review of the literature. Am J Obstet Gynecol 177:1419–1425, 1997.
69. Letterie GS: Combined congenital absence of the vagina and cervix. Diagnosis with magnetic resonance imaging and surgical management. Gynecol Obstet Invest 46:65–67, 1998.
70. Markham SM, Parmley TH, Murphy AA, et al: Cervical agenesis combined with vaginal agenesis diagnosed by magnetic resonance imaging. Fertil Steril 48:143–145, 1987.
71. Reinhold C, Hricak H, Forstner R, et al: Primary amenorrhea: Evaluation with MR imaging. Radiology 203:383–390, 1997.
72. Bugmann P, Amaudruz M, Hanquinet S, et al: Uterocervicoplasty with a bladder mucosa layer for the treatment of complete cervical agenesis. Fertil Steril 77:831–835, 2002.
73. Deffarges JV, Haddad B, Musset R, Paniel BJ: Utero-vaginal anastomosis in women with uterine cervix atresia: Long-term follow-up and reproductive performance. A study of 18 cases. Hum Reprod 16:1722–1725, 2001.
74. Hovsepian DM, Auyeung A, Ratts VS: A combined surgical and radiologic technique for creating a functional neo-endocervical canal in a case of partial congenital cervical atresia. Fertil Steril 71:158–162, 1999.
75. Rock JA, Carpenter SE, Wheeless CR, Jones HW 3rd: The clinical management of maldevelopment of the uterine cervix. J Pelv Surg 1:129–133, 1995.
76. Casey AC, Laufer MR: Cervical agenesis: Septic death after surgery. Obstet Gynecol 90:706–707, 1997.
77. Jacob JH, Griffin WT: Surgical reconstruction of the congenitally atretic cervix: Two cases. Obstet Gynecol Surv 44:556–569, 1989.
78. Grimbizis GF, Camus M, Tarlatzis BC, et al: Clinical implications of uterine malformations and hysteroscopic treatment results. Hum Reprod Update 7:161–174, 2001.
79. Acien P: Incidence of müllerian defects in fertile and infertile women. Hum Reprod 12:1372–1376, 1997.
80. Pui MH: Imaging diagnosis of congenital uterine malformation. Comput Med Imaging Graph 28:425–433, 2004.
81. Krysiewicz S: Infertility in women: Diagnostic evaluation with hysterosalpingography and other imaging techniques. AJR 159:253–261, 1992.
82. Acien P: Reproductive performance of women with uterine malformations. Hum Reprod 8:122–126, 1993.
83. Patton PE: Anatomic uterine defects. Clin Obstet Gynecol 37:705–721, 1994.
84. Heinonen PK: Clinical implications of the didelphic uterus: Long-term follow-up of 49 cases. Eur J Obstet Gynecol Reprod Biol 91:183–190, 2000.
85. Jayasinghe Y, Rane A, Stalewski H, Grover S: The presentation and early diagnosis of the rudimentary uterine horn. Obstet Gynecol 105:1456–1467, 2005.
86. O'Leary JL, O'Leary JA: Rudimentary horn pregnancies. Obstet Gynecol 22:371, 1963.
87. Falcone T, Hemmings R, Kalife R: Laparoscopic management of a unicornuate uterus with a rudimentary horn. J Gynecol Surg 11:105–107, 1995.
88. Falcone T, Gidwani G, Paraiso M, et al: Anatomic variation in the rudimentary horns of a unicornuate uterus: Implications for laparoscopic surgery. Hum Reprod 12:263–265, 1997.
89. Haddad B, Louis-Sylvestre C, Poitout P, Paniel BJ: Longitudinal vaginal septum: A retrospective study of 202 cases. Eur J Obstet Gynecol Reprod Biol 74:197–199, 1997.
90. Heinonen PK: Longitudinal vaginal septum. Eur J Obstet Gynecol Reprod Biol 13:253–258, 1982.
91. Carey MP, Steinberg LH: Vaginal dystocia in a patient with a double uterus and a longitudinal vaginal septum. Aust NZ J Obstet Gynaecol 29:74–75, 1989.
92. Candiani GB, Fedele L, Candiani M: Double uterus, blind hemivagina, and ipsilateral renal agenesis: 36 cases and long-term follow-up. Obstet Gynecol 90:26–32, 1997.
93. Montevecchi L, Valle RF: Resectoscopic treatment of complete longitudinal vaginal septum. Int J Gynaecol Obstet 84:65–70, 2004.
94. Tsai EM, Chiang PH, Hsu SC, et al: Hysteroscopic resection of vaginal septum in an adolescent virgin with obstructed hemivagina. Hum Reprod 13:1500–1501, 1998.
95. Sanfilippo JS, Wakim NG, Schikler KN, Yussman MA: Endometriosis in association with uterine anomaly. Am J Obstet Gynecol 154:39–43, 1986.
96. Stassart JP, Nagel TC, Prem KA, Phipps WR: Uterus didelphys, obstructed hemivagina, and ipsilateral renal agenesis: The University of Minnesota experience. Fertil Steril 57:756–761, 1992.
97. Rock JA, Zacur HA, Dlugi AM, et al: Pregnancy success following surgical correction of imperforate hymen and complete transverse vaginal septum. Obstet Gynecol 59:448–451, 1982.
98. Lodi A: Contributo clinico stastico sulle malformazioni della vagina osservate mella. Clinica obstetrica e ginecologica di Milano dal 1906 al 1950. Ann Obstet Gynecol Med Perinatol 73:1246, 1951.
99. Rock JA, Zacur HA, Dlugi AM, et al: Pregnancy success following surgical correction of imperforate hymen and complete transverse vaginal septum. Obstet Gynecol 59:448–451, 1982.
100. Joki-Erkkila MM, Heinonen PK: Presenting and long-term clinical implications and fecundity in females with obstructing vaginal malformations. J Pediatr Adolesc Gynecol 16:307–312, 2003.
101. Hurst BS, Rock JA: Preoperative dilatation to facilitate repair of the high transverse vaginal septum. Fertil Steril 57:1351–1353, 1992.
102. Garcia RF: Z-plasty for correction of congenital transverse vaginal septum. Am J Obstet Gynecol 99:1164–1165, 1967.
103. Wierrani F, Bodner K, Spangler B, Grunberger W: "Z"-plasty of the transverse vaginal septum using Garcia's procedure and the Grunberger modification. Fertil Steril 79:608–612, 2003.
104. Nelson CP, Gearhart JP: Current views on evaluation, management, and gender assignment of the intersex infant. Nat Clin Pract Urol 1:38–43, 2004.
105. Minto CL, Liao LM, Woodhouse CR, et al: The effect of clitoral surgery on sexual outcome in individuals who have intersex conditions with ambiguous genitalia: A cross-sectional study. Lancet 361:1252–1257, 2003.
106. Creighton SM, Minto CL, Steele SJ: Objective cosmetic and anatomical outcomes at adolescence of feminising surgery for ambiguous genitalia done in childhood. Lancet 358:124–125, 2001.
107. Crouch NS, Minto CL, Laio LM, et al: Genital sensation after feminizing genitoplasty for congenital adrenal hyperplasia: A pilot study. BJU Int 93:135–138, 2004.
108. Creighton S: Surgery for intersex. J R Soc Med 94:218–220, 2001.
109. Gearhart JP, Burnett A, Owen JH: Measurement of pudendal evoked potentials during feminizing genitoplasty: Technique and applications. J Urol 153:486–487, 1995.

第七部分 生殖医学手术

52 粘连的预防

Mohamed F. Mitwally and Michael P. Diamond

引言

盆腹腔粘连与生殖内分泌学和不孕治疗相关是因其很明确地与不孕和慢性盆腔痛有关。此外,术后粘连也会引起严重的并发症,其中最显著的是粘连性肠梗阻。由于再次手术时术中并发症发生的可能性增大,因而也增加了再次手术的难度。有趣的是,第一个关于腹腔内粘连引起致命性肠梗阻的报道是一名妇女在切除卵巢肿瘤后产生的粘连所致[1]。尽管生殖外科医生更重视腹腔,但术后粘连也可在其他腔隙发生,比如胸膜腔及心包腔等。

这章首先介绍盆腔粘连的几率和可能造成的后果,及其形成的病理生理学机制。之后是关于粘连相关的并发症和临床检查。最后对已知的粘连预防方法进行总结。

历史回顾

早在数千年前的古埃及,人们就对人体解剖做出了精确的描述,其中也包括盆腔粘连。在公元前440年巴比伦犹太法典中首次描述了胸腔粘连[2]。尽管早在18世纪早期人们就已认识到粘连是由腹膜炎引起的,但直到19世纪中叶,麻醉技术得到推广、开腹手术得到更广泛应用后,腹腔内粘连引起的问题才被公众所认识。

直到19世纪80年代,有关粘连预防的辅助方法才开始出现在外科文献。在之后的100年间,又有太多的科学报告和传闻,描述用羊水、牛盲肠、槭金皮、鲨鱼腹膜、鱼鳔、小牛眼的玻璃体、各种树脂、润滑剂、液体、凝胶、聚合物、物理屏障以及各种机械分离的方法来预防粘连。不幸的是,这些研究的结果大都模棱两可,且成功率低。即使在这样一个复杂的外科理论和新手术技术流行的年代,我们的老敌人——腹腔内粘连,仍然是一个显著的、长期的并且反复出现的术后难题[3]。

定义、分型及病变范围

腹腔内粘连是指纤维组织束或膜附着在各种腹腔内器官上,有时会使这些器官连接到一起(图52-1)。粘连这一词汇在医学领域里是指无解剖关联的结构间发生的异常连接。粘连发生常与手术相关,通常发生于行粘连松解的部位或其他手术部位,但也可发生在没行手术操作的"远隔"部位。

粘连分为两大类,新形成的和再形成的(复发的)。新形成的粘连发生在以前无粘连的部位,复发粘连指在行粘连松解的部位再次发生粘连。

为了在临床研究中对腹膜粘连的范围进行精确描

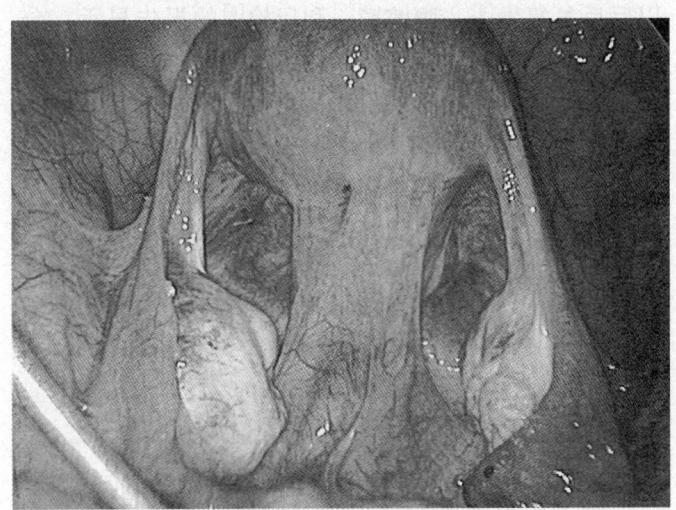

图52-1 (也见彩图52-1)盆腔粘连累及子宫和肠管,该患者既往曾行肌瘤剔除术。

述，人们设计了各种评分系统。对粘连进行系统评价有助于缩小观察者间的变异，根据其范围和临床表现提供定量资料[4]。大部分有价值的评分系统都包括粘连部位、血管分布以及类型（厚度）。然而，目前的评分系统都缺少类似于生育能力、疼痛以及肠梗阻等结果的资料，这使得关于粘连发生和预防相关的研究结果很难解释。因此，经常有人会问，如果粘连评分显著改变，是否能真实地反映出与粘连有关的临床状态呢？

流行病学

尽管有微创手术技术和有经验的外科医生的外科辅助技术的使用，术后腹腔内粘连形成仍很普遍。当前，还没有哪种血清标记物或是影像技术可以明确识别粘连，因此，还是需要再次手术对此作出评价[5]。

在交通事故死难者的尸检研究中发现，67%有腹部手术史的个体存在腹腔内粘连[6]。曾做过大手术和多次手术的患者分别有81%和93%发生粘连。众多研究证实，在腹腔内手术后，大部分患者出现了粘连。一项研究表明，仅做一次腹部手术，也会有93%的患者发生粘连[7]。而从未行开腹手术的患者只有10.4%存在腹腔内粘连。

在开腹手术后的一年内，有1%的患者发生粘连相关性肠梗阻[7]；这些患者中的11%～12%还会在以后反复复发[8]。腹腔镜[9]和尸检[6]的报告显示，分别有60%和69%的女性在盆腔手术后发生盆腔粘连。术后粘连发生率的不同可以用本次手术范围、既往手术范围或程度不同或其他因素来解释，也因各个研究者对"显著的"粘连的定义的不同而有差异。必须强调，尽管有些研究者认为并非所有的粘连都有临床意义，但也有人强调，没有人能说清哪些粘连会引起疼痛或造成肠梗阻。

粘连的经济影响

粘连作为手术的并发症对于经济的影响是巨大的。在美国，每年要进行446 000例盆腹腔粘连松解手术[10]。这其中包括347 000例腹膜粘连松解和近100 000例肠粘连松解手术。粘连相关疾病的费用数额巨大[11]。极少有研究评估粘连相关问题在医疗预算中的影响，多数也都低估了其实际影响，因为他们没有将诊断检查的费用、与其他科室如胃肠道相关科室会诊、松解粘连所需的手术时间延长以及松解粘连时无意损伤其他重要脏器等并发症考虑在内。另外，有相当数量的腔镜手术因为不能安全进入腹腔或者不能达到充分的气腹等原因而中途转为开腹。最后，还有一些远期问题如粘连相关的不孕或因肠梗阻反复入院也要产生费用。因粘连相关问题造成的心理影响所导致的失业也会加重经济负担。

在美国，1988年NHDS（National Hospital Discharge Survey）完成了所有因粘连住院治疗的患者情况的分析报告。总计281 982名住院患者中，51 100名是因粘连相关疾病入院的。共计超过948 000个住院日，大约有11.8亿美元的费用[10]。1994年该作者更新了数据，发现每年此项总费用大约13亿美元。他们还报道，美国有1%的住院患者是因为行粘连松解术入院的[12]。

在一份评价医院1990-1996年间因粘连相关的肠梗阻住院情况的研究中，患者总数由1990年的115 067人、住院日962 642天增长到1996年的139 716人、住院总天数885 396天[13]。总费用也稳步从1990年的9.24亿美元增长到1996年的14亿美元。接受医疗服务的患者，从1990年的88 601住院人次增加到1996年的110 817人次，与此同时平行增长的还有相应的费用，从1990年的2.61亿美元增长到1996年的3.86亿美元。

在英国，Menzies及其合作者[14]回顾了2年间110名因粘连相关小肠梗阻而入院的患者的情况。其中，手术治疗者占37%，其余患者采取保守治疗。每次住院的总费用在手术组及保守治疗组分别是7 521.28美元（4 667.41英镑）及2582.69美元（1 606.15英镑）。

在瑞典，Holmdhal和Riseberg[15]对所有普外科医生进行了一项关于粘连相关住院费用的研究。在向瑞典所有的外科病房主任发放问卷后对其资料进行分析。总共有6200名患者需要住院治疗，占所有开腹手术的3.5%。粘连相关的住院总费用为每年610万美元，或者接近每百万瑞典居民要花费100万美元（瑞典人口有850万）。

因为不同国家医疗费用不同，因此要进行有意义的对比是很困难的。然而，所有的研究都指出粘连相关问题给医疗保健系统带来巨大压力。最近，Wilson[16]指出，如果应用一种有25%防止粘连作用的产品，那么，在英国，十年间可以节省550万英镑的费用。在先前的研究中，他们认为由于大量患者需求防粘连产品，因此，要进行该类产品的随机对照试验验证其临床效果是不太可行的。他们认为即使这些产品价值200英镑（约300美元）或更多，也不太可能补偿其直接花费[17]。

粘连并发症

事实上，每个穿过腹膜的手术都会发生术后粘连，从浆膜表面的小瘢痕到几乎所有组织的密集的粘连。然而，虽然术后粘连众多，但有症状的却不多，因此，大部分粘连不会导致急性症状或临床后遗症。

在某些情况下，粘连也可能是有益的。它们可以作为机体抵抗腹腔内损伤的天然屏障的一部分，也可以局限术后缝线的渗出、孤立炎症病灶或是防止感染扩散，其他还包括缺血组织的新生血管形成等。然而，粘连还是与一些严重疾病的发生相关，比如不孕、疼痛和肠梗阻[18]。

生殖问题

粘连在多种生殖异常中扮演重要角色，包括不孕、宫外孕以及反复流产（宫腔内粘连）。15%~20%的女性不孕是由粘连引起的[19]。粘连导致的不孕或宫外孕可能源自子宫内膜异位症、盆腔炎、阑尾炎或结核等感染，以及肠道炎性疾病和手术等。有关粘连与不孕、宫外孕和反复流产的内容请参见本书其他章节（见34、41、47和48章）。

肠梗阻

粘连性肠梗阻是与腹膜粘连相关的最严重的并发症（图52-2）。除了严重的疼痛之外，还可能威胁生命，甚至致命。在20世纪早期，大部分肠梗阻是绞窄疝所致。当腹部和妇产科手术开展得越来越普遍之后，术后粘连性肠梗阻也随之增加，现在已超过疝气所致肠梗阻。当然，这些统计数据只适用于西方国家。在世界上的贫穷地区，疝气造成的肠梗阻的比例

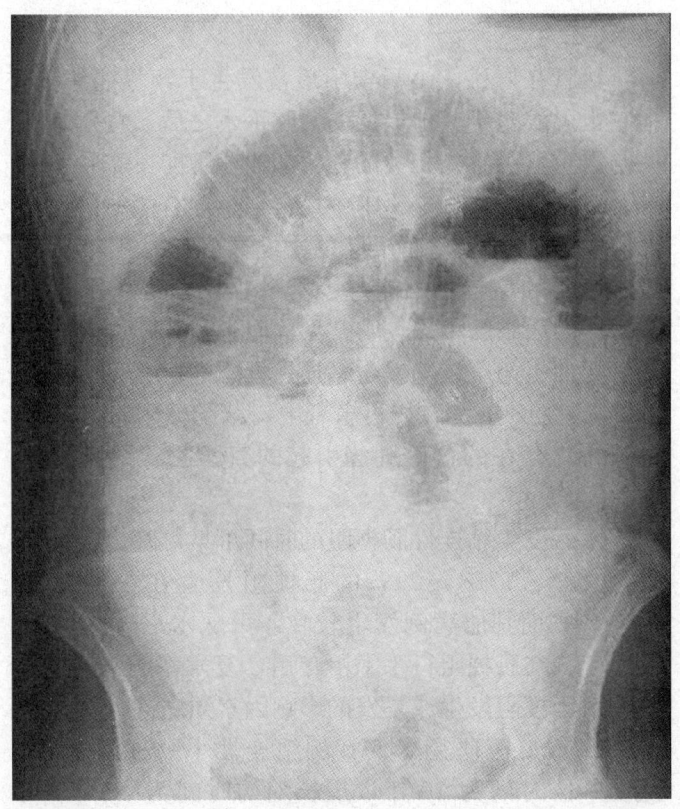

图52-2 肠粘连相关性肠梗阻的放射片。这个患者手术后一周出现恶心呕吐。立卧位腹部平片可见机械性肠梗阻的典型表现：肠管扩张有阶梯影，结肠无积气。气液平面是小肠梗阻的典型征象。

还是高于粘连所致者[20]。在发达国家，粘连造成的肠梗阻占所有病例的49%~74%[21]。胃肠手术，包括左半结肠和直肠、阑尾切除术以及妇科手术是引起粘连性肠梗阻最常见的三种手术[7]。

妇科手术的范围和手术指征（比如癌症）与术后肠梗阻的风险相关。一个日本的组织研究了引起肠梗阻的粘连类型，发现29%是小肠与小肠间粘连，48%是小肠与其他盆腹腔脏器粘连[22]。

因为手术范围大，妇科恶性肿瘤手术后肠梗阻的发生率增加，肿瘤组织本身亦可造成肠梗阻。一项关于283例发生机械性小肠梗阻的妇科患者的研究表明，175人（61.8%）归因于原发或复发的妇科恶性肿瘤，基本上都来自于卵巢[23]。造成术后肠梗阻的第二位原因是术后粘连（41人，14.5%），这些病例中大部分患者都进行过妇科恶性肿瘤手术[23]。术后立即出现的以及早期卵巢癌治疗后发生的肠梗阻常与粘连有关，而较晚出现的肠梗阻，特别是与晚期肿瘤同时发生的，常与肿瘤相关，尤其是放射治疗

之后[24]。

尽管在妇科，小肠梗阻最常发生于卵巢癌患者，但它也可发生于其他广泛的盆腔手术之后，特别是那些与严重盆腔感染相关的，比如输卵管卵巢脓肿手术等。有人认为，妇科手术中最常与粘连有关的部位是网膜和远端小肠[18]。矮胖的女性更容易发生术后网膜和小肠的粘连，可能与手术过程较长也较困难有关[6]。因为结肠粘连较不常见，而且肠系膜可以防止肠管扭曲折叠，结肠发生粘连性梗阻的机会只有小肠的2%～10%[6]。在妇科患者中，结肠梗阻常与复发的或持续存在的盆腔肿瘤引起的直肠乙状结肠受压有关[23,24]。

术后发生粘连性肠梗阻的时间可早可晚。根据普外科文献，17%～29%的肠梗阻发生在一个月之内[25,26]，而其他病例发生较晚，可从术后1个月到几十年。在肠梗阻行手术治疗后，复发率约为14%。我们对肠梗阻发生或复发的影响因素知之甚少[26,27]。

Fevang等研究了500例粘连性小肠梗阻患者，随访中位时间为10年，最长随访时间为40年[28]。进行过粘连性肠梗阻手术后，其累计复发率10年为18%，30年为29%。因粘连性肠梗阻反复入院的患者，复发粘连性肠梗阻的相关风险随之前发作的次数的增加而增加。入院4次及以上的患者，累积复发率为81%。其他影响复发率的因素是前次粘连性肠梗阻的治疗方法（保守或手术）以及首次行粘连性肠梗阻手术之前患者行腹部手术的次数。大部分复发的粘连性小肠梗阻会在前次发生之后5年复发，但在前次发生10～20年后仍然存在一定的复发风险[28]。

慢性疼痛综合征与粘连的难题

粘连相关的疼痛，包括慢性盆腹腔痛、痛经以及性交困难是目前激烈争论的焦点[29]。有三个重要问题需要强调：粘连会造成疼痛吗？如果是的话，粘连的范围是否与疼痛的性质和严重程度相关？粘连松解术是否可以缓解粘连相关性疼痛？

粘连是否会引起疼痛

粘连是否会引起疼痛这个问题还没有一个完全满意的答案。能证实的证据有粘连内有神经纤维[30]并且受含P物质的感觉神经元的神经支配，这些都提示粘连本身就可以产生疼痛刺激，可能此机制有助于最终解释粘连相关疼痛[31]。然而，有一些反对意见，比如粘连切除时要分离正常腹膜，而神经可以存在于正常腹膜中。另外，与粘连较少但有严重疼痛的患者相比，某些粘连重的患者并没有疼痛，这使得很多临床医生怀疑粘连本身是否足以引起疼痛。

造成这种疑问的是疼痛的主观特点，建立可靠的疼痛测量方法存在困难，并且在妇科文献中所提及的盆腔疼痛缺乏行为上和心理上的评估。另外，目前缺乏准确的观察或定量评估术后粘连的方法。

这个难题范围很大。有20%的急性盆腔炎患者会发生慢性疼痛，其中有很多都被认为与粘连有关[32]。粘连限制了盆腔脏器的自由运动，这可能是导致慢性盆腔痛的原因[33]。大约20%～50%慢性疼痛的患者有盆腔粘连[33,34]。

粘连的范围与疼痛的性质和严重程度无关

尽管有几项研究提示粘连与慢性盆腔痛之间显著相关，疼痛的部位也会反映出粘连的部位，但这些研究中大部分不能证明粘连范围与疼痛的严重程度之间存在显著相关性[20]。子宫内膜异位与疼痛之间关系的研究也存在相似的观察结果。

粘连松解术并不总能缓解粘连相关疼痛

对于有粘连相关性盆腔痛的患者进行粘连松解被认为是一种可选择的治疗方式，有学者报道，某些粘连松解术后患者慢性疼痛消失，而另一些报道并未发现长期效果或仅观察到非常短的疗效[35,36]。显然，决定粘连松解术减轻疼痛效用的"金标准"的研究应该是双盲、随机、对照实验，为粘连复发和粘连形成设立对照，应该在粘连松解手术的安慰剂效应的时间过后再进行随访。这样的研究很难进行这点毫不奇怪，因为它需要募集大量的患者，需要进行二次探查以确定这些粘连松解术后又复发疼痛的患者是否再次发生粘连，然后要对患者疼痛的量化方法进行讨论[20]。

可能最接近于这一理想实验的报道是由Swank等[37,38]报道的，他们同时进行开腹手术和腹腔镜手术的研究。尽管其总体趋势是好的，但这些研究均不能证实粘连松解术对患者总体改善有益处。虽然这些研究都是随机的，但都只随访了有限的时间，也都没有包括二次开腹探查，因而不能解决新的或持续存在的粘连。

粘连伴发的其他问题

粘连还有其他问题，包括影响腹腔内治疗和二次手术困难。为提高患者的反应率，改善卵巢癌患者的生存情况，研究者已证实了腹腔内应用抗肿瘤药物的安全性和有效性。这项创新治疗方法的主要障碍在于当粘连广泛存在时，药物在腹膜内不是均匀分布的[39]。妇科手术的其他不影响生育的粘连相关并发症还没被很好地研究过。排空障碍、输尿管梗阻和非特异性胃肠道不适可能也与术后粘连形成有关。

粘连形成的病理生理学

腹膜腔修复

腹腔内衬腹膜，腹膜由单层间皮细胞组成，其下方为基底膜及其下方的一层结缔组织。覆盖在腹壁上的称壁层腹膜，覆盖在脏器上的称脏层腹膜。

腹膜创伤导致间皮细胞破坏并伴有炎症反应。间皮细胞膨胀并从基底膜上分离，因此产生了裸露的区域[40]。腹膜因手术、放射、感染或刺激激发了炎症反应，使腹腔内液体增加，其中包括蛋白和细胞。这些纤维性渗出物通过激活凝集链[42]导致纤维形成[41]。这些纤维渗出物中，多核细胞、巨噬细胞、成纤维细胞和间皮细胞迁移、增生或分化（表52-1）。

巨噬细胞数目增加，功能从主要为吞噬作用转变为分泌各种物质，导致损伤表面的原始细胞分化成间

表 52-1
手术损伤后短期内不同细胞类型和腹腔内产物的关系（天）

	初现	峰值	消失
多形核细胞	1天	2天	4天
纤维蛋白	1天	2天	7天后
间皮细胞*	1.5天	5~7天	
巨噬细胞	1.5天	5天	7天后
血管	5.5天	6天	

*间皮细胞覆盖创伤部位；峰值指再上皮化。

皮细胞。间皮细胞在损伤表面形成细胞岛，在短时间内增生，通常在损伤后5~7天内覆盖裸露的区域[43]。这一过程不只发生在裸露的腹膜边缘，也发生于整个受损区域的表面，认清这一点十分重要。所有这些细胞，以及从底层组织迁移来的成纤维细胞释放各种类似于纤维蛋白溶酶原系统成分、花生四烯酸代谢物、活性氧基团，细胞因子以及生长因子（如白介素、肿瘤坏死因子-α以及转移生长因子α和β）。这些因子在不同阶段调节腹膜修复和粘连形成[44]。

异常修复

纤维蛋白渗出和纤维蛋白沉积是正常组织修复的基本部分，但正常组织修复不发生粘连需要其完全降解。纤维蛋白降解是受纤维蛋白溶酶原系统调控的。在腹膜内，无活性的酶前体纤维蛋白溶酶原通过组织型纤维蛋白溶酶原激活剂或尿激酶型纤维蛋白溶酶原激活剂转变成纤维蛋白溶酶（初始组织纤维蛋白溶酶原激活剂［tPA］），这个过程受纤维蛋白溶酶原激活抑制剂1和2的抑制。纤维蛋白溶酶把纤维蛋白降解成纤维蛋白降解产物。纤维蛋白溶酶受纤维蛋白溶酶抑制剂（比如$α_2$巨球蛋白，$α_2$抗纤维蛋白溶酶及$α_1$抗胰蛋白酶）直接抑制，但其在腹膜纤维蛋白溶解中的作用并没有被很好地阐明。纤维蛋白溶酶原激活剂的抑制导致纤维蛋白溶解减少，纤维蛋白凝胶基质形成，形成粘连的支架。这通常发生在5~8天中。

成纤维细胞侵入纤维蛋白基质，致使细胞外基质沉积，从而导致腹膜粘连。除了成纤维细胞的侵入和细胞外基质沉积外，普遍认为由于新生血管在粘连部位供给氧、营养物质和转移代谢废物，因此新生血管的形成对粘连形成也很重要[44]。

在腹膜修复过程中，间质细胞、巨噬细胞和成纤维细胞间的相互作用对腹膜修复很重要。粘连成纤维细胞发展成一种特殊的表型。与正常的腹膜成纤维细胞相比，粘连的成纤维细胞Ⅰ型胶原蛋白、纤维结合素和其他粘连物质的基础水平升高，tPA水平下降[45]。对此方面感兴趣的读者可参阅更为详尽的综述[46]。

总之，术后最初几天纤维蛋白沉积与降解之间的平衡对于正常腹膜修复或粘连形成都是非常重要的。

如果纤维蛋白完全降解，再间皮化，可导致正常腹膜修复，无粘连发生。相反，如果纤维蛋白没有完全降解，它会成为成纤维细胞进入及随后的细胞外基质沉积和血管生成的支架。然而，腹部手术和感染之后，凝结和纤维蛋白溶解之间的平衡被打破并偏向凝结一方[47-50]。

发生粘连的危险因素

正如前文所述，腹膜修复和粘连的发生是作为腹膜损伤相关的炎症过程造成的纤维蛋白沉积和纤维蛋白溶解之间平衡的结果。纤维蛋白溶解在解决炎症渗出中起中心作用，将粘连形成的风险降到最小。这一过程最初被认为是由损伤区域的间皮细胞始动的，因为在正常间皮中纤维蛋白溶解活性已得到证实[51]。然而，tPA也在人类腹膜以及粘连中的成纤维细胞内始动[52,53]。充足的血液供应对于正常纤维蛋白溶解非常重要。腹膜损伤伴发缺血，影响纤维蛋白溶解，导致纤维蛋白细胞基质的形成而不是溶解[43]。如果没有缺血，即使是大面积裸露的腹膜区域通常也会正常愈合而不会发展成粘连[54,55]。

影响组织损伤区域血运的因素可以增加粘连形成。热损伤[56]、感染[57]、异物反应（比如缝合线）[57,58]、放射性动脉内膜炎[59]以及任何其他阻碍纤维蛋白降解的因素都会增加腹膜粘连。电凝的热损伤或止血不彻底对纤维蛋白溶解的作用和粘连形成方面的作用还没有充分研究。所以，控制小血管出血的必要性以及理想方法（烧灼或缝合）也需要进一步研究。关于这些只有相互矛盾的报道出现在关于不孕的文献中[56,60]。腹腔内的纤维蛋白溶解在感染存在时更受抑制[61]。

术中组织破坏、感染、组织缺血以及腹内异物、出血或存在胆汁[62,63]都是腹膜粘连的潜在病因。异物如手套粉[64]、纱布绷带纤维[65]、缝合线[58,66]以及消化道渗出物，均会引起腹膜内炎症反应，增加粘连的机会[67]。

粘连发生的预防

尽管妇科手术是腹膜内粘连的主要原因，其大多数相关并发症，包括粘连在内，通常都是由普外科或其他相关科室处理的[68]。然而，随着生殖内分泌与不孕和妇科肿瘤这些妇科亚学科的建立，妇科医生对粘连形成、预防和治疗发生了直接的兴趣。生殖内分泌学家因粘连与生育力减弱之间的关系而感兴趣[4]，妇科肿瘤医生则是希望完成所有类型的肠道手术以及处理粘连相关性肠道并发症[69]，同时也增加了解决粘连相关肠道并发症的能力。在妇产科住院医培训计划中，通常提供这两个亚科的训练，所有的产科医师和妇科医师都应熟悉粘连发生及其处理原则[70]。

本综述的焦点在于外科手术所致粘连的病理生理以及粘连的预防。关于病理生理的讨论和减少粘连机会的各种方法可能不能用于特殊疾病如子宫内膜异位症、盆腔炎、肠道炎症性疾病及其他致粘连性疾病等导致的粘连。

手术技术

粘连的预防应从采用适当的外科手术技术开始，包括微创外科技术的应用，以便改善术后愈合，减少加剧炎性反应的组织损伤。微创外科技术的原则，包括轻柔夹持组织、小心止血、充分冲洗、预防感染、限制异物反应以及预防热损伤，所有这些都是减少粘连发生的途径。

这些手术原则适用于所有类型的手术，因为它们可以影响大部分手术相关并发症的风险，而不仅仅是粘连形成。当然，这些原则必须应用在手术过程的每一步，且与其他手术原则如充分暴露等同时应用。

腹膜炎手术或腹膜炎相关的手术要求小心和彻底地去除感染源，治疗感染，以及腹腔清创术，这些是此类手术预防粘连及腹腔脓肿形成的关键所在。

止血和组织处理

小心止血和尽量减少捻挫组织无疑是尽量减少粘连最重要的两个原则。手术部位出血增加了术后粘连的发生，因此应该在止血同时尽量减少周围组织的损伤，这很重要。可能的话结扎点应尽量小，电凝要严格限制在实际出血部位。关于组织的处理，手术必须暴露清楚方能处理组织，完成手术。然而，使用无损伤钳、湿（而不是干的）纱垫，如可能的话，对抓持的组织结构予以切除[4]均可最大限度地减少组织损伤。

恢复组织完整性的价值

恢复组织完整性，包括关闭腹膜，仍然是一个争论激烈的问题，没有倾向性的建议可以概括。传统上来讲，腹膜的关闭被认为可能会使得①解剖复位和有助组织修复；②重建腹膜屏障，减少感染风险；③减少切口疝或伤口裂开的风险；④减少粘连发生[71]。

Cochrane 数据库调查了剖宫产手术腹膜闭合与否的问题。他们的结论是"剖宫产不关闭腹膜，术后短期内发病率无显著差异"[72]。然而，因为两种类型手术性质的显著不同，从剖宫产中得出的结论可能不适用于普通妇科手术，认识到这一点是很重要的。尽管腹膜缝合表现出解剖复位，而不是通过再次处理让其愈合，但缝合后缺血组织的存在仍可引起易感体质者发生粘连[55]。在动物模型中[73,74]，与腹膜缝合的动物相比，剖腹手术不缝合腹膜者粘连发生率更低。发生在缝合盆腔腹膜部位的术后粘连是 85% 的患者发生肠梗阻的原因，另外 15% 粘连发生于前腹壁[75]。Tulandi[76] 认为，目前的证据提示，腹膜缝合不仅是不必要的，而且与小肠梗阻风险增加相关。

另外一篇重要文献述及包括卵巢囊肿和肿物剔除手术中卵巢皮质缝合的问题。在动物实验中，缝线闭合卵巢皮质与粘连发生的相关性更强，而不是相关度更小[77]。

腹腔镜的应用

大家都认为腹腔镜手术比开腹手术术后盆腔粘连的发生要少。可能的解释包括组织干燥、组织处理、应用外源性物质以及腹膜缝线磨损的减少，还有就是不用排垫肠管[78,79]。然而，在一项多中心的研究中，经腹腔镜行粘连松解术后，二次探查发现 68 例患者中有 66 例粘连再次形成（97%）[80]。腹腔镜粘连松解术能够显著减少盆腔粘连的范围，可达原来范围的一半。68 例患者中新形成粘连的仅有 8 例（12%），而且都发生在 47 个易受累的位点中的 11 个（23%）。这说明腹腔镜术后可能较少发生新形成的粘连（不是粘连复发），但这一假设的确定需要适当的对照研究证实。

最近一项研究发现，1988 年—1994 年，腹腔镜应用增加，但与此同时粘连性肠梗阻的住院率并未减少，这说明尽管微创手术有诸如并发症减少等优点，但这种手术是否确实可以减少粘连的发生迄今为止仍不明确[12]。

粘连性肠梗阻的腹腔镜粘连松解术处于治疗前沿[81]并且显然有类似于开腹手术的优点。然而，现在还没有长期观察，因此，关于腹腔镜手术比开腹手术复发率降低的问题还需要更深入的研究。

CO_2 气腹增加粘连发生

最近，二氧化碳（CO_2）气腹的作用越来越多受到关注[82-90]。有假设认为，CO_2 气腹可导致包括高碳酸血症、酸中毒[88]、低体温和干燥[89]，以及腹腔液体改变[90]和间皮细胞形态改变[91]等副作用。家兔[82]和鼠[83]的动物实验显示，气腹时间延长，气腹压力增加，则粘连发生增加。这种粘连可能是由于注入的气流使组织干燥或冷却；然而，这仍有争议。冷却被认为同时可引起[89]或减少[84]粘连，而对注入气体进行湿化被认为可减少粘连[85]或无效。气腹增加的粘连发生被认为是以间皮缺氧为中介的，因为相似的效应也在氦气气腹中被观察到，也因为 CO_2 和氦气气腹中加入 2%~4% 的氧可减少粘连发生[83,86]。

能源使用

总的来说，现在还没有证据说使用特殊的能源本身（比如，CO_2 激光、双极电凝、单极电凝、超声刀）比其他手术形式更能显著减少粘连，改善妊娠结局[92-94]。然而，对每个外科医生，基于他们各自的经验、可用的器械和喜好，可能找到特殊的使用方式使这些手术达到最大益处[95-98]。

治疗现有粘连以预防粘连复发的技术

分开粘连没有最好的办法。在某些情况下，特别是在粘连细薄易于分离时，轻柔的钝性分离可能是最安全的方法。但当粘连致密，特别是涉及重要邻近器官比如膀胱时，钝性分离或牵拉小肠会导致肠管或粘连脏器的撕裂。这主要是因为粘连的抗张强度超过保持肠管或其他内脏器官浆肌层完整所需的强度。因此，当粘连致密时，通常用锐性分离的方法更安全（图 52-3）。

类似的，粘连切开与切除的作用尚无明确研究。尽管在许多病例中粘连带的切除是凭直觉的，因此导致的粗糙面不再接触，但还是应该使粗糙面越小越

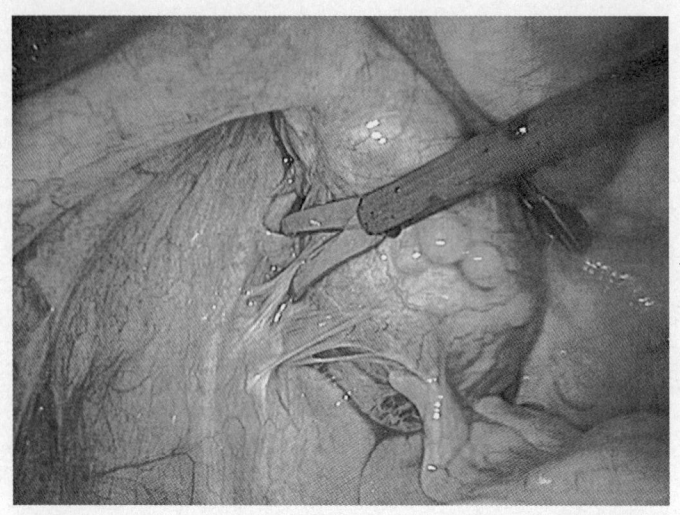

图52-3 （也见彩图52-3）锐性分离输卵管与盆壁的致密粘连。

好，以避免脏器表面裸露。在所有情况下，迅速发现肠损伤十分重要，因为如果没有修补肠损伤就关腹，术后将会立即发生腹膜炎[99]。

粘连形成与粘连复发

有三组动物实验可以证实粘连形成与粘连复发的根本区别。Holtz等[100,101]发现使用32%的右旋糖酐70可以减少粘连形成，但即使用更高剂量的右旋糖酐也没能达到防止粘连复发的类似的效果。类似的，Elkins等[102,103]观察到应用右旋糖酐后粘连复发比粘连形成的范围大得多。另外，Diamond等[104,105]对比了粘连形成和粘连复发的模型，发现后者的粘连范围更大。与这些观察资料一致的，Diamond和Nezhat提出了术后粘连形成的分类，它区分了新的粘连形成（Ⅰ型）和粘连的复发（Ⅱ型），然后再根据初次手术时是否接受了病理上的治疗分为亚组[106]。重要的是，一项近期的荟萃分析证实期别增加，粘连风险增加，从而证实了这一分类系统[107]。这一系统提供了一个评估手术技术、新器械及抗粘连辅助治疗效果的方法。

腹腔镜二次探查

腹腔镜二次探查对于促进生育力的价值仍有争议。许多研究显示，对既往已存在粘连的患者进行粘连松解术的妊娠结局与其粘连程度呈负相关（即粘连越重，妊娠率越低）。另外，在另一些研究中，粘连松解术可以减少粘连数量，在远期亦有作用。

从上述研究可以推论，腹腔镜的二次探查可以增加妊娠率。然而，研究腹腔镜早期二次探查对于其后妊娠结局影响的良好设计的研究尚未开展。二次探查手术的提倡者认为其有以下优点：可评估新手术技术、器械或辅助手段的效果；给外科医生以评估手术结局的机会；以及给患者下一步相关建议的更好的机会（比如对广泛粘连患者行体外受精等）。

虽然如此，但这些结果并不能增加妊娠相关的临床效果。Tulandi等还没有观察到生殖手术后1年行二次腹腔镜探查的优势，这项研究受到缺乏随机以及初治医生不同的限制[108]。相反，如果将探查粘连作为终点，早期的腹腔镜二次探查还是被证实可以减少"三次探查"时的粘连的存在[109]。另外，有报道说有腹腔镜二次探查的女性中异位妊娠的发生率有所降低[110]。

如果腹腔镜二次探查是对术后粘连进行评估及尽可能的处理，Swolin[111]推荐早期（6～8周）施行手术以增加术后粘连松解的可能性。随后，Raj和Hulka[112]观察了初次手术后最晚超过2年行腹腔镜二次探查术的患者，证明如果在术后12周以上或术后2周内手术，出血会更普遍。前者出血是因为粘连致密及血管形成；后者则是因为表面粗糙的组织出血。

辅助治疗

除采用微创手术及良好的手术技术以减少粘连发生外，还有其他几种方法可用来帮助预防和减少粘连发生的严重程度。这些方法包括术中器械、药物及应用预防粘连的辅助药物等。表52-2列出理想抗粘连辅助方法的特点。

回顾粘连屏障的应用价值，将损伤部位的粘连预防与其他部位粘连预防区别开来非常重要。尚不清楚为减少粘连，在某些部位应用物理屏障，是否可以对其他未用的部位提供保护[113]。已证实，粘连很容易在远离中线切口的未损伤的腹膜部位发生，并且行中线切口开腹手术启动了广泛的腹膜炎症反应[114]。因此，一种单独的预防措施，比如某一区域内单独应用物理屏障，可能不能完全消除整个腹腔粘连的发生。事实上，抗粘连材料屏障试验是将屏障放置区域，而

表 52-2
理想的抗粘连辅助方法的特点
高效率且应用范围广
安全性高
不影响组织修复
易于操作
易于应用
可在放置处存留
在腹腔内可存留足够长时间
不会增加感染机会
不影响手术操作
可用于大范围治疗
可在开腹和内镜手术中应用
具有生物可吸收性
不昂贵

表 52-3
抗粘连剂的分类
纤维蛋白溶解剂
抗凝剂
抗炎药
抗生素
机械分离

表 52-4
抗粘连屏障举例
氧化再生纤维素（Interceed）
FDA 批准用于开腹手术而非腹腔镜手术
需要小心止血及吸除所有冲洗液
透明质酸和羧甲基纤维素（Seprafilm）
FDA 批准
腔镜应用有困难
4% 艾考糊精（Adept）
FDA 批准用于腹腔镜，而非开腹手术
聚四氟乙烯（Gore-Tex 外科膜）
没有被 FDA 批准用于预防盆腔粘连
不可生物降解
需要缝合
乳酸林格液
没有被 FDA 批准用于预防粘连
没有研究表明对人类有效
右旋糖酐 70（32%）
没有被 FDA 批准用于预防粘连
严重并发症例如凝血障碍

不是远隔部位的粘连形成作为研究终点。

抗粘连屏障的潜在机制

抗粘连屏障分为几种类型（表 52-3）。尽量减少粘连发生的方法常包括以下一种或几种机制：

1. 减少纤维蛋白形成（抗凝和抗炎药，如皮质激素和非甾体类抗炎药）
2. 促进纤维蛋白溶解（腹腔灌洗，通过纤维蛋白溶解药物如尿激酶和重组纤维蛋白酶原激动剂使酶降解）
3. 损伤表面的机械分离（通过灌洗液和灌注高分子量液体行腹膜浮洗，应用机械屏障比如 Interceed、Gore-Tex 外科膜和 Seprafilm 等）
4. 间接机制，比如增加肠蠕动预防粘连形成，以及尚在研究的调节腹膜损伤的炎症反应的介质，比如免疫调节剂、褪黑素以及生物可分解聚合体，还有减少和消除感染的抗生素的应用等。

表 52-4 列出预防粘连的几种辅助药物[115,116]。有些药物和材料已被研究和应用多年。这些商品化的减少粘连的物质相对昂贵，每单位需花费 100～300 美元。尽管有很多应用这些物质预防粘连发生的文章，但很少有人关注应用减少粘连物质对国家健康保障系统的经济学影响。

需要强调，大量可利用的包括粘连预防在内的"证据"，包括预防术后腹膜内粘连的各种方法，及其与输卵管成形术及其他不孕相关手术的关系等，均来自于各种各样的动物实验，而不是大量盆腔手术的经验。另外，大部分人类粘连预防的对照临床试验都来自不孕症的文献，而不是妇科肿瘤文献。尽管这些研究中粘连预防对妇科大手术的意义还不明确，但我们可以得出结论，在一种临床情况（不孕手术）中粘连预防有效，在另一种情况（妇科大手术）中也可能同样有效。这一假设仍待证实，但如果妇科大手术在代谢、凝血、感染等方面与不孕手术不同的话，这一假设就可能是错误的。此外，与对腹膜损伤更广泛的根治性手术相比，仅行有限的手术，比如粘连松解术，对底层结构并没有真正的损伤。

根治性盆腔手术后粘连预防的外科辅助方法还没有在人体进行过研究；因此，是否有效还仅是猜测。粘连可能仅代表腹膜损伤后正常的愈合过程。事实上，随着手术范围扩大，组织破坏加重，粘连发生可能是生理性的而不是病理性的了。幸运的是，过去大部分局限于不孕症领域的动物实验及腹腔镜二次探查术，现在也开始应用于妇科肿瘤研究以及其他手术医师的手术中了[18]。

纤维蛋白溶解系统的激活被认为在防止腹内粘连中是有利的。在19世纪晚期，研制出含有潜在纤维蛋白溶解活性的药物，包括液态烯丙基硫脲水杨酸钠[117]和口服磷[2]。链激酶和链道酶是最早被证实有纤维蛋白溶解性质的药物，在预防家兔和大鼠的粘连发生中是有效的[118,119]。纤维蛋白溶解系统激活的价值尚未在人类中得到证实。

纤维蛋白溶酶原激活物

组织纤维蛋白溶酶原激活物，是主要的组织纤维蛋白溶酶原激活物，常被用于预防粘连的研究。尽管tPA也被证明是有效的，但出血风险限制了其常规应用。抗凝物质，如肝素，在粘连预防中亦有效，但在腹部手术中局部应用肝素仍有争议，因其有导致出血的风险[120-124]。

损伤表面的机械分离

在过去十年里，几种机械屏障已被开发。氧化再生纤维素膜[125,126]，修饰的透明质酸和羧甲基纤维素，或者聚四氟乙烯[127]都被用于预防粘连的发生。这三种膜覆盖损伤部位一段时间（大于7天）以发生再上皮化。Johns回顾了现有的以证据为基础的术后粘连预防的相关文献[128]。他得出的结论是，1级证据支持三种应用屏障（Interceed，Seprafilm和Gore-Tex外科膜）对术后粘连预防的有效性。这些屏障不能消除粘连，目前主要的争论在于在粘连预防水平上这些方法是否有临床意义。此外，大部分的效果都是在应用部位产生的。

这三种屏障都有局限性。Gore-Tex外科膜是不可吸收的，需要手术取出或者必须永久留于原处。Interceed和Seprafilm是生物可降解的，但在实际应用上也有局限性。两者均未用于腹腔镜，在腹腔镜中的作用尚未证实。

4% Icodextrim是最近被证实的一种减少粘连的物质，它源自玉米淀粉，是水溶性分支糖聚合物。它是一种溶液，应用于腹腔内，保留3~4天。它的效果据说是源于水化漂浮作用。

透明质烷

以透明质烷为基础的药物已显示出在预防术后粘连中的作用。该药物在腹腔感染时能减少腹腔粘连的潜质是一个有前景的概念。以透明质烷为基础的抗粘连药物，包括修饰过的透明质羧甲基纤维素生物可吸收膜和0.4%的透明质烷溶液，在临床应用中已确定有效且安全。但只有纤维素膜通过了美国食品与药品管理局（FDA）批准，可用于非感染条件下的良性疾病[129]。

益处未知的方法

水化漂浮作用，是应用大量等张液，如生理盐水和乳酸林格液，还未在预防术后粘连的随机研究中直接证实。然而，最近的一项荟萃分析显示，应用晶体液没有什么好处（实际上统计显示是更差）[107]。晶体液应用的失败至少部分归因于其吸收快速。大部分晶体液吸收速度在30~60ml/h。

然而，最近有研究提示这些晶体液在腹腔液中存在得要更久一些[130]。在灌注了300mL乳酸林格液后，48小时后在腹腔里还存在78mL，而未灌注的对照组，腹腔内液体为30mL[130]。在96小时时，两组之间已无差别。然而，这样的时间对预防粘连形成来说还是太短了。

纤维蛋白合成和降解之间的平衡被打破导致了纤维蛋白粘连的持续存在。这些将会使成纤维细胞移入，随后胶原蛋白沉积从而导致永久的纤维蛋白粘连发生。使用溴氯哌喹酮这一Ⅰ型胶原蛋白合成抑制剂可以减少试验诱导的手术粘连的发生[131]。然而其临床实验还没有进行。

抗炎药物，包括皮质激素和前列腺素合成酶抑制剂，也被研究其预防粘连的作用[132-134]。然而，其下调炎性反应的作用导致了相矛盾的结果。Swolin[135]通过腹腔内应用皮质激素成功地减少了患者粘连的发生，但其他人则报道说结果是可疑的甚至是有害的[134]。

右旋糖酐

右旋糖酐32%（葡聚糖）已被FDA批准用作宫

腔镜手术时膨宫的介质。然而，随机实验显示其用于减少粘连时得到的结果相矛盾。基于此，以及某些患者发生的过敏反应，在妇科重建手术中腹腔内应用葡聚糖者显著减少。

要　点

- 已行盆腔手术的患者大部分（大于55%）都会发生腹腔粘连。
- 腹膜是由单层间皮细胞组成的，允许液体在其间自由移动。
- 手术中有很多因素可能导致手术后的粘连，如感染或异物。
- 这些过程被认为是扰乱了纤维蛋白溶解过程，这在粘连预防中很重要。
- 间皮细胞将从第三天开始覆盖腹膜受损的区域。
- 在第4~7天腹腔液中最主要的细胞类型是巨噬细胞。
- 纤维蛋白凝胶基质在组织损伤后形成，在损伤后5~8天形成粘连。
- 粘连与不孕、慢性疼痛和小肠梗阻有关。
- 粘连会给再次手术造成明显困难，特别是进入腹腔时。这将延长手术时间。
- 减少粘连形成的手术技术包括轻柔处理组织，良好止血，减少异物（包括缝线），以及通过灌注减少缺血。
- 晶体溶液不能用于减少粘连，因为它们在腹膜完全修复和间皮细胞覆盖之前吸收很快（35~65mL/h），而腹膜表面完全修复需要8天。

（梁华茂译　李　蓉校）

参考文献

1. Bryant T: Clinical lectures on intestinal obstruction. Med Tim Gaz 1:363–365, 1872.
2. Wiseman DM: Adhesion prevention: Past the future. In DiZerega G, DeCherney A, Diamond M, et al (ed). Peritoneal Surgery. New York, Springer, 2000, pp 401–417.
3. Becker JM, Stucchi AF: Intra-abdominal adhesion prevention: Are we getting any closer? Ann Surg 240:202–204, 2004.
4. Hulka JF, Omran K, Berger GS: Classification of adnexal adhesions: A proposal and evaluation of its prognostic value. Fertil Steril 30:661–665, 1978.
5. Diamond MP: Surgical aspects of infertility. In Sciarra JJ. Gynecology and Obstetrics Philadelphia, Harper and Row, 2004.
6. Weibel MA, Majno G: Peritoneal adhesions and their relation to abdominal surgery: A postmortem study. Am J Surg 126:345–353, 1973.
7. Menzies D, Ellis H: Intestinal obstruction from adhesion: How big is the problem? Ann R Coll Surg Engl 72:60–63, 1990.
8. Ellis H: The clinical significance of adhesions: Focus on intestinal obstruction. Eur J Surg Suppl 577:5–9, 1997.
9. Stovall TG, Elder RF, Ling FW: Predictors of pelvic adhesions. J Reprod Med 34:345–348, 1989.
10. Ray NF, Larsen JW, Stillman RJ, et al: Economic impact of hospitalizations for lower abdominal adhesiolysis in the United States in 1988. Sur G necol Obstet 176:271–276, 1993.
11. Al-Jaroudi D, Tulandi T: Adhesion prevention in gynecologic surgery. Obstet Gynecol Surv 59:360–367, 2004.
12. Ray NF, Denton WG, Thamer M, et al: Abdominal adhesiolysis: Inpatient care and expenditures in the United States in 1994. J Am Coll Surg 186:1–9, 1998.
13. Moscowitz I, Wexner S: Contributions of adhesions to the cost of health care. Health Care Financing Administration. MEDPAR Database 1990–1996. In DiZerega G, DeCherney A, Diamond M, et al (eds). Peritoneal Surgery. New York, Springer-Verlag, 2000.
14. Menzies D, Parker M, Hoare R, et al: Small bowel obstruction due to postoperative adhesions: Treatment patterns and associated costs in 110 hospital admissions. Ann R Coll Surg Engl 83:40–46, 2001.
15. Holmdhal L, Riseberg B: Adhesions: Prevention and complications in general surgery. Eur J Surg 163:169–174, 1997.
16. Wilson M: Cost and economics of adhesions. Hosp Med 65:343–347, 2004.
17. Wilson MS, Menzies D, Knight AD, Crowe AM: Demonstrating the clinical and cost effectiveness of adhesion reduction strategies. Colorectal Dis 4:355–360, 2002.
18. Monk BJ, Berman ML, Montz FJ: Adhesions after extensive gynecologic surgery: Clinical significance, etiology, and prevention. Am J Obstet G necol 170:1396–1403, 1994.
19. Hershlag A, Diamond MP, DeCherney AH: Adhesiolysis. Clin Obstet Gynecol 34:395–402, 1991.
20. Diamond MP, Freeman ML: Clinical implications of postsurgical adhesions. Hum Reprod Update 7:567–576, 2001.
21. Welch JP: Adhesions. In Welch JP (ed). Bowel Obstruction. Philadelphia, WB Saunders, 1990, pp 154–165.
22. Maetani S, Tobe T, Kashiwara S: Neglected role of torsion and constriction in pathogenesis of simple adhesive bowel obstruction. Br J Surg 71:127–130, 1984.
23. Krebs HB, Goplerud DR: Mechanical intestinal obstruction in patients with gynecologic disease: A review of 368 patients. Am J Obstet Gynecol 157:577–583, 1987.
24. Helmkamp BF, Kimmel J: Conservative management of small bowel obstruction. Am J Obstet Gynecol 152:677–679, 1985.
25. Miller EM, Winfield JM: Acute intestinal obstruction secondary to postoperative adhesions. Surgery 78:952–957, 1959.
26. Krook SS: Obstruction of the small intestine due to adhesions and bands. Acta Chir Scand 95:130–136, 1947.
27. Brightwell NL, McFee AS, Aust JB: Bowel obstruction and the long tube stent. Arch Surg 112:505–511, 1977.
28. Fevang BT, Fevang J, Lie SA, et al: Long-term prognosis after operation for adhesive small bowel obstruction. Ann Surg 240:193–201, 2004.

29. Hammoud A, Gago LA, Diamond MP: Adhesions in patients with chronic pelvic pain: A role for adhesiolysis? Fertil Steril 82:1483–1491, 2004.
30. Kligman I, Drachenberg C, Papadimitriou J, Katz E: Immunohistochemical demonstration of nerve fibers in pelvic adhesions. Obstet Gynecol 82:566–568, 1993.
31. Sulaiman H, Gabella G, Davis MC, et al: Presence and distribution of sensory nerve fibers in human peritoneal adhesions. Ann Surg 234:256–261, 2001.
32. Westrom L: Incidence, prevalence, and trends of acute pelvic inflammatory disease and its consequences in industrialized countries. Am J Obstet Gynecol 138:880–892, 1980.
33. Rapkin AJ: Adhesions and pelvic pain: A retrospective study. Obstet Gynecol 68:13–15, 1986.
34. Cunanan RG, Courey NG, Lippes J: Laparoscopic findings in patients with pelvic pain. Am J Obstet Gynecol 146:587–591, 1983.
35. Steege JF, Stout AL: Resolution of chronic pelvic pain after laparoscopic lysis of adhesions. Am J Obstet Gynecol 165:278–281, 1991.
36. Peters AAW, Trimbos-Kemper GCM, Admiraal C, Trimbos JB: A randomized clinical trial on the benfit of adhesiolysis in patients with intraperitoneal adhesions and chronic pelvic pain. BJOG 99:59–62, 1992.
37. Swank DJ, Van Erp WF, Repelaer Van Driel OJ, et al: A prospective analysis of predictive factors on the results of laparoscopic adhesiolysis in patients with chronic abdominal pain. Surg Laparosc Endosc Percutan Tech 13:88–94, 2003.
38. Swank DJ, Swank-Bordewijk SC, Hop WC, et al: Laparoscopic adhesiolysis in patients with chronic abdominal pain: A blinded randomised controlled multi-centre trial. Lancet 361:1247–1251, 2003
39. Markman M, Jones W, Lewis JL, et al: Impact of laparotomy finding of significant intra-abdominal adhesions on the surgically defined complete response rate to subsequent salvage intraperitoneal chemotherapy. J Cancer Res Clin Oncol 118:163–165, 1992.
40. Raftery AT: Regeneration of peritoneal and visceral peritoneum. A light microscopical study. Br J Surg 60:293–299, 1973.
41. Holmdahl, LThe plasmin system, a marker of the propensity to develop adhesions. In DiZerega G, DeCherney A, Diamond M, et al (eds), Peritoneal Surgery. New York, Springer, 2000, pp 117–131.
42. DiZerega GS: Peritoneum, peritoneal healing and adhesion formation. In DiZerega G, DeCherney A, Diamond M, et al (eds). Peritoneal Surgery. New York, Springer, 2000, pp 3–38.
43. Montz FJ, Shimanuki T, DiZerega GS: Postsurgical mesothelial re-epithelization. In DeCherney AH, Polan ML (eds). Reproductive Surgery. Chicago, Year Book, 1987, pp 31–47.
44. Binda MM, Molinas CR, Koninck PR: Reactive oxygen species and adhesion formation. Clinical implications in adhesion prevention. Hum Reprod 18:2503–2507, 2003.
45. Saed GM, Diamond MP: Hypoxia-induced irreversible up-regulation of type I collagen and transforming growth factor-β_1 in human peritoneal fibroblasts. Fertil Steril 78: 144–147, 2002.
46. Saed GM, Diamond MP: Molecular characterization of postoperative adhesions: The adhesion phenotype. J Am Assoc Gynecol Laparosc 11:307–314, 2004.
47. Saed GM, Diamond MP: Modulation of the expression of tissue plasminogen activator and its inhibitor by hypoxia in human peritoneal and adhesion fibroblasts. Fertil Steril 79:164–168, 2003.
48. Saed GM, Zhang W, Diamond MP: Molecular characterization of fibroblasts isolated from human peritoneum and adhesions. Fertil Steril 75:763–768, 2001.
49. Saed GM, Collins KL, Diamond MP: Transforming growth factors β_1, β_2 and β_3 and their receptors are differentially expressed in human peritoneal fibroblasts in response to hypoxia. Am J Reprod Immunol 48:387–393, 2002.
50. Saed GM, Munkarah AR, Diamond MP: Cyclooxygenase-2 is expressed in human fibroblasts isolated from intraperitoneal adhesions but not from normal peritoneal tissues. Fertil Steril 79:1404–1408, 2003.
51. Myhre-Johnson O, Larsen SB, Astrup T: Fibrinolytic activity in serosal and synovial membranes. Arch Pathol 88:623–630, 1969.
52. Diamond MP, El-Hammady E, Wang R, et al: Regulation of expression of tissue plasminogen activator and plasminogen activator inhibitor-1 by dichloroacetic acid in human fibroblasts from normal peritoneum and adhesions. Am J Obstet Gynecol 190:926–934, 2004.
53. Ivarsson ML, Diamond MP, Falk P, Holmdahl L: Plasminogen activator/plasminogen activator inhibitor-1 and cytokine modulation by the PROACT System. Fertil Steril 79:987–992, 2003.
54. Robbins GF, Brunschwig A, Foote FW: Deperitonealization: Clinical and experimental observations. Ann Surg 130:466–479, 1949.
55. Buckman RF, Buckman PD, Hufnagel HV, Gervin AS: A physiologic basis for the adhesion-free healing of deperitonealized surfaces. J Surg Res 21:67–76, 1976.
56. Mecke H, Schunke M, Schulz S, Semm K: Incidence of adhesions following thermal tissue damage. Res Exp Med 191:405–411, 1991.
57. O'Leary DP, Coakley JB: The influence of suturing and sepsis on the development of postoperative peritoneal adhesions. Ann R Coll Surg Eng 74:134–137, 1992.
58. Holtz G: Adhesion induction by suture of varying tissue reactivity and caliber. Int J Fertil 27:134–135, 1982.
59. Morgenstern L, Hart M, Lugo D, Friedman NB: Changing aspects of radiation enteropathy. Arch Surg 120:1225–1228, 1985.
60. Soderstrom RM: Preventing adhesions: Electrosurgery—advantages and disadvantages. In diZerega GS, Malinak LR, Diamond MP, Linsky DB (eds). Treatment of Post-Surgical Adhesions. New York, Wiley-Liss, 1990 pp 841–844.
61. Ivarsson M-L, Holmdahl L, Eriksson E, et al: Expression and kinetics of fibrinolytic components in plasma and peritoneum during abdominal surgery. Fibrin Proteo 12:61–67, 1998.
62. Ellis H: The cause and prevention of postoperative intraperitoneal adhesions. Surg Gynecol Obstet 133:497–511, 1971.
63. Almdahl SM, Burhol PG: Peritoneal adhesions: Causes and prevention. Dig Dis 8:37–44, 1990.
64. Ellis H: The hazards of surgical glove dusting powders. Surg Gynecol Obstet 171:521–527, 1990.
65. Down RHL, Whitehead R, Watts JMcK: Do surgical packs cause peritoneal adhesions? Aust NZ J Surg 49:379–382, 1979.
66. Elkins TE, Stovall TG, Warren J, et al: A histologic evaluation of peritoneal injury and repair: Implications for adhesion formation. Obstet Gynecol 70:225–228, 1987.
67. Saxén L, Myllärniemi H: Foreign material and postoperative adhesions. NEJM 279:200–202, 1968.
68. Perry JF, Smith GA, Yonehiro EG: Intestinal obstruction caused by adhesions. Ann Surg 142:810–816, 1955.
69. Barnhill D, Doering D, Remmenga S, et al: Intestinal surgery performed on gynecologic cancer patients. Gynecol Oncol 40:38–41, 1991.
70. Alvarez RD: Gastrointestinal complications in gynecologic surgery: A review for the general gynecologist. Obstet Gynecol 71:533–1540, 1988.
71. Duffy DM, diZerega GS: Is peritoneal closure necessary? Obstet Gynecol Surv 49:817–822, 1994.
72. Wilkinson C, Enkin M: Peritoneal non-closure at cesarean section. In Neilson J, Crowther C, Hodnett E, Hofmeryr G (eds). Pregnancy and Childbirth Module. Cochrane Database Syst Rev 1998; CD000163.
73. Conolly WB, Stephens FO: Factors influencing the incidence of intraperitoneal adhesions: An experimental study. Surgery 63:976–979, 1968.
74. Ellis H: The etiology of postoperative abdominal adhesions. Br J Surg 50:10–16, 1962.
75. Al-Took S, Platt R, Tulandi T: Adhesion-related small bowel obstruction after gynecologic operations. Am J Obstet Gynecol 180:313–315, 1999.
76. Tulandi T: Peritoneal closure and adhesions. Hum Reprod 17:249–250, 2002.
77. Meyer WR, Grainger DA, DeCherney AH, et al: Ovarian surgery on the rabbit: Effect of cortex closure on adhesion formation and ovarian function. J Reprod Med 36:639–643, 1991.
78. Larsson B, Perbeck L: The possible advantage of keeping the uterine and intestinal serosa irrigated with saline to prevent intra-abdominal

adhesions in operations for fertility. An experimental study in rats. Acta Chir Scand Suppl 530:15–18, 1986.
79. Zamir G, Bloom AI, Reissman P: Prevention of intestinal adhesions after laparotomy in a rat model—a randomized prospective study. Res Exp Med (Berl) 197:349–353, 1998.
80. Operative Laparoscopy Study Group: Postoperative adhesion development after operative laparoscopy: Evaluation at early second look procedures. Fertil Steril 55:700–704, 1991.
81. Nagle A, Ujiki M, Denham W, et al: Laparoscopic adhesiolysis for small bowel obstruction. Am J Surg 187:464–470, 2004.
82. Ordonez JL, Dominguez J, Evrard V, Koninckx PR: The effect of training and duration of surgery on adhesion formation in the rabbit model. Hum Reprod 12:2654–2657, 1997.
83. Yesildaglar N, Ordonez JL, Laermans I, Koninckx PR: The mouse as a model to study adhesion formation following endoscopic surgery: A preliminary report. Hum Reprod 14:55–59, 1999.
84. Binda MM, Molinas CR, Mailova K, Koninckx PR: Effect of temperature upon adhesion formation in a laparoscopic mouse model. Hum Reprod 19:2626–2632, 2004.
85. Hazebroek EJ, Schreve MA, Visser P, et al: Impact of temperature and humidity of carbon dioxide pneumoperitoneum on body temperature and peritoneal morphology. J Laparoendosc Adv Surg Tech A 12:355–364, 2000.
86. Molinas CR, Koninckx PR: Hypoxaemia induced by CO_2 or helium pneumoperitoneum is a co-factor in adhesion formation in rabbits. Hum Reprod 15:1758–1763, 2000.
87. Molinas CR, Mynbaev O, Pauwels A, et al: Peritoneal mesothelial hypoxia during pneumoperitoneum is a cofactor in adhesion formation in a laparoscopic mouse model. Fertil Steril 76:560–567, 2001.
88. West MA, Hackam DJ, Baker J, et al: Mechanism of decreased in vitro murine macrophage cytokine release after exposure to carbon dioxide: Relevance to laparoscopic surgery. Ann Surg 226:179–190, 1997.
89. Gray RI, Ott DE, Henderson AC, et al: Severe local hypothermia from laparoscopic gas evaporative jet cooling: A mechanism to explain clinical observations. JSLS 3:171–177, 1999.
90. Ott DE: Laparoscopy and tribology: The effect of laparoscopic gas on peritoneal fluid. J Am Assoc Gynecol Laparosc 8:117–123, 2001.
91. Volz J, Koster S, Spacek Z, Paweletz N: Characteristic alterations of the peritoneum after carbon dioxide pneumoperitoneum. Surg Endosc 13:611–614, 1999.
92. Martin DC, Diamond MP, Yussman MA: Laser laparoscopy for infertility surgery. In Sanfillippo J, Levine R (eds). Operative Gynecologic Endoscopy. New York, Springer-Verlag, 1989, pp 211–235.
93. Diamond MP: Assessment of results of laser surgery. In Sutton CJG (ed). Bailliere's Clinical Obstetrics and Gynecology: Laparoscopic Surgery. London, Bailliere Tindall, 1989, 649–654.
94. Diamond MP: Assessment of results of laparoscopic laser surgery. In Sutton CJG (ed). Lasers in Gynaecology. London, Chapman & Hall Medical, 1992, pp 55–72.
95. Daly DC. Hysteroscopy and infertility. In Sciarra JJ (ed). Gynecology and Obstetrics. Philadelphia, Harper & Row, 1986.
96. Martin DC, Diamond MP: Extended laparoscopic surgery: Comparison of laser and other techniques. Curr Probl Obstet Gynecol Fertil 9, 1986.
97. Daniell JF: The role of lasers in infertility surgery. Fertil Steril 42:815–823, 1984.
98. Dixon JA: Lasers in surgery. Curr Probl Surg 21:1–65, 1984.
99. Paloyan D: Intestinal problems in gynecologic surgery. In Schiarra JJ (ed) Gynecology and Obstetrics Philadelphia, Harper and Row, 2004.
100. Holtz G, Baker E, Tsai C. Effect of 32% dextran 70 on peritoneal adhesion formation and reformation after lysis. Fertil Steril 33:660–662, 1980.
101. Holtz G, Baker ER: Inhibition of peritoneal adhesion reformation after lysis with 32% dextran 70. Fertil Steril 34:394–395, 1980.
102. Elkins TE, Bury RJ, Ritter JL, et al: Adhesion prevention by solutions of sodium carboxymethylcellulose in the rat: I. Fertil Steril 41:926–928, 1984.
103. Elkins TE, Ling FW, Ahokas RA, et al: Adhesion prevention by solutions of sodium carboxymethylcellulose in the rat: II. Fertil Steril 41:929–932, 1984.
104. Diamond MP, DeCherney AH, Linsky CB, et al: Assessment of carboxymethylcellulose and 32% dextran 70 for prevention of adhesions in a rabbit uterine horn model. Int J Fertil 33:278–282, 1988.
105. Diamond MP, DeCherney AH, Linsky CB, et al: Adhesion reformation in the rabbit uterine horn model: I. Reduction with carboxymethylcellulose. Int J Fertil 33:372–375, 1988.
106. Diamond MP, Nezhat F: Adhesions after resection of ovarian endometriomas. Fertil Steril 59:934–935, 1993.
107. Wiseman DM, Trout JR, Franklin RR, Diamond MP: Meta-analysis of the safety and efficacy of an adhesion barrier (Interceed TC7) in laparotomy. J Reprod Med 44:325–331, 1999.
108. Tulandi T, Falcone T, Kafka I: Second-look operative laparoscopy 1 year following reproductive surgery. Fertil Steril 52:421–424, 1989.
109. Ugur M, Turan C, Mungan T, et al: Laparoscopy for adhesion prevention following myomectomy. Int J Gynaecol Obstet 53:145–149, 1996.
110. Lavy G, Diamond MP, DeCherney AH: Ectopic pregnancy: Its relationship to tubal reconstructive surgery. Fertil Steril 47:543–556, 1987.
111. Swolin K: Electromicrosurgery and salpingostomy long-term results. Am J Obstet Gynecol 1975 121:418–419.
112. Raj SC, Hulka JF: Second-look laparoscopy in infertility surgery: Therapeutic and prognostic value. Fertil Steril 38:325–329, 1982.
113. Becker JM, Dayton MT, Fazio VW, et al: Prevention of postoperative abdominal adhesions by a sodium hyaluronate-based bioresorbable membrane: A prospective, randomized, double-blind multicenter study. J Am Coll Surg 183:297–306, 1996.
114. Reed KL, Fruin AB, Bishop-Bartolomei KK, et al: Neurokinin-1 receptor and substance P messenger RNA levels increase during intraabdominal adhesion formation. J Surg Res 108:165–172, 2002.
115. Diamond MP, DeCherney AH: Pathogenesis of adhesion formation/reformation: Application to reproductive pelvic surgery. Microsurgery 8:103–107, 1987.
116. Adhesion Study Group: Reduction of postoperative pelvic adhesions with intraperitoneal 32% dextran 70: A prospective, randomized clinical trial. Fertil Steril 40:612–619, 1983.
117. Boys F: The prophylaxis of peritoneal adhesions. A review of the literature. Surgery 11:118–168, 1942.
118. Wright LT, Smith DH, Rothman M, et al: Prevention of postoperative adhesions in rabbits with streptococcal metabolites. Proc Soc Exp Biol Med 75:602–604, 1950.
119. James DCO, Ellis H, Hugh TB: The effect of streptokinase on experimental intraperitoneal adhesion formation. J Pathol Bacteriol 90:279–287, 1965.
120. Lai HS, Chen Y, Chang KJ, Chen WJ: Tissue plasminogen activator reduces intraperitoneal adhesion after intestinal resection in rats. J Formos Med Assoc 97:323–327, 1998.
121. Buckenmaier CC 3rd, Pusateri AE, Harris RA, Hetz SP: Comparison of antiadhesive treatments using an objective rat model. Am Surg 65:274–282, 1999.
122. Menzies D, Ellis H: The role of plasminogen activator in adhesion prevention. Surg Gynecol Obstet 172:362–366, 1991.
123. Dunn RC, Mohler M: Effect of varying days of tissue plasminogen activator therapy on the prevention of postsurgical adhesions in a rabbit model. J Surg Res 54:242–245, 1993.
124. Evans DM, McAree K, Guyton DP, et al: Dose dependency and wound healing aspects of the use of tissue plasminogen activator in the prevention of intra-abdominal adhesions. Am J Surg 165:229–232, 1993.
125. Farquhar C, Vandekerckhove P, Watson A, et al: Barrier agents for preventing adhesions after surgery for subfertility. Cochrane Database Syst Rev 2000; CD000475.
126. Sawada T, Nishizawa H, Nishio E, Kadowaki M: Postoperative adhesion prevention with an oxidized regenerated cellulose adhesion barrier in infertile women. J Reprod Med 45:387–389, 2000.

127. Hellebrekers BW, Trimbos-Kemper GC, van Blitterswijk CA, et al: Effects of five different barrier materials on postsurgical adhesion formation in the rat. Hum Reprod 15:1358–1363, 2000.
128. Johns A: Evidence-based prevention of post-operative adhesions. Hum Reprod Update 7:577–579, 2001.
129. Reijnen MM, Bleichrodt PJ, van Goor RP: Pathophysiology of intra-abdominal adhesion and abscess formation, and the effect of hyaluronan. Br J Surg 90:533–541, 2003.
130. Muzii L, Bellati F, Manci N, et al: Ringer's lactate solution remains in the peritoneal cavity after laparoscopy longer than expected. Fertil Steril 84:148–153, 2005.
131. Nagler A, Rivkind AI, Raphael J, et al: Halofuginone—an inhibitor of collagen type I synthesis—prevents postoperative formation of abdominal adhesions. Ann Surg 227:575–582, 1998.
132. Siegler AM, Kontopoulos V, Wang CF: Prevention of postoperative adhesions in rabbits with ibuprofen, a nonsteroidal anti-inflammatory agent. Fertil Steril 34:46–49, 1980.
133. Jansen RP: Failure of intraperitoneal adjuncts to improve the outcome of pelvic operations in young women. Am J Obstet Gynecol 153:363–371, 1985.
134. Larsson B: Prevention of postoperative formation, reformation of pelvic adhesions. In Treutner KH, Schumpelick V (eds). Peritoneal Adhesions. Berlin, Springer, 1997, pp 331–334.
135. Swolin K: The effect of a massive intraperitoneal dose of glucocorticoid on the formation of postoperative adhesions: Clinical studies using laparoscopy in patients operated on for extrauterine pregnancy. Acta Obstet Gynecol Scand 46:204–218, 1967.

第七部分 生殖医学手术

53 男性不育的外科治疗

Peter N. Kolettis

引言

至少有15%的夫妇受到不育的困扰，其中大约一半与男性因素有关。在男性因素导致的不育中，又有约一半是可以通过外科手术治疗的：40%男性为患有精索静脉曲张，15%有输精管道的梗阻，其中包括以往行输精管切除术的[1]。男性因素的外科治疗是比较划算的，它能避免女方进行侵入性的检查或治疗，以及采用辅助生殖技术可能发生的潜在的并发症[2-4]。

对于可以外科治疗的男性不育因素，首先需要进行适当的评估，包括询问病史、体检和至少两次以上的精液分析。按照初步的评估结果，可能需要行进一步的检查，包括内分泌检测和遗传检测。在评估的过程中，可能会发现一些严重的潜在的健康问题[5,6]。

针对男性生殖系统进行与不育相关的外科治疗主要是出于以下三个目的：诊断（如睾丸活检和输精管造影）；纠正解剖学异常（如精索静脉曲张和输精管道梗阻）；获取精子。本章节主要讨论外科治疗的适应证、操作技术和治疗结局。

诊断程序

经直肠超声

经直肠超声用于检测前列腺、精囊和射精管异常。精液量少（<1ml）且至少能触及一侧输精管的无精子症患者应行直肠超声检查有无射精管梗阻。

射精管梗阻是男性不育中少见的病因，所占病例数不到1%。原因包括先天性闭锁或狭窄；囊状扩张、苗勒管或中肾管囊肿、创伤、感染。虽然没有明确的诊断标准，但精囊直径大于1.5cm便提示射精管梗阻[7-10]。

射精管不完全梗阻的患者表现为精液量少和严重少弱精。这可通过经直肠超声检测到。但由于没有明确的诊断射精管不完全梗阻的标准，因此目前仍处于研究中[7]。

睾丸活检

睾丸活检的适应证为至少可触及一侧输精管的无精子症患者[10-12]。首先要通过精液离心、沉淀重新混匀、再次镜检，确诊为无精子症[13]。睾丸活检的主要目的是鉴别梗阻性和非梗阻性无精子症。病理分析确定生精的情况，并排除曲细精管内生殖细胞瘤，后者在不育男性中占0.4%到1.1%[10]。采用Bouin液或福尔马林锌作为病理组织固定液可保持睾丸的结构。

由Levin发明的诊断分类系统能有效地描述睾丸生精类型[14]。组织学检查时如果在每条曲细精管内能找到20个以上的成熟精子，就相当于每毫升有一千万的精子密度，这就提示为梗阻性无精子症[15]。

睾丸活检的诊断技术简单易行。只需在局麻、区域阻滞或全麻下，阴囊上做一小切口即可，属于门诊手术。通常不需要做标准的活体组织检查。还可以采取经皮活检枪或细针穿刺抽吸的方法，但此法获取到的曲细精管较少[16,17]。为了避免损伤睾丸动脉的主要分支，活检的部位应选在睾丸上极的中间或侧面[18]。

如果两侧睾丸是对称的，则一侧睾丸活检就足以确诊梗阻性无精子症。双侧睾丸活检可增加获取精子的机会[19]。

许多临床医生认为单侧睾丸活检的情况诊断价值较小。当怀疑为梗阻性无精子症时（睾丸大小正常，FSH水平正常，附睾硬或增大），双侧睾丸活检组织可在手术中进行分析是否有足够的精子。输精管造影和输精管的显微重建手术可同时进行。对于非梗阻性无精子症患者（睾丸小，FSH 水平升高，附睾扁平）可以在获取精子的同时进行睾丸精子的冷冻保存。

输精管造影

输精管造影的目的是评价输精管是否通畅。输精管造影的指征是无精子症、FSH 正常、睾丸活检显示有正常的生精功能，并且至少有一条可触及的输精管[10,12]。

实际上所有的输精管梗阻都是医源性的。腹股沟疝的修补、隐睾固定术、腹膜后的手术（如肾移植等），均可造成输精管梗阻，当然还包括输精管切除术。然而，在行输精管复通术之前，输精管造影并非常规必须的。精液容量正常、睾丸活检显示有正常生精功能、输精管可以触及、并且没有腹股沟、阴囊或腹膜后手术史的患者很有可能有附睾的梗阻。

输精管造影能采取输精管半切断术或穿刺术，这仅限于行输精管重建术时。穿刺术在技术上难度较大。穿刺术的优点是不需要将输精管的包膜打开[20]。

在大多数情况下需要行输精管附睾吻合。这需要在输精管横断处与附睾进行连接，并不需要分离输精管的结扎端。在行输精管附睾吻合术时，为了尽量保存输精管的长度，其造影的位置应选择在输精管直段与弯曲段的交界处。

对于修复腹股沟管处的梗阻或经尿道射精管切开，造影的位置应选择在阴囊内输精管的直段，即最接近可疑梗阻的部位。在这些情况下，选择穿刺技术更为有利，因为这样不需要分离输精管包膜。

注射造影剂时，只能按照顺行的方向进行。注射碘造影剂后拍 X 线平片以获得输精管的影像。还可以选择亚甲蓝或靛胭脂红代替造影剂，并行膀胱内插管。如果尿液呈蓝色，证明输精管是通畅的。另外，有的医生仅使用生理盐水进行顺行注射，按照注射时的阻力大小来推断其通畅度。

如果注射时无任何阻力，说明远端管道通畅[10]。通常，正常的输精管造影能显示从阴囊通过腹股沟至盆腔，最终通过射精管至膀胱的整个通路。

获得性梗阻的治疗

腹股沟段的梗阻

输精管的梗阻可以发生在腹股沟、阴囊和腹膜后的手术之后[21]。由于损伤后输精管远端缩回，腹膜后的管道重建通常是无法进行的，腹股沟段的重建亦较困难，有些情况下也是无法进行的。

腹股沟段的梗阻最常出现在精液量正常的无精子症患者，有双侧或单侧腹股沟手术史，并且对侧睾丸或输精管萎缩或缺如。在手术前应进行睾丸活检以证实其有正常生精功能，并行造影确认其梗阻。

腹股沟段的重建应在输精管两侧断端游离后行单层或双层显微吻合。腹股沟段重建的难点在于远端（腹部端）无法游离以及瘢痕的形成，特别是腹股沟疝修补术时使用网状人工材料的情况[22,23]。

如果输精管管腔液内找不到精子，以及手术后精液内仍见不到精子，应考虑有无继发于附睾的梗阻。在这种情况下，应首先行输精管梗阻的矫正，6 个月后行附睾梗阻的矫正。

在一侧腹股沟段梗阻，而对侧睾丸萎缩但输精管道正常的情况下，尽量考虑行跨中隔的或者叫"交叉的"输精管吻合术，因为这在技术上比腹股沟段切除后吻合的难度小得多。当然，还可以选择获取精子行 IVF/ICSI[24]。

输精管复通

输精管结扎是男性节育中最常见的方式，有大约 4% 到 10% 行结扎的男性之后有复通的要求[24]。这种手术通常采用局麻、区域阻滞或全麻在门诊进行。输精管结扎后可能继发附睾梗阻，这种情况就需要进行输精管-附睾吻合术[25]。其手术操作比输精管吻合术技术上要求更高。输精管-附睾吻合术和输精管吻合术均要行双侧阴囊高位切口。

输精管吻合术

输精管吻合术的第一步是在保证血运的情况下将远睾侧和近睾侧的输精管断端进行充分游离，以保证近睾端和远睾端均有充分的长度进行无张力吻合。然后横断近睾端输精管，取输精管液进行镜检。

附睾管液镜检对于决定是否进行输精管附睾吻合术以及寻找术后仍为无精子症的原因均有着重要意义。如果附睾管液中没有精子，那么应仔细考虑是否进行输精管附睾吻合术，尤其是当附睾管液特别黏稠时。

输精管吻合可使用改良的 9-0 尼龙线单层吻合技术或传统的 10-0 和 9-0 尼龙线双层吻合技术（图 53-1 和图 53-2）[26]。改良的单层吻合技术是采用 9-0 尼龙线全层缝合四到六针，并在全层缝合之间隙使用 8-0 或 9-0 尼龙线缝合肌层四到六针。传统的双层吻合技术采用 10-0 尼龙线间断缝合黏膜层，9-0 尼龙线间断缝合肌层[27]。

输精管附睾吻合术

输精管附睾吻合与输精管吻合相似，如果附睾管液黏稠且没有精子，就需要仔细考虑是否行吻合术。该手术切口较大，需打开鞘膜以显露睾丸和精索。通常，附睾梗阻的部位能通过外观膨胀和呈现蓝棕色来确定。术中应充分游离远端输精管使其有足够长度与附睾相接，这往往就需要切口延伸至腹股沟外环处。

探查附睾应从由远端至近端的方向进行。术中需要打开单个附睾管，直至附睾管液中能找到精子为止。一旦找到精子，便可知此处最接近梗阻部位。

将输精管置于毗邻附睾的位置，采用 9-0 尼龙线将附睾管被膜与输精管肌层缝合。传统的端-侧吻合技术采用 10-0 尼龙线将附睾管的开放端与输精管的黏膜层缝合五到八针。外层吻合采用 9-0 尼龙线

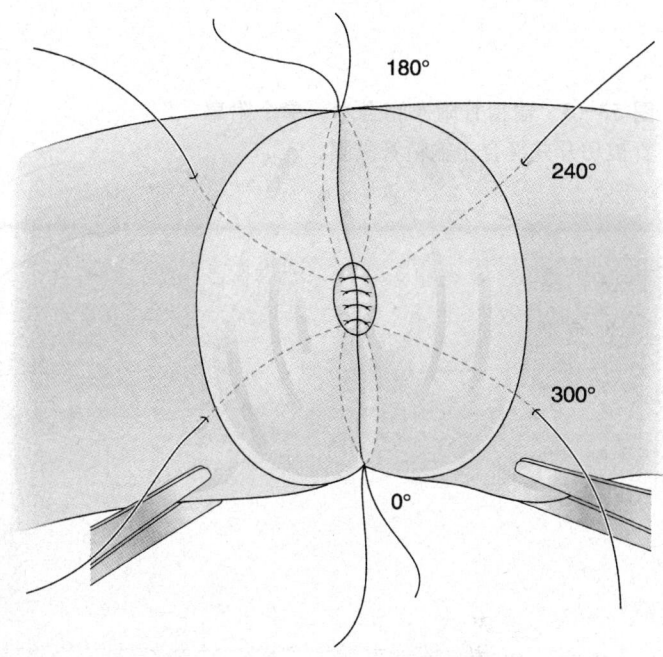

图 53-2 输精管吻合术；双层吻合技术。

将附睾管被膜与输精管肌层缝合（图 53-3）[28]。阴囊采用可吸收线缝合[29]。

输精管附睾吻合术的新技术是将附睾管置于输精管腔内。这包括 Berger 使用三个 10-0 的牵引线的"三角形技术"和 Marmar 两针缝合技术。采用这些技术，在打开扩张的附睾管之前，先将牵引线缝合于附睾管。在牵引线之间切开附睾管，然后将其置于输精管黏膜的相对的位置。吻合口的外层使用 9-0 尼龙线，将附睾管的浆膜层与输精管的肌层进行缝合。

新的吻合技术的主要优点是 10-0 缝线在扩张的附睾管容易缝合，将附睾置于输精管内可减少泄漏。其管道开通所需时间短于传统的输精管附睾吻合术，但目前尚缺乏采用该项新技术受孕的临床资料[30,31]。

手术后病程

术后三周内，患者应禁欲，避免性交、射精、身体提升、用力或其他力量性的活动。48 小时后可以洗淋浴。阴囊托的使用并非必须，但如病人有要求可在前三周使用。

第一次精液检查应在术后第 4 到 12 周之间进行，之后每三个月检查一次。输精管吻合术后需要 6 个月的时间才能看到精子恢复，其平均受孕时间约为一年[32,33]。最初的精液检查可能会显示精子密度低、活力差，需要 3 到 6 个月或更长时间后，精液参数才

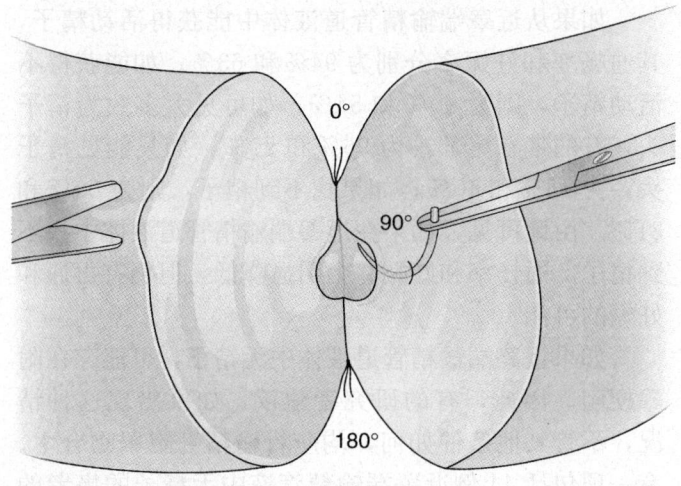

图 53-1 输精管吻合术；改良单层吻合技术。四到六针全层尼龙线缝合。

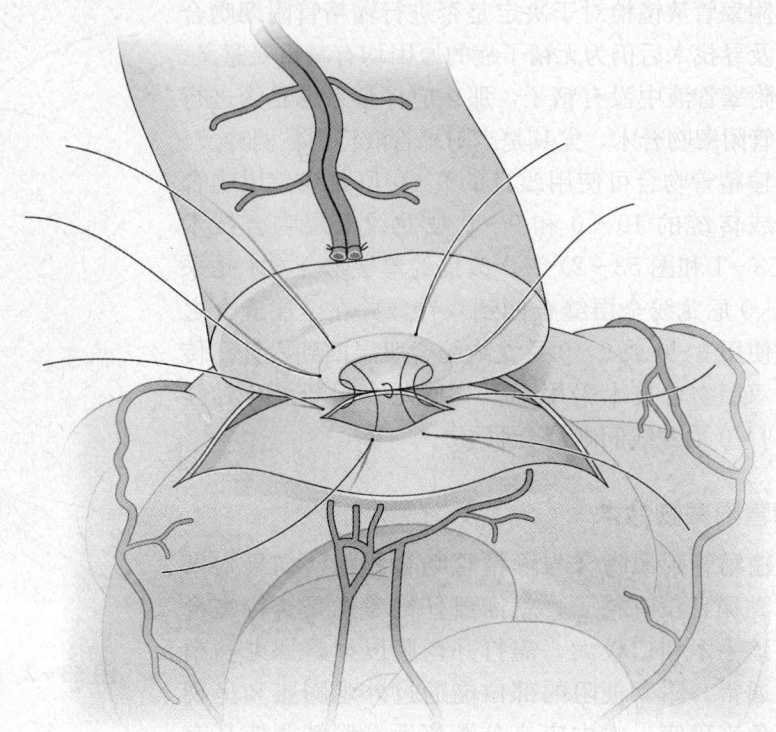

图53-3 输精管附睾吻合术；单个附睾管被切开并缝合于输精管黏膜。

会达到一个平台水平。

约有10%的再发的无精子症病例是由于继发性的吻合口再狭窄导致的[32,34]。精子冻存是解决这个问题的方法，但是大多数男性并不需要冻存的精子。输精管附睾吻合术后需要一年时间来观察精液中精子的恢复[32]。

成功率

输精管吻合和输精管附睾吻合的通畅率分别是75%～93%和67%～85%。通畅率的高低有赖于梗阻的时间的长短（输精管切除术后的时间）、术中所见近睾端输精管道内液体的质量、是否有附睾梗阻以及手术操作技术。尽管输精管吻合可以不进行显微手术，但显微手术的成功率通常较高[35]。输精管附睾吻合不使用显微手术几乎不可能。

输精管吻合和输精管附睾吻合术后的妊娠率分别是46%～82%和27%～49%[27,33,36-48]（表53-1和表53-2）。妊娠率有赖于以上的变量以及女方因素和其他因素如抗精子抗体等。

在一输精管吻合术的研究组中，由一些有经验的显微外科医生检测梗阻时间和近睾端输精管道内液体的质量对通畅率和妊娠率的影响。结果显示，梗阻时间与通畅率和妊娠率呈明显负相关。梗阻时间为3年或以下组中，通畅率和妊娠率为97%和76%；梗阻时间3到8年组为88%和53%；梗阻时间9到14年组为76%和44%；梗阻时间15年或更长组为71%和31%。

近睾端输精管道内液体的质量，包括肉眼观和镜下观，也是一个重要的预测因素。近睾端液体肉眼观如果为清亮的，其通畅率和妊娠率分别为91%和49%；如果为乳白色（混浊的，但稀薄如水样）为93%和59%；如果为黏稠或乳脂状，为70%和45%；如果近睾端无液体，则为88%和54%。

如果从近睾端输精管道液体中能获得活动精子，其通畅率和妊娠率分别为94%和63%；如能获得不活动精子，则为90%和54%；如可见大多数为精子头，有的带有尾部，为96%和50%；如只能见精子头，为75%和40%；如果找不到精子，则为60%和31%。由此可见，如果在近睾端输精管道液体中找不到精子，通畅率和妊娠率会明显降低，但仍有再通和妊娠的可能[33]。

如果近睾端输精管道液体中无精子，可能存在附睾梗阻。因此，有的研究者建议，如果出现这种情况，不管其他条件如何，均应行输精管附睾吻合术。有一项包括44例近睾端输精管液中无精子的患者的研究结果显示，所有的患者术后仍然为无精子症。因此建议如果近睾端输精管液中无精子，应行输精管附

表 53-1
显微输精管吻合的结果

作者	年度	# 患者数	通畅率	妊娠率
Cos 等人[36]	1983	87	75%	46%
Requeda[37]	1983	47	80%	46%
Owen 和 Kapila[38]	1984	475	93%	82%
Lee[39]	1986	324	90%	51%
Silber*[40]	1989	282	91%	81%
Belker 等[34]	1985	1247	86%	52%
Fox[41]	1994	103	84%	48%
总数		2565	88% (2044/2330)	62% (1285/2061)

*除外在输精管液中没有精子的44例患者，326例研究人群的输精管通畅率和受孕率分别是79%和70%。

表 53-2
显微输精管附睾吻合术结果

作者	年度	# 病人数	通畅率	妊娠率
Fogdestam 等[42]	1986	41	85%	37%
Silber[43]	1989	190	77%	49%
Schlegel 和 Goldstein[44]	1993	91	70%	27%
Thomas 和 Howards[27]	1997	153	76%	42%
Matsuda 等[45]	1994	26	81%	38%
Jarow 等[46]	1997	131	67%	27%
Takihara[47]	1998	14	71%	29%
Kim 等[48]	1998	43	81%	37%
总数		689	72% (498/689)	38% (264/689)

睾吻合术[40]。另外一组输精管吻合术患者的研究显示，如果近睾端输精管液中没有精子，其通畅率和妊娠率分别为60%和31%。由于随着梗阻时间延长，近睾端输精管液越黏稠，发生附睾梗阻的可能性就越大，因此选择输精管附睾吻合术较适合，并能得到较满意的结果。在输精管吻合的这一组患者中，当近睾端输精管液黏稠且没有精子，以及梗阻时间在9年以上时，建议采用输精管附睾吻合术[33]。Kolettis 等人进行的另一项研究显示，在近睾端输精管液中未见精子，且梗阻时间在11年以下的患者实施输精管吻合术，其通畅率和妊娠率能达到80%和38%，与输精管附睾吻合术相近[49]。

其他形式梗阻的治疗

附睾梗阻

附睾梗阻可以是先天性、炎症后、创伤后、或与分泌物浓缩有关。有的附睾梗阻患者有创伤或附睾炎病史。但大多数的无精子症患者没有明显的相关病史。

附睾梗阻可继发于杨氏综合征的分泌物浓缩。这个综合征的特点是同时表现为梗阻性无精子症和慢性窦肺感染，但没有囊性纤维化[10]。

双侧附睾梗阻的典型临床表现是具有正常精液量的无精子症、查体能够触摸到正常的输精管但附睾变硬或增大、血清FSH水平正常。

如果根据临床情况考虑为附睾梗阻，应进行睾丸活检、输精管造影，如有可能则进行双侧输精管附睾吻合术，而且这些措施可以在同时进行。睾丸活检能证实生精功能是否正常。如果在手术中进行湿片组织学检查还可以显示精子的数目[50]。常规的病理学组织切片可以证实睾丸生精的情况。输精管造影后可以进行输精管附睾吻合术。如果患者需要，还可同时获取精子。

射精管梗阻

对于精液量少、有正常的FSH水平、查体至少可以触摸到一侧输精管的无精子症患者，应进行经直肠的超声检查以评估有无射精管梗阻的情况。尽管没有一个明确的标准，但是一旦发现精囊直径≥1.5cm，就提示射精管梗阻[7,10]。然后便可以进行睾丸活检，术中通过组织镜检可证实有无正常生精功能。

精囊造影摄片

精囊造影摄片是确诊射精管梗阻的传统的影像学检查。射精管梗阻的特征性表现是射精管管腔存在一定程度的扩张，并突然出现造影剂中断，且没有注入膀胱。如果采用输精管半切断术进行造影，利用显微外科技术进行传统的双层或改良的单层射精管切开术后，输精管应该是闭合的[51]。

精囊造影术

诊断射精管梗阻的另一种可选择的方法是精囊造影术，如Jarow所描述[46]。由于该技术还应用于前列腺活检中，因此是大多数泌尿外科医生比较熟悉的一种检查方法。

通过经直肠超声的引导可以对精囊进行穿刺，当发现无精子症患者的精囊内存在精子，便可以证实为射精管梗阻。一旦穿刺针进入精囊，还可以注入造影剂，并获得平片。如果存在射精管梗阻，造影剂会戛然中止于射精管部位，而且膀胱亦不再显影[52]。

经尿道射精管切开

如果术前怀疑射精管梗阻，睾丸活检、输精管造影（或精囊造影）和射精管切开同时进行。经尿道射精管切开的术前准备应包括预防性使用针对泌尿系统和消化系统菌群的广谱抗生素，以及清洁灌肠[24]。

一旦经输精管造影或精囊造影明确了射精管梗阻的诊断，即可行射精管切开术。患者取截石位，经尿道插入电切镜，用电刀局限性切开精阜侧方以去除射精管口的覆盖[24]。一旦进入射精管，应有明显的液体流出或"涌出"。还可以通过精囊造影时注入美兰或靛卡红，以便更容易确认疏通是否成功。当进入射精管后，如果有蓝色的液体流出证明已经充分地切开。放置Foley尿管，当次日尿液变清后即可拔出尿管[51]。

射精管梗阻可同时合并继发性附睾梗阻。在进行输精管造影的同时应检查输精管液，如果找不到精子，应考虑合并有继发性附睾梗阻。当出现这种情况时，如果进行经尿道射精管切开及之后进行输精管附睾吻合术，其成功率会明显降低[24]。

射精管切开的潜在并发症包括膀胱颈、尿道括约肌和直肠的损伤。同时还可能出现逆行射精和附睾炎。最终，可能在继发性尿液逆流入射精管之后，出现明显的排尿和射精不适[10,51]。

成功率

经尿道射精管切开术后的通畅率（精液中找到精子）约为50%，妊娠率约为25%[51]。手术的并发症虽然少见，但症状可能较重。

其他方法

可以采用在精囊造影术时通过直肠途径进行射精管球囊扩张术替代经尿道射精管切开术[51,52]。另外，还可以通过获取精子行ICSI的方式受孕，这就避免了外科手术。随着ICSI成功率的提高，将可能获得很好的妊娠率。

精索静脉曲张

精索静脉曲张是男性不育评估中最常见的病理因素，可见于约40%的不育男性[7,53,54]。约80%的继发性不育患者也伴有精索静脉曲张[55]。然而，并非所有的精索静脉曲张都会导致不育，约15%的已生育男性也伴有精索静脉曲张[53]。

病理生理

精索静脉曲张是由于精索内静脉的蔓状血管丛扩张而形成。精索静脉曲张多出现于左侧，但是约有20%的不育男性双侧均受累。精索静脉曲张确切的病理生理并不十分清楚，但精索静脉曲张会通过提高阴囊的温度而影响睾丸生精。

精索静脉曲张可分三级：Ⅰ级：Valsalva试验时可以触及；Ⅱ级：一般查体便可以触及；Ⅲ级：通过阴囊皮肤望诊即可诊断[56]。对于在仰卧位时曲张不消失、突然出现的曲张、或右侧单独出现的精索静脉曲张患者，应进行腹部影像学检查，以排除腹膜后肿瘤所导致的肾静脉或腔静脉梗阻。

以往，人们认为精索静脉曲张的程度不是非常重要的；即轻的曲张与重的曲张有同样的危害。这就引出了一个新的概念，即"亚临床型"精索静脉曲张，即超声检查能够发现，但查体不能发现。最新的资料表明，严重的精索静脉曲张较轻度的曲张会造成更严重的危害[57]。目前，大多数研究者认为亚临床型的精索静脉曲张不会造成严重的病理损害[7]。

手术指征

精索静脉曲张手术治疗最常见的指征是不育并伴有精液质量异常。由于精索静脉曲张可能会导致精子某些功能的损害并影响受孕，因此对于精液质量正常且女方检查未见异常的不育男性也可以进行手术治疗。精索静脉曲张能导致疼痛，对于这类患者也应进行手术治疗。但是，由于能够导致阴囊疼痛的原因很多，手术之前需进行充分的评估及咨询，确认精索静脉曲张是导致其阴囊疼痛的唯一原因。

对于近期没有生育要求的精索静脉曲张的患者是否手术治疗还不太好决定。在没有生育要求的情况下，不要对其生育能力作出判断。即使精液某些参数显示不正常，他仍然有可能生育。即使有一些证据证明精索静脉曲张能影响一些精液参数，但大多数患者并非不能生育[58]。尽管如此，还是有必要对这些男性进行手术治疗，以消除未来不育的隐患。因此，许多期待将来生育的男性选择行精索静脉曲张的手术治疗。

患有精索静脉曲张的无精子症患者（azoospermic man）是否进行手术治疗则是个难题。以往的研究显示，约半数患者在进行手术修复后精液中出现活动精子，但自然受孕的病例极其少见[59-61]。因此，手术治疗的目的是为了避免行睾丸精子获取术（TESE）以及相关的并发症。此外，一些患者不需要行睾丸活检来排除输精管道的梗阻。

最近，Schlegel及其同事对非梗阻性无精子症患者进行精索静脉曲张手术治疗的价值提出了质疑。手术后，有22%的患者在一次精液分析中发现精子。仅有10%患者能够得到足够的活动精子行ICSI，而进行精索静脉曲张结扎的患者并没有提高精子获取率。因此，最近大多数研究认为，非梗阻性无精子症患者行精索静脉曲张结扎术的价值有限[62]。

手术及非手术治疗

精索静脉曲张的治疗有手术及非手术治疗方法。手术包括以下几种方式：腹股沟下、腹股沟、腹膜后及腹腔镜探查术。

腹股沟下的显微外科方法越来越受推崇[63]。这种方法可以在局麻下进行，并能在不打开腹外斜肌筋膜的情况下分离精索。因此，术后恢复快，痛苦小[64]。在腹股沟外环或其下方做一小的横向切口，打开Scarpa筋膜，游离精索，结扎所有可找到的精索内静脉，避开睾丸动脉、静脉和淋巴管的分支[65]。显微外科技术使得辨认所有静脉及避开睾丸动脉分支和淋巴管变得更容易。

腹股沟途径是大多数泌尿外科医生最熟悉的。这种方法行腹股沟切口，深达腹外斜肌筋膜。筋膜被沿纤维的方向打开，游离精索。然后结扎所有看得见的静脉。使用放大镜可以更容易地分离动脉。有的外科医生还使用手术显微镜[53]。对于腹股沟下和腹股沟途径，使用血管扩张剂罂粟碱和多普勒的帮助均有助于动脉分支的鉴别。

腹膜后或高位结扎，或叫Palomo法，包括除了输精管以外整个精索的结扎。切口位于腹股沟管内环以上，结扎的位置接近于血管向中线转折处。因此，此过程中睾丸动脉也被结扎[65]。睾丸剩余的血供来自于输精管动脉和提睾肌动脉。腹腔镜方法需经腹膜，可以分离动脉，也可以不分离。最多见的非手术方法是结合影像技术的栓堵法。该方法通常采用股静脉穿刺术，将血管造影导管通过下腔静脉绕过左肾静脉抵达精索内静脉，然后放置螺管或注射乙醇，将静脉闭塞。有经验的术者行栓堵术的成功率可与手术相媲美[66]。

不同的精索静脉结扎方法各有利弊。腹股沟下方法痛苦小，由于没有打开腹外斜肌筋膜，因此恢复也较快[64]。但是在此处将遇到更多的静脉，且静脉也较细，需要显微手术，手术所需时间较腹股沟法长。腹股沟法手术较快，为大多数泌尿外科医生所熟悉，术中会遇到较少的血管。虽然腹膜后法也较快，但不为大多数泌尿外科医生所熟悉。由于该方法处理的静脉分支可能在离睾丸更近的精索外，因此复发率较高[24,53]。尽管此方法似乎并没有增加睾丸萎缩的发生率，但人们会质疑在进行生育治疗的过程中采取这种人为结扎睾丸动脉的方法。

腹腔镜手术是泌尿外科发展最快的领域之一。腹腔镜下精索静脉结扎对于外科医生来说是较容易的技术。在许多病例中，在腹膜后内环以上将整个精索结扎，这种方法同样令人担忧其牺牲了睾丸动脉。尽管腹腔镜手术的创伤较小，但腹腔镜精索静脉结扎被认为有更大的创伤，因为它将皮下的操作变成了经腹膜的。另外，腹腔镜手术花费也较高。

栓塞的方法的优点在于它不需要全身麻醉或切口，减少了动脉损伤的风险。但是它需要放射介入医师的专科技术以及对一些大血管解剖结构的掌握。另外，还有放射线暴露、静脉内不良反应和螺管移位等不良反应[66]。

成功率

精索静脉曲张的治疗在男性不育领域内一直存在着争议。综合了几项研究的结果显示，大约66%的患者术后精液参数得到了改善（当然不同的研究对"改善"的标准不同），并且有43%的妊娠率[56]。然而，一些对照研究却产生了矛盾的结果。Nieschlag等人进行的一项研究显示，与进行咨询的夫妇比较，对精索静脉曲张进行手术的夫妇，其妊娠率没有得到改善。有的学者对他的研究进行了批评，认为有一半以上的夫妇没有完成研究。同时，由于女性因素得到了优化，而且这些夫妇得到了咨询，因此对照组夫妇并非真正没有得到治疗。最终结果显示，治疗组的确在精子密度上得到了明显的提升[67]。Madgar等人进行的研究显示，精索静脉结扎组与观察组之间有显著性差异。一年后，治疗组的妊娠率为60%，而对照组为10%。当后来对对照组进行治疗后，其妊娠率达到了44%。对此项研究主要的批评意见是认为其样本量太小，仅有35对夫妇[65]。

并发症和复发率

精索静脉曲张结扎术的并发症很少。最令人担心的并发症就是对睾丸动脉的损伤导致睾丸萎缩。然而，当睾丸动脉损伤后，睾丸的萎缩也并非不可避免。一项大样本的研究显示，动脉损伤的发生率为0.9%，但是没有一例睾丸萎缩的情况发生[68]。另外一项并发症是阴囊水肿，这可能是淋巴管受损的结果，发生率大约为7%，应用显微外科的技术可能会降低其发生率[53]。最后，精索静脉曲张治疗后有10%或更少的患者会复发或治疗无效。

精索静脉曲张复发或治疗无效的原因很可能是有一条或更多的静脉分支没有结扎。显微外科技术可能会降低复发或治疗无效的概率，但是由于治疗无效的标准在不同的研究中并不一致，因此将不同的手术技术进行比较是有难度的。

精子获取技术

ICSI的引入使男性不育的治疗发生了革命性的变化。该技术使得极度严重的男性不育因素也得到了解决。在一个IVF周期中每一个卵子仅仅需要一个精子即可获得受精，而且任何来源的精子都能应用于这项技术中。针对无精子症患者精子的获取，也出现了一系列新的方法。以往只被作为诊断方法的睾丸活检现在也被用作一种治疗手段。

当无精子症患者考虑获取精子时，关键是区分梗阻性和非梗阻性。非梗阻性无精子症的患者生精功能降低或缺失，而精子的输出系统是通畅的；梗阻性无精子症的患者有正常的生精功能，但精子输出管道被阻塞。在梗阻性无精子症中，精子的获取率基本上能达到100%。对于这些患者，采用经皮的方法取精即可获得较高的成功率，而这些方法在非梗阻性无精子症患者中则成功率较低。

对于所有获取精子的方法而言，详细记录抽吸物组织或样本的镜检结果以及处理组织的过程是非常有帮助的。

梗阻性无精子症

梗阻性无精子症的患者获取精子可以通过开放手术从睾丸、输精管或附睾获取，或者经皮穿刺从睾丸或附睾获取，也有经皮输精管穿刺获取精子的个别报道。总之，不同的中心采用的方法可能不同，也各有利弊。

当从囊性纤维化或先天性输精管缺如的患者中获取精子时，该患者与其配偶需要进行囊性纤维化及内含子-8多聚腺苷酸（T）变异体的检测，并提供适当的遗传评估[69,70]。

显微附睾精子抽吸术

显微附睾精子抽吸术（MESA）采用全麻或局麻，经阴囊切口，在手术显微镜下，切开单个附睾管，抽吸附睾液，从附睾尾开始逐渐向附睾头的方向进行整体性的探查，直到获取活动精子为止。术中止血很重要，以免穿刺物被红细胞污染。

一旦找到活动精子，继续抽取附睾液直至不能再获得更多的活动精子。如果在附睾头部找不到活动精子，需在附睾头下方的睾丸输出小管处进行探查并切开寻找精子。如果在一侧附睾找不到活动精子，则需要在对侧附睾进行探查。如果两侧附睾均找不到活动精子，就需要进行睾丸活检，并冻存睾丸组织。

通过 MESA 能获取大量的精子，并很容易进行处理和冻存[71]。通常采取多个分装管进行冻存。

冻存的附睾精子并不影响 ICSI 的受孕率[72]。由于通过 MESA 获取的精子大多可以冻存，因此极大降低了患者重复取精的概率。然而，MESA 的缺点是损伤最大、花费最多，且需要显微外科技术。

经皮附睾精子抽吸术

经皮附睾精子抽吸术（PESA）可以在诊室内通过局麻完成手术，该方法能够获得活动精子。其过程如下：首先进行局部麻醉，而后固定好附睾头，采用细的蝴蝶针穿入附睾头，再从其所连接的注射器（Cameco）处施以负压即可。

通常，采取 PESA 获得的精子较少，很难用于冻存[71]。由于 PESA 是盲穿，对附睾有较大的损伤，并且会影响将来采用显微外科技术进行精道重建。如果 PESA 从两侧附睾均没获取精子，则需要进行经皮睾丸抽吸术。

睾丸抽吸术

睾丸抽吸术（TESA）对于梗阻性无精子症患者是最简便、损伤最小的获取精子的方法。TESA 也可以通过局麻在诊室内进行。其方法如下：

实施局麻后，固定睾丸，将细的蝴蝶针直接刺入睾丸内，对所连接的注射器（Cameco）施以负压[73]。鉴于睾丸动脉的解剖结构，穿刺进针的部位在睾丸中部或上极的外侧部分最为安全[18]。

睾丸穿刺抽吸获取的精子量少，很难进行冻存。另外，还可以使用睾丸活检枪进行穿刺。最初，大家对这种盲穿的方法是否会引起出血比较顾虑，但实际上大量出血的发生率很低。

非梗阻性无精子症

尽管有个别报道经皮穿刺技术从非梗阻性无精子症患者成功获取精子，但大多的对照研究显示，采用开放取精的方式获取精子的成功率更高[74,75]。在进行取精之前，应对患者进行充分的临床和遗传学评估。需要取精的非梗阻性无精子症患者均应检查染色体核型。如果发现有异常情况，则需要在取精之前对患者及其配偶进行遗传学咨询[69]。

Y 染色体微缺失的检测也很重要，这是由于其能帮助预测其取精结果。一项研究的结果显示，AZFa 和 AZFb 缺失的患者均没能从睾丸获取精子。而 AZFc 缺失的无精子症患者睾丸精子的获取率为 75%[76]。另一项研究也显示，AZF 缺失的类型对于预测精子获取率非常重要[77]。一些标准的临床参数（如睾丸大小、FSH 水平等）均无法预计精子获取的成功与否[78]。

非梗阻性无精子症患者睾丸内精子的生成是不均匀的，有时可能仅仅在局部发现有生精，或呈"灶状"生精。对于这样的非梗阻性无精子症患者，获取精子时需要进行多点活检，还常常需要两侧睾丸同时取材以得到充足的组织样本。非梗阻性无精子症精子获取率能高达 77%，但大多数研究显示成功率在 50% 左右[10]。多点活检存在损伤睾丸的风险。最近，有人设计了两项技术能提高精子获取率，并限制切取睾丸组织的量。

外科技术

睾丸精子抽吸术

Turek 发明了一项技术，即制定睾丸细针穿刺图谱。通过在睾丸的不同区域采用细针经皮穿刺抽吸，并绘制出"生精地图"。然后，在需要精子时，对已发现精子的区域进行切开探查取材。一项小样本的研究结果显示，精子获取率可达到 95%（20/21）[79]。

显微切割术

另一项技术是 Schlegel 发明的显微切割术。方法是将睾丸白膜较大地打开，暴露睾丸实质。使用手术显微镜，寻找饱满的曲细精管，这种管内含有精子的

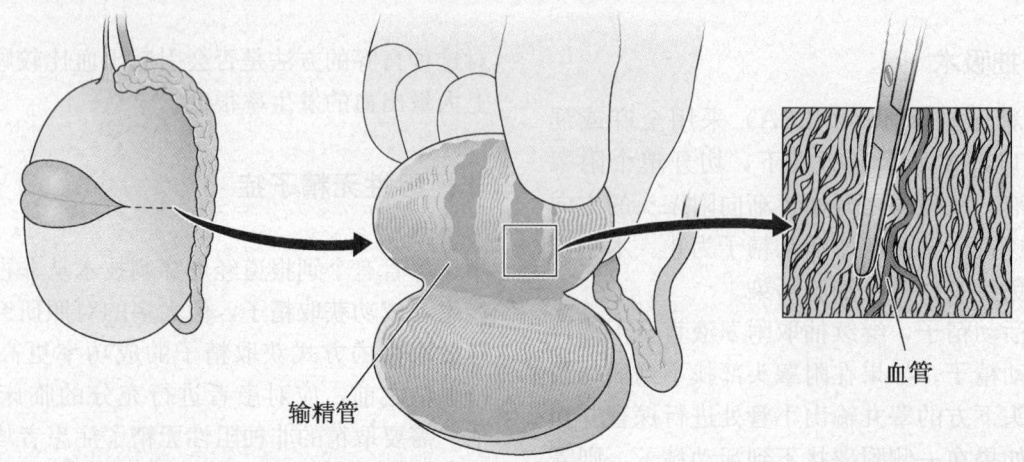

图 53-4 切开白膜充分打开睾丸。睾丸横断面显示曲细精管和间质组织。样本显示非硬化小管。

可能性更大。在这样的区域取材,并在术中进行分析(图 53-4)[80]。萎缩的、硬化的管子无需取材。使用这种方法,精子获取率可达到 63%,而且取材量较少[81]。

要 点

- 诊断性睾丸活检的适应证是无精子症患者,且至少有一条可触及的输精管。
- 输精管造影的适应证是无精子症患者,有正常的 FSH 水平,睾丸活检证实有正常的生精功能,至少有一条可触及的输精管。
- 输精管吻合术后应在 6 个月时检查精液内是否出现精子,术后受孕的平均时间是 1 年。
- 输精管吻合术的复通率是 75% 到 93%,妊娠率是 46% 到 82%。输精管附睾吻合术的复通率是 67% 到 85%,妊娠率是 27% 到 49%。
- 典型的双侧附睾梗阻的患者表现为精液量正常的无精子症、输精管触诊正常、FSH 水平正常、附睾有硬结或膨胀、并且睾丸活检证实有正常的生精功能。
- 精液量正常、FSH 正常、且至少能触及一条输精管的无精子症患者,应进行经直肠的超声检查,以评估是否有射精管梗阻。
- 精索静脉曲张确切的病理生理尚不清楚,但是精索静脉曲张能通过升高阴囊的温度而损害生精功能。
- 精索静脉曲张手术治疗的最常见的适应证是不育且伴有精液分析的异常。然而,精索静脉曲张的治疗在男性不育领域仍是存在争议的部分。
- 精索静脉曲张的治疗可以通过手术或血管栓塞两种方法治疗。
- 囊性纤维化或先天性输精管缺如的患者取精之前,应对该患者及其配偶进行囊性纤维化及内含子-8 多聚腺苷酸(T)变异体的检测,并为其提供适当的遗传评估。
- 所有欲获取精子的非梗阻性无精子症患者均需事先检查染色体核型。
- AZF 缺失的类型对于精子获取率的预计有重要的作用。

(白 泉译 乔 杰校)

参考文献

1. Sigman M, Lipshultz LI, Howards SS: Evaluation of the subfertile male. In Lipshultz LI, Howards SS (eds). Infertility in the Male, 3rd ed. St. Louis, Mosby, 1997, pp 173–193.
2. Pavlovich CP, Schlegel PN: Fertility options after vasectomy: A cost-effectiveness analysis. Fertil Steril 67:133–141, 1997.
3. Kolettis PN, Thomas AJ Jr: Vasoepididymostomy for vasectomy reversal: A critical assessment in the era of intracytoplasmic sperm injection. J Urol 158:467–470, 1997.
4. Schlegel PN: Is assisted reproduction the optimal treatment for varicocele-associated male infertility? A cost-effectiveness analysis. Urol 49:83–90, 1997.
5. Honig SC, Lipshultz LI, Jarow J: Significant medical pathology uncovered by a comprehensive male infertility evaluation. Fertil Steril 62:1028–1034, 1994.
6. Kolettis PN, Sabanegh ES: Significant medical pathology discovered during a male infertility evaluation. J Urol 166:178–180, 2001.

7. Sigman M, Jarow JP: Male infertility. In Walsh PC, Retik AB, Vaughan ED, Wein AJ (eds). Campbell's Urology, 8th ed. Philadelphia, WB Saunders, 2002, pp 1475–1531.
8. Meacham RB, Hellerstein DK, Lipshultz LI: Evaluation and treatment of ejaculatory duct obstruction in the infertile male. Fertil Steril 59:393–397, 1993.
9. Pryor JP, Hendry WF: Ejaculatory duct obstruction in subfertile males: Analysis of 87 patients. Fertil Steril 56:725–730, 1991.
10. Kolettis PN: The evaluation and management of the azoospermic patient. J Androl 23:293–305, 2002.
11. Coburn M, Kim ED, Wheeler TM: Testicular biopsy in male infertility evaluation. In Lipshultz LI, Howards SS (eds). Infertility in the Male, 3rd ed. St Louis, Mosby, 1997, pp 219–248.
12. Nagler HM, Thomas AJ Jr: Testicular biopsy and vasography in the evaluation of male infertility. Urol Clin North Am 14:167–176, 1987.
13. Jaffe TM, Kim ED, Hoekstra TH, Lipshultz LI: Sperm pellet analysis: A technique to detect the presence of sperm in men considered to have azoospermia by routine semen analysis. J Urol 159:1548–1550, 1998.
14. Levin HS: Nonneoplastic diseases of the testis. In Sternberg S (ed). Diagnostic Surgical Pathology, 3rd ed. Philadelphia, Lippincott Williams and Wilkins, 1943–1971, 1999.
15. Silber SJ, Rodriguez-Rigau LJ: Quantitative analysis of testicle biopsy: Determination of partial obstruction and prediction of sperm count after surgery for obstruction. Fertil Steril 4:480–485, 1981.
16. Harrington TG, Schauer D, Gilbert BR: Percutaneous testis biopsy: An alternative to open testicular biopsy in the evaluation of the subfertile man. J Urol 156:1647–1651, 1996.
17. Rosenlund B, Kvist U, Ploen L, et al: Comparison between open and percutaneous needle biopsies in men with azoospermia. Hum Reprod 13:1266–1271, 1998.
18. Jarow JP: Clinical significance of intratesticular arterial anatomy. J Urol 145:777–779, 1991.
19. Plas E, Riedl CR, Engelhardt PF, et al: Unilateral or bilateral testicular biopsy in the era of intracytoplasmic sperm injection. J Urol 162:2010–2013, 1999.
20. Poore RE, Schneider A, DeFranzo AJ, et al: Comparison of puncture versus vasotomy techniques for vasography in an animal model. J Urol 158:464–466, 1997.
21. Sheynkin YR, Hendin BN, Schlegel PN, Goldstein M: Microsurgical repair of iatrogenic injury to the vas deferens. J Urol 159:139–141, 1998.
22. Handelsman DJ: Obstructive azoospermia after a second renal transplant: An avoidable cause of infertility. Aust NZ J Med 14:155–156, 1984.
23. Uzzo RG, Lemack GE, Morrissey MM, Goldstein M: The effects of Marlex mesh on the spermatic cord. J Urol 157(4Suppl):302, 1997.
24. Goldstein M: Surgical management of male infertility and other scrotal disorders. In Walsh PC, Retik AB, Vaughan ED, et al (eds). Campbell's Urology, 7th ed. Philadelphia, WB Saunders, 1998, pp 1331–1377.
25. Silber SJ: Epidymal extravasation following vasectomy as a cause for failure of vasectomy reversal. Fertil Steril 31:309–315, 1979.
26. Sharlip ID: Microsurgical vasovasostomy. In Thomas AJ, Nagler HM (eds). Atlas of Surgical Management of Male Infertility. New York, Igaku Shoin, 1995, pp 58–59.
27. Thomas AJ, Howards SS: Microsurgical treatment of male infertility. In Lipshultz LI, Howards SS (eds). Infertility in the Male, 3rd ed. St Louis, Mosby, 1997, pp 371–384.
28. Thomas AJ: Vasoepididymostomy. In Thomas AJ, Nagler HM (eds). Atlas of Surgical Management of Male Infertility. New York, Igaku Shoin, 1995, p 67.
29. Thomas AJ Jr: Vasoepididymostomy. Urol Clin N Amer 14:527–538, 1987.
30. Berger RE: Triangulation end to side vasoepididymostomy. Urol 159:1951–1953, 1998.
31. Marmar JL: Modified vasoepididymostomy with simultaneous double needle placement, tubulotomy, and tubular invagination. J Urol 163:483–486, 2000.
32. Matthews GJ, Schlegel PN, Goldstein M: Patency following microsurgical vasoepididymostomy and vasovasostomy: Temporal considerations. J Urol 154:2070–2073, 1995.
33. Belker AM, Thomas AJ Jr, Fuchs EF, et al: Results of 1,469 microsurgical vasectomy reversals by the Vasovasostomy Study Group. J Urol 145:505–511, 1991.
34. Belker AM, Fuchs EF, Konnak JW, et al: Transient fertility after vasovasostomy in 892 patients. J Urol 134:75–76, 1985.
35. Middleton RG, Belker AM: Macrosurgery or microsurgery for vasovasostomy? Cont Urol 55–60, 1995.
36. Cos LR, Valvo JR, Davis RS, Cockett AT: Vasovasostomy: Current state of the art. Urolology 22:567–575, 1983.
37. Requeda E: Fertilizing capacity and sperm antibodies in vasovasostomized men. Fertil Steril 39:197–203, 1983.
38. Owen E, Kapila H: Vasectomy reversal Review of 475 microsurgical vasovasostomies. Med J Aust 140:398–400, 1984.
39. Lee HY: A 2-year experience with vasovasostomy. J Urol 136:413–415, 1986.
40. Silber SJ: Pregnancy after vasovasostomy for vasectomy reversal: A study of factors affecting long-term return of fertility in 282 patients followed for 10 years. Hum Reprod 4:318–322, 1989.
41. Fox M: Vasectomy reversal–microsurgery for best results. Br J Urol 73:449–453, 1994.
42. Fogdestam I, Fall M, Nilsson S: Microsurgical epididymovasostomy in the treatment of occlusive azoospermia. Fertil Steril 46:925–929, 1986.
43. Silber SJ: Results of microsurgical vasoepididymostomy: Role of epididymis in sperm maturation. Hum Reprod 4:298–303, 1989.
44. Schlegel PN, Goldstein M: Microsurgical vasoepididymostomy: Refinements and results. J Urol 150:1165–1168, 1993.
45. Matsuda T, Horii Y, Muguruma K, et al: Microsurgical epididymovasostomy for obstructive azoospermia: Factors affecting postoperative fertility. Eur Urol 26:322–326, 1994.
46. Jarow JP, Oates RD, Buch JP, et al: Effect of level of anastomosis and quality of intraepididymal sperm on the outcome of end-to-side epididymovasostomy. Urolology 49:590–595, 1997.
47. Takihara H: The treatment of obstructive azoospermia in male infertility—past present and future. Urolology 51(Suppl 5A):150–155, 1998.
48. Kim ED, Winkel E, Orejuela F, Lipshultz LI: Pathological epididymal obstruction unrelated to vasectomy: Results with microsurgical reconstruction. J Urol 160:2078–2080, 1998.
49. Kolettis PN, D'Amico AM, Box LC, Burns JR: Outcomes for vasovasostomy with bilateral intravasal azoospermia. J Androl 24:22–24, 2003.
50. Belker AM, Sherins RJ, Dennison-Lagos L: Simple, rapid staining method for immediate intraoperative examination of testicular biopsies. J Androl 17:420–426, 1996.
51. Schlegel PN: Management of ejaculatory duct obstruction. In Lipshultz LI, Howards SS (eds). Infertility in the Male, 3rd ed. St. Louis, Mosby, 1997, pp 385–394.
52. Jones TR, Zagoria RJ, Jarow JP: Transrectal US-guided seminal vesiculography. Radiology 205:276–278, 1997.
53. Goldstein M, Gilbert BR, Dicker AP, et al: Microsurgical inguinal varicocelectomy with delivery of the testis: An artery and lymphatic sparing technique. J Urol 148:1808–1811, 1992.
54. World Health Organization: The influence of varicocele on parameters of fertility in a large group of men presenting to infertility clinics. Fertil Steril 57:1289–1293, 1992.
55. Gorelick JI, Goldstein M: Loss of fertility in men with varicocele. Fertil Steril 59:613–616, 1193.
56. Pryor JL, Howard SS: Varicocele. Urol Clin North Am 14:499–513, 1987.
57. Steckel J, Dicker AP, Goldstein M: Relationship between varicocele size and response to varicocelectomy. J Urol 149:769–771, 1993.
58. Chehval MJ, Purcell MH: Deterioration of semen parameters over time in men with untreated varicocele: Evidence of progressive testicular damage. Fertil Steril 57:174–177, 1992.
59. Matthews GJ, Matthews ED, Goldstein M: Induction of spermatogenesis and achievement of pregnancy after microsurgical varicocelectomy in men with azoospermia and severe oligoasthenospermia. Fertil Steril 70:71–75, 1998.

60. Kim ED, Leibman BB, Grinblat DM, Lipshultz LI: Varicocele repair improves semen parameters in azoospermic men with spermatogenic failure. J Urol 162:737–740, 1999.
61. Pasqualotto FF, Lucon AM, Hallak J, et al: Induction of spermatogenesis in azoospermic men after varicocele repair. Hum Reprod 18:108–112, 2003.
62. Schlegel PN, Kaufmann J: Role of varicocelectomy in men with nonobstructive azoospermia. Fertil Steril 81:1585–1588, 2004.
63. Marmar JL, DeBenedictis TJ, Praiss D: The management of varicoceles by microdissection of the spermatic cord at the external inguinal ring. Fertil Steril 43:583–588, 1985.
64. Enquist E, Stein BS, Sigman M: Laparoscopic versus subinguinal varicocelectomy: A comparative study. Fertil Steril 61:1092–1096, 1994.
65. Madgar I, Karasik A, Weissenberg R, et al: Controlled trial of high spermatic vein ligation for varicocele in infertile men. Fertil Steril 63:120–124, 1995.
66. Dewire DM, Thomas AJ Jr, Falk RM, et al: Clinical outcome and cost comparison of percutaneous embolization and surgical ligation of varicocele. J Androl 15(Suppl):38S–42S, 1994.
67. Nieschlag E, Hertle L, Fischedick A, et al: Update on treatment of varicocele: Counseling as effective as occlusion of the vena spermatica. Hum Reprod 13:2147–2150, 1998.
68. Chan PT, Wright EJ, Goldstein M: Incidence and post-operative outcomes of accidental ligation of the testicular artery during microsurgical varicocelectomy. Fertil Steril 76(3Suppl 1): S49, 2001.
69. Van Assche E, Bonduelle M, Tournaye H, et al: Cytogenetics of infertile men. Hum Reprod 11(Suppl 4):1–26, 1996.
70. Anguiano A, Oates RD, Amos JA, et al: Congenital bilateral absence of the vas deferens. A primarily genital form of cystic fibrosis. JAMA 267:1794–1797, 1992.
71. Sheynkin YR, Ye Z, Menendez S, et al: Controlled comparison of percutaneous and microsurgical sperm retrieval in men with obstructive azoospermia. Hum Reprod 13:3086–3089, 1998.
72. Tournaye H, Merdad T, Silber S, et al: No differences in outcome after intracytoplasmic sperm injection with fresh or with frozen–thawed epididymal spermatozoa. Hum Reprod 14:90–95, 1999.
73. Belker AM, Sherins RJ, Dennison-Lagos L, et al: Percutaneous testicular sperm aspiration: A convenient and effective office procedure to retrieve sperm for in vitro fertilization with intracytoplasmic sperm injection. J Urol 160:2058–2062, 1998.
74. Ezeh UI, Moore HD, Cooke ID: A prospective study of multiple needle biopsies versus a single open biopsy for testicular sperm extraction in men with non-obstructive azoospermia. Hum Reprod 13:3075–3080, 1998.
75. Friedler S, Raziel A, Strassburger D, et al: Testicular sperm retrieval by percutaneous fine needle sperm aspiration compared with testicular sperm extraction by open biopsy in men with non-obstructive azoospermia. Hum Reprod 12:1488–1493, 1997.
76. Hopps CV, Mielnik A, Goldstein M, et al: Detection of sperm in men with Y chromosome microdeletions of the *AZFa*, *AZFb* and *AZFc* regions. Hum Reprod 18:1660–1665, 2003.
77. Vogt PH, Edelmann A, Kirsch S, et al: Human Y chromosome azoospermia factors (AZF) mapped to different subregions in Yq11. Hum Mol Genet 5:933–943, 1996.
78. Tournaye H, Verheyen G, Nagy P, et al: Are there any predictive factors for successful testicular sperm recovery in azoospermic patients? Hum Reprod 12:80–86, 1997.
79. Turek PJ, Givens CR, Schriock ED, et al: Testis sperm extraction and intracytoplasmic sperm injection guided by prior fine-needle aspiration mapping in patients with nonobstructive azoospermia. Fertil Steril 71:552–557, 1999.
80. Schlegel PN, Hopps CV: Evaluation of the male in infertility. In Sciarra JJ (ed). Gynecology & Obstetrics, Chicago, Lippincott, Williams & Wilkins, 2002, 365–401.
81. Schlegel PN: Testicular sperm extraction: Microdissection improves sperm yield with minimal tissue excision. Hum Reprod 14:131–135, 1999.